U0291916

# 药理学原理
## 药物治疗学的病理生理基础

# PRINCIPLES of PHARMACOLOGY
## The Pathophysiologic Basis of Drug Therapy

### 第 4 版

主　编　David E. Golan

副主编　Ehrin J. Armstrong

　　　　April W. Armstrong

主　译　杜冠华

人民卫生出版社

·北　京·

David E. Golan, Ehrin J. Armstrong, April W. Armstrong: Principles of pharmacology: the pathophysiologic basis of drug therapy, ISBN:978-1-4511-9100-4

© 2017 by Wolters Kluwer. All rights reserved.

This is a Simplified Chinese translation published by arrangement with Lippincott Williams & Wilkins/Wolters Kluwer Health, Inc., USA

Not for resale outside People's Republic of China (including not for resale in Hong Kong SAR, Macao SAR and Taiwan of PRC.)

本书限在中华人民共和国大陆(不包括香港、澳门特别行政区及台湾地区)销售。

本书提供了药物的适应证、副作用和剂量疗程，可能根据实际情况进行调整。读者须阅读药品包括盒内的使用说明书，并遵照医嘱使用。本书的作者、编辑、出版者或发行者对因使用本书信息所造成的错误、疏忽或任何后果不承担责任，对出版物的内容不做明示的或隐含的保证。作者、编辑、出版者或发行者对由本书引起的任何人身伤害或财产损害不承担任何责任。

### 图书在版编目(CIP)数据

药理学原理:药物治疗学的病理生理基础/(美)戈兰(David E. Golan)主编;杜冠华主译. —北京:人民卫生出版社,2023.2(2024.11重印)
ISBN 978-7-117-33058-9

Ⅰ.①药… Ⅱ.①戈…②杜… Ⅲ.①药理学 Ⅳ.①R96

中国版本图书馆 CIP 数据核字(2022)第 078658 号

| | | |
|---|---|---|
| 人卫智网 | www.ipmph.com | 医学教育、学术、考试、健康，购书智慧智能综合服务平台 |
| 人卫官网 | www.pmph.com | 人卫官方资讯发布平台 |

图字:01-2018-2413 号

**药理学原理:药物治疗学的病理生理基础**
Yaolixue Yuanli:Yaowu Zhiliaoxue de Bingli Shengli Jichu

主　　译:杜冠华
出版发行:人民卫生出版社(中继线 010-59780011)
地　　址:北京市朝阳区潘家园南里 19 号
邮　　编:100021
E - mail:pmph @ pmph. com
购书热线:010-59787592　010-59787584　010-65264830
印　　刷:三河市宏达印刷有限公司
经　　销:新华书店
开　　本:889×1194　1/16　　印张:59
字　　数:2454 千字
版　　次:2023 年 2 月第 1 版
印　　次:2024 年 11 月第 2 次印刷
标准书号:ISBN 978-7-117-33058-9
定　　价:498.00 元

# 译者名录

王　喆　中国医学科学院药物研究所
王　霖　约翰威立国际出版集团
王月华　中国医学科学院药物研究所
王庆利　国家药品监督管理局药品审评中心
王守宝　中国医学科学院药物研究所
王金华　中国医学科学院药物研究所
王海娣　北京市海淀区人民政府马连洼街道办事处
方莲花　中国医学科学院药物研究所
孔令雷　中国医学科学院药物研究所
孔祥英　中国中医科学院中药研究所
申竹芳　中国医学科学院药物研究所
田　硕　密歇根大学
冯章英　河北医科大学第四医院
毕明刚　国家自然科学基金委员会
刘　岩　中国医学科学院药物研究所
刘艾林　中国医学科学院药物研究所
孙　岚　中国医学科学院药物研究所
孙建栋　加州大学洛杉矶分校
杜立达　多伦多大学
杜冠华　中国医学科学院药物研究所
李　莉　中国医学科学院药物研究所
李　婉　中国医学科学院药物研究所
李韶菁　中国中医科学院中药研究所
杨　帆　密歇根大学 C. S. Mott 儿童医院
杨志宏　中国医学科学院药用植物研究所
杨秀颖　中国医学科学院药物研究所
杨海光　中国医学科学院药物研究所

何国荣　中国医学科学院药物研究所
应　剑　中粮营养健康研究院
宋光明　国家药品监督管理局药品审评中心
宋俊科　中国医学科学院药物研究所
张　雯　中国医学科学院药物研究所
张丹参　河北科技大学
陈乃宏　中国医学科学院药物研究所
周　围　国家药品监督管理局药品审评中心
周伟勤　首都医科大学附属北京友谊医院
庞晓斌　河南大学药学院
赵　明　北京医院药学部
赵　艳　青岛市市立医院
侯碧玉　中国医学科学院药物研究所
宫丽丽　首都医科大学附属北京朝阳医院
贺晓丽　中国医学科学院药用植物研究所
袁天翊　中国医学科学院药物研究所
徐　蓓　首都医科大学附属北京天坛医院
高　丽　山西大学
高　岩　首都医科大学附属北京世纪坛医院
郭　晶　贝达药业股份有限公司　北京新药研发中心
唐　琴　中山大学附属第一医院
黄中麟　江苏吴中医药集团有限公司
曹　慧　中国医学科学院药物研究所
富炜琦　中国医学科学院药物研究所
强桂芬　中国医学科学院药物研究所
雷甜甜　中国医学科学院药物研究所

# 译 者 序

第 2 版《药理学原理：药物治疗学的病理生理基础》的中文版于 2009 年出版，至今已有十余年时间，在此期间，国内很多读者认为该书在教学、科研和医学工作中具有重要的参考价值，是一部实用性强，内容丰富的药理学专著。

为了满足读者知识更新的需求，我们组织了新的翻译队伍，对后续出版的英文第 3 版又进行了翻译。而在此期间，我们得知英文原版的第 4 版已经在修订中，为了能够将最新的药理学知识呈现给我国读者，我们于是开始了第 4 版的翻译引进，希望能够为我国的药理学教学科研和医药科学工作提供有价值的参考书。

近些年来，药理学发展迅速，随着对药物作用机制的研究不断深入，对药物作用机制认识的理论也在不断发展：从药物与受体的相互作用，到药物对信号转导通路的调控；从基于靶点的药物作用模式，到多靶点药物的发展；都使药理学的内容不断丰富，让人们对其认识更为深入。

新药的发现是促进药理学发展的强大动力。近些年来，新药研发成为生命科学的重要突破口，一些基于新作用机制和新药物靶点的药物不断研发成功，为药理学增加了新的内容，极大丰富了药理学知识。

第 4 版《药理学原理：药物治疗学的病理生理基础》对药理学新的知识和新的进展特别关注，每一章节都有新的内容和相关进展，特别是在药物基因组学、骨矿物质稳态药理学、免疫抑制药理学、药物开发和管理基础，以及蛋白质疗法等方面，为读者提供了丰富的新素材。

在这一版中，收录了新批准的药物，更新了全部 37 个药物汇总表，这些表格将药物按作用机制分组，简要介绍了每个药物的临床应用、副作用、禁忌证，并对应用药物治疗疾病的思路进行了讨论，是深受读者欢迎的编写方式。

这一版还在示意图的设计方面进行认真地更新和配色，以美观的图案来展示对生理、病理以及药理机制方面的理解，以帮助读者能够完整地理解药理学内容。

第 4 版《药理学原理：药物治疗学的病理生理基础》即将与读者见面，我在此向所有参加翻译的学者们付出的辛勤劳动表示诚挚的感谢，向众多提供建议的读者表示感谢。在稿件翻译过程中，袁天翔博士做了大量的协调工作，她工作认真，保证了翻译的进度。人民卫生出版社的各位同志为本书的翻译提供了帮助和支持，在此一并表示感谢。

杜冠华

# 英文版前言

感谢第 1 版、第 2 版以及第 3 版《药理学原理：药物治疗学的病理生理基础》读者们提出的许多有用的建议。我们在第 4 版进行了许多改变，以反映快速发展的药理学本质和药物研发。我们相信，这些更新将继续对国内及国际药理学学习和教育做出贡献：

• 全书以全彩色图片呈现——共计约 450 幅。每张图片均已更新并着色，其中超过 50 张图片为新创作或大幅调整改进的，以突出我们对生理、病理以及药理机制方面理解的进步。与前三版相同，我们与一位插画家合作，来建立统一的图片"观感"，促进对图片的理解并帮助读者将广泛的药理学领域相互连接。

• 重组基础药理学的章节。在本书的第 I 篇系统地讨论了药物-受体相互作用、药效动力学、药物代谢动力学、药物代谢、药物毒性，以及药物基因组学等，由此构成了完整的基础药理学原理的概念框架，并作为后续章节的基础。

• 更新了全部 37 个药物汇总表。这些特别受读者欢迎的表格将药物和药物种类按作用机制分组，并列出了临床应用、严重的和常见的不良反应、禁忌证，以及所讨论的每种药物的治疗思路。

• 更新了所有章节，包括截至 2015 年批准的新药。我们特别关注新发现的和修正的药物作用机制，这些机制将提高我们对相关系统生理、病理以及药理的理解。整本书的各个单元包含了大量的新内容，尤其是以下章节：药物毒性、药物基因组学、肾上腺素能药理学、镇痛药理学、药物滥用药理学、内分泌胰腺和血糖稳态药理学、骨矿物质稳态药理学、细菌和分枝杆菌感染药理学：细胞壁合成、类花生酸物质药理学、免疫抑制药理学、药物开发与管理基础，以及蛋白质疗法。

本次修订，我们邀请了一些新的专家参加到作者团队，为作者团队增加了巨大的力量和更深入的知识。作者团队对每一章进行了细致的审阅，统一了所有文字的表达风格和通用语。

我们对 Armen H. Tashjian，Jr.，MD 教授的逝世表示沉痛哀悼，他是本书第 1 版和第 2 版最资深的作者和编辑。Armen 在他漫长的科研和教学生涯中，对药理、毒理、内分泌和细胞生物学等各个领域都有很深的造诣。他的实验室在垂体激素调节和钙稳态等基础理论方面做出了巨大贡献，同样重要的是他对科学家和医生们的指导。Armen 的事业心值得我们学习——他是一位热爱科学和医学、具有强烈职业道德以及真挚温暖和积极向上的人，他具有百科全书式的知识基础，对药物发现具有极大的热情，具有精确分析和敏锐鉴别的能力。他的精神永存于他的家人、朋友、学生和同事心中，也体现在本书中。

David E. Golan，MD，PhD
Ehrin J. Armstrong，MD，MSc
April W. Armstrong，MD，MPH
（杜冠华 译）

# 英文版致谢

我们感谢来自世界各地的学生和教师的支持，他们对本书的编写给予鼓励并提供有益建议。

Stuart Ferguson 作为执行助理在协调各方面工作中继续了其模范作风，包括提交章节手稿、多层面编辑修订、协调图表制作和修订，以及交付最终稿件。我们非常感谢他在这项工作中表现出的坚定不移的奉献精神。

Rob Duckwall 在全彩色图的更新方面做了非常好的工作。Rob 对本教材中插图的着色反映了他作为一名优秀的医学插图画家的创造力和专业知识。他的艺术作品是这本教科书的重要内容和亮点。

Quentin Baca 的电子渲染为这本教科书的封面呈现出醒目的形象。我们非常感谢他的创造力和专业知识。

我们感谢 Wolters Kluwer 出版社的出版、编辑和制作人员出版了这一精美的图书。

David Golan 要感谢教师、学生和管理的同事们，他们的支持和理解对于成功完成这项工作至关重要。Golan 实验室的成员，以及哈佛医学院生物化学和分子药理学系，布列根和妇女医院和 Dana-Farber 癌症研究所血液科的教职员工，他们在整个过程中给予了慷慨的支持。院长 Jeffrey Flier 和 John Czajkowski 给予了特别的支持和鼓励。Laura、Liza 和 Sarah 在这项工作中的许多关键阶段提供了宝贵的见解，并给予了无尽的支持和关爱。

Ehrin J. Armstrong 要感谢科罗拉多大学和丹佛退伍军人管理医疗中心的同事提供的学术支持和指导。Greg Schwartz 和 Jim Beck 给予了特别的鼓励；Kiffany、Larry 和 Ginger 始终给予了坚定的支持和关爱。

April Armstrong 要感谢 David Golan 和 Laura Green 博士多年来的支持。感谢忠诚合作者 Eryn Royer、Elizabeth Brezinski 和 Chelsea Ma 的辛勤工作。还要感谢 David Norris、David West 和 Fu-Tong Liu 博士为她做出的努力。感激家人 Amy、Yanni 和 Susan 给予的爱。

本书使用的受知识产权保护的原始图或表的原始来源，以及非受版权保护的材料整理成表格，附在本书末尾。感谢所有这些允许我们使用材料的提供者。

（杜冠华 译）

# 编者名录

**Gail K. Adler, MD, PhD**
Associate Professor of Medicine
Harvard Medical School
Associate Physician
Division of Endocrinology, Diabetes
  and Hypertension
Department of Medicine
Brigham and Women's Hospital
Boston, Massachusetts

**Francis J. Alenghat, MD, PhD**
Assistant Professor
Department of Medicine, Section of
  Cardiology
University of Chicago
Chicago, Illinois

**Seth L. Alper, MD, PhD**
Professor of Medicine
Harvard Medical School
Renal Division and Molecular and
  Vascular Medicine Division
Department of Medicine
Beth Israel Deaconess Medical Center
Boston, Massachusetts

**April W. Armstrong, MD, MPH**
Associate Dean for Clinical Research
Director of Clinical Research, Southern
  California Clinical and Translational
  Science Institute (SC CTSI)
Vice Chair, Department of Dermatology
Associate Professor of Dermatology
University of Southern California
Los Angeles, California

**Ehrin J. Armstrong, MD, MSc**
Associate Professor of Medicine
Division of Cardiology
University of Colorado School
  of Medicine
Denver, Colorado

**Sarah R. Armstrong, MS, DABT**
Consultant in Toxicology
Amherst, Massachusetts

**Ramy A. Arnaout, MD, DPhil**
Assistant Professor of Pathology
Harvard Medical School
Associate Director, Clinical
  Microbiology
Department of Pathology
Beth Israel Deaconess Medical Center
Boston, Massachusetts

**Alireza Atri, MD, PhD**
Ray Dolby Endowed Chair in Brain
  Health Research
Ray Dolby Brain Health Center
California Pacific Medical Center
San Francisco, California
Visiting Scientist in Neurology
Harvard Medical School
Boston, Massachusetts

**Jerry Avorn, MD**
Professor of Medicine
Harvard Medical School
Chief, Division of
  Pharmacoepidemiology
Brigham and Women's Hospital
Boston, Massachusetts

**Quentin J. Baca, MD, PhD**
Chief Resident in Anesthesia
Department of Anesthesiology,
  Perioperative and Pain Medicine
Stanford University School of
  Medicine
Palo Alto, California

**David A. Barbie, MD**
Assistant Professor of Medicine
Harvard Medical School
Associate Physician
Department of Medical Oncology
Dana-Farber Cancer Institute
Boston, Massachusetts

**Robert L. Barbieri, MD**
Kate Macy Ladd Professor of
  Obstetrics, Gynecology and
  Reproductive Biology
Department of Obstetrics, Gynecology
  and Reproductive Biology
Harvard Medical School
Chairman, Department of Obstetrics
  and Gynecology
Brigham and Women's Hospital
Boston, Massachusetts

**Elizabeth A. Brezinski, MD**
Resident in Dermatology
Harvard Combined Dermatology
  Residency Training Program
Boston, Massachusetts

**Lauren K. Buhl, MD, PhD**
Clinical Fellow in Anaesthesia
Harvard Medical School
Resident in Anaesthesia
Beth Israel Deaconess Medical Center
Boston, Massachusetts

**Michael S. Chang, MD**
Assistant Professor of Orthopedic
  Surgery
University of Arizona College of
  Medicine
Complex Spine Surgeon
Sonoran Spine Center
Phoenix, Arizona

**William W. Chin, MD**
Bertarelli Professor of Translational
  Medical Science, Emeritus
Harvard Medical School
Boston, Massachusetts
Chief Medical Officer and Executive
  Vice President
Pharmaceutical Research and
  Manufacturers of America
Washington, DC

**Janet Chou, MD**
Instructor, Department of Pediatrics
Harvard Medical School
Assistant in Medicine
Department of Immunology
Children's Hospital Boston
Boston, Massachusetts

**David E. Clapham, MD, PhD**
Aldo R. Castañeda Professor of
 Cardiovascular Research
Professor of Neurobiology
Harvard Medical School
Chief, Basic Cardiovascular Research
Department of Cardiology
Children's Hospital Boston
Boston, Massachusetts

**Donald M. Coen, PhD**
Professor of Biological Chemistry and
 Molecular Pharmacology
Harvard Medical School
Boston, Massachusetts

**David E. Cohen, MD, PhD**
Robert H. Ebert Professor of Medicine
 and Health Sciences and
 Technology
Director, Harvard-Massachusetts
 Institute of Technology Division of
 Health Sciences and Technology
Harvard Medical School
Director of Hepatology
Division of Gastroenterology,
 Hepatology and Endoscopy
Department of Medicine
Brigham and Women's Hospital
Boston, Massachusetts

**Michael W. Conner, DVM**
Vice President
Theravance Biopharma, U.S., Inc.
South San Francisco, California

**Susannah B. Cornes, MD**
Assistant Professor, Department
 of Neurology
University of California, San Francisco
Department of Neurology
UCSF Medical Center
San Francisco, California

**Amber Dahlin, PhD, MMSc**
Instructor in Medicine
Harvard Medical School
Associate Epidemiologist
Channing Division of Network
 Medicine, Department of Medicine,
 Brigham and Women's Hospital
Boston, Massachusetts

**George D. Demetri, MD**
Professor of Medicine
Department of Medical Oncology
Co-Director, Ludwig Center
Harvard Medical School
Department of Medical Oncology
Dana-Farber Cancer Institute
Boston, Massachusetts

**Catherine Dorian-Conner, PharmD, PhD**
Consultant in Toxicology
Half Moon Bay, California

**David M. Dudzinski, MD, JD**
Clinical Fellow in Medicine
Harvard Medical School
Fellow, Department of Cardiology
Massachusetts General Hospital
Boston, Massachusetts

**Baran A. Ersoy, PhD**
Instructor in Medicine
Harvard Medical School
Investigator
Brigham and Women's Hospital
Boston, Massachusetts

**Hua-Jun Feng, MD, PhD**
Instructor in Anaesthesia
Harvard Medical School
Assistant in Pharmacology
Massachusetts General Hospital
Boston, Massachusetts

**Stuart A. Forman, MD, PhD**
Associate Professor of Anesthesia
Harvard Medical School
Boston, Massachusetts

**David A. Frank, MD, PhD**
Associate Professor of Medicine
Harvard Medical School
Departments of Medicine and
 Medical Oncology
Dana-Farber Cancer Institute
Boston, Massachusetts

**Joshua M. Galanter, MD**
Assistant Professor, Department of
 Medicine
University of California, San Francisco
San Francisco, California

**Rajesh Garg, MD**
Assistant Professor of Medicine
Harvard Medical School
Associate Physician
Division of Endocrinology, Diabetes
 and Hypertension
Department of Medicine
Brigham and Women's Hospital
Boston, Massachusetts

**Nidhi Gera, PhD**
Research Fellow
Department of Biological Chemistry
 and Molecular Pharmacology
Harvard Medical School
Boston, Massachusetts

**David E. Golan, MD, PhD**
Professor of Biological Chemistry and
 Molecular Pharmacology
George R. Minot Professor of Medicine
Dean for Basic Science and
 Graduate Education
Special Advisor for Global Programs
Harvard Medical School
Senior Physician, Hematology
 Division, Brigham and
 Women's Hospital and
 Dana-Farber Cancer Institute
Department of Biological Chemistry
 and Molecular Pharmacology,
 Department of Medicine
Harvard Medical School
Boston, Massachusetts

**Mark A. Goldberg, MD**
Associate Professor of Medicine,
 Part-time
Harvard Medical School
Boston, Massachusetts
Advisor
Medical and Regulatory Strategy
Synageva BioPharma Corp.
Lexington, Massachusetts

**Laura C. Green, PhD, DABT**
President and Senior Toxicologist
Green Toxicology, LLC
Brookline, Massachusetts

**Edmund A. Griffin, Jr., MD, PhD**
Assistant Professor of Clinical
 Psychiatry
Department of Psychiatry
Columbia University
Attending Psychiatrist
New York-Presbyterian Hospital
New York, New York

**Robert S. Griffin, MD, PhD**
Clinical Assistant Professor of
 Anesthesiology
Weill Cornell Medical College
Assistant Attending Anesthesiologist
Hospital for Special Surgery
New York, New York

**F. Peter Guengerich, PhD**
Professor, Department of Biochemistry
Vanderbilt University School of
 Medicine
Nashville, Tennessee

**Stephen J. Haggarty, PhD**
Associate Professor of Neurology
Harvard Medical School
Director, Chemical Neurobiology
Laboratory
Center for Human Genetic Research
Massachusetts General Hospital
Boston, Massachusetts

**Sarah P. Hammond, MD**
Assistant Professor of Medicine
Harvard Medical School
Associate Physician
Brigham and Women's Hospital
Boston, Massachusetts

**Keith A. Hoffmaster, PhD**
Director, Global Program
Management
Translational Clinical Oncology
Novartis Institutes for Biomedical
Research
Cambridge, Massachusetts

**Anthony Hollenberg, MD**
Professor of Medicine
Harvard Medical School
Chief, Division of Endocrinology,
Diabetes and Metabolism
Beth Israel Deaconess Medical Center
Boston, Massachusetts

**David L. Hutto, DVM, PhD, DACVP**
Corporate Senior Vice President and
Chief Scientific Officer—Safety
Assessment
Charles River Laboratories, Inc.
Wilmington, Massachusetts

**Louise C. Ivers, MD, MPH, DTM&H**
Associate Professor of Medicine
Harvard Medical School
Associate Physician
Department of Medicine
Brigham and Women's Hospital
Boston, Massachusetts

**Ursula B. Kaiser, MD**
Professor of Medicine
Harvard Medical School
Chief, Division of Endocrinology,
Diabetes and Hypertension
Brigham and Women's Hospital
Boston, Massachusetts

**Lloyd B. Klickstein, MD, PhD**
Head of Translational Medicine
New Indications Discovery Unit
Novartis Institutes for
Biomedical Research
Cambridge, Massachusetts

**Vidyasagar Koduri, MD, PhD**
Clinical Fellow in Hematology/
Oncology
Dana Farber Cancer Institute/Harvard
Cancer Center
Boston, Massachusetts

**Tibor I. Krisko, MD**
Instructor
Department of Medicine
Harvard Medical School
Boston, Massachusetts
Staff Gastroenterologist
Department of Gastroenterology/
Medicine
Boston VA Medical Center
Jamaica Plain, Massachusetts

**David W. Kubiak, PharmD**
Adjunct Clinical Assistant Professor
of Pharmacy Practice
Massachusetts College of Pharmacy
and Health Sciences
Adjunct Assistant Professor of
Pharmacology
Massachusetts General Hospital
Institute of Health Professions
Adjunct Clinical Assistant Professor
of Pharmacy Practice
Northeastern University Bouvé
College of Heath Sciences
Co-Director of Antimicrobial
Stewardship and Advanced Practice
Infectious Diseases Pharmacy
Specialist
Brigham and Women's Hospital
Boston, Massachusetts

**Alexander E. Kuta, PhD**
Vice President and Head of US
Regulatory Affairs
EMD Serono, Inc.
Rockland, Massachusetts

**Robert Langer, ScD**
David H. Koch Institute Professor
Departments of Chemical Engineering
and Bioengineering
Massachusetts Institute of Technology
Cambridge, Massachusetts
Senior Lecturer on Surgery
Children's Hospital Boston
Boston, Massachusetts

**Stephen Lazarus, MD**
Professor of Medicine
Division of Pulmonary and Critical
Care Medicine
Director, Training Program in Pulmonary
and Critical Care Medicine
University of California, San Francisco
San Francisco, California

**Benjamin Leader, MD, PhD**
Chief Executive Officer
ReproSource
Woburn, Massachusetts

**Jonathan Z. Li, MD, MMSc**
Assistant Professor of Medicine
Harvard Medical School
Brigham and Women's Hospital
Boston, Massachusetts

**Eng H. Lo, PhD**
Professor of Radiology
Harvard Medical School
Director, Neuroprotection
Research Laboratory
Departments of Radiology
and Neurology
Massachusetts General Hospital
Boston, Massachusetts

**Joseph Loscalzo, MD, PhD**
Hersey Professor of the Theory and
Practice of Medicine
Harvard Medical School
Chairman, Department of Medicine
and Physician-in-Chief
Brigham and Women's Hospital
Boston, Massachusetts

**Daniel H. Lowenstein, MD**
Professor, Department of Neurology
University of California, San Francisco
Director, UCSF Epilepsy Center
UCSF Medical Center
San Francisco, California

**Chelsea Ma, MD**
Resident Physician
Internal Medicine
Beth Israel Deaconess Medical Center
Harvard Medical School
Boston, Massachusetts

**Jianren Mao, MD, PhD**
Richard J. Kitz Professor of
Anaesthesia Research
Harvard Medical School
Chief, Division of Pain Medicine
Massachusetts General Hospital
Boston, Massachusetts

**Peter R. Martin, MD**
Professor, Departments of Psychiatry
and Pharmacology
Vanderbilt University
Director, Division of Addiction
Psychiatry and Vanderbilt
Addiction Center
Vanderbilt University Medical Center
Nashville, Tennessee

**Elizabeth Mayne, MD, PhD**
Resident in Pediatrics and Child
    Neurology
Department of Pediatrics
Stanford University School of
    Medicine
Palo Alto, California

**Alexander J. McAdam, MD, PhD**
Associate Professor of Pathology
Harvard Medical School
Medical Director
Infectious Diseases Diagnostic
    Laboratory
Boston Children's Hospital
Boston, Massachusetts

**James M. McCabe, MD**
Assistant Professor of Medicine
University of Washington
Director, Cardiac Catheterization
    Laboratory
University of Washington Medical
    Center
Seattle, Washington

**Keith W. Miller, MA, DPhil**
Edward Mallinckrodt Professor
    of Pharmacology
Department of Anaesthesia
Harvard Medical School
Pharmacologist, Department of
    Anesthesia, Critical Care and
    Pain Medicine
Massachusetts General Hospital
Boston, Massachusetts

**Joshua D. Moss, MD**
Assistant Professor of Medicine
Heart Rhythm Center
University of Chicago Medical Center
Chicago, Illinois

**Dalia S. Nagel, MD**
Clinical Instructor, Department
    of Ophthalmology
Mount Sinai School of Medicine
Attending Physician
Department of Ophthalmology
Mount Sinai Hospital
New York, New York

**William M. Oldham, MD, PhD**
Instructor in Medicine
Harvard Medical School
Associate Physician
Pulmonary and Critical Care Medicine
Brigham and Women's Hospital
Boston, Massachusetts

**Sachin Patel, MD, PhD**
Assistant Professor, Departments
    of Psychiatry and Molecular
    Physiology and Biophysics
Vanderbilt University Medical Center
Nashville, Tennessee

**Roy H. Perlis, MD, MSc**
Director, Center for Experimental
    Drugs and Diagnostics
Center for Human Genetic Research
    and Department of Psychiatry
Massachusetts General Hospital
Associate Professor of Psychiatry
Harvard Medical School
Boston, Massachusetts

**Maarten Postema, PhD**
Director of Chemistry
EISAI Inc.
Andover, Massachusetts

**Giulio R. Romeo, MD**
Instructor in Medicine
Harvard Medical School
Staff Physician, Adult Diabetes
    Section
Joslin Diabetes Center
Staff Physician, Division of
    Endocrinology BIDMC
Boston, Massachusetts

**Eryn L. Royer, BA**
Medical Student
University of Colorado School of
    Medicine
Aurora, Colorado

**Edward T. Ryan, MD**
Professor of Medicine
Harvard Medical School
Professor of Immunology and
    Infectious Diseases
Harvard T.H. Chan School of
    Public Health
Director, Tropical Medicine
Massachusetts General Hospital
Boston, Massachusetts

**Joshua M. Schulman, MD**
Assistant Professor of Dermatology
University of California, Davis
Director of Dermatopathology
Sacramento VA Medical Center
Sacramento, California

**Charles N. Serhan, PhD**
Simon Gelman Professor of
    Anaesthesia (Biological Chemistry
    and Molecular Pharmacology)
Department of Anesthesiology,
    Perioperative and Pain Medicine
Harvard Medical School
Director, Center for Experimental
    Therapeutics and Reperfusion Injury
Brigham and Women's Hospital
Boston, Massachusetts

**Helen M. Shields, MD**
Professor of Medicine
Harvard Medical School
Physician, Department of Medicine
Brigham and Women's Hospital
Boston, Massachusetts

**Steven E. Shoelson, MD, PhD**
Professor of Medicine
Harvard Medical School
Associate Director of Research,
    Section Head, Cellular and
    Molecular Physiology
Joslin Diabetes Center
Boston, Massachusetts

**David M. Slovik, MD**
Associate Professor of Medicine
Harvard Medical School
Endocrine Unit
Massachusetts General Hospital
Boston, Massachusetts
Chief, Division of Endocrinology
Newton-Wellesley Hospital
Newton, Massachusetts

**David G. Standaert, MD, PhD**
John N. Whitaker Professor and Chair,
    Department of Neurology
University of Alabama at Birmingham
Director, Division of
    Movement Disorders
University Hospital
Birmingham, Alabama

**Gary R. Strichartz, PhD**
Professor of Anaesthesia
    (Pharmacology),
Harvard Medical School
Director, Pain Research Center,
    Department of Anesthesiology,
    Perioperative and Pain Medicine
Brigham and Women's Hospital
Boston, Massachusetts

**Victor W. Sung, MD**
Associate Professor, Department of
　Neurology, Division of Movement
　Disorders
The University of Alabama at
　Birmingham
Birmingham, Alabama

**Kelan Tantisira, MD, MPH**
Associate Professor of Medicine
Harvard Medical School
Associate Physician
Channing Division of Network
　Medicine and Division of
　Pulmonary and Critical Care
　Medicine
Brigham and Women's Hospital
Boston, Massachusetts

**Hakan R. Toka, MD, PhD**
Assistant Professor of Medicine
Division of Nephrology and
　Hypertension
Eastern Virginia Medical School
Norfolk, Virginia

**John L. Vahle, DVM, PhD, DACVP**
Senior Research Pathologist, Department
　of Toxicology and Pathology
Lilly Research Laboratories
Indianapolis, Indiana

**Anand Vaidya, MD**
Assistant Professor of Medicine
　(Endocrinology)
Harvard Medical School
Division of Endocrinology, Diabetes,
　and Hypertension
Brigham and Women's Hospital
Boston, Massachusetts

**Vishal S. Vaidya, PhD**
Associate Professor of Medicine
Head, Systems Toxicology
　Program, Laboratory of Systems
　Pharmacology
Harvard Medical School
Brigham and Women's Hospital
Associate Professor of Environmental
　Health
Harvard T.H. Chan School of
　Public Health
Boston, Massachusetts

**Andrew J. Wagner, MD, PhD**
Assistant Professor, Department of
　Medicine
Harvard Medical School
Medical Director, Ambulatory Oncology
Center for Sarcoma and Bone Oncology
Dana-Farber Cancer Institute
Boston, Massachusetts

**Clifford J. Woolf, MB, BCh, PhD**
Professor of Neurology
　and Neurobiology
Harvard Medical School
Director, F.M. Kirby
　Neurobiology Center
Children's Hospital Boston
Boston, Massachusetts

**Jacob Wouden, MD**
Radiologist, Washington Hospital
　Medical Staff
Washington Hospital Healthcare Group
Fremont, California

# 目　录

# 第Ⅰ篇

# 药理学基本原理

第 1 章

药理学基本原理

# 第1章
# 药物-受体的相互作用

Francis J. Alenghat and David E. Golan

## 概述

　　为什么有些药物会影响心脏功能,而有些药物会影响肾脏中离子转运?为什么抗生素可以有效地杀死细菌而对患者几乎没有危害?对于这些问题,可以从药物和它特有的分子靶点之间的相互作用进行初步验证,然后再考虑在更广泛的生理学方面产生的作用。本章将主要从分子水平来介绍药物-受体的相互作用,重点强调受体的种类和分子机制。本章讨论的内容为本书涉及的多种药物作用和药物类型提供理论基础,也为第2章讨论药物效应动力学即药物受体相互作用和药理学作用之间的定量关系提供背景知识。

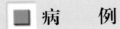

　　B先生决心要享受他退休后崭新的生活,于是在过去的一年中他经常打网球。然而,在过去的三个月中,他感觉自己越来越疲惫。另外,尽管他一直渴望饮食,然而他现在甚至不能用完一顿餐。B先生非常担心,想知道为什么会出现这些不正常的症状,于是约见了医生。经过身体检查后,医生发现B先生脾大,左肋缘下面扩大了将近10cm;其他的身体检查都正常。血液检查显示其白细胞总数(70×10⁹/L)有所增长,中性粒细胞、带状核型白细胞、晚幼粒细胞和中幼粒细胞绝对数量上升,但没有胚细胞(未分化的前体细胞)。对中期细胞生成的分析证明,B先生90%的骨髓细胞中含有费城染色体(表明第9号和第22号染色体发生交换),被诊断为慢性髓细胞性白血病。于是医生使用伊马替尼(Imatinib)进行治疗,伊马替尼是一种对BCR-Abl酪氨酸激酶有高度选择性的抑制剂,而BCR-Abl酪氨酸激酶就是由费城染色体编码的。经过两个月的治疗,含有费城染色体的细胞完全从B先生的血液中消失。这使他感觉非常好,并认为完全可以参加高级网球比赛了。B先生继续每天服用伊马替尼,他的血细胞计数已经完全恢复正常,而且他不再感觉疲劳。他不确定将来会发生什么,但是他非常高兴可以有机会享受健康的退休生活。

3

# 思 考 题

□ 1. 伊马替尼是如何干扰 BCR-Abl 蛋白活性的?

□ 2. 与伊马替尼不同,许多比较老的治疗慢性髓细胞性白血病的药物(如:干扰素-α)都会产生明显的"流感样"副作用。为什么这些治疗方法会对多数患者有明显的不良反应,而(在这个案例中)伊马替尼只对极少数人有副作用?

□ 3. 为什么伊马替尼是治疗慢性髓细胞性白血病的特效药?这种可以减少副作用的特异性作用与使用伊马替尼治疗有关吗?

□ 4. BCR-Abl 受体酪氨酸激酶是如何对细胞内信号通路产生作用的?

　　虽然从理论上来讲药物可以与几乎所有的三维靶点结合,但是大多数药物只能选择性地与在生理或病理生理功能方面发挥重要作用的靶分子发生相互作用而产生期望的治疗作用(therapeutic effects)。很多情况下,药物选择性地与受体结合也可以产生非期望的药物作用,即不良反应(adverse effects)。一般来说,药物(drugs)是一个分子,它可以与机体组成中的特定分子发生反应,从而使机体发生生化和生理变化。药物受体(drug receptors)是一种大分子,它可以通过与药物结合来调节机体的生化和生理变化。

# 药物及受体的构象和化学

　　为什么药物能够与特异性受体结合,这个问题可以从二者的分子结构和化学性质两方面来解释。这部分将讨论基本的受体结构决定因素以及药物-受体结合的化学性质,并将集中讨论小分子药物与大分子靶受体(特异性蛋白)之间的作用,而这一作用原理也适用于抗体或其他治疗用蛋白质与它们的靶分子之间的作用(第 54 章)。

　　许多人和微生物的药物受体是蛋白质,因此有必要回顾一下蛋白质的四级结构(图 1-1)。蛋白质最基本的结构是由氨基酸组成的长链结构,其序列由编码该蛋白的 DNA 序列决定。蛋白质的氨基酸序列是蛋白质的一级结构(primary structure)。氨基酸长链在核糖体中合成后,多肽链中的许多氨基酸开始与邻近的氨基酸发生作用。这些主要由氢键介导的相互作用使蛋白质形成具有一定空间构象的二级结构(secondary structure),包括α-螺旋、β-折叠和β-转角等。这些结构形成高度紧密的结构,因此它们通常可以互相紧密地包裹起来,构建蛋白的大体形状。蛋白质的三级结构(tertiary structure)是由氨基酸链中较远的氨基酸相互作用形成的。这些作用包括氢键、离子键的形成以及硫原子通过共价键形成的分子内二硫键。最后,多肽链寡聚化形成更加复杂的结构。两个或多个多肽链相互作用形成的构象称为蛋白质的四级结构(quaternary structure)。

　　蛋白结构中的不同部分通常对水的亲和性不同,这个性质对蛋白质的构型有附加效应。由于细胞内和细胞外的环境

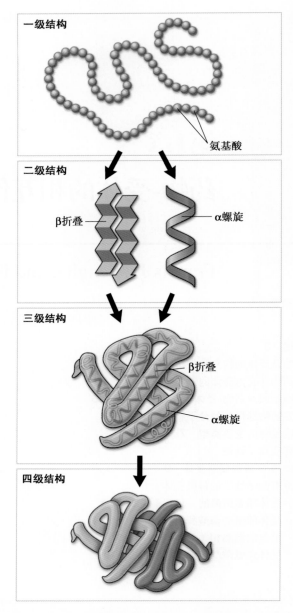

**图 1-1　蛋白质结构水平**。蛋白质结构可以分成四个等级,分别为一级结构、二级结构、三级结构和四级结构。一级结构由组成多肽链的氨基酸序列决定。二级结构由同一个多肽链中连接在碳上的氢和氧的相互作用来决定。这些相互作用使蛋白质形成许多具有一定特征的二级构象,包括 α 螺旋和 β 折叠。三级结构是由蛋白质骨架上相距较远的氨基酸相互作用形成的。这些作用包括离子键和共价二硫键等,从而使蛋白质形成具有一定特征的三维空间结构。四级结构是由两条以上独立的蛋白质亚单位发生结合形成

主要由水构成,因此疏水蛋白片段(hydrophobic protein segments)通常存在于蛋白质内部或者通过嵌入脂质双层膜中与水隔离。相反,亲水蛋白片段(hydrophilic protein segments)通常位于蛋白质的外表面。通过一系列的扭曲和旋转,每一个蛋白质都形成独特的构型,这些构型决定了它们的功能、在体内的分布、与细胞膜的关系以及与药物和其他大分子的结合

反应。

受体上与药物结合的位置叫作结合位点（binding site）。每一个药物结合位点都有其独立的化学性质，这些性质由组成这个位点的氨基酸的特性决定。结合位点的三维结构、构型和反应性以及药物的固有结构、构型和反应性决定了药物与其相关受体的反应方向，也决定了这些分子之间结合的紧密程度。药物-受体的结合是这两种分子间复杂的化学反应的结果，其中有些作用很弱（如：范德华力），有些作用非常强烈（如：共价结合）。所有这些相互作用使药物-受体的相互作用产生特异性。药物-受体相互作用良好的意思是说药物与受体结合位点有亲和力（affinity）。这个概念将在第 2 章中进行更加详细的介绍。发生反应的局部环境的化学性质——比如疏水性、亲水性和结合位点附近氨基酸的 $pK_a$——也可能会影响药物-受体作用的亲和力。一些对药物-受体亲和力有影响的主要的作用力将在下面进行介绍（表 1-1）。

范德华力（van der Waals forces）是另一分子靠近时改变了分子的电子密度并使其极化而产生的作用力，为药物及其受体提供了较弱的吸引力。这种诱导吸引力是所有分子相互作用中普遍存在的。氢键（hydrogen bonds）是由正极性原子（如：与氮和氧结合的氢）与负极性原子（如：氧、氮和硫）相互作用产生的，它使得分子间的结合显著增强，对药物与受体的相互作用具有重要作用。离子间相互作用（ionic interactions）发生于电荷相反的原子之间，其作用力比氢键要强，但比共价键要弱。共价键（covalent bonding）是由不同分子的两个原子之间形成共用电子对产生的。共价键结合得非常牢固，绝大多数情况下，这种作用力基本上是不可能破裂的。表 1-1 列举了各种作用的机制以及相应结合方式的强度。如前面所述，药物和受体作用的环境也会影响结合的程度。疏水作用

**表 1-1　药物与受体结合力的相对强度**

| 结合方式 | 机制 | 结合强度 |
|---|---|---|
| 范德华力 | 分子局部或者整个分子的电子密度发生变化，使其瞬间携带正电荷或者负电荷。这些区域与另一个瞬间携带相反电荷的分子产生作用 | + |
| 氢键 | 氢原子与氮或者氧结合后发生正极化，它们与负极性原子如氧、氮、硫等发生结合 | ++ |
| 离子键 | 富含电子的原子（原子携带负电荷）吸引缺电子的原子（原子携带正电荷） | +++ |
| 共价键 | 结合的两个原子共用电子 | ++++ |

（hydrophobic effect）指的是通过最常用的溶剂水的特性，使疏水分子和疏水结合位点之间的相互作用增强。

**通过一种作用方式形成药物-受体结合是极为少见的，促使药物和受体结合成为稳定复合物的必需力量通常是多种相互作用结合力的总和。**通常药物-受体的相互作用多数是多种弱作用力共同作用。例如：伊马替尼在 BCR-Abl 酪氨酸激酶的 ATP 结合位点形成许多范德华力和氢键，这些作用力的总和使药物与受体之间产生强烈（高亲和力）的相互作用（图 1-2）。而当分子间相隔较远时，离子间相互作用力以及疏水作用力要强于范德华力和氢键，因此离子键相互作用及疏水作用在药物-受体相互作用间起着至关重要的作用。

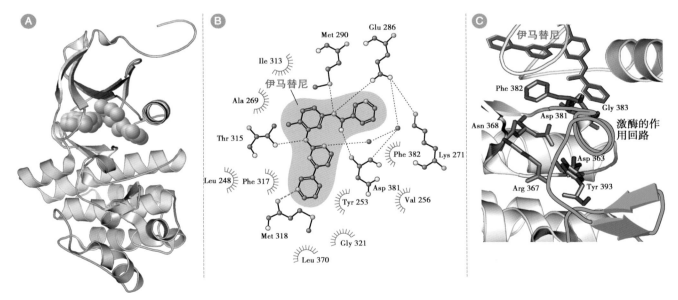

**图 1-2　特异性酶抑制剂的结构基础：伊马替尼与 BCR-Abl 激酶的相互作用。** A. BCR-Abl 酪氨酸激酶的激酶部分用条带表示（灰色）。伊马替尼的类似物是 BCR-Abl 酪氨酸激酶的一种特异性抑制剂，用空间填充模型表示（蓝色）。B. 药物（紫色阴影）与 BCR-Abl 蛋白的氨基酸残基之间的详细分子作用图。氢键用虚线表示，而范德华作用（用氨基酸名周围的色圈表示，其位置在蛋白序列当中）在带有疏水侧链的九个氨基酸中产生。C. 药物（蓝色）与 BCR-Abl 蛋白（灰色）相互作用抑制了磷酸化的一个关键的活性回路（用绿色加亮条带），从而阻碍其催化活性

尽管药物与受体的共价作用相对较少，但也有这种特例。通常共价键的形成基本上是不可逆的，这种作用使药物与受体形成无活性的复合物。为了恢复活性，细胞必须合成一个新的受体分子来代替无活性的蛋白。而药物分子作为非活性复合物的一部分，就不能再抑制其他受体分子。以这种机制作用于靶受体（一般是酶）的药物通常被称为自杀性底物（suicide substrates）。阿司匹林就是一个典型的药物，它可使环氧合酶乙酰化而失去活性，减少依前列醇（发挥抗炎作用）与血栓素（发挥抗血小板作用）的合成（第43章）。

药物的分子结构决定了它的物理和化学性质，这是与受体特异性结合的基础。其中比较重要的性质有药物分子的疏水性、电离程度（ionization state, $pK_a$）、构象和立体化学性质（stereochemistry）。这些因素共同决定了药物与结合位点的互补性。受体结合袋具有高度特异性，药物分子微小的变化就会对药物-受体作用的亲和力产生巨大的影响。例如：药物的立体化学性质对结合强度有很大影响。华法林（warfarin）在临床上应用的是合成的外消旋混合物（该混合物包括50%的左旋体和50%右旋体），然而，S型对映体的有效性是R型对映体的四倍，这是由于S型对映体和它在维生素K环氧化物还原酶上的结合位点作用更强。立体化学性质也会影响药物毒性，比如：药物的一种对映体有治疗作用，而它的另一种对映体却会引起毒性反应，这可能是第二受体作用或者代谢产生毒性物质造成的。对于制药公司来说，在大规模生产中，有时候很难合成和纯化一种对映体，但是，为了保证药物有较高的疗效，减少该药的对映体的毒性，现在市场上销售的很多药物都是单一的光学异构体。

## 药物结合对受体的影响

药物结合后是怎样使机体产生生化和生理变化的？对于具有酶活性的受体，药物的结合位点通常是具有酶催化作用的活性位点（active site），药物可以阻碍底物与结合位点的结合或者对这个位点进行共价修饰，从而使酶的催化活性受到抑制。如果这个结合位点不是酶的活性位点，那么药物可以通过阻碍内源性配体与受体结合袋的结合。然而在许多药物-受体相互作用中，药物与其受体的结合会引起受体构象的变化。改变受体的构象会影响受体的功能，比如：可以提高药物对受体的亲和力。这种由于受体构象的变化而诱导产生的结合作用，通常被称为诱导契合（induced fit）。

诱导契合的原理表明药物-受体结合对受体构象产生很大的影响。通过诱导受体构象的改变，很多药物不仅仅改变了结合作用的质量，同时也改变了受体的功能。由药物诱导的形态变化有时与内源性配基结合引起的变化完全相同，例如：体外注射的胰岛素类似物（insulin analogues）都可以对胰岛素受体产生相同的激动作用，尽管它们的氨基酸序列有微小的差别。另外，药物结合改变受体的形态为的是使其功能增强或者减弱。例如：伊马替尼与BCR-Abl酪氨酸激酶结合使之形成一个酶的非活性构形，从而抑制了受体激酶的活性。

还有一种对诱导契合原理的解释，认为许多受体存在多种构象，如：非活性的（或关闭状态）、活性的（或打开状态）以及脱敏状态的（或失活）——药物与受体的结合导致这些构象当中的一种或者几种状态趋于稳定。对于这些药物-受体相互作用概念的定量模型将在第2章进行详细的讨论。

## 细胞膜对药物-受体相互作用的影响

受体的结构也决定了该蛋白在与细胞表面（如：细胞膜）关系中的位置。蛋白质具有大量的疏水区域，而细胞膜内脂质含量很高，因此蛋白质能够存在于细胞膜中。许多跨膜的受体都具有亲脂区域和亲水区域，亲脂区域位于膜内，而亲水区域位于细胞内外的空间中。其他药物受体，包括许多转录调节因子［也叫转录因子（transcription factors）］，仅仅具有亲水区域，因此它们只能存在于胞质和/或细胞核中。

正如受体的结构决定了它与浆膜的定位关系，药物结构影响药物结合受体的能力。比如：具有较高水溶性的药物通常不能通过细胞膜与胞质内的靶分子结合。相反，某些亲水性药物可以通过跨膜通道（或者通过其他转运机制）进入胞质与受体作用。具有较高亲脂性的药物，比如：许多甾体激素，能够直接穿过细胞膜的疏水脂质环境，进入细胞与靶分子作用，其进入过程不需要特殊的通道和其他的转运蛋白。

药物可以改变受体形态的特性，使得药物与细胞表面的受体结合后能够影响细胞内的功能。许多细胞表面的蛋白受体具有细胞外区域，这些区域通过跨膜的受体区域与细胞内功能分子相连。在某些情况下，改变细胞外区域的形态可以改变受体跨膜和/或细胞内区域的构象，从而引起受体功能的改变。在另一些情况下，药物可以交联两个受体分子的细胞外区域，形成一个二聚体受体复合物来激活细胞内的效应分子。

所有这些因素——包括药物和受体的结构、化学作用力对药物-受体相互作用的影响、药物在水环境中和在细胞膜中的溶解性以及受体在细胞内环境中的功能——在药物和靶受体的相互作用中具有明显的特异性（specificity）。本书列举了许多药物的例子来进行讨论，这些药物在与受体结合时改变受体的构象，从而产生生理生化作用。药物-受体结合特异性原理表明，如果能够掌握受体结构的知识，就可以从理论上设计一个药物来干扰受体的活性。这个过程称为药物理性设计（rational drug design），通过优化药物结构，使药物更有选择性地与靶点结合，有效提高药物疗效而降低毒性。药物理性设计首先用于开发具有高选择性的药物，如抗病毒蛋白酶抑制剂利托那韦和抗肿瘤酪氨酸激酶抑制剂伊马替尼。实际上，通过反复优化进行的药物理性设计已经促进对第一代药物产生耐药性的患者体内变异药物靶点具有高的亲和力的第二代蛋白酶抑制剂和抗肿瘤药物开发。有关药物理性设计的内容将在第51章中进行详细讨论。

## 确定药物选择性的分子和细胞因素

理想的药物是只能与可产生治疗作用的靶分子发生作用，而不与产生副作用的靶分子发生作用。尽管这样的药物还没有发现（也就是说当前临床上使用的药物在产生治疗作用的同时都会产生副作用，详见第 6 章），但是药理学家试图利用药物选择性（selectivity）的几个决定性因素来达到这个目标。药物作用的选择性至少可以分为两种机制：①受体亚型的细胞型特异性；②受体-效应器偶联的细胞型特异性。

尽管许多潜在的药物受体分布于各种类型细胞中，但是有些受体的分布十分有限。全身用药后药物会与这些局部的受体发生作用，从而产生较高选择性的治疗作用。例如：靶向 DNA 合成这种普遍过程的药物可能会产生明显的毒副作用，当前许多用于治疗癌症的化疗就存在这个问题。其他作用于特定细胞类型受体的药物，例如：作用于胃中生成酸的细胞，就几乎不产生副作用。由于 BCR-Abl 蛋白在正常（非癌症）细胞中不表达。所以伊马替尼是一种选择性很高的药物。总体来讲，**对特定药物所作用的受体，分布的细胞类型越局限，药物表现的选择性就越高**。

同样，尽管许多不同的细胞类型会表达相同的药物分子靶点，但是药物的作用在不同类型的细胞中仍有差异，这是因为受体-效应器偶联机制不同或者是药物作用于不同细胞类型时环境条件不同。例如：虽然电压门控钙通道广泛地在心脏中表达，但是心脏起搏细胞比心室肌细胞对钙通道阻滞剂的作用更加敏感。存在这种作用上的差异是由于动作电位的传导主要依赖心脏起搏细胞中钙通道的作用，而在心室肌细胞动作电位的传导中钠通道的作用比钙通道更加重要。总之，**在表达特定的药物分子靶点的各种细胞类型中，受体效应器偶联机制差别越大，药物的选择性可能会越高**。

## 药物受体的主要类型

由于药物分子的差别较大，那么相应的药物与其分子靶点的相互作用也可能存在同样差异，这种说法仅部分正确。实际上，**当前所知的多数药物-受体相互作用大概可以分为六类**。这六类主要是指药物与以下几种受体产生的作用：①跨膜离子通道；②与细胞内 G 蛋白偶联的跨膜受体；③具有胞质区域酶活性的跨膜受体；④细胞内受体，包括酶、信号转导分子、转录调节因子、结构蛋白和核酸；⑤胞外靶点；⑥细胞表面的黏附受体（图 1-3）。表 1-2 对几种主要的相互作用类型进行了概括。

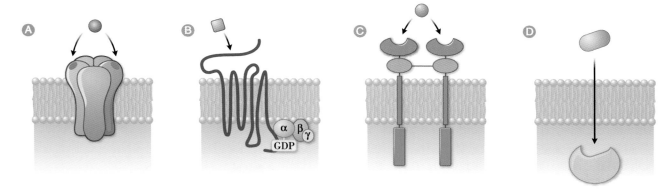

**图 1-3　药物与受体相互作用的主要类型。** 多数药物-受体相互作用可以分成六种类型，这里列出其中四种。A. 药物可以与跨过细胞膜的离子通道结合，从而引起通道电导率改变。B. 跨膜螺旋受体与细胞内 G 蛋白进行功能上的偶联。药物可以通过与细胞外表面或者受体的跨膜区域进行结合来影响这些受体的作用。C. 药物可以与跨膜受体的细胞外区域结合，通过激活或抑制具有酶活性的胞内域（矩形框），从而影响细胞内的信号传导。D. 药物可以透过细胞膜渗入细胞，与细胞质或细胞核中的受体结合。通常亲脂性药物通过这种途径起作用（如：药物与甾体激素受体的结合）。另外，药物也可以不穿过细胞膜而直接对胞外酶和其他靶点以及细胞表面黏附受体产生抑制作用（图中未显示）

**表 1-2　药物-受体相互作用的六种主要类型**

| 受体类型 | 药物-受体相互作用的部位 | 产生作用的部位 |
| --- | --- | --- |
| 跨膜离子通道 | 细胞外、离子通道内 | 细胞质内 |
| 与细胞内 G 蛋白偶联的跨膜受体 | 细胞外或膜内 | 细胞质内 |
| 具有胞质区酶活性的跨膜受体 | 细胞外 | 细胞质内 |
| 细胞内 | 细胞质或细胞核内 | 细胞质或细胞核内 |
| 胞外酶 | 细胞外 | 细胞外 |
| 黏附受体 | 细胞外 | 细胞外 |

了解药物对靶点是否产生激活或者抑制作用以及作用程度如何,对于研究它们的相互作用来说是十分重要的。药效学(pharmacodynamics)(药物对人体产生的效应)将在下一章进行详细介绍,不过在查看药物-受体相互作用的分子机制之前,简要地介绍一下药物及其靶点之间的主要药效关系是十分有用的。**激动剂(agonists)是一种通过与它的靶点结合来改变靶点活性的分子。**完全激动剂(full agonists)最大限度地结合并激活其靶点。例如:乙酰胆碱可以与烟碱型乙酰胆碱受体结合,并诱导与受体相连的离子通道的构象改变,使其从不传导状态转变成完全传导状态。部分激动剂(partial agonists)与受体的结合产生次于最大反应的作用。反向激动剂(inverse agonists)能够使具有活性的靶点失活。**拮抗剂(antagonists)具有可以抑制靶点分子被生理性或药理性激动剂激活(或使其失活)的能力。**直接阻断生理激动剂结合位点的药物叫作竞争性拮抗剂(competitive antagonists);有些药物与靶点分子上的其他位点结合,从而阻碍受体活化所需的构象变化(或使其失活),这类药物可能是非竞争性拮抗剂(noncompetitive antagonists)或反竞争性拮抗剂(uncompetitive antagonists)(第2章)。每一个药物-受体相互作用的机制要点将在接下来的几个部分中进行介绍,这有利于从结构水平理解这些不同的药效学作用如何产生。

## 跨膜离子通道

许多细胞功能需要离子的通过以及其他亲水分子穿过细胞膜。特异性的跨膜离子通道可以调节这些过程。离子通道(ion channels)的功能多种多样,包括在神经传递、心电传导、肌肉收缩和分泌过程中产生的重要作用。鉴于此,以离子通道作为靶点的药物会对机体的主要功能产生显著影响。

调节跨膜离子通道活性的主要机制有三种。在一些通道中,电导是通过配基与通道的结合来控制的。在另一些通道中,电导是通过改变跨膜电压来调节的。在其他通道中,电导是通过配体与细胞膜上以某种方式与通道相连的受体结合控制的。第一种通道被称为配体门控离子通道(ligand-gated ion channels);第二种被称为电压门控离子通道(voltage-gated ion channels);第三种被称为第二信使调控的离子通道(second messenger-regulated ion channels)。表1-3概括了每种通道类型的活化机制和功能。

通常,离子通道对通过的离子有高度选择性。例如:如果中枢和末梢神经系统的神经元产生动作电位,然后刺激电压门控离子通道,使$Na^+$经过选择性通道进入细胞。如果这些

神经元的膜电位完全变为带正电,那么电压门控的$Na^+$通道将会打开,细胞外大量的钠离子将会内流使细胞引发进一步去极化。离子选择性通道在动作电位产生和传导中的作用将在第8章中进行讨论。

如果不考虑离子通道对离子的选择性、传导能力以及活化(门控)或钝化的机制,那么多数离子通道具有结构上的相似性。离子通道是由许多穿细胞膜的蛋白质亚单位组成的管状大分子。配体结合域(ligand-binding domain)可以在细胞外、离子通道内或者细胞内,而与其他受体或者调节物质产生作用的区域通常在细胞内。对几种离子通道的结构在埃的分辨率水平下进行测定,发现烟碱型乙酰胆碱(ACh)受体是重要的配体门控离子通道的典型结构。这个受体由五个穿过细胞膜的亚基组成(图1-4)。其中两个亚基被命

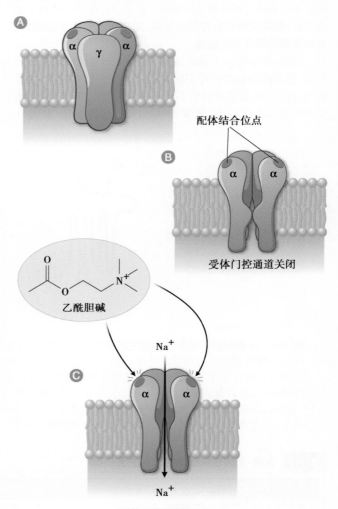

**图1-4 配基门控的烟碱型乙酰胆碱受体。**A. 细胞膜上的乙酰胆碱(ACh)受体由五个亚基构成——两个α亚基,一个β亚基,一个γ亚基和一个δ亚基。B. γ亚基脱掉,暴露出受体内部的概略图,显示其他亚基形成的跨膜通道。如果缺乏ACh,受体门将关闭,阳离子[主要是钠离子($Na^+$)]将不能通过通道。C. 如果ACh与两个α亚基结合,通道将打开,钠离子可以顺浓度梯度进入细胞

**表1-3 跨膜离子通道的三个主要类型**

| 通道类型 | 激活机制 | 功能 |
| --- | --- | --- |
| 配基门控 | 配基与通道结合 | 改变离子传导 |
| 电压门控 | 跨膜电压梯度改变 | 改变离子传导 |
| 第二信使调节 | 配基与G蛋白偶联跨膜受体结合,诱导第二信使的产生 | 第二信使调节通道的传导 |

名为 α，每个亚基都包含一个单独的 ACh 细胞外结合位点。在受体的游离（非配体连接）状态下，通道被氨基酸侧链所封闭，此时不允许离子通过。在受体上结合两分子乙酰胆碱后可以诱导受体构象发生改变，此时通道打开并允许离子流动。

尽管假定烟碱型 ACh 受体仅有两种状态，开放或者关闭，但是许多离子通道也假定存在其他状态。例如：有些离子通道可能会不应答（refractory period）或者是失活（inactivation）。在这种状态下，在一段时间内，也就是在通道的不应期内通道的通透性是不会改变的。电压门控钠离子通道经历一个活化、通道开放、通道关闭和通道钝化的循环过程。在钝化（不应答）时期，即使膜电位恢复到正常刺激通道开放的电位，在几个毫秒内通道也不会再活化。有些药物在与不同状态的同一个离子通道结合时表现不同的亲和力。这种状态依赖性结合（state-dependent binding）在一些局部麻醉剂和抗心律失常药物的作用机制中十分重要，这部分内容将在第 12 章和第 24 章中分别进行讨论。

局部麻醉药和苯二氮䓬类是非常重要的两类通过改变离子通道电导来发挥作用的药物。神经元可以将外周疼痛的信息传递给中枢神经系统，对于这类神经元，局部麻醉药可以作用于电压门控钠离子通道来阻断钠离子的电导，从而阻碍动作电位的传导和痛觉的产生（伤害性知觉）。苯二氮䓬类也可以作用于神经系统，但是机制不同。这类药物利用神经递质 γ 氨基丁酸（gamma-aminobutyric acid，GABA）来增加跨过神经细胞膜的氯离子电导，使膜电位远远超过活化的阈值，从而抑制中枢神经系统的神经传递。

## 跨膜 G 蛋白偶联受体

G 蛋白偶联受体（G protein-coupled receptors，GPCR）是人体内最丰富的受体。这些受体跨过细胞膜，在细胞膜的外表面暴露，还有一个细胞内区域，该区域可以激活一类叫作 G 蛋白（G proteins）的独特信号分子（之所以叫它 G 蛋白是因为这类蛋白可与鸟嘌呤核苷酸 GTP 和 GDP 相结合）。G 蛋白偶联的信号机制参与许多重要的过程，如：视觉、嗅觉和神经传导。

G 蛋白偶联受体的单一多肽链中都有七个跨膜区域。每个跨膜区域都有一个单独的 α-螺旋，α-螺旋排列出特有的结构，而且这个结构在所有这类受体中都相似。这类蛋白的细胞外区域通常包含配基结合域，但是有些 G 蛋白偶联受体是在受体的跨膜区域与配基结合。在静止状态下，G 蛋白的 α 亚基和 βγ 亚基进行非共价连接。在 G 蛋白偶联受体激活过程中，受体胞质区域与附近的 G 蛋白结合并使之激活，并将与 α 亚基结合的 GDP 变成 GTP。α-GTP 亚基随之与 βγ 亚基解离，α 或 βγ 亚基沿着细胞膜内表面扩散，与许多不同的效应器发生相互作用。这些效应器包括腺苷酸环化酶、磷脂酶 C、各种离子通道和其他种类的蛋白。由 G 蛋白介导的信号一般通过 GTP 水解成 GDP 而终止，水解过程由 α 亚基固有的鸟苷三磷酸酶的激活来催化（图 1-5）。

G 蛋白的一个主要作用就是激活第二信使（second messengers）生成；第二信使是一种信号分子，它将第一信使——通常是内源性配基或外源性药物——提供的内传信息传达到

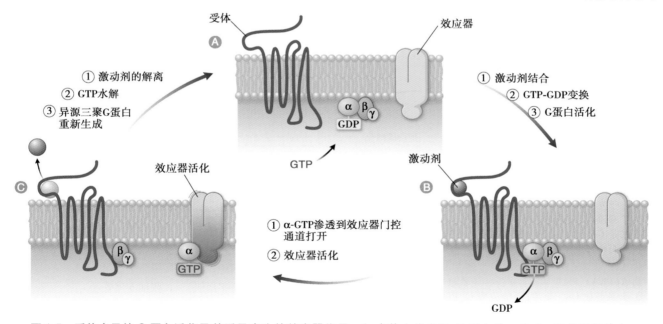

**图 1-5　受体介导的 G 蛋白活化及其诱导产生的效应器作用。A.** 在静止状态下，G 蛋白的 α 和 βγ 亚基互相结合，GDP 与 α 亚基结合。**B.** 细胞外配基（激动剂）与 G 蛋白偶联受体结合，导致与 α 亚基结合的 GTP 转变成 GDP。**C.** βγ 亚基从 α 亚基上解离，α 亚基渗透至效应器蛋白并与效应器发生作用。与 GTP 相连的 α 亚基与效应器发生相互作用使效应器活化。在某些情况下（没有显示），βγ 亚基也可以激活效应器蛋白。根据受体的亚型和特异性 Gα 蛋白异性体不同，Gα 也可以抑制效应器分子的活性。α 亚基本身具有 GTP 酶的活性，可以将 GTP 水解成 GDP，从而使 α 亚基和 βγ 亚基重新组合，循环又可以继续进行

细胞质内效应器(图 1-6)。环化酶,如腺苷酸环化酶(adenylyl cyclase)的活化,可以催化第二信使 3',5'-环磷酸腺苷的生成(cyclic AMP,cAMP);而鸟苷酸环化酶(guanylyl cyclase)的活化,可以催化 3',5'-环磷酸鸟苷的生成(cyclic GMP,cGMP),这些构成了与 G 蛋白连接的最常见的通路。另外,G 蛋白可以激活磷脂酶 C(phospholipase C,PLC),PLC 在调节细胞内钙离子浓度中起到了重要的作用。在 G 蛋白的激活作用中,PLC 将膜磷脂酰肌醇-4,5-二磷酸(PIP$_2$)切割成第二信使甘油二酯(DAG)和肌醇-1,4,5-三磷酸(IP$_3$)。IP$_3$ 诱发

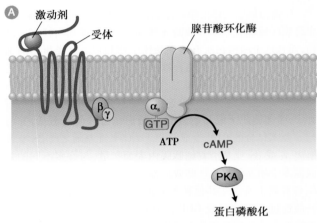

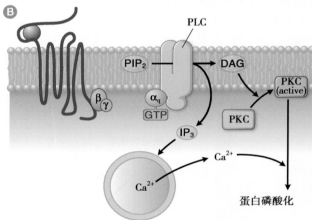

**图 1-6  通过 G 蛋白进行的腺苷酸环化酶(AC)和磷脂酶 C(PLC)的活化。**G 蛋白可以与几种不同类型的效应器分子发生相互作用。活化状态的 Gα 蛋白亚基通常决定了 G 蛋白将会激活哪一个效应器。最常见的两个 Gα 亚基是 Gα$_s$ 和 Gα$_q$,这两种亚基分别可以激活腺苷酸环化酶和磷脂酶 C。**A.** 如果是被 Gα$_s$ 激活,腺苷酸环化酶将 ATP 转移给环 AMP(cAMP)。然后 cAMP 激活蛋白激酶 A(PKA),PKA 可以使许多特异性胞质内蛋白磷酸化。**B.** 如果是被 Gα$_q$ 激活,则磷脂酶 C(PLC)会将膜磷脂酰肌醇-4,5-二磷酸(PIP$_2$)分解为甘油二酯(DAG)和肌醇-1,4,5-三磷酸(IP$_3$)。DAG 渗透到细胞膜内激活蛋白激酶 C(PKC),然后 PKC 将特异性细胞蛋白磷酸化。IP$_3$ 刺激 Ca$^{2+}$ 从内质网释放到细胞质。钙的释放又可以刺激蛋白磷酸化的发生,从而引起蛋白活性的改变。另外 G 蛋白的 β 和 γ 亚基也可以影响特定细胞蛋白信号转导的级联反应,这在图中没有显示

Ca$^{2+}$ 从细胞内贮存器中释放,使细胞内 Ca$^{2+}$ 浓度急剧上升,从而激活下游分子和细胞的活动。DAG 激活蛋白激酶 C,蛋白激酶 C 介导其他分子和细胞的活动,包括平滑肌收缩和离子跨膜转运。所有这些活动都是动态调控的,在通路的不同阶段都通过特定的动力学变化来活化或者钝化。

现在人们已经认识了多种 Gα 蛋白,每一个蛋白对它们的靶点都有特异的作用。基于 Gα 的一级结构,这些蛋白可分为五个家族:G-激动蛋白(G$_s$)、G-抑制蛋白(G$_i$)、G$_q$、G$_0$ 和 G$_{12/13}$。这些蛋白异型体的作用在表 1-4 中列举出来。对于这些不同功能的 G 蛋白,其中一些通过不同的方式与不同类型细胞上的相同受体偶联,这可能对于未来药物的电位选择性来说非常重要。G 蛋白的 βγ 亚基也具有第二信使分子的作用,但它们的作用没有典型特征。

G 蛋白偶联受体家族中有一类重要的受体,就是 β-肾上腺素受体。研究最为透彻的这类受体分别命名为 β$_1$、β$_2$、β$_3$。这部分内容在第 11 章"肾上腺素能药理学"中进行更加详细的讨论,β$_1$ 受体在控制心律方面有重要作用,β$_2$ 受体参与平滑肌舒张,β$_3$ 受体在运动过程中对脂肪细胞的供能起作用。这些受体都需要内源性儿茶酚胺[肾上腺素(epinephrine,EPI)和去甲肾上腺素(norepinephrine,NE)]与受体的细胞外区域结合来激活。肾上腺素(epinephrine,EPI)的结合诱导受体构象发生改变,从而激活 G 蛋白相关的受体细胞内结构域。G 蛋白的活化形式(与 GTP 结合)激活腺苷酸环化酶,引起细胞内 cAMP 水平的升高并使下游细胞产生作用。表 1-5 列出了 β-肾上腺素受体在一些组织中的定位和作用。

**表 1-4    主要 G 蛋白及其作用的例子**

| G 蛋白 | 作用 |
| --- | --- |
| G-激活蛋白(G$_s$) | 激活 Ca$^{2+}$ 通道,激活腺苷酸环化酶 |
| G-抑制蛋白(G$_i$) | 激活 K$^{2+}$ 通道,抑制腺苷酸环化酶 |
| G$_0$ | 抑制 Ca$^{2+}$ 通道 |
| G$_q$ | 激活磷脂酶 C |
| G$_{12/13}$ | 多种离子转运体的相互作用 |

**表 1-5    β-肾上腺素受体在组织中的定位和作用**

| 受体 | 组织部位 | 作用 |
| --- | --- | --- |
| β$_1$ | 心脏窦房结 | 加快心率 |
|  | 心肌 | 提高收缩性 |
|  | 脂肪组织 | 增强脂解作用 |
| β$_2$ | 支气管平滑肌 | 扩张细支气管 |
|  | 胃肠平滑肌 | 收缩括约肌以及松弛肠道壁 |
|  | 子宫 | 松弛子宫壁 |
|  | 膀胱 | 松弛膀胱 |
|  | 肝 | 增强糖异生和糖酵解作用 |
|  | 胰脏 | 增加胰岛素的释放 |
| β$_3$ | 脂肪组织 | 增强脂解作用 |

## 具有酶活性区的跨膜受体

第三大类细胞药物靶点是跨膜受体,这类跨膜受体可以将它与细胞外配基结合的相互作用,通过激活与之连接酶区域而转换成细胞内的反应。受体自身可能具有酶活的结构域,或是该结构域存在于受体激活时募集的胞质蛋白中。这类受体在各种生理活动中都有作用,包括细胞代谢、生长和分化。根据在胞质内的作用机制,可以将具有胞内酶结构域的受体分为五类(图 1-7)。所有这些受体都是单次跨膜的蛋白,而 G 蛋白偶联受体具有七次跨膜结构的蛋白。许多具有胞质区域酶活性的跨膜受体形成二聚体或多亚基复合物从而进行信号的转导。

许多具有胞质区域酶活性的跨膜受体通过在特定的氨基酸残基上添加或者去除磷酸基来修饰蛋白。**磷酸化在蛋白信号的产生过程中是非常普遍的机制。**大量带负电荷的磷酸基可以明显改变蛋白的三维结构,从而改变蛋白的活性。另外,磷酸化非常容易发生可逆反应,因此这些信号传导机制可以在特定的时间和空间内起作用。

### 受体酪氨酸激酶

胞质区域具有酶活性的跨膜受体中最大的一类是受体酪氨酸激酶家族。这些受体通过将位于受体胞质尾区的酪氨酸残基磷酸化来转导激素和生长因子产生的信号。这将会引起大量胞质信号分子的募集和后继的酪氨酸磷酸化反应。癌症与异常表达或过表达的生长因子相关受体酪氨酸激酶[表皮生长因子受体(EGFR),HER2/neu 和血管内皮生长因子受体(VEGR)]有关。一些单克隆抗体和小分子通过靶向作用于这些受体酪氨酸激酶而成为抗肿瘤药物(第 40 章)。

胰岛素受体是一种典型的受体酪氨酸激酶。这种受体由两个细胞外 α 亚基构成,两个 α 亚基与两个跨膜的 β 亚基共价连接。胰岛素与 α 亚基的结合引起相邻的 β 亚基发生构象的改变,从而使位于细胞膜内表面 β 亚基互相靠近。两个 β 亚基的靠近促使磷酸化作用的产生,在这个反应中一个 β

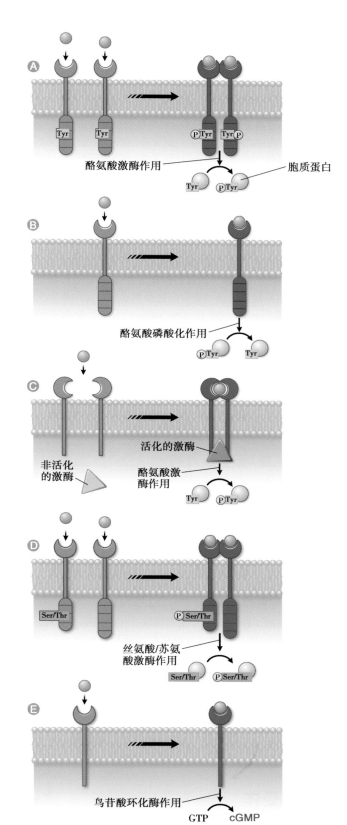

**图 1-7　胞质域具有酶活性的跨膜受体主要类型。**主要有五类具有胞质区域酶活性的跨膜受体。A. 最大的一类受体是受体酪氨酸激酶。这些受体在配基诱导激活后会发生二聚化,并在受体的酪氨酸残基上转磷酸化作用,通常在胞质靶蛋白上也发生磷酸化作用。受体酪氨酸激酶的例子有胰岛素受体和许多生长因子受体。B. 可以作为酪氨酸磷酸酶发挥作用的受体。这些受体可以使跨膜受体和胞质蛋白的酪氨酸残基发生去磷酸化作用。许多免疫系统的细胞具有受体酪氨酸磷酸酶。C. 与酪氨酸激酶相连但缺少一定酶区域的受体,但是这些受体与配基结合后会激发与受体相连的蛋白激酶(特指非受体酪氨酸激酶)的活化。D. 受体丝氨酸/苏氨酸激酶,可以使特定靶点的胞质蛋白的丝氨酸和苏氨酸残基磷酸化。TGF-β 超家族受体的成员就是这类受体。E. 受体鸟苷酸环化酶包含一个胞质区域,这个区域催化 GTP 形成 cGMP。β-型利钠肽受体是一种典型的受体鸟苷酸环化酶

亚基将另一个磷酸化（自磷酸化作用）。磷酸化的酪氨酸残基随后发生作用，募集其他胞质蛋白，这类蛋白有胰岛素受体底物（IRS）蛋白。在某些情况下，2 型糖尿病可能与胰岛素受体信号的缺陷有关。因此，了解胰岛素受体信号通路对于设计合理的治疗方法十分有用。胰岛素受体信号传导的机制将在第 31 章中进行更加详细的讨论。

### 受体酪氨酸磷酸酶

受体酪氨酸激酶使胞质蛋白的酪氨酸残基磷酸化，而受体酪氨酸磷酸酶使磷酸基从特定的酪氨酸残基上除去。在某些情况下，这是一个受体集中的例子（见下文），在这个过程中受体的两种不同作用相互抵消。然而，受体酪氨酸磷酸酶还具有其他的信号传导机制。许多受体酪氨酸磷酸酶存在于可以调节细胞活性的免疫细胞中。这类受体将在第 46 章中进行进一步讨论。

### 酪氨酸激酶相关受体

与酪氨酸激酶相关联的受体是蛋白质中变化较多的一个家族，这类蛋白虽然缺少固有的催化活性，但是它通过配基依赖性的方法募集胞质信号蛋白。这些胞质蛋白又叫作非受体酪氨酸激酶（nonreceptor tyrosine kinases）（命名尚未明确）。细胞表面酪氨酸激酶相连受体的配基活化使受体集中在一起。通过这种方法可以募集胞质蛋白，然后胞质蛋白被激活，将其他蛋白的酪氨酸残基磷酸化。因此，下游的作用非常类似于受体酪氨酸激酶的作用，而与酪氨酸激酶相关联的受体则是依赖非受体激酶磷酸化靶蛋白。与酪氨酸激酶相连的受体的主要例子有细胞因子受体和免疫系统中的许多其他受体。这些受体将在第 46 章进行详细讨论。

### 受体丝氨酸/苏氨酸激酶

一些膜受体具有将胞质蛋白底物的丝氨酸或苏氨酸残基磷酸化的能力。这类受体都是转化生长因子 β（TGF-β）超家族受体中的成员，它们都是在癌症演进和转移中涉及的细胞生长和分化的重要介质。一些药物已经获得了美国食品药品监督管理局（FDA）的上市批准（见下面的细胞内受体），而更多的药物处于开发阶段。

### 受体鸟苷酸环化酶

如之前图 1-6 中所示，G 蛋白偶联受体的活化会使 Gα 亚基激活并释放，随后改变腺苷酸环化酶和鸟苷酸环化酶的活性。相反，受体鸟苷酸环化酶不受 G 蛋白的调节，而是通过与配基的结合来激活本身的受体鸟苷酸环化酶，从而使 GTP 转化为 cGMP。这是跨膜受体家族中最小的一类。B-型利钠肽是一种可以在容量超载时心室分泌的一种激素，这种激素通过受体鸟苷酸环化酶发生作用。奈西立肽（nesiritide）是一个重组的天然多肽配基，已经批准用于治疗失代偿性心衰（尽管对排出量无显著改善），这些将在第 21 章中进行讨论。

## 细胞内受体

细胞膜对于作用于细胞内受体的药物是一道障碍。许多小分子或亲脂性药物能够通过扩散穿过细胞膜。另外一些药物需要特殊的转运蛋白易化扩散或主动运输进入细胞。

### 胞内酶和信号转导分子

酶（enzymes）是细胞质中普遍存在的药物靶点，许多药物通过作用于胞内酶而改变由酶产生的关键信号分子和代谢分子，从而表现出药物的作用。维生素 K 环氧化物还原酶是一种细胞质中的酶，它参与特定凝血因子谷氨酸残基的翻译后修饰，它是抗凝药华法林（warfarin）的靶点。HMG-CoA 还原酶作为胆固醇合成的限速酶，是阿托伐他汀（atorvastatin）和其他降脂他汀类药物作用的靶点。许多细胞质中信号转导分子（signal transduction molecules）的抑制剂已上市或正在研究中。例如：丝氨酸/苏氨酸激酶 mTOR 抑制剂依维莫司（everolimus）可以预防器官移植的排斥反应，治疗某些特定癌症，以及预防冠状动脉药物洗脱支架再狭窄。

许多细胞内激酶在细胞生长和分化中起重要作用，这些蛋白质中的"获得功能性"突变可导致不受控的细胞生长和癌症。回顾一下引言部分的病例，慢性髓性白血病与费城染色体有关，这是由染色体 9 和 22 的长臂之间的相互易位引起的。突变染色体编码合成具有活性的酪氨酸激酶 BCR-Abl 蛋白（BCR 和 Abl 分别是"断点簇区域"和"abelson"的缩写，在这种白血病中这两个染色体区域发生高频易位）。该激酶的活性促进大量胞内蛋白磷酸化，导致骨髓细胞生长失调和慢性粒细胞白血病。伊马替尼（imatinib）是一种慢性粒细胞白血病的靶向治疗药物，因为它选择性作用于 BCR-Abl 蛋白；该药物通过中和其磷酸化底物的能力来抑制 BCR-Abl 活性。伊马替尼是第一例选择性靶向酪氨酸激酶药物，其成功促进许多通过类似机制作用的药物的开发。此类药物包括用于治疗具有伊马替尼抗性 BCR-Abl 亚型的慢性粒细胞白血病（CML）患者的第二代药物，如达沙替尼（dasatinib）和尼罗替尼（nilotinib），以及上文讨论的生长因子相关受体酪氨酸激酶抑制剂。实际上，抗肿瘤药物的激酶靶标是多种多样的。例如：索拉非尼（sorafenib）靶向受体酪氨酸激酶和细胞内丝氨酸/苏氨酸激酶，而威罗菲尼（vemurafenib）是最近批准的用于治疗晚期黑色素瘤的药物，通过靶向丝氨酸/苏氨酸激酶 B-RAF 的特异性突变体。作为最后一个例子，艾代里里斯（idelalisib）是最近批准的磷脂酰肌醇-4,5-二磷酸 3-激酶（PI3K）抑制剂，用于治疗某些白血病和淋巴瘤（第 40 章）。

### 转录因子

转录调节因子是重要的胞质受体，它是亲脂性药物的作用靶点。人体内的所有蛋白都是由 DNA 编码的。DNA 转录成 RNA 以及 RNA 翻译成蛋白质的过程是由各种不同的分子控制的。许多基因的转录部分是通过脂溶性信号分子与转录调节因子的相互作用来调节的。由于许多生物学过程都是通过控制转录而发挥其基本作用的，因此转录调节因子（transcription regulators）也叫作转录因子（transcription factors）是重要的药物靶点。甾体激素（steroid hormones）是一类亲脂性药物，它能够很容易地扩散穿过细胞膜，并通过与胞质或细胞核中的转录因子结合而发挥作用（图 1-8）。

转录因子的形态决定了哪种药物能够与其结合，同时也决定了转录因子黏附于基因的位置，以及哪些共活化或辅阻遏分

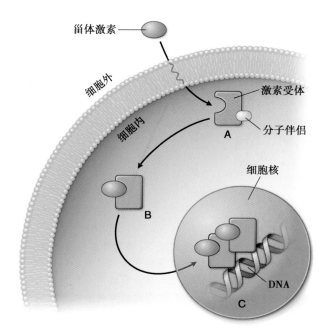

图 1-8　与细胞内转录因子结合的亲脂性分子。A. 较小的亲脂性分子可以扩散穿过细胞膜并与细胞内转录因子结合。在这个图例中，显示了甾体激素与胞质中的激素受体结合，虽然这类受体中有一些在与配基结合之前位于细胞核中。B. 配基结合诱发受体构象的改变（并且如图中所示，常有伴侣阻遏蛋白的解离），从而使配基-受体复合物运输进入细胞核。在细胞核中，配基-受体复合物发生典型的二聚化。正如这个例子中显示的，受体的活化形式是一个同型二聚体（两个完全相同的受体互相结合），但同时也有异型二聚体（如甲状腺激素受体和视黄醇类 X 受体）的形成。C. 二聚化的配基-受体复合物与 DNA 结合，然后募集共活化物和辅阻遏物（图中未显示）。这些复合物改变了基因转录的概率，从而改变（上调或下调）细胞内蛋白的表达

子将会与它结合。药物通过激活或抑制转录来改变特定基因产物的细胞内或细胞外浓度，从而使作用于转录因子的药物对细胞功能产生深远的影响。细胞对这类药物的反应，以及细胞反应引起的对组织或器官系统的作用，使药物-受体相互作用与药物对整体器官的作用联系起来。由于基因转录相对较慢（几分钟到几小时），而且是一个长久的过程，所以作用于转录因子的药物与改变短暂过程——如离子电导（几秒到几分钟）的药物相比，通常在需要较长的时间起效，作用持续较长时间。

## 结构蛋白

结构蛋白（structural proteins）是另一类重要的药物靶点。例如：抗有丝分裂药物长春碱（vinca alkaloids）结合到微管蛋白单体上，阻止这些分子进入微管聚合，这种对微管形成的抑制作用使细胞处于有丝分裂中期，这也使得长春碱成为有效的抗肿瘤药物。

## 核酸

核酸（nucleic acids）是第四类细胞内药物靶标。一些小分子药物直接与 RNA 或核糖体结合，如阻断靶标微生物中翻译的重要抗生素［如多西环素（doxycycline）和阿奇霉素（azithro-

mycin）］。DNA 和 RNA 结合化学治疗剂［如多柔比星（doxorubicin）］是许多癌症的主要治疗药物。由核酸组成的药物也可以靶向核酸。反义治疗（antisense therapeutics）［例如最近批准的药物米泊美生（mipomersen）］结合靶 mRNA 以阻断特定蛋白质的转录。随着这种反义药物治疗和相关 RNA 干扰（RNAi）治疗的不断发展，这种技术有朝一日可以使医生能轻松地调节特定基因的表达水平，不过这种治疗技术在药物传递方面存在技术问题，这也是现阶段这类靶点应用效用的限制。

## 胞外靶点

许多重要的药物受体是活性位点在细胞膜外的酶。细胞外的环境包括蛋白质和信号分子的环境。这类蛋白大多数具有结构功能，另外一些则参与细胞间信息传递。酶通过对重要信号分子的修饰，从而影响一些生理过程，如：血管收缩和神经传递。这类受体的例子如血管紧张素转化酶（angiotensin converting enzyme，ACE），这种酶可以将血管紧张素 I 转化为可以产生收缩血管作用的血管紧张素 II。ACE 抑制剂（angiotensin converting enzyme）是一种通过抑制酶的转化来降低血压的药物（关于 ACE 的其他作用，第 21 章）。另一个例子是乙酰胆碱酯酶（acetylcholinesterase，AChE），它能够在乙酰胆碱从胆碱能神经元释放后将其降解。乙酰胆碱酯酶抑制剂（acetylcholinesterase inhibitors）可以通过阻止乙酰胆碱的降解，从而明显提高胆碱能突触的神经功能（第 10 章）。

有些胞外靶点不是酶。例如：一些蛋白质分子，包括单克隆抗体，可通过靶向可溶性细胞因子并阻断其与内源性受体的作用。依那西普（etanercept）、英夫利昔单抗（infliximab）、阿达木单抗（adalimumab）等抗 TNF-α 药物具有这样的特性，常用于治疗自身免疫性疾病，如类风湿性关节炎（第 46 章）。

## 细胞表面黏附受体

为了产生特定的功能或者传递信息，细胞通常需要直接与其他细胞发生相互作用，细胞许多功能的产生需要这种细胞间的黏附作用，如组织的形成以及免疫细胞向炎症部位的迁移。两个细胞局部发生接触叫作黏附（adhesion），细胞之间的黏附作用是由个体细胞表面成对的黏附受体（adhesion receptors）介导的。在很多情况下，需要这种成对的受体-受体结合来形成稳固的黏附，细胞内调节器可以改变黏附受体的亲和力或者控制它们的表达和它们在细胞表面的位置，从而控制黏附受体的活性。有几种参与免疫应答的黏附受体是选择性抑制剂的理想靶点。近年来，有一类特定的黏附受体抑制剂整合素（integrins）已经在临床上应用，用于治疗一系列疾病，包括血栓形成［阿昔单抗（abciximab）、依替巴肽（eptifibatide）］、肠炎［维多珠单抗（vedolizumab）］、多发性硬化症［那他珠单抗（natalizumab）］（见第 23 章和第 46 章）。

# 药物-受体相互作用的信号产生过程

人体内许多细胞会受到多种信号（有些是兴奋，有些是

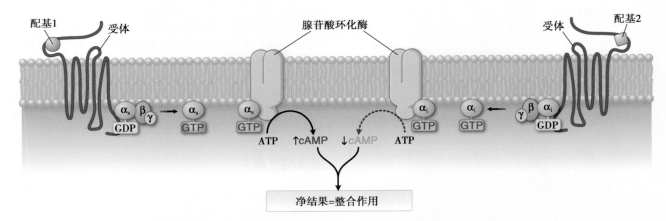

**图 1-9 两种受体的信号汇集。** 用于转导细胞内信号级联反应的机制非常有限。在某些情况下，需要考虑信号汇集，也就是细胞内两个作用相反的受体作用的相互抵消。举个简单的例子，两个不同的 G 蛋白偶联受体可以被不同的配基兴奋。左边显示的受体与 G$\alpha_s$ 偶联，这种 G 蛋白可以兴奋腺苷酸环化酶来催化 cAMP 的形成。右边所示的受体与 G$\alpha_i$ 偶联，这种 G 蛋白可以抑制腺苷酸环化酶。如果两种受体同时激活，那么如图中所示，它们的作用将会减弱甚至相互抵消。有时候如果两种受体顺序激活，那么信号通路可能交替

抑制）的连续刺激。细胞是怎样整合这些信号并产生相应反应的呢？G 蛋白和第二信使在对这些信号的处理方面有重要的作用。如前所述，现在只有极少数相关的第二信使被人们所认识，而发现更多相关的第二信使似乎也不太可能。因此，在具有共同点的细胞受到大量的外部刺激后，将会产生协同细胞效应，对于这种细胞作用机制的研究来说，第二信使将是非常吸引人的候选研究对象（图 1-9）。

离子浓度是另一个细胞综合作用的因素，这是因为细胞内某种离子的浓度是离子流综合作用的结果，离子流可以提高或者降低细胞离子浓度。例如：平滑肌细胞的收缩状态是由细胞内钙离子浓度决定的，而钙离子浓度取决于几种不同的 $Ca^{2+}$ 电流。这些电流包括钙离子渗透进入细胞以及钙离子流通过细胞膜和滑面内质网的特定通道进出细胞质。

由于细胞应答作用的强度通常远远大于产生应答作用的刺激强度，因此细胞能够放大受体结合的作用。G 蛋白就是信号放大的一个典型例子。配基与 G 蛋白偶联受体的结合可以激活信号 G 蛋白分子。然后 G 蛋白分子结合并激活效应器分子，如腺苷酸环化酶，该酶受到激活后甚至可以产生更多的第二信使分子（在这个例子中是 cAMP）。另一个信号放大的例子是"触发剂 $Ca^{2+}$"，少量 $Ca^{2+}$ 可以通过细胞膜上的电压门控 $Ca^{2+}$ 通道内流，即可触发更多的 $Ca^{2+}$ 从细胞内储池中释放进入细胞质。

## 药物-受体相互作用的细胞调节

药物诱导的受体激活或者抑制会持续影响受体对药物结合的后继反应能力。调节这种作用的机制十分重要，这是因为这种作用会防止过度刺激，从而避免引起细胞损伤或者

对整体器官的副作用。许多药物的作用随着时间的延长会减弱，这种现象叫作快速耐受（tachyphylaxis）。用药理学术语来说，就是受体和细胞对药物反应脱敏（desensitization）。脱敏的机制可以分为两种类型：同源脱敏（homologous desensitization），激动剂只能使一种类型的受体作用减弱；异源脱敏（heterologous desensitization），激动剂可以使两种或者更多种受体作用同时减弱。异源脱敏作用是由药物引起的相关受体（如部分效应器分子）作用机制同时发生改变造成的。

许多受体有脱敏作用。例如：随着时间的延长，细胞对肾上腺素反复刺激 β-肾上腺素受体的应答作用迅速减弱（图 1-10）。β-肾上腺素受体脱敏作用是由肾上腺素诱导的细胞质内受体尾部的磷酸化来介导的。磷酸化作用促进 β-抑制蛋白与受体的结合；然后 β-抑制蛋白抑制受体兴奋 G 蛋白 $G_s$ 的能力。$G_s$ 激活水平较低，使得腺苷酸环化酶产生 cAMP 减少。通过这种方式，配基受体结合的反复循环导致细胞作用越来越小。还有一种分子机制具有更深远的影响，这种机制可以使受体应答配基兴奋作用的能力完全丧失。后一种现象叫作失活（inactivation），也可能是由于受体磷酸化引起的。在这种情况下，磷酸化完全阻断了受体的信号活动或者造成受体从细胞表面脱离。

另一种由药物-受体结合引起的影响细胞应答的机制称为不应性（refractoriness）。处于不应性状态的受体在激活后需要经过一段时间才能再次感受刺激。如前所述，可以调节神经细胞动作电位形成的电压门控钠离子通道就存在不应期。随着膜去极化诱导的通道打开后，电压门控的钠离子通道自动关闭，而且在一定时期内不会再打开[叫作不应期（refractory period）]。这种通道的固有性质决定了神经元可被兴奋和传递信息的最大限度。

药物-受体结合的作用也会受到药物诱导的大量细胞内

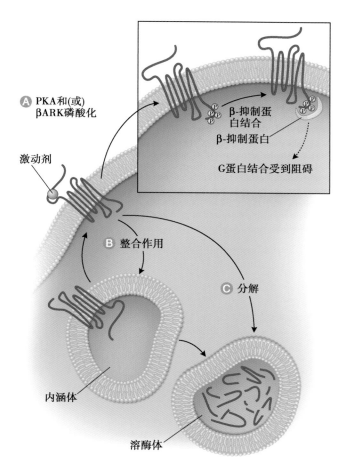

**图 1-10　β-肾上腺素受体调节。A.** 激动剂对受体进行反复或者持续的刺激会被蛋白激酶 A（PKA）和/或 β-肾上腺素受体激酶（βARK）将受体的 C-端氨基酸磷酸化。然后 β-抑制蛋白与受体磷酸化的区域结合并阻断 G$_s$ 的结合，从而降低腺苷酸环化酶（效应器）的活性。**B.** β-抑制蛋白还可以引起受体与内涵体隔室产生螯合作用，从而有效地阻止 β-肾上腺素受体的信号活动。然后该受体重复这个过程，重新插入细胞膜中。**C.** 激动剂可以延长受体占据的时间，从而引起受体向下调节，最终受体降解。细胞也可以通过抑制编码该蛋白的基因转录或者翻译来减少表面受体的数量（图中未显示）

**受体变化的影响。** 有一种使受体数目发生改变的分子机制叫作下调（down-regulation）。在这种机制中，配基可以使受体长时间持续兴奋，从而诱导细胞内吞受体并在内吞小泡中将受体隔离起来。这种隔离作用阻碍受体与其配基的接触，从而引起细胞脱敏。当引起受体隔离的刺激消退时，受体又可以重新到达细胞表面并再次产生作用（图 1-10）。细胞还具有改变受体合成或降解水平的能力，从而调节受体的数目，使受体可以与药物结合。受体的隔离以及受体在合成及降解中的改变比磷酸化的时间更长，因此也具有更长的持续效应。表 1-6 对药物受体相互作用的调节机制进行了概括总结。

## 表 1-6　受体调节机制

| 机制 | 定义 |
| --- | --- |
| 快速耐受 | 反复给予相同剂量的药物后引起的药物作用的下降 |
| 脱敏作用 | 受体对药物或配基刺激作用的应答能力下降 |
|     同源的 | 在某一种类型的受体上发生应答能力的下降 |
|     异源的 | 在两种或更多种类型的受体上发生应答能力的下降 |
| 失活 | 受体对药物或配基刺激作用的应答能力丧失 |
| 不应性 | 受体受到刺激后，需要经历一段时间之后，才能进行下一轮的药物-受体作用，产生生物效应 |
| 向下调节 | 反复的或者持续的药物-受体作用会造成受体从药物-受体相互作用发生的位点处脱离 |

# 不适用于药物-受体模型的药物

尽管许多药物都可以与以上提到的基本受体类型中的一种发生作用，但是还有一些可以通过非受体介导的机制产生作用。渗透性利尿剂和抗酸剂就是两个例子。

利尿剂通过改变肾脏中水分以及离子吸收和分泌的相对水平来控制人体的体液平衡，很多这类药物都作用于离子通道。但是有一类利尿剂并不通过与离子通道或者 G 蛋白偶联受体的结合来改变水分和离子的平衡，而是直接改变肾单元的渗透压起作用。主要用于治疗颅内压升高的甘露醇（mannitol）能够渗透进入肾小管，并增加尿液的渗透压，在高渗透压作用下，水分从肾小管周围的血管中渗透进入肾小管。这种液体转移作用可以增加尿的容量而减少血容量。

还有一类不适用于药物受体模型的药物是抗酸剂。抗酸剂用于治疗胃食管反流病和消化性溃疡病。许多抗溃疡药可以与参与胃酸分泌的受体结合，而抗酸剂的生理功能则不同，抗酸剂通过吸收或者化学上对胃酸的中和而产生非特异性作用。例如：基本成分为 $NaHCO_3$ 和 $Mg(OH)_2$ 的制剂都属于这一类药物。

## 结论与展望

尽管药物-受体相互作用的分子机制在不同种类的药物和不同种类的受体之间有很大的差别，但是本章中介绍的基本作用机制代表了基本的药效动力学原理。根据作用机制将药物分类可以简化对药物的药理学研究，这是因为药物的分子作用机制通常与细胞、组织、器官和系统水平的作用相关联。因此，将会更容易理解一个给定的药物是如何对某一具体的患者产生具体的治疗作用和副作用的。现代药物发展的主要目标是鉴定那些针对某一疾病的靶点具有高度选择性的药物。随着药物知识的不断进步以及关于疾病的遗传学和病理生理学研究的发展，医生和科学家们能够将药物分子的特异性与药物靶点的遗传性和病理生理特异性结合起来，从而提供更有针对性的治疗方法。

（杜冠华　张雯 译　王金华　杜立达 审）

## 推荐读物

Alexander SP, Mathie A, Peters JA. Guide to Receptors and Channels (GRAC), 5th ed. *Br J Pharmacol* 2011;164(suppl 1):S1–S324. (*Brief overviews of molecular targets for drugs, organized by types of receptors.*)

Katritch V, Cherezov V, Stevens RC. Structure-function of the G protein-coupled receptor superfamily. *Annu Rev Pharmacol Toxicol* 2013;53: 531–556. (*Reviews recent structural insights into G protein-coupled receptors.*)

Kole R, Krainer AR, Altman S. RNA therapeutics: beyond RNA interference and antisense oligonucleotides. *Nat Rev Drug Discov* 2012;11: 125–140. (*Highlights early successes, therapeutic mechanisms, and remaining challenges in the development of RNA-based therapies.*)

Lagerström MC, Schiöth HB. Structural diversity of G protein-coupled receptors and significance for drug discovery. *Nat Rev Drug Discov* 2008;7:339–357. (*Discusses the five families of G protein-coupled receptors, with an eye toward future drug development.*)

Pratt WB, Taylor P, eds. *Principles of drug action: the basis of pharmacology.* 3rd ed. New York: Churchill Livingstone; 1990. (*Contains a detailed discussion of drug–receptor interactions.*)

Venkatakrishnan AJ, Deupi X, Lebon G, Tate CG, Schertler GF, Babu MM. Molecular signatures of G protein-coupled receptors. *Nature* 2013; 494:185–194. (*Comparative analysis of structures, ligand binding, and conformational changes of G protein-coupled receptors.*)

Zhang J, Yang PL, Gray NS. Targeting cancer with small molecule kinase inhibitors. *Nat Rev Cancer* 2009;9:28–39. (*Discusses dysregulation of protein kinases in cancer and targeting of these molecules by drugs such as imatinib.*)

# 第2章
# 药物效应动力学

Quentin J. Baca and David E. Golan

## 概述

　　药物效应动力学用来描述药物对机体的作用,这些作用通常可以定量。前一章节讨论了药物发挥作用时分子间的相互作用,本章将讨论这些分子水平的作用如何转化为对机体整体的影响。定量描述药物效应对于确定适宜患者的剂量范围,比较不同药物的效价强度、效能和安全性,是非常重要的。

## ■ 病　例

　　患者X,66岁,是一名退休的潜水艇舰队司令,有35年×每天2包的吸烟史,还有冠心病家族史。每天服用阿托伐他汀降低胆固醇水平;同时服用阿司匹林降低冠状动脉阻塞风险。

　　一天,X司令在他的木材店工作时,突然觉得胸闷。这种不适感很快变成了疼痛,并放射至左臂。呼叫911后,一辆救护车把他送到了当地的急救室。评估后诊断为前壁心肌梗死。X司令无法在120分钟内转到有心导管室的医院;考虑到他对溶栓疗法没有相对的禁忌证(如:未控制的高血压、脑卒中史、近期手术等),因此医生们采用溶栓药组织型纤溶酶原激活剂(tPA)和抗凝剂肝素进行联合治疗。由于这两种药

物的治疗指数小,如果给药剂量不合适,将导致严重的后果(出血、死亡)。因此,医院对X司令进行了严密监测,其中肝素的药理效应通过定期检测部分凝血活酶时间(PTT)进行测定。几个小时后,X司令的症状得到缓解,但仍需住院观察。他在4天后出院,出院后需服用的药物包括:阿托伐他汀、阿司匹林、阿替洛尔、赖诺普利、氯吡格雷,用于心肌梗死的二级防护。

## 思　考　题

□ 1. 药物与相应受体的相互作用如何决定药物的效价强度和效能?

□ 2. 为什么医生在使用治疗指数低的药物时,必须格外小心?

□ 3. 为什么阿司匹林等药物在服用时不需监测血浆药物水平,而肝素等药物却需进行这种监测?

## 药物-受体结合

　　药效学研究基于药物-受体的结合理论。当药物或者内源

性配体(如激素或者神经递质)与相应受体结合时,发生的相互作用将引起一系列反应。当细胞膜上或者细胞内有足够数量的受体被结合(或"占领")时,能在该细胞观察到受体被"占领"的累积效应。当所有受体都被占领时,可以观察到最大效应(存在储备受体时例外,见下文)。当该反应在许多细胞同时发生时,能在器官甚至患者身上观察到药物效应。而这一切都源于药物或配体与受体的结合(为了便于讨论,"药物"和"配体"这两个词将根据需要在下文中交替出现)。因此,需要建立可以准确描述药物与受体结合的模型,以预测药物在分子、细胞、组织(器官)、机体(患者)水平的效应。本节即描述一种这样的模型。

考虑最简单的情况,受体或者游离(未被占领),或者与药物可逆结合(被占领)时,可用以下公式表示:

$$L+R \underset{k_{off}}{\overset{k_{on}}{\rightleftharpoons}} LR \qquad \text{公式 2-1}$$

$L$ 指配体(药物),$R$ 指游离受体,$LR$ 指药物-受体复合物。反应处于平衡状态时,不同状态受体所占的比例取决于解离常数 $K_d$,$K_d = k_{off}/k_{on}$。$K_d$ 是药物-受体结合反应的固有性质,随温度的变化而变化。由于人体体温相对恒定,因此,可以认为,对于人体中所有的药物-受体结合反应而言,$K_d$ 都是恒定的。

根据质量作用定律,游离受体与结合受体之间的关系可用下面的公式表示:

$$K_d = \frac{[L][R]}{[LR]},\ \text{重新整理得}:[LR] = \frac{[L][R]}{K_d} \qquad \text{公式 2-2}$$

$[L]$ 是游离配体浓度,$[R]$ 是游离受体浓度,$[LR]$ 是配体-受体复合物浓度。由于 $K_d$ 是常数,因此可从该公式中推导出许多药物-受体反应的重要特性。首先,随着配体的浓度增加,结合体的浓度增加;其次,不太明显的是,随着游离受体的浓度增加(例如:病理状况或者反复暴露于药物的情况下),结合受体的浓度也会增加。因此,**配体或受体浓度增加,均可使药物效应增强**。

本章下文的讨论中,假设受体总浓度恒定不变,即 $[LR]+[R]=[R_0]$。于是,公式 2-2 可整理为:

$$[R_0] = [R]+[LR] = [R]+\frac{[L][R]}{K_d}$$
$$= [R]\left(1+\frac{[L]}{K_d}\right) \qquad \text{公式 2-3}$$

求出 $[R]$,并将公式 2-3 代入公式 2-2,得:

$$[LR] = \frac{[R_0][L]}{[L]+K_d},\ \text{重新整理得}:$$

$$\frac{[LR]}{[R_0]} = \frac{[L]}{[L]+K_d} \qquad \text{公式 2-4}$$

注意,公式左侧的 $[LR]/[R_0]$ 表示所有可用受体中,与配体结合的受体所占的比例。

图 2-1 根据公式 2-4 绘制,描述两种假想药物与同一受体结合的情况。这样的坐标图称为药物-受体结合曲线。图 2-1A 是线性曲线,图 2-1B 则是相应的半对数曲线。由于药物反应的剂量范围(浓度)很广,因此,多用半对数图来反映药物-受体结合的数据。图中两种药物-受体结合反应的区别在于不同的解离常数 $K_d$,在这里,$K_{dA} < K_{dB}$。

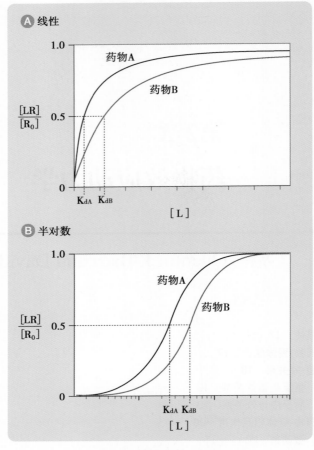

图 2-1　配体-受体结合曲线。A. 两种不同 $K_d$ 值的药物-受体结合反应线性坐标图。B. 药物-受体结合反应半对数坐标图。$K_d$ 是药物-受体相互作用的平衡解离常数,$K_d$ 值小,表明药物-受体相互作用强(亲和力强)。因此,$K_d$ 值较低的药物 A 与药物 B 相比,不论在什么药物浓度下,都能以更高的比例与受体结合。注意,$K_d$ 相当于 50% 受体被配体结合(占领)时的配体浓度 $[L]$。$[L]$ 是游离(未结合)配体(药物)浓度,$[LR]$ 是配体-受体复合物浓度,$[R_0]$ 是被占领和未占领的受体的总浓度。因此,$[LR]/[R_0]$ 是受体占领率,即被配体占领(结合)的受体占全部受体的比例

注意,在图 2-1 中,当 $[LR]$ 等于 $[R_0]$,即 $[LR]/[R_0]=1$ 时,药物-受体的结合程度最高。另外,根据公式 2-4,当 $[L]=K_d$ 时,$[LR]/[R_0]=K_d/2K_d=1/2$。因此,$K_d$ 被定义为 **50% 可用受体被结合时配体的浓度**。

## 量-效关系

药效学可用药物的剂量(浓度)与机体(患者)对该药物的反应之间的关系来定量描述。人们可能凭直觉认为,量效关系与药物-受体结合关系紧密相关,事实上许多药物-受体结合反应也的确如此。因此,在这里做一个有用的假设:**机体对药物的反应与被该药物结合(占领)受体的浓度成正比**。这一假设可用以下公式定量表示:

$$\frac{\text{反应}}{\text{最大反应}}=\frac{[DR]}{[R_0]}=\frac{[D]}{[D]+K_d} \qquad \text{公式 2-5}$$

其中 $[D]$ 是游离药物浓度，$[DR]$ 是药物-受体复合物浓度，$[R_0]$ 是受体总浓度。$K_d$ 是药物-受体反应平衡解离常数。（注意：公式 2-5 的右侧与公式 2-4 等价，只是用 $[D]$ 取代了 $[L]$。）这一假设的普适性将在下文中进行讨论。

量效关系主要有两种：量反应和质反应。这两种反应的不同点是：量反应量效关系描述不同剂量药物对个体的效应；而质反应量效关系描述的是不同剂量药物对群体的效应。

## 量反应量效关系

图 2-2 是两种有相同生物效应的假想药物的量反应量效曲线，同时使用线性坐标和半对数坐标表示。这些曲线与图 2-1 中的曲线形状相似，与药物效应与受体占领比例成正比的假设一致。

从量反应量效曲线中可以推导出两个重要参数——效价强度和效能。**药物的效价强度（potency，$EC_{50}$）是能引起 50% 最大效应的药物的浓度。效能（efficacy，$E_{max}$）是药物所能产生的最大效应。**根据上文的假设，效能可以理解为受体介导的信号达到最大时的反应，此时，继续增加药物也不能使反应进一步增强。这种情况通常发生在受体完全被药物占领时。然而，有一些药物能在不完全占领受体时就达到最大效应，剩下的受体称为储备受体。这一概念将在下文深入讨论。再次注意，图 2-2 的量反应量效曲线与图 2-1 的药物-受体结合曲线极为相似，只是用 $EC_{50}$ 取代了 $K_d$，$E_{max}$ 取代了 $R_0$。

## 质反应量效关系

质反应量效曲线描述给药后群体中产生阳性反应的个体数与药物剂量间的关系。质反应量效关系描述能在群体中产生特定效应的药物浓度。图 2-3 给出质反应量效曲线的一个例子。由于生物应答存在个体差异，因此药物效应通常是在一个剂量范围内观察到的。反应用出现或不出现定义（即定性，而不是定量）。"睡觉/不睡觉"或"第 12 个月时存活/第 12 个月时死亡"这类终点指标是质反应的示例。反之，量反应量效关系通常用可定量的反应表示，如：血压或心率的变化等。研究质反应的目的是研究药物对群体，而不是药物剂量

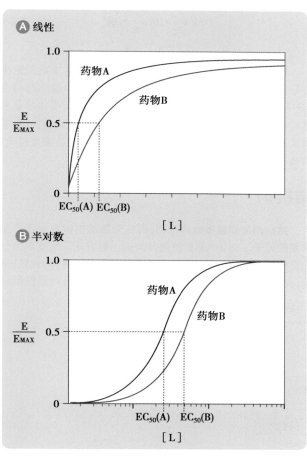

**图 2-2　量反应量效曲线。** 量反应量效曲线表明，药物效应是药物浓度的函数。A. 两种药物的量反应量效曲线的线性坐标图。B. 同一量效曲线的半对数坐标图。注意与图 2-1 的相似之处：被占领受体的比例 $[LR]/[R_0]$ 被效应比例 $E/E_{max}$ 取代，E 是可计量的机体反应（如血压升高）。$EC_{50}$ 是药物的效价强度，或说是能引起 50% 最大效应的药物浓度。在图中，由于 A 药能在相对较低的浓度下达到 50% 最大效应，因此比 B 药更有效。A 药和 B 药的效能（机体对药物的最大反应）相同。注意，效价强度与效能没有内在联系——同一药物可能效价强度较高但是效能较低，反之亦然。$[L]$ 是药物浓度，E 是效应，$E_{max}$ 是效能，$EC_{50}$ 是效价强度

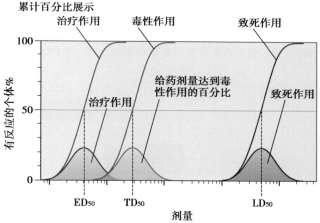

**图 2-3　质反应量效曲线。** 质反应量效曲线描述药物对一个群体的平均效应，是药物浓度的函数。观察某种反应在个体上是否出现（如：睡觉或不睡觉），绘制每个给药剂量下出现反应的个体的比例。质反应量效关系适用于预测群体给药的效应，以及确定群体发生毒性反应的剂量和致死剂量。这些剂量分别叫作 $ED_{50}$（半数实验对象对药物产生治疗反应的剂量）、$TD_{50}$（半数实验对象出现中毒现象的剂量）、$LD_{50}$（半数实验对象死亡的剂量）。注意 $ED_{50}$ 是半数实验对象对药物产生反应时的药物剂量，而 $EC_{50}$（如前面的图所示）是药物在单个实验对象达 50% 最大效应时的药物剂量

对个体的作用。能用质反应量效关系衡量的反应类型包括：有效性（治疗效应）、毒性（不良反应）、致死性（致死效应）等。50%群体发生反应的剂量分别称为：半数有效剂量（$ED_{50}$），半数中毒剂量（$TD_{50}$），半数致死剂量（$LD_{50}$）。

# 药物-受体相互作用

许多药物的受体可以用两态模型描述，这两种状态是可逆平衡的，分别叫作活化状态和失活状态。许多药物都是这类受体的配体，并促进受体向其中一种状态转变。药物的药理性质通常取决于其对相关受体状态的影响。与相应受体结合后，促使受体转化为活性构象的药物称为激动剂；阻碍激动剂活化受体的药物称为拮抗剂。还有一些药物不能简单地定义为激动剂或拮抗剂，如部分激动剂和反向激动剂。以下章节将更详细地阐述这些药理学分类。

## 激动剂

**激动剂是能与受体结合，并将受体稳定在特定构象（通常是活性构象）的一类分子。** 受体与激动剂结合后通常形成活性构象。根据受体的不同，激动剂可能是药物，也可能是内源性配体。激动剂结合与受体活化之间的关系，可用公式2-6的模型进行阐述：

$$D+R \rightleftharpoons D+R^*$$
$$\big\updownarrow \qquad\qquad \big\updownarrow$$
$$DR \rightleftharpoons DR^* \qquad\qquad 公式2\text{-}6$$

在这个公式中，$D$ 和 $R$ 分别是未结合的（游离）药物浓度和受体浓度。$DR$ 是激动剂-受体复合物浓度。$R^*$ 表示活性构象受体。对于大多数受体和激动剂而言，$R^*$ 和 $DR$ 都是不

稳定、只能暂时存在的状态，因此比起 $R$ 和 $DR^*$，其数量是微不足道的。因此，多数情况下，公式2-6可简化为

$$D+R \rightleftharpoons DR^* \qquad\qquad 公式2\text{-}7$$

注意，公式2-7与公式2-1相同，都被用来分析药物-受体结合反应。这一公式提示，对于大多数受体而言，激动剂结合与受体活化是成比例的。然而，一些受体在 $R^*$ 或 $DR$ 状态时具有一定的稳定性，这种情况下，公式2-6必须进行修正（见下文）。

公式2-6也可以用于定量解释效价强度和效能的概念。前面说过，效价强度是达到50%最大反应时的激动剂浓度，而效能是激动剂所能产生的最大效应。假设受体只有在结合药物后才能被激活（即与 $DR^*$ 相比，$R^*$ 可忽略不计），则公式2-8可用于定量描述效价强度和效能：

$$D+R \underset{k_{off}}{\overset{k_{on}}{\rightleftharpoons}} DR \underset{k_{\beta}}{\overset{k_{\alpha}}{\rightleftharpoons}} DR^* \qquad 公式2\text{-}8$$
$$\qquad 效价强度 \qquad 效能$$

这里，$k_{\alpha}$ 是受体活化的速率常数，$k_{\beta}$ 是受体失活的速率常数。这一公式描述效价强度（$K_d = k_{off}/k_{on}$）和激动剂结合（$D+R \rightleftharpoons DR$）之间的关系，以及效能（$k_{\alpha}/k_{\beta}$）与受体活化所需构象变化（$DR \rightleftharpoons DR^*$）之间的联系。据此，我们可直观地认为，药物与受体的亲和力越强（$K_d$ 越小），效价强度越大；被药物活化的受体比例越高，效能越高。

## 拮抗剂

**拮抗剂是抑制激动剂作用，而在无激动剂时自身不产生作用的分子。** 图2-4是拮抗剂分类的一种方式。拮抗剂可分为受体拮抗剂和非受体拮抗剂。受体拮抗剂与受体的活性部位（激动剂结合位点）或变构部位结合。拮抗剂与活性部位

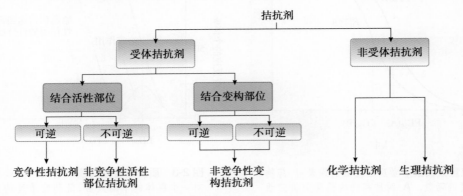

**图2-4 拮抗剂分类。** 根据拮抗剂的作用方式，是与受体上的激动剂结合位点结合（受体拮抗剂），还是通过其他途径干扰激动剂-受体信号通路（非受体拮抗剂），可对其进行分类。受体拮抗剂能与激动剂（活化）位点或变构部位结合，它们不影响受体的基线反应（即激动剂不存在时受体的活性）。激动剂（活化）位点受体拮抗剂阻碍激动剂与受体结合。如果拮抗剂与激动剂位点的配体竞争，则称为竞争性拮抗剂，高浓度的激动剂能拮抗竞争性拮抗剂。非竞争性活性部位拮抗剂与激动剂位点共价结合或以高亲和力非共价结合，因此，即使是高浓度的激动剂也无法活化受体。变构受体拮抗剂与激动剂位点以外的部位结合，而不直接与激动剂竞争结合受体，而是改变激动剂结合的 $K_d$ 值或抑制受体对激动剂结合的应答。非受体拮抗剂分为两类，化学拮抗剂阻止激动剂与受体的相互作用；生理拮抗剂诱导与激动剂相反的生理反应，但这一反应的分子机制不涉及与激动剂结合的受体

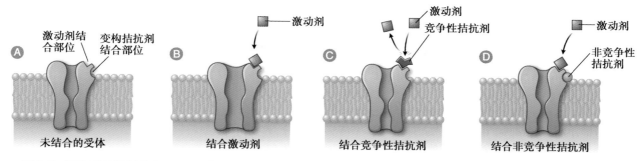

图2-5 **受体型拮抗剂分类**。如图阐述激动剂(活化)位点拮抗剂与变构拮抗剂的区别。**A.** 游离的无活性受体。**B.** 受体被激动剂活化。注意激动剂结合可诱导受体产生构象变化,如:跨膜离子通道的开启。**C.** 激动剂位点拮抗剂与受体的激动剂结合位点结合,但不活化受体,这些拮抗剂阻止激动剂与受体结合。**D.** 变构拮抗剂与变构部位(与激动剂位点不同)结合,因此即使激动剂已经与受体结合,也能阻止受体活化

的结合阻碍激动剂与受体结合;拮抗剂与变构部位结合改变激动剂结合的 $K_d$,或阻止受体发生活化所需的构象变化。受体拮抗剂又分为可逆拮抗剂和不可逆拮抗剂,即:能与相应受体可逆结合或不可逆结合的拮抗剂。图2-5反映不同类型拮抗剂对激动剂与受体结合的影响,更多细节将在下文中阐述。

非受体拮抗剂并不直接与激动剂的受体结合,但能抑制激动剂引起反应的能力。在分子水平,可能通过直接抑制激动剂起作用(如抗体);也可能是抑制了活化通路中的下游分子;或激活了与该激动剂活化作用相反的通路。非受体拮抗剂可分为化学拮抗剂和生理拮抗剂。化学拮抗剂在激动剂产生作用前使其失活(如:通过化学中和反应);生理拮抗剂则能产生与激动剂相反的生理反应。

## 竞争性受体拮抗剂

**竞争性拮抗剂可逆地结合受体活性部位**。与同样结合活性部位的激动剂不同,竞争性拮抗剂并不稳定受体活化所需的构象。因此,拮抗剂阻止激动剂与受体结合,同时使受体维持在非活性构象。公式2-9是在公式2-7中考虑了竞争性拮抗剂(A)的作用衍生而来的。

$$AR \rightleftharpoons A+D+R \rightleftharpoons DR^*  \qquad 公式2-9$$

在这一公式中,一部分游离的受体(R)不形成药物(激动剂)-受体复合物($DR^*$),这是因为部分受体与拮抗剂结合形成了拮抗剂-受体复合物(AR)。事实上,AR复合体的形成建立起新的平衡反应,与激动剂-受体结合平衡反应竞争。注意AR不能通过构象变化成为活性状态($R^*$)。

通过定量分析得到竞争性拮抗剂(A)存在的情况下,激动剂(D)与受体结合反应的公式:

$$\frac{[DR]}{[R_0]}=\frac{[D]}{[D]+K_d\left(1+\dfrac{[A]}{K_A}\right)}  \qquad 公式2-10$$

公式2-10与公式2-4类似,只是 $K_d$ 增加到 $(1+[A]/K_A)$ 倍,其中 $K_A$ 是拮抗剂与受体结合的解离常数(即 $K_A=[A][R]/[AR]$)。由于 $K_d$ 增加等价于效价强度降低,因此**竞争性拮抗剂(A)使激动剂(D)的作用减少到** $1/(1+[A]/K_A)$。尽管激动剂的效价强度随着竞争性拮抗剂浓度的增加而减

小,但是激动剂的效能未受影响。这是因为激动剂浓度[D]增加能抵消(拮抗)拮抗剂的作用,从而"去除"或逆转拮抗剂的作用。图2-6A显示的是竞争性拮抗剂对激动剂量效关系的影响。注意,竞争性拮抗剂能使激动剂的量效曲线右移,导致激动剂效价强度降低,但是效能不变。

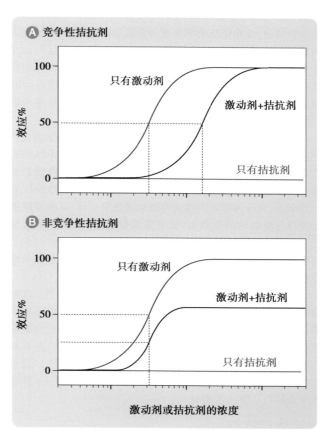

图2-6 **拮抗剂对激动剂量效关系的影响**。竞争性和非竞争性拮抗剂对效价强度(产生50%最大反应时的激动剂浓度)和效能(激动剂能达到的最大效应)的影响不同。**A.** 竞争性拮抗剂降低了激动剂的效价强度,但不影响其效能。**B.** 非竞争性拮抗剂降低了激动剂的效能,但如图中所示,大多数变构非竞争性拮抗剂不影响激动剂的效价强度

阿托伐他汀（atorvastatin），这一本章开头的病例中用于降低胆固醇水平的药物，是一种典型的竞争性拮抗剂。阿托伐他汀是一种用于降低血脂水平的 HMG CoA 还原酶抑制剂（他汀类）。HMG CoA 还原酶催化 HMG CoA 还原反应，该反应是胆固醇生物合成的限速步骤。他汀类药物分子与 HMG CoA 在化学结构上相似，因此能结合 HMG CoA 还原酶的活性中心，阻止 HMG CoA 与之结合。由于他汀类药物与酶之间没有形成共价键，因此这种抑制作用是可逆的。抑制 HMG CoA 还原酶可降低内源性胆固醇合成，从而降低了患者的胆固醇水平。更详细的关于阿托伐他汀和其他 HMG CoA 还原酶抑制剂作用机制的讨论见第 20 章。

### 非竞争性受体拮抗剂

非竞争性拮抗剂可与受体的活性部位或变构部位结合（图 2-4）。与受体活性部位结合的方式可能是共价结合，也可能是高亲和力的非共价结合。这两种情况下，结合都是不可逆的。即使激动剂浓度很高，不可逆活性部位拮抗剂也不能被"拮抗"，因此，这种拮抗剂表现为非竞争性阻断作用。

非竞争性变构拮抗剂则通过阻止受体活化而起作用，即便活性部位结合了激动剂，受体也不能被活化。不论结合作用是否可逆，变构拮抗剂都表现为非竞争性拮抗作用，这是因为这种拮抗剂并非与激动剂竞争活性部位，而是通过阻止受体活化起作用的。尽管如此，拮抗剂的结合作用是否可逆仍然重要，因为，当游离（未结合）的不可逆拮抗剂从体内清除时，其拮抗作用并不削减；而可逆拮抗剂则随着时间推移渐渐从受体解离，其作用也随之被"清除"（公式 2-9）。

已被非竞争性拮抗剂结合的受体不能再对激动剂结合产生应答。因此，激动剂的最大反应（效能）减小。竞争性和非竞争性拮抗剂之间的本质区别在于，**竞争性拮抗剂降低激动剂效价强度，而非竞争性拮抗剂降低激动剂效能**。这种区别可理解为：竞争性拮抗剂持续与激动剂竞争受体，有效地降低了受体与激动剂的亲和力，而不是限制可用受体的数量；反之，非竞争性拮抗剂从系统中移走了功能性受体，从而减少了可用受体的数量。图 2-6A 和 2-6B 比较了竞争性和非竞争性拮抗剂对激动剂量效关系的影响。

阿司匹林（aspirin）是非竞争性拮抗剂的一个例子。这种药物不可逆地使环氧化酶乙酰化失活。环氧化酶在血小板中催化生成凝血酶 A2，如缺少凝血酶 A2 的生成，血小板的聚集就会被抑制。由于这种抑制作用不可逆，且血小板自身不能合成新的环氧化酶分子，因此，单次给予阿司匹林后，尽管游离的药物会迅速被机体清除，其作用仍能维持 7～10 天（骨髓产生新的血小板所需的时间）。

### 非受体拮抗剂

非受体拮抗剂可分为化学拮抗剂和生理拮抗剂。化学拮抗剂通过化学修饰或者螯合的方式使激动剂失活，从而无法再结合并激活受体。鱼精蛋白（protamine）是一种化学拮抗剂，这种碱性蛋白能与抗凝血剂中的酸性肝素家族以化学计量的比例结合，从而使这些药物失活（见第 23 章）。由于这种化学拮抗作用，鱼精蛋白被用于快速终止肝素的作用。

生理拮抗剂能阻断介导激动剂生理反应的受体，或激活介导与激动剂相反生理反应的受体。例如：在治疗甲状腺功能亢进时，β-肾上腺素拮抗剂作为生理拮抗剂以抵消过量甲状腺激素引起的心动过速。过量甲状腺激素引起的心动过速在一定程度上是由于心脏 β-肾上腺素受体上调引起的，阻断 β-肾上腺素能的刺激能缓解这种症状（见第 11 章和第 28 章）。

## 部分激动剂

**部分激动剂与受体的活性部位结合，但只能产生部分反应，即使所有受体都被占领（结合）亦然。**图 2-7A 为一系列完全激动剂和部分激动剂的量效曲线。每种激动剂都通过与蕈毒碱胆碱能（Ach）受体的相同部位结合而产生效应。注意，丁基三甲胺（TMA）不仅比长链衍生物更有效地收缩肌肉，且其效能高于部分衍生物（如庚基和辛基衍生物）。因此，丁基 TMA 是蕈毒碱胆碱能受体的**完全激动剂**，而辛基衍生物只是蕈毒碱胆碱能受体的**部分激动剂**。

由于部分激动剂和完全激动剂都与受体的相同部位结合，因此，部分激动剂能减少完全激动剂引起的生物效应，也是一种竞争性拮抗剂。为此，部分激动剂有时被称为**"部分拮抗剂"**或**"混合激动-拮抗剂"**。

如果受体只能以活化态或非活化态形式存在，激动剂是如何引起低于最大效应的反应的？这是目前研究的领域之一，并已提出一些假设，上文提到，公式 2-6 简化为公式 2-7，是基于 $R$ 和 $DR^*$ 比 $R^*$ 和 $DR$ 更稳定的假设进行的。但是，如果药物（部分激动剂）能使 $DR$ 与 $DR^*$ 一样稳定，情况将会如何呢？这种情况下，加入部分激动剂能使一些受体稳定在 $DR$ 的形式，而另一些受体则稳定在 $DR^*$ 的形式。当所有受体都被占领时，一些受体处于活化态，而另一些受体则处于非活化态。因此，与完全激动剂相比（只稳定 $DR^*$），药物的效能就降低了。在这个模式中，完全激动剂优先结合受体的活化态，部分激动剂与受体的活化态和非活化态的亲和力相似，而反向激动剂优先结合受体的非活化态（见下文）。

关于部分激动剂作用的第二种假设是，受体可能有多种 $DR^*$ 的形式，每种活性形式的内在活性不同。由于受体结合激动剂后形成特定构象，部分激动剂即使与全部受体结合，所表现的效应也只是最大效应的一部分。选择性雌激素受体调节剂（selective estrogen receptor modulators，SERM），如雷洛昔芬（raloxifene）和他莫昔芬（tamoxifen），可能就是这种情况（见第 30 章）。雷洛昔芬对骨雌激素受体表现为部分激动剂，而对乳腺雌激素受体表现为拮抗剂。比较雷洛昔芬-雌激素受体复合物与雌激素-雌激素受体复合物的晶体结构发现，雷洛昔芬的侧链阻止雌激素受体的一个 α 螺旋在活性部位排列（图 30-8）。这可能导致雌激素受体的一些下游效应被抑制，而另一些效应被保持。在生理水平表现为骨的部分激动作用（图 30-7）。

第二种假说的不同之处在于一种受体有多种 $DR^*$ 构象，能够激活细胞中不同信号通路。激活部分而不是全部通路的药物称为偏向激动剂。与 G-蛋白偶联受体相互作用的实验化合物已经被证明有偏向激动作用，并且可能与临床应用的

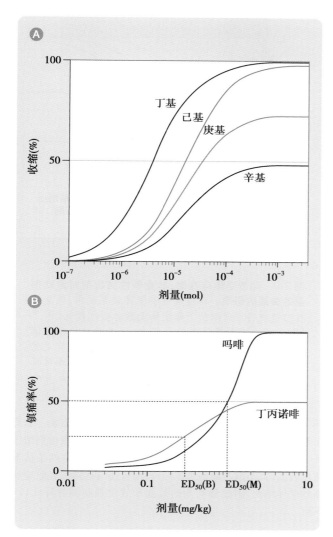

**图2-7 完全激动剂和部分激动剂的量效曲线。**有许多例子证明,作用于同一受体相同部位的药物可产生不同的最大效应。**A.** 不同的三甲胺烷基衍生物都能作用于蕈毒碱乙酰胆碱(Ach)受体导致肠肌肉收缩,但它们产生的最大效应不同,甚至当所有受体都被占领时亦然。图中,三甲胺的丁基和己基衍生物是完全激动剂,虽然它们的效能不同,但都能达到最大效应。只能引起部分效应的激动剂,如庚基和辛基衍生物,称为部分激动剂。注意,部分激动剂与完全激动剂相比,其量效曲线在较小剂量时到达平台。乙酰胆碱是这一系统的完全激动剂(未画出)。**B.** 部分激动剂的效价强度可能高于或低于完全激动剂,例如:虽然丁丙诺啡不能达到与完全激动剂一样的效能,但是丁丙诺啡($ED_{50} = 0.3$mg/kg)的效价强度比吗啡($ED_{50} = 1.0$mg/kg)高。丁丙诺啡临床用于治疗阿片类药物成瘾,因为戒除成瘾性需使用效能低于海洛因或吗啡等易成瘾药物的部分激动剂。低浓度的部分激动剂丁丙诺啡与阿片受体紧密结合,竞争性抑制效能更高的阿片类药物的结合。极高浓度的丁丙诺啡镇痛作用反而降低,可能是该药与非μ阿片受体的亲和力较低的缘故(未画出)

一些部分激动剂有关。

作用于配体门控离子通道的部分激动剂可以作为另外一种模型:受体在激活之前必须经历一个"起始"的构象改变。在这一模型中,部分激动剂虽能以高亲和力与受体结合,但引起"起始"构象改变的能力却低于完全激动剂。由于这一"起始"的构象改变是受体活化的先决条件,部分激动剂导致受体在此开放构象中的时间比完全激动剂短,因此部分激动剂的效能低于完全激动剂。

完全激动剂和部分激动剂的相对效价强度与临床作用相关(图2-7B)。与受体亲和力较高的部分激动剂(如:丁丙诺啡)与亲和力较低的完全激动剂(如:吗啡)相比,效价强度高,效能低。临床上正是利用这一特征将部分激动剂丁丙诺啡用于治疗阿片类药物成瘾。丁丙诺啡与μ阿片受体亲和力高,可以对抗患者服用的其他阿片类药物,有助于防止阿片类药物成瘾的复发。丁丙诺啡用于海洛因或吗啡等阿片受体完全激动剂成瘾的患者时必须小心,因为它能够对抗这些阿片类药物,引起戒断症状。

## 反向激动剂

为了理解反向激动剂的作用,需要先回顾公式2-6。如上文所说,在一些情况下,受体在$R^*$状态下具有内在稳定性。此时,即使无内源性配体或外源性激动剂,受体系统也具有内在活性。**反向激动剂通过消除游离(未被占领)受体的内在活性起作用。**反向激动剂可能结合并稳定$DR$(非活化)形式的受体,这将使那些在没有药物时以$R^*$形式存在的受体失活。以$R^*$形式存在的、具有内在稳定性的受体的生理学意义目前正在研究中,一些由于突变而被持续活化的受体将成为研究反向激动剂的重要靶点。

比较反向激动剂和竞争性拮抗剂的相似和不同:两者都降低受体活性;在完全激动剂存在的情况下,竞争性拮抗剂和反向激动剂都能降低激动剂的效价强度。但如上文所述,激动剂不存在时,竞争性拮抗剂不发挥作用,而反向激动剂则能使那些无激动剂时持续活化的受体失活。将公式2-6到公式2-9作为模型,这些概念可总结为:**完全激动剂稳定$DR^*$,部分激动剂既稳定$DR$也稳定$DR^*$(或$DR^*$的替代形式,或$DR$的"起始"形式),反向激动剂稳定$DR$,而竞争性拮抗剂则通过阻止完全激动剂、部分激动剂和反向激动剂与受体结合,"稳定"$R$(或$AR$)。**

## 储备受体

上文在刚开始讨论药物-受体结合作用的时候,都基于这样的假设:即受体被100%占领时激动剂才能达到最大效应。现在,考虑受体不需要被完全占领就能达到最大效应的情况,图2-8即这种情况的药物-受体结合曲线和量效曲线。在这个例子中,达到最大效应所需的激动剂的剂量低于使受体饱和所需的剂量,即该系统中,$EC_{50}$小于$K_d$。这种药物-受体结合曲线和量效曲线之间的偏离提示存在储备受体。储备受体的现象至少与两种分子机制有关,其一,受体在与激动剂分离后

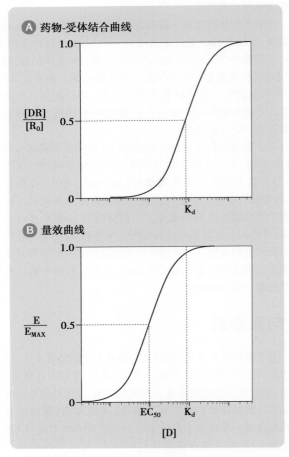

Ⓐ 药物-受体结合曲线

$$\frac{[DR]}{[R_0]}$$

$K_d$

Ⓑ 量效曲线

$$\frac{E}{E_{MAX}}$$

$EC_{50}$　$K_d$

[D]

**图 2-8　存在储备受体时,药物-受体结合曲线与剂量-效应曲线的比较。** 没有储备受体存在时,药物-受体结合曲线与量效曲线通常密切相关——随着药物加入,结合受体增加,反应也增强,$EC_{50}$ 近似等于 $K_d$。而当存在储备受体时,不到半数的受体被占领就能达到 50% 最大效应("储备"一词表明,不需要每个受体都被占领即可产生最大效应)。A. 药物-受体结合曲线。B. 储备受体存在时,同一药物的量效曲线。注意,产生最大效应时激动剂浓度低于受体结合最多时的浓度,且 $EC_{50} < K_d$。这两种关系证实了储备受体的存在。$D$ 是药物,$R$ 是受体,$DR/[R_0]$ 是受体被占领的比例。$E$ 是反应(效应),$E_{max}$ 是药物产生的最大效应(效能),$E/E_{max}$ 是反应分数。$EC_{50}$ 是效价强度,$K_d$ 是药物-受体结合的平衡解离常数

还能保持活性,使得一个激动剂分子可激活多个受体分子;其二,第 1 章　药物-受体的相互作用中描述的细胞信号通路,能使相对微弱的信号放大,因此,只需要激活一小部分受体就能产生最大效应。第二种机制存在于许多与 G 蛋白偶联的受体中;例如:活化一个 $G\alpha_s$ 分子,就能激活腺苷酸环化酶催化生成许多 cAMP 分子。

储备受体的存在改变了非竞争性拮抗剂对系统的作用。非竞争性拮抗剂浓度较低时,能与储备受体结合,由于储备受体不是产生最大效应必需的,因此激动剂的效能不降低;但是,由于激动剂的效价强度与达到 50% 最大效应时结合受体

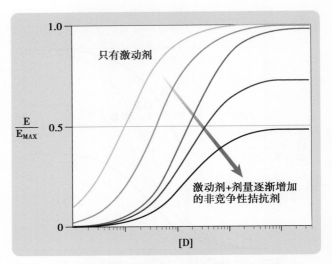

只有激动剂

$$\frac{E}{E_{MAX}}$$

激动剂+剂量逐渐增加的非竞争性拮抗剂

[D]

**图 2-9　储备受体存在时,非竞争性拮抗剂对激动剂量效曲线的影响。** 在没有储备受体的系统中,非竞争性拮抗剂在任何浓度下都能降低激动剂的效能(图 2-6B)。而在有储备受体的系统中,低浓度拮抗剂降低激动剂的效价强度却不降低其效能,这是因为有足量未被占领的受体存在,仍可使效应最大化。随着拮抗剂浓度增加,非竞争性结合越来越多的受体,最后拮抗剂占领了所有"储备"受体,使效能下降

所占的比例成正比,因此激动剂的效价强度受到影响。非竞争性拮抗剂减少了可用受体的数量,因而,在任何激动剂浓度下,达到同等效应时结合受体的比例升高。非竞争性拮抗剂浓度较高时,不但与储备受体结合,而且还与达到最大效应所需的受体结合,因此激动剂的效能和效价强度同时降低(图 2-9)。

# 临床治疗相关概念

## 治疗指数与治疗窗

治疗窗指的是在患者群体中,药物发挥治疗作用而没有不可接受的不良反应(或毒性)的剂量(或浓度)范围。对于治疗窗小的药物,必须严密监测血药浓度,以维持有效剂量,避免药物过量产生毒性。下一章将讨论在临床治疗中维持血药浓度在治疗窗内应用的一些技术。

治疗窗可用治疗指数(therapeutic index,TI)(也叫作疗效比率)来定量。通常定义为:

$$治疗指数(TI) = \frac{TD_{50}}{ED_{50}} \qquad 公式\ 2\text{-}11$$

$TD_{50}$ 是使半数群体产生毒性反应的药物剂量,$ED_{50}$ 是使半数群体产生疗效的药物剂量。TI 用一个数值定量评价药物在人群中相对安全的界限。TI 值较大,表明治疗窗大(或"宽"),如治疗剂量和毒性剂量相差 1 000 倍;而 TI 值较小,则表明治疗窗小(或"窄"),如治疗剂量和毒性剂量相差

2 倍。

本章开头的病例中,肝素和 tPA 的潜在毒性可以用这两种药物 TI 值较低来解释。例如:导致患者大出血的肝素剂量还不到产生疗效所需剂量的 2 倍,即肝素的治疗指数值小于 2。因此,用肝素治疗的患者必须每隔几小时做一次 PTT,以检测凝血级联反应的活性。阿司匹林的 TI 值高,因此相对安全。在这一病例中,肝素的药理效应必定定期监测,而阿司匹林则不需要监测血药浓度。

### 结论与展望

药物效应动力学定量研究药物对机体的作用。比较药物效价强度和效能的方法有:量反应量效关系和质反应量效关系等。前者用来研究不同剂量的药物对同一个体的影响,后者用来研究不同剂量的药物对群体的影响。治疗窗和治疗指数用来比较产生疗效和毒性(不良)反应的药物浓度。

在药效学研究中,药物可分为两大类——激动剂和拮抗剂。大多数激动剂使受体保持在活性构象,而拮抗剂则阻止激动剂活化受体。拮抗剂还可根据药物作用分子定位(受体还是非受体),结合位点(活性部位还是变构部位),以及与受体作用的方式(可逆或不可逆)进一步进行分类。表 2-1 汇总了本章介绍的各种类型的激动剂和拮抗剂。

通过完全激动剂和部分激动剂阐明受体激活的分子基础可能会为药物发现带来新的机遇。例如:研究发现一些 G 蛋白偶联受体(GPCR)的持续活化需要激动剂和 G 蛋白两者与 GPCR 的结合。这些知识可用于设计具有更高选择性的调节特定 GPCR 功能的新药。

#### 表 2-1  激动剂和拮抗剂作用汇总

| 激动剂分类 | | |
| --- | --- | --- |
| **激动剂** | | **作用** |
| 完全激动剂 | | 能活化受体,达到最大效能 |
| 部分激动剂 | | 能活化受体,但不能达到最大效能 |
| 反向激动剂 | | 能使具有内在活性的受体失活 |
| **拮抗剂分类** | | |
| **拮抗剂** | **是否影响激动剂效应强度** | **是否影响激动剂效能** | **作用** |

| 拮抗剂 | 是否影响激动剂效应强度 | 是否影响激动剂效能 | 作用 |
| --- | --- | --- | --- |
| 竞争性拮抗剂 | 是 | 否 | 与受体活性部位可逆结合;与激动剂竞争结合同一部位 |
| 非竞争性活性部位拮抗剂 | 否 | 是 | 与受体活性部位不可逆结合;阻止激动剂与该部位结合 |
| 非竞争性变构拮抗剂 | 否 | 是 | 与活性部位之外的部位可逆或不可逆结合;阻止激动剂活化受体所需的构象变化 |

(应剑  孔令雷 译  赵艳  杜立达 审)

### 推荐读物

Cowan A, Doxey JC, Harry EJ. The animal pharmacology of buprenorphine, an oripavine analgesic agent. *Br J Pharmacol* 1977;60:547–554. (*Provides an experimental demonstration of the variation in potency and efficacy of full and partial agonists.*)

Kenakin T, Williams M. Defining and characterizing drug/compound function. *Biochem Pharmacol* 2014;87:40–63. (*Summarizes how the complex drug–receptor interactions of partial agonists, inverse agonists, biased agonists, and allosteric antagonists help to inform drug discovery.*)

Lape R, Colquhoun D, Sivilotti LG. On the nature of partial agonism in the nicotinic receptor superfamily. *Nature* 2008;454:722–727. (*Suggests a mechanistic model for the effect of partial agonists on ligand-gated ion channels.*)

Leff P. The two-state model of receptor activation. *Trends Pharmacol Sci* 1995;16:89–97. (*Provides the theoretical grounding for Equation 2-6; discusses quantitative treatment of drug–receptor interactions.*)

Pratt WB, Taylor P, eds. *Principles of drug action: the basis of pharmacology.* 3rd ed. New York: Churchill Livingstone; 1990. (*Contains an in-depth discussion of pharmacodynamics.*)

Sprang SR. Cell signaling: binding the receptor at both ends. *Nature* 2011;469:172–173. (*Summarizes the finding that persistent activation of some GPCRs requires binding of both agonist and G protein molecules to the receptor.*)

# 第3章
# 药物代谢动力学

Quentin J. Baca and David E. Golan

## 概述

如果药物在靶器官达不到有效治疗浓度，即使是最有希望的药物治疗在临床试验中也会面临失败。机体具有许多抵御外来侵入物和毒性物质损害的特性，这些特性同样也限制了现代药物与患者病理过程斗争的能力。对影响药物疗效的诸多因素以及这些因素的动力学特征进行评价，对于药物的临床医学实践至关重要。

药物要发挥临床疗效必须满足特定的最低要求。一个成功的药物必须能透过机体限制外界物质入侵的生理屏障。药物的吸收（absorption）可通过利用或突破这些生理屏障等多种机制完成。药物吸收后可通过机体的分布（distribution）系统如血管和淋巴管，以合适的浓度到达靶器官。药物作用于靶点的能力也受到患者体内多个过程的限制。这些过程大致分为两类：一为代谢（metabolism），人体通常通过酶解（主要在肝脏）使药物失活；二为排泄（excretion），药物从人体排出（主要通过肾脏和肝脏，及在排泄物中）。本章对吸收、分布、代谢、排泄［常简称 ADME（absorption, distribution, metabolism, and excretion）；图 3-1］的药物代谢动力学过程进行概述，重点强调其基本原理，以便使学生或医生在不熟悉的情况下应用时，能够理解药物治疗的药物代谢动力学基础。

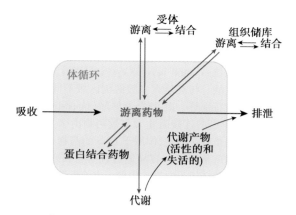

**图 3-1 药物吸收、分布、代谢、排泄（ADME）。** 药代动力学的基本原则是影响最终到达靶部位的游离药物的量。一个药物若要在靶部位发挥效应，须在被代谢和排泄之前、被吸收和分布至其靶部位。全身血液循环中的游离药物始终与组织储库、血浆蛋白及靶点（通常由受体组成）中的药物保持平衡；只有这部分游离药物与特异受体结合，才能产生药理学效应。值得注意的是，药物代谢既可能产生无活性的代谢产物，又可能产生活性代谢产物；活性代谢物亦可在靶受体或其他受体产生药理效应

## 病　例

W 先生，66 岁，是一名电信行业的技术顾问，经常出差。他患有慢性房颤，唯一长期服用的药物是华法林。有一次出国咨询时，在行程的最后一晚，W 先生参加了一个大型晚宴，特色是烤羊肉串和其他一些不常吃的食物。次日，W 先生出现大量恶臭的水样便，医生诊断为旅行者腹泻，开了 7 天量的甲氧苄啶-磺胺甲噁唑（trimethoprim-sulfamethoxazole）。

W 先生在服用抗生素的两天内感觉很好，4 天后（仍在使用抗生素）他盛宴款待客户。W 先生和客人们在晚宴上都喝醉了，他离开饭店时跟跟跄跄摔倒在路边石上。次日，W 先生右膝明显肿胀，在当地医院急诊室就诊。身体检查、影像学检查均显示右膝有一中等大小的关节积血，实验室检查显示，凝血酶原时间的国际标准化比值（INR）明显升高。在此临床背景下，INR 也是血浆中华法林水平的替代标志。急诊医生忠告 W 先生他体内的华法林水平已处于超治疗（有毒的）范围，可能是由于华法林、抗生素及酒精间不良的药物-药物相互作用引起的。

## 思　考　题

□ 1. 长期接受药物治疗已建立良好治疗浓度的患者是如何突然出现药物中毒的临床表现的？

□ 2. 这种情况可以避免吗？如果可以，如何避免？

## 生理屏障

药物必须透过物理、化学和生物屏障，才能到达其作用的分子和细胞靶点。胃肠道的上皮层和黏膜是一种屏障，药物吸收进入血液和淋巴液后会遇到更多的屏障。大多数药物必须从血液分布到局部组织，这个过程也可能会被一些结构如血-脑脊液屏障阻挡。一般情况下，药物在毛细血管后微静脉水平离开血管内室，在那里内皮细胞之间存在间隙，药物可以通过这些间隙。药物的分布主要通过被动扩散完成，其速率受局部离子条件和细胞条件的影响。本节描述药物在体内运输的主要的物理、化学和生物屏障，以及药物自身具有的影响其透过这些屏障能力的特性。

## 生物膜

人类细胞均具有脂质双层膜。细胞膜的脂质成分主要包括磷脂、醇脂（特别是胆固醇）和糖脂。脂质膜的两亲性和细胞内外水性环境使细胞膜具有一个疏水性中心和两个亲水性表面的结构。除脂质成分外，生物膜还含有蛋白质，这些蛋白或贯穿生物膜（跨膜蛋白），或仅暴露在膜的内表面或外表面。生物膜的半通透性脂质双层结构是药物转运的屏障，对药物治疗具有重要意义。

### 透过生物膜

**生物膜的疏水中心是药物转运的主要屏障。**甾体激素等非极性的小分子很容易扩散通过生物膜，而对于许多大的极性分子和药物，被动扩散转运无效。人溶质载体（human solute carrier，SLC）超家族包括 52 个蛋白质家族，其中的一些跨膜蛋白如有机阴离子转运体、有机阳离子转运体、肽转运体和核苷转运体——可以允许极性药物和分子透过细胞膜。对药物和相关的内源性分子而言，跨膜转运蛋白可能是特异的，药物与跨膜蛋白的膜外侧部分结合，蛋白发生变构。这种变构可能不需要能量［称为易化扩散（facilitated diffusion）］，也可能需要能量［称为主动转运（active transport）］。通过变构将结合的药物转运至细胞内部，然后释放出药物分子。另外，还有一些药物结合于细胞表面的特异受体，引发胞吞作用（endocytosis），细胞膜内陷包裹药物分子形成封闭的空腔或小囊，药物最终从这些空腔或小囊释放到细胞内部。

### 膜扩散

若无其他因素的影响，药物会一直进入细胞直至细胞内外的浓度达到平衡。扩散的速率取决于膜内外两侧药物的浓度梯度及生物膜的厚度、面积和通透性。Fick 扩散定律描述了药物跨膜转运的通透量：

$$\text{通透量} = \frac{(C2-C1) \times (\text{面积} \times \text{通透系数})}{\text{膜厚度}} \quad \text{公式 3-1}$$

C1、C2 分别表示细胞内、外的药物浓度。此公式适用于无离子、pH、电荷梯度等因素影响的理想状态。但在体内，这些因素会影响药物进入细胞的能力。例如：细胞外药物浓度较高通常会有利于药物进入细胞，但如果细胞内部和药物均带负电荷，则药物进入细胞的过程就会受到阻碍；相反，细胞内部带负电荷有利于带正电荷的药物进入细胞。

酸性和碱性药物透过脂质双层的单纯扩散也会受一种电荷现象即 pH 捕获的影响，药物在生物膜一侧捕获的程度取决于药物的解离常数（$pK_a$）和膜两侧的 pH 梯度。对于弱酸

性药物,如苯巴比妥(phenobarbital)和阿司匹林(aspirin),在胃的强酸性环境中主要以质子化形式存在,呈电中性,这种非解离型药物易穿过胃和十二指肠黏膜的脂质双层,加速药物的吸收。弱酸性药物在比其碱性强的血浆环境中去质子化成为解离形式,药物被有效地捕获于血浆中。

从定量角度看,药物的 $pK_a$ 代表半数药物处于离子状态时的 pH。Henderson-Hasselbalch 公式描述了酸性或碱性药物 A 的 $pK_a$ 与药物所处的生物介质的 pH 之间的关系。

$$pK_a = pH + \log\frac{[HA]}{[A^-]} \qquad \text{公式 3-2}$$

$HA$ 是药物 $A$ 的质子化形式。

例如:假设一个弱酸性药物的 $pK_a$ 为 4,胃中的 pH 接近于 1,则公式 3-2 可变为:

$$pK_{a药物} = pH_胃 + \log\frac{[HA]}{[A^-]},$$

简化为:

$$3 = \log\frac{[HA]}{[A^-]},$$

最后:

$$1\,000 = \frac{[HA]}{[A^-]}。$$

质子化药物的浓度是去质子化的 1 000 倍,99.9% 的药物是呈电中性的。相反,血浆的 pH 约为 7.4,99.9% 以上的药物是去质子化的(图 3-2)。

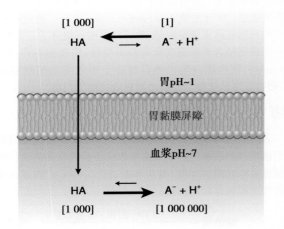

**图 3-2 跨脂质双层膜的 pH 捕获。** 在示例中,假设药物的 $pK_a$ 为 4,虽是弱酸性药物,但在胃的强酸性环境中,大部分药物发生了质子化。如胃中的 pH 接近于 1,则每 1 001 个药物分子中,1 000 个分子发生了质子化(中性),只有 1 个分子是去质子化的(带负电荷)。质子化、电中性的药物形式能通过胃黏膜屏障扩散至血液。由于血浆的 pH 接近于 7(实际 7.4),药物的 $pK_a$ 为 4,绝大部分药物以去质子化的形式存在(带负电荷):每 1 001 个药物分子中,只有 1 个分子是质子化的(中性),其余 1 000 个分子则是去质子化的(带负电荷)。这种带负电的药物不再能扩散通过胃黏膜的脂质双层,而被有效地捕获于血浆中

## 中枢神经系统

中枢神经系统(central nervous system, CNS)对药物治疗提出了特殊的挑战。与其他大多数解剖区域不同,CNS 与外来物质的隔离性特别好。血-脑脊液屏障(blood-brain barrier, BBB)通过特异紧密的连接阻止大多数药物由全身循环向脑部循环进行被动扩散。因此,作用于 CNS 的药物必须设计得足够小、疏水性好,从而可以容易地透过生物膜或利用血-脑脊液屏障中存在的转运蛋白进入中枢。水溶性药物不能靶向血-脑脊液屏障中存在的可进行易化扩散或主动转运的蛋白,所以不能进入 CNS。鞘内注射时药物直接注入脑脊液(cerebrospinal fluid, CSF)中,可以绕过血-脑脊液屏障,此方法虽可用于治疗感染性脑膜炎或为剖宫术提供脊髓麻醉,但鞘内注射的给药途径对于患者必须定期服用的药物是不适用的。

## 吸收

机体为微生物入侵设置了巨大的障碍。皮肤具有角质化的外层和上皮中的防御素。黏膜受多种机制保护,包括气管黏液纤毛的清除、泪管溶菌酶的分泌、胃酸和十二指肠中碱的分泌等。这些非特异性的防御机制为药物吸收设置了障碍,可能影响药物在靶器官的生物利用度。生物利用度,或给药后到达全身循环的部分,是由药物的给药途径、化学形式及患者自身的一些特异性因素(如胃肠道和肝脏转运体及酶)决定的。

生物利用度的定量定义如下:

$$生物利用度 = \frac{进入体循环的药物量}{给药量} \qquad \text{公式 3-3}$$

生物利用度的定义是基于这样一个事实:**大多数药物直接通过全身血液循环到达其分子和细胞作用部位。**静脉给药的药物直接注入体循环,给药量即进入体循环的药物量,根据定义生物利用度为 1.0。相反,胃肠道吸收不完全和肝脏的首过效应一般会使口服药物的生物利用度低于 1.0(图 3-3)。

### 给药途径和原理

每种新药都需要设计成通过特定途径给药的剂型并进行充分的验证。常选择能利用转运分子或其他机制的给药途径以使药物到达机体组织。本节讨论药物通过肠内(口服)、肠胃外、黏膜和经皮给药的优缺点(表 3-1)。

### 肠内给药

肠内给药或口服给药是最简单的给药途径。肠内给药是利用机体防御系统存在的薄弱环节,但由于它将药物暴露于强烈的酸(胃)碱(十二指肠)环境中,常会限制药物的吸收。此途径对患者有诸多益处:口服药可自行使用,简单、方便,且与其他途径相比,口服剂型引起治疗并发症——全身感染的可能性较小。

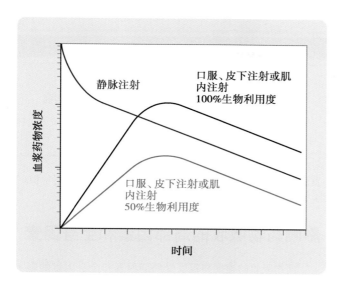

图 3-3　单剂量给药的生物利用度。通过静脉注射给药的药物迅速到达全身血液循环，然后再分布到体内其他部位（图 3-7），按一级动力学消除（图 3-6）。相反，其他途径给药（包括口服、皮下注射或肌内注射）药物进入血液循环速度较慢。另外，非静脉途径给药必须考虑生物利用度——例如：许多药物在胃肠道吸收不完全或需过肝脏首过效应。如药物的生物利用度为 100%，则所有给药途径到达全身血液循环的药物量是相同的，但非静脉给药途径达到血浆药物峰浓度所需的时间较长。如口服、皮下注射或肌内注射给药的生物利用度低于 100%，则需要增加药物的剂量，使进入全身血液循环的药物总量与静脉注射给药剂量相同。注意：进入全身血液循环的药物总量可以通过血药浓度-时间曲线下面积（AUC）的积分进行定量。因此，尽管不同的给药途径（如口服、皮下和肌内注射）会有不同的药物吸收率，从而导致血浆药物浓度随时间变化的动力学不同（图 3-4），但如果这些给药途径的生物利用度相同，那么它们的 AUC 相同

**表 3-1　给药途径**

| 给药途径 | 优点 | 缺点 |
| --- | --- | --- |
| 肠内（如阿司匹林） | 简单、便宜、方便、无痛、无感染 | 药物暴露于强烈的胃肠环境，有首过效应，需经胃肠道吸收，到达药理作用部位较慢 |
| 肠胃外（如吗啡） | 快速到达药理作用部位，生物利用度高，无须经历首过效应或强烈的胃肠环境 | 不可逆、感染、疼痛、害怕、需要技术熟练的人员给药 |
| 黏膜［如倍氯米松（nitroglycerin）］ | 快速到达药理作用部位，无须经历首过效应或强烈的胃肠环境，通常无痛、简单、方便、感染率低、有可能直接应用于感染部位（如肺） | 化学特征和配方能满足此途径给药的药物极少 |
| 经皮（如烟碱） | 简单、方便、无痛、适宜连续使用或延长时间使用，无须经历首过效应或强烈的胃肠环境 | 要求高度亲脂性药物，到达药理作用部位较慢，可能有刺激性 |

口服药在通过胃肠道上皮吸收时必须稳定。胃肠道上皮细胞连接使透过完整上皮的细胞旁路转运很难进行，但摄入的物质（如药物）通常必须穿过细胞膜的腔面侧及基底膜面侧才能进入血液。这个过程的效率是由药物分子的大小、脂溶性决定的，有时也依赖协助药物进入和/或离开细胞的载体的存在。**若非细胞膜上存在有利于水溶性物质通过的载体分子，总体而言，脂溶性和中性的药物会比水溶性或带电荷的药物更高效地透过细胞膜。**

药物穿过胃肠上皮后，通过门静脉系统进入肝脏，然后进入体循环。门脉循环通过将摄入的物质转运至肝脏进行解毒，保护机体免受摄入毒素引起的全身作用的侵害。门脉循环会使药物传递复杂化。所有口服药在肝脏都有首过效应，在这个过程中，肝酶会使一部分摄入的药物失活。具有明显首过效应的药物必须应用足够的剂量，以保证出肝进入全身血液循环和到达靶器官的活性药物的有效浓度。非肠内途径给药不受首过效应的影响。

## 胃肠外给药

非胃肠道给药途径是将药物直接注入全身血液循环、脑脊液、血管化的组织或其他组织部位，可迅速克服限制口服药疗效的障碍（表 3-2）。药物在不同的机体组织起效的速度不同，取决于组织血流的速度。药物在血管化程度较差的脂肪组织皮下给药（SC）起效要慢于在血管化程度较好的部位肌注给药（IM）。仅溶于油性溶剂的药物常肌注给药。将药物直接注入静脉（静脉注射，即 IV）、动脉（动脉注射，即 IA）或脑脊液（鞘内注射，即 IT），药物到达靶器官速度最快。与皮下注射和肌内注射不同，静脉注射通常不限制可输送的药物量。在给药期间连续静脉输注可以严格控制峰值和稳态血药浓度。

非胃肠道给药可能存在几种不利因素，包括感染的风险增大和需要专业的护理人员给药等。另外，非胃肠道给药药物起效通常很快，如给药速度过快或剂量有误，可能会导致毒性增加。这些缺点应与其优点（如：起效迅速和剂量可控）及疾病治疗的迫切性相权衡。

## 黏膜给药

黏膜给药可能具有吸收快、感染率低、给药方便、避免强烈的胃肠道环境和首过效应的特点。舌下、眼内、肺部、鼻腔、

**表 3-2**　非胃肠道给药途径

| 非胃肠道给药途径 | 优点 | 缺点 |
|---|---|---|
| 皮下（如利多卡因） | 起效慢，可用于油性药物 | 起效慢，注入液体量小 |
| 肌注（如氟哌啶醇） | 快速起效，可用于油性药物 | 影响实验室检查值（肌酸激酶）、肌内出血、疼痛 |
| 静脉注射（如吗啡） | 起效快，给药可控 | 峰浓度相关的药物毒性 |
| 鞘内注射（如甲氨蝶呤） | 可绕过血-脑脊液屏障 | 感染、需要非常熟练的专业人员 |

直肠、尿路和生殖道上皮均可用于液体、快速溶解的片剂、气雾剂和栓剂等剂型的给药。由于黏膜高度血管化，药物可迅速吸收进入全身血液循环，并以最短的滞后时间到达靶器官。另外，也可直接给药至靶器官，给药同时即在靶器官起效，这在紧急情况下是非常有利的，如急性哮喘发作时，药物如 β 受体激动剂可以喷雾剂的形式直接给药至气管。

### 经皮给药

小部分药物具有足够高的脂溶性，可通过被动扩散透过皮肤，从而提供了另外一种可行的给药途径。经皮给药的药物经皮肤和皮下组织吸收直接进入血液。这种给药途径对需要在较长时间内缓慢、连续给予的药物是较为理想的。药物使用简单、方便，无感染的风险。经皮给药的烟碱、雌激素、东

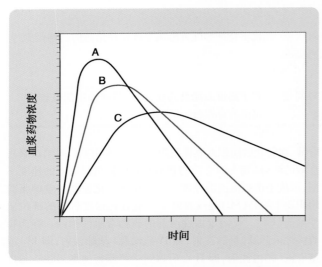

**图 3-4　药物吸收速率对血浆药物峰浓度和药物作用持续时间的影响。**药物作用持续时间和血浆药物峰浓度明显受药物吸收速率的影响。此例中，具有相同生物利用度、分布容积、清除率的三种药物给予相同的剂量，三种药物表现不同的吸收速率——A 药吸收迅速；C 药吸收缓慢；B 药介于两者之间。A 药由于在明显的清除发生之前，所有的药物均已吸收，所以血浆药物峰浓度最高。C 药吸收缓慢，血药浓度一直不高，但由于其消除相伴有吸收存在，所以药物在血浆中持续的时间长于 A 药或 B 药。值得注意的是，假设的 A、B、C 三种药可以是同一种药物的不同剂型，如：曲线 A 代表静脉注射糖皮质激素，曲线 B 是肌内注射，曲线 C 是同一药物的皮下给药剂型

莨菪碱贴剂的成功展示了这种给药途径潜在的实用价值（有关经皮给药更详细的信息见第 55 章）。

### 影响药物吸收的局部因素和全身因素

药物吸收的速度和程度受局部因素和全身因素的影响。总体而言，大剂量和/或快速给药，会引起局部药物浓度迅速升高。给药部位和周围组织间巨大的浓度梯度驱使药物向周围组织和/或血管分布。任何降低给药部位浓度梯度的因素均能降低浓度梯度的驱动力，从而使分布进入局部组织的药物量减少。在这方面，局部的血流量是最大的影响因素，在血流灌注丰富的部位，进入这个室的药物分子快速地被血流带走，使这个室的药物浓度保持较低的水平，从而允许新的药物分子在驱动力的作用下进入此室以获得较高的药物浓度（公式 3-1）。例如：挥发性的全身麻醉药通过吸入给药，由于肺部血流灌注丰富，药物快速地从肺部转移进入全身血液循环，因此麻醉药在局部血液循环中不会蓄积，浓度梯度促使麻醉药保持向血液中持续扩散（见第 17 章）。体重大的患者药物吸收的表面积大，药物分布的组织容量也大，这些因素促使药物从给药部位消除，增加药物吸收的速度和程度。药物吸收的速度既影响局部药物浓度（包括血浆药物浓度），又影响其作用持续时间（图 3-4）。

## 分布

尽管药物的吸收是其在血浆中达到足够浓度的前提条件，但药物也必须在靶器官达到治疗浓度才能对病理生理过程产生预期的作用。药物分布主要通过血液循环系统完成，小部分通过淋巴系统完成。一旦药物吸收进入全身血液循环，就具有了分布到达任何靶器官（中枢神经系统和睾丸这种特殊部位可能例外）的能力。由于靶器官中实际的药物量很难测定，血浆中的药物浓度常用于解释和监测药物的治疗水平。虽然在有些情况下血浆中的药物浓度和组织中浓度差别很大，但多数情况下药物在靶组织的作用和血浆中的药物浓度具有良好的相关性。

各种器官和组织在摄取不同药物的能力（表 3-3）及组织血流占全身血流比例方面差异很大（表 3-4）。这些因素影响血浆药物浓度，并决定达到预期药物浓度所需的给药剂量。在设计给药方案时必须考虑非血管组织和血浆蛋白摄取和/或结合药物的能力以获得有效的治疗浓度。

**表 3-3** 药物在体内不同房室的分布

| 房室 | 举例 |
| --- | --- |
| 总体液 | 分子量小的水溶性分子（如乙醇） |
| 细胞外液 | 分子量大的水溶性分子（如甘露醇） |
| 血浆 | 血浆蛋白结合率高的分子，非常大的分子，高度荷电的分子［如肝素（heparin）］ |
| 脂肪组织 | 高脂溶性分子（如丙泊酚） |
| 骨骼和牙齿 | 特定的离子（如氟化物、锶） |

**表 3-4** 成人组织器官总血流量和重量标准化的血流量

| 灌注器官 | 血流量/（ml/min） | 器官重量/kg | 重量标准化的血流量/［ml/（min·kg）］ |
| --- | --- | --- | --- |
| 肝 | 1 700 | 2.5 | 680 |
| 肾 | 1 000 | 0.3 | 3 333 |
| 脑 | 800 | 1.3 | 615 |
| 心 | 250 | 0.3 | 833 |
| 脂肪 | 250 | 10.0 | 25 |
| 其他（肌肉等） | 1 400 | 55.6 | 25 |
| 总计 | 5 400 | 70.0 | — |

## 分布容积

分布容积（volume of distribution, $V_d$）描述了血浆和组织中药物分布的程度。从定量角度讲，$V_d$ 代表体内吸收的药物总量按稳态时的血浆药物浓度在体内分布时所需的溶液体积。

$$V_d = \frac{剂量}{[药物浓度]_{血浆}}$$
公式 3-4

$V_d$ 是根据血浆药物浓度外推的容积，并不是一个真正的体内容积空间。因而，主要停留在血中的药物，分布容积相对较小，在肌肉、脂肪或其他非血管组织中分布较多的药物，分布容积相对较大。对于高分布的药物，其分布容积常远远超过实际的体液容积，这反映了稳态时血中药物的低浓度。有些药物的分布容积很大，其中包括胺碘酮（70kg 体重者为 4 620L）、阿奇霉素（2 170L）、氯喹（9 240L）、地高辛（645L）等。

血液和各种组织器官摄取和保留药物的能力既依赖于组织的体积（重量），又决定于该组织中药物在特异性和非特异性结合位点的浓度。能被体内组织如脂肪大量摄取的药物，在达到血浆稳态浓度时药物优先从全身血液循环分布进入这些组织。多数情况下这些组织必须被药物饱和后血浆药物浓度才能够升高到足以影响靶器官的水平。因此，对于具有相同效力的药物，体内组织分布较高的药物与分布较低的相比，通常需要较高的起始剂量以达到血浆中药物的治疗浓度。

### 血浆蛋白结合

脂肪组织吸收药物的能力增加了药物由血液向非血管组织的扩散，但这种趋势一定程度上被药物与血浆蛋白的结合抵消。白蛋白是最丰富的血浆蛋白（约 40g/L），也是最主要的药物结合蛋白，许多药物通过疏水性和静电作用与白蛋白以低亲和力结合。血浆蛋白结合有降低药物扩散或转运至靶器官的趋势，原因是一般而言只有游离的或未结合的药物才能扩散通过生物膜（图 3-5）。血浆蛋白结合也会降低药物向非血管部位如脂肪组织的转运。由于蛋白结合率高的药物主要保留在血管中，所以此类药物的分布容积相对较小（一般70kg 体重者为 7~8L）。

理论上，血浆蛋白结合是一些药物-药物相互作用的重要机制。同时使用两种或两种以上蛋白结合率高的药物，会导致其中一种或两种药物血浆中游离药物的浓度高于预期，这种现象发生的原因是同时使用的药物相互竞争血浆蛋白上相同的结合位点。游离药物浓度升高可能会引起治疗作用和/或毒性的增加。在这种情况下，需要对一种或两种药物的给药方案进行调整，从而使游离药物的浓度保持在治疗浓度范围。但事实上两种药物与血浆蛋白竞争性结合很难在临床上表现出显著的药物-药物相互作用，这可能是由于药物被从血浆蛋白结合位点置换游离后清除率增加的缘故（见下文）。一个重要的例外是抗菌药物头孢曲松（ceftriaxone）在高胆红素血症新生儿中禁忌使用，原因是头孢曲松可从胆红素的白蛋白结合位点置换出胆红素，从而加重高胆红素血症。

## 药物分布的动力学模型

大多数药物快速地由全身血液循环（血管内室）向机体其他部位分布。分布相导致静脉快速推注药物后不久血浆中的药物浓度即快速下降。即使药物在组织储库达到平衡，血浆药物浓度也会因药物从体内清除而继续下降。血浆药物浓度在消除相下降的速度较慢，部分是由于组织药物储库会将摄取的药物扩散回血中，代替消除掉的药物（图 3-6、3-7）。

脂肪和肌肉组织在分布相摄取药物的趋势导致药物浓度在体内不同部位的一系列动态平衡。如图 3-8 所示，静脉推注给药后血浆药物浓度的快速下降，这一过程可采用由血液、血管丰富的组织、肌肉丰富的组织和脂肪丰富的组织组成的四房室模型模拟。血管丰富组织隔室是药物浓度升高的第一个血管外部位，由于血流速度快，动力学上有利于药物进入此室，而肌肉丰富室和脂肪丰富室对药物的摄取能力通常要高于血管丰富室，且脂肪室常以最慢的速度累积最大量的药物。

各房室摄取药物的能力及其血流速度也影响药物离开各房室的速度。药物最先从血管丰富的室离开，紧接着是肌肉室，而后是脂肪室。药物浓度变化的复杂的动态模式可能建立，这种模式对每一种药物来讲是特异的，也可能是患者特异性的，取决于患者的体型大小、年龄、健康状况等因素。例如：老年患者骨骼肌一般比年轻患者少，降低了肌肉摄取对血浆

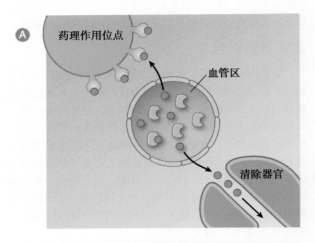

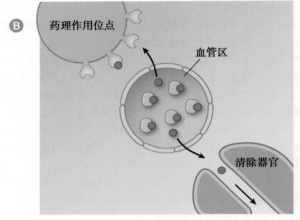

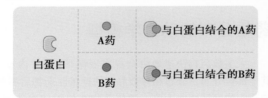

图3-5　蛋白结合和药物捕获。与白蛋白或其他血浆蛋白结合的药物不能从血管区向周围组织扩散。A. 未与血浆蛋白结合的药物(图中所示 A 药)能较迅速地扩散至组织中,结果药物与药理作用位点(通常是受体)结合较多,且清除速度快(以清除器官的通透量表示)。此类药物包括对乙酰氨基酚、阿昔洛韦、烟碱、雷尼替丁等。B. 相反,血浆蛋白结合率较高的药物(图中所示 B 药),则需要较高的血浆药物浓度以保证血液循环中有足够浓度的游离药物,因为只有小部分药物能扩散进入血管外组织。此类药物包括胺碘酮、氟西汀、萘普生和华法林。**需要强调的是血浆蛋白结合只是决定药物分布的诸多变量之一。**药物的分子大小、脂溶性、代谢速率也是在考虑特定药物的药代动力学特征时必须考虑的重要参数

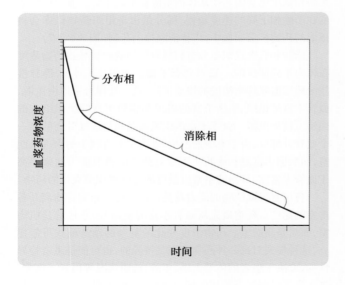

图3-6　静脉给药后药物的分布和消除。静脉给药后,药物迅速从血管内室向机体其他部位分布,血浆中的药物浓度快速下降。随后下降速度减慢,此时药物从体内代谢和排泄。药物的分布和消除表现为一级动力学,可由半对数图上的线性动力学证明

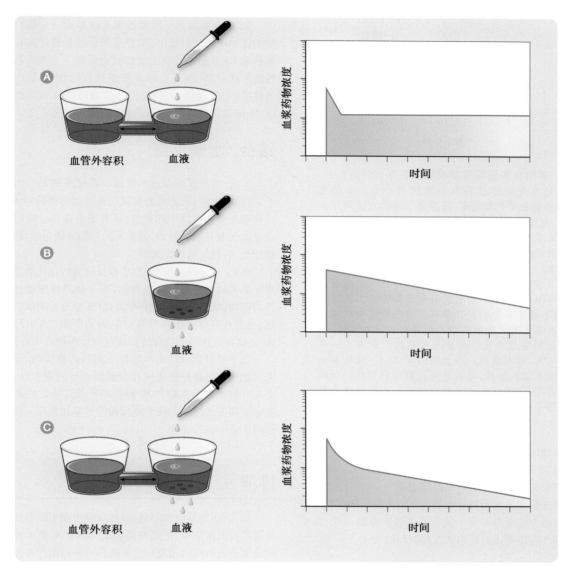

**图 3-7　药物分布和消除的示意模型。** 二房室药代动力学模型可用来描述单剂量静脉给药后药物的分布和消除。药物加入第一室时浓度迅速升高。**A.** 无消除存在时,药物浓度最初的升高后是快速的下降直至新的坪浓度,此时药物在两室间达到平衡。**B.** 若药物仅在血中分布,药物从体内清除时,血浆药物浓度下降较慢。在上述两个例子中,当血浆中药物浓度下降时,药物分布(**A**)和消除(**B**)的驱动力也降低,每单位时间分布和消除的药物的绝对量也降低。因此,药物的分布和消除的动力学在半对数图上均为直线,这即为一级动力学的定义。注意:药物消除的半衰期一般长于分布的半衰期。**C.** 当药物的分布和消除同时存在时,血浆药物浓度随时间延长的降低是由两个过程的加和来表示的。注意:C 中的曲线是 A 和 B 所示两个一级动力学过程的加和。在左侧的示意图中,"血"室的容量代表血浆药物浓度,"血管外容积"室的容量代表组织药物浓度,"血"室上方的液滴代表吸收进入全身血液循环的药物,"血"室下方的液滴代表通过代谢和排泄消除的药物

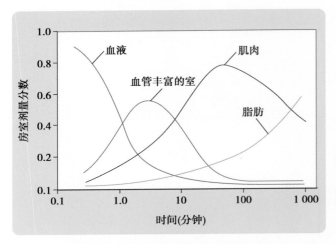

**图 3-8 药物分布的四房室模型。**静脉推注给药后，药物通过全身血液循环向不同组织分布。血管室（血）的药物浓度起初最高，随后由于药物向不同组织室分布，浓度快速下降。大多数血管丰富的组织（即动脉供血量最多的组织）通常最早富集药物，但各室摄取药物的能力不同。由于肌肉的量远大于血管丰富的组织（VRG），所以肌肉有较高的摄取能力。但肌肉不如血管丰富的组织灌注好，这种作用只有在药物开始向 VRG 分布后才能表现出来。脂肪组织灌注最差，但摄取累积药物的能力最强。由于脂肪组织摄取累积药物前已有大量的药物因代谢和排泄而消除，所以脂肪组织中的药物峰浓度不如肌肉组织高。给药过程结束后，可观察到一个反向的模式——药物最先离开血管丰富的组织，而后分别是肌肉和脂肪。这种模式强调的是：即使在停药后脂肪组织也能提供大量的药物储备。此例中的药物是硫喷妥，一种诱导全身麻醉的巴比妥盐

药物浓度改变的影响；而优秀运动员不但肌肉多，而且肌肉的血流量也大，作用则恰好相反。第三个例子，肥胖者一般表现出较高的摄取药物进入脂肪组织的能力。

更复杂的模拟体内药物分布动力学的方法可以包括大量的房室。有些方法可以对每个器官或血管床单独建模，以便更准确地描述特定靶点的药物浓度随时间的变化。

# 代谢

许多器官具有利用酶促反应将药物代谢至一定程度的能力，第 4 章中将进行阐述。肾脏、胃肠道、肺脏、皮肤和其他一些器官均有代谢药物的能力，但由于肝脏中药物代谢酶的种类和数量最多，所以大多数药物代谢在肝脏进行。肝脏修饰药物的能力取决于进入肝细胞中药物的量，脂溶性高的药物一般进入细胞（包括肝细胞）速度较快，结果优先被肝脏代谢。肝脏中也存在大量人溶质载体（SLC）超家族中的转运体，可以允许一些水溶性药物进入肝细胞。肝酶能够在药物分子的多种取代基上进行化学修饰，从而使药物失活或易于排泄，这些修饰统称为生物转化。生物转化反应分为两种类型：氧化/还原反应和结合/水解反应。[虽然生物转化反应常被称为Ⅰ相（phase Ⅰ）和Ⅱ相（phase Ⅱ）反应，但本书使用更为精确的名词：氧化/还原反应和结合/水解反应（详见第 4 章）]。

## 氧化/还原反应

氧化/还原反应一般通过加入或暴露一个极性基团对药物的化学结构进行修饰，最普遍的途径是通过微粒体中的细胞色素 P450 酶系参与大量的氧化反应。一些药物可以无活性的形式给药（前药），在肝脏通过氧化/还原反应代谢为有活性的形式（药物）。应用前药策略可以提高口服生物利用度，降低胃肠道毒性，延长药物的消除半衰期。

## 结合/水解反应

结合/水解反应通过水解药物或使药物结合大的极性分子，使药物失活，或者更为常见的是增加药物的溶解性并增加药物在尿液和胆汁中的排泄，后者更为常见。有时水解或结合可以代谢并活化前药，最常见的添加基团包括葡萄糖醛酸、硫酸盐、谷胱甘肽和醋酸盐。

氧化/还原反应和结合/水解反应对特定药物的作用也取决于患者同时使用的其他药物，下一章将详细描述。某些种类的药物如巴比妥类，是介导氧化/还原反应的酶的强效诱导剂，而另外有些药物却具有抑制酶的作用（表 4-3）。理解药物-药物相互作用是联合应用适宜剂量药物的重要前提条件。

医生和研究者已经开始着手阐明药物吸收、分布、排泄，尤其是代谢的各种转运体和酶基因差异的重要性。例如：一个人肝脏中细胞色素 P450 酶的补充及其特定的基因多态性决定了很多治疗药物在个体代谢的速率和程度。这个专题将在第 7 章中进行详述。

# 排泄

氧化/还原反应和结合/水解反应增加了脂溶性药物及其代谢产物的水溶性，使这些药物最终和原本亲水性的药物一起排泄进入共同的通路。大多数药物和代谢产物经肾脏和胆汁排泄从体内消除。肾脏排泄是最常见的药物排泄机制，这种排泄方式依赖于药物或代谢产物的亲水性特征。只有较小部分药物主要从胆汁排泄或通过呼吸和皮肤进行排泄。许多口服药物在胃肠道上部吸收不完全，残留的药物通过粪便排泄而消除。

## 肾脏排泄

肾脏的血流量占全身总血流量的 25%，可保证肾脏持续与血中存在的任何药物接触。药物在肾脏的清除速度取决于药物滤过、分泌和重吸收速度的平衡（图 3-9），入肾小动脉可将游离药物（未结合）和血浆蛋白结合的药物导入肾小球，但一般情况下只有游离药物才能滤过进入肾小管，因此肾脏的血流量、肾小球滤过率和药物的血浆蛋白结合均能影响药物

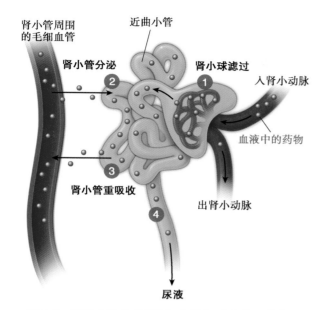

**图 3-9 肾脏中药物的滤过、分泌和重吸收。** 药物可能：①在肾小球滤过；②分泌进入近曲小管；③从肾小管重吸收进入血液；④从尿液排泄。滤过、分泌和重吸收速度的相对平衡决定了药物经肾排泄的动力学。增加血流量、提高肾小球滤过率、降低血浆蛋白结合率均能使药物排泄速度增加，原因是这些改变均可使肾小球滤过率增加。一些药物如青霉素，可通过主动分泌进入近曲小管。虽然重吸收能够降低药物的清除率，但许多药物在远曲小管有 pH 捕获现象，可使药物有效地从尿液排泄。经肾清除的药物，肾功能不全时会导致血浆药物浓度升高，给药时剂量和频率应相应地加以调整

进入肾小管的数量。增加血流量、提高肾小球滤过率、降低血浆蛋白结合率均能使药物排泄速度增加。肾脏排泄在许多药物的清除中发挥重要的作用，如万古霉素、阿替洛尔和氨苄西林等。**此类药物在肾功能不全者和老年患者（常出现一定程度的肾功能不全）中可累积达到中毒浓度。** 例如：在肾功能正常的个体中，万古霉素的给药间隔通常为 12 小时。而患有严重肾脏疾病时，单次静脉注射后药物的治疗水平可能会持续 7 天。

尿液中的药物浓度在近曲小管升高，原因是不带电的药物分子通过被动扩散、带电的和不带电的分子通过易化扩散、阴离子和阳离子药物通过主动分泌由血液进入尿液。排泄机制通常不是药物特异性的，但药物排泄常利用药物和体内天然产生的物质如有机阴离子（通过 OAT 家族和其他蛋白转运）和阳离子（通过 OCT 家族和其他蛋白转运）在分子上的相似性。青霉素是在近曲小管通过主动转运大量清除的一个例子。血浆蛋白结合的程度对药物分泌进入近曲小管的影响相对较小，原因是调节肾小管主动分泌的高效的转运体可快速地将游离药物（未结合）从肾小管周围的毛细血管中消除，从而改变这些位置中游离药物和蛋白结合药物的平衡。

药物在近曲小管和远曲小管重吸收后，尿中的药物浓度会下降。前已述及，pH 捕获是重吸收的最主要的限制因素，在近曲小管内外，肾液一般是酸性的，往往有利于弱碱性药物

离子型的捕获。由于近曲小管存在和肾单位前段不同的转运体蛋白，离子型药物可抵抗易化扩散引起的重吸收，使药物排泄增加。对尿液的 pH 进行化学调节可以增强或抑制药物在肾小管的重吸收，改变肾小管中尿液的流速也可以调节药物重吸收的速度。生成尿液的速度增加会稀释肾小管中的药物浓度且减少易化扩散发生的时间，从而减少药物的重吸收。例如：阿司匹林是弱酸性药物，通过肾脏排泄，阿司匹林过量时可应用碳酸氢钠碱化尿液（将阿司匹林捕获于肾小管中）和增加尿液的流速（稀释肾小管中的药物浓度）进行治疗，以上临床操作均能将药物快速清除。

## 胆汁排泄

药物的重吸收在胆汁排泄中也发挥重要的作用。一些药物通过转运体中的 ATP 结合盒转运体家族［ATP-binding cassette（ABC）transporter family］成员由肝脏排泄至胆汁，这些成员包括七种蛋白家族如多药耐药（multidrug resistance，MDR）家族。由于胆管在十二指肠汇入胃肠道，药物在消除前必须经过小肠和大肠，许多情况下这些药物经历肠肝循环，在此循环中药物重吸收进入小肠，而后经肝脏门脉系统进入全身血液循环。甾体激素、地高辛和一些癌症化疗药物大部分通过胆汁排泄。

# 药物代谢动力学的临床应用

药物吸收、分布、代谢和排泄的动力学相互作用决定血浆药物浓度和药物以有效浓度到达靶器官的能力。单剂量给药往往达不到药物治疗所希望的持续时间，因此常需要多次给药以获得效应和毒性限定下的相对恒定的血浆药物浓度。研发中的药物临床试验的结果和 FDA 批准上市的药物在临床使用的经验，对药物在一般患者中的标准剂量给予了一定的建议，但对患者个体而言，进行一种药物或几种药物联合使用的剂量设计时必须考虑药物代谢动力学和其他一些差异（如疾病状态和药物基因组学方面）。

## 清除率

**清除率是限制药物在靶分子、靶细胞或靶器官作用时间的最重要的药代动力学参数，** 可用两种互为补充的方法进行定义。一是：清除率是相对于血浆药物浓度，药物从体内消除的速率。另一定义是：假设体内药物均以和血浆中相同的浓度存在，能引起体内药物总量动力学变化的血浆中药物的清除速率。因此，清除率的单位以体积/时间表示，如下：

$$清除率 = \frac{（代谢 + 排泄）}{血浆药物浓度} \qquad 公式\ 3\text{-}5$$

上式中代谢和排泄以速率（数量/时间）表示。

虽然代谢和排泄是不同的生理过程，但两者的药理学终点却是相同的——活性药物在血液循环中浓度降低，因此代谢和排泄常统称为清除，清除率的原理对两者均适用：

总清除率＝肾清除率+肝清除率+其他清除率

公式 3-6

## 代谢和排泄动力学

一个器官代谢和排泄药物的速率受此器官血流速度的影响。在标准治疗剂量下,大多数药物表现一级动力学,即单位时间内药物代谢和排泄的量与全身血液循环中药物的浓度成正比。由于一般情况下大多数药物的清除机制尚未饱和,因此提高药物的血浆药物浓度可以增加药物的代谢和排泄(公式 3-5)。一级清除速率(包括代谢和排泄)遵从米-曼(Michaelis-Menten)动力学规律:

$$E=\frac{V_{max}\times C}{K_m+C}$$

公式 3-7

$V_{max}$ 为最大清除速率,$K_m$ 为 1/2 最大消除速率时的药物浓度,$C$ 是血浆药物浓度,$E$ 为清除速率(图 3-10)。由于药物清除通常为一级动力学过程,在血药浓度-时间半对数图中,消除相一般为直线(图 3-6)。

少数药物(如苯妥英和乙醇)显示饱和动力学特征,在治疗浓度或接近治疗浓度时,清除能力饱和。一旦饱和,消除速率不再随着血药浓度的升高而增加(零级动力学),将导致血药浓度升高引起毒性的甚至致命的反应。

器官对药物清除所起作用的大小以提取率进行定量,提取率是药物进入器官前瞬间和离开组织后血浆中的药物浓度的比值:

$$提取率=\frac{C_{in}-C_{out}}{C_{in}}$$

公式 3-8

$C$ 为药物浓度。对药物清除作用显著的器官与作用不显著的器官相比,前者有较高的提取率,其值接近 1,后者接近 0。例如:首过效应明显的药物肝提取率较高。

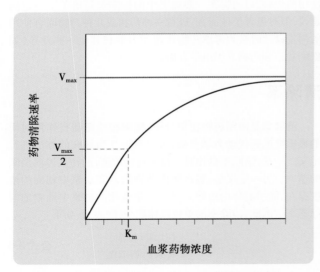

图 3-10　米-曼(Michaelis-Menten)动力学。药物的消除一般遵从米-曼(一级)动力学。血浆药物浓度升高,消除速率增加,直至消除能力饱和,达到最大消除速率($V_{max}$)。米氏常数 $K_m$ 为 1/2 最大消除速率时的药物浓度

## 半衰期

代谢和排泄降低了血中活性药物的浓度,从而缩短了药物在靶器官发挥疗效的时间。药物的消除半衰期定义为:**血浆药物浓度下降到初始浓度一半所需要的时间**。药物半衰期的知识可帮助医生估算维持药物浓度在治疗范围所需要的给药频数(见下文)。任何临床状况都可能存在许多混杂因素,在此仅考虑最简单的情况以有助于理解。由于大多数药物通过一级动力学消除,机体常可视为单房室模型,容积等同于分布容积。在此模型中,消除半衰期仅取决于分布容积和清除率:

$$t_{1/2}=\frac{0.693\times V_d}{CL}$$

公式 3-9

$V_d$ 为分布容积,0.693 为 ln 2 的近似值,CL 为清除率。

因此,所有上述提及的影响分布容积和清除率的因素均可影响药物的消除半衰期。降低药物的清除率或增加分布容积能够延长消除半衰期,从而提高药物在靶器官的疗效。半衰期长的药物作用可能持续几天,因此在制定剂量方案时必须慎重考虑半衰期,例如:氯喹的半衰期长于 1 周,胺碘酮几乎 1 个月。

### 影响半衰期的因素

在确定合适的给药剂量和给药间隔时必须考虑分布容积在生理病理条件下的变化(表 3-5)。老年患者骨骼肌数量减少,分布容积降低;相反,肥胖者脂肪组织摄取药物的能力增加,能分布进入脂肪的药物可能需要给予较高的剂量以达到治疗浓度。第三个例子,如药物按体重给药但脂肪组织却不摄取药物,则在肥胖者中药物可能会达到中毒浓度。最后一个例子,有些药物可能会优先进入病变的液体区如腹水或胸腔积液,如剂量不相应调整,可能会导致长期毒性。

**表 3-5　影响药物半衰期的因素**

| 影响半衰期的因素 | 最常见的影响 |
| --- | --- |
| **对分布容积的影响** | |
| 年老(肌肉减少→分布减少) | 缩短 |
| 肥胖(脂肪增加→分布增加) | 延长 |
| 病变的液体(分布增加) | 延长 |
| **对清除率的影响** | |
| 细胞色素 P450 诱导(增加代谢) | 缩短 |
| 细胞色素 P450 抑制(减少代谢) | 延长 |
| 心功能障碍(降低清除率) | 延长 |
| 肝功能障碍(降低清除率) | 延长 |
| 肾功能障碍(降低清除率) | 延长 |

生理病理过程也可能影响清除率。例如:肝脏中负责药物代谢的细胞色素 P450 酶能够被诱导,增加药物的失活率;也能被抑制,减少药物的失活率。特异的 P450 酶可以被一些药物诱导(如卡马西平、苯妥英、泼尼松和利福平),也被另外一些药物抑制(如西咪替丁、环丙沙星、地尔硫䓬和氟西汀);更多特异的 P450 酶的诱导剂和抑制剂见表 4-3。器官功能障碍是确定合适的给药方案的另一重要因素。肝功能障碍既可能影响肝药酶的作用,又可能减少胆汁的分泌。心排出量减少可以降低到达清除器官的血流量。肾功能障碍时由于药物滤过和分泌至肾小管的量减少,药物排泄减少。简而言之,肝脏、心脏、肾脏功能障碍均能导致药物的失活和消除减少,从而延长药物的消除半衰期。

## 治疗剂量和给药频率

药代动力学的基本要素——吸收、分布、代谢和排泄——均影响药物最佳给药方案的设计。吸收可以确定可能的给药途径并帮助确定最佳给药剂量。对于具有相同效力的两种药物,吸收好的药物——依据是生物利用度高——通常比吸收差的药物需要的剂量小。相比之下,分布广泛的药物——依据是分布容积大——通常需要较高的给药剂量。药物的清除率影响半衰期,从而决定维持药物在血浆中的治疗浓度所需的给药频率。

总之,**药物的治疗剂量是使血浆药物峰浓度(最高)维持在中毒浓度以下,谷浓度(最低)维持在最小有效浓度之上**(图 3-11),这可通过静脉(连续输注)、皮下(连续给药的泵或植入)、经皮(皮肤贴剂)、口服(持续释放的片剂)或其他途径连续给药有效实现(见第 55 章)。但在许多情况下,给药方案还必须考虑患者是否方便,频繁小剂量给药(通常口服)在稳态血药浓度时波动度较小,但这种给药方法患者常要忍受频繁给药带来的不便;减少给药次数则需要增大给药剂量,峰浓度和谷浓度的波动也较大,这种方案对患者而言比较方便,但由于药物浓度过高(毒性)或过低(低于治疗范围),更可能导致一系列问题的发生(图 3-12)。

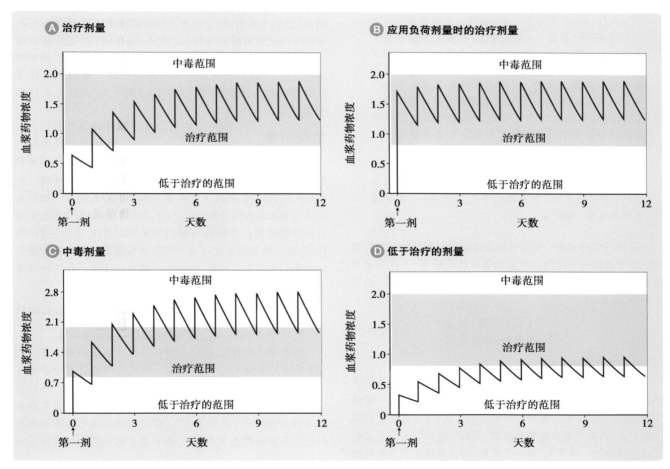

**图 3-11　治疗剂量、低于治疗的剂量和中毒剂量。** 从临床角度,血浆药物浓度可分为低于治疗范围、治疗范围、超过治疗范围和中毒范围。大多数给药方案的目的是维持药物浓度在治疗范围内(称为"治疗窗")。A. 药物平衡达稳态浓度的过程中,最初的几次给药药物浓度低于治疗范围(约需 4 个消除半衰期达到稳态)。合适的给药剂量和频率可使稳态药物浓度维持在治疗范围内,峰浓度和谷浓度也保持在治疗窗内。B. 如果起始(负荷)剂量大于维持剂量,药物可更快速地达到治疗浓度。负荷剂量的大小是由药物的分布容积决定的。C. 维持剂量过高或给药过于频繁导致药物蓄积和毒性。D. 维持剂量过低或给药次数过少导致稳态血药浓度低于治疗范围。所有 4 个图均为每天一次给药,药物可快速分布至体内各室,按一级动力学消除

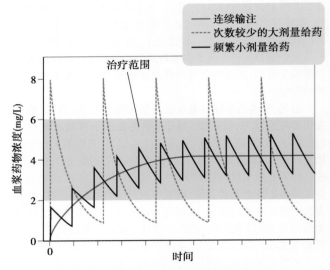

**图 3-12　给药频率决定稳态血药浓度的波动**。相同的稳态血药浓度可通过多种不同的给药剂量和给药间隔获得。在所示的例子中,相同的药物总量以三种不同的给药方案给予:连续输注、频繁小剂量和次数较少的大剂量给药。平滑曲线代表连续输注给药的效应。非连续给药导致药时曲线在连续输注的药时曲线上下浮动。注意:三种给药方案具有相同的平均稳态血药浓度(4mg/L),但非连续给药的峰浓度高于靶浓度,谷浓度低于靶浓度。如果峰浓度和谷浓度超出治疗窗的界限(如次数较少的大剂量给药方案),对临床治疗结果会产生不利的影响。考虑到这一原因,频繁小剂量给药与次数较少的大剂量给药相比,通常更有效,耐受性也较好,但必须和次数较少的(如一天一次)大剂量给药的方便性(和提高患者的依从性)相权衡

最佳的给药方案一般维持稳态血药浓度在药物的治疗窗内。由于药物进出体内的速度相等时达到稳态,所以稳态血药浓度受药物的生物利用度、清除率、剂量和给药间隔(给药的频率)的影响:

$$C_{稳态} = \frac{生物利用度×剂量}{给药间隔×清除率}　　公式 3-10$$

C 为血浆药物浓度。

刚开始用药时,药物进入体内的速率($k_{in}$)远大于清除速率($k_{out}$),因此血中药物浓度升高。假设药物清除遵循一级动力学,由于清除速率与血浆药物浓度成正比,随着血浆药物浓度的升高,药物的清除速率也增加,当两个速率($k_{in}$ 和 $k_{out}$)相等时达到稳态。**由于 $k_{in}$ 是一个常数,所以达稳态的途径是由 $k_{out}$ 控制的**。$k_{out}$ 是所有消除机制的复合速率($k_{out}$ 也称为 $k_e$,是药物消除的复合速率)。在大多数给药方案中,每一次连续给药后药物浓度均会累积,只有进入循环系统的药物的量和从中清除的量相等时才能达到稳态(图 3-11)。临床上改变给药方案必须牢记这一点,因为至少大约需要 4 个消除半衰期药物才能达到新的稳态。

静脉输注即时半衰期(context-sensitive half-life)的概念描述了从给药开始到达到稳态时药物从靶点清除的动态半衰期。这一概念在临床上非常重要,尤其是对于药物如阿片类镇痛剂或丙泊酚等静脉麻醉剂的连续输注。这些药物经常连续输注给药,但输注时间不够达到稳定状态。在这种情况下,药物从靶点清除的半衰期取决于给药持续的时间。这个概念在临床上可用于预测:①患者对未达稳态的药物的反应和②停止药物输注后药物作用清除所需的时间。

在患者的治疗方案中增加其他药物也可改变稳态血浆药物浓度。例如:病例中的 W 先生,加用甲氧苄啶-磺胺甲噁唑抑制了华法林的代谢,降低了后者的清除率,导致稳态血药浓度超过治疗剂量。由于酒精也能抑制华法林的代谢,W 先生的急性酒精中毒加重了这一效应。假设 W 先生的体重约70kg,每 24 小时应用 5mg 华法林,华法林的生物利用度为 0.93,则最初的稳态血浆药物浓度可计算如下:

$$C_{稳态} = \frac{0.93×5mg}{24h×0.192L/h} = 1.01mg/L$$

清除率为 0.192L/h,是由药物的半衰期和分布容积确定的(公式 3-9、3-10)。当华法林的清除率因加用甲氧苄啶-磺胺甲噁唑和酒精而降低时,华法林的稳态血浆药物浓度升高至中毒浓度。通过监测 W 先生加用甲氧苄啶-磺胺甲噁唑后的 INR(必要时调整华法林的剂量),提醒其服用华法林期间控制饮酒量(偶尔喝 1~2 杯),能够避免上述情况的发生。

## 负荷剂量

任何途径给药,血浆药物浓度刚开始均升高,随后由于药物从血管(血)室向体内组织分布,血浆中药物浓度下降。分布容积大的药物,浓度下降的速度和程度较为显著。如果给药时不考虑药物的分布容积,仅考虑血容量,则药物无法迅速达到治疗浓度。为补偿药物向组织的分布常采用起始(负荷)剂量。负荷剂量常远高于药物仅保留在血管内室时所需的剂量。使用负荷剂量,仅一次或两次给药即可获得治疗浓度(即预期的稳态浓度):

$$剂量_{负荷} = V_d × C_{稳态}　　公式 3-11$$

$V_d$ 为分布容积,$C_{稳态}$ 为预期的稳态血浆药物浓度。

不使用负荷剂量,药物在组织分布和血浆药物浓度间达到平衡大约需要 4~5 个半衰期。使用负荷剂量可以避开这一过程,给予足够剂量的药物,仅一次或两次给药后,即可在血液和组织中达到合适的(治疗)浓度。例如:利多卡因在70kg 体重者的分布容积为 77L,假设控制心律不齐所需的稳态血浆药物浓度为 3.5mg/L,则利多卡因合适的负荷剂量可计算如下:

$$剂量_{负荷} = 77L × 3.5mg/L = 269.5mg$$

## 维持剂量

一旦血浆和组织中药物浓度达到稳态,随后的给药剂量仅用于补充因代谢和排泄损失的药物量即可。维持剂量是由药物的清除率决定的,依据是稳态时药物进入体内的速率等

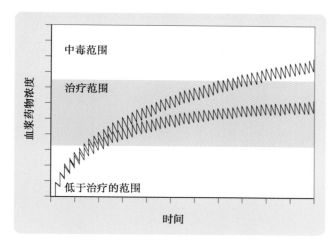

**图 3-13　饱和药代动力学和药物毒性。**药物消除一般遵从一级米-曼（Michaelis-Menten）药代动力学，消除速率随药物浓度的增加而增加。最佳剂量给药时，稳态血药浓度保持在治疗范围内（下面的曲线）。给药过量时机体消除药物的能力饱和，例如：超过肝脏中细胞色素 P450 酶系的代谢能力（上面的曲线），在这种情况下，药物的清除速率不随血浆药物浓度的增加而增加（即消除遵从零级而非一级动力学），连续给药导致药物累积，血浆药物浓度可能达到中毒水平

于从体内清除的速率。

$$剂量_{维持} = 清除率 \times C_{稳态}$$ 公式 3-12

　　如果给药剂量高于计算的维持剂量，则药物进入体内的速率大于从体内清除的速率，药物会在组织中累积到达中毒浓度。对于 W 先生，计算的华法林的维持剂量为：

$$剂量_{维持} = 0.192L/h \times 1.01mg/L = 0.194mg/h = 4.65mg/d$$

　　W 先生合适的维持剂量为每天 4.65mg，由于华法林的生物利用度仅 93%，所以 W 先生每天服用 5mg 以维持足够的稳态血浆药物浓度。（注意：由于华法林治疗指数低，中毒浓度可能引起致命的出血，使用过程中应定期测定 INR 以监测华法林的生物活性。）

　　对少数药物而言，机体对药物的清除能力（如经肝代谢）在血浆药物浓度达到治疗浓度或稍高于治疗浓度时达到饱和。在这种情况下，药物消除由一级动力学变为零级动力学（也称为饱和动力学，见上文）。连续给药导致药物在血浆中迅速累积，可能达到中毒浓度（图 3-13）。

## 结论与展望

　　本章对吸收、分布、代谢和排泄（ADME）的药代动力学过程进行了概述。认识药物在患者个体作用强度的决定因素及这些因素不断变化的特点，对安全有效地使用药物进行治疗是非常重要的。一些主要的决定剂量、清除率和血浆药物浓度之间关系的公式（表 3-6）在针对药物方案作出治疗决策时也是应重点考虑的。

| 表 3-6 | 主要药代动力学参数相互关系总结 |
|---|---|

$$起始浓度 = \frac{负荷剂量}{分布容积}$$

$$稳态浓度 = \frac{吸收分数 \times 维持剂量}{给药间隔 \times 清除率}$$

$$消除半衰期 = \frac{0.693 \times 分布容积}{清除率}$$

　　目前，药代动力学在临床的应用主要是基于在部分人群中观察到的药物作用。但在患者个体中存在无数大大小小的影响药物治疗作用的变量，例如：年龄、性别、体重、健康状况、种族、基因组成和疾病状态不同，药代动力学特点就存在明显的不同。治疗药物监测的发展使一些药物的血药浓度的实时测定成为可能，药物基因组学的发展也将为药代动力学带来一场更加非凡的革命。未来的药物治疗将包括为患者设计个体化的给药方案。对患者基因组成的认识可使药物治疗充分利用强势，补偿许多患者特异性变量存在的缺点。例如：现在已经可以进行代谢华法林的 P450 酶变异体的基因检测，临床试验也正在进行中，旨在研究药物基因检测能否更好地预测维持华法林治疗水平所需的剂量。这将在第 7 章进行讨论。

　　最后，应该注意的是，与小分子药物相比，蛋白质和其他大分子化合物作为药物具有独特的药代动力学方面的机遇和挑战。其中一些挑战包括蛋白质的吸收和稳定性、作用部位的分布以及经酶降解和其他机制的清除。与已有的大量的关于小分子药物药代动力学方面的知识相比，蛋白质治疗中药代动力学的机制研究尚处于起步阶段，为大分子药物的发现和优化提供了机遇。这将在第 54 章中进行更详细的讨论。

（赵艳 译　杨志宏　杜冠华 审）

## 推荐读物

Ezan E. Pharmacokinetic studies of protein drugs: past, present and future. *Adv Drug Deliv Rev* 2013;65:1065–1073. (*Overview of the opportunities and challenges presented by the pharmacokinetics of protein therapeutics.*)

Godin DV. Pharmacokinetics: disposition and metabolism of drugs. In: Munson PL, ed. *Principles of pharmacology.* New York: Chapman & Hall; 1995. (*A solid introductory text, this chapter illustrates the various aspects of pharmacokinetics with many examples of specific drugs.*)

Hediger MA, Clémençon B, Burrier RE, Bruford EA. The ABCs of membrane transporters in health and disease (SLC series): introduction. *Mol Aspects Med* 2013;34:95–107. (*Reviews and introduces a special issue on the 52 families of proteins in the human solute carrier superfamily.*)

Klaasen CD, Aleksunes LM. Xenobiotic, bile acid, and cholesterol transporters: function and regulation. *Pharmacol Rev* 2010;62:1–96. (*Reviews the function, regulation, and substrates of ABC-superfamily, SLC-superfamily, and other transporters that mediate the cellular uptake and efflux of drugs and other molecules.*)

Pratt WB, Taylor P, eds. *Principles of drug action: the basis of pharmacology.* 3rd ed. New York: Churchill Livingstone; 1990, Chapters 3 and 4. (*This text provides a comprehensive treatment of pharmacokinetics and pharmacokinetic principles.*)

Rees DC, Johnson E, Lewinson O. ABC transporters: the power to change. *Nat Rev Mol Cell Biol* 2009;10:218–227. (*Reviews the molecular mechanisms of ABC-superfamily transporters.*)

# 第4章
# 药 物 代 谢

F. Peter Guengerich

## 概述

　　我们的机体每天都暴露在非体内产生的外源性物质环境中。大部分药物是外源性化合物，用来调节机体功能以达到治疗目的。人体内大量的酶类改变着进入体内的药物及环境中进入体内的化合物。这些酶能对化合物进行生物转化，使这些化合物发挥有益或有害的作用，或者只是简单的使化合物失活。这些在体内通过生化反应改变药物的过程统称为药物代谢或药物生物转化。

　　前一章中我们介绍了肾清除率在药物代谢中的重要作用，虽然使药物转化为肾脏可排泄形式的生化反应是药物代谢的重要部分，但药物代谢还包括其他方面的功能。药物的生物转化可以通过以下四条重要途径转化药物：

- 活性药物转化为非活性药物；
- 活性药物转化为活性或毒性代谢产物；
- 非活性前药转化为活性药物；
- 非排泄药物转化为可排泄的代谢产物（例如：提高肾脏或胆汁的清除率）。

　　这一章将介绍药物代谢的主要过程。病例之后，将针对药物代谢的主要场所肝脏做一综述。然后将讨论生物转化的

两种主要类型。这两种主要类型通常被命名为Ⅰ相反应（phase Ⅰ reactions）和Ⅱ相反应（phase Ⅱ reactions），尽管这种命名并不严密并且不代表着反应的先后顺序。此外，"Ⅲ相反应（phase Ⅲ reactions）"有时还用来描述药物的转运过程。在本章中，我们使用**氧化/还原**和**结合/水解**这两个名词来更为准确地描述这些过程。本章结尾处将讨论影响药物代谢个体差异的多种因素。

## 药物代谢的场所

　　肝脏是药物代谢的主要器官。在肝脏代谢中存在着值得注意的首过效应现象，经口服给予的药物通常在胃肠道（GI）吸收后直接通过肝门静脉循环输送至肝脏（图4-1），在这种方式下，肝脏有机会在药物到达体循环和靶器官之前代谢它们。因此，在设计用药方案时必须考虑首过效应，因为如果肝脏对药物有很强的代谢作用，那么到达靶组织的药物量将远小于口服的药物量（见第3章）。某些药物经肝脏的首过效应代谢后大量灭活，那么这类药物就应改为非胃肠道途径给药（非口服形式）。例如：抗心律失常药利多卡因（lidocaine），它的口服生物利用度仅有3%（见第12章）。

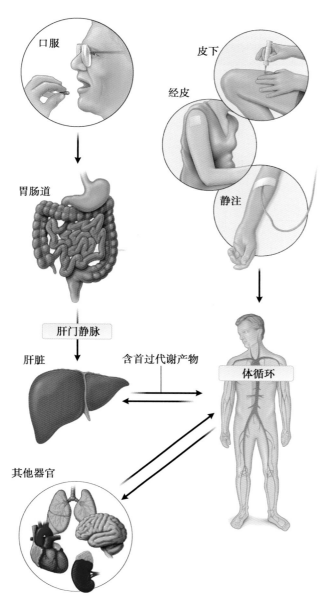

**图4-1 肝门静脉循环和首过效应。** 药物口服（PO）经胃肠道吸收，通过肝门静脉输送至肝脏。经这条途径，肝脏可以在药物到达体循环前代谢药物，即首过效应。与此相反，如果药物经静脉（IV）、皮或皮下途径给予，那么它将在肝脏的修饰作用前直接进入体循环和达到靶器官。首过效应对生物利用度具有重要意义，如果一个药物存在着显著的首过效应，那么它的口服剂量要远远大于静脉注射剂量才能达到相同的药效

虽然肝脏是药物代谢中最主要的器官，但机体内每个组织都能在某些程度上参与药物代谢，其中作用显著的部位包括皮肤、肺、胃肠道和肾脏。这里胃肠道是值得特别提及的器官，因为它像肝脏一样能参与药物的首过效应，在口服药物未进入体循环前代谢它们。

## 病　例

B女士，32岁，高加索人，主诉已有5年咽喉疼痛和吞咽困难症状。身体检查中发现其舌部呈现白色乳脂状损伤，诊断为鹅口疮，一种真菌性口腔炎。她的病史包括：多个性伴侣、不经常使用避孕套、过去14年中持续口服避孕药物。这些描述提示为HIV-1感染，这一诊断被聚合酶链反应（PCR）分析所确认。B女士的CD4 T细胞计数低，医生立即对她实施了标准的抗HIV治疗方案，其中包括使用蛋白酶抑制剂沙奎那韦。通过局部抗真菌药物的治疗，她的鹅口疮炎症消退。虽然治疗有效，但她的CD4细胞计数仍然持续降低，几个月后她向医生陈述有疲劳和持续咳嗽症状，通过进一步的检查诊断为结核病。

## 思　考　题

□ 1. 利福平是一线抗结核药物，但它能降低HIV蛋白酶抑制剂的效用，这种药物-药物相互作用的机制是什么？

□ 2. 异烟肼是另一个治疗结核病的常用药物，为什么B女士的种族背景使她的医生在考虑使用异烟肼时产生顾虑？

□ 3. 在为B女士制定治疗HIV感染的用药方案时，医生在饮食方面还应该考虑哪些相互影响因素？

## 药物代谢的途径

药物和外源性化学物质经过生物转化排出体外。许多药物由于是亲脂性的，它们可以顺利地通过小肠黏膜或靶组织的细胞膜系统。遗憾的是，这种能提高药物生物利用度的亲脂性却使药物难于肾脏排泄，因为肾脏排泄需要药物具有更高的亲水性以使药物溶解在尿液中。因此，生物转化反应通常是提高化合物的亲水性而使药物更易于肾脏排泄。

生物转化反应通常可分为两大类型：氧化/还原（Ⅰ相）反应和结合/水解（Ⅱ相）反应。氧化反应通常通过增加或暴露药物的极性官能团，如羟基（—OH）、氨基（—NH₂）等基团，将药物转化为较为亲水性的代谢产物（表4-1）。这些代谢产物通常不具有药理活性，不需要进一步地修饰即可排出体外。但也有一些氧化/还原反应的产物需要进一步修饰才能排出体外。结合（Ⅱ相）反应对化合物的修饰通常是经过连接亲水性基团如葡萄糖醛酸等以产生极性更大的结合物（表4-2）。这里值得指出的是这些结合反应的发生是不依赖氧化/还原反应的，参与氧化/还原反应和结合/水解反应的酶类通常对于底物存在着竞争作用。

## 氧化/还原反应

氧化反应涉及肝细胞和一少部分其他组织细胞内质网（ER）上表达的膜相关酶。催化这些Ⅰ相反应的酶通常是典型的氧化酶类，这些酶主要是细胞色素P450酶系的血红素蛋白单加氧酶。P450（有时缩写为CYP）也是我们所熟知的微粒体混合功能氧化酶，参与大约75%现今使用药物的代谢过程（P450的定义是指当结合一氧化碳时在450nm有特征吸收峰的血红素蛋白类）。

表4-1 氧化还原反应

| 反应类型 | 结构式 | 代表药物 |
|---|---|---|
| **Ⅰ. 细胞色素 P450 依赖型氧化反应** | | |
| 1. 脂肪族的羟化 | | 巴比妥类 洋地黄毒苷 环孢菌素 |
| 2. 芳香族的羟化 | | 普萘洛尔 苯妥英 |
| 3. N-脱烷基 | | 去氧麻黄碱 利多卡因 |
| 4. O-脱烷基 | | 可待因 |
| 5. S-氧化 | | 吩噻嗪 西咪替丁 |
| 6. N-氧化 | | 奎尼丁 |
| 7. 脱硫 | | 硫喷妥钠 |
| 8. 环氧化物形成 | | 卡马西平 |
| **Ⅱ. 细胞色素 P450 非依赖型氧化反应** | | |
| 1. 乙醇脱氢/乙醛脱氢 | | 乙醇 维生素 $B_6$ |
| 2. 氧化脱氨 | | 组胺 去甲肾上腺素 |
| 3. 脱羧 | | 左旋多巴 |
| **Ⅲ. 还原反应** | | |
| 1. 硝基还原 | | 呋喃妥因 氯霉素 |
| 2. 脱卤素 | | 氟烷 氯霉素 |
| 3. 羰基还原 | | 美沙酮 纳洛酮 |

**表 4-2**　水解结合反应

| 反应类型 | 结构式 | 代表药物 |
| --- | --- | --- |
| **Ⅰ. 水解反应** | | |
| 1. 酯水解 | | 普鲁卡因<br>阿司匹林<br>琥珀酰胆碱 |
| 2. 酰胺水解 | | 普鲁卡因胺<br>利多卡因<br>吲哚美辛 |
| 3. 环氧化物水解 | | 卡马西平<br>（环氧化代谢产物） |
| **Ⅱ. 结合反应** | | |
| 1. 葡糖醛酸化 | | 地西泮<br>地高辛<br>依泽替米贝 |
| 2. 乙酰化 | | 异烟肼<br>磺胺类 |
| 3. 甘氨酸结合 | | 水杨酸 |
| 4. 硫酸根结合 | | 雌酮<br>甲基多巴 |
| 5. 谷胱甘肽结合（生成硫醇尿酸） | | 依他尼酸<br>二氯乙酸<br>对乙酰氨基酚<br>（代谢产物）<br>苯丁酸氮芥 |
| 6. N-甲基化 | | 美沙酮<br>去甲肾上腺素 |
| 7. O-甲基化 | | 儿茶酚胺类 |
| 8. S-甲基化 | | 巯嘌呤类 |

细胞色素 P450 依赖的氧化反应最终结果如下式所示：

$$药物+O_2+NADPH+H^+ \longrightarrow 药物\text{-}OH+H_2O+NADP^+$$

公式 4-1

反应开始时，药物先与氧化型（$Fe^{3+}$）细胞色素 P450 结合形成复合物，然后在接下来的两步氧化/还原反应中被还原，如图 4-2A 所示。烟酰胺腺嘌呤二核苷酸磷酸（辅酶Ⅱ，NAD-PH）通过黄素蛋白还原酶在下列步骤的反应中提供电子。第一步，NADPH 提供的电子还原细胞色素 P450-药物复合物；第二步，电子还原分子氧形成活性氧-细胞色素 P450-药物复合物。最终，复合物通过重排进一步活化，活性氧原子传递给药物，导致氧化型药物产物的生成和氧化型细胞色素 P450 的复原。反应机制如图 4-2B 所示。

大多数肝细胞色素 P450 氧化酶存在广泛的底物特异性（表4-1），部分原因是复合物的活性氧是一种强氧化剂，它可以和多种底物发生反应。细胞色素 P450 酶类的命名通常是在"P450"后标明 P450 酶家族的编码数字，大写字母标明亚家族，后面数字标明酶的具体编码（如 P450 3A4）。许多 P450 酶具有部分重叠的特异性，这样就可使肝脏识别和代谢广泛的外源性物质。

总之，P450 介导的反应可以解释超过 95% 的氧化生物转化反应。其他途径也可以氧化亲脂性分子。举一个相关的例子，乙醇排泄途径中存在一条非 P450 氧化途径，即乙醇脱氢酶（alcohol dehydrogenase）氧化乙醇生成乙醛衍生物排出体外。这个酶也是甲醇产生毒性的基础。因为乙醇脱氢酶可以氧化甲醇生成甲醛，而甲醛对一些组织存在较严重的破坏作用。如：视神经对甲醛非常敏感，甲醇毒性可导致失明。

单胺氧化酶（monoamine oxidase，MAO）是另一个重要的非 P450 酶。它可以氧化内源性胺类化合物（如儿茶酚胺类和酪胺，见第 11 章）以及包括药物的一些外源性物质。

## 结合／水解反应

结合反应和水解反应为药物排泄的结构修饰提供了另一套机制（图 4-3）。虽然酯类、酰胺类药物的水解有时被划为Ⅰ相反应范畴（在旧的定义中），但水解反应的生物化学较氧化/还原反应更接近于结合反应。这些反应的底物包括氧化反应的代谢产物（如环氧化合物）和含适合结合化学基团的化合物，如：含羟基（—OH）、氨基（—NH$_2$）或羧基（—COOH）等部分。在发生反应时，转移酶作用于这些底物使之与内源性代谢产物配对（如：葡萄糖醛酸和它的衍生物、硫酸、醋酸、氨基酸以及三肽谷胱甘肽），反应中经常涉及高能中间产物（表 4-2）。结合水解反应酶位于肝细胞（和其他组织）的细胞液和内质网中。通常情况下，结合过程使药物极性增加。实际上绝大部分结合反应产物是无药理活性的，但也存在一些重要的例外表现，如：吗啡葡萄糖醛酸苷。

在新生儿案例中一些结合反应具有很重要的临床意义，因为这些新生儿进行这些反应的能力还没有发育完全。在肝脏中尿苷二磷酸-葡萄糖醛酸转移酶（UDPGT）负责胆红素的结合反应以利其排泄，出生时这种酶的相对缺乏会导致婴儿血清中非结合胆红素水平升高，使婴儿面临新生儿黄疸的风险。新生儿黄疸这一难题不但是由于新生儿体内这种酶的活

性未发育成熟，还因为新生儿的血-脑脊液屏障未发育完全。非结合胆红素既不溶于水又具有很好的亲脂性，它易与未受保护的新生儿脑组织发生结合而严重破坏中枢神经系统，导致胆红素脑病，又称核黄疸。针对新生儿胆红素过多（未结合的）可以采用 450nm 光波进行治疗，使循环的胆红素转化为更快排泄的同分异构体。另一种有效的治疗方法是给予新生儿小剂量的巴比妥酸盐类的苯巴比妥。苯巴比妥可以有效上调 UDPGT 的酶表达水平，因而能降低血清中非结合胆红素水平。这个例子也再次阐明：悉知药物代谢作用，有助于预测不利的及潜在有利的双方面的药物-药物相互作用。

值得注意的是结合/水解反应不一定是构成生物转化的最后一步。因为这些高极性的结合是发生在细胞内，它们通常需要跨细胞膜的主动转运而被排泄（母药的主动转运也会发生）。此外，一些结合产物还可以发生进一步的代谢。

## 药物转运

虽然许多药物具有很好的亲脂性可以通过被动转运跨过细胞膜，但仍有许多药物需要经过主动转运进入细胞。这一点对口服生物利用度（转运进入肠上皮细胞或主动排泄进入肠腔）、肝代谢（转运进入肝细胞进而经酶代谢或排泄进入胆汁）和肾清除（转运进入近端肾小管细胞和排泄进入管腔）意义重大。几个重要的分子介导了这些过程。多药耐药蛋白 1（multidrug resistance protein 1，MDR1）或称 P-糖蛋白，是 ABC外排转运体家族的一员，它能主动转运化合物回到肠腔，这一过程限制了几个重要药物的口服生物利用度，包括地高辛（digoxin）和 HIV-1 蛋白酶抑制剂（HIV-1 protease inhibitors）。经肝门静脉循环（即首过效应）的药物代谢经常需要化合物通过有机阴离子转运多肽（organic anion transporting polypeptide，OATP）和有机阳离子转运体（organic cation transporter，OCT family）的蛋白家族转运进入肝细胞。这些转运体与几个3-羟基-3-甲基戊二酰辅酶 A（HMG-CoA）还原酶抑制剂（他汀类，治疗高胆固醇血症的常用药物）的代谢有关。例如：HMG-CoA 还原酶抑制剂普伐他汀（pravastatin）是经 OATP1B1 转运体转运进入肝细胞进行药物代谢的。其通过 OATP1B1 摄取进入肝细胞的过程被认为是普伐他汀从血流中清除的限速步骤。普伐他汀在首过肝脏的限速摄取过程也为保持它在体循环外提供了有利条件。体循环中的普伐他汀会被肌肉细胞摄取而易引起横纹肌溶解等的毒性效应。有机阴离子转运体家族（organic anion transporter，OAT family）承担临床上许多重要阴离子药物的肾排泄，例如：β-内酰胺类抗生素（β-lactam antibiotics）、非甾体抗炎药（NSAID）和抗病毒核苷类似物等。

## 诱导和抑制

使用苯巴比妥防治新生儿黄疸的实例说明药物代谢酶的表达水平直接影响着药物的代谢。尽管部分 P450 酶具有组成型活性，但其他 P450 酶的活性仍可被多种化合物诱导或抑制。诱导或抑制作用可能是附带发生的（药物的副作用），也可以是预先设计的（治疗的预期效应）。

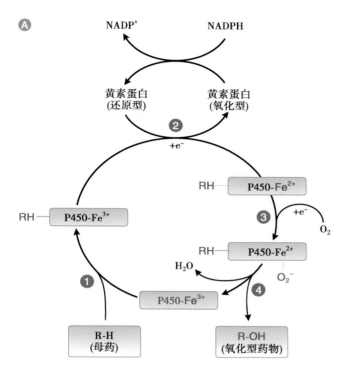

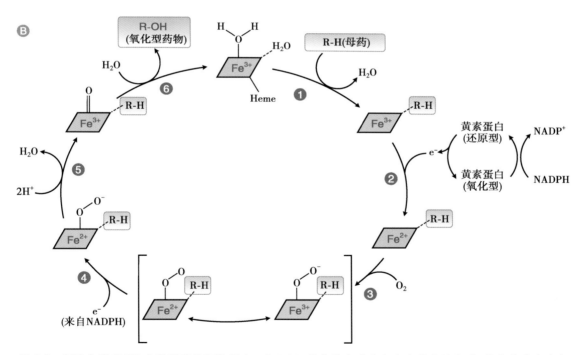

**图 4-2 细胞色素 P450 介导的药物氧化反应。** 肝 P450 微粒体酶系参与许多药物的代谢，催化药物发生氧化反应。A. 概括这一催化反应所涉及的氧化/还原步骤。其中 P450 酶的铁部分作为电子载体，从 NADPH 传递电子到分子氧，进而还原的氧被转移给药物，形成带有-OH 基团的氧化型药物（由此，P450 酶常被俗称为"氧枪"甚至"天然喷灯"）。B. P450 反应的具体机制可分为 6 步：①药物与氧化型细胞色素 P450 结合；②黄素蛋白还原酶接受 NADPH 提供的一个电子，还原 P450-药物复合物；③和④氧与复合物结合，NADPH 提供另一个电子，形成活化的氧-P450 底物复合物；⑤伴随失水过程铁被氧化；⑥生成氧化型药物产物。在 P450 复合酶系中，每种酶在某些程度上具有不同的底物（如药物）特异性。人类 P450 酶系中的 5 种酶亚型（1A2、2C9、2C19、2D6 和 3A4）可以氧化代谢大约 90% 的药物

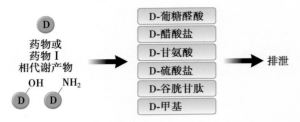

图 4-3　结合反应。在这些反应中,药物(以 D 表示)或药物的代谢产物(以 D-OH 和 D-NH₂ 表示)与内源性物质结合。葡萄糖醛酸是糖类物质,它是与药物发生结合的最常见基团,与醋酸盐、甘氨酸、硫酸盐、谷胱甘肽和甲基的结合也较为常见。与这些基团的结合常会使药物代谢产物的极性增加而提高药物排泄(甲基化是一个重要的例外,它不能增加药物的亲水性)。转运机制在药物及其代谢产物的消除过程中也发挥重要的作用

P450 酶诱导作用的主要机制是通过增加转录而使酶表达增加,而增强翻译和减少降解对于酶表达增加也具有次要作用。大量药物可以诱导 P450 酶反映了外源物受体的生物学特征,它作为机体的监视系统代谢潜在的毒性化合物。药物、环境污染物、工业化学品甚至食物能进入肝细胞而与几个不同的外源物受体发生结合,例如孕烷 X 受体(PXR)、组成型活性/雄烷受体(CAR)和芳烃受体(AhR)(图 4-4)。这些

分子是核激素受体,当外源性化合物结合并激活这些受体时,复合物将易位进入细胞核,在那里它结合至各种生物转化酶的增强子区,通过转录促进 P450 酶的表达。通过类似的机制,细胞核激素受体激活还可以增加 MDR1 和 OATP1 等转运体的表达,有助于清除体内的这些化合物。

P450 酶诱导作用导致多种后果。第一,可以诱导 P450 酶的药物能够增加自身代谢。例如:抗癫痫药物卡马西平(carbamazepine),不仅可以诱导 P450 3A4,同时还被 P450 3A4 代谢。因此,卡马西平可以通过诱导 P450 3A4 而增加自身代谢;第二,可以诱导 P450 酶的药物能够增加联合使用药物的代谢。例如:P450 3A4 承担着几乎 50% 临床处方药物的代谢,如果一个药物与卡马西平共同给予,那么它的代谢也可能被增加。这种情况可能存在问题,如果药物按标准治疗剂量给予,那么由于 P450 3A4 活性增加,药物浓度会低于它们的治疗水平。在 B 女士的案例中,利福平(rifampin)联合其 HIV 治疗可能是不利的,因为利福平通过诱导 P450 3A4 增加如沙奎那韦(saquinavir)等蛋白酶抑制剂的代谢,从而降低蛋白酶抑制剂的治疗效果;第三,诱导 P450 或某些其他生物转化酶可导致产生毒性水平的活性药物代谢产物,从而导致组织损伤或其他不良反应。

正如某些化合物能够诱导 P450 酶一样,另一些化合物也能抑制这些酶。酶抑制作用的一个重要后果是减少经这些代

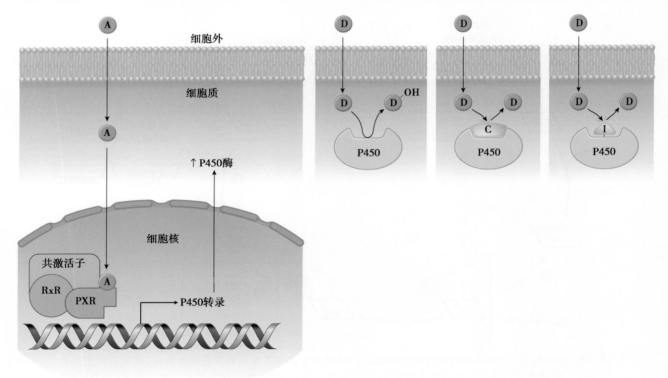

图 4-4　P450 诱导作用和抑制作用示意图。药物既可诱导 P450 酶的表达,也可抑制 P450 酶的活性。某些药物能诱导 P450 酶的合成(左侧图)。在这个图例中,药物 A 激活与视黄醇(维生素 A)X 受体(RXR)异二聚体化的孕烷 X 受体(PXR),与共激活子形成复合物,启动 P450 酶的转录。诱导作用也可以通过组成型活性/雄烷受体(CAR)或芳烃受体(AhR)途径发生(图中未示)。药物 D 进入细胞被 P450 酶羟基化(右侧图),P450 酶可被另一竞争性抑制剂(药物 C)或不可逆性抑制剂(药物 I)抑制。药物抑制 P450 酶不一定能通过药物化学结构预测,这一机制只能通过实验确定。此外,药物 A、C、I 的代谢产物可在酶诱导和抑制中发挥作用(图中未示)

谢酶的药物代谢。这种抑制作用有可能使药物水平达到毒性浓度，又能延长活性药物在体内的存在。

酶抑制可以通过几条不同的途径实现（图 4-4）。例如：广泛应用的抗真菌药物酮康唑（ketoconazole），它的氮结构部分可以与 P450 酶类活性位点的血红素铁发生结合，这一结合可以竞争性抑制联合使用药物的代谢。不可逆性抑制的例子是巴比妥酸盐类药物司可巴比妥（secobarbital），它可以烷基化并永久性失活 P450 复合物。有时，抑制 P450 酶有利于临床治疗。例如：蛋白酶抑制剂利托那韦（ritonavir）对 HIV 具有高效性，但因为显著的胃肠道不良反应限制了其作为长期治疗用药。然而，由于利托那韦是 P450 3A4 的有效抑制剂，它可以在不引起胃肠道不良反应、并能有效抑制 P450 3A4 的剂量下应用于临床。通过抑制 P450 3A4 可以增加经此 P450 酶代谢的其他蛋白酶抑制剂的有效治疗浓度。例如：

洛匹那韦（lopinavir）单独给药时因明显的首过代谢而达不到治疗水平，但与利托那韦联合用药可使洛匹那韦达到有效治疗浓度。

药物转运体也可以被其他药物诱导或抑制。例如：大环内酯类抗生素能够抑制 MDR1，这一抑制可以增加地高辛等经 MDR1 排泄的药物血清浓度。MDR1 也由 PXR 转录调控。因此，通过 PXR 途径诱导 P450 酶（如：P450 3A4）上调的药物，能够同时增加 MDR1 药物转运体的转录。

表 4-3 详细列举了可以诱导或抑制 P450 酶类的化合物。但这一列表并未涵盖全部的具有诱导或抑制作用的化合物，只是针对常规医疗中经相同 P450 酶代谢的药物加以重点提示。美国食品药品监督管理局（FDA）要求在新药研发中，应基于实验室体外试验和临床试验进行广泛的新药药物相互作用研究。

**表 4-3** 细胞色素 P450 酶的一些药物底物、抑制剂和诱导剂

| P450 酶 | 底物 | 抑制剂 | 诱导剂 |
|---|---|---|---|
| P450 3A4 | **抗 HIV 试剂** | **抗真菌剂（唑类）** | **抗癫痫剂** |
| | 印地那韦 | 依曲康唑 | 卡马西平 |
| | 那非那韦 | 酮康唑 | 奥卡西平 |
| | 利托那韦 | **抗 HIV 试剂** | 苯巴比妥 |
| | 沙奎那韦 | 地拉夫定 | 苯妥英 |
| | **苯二氮䓬类** | 印地那韦 | **抗 HIV 试剂** |
| | 阿普唑仑 | 利托那韦 | 依法韦仑 |
| | 咪达唑仑 | 沙奎那韦 | 奈韦拉平 |
| | 三唑仑 | **钙离子通道阻滞剂** | **利福霉素类** |
| | **钙离子通道阻滞剂** | 地尔硫䓬 | 利福布汀 |
| | 地尔硫䓬 | 维拉帕米 | 利福平 |
| | 非洛地平 | **大环内酯类抗生素** | 利福喷汀 |
| | 硝苯地平 | 克拉霉素 | **其他** |
| | 维拉帕米 | 红霉素 | 圣约翰草 |
| | **免疫抑制剂** | 醋竹桃霉素（非阿奇霉素） | |
| | 环孢素 | **其他** | |
| | 他克莫司 | 西咪替丁 | |
| | **大环内酯类抗生素** | 葡萄柚 | |
| | 克拉霉素 | 米非司酮 | |
| | 红霉素 | 奈法唑酮 | |
| | **他汀类药物** | 诺氟沙星 | |
| | 阿伐他汀 | | |
| | 洛伐他汀 | | |
| | **其他** | | |
| | 非那雄胺 | | |
| | 氯雷他定 | | |
| | 氯沙坦 | | |
| | 奎尼丁 | | |
| | 昔多芬 | | |
| | 他达拉非 | | |

| P450 酶 | 底物 | 抑制剂 | 诱导剂 |
|---|---|---|---|
| P450 2D6 | **5-HT 重摄取抑制剂** | **5-HT 重摄取抑制剂** | 无确认的 |
| | 氟西汀 | 氟西汀 | |
| | 帕罗西汀 | 帕罗西汀 | |
| | **抗心律不齐药** | **抗心律不齐药** | |
| | 氟卡尼 | 胺碘酮 | |
| | 美西律 | 奎尼丁 | |
| | 普罗帕酮 | **抗抑郁药** | |
| | **抗抑郁药** | 氯米帕明（氯丙咪嗪） | |
| | 阿米替林 | **抗精神病药** | |
| | 氯米帕明（氯丙咪嗪） | 氟哌啶醇 | |
| | 去甲丙咪嗪 | | |
| | 丙咪嗪 | | |
| | 去甲替林 | | |
| | **抗精神病药** | | |
| | 氟哌啶醇 | | |
| | 奋乃静 | | |
| | 利培酮 | | |
| | 文拉法辛 | | |
| | **β-肾上腺素拮抗剂** | | |
| | 阿普洛尔 | | |
| | 丁呋洛尔 | | |
| | 卡维地洛 | | |
| | 美托洛尔 | | |
| | 喷布洛尔 | | |
| | 普萘洛尔 | | |
| | 噻吗洛尔 | | |
| | **阿片类药物** | | |
| | 可待因 | | |
| | 右美沙芬 | | |
| P450 2C19 | **抗抑郁药** | **质子泵抑制剂** | 炔诺酮 |
| | 氯米帕明（氯丙咪嗪） | 奥美拉唑 | 泼尼松 |
| | 丙咪嗪 | **其他** | 利福平 |
| | **质子泵抑制剂** | 氟西汀 | |
| | 兰索拉唑 | 利托那韦 | |
| | 奥美拉唑 | 舍曲林 | |
| | 泮托拉唑 | | |
| | **其他** | | |
| | 普萘洛尔 | | |
| | R-华法林 | | |

续表

| P450 酶 | 底物 | 抑制剂 | 诱导剂 |
|---|---|---|---|
| P450 2C9 | **血管紧张素 Ⅱ 拮抗剂** | **抗真菌剂(唑类)** | 利福平 |
|  | 厄贝沙坦 | 氟康唑 | 司可巴比妥 |
|  | 氯沙坦 | 咪康唑 |  |
|  | **非甾体抗炎药物(NSAIDS)** | **其他** |  |
|  | 布洛芬 | 胺碘酮 |  |
|  | 舒洛芬 | 保泰松 |  |
|  | **其他** |  |  |
|  | S-华法林 |  |  |
|  | 他莫昔芬 |  |  |
| P450 2E1 | **全身麻醉剂** | 双硫仑 | 乙醇 |
|  | 恩氟烷 |  | 异烟肼 |
|  | 氟烷 |  |  |
|  | 异氟烷 |  |  |
|  | 甲氧氟烷 |  |  |
|  | 七氟烷 |  |  |
|  | **其他** |  |  |
|  | 对乙酰氨基酚 |  |  |
|  | 乙醇 |  |  |
| P450 1A2 | **抗抑郁药** | **喹诺酮类** | 碳烤肉 |
|  | 阿米替林 | 环丙沙星 | 十字花科蔬菜 |
|  | 氯米帕明(氯丙咪嗪) | 依诺沙星 | 胰岛素 |
|  | 氯氮平 | 诺氟沙星 | 奥美拉唑 |
|  | 丙咪嗪 | 氧氟沙星 | 烟草烟雾 |
|  | **其他** | **其他** |  |
|  | R-华法林 | 氟伏沙明 |  |
|  | 他克林 |  |  |

## 活性和毒性代谢产物

了解治疗药物的代谢途径可能会影响在特定临床情况下处方的药物选择。当代谢产物具有活性,给予的原药可作为前药时,以及当所给药物具有毒性代谢物时,这一点是很实际并正确的(第 6 章)。

前药是非活性化合物,在体内经代谢转化为活性形式发挥药效。例如:选择性雌激素受体调节剂他莫昔芬(tamoxifen)是活性很低的前药,当它经羟化生成 4-羟基他莫昔芬时,代谢产物的活性比母药增加了 30 ~ 100 倍。另外一个例子是血管紧张素 Ⅱ 受体拮抗剂氯沙坦(losartan),当它的醇基被 P450 2C9 氧化为羧酸时,药物效能增加 10 倍。

选择性前药激活策略可以在癌症的化疗中具有很大治疗优势。这个策略的一个应用实例是丝裂霉素 C(mitomycin C)的使用。丝裂霉素 C 是一天然产物,当它被包括细胞色素 P450 还原酶在内的几种酶还原后,激活生成作用很强的 DNA

烷化剂。丝裂霉素 C 选择性杀死实体瘤核心部位的缺氧肿瘤细胞,这是因为①这些细胞具有高水平的、能够激活丝裂霉素 C 的细胞色素 P450 还原酶;②在缺氧条件下药物的再氧化作用受到抑制。

其他关于毒性代谢产物的例子,包括对乙酰氨基酚(acetaminophen)的重要案例将在第 6 章中讨论。

## 个体因素对药物代谢的影响

由于多种原因,生物转化反应的速率可能因人而异。下面将讨论其中最重要的因素。

## 药物基因组学

遗传变异性对药物代谢的影响是药物基因组学这一新兴学科的重要研究领域(第 7 章)。在某个或某些药物代谢酶上,某些群体存在着多态性或突变,这导致了某些反应速率的改变并完全消除其他反应。这些遗传药理学上的差异应该在治疗方案的设计和用药剂量的制定时加以重视。当前科学研究应用新技术(如 SNP 分析、基因微芯片)去获知药物代谢酶的遗传差异如何影响患者对不同药物的响应。这些新方法已经广泛应用于药物研发中,并正逐步应用于临床实践。举一个例子,大多数制药公司避免开发主要由高度多态性酶代谢的药物,因为这种多态性可能导致药物反应的广泛个体间变异。

血浆乙酰胆碱酯酶是遗传药理学变异性在临床上的一个重要例子。血浆中的乙酰胆碱酯酶可以代谢肌肉松弛药琥珀酰胆碱(succinylcholine)(其功能之一),每 2 000 名高加索人中就有 1 人携带着这种酶的基因变异。这种改变的酶对琥珀酰胆碱的亲和力降低了大约 1 000 倍,导致活性药物的消除减慢,循环时间延长。如果琥珀酰胆碱达到相当高的血浆浓度,除非采取人工呼吸或者药物清除,否则患者就会出现呼吸麻痹甚至死亡。

可以用来治疗 B 女士结核病的异烟肼(isoniazid)也存在着类似的情况。遗传变异性具有常染色体隐性遗传特性,它能导致美国人群的某些亚群体代谢异烟肼减慢。N-乙酰转移酶就是这个我们正在讨论的酶,它可以通过乙酰化(结合)反应失活异烟肼。在美国白种人和黑种人中表达"慢速乙酰化"表型的占 45%,生活在高北纬地区的欧洲人中也有表达。超过 90% 的亚洲人和美国的因纽特人则表达"快速乙酰化"表型,相对于快速乙酰化者,慢速乙酰化者的异烟肼血药浓度提高了 4~6 倍。此外,因为游离药物为 P450 酶抑制剂,所以慢速乙酰化者对不良的药物相互作用更为敏感。如果 B 女士表达慢速乙酰化表型,而她的异烟肼剂量没有相应减少,那么用药方案中多出的异烟肼剂量会导致毒性效应的出现。

第三个例子是抗血小板药氯吡格雷(clopidogrel),它可以在脑卒中和冠状动脉血管成形术后促进血管通畅。这种药物的有效性丧失可能导致血管或支架的再狭窄或血栓形成,通常会造成严重后果。氯吡格雷是一种前药,通过 P450 酶(包括 P450 2C19)代谢为其活性形式。最近研究表明 P450 2C19 的多态性与降低抗血小板作用和增加心血管发病率有关。此外,由于许多质子泵抑制剂也经 P450 2C19 代谢,因此氯吡格雷和这些常规处方药联合应用时,可能导致活性氯吡格雷的血浆浓度降低。

## 种族和族裔

种族和/或族裔的某些遗传因素影响药物代谢。尤其在不同种族/族裔间的药物作用差异已经归因于特定基因的多态性。例如:P450 2D6 在 8% 的高加索人种中功能不活跃,而在亚洲人中仅占 1%。此外,非裔美国人很高频率地携带一个 P450 2D6 的等位基因,它编码一个活性降低的酶。这些观察结果具有临床相关性,因为 P450 2D6 负责氧化代谢大约 20% 的药物,其中包括许多 β-拮抗剂和三环抗抑郁药物,以及可待因向吗啡的转化。

在某些情况下,靶基因的多态性是药物作用的种族差异基础。作为抗凝剂华法林(warfarin)的药物作用靶点,维生素 K 环氧化物还原酶(VKORC 1)的活性受到单核苷酸多态性(SNP)的影响,SNP 使个体对华法林呈现出或多或少的敏感性而使药物应相应的加减剂量。一项研究发现,亚裔美国人很大部分为华法林增加敏感性的单倍型(单个碱基/SNP 差异的遗传组合),而非裔美国人表现出的单倍型与增加对华法林的抵抗有关。最显著的以种族为基础的治疗例子可能是固定剂量的硝酸异山梨酯(isosorbide dinitrate)和肼屈嗪(hydralazine)(也称为肼苯哒嗪)的联合应用。据报道,这种血管扩张剂的联合应用使非洲裔美国人心力衰竭的死亡率降低了 43%。虽然此作用的生化基础尚不清楚,但这些临床数据表明,在选择治疗药物和制定用药方案时,种族应作为重要的考虑因素。

## 年龄和性别

年龄和性别的差异也会导致不同个体间药物代谢的差异。在儿童和老年人中,生物转化的许多反应都是减慢的。在出生时,婴儿有能力进行一些但不是全部的氧化反应,然而绝大部分的药物代谢酶系统是在婴儿出生后 2 周甚至整个儿童期逐步发育成熟的。这使我们回想起前面提到的由于缺乏胆红素结合酶 UDPGT 而导致新生儿黄疸的例子。另一个由于缺乏结合酶而导致新生儿面临中毒风险的例子是灰婴综合征。婴儿感染流感嗜血杆菌后一旦使用氯霉素(chloramphenicol)进行抗生素治疗,那么这个药物的排泄就需要氧化转化后进行结合反应。氯霉素的氧化代谢产物具有毒性,如果氧化代谢产物不能发生结合反应,那么它就会在血浆中蓄积而达到毒性浓度。代谢产物的毒性水平可导致新生儿出现休克和循环衰竭,出现病名中的苍白和发绀状况。

老年人的代谢能力普遍下降。因此,针对这部分特殊群体开具处方时应格外谨慎。老年人群代谢功能的减退归因于年龄相关的肝脏重量下降、肝血流量减少和可能的肝酶活性降低。临床治疗中另一点需要关注的是由于老年人群经常服用多种药物,这又增加了产生药物-药物相互作用的风险性。

有一些证据表明药物代谢中存在性别差异,虽然这些机制并未阐述清楚,动物实验数据也未能详细阐明。据有趣的报道,相对于男性,女性体内对乙醇、雌激素类、苯二氮䓬类和水杨酸盐类药物氧化作用的减少,可能与雄激素水平有关。

## 饮食和环境

饮食和环境都可以通过诱导和抑制 P450 酶系统而影响药物代谢。葡萄柚汁中的补骨脂素衍生物和黄酮类化合物能抑制小肠上的 P450 3A4 和 MDR1。抑制 P450 3A4 可显著降低经此酶代谢的联用药物的首过代谢,抑制 MDR1 可显著增加经此底物转运体外排的联用药物的吸收。当葡萄柚汁与受这些酶作用的药物共同摄入时,葡萄柚汁效应是很重要的。这类药物包括某些蛋白酶抑制剂、大环内酯类抗生素、HMG-CoA 还原酶抑制剂(他汀类药物)和钙通道阻滞剂。沙奎那韦(saquinavir)是一蛋白酶抑制剂,它既能被 P450 3A4 酶代谢又能被 MDR1 外排。在本章开始提及的病例中，B 女士应被告知如下的事实：当同时服用沙奎那韦和葡萄柚汁时，可能会导致血清中这一蛋白酶抑制剂达到毒性水平。

草药疗法亦对 P450 酶系统具有重要影响。流行的稳定情绪草药剂——圣约翰草（St. John's wort）就是这样一个例子。许多观测研究显示，圣约翰草能够诱导 P450 表达，而降低其他药物功效。草药和香料中的物质也可能抑制 P450 酶系统。例如：胡椒碱（piperine）是黑胡椒的重要化学成分，在动物模型上的研究显示，它能抑制 P450 3A4 和 MDR 蛋白，但在临床这一影响的重要性还未确定。

因为结合反应中的许多内源性底物最终来源于饮食（同时也需要能量来生产适当的辅因子），所以营养物质也能通过改变结合酶的底物池来影响药物代谢。接触污染物也会对药物代谢产生同样显著的影响，被香烟中多环芳烃作用的 AhR 介导的 P450 酶诱导就是这样一个通常所举的例子。

# 代谢的药物相互作用

药物能潜在影响联用药物的口服生物利用度、血浆蛋白结合、肝代谢以及肾排泄。在药物-药物相互作用的范畴中，对生物转化的影响具有特殊的临床意义。P450 酶诱导和抑制的概念已经在前面介绍过了。通常临床情况下，当为一个已使用激素避孕的妇女开具使用某些抗生素的处方时，应仔细考虑这种药物-药物相互作用。例如：抗生素利福平（rifampin）能够通过酶诱导，导致标准剂量下的以雌激素为基础的荷尔蒙避孕无效，因为利福平能够诱导 P450 3A4，而 P450 3A4 是代谢雌激素构件 17α-炔雌醇的主要代谢酶。在这种情况下使用利福平治疗时，应该推荐其他的避孕方法。如果要把利福平加入 B 女士的治疗方案，那么应该提前告诉 B 女士这种相互作用。伴随酶诱导的另一个现象是耐受性，常发生在一个药物诱导了自身的代谢后，伴随时间呈现药效降低（前面关于卡马西平的讨论和第 19 章中关于耐受性的讨论）。

由于开处方时通常采用联合用药方式，因此对于由相同肝药酶代谢的药物应予重视。两个或多个经相同肝药酶代谢的药物联合使用时，通常会导致血清药物浓度升高。药物-药物相互作用的机制包括竞争性底物抑制、变构抑制和不可逆的酶失活。无论何种情况，药物浓度都会急剧增加，可能导致有害结果。例如：红霉素（erythromycin）被 P450 3A4 代谢，但是生成的代谢产物亚硝基烷烃能与 P450 3A4 形成复合物而抑制此酶，这种抑制可能导致致命的药物-药物相互作用。另一个值得注意的例子是红霉素与西沙必利（cisapride）（促进胃肠道运动，助消化药）两者间的相互作用。毒性浓度的西沙必利可抑制心脏 hERG 钾通道，从而诱发潜在的致命性心律失常。因为这一原因，在 2000 年时西沙必利被撤出市场。在其退市之前，西沙必利通常单独用药时情况正常。但是因为西沙必利被 P450 3A4 代谢，当联用的红霉素或其他 P450 3A4 抑制剂使 P450 3A4 酶活性减弱时，导致血清西沙必利浓度升高而诱发心律失常。

在某些情况下，药物相互作用可能是有益的。如上面提及的例子，甲醇（methanol）（木醇的一个组分）的摄入能导致失明或死亡，因为它的代谢产物（甲醛，尸体防腐剂；甲酸，蚂蚁毒液的一个组分）是剧毒的。一种治疗甲醇中毒的方法就是给予乙醇（ethanol），乙醇可与甲醇竞争乙醇脱氢酶（和在较小程度上的 P450 2E1）作用的氧化反应，这会迟滞甲醇的氧化反应，从而使甲醇的毒性代谢产物在肝脏生成之前得以被肾脏清除。

# 疾病对药物代谢的影响

机体的许多疾病状态亦会影响药物代谢的速率和程度。由于肝脏是生物转化的主要场所，许多肝脏疾病会严重影响药物代谢。肝炎、肝硬化、肝癌、血色素沉着症及脂肪肝均会损害对药物代谢非常重要的细胞色素 P450 酶类和其他肝药酶类。这种减缓代谢的后果是许多药物的活性形式浓度比预期的明显升高，从而导致毒性效应。因此，对于肝病患者，许多药物的剂量可能需要降低。

并发的心脏疾病也能影响药物代谢。许多药物（如抗心律失常药利多卡因和阿片样物质吗啡）的代谢速率依赖于药物经血流输送入肝。由于心脏疾病通常会累及血流量，因此对心衰患者可能出现的药物浓度超治疗水平情况应格外谨慎。另外，某些抗高血压药物会选择性的减少肝血流量，从而增加利多卡因等药物的半衰期，而导致潜在的毒性水平。

甲状腺激素调节机体的基础代谢率，进而会影响药物代谢。甲状腺功能亢进能够增加某些药物的代谢率。与此相反，甲状腺功能减退能够降低某些药物的代谢率。肺部疾病、内分泌功能失调和糖尿病等其他状况也被认为能够影响药物的代谢，但是这些因素的影响机制目前尚不完全清楚。

## 结论与展望

本章回顾了众多与药物代谢有关的问题，包括生物转化的场所、在这些部位的药物转运和酶代谢以及影响这些反应的个体因素。B 女士的案例说明药物代谢的临床意义，包括种族和药物-药物相互作用对药物治疗的可能影响。我们应该了解药物代谢，尤其是体内的药物相互作用，以及在临床治疗方案的设计与实施中应用生物转化原理。正如药物基因组学和合理的药物设计将引领药理学研究走向未来，深入了解生物转化也将使针对疾病的药物治疗更加个体化、有效和安全。这一主题将在第 7 章中讨论。

（杨志宏 译 王金华 杜冠华 审）

## 推荐读物

Burchard EG, Ziv E, Coyle N, et al. The importance of race and ethnic background in biomedical research and practice. *N Engl J Med* 2003;348:1170–1175. (*Current understanding regarding ethnic variability in response to drug administration.*)

Gong IY, Kim RB. Impact of genetic variation in OATP transporters to drug disposition and response. *Drug Metab Pharmacokinet* 2013;28:4–18. (*Review of the crucial role played by drug transporters in drug metabolism.*)

Johansson I, Ingelman-Sundberg M. Genetic polymorphism and toxicology—with emphasis on cytochrome P450. *Toxicol Sci* 2011;120:1–13. (*Review of toxicity issues with some drugs and the role of P450 variations.*)

Katsanis SH, Javitt G, Hudson K. Public health. A case study of personalized medicine. *Science* 2008;320:53–54. (*A discussion of aspects of the use of personalized medicine, including roles of P450 genes.*)

Kirchheiner J, Seeringer A. Clinical implications of pharmacogenetics of cytochrome P450 drug metabolizing enzymes. *Biochim Biophys Acta* 2007;1770:489–494. (*Discussion of clinical issues with several drugs and P450s.*)

Mega JL, Close SL, Wiviott SD, et al. Cytochrome P450 polymorphisms and response to clopidogrel. *N Engl J Med* 2009;360:354–362. (*Example of P450 genetic polymorphisms and clinical efficacy of clopidogrel.*)

Rendic S, Guengerich FP. Survey of human oxidoreductases and cytochrome P450 enzymes involved in the metabolism of xenobiotic and natural chemicals. *Chem Res Toxicol* 2015;28:38–42. (*Analysis of fractions of drugs metabolized by different cytochrome P450 enzymes.*)

Seden K, Dickinson L, Khoo S, Back D. Grapefruit-drug interactions. *Drugs* 2010;70:2373–2407. (*Review of P450 interactions with grapefruit.*)

Shi S, Klotz U. Drug interactions with herbal medicines. *Clin Pharmacokinet* 2012;51:77–104. (*Review of P450 interactions with herbal medicines.*)

Wienkers L, Pearson P, eds. *Handbook of drug metabolism.* 2nd ed. New York: Marcel Dekker; 2009. (*Collection of articles on aspects of drug metabolism.*)

Wilke RA, Lin DW, Roden DM, et al. Identifying genetic risk factors for serious adverse reactions: current progress and challenges. *Nat Rev Drug Discov* 2007;6:904–916. (*Review of current status of use of genetics for predicting adverse reactions.*)

Wilkinson GR. Drug metabolism and variability among patients in drug response. *N Engl J Med* 2005;352:2211–2221. (*An excellent basic review of the P450 system and drug–drug interactions.*)

Zhang D, Zhu M, Humphreys WG, eds. *Drug metabolism in drug design and development: basic concepts and practice.* Hoboken, NJ: John Wiley & Sons; 2007. (*Drug metabolism as it pertains to development of new pharmaceuticals.*)

# 第5章

# 药物转运体

Baran A. Ersoy and Keith A. Hoffmaster

## 概述

　　膜转运体主要指能够使可溶的小分子跨过磷脂双分子层的蛋白。这些转运体调节药物和内源性物质在组织和血浆中的分布和排出，从而影响他们的药代动力学（如吸收、分布、代谢和排泄等）。根据他们将物质转运跨过细胞膜的方向，通常将转运体分为摄入转运体和外排转运体。转运体主要包括几大蛋白家族，他们有底物特异性和组织分布特异性。转运体的功能主要取决于其在组织的表达以及在顶端或基底外侧膜的亚细胞定位（图 5-1）。表达在排泄器官（如肝脏或肾脏）的转运体主要是促进药物或内循环的代谢物的清除。表达在非排泄器官（如中枢神经系统和胎盘）的外排转运体，其主要功能是使大脑和发育中的胎儿最小程度地暴露在潜在有害的外源性物质中。有些表达在肠顶端膜的外排转运体能够限制口服药物的生物利用度；另外一些表达在该膜上的摄入转运体则有助于机体吸收药物，从而提高药物的口服生物利用度。肝脏转运体的功能通常是促进药物的清除，但是口服药物吸收后入肝也能通过肝脏代谢和首过清除效应影响药物的生物利用度。因为药物能同时抑制或促进药物转运体，故

多种药物同时服用可改变其他药物的药物动力学和药效学，这主要取决于转运体的亲和力、特异性以及药物处理的替代机制。因此，确定新药的特异转运体是否是底物或者抑制剂，不仅有助于设计提高药物生物利用度和效率的最佳方案，而且有助于预测并限制药物-药物相互作用来防止副作用发生。人类基因组大概有超过 400 个转运体。本章主要通过集中选择参与药物处置和内源性底物流动的具有明显特点的转运体，以及那些可能成为药物-药物相互作用的位点来概述这一有效却复杂的系统。

　　人类基因组组织基因命名委员会已批准溶质载体和 ATP 结合盒转运体家族的标准缩写。然而，有很多药物转运体，特别是本章详细讨论的转运体，已经开始克隆并根据其药理特性（如底物特异性及与耐药相关）来命名。例如：ABCB1 为最初的名字，后来主要指 P-糖蛋白（P-glycoprotein，P-gp），因为 P-glycoprotein 开始被鉴定为调节细胞膜通透性的糖蛋白。后续的研究证明它是由 MDR1 基因编码的多药耐药蛋白。因此 P-gp、MDR1 和 ABCB1 均是同一个转运体的不同名称。本章中，转运体的通用名称主要是指人类基因组组织基因命名委员会的命名及括号里表述的缩略名。关于命名，同义词和以前的名称更多的细节可以在网址 http://www.genenames.org/

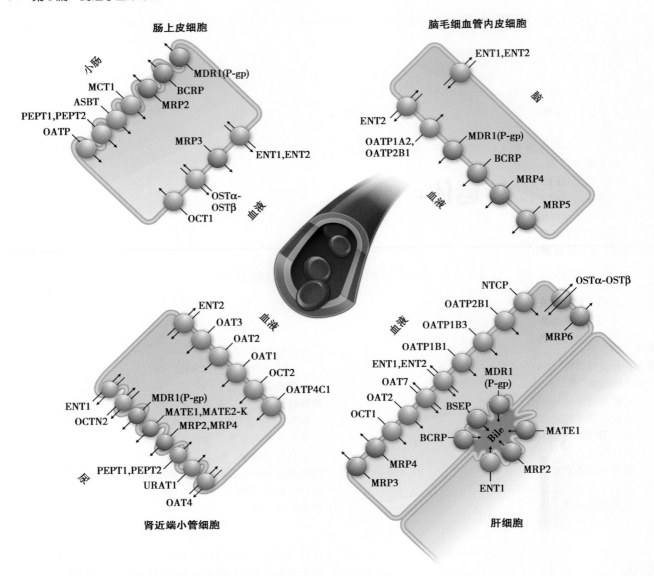

**图 5-1　在小肠、肾、肝血-脑脊液屏障里的药物和内源性物质的主要转运体。**摄入转运体用蓝色表示,外排转运体用红色表示。双向转运体用双箭头表示,文中见缩略词

genefamilies/ABC 和 http://www.genenames.org/genefamilies/SLC 中查找。

## ■ 病　例

　　H 先生是一名 47 岁中度肥胖的男性,他由于胳膊和腿肌肉痛和无力来医院就诊。过去四年,他一直通过服用他汀类药物和改变饮食来控制胆固醇水平。当问到他近来服药和饮食是否有变化时,他说三周前,他的家庭医生开始用药物帮他控制甘油三酯水平。然而,自从服用控制甘油三脂的药后,他发现除了肌肉疼痛外,身体上还出现中度皮疹。

## 思　考　题

□ 1. 在未知 H 先生服用的具体药物前,猜测一下哪种药物-

药物相互作用可能导致了新症状的出现?

□ 2. 通过咨询 H 先生的内科家庭医生得知 H 先生在服用他开的药外,还服用了洛匹那韦/利托那韦控制艾滋病的感染。这一复杂的药物-药物相互作用如何解释问题 1?

## 摄入和外排转运体

　　药物和内源性物质通过简单扩散、被动运输或主动运输跨过细胞膜。简单扩散,又称被动扩散,主要指小分子的部分水溶性物质,如某种极性脂质,通过浓度梯度差自由穿过细胞膜脂质双分子层(图 5-2)。然而更多的分子需要膜转运体的帮助才能跨过细胞膜。溶质转运体能够帮助这些分子顺浓度差进行被动运输(图 5-3)。相反,很多物质逆浓度转运需要

主动运输转运体（图 5.4）。初级主动运输主要利用 ATP 水解释放的能量完成。需要转运的物质首先结合转运体，一旦 ATP 调节的转运体活化，物质跨膜转运就会完成（图 5-4A）。二级主动运输主要依靠 ATP 调节的钠离子/钾离子 ATP 酶泵形成的钠离子浓度梯度。细胞内的钠离子浓度梯度通过钠溶质载体（顺电子浓度梯度）和二级溶质（逆浓度梯度）驱动耦合转运（共转运）（图 5-4B）。这个机制之所以被称为二级主动运输，是因为运输不需要直接水解 ATP 获得能量，而是需要耦合起初的 ATP 酶。三级主动运输也需要依赖 ATP 酶钠离子梯度。然而，在这种情况下，钠离子流入有助于阴离子的扩散及细胞内的累积，例如：碳酸氢盐通过二级活性转运蛋白的转运。三级主动运输的最后一步是溶质载体排出细胞内阴离子，摄取细胞外有机阴离子（图 5-4B）。除了 OSTα-OSTβ 转运体外（主要转运胆汁酸，如下所示），其他摄入转运体都缺乏 ATP 酶活性，属于溶质载体（SLC）家族。二级和三级主动运输机制促进很多药物、营养和内源代谢物质的细胞吸收。本章也总结了转运体在药物和关键组织的内源性物质摄入中起的重要作用。这些组织主要与药物的吸收、分布和排泄有关，主要包括小肠、肝脏、肾脏和血-脑脊液屏障的内皮细胞。

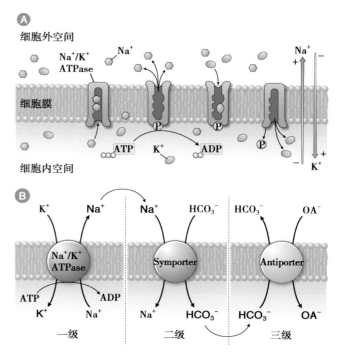

图 5-4 主动运输底物的逆离子浓度运输需要主动转运体。A. 初级主动运输此过程中，ATP 水解释放的能量用来逆浓度梯度转运溶质。例如：$Na^+/K^+$-ATP 酶泵逆浓度梯度促进钠离子排出和钾离子摄入。B. 二级和三级主动运输在二级主动转运中，通过 ATP 酶介导的 $Na^+/K^+$-ATP 酶活化产生内向钠离子梯度，通过钠离子的溶质载体（同向转运体）驱动耦合转运（共转运）（顺浓度梯度）和第二种溶质（逆浓度梯度）运输。第二种溶质是碳酸氢盐（$HCO_3^-$）。在三级主动运输中，第二种溶质载体（反向运输）排出第二种溶质（此处为 $HCO_3^-$）以摄入细胞外有机阴离子（$OA^-$）。字体大小反映了溶质在细胞外空间和细胞内空间的相对浓度

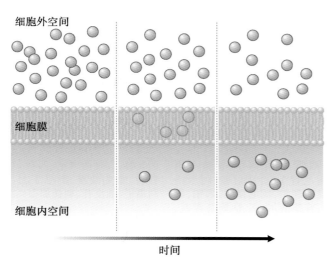

图 5-2 简单扩散。此过程中，部分水溶性小分子由浓度梯度驱动，自由地穿过细胞膜双分子层，也被称为被动扩散

## 摄入转运体

### 有机阴离子转运多肽家族

有机阴离子转运多肽（OATP）（SLCO，前称 SLC21）在所有上皮细胞中表达。这些转运蛋白有助于摄取大分子量疏水性和两亲性有机化合物，如：胆汁酸、甲状腺激素、共轭类固醇和类二十烷酸（表 5-1）。尽管 OATP 主要运输阴离子化合物，但 OATP 家族的一些成员也可运输体积较大的 II 型有机阳离子，如罗库溴铵。肝脏内底物（如胆汁酸）的累积是浓缩过程，OATP 通过三级主动运输机制将底物转运到细胞中。OATP 家族有 11 名家庭成员，其中有 5 种运输外源性物质。OATP1B1、OATP1B3 和 OATP2B1 介导肝细胞窦膜上药物（如他汀类药物）的摄取，因此药物可被酶，如细胞色素 P450（CYP），代谢和/或分泌到胆汁中或者回到体循环（图 5-1）。抑制肝脏 OATP 可能是导致药物-药物相互作用的潜在机制。这些相互作用导致当一些他汀类药物与抑制 OATP 的药物（例如环孢霉素、吉非贝齐、洛匹那韦/利托那韦同时使用时，

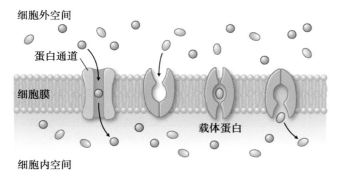

图 5-3 被动转运。此过程中，蛋白通道或载体蛋白介导底物顺浓度梯度跨膜运输

**表 5-1** 摄入转运体

| 转运体 | 组织/位置 （图 5-1） | 内源性底物 | 药物底物 | 抑制剂 |
|---|---|---|---|---|
| OATP1B1 （SLCO1B1） | 肝细胞（窦状小管） | 类固醇激素、甲状腺激素、胆红素葡萄糖醛酸、胆红素、胆汁酸、前列腺素 E2 | 瑞格列奈、缬沙坦、奥美沙坦、西立伐他汀、匹伐他汀、罗苏伐他汀、替莫普利、依那普利 | 沙奎那韦、利托那韦、洛匹那韦、利福平、环孢菌素、吉非贝齐、克拉霉素 |
| OATP1B3 （SLCO1B3） | 肝细胞（窦状小管） | 类固醇激素、胆汁酸 | 匹伐他汀、罗苏伐他汀、非索非那定、缬沙坦、替米沙坦、奥美沙坦，依那普利、红霉素、缬沙坦 | 利福平、环孢菌素、利托那韦、洛匹那韦、红霉素 |
| OATP1A2 （SLCO1A2） | 脑、肾、肝脏、肠道、内皮 | 胆汁盐、胆汁酸、DHEAS、前列腺素 E2、牛磺胆酸盐、胆红素、结合型类固醇、肽 | 阿利吉仑、红霉素、非索非那定、伊马替尼、左氧氟沙星、洛匹那韦、甲氨蝶呤、罗苏伐他汀、匹伐他汀、哇巴因、沙奎那韦、磺基溴酞、乌诺前列酮、醋丁洛尔、阿替洛尔、阿曲生坦、塞利洛尔、索他洛尔、他林洛尔、泰比培、地高辛 | 柚皮苷、橙皮苷、槲皮素、利托那韦、洛匹那韦、沙奎那韦、利福平、利福霉素、维拉帕米、芹菜素 |
| OATP2B1 （SLCO2B1） | 肝细胞（窦状小管）、胎盘、心脏、脑、肾、肺、小肠、内皮 | 胆汁酸、类固醇激素、牛磺胆酸盐 | 格列本脲、罗苏伐他汀、非索非那定、波生坦、利福平 | 利福平、环孢菌素、柚皮苷、橙皮苷、槲皮素 |
| OAT1 （SLC22A6） | 肾近端小管、胎盘 | 尿酸、叶酸、环核苷酸、前列腺素 E2 和 F2 | 阿德福韦、西多福韦、齐多夫定、拉米夫定、扎西他滨、阿昔洛韦、替诺福韦、环丙沙星、头孢氨苄，甲氨蝶呤、普伐他汀 | 丙磺舒、新生霉素 |
| OAT3 （SLC22A8） | 肾近端小管、脉络膜丛、血-脑脊液屏障 | 尿酸、胆汁酸、前列腺素 | 非甾体抗炎药（NSAID）、非索非那定、甲氨蝶呤、头孢唑肟、头孢克洛 | 丙磺舒、新生霉素 |
| OCT1 （SLC22A1） | 肝细胞（窦状小管）、肠（顶端）、神经元 | 胆碱、乙酰胆碱、单胺类神经递质 | 二甲双胍，奥沙利铂，阿昔洛韦，更昔洛韦 | 奎宁、奎尼丁、二丙吡胺、西咪替丁、阿托品、哌唑嗪 |
| OCT2 （SLC22A2） | 肾近端小管、神经元 | 胆碱、乙酰胆碱、单胺类神经递质、肌酐、胆汁酸 | 二甲双胍、吲哚洛尔、普鲁卡因胺、雷尼替丁、金刚烷胺、阿米洛利、奥沙利铂、伐尼克兰、顺铂、异喹胍、普萘洛尔、胍、D-筒箭毒碱、泮库溴铵 | 西咪替丁、吡西卡尼、西替利嗪、睾丸激素、奎尼丁、利福平、柚皮苷、利托那韦 |
| OCT3 （SLC22A3） | 肝、肾、胎盘、小肠 | 肌酐、胍、神经递质、激素 | 阿托品、哌唑嗪、苯海拉明、雷尼替丁、金刚烷胺、氯胺酮、美金刚、苯环利定、尼古丁、可乐定、地佐环平、二甲双胍、西咪替丁、维拉帕米、普鲁卡因胺、D-苯丙胺 | 西咪替丁、奎尼丁、利福平、哌唑嗪、酚苄明、皮质酮、孕酮、雌二醇 |
| PEPT1 （SLC15A1） | 肾近端小管、肠道 | 二肽和三肽 | 头孢氨苄、头孢羟氨苄、贝他定、依那普利、卡托普利、伐昔洛韦、β-内酰胺类抗生素、ACE 抑制剂 | 甘氨酰、4-氨基甲基苯甲酸 |
| PEPT2 （SLC15A2） | 肾近端小管、脉络膜丛、肺 | 二肽和三肽 | 二肽、三肽头孢氨苄、头孢羟氨苄、乌苯美司、伐昔洛韦、依那普利、卡托普利、β-内酰胺类抗生素、ACE 抑制剂 | 佐芬普利、福辛普利、头孢羟氨苄、卡托普利、氯沙坦 |
| NTCP （SLC10A1） | 肝细胞（窦状小管） | 牛磺胆酸盐、胆盐、类固醇、甲状腺激素 | 罗苏伐他汀 | 环孢素、吉非贝齐、普萘洛尔、呋塞米、酮康唑、利福霉素、格列本脲、利托那韦、波生坦、依法仑、沙奎那韦 |
| ASBT （SLC10A2） | 肠 | 牛磺胆酸盐、胆汁酸 | 二聚胆汁酸类似物 | 二氢吡啶、钙通道阻滞剂、他汀类药物 |
| OSTα-OSTβ | 肠（顶端）、肝细胞（窦状小管） | 胆汁酸 | 地高辛、罗苏伐他汀 | 利福霉素 SV |

需要重新修订使用剂量指南。OATP1A2 广泛表达,其主要有助于药物从肠道吸收进入肠上皮细胞。OATP4C1 促进药物(如地高辛)从循环摄入肾近端小管细胞,促进药物通过尿液排出(图 5-1)。

在介绍案例中,H 先生最有可能由于服用抑制他汀类药物自肝摄取的药物,从而通过转运体相关的药物-药物相互作用增加了他汀类药物的全身生物利用度。当他汀类药物和饮食调整不能达到满意的疗效时,通常使用贝特类药物(如吉非贝齐)以降低甘油三酯水平。他汀类药物与吉非贝齐同时给药可以引起肌病,部分原因是因为吉非贝齐抑制了 OATP1B1 介导的肝脏对他汀类药物的摄取。这种药物-药物相互作用导致他汀类药物的血药浓度增高和随后的全身毒性。H 先生还服用了固定剂量的洛匹那韦/利托那韦,它是 OATP1B1 和 OATP1B3 介导药物摄入肝脏的抑制剂。这种抑制剂和 HIV 蛋白酶抑制剂的组合可能进一步促进药物-药物相互作用,并在开始治疗高甘油三酯血症后加剧了他汀类药物的全身不良反应。

## 有机阴离子转运体家族

属于 SLC22A 家族的有机阴离子转运体(OAT)介导细胞摄取小分子的有机阴离子,如:共轭类固醇、生物胺和 cGMP、以及广泛的外源性物质,如抗病毒药、抗生素、ACE 抑制剂和抗癌药物(表 5-1)。尽管它们属于摄入转运体,OAT 1-4 和 7 亚型在药物清除中发挥重要作用,它们可以通过促进药物从体循环进入肝脏和肾脏,从而被代谢和排泄(图 5-1)。阴离子依赖 OAT 作为三级活性转运体逆电化学梯度摄入细胞。OAT1、OAT3 和 OAT4 交换细胞内 2-氧代戊二酸,OAT7 排出细胞内短链脂肪酸如丁酸盐以换取其细胞外底物。OAT1、OAT2 和 OAT3 促进了许多有机阴离子从体循环进入肾近端小管,从而将阴离子从尿液中清除。OAT2 和 OAT7 主要在肝细胞的窦膜上表达。与 OAT1、OAT2 和 OAT3 不同,OAT4 和尿酸盐阴离子交换蛋白 1(urate anion exchanger 1,URAT1)在肾近端小管的顶端(刷状缘)膜上表达,介导尿酸从尿液中的重吸收。因此,抑制 OAT4 和 URAT1 的药物可能会降低血液中尿酸水平,从而提供治疗效益[例如:通过 URAT1 抑制剂丙磺舒治疗痛风(见第 49 章)和增强 OAT4 底物消除等]。

## 有机阳离子转运体家族

与 OAT 类似,有机阳离子转运体(OCT)属于 SLC22A 家族,主要负责肾脏清除外源性物质,如:抗病毒药物。OCT 还介导多种小分子有机阳离子的运输,如儿茶酚胺、激素和神经递质(表 5-1)。OCT 在溶质的顺电化学梯度下介导阳离子运输,不依赖于 ATP 水解或离子交换;相反,运输被认为是由膜电位的差异驱动的。OCT 亚型具有共同的底物,并且溶质的转运可以是双向的,这取决于电化学梯度。强有力的证据表明 OCT1、OCT2 和 OCT3 在药物处置中发挥重要作用(表 5-1,图 5-1)。OCT1 在肝细胞的窦状(基底外侧)膜中高表达。OCT2 主要在肾近端小管中表达,并且它有助于代谢物从血液吸收到小管中。相反,OCT3 表现出广泛的组织分布,其在肠、肝和肾中表达最高,在这些组织中可分别促进肠吸收及药物

的肝和肾分泌。这三种转运蛋白都介导了多种治疗药物的摄取,包括镇静剂、抗抑郁药、β-阻滞剂和抗糖尿病药物,如二甲双胍。OCT 在药物-药物相互作用中也起着重要的作用。在某些情况下,OCT 介导的肾摄取可能导致药物的肾毒性副作用,这些副作用可以通过同时服用 OCT 抑制剂来预防。

## 胆汁酸转运体

胆汁酸的重要成分通过肝脏和胃肠(gastrointestinal,GI)道中的三种主要转运机制再循环。Na⁺/牛磺胆酸盐共转运多肽(NTCP,SLC10A1)仅在肝细胞的窦状膜上表达,是将共轭和未缀合的胆汁酸从循环转运到肝脏中的关键机制(图 5-1)。OATP 负责胆汁酸的钠非依赖性摄取,NTCP 负责钠依赖性二级活性胆汁酸转运,其可与 Na⁺/K⁺-ATP 酶的活化偶联。除胆汁酸外,NTCP 还可介导部分他汀类药物的摄取(如瑞舒伐他汀)(表 5-1)。顶端钠-依赖的胆汁酸转运体(ASBT,SLC10A2)在末梢小肠表皮细胞的顶端膜上表达,并介导来自小肠空腔的胆汁酸的摄取(图 5-1,表 5-1)。OSTα-OSTβ 是唯一不属于 SLC 家族的摄入转运体。它是由两个不同亚基组成的异二聚体,以底物电化学梯度依赖的形式既可作为外排转运体,又可以作为摄入转运体来发挥作用。但是,该转运体的主要功能是介导胆汁酸的肠肝循环:OSTα-OSTβ 介导胆汁酸和结合型类固醇从小肠的内皮进入循环,此过程中,胆汁酸会被肝细胞摄取(图 5-1,表 5-1)。

## 肽类转运体家族

肽类转运体(PEPT)家族(SLC15A)是脂质驱动的转运体,在肠和肾中高表达。PEPT1 在食物中氮的吸收中起关键作用,以二肽或三肽的形式从小肠摄入肠细胞。肽类代谢物或药物,如:β-内酰胺类抗生素和 ACE 抑制剂,表现出高的生物利用度,这主要是由于 PEPT1 介导的吸收(表 5-1)。PEPT1 和 PEPT2 都在肾脏表达,介导小肽在肾近端小管顶膜的再摄取,并调节系统氮的平衡(图 5-1)。

## 浓缩平衡核苷酸转运体家族

浓缩核苷酸转运体(CNT)(SLC28)家族成员 CNT1、CNT2 和 CNT3 以钠依赖形式介导上皮细胞的核苷酸摄取。CNT1 和 CNT2 分别转运嘧啶和嘌呤核苷酸,而 CNT3 能转运这两种核苷酸。与此相反,平衡核苷酸转运体(ENT)(SLC29)家族成员能双向转运嘌呤和嘧啶核苷酸。ENT 介导的转运方向依赖于核苷酸的浓度梯度,并发挥平衡细胞内外核苷酸水平的作用。而细胞内核苷酸的累积有助于核肽的合成,CNT 和 ENT 介导的核苷酸摄取则会限制细胞外核苷酸信号的激活。除了内源性的核苷酸,CNT 和 ENT 也能转运核苷酸类似物,例如细胞毒抗癌药物(如吉西他滨)和抗病毒药物(如齐多夫定)。因此,减少靶标组织上这些转运体的表达或活性的因子及化合物将削弱核苷酸抗癌和抗病毒药物的效果。

## 葡萄糖转运体

葡萄糖转运体家族(GLUT,SLC2)调控葡萄糖在血浆和组织之间的分布。在这几个家族成员中,GLUT1-4 亚型是被

广泛研究,且与葡萄糖代谢最密切相关。GLUT1 在组织中广泛表达,以低摄取速度来维持基础细胞葡萄糖水平。GLUT2 在参与调控血浆葡萄糖水平的器官中表达,例如肾、肝、肠和胰腺。GLUT2 调节食物中葡萄糖在小肠的摄取。因其与葡萄糖具有相对较低的亲和力,GLUT2 可作为胰腺 β 细胞中葡萄糖水平的感应器,而胰腺 β 细胞则通过分泌胰岛素来响应血浆葡萄糖水平的提升。GLUT2 表现出双向转运能力,使得葡萄糖可以流入或外排通过细胞膜。肝细胞的窦状隙膜的外排转运体 GLUT2 对将肝中产生的葡萄糖运入血浆从而维持饥饿或禁食状态下血浆葡萄糖的稳态起到关键作用。GLUT3 在神经元中表达丰富,它对葡萄糖具有相对较高的亲和力,即使在相对低的血浆葡萄糖水平,也能稳定地从循环中将葡萄糖供给神经元细胞。GLUT4 介导脂肪组织和横纹肌中胰岛素敏感的葡萄糖摄取和储存。在低血浆胰岛素浓度的情况下,例如禁食,GLUT4 会被隔绝在血管的细胞内,不参与葡萄糖转运。胰岛素刺激会引起 GLUT4 转位至血管的细胞膜,进而介导葡萄糖的摄取(图 31-4)。

钠葡萄糖转运蛋白(SGLT,SLC5)家族成员 1 和 2 是共转运体,以逆葡萄糖浓度梯度的二级主动运输机制的形式来转运葡萄糖。位于小肠刷状缘的 SGLT1,以及位于肾近端小管刷状缘的 SGLT1 和 SGLT2,二者分别调节肠腔和肾滤液中葡萄糖的吸收。而位于这些组织顶端膜的 GLUT2 则介导外排葡萄糖,从这些细胞转运至体循环。SGLT2 可从肾滤液中的重新摄取多于 90% 的葡萄糖,抑制 SGLT2 将会减少血浆葡萄糖水平。SGLT2 已被作为糖尿病治疗中药物干预的靶标。相对于 SGLT1,达格列净选择性地抑制 SGLT2;这种选择性抑制有助于减少血浆葡萄糖水平,但不影响 SGLT1 介导的小肠葡萄糖吸收,从而减少了小肠葡萄糖水平上升引起相关副作用,例如腹泻。

# 外排转运体

口服给药方式是所有给药方式中最为便利和经济的一种给药方式;高度可重复的口服生物利用度减少了药物在患者群体中的差异。口服给药后,药物经由肠腔吸收,运输至肠系膜的血液里,而后通过静脉循环至肝门系统,最终进入机体血液循环(见第 3 章)。外排转运体影响口服生物利用度的方式主要包括:①限制肠细胞吸收药物的数量;②将药物从肝转运至胆汁,有助于首过效应。同时,在肝细胞小管膜上表达的外排转运体有助于异生物素排入胆汁,而在窦状隙膜(基地外侧)上表达的外排转运体则有助于药物的流动和代谢后进入系统循环(图 5-1)。通过肝细胞小管膜排入胆汁中的化合物集于胆囊,并释放入小肠,导致原药和可能的代谢物都可能被肠吸收(肠肝再循环过程)或排泄进粪便。然而,外周组织依然存在相同的首过机制(例如:吸收、外排、代谢和胆汁外分泌)会限制化合物到达系统循环的能力。药物在经历了肠肝再循环后口服生物利用度有可能会很低;但是当药物的靶组织是肝(例如他汀类药物)或肠时,尽管系统暴露有限,这些药物依旧有理想的药效。对于与肠或肝的转运体具有高亲和力的药物,其他的给药方式(例如静脉和皮下)可规避首

过效应,并可能提高药物暴露量。然而,即便药物的传递方式避开了首过效应,达到机体循环的药物也无法通过肝毛细血管系统运输,依旧会因为有效的药物外排机制而被快速地清除。在机体循环的化合物也会通过肾经主动运输进入尿液而被清除。来自细胞内化合物的运输经常逆浓度梯度,该过程需要主动运输;主要的外排泵属于主动运输的 ATP 结合盒转运体家族。这部分概述了外排转运体,它们在药物的分布以及内源性化合物的运输方面扮演了重要角色。

## ATP 结合盒转运体家族

ATP 结合盒(ABC)转运体是最大的转运体超家族,属于主动运输转运体,调节不同底物的外排,例如磷脂、类固醇和药物,以逆浓度梯度的形式将药物排出细胞外。ABC 超家族可以分为 7 个亚类,只有 ABCB,ABCC 和 ABCG 家族成员在药物处理中发挥关键作用。ABCA 和 ABCD 蛋白只转运内源性底物,并调控细胞的胆固醇和脂肪酸代谢,而 ABCE 和 AB-CF 家族成员没有膜结构域,不参与药物或内源性化合物在细胞膜之间的转运。

### P-糖蛋白和胆盐输出泵(ABCB 家族)

ABCB 家族,也被称作多药耐药/与抗原加工相关转运体(multidrug resistance/transporters associated with antigen processing,MDR/TAP),由 11 个成员组成,并包含了广泛研究的药物转运体,P-糖蛋白(P-glycoprotein,P-gp,也被称作为 MDR1 或 ABCB1)。P-gp 起初是作为介导抗癌药物耐药的蛋白而被发现的。P-gp 在多种癌细胞中过表达,会导致抗肿瘤药物的多药耐药性。P-gp 也在小肠、肝、肾、血-脑脊液屏障的内皮细胞和胎盘的顶膜中表达(图 5-1),它既限制药物在某些器官的暴露,也能清除身体内的外源性物质。P-gp 具有广泛的底物特异性,且对阳离子和两亲性的化合物具有高亲和性,例如磷脂(表 5-2)。

P-gp 通过保护机体免于外源毒素侵害的防御机制而发挥作用,其他的 ABCB 家族成员,例如 MDR3,则对于细胞膜的磷脂稳态极为重要。胆盐外排泵(bile saltexport pump,BSEP,ABCB11)是一类 ABCB 外排转运体,在肝细胞小管膜中高表达(图 5-1)。BSEP 促进胆盐和胆盐结合物,例如牛磺胆酸盐,从肝细胞转运至胆汁,而胆汁的流速则主要由 BSEP 的活性来调控。BSEP 也能将他汀类药物(例如普伐他汀)运输入胆汁;通过这种机制,这类药物可以从肝脏清除(表 5-2)。虽然与普伐他汀的相互作用表明 BSEP 可能在药物处置中发挥作用,但是迫切需要关注的是外来生物可以抑制 BSEP 并可能导致肝细胞中的胆汁淤积及胆汁酸累积。临床研究表明内皮素受体拮抗剂波生坦抑制 BSEP,并可通过细胞毒性胆汁盐在细胞内的累积而导致胆汁淤积。

### 多药耐药相关蛋白家族

ABCC 家族,也称为多药耐药相关蛋白(multidrug resistance associated protein,MRP/CFTR)家族,由 9 个成员组成,对有机阴离子如谷胱甘肽和葡萄糖醛酸苷耦合药物具有高度特异性。ABCC 家族成员位于肝细胞、肠细胞、肾小管、血-脑脊

**表 5-2** 外排转运体

| 转运体 | 器官/位置<br>（图 5-1） | 内源性底物 | 药物底物 | 抑制剂 |
|---|---|---|---|---|
| P-gp（MDR1，ABCB1） | 肠（顶端）、肾近端小管、肝细胞（小管）、血-脑脊液屏障 | 类固醇、磷脂、胆红素、胆汁酸 | 地高辛、洛哌丁胺、奎尼丁、长春碱、他林洛尔、小檗碱、伊立替康、多柔比星、紫杉醇、非索非那定、seliciclib、泰利霉素、克拉霉素 | 环孢菌素、奎尼丁、tariquidar、维拉帕米、酮康唑、奈非那韦、利托那韦、他克莫司、戊司泊达、沙奎那韦、依克立达、利血平 |
| MDR3（ABCB4） | 肝（小管） | 磷脂酰胆碱 | 地高辛、紫杉醇、长春碱 | 维拉帕米、环孢菌素 |
| BSEP（ABCB11） | 肝（小管） | 胆汁酸、牛磺胆酸盐 | 普伐他汀、长春碱 | 波生坦、环孢菌素、利福平、格列本脲 |
| BCRP（ABCG2） | 肠、肝（小管）、乳房、胎盘、血-脑脊液屏障、干细胞 | 尿酸、维生素、膳食类黄、卟啉、雌酮 3-硫酸盐 | 柔红霉素、多柔比星、拓扑替康、伊立替康、甲氨蝶呤、伊马替尼、罗苏伐他汀、柳氮磺胺吡啶、核苷类似物 | 依克立达、伊马替尼、新生霉素、雌酮、17β-雌二醇、利托那韦、奥美拉唑 |
| MRP2（ABCC2） | 肠、肝、肾、脑 | 胆红素、胆囊收缩素、雌酮 3-硫酸盐、谷胱甘肽和葡萄糖醛酸结合物 | 谷胱甘肽和葡萄糖醛酸结合物、茚地那韦、顺铂、甲氨蝶呤、依托泊苷、米托蒽醌、缬沙坦、奥美沙坦 | 环孢菌素、地拉夫定、依法韦仑、恩曲他滨、苯溴马隆 |
| MRP3（ABCC3） | 肠道（刷状缘）、肝脏（窦状小管）、肾脏、胎盘、肾上腺 | 胆汁盐、雌二醇-17β-葡糖苷酸、白三烯 C4 | 依托泊苷、甲氨蝶呤、替尼泊苷、非索非那定、葡萄糖醛酸结合物、对乙酰氨基酚、长春新碱 | 地拉夫定、依法韦仑、恩曲他滨、拉米夫定、替诺福韦、吲哚美辛、呋塞米、丙磺舒、奈韦拉平 |
| MRP4（ABCC4） | 前列腺、肾脏、胎盘、肝脏、血-脑脊液屏障 | 牛磺胆酸盐、cAMP、cGMP、尿酸盐、HEAS、前列腺素 E1 和 E2 | 阿昔洛韦、利托那韦、替诺福韦、拓扑替康、PMEA、甲氨蝶呤、呋塞米、头孢唑肟、头孢唑啉、6-巯基嘌呤 | 吲哚美辛、MK571、双氯芬酸、塞来昔布、磺吡酮、槲皮素 |
| MATE1（SLC47A1） | 肾近端小管、肝（小管）、骨骼肌 | 肌酐、胍、核苷 | 二甲双胍、头孢氨苄、阿昔洛韦、更昔洛韦、非索非那定、奥沙利铂 | 奎尼丁、西咪替丁、维拉帕米、普鲁卡因胺 |
| MATE2-K（SLC47A2） | 肾近端小管 | 硫酸雌酮、肌酐 | 二甲双胍、西咪替丁、普鲁卡因胺 | 西咪替丁、奎尼丁、普拉克索 |

液屏障内皮细胞和胎盘的顶端和基底膜上（图 5-1）。与 P-gp 类似，MRP 在肿瘤中大量表达并引起对抗癌药物的抗性。MRP2 介导药物的肝胆清除，包括甲氨蝶呤和他汀类药物。除了在肝细胞的小管膜上表达外，MRP2 还在肠的顶膜和肾近端小管上表达。相反，MRP3 和 MRP4 在肝脏的基底外侧膜上表达，并且将化合物从肝脏运输回血液中。已有关于遗传性 MRP 缺乏的几种病理生理学后果的报道，其中最值得关注的是杜宾-约翰逊综合征。在该综合征中，MRP2 缺乏产生了高胆红素血症的临床表现。MRP 不仅可以运输外源性分子，还可以运输多种内源性化合物，如白三烯、胆红素葡萄糖醛酸、前列腺素、cAMP、cGMP 和类固醇（表 5-2）。此外，MRP 可能在药物代谢物的处置和清除中起作用，尤其是带电阴离

子葡糖苷酸和硫酸盐缀合物。

囊性纤维化跨膜传导调节因子（cystic fibrosis transmembrane conductance regulator，CFTR）也是 ABCC 家族的成员。CFTR 可以将氯离子转运至肺、消化系统、胰腺、生殖系统及其他器官和组织分泌黏液上皮细胞的细胞膜上。CFTR 的突变破坏了氯离子的运输，导致黏液形成和流动受损，这是导致人类囊性纤维化的原因。

**乳腺癌耐药蛋白家族**

在五个乳腺癌耐药蛋白（ABCG）家族成员中，乳腺癌耐药蛋白（breast cancer resistance protein，BCRP，ABCG2）是唯一涉及药物与外源性物质处置的蛋白（表 5-2）。BCRP 在多种

组织包括肠道、血-脑脊液屏障、肝小管膜、肾近端小管、睾丸及胎盘中表达（图 5-1）。BCRP 的底物特异性与 P-gp 的底物特异性重叠；因此，BCRP 可以增强与转运蛋白共表达的外源性物质屏障功能。尽管被叫作乳腺癌耐药蛋白，BCRP 在乳腺癌中具有相对低的表达水平，但在其他肿瘤类型（例如白血病、肺癌和黑素瘤）中表现药物抗性。除了在药物处置中的作用外，BCRP 还将尿素输入泌尿道并介导维生素分泌到母乳中。

其他 ABCG 家族成员参与内源性功能的发挥（见第 20 章）。ABCG5 和 ABCG8 形成二聚体，调控肝小管膜中的胆固醇和脂质分泌，参与小肠中甾醇的清除。ABCG1 促进胆固醇从巨噬细胞外流到高密度脂蛋白（high density lipoprotein，HDL）颗粒。

### ABCA 和 ABCD 家族

ABCA 和 ABCD 家族成员调节内源性底物的转运。例如：ABCA1 通过将胆固醇和磷脂从肝细胞和巨噬细胞中转运而介导细胞脂质外排，从而促进 HDL 的生物合成。ABCD 转运蛋白在过氧化物酶体的膜上表达并调节这些细胞器的脂肪酸摄取。这表明一些转运蛋白可以调节血浆和组织之间内源性化合物的运输并清除细胞代谢的毒性副产物，而一部分转运蛋白可以促进营养物质、外源性物质及其代谢物的清除。

### 溶质载体家族

#### 多抗菌排出蛋白家族

多抗菌排出蛋白，也称为多药和有毒化合物排出蛋白（multidrug and toxic compound extrusion proteins，MATE），是一种多药外排转运蛋白家族，对有机阳离子具有亲和力。它们作为质子/药物反向转运蛋白，可以将质子导入细胞内作为平衡离子，将药物分子输出细胞。MATE1（SLC47A1）在肝细胞的小管膜和肾近端小管细胞上表达，可以将外源性化合物分别输出到胆汁和尿液中（图 5-1）。MATE2-K（SLC47A2）仅在肾近端小管中表达，可以调节 MATE1 旁外源性底物的清除（图 5-1）。两种转运蛋白都表现出对 OCT 底物化合物的选择性，例如二甲双胍和四乙基铵。它们的内源性底物包括有机阳离子，如胍和肌酸酐（表 5-2）。

## 药物转运体的临床应用展望

药物的药代动力学、药效学和毒理学特性首先通过一系列全面的计算机预测，体外细胞培养和膜制备进行研究，然后通过体内动物模型和临床试验进行表征和优化。膜吸收和外排转运体影响外源性物质的吸收、分布和排泄，因此可能对药物的功效和安全性产生实质性影响。药物可以作为转运蛋白的底物，还可以通过抑制或诱导转运过程来改变转运蛋白的活性，这可能导致内源底物运输的受损或增强。此外，与药物代谢酶的情况一样，如果一种药物能够改变另一种药物的转运，则同时服用几种药物时可导致药物-药物间的相互作用。

这可能会降低共同给药时药物的清除率，影响药物的口服生物利用度，并且由于药物暴露的意外变化而导致不良反应发生或功效丧失。了解特定的转运蛋白决定新的治疗药物的吸收、分布和清除，将有助于预测并最大限度地减少这些机制对药物处置以及潜在的药物相互作用的意外影响。

药物转运蛋白存在明显的物种差异以及缺乏某些人类转运蛋白（例如 OATP1B1 和 OATP1B3）的直系同源物，目前几种人转运蛋白已经被克隆并在细胞系中表达。表达人转运蛋白基因的转基因小鼠模型也建立起来，有助于预测临床结果的临床前研究。这些模型以及药物转运蛋白的已知底物和抑制剂（表 5-1、表 5-2）可以有助于理解这些药物处置机制的临床相关性。

## 药物-药物相互作用

自从发现 P-gp 作为抑制抗癌药物的多药耐药基因以来，许多其他疏水性和阳离子型药物已被确定为其底物（表 5-2）。强心苷地高辛被认为是原始的典型 P-gp 底物，新药通过抑制 P-gp 而产生的潜在药物-药物相互作用可以通过在共同给药时测量地高辛的血浆水平来体现。抑制 P-gp 的药物，例如：抗心律失常药奎尼丁和抗病毒药利托那韦，可增加肠道摄取，降低体内地高辛的胆汁和肾脏清除率，从而提高地高辛的血药浓度（表 5-3）。由于 P-gp 是阻止外源性化合物进入中枢神经系统的主要转运蛋白，因此 P-gp 的底物通常不能穿过血-脑脊液屏障。在一些临床前研究中已有血-脑脊液屏障 P-gp 被抑制的报道，但是在人血-脑脊液屏障上抑制 P-gp 的能力尚未得到临床相关证实，可能是因为这些化合物在体内循环中无法达到足够高的游离浓度以抑制体内血-脑脊液屏障 P-gp。

与 P-gp 一样，BCRP 最初被确认为在肿瘤细胞系中表达的多药抗性基因。在动物研究中，BCRP 不仅限制了拓扑替康等抗癌药物的功效，而且还大大降低了非抗癌药物如阿托伐他汀的肠道摄取。依克立达是一种有效的 BCRP 抑制剂，可用于检测新药是否被 BCRP 清除或已知 BCRP 底物的生物利用度是否增加。例如：同时口服拓扑替康和依克立达可明显增加拓扑替康的血浆浓度（表 5-3）。与 P-gp 的抑制与否在人血-脑脊液屏障中的重要性相同，血-脑脊液屏障中 BCRP 在大脑分布有限，其抑制作用有限。

在摄入转运体中，转运体 OAT1 和 OAT3 参与肾近端小管的多种药物的转运和清除，这些药物包括抗病毒药物、抗生素、他汀类药物和抗癌药物。丙磺舒是 OAT1 和 OAT3 转运体抑制剂。当它与呋塞米或甲氨蝶呤同时服用时，可以增加 OTA 底物的生物利用度。丙磺舒还能够通过阻断 OAT1 介导的具有肾毒性的抗病毒药物西多福韦的摄取来预防肾损伤（表 5-3）。

OCT 和 MATE 通常协同促进跨肝脏和肾脏的药物转运（图 5-1，见下文）。这两种转运体家族也有共同抑制剂西咪替丁（组胺受体拮抗剂）、乙胺嘧啶（抗原虫和抗疟二氢叶酸还原酶抑制剂）和化疗药物，如：酪氨酸激酶抑制剂伊马替尼和厄洛替尼（表 5-1、5-2）。虽然西咪替丁在治疗酸反流疾病

**表 5-3** 临床观察到的由转运体引起的药物-药物相互作用

| 转运体 | 抑制剂或诱导剂 | 影响药物 | 药物引起的药代动力学的改变 |
|---|---|---|---|
| OATP1B1(SLCO1B1) | 洛匹那韦/利托那韦 | 波生坦 | $AUC\uparrow 5\sim48$ 倍 |
| | 环孢素 | 普伐他汀 | $AUC\uparrow 9.9$ 倍,$C_{max}\uparrow 7.78$ 倍 |
| | 利福平(单剂量) | 格列本脲 | $AUC\uparrow 2.3$ 倍 |
| OATP1B3(SLCO1B3) | 环孢素 | 匹伐他汀 | $AUC\uparrow 4.6$ 倍,$C_{max}\uparrow 6.6$ 倍 |
| | 环孢素 | 瑞舒伐他汀 | $AUC\uparrow 7.1$ 倍 |
| | 洛匹那韦/利托那韦 | 瑞舒伐他汀 | $AUC\uparrow 2.1$ 倍,$C_{max}\uparrow 4.65$ 倍 |
| OATP1A2(SLCO1A2) | 葡萄柚汁 | 非索非那定 | $AUC\downarrow$ 至 $1/2.7$,$C_{max}\downarrow$ 至 $1/2.63$ |
| | 橙汁 | 非索非那定 | $AUC\downarrow$ 至 $1/3.3$,$C_{max}\downarrow$ 至 $1/3$ |
| | 苹果汁 | 非索非那定 | $AUC\downarrow$ 至 $1/3.7$,$C_{max}\downarrow$ 至 $1/3.57$ |
| | 柚皮苷 | 阿利吉仑 | $AUC\downarrow$ 至 $1/1.6$,$C_{max}\downarrow$ 至 $1/2.44$ |
| OATP2B1(SLCO2B1) | 橙汁 | 阿利吉仑 | $AUC\downarrow$ 至 $1/2.6$ |
| | 苹果汁 | 阿利吉仑 | $AUC\downarrow$ 至 $1/2.6$ |
| OAT1(SLC22A6) | 丙磺舒 | 头孢拉定 | $AUC\uparrow 3.6$ 倍 |
| | 丙磺舒 | 西多福韦 | $AUC\uparrow 1.5$ 倍,$CL_r\downarrow$ 至 $1/1.47$ |
| | 丙磺舒 | 阿昔洛韦 | $AUC\uparrow 1.4$ 倍,$CL_r\downarrow$ 至 $1/1.47$ |
| OAT3(SLC22A8) | 丙磺舒 | 呋塞米 | $AUC\uparrow 2.9$ 倍 |
| OCT2(SLC22A2) | 西咪替丁 | 多非利特 | $AUC\uparrow 1.5$ 倍,$CL_r\downarrow$ 至 $1/1.5$ |
| | 西咪替丁 | 吲哚洛尔 | $AUC\uparrow 1.5$ 倍,$CL_r\downarrow$ 至 $1/1.5$ |
| | 西咪替丁 | 二甲双胍 | $AUC\uparrow 1.4$ 倍,$CL_r\downarrow$ 至 $1/1.37$ |
| | 西咪替丁 | 瓦伦尼克林 | $AUC\uparrow 1.3$ 倍 |
| | 西咪替丁 | 匹西卡 | $AUC\uparrow 1.3$ 倍,$CL_r\downarrow$ 至 $1/1.39$ |
| P-gp(MDR1,ABCB1) | 决奈达隆 | 地高辛 | $AUC\uparrow 2.6$ 倍,$C_{max}\uparrow 1.75$ 倍 |
| | 奎尼丁 | 地高辛 | $AUC\uparrow 1.7$ 倍,$CL_r\downarrow$ 至 $1/(1.5\sim2)$ |
| | 利托那韦 | 地高辛 | $AUC\uparrow 1.86$ 倍,$CL_r\downarrow$ 至 $1/1.54$ |
| | 雷诺嗪 | 地高辛 | $AUC\uparrow 1.6$ 倍,$C_{max}\uparrow 1.46$ 倍 |
| | 克拉霉素 | 地高辛 | $AUC\uparrow 1.7$ 倍,$C_{max}\uparrow 1.75$ 倍 |
| | 利福平 | 地高辛 | $AUC\downarrow$ 至 $1/1.4$,$C_{max}\downarrow$ 至 $1/1.6$ |
| | 圣约翰草 | 地高辛 | $AUC\downarrow$ 至 $1/1.4$,$C_{max}\downarrow$ 至 $1/1.56$ |
| | 利福平 | 林洛尔 | $AUC\downarrow$ 至 $1/1.5$,$C_{max}\downarrow$ 至 $1/1.6$ |
| | 圣约翰草 | 林洛尔 | $AUC\downarrow$ 至 $1/1.3$ |
| | 替拉那韦/利托那韦 | 洛哌丁胺 | $AUC\downarrow$ 至 $1/2$ |
| | 替拉那韦/利托那韦 | 沙奎那韦/利托那韦 | $AUC\downarrow$ 至 $1/5$ |
| BCRP(ABCG2) | 依克立达 | 拓扑替康 | $AUC\uparrow 2.4$ 倍,$C_{max}\uparrow 3.8$ 倍 |

方面已经被质子泵抑制剂取代,但在研究体内药物-药物相互作用中具有一定的价值。与 OCT 家族成员相比,西咪替丁和乙胺嘧啶均表现出更高的 MATE 选择性;因此,有关这些药物的药物-药物相互作用可能取决于共同服用抑制剂的剂量。OCT 促进药物从血液中摄入到肝脏和肾脏中,MATE 有助于药物从这些组织分泌到胆汁和尿液中。因此,给予低剂量西咪替丁仅抑制 MATE 介导的药物排泄,可导致分布于肝脏和

肾脏的二甲双胍含量增加。反之,高剂量西咪替丁联合给药不仅可以抑制 MATE 介导的药物排泄,还能抑制 OCT2 介导的血液中抗癌药物顺铂的重吸收,从而增加顺铂血浆水平并减少该药物的肾脏毒副作用。

抑制药物被肝脏和肾脏摄取可导致血浆中药物浓度升高并提高药效。但是,如果药物的作用部位是肝脏或肾脏,这种方法就不可行。例如:肝脏是他汀类药物的靶器官,阿托伐他

汀、普伐他汀和罗苏伐他汀这些药物通过抑制 HMG-CoA 还原酶来减少胆固醇合成。肝细胞对他汀类药物的摄取由 OATP1B1 和 OATP1B3 介导（图 5-1）。联合使用抑制这些摄入转运体的药物能够抑制肝脏对他汀类药物的摄取并增加他汀类药物的血药浓度（表 5-3）。这不仅可能导致他汀类药物在肝脏中的作用效率降低，而且还会增加横纹肌溶解等副作用的风险。这些作用的组合可降低药物的治疗指数。

食物和药物都会干扰转运体的活性。葡萄柚汁最初被认为是药物代谢酶 CYP3A4 的抑制剂。然而，最近的研究表明葡萄柚汁和其他果汁，如橙汁和苹果汁，也可能干扰 OATP 介导的摄取运输。柚皮苷是葡萄柚汁的活性成分，它可以抑制 OATP1A2 和 OATP1B1，从而导致临床研究中药物的生物利用度降低。此外，橙汁和苹果汁中的橙皮苷和槲皮素成分能够分别抑制 OATP1A2 和 OATP2B1。虽然将某些果汁与抑制 OATP 的药物共同给药可能会降低药物的生物利用度，但只有当药物与大量果汁一起服用时才能观察到这样的临床效果（表 5-3）。现已在体外对食物改变其他转运蛋白功能的潜在能力进行探索，但这些观察结果尚未应用到临床。例如：已知葡萄柚汁在体外实验中能够抑制 P-gp 的活性，但是临床研究没有证明葡萄柚汁与地高辛联合给药能够抑制 P-gp 的活性。

药物也能够诱导转运蛋白的表达。与诱导 P450 酶的表达类似，药物转运蛋白的表达也可以通过核孕烷 X 受体（pregnane X receptor，PXR）、组成型雄甾烷受体（constitutive androstanereceptor，CAR）、法尼醇 X 受体（farnesoid X receptor，FXR）和维生素 D 受体来调节。相对于转运体抑制效果来看，临床中药物相互作用对转运蛋白诱导的总体影响是最小的，并且大多数与诱导相关的药物相互作用归因于小肠中诱导 P-gp 的表达增加。圣约翰草（贯叶连翘）和利福平是 PXR 强效激动剂，地高辛与圣约翰草（贯叶连翘）或利福平的联合使用会导致地高辛的血药水平降低（表 5-3）。同理，利福平预给药能够降低他林洛尔和卡维地洛的血浆浓度，这可能是由诱导 P-gp 表达所致。在这些情况下，P-gp 表达的升高会使作用于机体各组织的药物浓度降低，从而降低药物的疗效。

## 药物干扰内源性代谢物运输

某些药物会干扰内源性代谢物的转运和动态平衡，这可能源于这些药物对转运蛋白的抑制作用。例如：抑制胆汁盐转运蛋白 BSEP 能够抑制胆汁形成和分泌，造成肝胆汁酸升高，最终导致胆汁淤积性肝损伤（表 5-4）。URAT1 和 OAT4 对于机体的尿酸平衡至关重要，抑制 URAT1 已作为痛风的治疗方法。然而，某些化合物，如：氯沙坦等，可以同时抑制 URAT1 和 OAT4，产生一些副作用，如肾结石。HIV 蛋白酶抑制剂，如：利托那韦，能够阻断 GLUT4，这可能导致服用利托那韦的早期糖尿病患者出现高血糖的症状。抑制 SGLT2 有助于渗透性利尿，这是因为抑制 SGLT2 使尿液中葡萄糖负荷增加，在临床研究中还发现这与排尿频率和口渴也有关。达格列净是一种 SGLT2 抑制剂，它可以造成过度脱水进而导致低血压和头晕。表 5-4 列出了与转运体-药物相互作用有关的其他不良反应。

**表 5-4　转运蛋白-药物相互作用导致的药物不良反应**

| 转运蛋白 | 药物 | 副反应 |
| --- | --- | --- |
| P-gp（MDR1，ABCB1） | 环孢素 | 肾毒性 |
| | 他克莫司 | 肾毒性 |
| | 洛哌丁胺 | 呼吸抑制 |
| BSEP（ABCB11） | 波生坦 | 胆汁淤积性肝损伤 |
| | 环孢素 | 胆汁淤积性肝损伤 |
| | 格列本脲 | 胆汁淤积性肝损伤 |
| | 利福平 | 胆汁淤积性肝损伤 |
| | 曲格列酮 | 胆汁淤积性肝损伤 |
| MRP2（ABCC2） | 伊立替康 | 腹泻 |
| | 甲氨蝶呤 | 肾毒性 |
| BCRP（ABCG2） | 伊立替康 | 骨髓抑制 |
| OAT1（SLC22A6） | 阿德福韦 | 肾毒性 |
| | 西多福韦 | 肾毒性 |
| | 替诺福韦 | 肾毒性 |
| OCT | 二甲双胍 | 高乳酸血症，乳酸性酸中毒 |
| OCT2（SLC22A2） | 顺铂 | 肾毒性 |
| OATP1B1（SLCO1B1） | 麦考酚酸莫酯 | 白细胞减少症，贫血，血小板减少症，腹泻，恶心，呕吐，感染 |
| | 辛伐他汀 | 肌病 |

## 药物基因组学

很多研究报道药物代谢酶［如细胞色素 P450 超家族（CYP）］会因人群基因型不同而改变。与 CYP 类似，拥有不同单核苷酸多态性（single nucleotide polymorphism，SNP）的人群，药物摄取和外排转运体会呈现出很大的差异，导致不同人群他汀类降脂药物和抗糖尿病药物的药代动力学差异。有机阴离子转运多肽 1B1（organic anion transporting polypeptide 1B1，OATP1B1）的变异型 N130D 能够提高血清中胆红素水平并减少 OATP1B1 他汀类药物底物的肝摄取。带有 1~2 个 OATP1B1 变异型 V174A 拷贝的人群，每日服用辛伐他汀，其患肌肉病变的风险会提高 2~12 倍。乳腺癌耐药蛋白（breast cancer resistance protein，BCRP）的变异型 Q141K 也与他汀类药物的药代动力学相关。肠腔的药物排出功能减弱会增加血清中的药物浓度。A270S 变异型 OCT2 会减少抗糖尿病药物二甲双胍的肾脏摄取与清除。超过 1% 的人群中存在这种 SNP 遗传多态性，所以在很大一部分患者中药物代谢动力学会受到影响。因此，对特定的药物转运体进行基因型分析将极大地推动个体化用药的发展。

## 药物转运体研究在新药研发中的应用

理解药物转运体的机制有助于设计具有最佳转运活性的化合物、预测药物-药物相互作用和药物-疾病相互作用，以及选择最优给药途径（框 5-1）。先导化合物需要经过结构修饰

框 5-1 药物研发案例

某药学实验室通过抑制胆固醇生物合成中的关键酶 HMG-CoA 还原酶来开发治疗高胆固醇血症的新药。HMG-CoA 还原酶主要定位在肝脏,是甲羟戊酸通路中的限速酶。甲羟戊酸通路是产生胆固醇以及类异戊二烯等物质的代谢通路。主要的研究策略是通过利用肝脏主动摄取生物外源性物质的特性来起到靶向作用。近期该公司公布了此研究中先导化合物的研究数据。图 A 中显示了四种先导化合物在大鼠肝细胞悬液中的摄取情况。每种化合物在 37℃ 条件下与细胞共孵育 30 秒以上。

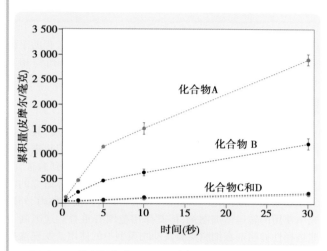

图 A 四种 HMG-CoA 还原酶抑制剂作用大鼠肝细胞 30 秒后的累积量

该研究团队进行了后续研究,此四种化合物在大鼠上灌胃给药后,表现出显著不同的生物利用度。化合物 A 组出现了急性高胆红素血症,化合物 D 组出现了短暂的血清胆汁酸升高(图 B)。鉴于四种化合物体外活性较好,该研究团队同时测试了四种化合物在大鼠上的体内活性。当以 5mg/kg 剂量灌胃给药后,化合物的治疗效果为:A(疗效最好)>D>B>C(疗效最差)。

| 化合物 | 体外浓度(钠摩尔浓度) | 口服生物利用度(%F) | 体内观察 |
|---|---|---|---|
| A | 35 | 3.1 | 升高耦合胆红素 |
| B | 41 | 28 | 无不良事件 |
| C | 0.2 | 2.2 | 无不良事件 |
| D | 121 | 97 | 血清胆汁酸增加 |

图 B 大鼠口服化合物 A、B、C 和 D(30mg/kg)的体外和体内数据

问题与讨论

1. 基于图 A 的研究数据,这四种化合物可能分别通过什么机制进入肝脏细胞?

化合物 A 与 B 可能被肝细胞窦状隙膜上多个药物摄取转运体摄取(如 OATP、OAT、OCT)。转运体介导的药物摄取可以通过测试每种化合物在选择性抑制条件下肝细胞悬液的摄取情况来确定,或在选择性表达某种药物转运体的条件细胞株中测试化合物的摄取情况。化合物 C 和 D 可能通过被动扩散或者被一种低亲和力、高容量的药物转运体以极低速率转运至细胞中。

2. 为什么化合物 A 与 C 的生物利用度低,而化合物 D 的生物利用度高?

化合物 A 很可能发生了肝肠循环,仅有很少一部分药物进入了全身循环发挥药效。化合物 C 表现出极低的肝摄取以及低生物利用度,可能大部分化合物没有被肠道吸收,随粪便排出体外。化合物 D 的肝细胞摄取率最低,但生物利用度极高。可能的原因是化合物 D 几乎完全被肠道吸收,并且首过效应极低。

3. 假设化合物 A 是酸性的并在生理 PH 下带电荷,那么化合物 A 可能通过哪种机制(摄入或/和排出)由血浆转运到胆汁?

如果化合物 A 是酸性的,在生理条件下带负电,那么化合物 A 可能被肝细胞膜上能够与阴离子产生高亲和力的转运体摄取,如 OATP1B1。MRP2 可能介导其分泌至胆汁,MRP2 是一种药物外排转运体,与阴离子基质具有高亲和力。

4. 化合物 A 与 D 导致高胆红素血和高胆汁淤积的机制分别是什么?

通过肝胆途径的胆红素清除受阻会导致高胆红素血症。化合物 A 能够增加结合胆红素的含量,提示其可能对于胆红素向肝细胞的转运以及胆红素向胆红素葡萄糖醛酸酯代谢过程影响较小。化合物 A 可能通过 MRP2 抑制结合胆红素向胆汁分泌中的相关过程导致高胆红素血症。MRP2 在转染细胞系中的抑制研究,结合大鼠胆管插管的体内研究,将有助于支持这一假说。基于悬浮肝细胞的数据,化合物 D 似乎不是肝转运的底物;尽管如此,该化合物可以抑制参与胆汁酸处理的转运蛋白。无论是抑制窦状隙膜上的 NTCP,还是肝细胞小管膜上的 BSEP,都可以解释体内结果。进一步研究胆汁酸(如牛磺胆酸盐)进入悬浮肝细胞的摄取抑制,或者 BSEP 表达囊泡或夹心培养的肝细胞中 BSEP 的抑制(通过牛磺胆酸盐转运测定),都将有助于确定更可能的机制。

5. 该团队只允许四种先导化合物中的一种进入临床试验。哪种化合物是临床试验的首选药物?

化合物 A 应进入临床研究。该化合物在体内表现出最强的功效,可能是由于它能有效地进入肝脏,而肝脏是抑制 HMG-CoA 还原酶的作用靶点。由于其肠肝循环,化合物 A 可能具有相对较低的全身不良反应,而且通过剂量调整,可

框 5-1 药物研发案例(续)

能避免大鼠出现高胆红素血症。鉴于肝转运蛋白可能参与化合物 A 的处理,化合物 A 可能需要在肝损伤患者中进一步研究,以了解其对安全性和有效性的潜在影响。

化合物 D 表现出低肝摄取和高生物利用度的特点,表明需要更高水平的全身性暴露才能达到与化合物 A 相当的药理作用。需要更高的全身性暴露,这就需要仔细评估可能导致临床中剂量限制性毒性的脱靶效应。此外,对大鼠胆汁酸分布变化的观察表明,有必要进一步研究胆汁淤积的机制,如果该化合物的研发需要进一步推进,还需要评估其临床转化的潜力。化合物 B 表现出良好的肝吸收和体外

药效。尽管缺乏不良反应使其成为进入临床试验的潜在候选药物,但其体内疗效明显低于化合物 A 和 D。由于明显缺乏毒性,化合物 B 的高剂量可能是允许的,但该化合物的理化性质有时会限制其可吸收或给药的剂量。化合物 C 因其肝吸收低、体内疗效低,是最不被看好的候选药物。对于所有化合物,都应该考虑转运体活性物种差异的可能性(作为底物和抑制剂),并且应该对人类转运体进行类似的研究,以更好地预测啮齿动物的研究结果如实地转化至临床的可能性。

并经过细胞水平筛选或虚拟筛选等方法找出与靶点结合最优的药物分子。但是一些在临床前活性很好的候选化合物很可能因为药物代谢动力学活性不佳而在临床试验中失败。如果候选化合物是一个或多个药物转运体的底物,药物转运体可能会通过限制或促进药物到达其作用靶点,影响其体内药代动力学性质。因此,在药物研发过程中,明确化合物(或一类化合物)是否是药物转运体的底物或者抑制剂,将有助于指导药物设计阶段化合物化学结构的设计及优化。对于口服给药的药物,需要考虑肠道药物转运体对被动转运的影响(如P-gP、BCRP 和 MRP2),这些转运体能够减少药物在肠道的透过性并降低口服生物利用度。

改善药物体内处置不仅要抑制药物排出通道,同时要促进药物摄取通道对药物的摄取。他汀类药物的靶器官是肝脏,促进他汀类药物由血浆向肝细胞的转运有助于改善HMG-CoA 还原酶抑制剂的药代动力学性质。核心转运体(CNT)/寡肽转运体(PEPT)和核苷转运体(ENT)的底物偏好分别为核苷和多肽,已经被用于改善原本高清除率药物的吸收。通过将更昔洛韦共轭链接多肽合成更昔洛韦的前药缬更昔洛韦,使缬更昔洛韦成为 PEPT1 的底物,其口服生物利用度可提高十倍。肿瘤细胞对细胞毒性核苷类似物吉西他滨的摄取依赖于 ENT1,对于肿瘤组织中 ENT1 低表达的患者,吉西他滨的化疗效果较差。

通过鉴定可能影响新药摄取与清除的药物转运体,有助于理解药物处置以预测药物-药物相互作用的可能性。同时药物转运体的研究也使得药物监管机构意识到药物转运也是评审新药的重要指标。美国食品药品监督管理局(Food and Drug Administration, FDA)、欧洲药监局(European Medicines Agency, EMA)、日本药品与医疗器械管理局(Pharmaceuticals and Medical Devices Agency, PMDA)已经更新了药物临床与临床前研究指南,将药物转运体的研究作为新药开发的重要组成部分。药品说明书中已经增加关于药物转运体介导的药物-药物相互作用内容,并且在联合用药的注意事项中也增加了相关内容。国际转运体联合会(The International Transporter Consortium)开发了决策树算法,在临床前研究过程中预测特定的药物转运体对药物处置的影响,并为推测是否需要增加关于药物-药物相互作用的临床试验提供参考。目前,对于药物转运体在新药评估中的重要性已经达成共识,特别是一些重要的转运体 P-gp、BCRP、OCT2、OAT1、OAT3、OATP1B1 和

OATP1B3。充分认识药物转运体在药物中的作用,有助于研究者更好的预测临床实验结果以及可能的药物-药物相互作用。

## 结论与展望

近年来对于药物转运体的研究取得了极大进展,其在体内药物处置以及药物-药物相互作用中的重要作用越来越明确。很多药物转运体的功能已经在临床试验中得到验证,并且相关药物研发策略及监管指南随着对药物转运体研究的深入在建立及不断优化。如表 5-1 及表 5-2 为目前在体内、外研究中使用的转运体抑制剂,但其作用范围有重叠。这限制了非选择性抑制剂在细胞实验及动物模型中的使用。发现选择性更强的抑制剂有助于建立体内外药物转运体研究标准,并帮助建立统一的新药药物处置以及药物-药物相互作用评价体系。虚拟筛选可通过基于底物的化学结构和转运体的晶体结构进行分子对接,来协助预测转运体与底物的相互作用。随着复方制剂在治疗复杂疾病中的应用,对于药物转运体介导的药物-药物相互作用以及药物代谢相互作用的相关研究显得尤为重要。随着更多体内外药物处置研究模型的建立,如 3D 组织工程器官模型,以及更多关于转运体的基础研究,新药研发人员能够更好地预测转运体在患者中的临床作用。

(王金华 译 孙岚 李莉 杜冠华 审)

## 推荐读物

Brouwer KL, Keppler D, Hoffmaster KA, et al.; International Transporter Consortium. In vitro methods to support transporter evaluation in drug discovery and development. *Clin Pharmacol Ther* 2013;94:95–112. (*In vitro methods for the identification of drug transporters involved in the disposition of new drug entities.*)

Giacomini KM, Huang SM, Tweedie DJ, et al.; International Transporter Consortium. Membrane transporters in drug development. *Nat Rev Drug Discov* 2010;9:215–236. (*The initial white paper from the International Transporter Consortium.*)

Giacomini KM, Huang SM. Transporters in drug development and clinical pharmacology. *Clin Pharmacol Ther* 2013;94:3–9. (*Reviews roles of drug transporters in drug absorption, distribution, and elimination.*)

König J, Müller F, Fromm MF. Transporter and drug–drug interactions: important determinants of drug disposition and effects. *Pharmacol Rev* 2013;65: 944–966. (*Reviews the role of transporters in drug–drug interactions.*)

Morrissey KM, Wen CC, Johns SJ, Zhang L, Huang SM, Giacomini KM. The UCSF-FDA TransPortal: a public drug transporter database. *Clin Pharmacol Ther* 2012;92:545–546. (*http://dbts.ucsf.edu/fda*

*transportal*)

Nigam SK. What do drug transporters really do? *Nat Rev Drug Discov* 2015;14:29–44. (*Reviews endogenous functions of drug transporters.*)

Palmeira A, Sousa E, Vasconcelos MH, Pinto MM. Three decades of P-gp inhibitors: skimming through several generations and scaffolds. *Curr Med Chem* 2012;19:1946–2025. (*Overview of P-gp activity modulators for the*

*reversal of multidrug resistance in cancer.*)

Roth M, Obaidat A, Hagenbuch B. OATPs, OATs and OCTs: the organic anion and cation transporters of the *SLCO* and *SLC22A* gene superfamilies. *Br J Pharmacol* 2012;165:1260–1287. (*Extensive review of the biology and pharmacology of organic anion and cation transporters.*)

# 第6章
# 药 物 毒 性

Michael W. Conner, Catherine Dorian-Conner, Vishal S. Vaidya, Laura C. Green, and David E. Golan

## 概述

　　同其他医疗干预手段一样,药物的应用,除产生预期的治疗作用外,也会伴随意外的结果出现,这些结果包括:副作用、不良反应或毒性作用,这些是由药物作用机制、药物剂量、患者特质和身体健康状况共同决定的。前面章节已从各方面,深入阐述药理学原理,这些原理同样适用于药物毒性研究。后续章节所列出的药物总表包含药物特殊不良反应及药物的其他性质。本章节重点阐述这些不良反应的作用机制。

　　大多数情况下,不良反应范围宽泛,从常见的相对良性作用,到对器官和健康产生严重损害的作用。然而,即使是轻微的不良反应,也能引起大多数患者不适,从而导致患者拒绝或者减少这些药物的使用。不良反应的类型和风险取决于产生药效和引起副作用的剂量之间的安全范围。当这个安全范围很大时,毒性主要由药物超剂量使用引起;当这个安全范围很小甚至不存在时,不良反应可能在治疗剂量下就显现出来。

这些原理也适用于非处方药,如:对乙酰氨基酚和阿司匹林。需要注意的是,安全范围不仅取决于药物本身,也取决于患者——其遗传因素或其他特点,例如:对有毒代谢产物具有解毒作用的酶多态性、并发症、或关键器官功能退化等,这些会或多或少降低患者抵御药物毒性的能力。这也是所有等效新制剂都应该从最低剂量开始摸索其治疗剂量的原因之一。

　　药物毒性在药物研发中至关重要(第51、52章)。在药物研发早期,开展临床前和临床研究,以此评价化合物效应、选择性、药代动力学以及代谢产物和毒性。在上市前,药物管理部门负责审查药物实验数据,并且对药物的效益是否优于它的风险做出判断。当药物上市,更多患者使用这些药物,未预见到的不良反应类型和发生频率,会引起对药物的再评价,这可能导致该药物使用人群受限于特殊患者,甚至完全撤市,例如非甾体抗炎药罗非考昔(rofecoxib)和抗糖尿病药曲格列酮(troglitazone)。

　　本章主要讨论药物对靶点不当激动或抑制引起的不良反应,称为靶点不良反应(on-target adverse effects);药物作用预期靶点外的其他位点引起的不良反应,称为靶点外不良反应

（off-target adverse effects）。然后分别在生理、细胞和分子水平讨论这些药物毒性作用的表型效应。本章还阐述了药物毒性作用的一般原理和特殊案例。只有对药物作用和毒性作用的机制进行深入了解，才能逐渐形成合理的药物治疗策略。

## ■ 病　例

G 女士，80 岁，是一名钢琴教师，右腿进行性严重的疼痛已持续 5~10 年。她一直坚持在工作室授课，但疼痛加剧，身体虚弱。影像学检查显示右髋关节炎。根据治疗方案，她将进行人工髋关节置换术。

全髋关节置换术一般不会发生急性并发症。在 G 女士手术后的最初几天内，医生给予低分子量肝素和华法林以预防深静脉血栓形成。术后第六天，手术部位感觉到极度疼痛。体检时，医生发现其右侧髋部和臀部肿胀。全血计数显示严重失血（血细胞容积从 35% 降到 25%），于是她又被重新推回手术室，取出人工关节周围的大块血肿。虽然血肿并不意味着严重的感染，但血肿的存在有利于金黄色葡萄球菌的生长。

因为不取出人工关节，很难成功治疗感染，所以医生们对 G 女士进行了 12 周的抗生素联合治疗，即静脉注射万古霉素和口服利福平 2 周，随后口服环丙沙星和利福平 10 周。在治疗开始的 2 周内，她能够耐受抗生素治疗，没有并发症出现。而将抗生素换成环丙沙星 36 小时后，G 女士开始发热，体温 39.4℃，身体极度虚弱。对髋部进行抽吸显示只有很少量淡黄色（即非化脓性）液体流出。随后 G 女士被收入院进行密切观察。

入院 12 小时后，G 女士的胸、背部和四肢出现了广泛的斑丘疹，随即停止使用环丙沙星和利福平治疗，恢复万古霉素治疗。患者体温逐渐下降，72 小时内体温恢复到正常范围，斑丘疹开始消退。右髋抽吸液体培养无细菌生长。随后 4 周内给与万古霉素单独治疗，无不良反应出现；重新恢复利福平治疗后亦无意外出现；最后，给予甲氧苄啶-磺胺甲噁唑和利福平联合治疗 12 周。

髋部手术 4 个月后，G 女士重新回到工作室教授钢琴课程，虽然行动缓慢，但恢复得很好。

## 思　考　题

☐ 1. G 女士出现的高热、虚弱和皮肤斑丘疹是否是机体对环丙沙星的药物反应？

☐ 2. 术后急性期内低分子肝素和华法林联合使用的理由是什么？

☐ 3. 对于 G 女士而言，预防性给予抗血栓药物与危及生命的出血并发症之间存在因果关系吗？

## 药物毒性作用机制

一种药物对个体患者是否弊大于利，依赖于多种因素，包括患者的年龄、遗传和先天条件、药物剂量以及患者是否同时

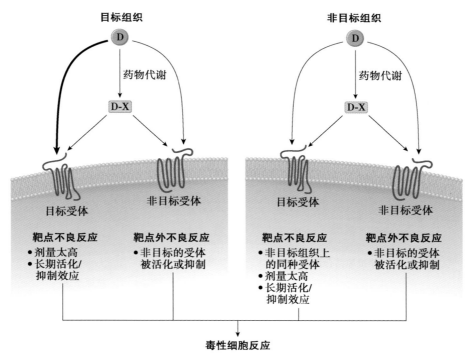

图 6-1　药物的靶点与靶点外不良反应。药物 D 的目标作用在于调整特定组织（靶组织）中特定受体（靶受体）的功能。药物 D 或其代谢物 D-X 的高剂量使用，对靶受体的长期激活或抑制可能导致目标组织中产生靶效应相关的靶点不良反应。同样的靶效应相关效应可能出现在第二种组织中（非靶组织）；此外，目标受体可以调节不良反应，因为药物在非目标组织中可以以活性形式存在。当药物和/或其代谢物调整非目标组织（非靶组织）的功能时，称此效应为靶点外不良反应

服用其他药物等。例如：由于药代动力学特点或药物代谢酶存在年龄依赖性差异的缘故，年老和年幼患者对药物毒性作用更加敏感。正如第 4 章中讨论的那样，遗传因素决定患者的药物代谢、受体活性、修复机制的个体差异。所以，药物的个体反应可能因药物代谢或受体活性的遗传差异以及修复机制活性不同而不同。而对于一些伴随基础疾病如肝脏或肾脏功能缺陷，和/或对某些药物过敏的患者而言，往往更易于出现药物不良反应。联合用药在增强疗效的同时也会增加药物毒性，特别是当这些药物具有相同的代谢途径或转运体时。药物与保健品的相互作用也很重要，但往往被其中的药物毒性作用所掩盖。药物-药物或药物-草药的相互作用稍后在本章节中进行讨论。临床上，不能对药物的毒性下武断的结论，正如 G 女士的案例，对患者进行抗生素的抗感染处理后产生的高热、皮疹、甚至死亡，不仅可能归因患者再发感染，也可能是源于抗生素的不良反应。

尽管药物的不良反应谱与药物的使用方法或药物种类有关，但在基于一般范例基础上识别药物毒性机制，将有助于寻找药物的不良反应谱：

- "靶点"不良反应是指药物结合于其目的受体，但因浓度不当、动力学欠佳、或结合于不恰当的组织产生的不良反应（图 6-1）；
- "靶点外"不良反应是致药物结合于非目标靶点或受体导致的不良反应（图 6-1）；
- 由免疫反应介导的不良反应（图 6-2）；
- 机制尚不清楚的特异质反应。

下文逐一对这四种机制展开论述。需要注意的是，许多药物会同时产生靶点和靶点外不良反应，并且患者身上出现的不良反应可与多种机制有关。

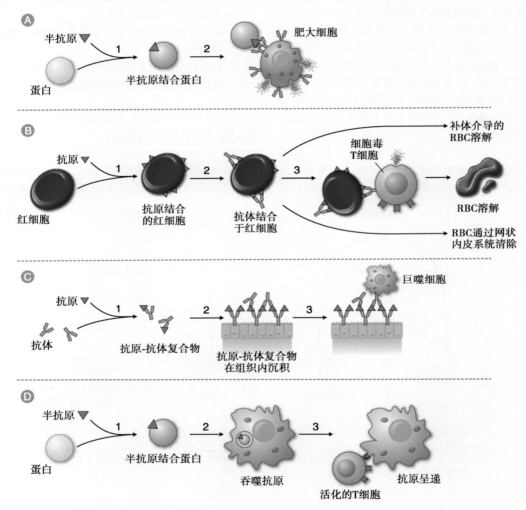

图 6-2　超敏反应机制。A. I 型超敏反应：半抗原结合于蛋白（1），抗原与肥大细胞表面的 IgE 抗体交叉连接，导致肥大细胞脱颗粒（2），肥大细胞释放组胺和其他炎性介质。B. II 型超敏反应：抗原结合于循环的血细胞，通常是红细胞（RBC）表面（1），抗原激活抗体生成后结合于 RBC 表面（2），吸引细胞毒 T 细胞（3），随后释放出溶 RBC 的介质，抗体与 RBC 的结合还能直接激活补体介导的 RBC 溶解，RBC 通过网状内皮系统清除。C. III 型超敏反应：抗体与作为抗原的可溶性毒素结合（1），抗原-抗体复合物在组织内沉积（2），吸引巨噬细胞（3），开始补体介导的反应过程（未显示）。D. IV 型超敏反应：半抗原结合于蛋白质上时发生（1），结合于蛋白质上的半抗原被 Langerhans 细胞吞噬（2），Langerhans 细胞趋化至局部淋巴结，将抗原呈递给 T 细胞，激活 T 细胞

## 靶点不良反应

关于药物毒性的一个重要概念是：对于期望得到的药理学效应，由于机体过度接触药物或对药物敏感，而使这种药理学效应过度，导致不良反应出现，则产生靶点不良反应（图 6-1）。无论是有意识或无意识的用药过量、药代动力学改变（如源自肝、肾疾病或与其他药物相互作用），还是药物-受体相互作用的药效学改变致使机体对药物的药理学反应改变（如：受体数量的增加）等，可导致该现象出现。上述所有变化，均可能导致药物有效浓度上升，产生更强的生物学效应。药物通过其已知的某种特定机制，产生其靶点效应。这些效应通常是药效基团的共同效应，因此也被称作基团效应。

药物或药物的某种代谢物虽然与正确的受体相互作用，但若受体分布在非疾病组织中，这种情况下可能导致另一种重要的靶点不良反应出现。通常，药物的靶点在超过一种以上的细胞或组织中均有表达。例如：抗组胺药物盐酸苯海拉明（diphenhydramine）是 $H_1$ 受体拮抗剂，用于减少变态反应中因组胺释放而产生的一些不适症状。苯海拉明还能穿过血-脑脊液屏障，拮抗中枢神经系统中的 $H_1$ 受体而产生嗜睡症状。这种不良反应促使第二代的 $H_1$ 受体拮抗剂的设计与问世，后者不能透过血-脑脊液屏障，因而不会产生嗜睡症状。值得注意的是，这些第二代的 $H_1$ 受体拮抗剂中的第一个药物，特非那定（terfenadine），具有靶点外不良反应（与心脏钾离子通道相互作用），引起另外一种严重的不良反应——增加心源性猝死的风险。这个案例稍后讨论。

另一种靶点不良反应的例子是局麻药如利多卡因（lidocaine）和布比卡因（bupivacaine）。这些药物是通过阻断注射部位附近神经元细胞膜上钠离子通道来抑制轴突冲动传递的。若超剂量或者不合理给药（如：血管内给药）来阻断中枢神经系统的钠离子通道，可导致震颤、癫痫和死亡出现。这些靶点效应将在第 12 章进行详细阐述。

抗精神病药物氟派啶醇（haloperidol）通过阻断 $D_2$ 受体来发挥作用。阻断脑垂体中 $D_2$ 受体将会导致催乳素分泌增加进而造成闭经、溢乳、性功能障碍和骨质疏松。这些靶点效应将在第 14 章进行详细阐述。

有时发现靶点不良反应，可以揭开生物靶点不为人知，但往往非常重要的功能。例如：羟甲基戊二酰辅酶 A（HMG-CoA）还原酶抑制剂（即他汀类药物），就是经典例子，在临床上，他汀类药物用于降低胆固醇水平。这些药物的目标器官是肝脏，在肝脏中能抑制 HMG-CoA 还原酶这种异戊二烯合成的限速酶。肌肉毒性是他汀类药物治疗的罕见不良反应，包括横纹肌溶解和肌炎；这种不良反应是 HMG-CoA 还原酶通过脂质化作用即 geranyl-geranylation 作用调节肌肉蛋白翻译后修饰的生理作用而产生的不良反应。他汀类药物作为引起骨骼肌肉损伤的药物，将会稍后在本章举例介绍。

## 靶点外不良反应

实际上，很少有药物能高度选择地仅作用于一个分子靶点。药物与非靶点分子相互作用而出现的不良反应称为靶点外不良反应（图 6-1）。靶点外不良反应的一个经典例子是许多药物与心脏钾离子通道（hERG）相互作用（因为人类钾离子通道 $I_{Kr}$ 由人类 hERG 基因编码，这些通道也被叫作 hERG 通道）。抑制 $I_{Kr}$ 钾离子通道，导致钾离子流受阻，会诱发心肌细胞的延迟复极化（第 24 章）。而延迟复极化可引起心率校正 QT 间期（QTc）延长，心律失常包括尖端扭转型（室性）心动过速和猝死。抗组胺药特非那定（terfenadine），是最早用于干预心脏钾离子通道内流的化合物，可引发潜在的致命的心律失常。这个药物设计时避免了第一代 $H_1$ 受体拮抗剂的不良反应——嗜睡（前已述及），但对离子通道的抑制作用导致一些患者出现致死性心律失常，特非那定也因此从市场上撤出。人们在不断努力，去预防此类事件发生。有调查表明，虽然许多药物抑制了 hERG 通道，若其半数抑制浓度（$IC_{50}$）比推荐治疗剂量下的最大血浆浓度高 30 倍以上（$C_{max}$，即最大浓度，根据蛋白结合率校正后），其造成 QT 间期延长和心律失常的风险较低。随后，研究发现特非那定的活性代谢产物非索非那定（fexofenadine）对 hERG 仅有较弱的抑制作用，所以目前非索非那定作为一种较为安全的抗组胺药已经上市。

许多化合物都具有干扰心脏钾离子通道的能力，因此需要对所有新候选药物与钾离子通道的亲和力进行评价。在评价 hERG 的实验中，可以使用转染了人类 hERG 的细胞，对化合物与人心脏钾离子通道的潜在作用进行体外评价。除了 hERG 评价实验之外，还可以通过非啮齿类动物模型对化合物是否会导致心脏电生理学改变进行评价（第 51 章）。作为允许上市的条件之一，需要对新药是否延长人类 QTc 间期的潜在毒性进行评价。一般评价药物治疗剂量范围下，是否增加 QTc 间期，来推测药物是否存在产生心律失常的风险。需要注意的是，在大多数全面的 QTc 间期评价试验中用来做阳性对照的药物是种普遍应用的抗生素，莫西沙星（moxifloxacin），其在临床剂量下，会延长 QTc 间期（但是引起心律失常的风险较低）。尽管多数依靠 hERG 抑制的体外评价和全面 QTc 间期临床研究，能阻止多数可能存在心脏毒性的药物上市，但这些方法由于灵敏度低、昂贵、缺乏对其他减轻或加重化合物对 QTc 影响的离子通道的评价而被人批判。因此，人们考虑采取替代性评价方法，包括在临床前研究阶段扩大药物对离子通道效应的评价范围，和在药物早期研发阶段开展临床研究。

药物的对映异构体（镜像异构体）亦会产生靶点外不良反应。正如第 1 章描述的那样，受体常常对药物分子的三维结构极其敏感。所以，受体可以区别出药物的对映异构体。众所周知，极富戏剧性的例子就是外消旋沙利度胺（thalidomide）（左旋与右旋-异构体的混合物），即反应停。20 世纪 60 年代，沙利度胺用于治疗孕妇的早孕反应。沙利度胺的右旋异构体是种有效的镇静剂，而其左旋异构体具有强致畸性，这种致畸作用导致 46 个国家 10 000 个新生儿患严重的出生缺陷，如"海豹肢畸形"。关于孕妇患者对该药物的使用在本章节后面内容进行讨论（见"药物致畸作用"和框 6-1）。

由于药物对映异构体间可能存在极大的药理学差异，这使研究者和 FDA 将同种药物的对映异构体视为独立的化学

框 6-1    妊娠期用药：治疗的决策

对于妊娠期或准备怀孕的妇女，在开药时需要对母亲及胎儿进行风险-效益评估。然而，许多药物并未在怀孕人群中进行系统研究，相关数据的贫乏使妊娠期药物风险-效益评价更加困难。FDA 根据动物实验结果、较为严谨的流行病学研究（或来源缺乏）结果和/或病例报告，将妊娠期药物分为五类。药品标签上会标明药物类别，下面也会逐一列出。需要注意的是，药物分类并不是严格按照风险来划分的。A 类药物在妊娠期间使用是最安全的，X 类药物顾名思义是妊娠期禁用的，而研究数据缺乏或不足的 B 类药物不一定同 A 类药物那般安全。

**A 类**

充足且严谨的研究未能证明在妊娠的前 3 个月对胎儿有风险（而且没有证据表明在妊娠的后 3 个月有风险）。

**B 类**

动物研究未能证明胎儿有风险，但在人类研究中缺乏可利用的资料。

**C 类**

动物研究证实对胎儿有不良反应，但在人类研究中无可以利用的资料。药物仅在权衡对孕妇的利大于弊时给予。

**D 类**

药品上市后监测及人类研究结果证实对胎儿有危害。但尽管存在潜在风险，孕妇可因其潜在益处使用该药物。

**X 类**

动物或人的研究中已证实可致使胎儿畸形，和/或在药品上市后监测及调查的不良反应数据中有足够的证据证明对人类胎儿有害，且孕妇使用明显弊大于利。

X 类药物不仅包括致畸药物，还包括孕妇不能使用的药物。例如他汀类药物，因为在正常生理情况下，血清胆固醇在妊娠期间也会增加，这种情况不应被抑制。

尽管这种分类方法已经有很长的使用历史，但标签类别仍然容易混淆，FDA 也如此。例如：抗生素替加环素属于 D 类，但由于人类对照组数据的缺失，应该放在 C 类。一般来说，FDA 妊娠药物分类并不是完美的，无法很灵敏地捕获到一些特殊药物或特殊状况的患者。因此，医生也应该依靠自己的判断，考虑以下问题：

- 不使用药物治疗疾病对母体和胎儿的风险；
- 根据药物的分子量、电荷、疏水性和通过屏障进出胎盘循环的能力推断药物进入胎盘的能力；
- 对于药物可能影响胎儿进行生理学上的解释，如：器官发生、器官发育、器官功能或分娩的并发症。

对于那些有潜在疾病的患者，已经证明有效治疗患者病情的药物应该继续使用，避免试验性的新药给予。最后，为了将胎儿风险降到最低，同时考虑到妊娠期会发生的代谢和生理改变，应将给药剂量限定在治疗范围的最低限。

---

实体对待。如果一种药物的某种对映异构体药理学活性较其外消旋构型有所提高，那么这种纯化的异构体就可以被视为一种新药。例如：外消旋质子泵抑制剂奥美拉唑（omeprazole）及其左旋异构体艾美拉唑（esomeprazole）作为不同的药物已经上市销售。

另一种常见的靶点外不良反应源自药物对不同亚型受体的非目标性活化。例如：$\beta_1$ 肾上腺素受体在心脏表达，对该受体的活化可以提高心率增强心肌收缩力。与其密切相关的 $\beta_2$ 肾上腺素受体主要表达于气道和脉管系统的平滑肌细胞，对 $\beta_2$ 肾上腺素受体的激活会引起平滑肌舒张和这些组织的扩张（见第 11 章）。临床上常常应用 β 肾上腺素受体拮抗剂（所谓的 β 受体阻断剂）阻断 $\beta_1$ 受体，以达到控制心绞痛或心衰患者的心率和减少心肌氧需量的目的。实际上，一些 $\beta_1$ 受体阻断剂并非完全特异性地阻断 $\beta_1$ 受体，其同时对 $\beta_2$ 受体也有拮抗作用。β 肾上腺素受体拮抗剂的非特异性选择效应是心绞痛患者用药的禁忌，因为这些药物会通过对 $\beta_2$ 受体的拮抗引起气道不可逆性的收缩。同样，应用 $\beta_2$ 受体拮抗剂在治疗哮喘病时，特别是高剂量，可能会增加心率。

第二个由于不同受体亚型的非目标性激活引起的靶点外不良反应经典案例，是厌食药**芬氟拉明**（fenfluramine）引起的瓣膜病。这个药物主要的作用机制可能是参与脑内 5-羟色胺的释放以及 5-羟色胺重摄取的抑制，进而调节进食行为。然而该药物也会激活 5-羟色胺亚型受体 5-HT$_{2B}$，导致房室瓣膜部分的成纤维细胞增殖。这可能会进展为肺高压，甚至引起死亡。由于该不良反应芬氟拉明已经撤市（"药源性心血管毒性"）。

人们可以应用基因修饰的模式小鼠或大鼠来研究药物的靶点外不良反应，这种修饰即在遗传水平上敲除目标靶受体（有时仅仅在特殊组织）。如果小鼠在某种程度上缺乏药物作用的目标靶点，那么药物的作用一定是通过目标靶点外的其他靶点而表现出来的。

一些药物以及它们的代谢产物的靶点外不良反应，可以通过临床前试验和临床试验评价的结果，凭借经验来进行判断。尽管进行了大量的实验，一些罕见的药物毒性只有在比临床试验更大规模的人群接触时才为人们所发现。例如：氟喹诺酮类（Fluoroquinolones）药物是种广谱抗生素，来源于萘啶酸，在临床前研究和临床研究中表现出最低限度的毒性，而这类药物大量应用于临床后时有过敏反应，QTc 间期延长，潜在的心脏毒性见诸报道，导致该类药物中的两种：替马沙星（temafloxacin），格帕沙星（grepafloxacin）从市场上撤出。而同类抗生素中的另一种药物曲伐沙星（trovafloxacin）因其肝毒性而明显受限。与此相反，环丙沙星（ciprofloxacin）和左氧氟沙星（levofloxacin）是耐受性良好的福喹诺酮类药物，频繁用于治疗细菌感染。实际上，正如上述例子所示，即使那些安全的药物也会偶尔出现严重的药物过敏反应。

## 特异质毒性

药物的特异质反应是很罕见的不良反应，目前机制不明。这些不良反应在上市前、实验动物或者患者身上都不明显。

这些特异质损伤会引起永久性器官衰竭甚至死亡,即使再罕见,也会因无法识别易感人群而撤市。系统性研究患者对不同药物的反应有助于阐明由遗传因素或其他机制引起的药物特异质反应。

# 药物毒性的背景

## 药物过量

瑞士医学与炼金术师 Paracelsus 在 500 年前就指出"所有的药物都有毒,没有什么药是无毒的,将药物与毒物区别开的是剂量"。有时,药物过量是有意的,如自杀或他杀事件。事实上,更多情况下药物过量是意外。每年有 700 万名患者因意外过量用药导致不良反应发生,其损失高达 210 亿美元。这对患者和医疗卫生机构来说都是重大的损失,为了避免这些不良反应,人们对开处方和剂量的确定都作了相应调整。

## 药物-药物相互作用

随着人口老龄化,以及进行多种药物联合治疗的患者数量的增长,药物-药物相互作用的可能性增加。大量有害的相互作用以已经被鉴别出,其机制多涉及药物代谢动力学或药效学作用。草药-西药相互作用是药物-药物相互作用中重要的一个分支。

### 药物-药物代谢动力学相互作用

当一种药物改变另一种药物的吸收、分布、代谢或排泄,并继而改变这种药物在体内的浓度时,就称为药物间药代动力学相互作用。如第 4 章所述,药物可以抑制或诱导肝 P450 酶。如果两种药物同时被 P450 酶代谢,那么一种药物对 P450 酶的竞争性或不可逆性抑制会导致第二种药物血浆浓度的上升。另一方面,一种药物对 P450 特异性的诱导会导致其他由同种酶代谢的药物的血药浓度降低。抗真菌药酮康唑(ketoconazole)是 P450 代谢酶 3A4(CYP3A4)的有效抑制剂。当酮康唑与另一种可以被 CYP3A4 代谢的药物联用时,可以导致后者药物代谢降低、血浆浓度升高。如果联合用药具有较低的治疗指数,那么可能会产生毒性。因为酮康唑对 CYP3A4 有效的抑制,酮康唑通常在临床研究中,用于评价药物-药物代谢动力学相互作用的重要性。

除了改变 P450 酶活性外,药物可以影响组织对其他药物的转运(包括药物进入组织和从组织中清除)。如第 4、5 章所述,P-糖蛋白(P-glycoprotein,P-gp)是由多药耐药 1(MDR1)基因编码的外排泵蛋白,将药物排入肠腔。那么一种抑制 MDR1 的药物可以导致正常情况下同样由该机制排出体外的其他药物的血药浓度上升。因为 P-gp 也有将药物通过血-脑脊液屏障的转运作用,那么那些抑制 P-gp 的化合物就可以影响药物转运到中枢神经系统中。其他转运体,如**阴离子转运**

**多肽**(organic anion transporting polypeptide 1,OATP1),能介导肝细胞对药物的摄取以利其代谢,也能介导药物通过肾小管上皮进行排泄;这两种机制都促进机体对药物的清除。通过此类离子转运体进行转运的药物及其代谢产物会使另一种利用相同转运体进行转运的药物的血药浓度不恰当升高。

有时,药物间药代动力学相互作用是人们所期待的,例如:青霉素(penicillin)通过肾小管分泌进行清除,因此,如果青霉素与肾小管转运抑制剂丙磺舒(probenecid)联用,会延长其消除半衰期,使作用时间延长。另一个例子是亚胺培南(imipenem)同西司他丁(cilastatin)联用,前者是一种广谱抗生素,后者是一种肾脏刷状缘二肽酶(脱氢肽酶Ⅰ)选择性抑制剂。由于亚胺培南能被脱氢肽酶Ⅰ快速灭活,所以亚胺培南与西司他丁联用会提高西司他丁血浆浓度,从而增加其抗菌治疗效果。

一种与血浆蛋白如清蛋白结合的药物,能将另一种结合于同种蛋白上的药物释放出来,提高血浆中游离的药物浓度,从而提高其靶组织或非靶组织对药物的生物利用度。这种效应在循环清蛋白水平低下如肝衰竭或营养不良(减少清蛋白合成)或肾衰竭(增加清蛋白的排泄)时得以增强。

### 药物-药物效应动力学相互作用

当一种药物改变另一种药物的靶点或非靶点组织对它的反应时,即称为药物-药物药效动力学相互作用。当两种药物互相激活其信号通路,生物学效应极度扩大,可能导致毒性药效学相互作用的出现。治疗勃起功能障碍的西地那非(sildenafil)与治疗心绞痛的硝酸甘油(nitroglycerin,NTG)联用,易出现药效学相互作用。西地那非抑制 5 型磷酸二酯酶(PDE5)、延长 cGMP 的作用,而硝酸甘油能刺激鸟苷酸环化酶而提高血管平滑肌 cGMP 水平。所以两药联用会使 cGMP 水平大幅提高,达到某程度时可增加严重低血压的风险性(第 22 章)。

另一个例子是抗凝药物的联合使用。一般在髋骨修复手术后,对患者预防性给予华法林处理数周防止术后深静脉血栓形成。如果给予华法林的开始几天内患者的血药浓度无法达到治疗水平,考虑给予低分子量肝素与华法林联合治疗。在 G 女士的案例中,实际上肝素与华法林的协同作用导致超剂量抗凝,进而导致机体严重出血。骨科手术后预防性给予新型抗凝药(例如阿哌沙班、利伐沙班),由于这类药物给药后可快速达到治疗浓度而无须与其他抗凝药如肝素联用,因此避免出血风险。

## 药物-草药相互作用

药物的安全性和有效性还能被其他非药学物质所改变,如:食物、饮料以及草药和其他食品添加剂等。许多草本产品是由多种生物活性成分组成的混合物,人们很少对它们的安全性和有效性进行对照研究。大量未经规范的草本物质在人群中广泛应用,这使得临床医生在开出处方时有必要询问患者是否使用了这样的物质。

文献提供了大量因同时使用草本药物致使药物治疗失效的报道,其中一些文献还报道了毒性反应。例如:白果(ginkgo biloba）制剂抑制血小板聚集,同时使用白果和非甾体抗炎药（nonsteroidal anti-inflammatory drugs,NSAID）会增加出血的危险,因为后者也能抑制血小板聚集。选择性 **5-羟色胺再摄取抑制剂**（selective serotonin reuptake inhibitors,SSRI）与**圣约翰草（贯叶连翘）**（St. John's wort）联合使用会产生轻度的 5-羟色胺能综合征。

## 细胞毒性机制：凋亡与坏死

细胞通过各种机制抵御或修复损伤:当这些防御机制不能抵御细胞损伤时,就会产生毒性。某些情况下,毒性能够在短期内缩减,但是反复损伤(例如反复损伤导致纤维化产生)可能最终会损伤器官功能。

以肝细胞为例,对潜在的毒性药物产生的主要细胞反应详见图 6-3A 和 6-3B。细胞可能产生凋亡（apoptosis）或者坏死（necrosis）,这依赖于毒性侵袭的严重程度。凋亡使细胞在一些同时被激活的特定蛋白的作用下发生有序性自毁。凋亡有益于一些受损细胞的清除。对细胞凋亡的抑制作用常见于癌细胞。

如果毒性侵袭十分严重,以至于细胞不能完成其有序性死亡,那么细胞将会发生坏死。坏死表现为细胞内容物的酶解,细胞内蛋白质的降解以及细胞膜的破裂。细胞凋亡引起的细胞死亡伴随最轻的炎症反应及周边组织损坏,但坏死的细胞会吸引炎症细胞从而损伤周围健康的细胞。

## 器官和组织毒性

本书的大部分章节都将所述药物的严重及一般不良反应以表格形式列出。此处我们考虑药物对主要器官系统的毒性损伤以及修复的一般机制。因为药物相关的器官和组织毒性的范围宽泛,本章目的不在于列出每一种药物对各个器官或系统可能产生的具体毒性,而是提供一些可以阐明药物毒性一般特征的毒性损伤实例。

### 有害免疫反应和免疫毒性

多种类型的药物是通过刺激机体免疫系统发挥毒性作用。药物参与免疫反应（I～IV 型反应）,产生类似免疫反应的一些综合征（红人综合征）和皮疹,包括多种严重及威胁生命的状况,例如史-约综合征和中毒性表皮坏死松解症。药物也可以抑制正常的免疫反应（免疫毒性）,导致继发性效应如增加感染风险。

药物作为外来化合物能被机体免疫系统当作外源性物质加以识别。大多数分子量小于 600 道尔顿的小分子药物并非直接的免疫原,但能作为半抗原结合（通常是共价结合）到人体蛋白上,随后触发免疫反应。如果药物分子量足够大（治疗肽或蛋白质）就能直接激活免疫系统。药物对机体产生损伤的两种主要免疫机制是超敏反应和自身免疫反应。

经典的超敏反应被分为四种类型（图 6-2）。表 6-1 详细列出了超敏反应的调节物质以及四种超敏反应的临床表现。无论何种类型,预先接触过敏原是触发这四种超敏反应所必需的共同前提。

I 型超敏反应（速发型超敏反应或过敏反应）,继发于抗原与机体接触产生 IgE 后。抗原可以是外源性蛋白,如细菌来源的溶栓药物链激酶（streptokinase）,或者来自内源性蛋白,而这种蛋白经过半抗原修饰具有免疫原性。无论是体内实验或药物配方中使用的青霉素（penicillins）片段都可以起到半抗原作用,从而触发 I 型超敏反应。对相同抗原的二次接触,会触发肥大细胞脱颗粒,释放炎性介质如组胺和白三烯,从而促进支气管收缩,血管舒张以及炎症发生。在皮肤上,I 型超敏反应能引起典型的水疱与潮红反应（wheal-and-flare reaction）。在上呼吸道,I 型超敏反应引起“枯草热”症状如结膜炎和鼻炎,而在下呼吸会导致支气管痉挛性哮喘的发生（见第 48 章）。

II 型超敏反应（抗体依赖性细胞毒超敏反应）,当药物与细胞结合的同时被抗体所识别,就会触发 II 型超敏反应,结合的细胞通常是红细胞,识别的抗体通常是 IgG 或 IgM。抗体通过激活补体的结合作用、激活巨噬细胞的吞噬作用或者激活细胞毒 T 细胞来触发细胞溶解作用。II 型超敏反应见于一些药物的罕见不良反应,包括青霉素和奎尼丁（quinidine）。

III 型超敏反应（免疫复合物介导的超敏反应）,即抗体 IgG 和 IgM 生成并与抗原结合,并且抗原-抗体复合物沉积在组织上,如肾脏、关节和肺血管内皮上。这些复合物通过启动炎症反应引起所谓的血清病,而使这些组织上的白细胞和补体激活从而损伤这些组织。例如:抗蛇毒血清（antivenins）是用蛇毒接种马产生中和抗体后获得的马血清蛋白,该血清蛋白常常触发 III 型超敏反应。其他的例子如安非他酮（bupropion）和头孢克洛（cefaclor）也有产生血清病的危险。

IV 型超敏反应（细胞介导或迟发型过敏反应）,源自 $T_{H1}$、$T_{H17}$ 和细胞毒 T 细胞的活化。接触性皮炎（contact dermatitis）是最常见的 IV 型超敏反应。当药物以半抗原形式结合到宿主蛋白上时触发该类型超敏反应。皮肤第一次接触药物一般不发生反应,事实上,当皮肤再次接触相同药物时会激活朗格汉斯（langerhans）细胞,后者迁移至局部淋巴结中并活化 T 细胞。T 细胞返回到皮肤并启动免疫反应。人们熟知的 IV 型超敏反应包括常春藤毒素过敏以及橡胶过敏。重复接触一种药物,而机体免疫系统将其视为外源性物质,这会触发大量的免疫反应。这种“细胞因子风暴”会导致高热,低血压甚至器官衰竭。所以,医生在开药时,即使是那些对广大人群表现较为安全的药物,也应考虑药物可能的免疫反应。关于这个问题,在本章开始部分讨论到的案例中,G 女士发生了高热和斑丘疹,这很有可能是环丙沙星诱导 T 细胞介导的超敏反应。一旦认识到这点并及时停止环丙沙星用药,该并发症就得到很好的解决。

自身免疫（autoimmunity）即机体免疫系统攻击自身细胞（见第 46 章）。一些药物及化学物会启动机体自身免疫反应。甲基多巴（methyldopa）会促进对恒河猴（Rhesus）抗原（Rh 因子）的自身免疫反应而导致溶血性贫血。其他一些药物,如:肼屈嗪（hydralazine）,异烟肼（isoniazid）,和普鲁卡因胺（procainamide）,会诱发抗髓过氧化酶抗体（肼屈嗪和异烟肼）或诱发抗 DNA 抗体（普鲁卡因胺）而产生狼疮样综合征。

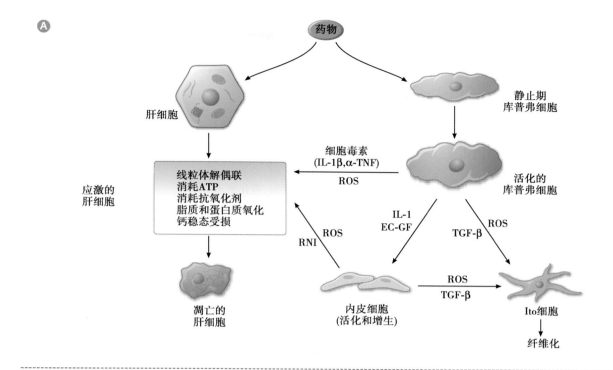

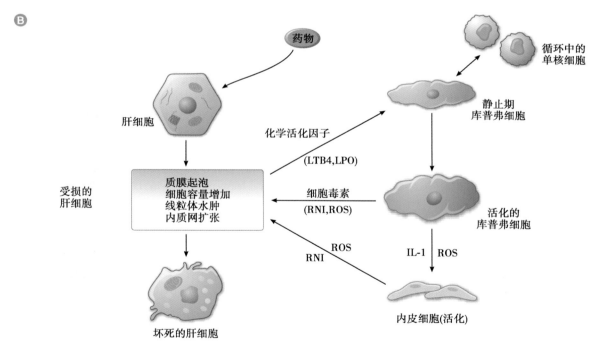

图6-3 中等剂量和高剂量药物引起肝细胞亚毒性和毒性损伤。A. 亚毒性损伤:中等剂量的潜在毒性药物激活库普弗细胞(枯否细胞),并由肝细胞代谢。当内皮细胞生成活性氧类(reactiveoxygen species,ROS)和反应性氮中间物(reactive nitrogen intermediates,RNI)增加时,肝脏细胞产生急性应激,肝细胞凋亡,Ito 细胞活化,介导肝细胞纤维化。B. 毒性损伤:高剂量的毒性药物由肝细胞代谢成活性中间产物,后者诱导细胞损伤。受损的肝细胞激活库普弗细胞和内皮细胞释放化学趋化因子,导致 ROS 和 RNI 浓度升高,其结果是造成毒性级联放大,诱导肝细胞坏死。内皮细胞生长因子(endothelial cell growth factor,EC-GF);白介素 1(interleukin-1,IL-1);白介素 1β(interleukin-1β,IL-1β);脂质过氧化(lipid peroxidation,LPO);白三烯 B4(leukotriene B4,LTB4);转化生长因子 β(transforming growth factor β,TGF-β);肿瘤坏死因子 α(tumor necrosis factor α,TNF-α)

**表 6-1** 超敏反应类型

| 分类 | 主要触发因素 | 主要介质 | 症状和体征举例 | 药物举例 |
|---|---|---|---|---|
| Ⅰ型或速发型超敏反应（体液反应） | 抗原与肥大细胞上的 IgE 结合 | 组胺和 5-羟色胺 | 荨麻疹和风疹，支气管收缩，低血压和休克 | 青霉素 |
| Ⅱ型或抗体依赖的细胞毒性超敏反应（体液反应） | IgG、IgM 和细胞结合抗原 | 活化补体；中性粒细胞，巨噬细胞，自然杀伤细胞 | 溶血 | 头孢替坦 |
| Ⅲ型或免疫复合物疾病（体液反应） | IgG，IgM 与可溶性抗原 | 活化补体；中性粒细胞、巨噬细胞、自然杀伤细胞；活性氧、趋化因子 | 皮肤脉管炎 | 丝裂霉素 C |
| Ⅳ型或迟发性超敏反应（细胞介导） | 抗原与抗原提呈细胞表面主要组织相容性复合物（major histocompatibility complex，MHC）蛋白的关系 | 细胞毒性 T 淋巴细胞，巨噬细胞和细胞因子 | 斑疹和器官衰竭 | 磺胺甲噁唑 |

静脉注射给予如抗生素万古霉素（vancomycin）时，有一小部分患者会出现红人综合征（red man syndrome）。药物直接作用于肥大细胞，引起后者降解。不同于 I 型反应，红人综合征中肥大细胞的降解与 IgE 或补体无关。红人综合征与皮疹和荨麻疹（类似 I 型反应）症状相似；然而，这通常只影响脖颈、胳膊和上肢，引起局部症状。只有罕见的红人综合征会发展成严重的病变，如血管性水肿和低血压。红人综合征，由于其类似过敏症状（I 型反应）又被称作过敏样反应。红人综合征是药物作用于肥大细胞引起的直接反应，属于经典的给药引起的反应（例如：万古霉素常常在 1 小时内给药），若减少注射频率或者采用不连续注射方式，可以减轻或避免红人综合征症状；因此通过预防给抗组胺药，或者通过反复腹腔注射给药可预防或减轻红人综合征症状。除万古霉素之外，环丙沙星、两性霉素 B、利福平均引起红人综合征反应。某些注射液中的辅料也能触发红人综合征，例如克列莫佛（即 Kolliphor®）、紫杉醇（paclitaxel）和环孢素（cyclosporine）等。

有些药物会触发皮疹（skin rashes），这些皮疹通常诊断为多形性红斑。更严重的（有时甚至危及生命）如史-约综合征和中毒性表皮坏死松解症出现于巴比妥钠、磺胺类药物和抗癫痫剂（苯妥英、卡马西平）、非甾体抗炎药（布洛芬、塞来昔布、伐地考昔）、别嘌呤醇（allopurinol）和其他药物使用之后。史-约综合征的发病机理尚不明确，但其表现出黏膜形态改变、皮肤炎症、水疱发生，以及表皮与真皮层分离，提示其在病因上属于免疫病学范畴。或许给药和皮肤损害的发生存在一定联系，但是史-约综合征可能是原发性的，也可能与机体感染有关。因此，并非所有史-约综合征案例都和药物接触有关。

免疫毒性，或免疫系统损伤，可能是药物治疗的不良反应，也可能是特定的治疗目的。在癌症化疗中，细胞毒药物通常在治疗浓度下，不仅杀死增殖中的癌细胞，同时也会抑制骨髓、淋巴组织、肠道和毛发中正常细胞的生长。这些药物通常具有很小的安全范围，以至于会损伤正常组织，故良好的治疗效果依赖于药物对癌细胞比对正常细胞更高的选择性（见第

33 章）。药物对白细胞的细胞毒作用，提高了机体的感染风险。一些白细胞激活药物，可扩大其他药物治疗效应到不良反应之间的剂量范围，如非格司亭（filgrastim）。

面对有害的免疫反应所致疾病，或因此而加重疾病时，以免疫系统为靶标进行药物治疗也是可行之举（见第 46 章）。例如：通过吸入皮质酮制剂，可以控制慢性梗死肺病的频繁、严重发作（见第 48 章）。当然，激素在抑制肺部对病原性微生物的免疫反应的同时，也增加了患肺炎的风险。

以免疫系统中特定类型的细胞为靶点的免疫调节治疗，通常伴随严重感染风险的提高。利妥昔单抗（rituximab）是一种单克隆抗体，靶向 CD20 阳性 B 细胞，其是参与非霍奇金淋巴瘤（恶性的 CD20 阳性 B 细胞）和类风湿性关节炎（产生抗体的 CD20 阳性 B 细胞）致病的关键细胞。使用利妥昔单抗，可能会产生两种严重的不良反应：一种是由多瘤病毒属的 JC 病毒（JCV）感染导致的进行性多灶性白质脑病（progressive multifocal leukoencephalopathy，PML），另一种是由乙肝病毒复活而引起暴发性肝炎。这主要归因于，利妥昔单抗治疗引起机体免疫失活，致使治疗前就潜伏于人体的这些病毒再度活化，进而产生严重感染。类似的，依法利珠单抗（efalizumab）作为单克隆抗体，靶向 CD11a——粒细胞功能相关的抗原-Ⅰ（LFA-1）α 亚位（在所有粒细胞中均有表达）。依法利珠单抗通过减少粒细胞表面 CD11α 表达、抑制 LFA-1 与细胞间黏附因子-Ⅰ（ICAM-Ⅰ）的结合，抑制粒细胞黏附，是治疗牛皮癣的免疫调节剂。然而，因为 CD11a 在 B 细胞、单核细胞、中性粒细胞、自然杀伤细胞和其他粒细胞表面也有表达，依法利珠单抗也能影响这些细胞的活化、黏附、迁移和破坏。与利妥昔单抗一样，依法利珠单抗也与 PML 有关，2009 年，依法利珠单抗因这个严重的不良反应而撤市。相似的 PML 发生频率出现在接受那他珠单抗（natalizumab）治疗的多发性硬化症患者中。那他珠单抗结合于 α4β1 的 α4β7 整合素的 α4 亚基上，而这两种整合素表达于除中性粒细胞外的所有白细胞表面；因此，那他珠单抗通过抑制 α4 介导的白细胞与其靶细胞黏附，进一步抑制白细胞募集和活化。

抗肿瘤药物的细胞毒作用,不仅能抑制靶癌细胞的增殖,同样能抑制正常组织细胞的生长(前已述及)。肿瘤的靶向治疗或能减少对正常细胞群体的影响(第33章),但仍然存在免疫抑制和感染的风险。近年来,在抗肿瘤药研发上,人们开发出不少酪氨酸激酶抑制剂(tyrosine kinase inhibitors,TKI)。这类药物的作用机制是,与ATP竞争性结合于激酶的ATP结合位点。酪氨酸激酶在肿瘤中的作用将在第40章详述。舒尼替尼(sunitinib)是酪氨酸激酶抑制剂抗癌药,用于治疗胃肠道间质瘤、进展性肾细胞癌以及高分化胰腺神经内分泌肿瘤。尽管舒尼替尼选择性抑制这些肿瘤细胞的表面表达的VEGF和其他受体型酪氨酸激酶,其仍然会产生不良反应,包括会阴、呼吸道、尿道和皮肤感染,以及败血症和感染性休克。这些感染可伴随或不伴随中性粒细胞减少,以及因会阴部坏死性筋膜炎所致的死亡。其他酪氨酸激酶抑制剂如阿法替尼(afatinib)、博舒替尼(bosutinib)、依鲁替尼(ibrutinib)和帕纳替尼(ponatinib)也会提高用药者的感染风险。

## 药源性肝毒性

许多药物都在肝脏进行代谢,其中一些代谢产物会引起肝损伤。临床常见药,对乙酰氨基酚(acetaminophen),是一种广泛使用的解热镇痛剂。在其治疗剂量范围内,对乙酰氨基酚主要通过葡萄糖苷酸化和硫酸化进行代谢,其代谢产物很容易排泄,只有很少一部分以原型药排出。如图6-4所示,对乙酰氨基酚也能被氧化成具有潜在毒性的活性分子,N-乙酰-p-苯唑喹啉(N-acetyl-p-benzoquinoneimine,NAPQI)。谷胱甘肽可以对乙酰氨基酚结合并解其毒性,但超剂量对乙酰氨基酚会导致谷胱甘肽储备耗竭(也可以是其他情况),结果导致N-乙酰-p-苯唑喹啉自由攻击细胞和线粒体蛋白,最终导致肝细胞坏死。适时地(在对乙酰氨基酚超剂量后的10小时内)给予解毒剂N-乙酰-半胱氨酸(N-acetylcysteine,NAC)可以补充谷胱甘肽储备,并且可以逆转肝衰竭和肝坏死。这个例子说明了剂量的重要性。虽然,每天都有数以万计的个体在安全地服用对乙酰氨基酚,但在美国约有50%的急性肝衰竭是由此药过量服用引起的。

肝脏能代谢药物,也能分泌内源性物质。血中胆汁酸的吸收、处置均由肝细胞中的转运体和酶共同完成,最后从肝细胞分泌到胆小管中(见第5章),因此药物对肝细胞转运体和酶的毒性作用尤其引人关注。一些药物与内源性胆汁酸拥有共同的代谢通路。如果一种药物或其代谢物抑制胆汁酸转运体,就会降低胆汁酸分泌,随后提高肝细胞内和血浆中的胆汁酸浓度,引起肝细胞损伤。抑制胆汁酸盐外排泵(BSEP)是糖尿病治疗药物胰岛素增敏剂曲格列酮肝细胞毒性的一个因素,因此曲格列酮已经撤市。

预期外的肝脏毒性成为美国药物撤市的主要原因。很多药物引起的暴发型肝炎的案例属于患者特异质反应,发展成肝损伤的机制尚不清楚,这就使辨别肝毒性高风险患者成为一大难题。一些情况下,未能找到肝损伤机制的原因在于无法通过实验动物模拟出药物所致的肝损伤。在动物研究中,在人类治疗剂量接近范围内表现出肝毒性的化合物,在研发阶段就已被剔除,因此,无法通过临床前研究预估肝损伤,成

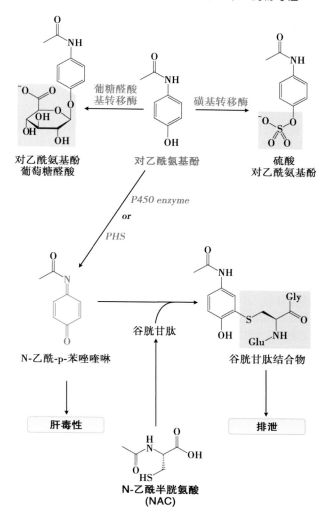

图6-4　对乙酰氨基酚治疗与中毒机制。治疗剂量下对乙酰氨基酚没有毒性,但超剂量使用时,会引起致死性的肝毒性。在正常内环境中,对乙酰氨基酚主要通过葡萄糖醛酸化(约55%~60%)和硫酸盐化(约30%~35%)进行代谢;约5%或更少的部分以原型药排泄。剩下的5%~10%氧化成活性中间体N-乙酰-p-苯唑喹啉(NAPQI)。氧化反应由细胞色素P450酶(CYP),主要是CYP2E1、CYP3A4和CYP1A2和前列腺素H(PHS)催化完成。在治疗剂量时,NAPQI迅速与谷胱甘肽反应,形成无毒性的代谢产物,后者可以较为稳定地从机体清除。在过量使用的情况下,NAPQI的生成量远超过谷胱甘肽的储备,致使NAPQI攻击线粒体和细胞蛋白。若肝细胞不能及时修复,则会引起细胞坏死和急性肝衰竭。及时给予解毒剂N-乙酰半胱氨酸(NAC)可以挽救生命(一般在对乙酰氨基酚过量使用后的10个小时以内),NAC可直接与NAPQI反应(图未示),故也可作为脱甘肽前体物质

为药物研究的长期挑战。而通过临床试验研究来预防性寻找具有肝毒性的药物需要成千患者,即使药物诱导肝毒性的风险可能只有万分之一到百万分之一,一旦出现,也会导致药物撤市。也就是说,多数临床试验规模太小,或者试验设计的排除标准不能满足要求,一旦药物上市,就可能发生严重的肝毒

性事件。曲格列酮的撤市就是这样一个例子，即使只有大约万分之一的患者服药后由于急性肝损伤而死亡，也引起了强烈关注而致使其撤市。

一些特定酶如丙氨酸转氨酶（alanine aminotransferase，ALT）、天冬氨酸转移酶（aspartate aminotransferase，AST）、碱性磷酸酶（alkaline phosphatase，ATP）和胆红素的血清水平经常用于监测药物对患者的潜在肝毒性。肝细胞损伤（表现为血清 ALT、AST 和 ALP 的浓度升高）和肝功能降低（表现为胆红素升高）是判定药物是否具有肝毒性的最好标志。以肝病学家 Hyman Zimmerman 的姓名命名的 Hy 规则被广泛应用，即血清 ALT 水平升高至正常上限的三倍以上、胆红素水平升高至正常上限的两倍以上，死亡率至少会达到 10%。

## 药源性肾毒性

肾脏是多数药物及其代谢物的主要排泄路径。肾脏毒性表现为肾血流动力学的改变，肾小管损伤和阻塞，肾小球肾病和膜性肾炎。进行性肾功能衰竭的主要特点是血清中肌酸酐水平逐渐递增，这主要是由于没有足够数量的肾单位而导致肾功能缺失所引起。导致肾功能衰竭的药物种类包括一些抗生素、非甾体抗炎药、抗肿瘤药物、免疫调节剂和血管紧张素转化酶（angiotensin converting enzyme，ACE）抑制剂。本章主要介绍由氨基糖苷类抗生素庆大霉素（gentamicin）和抗真菌药两性霉素 B（amphotericin B）引起肾毒性的作用机制。肾损伤是这类药物的常见不良反应。

庆大霉素引发的肾损伤，部分原因来自药物对肾脏近端小管溶酶体水解酶（神经磷脂酶、磷脂酶）的抑制作用，这种抑制作用致使含有高电子密度、层状结构的未降解磷脂溶酶体堆积，这种病理过程叫作肾磷脂沉积病。溶酶体破裂致使细胞死亡，最终发展为急性肾小管坏死。由庆大霉素和其他氨基糖苷类抗生素引发的肾小管损伤在初期损伤不是很严重的情况下，可以通过及时停药而发生逆转。

两性霉素 B 通过与真菌细胞膜上麦角固醇相互作用形成膜孔，致使钾离子泄露，破坏真菌细胞膜，导致细胞死亡。两性霉素可能通过与抗菌作用相似的药理机制引发肾损伤，即在初期，药物可与肾小管上皮细胞膜上的固醇相结合。因为药物发挥疗效的作用机制与药物毒性机制本质相同，所以药物发挥抗真菌活性与导致肾损伤的剂量之间的安全范围很窄，故而接受两性霉素 B 治疗的患者有较高的肾损伤发生率。现已研制出两性霉素 B 的脂质体制剂来降低肾毒性，并延长药物的血浆半衰期。如果初期损伤不严重，停药可使肾功能的恢复。

动脉或静脉注射造影剂（contrast media），通过放射性显影，来显示器官如心脏和脑的血管轮廓。这类物质通过对肾小管上皮细胞的直接毒性以及对直小血管的收缩作用引起肾髓质血流减少而产生毒性作用。造影剂对肾脏的毒性作用具有剂量依赖性，肾髓质血流基线值降低的患者，例如肾功能不全、低血容量、心脏衰竭、糖尿病或使用利尿剂或非甾体抗炎药的患者，面临着更高的肾毒性风险。

## 药源性神经毒性

药源性神经毒性最常见于细胞毒类癌症化疗药物。在多数情况下，神经毒性表现为外周神经受损，但有时中枢神经系统亦会受到影响。长春花生物碱，如长春新碱（vincristine）、长春碱（vinblastine）；紫杉烷类，如紫杉醇（Paclitaxel）；铂化合物，如顺铂（cisplatin），均会引发外周神经病变。由长春花生物碱和紫杉烷类引起的神经病变，与其促进细胞微管断裂的作用机制有直接关系（见第 39 章）。在外周神经中，微管断裂可能会导致轴突功能改变，产生感觉和运动神经病变。含铂化合物对外周神经可能具有直接的神经毒性作用。甲氨蝶呤（methotrexate，MTX）的使用会产生严重的中枢神经系统毒性，如脑白质病变、癫痫。

## 药源性骨骼肌毒性

引起骨骼肌损害的药物包括：HMG-CoA 还原酶抑制剂——他汀类药物、皮质激素——地塞米松（dexamethasone）、倍他米松（betamethasone）、泼尼松龙（prednisolone）、氢化可的松（hydrocortisone）、齐多夫定（zidovudine）和达托霉素（daptomycin）。他汀类药物导致的肌病变与多种肌蛋白的 geranylgeranylation 作用的抑制有关。皮质类固醇导致的肌肉损伤机制复杂，包括碳水化合物代谢改变、蛋白质合成减少、线粒体功能改变引起氧化能力下降。接受皮质类固醇治疗的患者易表现出虚弱、肌肉萎缩、肌痛的症状，同时在显微镜下观察到的肌肉纤维数目减少。皮质类固醇引发的肌肉损伤具有可逆性，但逆转很慢。齐多夫定用于治疗逆转录病毒（human immunodeficiency virus，HIV）感染，但在未使用其治疗时也会出现肌肉损伤，这使得理解齐多夫定引发肌肉损伤的机制复杂化。尽管停止使用齐多夫定会改善肌肉功能，但啮齿类动物实验研究结果表明，齐多夫定本身也会引发肌肉损伤，这至少在一些患者中已被证实。齐多夫定引发肌肉损伤的机制并未完全阐明，但研究表明，药物在骨骼肌中的蓄积，线粒体嵴的破坏和氧化磷酸化水平降低均在齐多夫定引发的肌肉损伤中发挥一定的病理作用。

达托霉素是环状酯肽类抗生素，对革兰氏阳性菌敏感，其作用机制仍然是研究热点。达托霉素与细菌的细胞膜相结合，导致细胞膜变形，引起蛋白募集紊乱，干扰细胞分裂，致使离子渗漏，膜去极化，细菌死亡。达托霉素的抗菌谱源于革兰氏阳性菌的细胞膜含有较革兰氏阴性菌更多的带负电荷的磷脂。临床前研究结果表明骨骼肌是达托霉素主要的毒性损伤器官。骨骼肌病变程度与给药频率、给药剂量（例如：将一天一次的给药方式换成少量多次给药后，毒性发生频率和严重程度增加）以及药物的总体暴露水平[以曲线下面积（area under the curve，AUC）表示]有关。达托霉素引起骨骼肌毒性的机制尚不明确。由达托霉素的亲脂性及其在细菌中的作用机制推测达托霉素破坏肌细胞膜是其致骨骼肌毒性的可能机制。细胞膜损伤致使肌酸激酶（creatine kinase，CK）渗漏，引起血清中肌酸激酶活性上升，因此血清肌酸激酶活性升高是肌肉毒性的临床指征。与肌酸激酶升高相关的肌肉损伤在临床和动物研究中均已出现，撤药后可恢复。每日单次给药患者较少出现肌肉损伤。

## 药源性心血管毒性

药源性心毒性主要有三种毒性作用机制。第一，许多药物与心脏钾离子通道作用,导致 QTc 间期延长、延迟复极化,引起心律失常,此项前已述及。第二,一些药物对心肌细胞具有直接毒性作用。蒽环霉素抗肿瘤药阿霉素(doxorubicin-hydroxydaunorubicin,adriamycin)与铁离子结合,在有氧的情况下,铁元素以二价铁离子和三价铁离子的形式循环存在,诱导活性氧类(ROS)的生成,在细胞抗氧化酶系统处于低活性状态时,这些活性氧诱发细胞毒性,促使心肌细胞死亡。药源性心血管毒性会导致心衰和心律失常,在服药的患者中通常表现出剂量限制性心血管毒性。第三,一些药物对心脏瓣膜有毒性作用,此项前已述及。安非他命类似物芬氟拉明(fenfluramine)通过增加 5-羟色胺的释放和减少 5-羟色胺的重摄取来治疗厌食症。芬氟拉明和其代谢产物去乙芬氟拉明均对 5-HT$_{2B}$ 受体具有很高的亲和力。药物结合心脏瓣膜 5-HT$_{2B}$ 受体可以激活有丝分裂途径,导致心脏瓣膜成肌纤维细胞增殖,形成房室瓣黏液样斑块,致使一些患者瓣膜功能受损甚至死亡。芬氟拉明对 5-HT 的激活作用会增加血管阻力、促进肺动脉系统重塑,从而导致肺动脉高压的形成。芬氟拉明严重的不良反应致使其撤市,前已述及。因为这些潜在心血管毒性的严重危害,现今正致力于避免选择那些具有延长 QTc 间期与对 5-HT$_{2B}$ 受体有亲和力的药物。

## 药源性肺毒性

药物对肺脏的不良反应既包括急性可逆的严重哮喘,也包括以重塑和/或纤维化为特征的慢性损伤。β 肾上腺素受体拮抗剂用于可逆性气道阻塞的治疗,然而给予化疗药物博来霉素(bleomycin)或抗心律失常药物胺碘酮(amiodarone)的患者可发生肺的慢性损伤。细胞损害后的恢复能力很大程度取决于靶器官的再生能力。反复损伤肺,特别是对传导气道和肺泡的上皮细胞的损伤,可能会导致肺再生。然而,反复损伤上皮细胞也会导致胶原和细胞外基质蛋白在肺泡间隔和肺泡间隙过度沉积,从而导致肺纤维化。肺纤维化表现为肺功能缺失。博来霉素和胺碘酮因会引起肺纤维化而禁用于肺实质病患者。

## 药物致癌作用

具有致癌作用的药物或其他试剂称为致癌物。广义的致癌物为可以引起化学性、物理性或生物性损伤的物质,表现为引发特殊类型的 DNA 损伤(此类物质称为引发剂)或推动初期癌变细胞增殖(此类物质称为催化剂)。引发剂可以导致 DNA 损伤,干扰 DNA 复制或干扰 DNA 修复机制。大多数引发剂为活性物质,能够共价修饰 DNA 结构,影响 DNA 的精确复制功能,如果 DNA 未修复或错误修复,则会导致一个或多个突变。如果突变影响到控制细胞周期的调节基因,就会导致肿瘤发生。致癌作用过程复杂,包含多种遗传学及表观遗传学的改变,其发展通常需要数年乃至数十年的时间。

在多数治疗领域,对 DNA 具有直接损伤作用的药物已被禁用。然而许多抗肿瘤药物通过 DNA 损伤或干扰 DNA 修复发挥其治疗作用。用于癌症化疗的细胞毒性烷基化剂,如苯丁酸氮芥(chlorambucil)、环磷酰胺(cyclophosphamide)、美法仑(melpgalan)、氮芥(nitrogen mustard)、亚硝基脲(nitro-

soureas)可产生常见靶点不良反应,即该类药物不仅可以杀死癌细胞,还能破坏正常的血液祖细胞。这类药物具有骨髓毒性,常引起骨髓发育不良和/或急性髓细胞性白血病(acute myeloid leukemia,AML)。实际上,美国 10%~20% 的 AML 病例继发于该类抗癌药物治疗。

他莫昔芬(tamoxifen)是一种雌激素受体调节剂,能有效治疗雌激素敏感型乳腺癌。然而这种药物也会增加罹患其他肿瘤的风险。虽然他莫昔芬是乳腺雌激素受体拮抗剂,但却部分激动其他组织所表达的雌激素受体,尤其是子宫表达的雌激素受体。因此,他莫昔芬治疗乳腺癌的一个不良反应即为可导致子宫内膜癌。新型雌激素受体调节剂雷洛昔芬(raloxifene)不激动子宫雌激素受体,可用于乳腺癌的治疗和预防(第 30 章)。

每种药物的产品标签均包含其临床评估结果,部分药物产品标签会标注"致畸致突变,损害生育能力"。在啮齿类动物实验中,药物的潜在致癌性并不罕见。由于诱变剂通常不是药物(上面提到的例外),因此在终生给予高剂量药物的啮齿类动物实验中观察到的治疗相关肿瘤通常归因于非毒性(表观遗传)机制。而在评估啮齿类动物的研究结果是否能代表患者群的风险时,仍需要理解这些肿瘤的发生机制。例如:质子泵抑制剂奥美拉唑可引起啮齿类动物胃肠嗜铬样(enterochromaffin-like,ECL)细胞的肿瘤。胃肠嗜铬样细胞瘤的发展呈现出剂量依赖性,并与促胃液素的持续分泌有关,相较于奥美拉唑(omeprazole)可抑制胃酸分泌而言,其导致的促胃液素分泌是次要的。然而,导致啮齿类动物促胃液素持续升高和肿瘤形成所需的剂量远远超过了患者的有效剂量。此外,在患者中发现促胃液素升高的幅度较低且不持续。因此,啮齿类动物研究中的致癌作用不作为奥美拉唑治疗患者肿瘤发生的危险信号。

## 药物致畸作用

妊娠期妇女用药会对胎儿产生严重而有害的影响。致畸作用指对胎儿出生缺陷的诱导作用,致畸原是指那些能诱导这种出生缺陷的物质。胎儿对药物的暴露取决于母体对该药物的吸收、分布、代谢和排泄,也取决于活性致畸原穿过胎盘的能力。这些问题在表 6-1 中进一步讨论。

由于胎儿发育具有精确的时序性,因此任何致畸原的致畸效应都依赖于胎儿在母体内接触该物质时所处的发育阶段。所以,药物在对母体产生轻微不良反应的情况下仍可能导致胎儿严重的损伤。人类器官发生(organogenesis)通常是在孕 3 周至 8 周间,在此期间致畸原会严重影响器官发生。在孕 3 周前,多数毒性化合物可导致胚胎死亡与自然流产,而器官发生期之后,致畸原影响器官生长与功能成熟,但不影响基本的发育过程。例如:视黄酸(retinoid acid,即维甲酸)具有严重的靶点致畸毒性。视黄酸激活核视黄素受体(retinoid receptors,RAR)和视黄素 X 受体(retinoid X receptors,RXR),在发育过程中调节一些关键的转录事件。考虑到会出现严重出生缺陷的可能,服用 RAR/RXR 激动剂如异维甲酸(isotretinoin)进行痤疮治疗的妇女应签署 FDA 强制的知情同意书,患者须被告知该药具有严重的药物相关性出生缺陷风险。

另一个靶点相关的致畸效应例子是胎儿宫内接触血管紧张素转换酶（angiotensin converting enzyme，ACE）抑制剂。虽然以前 ACE 抑制剂仅在妊娠早期禁忌，但最近的数据表明，胎儿接触此类药物大大提高了其患心血管疾病和中枢神经系统畸形的风险。ACE 抑制剂能引起一系列症状包括羊水过少、宫内生长迟缓、肾发育不良、无尿、肾衰竭，这些反映了血管紧张素途径在肾发育和肾功能中的重要性。

## 药物毒性的治疗原则

药物毒性治疗原则包括：①尽量减少或停止用药；②基于药物的作用机制给予抑制剂或改变其代谢；③给予支持性治疗。

降低出现不良反应的患者的用药剂量看起来是最直接的方法，但不总是正确的选择。尽管开始治疗与不良反应的出现之间存在时间关系，但治疗过程中出现的不良反应并不一定是由药物引起的。即使不良反应很有可能由药物引起，也必须权衡停药的风险与继续用药的益处。显然，当药物引起的不良反应威胁到生命时，停药是一个正确的选择，如 β 内酰胺抗生素的致敏作用，对这类抗生素过敏的患者今后也禁用这种抗生素进行治疗。针对药物引起的不良反应不可逆，和/或继续治疗可能增加不良反应严重程度的情况，也考虑停药。然而，许多药源性不良反应是可逆的，可被人群接受。依据所治疗疾病的严重程度，相较于停药而言，药物治疗可以带给患者更大的整体益处。例如：经常接受细胞毒性药物化疗的患者易患白细胞减少症，但是否停药或降低给药剂量通常需要综合考虑影响患者长短期健康的诸多因素。

对抗药源性不良反应一般采取设计药物药理（靶向）活性抑制剂或干扰药物代谢。当过量服用阿片类药物、苯二氮䓬类药物及乙酰胆碱酶（acetylcholinesterase，AChE）抑制剂时，通常给予相应的抑制剂。过量服用对乙酰氨基酚则采用干扰药物代谢的手段。下面简要阐述一些实例。

从概念上讲，治疗药物过量最简单的方法是给予阻断药物作用的拮抗剂（图 2-4）。例如：纳洛酮（naloxone）竞争性结合 μ 类阿片受体，是阿片类药物的竞争性拮抗剂，服用过量阿片类药物时可给予纳洛酮治疗。纳洛酮通过竞争性结合阿片受体，预防或逆转天然或合成阿片类药物的毒性作用，包括呼吸抑制、镇静和低血压。纳洛酮起效快，药效强，因此，如果在给予 10mg 纳洛酮的 10 分钟内未观察到临床改善，则应再次诊断或考虑多种药物中毒。纳洛酮的半衰期相对较短，因此在清除阿片类药物的同时，必须每隔 1~4 小时给予纳洛酮，以提供足够的受体拮抗作用。

氟马西尼（flumazenil）是 γ-氨基丁酸（苯二氮䓬）受体的竞争性拮抗剂，用于治疗苯二氮䓬类药物服用过量。氟马西尼竞争性拮抗中枢神经系统苯二氮䓬受体，其竞争性拮抗作用完全或部分逆转苯二氮䓬类药物的镇静作用。氟马西尼与纳洛酮具有相似的作用特点，即起效快、药效强，给予不超过 3mg 氟马西尼，5 分钟内即可起效。氟马西尼的半衰期也很短（约 1 小时），必须多次给予，以保证在苯二氮䓬清除时提供足够的受体拮抗作用。

当毒性物质不是直接激动剂，而是间接增加受体的天然配体浓度时，也可以使用药物拮抗。乙酰胆碱酯酶抑制剂可在胆碱能突触处产生超生理浓度的乙酰胆碱，并表现出胆碱能过量的特征性毒性——心动过缓、瞳孔缩小、脂肪过多、出汗、腹泻、呕吐、支气管狭窄、虚弱、呼吸麻痹和抽搐。虽然有时乙酰胆碱酯酶的活性可以恢复，但当其活性抑制时，通常服用抗胆碱能药物，如阿托品（atropine）。阿托品是毒蕈碱乙酰胆碱受体的阻断剂，可恢复胆碱能平衡，防止支气管收缩。支气管狭窄是服乙酰胆碱酯酶抑制剂患者最常见的死亡原因。

前已述及，过量服用对乙酰氨基酚会导致其代谢物 N-乙酰基-P-苯醌亚胺（N-acetyl-p-benzoquinoneimine，NAPQI）消耗细胞内的谷胱甘肽。给予谷胱甘肽代谢前体物质 N-乙酰半胱氨酸（N-acetylcysteine，NAC）可以补充谷胱甘肽的储存量（图 6-4）。除了给予支持性治疗（洗胃和/或木炭），在摄入对乙酰氨基酚的潜在肝毒性剂量后约 10 小时内口服或静脉注射 NAC，可预防或减轻肝损伤。

药物毒性治疗原则还包括提供支持性治疗。例如：为肾损伤患者静脉输液，以维持足够的肾血流量。但在肾损伤严重的情况下可能需要持续透析，直到肾功能恢复。支持性治疗的另一个例子是在癌症化疗中使用细胞毒性药物而导致的骨髓抑制的治疗。非格司亭（filgrastim）是一种重组人粒细胞集落刺激因子（granulocyte colony-stimulating factor，G-CSF），在骨髓中白细胞的内源性产生恢复前，可用于刺激白细胞产生并提供支持性治疗。

## 药物毒性早发现与预测

美国食品药品监督管理局在 2011 年 8 月战略计划的一个关键要素是"发展现代化毒理学，不断提高非临床试验、模型制备及检测药物安全性的方法，这有利于在新药研发早期发现药物的毒副作用，确保患者安全，减少药物上市后再撤市的情况"，使用敏感、特异性强和高质量的转化生物标记物是早期检测和预测药物毒性的一个有效方法。

目前在动物实验中，检测和预测药物毒性的方法包括显微镜组织检查和使用"传统"生物标志物来评估器官损伤。前已述及，传统的生物标志物的例子包括根据血清中尿素氮和肌酐的浓度评估潜在的肾毒性；根据血清丙氨酸氨基转移酶（ALT）、天冬氨酸氨基转移酶（AST）和 γ-谷氨酰转移酶（gamma-glutamyltransferase，GGT）的活性以及血清中胆红素和胆汁酸的浓度评估潜在的肝毒性。然而这些传统生物标记物的敏感度并不高，尤其是监测肾损伤的生物标记物。例如：由于肾脏的储备功能，在肾功能显著降低（超过 70%）的情况下血清中肌酐的浓度才会升高。因为肾衰竭患者本身的肾脏储备能力下降，肾衰竭患者的药源性肾损伤同样是值得关注的问题。值得注意的是，形态学改变导致的可逆性的肾功能损伤不能用药物研究中肾功能的损伤程度来衡量。如上所述，非临床研究和临床经验表明药源性肾损伤通常是可逆的，且与损伤程度相关。

考虑到这些因素,寻找安全的、可提高药物毒性检测和预测的生物标志物迫在眉睫。寻找生物标志物的方法包括:①在新药研发的早期发现毒性,这有利于降低候选药物在后期临床试验中的消耗率;②以减少有预期外不良反应药物的上市、建立对器官损伤患者的管理方法为目标来寻找可监测患者体内毒性的标志物。

在过去的十年中,欧洲创新药物倡议联盟(European Innovative Medicines Initiative,IMI)、预测安全性检测协会(Predictive Safety Testing Consortium,PSTC)及健康与环境科学研究所(Health and Environmental Sciences Institute,HESI)等联盟都致力于确立早期检测毒性的转化生物标志物。2008 年,美国食品药品监督管理局(Food and Drug Administration,FDA)、欧洲药品管理局(European Medicines Agency,EMA)及日本药品和医疗器械管理局(Japanese Pharmaceuticals and Medical Devices Agency,PMDA)联合宣布,在临床前研究中有七种尿液生物标志物可以监测肾毒性。这项国际研究指出,在大部分情况下,肾损伤分子-1(kidney injury molecule-1,KIM-1)、聚集素(clusterin,CLU)、清蛋白、总蛋白、$\beta_2$-微球蛋白、胱抑素 C 和三叶因子 3(trefoil factor 3,TFF3)可较传统生物标记物更早地提供信号,同时也为药源性肾损伤的局部定位提供了重要的信息。值得注意的是,这些新的生物标志物与肾毒性的"金标准"及定量组织病理学相关。因此,尽管新的生物标志物在非临床试验模型中通常不具有更高的敏感性,但它们确实在临床研究(药物批准前)和患者(药物批准后)的监测中起到重要的作用,有助于更好地了解药物对人类的潜在风险。

与传统的生物标志物相同,若监测到新的生物标志物含量升高,在决定是否对个别患者停药或继续临床药物开发前,需要进行风险——效益分析(见上文"药物毒性的治疗原则")。肾脏生物标志物的鉴定过程致使一些制药公司在提交给美国、欧洲和日本的监管机构审查的非临床和临床数据中纳入了对新生物标记物的评估。目前,寻找安全的肝脏、心脏、骨骼肌、睾丸和血管毒性的生物标志物的工作也已开展,工作内容也包括评估生物标志物在临床研究中对毒性的诊断作用和预后功能。

## 结论与展望

本章着重探讨了药物毒性作用的机制,并举例阐明药物毒性在主要器官系统的具体作用机理。新药研发致力于发现既有效又具有高度选择性的化合物,以此降低发生严重或其他靶点外不良反应的概率。其未来的挑战尤其在于要明确药物疗效和药物毒性反应之间的可变性。关于药物不良反应最易感人群预测的相关研究,通常采用的方法是通过比较发生不良反应与未发生不良反应的患者间的单核苷酸多态性(single nucleotide polymorphisms,SNP),找到个体 SNP 与可能发生的不良反应之间的关系。鉴别患者对某种药物分子靶点(以及紧密相关的靶点)的遗传学差异还能为那些更易于出现不良反应的患者提供有用的信息。

预测个体患者用药的疗效和安全性仍然是医师面临的挑战。确定药物治疗方案仍需要权衡治疗方案的益处及潜在风险。此外,医师有责任将这些风险和益处告知患者,以便可以考虑各种治疗方案。而医师面临的一个挑战是如何寻找治疗相关的风险益处相关信息。这些信息的资料来源包括科研文献、产品标签、与处方医师的直接沟通以及 FDA 在新药申请(见第 52 章)期间编制的临床前和临床数据。

药品在临床前及临床试验中的关键毒性信息均包含在其产品标签中。上市后监测期间,若药物引起严重不良事件,则会对标签进行修订,医师有责任查阅最新版本的产品标签。同时可向处方医师直接传达药物毒性的严重后果,医师也可咨询 FDA 网站了解当前与药物安全相关的监管行动。EMA 的网站包含在欧洲销售的药品监管行动的相关信息。表 6-2 列出了一些可查询药物毒性深度信息的线上来源。FDA 的药理学家(临床前)和医学审查员(临床)编制的有关临床前毒性和临床不良事件的文件也可查询药物毒性相关详细信息,这份文件也是新药申请的一部分。

**表 6-2　关于药物毒性信息的在线来源**

| 信息类型 | 来源 | 网站 |
|---|---|---|
| 产品标签 | 医生的书面参考 | http://csi.mocromedex.com/login.asp |
| | 药物生产商 | Various websites by manufacture |
| 管理部门 | 美国食品药品管理局 | http://www.fda.gov/ |
| | 欧洲药品管理局 | http://www.emea.europa.eu/ |
| 政府数据库 | 国家医药图书馆 | http://www.ncbi.nim.nih.gov/pubmed/ |
| | 国家毒理学项目 | http://ntp.niehs.gov/ |
| | TOXNET | http://toxnet.nlm.nih.gov/ |
| | ICH | http://www.ich.org/products/guidelines.html |
| 商业数据库 | PharmaPendium | http://www.pharmapendium.com/ |
| | 医景网化学资料库 | http://www.medscape.com/ |
| | INCHEM | http://www.discoverygate.com |
| | | http://www.inchem.org |

(孙岚 译　袁天翊　杜冠华 审)

## 推荐读物

Agranat I, Caner H, Caldwell J. Putting chirality to work: the strategy of chiral switches. *Nat Rev Drug Discov* 2002;1:753–768. (*An overview of enantiomeric-specific properties of drugs and the strategies of switching drugs from achiral to chiral preparations.*)

Bonventre JV, Vaidya VS, Schmouder R, Feig P, Dieterle F. Next-generation biomarkers for detecting kidney toxicity. *Nat Biotechnol* 2010;28:436–440. (*Reviews potential new biomarkers for assessing renal function in both nonclinical and clinical studies.*)

Bugelski PJ. Genetic aspects of immune-mediated adverse drug effects. *Nat Rev Drug Discov* 2005;4:59–69. (*Overview of immune-mediated adverse effects, including detailed mechanistic information.*)

Campion S, Aubrecht J, Boekelheide K, et al. The current status of biomarkers for predicting toxicity. *Expert Opin Drug Metab Toxicol* 2013;9:1391–1408. (*Reviews sensitivity and utility of currently used biomarkers for assessment of toxicity during drug development.*)

Elangbam CS. Current strategies in the development of anti-obesity drugs and their safety concerns. *Vet Pathol* 2009;46:10–24. (*Provides examples of drug development guided by knowledge of mechanisms of toxicity.*)

Fujimoto K, Kumagai K, Ito K, et al. Sensitivity of liver injury in heterozygous Sod2 knockout mice treated with troglitazone or acetaminophen. *Toxicol Pathol* 2009;37:193–200. (*Demonstrates use of genetically engineered animals to study mechanisms of toxicity.*)

Hondeghem LM. QTc prolongation as a surrogate for drug-induced arrhythmias: fact or fallacy? *Acta Cardiol* 2011;66:685–689. (*Commentary on relative utility of drug-induced changes in QTc as a predictor of arrhythmogenic potential of drugs.*)

International Conference on Harmonisation of Technical Requirements for Registration of Pharmaceuticals for Human Use. ICH harmonised tripartite guideline: immunotoxicity studies for human pharmaceuticals S8, 2005. http://www.ich.org/fileadmin/Public_Web_Site/ICH_Products/Guidelines/Safety/S8/Step4/S8_Guideline.pdf. (*Summary of principles and guidelines for evaluating potential immunotoxicity of drug candidates.*)

Liebler DC, Guengerich FP. Elucidating mechanisms of drug-induced toxicity. *Nat Rev Drug Discov* 2005;4:410–420. (*Introduces the concept of a mechanism-based approach to drug toxicity.*)

Morgan RE, Trauner M, van Staden CJ, et al. Interference with bile salt export pump function is a susceptibility factor for human liver injury in drug development. *Toxicol Sci* 2010;118:485–500. (*Correlation between drug-induced inhibition of bile salt export protein (BSEP) and hepatotoxicity in patients.*)

Morgan RE, van Staden CJ, Chen Y, et al. A multifactorial approach to hepatobiliary transporter assessment enables improved therapeutic compound development. *Toxicol Sci* 2013;136:216–241. (*Describes in vitro approaches for reducing risk of hepatotoxicity during selection of candidates for drug development.*)

Navarro VJ, Senior JR. Drug-related hepatotoxicity. *N Engl J Med* 2006;354:731–739. (*Overview of pharmacogenomic approaches to understanding and predicting drug hepatotoxicity.*)

Owczarek J, Jasińska M, Orszulak-Michalak D. Drug-induced myopathies: an overview of the possible mechanisms. *Pharmacol Rep* 2005;57:23–34. (*Overview of mechanisms leading to skeletal muscle toxicity.*)

Sager PT, Gintant G, Turner JR, Petit S, Stockbridge N. Rechanneling the cardiac proarrhythmia safety paradigm: a meeting report from the Cardiac Safety Research Consortium. *Am Heart J* 2014;167:292–300. (*A summary of new initiatives to better evaluate risk of arrhythmogenic potential of drugs and reduce the need for thorough QTc studies.*)

U.S. Food and Drug Administration. *Pregnancy, lactation, and reproductive potential: labeling for human prescription drug and biological products—content and format.* June 2015. Washington, DC: U.S. Department of Health. (*Reviews proposals to revise product labels to better describe reproductive and developmental risks.*)

# 第7章

# 药物基因组学

Amber Dahlin and Kelan Tantisira

## 概述

现代药物制剂可成功用于治疗和控制疾病,这些疾病涉及从高血压到由于人免疫缺陷病毒(human immunodeficiency virus,HIV)导致的感染。多数情况下,相同的药物治疗方案用于大部分人,但药物治疗效果却存在很大的个体差异。这些差异涵盖了从潜在威胁生命的药物副作用到药物疗效严重不足等各方面。许多因素可影响药物的效应表型,包括年龄、性别、潜在疾病等,而其中基因变异可能扮演了一个重要角色。编码药物靶点、药物转运体或催化药物代谢酶的基因的个体差异,可很大程度上影响药物治疗的成功或失败。

药物遗传学是研究遗传特性的不同对药物效应影响的一门学科。近来在基因组学和分子药理学方面的飞速发展导致了药物遗传学向药物基因组学的进化。药物遗传学-药物基因组学概念的前景是使得一个患者的DNA序列相关知识可用于增强药物疗效,最大增强药物药效,减少药物副作用的发生风险。因此,药物遗传学和药物基因组学体现了药物治疗中对"个体化治疗"这一重要内容的渴望。本章主要介绍药物遗传学和药物基因组学原理和目前这一学科的进展。并列举了有助于药物个体化治疗的药物遗传学和药物基因组学的实例。

## 生理学

### 基因组变异和药物基因组学

人的基因组包含大约30亿个核苷酸。目前估计基因组包含大约19 000~20 000蛋白编码基因,而其通过选择性剪接和翻译后修饰编码100 000个或更多蛋白。平均来说,任何两个个体在其基因组中每1 000个核苷酸就会有一个差异,整个基因组总共有300万个碱基对的个体差异。这些差异中大多数为所谓的单核苷酸多态性(single nucleotide polymorphism,SNP),即在给定位点一个核苷酸被另一个核苷酸所替换。SNP和其他的DNA序列变异可在基因组中的任何位置出现,包括编码区域和非编码区域。如果一个SNP改变了编码氨基酸,则将其称为非同义编码SNP(non-synonymous coding SNP,cSNP)。其他DNA序列的差异包括插入、缺失、复制和重组,有时可能只是一个或极少数几个核苷酸的变化,偶尔发生整个基因组或包含很多基因的大DNA片段的变化。功能上产生显著性的DNA序列差异可能处于编码区,或启动子、增强子、剪切位点以及其他可能控制基因转录和mRNA稳定性的序列。不通过DNA序列改变而发生的遗传基因调控,被称为表观遗传学,其也对于基因和基因组表达的功能性差异有作用。总之,这些差异构成了一个人的遗传个性。一部分个性特征影响了一个人对药物的反应性。

81

## ■ 病 例

Robert,66 岁,男性,在明尼苏达州一个寒冷的冬天早晨铲雪时不慎滑倒并跌落冰上,他立刻感觉到他的左髋疼痛不能站立。入院后,X 线显示髋骨骨折。第二天他接受手术,三天后送往康复医院。在康复医院不到 24 小时,患者骤发胸部疼痛。其被送往急救中心,采用静脉对照的计算机断层扫描(computed tomography,CT)显示有肺栓塞。对他采取肝素和起始剂量为 5mg/d 的华法林抗凝治疗,这个用量是根据国际标准化比值(INR)为 2.0~3.0 制定的。之后,Robert 被送回到原先的康复医院,由当地的医生负责。在随后的检查中发现他的 INR 值为 6.2,这个值意味着出血的风险可能增大,而他并没有服用其它可能干扰华法林血浆浓度的药物,因此医生建议 Robert 停止服用华法林 2 天,经过反复调整华法林服用剂量,最后确定剂量为 1mg/d 以达到 INR 稳定为 2.5。

## 思 考 题

□ 1. 是什么分子机制导致了这个患者对于华法林明显的敏感性?
□ 2. 哪些附加的实验室信息在这个患者的抗凝治疗中是有帮助的?
□ 3. 这些信息有助于选择药物剂量吗?

## 药理学

遗传特性的概念出现在半个世纪以前,其可能是个体对药物反应产生差异的重要决定因素。它的最初发现是因为临床观察到不同患者之间对"标准"剂量药物的反应存在显著差异。这些观察,加上对孪生和家族的研究所显示的血浆药物浓度和其他药代动力学参数之间的遗传性差异,催生了药物遗传学。许多药物遗传学差异的早期实例,甚至许多至今仍是十分著名的例子,都涉及了**药物代谢动力学**(简称药代动力学),其是影响到达靶器官药物浓度的因素。然而,在药物靶点,即所谓药效学参数的药物遗传学变异方面的报道却逐渐增多。药物遗传学变异与药物不可预测(特异性)的不良反应相关现象也有过描述。虽然本章节没有详述,但提供了一个特异性药物遗传学影响的例子:患者服用阿巴卡韦,一种逆转录酶抑制剂和抗 HIV 药物,发生严重的超敏反应,这与带有 *HLA-B* * 5701 等位基因有关(见第 38 章)。*HLA-B* * 5701 基因的前药测试已证明几乎可以消除这种超敏反应。

### 药物代谢酶的差异:药物代谢动力学

催化药物代谢酶的遗传性差异是在药物治疗的药物遗传学差异中起主要作用的因素。药物代谢相关酶已在第 4 章中论述。从广义上将药物代谢酶分为两类:催化 I 相反应酶(典型的涉及氧化或还原的功能性反应)和催化 II 相反应酶(典型的结合反应,加入基团如葡萄糖醛酸,可增强药物溶解度,促进药物排泄)。I 相和 II 相反应不一定按照顺序发生,基于两种反应类型产生的代谢中间产物可能具有药理活性。实际上,一些药物是作为无活性的前药来给药治疗,其必须要经过 I 相和 II 相代谢才可以发挥它们的药理作用。

催化药物代谢酶具有基因多态性,在临床上几乎所有涉及 I 相和 II 相反应的关键酶均被发现有明显的多态性(表 7-1)。两个经典遗传变异例子:使短效肌松剂琥珀酰胆碱发生水解反应的丁酰胆碱酯酶(也称为血清胆碱酯酶)(butyrvlcholmnesterase,BChE)的和使抗结核病药物异烟肼乙酰化的代谢酶(见第 35 章)。BChE 基因变异患者琥珀酰胆碱代谢速度减慢,导致药物使用后麻痹作用延长。催化异烟肼乙酰化反应的 II 相酶 N-乙酰转移酶 2(N-acetyltransferase 2,NAT2)也存在遗传多态性。给予异烟肼治疗的患者可被分类为慢乙酰化型或快乙酰化型,前者代谢异烟肼速度慢,具有较高血药浓度;后者可快速代谢异烟肼,具有低血药浓度。家族研究显示异烟肼生物转化速率是可遗传的。

慢乙酰化表型与过量药物蓄积导致药物毒性相关,例如:肼屈嗪(hydralazine)和普鲁卡因胺(procainamide)引起的狼疮和异烟肼引起的神经毒性和肝损伤。尽管抗高血压药肼屈嗪目前已经很少用于临床治疗高血压,但这个药最近重新以一个组合药 BiDil 中的两个活性成分之一获准用于治疗具有证候的心力衰竭。值得注意的是美国食品药品监督管理局(FDA)只批准该药用于非洲血统患者,可能是因为对药物的反应存在种族基因差异。

早期药物遗传学变异重要性的例子,具代表性的如 BChE 和 NAT2,激发人们去发现更多的例证。大多数第二代的例证还是与药代动力学相关,并通过临床观察发现,即通常来自副作用。研究方式常采用对一组对象设立探针药物进行监测,测定血浆或尿中原药和代谢物的浓度,或是直接监测药物在易到达的组织,如血红细胞中,药物代谢酶的活性(例如:一系列的甲基转化酶)。已经成为药物遗传学经典的两个表型例证是细胞色素 P450 酶 2D6(cytochrome P450 2D6,CYP2D6)和巯基嘌呤 S-甲基转移酶(thiopurine S-methyltransferase,TPMT)基因多态性。由于这些多态性的临床意义,FDA 在其"药物基因组学数据指南"中强调 CYP2D6 和 TPMT 可作为有效的药物基因组学生物学标记的范例。

CYP2D6 作为微粒体细胞色素 P450 酶家族成员,是 I 相药物代谢酶。CYP2D6 参与抗抑郁药、抗精神病药、抗心律失常药、镇痛药等多种药物的代谢。CYP2D6 的多态性最初是由两个不同的实验室通过两个不同的探针药物研究发现的,这两个探针药物一个是抗高血压药物异喹胍(debrisoquine)和催产剂司巴丁(sparteine)。北欧人群的异喹胍尿代谢产物比率频次分布,原形药物和其氧化产物的比率如图 7-1A 所示。图 7-1A 最右端显示的为异喹胍的"慢代谢者",其为隐性等位基因纯合子,编码活性减少的酶或缺失 CYP2D6;中间一大类为"泛代谢者",其为杂合子或野生纯合子等位基因;表最左端是一小群"超快速代谢者",部分含有多个 CYP2D6 基因拷贝。

**表 7-1** 基因多态性和药物代谢举例

| 酶 | 受影响的药物,类别或化合物 |
| --- | --- |
| **Ⅰ 相(氧化/还原)酶** | |
| CYP1A2 | 对乙酰氨基酚、咖啡因、普萘洛尔 |
| CYP1B1 | 雌激素 |
| CYP2A6 | 氟烷、烟碱 |
| CYP2B6 | 环磷酰胺 |
| CYP2C8 | 紫杉醇、视黄酸 |
| CYP2C9 | 非甾体抗炎药、苯妥英、华法林 |
| CYP2C19 | 奥美拉唑、苯妥英、普萘洛尔 |
| CYP2D6 | 抗抑郁药、β 肾上腺素拮抗剂、可待因、异喹胍、右美沙芬 |
| CYP2E1 | 对乙酰氨基酚、乙醇 |
| CYP3A5 | 钙通道阻滞剂、环磷酰胺、氨苯砜、表鬼臼毒素、利多卡因、洛伐他汀、大环内酯类、咪达唑仑、奎尼丁、类固醇、他克莫司、他莫昔芬 |
| **Ⅱ 相(结合)酶** | |
| N-乙酰转移酶 1 | 磺胺甲噁唑 |
| N-乙酰转移酶 2 | 氨苯砜、肼屈嗪、异烟肼、普鲁卡因胺、磺胺 |
| 硫转移酶 | 对乙酰氨基酚、多巴胺、肾上腺素、雌激素 |
| 儿茶酚-O-甲基转移酶 | 儿茶酚胺、左旋多巴、甲基多巴 |
| 组胺 N-甲基转移酶 | 组胺 |
| 巯基嘌呤 S-甲基转移酶 | 咪唑嘌呤、巯基嘌呤、硫鸟嘌呤 |
| 尿苷二磷酸-葡萄糖醛酸基转移酶 | 雄激素、布洛芬、伊立替康、吗啡、萘普生 |

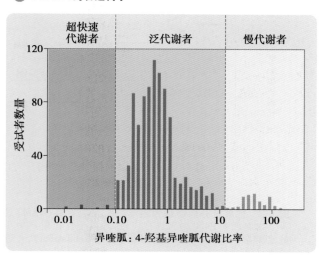

Ⓐ CYP2D6药物遗传学

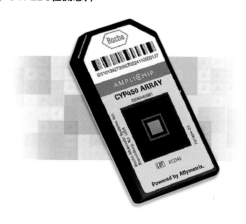

Ⓑ CYP2D6检测芯片

**图 7-1 CYP2D6 药物遗传学。A.** 细胞色素 P450 酶(CYP2D6)催化异喹胍代谢形成其 4-羟基代谢产物的代谢率频率分布。用采自 1 011 个瑞典受试者的尿样中代谢比率数据绘图。大多数受试者可广泛代谢异喹胍,而一些受试者代谢化合物速度超快,另一些受试者代谢化合物慢。**B.** AmpliChip CYP450 检测芯片用于检测影响药物代谢的细胞色素 P450 基因的变异基因表型

几种分子遗传机制在 CYP2D6 酶活性差异中起作用,包括非均一单核苷酸多态性位点 cSNP,基因缺失和基因复制;有些超快速代谢者其基因最多可达到 13 个拷贝。据推测 6%～10% 的高加索人是 CYP2D6 慢代谢者。相反,在东亚人种中,慢代谢者出现的概率仅为 1%～2%。超快速代谢者很少出现在高加索人中,在西班牙人中出现的概率为 3%,而在埃塞俄比亚人(黑人)中可达到 13%。这些种族差异具有潜在的重要医学价值,因为 CYP2D6 负责许多常见处方药的代谢,包括肾上腺素受体阻滞剂美托洛尔、精神抑制药氟哌啶醇、阿片类可待因和右美沙芬、抗抑郁药氟西汀(百忧解)、丙咪嗪和地昔帕明,及其他许多药物(表 7-1)。因此,当诸如美托洛尔这类可被 CYP2D6 失活的药物采用标准剂量给药时,CYP2D6 慢代谢者存在潜在的药物副作用,而可待因则可能在慢代谢者中无效,因其需要 CYP2D6 催化代谢成作用更强的阿片类药物吗啡。相反,超快速代谢者可能需要特别高剂量的药物,若这些药物可被 CYP2D6 代谢后失活,但这种超快速代谢者可能在服用标准剂量的可待因后用药过量,导致呼吸抑制甚至呼吸停止。例如:一个婴儿因为食用母乳而意外死亡,原因是婴儿的妈妈是一个超快速代谢者,其服用正常量的可待因后,母乳中存在过量的吗啡。对于超快速和慢代谢者,现在推荐使用替代镇痛药作为可待因的替代品。

　　CYP2D6 基因表型多态性对于乳腺癌治疗药物他莫昔芬的药效也十分重要。约 60% ER 阳性乳腺癌患者使用他莫昔芬阻断雌激素受体(estrogen receptor,ER)。然而,他莫昔芬是一个前药,需要代谢形成活性产物 4-羟基他莫昔芬和 4-羟基-N-去甲基他莫昔芬(endoxifen)(图 7-2A)。这两个代谢物比前药他莫昔芬拮抗雌激素受体的作用大约强 100 倍。CYP2D6 慢代谢者(图 7-1)不能形成有活性的他莫昔芬 4-羟基代谢物,因此与泛代谢患者相比,慢代谢患者有乳腺癌复发的预后更差(图 7-2B)。此外,如果泛代谢者在服用他莫昔芬治疗的同时服用其他药物如抗抑郁药,且该抗抑郁药也为 CYP2D6 的底物,与他莫昔芬竞争 CYP2D6 的代谢,那么药效相对于没有同时服用其他药物的泛代谢者要弱很多。

　　过去,个体 CYP2D6 基因型和许多其他编码药物代谢酶的基因都是由表型推出,例如:尿中代谢比率可通过检测服用一个探针药物后一个特定代谢产物的尿排泄来计算(图 7-1A)。如下所述,基因型检测现在越来越依赖于商业化的、直接面向消费者的测试设备来完成 DNA 测试,如图 7-1B 中所示的基因分型"芯片"。TPMT 是另一种重要的与临床相关的药物代谢基因多态性例子。TPMT 催化巯基嘌呤药物的 S-甲基化,如:6-巯基嘌呤和硫唑嘌呤(第 39 章)。在其他适应证中,这些细胞毒药物和免疫抑制剂用于治疗急性淋巴细胞性白血病和炎性肠病。尽管巯基嘌呤类药物有效,但它们的治疗指数低(毒性剂量和治疗剂量之间的比值小),患者使用时偶尔会出现危及生命的巯基嘌呤诱导的骨髓抑制。

　　在高加索人中,最常见的 TPMT 等位基因突变是 TPMT* 3A,该等位基因发生率接近 5%,因此三百个人中即有一个携带两个拷贝的 TPMT* 3A 等位基因。如图 7-3 所示红细胞中 TPMT 活性水平的三峰频率分布,TPMT* 3A 起主导作用。TPMT* 3A 有两个非同义的 cSNP,一个在第 7 外显子而另一

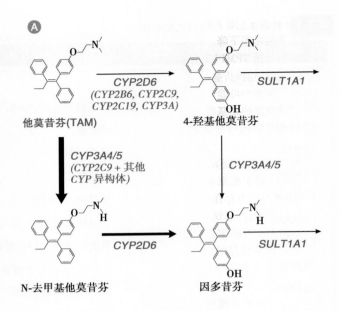

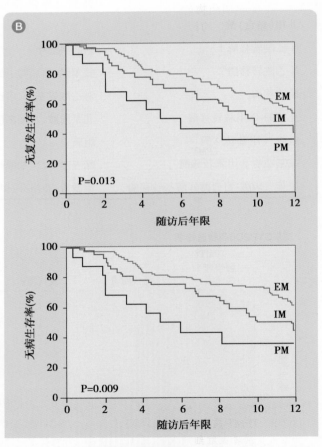

图 7-2　他莫昔芬药物基因组学。A. 他莫昔芬(TAM)通过两个细胞色素 P450 通路进行代谢,形成活性代谢产物 4-羟基他莫昔芬(4-hydroxyTAM)和因多昔芬(endoxifen),并进一步通过巯基转移酶(sulfotransferase,SULT)1A1 代谢(未显示)。CYP2D6 的基因变异程度可以影响他莫昔芬的变异程度。B. Kaplan-Meier 曲线显示采用他莫昔芬治疗雌激素受体阳性(ER+)的乳腺癌女性患者不同代谢型对其生存率的影响。他莫昔芬泛代谢型患者无复发生存率和无病生存率中较中等代谢型(IM)和慢代谢型(PM)可明显提高

个在第 10 外显子(图 7-3)。*TPMT* *3A* 的存在导致 TPMT 蛋白组织水平的显著下降。这种观察到的 TPMT *3A 蛋白水平降低的机制包括 TPMT *3A 降解的加速和胞内 TPMT *3A 聚集,可能是蛋白错误折叠导致。因此,诸如 6-巯基嘌呤之类的药物在慢代谢者中可能达到毒性水平。*TPMT* *3A* 纯合子患者接受标准剂量的巯基嘌呤类药物治疗时,产生威胁生命的骨髓抑制作用的风险会大大增加。这些患者只能给予大约 1/15~1/10 标准剂量的药物。

*TPMT* 等位基因变异出现频率存在明显的种族差异。例如:*TPMT* *3A* 很少在东亚人群中观察到,而 *TPMT* *3C* 是仅在第 10 个外显子上存在 SNP,是该人种中常见的等位基因变异。对于这类人群,建议应使用替代药物或者减少巯基嘌呤用量。正是由于其临床意义,*TPMT* 是 FDA 就药物标签中应包含药物遗传学信息的公开听证会选出的第一个例子。同样,*TPMT* 的基因多态性临床检测也广泛应用。对于许多其他具有药物遗传学意义的基因,反复观察到由于蛋白质中一个或两个氨基酸改变而导致蛋白水平的明显变化现象,这是非同义 cSNP 功效的普遍解释。

如同其他早期药物遗传学例证,*BChE*、*NAT2*、*CYP2D6* 和 *TPMT* 基因多态性均符合单基因孟德尔遗传规律。然而,

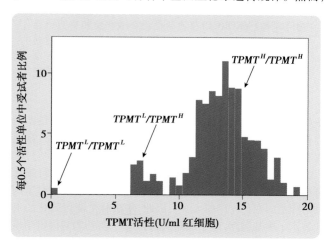

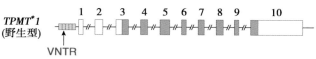

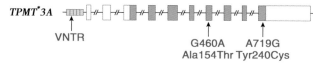

**图 7-3 TPMT 药物遗传学。**298 位无亲缘关系的高加索人受试者血红细胞巯基嘌呤 S-甲基转移酶活性频率分布。TPMT^L 表示低活性特征的等位基因。而 TPMT^H 即指野生型(*TMPT* *1*)表示为高活性等位基因。观察得到的 trimodal 血红细胞的 TPMT 活性频率分布主要根据 *TPMT* *3A* 的作用,是在高加索人种最常见的低活性的等位基因变体。*TMPT* *1* 和 *TPMT* *3A* 分属两个非同义的单核苷酸多态性位点(SNP),一个在第 7 外显子,一个在第 10 外显子,可变数目串联重复

药物遗传学-药物基因组学通过药代动力学基因表型现已发展到超越单基因方式,越来越多地聚焦于药物靶点以及药物代谢酶功能和临床显著性差异。这些差异也可能涉及药代动力学和药效学的多个基因与通路。

## 药物靶点变异:药效学

药物通常通过与特定的靶蛋白相互作用来发挥效力。因此,这些靶蛋白及其下游信号通路基因变异,可以影响药物治疗的结果(表 7-2)。种系 DNA 中药物靶点基因变异的例子涉及一类治疗哮喘的药物。如在第 48 章提到的,抗哮喘药物齐留通(zileuton)通过抑制由基因 *ALOX5* 编码的 5-脂氧合酶(5-lipoxygenase)减少了气管炎症。5-脂氧合酶的变异说明一个基因在许多区域变异都能够影响蛋白功能。基因调控区域的多态性,如基因的启动子能影响转录进而改变蛋白表达。ALOX5 基因启动子显示出序列 GGGCGG 串联重复次数的变异,这些重复序列结合转录因子复合物 Sp1,可上调 ALOX5 的转录。

最常见的 ALOX5 等位基因包含 5 个重复,占 ALOX5 基因转录的 77%。因此,大约 94% 的人类至少含有 5 个重复等位基因的一个拷贝。最常见包含 4 个和 3 个重复的 *ALOX5* 变异等位基因发生率分别为大约 17% 和 4%。因为 Sp1 结合的增加,携带 5 个重复的等位基因比携带等位基因少的人表达更多的 5-脂氧合酶。有趣的是,5 个重复的等位基因存在与否与发生哮喘的严重性无关联,即 ALOX5 启动子多态性似乎不影响这种疾病过程本身。然而,在齐留通和相关的 5-脂氧合酶抑制剂临床试验中,仅带有至少一个拷贝的 5 个重复等位基因的受试者对药物有反应。这个结果说明齐留通类化合物不太可能对占人口总数 6% 的缺少 5 个重复等位基因的受试者有作用,这确证了这个亚群可以采用可替代的更有效的药物治疗。ALOX5 实例证明了药效学-药物遗传学变异(即编码药靶的基因变异)与以 *CYP2D6* 和 *TPMT* 为代表的药代动力学-药物遗传学变异同样重要,甚至更重要。表 7-2 列出了几种具有遗传多态性的药物靶蛋白,这些蛋白与药物反应的变化有关。**该实例还说明了一个重要原则:药靶的多态性不会因影响该疾病的治疗而继发疾病。**

**表 7-2　基因多态性和药物靶点举例**

| 蛋白 | 作用的药物(举例) |
| --- | --- |
| 5-脂氧合酶 | 齐留通 |
| ACE | ACE 抑制剂(赖诺普利) |
| 载脂蛋白 E | 他汀类(普伐他汀) |
| β₂-肾上腺素受体 | β-肾上腺素激动剂(沙丁胺醇) |
| 表皮生长因子受体 | 吉非替尼 |
| 磺酰脲受体 | 甲苯磺丁脲 |
| 维生素 K 环氧化物还原酶复合物 1 | 华法林 |

ACE,血管紧张素转化酶。

## 基于通路的药物遗传学-药物基因组学

前面提及的例子，CYP2D6、TPMT 和 ALOX5 均涉及临床遗传药理学的显著性差异，由单一基因的序列变化导致（即单基因遗传）。然而，存在编码蛋白的多基因也可能影响药代动力学和药效学而改变药物效应表型。一个极好的例子如抗凝药华法林。华法林（见第 23 章）是在北美和欧洲普遍使用的处方口服抗凝血药。然而，尽管实验室检测广泛认可华法林在凝血方面的作用（INR），华法林仍有严重的副作用，包括出血和不良血栓形成，进而使治疗作用复杂化。这些并发症在本章的开头通过 Robert 的案例可说明：使用标准剂量的华法林，他的国际标准化比值（INR）可升至 6.2，出血的风险随之增加。

为什么会发生这种情况？首先，我们需要知道华法林是一个外消旋混合物，S-华法林的效价是 R-华法林的 3~5 倍，而且 S-华法林主要由细胞色素 P450 酶 CYP2C9 亚型代谢。CYP2C9 是一个高多态性的基因，并且等位基因变体 CYP2C9* 2 (Argl44Cys) 和 CYP2C9* 3( lle358Leu) 分别只有野生型等位基因（CYP2C9* I）酶活性的 12% 和 5%。携带变体等位基因的患者需要减少华法林的剂量来达到抗凝效果，这些患者接受华法林治疗期间出血可能性增加。然而，这类药代动力学-药物遗传学变异，仍无法解释大多数接受该强效却十分危险的药物进行抗凝治疗的患者华法林的治疗剂量变化。

华法林的分子靶点直到 2004 年才被确定。同年，编码靶点蛋白维生素 K 环氧化物还原酶复合物 1（vitamin K epoxide reductase complex 1，VKORC1）的基因被克隆。当许多患者的 VKORC1 基因被测序后，尽管没发现非同义 cSNP 位点，但观察到一系列与华法林剂量要求相关的单倍体型（单个染色体上 SNP 组合）。在一项研究中，与低剂量需求相关的 VKORC1 单倍型患者的华法林维持剂量平均约为与高剂量需求相关的单倍型患者的一半。接下来几项研究证实 VKOCR1 单倍体型与接近 25%~30% 的华法林维持剂量变化有关，而 5%~15% 可用 CYP2C9 基因表型来解释。CYP2C9 和 VKORC1 在华法林药代动力学和药效学中的作用如图 7-4 所示。因为编码这两个蛋白的基因与药物效应变化有关，CYP2C9 的基因分型和 VKORC1 的单体型分型分析可作为确定 Robert 使用华法林起始剂量的有效策略。

最近一项整合全世界超过 5 000 例采用华法林进行抗凝治疗的患者的数据分析表明，通过分析 CYP2C9 和 VKORC1 基因提供的基因表型数据确定华法林需要剂量比仅使用如年龄、日常饮食、体重等临床数据的算法更有优势。由于越来越多的证据表明遗传和临床变量对抗凝治疗的重要性，2010 年 FDA 华法林治疗指南建议在华法林剂量选择和监测中应考虑患者基因型（如果已知）。但是，基因型指导下的给药方案是否优于仅利用临床变量的给药方案的问题尚未得到解答。特别是，最近三个多中心随机对照临床研究中有两个采用在临床给药方案中包含患者基因型信息，其临床效果评估表明在治疗范围内这样的方案与临床给药方案或算法比较，所花费的时间几乎没有改善。目前尚不能确定基因型指导下的华

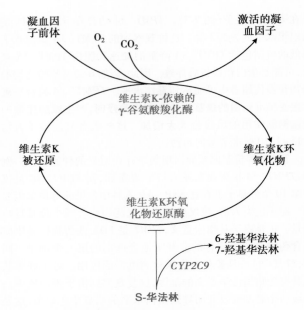

**图 7-4 华法林药代动力学和药效学。**维生素 K 是在特定的凝血因子前体翻译后谷氨酸残基 γ-羧基化反应中必需的辅因子（见第 23 章）。维生素 K 经羧基化反应被氧化成无活性的环氧化物。维生素 K 环氧化物还原酶（VKORC1）将无活性的环氧化物转变为维生素 K 的有活性的还原形式。华法林作为抗凝剂通过抑制 VKORC1，抑制了还原型维生素 K 的再生。S-华法林通过细胞色素 P450 2C9 代谢成 6-羟基华法林和 7-羟基华法林

法林给药是否能改善临床结果，并预防与华法林过量给药治疗相关的出血并发症。目前为止，基因指导下的给药方案还仅在与历史对照比较的受试者大样本研究中应用。

华法林对药代动力学-药物遗传学数据不足以进行临床解释这一情况提供了一个鲜明的例证，因为这些数据对于药物治疗量的变化诠释的太少。因此，华法林可能以简化的形式表示了多基因型，基于通路的药物遗传学-药物基因组学模型（即整合药代动力学和药效学变异的模型），其在将来会日益普遍。

## 表观遗传学在药物遗传学中的作用-药物基因组学

表观遗传学是药物基因组学的新兴领域（图 7-5）。表观遗传学是指基因功能和表达的可遗传变化不是 DNA 序列变化的结果。最近的几项研究表明，除了 DNA 序列变化，表观遗传变化包括 DNA 甲基化，组蛋白修饰和通过非编码 RNA［包括 microRNA（miRNA）］的转录后调控，其可以调节与药代动力学和药效学效应相关的基因表达。此外，由于 DNA 变异本身并不能完全解释药物效应和不良反应的个体间差异，因此表观遗传机制的研究可能会给临床带来益处。

最常见的表观遗传改变形式是 DNA 甲基化。DNA 甲基转移酶（DNA methyltransferases，DNMT）从 S-腺苷甲硫氨酸添加一个甲基到名为 CpG 位点的特定启动子的胞嘧啶上。在

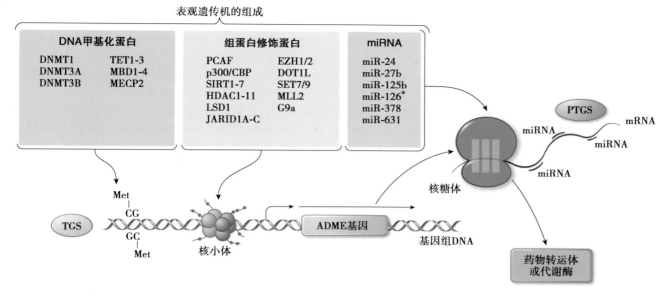

**图 7-5　吸收、分布、代谢和排泄（ADME）基因的表观遗传控制。**调节表观遗传效应的分子包括用于 DNA 甲基化（DNMT1、DNMT3A、DNMT3B、TET1-3、MBD1-4、MECP2）、组蛋白修饰（HDAC1-11、p300/CBP、PCAF、SIRT1-7、EZH1/2、DOT1L、MLL2 等）的蛋白质和 miRNA（miR-24、miR-27b、miR-125b、miR-126*、miR-378 和 miR-631）。这些蛋白质和 miRNA 共同起作用于转录基因沉默（TGS）和药物转运蛋白和代谢酶的转录后基因沉默（PTGS）。下调 ADME 基因的表达可导致与其基因产物相互作用的药物的药代动力学和药效学特征变化。Met，甲基；miRNA，微 RNA

人类基因组中，高达 80% CpG 位点是甲基化的。大部分未甲基化的 CpG 位点，被称为 CpG 岛，存在于启动子附近并且与转录增加有关，而启动子内甲基化 CpG 位点与基因沉默有关。与药物反应变化相关的药物表观遗传学机制的例子可能包括参与药物的吸收、分布、代谢和排泄（ADME）的基因启动子特定 CpG 位点甲基化改变。例如：CYP3A4 启动子甲基化差异与其肝基因表达相关。CYP1A1 和 CYP1B1 表达的药物和毒素相关变化也直接与这些基因甲基化模式改变相关。在一项研究中，将抗癌剂地西他滨（DNA 甲基转移酶抑制剂）给予 HepG2 肝细胞导致了 CYP1B1 启动子部分去甲基化和 CYP1B1 诱导能力恢复。

同样有证据表明组织特异性 miRNA 调节多种药代动力学相关酶和转运蛋白，包括 CYP3A4、CYP1B1、ABCB1、ABCG2 和 ABCC1。明确 miRNA 在控制 ADME 基因表达中的作用可提高对用药剂量和药效作用差异机制的理解，有助于识别新的潜在治疗靶点。

## 现代药物基因组学

人类基因组计划的完成以及正在进行的 1 000 基因组计划（1 000 Genomes Project）为后基因组时代的药物遗传学和药物基因组学未来发展指明道路。应用现代基因组检测技术，如全基因组相关性研究（genome-wide association studies, GWAS）与日益成为热点的通路相结合，这些通路包括所有影响最终到达靶点的药物浓度的药物代谢酶和转运体的编码基因（即药代动力学），以及结合包括药物靶点和这个靶点的下游信号通路的编码基因（即药效学），这些代表个体化药物治疗的未来。

为了达到真正的个体化药物治疗以及把基因组相关知识快速应用到临床实践上的目标，需要高通量基因分型技术的应用。辛伐他丁是早期应用 GWAS 技术确定的基因组生物标记物的药物之一。降脂 HMG-CoA 还原酶抑制剂，如辛伐他汀和阿托伐他汀是全世界范围使用最广泛的处方药（见第 20 章）。尽管这类药物通常非常安全，但是也会出现很罕见的伴有横纹肌溶解和肾功能衰竭的肌病。为了尝试预测和防止这种严重的不良药物反应，一个称为搜索（SEARCH）的合作团队采用 GWAS 技术对 85 例出现他汀类药物诱导的肌病患者和 90 例未出现这类不良药物反应的对照组受试对象的全基因组大约 300 000 个 SNP 位点进行了分析。一个定位于 SLCO1B1 基因上的单 SNP 位点显示出与肌病的强相关性，SLCO1B1 基因编码一个调节肝内摄取他汀类药物的有机阴离子转运体蛋白。受试者纯合子型在 SNP 位点出现变异核苷酸罹患肌病的比值比为 16.9，并且估算 12 064 个受试患者中超过 60% 的患者患病与这个 SNP 位点有关。出现变异 SNP 的纯合子患者血浆中他汀类药物浓度更高，因此可能在任何给药剂量下出现横纹肌溶解症。

在过去十年中，越来越多的 GWAS 已经鉴定出额外的基因和 SNP，其可预测日渐增多药物治疗效应。例如：药物基因组学 GWAS 用于评估 900 位哮喘患者吸入糖皮质激素的症状反应。该研究确定了一个位于 GLCCI1 的启动子区域的功能性 SNP，一个疑似糖皮质激素诱导凋亡的介导因子。携带该 SNP 的患者吸入糖皮质激素 4~8 周的治疗效果更差，继而发展成抵抗性哮喘和哮喘急性发作的风险更高。

虽然 GWAS 已经成功识别出多个基因，这可能会对观察到的各种药物药效差异提供一部分解释，但仅仅是这些基因仍无法解释大多数治疗反应的遗传性。药物药效差异可能是由于功能性 SNP 基因型、基因通路、表观遗传效应和环境因素的共同作用。近年来，整合药物基因组学和系统生物学方法已被用于整合不同的数据类型，以便对影响临床效应表型的最重要的相互作用进行预测建模。这些模型不仅可以提供对药物遗传机制的深入了解，还可以在细胞系、动物模型和临床试验中进行评估和测试。此外，这些模型还有助于确定新的治疗干预的潜在药物靶点。例如：对他汀类药物治疗的药物遗传学差异感兴趣的研究人员进行了数量性状位点（quantitative trait loci，QTL）研究，在使用和不使用辛伐他汀药物干预的患者来源的永生化 B 细胞中检测全图谱基因表达。在这些细胞模型中鉴定出与他汀类药物水平相关的六个基因，甘氨酸脒基转移酶（glycine amidino-transferase，GATM）是其中最重要的基因，GATM 对肌酸的合成至关重要。随后的关联分析表明，该基因的变异在多个独立群体中与他汀类药物诱导的肌病密切相关。因此，在这个不断发展的领域中，涉及整合 GWAS 信息与基因表达和基因相互作用计算建模的下游方法可用以推断机制，以阐明药物基因组学候选标志物的作用。

## 药物基因组学及调控科学

为了获得真正的个体化药物治疗，我们不能仅仅懂得药物遗传学和药物基因组学专业的知识，开发先进技术检测和分析 DNA 序列数据，还要将这些知识推广应用到临床。这个转化过程需要 FDA 和负责开发了几乎所有新药的制药企业的积极参与。FDA 早期的努力始于巯基嘌呤类药物和 TPMT，随后是关于 UGT1A1 基因多态性的听证会，该基因编码抗肿瘤药物伊立替康生物转化中的 II 相酶。目前已经召开关于 CYP2C9、VKORC1 和华法林（重新贴药品标签）以及他莫昔芬和 CYP2D6 的公众听证会。

整合药物遗传学的信息也有助于上市后监测，不仅有助于避免不良反应，而且还可"拯救"那些对根据药物反应的遗传变异选择的患者可能有益的药物。后一种情况因 $\beta_1$ 肾上腺素受体多态性影响了 $\beta_1$ 肾上腺素受体拮抗剂布新洛尔在体外和心衰患者中的药效而广受重视。这个 β 受体拮抗剂最初在临床实验中失败，该临床实验中未包括基因分型实验，究其失败原因可能是因为只有携带野生型 $\beta_1$ 肾上腺素受体基因型的患者才能达到预期的治疗目的。

### 结论与展望

药物遗传学和药物基因组学涉及基因序列差异影响患者个体药物治疗效果途径的研究。药物遗传学和药物基因组学

研究目的是在基于个体遗传组成知识基础上，使药物效应最强，毒性最小。尽管除遗传因素外还有许多其他因素影响患者对药物的不同反应，在过去的半个世纪已经证明，遗传学作为一个重要因素在药物不良反应发生或个别患者不能获得有效药物治疗的差异中发挥重要作用。经过半个世纪，药物遗传学已经从经典的诸如 *CYP2D6* 和 *TPMT* 实例演变到包含更复杂的情况，以华法林药物基因组学为代表，该药物涉及药代动力学和药效学方面的药物遗传学差异，并以通过 GWAS 识别的药物基因组学基因型的新位点和 SNP 为代表。基因组药物、表观遗传学和系统生物学领域也面临如何推广到临床的挑战。然而，毋庸置疑的是药物遗传学和药物基因组学在临床药物治疗中应用的深度和广度将会逐渐增大，最终使药物个体化治疗能力增强。

（李韶菁 译 袁天翮 李莉 审）

### 推荐读物

Caudle KE, Klein TE, Hoffman JM, et al. Incorporation of pharmagenomics into routine clinical practice: the Clinical Pharmacogenetics Implementation Consortium (CPIC) guideline development process. *Curr Drug Metab* 2014;15:209–217. (*Overview of metrics used to determine which pharmacogenetic variants are suitable for clinical implementation.*)

Drazen JM, Yandava CN, Dube L, et al. Pharmacogenetic association between *ALOX5* promoter genotype and the response to anti-asthma treatment. *Nat Med* 1999;22:168–171. (*Original study that showed different pharmacologic responses in people with different polymorphisms of the ALOX5 gene.*)

Ingelman-Sundberg M, Zhong XB, Hankinson O, et al. Potential role of epigenetic mechanisms in the regulation of drug metabolism and transport. *Drug Metab Dispos* 2013;41:1725–1731. (*Review of emerging evidence for the role of epigenetics in drug transport and metabolism.*)

Mallal S, Phillips E, Carosi G, et al. HLA-B*5701 screening for hypersensitivity to abacavir. *N Engl J Med* 2008;358:568–579. (*A double-blind randomized study of a genetic biomarker for an idiosyncratic adverse drug response.*)

Mangravite LM, Engelhardt BE, Medina MW, et al. A statin-dependent QTL for GATM expression is associated with statin-induced myopathy. *Nature* 2013;502:377–380. (*Investigation of pharmacogenetic variation in response to statin medications.*)

SEARCH Collaborative Group. SLCO1B1 variants and statin-induced myopathy—a genomewide study. *N Engl J Med* 2008;359:789–799. (*The first genome-wide association study of a drug response.*)

Tantisira KG, Lasky-Su J, Harada M, et al. Genomewide association between GLCCI1 and response to glucocorticoid therapy in asthma. *N Engl J Med* 2011;365:1173–1183. (*The first genome-wide association study to evaluate lung function changes in response to corticosteroid treatment in asthma.*)

Zineh I, Pacanowski M, Woodcock J. Pharmacogenetics and coumarin dosing—recalibrating expectations. *N Engl J Med* 2013;369:2273–2275. (*Perspective on caveats for adopting genotype-guided dosing regimens for anticoagulants.*)

# 第Ⅱ篇
# 神经药理学原理

# II A 神经药理学基本原理

## 第8章

# 细胞兴奋性和电化学传递原理

Elizabeth Mayne, Lauren K. Buhl, and Gary R. Strichartz

## 概述

细胞通信对于多细胞生物体的生物功能是极其重要的。细胞间的主要通信模式是化学信号的传递,如:神经递质、神经肽和激素。在兴奋性组织,如:神经和肌肉中,快速细胞内通信依赖于电信号沿着细胞膜的传递,即动作电位。化学传递和电传递都涉及离子在质膜或内质网等内部细胞器膜上的运动。离子运动可直接改变离子的胞质浓度,如 $Ca^{2+}$,而 $Ca^{2+}$ 是磷酸化、分泌和收缩等生理生化过程的关键调节因子。离子运动也可通过离子流动改变膜电位,从而调节各种电压依赖性功能,如开放其他离子通道。上述效应中有一些是短暂的,作用时间只持续几个毫秒(0.001 秒);有的则可长达数秒,引起持续几分钟乃至几小时的生化反应,如蛋白磷酸化等。离子浓度的变化甚至还可以调节基因表达,从而导致细胞生理的长期变化,包括生长、分化和死亡等。

许多药物可通过改变化学或电信号来提高或降低细胞的兴奋性和电化学传递。为了解这些药物如何发挥作用,本章解释了电活性细胞内和细胞间信号的电化学基础,这些基本原理适用于药理学的多个领域,包括第 10～12 章(第 II 篇 B 植物和外周神经系统药理学原理)、第 13～19 章(第 II 篇 C 中枢神经系统药理学原理),以及第 24 章心脏节律药理学讨论的内容。

## ■ 病　例

在一次去日本的商务旅行中,Karl 在一家以河豚为特色菜的餐厅参加晚宴。Karl 很高兴,因为美国本土没有这种鱼,而且这种鱼在日本也是一道昂贵的佳肴。在晚宴结束时,Karl 注意到他的嘴巴和嘴唇周围有一种不寻常的、愉快的刺痛感和麻木感。宴请方对此很高兴,因为 Karl 正在体验食用河豚鱼的不同寻常的感觉。

Karl 为此深深着迷,但也对宴请方提到的河豚神经毒素(河豚毒素)的潜在毒性作用感到害怕。但宴请方安慰他这里的厨师经政府批准,可合法烹饪河豚。

第二天早晨醒来后 Karl 感到舒服了很多,没有任何虚弱或者麻痹的症状。但他决定在剩下的行程里都礼貌地拒绝海鲜食物,改吃神户牛肉。

## 思　考　题

□ 1. 河豚毒素作用的分子机制是什么?

□ 2. 河豚毒素对动作电位有什么影响?

# 细胞兴奋性

兴奋性是指细胞产生并传导动作电位（action potentials，AP）的能力。神经、心脏、平滑肌、骨骼肌及许多内分泌细胞均具有兴奋性。动作电位可长距离传导，如在外周神经轴突中可传导数米，其也可刺激较小细胞的活动，如单个自主神经节中包含的直径 $30\sim50\mu m$ 的中间神经元细胞。动作电位的功能因其发生的细胞而异。动作电位所携带的编码信息具有高保真性，在轴突上快速长距离传递。在一个很小的细胞内，动作电位一次可兴奋整个细胞，导致胞内离子浓度的升高（如 $Ca^{2+}$），紧接着化学递质或激素的快速释放。然后，这些化学物质移动到距释放这些物质的细胞或远或近的特定受体处，从而影响化学传递，这部分内容将在本章第二部分讨论。

**细胞兴奋性**在本质上是一个电活动。因此，有必要介绍一下基本电学知识，以便解释兴奋性和突触传递的生物学过程。以下部分介绍了电学基本原理，并将其应用于两个重要的细胞成分——质膜和离子选择性通道。

## 欧姆定律

通过电路里的电流（$I$，以安培计）与电路两端的电压（$V$，以伏特计）成正比，与电阻（$R$，以欧姆计）成反比：

$$I = V/R \qquad \text{方程 8-1a}$$

例如：由于质膜两侧的势差（也称作电压差），电流可穿过质膜从细胞外流向细胞内。电压可以被视为一种势能或带电粒子在不同区域间流动的动力。电阻是这种流动的障碍。降低电阻可使这种离子流增大即电流增加（电流为电荷/单位时间）。当欧姆定律应用于生物膜如质膜上时，通常以电阻的倒数，电导[$g$，欧姆的倒数，或西门子（$S$）]来表示阻碍电流的因素：

$$I = gV \qquad \text{方程 8-1b}$$

简单地说，假设细胞膜内所有电阻元件都以欧姆定律模式运转，则它们的电流电压（I-V）关系可用方程 8-1a，b 表示。在这种情况下，I-V 关系是线性的，其斜率由电导 g 表示，图 8-1 模拟了细胞的跨膜电流（I）随跨膜电位（V）的变化情况。I-V 曲线的斜率等于电导。理论上，电压越大则电流越大，因为高电压导致细胞内外电位能量差增大，从而带动更多电荷跨膜移动。

在大多数教科书和本章中，跨膜电压，即"膜电位"，表示为细胞内外的电位差（$V_m = V_{in} - V_{out}$）。对大多数正常细胞而言，当细胞处于静息状态（$V_{in} < V_{out}$）时 $V_m$ 为负值。当 $V_m$ 比静息状态下"更负"时，细胞膜呈超极化；当 $V_m$ 比静息状态下"更正"时，细胞膜呈去极化。电流通常根据正电荷流动的方向定义，当正电荷从膜内向膜外流动时称为外向电流，用正值来表示；正电荷从膜外向膜内流动时称为内向电流，用负值来表示。负电荷的运动则完全相反。值得注意的是，$K^+$ 阳离子外流与 $Cl^-$ 阴离子内流的电流方向相同，都属于外向电流。

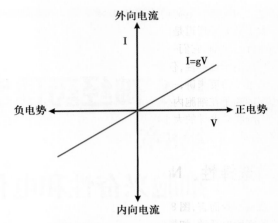

**图 8-1 欧姆定律。**欧姆定律指出电流（$I$）与电压（$V$）之间存在线性关系，$I$ 对 $V$ 曲线的斜率表示电导（$g$）。通常外向电流指正电荷从胞内流向胞外。跨膜电位定义为细胞内外的电位（电压）差。对大多数细胞而言，细胞膜内的静息电位相对于细胞膜外的静息电位是负值。电导（$g$）是电阻的倒数

## 离子通道

电流是如何通过细胞膜的呢？生物膜是由脂双层及镶嵌在其中和连接在其上的蛋白质组成（图 8-2）。纯脂质膜对大多数极性或带电荷的物质都是不可透过的，其本身电阻很高。从电学角度来说，脂双层扮演着分离细胞内外离子的电容器

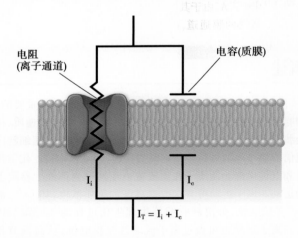

**图 8-2 细胞膜的电路模型。**细胞膜可看成含有一个电阻和一个电容的简单电路。离子选择性通道就如同一个电阻（等于一个导体），离子可以沿其电化学梯度向下流动。脂双层作为电容，可隔离细胞内外的离子。由于脂双层储存跨膜离子的电容样作用，这个电路（被称为 RC 或电阻-电容电路）中离子流的跨膜时间（电流）改变，跨膜电势差（电压）也相应变化。离子的富集需要时间，因此，初始的电压改变很慢。当电容（脂双层）充满电荷的时候，电压的变化增大，更多的电荷通过电阻，直到达到新的稳态，此时的电压-电流关系会更趋向线性（$I_c$，电容电流；$I_i$，离子电流；$I_T$，总电流）

的角色。为让带有电荷的离子通过,离子通道镶嵌于细胞膜中。大多数离子通道是门控的,也就是说,在特定信号指示离子通路开启之前,它们一直处于关闭状态。一旦开启,离子通道表现出离子选择性,仅允许特定离子或特定类型的离子通过。从电学角度来讲,一组门控离子通道是一个可变的导体,为不同的离子在细胞内外环境之间流动提供了许多单独的电导。细胞膜总导的大小取决于处于开放状态的离子通道的比率,以及单个开放的离子通道的电导。

## 通道选择性、Nernst 方程和静息电位

就其本身而言,图 8-1 中假设的 I-V 方程并不能解释大多数实际细胞电活动,如果细胞按照方程 8-1 活动,在无外部电流时,跨膜电位差将为零。相反,多数细胞在它们的质膜上维持一个负的电位差。这种电位差在神经元和心室细胞上体现最为明显,可记录到 −90mV 至 −60mV 的静息电位(无外界刺激时的膜电位差)。静息电位的形成取决于三个因素:①正负电荷在膜内外的不均衡分布;②膜对阴阳离子的通透性不同;③离子的主动(消耗能量)和被动转运帮助维持离子梯度。这三个互相关联的因素的作用可以用下面的例子来解释。如果细胞内只有钾离子(K⁺)和蛋白结合阴离子(A⁻),胞外没有其他离子(图 8-3)。如果此细胞膜只对 K⁺ 通透,由于存在着在静息状态下开放并且只允许 K⁺ 通过的通道,那么 K⁺ 就会外流,而 A⁻ 则留在细胞内。K⁺ 外流是因为其化学梯度,即 K⁺ 流出是能量有利的,因为胞内 K⁺ 浓度高于胞外的 K⁺ 浓度。阴离子 A⁻ 由于其化学梯度也有外流的趋势,但由于缺少对 A⁻ 通透的膜通道,限制了该离子的跨膜流动。由于对

K⁺ 选择性通透性的存在,细胞内侧每保留一个负电荷(一个 A⁻),就有一个正电荷(一个 K⁺)离开细胞并为胞外添加一个正电荷。这种跨膜电荷的分离产生了负性膜电位。

如果负性膜电位在 K⁺ 离开细胞时没有建立,K⁺ 将继续外流,直到 K⁺ 胞外浓度与胞内浓度相等。然而,电压差的建立会产生静电力,最终制止净 K⁺ 的流出(图 8-3B)。因此,电梯度($V_m$)和化学梯度在相反方向"拉"K⁺:电梯度有利于 K⁺ 的内流,化学梯度有利于 K⁺ 的外流。这些力量结合起来产生了电化学梯度,它等于电梯度和化学梯度的之和。**跨膜电化学梯度是被动离子通过生物膜的净驱动力**。

电化学梯度所造成的后果就是细胞外的 K⁺ 浓度没有与胞内浓度平衡。取而代之的是,将 K⁺"拉"回细胞的静电力与有利于 K⁺ 外流的化学梯度相平衡。对任何渗透的离子 X,这种平衡发生时候的电位,与离子电荷(z),温度(T)和胞内外离子的浓度都有关系,这种关系可用 Nernst 方程表示:

$$V_x = V_{in} - V_{out} = \frac{RT}{zF}\ln\frac{[X]_{out}}{[X]_{in}} \qquad \text{方程 8-2}$$

其中 $V_x$ 是细胞膜对离子 X 选择性透过达到平衡时的跨膜电位(即此离子的 Nernst 电位),$V_{in} - V_{out}$ 是跨膜电位差,$RT/zF$ 值在一定温度、电荷条件下是常数(在 37℃ 时一个正电荷的该值是 26.7mV),$[X]_{out}$ 和 $[X]_{in}$ 分别是离子 X 在细胞外和细胞内的浓度。对离子 X 的电化学驱动力等于实际的膜电位与此离子的 Nernst 电位之间的差,即 $V_m - V_x$。

静息膜电位的第三个决定因素是跨膜移动离子的主动和被动离子泵。这些离子泵影响了离子在细胞内外的浓度,并通过将净电荷跨膜转运来产生净电流,称为生电运输。大量

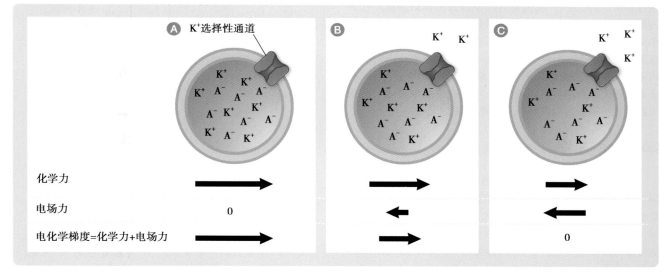

**图 8-3　静息膜电位的电化学基础。** A. 一个典型的细胞,其本身含有等量胞内钾离子(K⁺)和非通透性阴离子(A⁻)。进一步假设离子只有通过 K⁺ 选择性通道流出细胞,这种情况下,K⁺ 有一个很强的化学梯度驱使其流出细胞,但没有利于离子流的电场力,因为胞内净电荷为零。B. K⁺ 开始通过 K⁺ 选择性通道流出细胞,但 A⁻ 因为缺少流出途径而留在胞内。因此,K⁺ 跨膜化学梯度变小。当 K⁺ 流出细胞时,留在细胞内的 A⁻ 的净负电荷产生负性膜电位,产生不利于 K⁺ 流出的电场力,这种力与化学梯度是反向的,所造成的结果就是总电化学梯度(化学力和电场力的总和)小于单独的化学梯度。C. 当电学梯度与化学梯度趋势相等且方向相反时,系统处于平衡态,没有净离子流。处于平衡态时膜内外的离子电压差描述为 Nernst 电位

**表 8-1**  主要离子的 NERNST 平衡电位

| 离子 | 细胞外浓度 | 细胞内浓度 | 离子的 Nernst 方程式 | 离子的 Nernst 电位 |
|---|---|---|---|---|
| $Na^+$ | 145mmol/L | 15mmol/L | $26.7\ln(145/15)$ | $V_{Na^+} = +61mV$ |
| $K^+$ | 4mmol/L | 140mmol/L | $26.7\ln(4/140)$ | $V_{K^+} = -95mV$ |
| $Cl^-$ | 122mmol/L | 4.2mmol/L | $-26.7\ln(122/4.2)$ | $V_{Cl^-} = -90mV$ |
| $Ca^{2+}$ | 1.5mmol/L | $\approx 1\times10^{-5}$mmol/L | $26.7/2\ln(1.5/1\times10^{-5})$ | $V_{Ca^{2+}} = +159mV$ |

计算得到的 Nernst 电位值来自典型的哺乳动物的骨骼肌,许多人类细胞有类似的跨膜离子梯度。

离子泵对维持离子梯度起着重要的生理学作用;这些包括 ATP-依赖性 $Na^+/K^+$泵(其使用 ATP 水解产生的能量使得每向胞外泵出 3 个 $Na^+$离子时向胞内泵入 2 个 $K^+$离子),$Na^+/Ca^{2+}$ 交换器(每向胞内泵入 3 个 $Na^+$离子时向胞外泵出 1 个 $Ca^{2+}$)。这些离子泵的协同作用密切地调节着所有生物学重要的阳离子和阴离子的细胞内外浓度。通过这些离子浓度的值,就可以计算这些阳离子和阴离子在生理温度下的 Nernst 电位,因此,每个离子净驱动力的跨膜电势值为零(表 8-1)。

每种离子运输的量级和方向的变化(由质膜中的泵和交换器介导)以及每种离子的膜透过性的差异(由对各离子选择性的通道介导)产生了四种关键离子在细胞内、外浓度的差异。神经元细胞膜处于静息状态时对不同离子的通透性为 $K^+ \gg Cl^- > Na^+ \gg Ca^{2+}$。由于质膜中含有 $K^+$选择性通道,在静息状态时这些通道是开放的,而其他大多数通道是关闭的,所以静息膜电位最接近于 $K^+$ 的 Nernst 电位(约为 $-90mV$)。事实上,其他离子的弱通透性使静息电位增加,高于 $K^+$的静息电位。因此,虽然 $K^+$是通透性最高的离子,但其他离子的通透性和所谓的"生电"泵也参与促使静息电位的形成。在描述真实膜静息电位的稳态环境下(图 8-4),$V_m$ 不等于任何单个离子的 Nernst 电位,各种离子都会受到净电化学力的驱动。也就是说,$V_m - V_{ion}$ 不等于零,会有小离子流产生。内向和外向电流的代数总和较小,被"生电泵"的电流所平衡,因此静息态胞膜上没有净电流。据估计,可兴奋组织中多达 25% 的细胞能量被用于维持细胞膜上的离子梯度。

## Goldman 方程

图 8-3 所示的例子说明了只有一种离子跨膜的情况,实际上,许多细胞拥有数个不同的离子选择性通道,它们均对静息膜电位有贡献。当静息电位由两种或两种以上的离子决定时,每一种离子对静息膜电位的影响力取决于其在细胞内外的浓度以及膜通透性。定量来讲,可用 Goldman-Hodgkin-Kata 方程来表示:

$$V_m = \frac{RT}{F}\ln\frac{P_K[K^+]_o + P_{Na}[Na^+]_o + P_{Cl}[Cl^-]_i}{P_K[K^+]_i + P_{Na}[Na^+]_i + P_{Cl}[Cl^-]_o} \qquad \text{方程 8-3}$$

$P_x$ 是离子 x 的膜通透性(以分数的形式表示,最大可达 1)。从本质上说,这个式子表明特定离子的浓度越高,它的膜通透性越高,对膜电位的决定性作用越强。在极端的情况下,当一种离子的通透性完全占主导地位时,Goldman 方程转化成

Nernst 方程。例如:如果 $P_K \gg P_{Cl}$、$P_{Na}$,则方程变为

$$V_m = \frac{RT}{F}\ln\frac{[K^+]_o}{[K^+]_i}$$

另一种情况,若 $P_{Na} \gg P_K$、$P_{Cl}$,那么 $V_m$ 接近于 $V_{Na}$,膜强烈去极化。这个重要概念将离子通道的通透性变化和膜电位的变化

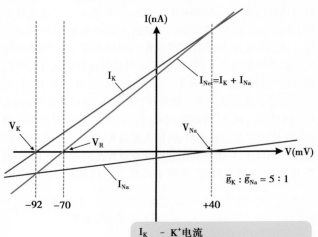

| $I_K$ | - | $K^+$电流 |
|---|---|---|
| $V_K$ | - | $K^+$ Nernst电位 |
| $\bar{g}_K$ | - | $K^+$电导 |
| $I_{Na}$ | - | $Na^+$电流 |
| $V_{Na}$ | - | $Na^+$Nernst电位 |
| $\bar{g}_{Na}$ | - | $Na^+$电导 |
| $V_R$ | - | 静息膜电位 |
| $I_{Net}$ | - | 净电流 |

**图 8-4  $K^+$和 $Na^+$ 对于静息膜电位的相对贡献。** $K^+$、$Na^+$ 和其他离子的相对膜通透性,以及这些离子的 Nernst(电化学平衡)电位一起决定了静息膜电位。在上面的例子中,$K^+$的电导是 $Na^+$的五倍(分别用 $I_K$ 和 $I_{Na}$ 的 I-V 曲线的斜率表示)。也就是说,膜对 $K^+$的通透性是对 $Na^+$的五倍。$K^+$电流描述为 $I_K$,$I_K = \bar{g}_K(V - V_K)$;$Na^+$电流描述为 $I_{Na}$,$I_{Na} = \bar{g}_{Na}(V - V_{Na})$($\bar{g}_K$ 和 $\bar{g}_{Na}$ 是电导常数)。$I_{Net}$ 是净膜电流,是两种电流的和,$I_{Net} = I_{Na} + I_K$。静息膜电位($V_R$)是 $I_{Net}$ 为零时 V 的值。在这个例子中,$V_R$ 接近但大于 $V_K$。这是因为虽然 $K^+$是静息电位的主要决定性因素,但较小的 $Na^+$电流将 $V_R$ 去极化,使其值大于 $V_K$

联系起来。**无论何时离子选择性通道开放,膜电位会倾向于此离子的 Nernst 电位**。某种离子通道对膜电位的相对贡献取决于通过该通道的离子流,$Na^+$ 和 $K^+$(以及心肌细胞中的 $Ca^{2+}$)膜通透性随时间的依赖性变化是电兴奋性组织的显著特征,即动作电位。

## 动作电位

根据欧姆定律,电流通过细胞膜时,细胞膜上的电压会发生变化,达到一个由膜电阻决定的新的稳态值(见上文),这个电压变化的时间过程是指数型的,由电阻 $r_m$ 和膜电容 $c_m$ 的乘积决定,速率常数等于 $[r_m \times c_m]^{-1}$(膜磷脂中的绝缘性碳氢核团与膜两侧的离子溶液一起构成膜电容(图 8-2),膜电容在膜两侧都蓄积电荷,改变电荷的蓄积量需要一个时间过程)。如果被刺激的电位变化小于触发动作电位的阈值(见下文),膜电压平稳变化,当电流消失,则回到静息值(图 8-5A)。另一方面,如果膜电压正向变化大于阈值,则会产生更多的戏剧性结果:膜电压快速升高到大约+50mV,然后下降到静息值大约-80mV(图 8-5B)。这"阈上"事件称为动作电位(AP)。重要的是,即使一个较大的超极化刺激也不能触发动作电位(图 8-5C)。

在大多数神经元中,电压门控 $Na^+$ 通道和 $K^+$ 通道间的平衡调节 AP。(在心肌细胞和许多分泌细胞中,电压门控 $Ca^{2+}$ 通道也参与 AP 的调节,见第 24 章。)电压门控 $Na^+$ 通道介导内向电流,使细胞在 AP 的开始阶段发生去极化。

图 8-6 显示了电压门控性 $Na^+$ 通道和"静息" $K^+$ 通道的 I-V 关系。$Na^+$ 通道总电导是由单个开放 $Na^+$ 通道的恒定电导,$Na^+$ 通道总数目,以及单个 $Na^+$ 通道开放的概率所决定,即 $P_0$。$P_0$ 依赖于膜电位且随去极化而增加(图 8-6A),正是这种电压依赖性使得细胞克服静息 $K^+$ 电导以产生和传播动作电位,用来响应去极化输入。开放通道的概率代表所有 $Na^+$ 通道对单个电压阶跃的响应而开放的部分占通道总数的百分比(虽然是暂时性的,见下文)。例如:在膜电位较低时(如-85mV时),几乎无 $Na^+$ 通道开放;当膜快速去极化至0mV 时,绝大多数 $Na^+$ 通道处于开放状态;快速去极化至-25mV时,一半的 $Na^+$ 通道开放。这些都是在膜稳定去极化时发生的(电压钳);当 AP 的短时间去极化过程作用于细胞膜上时,极少数 $Na^+$ 通道可达到开放状态,大量未开放的通道的翻转为脉冲传输提供了安全界限。

离子电流是离子电导(g)和电位差的产物。对离子来说,电位差等同于电化学驱动力 $V_m - V_x$,$V_x$ 是特定离子的 Nernst 电位。例如对于 Na 电流:

$$I_{Na} = g_{Na}(V_m - V_{Na})$$

或　　　　　　　　　　　　　　　　　　　　方程 8-4

$$I_{Na} = \bar{g}_{Na} P_0 (V_m - V_{Na})$$

$\bar{g}_{Na}$ 是当所有 $Na^+$ 通道开放时膜的 $Na^+$ 离子电导。$P_0$ 代表了任何单个 $Na^+$ 离子通道开放的概率。该方程的图示如图 8-6B 所示,对"完全激活"的膜来讲,$Na^+$ 电流由直线表示,以正斜率通过 $V_{Na}$。如果 $Na^+$ 电导没有电压依赖性(如 $g_{Na} =$

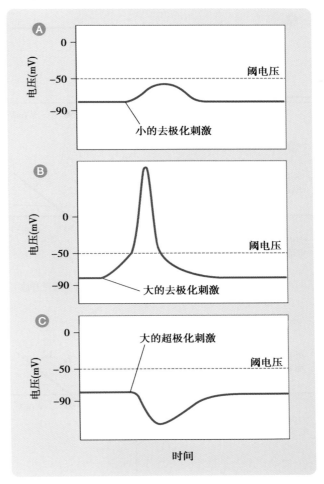

**图 8-5　动作电位。A.** 如图所示,静息态细胞的膜电位约为-80mV。如果一个小的去极化刺激作用于细胞上(如一个刺激开放数个电压门控性 $Ca^{2+}$ 通道)。随着 $Ca^{2+}$ 内流,膜缓慢去极化,一旦刺激停止,$Ca^{2+}$ 通道关闭,膜回到静息电位。电压变化的时间由膜电容决定(见图 8-2)。**B.** 如果一个更大的去极化刺激作用到细胞上,膜电位超过其"阈值"电压,膜快速去极化到大约+50mV,然后回到静息电位。这被称为**动作电位**。它的幅度,时间和形态由膜去极化开启的电压门控性 $Na^+$ 和 $K^+$ 通道决定。**C.** 相比较而言,对一个细胞的超极化刺激并不会产生动作电位,且与超极化的幅度无关

$\bar{g}_{Na}$),这条线将延伸到负性电压范围,正如其外推的虚线所示。但 $P_0$ 的电压依赖性(图 8-6A)导致实际的 $Na^+$ 电导具有电压依赖性,造成了实际的 $I_{Na}$ 与理论上的"完全激活"值出现偏差。因此,去极化的增加会导致内流 $Na^+$ 电流,在更多通道开放时,先增大,然后当 $V_m$ 接近 $V_{Na}$ 时,再变小,通过开放通道减少驱动力(图 8-6B)。

$K^+$ 通道会产生外向电流,对抗内向 $Na^+$ 电流的去极化行为。虽然多种类型的 $K^+$ 通道具有多样的"门控"特征,但只有两种在细胞兴奋性作用中的角色值得注意。它们包括电压非依赖性"漏"通道以及电压门控的"延迟整流"通道。$K^+$"漏"通道(leak channels)在膜电位的负性范围内维持开放,维持静息电位。通过这些通道的 $K^+$ 电流由图 8-6B 中标记为 $I_K$ 的虚

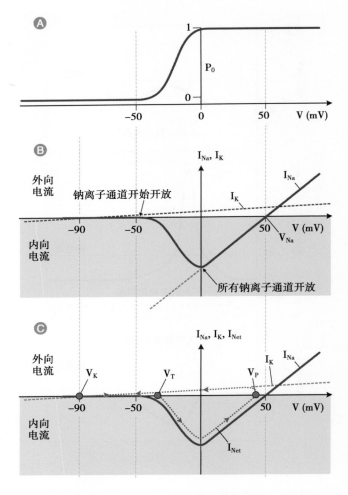

图 8-6 通道活性的电压依赖性。A. $P_0$，单个电压门控性 $Na^+$ 通道开放的概率，与膜电压（V）相关。当电压低于 -50mV 时，电压门控性 $Na^+$ 通道开放的概率较低。当电压高于 -50mV 时，通道开放的概率升高，当膜电位为 0mV 时达到 1（即开放概率为 100%）。该概率可推广到电压门控 $Na^+$ 通道总体，即几乎 100% 的膜上的电压门控 $Na^+$ 通道在 0mV 会开放。B. $Na^+$ 跨膜电流（$I_{Na}$）与传递这一电流和驱动力的 $Na^+$ 通道的电压依赖性呈函数关系（即 $V_m$ 和 $V_{Na}$ 差距有多少，钠离子的逆转电位就有多少）。当电压低于 -50mV 时，$Na^+$ 电流为零。当电压高于 -50mV 时，$Na^+$ 通道开始开放，且有一个不断增大的内向（负向）$Na^+$ 电流。当所有通道开放时，膜电位升至 0mV 时，内向 $Na^+$ 电流升至最大。当电压继续提高到大于 0mV 时，$Na^+$ 电流仍然内向，但逐渐降低，因为正向带电的 $Na^+$ 离子的内向流动被提高的正向细胞内电位所抵抗。$Na^+$ 在 Nernst 电位（$V_{Na}$）时，$Na^+$ 电流为零。因为在此电压时，$Na^+$ 离子的电梯度和化学梯度之间达到平衡。当电压大于 $V_{Na}$ 时，$Na^+$ 电流外向（正向）。图中的虚线显示如果 $Na^+$ 通道的开放概率为非电压门控性时，$Na^+$ 电流和电压之间的关系。通过电压非依赖性 $K^+$"漏"通道的 $K^+$ 电流显示的虚线标记为 $I_K$；C. 质膜 $Na^+$ 电流（$I_{Na}$）和 $K^+$（$I_K$）电流的总和说明了 I-V 图的三个关键转换点（由蓝色圆圈表示），此时净电流为零。第一个点出现在膜电位为 -90mV 处，此时 $V=V_K$。在此电压下，电位的微小升高（例如：轻微去极化）都会导致外向（正向）钾电流，从而使膜电压降回 $V_K$。第二个点出现在 $V_{Threshold}$（$V_T$，阈电位）处。在此电压处，$I_{Na}=-I_K$。进一步去极化会导致更多电压依赖性钠通道的开放和净负（内向）电流，其启动了动作电位。第三个点出现在 $V_{Peak}$（$V_P$，峰电压）处。在此电压下，净负电流变为净正（外向）电流。当钠通道失活时，净正电流由 $I_k$ 决定，膜电位回返向 $V_K$（即膜被复极化）

线表示，对这些通道来讲，当 $V_m$ 与 $V_K$ 不相等的情况下，$K^+$ 电流将流动。

$I_{Na}$ 和 $I_{k(leak)}$ 的和由图 8-6C 中的蓝色虚线表示，这条线上的三个重要的点定义了 AP 的三个主要方面。这三个点的净离子电流（$I_{Net}$）均为零。第一，静息状态下，$V_m \approx V_K$。在这种情况下，由"外部"刺激增加钾离子驱动力所引起的一个小的、短暂的膜去极化，导致离子通过泄漏通道产生的向外的净电流，当外部刺激结束时，这些泄漏通道将膜重新极化，使其回到静息状态。第二，当 $V_m=V_T$，外向钾电流与内向钠电流相匹配，净电流则为零。然而在这种情况下，即使一个很小的进一步去极化将导致内向净电流，使膜进一步去极化，从而导致了更大的内向电流和再进一步的膜去极化。**这个正反馈循环组成了 AP 的上升相**。因此任何超出 $V_T$ 的快速去极化均可使 AP 发生，将 $V_T$ 定义为阈电位。第三，$V_p$ 是 AP 峰电位。当膜电位接近 $V_p$，其进一步从 $V_K$ 移向 $V_{Na}$，因此钠内流的驱动力降低，而钾外流驱动力增加。一旦 $V_m$ 达到去极化最大值，净电流由内向改为外向，膜开始复极化。

电压门控性（延迟整流）$K^+$ 通道在 AP 的快速复极化过程中发挥作用。虽然膜去极化使这些通道的开关比 $Na^+$ 通道对去极化的反应要慢。所以，内向 $Na^+$ 电流决定 AP 的早相（去极化），外向钾电流决定迟相（复极化）（图 8-7）。这就是为什么 AP 的特征是快速去极化（由快速内向 $Na^+$ 电流引起）和缓

慢复极化（由缓慢而持久的外向 $K^+$ 电流引起）。

决定膜兴奋性的最后一个因素是 $Na^+$ 通道在膜去极化时开放的时限。在快速膜去极化的作用下，大多数钠通道在开放后进入一个失活的关闭态（防止后续开放）。只有当膜复极化才可恢复，此时 $Na^+$ 通道相对较慢地恢复到关闭的静息状态，可对外界刺激做出反应。这种 $Na^+$ 电导的失活与电压门控性 $K^+$ 电导慢性衰变一起导致膜兴奋性的动力学变化。一个 AP 后，极少数 $Na^+$ 通道（$\bar{g}_{Na}$ 较小）即能够开放，更多的 $K^+$ 通道（即 $g_K$ 较高）开放，相应的离子电流也产生了变化，因此 $V_T$ 较 AP 之前的值更高。在此期间，兴奋性膜处于所谓的不应状态。即从 AP 后开始，持续到快速 $g_{Na}$ 失活和慢性 $g_K$ 激活恢复至静息态。慢性去极化刺激，甚至当膜电位达到快速去极化刺激所定义的阈电位值时，也不能诱导 AP，因为在慢性去极化刺激过程中伴有失活 $Na^+$ 通道的积累。

$Na^+$ 通道的失活特性对"使用依赖性阻断"这一将在第 12 章局部麻醉药理学和第 24 章心脏节律药理学中所讨论的概念具有重要意义。同时，在病理条件下，细胞可表达不完全失活的 $Na^+$ 通道，导致动作电位终止后仍有持续的内向电流。这一内向电流可导致膜电位高于 $V_T$，导致持续放电。这种异常 $Na^+$ 通道的表达可导致肌强直和某些类型的神经性疼痛等疾病。

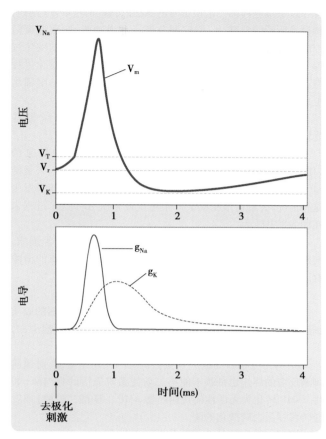

**图 8-7　电压依赖性钠钾电导的时程。** 在动作电位发生过程中，跨膜电位($V_m$)首先快速从 $V_T$ 升高至 $V_{Na}$。然后降到 $V_T$ 以下，再缓慢接近 $V_K$。动作电位的形态和时程可以以电压依赖性 $Na^+$、$K^+$ 电流的不同时程来解释。在去极化刺激下，因为电压门控性 $Na^+$ 通道的快速开放，Na 电导($g_{Na}$)迅速提高，然后因为钠通道的失活而下降。$K^+$ 电导随 $g_{Na}$ 的增大而增大，但由于电压依赖性 $K^+$ 通道的开放过程较慢，所以需要较长时间才能达到最大电导。最终，$g_K$ 大于 $g_{Na}$，膜复极化（$V_{Na}$、$V_K$ 分别为 $Na^+$ 和 $K^+$ 的 Nernst 电位；Vr，静息膜电位；$V_T$，动作电位发生的阈电位）

## 离子通道药理学

　　许多药物直接作用于离子通道，使膜兴奋性发生变化。如局麻药是在局部高浓度注射，以阻断外周和脊髓神经元的 $Na^+$ 通道，从而阻断 AP 的传播，并通过这些神经抑制了感觉（如：痛觉）的传递和运动神经冲动（第 12 章）。在极低的浓度下，这些药物以及结构类似的抗心律失常药物可系统地抑制心脏的异常动作电位，治疗神经病痛和某些类型的肌强直（见第 24 章）。阻断 $K^+$ 通道的药物被用来治疗某些类型的心律失常，将来可能用来治疗多发性硬化和脊髓损伤等脱髓鞘症状导致的神经传导缺陷。某些药物通过直接阻断 $Ca^{2+}$ 通道治疗高血压，这些药物通过放松血管平滑肌和降低全身血管

阻力来发挥作用。有些心血管疾病也可以通过选择性心肌 $Ca^{2+}$ 通道阻断剂（见第 22 章）进行治疗。从海蜗牛毒液中纯化出来的几种高效、选择性神经 $Ca^{2+}$ 通道阻断剂，可通过脊髓注射治疗严重的神经疼痛。河豚毒素，即在病例中介绍的河豚神经毒素，可高亲和性地阻断大多数神经元电压门控 $Na^+$ 通道，抑制 AP 在神经系统中的传播，大量摄入可致瘫痪。离子通道的功能也可以通过调控相关离子通道的受体的药理学调节来改变，如下文所述。

## 电化学传递

　　神经元与其他神经元，或与其他类型细胞之间的通信通过称为神经递质的小分子或肽的释放调节来实现。神经递质可能被释放进入血液循环，作用于远端靶器官。或者它们可能短距离扩散作用于突触。突触传递整合电信号（突触前细胞胞膜上的电压变化）与化学信号（突触前细胞释放神经递质，随即与突触后细胞胞膜上的受体结合），所以突触传递又被称为电化学传递。

　　一般电化学传递的处理过程如下（图 8-8）：

　　1. 神经递质由细胞质的酶合成并储存于神经元，常见的神经递质包括乙酰胆碱、去甲肾上腺素、γ-氨基丁酸（GABA）、谷氨酸、多巴胺以及 5-羟色胺。大多数神经元只释放一种神经递质，这主要取决于该神经元中表达的合成酶的类型。合成后，神经递质从胞质被主动转运至细胞内的囊泡（常称为突触囊泡）并达到很高的浓度。这些囊泡的装载由数个囊泡膜蛋白协作完成。在大多数情况下，ATP 依赖性转运体将质子由胞质泵入囊泡，从而在囊泡膜上形成一个质子梯度。这个质子梯度的电化学能量有助于特异性的神经递质转运体将神经递质从胞质主动转运至囊泡内，充满神经递质的囊泡经一个对接过程后被锚定于突触前膜的"活性区域"，在这一区域可实现神经递质的释放。

　　2. 神经细胞的膜电位达阈值后，AP 启动并沿轴突膜传导至突触前膜神经末梢处。

　　3. 神经末梢膜的去极化导致电压依赖性 $Ca^{2+}$ 通道的开放，$Ca^{2+}$ 通过这些开放通道进入突触前神经末梢。许多神经元中，$Ca^{2+}$ 内流是由 P/Q 型（$Ca_v$ 2.1）或 N 型（$Ca_v$ 2.2）$Ca^{2+}$ 通道调节。

　　4. 在突触前末梢，胞质游离 $Ca^{2+}$ 浓度的迅速升高被特异性的蛋白元件感知，引起充满神经递质的囊泡与突触前膜融合（下一节突触囊泡调节），囊泡融合后，神经递质被释放进突触间隙。神经递质释放的速率取决于释放的物质。

　　5. 释放的神经递质扩散至突触间隙，在此其可与位于突触后膜附近两大类受体结合，并且在较远部分更稀疏地出现：

　　a. 神经递质与配体门控离子型受体的结合直接开启离子通道，离子流入突触后膜，在几个毫秒的时间内，这种离子流导致了兴奋性或抑制性突触后电位（excitatory postsynaptic potentials，EPSP/inhibitory postsynaptic potentials，IPSP）的产生。

　　b. 神经递质与代谢型受体（例如：G 蛋白偶联受体）的结

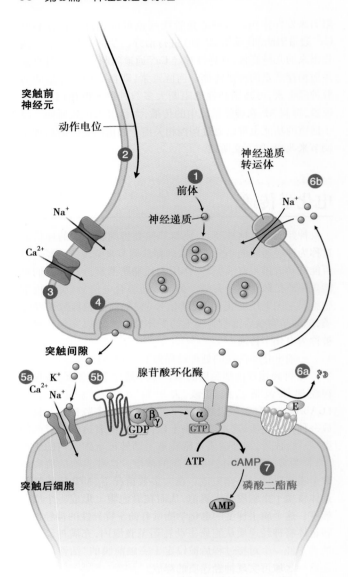

**突触前神经元**

动作电位

**神经递质转运体**

前体

神经递质

**突触间隙**

腺苷酸环化酶

**突触后细胞**

图 8-8 **突触传递步骤**。突触传递可分为一系列的步骤，将突触前膜的去极化与突触前、突触后细胞之间的化学信号传递联系起来。①神经元从前体合成神经递质并储存于囊泡中。②动作电位传递致使突触前神经末梢去极化。③膜去极化激活电压依赖性 $Ca^{2+}$ 通道，钙离子进入到突触前神经末梢。④增加的胞质 $Ca^{2+}$ 刺激囊泡与突触前膜融合，将神经递质释放入突触间隙。⑤神经递质扩散入突触间隙并与两种突触后受体中的一种结合。⑤a 神经递质与离子型受体结合导致通道开放，改变了突触后膜对离子的通透性。这可能导致突触后膜电位的改变。⑤b 神经递质与突触后膜的代谢型受体结合，激活细胞内信号级联反应；图例中显示 G 蛋白激活导致了 cAMP 的产生。反过来，这个信号级联反应可以激活其他离子选择性通道（图中未显示）。⑥神经递质从突触间隙消失，则信号传递结束。⑥a 神经递质被突触间隙的相关酶降解。⑥b 神经递质也可被重吸收转运体重吸收回突触前细胞。⑦信号终止也可通过酶（如磷酸二酯酶）对突触后细胞内信号分子（如 cAMP）的降解来完成

合导致了细胞内第二信使信号的激活。这些信号事件（例如：特异性激酶的磷酸化）能够调节离子通道功能，导致通道门控的变化，从而改变突触后电位。代谢型受体介导的变化过程一般为数秒到数分钟，比离子通道型受体介导的变化过程慢。离子通道型受体和代谢型受体通常存在于同一个细胞上，分别解释突触后膜电位的快速和缓慢变化。

一些神经递质或可在突触前膜与第三种受体结合。这些受体被称为自身受体，因为它们调节神经递质的释放。

6. 兴奋性突触后电位（EPSP）和抑制性突触后电位（IPSP）沿突触后细胞膜被动传播（即并不引起 AP）。大量的 EPSP 可叠加导致突触后膜电位超过阈电位（$V_T$）。如果发生这种情况，突触后细胞就会产生单次或多次 AP（这个过程未在图 8-8 中显示）。

7. 突触后细胞的刺激通过清除突触间隙中的神经递质，突触后受体的脱敏化，或二者结合而终止。神经递质的清除有两种机制：

a. 被突触间隙的酶降解。

b. 被特异性转运体重吸收回突触前末端（或周围的胶质细胞），这种突触行为也使神经递质循环回到突触囊泡中，为下一次的释放做准备。

8. 对于突触后细胞中 G 蛋白偶联的代谢型受体，对递质刺激反应的终止也依赖于使第二信使系统失活的胞内酶（如将 cAMP 转化为无活性的代谢产物 AMP 的磷酸二酯酶）或者逆转目标蛋白磷酸化的酶。

原型化学突触是神经肌肉接头（图 10-4）。在这个连接中，运动轴突的末梢侧枝位于肌肉细胞表面的突触凹槽内。当神经元兴奋时，乙酰胆碱（ACh）从运动神经元末梢释放出来。释放的 ACh 扩散到突触间隙，与位于突触后肌膜上的配体门控离子型受体结合。ACh 与其受体的结合可导致受体相关离子通道瞬时开放机会增加。通道孔对 $Na^+$ 和 $K^+$ 的通透性相同，这些通道有一个大约 -10mV（单个 $Na^+$ 和 $K^+$ Nernst 电位的平均值，见方程 8-3）的反转电位（即在此电位下离子通道内无离子流通过）。经过这些开放通道的净内向电流使肌细胞膜去极化。虽然这种特异的、由一个突触前动作电位导致的终板电位（end-plate potential，EPP）足够刺激肌细胞中 AP 的发生，但它的规模较为罕见。因为大多数神经兴奋性突触后电位太小，不足以触发 AP，所以几个神经元兴奋性突触后电位必须在短时间（-10ms）内，且在相近的突触处同时发生（允许时间和空间的整合），才能触发突触后去极化并达到引发 AP 的阈电位。

除神经递质外，许多神经元还合成并释放神经肽。神经肽是氨基酸的短链，对其他神经元发挥作用，并在能量稳态和细胞兴奋性等多种过程中发挥关键作用。与由突触囊泡融合和神经递质释放介导的快速神经传递相反，神经肽信号传递更慢并且通常通过受调节的分泌途径释放。实际上，神经肽的合成、储存和释放都类似于激素的产生和分泌，并且许多神经肽最初被认为是作用于中枢神经系统之外的激素。与激素一样，神经肽在内质网上的核糖体上合成为前体多肽（前神经肽原），随后酶促加工成前肽，与专门的蛋白酶一起分选并包装到高尔基体中的致密核心分泌囊泡中（见下文）。

与激素一样，前神经肽可能包括多个不同的神经肽，因此一个神经元可以释放一种以上的神经肽。在囊泡向突触的轴突快速运输期间，囊泡内的蛋白酶将神经肽原切割成为单个神经肽。与传统的神经递质囊泡不同，神经肽囊泡不会在突触处进行对接，并且释放可能发生在突触末端以外的位点。因此，神经肽囊泡的胞吐作用倾向于仅在响应持续的 $Ca^{2+}$ 升高时发生，这通常需要重复或延长的刺激。一旦释放，神经肽几乎完全作用于代谢型受体。因为神经肽经常被突触外释放，所以它们通常比神经递质扩散更长的距离以结合释放位点周围的许多细胞上的受体，这一过程被称为体积传递。

下面的讨论重点介绍了神经传递的基本过程中可被药物作用影响的几个步骤。

## 突触囊泡调节作用

神经末梢包括两种分泌囊泡：小的透明核心突触囊泡和大的致密核心突触囊泡。透明核心突触囊泡储存、分泌小的神经递质，如乙酰胆碱、GABA、甘氨酸和谷氨酸。致密核心囊泡可能含有更多的神经肽或单胺类神经递质。大的致密核心囊泡类似于分泌细胞的内分泌颗粒，因为它们的释放不局限于突触前细胞的活性区域。致密核心囊泡的释放更多伴随着一连串的神经冲动（持续性或间歇性的刺激）而不是单个的 AP。因此，小的透明核心突触囊泡参与了快速的化学传递，而大的致密核心囊泡参与缓慢的、调节性的或远程的信号传导。

最近，已经鉴定了许多控制突触囊泡运输的蛋白质。突触囊泡与一系列被称为突触蛋白的蛋白质家族相互作用，以磷酸化依赖性方式与肌动蛋白细胞骨架相结合。突触的活性通过各种蛋白激酶和磷酸酶驱动突触蛋白的磷酸化和去磷酸化，因此突触蛋白被认为是调节囊泡对 $Ca^{2+}$ 依赖性胞吐作用的可用性。囊泡对接和活性区的启动由突触囊泡膜中的蛋白质与质膜之间的相互作用介导。一旦对接并启动，被称为突触结合蛋白的 $Ca^{2+}$ 感应蛋白在胞吐作用中起关键作用。对于 $Ca^{2+}$ 调节和非依赖性 $Ca^{2+}$ 调节的囊泡胞吐作用，突触囊泡和质膜之间的融合都是由囊泡膜（突触囊泡蛋白／VAMP）和质膜（突触融合蛋白-1，SNAP-25）中存在的 SNARE/SM 蛋白复合物介导的（图 8-9）。某些神经毒素，如破伤风毒素和肉毒杆菌毒素

（见第 10 章），似乎通过选择性切割 N-乙基马来酰亚胺敏感因子连接物复合体（soluble N-ethylmaleimide-sensitive factor attachment protein receptors，SNARE），从而抑制突触囊泡的胞吐作用。相反，黑寡妇蜘蛛毒液中的一种毒素与突触前神经末梢中的特定受体结合并寡聚化以在突触前质膜中形成小孔，从而绕过突触囊泡融合的生理调节以刺激神经递质的自发释放。SNARE 和相关蛋白可以为突触传递的药理学控制提供未来靶标。

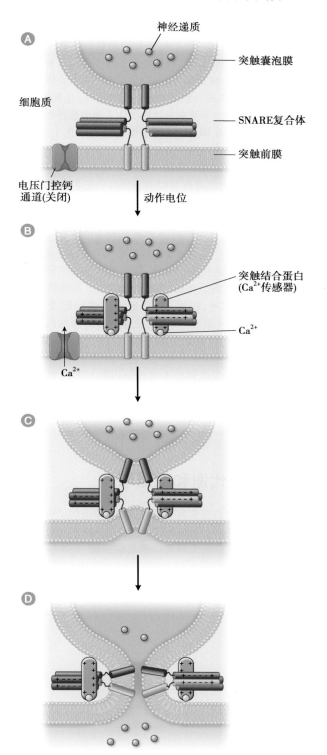

**图 8-9　目前的神经递质释放模型。** A. 突触囊泡通过几种蛋白-蛋白的相互作用接近突触前神经元的质膜，这些相互作用中最重要的是 SNARE 蛋白（N-乙基马来酰亚胺敏感因子连接物复合体）和 SM 蛋白（Sec1/Munc18 样蛋白），它们同时存在于囊泡膜和质膜上。SNARE 蛋白包括小突触小泡蛋白（红色），突触融合蛋白-1（黄色）和 SNAP-25（绿色）。SM 蛋白包括 Munc18-1 和其他（未显示）。质膜上的电压门控 $Ca^{2+}$ 通道与这些 SNARE/SM 复合物很接近，促进了 $Ca^{2+}$ 通过定位于突触前质膜和或突触囊泡膜的 $Ca^{2+}$ 结合蛋白（突触结合蛋白-1，蓝色）感应 $Ca^{2+}$ 的进入。B-D. 电压门控 $Ca^{2+}$ 通道响应动作电位而开放，使胞外 $Ca^{2+}$ 内流进入胞内。胞内 $Ca^{2+}$ 的升高触发了突触结合蛋白-1 与 SNARE/SM 复合物的结合，促使囊泡膜与质膜融合，释放神经递质进入突触间隙。另外几个蛋白（Munc13-1、复合物-1 等）也参与调节突触囊泡的融合（未在图中显示）

图中标注：

神经递质

突触囊泡膜

细胞质

SNARE复合体

突触前膜

电压门控钙通道(关闭)

动作电位

突触结合蛋白(Ca²⁺传感器)

Ca²⁺

## 突触后受体

大量神经系统药物作用于神经递质或神经肽受体。这些膜蛋白受体可分为两类:离子通道型和代谢型。

离子通道型受体,如:烟碱酸乙酰胆碱受体,AMPA 和 NMDA 谷氨酸能受体,和"A"型 GABA 受体,几乎都是由 4~5 个亚基形成的寡聚体,在膜中形成配体门控的离子通道。一个或两个配体分子与受体的相对快速结合导致较慢的共价构象的改变,从而打开通道孔。组成相同功能受体的亚基在不同组织中往往有差异,因此,受体的分子药理作用具有组织依赖性。比如:虽然乙酰胆碱是所有烟碱型胆碱能受体的内源性神经递质,但不同的合成激动剂(或抑制剂)在骨骼肌、自主神经节或中枢神经系统中对这些受体表现出选择性的兴奋(或抑制)作用(见第 10 章)。离子型受体也存在于突触前,它们调节突触前末端的神经递质释放。

代谢型受体通过激活细胞内信号级联来发挥作用,其在配体、位点和作用方面具有相似的多样性。它们存在于突触前和突触后并且通常与离子型受体共存。大多数代谢型受体是 G 蛋白偶联受体(GPCR)。经典的快速神经递质(谷氨酸、ACh 和 GABA),单胺(多巴胺、5-羟色胺和去甲肾上腺素),以及神经肽都可以通过代谢型受体起作用。一个神经递质或肽可能具有多个不同的代谢型受体,每个受体都有不同甚至相反的细胞内信号通路。例如:多巴胺通过 D1 家族的多巴胺受体增加 cAMP 水平,但通过 D2 家族的多巴胺受体降低 cAMP 水平(见第 14 章)。代谢型受体激活的细胞内作用是多样化的。突触后,代谢型受体信号可以打开离子通道,产生缓慢的兴奋或抑制性突触后电流或调节通道特性来改变细胞兴奋性。第二信使级联调节大量细胞内靶标和过程的活性(见第 1 章,第Ⅱ篇 B 和 C 部分的章节)。突触前受体的激活可以调节突触释放神经递质的概率。代谢型受体的结构和功能的多样性使其成为研发激活或抑制特定受体亚型的选择性激动剂或拮抗剂的主要研究对象。

## 神经递质的代谢和重摄取

神经递质代谢的改变为突触的药物干预提供了重要的机制。其中两种重要的干预包括抑制神经递质降解和阻断神经递质重摄取。乙酰胆碱酯酶可降解乙酰胆碱,是第一类药物干预靶点的例子。乙酰胆碱酯酶抑制剂是重症肌无力治疗的重要药物(见第 10 章)。

促进神经递质从突触间隙重摄取到突触前细胞的转运体极其重要,因为这些重摄取转运体对突触传递的终止很关键,因此药物对于它们的抑制作用也有着非常重要的意义。比如:可卡因的精神作用就得益于其对多巴胺和去甲肾上腺素重摄取的抑制作用,抗抑郁药氟西汀的作用机制是抑制 5-HT 选择性重摄取(见第 15 章)。由于重摄取转运体往往具有底物特异性,人们期望设计出可选择性作用于其他转运体亚型的新型药物。

### 结论与展望

细胞兴奋性是细胞内联系的重要组成部分。细胞兴奋性的功能基础是细胞膜脂质双层中的离子泵形成的跨膜电化学梯度和调节细胞膜对不同类型离子的透过具有选择性的离子选择性通道,使膜电位与化学刺激或反应结合起来,随之变化。动作电位,是可兴奋性细胞的一种特异反应,由 $Na^+$ 和 $K^+$ 通道的电压依赖特性所形成。

药物通过影响电化学传递的基本过程对细胞兴奋性和细胞联系发挥药理调节作用,对这类作用更详细的讨论贯穿于本书中。

（袁天翔　杜冠华　译　方莲花　贺晓丽　审）

### 推荐读物

Catterall WA, Raman IM, Robinson HP, Sejnowski TJ, Paulsen O. The Hodgkin-Huxley heritage: from channels to circuits. *J Neurosci* 2012;32:14064–14073. (*Historical overview of our understanding of the action potential.*)

Choquet D, Triller A. The dynamic synapse. *Neuron* 2013;80:691–703. (*Conceptual overview of synaptic physiology, with an emphasis on recent research advances.*)

Kullmann DM, Waxman SG. Neurological channelopathies: new insights into disease mechanisms and ion channel function. *J Physiol (London)* 2010;588:1823–1827. (*Review of neurologic diseases resulting from alterations in ion channel physiology.*)

Nestler EJ, Hyman SE, Holtzman DM, Malenka RC. *Molecular neuropharmacology: a foundation for clinical neuroscience.* 3rd ed. New York: McGraw-Hill Professional; 2015. (*An overview of neuropharmacology.*)

Südhof TC. Neurotransmitter release: the last millisecond in the life of a synaptic vesicle. *Neuron* 2013;80:675–690. (*Review of events and mechanisms of synaptic vesicle fusion.*)

van den Pol AN. Neuropeptide transmission in brain circuits. *Neuron* 2012;76:98–115. (*Review of neuropeptide functions.*)

# 第9章
# 神经系统生理学和药理学原理

Joshua M. Galanter, Susannah B. Cornes, and Daniel H. Lowenstein

## 概述

神经系统具有数百亿个神经元。大多数神经元之间形成数千个突触连接，使得神经系统不同于其他的组织器官，变得极其复杂。神经元回路之间的相互作用介导了从最基本的反射活动到复杂的语言、情绪和记忆功能。为执行这些功能，神经系统的每一个独立的神经元必须组成有功能的网络，再依次形成大的解剖单元。

上一章介绍了单个神经元的生理学，包括单个神经元内的电传递和神经元之间的化学传递。这一章将从两方面详述神经系统的组成。第一，从解剖学角度介绍神经系统的总体组成，以及在神经系统中具有药理活性的物质的作用位点；第二，介绍神经元连接（也称为神经束）的主要模式，了解神经元组织传递、处理和调节信号的方式，有助于更深入地了解药物对这些环节的作用。此外，还讨论了神经递质的主要类型以及血-脑脊液屏障，这些功能和代谢的概念对作用于神经系统的药物具有重要的药理学意义。

## 神经解剖学

神经系统根据结构和功能可分为周围神经系统和中枢神经系统。周围神经系统包括穿行于中枢神经系统和躯体内脏之间的所有神经，根据功能可分为自主神经系统（不随意神经系统）和感觉躯体神经系统（随意神经系统）。

中枢神经系统（central nervous system, CNS）包括大脑、间脑、小脑、脑干和脊髓。CNS接受并处理来自周围神经系统的信号，加工后再反馈回外周神经。CNS负责重要的生理功能，例如感知——包括感觉、听觉和视觉加工——以及觉醒、语言和意识。

### 周围神经系统解剖

自主神经系统调节平滑肌和腺组织的无意识反应。例如：它控制血管紧张度、心率和心脏收缩性、瞳孔收缩、发汗、唾液分泌、竖毛（"鸡皮疙瘩"）、子宫收缩、胃肠（GI）运动和膀

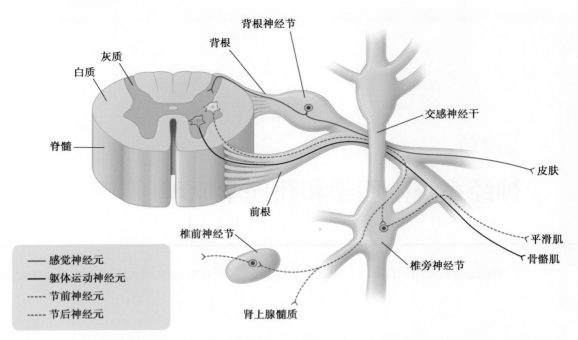

图 9-1　周围神经系统的组成。周围神经系统包括感觉系统、躯体运动系统和自主神经系统。感觉神经元（蓝色实线）主要产生于皮肤或关节，在背根神经节具有胞体和胞核，投射到位于脊髓背角的神经元上。躯体运动神经元（黑色实线）产生于脊髓的前角，从前根退出，与感觉神经元的纤维连接形成脊神经，支配骨骼肌。周围神经系统的自主神经由双神经元通路组成；这两种神经元分别称为节前神经元和节后神经元。交感神经节前神经元（灰色虚线）位于脊髓胸腰椎段的前角，投射到椎旁神经节和椎前神经节的节后神经元上。交感神经节后神经元（蓝色虚线）支配许多器官，包括平滑肌等。肾上腺髓质也受交感神经系统节前神经元的支配（图 9-2）。副交感神经节前神经元（图中未显示）出现在脑干和脊髓骶段的核团中，投射到位于神经支配器官附近的神经节节后神经元上

胱功能。自主神经系统分为交感神经系统和副交感神经系统，交感神经系统负责"或战或逃"反应，副交感神经系统负责"休息或消化"反应。感觉躯体神经系统将感觉信号从外周传至 CNS，运动信号从 CNS 传至横纹肌，这些信号能够调节随意运动（图 9-1）。

## 病　例

P 女士，今年 66 岁，患有帕金森病 4 年，这是一种神经系统疾病，由黑质纹状体神经元的退行性病变所导致，此神经元可利用多巴胺作为神经递质。帕金森病导致静止性震颤、肌肉僵直、迈步困难和肢体抖动等。在拜访她的医生时，P 女士描述了一个奇怪的症状："我饭时服用的信尼麦似乎不起作用了！"P 女士说她最近减少了高碳水化合物食物，开始一种新的"低碳"饮食，这种饮食使她摄取的蛋白质增加。P 女士担心地问道："是我的饮食引起的吗？"她的医生解释说，左旋多巴是她所服用的信尼麦的一个组成成分，它有助于补充脑中由于特定神经元丢失而产生的某种化学物质不足。虽然很多因素可能降低药物的治疗效果，但 P 女士的医生证实了她的猜想，这种高蛋白饮食确实能够干扰药物进入大脑的能力。医生建议她减少蛋白质的摄入，并在必要时在高蛋白饮食后服用更高剂量的信尼麦。在她的后续访问中，P 女士高兴地说道，在她减少蛋白质摄入后，药物疗效增强了。

## 思　考　题

□ 1. 黑质纹状体束定位于何处？特定神经元的退化是如何导致类似于帕金森病的症状？

□ 2. 左旋多巴为什么能够用于帕金森病的治疗？它和多巴胺有什么关系？

□ 3. 为什么蛋白质消耗能够干扰左旋多巴的治疗效果？

□ 4. 为什么信尼麦含有左旋多巴和卡比多巴？

### 自主神经系统

**自主神经纤维通过双神经元通路与效应器官相互作用。**第一个神经元发自脑干或脊髓，称为节前神经元。节前神经元和支配效应器官的节后神经元在脊髓外形成突触。如下所述，自主神经系统交感神经与副交感神经的神经元连接解剖位置是不同的。

### 交感神经系统解剖

交感神经系统也称作胸腰段神经系统，此系统发出的节前纤维从脊髓的第 1 胸节起，截止到第 2 或第 3 腰节（图 9-2）。特别的是，节前神经元细胞胞体发自脊髓的中间外侧柱。节前神经元在每个椎体节的前根处退出脊髓，与交感神经节的节后神经元形成突触。多数交感神经节位于交感干，由 25

对互联的神经节组成,位于脊柱两侧。前三个神经节命名为颈上神经节、颈中神经节和颈下神经节,通过脑神经和颈神经发送到节后纤维。颈上神经节支配瞳孔、唾液腺、泪腺以及头面部的血管和汗腺(图 9-2)。颈中、颈下神经节以及胸神经节的节后神经元支配心脏和肺。其余的椎旁神经节发出的纤维支配汗腺、竖毛肌以及全身骨骼肌和皮肤的血管。

节后神经元支配胃肠道下行至乙状结肠,包括肝脏和胰腺,起源于位于主动脉前的神经节,是腹腔、上肠系膜和下肠系膜血管的起点(图 9-2)。因此,这些神经节统称为椎前神经节,分别命名为腹腔神经节、肠系膜上神经节和肠系膜下神经节。与椎旁神经节不同,椎前神经节的节前纤维较长,节后纤维较短。

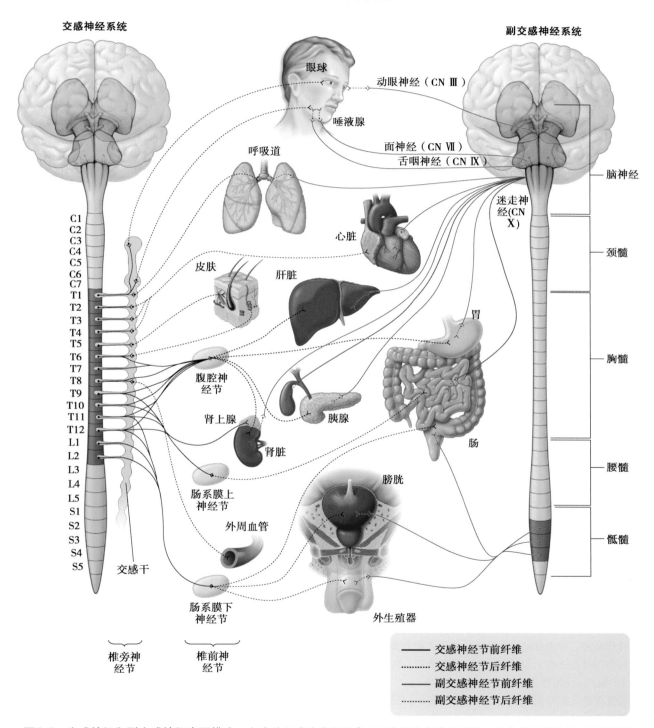

图 9-2　交感神经和副交感神经支配模式。交感神经节前神经元产生于脊髓的胸段和腰段。交感神经节前神经元投射到靠近脊髓的神经节节后神经元,尤其是椎旁神经节,以及位于主动脉附近的椎前神经节。副交感神经节通常位于它们所支配的器官附近。因此,产生于脑干核团和脊髓骶段的副交感神经节前神经元通常较长,投射到较短的节后神经元上

肾上腺髓质位于肾表面的肾上腺内。肾上腺髓质含有突触后神经内分泌细胞(图9-2)。与交感神经节后神经元合成并释放去甲肾上腺素不同,肾上腺髓质神经内分泌细胞主要合成肾上腺素(85%),并将这种神经递质释放进入血液,而不是在特定靶器官的突触处(见第11章)。

许多药理活性物质能够调节交感神经系统的活动。如第11章所述,交感神经系统的肾上腺素受体具有器官特异性分布。这种器官特异性受体的表达使得药物选择地调节交感神经活动。例如:某些交感神经激动剂,如沙丁醇胺(albuterol),可以选择性地扩张细支气管,而某些交感神经拮抗剂,如美托洛尔(metoprolol),可以选择性地降低心率和心肌收缩力。

### 副交感神经系统解剖

几乎所有的副交感神经节都位于或靠近它所支配的器官。副交感神经系统的节前纤维起源于脑干或脊髓骶段,因此,副交感神经系统也称为颅骶系统(图9-2)。在某些情况下,副交感神经的节前神经元能够移动数米,直至与它们的节后靶器官相会,形成突触。脑神经(CN Ⅲ),即动眼神经,其节前神经纤维起于中脑的埃丁格-韦斯特法尔核(Edinger-Westphal nucleus)区域,支配瞳孔,刺激其收缩。大脑髓质中含有中枢神经系统Ⅶ、Ⅸ、Ⅹ的副交感神经纤维的核团。面神经(CN Ⅶ)的副交感神经纤维刺激颌下腺和舌下腺分泌唾液,泪腺分泌泪液。第九脑神经即舌咽神经,其副交感神经纤维刺激腮腺。第十脑神经,称为迷走神经,其副交感神经纤维支配的主要器官在胸部和腹部,包括心脏、气管支气管树、肾脏和胃肠道下行至结肠近端。起源于脊髓骶段副交感支配结肠的其余部分、膀胱和生殖器。

许多药理活性物质能够调节副交感神经系统的活动。例如:拟副交感神经药氨甲酰甲胆碱(Bethanechol),能够促进胃肠道和尿道运动。

副交感神经系统的拮抗药包括阿托品(atropine)(一种局部用于扩大瞳孔或者发挥全身作用提高心率的药物)和异丙托铵(ipratropium)(一种用于扩张细支气管的药物)。这些药物和其他药物将在第10章讨论。

### 外周运动系统和感觉系统

躯体神经系统的纤维直接支配效应器的横纹肌(图9-1)。来自运动皮质的一阶神经元投射到较低的髓质,并通过脊髓皮质脊髓侧束下行,直到位于脊髓前角的二阶神经元形成突触。二阶神经元的投射从前根出去,与背根结合,携带感觉神经纤维,形成脊神经。脊神经经脊柱的椎间孔出去,之后分成外周神经。外周神经的躯体部分直接支配肌肉。肌肉以肌节分布为神经支配。也就是,起源于脊髓某一特定前根的神经元(如 $C_6$)支配特定的肌肉(如前臂屈肌)。

感觉神经元在背根神经节,具有细胞胞体。感觉神经元的末梢位于皮肤和关节处,通过背根进入脊髓。振动和位置感觉神经元(本体感觉)通过脊髓的同侧背柱上行,与对侧下延髓的次级神经元形成突触。痛觉和温度感觉神经元与脊髓的后角的次级神经元形成突触,然后穿过脊髓内上升到对侧

脊髓丘脑束。脊髓丘脑束和背柱束都与丘脑也就是间脑的一部分(见下文)中的三阶神经元相连,最终达到躯体感觉皮质。感觉信息的传递呈皮节分布。也就是,起源于脊髓某一特定背根的神经元(如 $C_6$)携带与皮肤特定区域(如:前臂和手的外侧部分)相对应的感觉信息。

一些药理活性物质能够调节躯体神经系统的活动。例如:神经肌肉接头活动的抑制剂,如泮库溴铵(pancuronium),用在手术过程中诱发麻痹。相反,增强神经肌肉接头活动的药物,如滕喜隆(edrophonium)和新斯的明(neostigmine),被用于重症肌无力的诊断和治疗,这种自身免疫性疾病的特点是神经肌肉接头处的骨骼肌刺激性降低。这些药物和其他药物将在第10章讨论。

## 中枢神经系统解剖

中枢神经系统在解剖学上分为七个主要部分,分别为大脑半球、间脑、小脑、中脑、脑桥、延髓和脊髓(图9-3)。中脑、脑桥和延髓统称为脑干,共同连接脊髓与大脑、间脑和小脑。

### 大脑

大脑半球是人类大脑的最大分区。结构上分为若干个小类,包括大脑皮质、皮质下方的白质和基底核(图9-4)。大脑半球分为左右两部分,中间由胼胝体相连接。大脑皮质负责高级功能,包括感知觉、运动功能的计划命令以及认知功能,如抽象推理和语言。根据解剖学和功能不同,皮质分为额叶、颞叶、顶叶和枕叶(图9-4A)。皮质各亚区均具有特定功能。例如:位于额叶的中央前回受到刺激后,诱发外周运动功能(移动),切除此部分后即可抑制运动。从药理角度来看,大脑皮质是很多药物的作用位点,有时发挥部分预期的药理作用,有时则产生副作用。巴比妥类(barbiturates)和苯二氮䓬类(benzodiazepines)(见第13章)镇静催眠药对皮质神经传递产生抑制作用。全身麻醉药(general anesthetics)(见第17章)通常认为作用于大脑皮质。

大脑白质,包括胼胝体(图9-4B),能够将信号在皮质和中枢神经系统的其他区域间传递,或者从皮质的一个区域传递到另一个区域。白质主要由有髓轴突组成,与大脑的其他区域一样,这些有髓轴突有一个由小动脉、小静脉和毛细血管组成的相关血管网络。在多发性硬化症等疾病中,其炎症细胞聚集在这些小血管周围,而系统性高血压对小动脉的影响尤为严重。

基底神经节由灰质深部的三个核团组成(图9-4C),包括尾状核、壳核,两者统称为纹状体,以及苍白球。通常认为,这些核团能够协助启动和控制皮质活动。这些活动不仅包括预期的运动,还包括行为和认知的某些基本方面。基底神经节中负责运动的区域确保执行预期的动作,并抑制不相关的运动。正如在 P 女士的病例中所看到的,帕金森病是由多巴胺能通路的退化所引起的,多巴胺能通路起源于中脑(见下文)黑质,并在纹状体中终止(因此得名黑质纹状体束或通路)。这种退行性病变阻止基底神经节正确地启动运动活动——导致预期运动减少和意外震颤——并引起帕金森病发病特点的

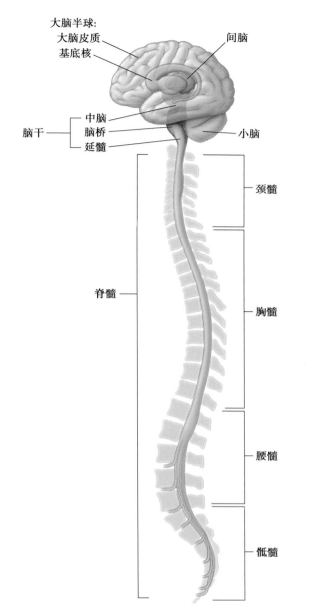

图 9-3  **中枢神经系统解剖学结构。**中枢神经系统分为七个主要部分：大脑半球、间脑（丘脑）、小脑、中脑、脑桥、延髓和脊髓。大脑半球包括大脑皮质、皮质下的白质（图中没有显示）和基底核。中脑、脑桥和延髓合称为脑干。脊髓进一步分为颈髓、胸髓、腰髓和骶髓

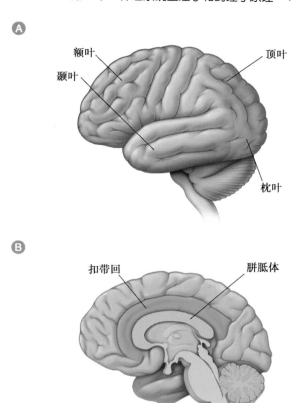

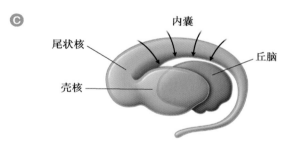

图 9-4  **大脑半球的解剖图。**A. 从侧面看，大脑半球分为四个叶——额叶、顶叶、枕叶和颞叶，它们在结构和功能上都是不相同的。B. 大脑半球矢状面显示胼胝体和扣带回。胼胝体连接左右半球，协调其动作。扣带回为边缘系统的一部分，位于胼胝体的上方。C. 基底神经节包括尾状核和壳核，两者一起合称为纹状体，以及苍白球（位于壳核内侧，图中未显示）。丘脑位于基底神经节的内侧。箭头表示内囊中的神经元轨迹，一束白质负责将运动指令从皮质传递至脊髓

降低（"平"）。左旋多巴（levodopa，L-DOPA）为 P 女士信尼麦药物的组分之一，能够作用于纹状体以改善此病的临床表现（见第 14 章）。

大脑皮质周边或"边缘"具有更古老、更基本的功能，称为边缘系统。边缘系统包括扣带回（图 9-4B）、海马结构（包括海马和周围结构）和杏仁核。这些区域负责情绪、社会行为、自主控制、痛觉和记忆。例如：阿尔茨海默病相关的记忆丧失是由海马结构的退化引起的。目前只有少数几种药物能够对大脑边缘系统产生特殊作用，许多影响大脑这一区域的药物仍处于开发阶段。应该指出的是，许多滥用药物（见第

19 章）刺激大脑奖赏通路，其中包括伏隔核及其投射的边缘系统。

## 间脑

间脑可分为丘脑和下丘脑。丘脑有若干个不同的核团，位于大脑的中央区，大脑皮质的下方。一些丘脑核团连接着从外周到大脑皮质的感觉通路。其他核团则连接着基底神经节和皮质。丘脑并不是一个简单的信号转发器，相反，它过滤和调整感觉信息，在一定程度上决定哪些信号能够达到意识。

下丘脑位于丘脑的腹侧，调控自主神经系统、垂体以及饥

饿和体温调节等一些基本行为。下丘脑内侧的下行通路调节延髓和脊髓处自主神经节前神经元。通常认为，可乐定（clonidine）的降压作用是通过其对下丘脑控制的脑干神经元的受体所介导（见第 11 章）。其他起源于内侧下丘脑的神经元能够分泌激素，这些激素或者直接进入体循环（例如：来自垂体后叶腺轴突终末的血管升压素），或者进入门静脉系统，通过垂体前叶腺依次控制激素分泌（见第 27 章）。下丘脑还能够启动一些复杂的行为来应答饥饿、极端温度、口渴和一天的时刻。

## 小脑

小脑位于大脑后方，脑干背侧。它有三个功能不同的区域：中间的小脑蚓、侧面的小脑半球和小的绒球小结叶（图 9-5）。小脑有一个相对明确的神经连接模式，接收来自广泛范围内的输入，并主要通过丘脑将输出信号发送到大脑皮质的运动区域。小脑负责调节时间和空间上的自由运动，维持平衡，控制眼球运动，并在运动学习（例如：手眼协调）和某些认知功能（例如重复性事情的计时和语言）中发挥作用。专门针对小脑开发的药物很少。然而，一些药物，尤其是乙醇和某些抗癫痫药，会对小脑产生毒性。这些药物尤其影响控制平衡的小脑蚓部。

## 脑干

通常将中脑、脑桥和延髓通称为脑干。脑干连接脊髓、下丘脑和大脑皮质。中脑位于上方，延髓位于下方，脑桥将中脑和延髓相连（图 9-3）。连接脊髓、小脑、丘脑、基底神经节和大脑皮质的白质通路通过大脑的这个小区域。此外，大部分脑神经从脑干发出。一些脑神经控制头部和面部知觉，包括听觉、平衡和味觉。脑神经还控制着骨骼肌的运动输出，如：咀嚼、面部表情、吞咽和眼球运动。此外，脑干还调节副交感神经控制的唾液腺和虹膜。

延髓含有几个对生命至关重要的控制中心，包括控制自主神经核输出的中心、调节心律和呼吸的起搏器中心，以及控制咳嗽和呕吐等反射动作的中心。脑桥的一些中继结构（与中脑一起）也在调节呼吸等重要功能方面发挥作用。脑桥的底部含有连接大脑皮质和小脑的白质束。中脑导水管周围灰质的神经元，尤其是中脑的神经元，向脊髓发送下行指令，从而调节痛觉（见第 18 章）。

在脑干、下丘脑和周围的大脑底部，散布着一群神经元。这些神经核，包括蓝斑核、中缝核和其他一些神经核，组成了网状结构激活系统，负责意识和睡眠调节。每个神经核都使用不同的神经递质系统（见下文），因此很多药物都能够对该系统产生影响。例如：第一代抗组胺药正是通过这些神经核引起镇静（见第 44 章）和可卡因等刺激物引起的高度警觉性。

## 脊髓

脊髓位于中枢神经系统最尾部。它起源自脑干底部（延髓）的第一腰椎，向下延伸到第一腰椎。与大脑类似，脊髓也可分为白质束和灰质区域。白质束连接了外周、脊髓及中枢神经系统的吻状区，而灰质形成一个核柱，呈 H 形位于脊髓的中心（图 9-6）。

脊髓中的神经元根据其相对于 H 形灰质的空间位置来定义。这些神经元包括位于 H 柱背角的感觉神经元，位于 H 柱前角的运动神经元，以及脊髓的中间神经元。感觉神经元通过背柱或脊髓丘脑束（见上文）将信号从外周传递至中枢神经系统的吻状区。运动神经元在中枢运动区发出命令，下行至皮质脊髓束，传递给外周肌肉。中间神经元连接感觉神经元和运动神经元，通过协调相对肌群的动作来调节反射，如深层肌腱反射。由于脊髓能将包括痛觉在内的感觉信号传递至中枢神经系统，因此它是阿片类镇痛药物的一个重要靶点（见第 18 章）。

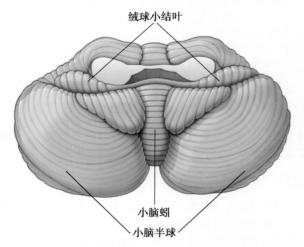

**图 9-5　小脑的解剖图。**小脑分为小脑半球（外侧）、小脑蚓部（内侧）和绒球小结叶。图中绒球小结叶的上方为小脑脚的横截面

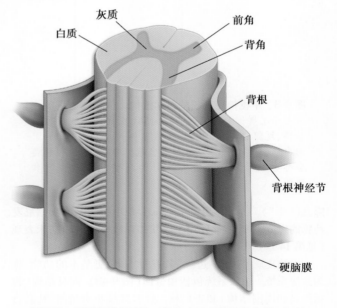

**图 9-6　脊髓的解剖图。**脊髓含有 H 形的灰质，包括背角和前角。背角负责将感觉传递至大脑，前角负责将运动传递到骨骼肌。白质携带信号往返于更多中枢神经系统的吻状区

# 神经系统的细胞组织

　　自主神经系统和周围神经系统的细胞组织包括数量有限的神经元,它们之间的联系非常有限。例如:躯体信息和感觉信息直接在脊髓和外周之间传递。自主神经的传递稍微复杂一些,因为信号必须是在节前神经元和节后神经元之间进行突触传递。然而,这两种情况下,几乎没有形成辅助的神经元连接,传递的信息也很少或没有发生修饰。

　　相反,中枢神经系统的细胞组成则复杂得多。信息不是简单地从一个地方传递到另一个地方;相反,中枢神经元接收来自多个来源的信号,再分配到它们各自的轴突。神经元与成千上万个其他神经元一起形成突触。此外,并不是所有的突触连接都是兴奋性的(例如:特异性的去极化突触后神经元),有一些突触连接是抑制性的(例如特异性的超极化突触后神经元)。投射到目标神经元上的其他神经元能够调节目标神经元的相对兴奋性,从而影响突触后神经元对其他信号的反应。这种变化所产生的复杂性是大脑执行许多复杂过程所必需的。

　　虽然中枢神经系统的神经元在连接上是非常复杂的,但是在神经系统中,主要有三种形式将神经元组成相应的功能单元:长传导束系统,局部环路和单源发散系统(图9-7)。周围神经系统则只有长传导束一种形式,而中枢神经系统使用这三种形式。

## 长传导束神经组织

　　**长传导束神经组织涉及神经通路,他们将神经系统的各个区域相互连接起来**(图9-7A)。这种形式常见于周围神经系统的神经组成,对于中枢神经系统的信号传导也非常重要。

　　在周围神经系统中,传递的信息几乎没有变化。感觉神经元对触摸、温度、压力、振动和有害化学物质等刺激产生应答。如果开始时的膜去极化足够强,就会将动作电位直接传递到脊髓。在那里,感觉神经元与躯体运动神经元直接形成突触,组成反射弧,并与上行脊髓神经元一起将信号传递到更高水平。运动神经元直接将信息从脊髓通过前根传递出去,并直接投射到它们所支配的肌肉的运动神经终板上。外周感觉神经元和运动神经元的长轴突束包裹在一起,形成外周神经。

　　如上所述,自主神经系统的节前神经元与位于椎前、椎旁或所支配的内脏器官附近的节后神经元形成突触连接。一个节前神经元可以与数千个节后神经元形成突触连接,称之为发散式信号。虽然发散式信号确实会导致信息的处理和修饰,但自主神经系统一般不会显著地修饰神经信号。

　　与外周通路的神经元相比,中枢神经系统长传导束中的神经元不仅传递信号,而且还能够对信号进行整合和修饰。中枢神经系统长传导束中的神经元与自主神经元类似,也呈现发散式信号传递,但是也接收来自上游神经元的突触连接(聚合式信号)。中枢神经系统同时利用兴奋性和抑制性神经递质来定位信号,这种策略称之为中心围绕式信号。例如:中枢神经系统中的感觉知觉可以通过激活映射到身体某一区域的皮质神经元,同时抑制映射到身体相邻部位的神经元,从而产生精确的定位信号。

## 局部环路神经组织

　　**局部环路神经元主要在邻近区域内维持连接**。这些神经元通常负责调整信号传递(图9-7B)。例如:位于大脑皮质的神经元呈多层状分布,通常为6层。当信息通过长传导束连接从一层传入,从另一层传出,各层之间的连接将信息进行处

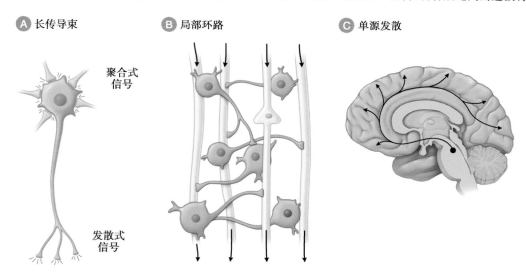

**图9-7　中枢神经系统的细胞组织。** CNS 的细胞组织主要含有三种形式。A. 长传导束神经元在中枢神经系统的外周和高级位点之间起到中继作用。长传导束神经元接收来自许多不同神经元的传递信号(聚合式信号),同时与许多下游神经元形成突触(发散式信号)。B. 局部回路神经元结构较为复杂,呈层状排列,包括兴奋性神经元和抑制性神经元。这些回路用于信息的处理加工。C. 单源发散型神经元通常起源于脑干的一个核团,并具有轴突末梢,轴突末梢支配了数千个神经元,这些神经元通常位于大脑皮质

Ⓐ 长传导束　　　　Ⓑ 局部环路　　　　Ⓒ 单源发散

聚合式信号

发散式信号

**表 9-1**　单源发散神经系统

| 起源 | 神经递质 | 功能 |
|---|---|---|
| 黑质（中脑） | 多巴胺 | 使预期活动成为可能；执行功能；调节情绪，记忆 |
| 蓝斑核（脑桥） | 去甲肾上腺素 | 警觉；对意外刺激的反应能力 |
| 中缝核（延髓、脑桥和中脑） | 5-羟色胺 | 痛觉；对皮质神经元的反应性；情绪？ |
| 梅氏基底核 | 乙酰胆碱 | 警觉 |
| 脚桥核 | 乙酰胆碱 | 睡眠周期 |
| 结节乳头体核（下丘脑） | 组胺 | 前脑觉醒 |

理并输入。局部的这种突触连接可以是兴奋性的，也可以是抑制性的，以保证只有特定的输入模式才能传递下去。例如：起源于外侧膝体神经元的信号通过一个名为视神经束的长传导束连接进入初级视觉皮质。在大脑皮质中用来感知线条的区域，只有当传入神经元以特定的模式放电时，传出神经元才会兴奋，即制定了一条特定方向的路线。传出的信号可能作为大脑另一个识别形状的区域的输入信号。如果该区域从适当的来源接收到适当的线条模式，就有可能识别特定的物体，如井字棋棋板上的格子。

### 单源发散神经组织

　　脑干、下丘脑和基底前脑的核团遵从单源发散回路组织（图 9-7C），其中起源于一个核团的神经元支配许多靶细胞。由于单源发散神经组织涉及信号对多种神经元的作用，因此通常也称作弥散性组织系统。与直接刺激靶细胞不同，这些发散神经元通常是通过作用于 G 蛋白偶联受体的神经递质（通常是生物胺，见表 9-1）来发挥调节作用。这些受体能够改变其所在神经元细胞膜的静息电位和离子通道电导，从而影响神经元的去极化程度。构成单源发散回路的神经元通常没有髓鞘，因为它们的调节作用一般在数分钟或数小时内发生变化，而不是几秒钟内。此外，它们的轴突具有很多分枝，从而保证与众多的靶神经元形成突触连接。

　　表 9-1 总结了主要的单源发散神经系统。其中包括开始于黑质的多巴胺能神经元，它能够广泛地支配纹状体，并负责调节控制预期行为的神经元活动（图 9-8A）。具体地说，黑质

纹状体束中的神经元能够兴奋下游通路，使身体开始运动，或者抑制其通路使身体停止运动。帕金森病患者的黑质纹状体束退化，这就是为什么 P 女士表现出缺乏运动的原因。位于黑质内侧的其他多巴胺能神经元投射到前额叶皮质并影响思维过程。

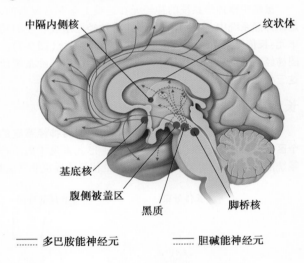

Ⓐ 多巴胺能和胆碱能途径

中隔内侧核　　　　　　　　　　纹状体

基底核
腹侧被盖区
黑质　　　脚桥核

‥‥‥ 多巴胺能神经元　　　—— 胆碱能神经元

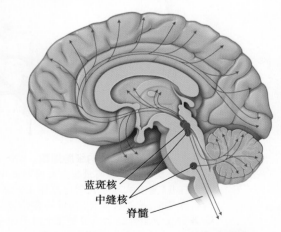

Ⓑ 去甲肾上腺素能和5-羟色胺能途径

蓝斑核
中缝核
脊髓

—— 去甲肾上腺素能神经元　　　—— 5-羟色胺能神经元

**图 9-8　弥散性神经系统。A.** 多巴胺能神经元（蓝色）起源于黑质和腹侧被盖区，分别投射到纹状体和大脑皮质。这些神经元与运动的起始以及脑内的奖赏通路有关。胆碱能神经元（红色）起源于基底核、脚桥核和中隔内侧核。这些神经元广泛投射到脑区，负责维持睡醒周期和调节感觉传递；**B.** 去甲肾上腺素能神经元（蓝色）起源于蓝斑核，支配整个大脑。这些神经元与警觉活动相关。5-羟色胺能神经元（红色）起源于中缝核，投射到间脑、基底神经节，并通过基底前脑投射到大脑半球、小脑和脊髓。5-羟色胺能神经元被认为在调节情感和疼痛方面有作用

另一个单源发散回路的例子是位于脑桥的去甲肾上腺素能核团,称为蓝斑核(图 9-8B)。起源于这个核团的神经元广泛地支配大脑皮质和小脑,并对意外刺激保持警觉和反应。因此,可卡因(cocaine)等药物能够抑制去甲肾上腺素等儿茶酚胺类物质的再摄取,从而激活这一系统,引起高度警觉(见第 19 章)。

起源于脑干中缝核的神经元利用 5-羟色胺作为神经递质,负责调节脊髓和蓝斑核中的痛觉信号(图 9-8B)。其他起源于中缝核的神经元能够广泛支配前脑,调节皮质神经元的反应性。5-羟色胺能神经元调节觉醒和睡眠,而 5-羟色胺能系统的功能障碍被认为是抑郁症的一个原因。因为抗抑郁药能够阻断 5-羟色胺再摄取,这类药物可能会激活 5-羟色胺能中缝核通路(见第 15 章)。

另外三个广泛支配皮质区的重要核团分别是迈纳特基底核(basal nucleus of Meynert)、脚桥核和结节乳头体核。基底核和脚桥核利用乙酰胆碱作为神经递质(图 9-8A)。基底核投射到大脑皮质并调节警觉性,脚桥核则控制睡眠周期和觉醒。接收来自脚桥核信号的基底前脑细胞退化后导致一系列疾病,包括阿尔茨海默病。结节乳头体核利用组胺(见下文)作为神经递质,可能会协助维持前脑的觉醒活动。第一代抗组胺药物-用于治疗过敏的组胺 H1 受体拮抗剂引起的嗜睡(见第 44 章),可能是因为它阻断了结节乳头体核的神经传递所致。

# 神经生理学

## 神经递质

周围神经系统仅使用两种神经递质发挥作用,乙酰胆碱和去甲肾上腺素(图 9-9)。相比之下,中枢神经系统除此之外,还使用多种小分子神经递质发挥作用(表 9-2),也有多种神经活性肽参与。这些肽类可与小分子神经递质同时传递,通常都具有神经调节作用。

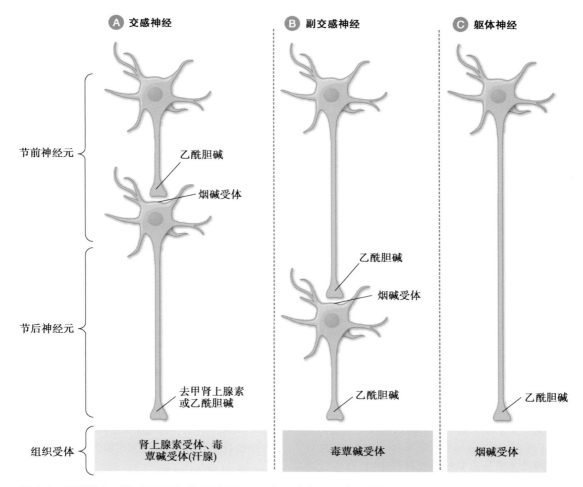

**图 9-9  周围神经系统中的神经递质(A-C)。** 只有两种神经递质能够介导周围神经系统的神经传递。乙酰胆碱由支配汗腺的交感神经和副交感神经节前神经元、副交感神经节后神经元、躯体运动神经元和交感神经节后神经元释放。其他的交感神经节后神经元释放去甲肾上腺素。乙酰胆碱刺激交感神经和副交感神经节后神经元及神经肌肉连接处的烟碱乙酰胆碱受体。乙酰胆碱刺激副交感神经节后神经支配的汗腺和组织上的毒蕈碱乙酰胆碱受体神经元。去甲肾上腺素刺激交感神经节后神经元支配的组织(汗腺除外)上的 α-和 β-肾上腺素受体

**表 9-2** 中枢神经系统的小分子神经递质

| 神经递质 | 受体亚型 | 受体类型 | 作用机制 |
|---|---|---|---|
| GABA | $GABA_A$ | 离子型 | $\downarrow$ cAMP |
| | $GABA_B$ | 代谢型 | $\uparrow$ Cl⁻电导 |
| | | | $\uparrow$ K⁺,Cl⁻电导 |
| 甘氨酸 | α 亚基和 β 亚基 | 离子型 | $\uparrow$ Cl⁻电导 |
| 谷氨酸,天冬氨酸 | AMPA | 离子型 | $\uparrow$ Na⁺,K⁺电导 |
| | 海人藻酸 | 离子型 | $\uparrow$ Na⁺,K⁺电导 |
| | NMDA | 离子型 | $\uparrow$ Na⁺,K⁺,Ca²⁺电导 |
| | mGlu(1~7) | 代谢型 | $\downarrow$ cAMP |
| | | | $\uparrow$ IP₃/DAG/Ca²⁺ |
| 多巴胺 | D1,D5 | 代谢型 | $\uparrow$ cAMP |
| | D2,D3,D4 | 代谢型 | $\downarrow$ cAMP;$\uparrow$ K⁺,$\downarrow$ Ca²⁺电导 |
| 去甲肾上腺素 | α₁ | 代谢型 | $\uparrow$ IP₃/DAG/Ca²⁺ |
| | α₂ | 代谢型 | $\downarrow$ cAMP;$\uparrow$ K⁺,$\downarrow$ Ca²⁺电导 |
| | β₁,β₂,β₃ | 代谢型 | $\uparrow$ cAMP |
| 5-羟色胺 | 5-HT₁ | 代谢型 | $\downarrow$ cAMP;$\uparrow$ K⁺电导 |
| | 5-HT₂ | 代谢型 | $\uparrow$ IP₃/DAG/Ca²⁺ |
| | 5-HT₃ | 离子型 | $\uparrow$ Na⁺,K⁺电导 |
| | 5-HT₄~₇ | 代谢型 | $\uparrow$ cAMP |
| 组胺 | H₁ | 代谢型 | $\uparrow$ IP₃/DAG/Ca²⁺ |
| | H₂ | 代谢型 | $\uparrow$ cAMP |
| | H₃ | 代谢型 | $\downarrow$ cAMP |
| 乙酰胆碱 | 烟碱型 | 离子型 | $\uparrow$ Na⁺,K⁺,Ca²⁺电导 |
| | 毒蕈碱型 | 代谢型 | $\uparrow$ IP₃/DAG/Ca²⁺ |
| | | | $\downarrow$ cAMP;$\uparrow$ K⁺电导 |
| 腺苷 | P₁ | 代谢型 | $\downarrow$ cAMP;$\downarrow$ Ca²⁺,$\uparrow$ K⁺电导 |
| | P₂ₓ | 离子型 | $\uparrow$ Ca²⁺,K⁺,Na⁺电导 |
| | P₂ᵧ | 代谢型 | $\uparrow$ IP₃/DAG/Ca²⁺ |

神经递质可以分为几种类型,包括氨基酸类、生物胺类、乙酰胆碱、腺苷和一氧化氮(NO)。每个神经递质都能够与相对应的一个或几个受体结合。除了 NO 受体位于细胞内以外(未显示),其他的小分子受体都位于细胞膜。这些细胞膜上的受体为离子型受体或代谢型受体。每一类受体的作用机制如上表所示。除了这些小分子神经递质之外,还有 50 多种神经活性肽。AMPA、海人藻酸和 NMDA 受体都是在发现其选择性激动剂之后命名的。AMPA:α-氨基-3-羟基-5-甲基-4 异噁唑丙酸;NMDA:N-甲基-D-天冬氨酸;cAMP:环腺苷-3′,5′-一磷酸;DAG:甘油二酯;IP₃:肌醇-1,4,5-三磷酸。

小分子神经递质根据其结构和功能,可分为如下几种类型(图 9-10)。第一类是氨基酸类神经递质,包括谷氨酸天冬氨酸、γ-氨基丁酸(gamma-aminobutyric acid, GABA)和甘氨酸。生物胺类神经递质是由氨基酸脱羧而来,包括多巴胺(dopamine, DA)、去甲肾上腺素(norepinephrine, NE)、肾上腺素(epinephrine, EPI)、5-羟色胺(serotonin, 5-HT, 5-Hydroxytryptamine)和组胺;乙酰胆碱(acetylcholine, ACh),既不属于氨基酸类也不属于生物胺类,在中枢神经系统和周围神经系统以神经递质形式存在。嘌呤类腺苷和三磷酸腺苷(adenosine triphosphate, ATP)也作用于中枢神经传递,尽管对

它们的研究不如其他的神经递质那么详细。脂溶性一氧化氮(nitric oxide, NO)对外周组织有多种作用,近年来已被证实存在于中枢神经系统中的一种可扩散的神经递质。

## 氨基酸类神经递质

氨基酸类神经递质是中枢神经系统中主要的兴奋性神经递质和抑制性神经递质。氨基酸类神经递质分为两类:酸性氨基酸谷氨酸和天冬氨酸主要是兴奋性递质;而中性氨基酸 GABA 和甘氨酸主要为抑制性递质。谷氨酸、天冬氨酸和甘氨酸均为 α-氨基酸,同为蛋白质合成的基础。谷氨酸为主要

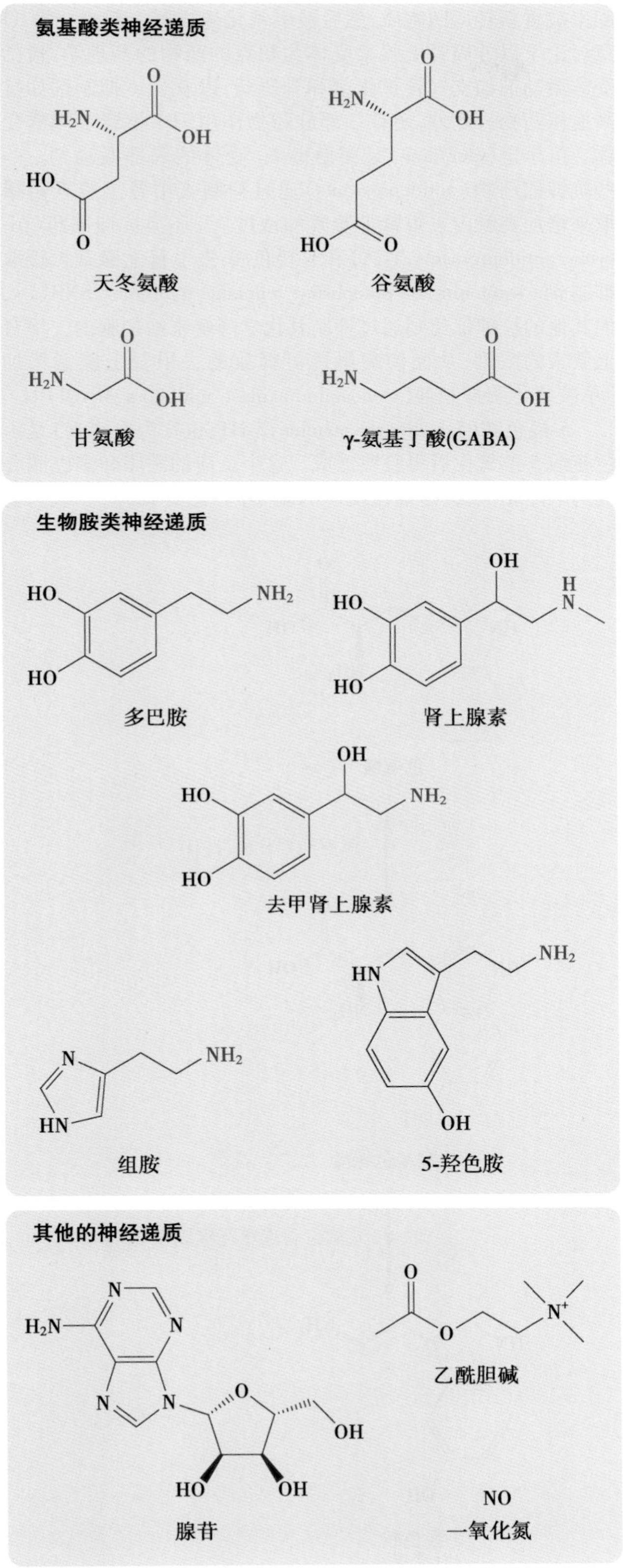

**氨基酸类神经递质**

天冬氨酸

谷氨酸

甘氨酸

γ-氨基丁酸(GABA)

**生物胺类神经递质**

多巴胺

肾上腺素

去甲肾上腺素

组胺

5-羟色胺

**其他的神经递质**

乙酰胆碱

腺苷

NO 一氧化氮

图 9-10 小分子神经递质的结构。小分子神经递质可以分为两大类。氨基酸类神经递质是中枢神经系统存在的主要的兴奋型神经递质(谷氨酸和天冬氨酸)和抑制型神经递质(甘氨酸和 γ-氨基丁酸)。蓝色显示的是氨基和羧基。生物胺类神经递质是中枢神经系统中主要的调节型递质。多巴胺、去甲肾上腺素和肾上腺素都含有一个邻二苯酚结构；组胺含有一个咪唑基；5-羟色胺含有一个吲哚基。乙酰胆碱(中枢神经系统的一种扩散型神经递质)、腺苷和一氧化氮(NO)不属于这两大类。NO 中氮-氧键的键级为 2.5，属于双键和三键之间的过渡键

的兴奋性氨基酸,它同时作用于离子型(配体门控离子通道)受体和代谢型(G 蛋白偶联)受体(第 13 章)。某些谷氨酸受体的过度兴奋是缺血性损伤导致神经元死亡的机制之一。正因为此,谷氨酸受体是药物研究的一个重要靶点。然而,迄今为止,临床使用的能够选择性地与谷氨酸受体结合的药物依然很少。用于治疗难治性癫痫的非氨脂(felbamate)能够抑制 NMDA 谷氨酸受体,从而减少与癫痫发作相关的过度神经元活动。不幸的是,其骨髓移植和肝功能衰竭等副作用限制了其应用(见第 16 章)。GABA 是中枢神经系统内主要的抑制性递质,也将在第 13 章中讨论。一些治疗药物,尤其是巴比妥类和苯二氮䓬类药物,与 GABA 受体结合,并通过异构机制增强内源性 GABA 的作用。

## 生物胺类

生物胺类(连同乙酰胆碱)通过发散的神经元系统调节复杂的中枢神经系统功能,例如:警觉和意识。在周围神经系统中,交感神经节后纤维释放去甲肾上腺素,产生交感神经反应。肾上腺髓质为神经内分泌组织,应激状态下释放肾上腺素进入循环系统。

生物胺类神经递质都从氨基酸前体合成。根据前体不同,生物胺类可分为三种。儿茶酚胺类(多巴胺、去甲肾上腺素和肾上腺素)是酪氨酸的衍生物;吲哚胺 5-羟色胺由色氨酸合成;组胺由组氨酸合成。下面简要介绍这三类。

儿茶酚胺类递质都是通过一系列生化反应从酪氨酸中提取而来(图 9-11)。首先,酪氨酸被氧化生成左旋多巴(L-DOPA),然后 L-DOPA 脱羧基生成多巴胺。在 P 女士的病例中,L-DOPA 是用来补充黑质中多巴胺能神经元的丢失的药物的组分之一(多巴胺不是治疗帕金森病的有效药物,因为它不能穿过血-脑脊液屏障,见下文。)。中枢多巴胺受体一直是多种药物的治疗靶点。例如:多巴胺前体和多巴胺受体激动剂都用于帕金森病的治疗,如第 14 章所述。多巴胺受体拮抗剂已成功用于治疗精神分裂症的精神症状,这部分也将在第 14 章讨论。某些滥用药物,如可卡因和苯丙胺类,能够激活大脑内依赖于多巴胺神经传递的奖赏通路,具体将在第 19 章讨论。

多巴胺由胞质中的酪氨酸和 L-DOPA 合成,然后转运进入突触囊泡。在多巴胺能神经元中,突触囊泡中的多巴胺作为神经递质释放出来。在肾上腺素能神经元和去甲肾上腺素能神经元中,突触囊泡中的多巴胺被多巴胺-β-羟化酶催化生

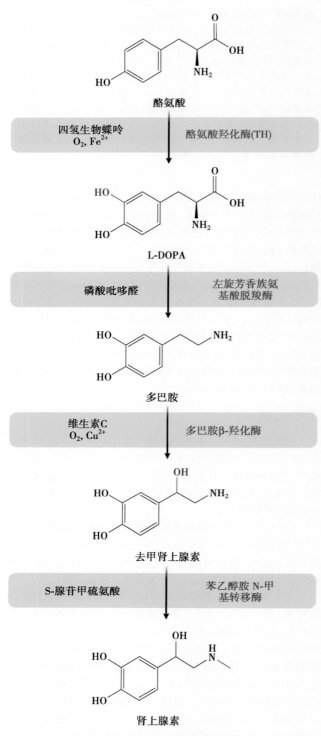

成去甲肾上腺素。在部分神经元和肾上腺髓质中，去甲肾上腺素被重新转运回胞质，然后被甲基化生成肾上腺素。第11章讨论了以外周肾上腺素受体为靶点的药物的药理学，包括受体激动剂如支气管扩张剂和升压药，以及受体抑制剂如抗高血压药物。此外，还有一部分药物作用于中枢肾上腺素受体。可乐定（clonidine）是突触前 $\alpha_2$ 受体的局部激动剂。一些抗抑郁药物（antidepressants）通过抑制去甲肾上腺素再摄取来增加突触内去甲肾上腺素的浓度［三环类抗抑郁药（tricyclic antidepressants，TCA）和 5-羟色胺-去甲肾上腺素再摄取抑制剂（serotonin-norepinephrine reuptake inhibitors，SNRI）］，而其他的抗抑郁药则通过抑制其化学降解来增加胞内去甲肾上腺素的浓度，从而使突触内可释放的去甲肾上腺素增加［单胺氧化酶抑制剂（monoamine oxidase inhibitors，MAOI）］。

　　5-羟色胺（5-hydroxytryptamine，5-HT；也称为血清素）是由色氨酸 5 位氧化后再脱羧形成。这个反应的顺序和多巴胺合成的顺序相似，只是催化反应的酶不同（图 9-12）。一些药物

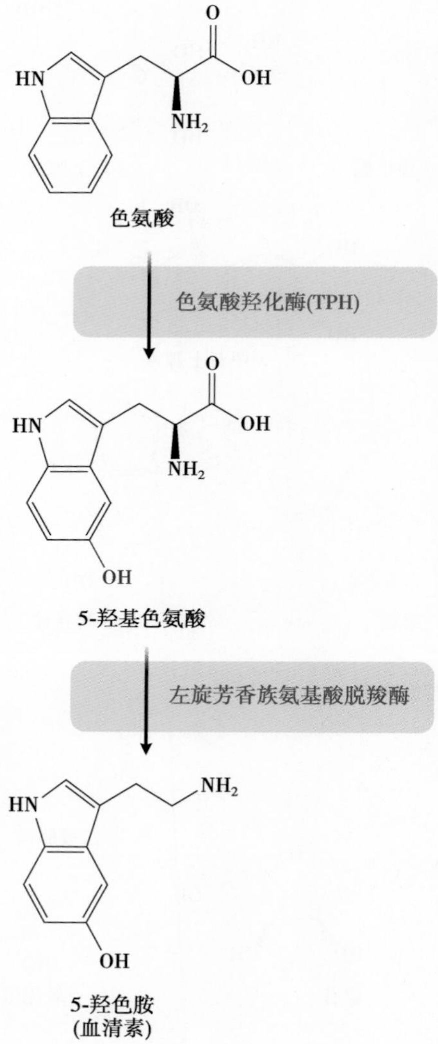

**图 9-11　儿茶酚胺类递质的合成。** 儿茶酚胺类神经递质都是由酪氨酸合成的。酪氨酸在一系列酶促反应下羟化生成 L-DOPA，L-DOPA 脱羧生成多巴胺，多巴胺再羟基化生成去甲肾上腺素，去甲肾上腺素甲基化后生成肾上腺素。这些酶类（蓝色显示）都存在于突触前神经元，酶催化的连续反应可能终止在后三个步骤中的任一步骤，因此多巴胺、去甲肾上腺素、肾上腺素均为合成的终产物，作为神经递质发挥作用

**图 9-12　5-羟色胺（血清素）的合成。** 色氨酸首先被色氨酸羟化酶（TPH）氧化，然后在左旋芳香族氨基酸脱羧酶作用下脱羧生成 5-羟色胺

作用于5-羟色胺能神经传递的过程。有抑制去甲肾上腺素再摄取作用的 TCA 和 SNRI，同样也能抑制5-羟色胺再摄取。选择性5-羟色胺再摄取抑制剂（selective serotonin reuptake inhibitors，SSRI）能够选择性作用于5-羟色胺再摄取转运体，也可用于治疗抑郁。5-羟色胺能神经元在抑郁中的作用，以及以5-羟色胺神经传递为靶点来治疗抑郁的药物，将在第15章中详细介绍。

组胺由组氨酸脱羧后生成。在中枢神经系统中，组胺被认为一种是扩散型的神经递质，它在维持觉醒和恶心感觉上有特别作用，前者是通过下丘脑的结节乳头体核，后者是通过第四脑室底部的最后区。针对中枢组胺能神经传递的药物很少。相反，抗组胺类药物中的大多数药物是作用于外周组胺 H1 受体（组胺介导对过敏刺激的炎症反应），或者作用于治疗消化性溃疡的组胺 H2 受体（见第44、47章）。外周作用的抗组胺剂有时用于镇静或作为止吐药，通过上述中枢神经解剖底物发挥作用。

## 其他小分子神经递质

乙酰胆碱在外周神经传递中具有重要作用。在神经肌肉接头处，躯体运动神经利用乙酰胆碱使横纹肌去极化。在自主神经系统中，节前神经元和副交感神经系统的节后神经元都利用乙酰胆碱作为神经递质。乙酰胆碱在周围神经系统的多种作用促进了一系列针对外周胆碱能神经传递的药物的开发，包括干扰运动终板神经传递的肌肉麻痹药，影响递质代谢分解来增加局部乙酰胆碱浓度的乙酰胆碱酯酶抑制剂，以及特异性受体激动剂和拮抗剂。

在中枢神经系统中，乙酰胆碱是一种扩散型神经递质。与生物胺类相似，乙酰胆碱被认为是能够调节睡眠和觉醒。多奈哌齐（donepezil）是一种可逆性乙酰胆碱酯酶抑制剂，作用于中枢胆碱能突触，来帮助痴呆患者恢复正常（第10章）。外周抗胆碱能药物可能导致中枢胆碱能阻滞，从而产生严重的不良反应。例如：抗毒蕈碱药东莨菪碱（scopolamine）能够引起嗜睡、健忘、疲乏和无梦睡眠。相反，胆碱能激动剂如毛果芸香碱（pilocarpine）则引起大脑皮质的过度觉醒和警戒的不良反应。

嘌呤能神经递质腺苷和三磷酸腺苷对中枢神经传递中起作用。这一作用在咖啡因（caffeine）存在时表现得最为明显，咖啡因是腺苷受体的竞争性拮抗剂，能产生轻微的兴奋作用。在这种情况下，位于突触前去甲肾上腺素能神经元上的腺苷受体开始起作用，抑制去甲肾上腺素的释放。咖啡因对腺苷受体的拮抗作用解除了这种抑制作用，表现出药物典型的兴奋效应。

一氧化氮（NO）作为一种末梢血管扩张剂引起广泛关注，同时也是脑内存在的神经递质之一。与其他小分子神经递质不同，NO 弥散通过细胞膜，与靶细胞内的受体结合。NO 受体被认为是存在于突触前神经元中，从而使 NO 具有逆行信使作用。目前有很多治疗方法是针对 NO 对末梢血管的舒张作用，但是还没有一个靶点是针对 NO 作为中枢神经递质发挥作用。

## 神经肽

神经活性肽是最后一类主要的神经递质。许多神经肽还具有内分泌、自分泌和旁分泌作用。神经活性肽的大家族包括阿片样物质、速激肽、分泌素、胰岛素和胃泌素。神经肽还包括垂体激素释放因子和抑制因子，有促肾上腺皮质激素释放激素（corticotropin-releasing hormone，CRH）、促性腺激素释放激素（gonadotropin-releasing hormone，GnRH）、促甲状腺激素释放激素（thyrotropin-releasing hormone，TRH）、生长激素释放激素（growth hormone-releasing hormone，GHRH）。阿片样物质家族包括脑啡肽、强啡肽和内啡肽。阿片类受体广泛分布于脊髓和大脑中与痛觉有关的区域，此类受体是吗啡等镇痛剂（见第18章），和海洛因等滥用药物（见第19章）的主要药理作用靶点。

## 血-脑脊液屏障

以 P 女士为例，服用的 L-DOPA 是多巴胺的前体，而不是神经递质多巴胺本身。L-DOPA 能够从血液中进入到脑组织，在脑组织中起到治疗帕金森病的作用，而多巴胺则不能穿过这个界限。不能穿过的原因是存在一个选择性的过滤器，称为血-脑脊液屏障（blood-brain barrier，BBB），它能够调节许多分子从血液到脑部的转运（图9-13）。血-脑脊液屏障能够保护脑组织，避免血液中的毒性物质进入，以及具有全身效应的神经递质，如肾上腺素、去甲肾上腺素、谷氨酸、多巴胺，避免其在不允许的情况下与中枢神经系统内的受体结合而产生不良影响。

血-脑脊液屏障的结构基础是基于大脑微循环的独特构造。对多数组织而言，排列在微血管系统的内皮细胞之间都存在称为窗孔的小间隙。这些小间隙允许水和小分子物质自由扩散进入，但会滤掉大的蛋白质和细胞。在中枢神经系统，内皮细胞形成紧密连接，防止小分子物质通过血管壁扩散通过。另外，与外周内皮细胞不同的是，中枢神经系统的内皮细胞通常都不具有能够将液体从血管腔输送到细胞外间隙的胞饮小泡。此外，中枢神经系统的血管被来自星形胶质细胞的细胞过程所覆盖，这些过程在选择性地将某些营养物质从血液转运到中枢神经元的过程中，发挥了重要作用。

在缺乏选择性转运机制的情况下，水溶性物质通常不能通过血-脑脊液屏障。相反，脂溶性物质包括重要的脂溶性气体如氧气和二氧化碳，能够扩散通过内皮细胞膜。油水分配系数是评价小分子物质能否进入中枢神经系统的一个良好指标。油水分配系数较高的亲脂性物质通常能够扩散通过血-脑脊液屏障，而油水分配系数较低的亲水性物质则通常不能够进入（图9-14）。

多数重要的亲水性营养物质，如：葡萄糖和一些氨基酸，如果没有特异性转运体，就不能通过血-脑脊液屏障。例如：葡萄糖通过己糖转运体穿过血-脑脊液屏障，该转运体允许葡萄糖通过一个称为易化扩散的过程来降低其浓度梯度。氨基酸由三种不同的转运体转运：一个转运大分子中性氨基酸，如缬氨酸和苯丙氨酸；一个转运小分子中性氨基酸和极性氨基酸，如甘氨酸和谷氨酸；一个转运丙氨酸、丝氨酸和半胱氨酸。L-DPOA 由大分子中性氨基酸转运体转运，而多巴胺本身却不能通过血-脑脊液屏障。因此，L-DOPA 替代了多巴胺治疗

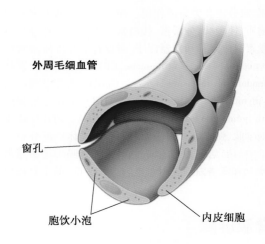

外周毛细血管

窗孔

胞饮小泡　　　　　　内皮细胞

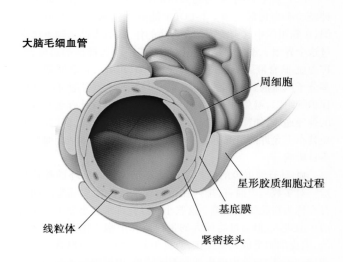

大脑毛细血管

周细胞

星形胶质细胞过程

基底膜

线粒体

紧密接头

**图 9-13　中枢神经系统的毛细血管和外周血管的特征比较。**外周毛细血管的内皮细胞之间具有小孔（称为窗孔），并利用细胞内的胞饮小泡来促进液体和可溶性小分子的跨毛细血管运输。相反，CNS 血管被内皮细胞之间的紧密连接所封闭。这些细胞的胞饮小泡很少，并且被周细胞和星形胶质细胞所包围。此外，CNS 毛细血管内皮细胞的线粒体多于全身血管，这些线粒体可能是 CNS 能量需求所需，这些能量用于CNS 内皮细胞将某些分子转运进入 CNS，或者将其他分子转运出 CNS

帕金森病。然而，在高蛋白含量的饮食后，转运体受到抑制，其转运 L-DPOA 的能力降低。这就是为什么 P 女士在开始高蛋白饮食后，药效降低。血-脑脊液屏障还含有许多离子通道，保证大脑内的离子浓度维持在稳态水平。

正如一些重要的亲水营养物质可以通过特殊的转运体进入脑组织一样，许多潜在的毒性亲脂化合物也可以被一类名为多药耐药（multiple drug resistance, MDR）转运体的蛋白质从大脑中排除。这类转运体将疏水性化合物泵出脑组织，重新回到血管腔。（注意多药耐药转运体存在于多种细胞类型中，在肿瘤细胞对化疗药物的耐药过程中发挥了重要作用，见第 5 章。）代谢型血-脑脊液屏障增加了一层对毒性化合物的

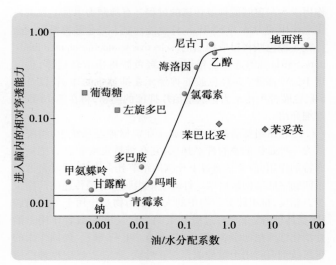

**图 9-14　化合物从血液进入脑内的相对能力。**通常来说，化合物的油水分配系数和化合物从体循环进入脑内的能力之间存在着相互联系。特定的转运体促进某些化合物（方块）进入大脑，如葡萄糖（葡萄糖转运体）和左旋多巴（大分子中性 L-氨基酸转运体）。转运体也能将某些化合物（菱形）泵出 CNS，如苯巴比妥和苯妥英。血-脑脊液屏障还含有一些药物代谢酶类，能够限制某些药物在 CNS 的浓度

保护；这层屏障是由代谢进入中枢神经系统内皮细胞的化合物的多种酶类共同维持。其中左旋芳香族氨基酸脱羧酶（aromatic L-amino acid decarboxylase, DOPA decarboxylase, AADC）（有时称为 DOPA 脱羧酶）就是这样一种酶，将外周 L-DOPA 代谢成不能通过血-脑脊液屏障的多巴胺。因此，P 女士的治疗方案中包含了第二种成分，卡比多巴（carbidopa），它是DOPA 脱羧酶的抑制剂。卡比多巴保证外周的 L-DOPA 在进入血-脑脊液屏障之前不被代谢成多巴胺。重要的是，卡比多巴本身不能通过血-脑脊液屏障，因此不会干扰中枢神经系统中 L-DOPA 向多巴胺的转变。

## 结论与展望

本章讨论了周围神经系统和中枢神经系统的解剖结构，神经元的电信号和化学信号的传递加工过程，中枢神经系统的主要神经递质，以及血-脑脊液屏障的结构和功能。虽然这一章介绍了一些特殊药物作为例子，但重点是解剖学结构和神经传递的基本原理，其对于了解这些影响神经系统的药物的药理作用是非常重要的。本章其余的内容讨论了特定的神经递质系统和作用于外周和中枢神经系统的特定因子。因此，第 10 章和第 11 章介绍了外周胆碱能系统和肾上腺素能系统，第 12 章局部麻醉药理学，讨论了通过抑制外周和脊髓神经元电传递而产生局部麻醉。第 13 章介绍了中枢兴奋性神经传递和抑制性神经传递。虽然目前很少有药物针对谷氨酸能神经传递，但是地西泮类和巴比妥类两大类药物，通过促进 GABA 与 GABA$_A$ 受体之间的作用来影响 GABA 能神经传递。第 14 章讨论了多巴胺能系统，描述了本章前面所提到的帕金森病症状的许多细节，药物可以通过增强多巴胺能传递

来减轻帕金森病的一些症状。第 14 章还解释了通过抑制多巴胺能传递减轻精神分裂症部分症状的原因,这意味着多巴胺可能在此疾病中发挥了作用。第 15 章讨论了改变情绪的药物,这些药物包括抗抑郁药,它可以阻止去甲肾上腺素和 5-羟色胺等生物胺的重摄取或抑制其代谢,和"情绪稳定剂"锂,它可能影响了信号传递通路。第 16 章探讨了异常电神经传递的药理学,包括通道阻滞剂的作用,如苯妥英(phenytoin),它阻断了动作电位的扩散,从而抑制了多种类型的癫痫发作。第 17 章介绍了全身麻醉药理学,其作用机制有待进一步研究。第 18 章讨论了镇痛药理学,包括阿片类受体激动剂和非阿片类镇痛药。最后,第 19 章重点介绍药物滥用药理学。

（贺晓丽　杜立达　译　杨海光　李婉　审）

## 推荐读物

Blumenfeld H. *Neuroanatomy through clinical cases*. 2nd ed. Sunderland, MA: Sinauer Associates, Inc.; 2010. (*Thorough review of human neuroanatomy with an emphasis on clinical correlation; includes many exemplary clinical cases.*)

Squire LR, Berg D, Bloom F, du Lac S, Ghosh A, Spitzer NC, eds. *Fundamental neuroscience*. 4th ed. Waltham, MA: Academic Press; 2013. (*Comprehensive textbook containing detailed information on human neuroanatomy and neurophysiology.*)

# Ⅱ B 植物和外周神经系统药理学原理

## 第10章

## 胆碱能药理学

Alireza Atri, Michael S. Chang, and Gary R. Strichartz

## 概述

　　胆碱能药物药理学是以第一个被鉴定出的神经递质——乙酰胆碱（acetylcholine，ACh）为核心研究内容的学科。胆碱能通路的功能是多样的，通常包括神经肌肉接点（neuromuscular junction，NMJ）、自主神经系统、中枢神经系统（central nervous system，CNS）和非神经元胆碱能系统（non-neuronal cholinergic system，NNCS）的功能。在神经元胆碱能系统中，ACh 作为神经递质存在于神经肌肉接点、副交感神经节后神经纤维、一部分交感神经节后神经纤维以及中枢神经系统中。许多非神经元细胞也表达 ACh 受体，因此可作为神经和非神经释放 ACh 的效应细胞。

　　尽管 ACh 有许多重要的生理作用，但是在目前的疾病治疗中，由于胆碱能通路的普遍性和复杂性，采用药物干预特定的药理学过程而不产生副作用是极为困难的，因而也限制了拟胆碱药和抗胆碱能药的应用。尽管如此，一些具有定向的拟胆碱药和抗胆碱能药已经在对大脑（尤其是认知和行为）、神经肌肉接点、心脏、眼睛、肺、泌尿生殖道和胃肠道的临床治疗上广泛应用。

　　其他讨论胆碱能药理学应用的章节是第 18 章镇痛药理学、第 47 章一般炎症药理学：消化性溃疡疾病、第 48 章一般炎症药理学：哮喘。

## ■ 病　例

　　1744 年，弗吉尼亚州人停虏了奥朴战凯奴首长，他是一名英勇的领袖，也是波卡洪塔斯的叔父。奥朴战凯奴被认为是一位杰出的战略家，是一位出了名的残忍的勇士。然而一个殖民地的新闻记者描述了一幅不同的画面："过度的饥饿使他的身体组织受到破坏；精神非常憔悴；肌肉失去张力和弹性；眼睑变得非常沉重，因此他在睁开眼看东西时非常费力……他无法行走；尽管他的身体受到伤害，那些印第安人用担架抬着他，但是他的精神非常好"。奥朴战凯奴被监禁在詹姆斯敦的时候发现,在一段时间不活动后,他竟然可以从地上爬起来站立了。

奥朴战凯奴的故事是有关重症肌无力最早的记录。重症肌无力是一种神经肌肉病,它是由自身免疫产生的抗体定向拮抗位于神经肌接点的胆碱能受体引起的。1934 年,大约两个世纪之后,英国战医 Mary Broadfoot Walker 遇到几例相似的有肌无力症状的患者,这使她想起发生筒箭毒碱中毒时的症状。Walker 医生根据这些发现给这些无法行动的患者使用解毒剂毒扁豆碱,结果令人吃惊——几分钟后,患者就可以起来走出房间了。Walker 医生发现了第一个真正有效的治疗重症肌无力的药物。虽然她的发现有重大意义,但是由于这种治疗方法对重症肌无力症状的改善太快太有效,令人难以置信,因此受到了科学界许多人的嘲笑。直到很多年以后科学家才接受了这个重大的发现。

## 思　考　题

□ 1. 为什么筒箭毒与重症肌无力的症状相似?
□ 2. 毒扁豆碱如何改善重症肌无力的症状?为所有表现出肌无力的患者都使用毒扁豆碱会有危险,为什么?
□ 3. 抗胆碱药在其他疾病如老年痴呆症中的治疗用途是什么?
□ 4. 在老年人和认知障碍人群中使用抗胆碱能药物,有哪些优点和缺点?

## 胆碱能神经传递生理生化原理

在所有胆碱能神经元中,乙酰胆碱的合成、储存和释放过程都很相似。ACh 在特定胆碱能突触上的特异性作用很大程度上取决于突触上 ACh 受体类型。胆碱能受体分为两大类:毒蕈碱受体(muscarinic acetylcholine receptor,mAChR)与 G 蛋白偶联,并在所有的副交感神经节后纤维和少数交感神经节后纤维的末梢突触、自主神经节以及 CNS 中表达。烟碱受体(nicotinic acetylcholine receptors,nAChR)是配体门控的离子通道,这类受体可以在许多兴奋性自主神经突触和 CNS 中的突触前富集。乙酰胆碱酯酶(acetylcholinesterase,AChE)是降解乙酰胆碱的酶,也是药理学上一个重要的靶点。在本节中,将对这些药理学靶点的生化性质进行介绍,并讨论乙酰胆碱在神经肌肉接点、自主神经系统、中枢神经系统和非神经胆碱能系统中的生理作用。

## 乙酰胆碱的合成

乙酰胆碱的合成只有一步,就是在胆碱乙酰转移酶(choline acetyltransferase,ChAT)的作用下由胆碱和乙酰辅酶 A(acetyl CoA)合成乙酰胆碱。

$$乙酰辅酶 A + 胆碱 \xrightarrow{\text{ChAT}} 乙酰胆碱 + 辅酶 A + H_2O$$

方程式 10-1

在 CNS 中,胆碱是用于合成乙酰胆碱的三种物质之一。突触间隙中(图 10-1,见下文)在胆碱酯酶作用下产生的胆碱有大约 35%～50% 运输回到轴突末梢,在轴突末梢的胆碱大约有一半用于 ACh 的合成。储存于血浆的胆碱也可以以磷脂酰胆碱(一种磷脂)的形式转运进入大脑,然后磷脂酰胆碱代谢形成游离的胆碱。(胆碱转化成磷脂酰胆碱的形式是十分必要的,因为胆碱自身不能穿过血-脑脊髓屏障。)胆碱还可以以磷脂酰胆碱的形式储存在磷脂中,这样当需要胆碱时可以被利用。

乙酰辅酶 A 的合成主要来自糖酵解,并最终由丙酮酸脱氢酶催化产生。乙酰辅酶 A 的合成是在线粒体内膜进行的,而胆碱乙酰转移酶位于细胞质中。因此推测枸橼酸盐作为乙酰辅酶 A 的运载体将乙酰辅酶 A 从线粒体运输到细胞质,在细胞质中枸橼酸盐在枸橼酸裂解酶的作用下游离出来。

**ACh 合成的限速步骤不是胆碱乙酰转移酶,而是底物胆碱进入神经元的快慢。**主要有两种过程负责胆碱的转运。一种是低亲和力(Km = 10～100μm)的易化扩散。这个转运系统是不饱和的,它存在于合成磷脂酰胆碱的细胞中,例如角膜上皮。另一种更为重要的是特定的用于胆碱能神经末梢依赖钠离子的高亲和力转运系统(Km = 1～5μm)。因为高亲和力转运体很容易在胆碱浓度 >10μm 饱和,所以用于 ACh 合成的胆碱具有较高的限制性。作为乙酰胆碱合成中的限速成分,这种转运体是一些抗胆碱能药物的靶点(如:密胆碱-3,图 10-1)。

## 乙酰胆碱的储存和释放

ACh 在细胞质合成后,转运到突触小泡中储存。这个过程由一个可以将质子泵入小泡中的 ATP 酶提供所需的能量。ACh-H+ 反向运输通道将质子转运出小泡(即顺 H+ 浓度梯度)和 ACh 吸收进入小泡的过程(即逆 ACh 浓度梯度)相偶联。这种反向转运体是一些抗胆碱能药物的靶点,如 vesamicol,它的抑制作用引起 ACh 储存不足及其继发的释放作用(图 10-1)。胆碱能突触囊泡不仅含有乙酰胆碱,还含有 ATP 和硫酸肝素蛋白聚糖,两个都是乙酰胆碱的反离子。通过中和 ACh 的正电荷,这些分子分散静电力,否则这些静电力阻碍小泡内 ACh 的富集。(释放的 ATP 也可以作为神经递质起作用,它通过作用于嘌呤受体来抑制 ACh 和去甲肾上腺素从自主神经末梢的释放)

ACh 释放进入突触间隙的过程是通过突触小泡与细胞膜的融合来完成的。这个过程依赖于轴突末梢的去极化和电压依赖性钙通道的开放。细胞内 Ca²⁺ 的增加有助于突触融合蛋白与 SNARE-复合物蛋白相结合,二者共同对小泡与细胞膜的接触和融合起作用,使小泡中的物质释放进入突触间隙(第 8 章)。

两个 ACh 储池在 ACh 释放过程中的作用不同。其中一个储池,称为**释放递质库**,包括位于轴突末梢细胞膜的小泡。轴突的去极化促使这些小泡迅速释放 ACh。在产生作用时需要**储备递质库**将释放递质库填满。适当比例的储备递质

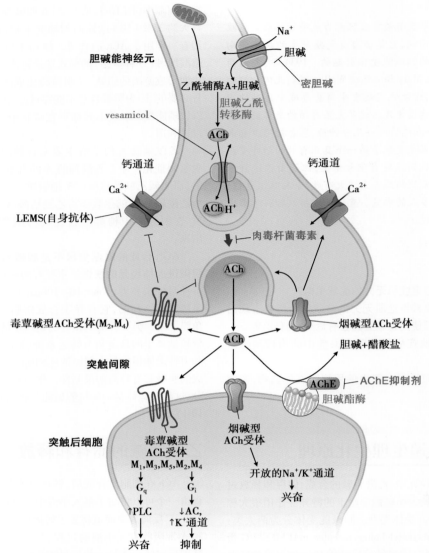

**图 10-1 乙酰胆碱合成、储存、释放和降解途径以及作用于该途径的药物。** 胆碱转运进入突触前胆碱能神经末梢的过程是在高亲和性的 $Na^+$-胆碱协同转运蛋白的作用下进行的。此转运蛋白可以被密胆碱抑制。细胞质中的胆碱乙酰转移酶可以催化乙酰辅酶 A 和胆碱生成乙酰胆碱。新合成的乙酰胆碱（与 ATP 和蛋白聚糖一起）包装后进入小泡中储存起来。ACh 转运进入小泡是由 $H^+$-ACh 反向转运体介导的，这种转运体可以被 vesamicol 抑制。当细胞内钙离子水平升高时，含有 ACh 的小泡通过与细胞膜融合来应答突触前动作电位的改变，从而将神经递质释放到突触间隙。兰伯特-伊顿肌无力综合征（Lambert-Eaton myasthenic syndrome, LEMS）是自身抗体阻断突触前 $Ca^{2+}$ 通道引起的。肉毒杆菌毒素抑制突触前小泡的胞吐作用，从而阻断 ACh 的释放。乙酰胆碱扩散进入突触间隙，并与突触前和突触后的受体结合。乙酰胆碱受体分为烟碱型和毒蕈碱型受体。烟碱型受体是配体门控离子通道，可以使阳离子通过，而毒蕈碱型受体是 G 蛋白偶联受体，可以改变信号传导途径，如磷脂酶 C（PLC）的激活和 $K^+$ 通道的开放。突触后的烟碱型受体和 $M_1$、$M_3$、$M_5$ 毒蕈碱型受体是兴奋性的，而突触后的 $M_2$ 和 $M_4$ 毒蕈碱型受体是抑制性的。突触前的烟碱型受体促进 $Ca^{2+}$ 进入突触前的神经元，从而促进小泡融合和 ACh 释放；突触前的 $M_2$ 和 $M_4$ 毒蕈碱型受体抑制 $Ca^{2+}$ 进入突触前神经元，从而抑制膜融合和 ACh 释放。突触间隙的乙酰胆碱由膜上的胆碱酯酶降解成胆碱和醋酸盐。目前有许多 AChE 抑制剂，大多数临床上相关的抗胆碱酯酶药都是这种酶的竞争性抑制剂

库对于维持 ACh 释放的持续时间是十分必要的。在这两种储池中,释放递质库首先由装载新合成的 ACh 小囊泡来补充;这个过程将一些较老的释放递质库小囊泡替换至储备递质库。

## 胆碱能受体

ACh 释放进入突触间隙后,与两种受体中的一种结合,通常是在突触后细胞膜表面进行结合。毒蕈碱受体是具有七次跨膜区域的 G 蛋白偶联受体(G protein coupled receptors GPCR),而烟碱受体是配体门控的离子通道。**虽然毒蕈碱体与烟碱受体对相同的神经递质有相同的敏感性,但是这两类胆碱能受体在结构上几乎没有相似性。**

### 毒蕈碱受体

毒蕈碱型胆碱能传递主要发生于自主神经节、受自主神经系统副交感神经部分支配的终末器官以及 CNS。作为 GPCR,毒蕈碱受体跨膜转导信号并与 GTP 结合蛋白相互作用。由于所有毒蕈碱受体的激活作用都是通过 G 蛋白的作用产生的,所以与毒蕈碱相关的反应至少有 100~250ms 的潜伏时间(相反,烟碱受体通路的潜伏时间只有 5ms)。

G 蛋白被与毒蕈碱受体结合的激动剂激活后可以对细胞产生不同作用,包括腺苷酸环化酶的抑制(通过 $G_i$)和磷脂酶 C 的激活(通过 Gq/11),这两种作用都是通过 G 蛋白的 α 亚基介导的(第 1 章对这些信号机制进行了讨论)。毒蕈碱型的激动作用还可以通过 G 蛋白的 βγ 亚基调节离子通道。mAChR 主要的兴奋作用是增加特定钾离子通道的开放[G 蛋白偶联内部整流钾通道(G protein-modulated inwardly rectifying K channels,GIRK)],从而使细胞超极化。$G_i$ 蛋白的 βγ 亚基与通道结合并可以增加通道开放的概率。

毒蕈碱受体有五种不同的 cDNA,已经从人类细胞中分离和检测出来,用 $M_1 \sim M_5$ 表示。这些受体类型按照功能的不同分成两类。$M_1$、$M_3$ 和 $M_5$ 与负责兴奋磷脂酶 C 的 G 蛋白偶联,而 $M_2$ 和 $M_4$ 与负责腺苷酸环化酶抑制和 $K^+$ 通道激活的 G 蛋白偶联。每一类功能的受体根据它们对药理拮抗剂反应的不同来区分(表 10-1)。通常来讲,$M_1$ 在皮质神经元和自主神经节表达,$M_2$ 在心肌表达,$M_3$ 在平滑肌和腺体组织表达。因为刺激 $M_1$、$M_3$ 和 $M_5$ 受体可以使细胞兴奋,而刺激 $M_2$ 和 $M_4$ 受体可以抑制细胞的兴奋,因此可以预测受体亚基与细胞内 ACh 作用的相互关系。多种不同的毒蕈碱受体亚型证明 mAChR 激动剂对细胞的作用具有多样性。

**表 10-1　胆碱能受体亚型的特性**

| 受体 | 主要作用部位 | 反应 | 机制 | 激动剂 | 拮抗剂 |
|---|---|---|---|---|---|
| 毒蕈碱型 $M_1$ | 自主神经节 | 迟发性兴奋性突触后电位(EPSP) | $G_{q/11} \rightarrow PLC \rightarrow \uparrow IP3 + \uparrow DAG \rightarrow \uparrow Ca^{2+} + \uparrow PKC$ | 氧化震颤素 | 哌仑西平 |
| | CNS | 复合反应:至少有唤醒、注意、止痛 | | | |
| 毒蕈碱型 $M_2$ | 心脏:窦房结 | 减缓自动去极化;超极化 | $G_i$ 的 α 亚基→抑制 AC;$G_i$ 的 βγ 亚基→ $\uparrow K^+$ 通道(GIRK)开放 | | AF-DX 117 |
| | 心脏:房室结 | ↓传导速率 | | | |
| | 心脏:心房 | ↓不应期;↓收缩力 | | | |
| | 心脏:心室 | 收缩轻微↓ | | | |
| 毒蕈碱型 $M_3$ | 平滑肌 | 收缩 | 同 $M_1$ | | hexahydrosi-ladifenidol |
| 毒蕈碱型 $M_4$ | CNS | | 同 $M_2$;突触前受体;负反馈抑制 ACh 的释放 | | 喜巴辛 |
| 毒蕈碱型 $M_5$ | CNS | | 同 $M_1$ | | |
| 烟碱型 $N_M$ | 神经肌肉接点的骨骼肌 | 终板去极化;骨骼肌收缩 | nAChR $Na^+/K^+$ 通道开放 | 苯基三甲胺 | 筒箭毒 |
| 烟碱型 $N_N$ | 自主神经节 | 节后神经元去极化和放电儿茶酚胺分泌 | nAChR $Na^+/K^+$ 通道开放;突触后去极化和突触前其他受体相互作用,钙通道 | 二甲基苯基哌嗪 | 咪噻吩 |
| | 肾上腺髓质 | 复合反应:至少有唤醒、 | | | |
| | CNS | 注意、止痛 | | | |

胆碱能受体分成烟碱型和毒蕈碱型。烟碱受体都是配体门控的离子选择性通道,而毒蕈碱受体是 G 蛋白偶联跨膜受体。大多数受体的亚型存在特异性的药理学激动剂或拮抗剂,但是后者多数仅用于实验研究。

## 烟碱型受体

烟碱型乙酰胆碱受体(nAChR)通过称为**直接配体门控传导**的过程介导烟碱胆碱能的传递(图 10-2)。两个 ACh 分子与一个 nAChR 结合引起受体构象的变化,从而产生穿过细胞膜的单价选择性阳离子孔。激活的 nAChR 引发通道开放,该通道对 $K^+$ 和 $Na^+$ 具有相同的渗透性(由于静息膜电位与 $K^+$ 的能斯特电位接近,而远低于 $Na^+$ 的能斯特电位,因此通过开放的 nAChR 的离子主要是 $Na^+$)。$Ca^+$ 离子相对较小的通透性导致细胞内[$Ca^+$]的大幅度升高。因此,这些通道开放后,产生使细胞去极化的内部 $Na^+$ 流。多重 nAChR 刺激,产生动作电位,并引起电压依赖性钙通道的开放。而后者又可直接使 $Ca^+$ 通过 nAChR 孔进入细胞,导致多个细胞内信号通路的激活。

ACh 可以迅速从活化状态的受体分子中解离,而且胆碱酯酶可以快速地分解突触间隙中游离的(未结合)ACh(见下文),因此由 nAChR 介导的去极化过程非常短暂(<10ms)。尽管两个 ACh 分子结合的刺激可以引起通道开放,但是两个分子的解离并不是通道再次开放所必需的。第二个 ACh 分子与已经结合一分子 ACh 的受体结合导致通道再次开放。nAChR 结合以及通道开放的动力学在图 10-3 中进行了详细描述。

在结构上,烟碱型胆碱受体由五个亚基组成,每个亚基的分子量约为 40kd(图 10-2A)。nAChR 中各种类型的亚基已经鉴定出来,分别命名为 α、β、γ、δ 和 ε,亚基之间有 35%~50% 的同源性。NMJ 上的每一个受体都是由两个 α 亚基、一个 β 亚基、一个 δ 亚基、一个 γ 或者 ε 亚基组成(在成熟的骨骼肌神经肌肉接点上主要是 $α_2βεδ$,而 $α_2βγδ$ 主要在胚胎肌肉中表达)。激动剂分子结合至每个 α 亚基和相邻亚基之间形成的疏水口袋,这是乙酰胆碱分子结合到每个受体的结构基础。ACh 结合引起的 α 亚基构象变化导致孔内的整体变化,允许离子流通过受体(即开放通道)。

烟碱型胆碱受体除了可以应答 ACh 的结合而引起简单的开放和关闭外,还可以调节他们对不同 ACh 浓度下的应答反应。与神经递质产生的持续脉冲不同,在这个受体反应中只有短暂不连续的 ACh 刺激。根据前面所述,在正常情况下,一个关闭的处于静止状态的通道在双重 ACh 刺激下可以短暂开放,如果受体对 ACh 有较低的亲和力将导致 ACh 从受体上快速解离,并使受体恢复静止状态的构象。相应地,受体与 ACh 持续的接触将使受体发生变化,形成一个"脱敏"的构象,在这种状态下通道被锁定在关闭状态。脱敏状态在受体对 ACh 的亲和力大幅增长的时候也非常明显,从而使 ACh 在相对较长的时间里保持与受体结合的状态。ACh 与脱敏构象的长时间结合延迟受体向静止状态的转换,从而延长激动剂激活受体的时间。

自主神经节和中枢神经系统的烟碱型乙酰胆碱受体(称作 $N_2$ 或 $N_N$)与位于 NMJ($N_1$ 或 $N_M$)的受体相似,此外 $N_N$ 受

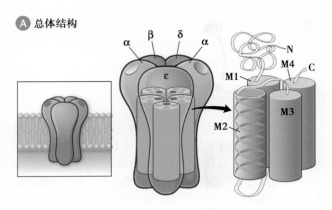

**A** 总体结构

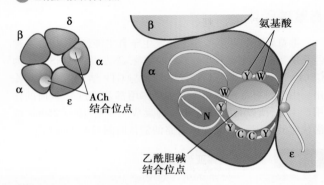

**B** 乙酰胆碱结合位点

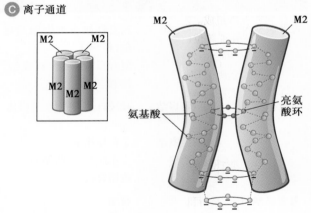

**C** 离子通道

**图 10-2  烟碱型胆碱受体的结构生物学。A.** 表示烟碱型胆碱受体的总体结构($N_M$ 型)和它的五个亚基($α_2βεδ$)。每个亚基都是由跨膜蛋白组成,这些跨膜蛋白都具有四个跨膜的(疏水的)α-螺旋区域($M_1$、$M_2$、$M_3$、$M_4$)。两个 α 亚基疏水的 N-端区域含有乙酰胆碱的结合位点。**B.** 乙酰胆碱结合位点见上图(插图:低倍放大)。标记的 α 亚基疏水区的氨基酸在乙酰胆碱结合中具有显著的作用。两个乙酰胆碱分子结合可以使构象发生变化,引起通道的开放。**C.** 五个亚基的 $M_2$ 区域全部面向蛋白质内部,共同形成跨膜通道(插图)。五个氨基酸(每个都形成 $M_2$ 亚基)形成的带三个阴离子的环吸引阳离子穿过通道。在中央,一个不带电荷的亮氨酸环(灰色)在受体对乙酰胆碱脱敏时用来关闭离子通道

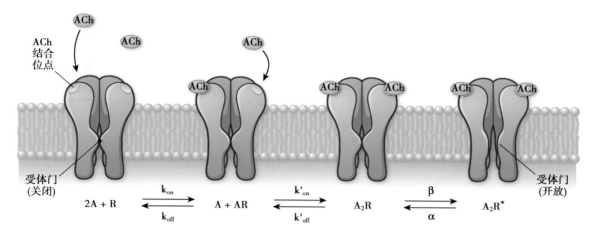

**图 10-3　烟碱型乙酰胆碱受体结合和通道开放的动力学。** 受体结合和通道开放状态之间的转换是完全可逆的,而且恢复原有的状态不必经历所有构象的改变。例如:有两个配基相连的受体可能失去其中一个配基,然后再结合一个配基来恢复其初始状态,而不需要两个配基都解离。A = 激动剂配体(ACh),R = 烟碱型 ACh 受体(关闭),$R^*$ = 烟碱型 ACh 受体(开放),$k_{on}$ = 第一个 ACh 分子与受体作用(结合)的速率常数,$k'_{on}$ = 第二个 ACh 分子与受体作用的速率常数,$k_{off}$ = 第一个 ACh 分子从受体解离的速率常数,$k'_{off}$ = 第二个 ACh 分子从受体解离的速率常数,β = 两个 ACh 受体结合后通道开放的速率常数,α = 通道关闭的速率常数。应当注意的是通道的打开和关闭比 ACh 与受体的结合和解离快得多,因此在激动剂与受体解离之前,已经结合两个 ACh 的受体通道可以多次开放和关闭

体由 α 和 β 亚基组成。然而复杂的是,在神经元组织中检测到九种不同的 α 亚单位($\alpha_2 \sim \alpha_{10}$)和三种 β 亚单位($\beta_2 \sim \beta_4$)。($\alpha_1$ 和 $\beta_1$ 是在 NMJ 中发现的不同亚基类型。)各种不同的 α 和 β 亚基的组合使得 CNS 和自主 nAChR 对药物产生多种反应。在 CNS 的突触前 nAChR 调节 ACh 和兴奋性及抑制性神经递质的释放,进而提高细胞内[$Ca^{2+}$],导致神经元钙通道的失活。

## 乙酰胆碱的降解

为了使乙酰胆碱可以快速并且反复的参与神经递质传递,就必须有一种机制来限制神经递质作用的持续时间。ACh 的降解不仅仅是避免不必要的相邻神经元或肌肉细胞活化所必需的,同时也是确保突触后细胞适时产生信号所必需的。由于突触间隙的 ACh 降解比 nAChR 激活的时间要快,所以单个受体分子可以明显区分两个连续的突触前释放反应。

胆碱酯酶是一种为人们所熟知的用于降解乙酰胆碱的酶。有两种胆碱酯酶,即乙酰胆碱酯酶(acetylcholinesterase,AChE)和丁酰胆碱酯酶(butyrylcholinesterase,BuChE;也称为**拟胆碱酯酶或非特异性胆碱酯酶**),广泛分布于全身各处。AChE 是 ACh 降解所不可缺少的,每个酶分子每分钟大约能够水解 $4 \times 10^5$ 个 ACh 分子,周转时间为 150μs,是已知的效率最高的水解酶之一。AChE 在突触后浓缩,其降解释放出的胆碱被有效地转运回突触前末端。BuChE 在乙酰胆碱降解中起次要作用;这种酶可以水解乙酰胆碱,但水解速度比 AChE 慢得多。有证据表明,BuChE 可能与 ACh 共同参与早期神经发育,也可能参与到阿尔茨海默病的发病机制中。鉴于 AChE 对胆碱能传递的重要性,一类作用于 AChE 的药物已经被开发出来,这就是**乙酰胆碱酯酶抑制剂**。

## 胆碱能神经传递的生理学作用

### 神经肌肉接点

乙酰胆碱是神经肌肉接点上主要的神经递质(图 10-4)。α 运动神经元释放的 ACh 与肌肉细胞膜上的烟碱型受体结合,使运动终板去极化。去极化的程度取决于 ACh 释放进入突触间隙的数量。ACh 的释放本质上是量子化的,也就是说 ACh 是由突触前的运动神经元以不连续的形式释放的。每一个量子 ACh 与单个突触小泡中的内含物是一致的,并可以引起运动终板微弱的去极化,即微型终板电位(miniature end-plate potential,MEPP)。在静止状态下,可以在运动终板上检测到零星分布的 MEPP,这与囊泡和运动轴突突触前膜融合引起的非激活状态的 ACh 释放有较低的基线水平相一致。相反,动作电位到达运动突触末梢后引起更多的囊泡(多达数千)与神经元的膜发生融合并释放 ACh。而在运动终板则产生相对较强的去极化,即终板电位(end-plate potential,EPP)(图 10-5)。EPP 的强度到达一定程度就将触发动作电位在整个肌纤维中扩散,从而产生单一的收缩

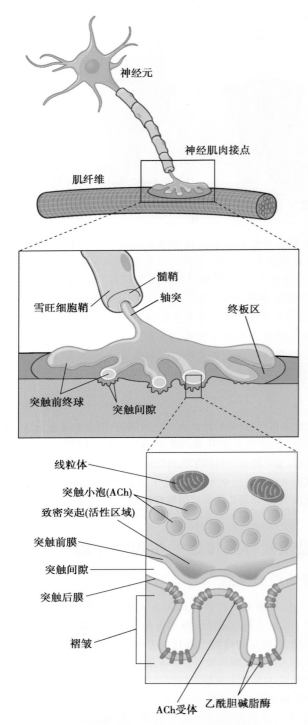

图 10-4　神经肌肉接点（NMJ）。在神经肌肉接点上，自主神经元支配一群肌纤维。由单个运动神经元支配的肌纤维区域指的就是终板区域。多种突触前末梢是从运动神经元的轴突延伸出来的。当运动神经元去极化时，它的突触小泡就与突触前膜融合，从而将 ACh 释放进入突触间隙。神经肌肉接点的 ACh 受体只有烟碱型受体，这些受体的激活引起肌细胞膜去极化和终板电位的产生

即触发"开关"。

乙酰胆碱在 NMJ 上的主要作用是引发肌肉收缩，另外还可以调节它自身在这个位点的作用。突触前的胆碱受体位于运动神经元的突触末梢，通过促进突触小泡从储备递质库向释放递质库转运而与 ACh 结合。在这个正反馈的环路中，ACh 的释放刺激更多 ACh 释放，这对于确保在神经高频刺激（大约 100Hz）下有足够的 ACh 释放是必要的。尽管存在这种机制，但是在持续高频刺激中每个神经冲动的 ACh 输出量迅速减小。幸运的是，由于过量 ACh 释放以及过量 ACh 受体的存在，所以安全范围非常宽。只有当 50% 或者 50% 以上的突触后受体脱敏时，才有可能在强直刺激（强直收缩抑制的现象）下观察到肌张力的下降。重要的是，拮抗剂如六甲双铵可以选择性阻断突触前胆碱受体的调节，从而阻止这种促进作用并在不同的正常状态下引起快速的强直收缩抑制的产生（图 10-6）。

## 自主效应

自主活动可分为**兴奋性**活动，即在静息状态下末梢器官的刺激，或是**阶段性**活动，即对变化的环境提高反应。通过自主神经节进行的神经传递是十分复杂的，在节后神经元可以观察到各种不同类型受体介导的膜电位复杂变化。这种全身的突触后冲动引起的突触前反应可以分为 4 个部分（图 10-7）。**突触后神经节反应中最主要的就是由烟碱型受体介导的迅速去极化**。这个机制与在 NMJ 中相似，就是内向电流引起的瞬间的兴奋性突触后电位（excitatory postsynaptic potential，EPSP），该电位在外周持续 10~50ms。显然，EPSP 的变化幅度只有几个毫伏，许多这种作用叠加在一起可以使突触后细胞膜电位达到阈值而产生动作电位（图 10-7A）。这三种神经节传递的作用可以调节这个主要的信号，分别是慢 EPSP、抑制性突触后电位（inhibitory postsynaptic potential，IPSP）和迟慢 EPSP。慢 EPSP 的潜伏期为 1 秒，是由 $M_1$ 毒蕈碱型 ACh 受体介导的。这个反应的持续时间可达 10~30 秒（图 10-7C）。IPSP 大多数是儿茶酚胺（多巴胺和去甲肾上腺素）刺激多巴胺受体和 α-去甲肾上腺素受体产生的（见第 11 章），而少数神经节中的 IPSP 是由 $M_2$ 毒蕈碱型受体介导的。IPSP 的潜伏期和持续时间通常与快 EPSP 和慢 EPSP 不同。迟慢 EPSP 是由钾电导降低所致，这个过程是由一种肽递质（血管紧张素、P 物质和促黄体激素释放激素）刺激受体诱导的。持续几分钟后，迟慢 EPSP 就会在对反复去极化敏感的突触后神经元长效调节中起作用。

由于自主神经节上存在如此复杂的去极化过程，所以药理学上对 IPSP、慢 EPSP 和迟慢 EPSP 具有选择性的药物通常不能阻止神经节传递，而只能改变传递的效率。例如：乙酰甲胆碱是一种毒蕈碱型受体激动剂，它对自主神经节有调节作用，其作用类似慢 EPSP 的刺激（见下文）。通过对 nAChR 的抑制介导快 EPSP，从而阻断通过自主神经节的兴奋性传递。

**所有的神经节阻断效果都是复杂的，这主要是由各种末梢器官上交感神经调节和副交感神经调节的相对优势决定的**（表 10-2）。例如：在睡眠时心脏主要由副交感神经来调节，

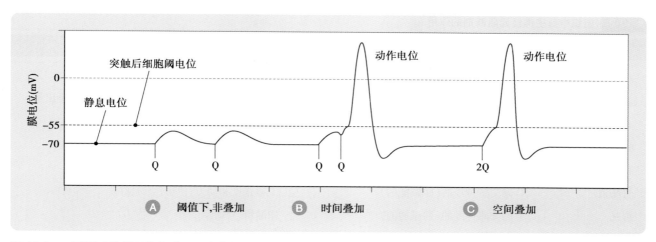

**图 10-5　乙酰胆碱的量子化释放和肌肉收缩。**肌肉收缩需要运动终板上足够浓度的乙酰胆碱积聚才能超过阈电位(典型的约 -55mV),从而使肌细胞去极化。局部去极化后,自我传播的动作电位产生,沿着肌纤维传播,导致肌肉收缩。A. 随着单个胆碱囊泡将其内含物释放到 NMJ,一个小的去极化(Q)即**微型终板电位**在肌肉局部产生。MEPP 不足以产生动作电位。当大量单个胆碱囊泡快速连续的(B)或者同时(C)将其内含物释放到 NMJ 后,产生足够多的去极化(即**终板电位**),当动作电位超过运动终板的阈值时,肌肉收缩。孤立的动作电位引起抽动,而一连串的动作电位则使肌肉持续收缩。注意,在这个例子中仅仅简单地用两个 MEPP 表示,而实际上要达到去极化的阈值需要的 MEPP 远远多于两个。在这个图中,x 轴是时间

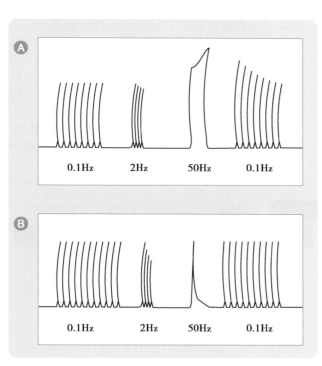

**图 10-6　强直收缩抑制和六甲双铵的作用。**A. 控制刺激作用。肌肉收缩的快速刺激依赖于突触前乙酰胆碱自调受体提供的正反馈,从而提高每次去极化时乙酰胆碱的释放量。图中显示的是控制肌肉对单电震刺激(0.1Hz)、四个成串的刺激(2Hz)和强直刺激(50Hz)引起的反应。正反馈可以增加强直刺激过程中每次去极化时 ACh 的释放量,从而增强肌肉收缩,在后继的单电震刺激过程中这种作用逐渐退回基线水平;B. 服用六甲双铵后的刺激。注意,虽然在六甲双铵存在时单个刺激(0.1Hz)引起的反应没有变化,但是该药可以阻碍正常状态下高频刺激(50Hz)产生的增强效应。这是六甲双铵对突触前末梢的乙酰胆碱自调受体拮抗的结果,该受体在正常状态下负责ACh 释放的正反馈

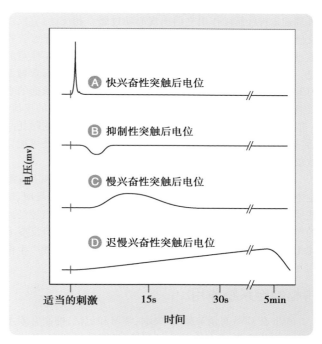

**图 10-7　自主神经节上的四种突触信号类型。**自主神经节对神经传递的反应十分复杂,它由许多不同神经递质和受体亚型介导并发生在若干个不同的时间段。A. 神经传递的基本模式是动作电位,动作电位是由足够强的(阈上的)兴奋性突触后电位(EPSP)产生的。快 EPSP 是由作用在突触后的烟碱型 ACh 受体上的腺苷酸环化酶介导的。B. 抑制性突触后电位(IPSP)是一种膜上的超极化反应。这个反应是由若干不同的突触后受体亚型——包括多巴胺受体、α-肾上腺素受体以及 M₂ 毒蕈碱型 ACh 受体——介导的。C. 慢 EPSP 是由 M₁ 毒蕈碱型受体介导的,它在去极化发生后有大约 1 秒的潜伏期,并且可以持续 10~30秒。D. 迟慢 EPSP 在去极化后可以持续数分钟。这个兴奋反应可能是由与乙酰胆碱一起释放的肽介导的

**表 10-2　组织中自主神经元阻断剂的作用**

| 部位 | 占优势的作用力 | 神经节阻断剂的作用 |
| --- | --- | --- |
| 小动脉 | 交感神经的(肾上腺素能的) | 血管舒张；↑外周血流量；低血压 |
| 静脉 | 交感神经的(肾上腺素能的) | 血管舒张；血液淤积；↓静脉血回流；↓心排出量 |
| 心脏 | 副交感神经的(胆碱能的) | 心动过速 |
| 虹膜 | 副交感神经的(胆碱能的) | 瞳孔放大 |
| 睫状肌 | 副交感神经的(胆碱能的) | 睫状肌麻痹(远视的聚焦) |
| 胃肠道 | 副交感神经的(胆碱能的) | ↓紧张度和动力；便秘；↓分泌物 |
| 膀胱 | 副交感神经的(胆碱能的) | 尿潴留 |
| 唾液腺 | 副交感神经的(胆碱能的) | 口干燥 |
| 汗腺 | 交感神经的(胆碱能的) | 无汗症 |

其**兴奋作用**可以减慢心率。因此，用适当高剂量的抗毒蕈碱剂阿托品作用于心脏的自主神经节，可以引起窦房结结处走神经的缓慢阻断，从而产生相对的**心动过速**。（需要注意的是在低剂量下，阿托品对中枢副交感神经的刺激作用占优势，在外周迷走神经解除作用之前出现**心动过缓**。）相反，血管仅由交感神经系统支配。正常的交感神经刺激作用引起血管收缩，所以神经节阻断作用可以使血管舒张。然而需要注意的是，上面所说的这个反应忽略了在许多终末器官中毒蕈碱型ACh受体的存在。当毒蕈碱型ACh受体受到拟胆碱剂的直接刺激时，通常介导一个可以被神经节阻滞剂阻断的反应。一般来说，血流动力学正常的健康人使用治疗剂量的阿托品后，在对心血管产生作用的同时导致轻度心动过速，还可能导致皮肤潮红，而对血压没有太大的影响。

毒蕈碱型受体亚型在内脏平滑肌、心肌、分泌腺和上皮细胞中表达，这些器官组织对胆碱能刺激可有多种不同反应，这些反应见表10-3。一般来说，这些终末器官的反应比神经元的作用占优势。也就是说，系统给予拟胆碱剂后，全身反应大体相似，都是由这些神经节后效应器位点的直接刺激产生作用，而且通常不同于由神经节刺激引起的反应。

## 中枢神经系统作用

ACh在CNS有调节睡眠、失眠、学习和记忆，抑制脊索水平的疼痛的功能；并且在神经可塑性、早期神经发育、免疫抑制和癫痫中发挥重要作用。烟碱受体和毒蕈碱受体都在中枢神经元中表达。烟碱受体作为突触前**异源受体**主要参与调节其他神经递质的释放，如：谷氨酸，而毒蕈碱突触前受体主要是调节ACh释放的自身受体。在过去二十年中，在对神经元烟碱型受体的亚单位及分子功能的多样性；CNS中不同类型的神经元受体亚型的解剖学分布和功能上存在的重大问题，以及这些受体在疾病和尼古丁滥用状态下(吸烟)的变化方面都有了更多的认识。

作为上行网状激活系统的一部分，胆碱能神经元在觉醒和注意力方面有十分重要的作用(图9-8)。在失眠和快速眼动睡眠(REM)过程中，整个大脑的ACh水平上升，而在精力

不集中和非快速眼动睡眠/慢波睡眠(slow-wave sleep, SWS)中ACh水平下降。在觉醒状态下，脚桥核、侧面被盖核和迈纳特基底核(nucleus basalis of Meynert, NBM)的胆碱能投射全部活化。由于NBM投射广泛分布于皮质和海马(图9-8)，因此NBM的活化引起整体ACh水平的升高。乙酰胆碱可以显著提高皮质靶细胞输入的兴奋性作用，而不影响神经元的基本活性，这一作用很可能来自兴奋神经递质释放的调节。这种预处理可以改善这类神经元处理输入信号的能力。对于整个大脑来说，可以提高对刺激的反应能力。

胆碱能与记忆过程的相关性已经由不同的实验模型所证实。但是在失眠时提高ACh水平有益于记忆的编码过程，即海马介导的巩固过程，而当ACh水平在最低点时，SWS有利于情节外显记忆。在SWS过程中如果人为的保持ACh水平

**表 10-3　外周组织中乙酰胆碱对毒蕈碱型受体的作用**

| 组织 | 乙酰胆碱的作用 |
| --- | --- |
| 脉管系统(上皮细胞) | 一氧化氮的释放和血管舒张 |
| 眼虹膜(瞳孔括约肌) | 收缩和瞳孔缩小 |
| 睫状肌 | 收缩和对近视时晶状体的调节 |
| 唾液腺和泪腺 | 唾液和泪液的分泌 |
| 支气管 | 收缩；↑分泌物 |
| 心脏 | 心动过缓，↓传导速率，高剂量时房室传导阻滞，↓收缩性略 |
| 胃肠道 | ↑紧张度，分泌物；括约肌松弛 |
| 膀胱 | 逼尿肌收缩；括约肌松弛 |
| 汗腺 | 出汗 |
| 男性生殖器官 | 勃起 |
| 子宫 | 可变的 |

升高(如通过给予胆碱酯酶抑制剂),新的学习和情节记忆的巩固过程将被打破。当前对于 ACh、睡眠和记忆之间相互作用的理解如下所述。在觉醒状态下,ACh 通过抑制先前储存记忆的唤回来阻断原始学习过程中海马的介入(从干扰新的编码过程来阻断它们),但是这些抑制剂的释放是新的记忆巩固所必需的。在睡眠(尤其是 SWS)过程中,较低的 ACh 水平是适当巩固新的后天记忆所需的,这是因为需要有更强的兴奋性反馈传递在大脑皮质区域中使记忆再现来巩固记忆。因此睡觉对于记忆是有帮助的,因为睡觉是记忆所需的,至少可以改善记忆。

临床上 ACh 对于认知功能十分重要,这将通过阿尔茨海默病(alzheimer's disease,AD)和其他神经退行性痴呆,包括路易体痴呆(Lewy body dementia,DLB)和帕金森病痴呆(Parkinson's disease with dementia,PDD)的病理生理学机制及其治疗进行阐述。神经退行性痴呆和脑损伤造成中枢胆碱功能障碍。在这种状况下,患者表现出认知、功能和行为上的缺陷,这些多少都与胆碱缺乏和使用胆碱前体药物进行治疗有关。乙酰胆碱抑制剂治疗 AD 症状就是一个例子。

乙酰胆碱还可以通过脊髓伤害性信息传递的抑制发挥疼痛信号调节的作用。位于延髓头端腹内侧的胆碱能神经元在整个脊髓水平上延伸到背角的表面,该部位是感觉传入通路中次级神经元存在的位置。由胆碱能神经元释放的 ACh 被认为是可以与位于特异性针对疼痛的次级感觉神经元上的毒蕈碱 ACh 受体结合,来抑制动作电位在这些细胞中的传导,从而达到止痛的效果(见第 18 章)。临床上,ACh 止痛的作用可以采用向脊髓液中注射 AChE 抑制剂的方法来证明。

ACh 还存在与它的神经递质作用无关的 CNS 作用。ACh 可以抑制神经突触生长。在神经元发展的早期阶段,AChE 水平升高。ACh 在雏形肢芽和肌节中的存在也表明这个复合物在形态发生中的作用。大鼠胆碱能神经元在发育过程中如果受到损伤会引起皮质异常,包括椎体细胞树突生长和定位的异常、皮质连接性的改变和严重的认知缺陷。这些异常的表现也可以在胎儿酒精综合征和 Rett 综合征中观察到,在这两种疾病中大脑胆碱能神经元数量急剧下降。还有一些证据证明 ACh 具有免疫调节作用,比如免疫系统中许多细胞兼备释放 ACh 和表达 ACh 受体的功能。另外,烟碱型 ACh 受体基因的突变与常染色体显性遗传的夜间额叶癫痫(autosomal dominant nocturnal frontal lobe epilepsy,ADNFLE)有关也已经被证实。这个在癫痫病研究中具有里程碑意义的发现首次证实配体门控离子通道的改变可以引起癫痫。

### 非神经元胆碱能系统

各种非神经组织和器官的细胞产生非神经性乙酰胆碱(non-neuronal Ach,NN-ACh)。NN-ACh 以自分泌和旁分泌的方式作用于烟碱和毒蕈碱 ACh 受体,这些受体表达在相邻的 ACh 产生细胞或效应细胞上。非神经元胆碱能系统(non-neuronal cholinergic system,NNCS)调节生理过程包括细胞的生长、黏附、迁移和分化。NNCS 功能障碍能够导致多种器官疾病,包括皮肤(如特应性皮炎、天疱疮、牛皮癣、白癜风)、泌尿(如膀胱过度活跃综合征)、肠胃(如胃食管反流、消化性溃

疡、胰腺炎)、免疫(如干燥综合征、类风湿性关节炎、败血症)、肺(如哮喘、慢性阻塞性肺病、囊性纤维化)、骨骼肌(如骨质疏松症、腱肌病)、生殖(如精子运动障碍)和心血管系统(如动脉粥样硬化)。在某些情况下,抗胆碱能药物已经成为标准的治疗方式。然而,对于大多数器官来说,NNCS 的作用有待进一步界定,针对 NNCS 的特异治疗措施有待发展。

## 药理学分类及药物

由于乙酰胆碱的复杂作用使其难以获得选择性作用,因此胆碱能传递的药理作用成功率有限。例如:许多胆碱能药物可以通过去极化阻断的机制刺激和阻断胆碱能受体(见下文)。因此,在过去的一个世纪中,仅仅发现一小部分用于临床的拟胆碱药和抗胆碱药物。这些药物主要用于:①胃肠蠕动的调节;②口干燥;③青光眼;④运动病和抗呕吐;⑤神经肌肉病如重症肌无力和兰伯特-伊顿综合征;⑥急性神经肌肉阻滞及其逆转;⑦在主动脉夹层心脏病中的神经节阻滞剂;⑧张力障碍(如斜视)、头痛和疼痛综合征;⑨迷走神经介导的心动过缓的逆转;⑩瞳孔放大;⑪慢性阻塞性肺病中的支气管扩张剂;⑫膀胱痉挛和尿失禁;⑬对于皮肤线条和皱纹的美容作用;⑭老年性痴呆、认知功能障碍和痴呆等疾病的治疗。

单个拟胆碱药和抗胆碱药在药理学性质上的微小差别使它们在治疗应用上有很大的差异。对于多数使用的药物来说,其反应的相对选择性取决于药效学和药动学因素,包括本身与受体亲和力的差异、生物利用度、组织的定位和对降解作用的抵抗力。这些差别来自分子结构和药物所带电荷的不同。例如:哌仑西平的结构使得它与 $M_1$ 毒蕈碱型受体(位于自主神经节)结合的亲和力高于 $M_2$ 和 $M_3$ 受体(位于副交感神经终末器官)。所以该药物在临床用剂量时的主要作用是神经节阻断(表 10-1)。类似的,在乙酰胆碱上加上一个甲基团生成乙酰甲胆碱,乙酰甲胆碱对 AChE 的降解作用有更强的抵抗力,因此其作用有更长的持续时间。带电荷的药物如毒蕈碱通常不能穿过膜屏障,除非有特异性转运体可以转运药物,否则这类需要穿过胃肠黏膜和血-脑脊液屏障的药物吸收会遇到明显的障碍。因此这类药物对 CNS 有微弱作用或没有作用。相比之下,亲脂性药物对 CNS 有非常好的穿透性。举一个例子,毒扁豆碱具有很高的 CNS 透过性,这使得这种药物成为治疗抗胆碱药使用过量的代表性药物。

下面将根据作用机制对药物进行讨论。对于每种药物,都以药物的选择性为基础来说明它在治疗上的用途。

## 乙酰胆碱抑制剂的合成、贮存、释放

抑制乙酰胆碱合成、储存或释放的药物目前才刚开始在临床上使用(图 10-1)。密胆碱-3 阻断高亲和力的胆碱转运体,从而阻碍 ACh 合成所需胆碱的摄取。vesamicol 阻断 ACh-$H^+$ 反向转运体,从而抑制将 ACh 转运到囊泡的过程,阻碍 ACh 的储存。不过这两种化合物仅仅在研究工作中被使用。肉毒杆菌毒素 A 由肉毒杆菌产生,它可降解 SNAP-25 从而阻

碍突触小泡与轴突末梢膜（突触前）的融合。目前这种诱导麻痹的性质主要用于治疗与肌肉紧张度增加相关的一些疾病，如斜颈、弛缓不能、斜眼、眼睑痉挛和其他的局部张力障碍。现在也已经证明肉毒杆菌毒素可以用于面部线条和皱纹的美容治疗，并且越来越多地用于治疗各种头痛和疼痛综合征（例如：通过鞘内传递进入脊髓液）。由于在多种神经末梢中，肉毒杆菌毒素可以降解与突触小泡融合通用的一种蛋白，因此除了 ACh，它还作用于各种神经递质的释放。

## 乙酰胆碱酯酶抑制剂

这类药物可以与 AChE 结合并抑制 AChE，从而提高突触间隙中内源性释放的 ACh 浓度，蓄积的 ACh 随后激活邻近的胆碱能受体。因为它们通常并不直接激活受体，因此这类药物也被称为**间接作用**的 ACh 受体激动剂。需要特别注意的是有一些 AChE 抑制剂也有直接作用。例如：有一种四价的氨基甲酸酯新斯的明，不仅可以阻断 AChE，也可以与位于神经肌肉接点的 nAChR 结合并将其活化。

### 结构类型

所有间接作用的胆碱激动剂都可以通过与乙酰胆碱酯酶的活化位点结合来干扰 AChE 的功能。这类药物有三种结构类型：①含有季铵基团的简单醇；②具有三个或四个铵基结构的氨基甲酸酯；③磷酸的有机衍生物（图 10-8）。这三个结构类型的药物在功能上最大的不同是药代动力学方面的差异。

滕喜隆是一个通过与酶活性位点可逆结合来抑制 AChE 的简单醇。由于乙醇和 AChE 之间的结合是非共价的，所以该酶-抑制剂复合物只能维持 2~10 分钟，从而引起相对快速而完全的可逆性阻断作用。

氨基甲酸酯类的新斯的明和毒扁豆碱可以被 AChE 水解，因此药物与酶之间形成不稳定的共价键。然而，这个反应的速率比水解 ACh 慢好几个数量级。形成的酶-抑制剂复合物的半衰期大约为 15~30 分钟，有效的抑制作用可以持续 3~8 小时。

有机磷酸盐如二异丙基氟磷酸的分子结构类似于羧酸脂水解形成的过渡态化合物。这些化合物由 AChE 水解，但是形成的磷酸酶复合物非常稳定，其半衰期达数百小时。另外，酶-有机磷酸盐复合物经历一个老化的过程，在这个过程中的抑制剂氧-磷键自发断裂，在酶和抑制剂之间形成更强的结合作用。一旦发生老化，AChE 抑制的持续时间将更长。因此，有机磷酸盐的抑制基本上是不可逆的，机体必须合成新的 AChE 分子来恢复 AChE 活性。然而，如果在老化发生之前给予较强的亲核性物质（如解磷定），可能使受抑制的 AChE 恢复酶的功能。

### 临床应用

乙酰胆碱酯酶抑制剂有多种临床用途，如：①增加神经肌肉接点的传导；②增加副交感神经的张力；③提高中枢的胆碱能活力（如治疗 AD 的症状）。

AChE 抑制剂可以提高内源性 ACh 的活性，而神经肌肉接点的主要缺陷是 ACh 或 AChR 数量的不足，因此 AChE 抑制剂对于神经肌肉接点的疾病特别有效。在重症肌无力中，自身抗体的产生可以抑制 $N_M$ 受体。这些抗体既可以诱导 $N_M$ 受体的内摄作用又可以阻断 ACh 对受体的激活。因此，患有重症肌无力的患者将出现明显的无力（回顾案例中对奥朴战凯酋长的描述）。兰伯特-伊顿综合征也是典型的肌无力，但是这种病是由自身抗体对 $Ca^{2+}$ 通道的阻滞引起的。突触前的 $Ca^{2+}$ 输入及继发的 ACh 释放对轴突末梢去极化的响

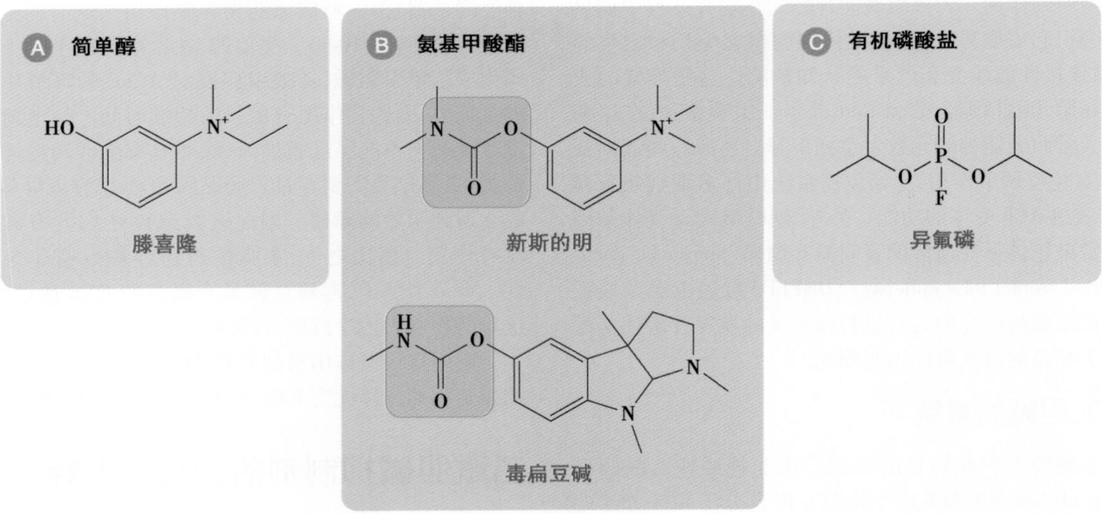

**图 10-8　乙酰胆碱酯酶抑制剂的结构分类。**胆碱酯酶抑制剂按其结构分为三类。A. 简单醇，如滕喜隆是一种具有较短半衰期的 AChE 抑制剂。滕喜隆用于重症肌无力以及其他神经肌肉接点疾病的诊断。B. 氨基甲酸酯能被 AChE 水解。引起氨基甲酸酯和 AChE 之间形成共价键，从而使 AChE 有较长的半衰期。新斯的明是用来治疗重症肌无力的药物，而且在外科手术中或手术结束之后，可以用来消除烟碱型胆碱受体拮抗剂诱导的麻痹。由于毒扁豆碱具有很好的 CNS 透过性，因此它是治疗抗胆碱药中毒时非常好的选择。C. 有机磷酸盐可以与 AChE 形成非常稳定的磷-碳键，从而引起 AChE 不可逆的失活。因此，许多有机磷酸盐毒性极强

应减弱。某些抗胆碱药,如筒箭毒碱,也可以作为 nAChR 的竞争性拮抗剂起作用,阻止 ACh 与受体结合并引起胆碱能传递的非去极化型阻断,从而引起肌无力甚至麻痹。胆碱酯酶抑制剂(如在概述的案例中使用的毒扁豆碱)可以提高位于神经肌肉接点的内源释放的 ACh 浓度来增加 ACh 信号,从而改善以上所述的三种状况。

由于 ACh 和 $N_M$ 受体的结合可以导致肌细胞去极化,因此对于那些通过诱导持续地去极化来引起麻痹的药物来说,AChE 抑制剂不能逆转这些药物引起的反应,如氯化琥珀胆碱(见下文)。实际上,如果是去极化的阻断,非常高剂量 AChE 抑制剂可以加剧已有的肌无力和麻醉。因此,在开始治疗之前明确引起肌无力的原因是十分重要的。短时作用的 AChE 抑制剂如滕喜隆就是用于这方面诊断的理想试剂。如果阻断作用是由竞争性 AChR 拮抗剂或者重症肌无力及兰伯特-伊顿综合征等疾病引起的,那么滕喜隆可以缓解这种无力的症状。相反,如果服用滕喜隆后肌力进一步下降,那么就要怀疑可能是去极化的阻断。滕喜隆半衰期很短,这确保在第二种情况下病情加剧的状况只能维持很短的时间。对于重症肌无力的长期治疗来说,长效的 AChE 抑制剂是首选药物,如吡斯的明、新斯的明和安贝氯铵。

AChE 抑制剂通过加强靶组织副交感神经的作用来介导其他的治疗作用。对眼角膜局部应用 AChE 抑制剂,这可以通过促进房水外流来降低眼压。在胃肠道系统中,AChE 抑制剂的主要作用是通过增加奥尔巴赫神经丛的神经节传导来提高平滑肌动力,然而这些药物也诱导胃酸和唾液的分泌。新斯的明是这方面应用中最流行的药物,它可以明显缓解腹胀。胆碱酯酶抑制剂在逆转抗胆碱药物中毒中的应用也已经被确立。对于这个适应证来说,最典型的药物就是毒扁豆碱,毒扁豆碱具有叔胺结构,可以进入大脑和脊髓,并在这些部位发挥作用来缓解抗胆碱药物中毒对 CNS 的作用。

胆碱酯酶抑制剂也可以用来治疗 AD 和其他情况引起的痴呆(如帕金森痴呆、弥漫性路易体痴呆、皮质下缺血痴呆)、脑损伤(如脑外伤)和认知障碍的症状(如与多重硬化症和精神分裂症有关的认知障碍)。多奈哌齐和利斯的明是第二代乙酰胆碱酯酶抑制剂,用于治疗轻度、中度和重度 AD 痴呆症;加兰他敏是第二代乙酰胆碱酯酶抑制剂,用于治疗轻度和中度 AD 痴呆症。利斯的明也被美国食品药物监督管理局(FDA)批准用于帕金森病合并痴呆的治疗。他克林是第一代乙酰胆碱酯酶抑制剂,目前已不再临床使用。它的缺点是每天给药四次并且有潜在的肝毒性。

短期(24~52 周)和长期的临床疗效研究证实以上 AChE 抑制剂能适度改善认知、功能和行为缺陷病症。这些药物在作用机制和药代动力学方面有一定差别(表 10-4),但是在治疗 AD 的疗效上无显著不同。例如:利斯的明是一种假不可逆的胆碱酯酶抑制剂,这是因为它可以与 AChE(和 BuChE)形成不稳定的氨基甲酰复合物,在共价键断裂之前可以使 AChE 失活。目前,利斯的明有两种给药方式,通过口服一日两次,经皮给药一日一次。加兰他敏既是一种可逆的乙酰胆碱酯酶抑制剂,又是一种变构(增强)烟碱受体配体。所有这些药物表现为线性动力学,而且它们的 $T_{max}$ 值和消除半衰期在老年患者中表现延长。

进行适当的慢滴定后,这些药物普遍具有较好的耐受性和良好的不良反应范围(他克林除外,有报道显示他克林有肝毒性,所以现在很少使用)。虽然这些药物对 CNS 的 AChE 多少有一些选择性,但是最常见的不良反应——包括恶心、呕吐、厌食、胃胀气、稀便、腹泻和腹部痉挛——与胃肠道外周的拟胆碱作用有关。利斯的明经皮给药途径也可引起用药部位皮肤刺激、泛红或皮疹。有 5%~20% 的患者在使用 AChE 抑制剂后产生不良反应,这种反应通常较缓而短暂,与剂量和剂量升高比率有关。饭后或与美金刚(一种 NMDA 通路阻断剂,用于治疗中度到重度的 AD)联合服用,可使 AChE 抑制剂的肠道不良反应降至最小。而通过每天变换贴服的不同部位,使利斯的明经皮给药的不良反应降至最小。这些药物可能增加了晕厥的危险,特别是在个体差异和过量用药的情况下。这些药物对于患有不稳定的或严重的心脏病、失控性癫痫以及消化性溃疡的患者禁用。

## 受体激动剂

所有的胆碱能受体激动剂都可以与胆碱能受体的 ACh 结合位点结合。受体激动剂可以分为毒蕈碱型和烟碱型受体选择性药物,而实际上这些药物都存在一些交叉反应。在临床上毒蕈碱型受体激动剂在哮喘的诊断中使用或者作为缩瞳药使用,而烟碱型受体激动剂用于肌肉麻痹的诱导。

**表 10-4** 多奈哌齐、利斯的明、利伐司他明透皮贴片、加兰他敏和加兰他敏 ER 的药物代谢动力学和机制特点

| 药物 | 生物利用度 (%) | Tmax (h) | 清除半衰期 (h) | 肝代谢 | 可逆的 AChE 抑制 | 其他拟胆碱作用 |
|---|---|---|---|---|---|---|
| 多奈哌齐 | 100 | 3~5 | 60~90 | 是 | 是 | — |
| 利斯的明 | 40 | 0.8~1.8 | 2 | 否 | 否* | BuChEI |
| 利斯的明贴片 | 55~65 | 3.4 | 8~12 | 否 | 否* | BuChEI |
| 加兰他敏 | 85~100 | 0.5~1.5 | 5~8 | 是 | 是 | nAChR 激动剂 |
| 加兰他敏 ER | 85~100 | 4.5~5 | 25~35 | 是 | 是 | nAChR 激动剂 |

\* 利斯的明是 AChE 和 BuChE 的"假不可逆"抑制剂。Tmax,达到最大血浆浓度的时间;AChE,乙酰胆碱脂酶;BuChEI,丁酰胆碱酯酶抑制剂;nAChR 激动剂,中枢神经系统中乙酰胆碱受体的变构(增强)配体。

## 毒蕈碱型受体激动剂

这些药物按照结构分为胆碱酯类和生物碱类（图 10-9）。胆碱酯是带电荷的高亲水性分子，其口服吸收效果差，不能分布到 CNS。胆碱酯包括乙酰胆碱、乙酰甲胆碱、**奥昔布宁**和贝胆碱（表 10-5）。乙酰胆碱的作用范围宽，而且可以被 AChE 和拟胆碱酯酶极其迅速的水解，因此在临床条件下不能使用。

乙酰甲胆碱对 AChE 水解作用的耐受性至少是 ACh 的三倍。该药具有对心血管毒蕈碱型胆碱能受体相关的选择性，而且对烟碱型胆碱受体几乎没有亲和力。尽管乙酰甲胆碱可以刺激受体在心血管组织的表达，但是这个反应的强度是不可预测的。这限制它作为血管舒张的或者强心的拟迷走神经药[即模拟强心剂对迷走神经（副交感神经）刺激作用的药物，其典型的作用有治疗心动过缓、收缩性下降以及代偿的交感神经反射]的使用。当前，乙酰甲胆碱仅仅用于哮喘的诊断。在该药使用过程中，支气管的高反应性是哮喘的典型特征，这可以引起拟副交感神经药对支气管作用的放大（第48章）。

卡巴胆碱和贝胆碱可以耐受胆碱酯酶，这是因为在这两种药物中，甲氨酰基取代了 ACh 上的乙酰基（图 10-9）。这种对 AChE 的耐受性，延长了药物的作用时间，并且使整体药物有时间分布到血流量低的区域。卡巴胆碱可以促进与其他胆碱酯相关的烟碱作用。但是该药不能全身用药，因为它在自主神经节的烟碱作用将引起不可预知的反应。这种药物主要在局部作为缩瞳药使用，在青光眼的治疗上非常具有代表性。该药在眼虹膜上的局部应用会引起瞳孔收缩和眼压降低。

贝胆碱对毒蕈碱型胆碱能受体几乎具有完全的选择性。该药用于促进胃肠道和尿道动力，尤其是对手术后、产后和药物相关的尿潴留以及神经源性膀胱张力减退的治疗中效果明显。

与胆碱酯类不同，生物碱类在结构上的变化很大。有一些是双亲性的而其他大都是带电荷的。这类药物绝大多数是叔胺类化合物，尽管有一些是由质子化的或不带电荷的氮原子取代 ACh 中心的 N 形成的季胺类化合物。叔胺生物碱类的双亲性使这类药物可以通过胃肠黏膜吸收并可以渗透进入 CNS。毒蕈碱是季胺生物碱类的一个典型，它具有较差的生物利用度，这是它带有电荷的性质造成的。

大部分生物碱主要用于药理学研究。临床上最常使用的生物碱是毛果芸香碱，它是一种缩瞳剂和治疗口干燥症的催涎剂。西维美林是一种 $M_1$ 和 $M_3$ 激动剂，用于治疗舍格伦综合征（Sjögren's syndrome，即干燥综合征）的口干燥。

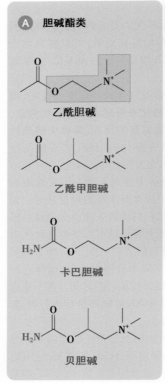

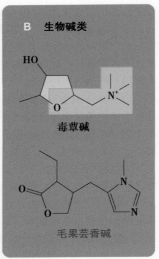

A 胆碱酯类　乙酰胆碱　乙酰甲胆碱　卡巴胆碱　贝胆碱

B 生物碱类　毒蕈碱　毛果芸香碱

**图 10-9　毒蕈碱受体激动剂的结构类型。** 毒蕈碱型受体激动剂分为胆碱酯和生物碱类。A. 胆碱酯类全都是带电荷的分子，因此几乎没有 CNS 的透过性。乙酰甲胆碱可以高度拮抗 AChE，主要用于哮喘的诊断。卡巴胆碱具有烟碱型和毒蕈碱型受体的双重活性，它只能在局部用于青光眼的治疗。贝胆碱对毒蕈碱型受体有高度选择性，它可以用来促进胃肠和膀胱的动力。用蓝色标出的是药物分子中不同于乙酰胆碱的种类；B. 生物碱类具有高度可变的结构，有一些具有非常好的 CNS 透过性。毒蕈碱本身就是毒蕈碱型受体的激动剂，它是一种结构上与乙酰胆碱相似的生物碱（框中区域）。到目前为止，毛果芸香碱是唯一一种临床上使用的生物碱类毒蕈碱型受体激动剂。它用来治疗患有斯耶格伦氏综合征和放射综合征患者的口干燥症。西维美林是 $M_1$ 和 $M_3$ 激动剂，也对斯耶格伦氏综合征相关的口干燥症有疗效

**表 10-5　胆碱酯相关的药理学性质**

| 酯 | 对 AChE 的易感性 | 心脏活动 | 胃肠道活动 | 泌尿活动 | 眼部活动（典型的） | 阿托品拮抗 | 烟碱活性 |
|---|---|---|---|---|---|---|---|
| 乙酰胆碱 | +++ | ++ | ++ | ++ | + | +++ | ++ |
| 乙酰甲胆碱 | + | +++ | ++ | ++ | + | +++ | + |
| 卡巴胆碱 | − | + | +++ | +++ | ++ | + | +++ |
| 贝胆碱 | − | ± | +++ | +++ | ++ | +++ | − |

注：所有反应都是由毒蕈碱受体而非烟碱的活性介导的。"−"：可忽略的活性。"±"：不可预知活性。

## 烟碱型受体激动剂

琥珀胆碱是一种对烟碱型受体具有高亲和力的胆碱酯，它对 AChE 有耐受性。在外科手术中该药通过去极化阻断的方式产生麻醉。任何直接的 nAChR **激动剂**都可以产生这种作用，这是因为这种药物可以激活受体相关通路并产生细胞膜的去极化作用。要想产生去极化的阻滞作用，这种药物必须持久地存在于神经效应器接点上，并且持续激活烟碱型受体通道。注意这个反应与标准的动作电位和终板电位产生的去极化方式不同，在动作电位和终板电位的产生过程中，ACh 在神经肌肉接点只存在非常短的时间。

整个过程是一个短暂的兴奋期，表现为肌细胞的肌束震颤，接着出现弛缓性麻痹。产生麻痹有两个原因。第一，开放的胆碱能通道保持细胞膜处于去极化状态，进而影响电压门控钠通道的失活，使其无法支持进一步的动作电位的产生。

第二，激动剂结合的 nAChR 自发脱敏，阻止其开放和响应。由于这种机制的存在，包括 ACh 在内的任何一种 nAChR 激动剂在足够高的浓度下都可以产生去极化阻滞作用。一般来说，琥珀胆碱的去极化阻滞作用仅能维持较短的时间，因为延长去极化的时间会造成危及生命的电解质失衡（由延长 Na$^+$ 内流和 K$^+$ 外流的时间引起）。表 10-6 比较去极化和非去极化 NMJ 阻滞剂的作用。

去极化阻滞的概念适用于所有的胆碱能受体，**而不仅仅限于 NMJ**。例如：这种机制解释了为何在高水平的激动剂（如烟碱，它对烟碱受体具有选择性）刺激下位于自主神经节的拟副交感神经激活作用反而受到抑制。诱导去极化阻滞的电位与 nAChR 激动剂产生的不可预知的作用有部分关系。尽管毒蕈碱受体激动剂也能引起自主神经节的去极化阻滞，但这种作用被其他神经效应器部位的绝大多数副交感神经反应所掩盖。

胆碱能药物和毒药的毒性作用详见知识框 10-1。

**表 10-6　非去极化与去极化 NMJ 阻滞剂的比较**

| 作用 | 非去极化 | 去极化 |
|---|---|---|
| 运动终板上的作用 | 增加对 ACh 激活的阈值；无去极化 | 部分的；持续去极化 |
| 早发性兴奋对肌肉的作用 | 无作用 | 短暂的自发性收缩 |
| 局部阻滞时肌肉对强直刺激的反应 | 持续性收缩差 | 持续性收缩较好 |
| 预先给予竞争性 NMJ 阻滞剂的作用 | 累加作用 | 拮抗作用 |
| 预先给予去极化 NMJ 阻滞剂的作用 | 没有作用或者拮抗作用 | 没有作用或者累加作用 |

**知识框 10-1　胆碱能毒性**

胆碱能药物根据其作用机制（例如毒蕈碱和烟碱的刺激）、剂量与作用时间、吸收途径、CNS 渗透、代谢来发挥毒性作用。

**毒蕈碱胆碱能毒性**

服用毒蘑菇（例如丝盖伞属的蘑菇）和毛果芸香碱会引起毒蕈碱样的急性中毒。毒蕈碱过度刺激产生的不良反应症状在 15～30 分钟内出现，包括恶心、呕吐、腹泻、多汗、多涎、皮肤潮红、反射性心动过速（有时心动过缓）和支气管痉挛。中毒后可以通过阿托品竞争性阻滞来发挥治疗作用。

**烟碱型胆碱能毒性**

吸烟和服用杀虫剂可引起尼古丁急性中毒，产生 CNS、骨骼肌终板以及心血管系统的不良反应。急性烟碱样中毒能引起 CNS 过度兴奋（发生癫痫症状并发展至昏迷及呼吸中断），骨骼肌去极化阻断（呼吸中断）和心血管异常（高血压和心律失常）。仅 40mg 尼古丁（相当于 1mg 纯液体尼古丁或从两根普通香烟中提取的尼古丁）就足以致命，对于未成年人更加危险。治疗方面，包括镇痛剂和强制通风。阿托品能够用于阻断副交感神经的刺激。

**胆碱酯酶抑制剂毒性**

暴露于有机磷杀虫剂，易造成急性胆碱酯酶抑制剂中毒，在发展中国家和儿童这一现象更为突出。中毒起初，症状与毒蕈碱样中毒一样，包括呕吐、腹泻、多汗、多涎、瞳孔缩小和支气管痉挛。随后，出现烟碱样中毒症状，包括 CNS 过度兴奋引起的谵妄和癫痫以及神经肌肉去极化阻断引起的呼吸功能损害。治疗方法包括紧急维持生命特征（特别是维持呼吸系统完整性）、清除净化有毒物质、阿托品治疗中毒症状、给予解磷定（PAM）使有机磷-胆碱酯酶复合物恢复成有活性的酶（主要作用骨骼肌神经肌肉接点；解磷定不容易渗透进 CNS）。时间是最大限度恢复的关键因素，同时在一些情况下给予大剂量的阿托品也是必需的（例如：作用强烈的药物如硝苯硫磷酯和化学神经药物引起的中毒）。每 5～15 分钟静脉滴注 1～2mg 阿托品直到出现瞳孔较前扩大和口干的症状。根据有机磷酸酯类的清除半衰期，需要重复给予阿托品几个小时或几天。

胆碱能化学试剂滥用的例子包括 80 年代伊拉克对付库尔德平民和伊朗部队，以及 1995 年日本恐怖分子在东京地铁对乘客使用的沙林毒气。沙林是典型"G"系列神经毒剂之一，无色无味毒性极强。"G"系列神经毒剂还包括塔崩和梭曼。0.5mg 的沙林就可致人死亡。快速识别中毒试剂极其重要，根据危险品操作指南，清除净化体内中毒物，并给予阿托品和解磷定。如果能够对中毒试剂进行预判，可用吡斯的明和毒扁豆碱进行预防（例如：海湾战争中就预防性地给一些美国部队使用了）。

# 受体拮抗剂

AChR 拮抗剂通过直接与激动剂位点结合，并竞争性阻滞内源性 ACh 或外源给予的受体激动剂对受体的兴奋。

## 毒蕈碱型受体拮抗剂

作用于毒蕈碱型受体的抗胆碱能化合物可以在靶器官产生抗副交感神经作用。这些化合物通过阻滞正常的胆碱能作用而使交感神经的反应占优势（表 10-2）。最常见的抗胆碱药可以是天然存在的生物碱，也可以是人工合成的四价季铵类化合物。生物碱对毒蕈碱型受体的拮抗剂活性位点有一定的选择性，而合成的化合物对烟碱型受体也有明显的拮抗作用。

典型的毒蕈碱型受体拮抗剂是阿托品，一种在植物颠茄中发现的天然生物碱，或茄属植物。颠茄（belladonna）这个词源于意大利，意思是"美丽的女人"——在文艺复兴时期，意大利的妇女将这种植物浆果中的提取物或者汁液滴入眼中引起瞳孔放大，这在意大利是一种美丽的象征。在临床上阿托品因为可以诱导瞳孔放大而用于眼科检查、缓解窦性心律过缓、在外科手术中抑制过多的唾液和黏液的分泌、防止手术中脏器损伤引起的迷走神经反射以及某些蘑菇中毒或蕈碱中毒时用于解毒（知识框 10-1）。由于阿托品在烟碱型受体上具有边缘活性，因此在 NMJ 上出现的任何反应都需要使用极高剂量的阿托品。相似的，因为胆碱型受体主要作用于自主神经节的兴奋传导，所有阿托品只有在相对较高的剂量下才在这些部位产生局部阻滞作用。

东莨菪碱（hyoscine hydrobromide）是一种叔胺类化合物，与阿托品不同，东莨菪碱可以产生明显的 CNS 作用。东莨菪碱常用于预防和治疗运动性疾病（可作为临终关怀的止吐药，具有温和镇定和控制口腔分泌物的作用）。为了使药物缓慢的吸收并长时间的产生抗运动性疾病的作用，用以避免血浆水平的快速升高以及不期望出现的 CNS 副作用（如学习和记忆编码的顺行中断、注意力不集中以及意识运动缓慢），人们研制出了一种透皮贴剂。东莨菪碱还可以用于缓解恶心的症状，尤其是伴随化学治疗而出现的恶心。另外采取静脉给药的方式可以减少口腔分泌物。

甲基东莨菪碱和格隆溴铵是 CNS 透过性较差的季胺类毒蕈碱，主要通过对外周的作用来减少口腔分泌物、治疗消化性溃疡，缓解胃肠道痉挛，格隆溴铵还可以在手术过程中预防心动过缓的出现。两种药物都具有延迟 CNS 和认知上的抗胆碱能作用，这种作用的强度是可以测量的。哌仑西平对 $M_1$ 和 $M_4$ 具有选择性，是一种治疗消化性溃疡的 $H_2$ 受体选择性拮抗剂，但质子泵抑制剂的出现已取代了其应用（见第 47 章）。

异丙托溴铵是一种合成的季铵类化合物，它在慢性阻塞性肺疾病（chronic obstructive pulmonary disease，COPD）的治疗上比 β-肾上腺素激动剂更有效，但是异丙托溴铵治疗哮喘的效果不如 β-肾上腺素激动剂。泰乌托品作为支气管扩张药在治疗 COPD 上与异丙托溴铵的作用相似而且更加有效。异丙托溴铵和泰乌托品在 COPD 中的优越疗效可能是由于它们可以通过胆碱能张力介导逆转气管收缩（见第 48 章）。对于哮喘控制不好的患者，在吸入的糖皮质激素和长效 β 激动剂中添加硫托吡酯可显著加强首次给药疗效，产生适度的持续支气管扩张效果。

一些抗毒蕈碱药物用于治疗尿失禁和膀胱过度活动症。毒蕈碱的刺激可以促进排泄，其作用主要有两种方式：①逼尿肌收缩；②膀胱三角区和括约肌舒张。抗毒蕈碱药则产生相反的作用，促进逼尿肌舒张和膀胱括约肌收缩，引起尿潴留。已经证实抗毒蕈碱药可用于治疗膀胱过度活动症，这类药物包括奥昔布宁、丙胺太林、特罗地林、托特罗定、弗斯特罗定、曲司氯铵、达非那新和索非那新。在这些药物中，奥昔布宁、丙胺太林、托特罗定和曲司氯铵是非特异性毒蕈碱型受体拮抗剂，而达非那新和索非那新是选择性 $M_3$ 受体拮抗剂。这些药物都有相似的临床作用。临床试验显示托特罗定比奥昔布宁引起的口干燥要轻，而 $M_3$ 选择性药物达非那新和索非那新比非选择性药物引起的口干燥和便秘要轻。

阿托品来自颠茄提取物，是用于治疗 PD 症状的首选药物之一。抗毒蕈碱药有时用于改善 PD 患者的震颤和肌肉僵硬。这些药物包括金刚烷胺、比哌立登、苯扎托品、丙环定和苯海索。虽然抗毒蕈碱药对治疗 PD 的震颤和肌肉僵硬有改善作用，**但由于其在老年患者和认知障碍患者中存在高风险不良反应，因此应避免使用**（知识框 10-2）。苯扎托品和苯海索通常用于治疗锥体束外综合征和与肌肉松弛剂所致的静坐不能；这些不良反应的产生，是由于多巴胺能与胆碱能通路的失衡，继发过多的肌肉松弛剂诱导的多巴胺抵抗。苯海索也可用于治疗神经衰弱导致的流涎症状。

抗毒蕈碱药毒性在老年人群中可引起严重的发病和功能性损伤（见知识框 10-2）。根据剂量不同，抗毒蕈碱药如阿托品和东莨菪碱，在低中水平的毒蕈碱阻滞作用下引起心动过缓和镇静作用；而在高水平下造成心动过速和 CNS 兴奋过度（精神错乱、幻觉和癫痫），其他不良反应包括视力模糊（睫状肌麻痹和瞳孔放大）、口干燥、肠梗阻、尿潴留、潮红发热、精神激动以及心动过速。青光眼患者禁忌使用抗毒蕈碱药，已经形成浅前房闭角型青光眼的患者使用毒蕈碱药更加危险。前列腺肥大、痴呆或认知障碍的患者在使用抗毒蕈碱药时也要注意。婴儿和小孩对过量用药的不良反应非常敏感，因此对他们使用抗毒蕈碱药很危险。治疗以上抗毒蕈碱药毒性症状，应保持身体凉爽同时给予镇痛药，但是也需要缓慢静脉给予毒扁豆碱。

大剂量季铵盐类抗毒蕈碱药和短效神经节阻滞剂（如：咪噻吩）可引起副交感神经节毒性，表现为自主神经阻滞和严重的直立性低血压。可以用新斯的明治疗抗毒蕈碱作用，低血压可能需要用如去氧肾上腺素一类的拟交感神经药物治疗。

## 烟碱型受体拮抗剂

选择性烟碱型受体拮抗剂主要在手术过程中用于产生非去极化神经肌肉阻滞（竞争性神经肌肉阻滞）。非去极化的 NMJ 阻滞剂，如筒箭毒，可直接拮抗烟碱型 ACh 受体，从而阻

知识框 10-2　老年患者和认知障碍患者中使用抗胆碱能药物的潜在不良反应

与药物相关的抗胆碱能作用产生的不良反应可能对老年人,尤其是那些有认知缺陷的老年人造成危害。这种不良反应在这类人群中有较高的发病率。用药物替代的抗胆碱能作用会对老年患者造成危害,这是因为:①许多常用的药物达到抗胆碱能活性需要有一个最低的量;②老年人,尤其是具有认知缺陷的老年人对胆碱能阻滞非常敏感(因为老年人和痴呆患者的中枢胆碱能功能减退和功能障碍);③多药治疗在老年人群中是十分普遍的。老年人使用抗胆碱能药产生的不良反应有引起急性脑病(精神错乱、意识模糊)、跌倒、尿潴留、便秘以及潜在的认知、功能和行为缺陷的恶化和代偿失调(尤其是患有痴呆的患者),必须进行有效的治疗和住院治疗。需要注意的是许多非处方药具有抗胆碱能作用。例如:有一种常见的可以引起老年人混乱和认知功能障碍以及成年人认知缺陷的药物苯海拉明,是一种具有抗胆碱特性的常用抗组胺药,也经常作为一种安眠药单独使用或者与扑热息痛合用。临床医生和药师应当注意减少对老年人群进行多药治疗,注意监测并防止药物引起的有关抗胆碱能的不良事件的发生。更新的Beers 老年患者潜在不适当药物标准,确定了药物(许多具有抗胆碱能特性)和药物类别,并对某些疾病患者指定了药物,这可能给大于 65 岁的老年人带来的风险大于益处。一定要注意使用具有强烈抗胆碱能作用的药物;这些药物包括苯海拉明、东莨菪碱、用于尿失禁的抗毒蕈碱药物、抗疼挛药、骨骼肌松弛剂、三环抗抑郁药和一些抗精神病药(表10-7)。

| 表 10-7 | 不适用于认知障碍老年人的具有抗胆碱能特性的药物(2012 AGS Beers 标准) | |
| --- | --- | --- |
| **抗组胺药** | **抗帕金森药** | **抗抑郁药** |
| 溴苯那敏 | 苯扎托品 | 阿米替林 |
| 卡比沙明 | 苯海索 | 阿莫沙平 |
| 氯苯那敏 | **骨骼肌松弛剂** | 氯丙咪嗪 |
| 克力马丁 | 卡昔洛尔 | 地昔帕明 |
| 赛庚啶 | 环苯扎林 | 多塞平 |
| 茶苯海明 | 奥芬达林 | 丙咪嗪 |
| 苯海拉明 | 替扎尼定 | 去甲替林 |
| 羟嗪 | **抗精神病药** | 帕罗西汀 |
| 氯雷他定 | 氯丙嗪 | 普罗替林 |
| 氯苯甲嗪 | 氯氮平 | 曲美丙嗪 |
| **解痉药** | 氟奋乃静 | **抗毒蕈碱** |
| 阿托品 | 洛沙平 | (尿失禁) |
| 颠茄生物碱 | 奥氮平 | 达非那新 |
| 双环胺 | 奋乃静 | 弗斯特罗定 |
| 后马托品 | 匹莫肼 | 黄酮哌酯 |
| 莨菪碱 | 氯丙嗪 | 奥昔布宁 |
| 洛哌丁胺 | 异丙嗪 | 索利那新 |
| 丙胺太林 | 硫利达嗪 | 托特罗定 |
| 东莨菪碱 | 硫噻吨 | 曲司氯铵 |
| | 三氟哌嗪 | |

碍内源 ACh 的结合以及继发的肌细胞去极化。其作用引起与重症肌无力症状相似的弛缓性麻痹。在选择一种特异药物时,主要考虑的是其作用的持续时间,从长效药(d-筒箭毒碱、双哌雄双酯)到中药效(罗库溴铵)到快速降解的药(米伐克龙)。由于烟碱型受体在神经肌肉接点和 NMJ 中表达,所以非去极化阻滞剂通常具有各种与神经节阻滞相关的不良反应。这些伴有肌肉麻痹的作用可以通过给予 AChE 抑制剂来逆转。以舒更葡糖为代表的一类新的药物,也可用于加快维库溴铵和罗库溴铵阻断作用的恢复。这类新药是将维库溴铵或罗库溴铵螯合成失活的复合物,然后缓慢地从体循环清除。

舒更葡糖在美国处于研发阶段。

对 nAChR 有一定选择性拮抗作用的化合物也可以用于诱导自主神经节阻滞。自主神经节阻滞的一般作用在前面已经进行了讨论并在表 10-2 中列出。最常见的神经节阻滞药有美卡拉明和曲美芬。目前这些药物仅仅用于治疗患有主动脉夹层患者的高血压,这是因为在正常状态下交感神经反射引起夹层的血压升高,而这些药物在降低血压的同时可以阻断交感神经的反射。

### 结论与展望

胆碱能受体主要有两大类:烟碱型受体和毒蕈碱型受体。

烟碱型受体是配体门控的离子通道,两个乙酰胆碱分子直接与其结合后通道开放。神经肌肉接点上的胆碱能受体全部是这类受体,而且这类受体在自主神经节上也占优势。因此,通过 nAChR 介导的主要胆碱功能有骨骼肌收缩和自主活动。直接作用于 nAChR 的药物应用有:①竞争性拮抗剂和去极化阻滞剂的神经肌肉阻滞;②神经节阻滞引起的效应器官反应,这些作用与正常自主反应产生的作用相反。

毒蕈碱型受体是 G 蛋白耦联受体,它可以与乙酰胆碱结合并通过细胞内的通路产生信号。这些受体在自主神经节和效应器官表达,并在这些部分介导一系列副交感神经反应。毒蕈碱型受体激动剂和拮抗剂主要用于调节效应器官的自主反应。烟碱型和毒蕈碱型受体在 CNS 中普遍存在,在 CNS 中乙酰胆碱的作用有止痛、觉醒和提高注意力。因为大脑和脊髓中 mAChR 和 nAChR 相关的作用并没有完全清楚,所以当前用于 CNS 最有效的药物是通过抑制胆碱酯酶(水解 ACh 的酶)的作用来增加内源性胆碱能传递。

尽管胆碱能药物药理学是一个相对成熟的领域,有大量与其相关的受体选择性药物,但是各种药物反应的特异性还有待研究。毒蕈碱型受体亚基多样性的发展可能引起作用于特定组织表达亚基的特效药物发展。同样,CNS 中烟碱型受体亚基作用多样性的阐明也促进更多选择性调节该受体亚型作用的药物发展。例如：在 AD 的后期临床试验中，作用于 α7 烟碱型 ACh 受体的选择性部分激动剂。进一步研究的另一个途径是烟碱受体的正变构调节剂；这些药物可以更具空间和时间特异性地增强内源性胆碱能传导，从而提供不同疗效和提高安全性。

目前胆碱酯酶抑制剂在临床中广泛应用，并且已经成为 AD 和其他痴呆治疗中的常用药。它们可能对 AD 患者短期（6~12 个月）的症状改善有益，并且在长期使用时，可减缓临床症状。几种烟碱和毒蕈碱激动剂和受体调节剂正在临床开发中，用于治疗认知障碍、AD、神经性疼痛综合征和神经保护。烟碱受体也可能为今后癫痫治疗提供靶点。

最后，非神经元胆碱能系统的生理和病理生理作用仍有待充分描述，针对该系统的特定疗法仍有待开发。

（杨海光　袁天翊 译　强桂芬　孙岚　杜冠华 审）

## 推荐读物

Abirishami A, Ho J, Wong J, Yin L, Chung F. Sugammadex, a selective reversal medication for preventing postoperative residual neuromuscular blockade. *Cochrane Database Syst Rev* 2009;4:CD007362. (*Reviews clinical trials on the effectiveness of sugammadex in postoperative recovery.*)

Albuquerque EX, Pereira EFR, Alkondon M, Rogers SW. Mammalian nicotinic acetylcholine receptors: from structure to function. *Physiol Rev* 2009;89:73–120. (*Excellent review of nAChR structure, gating, and physiologic roles.*)

Atri A, Shaughnessy LW, Locascio JJ, Growdon JH. Long-term course and effectiveness of combination therapy in Alzheimer disease. *Alzheimer Dis Assoc Disord* 2008;22:209–221. (*Assesses long-term clinical effectiveness of cholinergic and glutamatergic anti-AD medications in slowing the course of AD dementia.*)

Beckmann J, Lips KS. The non-neuronal cholinergic system in health and disease. *Pharmacology* 2013;92:286–302. (*Reviews the non-neuronal cholinergic system and its role in normal and pathologic processes and conditions.*)

Dani JA, Bertrand D. Nicotinic acetylcholine receptors and nicotinic cholinergic mechanisms of the central nervous system. *Ann Rev Pharmacol Toxicol* 2007;47:699–729. (*A thorough review of the nicotinic cholinergic system, with many citations.*)

Kerstjens HA, Engel M, Dahl R, et al. Tiotropium in asthma poorly controlled with standard combination therapy. *N Engl J Med* 2012;367:1198–1207. (*Replicate clinical trials demonstrating that the addition of tiotropium to inhaled glucocorticoids and long-acting beta-agonists significantly increases time to first severe exacerbation and provides sustained bronchodilation in poorly controlled asthma.*)

Marchi M, Grilli M. Presynaptic nicotinic receptors modulating neurotransmitter release in the central nervous system: functional interactions with other coexisting receptors. *Prog Neurobiol* 2010;92:105–111. (*A brief and readable review.*)

Rountree SD, Atri A, Lopez OL, Doody RS. Effectiveness of antidementia drugs in delaying Alzheimer's disease progression. *Alzheimers Dement* 2013;9:338–345. (*Reviews the evidence base for cholinergic and other medications in AD dementia.*)

Sher E, Chen Y, Sharples TJW, Broad LM. Physiological roles of neuronal nicotinic receptor subtypes: new insights on the nicotinic modulation of neurotransmitter release, synaptic transmission and plasticity. *Curr Topics Med Chem* 2004;4:283–297. (*A thorough treatise on this important topic.*)

Uteshev VV. The therapeutic promise of positive allosteric modulation of nicotinic receptors. *Eur J Pharmacol* 2014;727:181–185. (*Reviews theoretical and practical considerations for the role of positive allosteric modulators of nicotinic ACh receptors.*)

**药物汇总表：第 10 章　胆碱能药理学**

**乙酰胆碱合成、储存和释放的抑制剂**
**机制——抑制乙酰胆碱的合成、储存和释放**

| 药物 | 临床应用 | 严重及常见的不良反应 | 禁忌证 | 注意事项 |
|---|---|---|---|---|
| 密胆碱-3 vesamicol | 无（仅用于实验） | 无 | 无 | 密胆碱-3 阻断对胆碱高亲和性的转运体，从而阻得用于 ACh 合成所需的胆碱摄取。vesamicol 阻断 ACh-H⁺ 反向转运体，该转运体用来将 ACh 转运到囊泡。这两种化合物都只在研究中应用 |
| 肉毒杆菌毒素 | 局部张力障碍、斜颈、弛缓不能、斜眼、眼睑痉挛、头痛与疼痛综合征、皱纹、多汗 | 心律失常、晕厥、肝毒性、过敏反应、注射部位疼痛、消化不良、吞咽困难、肌无力、疼痛、眼睑下垂、发热 | 对肉毒杆菌毒素过敏；注射部位感染 | 肉毒杆菌毒素是由肉毒杆菌产生的，它可以分解突触小泡蛋白，从而阻碍突触小泡与轴突末梢（突触前）膜融合 |

**乙酰胆碱降解的抑制剂**
**机制——通过与酶活性位点的结合来抑制胆碱酯酶（AChE）**

| 药物 | 临床应用 | 严重及常见的不良反应 | 禁忌证 | 注意事项 |
|---|---|---|---|---|
| 腾喜隆 | 用于重症肌无力、神经肌肉阻滞逆转的诊断（仅腾喜隆）；尿路或胃肠蠕动剂、神经肌肉接点疾病如重症肌无力的药物（吡斯的明、新斯的明和安贝氯铵）；青光眼（仅新斯的明、吡斯的明、安贝氯铵和毒扁豆碱）；抗胆碱能药物过量的解毒剂（仅毒扁豆碱） | 癫痫、支气管痉挛、心律失常、心动过缓、心搏骤停、低血压或高血压、流涎、流泪、多汗、呕吐、腹泻、瞳孔缩小、尿频 | 对药物过敏（共有禁忌证）；肠道或尿路梗阻（仅腾喜隆、新斯的明、吡斯的明、毒扁豆碱）；与胆碱酯或去极化的神经肌肉阻滞剂合用（仅安贝氯铵、毒扁豆碱）；心血管疾病、哮喘、糖尿病、坏疽（仅毒扁豆碱） | 腾喜隆是一种短效的药物（2～10 分钟），作用速度使腾喜隆适用于肌无力的诊断；对于重症肌无力的长期治疗未结，使用长效胆碱酯酶抑制剂如吡斯的明、新斯的明和安贝氯铵是较好的选择；新斯的明也可以直接作用于 $N_M$ 受体引起胆碱能兴奋；胆碱酯酶在眼角膜上的主要应用是通过促进房角外流来降低眼内压；毒扁豆碱的非极性结构使其可以用来治疗 CNS 抗胆碱能中毒 |
| 新斯的明 | | | | |
| 吡斯的明 | | | | |
| 安贝氯铵 | | | | |
| 毒扁豆碱 | | | | |
| 二异丙基氟磷酸 | 无临床应用（有时作为一种毒素） | 呼吸麻痹、心动过缓、支气管痉挛、肌束震颤、肌肉痛性痉挛、无力、CNS 衰弱、焦虑、意识错乱、精神错乱、昏迷、支气管黏液溢、流涎、流泪、发汗、呕吐、腹泻、瞳孔缩小 | 无 | 一种作为杀虫剂使用的磷酸酯类化合物，它是一种磷酸酯类化学武器（神经毒气）的底物，以前是一种眼科常用的缩瞳药 |

续表

| 药物 | 临床应用 | 严重及常见的不良反应 | 禁忌证 | 注意事项 |
|---|---|---|---|---|
| 多奈哌齐<br>利斯的明<br>加兰他敏 | 老年痴呆症（共同的适应证）；帕金森病相关痴呆（仅利斯的明） | 心律失常（共同的副作用）；消化道出血（仅多奈哌齐和加兰他敏）；胰腺炎、脑卒中、癫痫、精神错乱、支气管痉挛（仅利斯的明）腹泻、恶心、呕吐、绞痛、厌食、虚弱多梦、失眠 | 对药物过敏 | 第二代乙酰胆碱酯酶抑制剂，提供症状的好处和（或）减缓阿尔茨海默病的痴呆症状；利斯的明通过与酶作用形成一个氨甲酰化的复合物来影响乙酰胆碱脂酶和丁酰胆碱酶的作用；加兰他敏也作为烟碱受体的变构（增强）配体；他克林是第一代胆碱酯酶抑制剂，已不再使用 |

**毒蕈碱受体激动剂**
**机制—刺激毒蕈碱受体的活性**

| 药物 | 临床应用 | 严重及常见的不良反应 | 禁忌证 | 注意事项 |
|---|---|---|---|---|
| 乙酰甲胆碱 | 哮喘的诊断 | 呼吸困难头晕、头痛、瘙痒、喉咙刺激 | 对乙酰甲胆碱过敏，近期发生过心肌梗死或脑卒中、主动脉瘤、不受控制的高血压、低基线肺功能测试 | 乙酰甲胆碱具有较强的抗胆碱酯酶作用；它对血管的毒蕈碱型胆碱受体具有一定的选择性 |
| 卡可林<br>氨甲酰甲胆碱<br>西维美林<br>毛果芸香碱 | 青光眼（仅卡可林和毛果芸香碱）；眼压升高（仅卡可林和毛果芸香碱）；手术过程中的异位诱导（仅卡可林）；尿路蠕动剂（仅氨甲酰甲胆碱）；斯耶格伦氏综合征中的口干燥（仅西维美林和毛果芸香碱）；辐射诱导导口腔干燥（仅毛果芸香碱） | 视网膜脱落（仅卡可林和毛果芸香碱）；癫痫、哮喘加重（仅氨甲酰甲胆碱）；肺水肿（仅毛果芸香碱）角膜基质混浊（仅卡可林）；出汗、发抖、恶心、头晕、尿频、鼻炎（仅氨甲酰甲胆碱、毛果芸香碱、西维美林、毛果芸香碱） | 对药物过敏（共有禁忌证）；急性虹膜炎（仅卡可林、毛果芸香碱、西维美林）；窄角青光眼（仅西维美林和毛果芸香碱）；哮喘（仅氨甲酰甲胆碱、毛果芸香碱、西维美林、毛果芸香碱）；心动过缓、低血压、冠状动脉疾病、癫痫、胃肠或膀胱壁完整性受损、甲状腺功能亢进、帕金森森、消化性溃疡（仅氨甲酰甲胆碱） | 卡可林可以促进其他胆碱酯酶相关的烟碱型反应；由于卡可林对自主神经节有不可欲知的烟碱反应而不能全身给药；一般卡可林在眼角膜上的使用会引起瞳孔收缩和眼内压的下降；氨甲酰甲胆碱对毒蕈碱受体具有较高的选择性；毛果芸香碱和西维美林（一种M₁和M₃激动剂）用于治疗斯耶格伦氏综合征中的口干燥 |

**烟碱受体激动剂**
**机制—刺激烟碱型ACh受体通道的开放，并产生细胞膜去极化作用；琥珀胆碱在神经效应器接点起作用，它可以持续地兴奋烟碱受体通道，引起电压门控钠离子通道失活，钠离子通道不能开放，从而进一步产生动作电位（有时叫作"去极化阻滞"）**

| 药物 | 临床应用 | 严重及常见的不良反应 | 禁忌证 | 注意事项 |
|---|---|---|---|---|
| 琥珀胆碱 | 外科手术中诱导神经肌肉的阻滞气管插管 | 心律失常、心搏骤停、高钾血症、恶性高热、横纹肌溶解、过敏反应、肾衰竭、呼吸抑制眼内压升高 | 对琥珀胆碱过敏、个人或家族恶性高热病史、骨骼肌病、上运动神经元损伤、严重的骨骼肌萎缩 | 琥珀胆碱作用时间较短，这使得琥珀胆碱在气管插管时对瞬膜具有选择性作用；引起暂时性肌束震颤 |

续表

## 毒蕈碱受体拮抗剂
机制——选择性拮抗毒蕈碱受体

| 药物 | 临床应用 | 严重及常见的不良反应 | 禁忌证 | 注意事项 |
|---|---|---|---|---|
| 阿托品 | 胆绞痛,急性症状性缓慢性心律失常,胃肠痉挛,房室性阻滞,瞳孔放大感应,输尿管绞痛,有机磷中毒,其他引起的中毒(例如:有毒神经药物或毒蘑菇) | 心律失常、心肌梗死、过敏反应、精神错乱、幻觉、癫痫、青光眼、肺水肿、心动过速、干粘膜、潮红、肠胃不适、口干、头晕、头痛、视力模糊、尿潴留、阴痿 | 对阿托品过敏、窄角光眼、反流性食管炎、溃疡性结肠炎、麻痹性肠梗阻或消化道梗阻疾病、不稳定的心血管状态、重症肌无力 | 在颠茄中发现的一种天然生物碱,主要具有毒蕈碱活性,较低的烟碱活性;对外源性胆碱能活性比对内源性胆碱活性的逆转作用更有效 |
| 东莨菪碱 | 运动性疾病,恶心和呕吐 | 青光眼、药物引起的精神错乱、嗜睡、口干、视力模糊 | 对东莨菪碱过敏、慢性肺疾病、肝或肾损害、窄角青光眼、前列腺肥大、幽门梗阻 | 明显的 CNS 作用;通过透皮贴剂释放 |
| 哌仑西平 甲基东莨菪碱 格隆溴铵 | 消化性溃疡(共同的适应证);手术或迷走神经导致的心动过缓(仅格隆溴铵);与神经系统疾病相关的慢性流口水 | 心律失常、心搏骤停、恶性高热、过敏反应、肠胃不适、癫痫、呼吸停止、潮红、肠胃不适、口干、尿潴留、出汗减少、头痛 | 共有禁忌证:对药物过敏(仅甲基东莨菪碱、格隆溴铵);胃肠道梗阻、梗阻性尿路病变、窄角青光眼、重症肌无力、急性出血导致的心血管状态不稳定;(仅格隆溴铵:小于 1 个月的新生儿同时口服氯化钾 | 标准化消化性溃疡治疗的选择性或替代性药物;甲基东莨菪碱和格隆溴铵具有延迟性但是可预知的 CNS 和认知的胆碱能作用 |
| 异丙托溴铵 噻托溴铵 | 慢性阻塞性肺病(COPD)(共同的适应证);鼻腔分泌(异丙托溴铵) | 过敏反应、脑卒中(共同副作用);心肌梗死、支气管痉挛(仅异丙托溴铵);肠梗阻(仅噻托溴铵);口腔异味、口干、支气管炎、鼻窦炎 | 对异丙托溴铵或噻托溴铵的超敏反应 | 异丙托溴铵在慢性阻塞性肺炎的治疗上比 β-肾上腺素激动剂更有效,但是治疗哮喘上效果不如 β-肾上腺素激动剂;相对于异丙托溴铵,在 COPD 的治疗上具有与异丙托溴铵相似甚至更好的疗效;在控制不良作用入嘴中,在吸入糖皮质激素和长效 β 激动剂加入噻托溴铵能够显著延缓育次恶化的时间,并可适度持续扩张支气管 |
| 奥昔布宁 丙胺太林 特罗地林 托特罗定 曲司氯铵 达非那新 索非那新 | 共同的适应证:反射亢进和膀胱过动症、急迫性尿失禁(仅丙胺太林:消化性溃疡) | 血管水肿、免疫过敏反应(共同作用);高血压危象、斯蒂文斯-约翰逊综合征、横纹肌溶解症(仅曲司氯铵);谵妄、幻觉(仅索非那新);延长 QT 间隔、肠梗阻(仅索非那新);肠胃不适、口干、用药部位红斑、瘙痒、尿潴留 | 共同禁忌证:对药物过敏;窄角青光眼、胃潴留、尿潴留、罗地林外的其他禁忌证:胃肠道肌无力、急性出血时心血管调节不稳定 | 奥昔布宁、丙胺太林、托特罗定和曲司氯铵是非特异性毒蕈碱受体拮抗剂,而达非那新和索非那新是选择性 M3 受体拮抗剂;托特罗定比奥昔布宁引起的口干燥作用要轻,达非那新和索非那新是较新的口干燥性药物,可能入糖皮质的...选择性 M3 选择性药物引起的口干燥和便秘要轻一些 |

续表

| 药物 | 临床应用 | 严重及常见的不良反应 | 禁忌证 | 注意事项 |
| --- | --- | --- | --- | --- |
| 烟碱受体拮抗剂<br>机制——选择性拮抗烟碱胆碱受体，从而阻碍内源性ACh的结合，并随之产生一系列肌细胞去极化反应（有时叫作"非去极化阻滞"）（除舒更葡糖以外的所有）；螯合的维库溴铵和罗库溴铵（舒更葡糖） | | | | |
| 双哌雄双酯<br>筒箭毒碱<br>维库溴铵<br>罗库溴铵<br>美维库铵 | 外科手术中诱发产生神经肌肉阻滞 | 过敏反应、高血压、呼吸衰竭（共同的不良反应）；长期双哌雄双酯罗库溴铵和美维库铵流涎、脸红（美维库铵） | 对药物过敏（共有禁忌证）；新生儿（仅双哌雄双酯和美维库铵） | 双哌雄双酯和筒箭毒碱是长效药物，美维库铵是短效药物，而维库溴铵居中。非去极化阻滞药物具有各种与神经节阻滞有关的不良反应，神经节阻滞可以通过服用AChE抑制剂来解除 |
| 舒更葡糖 | 逆转罗库溴铵和维库溴铵诱发的神经肌肉阻滞作用（在美国进行临床试验） | 临床试验 | 临床试验 | 在体循环中，舒更葡糖螯合维库溴铵和罗库溴铵从而加速阻断的逆转，并且促进术后阻滞恢复（在美国进行临床试验） |
| 曲美芬<br>美卡拉明 | 急性主动脉夹层心脏病患者的高血压 | 麻痹性肠梗阻、尿潴留、呼吸停止、晕厥；直立性低血压、消化不良、镇静作用 | 共同禁忌证：对药物过敏；仅曲美芬：窒息、未纠正呼吸功能不全，有瘫痪或脂类性肠梗阻危险的新生儿，血容量过低和休克；仅美卡拉明：冠状动脉功能不全或近期发生心肌梗死，青光眼、幽门狭窄、肾功能不全，用磺胺类药物治疗的患者 | 服用曲美芬和美卡拉明可以进行神经节阻滞，同时可以使交感神经反射钝化，从而引起动脉夹层患者夹层的血压突然上升 |

# 第11章

# 肾上腺素能药理学

Nidhi Gera, Ehrin J. Armstrong, and David E. Golan

## 概述

肾上腺素能药理学是对由内源性儿茶酚胺去甲肾上腺素、肾上腺素和多巴胺介导的通路发生作用的药物所进行的研究。交感神经系统是内源性儿茶酚胺主要合成及释放的来源，经由儿茶酚胺受体通路介导许多生理学作用，包括增加心脏收缩的频率和力量、调节动脉系统的外周阻力、抑制胰岛素释放、刺激肝糖输出、增加脂肪细胞游离脂肪酸释放。靶向作用于去甲肾上腺素和肾上腺素的合成、贮存、再摄取和代谢的药物，或直接靶向于这些递质的突触后受体的药物，常用于治疗许多疾病，包括高血压、休克、哮喘和心绞痛。本章详述了肾上腺素能作用的生化和生理基础，并讨论不同类型肾上腺素能药物的作用。

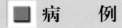

■ 病 例

1960 年，患有抑郁症多年的 S 女士已经尝试了许多不同

的方法来缓解她的无望感和动力缺乏，但这些方法似乎毫无帮助。近来，她的医生给她开了异烟酰异丙肼，据称是一种已经使众多抑郁症患者受益的新药。医生告诉她，研究人员认为该药物是通过抑制脑内的**单胺氧化酶**（monoamine oxidase，MAO）起作用，而 MAO 是一种负责儿茶酚胺降解的酶。由于是一种新药，其潜在副作用还没有完全确定，所以 S 女士被建议报告任何有关该药物的不寻常作用。

怀着些许希望，S 女士开始服用这种药物。仅过了几周，她二十年来第一次觉得自己充满干劲且精力充沛。受这种充沛精力的驱使，S 女士重拾其旧日社交名媛的生活，举行了一场包括名贵的陈年红酒、奶酪的宴会。城中精英皆获邀参加此次宴会，她也希望这次宴会能够获得圆满成功。席间，S 女士优雅地向来宾道谢，并喝下许多她最喜爱的 1954 年产基安蒂红酒。宴会结束时，S 女士感觉到剧烈的头痛、恶心。她想起医生的提醒，急忙赶往最近的医院。在急诊室，主治医生测其血压为 230/160mmHg。医生意识到 S 女士是高血压危象发作，很快给她用了酚妥拉明（一种 $\alpha$-肾上腺素受体拮抗剂）。

S 女士的血压很快降为正常，医生随后的临床检查证实了一种新的并且现在广为人知的关于 MAO 抑制剂的药物和食品之间的相互作用。这种潜在的不良相互作用也发生于其他一些 MAO 抑制剂；而最近关于亚型选择性和可逆性 MAO 抑制剂的更多研究使这种相互作用的发生率降至最低。

## 思　考　题

- □ 1. 哪些酶代谢儿茶酚胺？各种儿茶酚胺代谢酶的亚型特异性是什么？
- □ 2. 如何解释 MAO 抑制剂和红酒、陈年奶酪之间相互作用的机制？
- □ 3. 酚妥拉明如何降低 S 女士的血压？

# 肾上腺素能作用的生化和生理

自主神经系统通过交感和副交感分支的协调作用保持自身及平行交感分支的稳定。儿茶酚胺在交感信号传导中具有主要作用。下面的讨论介绍了儿茶酚胺作用的生物化学过程，从合成、代谢到受体激动。而后讨论内源性儿茶酚胺肾上腺素、去甲肾上腺素和多巴胺的生理作用，重点讲述不同器官系统中受体表达的特异性。

## 儿茶酚胺合成、贮存和释放

儿茶酚胺经由酪氨酸氧化进行合成，这种合成主要发生在交感神经末梢和嗜铬细胞内。在肾上腺髓质嗜铬细胞内，肾上腺素合成占优势；而交感神经元则产生去甲肾上腺素作为主要的神经递质（图 11-1）。酪氨酸是儿茶酚胺合成的前体，通过利用跨神经细胞膜 $Na^+$ 梯度的芳香族氨基酸转运体转运进入神经元内，聚集酪氨酸（还有苯丙氨酸、色氨酸和组氨酸）。儿茶酚胺合成的第一步是酪氨酸羟化酶（tyrosine hydroxylase，TH）将酪氨酸氧化为二羟基苯丙氨酸（dihydroxy-phenylalanine，DOPA），酪氨酸羟化酶是儿茶酚胺合成的限速酶，受反馈（终末产物）抑制和激酶介导的磷酸化调节。多巴经相对非特异性的芳香族氨基酸脱羧酶催化生成多巴胺；然后多巴胺在多巴胺-β-羟化酶作用下羟化生成去甲肾上腺素。在产生肾上腺素的组织中，经苯乙醇胺-N-甲基转移酶（phenylethanolamine *N*-methyltransferase，PNMT）催化，去甲肾上腺素的氨基发生甲基化成为肾上腺素。肾上腺髓质中 PNMT 的表达很大程度上依赖于通过静脉从肾上腺皮质流入髓质的高浓度皮质醇。

酪氨酸转变为多巴，多巴转变为多巴胺均发生在细胞质内，然后多巴胺被具有十二个螺旋的跨膜质子反向转运体，即囊泡单胺类转运体（vesicular monoamine transporter，VMAT）转运进入突触囊泡。与儿茶酚胺生物合成途径中的所有其他酶不同，多巴胺-β-羟化酶与分泌囊泡的内表面相关，并催化囊泡内的多巴胺向去甲肾上腺素转化。

囊泡转运体共有三种，它们在底物特异性和定位方面有

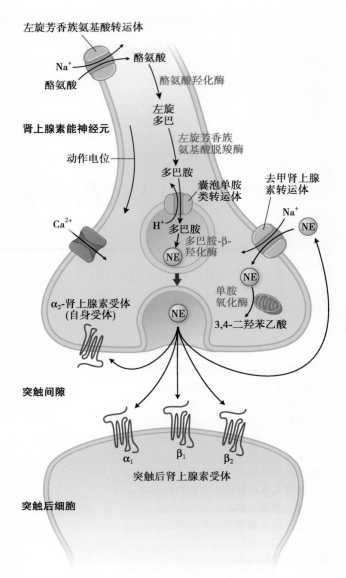

**图 11-1　儿茶酚胺合成、贮存、释放和再摄取途径。**内源性儿茶酚胺多巴胺、去甲肾上腺素和肾上腺素都是由酪氨酸合成的。儿茶酚胺合成的限速步骤是胞质的酪氨酸氧化为左旋多巴（L-DOPA），是由酪氨酸羟化酶催化完成的。然后，左旋芳香族氨基酸脱羧酶将左旋多巴转变为多巴胺。囊泡单胺类转运体（VMAT）将多巴胺（和其他单胺）带进突触囊泡内。在肾上腺素能神经元，囊泡内多巴胺-β-羟化酶将多巴胺转变为去甲肾上腺素（NE），然后去甲肾上腺素被贮存在囊泡中直到释放。在肾上腺髓质细胞中，去甲肾上腺素回到胞液，苯乙醇胺-N-甲基转移酶（PNMT）将去甲肾上腺素转变为肾上腺素。然后，肾上腺素被转运回囊泡贮存起来（图未示）。α-甲基酪氨酸抑制酪氨酸羟化酶是儿茶酚胺合成中的限速酶（图未示）。释放的去甲肾上腺素可刺激突触后 $\alpha_1$、$\beta_1$ 或 $\beta_2$-肾上腺素受体，或突触前 $\alpha_2$-肾上腺素自身受体。释放的去甲肾上腺素也能被选择性去甲肾上腺素转运体再摄取进入突触前末梢。突触前神经元胞质内的去甲肾上腺素进一步被 VMAT（图未示）再摄取进突触囊泡或被线粒体相关性单胺氧化酶（MAO）降解为 3,4-二羟苯乙酸（DOPGAL；见图 11-3）
NE. 去甲肾上腺素

显著区别。VMAT1 和 VMAT2(又称**摄取 2**,见图 11-2)都转运血清素(serotonin,5-HT)、组氨酸和所有儿茶酚胺类。VMAT1 和 VMAT2 的组织特异性表达是相互排斥的:VMAT1 表达仅限于非神经元细胞(肾上腺、胃黏膜、肠和交感神经节),而 VMAT2 主要在中枢神经系统(CNS)表达。除了这些表达差异性,VMAT2 对于组胺的亲和力( $K_m$ ,3μmol/L)显著高于 VMAT1( $K_m$ ,436μmol/L)。囊泡乙酰胆碱转运体(vesicular acetylcholine transporter,VAChT)在胆碱能神经元表达,包括运动神经(见第 10 章)。这些反向转运体利用囊泡膜内的 $H^+$ -ATP 酶产生的质子梯度聚集囊泡内的多巴胺(VAChT 则对应为乙酰胆碱)。囊泡内的去甲肾上腺素浓度能达到 100mmol/L。一般认为去甲肾上腺素与 ATP 共同浓缩是为了稳定由跨囊泡膜的去甲肾上腺素高浓度梯度造成的渗透压。因此,ATP 和去甲肾上腺素通过囊泡的胞裂外排被共同释放。

在肾上腺髓质细胞内,去甲肾上腺素从囊泡被转运或扩散入胞质,被 PNMT 转变为肾上腺素;其后肾上腺素再被转运回囊泡贮存,直到通过胞裂外排最终释放。如前所述,VMAT1 和 VMAT2 的非选择性有非常重要的药理作用。

交感神经系统的激活和随后的儿茶酚胺释放由起源于中枢神经系统内一系列加工区的信号启动,尤其是边缘系统。这些中枢神经系统神经元伸出轴突,在脊索的中间和外侧柱内的交感神经节前神经元形成突触。神经节前轴突伸向交感神经节,节前神经元利用乙酰胆碱作为神经递质激动烟碱型乙酰胆碱(acetylcholine,ACh)受体,它是使神经元膜去极化的选择性阳离子通道,从而引发神经节后神经元的兴奋性突触后电位。神经节阻断药,例如:六甲胺(hexamethonium)和美卡拉明(mecamylamine)阻断神经节烟碱型 ACh 受体,对骨骼肌的 ACh 受体则无显著作用(见第 10 章)。交感神经节后轴突在靶器官中形成曲张体或**路过性**(en passant)突触。动作电位到达末梢后致使电压依赖性 $Ca^{2+}$ 通道开放,紧接着 $Ca^{2+}$ 内流激发含儿茶酚胺的突触囊泡进行胞裂外排。各种新物质,包括来自海螺的肽,阻断这些 $Ca^{2+}$ 通道;齐考诺肽(ziconotide)是这类药物的一个例子,可治疗严重疼痛(见第 18 章)。去甲肾上腺素很快从交感神经末梢弥散,并通过激动靶组织表达的突触后肾上腺素受体(值得注意的例外是 ACh 是汗腺的交感神经末梢释放的递质)局部调节组织反应(例如平滑肌张力)。更重要的是,肾上腺素受体也在交感神经末梢表达;这可能作为调节神经递质释放程度的一种自我调节机制。

## 儿茶酚胺的再摄取和代谢

儿茶酚胺分子作用于突触后受体的作用可被下列三种机制的其中之一终止:①儿茶酚胺再摄取进入突触前神经元;②儿茶酚胺代谢为无活性代谢物;③儿茶酚胺从突触间隙弥散。前两个机制需要特异性转运蛋白或者酶,因此是药理学干预的靶标。

儿茶酚胺再摄取进入神经元胞质是由选择性儿茶酚胺转运体介导的[例如去甲肾上腺素转运体(norepinephrine transporter,NET)],也就是**摄取 1**(图 11-2)。大约 90% 释放的去

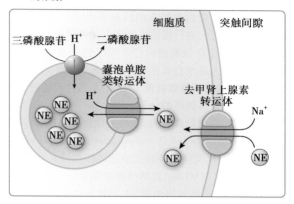

Ⓐ 去甲肾上腺素从突触间隙的正常摄取和在突触囊泡的聚集

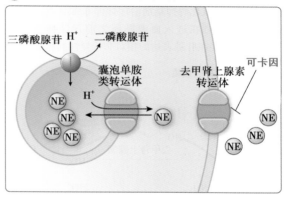

Ⓑ 可卡因抑制去甲肾上腺素转运体

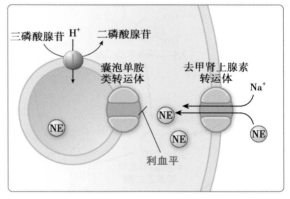

Ⓒ 利血平抑制囊泡单胺类转运体

图 11-2　可卡因和利血平的作用机制。**A.** 被释放进突触间隙的去甲肾上腺素(NE)可被选择性的 $Na^+$ -NE 共转运体——去甲肾上腺素转运体(NET)摄取进突触前神经元的胞质内。胞质的去甲肾上腺素被非选择性 $H^+$ -单胺反向转运体——囊泡单胺类转运体(VMAT)聚集在突触囊泡中。 $H^+$ -ATP 酶利用 ATP 水解的能量将质子聚集在突触囊泡中,从而产生跨膜 $H^+$ 浓度梯度。该 $H^+$ 浓度梯度被 VMAT 利用将单胺转运进突触囊泡。**B.** 可卡因抑制 NE 转运体,允许释放的 NE 保留在突触间隙较长一段时间。可卡因通过这种机制加强了肾上腺素能突触的神经传递。**C.** 利血平抑制囊泡单胺类转运体,防止突触囊泡再充填 NE,最终耗竭肾上腺素能末梢的神经递质。利血平通过这种机制抑制肾上腺素能突触的神经传递

NE.去甲肾上腺素

甲肾上腺素通过这个过程（再循环）；剩余的或局部代谢或扩散到血液中。摄取 1 是一种共转运体，利用向内的 $Na^+$ 梯度将儿茶酚胺聚集在交感神经末梢的胞质内，因此限制了突触后反应并允许神经元进行递质再循环以便随后释放。神经末梢内的儿茶酚胺在突触囊泡内经 VMAT 进一步浓缩，VMAT 与转运多巴胺进入囊泡合成儿茶酚胺的是同一种转运体。因此，可用于释放的儿茶酚胺有两个来源：从头合成的分子和通过神经元再摄取被再循环的分子。

儿茶酚胺代谢包括两种酶：单胺氧化酶（MAO）和儿茶酚胺-O-甲基转移酶（catechol-O-methyltransferase，COMT）（图 11-3）。MAO 是一种在大多数神经元表达的线粒体外膜酶，有两种亚型：MAO-A 和 MAO-B。这两种亚型都有一定程度的配体特异性：MAO-A 优先降解血清素、去甲肾上腺素和多巴胺，而 MAO-B 降解多巴胺要比血清素和去甲肾上腺素快得多。如临床病例所示，单胺氧化酶抑制剂治疗抑郁非常有效，而 MAO-A 亚型负责奶酪和酒在进入血液循环之前毒性物质的去除。COMT 是一种主要在肝脏表达的相对非特异性的胞质酶。

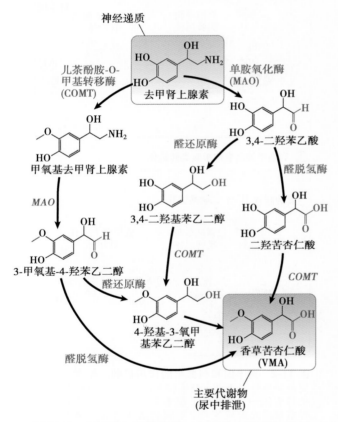

**图 11-3　去甲肾上腺素代谢。**去甲肾上腺素被两种主要的酶降解为代谢产物。儿茶酚胺-O-甲基转移酶（COMT）是一种广泛分布于细胞质的酶；肝内的 COMT 在循环儿茶酚胺的代谢中尤为重要。单胺氧化酶（MAO）局限于线粒体外表面，被发现存在于许多单胺能（包括肾上腺素能）神经元中。COMT、MAO、醛还原酶和醛脱氢酶将儿茶酚胺代谢为最终被排泄的多种中间产物（缩写 DOPGAL、MOPGAL、DOPEG、DOMA 和 MOPEG）。香草苦杏仁酸（VMA）是尿中排泄的主要代谢物

# 儿茶酚胺受体

肾上腺素受体（也称为肾上腺素受体）对去甲肾上腺素和肾上腺素具有选择性。超生理浓度的多巴胺也能激动一些肾上腺素受体。这些受体主要被分成三类：$\alpha_1$、$\alpha_2$ 和 $\beta$（表 11-1）。每一个主要的种类分别有三个亚型：$\alpha_{1A}$、$\alpha_{1B}$ 和 $\alpha_{1D}$；$\alpha_{2A}$、$\alpha_{2B}$ 和 $\alpha_{2C}$；$\beta_1$、$\beta_2$ 和 $\beta_3$。每一个儿茶酚胺受体亚型都是 G 蛋白偶联受体（GPCR）超家族（七跨膜螺旋受体）的成员。GPCR 通过中间转导分子调节复杂的细胞内信号网络，这种中间转导分子被称为 G 蛋白，具有 GTP 结合活性和水解活性，是由 $\alpha$、$\beta$ 和 $\gamma$ 亚单位组成的异三聚体。在静息（失活）状态，$G_\alpha$ 结合 5'-二磷酸鸟苷（GDP），与 $G_{\beta\gamma}$ 相关联。激动剂与 GPCR 结合引发 GDP 分离，5'-三磷酸鸟苷（GTP）与 $G_\alpha$ 亚单位相结合。GTP 结合启动了构象变化，导致 $G_{\beta\gamma}$ 分离以及 $G_\alpha$ 激活。$G_\alpha$ 和 $G_{\beta\gamma}$ 均能激活下游的效应分子。在哺乳动物，至少存在 27 种 $G_\alpha$，5 种 $G_\beta$ 和 13 种 $G_\gamma$ 亚型，下游的 GPCR 信号依赖于特异性的 $G_{\alpha\beta\gamma}$ 结合。根据 $G_\alpha$ 亚单位的一级结构，G 蛋白分为四种主要家族：$G_s$、$G_i$、$G_{q/11}$ 和 $G_{12}$。每一个 $G_\alpha$ 亚单位家族均可激活特异性下游信号通路（见第 1 章）。

## $\alpha_1$ 和 $\alpha_2$-肾上腺素受体

$\alpha_1$-受体在血管平滑肌、泌尿生殖道平滑肌、肠道平滑肌、前列腺、脑、心脏、肝脏和其他类型细胞中都有表达。$\alpha_1$-受体的典型信号机制涉及 $G_{q/11}$，它通常是一种具有激活作用的蛋白质，激活磷脂酶 C、磷脂酶 D、磷脂酶 $A_2$、$Ca^{2+}$ 通道、$K^+$ 通道、$Na^+/H^+$ 交换体、有丝分裂原活化蛋白（MAP）激酶通路的成员，以及一系列包括磷脂酰肌醇 3-激酶（PI3K）的其他激酶。磷脂酶 C 剪切磷脂酰肌醇-4,5-二磷酸，产生两个第二信使：三磷酸肌醇（$IP_3$）和二酰基甘油（DAG）。$IP_3$ 的作用是通过动员内源性 $Ca^{2+}$ 储存和细胞外液 $Ca^{2+}$ 流入细胞内从而增加细胞内 $Ca^{2+}$ 浓度。细胞内 $Ca^{2+}$ 浓度上升激活了介导各种组织生理反应的各种调节蛋白。DAG 激活蛋白激酶 C，进一步激活各种蛋白底物，包括离子通道如 $Na^+/H^+$ 交换体、$Ca^{2+}$ 通道和 $K^+$ 通道。磷脂酶 D 催化磷脂酰胆碱水解成磷脂酸和胆碱。磷脂酸可以直接作为信号分子起作用或进一步由磷脂酸水解酶代谢为 DAG。$G_{q/11}$ 刺激的磷脂酶 $A_2$ 激活可以由增加的细胞内 $Ca^{2+}$ 介导，或通过蛋白激酶 C 和 MAP 激酶途径激活。各种 $\alpha_1$-受体亚型可能在它们的组织特异性定位以及激活下游信号通路方面有所不同。

$\alpha_1$-受体可以激活复杂的下游信号通路。在血管平滑肌细胞中，$\alpha_1$-受体兴奋可增加细胞内 $Ca^{2+}$ 浓度，激活钙调蛋白，磷酸化肌球蛋白轻链，增加肌动蛋白-肌球蛋白的相互作用以及肌肉收缩（见第 22 章）。因此 $\alpha_1$-受体亚型对于介导外周血管阻力的增加非常重要，可使血压升高和血流再分布。虽然 $\alpha_1$-受体拮抗剂似乎具有治疗高血压的潜力，但在临床应用防治高血压并发症方面还不确切。$\alpha_1$-受体兴奋也可引起泌尿生殖道平滑肌的收缩，因此临床上应用 $\alpha_1$-受体拮抗剂对良性前列腺增生进行对症治疗显示有效（见下文）。

$\alpha_2$-肾上腺素受体激活抑制性 G 蛋白 $G_i$。$G_i$ 有多种信号

作用,包括抑制腺苷酸环化酶(因而降低 cAMP 水平)、激活 G 蛋白偶联的内向整流 $K^+$ 通道(引起膜超极化)及抑制神经元 $Ca^{2+}$ 通道。这些作用都倾向于减少神经递质从靶神经元的释放。在突触前神经元和突触后细胞内都发现有 $\alpha_2$-受体。**突触前 $\alpha_2$-受体作为自身受体起作用,介导交感神经传递的反馈抑制。**$\alpha_2$-受体也在胰岛 β-细胞和血小板中表达,分别抑制胰岛素释放和血小板聚集。以此为基础,已研发成特异性血小板 $\alpha_2$-受体抑制剂。然而,$\alpha_2$-受体的主要药理作用是治疗高血压。$\alpha_2$-受体**拮抗剂**作用于中枢神经系统部位,减少交感神经到外周的传出,导致交感神经末梢去甲肾上腺素的释放减少,从而抑制了血管平滑肌的收缩。

## β-肾上腺素受体

β-肾上腺素受体分为 $\beta_1$、$\beta_2$ 和 $\beta_3$ 三个亚型(表 11-1),所有三个亚型都可以激活兴奋性 G 蛋白 $G_s$。$G_s$ 激活腺苷酸活化酶,催化三磷酸腺苷形成细胞内 cAMP。增加的 cAMP 通过与酶的调节亚单位结合激活蛋白激酶,尤其是蛋白激酶 A(PKA),导致 PKA 催化亚单位的释放和激活,从而磷酸化和激活各种细胞内蛋白,包括离子通道和转录因子。由于 β-肾上腺素受体各亚型都可有效地结合 $G_s$,不同亚型之间信号差异的确切性质还不清楚。$\beta_1$、$\beta_2$-肾上腺素受体兴奋导致细胞内 cAMP 增加,有数据显示,受体特异性可能由与两种受体相关 G 蛋白亚单位的组成差异所决定。$\beta_1$-肾上腺素受体只能与 $G_s$ 结合,但 $\beta_2$ 肾上腺素受体也可以通过耦合到 $G_i$ 激活效应器。因此,$\beta_2$-肾上腺素受体可通过切换 $G_s$ 和 $G_i$ 介导的信号来限制 cAMP 产生,继而影响 PKA 依赖的靶蛋白调节。

β-肾上腺素受体中的药理选择性似乎依赖于各 β-肾上腺素受体亚型的组织特异性分布。$\beta_1$-肾上腺素受体主要局限在心脏和肾脏。在肾脏,主要分布在近球小球细胞中,激活受体可引起肾素释放(见第 21 章)。心脏 $\beta_1$-受体(代表所有心脏 β 受体的 70%~80%)兴奋可引起正性肌力作用(收缩力)和正性频率作用(心率)。肌力作用由蛋白激酶 A 激活 $Ca^{2+}$ 通道(包括肌纤维膜的钙通道和肌浆网中的受磷蛋白)磷酸化介导,并且通过磷酸化肌钙蛋白 I 和肌钙蛋白 C,降低肌纤维对 $Ca^{2+}$ 敏感性(见第 25 章)。正性频率作用则源于 $\beta_1$ 介导的窦房结起搏细胞 4 相去极化速度的增加。两种作用均可促进心排血量的增加(心排血量=心率×每搏输出量)。由于 $\beta_1$ 兴奋引起 $Ca^{2+}$ 内流,加快了房室(AV)结细胞的去极化速度,所以 $\beta_1$-受体兴奋也能增加房室结的传导速度。

$\beta_2$-肾上腺素受体在平滑肌(包括支气管平滑肌)、肝脏、骨骼肌和心脏中有表达。在平滑肌中,受体兴奋激活 $G_s$、腺苷酸环化酶、cAMP 和蛋白激酶 A。蛋白激酶 A 使几种收缩蛋白磷酸化,尤其是肌球蛋白轻链激酶;后者的磷酸化降低了与 $Ca^{2+}$-钙调蛋白的亲和力,导致收缩器官的舒张。$\beta_2$-肾上腺素受体兴奋也可通过 $G_s$ 非依赖性 $K^+$ 通道的激活使支气管平滑肌舒张。$K^+$ 内流增加导致支气管平滑肌细胞超极化,因此对抗了诱发收缩所必需的去极化。在肝细胞中,$G_s$ 信号级联的激活启动了一系列细胞内磷酸化过程,导致糖原磷酸酶激活,糖原分解代谢。因此,肝细胞内 $\beta_2$-肾上腺素受体兴奋的结果是血糖升高。在骨骼肌中,同样信号途径的激活刺激了糖原分解,并促进了 $K^+$ 摄取。对心肌细胞的新近研究提示,$\beta_2$-肾上腺素受体介导的 $G_i$ 的 $G_{\beta\gamma}$ 亚基激活导致了磷脂酰肌醇-3 激酶 γ 的活化,继而激活蛋白激酶 B(也被称为 Akt)通路,发挥抗细胞凋亡的活性。

**表 11-1**　肾上腺素受体的作用

| 受体亚型 | 信号介质 | 组织 | 效应 |
|---|---|---|---|
| $\alpha_1$ | $G_q/G_i/G_o$ | 血管平滑肌 | 收缩 |
|  |  | 泌尿生殖器平滑肌 | 收缩 |
|  |  | 肠道平滑肌 | 舒张 |
|  |  | 心脏 | ↑肌力和兴奋性 |
|  |  | 肝脏 | 肝糖分解和糖原合成 |
| $\alpha_2$ | $G_i/G_o$ | 胰腺 β 细胞 | ↓胰岛素分泌 |
|  |  | 血小板 | 聚集 |
|  |  | 神经 | ↓去甲肾上腺素释放 |
|  |  | 血管平滑肌 | 收缩 |
| $\beta_1$ | $G_s$ | 心脏 | ↑频率和肌力 |
|  |  | 心脏 | ↑房室结传导速度 |
|  |  | 肾脏近肾小球细胞 | ↑肾素分泌 |
| $\beta_2$ | $G_s$ | 平滑肌 | 舒张 |
|  |  | 肝脏 | 肝糖分解和糖原合成 |
|  |  | 骨骼肌 | 肝糖分解和 $K^+$ 摄取 |
| $\beta_3$ | $G_s$ | 脂肪 | 脂肪分解 |

β₃-肾上腺素受体在脂肪组织和胃肠道表达,β₃-受体兴奋可使脂肪分解和脂肪细胞产热增加,胃肠道蠕动减慢。根据这种生理作用可以推测β₃-拮抗剂有可能用于治疗肥胖症、非胰岛素依赖型糖尿病(2型糖尿病)以及其他潜在的适应证,但这些选择性的药物仍需研发才能应用于临床。

## 受体反应的调节

受体激动剂启动下游信号的能力与被激动的受体数量成比例,并且细胞表面受体密度的变化常常改变激动剂的表观功能。因此,功能性肾上腺素受体的短期(脱敏作用)和长期(下调作用)的数量变化对于调节组织反应是非常重要的(图1-10)。

当激动剂激动肾上腺素受体时,与其相关异三聚体G蛋白亚单位的解离不仅引发如上所述的下游信号,也限制了组织反应的负反馈机制。β-肾上腺素受体激活招募了GPCR特异性蛋白激酶(GPCR-specific protein kinases,GRK),使受体C末端的丝氨酸和苏氨酸残基磷酸化。蛋白激酶A和蛋白激酶C两者都可以使GPCR磷酸化。磷酸化状态的受体促进β-抑制蛋白(beta-arrestin)从胞质蛋白转位到膜上,它与受体的细胞内区域结合,在空间排列上抑制受体-G蛋白的相互作用,有效地使受体信号沉默。β-抑制蛋白也招募网格蛋白和网格蛋白衔接蛋白AP₂到磷酸化受体,这种复合物靶向肾上腺素受体到网格蛋白有被小窝。这些小窝在大GTP酶发动蛋白的帮助下从膜上脱离,然后通过胞内体快速循环再利用,或在溶酶体中缓慢降解。每个过程在调节短期或长期基础上的组织反应性都很重要。在过去十年中,有证据表明,β-抑制蛋白通过作为信号复合物的支架蛋白促进G蛋白非依赖性途径,涉及Erk1/2、Src和小GTP结合蛋白的激活,从而打开(而不是关闭)新的信号转导途径。GPCR信号方面的新发现表明,一些G蛋白信号转导通路的拮抗剂也可能在替代信号转导途径(例如β-抑制蛋白信号)中起激动剂作用。通过这种方式,脱敏/下调以及β-抑制蛋白的信号作用可能与生理和病理性兴奋有关。

## 内源性儿茶酚胺的生理和药理作用

内源性儿茶酚胺肾上腺素和去甲肾上腺素作为α-和β-肾上腺素受体的激动剂起作用。超生理浓度的多巴胺也可作为α-和β-受体的激动剂起作用。各儿茶酚胺的全部作用是复杂的,依赖于药物浓度和组织特异性的受体表达。

### 肾上腺素

肾上腺素(epinephrine,EPI)是一种α和β-肾上腺素受体激动剂。低浓度时,β₁和β₂作用占优势;而高浓度时,α₁作用占优势。作用于β₁-受体时,肾上腺素增加心肌收缩力和心排血量,结果是心肌氧耗量增加,收缩压升高。β₂-受体介导的血管舒张引起外周阻力下降,舒张压降低。β₂-受体兴奋也使血液流向骨骼肌增加,舒张支气管平滑肌,促进糖原分解,增加血中葡萄糖和游离脂肪酸的浓度。最近的研究表明β₁-

受体负责大动脉的血管舒张,如股动脉和肺动脉,然而β₂-受体在维持外周血管阻力的动脉血管舒张中发挥主要作用。这些β₁和β₂作用都是"战斗或逃亡"反应的成员之一。

在一百多年前发现肾上腺素后不久,它就用于治疗急性哮喘发作。其他具有高度选择性并通过吸入直接作用于肺脏β₂-受体的药物,目前更常用于治疗哮喘、慢性阻塞性肺病和其他肺部情况。肾上腺素能仍然是治疗过敏反应的首选药物。局部注射肾上腺素可使血管收缩,延长局部麻醉药的作用。静脉内注射肾上腺素起效快,持续时间短。快速静脉输注肾上腺素的副作用包括心脏兴奋性增加,可导致心律失常和血压过高。

### 去甲肾上腺素

去甲肾上腺素(norepinephrine,NE)是α₁-和β₁-受体激动剂,但对β₂-受体的作用相对较小。由于β₂-受体作用的缺乏,全身应用去甲肾上腺素不仅增加收缩压(β₁作用),而且增加舒张压和总外周阻力。去甲肾上腺素常用于败血症引起分布性休克患者的低血压。

### 多巴胺

多巴胺(dopamine,DA)是重要的中枢神经系统的神经递质,但全身应用时因其不易通过血-脑脊液屏障,故对中枢神经系统的作用较小。多巴胺激活一个或多个外周组织的儿茶酚胺受体亚型,且主要作用依赖于化合物的局部浓度。低剂量时[<2μg/(kg·min)]持续静脉滴注多巴胺,主要作用于肾、肠系膜、冠状血管床的D₁多巴胺能受体。D₁多巴胺能受体激活血管平滑肌细胞的腺苷酸环化酶,可使cAMP水平升高并引起血管舒张。快速滴注时[2~10μg/(kg·min)],多巴胺可通过激活β₁肾上腺素受体起心肌正性肌力作用。更快滴注速度时[>10μg/(kg·min)],多巴胺作用于血管的α₁肾上腺素受体,引起血管收缩。

多巴胺用于治疗休克,尤其是低心排血量并伴有少尿型肾功能不全引起的休克。然而,其保护肾脏的疗效还未被明确证实。

## 药理学分类和药物

在儿茶酚胺合成、贮存、再摄取、代谢和受体激动过程中的每一个重要步骤都可进行药理学干预。下面的讨论将从神经递质合成到受体激动,按肾上腺素能途径的作用顺序来介绍不同类型的药物。

## 儿茶酚胺合成抑制剂

儿茶酚胺合成抑制剂能够非特异性地抑制所有儿茶酚胺的合成,因此其临床应用非常有限(见图11-1)。α-甲基酪氨酸是酪氨酸的结构类似物,被转运进神经末梢从而抑制儿茶酚胺生物合成途径的第一个酶——酪氨酸羟化酶。该药偶尔用于治疗嗜铬细胞瘤(一种可产生去甲肾上腺素和肾上腺素的肾上腺髓质的嗜铬细胞肿瘤)引起的高血压。但是,其临床应用有限,因为它会导致显著的直立性低血压和镇静作用,并且许多其他副作用较少的降压药也可用于该适应证。

## 儿茶酚胺贮存抑制剂

儿茶酚胺的两个来源是从头合成和再循环递质。抑制囊泡内儿茶酚胺贮存的药物可能有两种作用,短期应用可使儿茶酚胺从突触末梢的净释放增加,从而模仿交感神经兴奋("拟交感神经的");然而长期应用则可耗竭可利用的儿茶酚胺库,从而起抗交感神经的作用(交感神经活性抑制剂)(图 11-4)。

**A** 急性间接拟交感神经作用

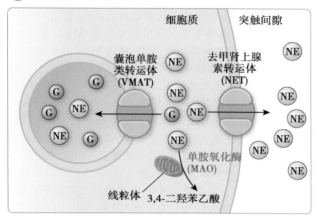

**B** 慢性间接拟交感神经作用

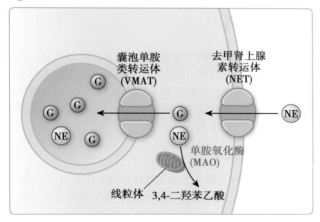

**图 11-4　急性和慢性间接拟交感神经作用。** 间接拟交感神经作用对交感神经传出有不同作用,取决于是急性给药还是慢性给药。A. 急性给药,间接拟交感神经作用,例如:胍乙啶(G)取代贮存在肾上腺素能神经元的突触囊泡内的去甲肾上腺素(NE),导致去甲肾上腺素通过反向的去甲肾上腺素转运体大量外流,引起了显著的交感神经兴奋。B. 慢性给药,间接拟交感神经作用,例如:胍乙啶(G)被聚集在突触囊泡中取代去甲肾上腺素;另外,单胺氧化酶(MAO)降解留在胞质内的小量去甲肾上腺素。这两个作用都有助于降低交感神经兴奋
NE. 去甲肾上腺素;G. 胍乙啶

利血平(reserpine)与囊泡的反向转运体 VMAT 在细胞质的底物结合位点或非常靠近底物结合位点处紧密结合。虽然结合的时间进程相对较慢,但紧密结合不可逆抑制了反向转运体(见图 11-1 和 11-2)。VMAT 抑制导致囊泡丧失聚集和贮存去甲肾上腺素和多巴胺的能力。低剂量时,利血平可使神经递质渗漏至细胞质,在此儿茶酚胺被 MAO 破坏;高剂量时,神经递质浓度升高超过突触前神经元 MAO 的降解作用。在这些情况下,神经元胞质内有高浓度的神经递质,它可通过具反向作用的 NET 从胞质进入到突触间隙。儿茶酚胺外流有短暂的拟交感神经作用。因为利血平不可逆地抑制 VMAT,新的贮存囊泡需被合成并转运至神经末梢以恢复固有的囊泡功能。在个体停止服用利血平后,恢复阶段可能需要几天到几周不等。利血平也可在实验中评估药物是否需要被聚集在突触前末梢以发挥作用。过去,利血平常用于治疗高血压,然而不可逆的作用性质和易发严重抑郁使利血平成药性降低,因为目前有更安全、有效的药物可用于治疗高血压。尽管如此,人们对使用低于致严重抑郁剂量的利血平治疗高血压的可能性依然感兴趣。

酪胺(tyramine)是一种饮食胺类,通常在胃肠道和肝脏被 MAO 代谢。服用 MAO 抑制剂(MAOI,见下文)的患者,酪胺通过肠道吸收,血液运输,被交感神经元摄取,在此由 VMAT 转运至突触囊泡。突触囊泡摄取酪胺引起囊泡去甲肾上腺素的移位,去甲肾上腺素靠 NET 的反向作用从神经末梢的非囊泡释放。通过这种机制,服用 MAOI 患者饮食中酪胺的急剧增加或适度摄入均可引起去甲肾上腺素从神经末梢急性大量释放;继而引起缩血管反应,伴随舒张压的显著升高。像红酒、陈旧奶酪等发酵食物都含有高浓度的酪胺;这就解释了本章开头叙述的病例中,S 女士为何会在宴会中饮用红酒和进食奶酪后不久即发生高血压危象。

虽然酪胺本身很少保留在突触囊泡中,但它的羟化代谢物章胺(octopamine)(其合成由囊泡的多巴胺 β-羟化酶催化)能够以高浓度在囊泡内贮存。在慢性 MAOI 治疗和饮食酪胺适度摄入的情况下,去甲肾上腺素逐渐被贮存囊泡内的章胺取代。章胺对大多数哺乳动物肾上腺素受体的激动作用很小,因此交感神经兴奋引起的突触后反应可逐渐被减小,最终导致体位性低血压。偏头痛和丛集性头痛与循环中神经递质和神经调质的水平升高有关,包括酪胺和章胺。

与酪胺相似,胍乙啶(guanethidine)被 NET 主动转运进神经元,聚集在神经元的递质囊泡中,取代去甲肾上腺素,导致去甲肾上腺素的逐渐耗竭(图 11-4)。与章胺相似,胍乙啶不是突触后肾上腺素受体的激动剂,所以交感神经兴奋引起的囊泡释放不会引发突触后反应。胍乙啶曾用于治疗不可控的高血压,它抑制心脏的交感神经,导致心排血量减少;阻断交感神经介导的血管收缩,导致心脏前负荷降低。运动或站立后症状性低血压(体位性低血压)可能源于胍乙啶引起的交感神经反应的抑制。

胍那决尔(guanadrel)也可作为假神经递质起作用。与胍乙啶一样能用于治疗高血压,但不再是一线药物。胍那决尔的不良作用与胍乙啶相似。

苯丙胺(amphetamines;安非他明)有几种肾上腺素能作

用:①它从贮存囊泡中取代内源性儿茶酚胺(与酪胺相似);②它是弱的 MAO-A 抑制剂;③它阻断由 NET 和多巴胺转运蛋白(DAT)介导的儿茶酚胺再摄取;④它是突触前神经元的 $G_s/G_q$ 偶联受体痕量胺相关受体 1(TAAR$_1$)激动剂。通过安非拉明兴奋 TAAR$_1$ 激活蛋白激酶 A 和蛋白激酶 C,引起 DAT 磷酸化从而非竞争性抑制多巴胺再摄取。虽然苯丙胺与突触后肾上腺素受体结合,但它对 α-和 β-肾上腺素受体的激动作用很小。安非他明有显著的行为效应,包括警觉性增加,疲劳减轻,食欲受抑制和失眠。因此,它常用于治疗抑郁症、注意缺陷多动障碍(ADHD)和发作性睡病(白天时睡意和睡眠的反复发作)并抑制食欲。它的不良作用可能很大,包括在中枢兴奋期之后的疲劳和抑郁。

麻黄素(ephedrine)、伪麻黄素(pseudoephedrine)和苯丙醇胺(phenylpropanolamine)是结构上相关的药物,具有一定的激活各种肾上腺素反应的能力。麻黄素可用于持续性低血压的药物治疗。一种麻黄素(及各种异构体)的中草药来源——麻黄,在中国被用于治疗哮喘已经至少两千年。而伪麻黄素作为 OTC 的解充血药则被广泛应用,且被用于一些感冒的治疗。目前在美国,基于对脑出血的担忧,苯丙醇胺已被从 OTC 市场中去除。

美芬妥英(methylphenidate),安非拉明的结构类似物,广泛用于精神科,治疗儿童的注意缺陷多动障碍,它的主要作用被认为与提高注意力有关。

苯丙胺可引起心理和生理的依赖性及耐受性。苯丙胺可能导致偏执型幻觉和幻觉。甲基苯丙胺(methamphetamine)("冰毒")是一种主要的滥用药物。对于安非拉明及相关药物的药理学的详细讨论(见第 15 章)。

## 儿茶酚胺再摄取抑制剂

儿茶酚胺再摄取抑制剂通过延长被释放的神经递质保留在突触间隙的时间,起着急性、强效的拟交感神经作用。可卡因(cocaine)是一种强力的 NET 抑制剂,与其他摄取抑制剂不同(例如丙咪嗪和氟西汀),它能明显消除儿茶酚胺转运(见图 11-2)。由于它作为独立的神经元动作电位抑制剂,它偶尔用于局部麻醉(见第 12 章),而且可卡因抑制去甲肾上腺素的摄取,同时促进血管收缩。可卡因是具有高度滥用倾向的管控药物。可卡因的滥用已成为重大的公共健康问题(见第 19 章)。

三环类抗抑郁药(tricyclic antidepressants,TCA)和 5-羟色胺-去甲肾上腺素再摄取抑制剂(serotonin-norepinephrine reuptake inhibitors,SNRI)抑制 NET 介导的去甲肾上腺素再摄取进入突触前末梢,从而允许去甲肾上腺素积聚在突触间隙。由于 TCA、SNRI 和其他去甲肾上腺素再摄取抑制剂在抑郁症治疗中的重要作用,更多的细节将在第 15 章中讨论。

## 儿茶酚胺代谢抑制剂

单胺氧化酶抑制剂(monoamine oxidase inhibitors,MAOI)可阻止转运至突触前末梢或吸收进入肝脏等组织的儿茶酚胺发生继发性脱氨基。代谢缺乏时,更多儿茶酚胺积聚在突触前囊泡,在每次动作电位期间释放。大多数 MAOI 被 MAO 氧化为反应中间产物,然后这些中间产物就作为不可逆的 MAO 抑制剂起作用。这一类中的非选择性抑制剂(例如抑制 MAO-A 和 MAO-B 的药物)包括强内心百乐明(tranylcypromine)、苯乙肼(phenelzine)以及异丙烟肼(iproniazid)(本章开头病例中使用的药物;该药后来在美国和其他国家已撤市)。选择性 MAO-A 抑制剂包括氯吉兰(clorgyline)以及选择性 MAO-B 抑制剂司来吉兰(selegiline)和雷沙吉兰(rasagiline)。吗氯贝胺(moclobemide)是可逆的 MAO-A 抑制剂。

MAOI 与三环类抗抑郁药一起用于治疗抑郁症。司来吉兰和雷沙吉兰也被批准用于治疗帕金森病;其作用机制可能包括使保留在黑质-纹状体神经元中的多巴胺作用增强,并减少神经毒中间产物的形成。正如上面提到的,服用 MAOI 的患者应避免进食某些包含大量酪胺和其他单胺的发酵性食物,例如大部分奶酪和某些鱼、家禽、牛肉和酒,因为 MAOI 阻断了这些单胺在胃肠道和肝脏的氧化脱氨基,允许它们进入循环,促使高血压危象的发生。同时服用 MAOI 和选择性五羟色胺再摄取抑制剂(selective serotonin reuptake inhibitors,SSRI)或选择性去甲肾上腺素再摄取抑制剂(SNRI)也属禁忌,因为这可能促成 5-羟色胺综合征,以激动、坐立不安、震颤、癫痫发作、心动过速、高血压、可能昏迷或死亡为特征。在 MAOI 与其他药物例如:哌替啶、曲马多、苯丙胺等合用时,5-羟色胺综合征也可能发生。MAO-A 的可逆性抑制剂可能不易产生副作用和相互作用。关于 MAOI 和 SSRI 的内容在第 14 章和第 15 章中还将进行讨论。

## 受体激动剂

肾上腺素受体在调节血管张力、平滑肌张力和心脏收缩力方面起着重要的作用,因此这些受体的选择性激动剂和拮抗剂成为治疗高血压、哮喘、缺血性心脏病、心衰和其他疾病的主要药物。下面的讨论中按照受体亚型的特异性对这些药物进行分类(见表 11-1)。

### α-肾上腺素激动剂

α$_1$-选择性肾上腺素激动剂增加外周血管阻力,因而使血压保持不变或升高。这些药物也可通过压力感受器介导的激活反射性迷走神经反应而引发窦性心动过缓。全身应用 α$_1$-激动剂,例如甲氧明(methoxamine),临床应用很局限,但有时用于治疗休克时升高血压。许多局部外用的 α$_1$-激动剂,例如去氧肾上腺素(phenylephrine)、羟甲唑啉(oxymetazoline)和四氢唑啉(tetrahydrozoline),被用于非处方药"安福能®"和"优能®"等,通过收缩血管平滑肌缓解鼻充血和眼充血的症状。羟甲唑啉也是 α$_2$-部分激动剂。这些药物的延长应用常常伴随着鼻黏膜损伤以及可能的过敏性反弹和症状的反复发生。静脉内应用去氧肾上腺素也可用于治疗分布性休克。

可乐定(clonidine)是一种具有降压和降低心率作用的 α$_2$-受体激动剂,它通过作用于脑干的血管运动中枢来抑制交感神经向外周传导。其减少高血压患者心血管不良反应的证据比较有限。可乐定对于改善酒精和阿片类药物的戒断症状作用有限,副作用包括因交感神经活性降低和迷走神经活性增加引起的心动过缓,还有口干和镇静作用。因为交感神经激动是维持直立时血压的重要机制,体位性低血压也可能使该药的治疗更加复杂化。其他中枢作用的 $\alpha_2$-激动剂包括很少应用的药物如氯压胍(guanabenz)和胍法辛(guanfacine)。这些药物都有与可乐定相似的副作用。

右美托咪啶(dexmedetomidine)是一种 $\alpha_2$-受体激动剂,其镇静作用被用于外科患者,因为此药导致的镇静不会带来额外的呼吸抑制。此药对于交感神经系统活性的抑制有助于防止手术过程中患者血压的波动。右美托咪啶可能也有止痛作用。值得注意的是,$\alpha_2$ 介导的镇静作用和降低交感神经兴奋性的作用,在门诊治疗高血压时是不良反应,但在外科患者受控制情况下,右美托咪啶起到的却是有益的作用。

$\alpha$-甲基多巴(alpha-Methyldopa)是 $\alpha_2$-激动剂 $\alpha$-甲基去甲肾上腺素的前体(前药)。多巴胺 $\beta$-羟化酶催化甲基多巴代谢为甲基去甲肾上腺素,然后 $\alpha$-甲基去甲肾上腺素由肾上腺素能神经末梢释放,作为 $\alpha_2$-激动剂在突触前起作用。这种作用导致交感神经从中枢神经系统传出减少,结果是降低了高血压患者的血压。甲基多巴也是一种多巴脱羧酶的竞争性抑制剂,将多巴转化为多巴胺,从而减少周围神经系统中的肾上腺素能神经传递。由于 $\alpha$-甲基多巴的应用与罕见的肝毒性和自身免疫性溶血性贫血有关,因此该药在美国罕用于治疗高血压。唯一的例外是,大量经验表明在妊娠时应用它较其他抗高血压药更安全,故常作为治疗孕期高血压的选择药物。

### $\beta$-肾上腺素激动剂

$\beta_1$-肾上腺素受体兴奋可使心率加快、心肌收缩力增加,导致心排血量增加;而兴奋 $\beta_2$-肾上腺素受体却可使血管、支气管和胃肠道平滑肌舒张。异丙肾上腺素(isoproterenol)是一种非选择性 $\beta$-激动剂,用于降低外周血管阻力和舒张压( $\beta_2$ 作用),而收缩压保持不变或轻微升高( $\beta_1$ 作用)。因异丙肾上腺素具有正性肌力(增加心肌收缩力)和正性频率(增加心率)作用,所以心排血量得以增加。异丙肾上腺素可用于缓解哮喘时的支气管收缩( $\beta_2$ 作用)。然而,由于异丙肾上腺素是一种非选择性的 $\beta_1$-和 $\beta_2$-肾上腺素受体激动剂,因此在缓解哮喘的支气管狭窄时常伴随有不利的心脏副作用,这种药物的应用大部分已被新型 $\beta_2$-选择性激动剂所取代(见下文)。异丙肾上腺素偶尔被用于在危急的心动过缓时刺激心率,特别是可预见到需要安装心脏起搏器时。

多巴酚丁胺(dobutamine)的整体作用依赖于包含在消旋体混合物中两种立体异构体的特异作用(见第 1 章)。( - )异构体作为 $\alpha_1$-激动剂和弱 $\beta_1$-激动剂起作用,而( + )异构体则作为 $\alpha_1$-拮抗剂和强 $\beta_1$-激动剂起作用。当消旋体混合物应用时,$\alpha_1$-激动剂和拮抗剂的作用有效地相互抵消,临床上观察到的结果是选择性 $\beta_1$-激动剂的作用。这种药物对心脏收缩力作用的影响比频率更突出,从而导致心肌收缩力和心排血量增加。临床上静脉给药多巴酚丁胺可用于严重心力衰竭的急救处理。它也可以用来作为诊断剂,结合心脏的影像学用于缺血性心脏病的检查。

$\beta_2$-选择性激动剂对于治疗哮喘很有价值。这些药物体现了对肾上腺素(所有肾上腺素受体激动剂)和异丙肾上腺素( $\beta_1$ 和 $\beta_2$-受体激动剂)的药理学改进,限制了其作用于非靶组织。特别重要的是,这些选择性药物刺激心脏 $\beta_1$-肾上腺素受体的能力有限,因此,产生心脏副作用的能力也有限。通过气雾剂吸入使用,进一步提高了药物对肺部而不是心脏或其他外周组织的特异性。直接给药到肺部也降低了到达全身循环的药物量,限制了心脏 $\beta_1$-受体和骨骼肌 $\beta_2$-受体的激活。这些药物最重要的作用是舒张支气管平滑肌和降低气道阻力。然而,$\beta_2$-选择性激动剂对呼吸道 $\beta_2$-受体并不完全具有特异性,副作用可能包括骨骼肌震颤(通过 $\beta_2$-兴奋)和心动过速(通过 $\beta_1$-兴奋)。

间羟异丙肾上腺素(metaproterenol)是 $\beta_2$-选择性激动剂的原型,用于治疗阻塞性呼吸道疾病和急性支气管痉挛。特普他林(terbutaline)和沙丁胺醇(albuterol)是该类中两种其他的药物,具有相似的疗效和作用持续时间。沙美特罗(salmeterol)是一种长效的 $\beta_2$-激动剂;其作用可持续约 12 小时。$\beta_2$-选择性激动剂的临床应用将会更全面地在第 48 章中讨论。

## 受体拮抗剂

由于对肾上腺素受体活性的调节起反应的疾病状态非常宽泛,所以 $\alpha$-和 $\beta$-肾上腺素受体拮抗剂是临床中广泛应用的药物。

### $\alpha$-肾上腺素拮抗剂

$\alpha$-肾上腺素拮抗剂阻断了内源性儿茶酚胺与 $\alpha_1$ 和 $\alpha_2$-肾上腺素受体的结合。这些药物可引起血管舒张、血压降低和外周阻力降低。通常压力感受器反射试图弥补血压的降低,导致心率和心排血量反射性增加。

作为一种自 1950 年以来应用的重要的实验室工具药,酚苄明(phenoxybenzamine)是一种不可逆阻断 $\alpha_1$-和 $\alpha_2$-受体的烷化剂。另外,酚苄明抑制儿茶酚胺摄取进入肾上腺素能神经末梢和神经元以外的组织。由于酚苄明对交感神经系统和靶组织有许多直接和间接的作用,所以现在很少将它用于高血压和良性前列腺增生的临床治疗。一些医生用它来做嗜铬细胞瘤的术前准备,以减少手术并发症。酚苄明被证实可诱发实验动物肿瘤发生,不过这一发现对于人类的意义尚不明确。

酚妥拉明(phentolamine)是一种可逆的非选择性 $\alpha$-肾上腺素受体拮抗剂,也可用于嗜铬细胞瘤的术前准备。酚妥拉明是用于治疗病例中介绍的理想药物,因为它阻断引起 S 女士高血压的 $\alpha$-肾上腺素能介导的血管收缩。然而,大部分医生对于酚妥拉明的临床使用缺乏经验,而且其他药物更常用于严重高血压的治疗。

哌唑嗪(prazosin)对 $\alpha_1$-受体的亲和力比对 $\alpha_2$-受体的亲和力大 1 000 倍,它选择性阻断小动脉和静脉的 $\alpha_1$-受体,导致外周血管阻力降低,静脉(容量)血管扩张。后者的作用使静脉回心血量降低;正因为这样使心脏前负荷降低,所以哌唑嗪一般不会增加心排血量和心率。哌唑嗪是一种抗高血压药,因为首剂应用时患者可能出现明显的体位性低血压和晕厥,所以通常首剂应用小剂量,之后根据临床反应逐渐增量。通过这种方式,体位性低血压很罕见,可能是发生了耐受(机制不明)。这一类中的其他药物包括特拉唑嗪(terazosin)和多沙唑嗪(doxazosin);这些药物都比哌唑嗪有更长的半衰期,可延长给药间隔。$\alpha_1$-肾上腺素受体拮抗剂不常用于高血压的治疗,因为对比研究表明其他药物,例如:利尿剂,可能更加有效。

由于 $\alpha_1$-肾上腺素受体介导泌尿生殖器和血管平滑肌的收缩,目前临床上已发现 $\alpha_1$-拮抗剂可用于良性前列腺的对症治疗。与保列治(一种 $5\alpha$-还原酶抑制剂;见第 30 章)相比,$\alpha_1$-肾上腺素受体拮抗剂治疗良性前列腺增生可能更有效。而且它起效相对迅速,$5\alpha$-还原酶抑制剂则普遍需要几个月或更多时间。如前所述,$\alpha_1$-受体存在三种亚型 $\alpha_{1A}$、$\alpha_{1B}$ 和 $\alpha_{1D}$。有证据指出 $\alpha_{1A}$-受体在泌尿生殖器平滑肌中优先表达。坦洛新(tamsulosin)是一种相对选择性 $\alpha_{1A}$-受体拮抗剂,但这种特异性只是适度的,它对 $\alpha_{1A}$-受体的亲和力比 $\alpha_{1B}$-受体高 6 倍。它对 $\alpha_{1A}$ 受体的特异性使直立性低血压的发生率降低,而这种低血压与哌唑嗪和其他非亚型选择性 $\alpha_1$-肾上腺素受体拮抗剂有关。然而,这一适度优势只在使用低剂量坦洛新时存在。

用药物例如育亨宾(yohimbine)选择性阻断 $\alpha_2$-自身受体,可导致去甲肾上腺素释放增加,以及随后的心脏 $\beta_1$-受体和外周脉管系统 $\alpha_1$-受体的兴奋。$\alpha_2$-选择性拮抗剂也可通过阻断胰岛β细胞的 $\alpha_2$-受体使胰岛素释放增加,而 $\alpha_2$-受体可抑制胰岛素分泌。育亨宾过去用于治疗勃起功能障碍,但临床证据非常有限。

## β-肾上腺素拮抗剂

β-肾上腺素拮抗剂阻断内源性儿茶酚胺对 $\beta_1$-受体的正性频率和肌力作用,导致心率减慢和心肌收缩力降低。这些药物降低高血压患者的血压,但对血压正常的个体通常没有作用。长期应用 β-肾上腺素受体阻断剂可引起外周血管阻力的降低,虽然作用机制还不清楚。外周血管阻力和心排血量的降低都有助于这些药物的降血压作用。非选择性 β-肾上腺素受体拮抗剂也阻断支气管平滑肌的 $\beta_2$-受体,可使哮喘患者发生威胁生命的支气管收缩。另外,非选择性 β-受体阻断可能掩盖糖尿病患者的低血糖症状。由于以上的种种原因,已研发成功选择性 $\beta_1$-肾上腺素受体抑制剂。

β-肾上腺素受体的药理拮抗剂可分成几类:非选择性 β-受体拮抗剂、非选择性 β 和 $\alpha_1$-受体拮抗剂、部分 β-受体激动剂和选择性 $\beta_1$-受体拮抗剂(表 11-2)。选择性 $\beta_2$ 肾上腺素受体阻断剂由于还没有明显的选择性 $\beta_2$-受体拮抗的适应证,因此仍未在临床应用。

普萘洛尔(propranolol)、纳多洛尔(nadolol)和噻吗洛尔(timolol)与 $\beta_1$-和 $\beta_2$-受体结合的亲和力没有差别,这是"非选择性 β-受体阻断剂"一词的来源。这些药物在临床剂量下并不阻断 α-受体。非选择性 β-受体阻断剂用于治疗高血压和心绞痛已有多年。虽然非选择性 β-受体阻滞剂对哮喘患者是相对禁忌药,但慢性阻塞性肺疾病(COPD)患者对这些药

**表 11-2　β-肾上腺素受体拮抗剂的选择性**

| 药物 | 备注 |
| --- | --- |
| **非选择性 β-肾上腺能拮抗剂** | |
| 普萘洛尔 | 短半衰期 |
| 纳多洛尔 | 长半衰期 |
| 噻吗洛尔 | 亲脂性,中枢神经系统高通透性 |
| **非选择性 β-和 $\alpha_1$-拮抗剂** | |
| 拉贝洛尔 | 也是 $\beta_2$-受体部分激动剂 |
| 卡维地洛 | 中半衰期 |
| **β-肾上腺能部分激动剂** | |
| 吲哚洛尔 | β-非选择性 |
| 醋丁洛尔 | $\beta_1$-选择性 |
| **$\beta_1$-选择性肾上腺能拮抗剂** | |
| 艾司洛尔 | 短半衰期($3\sim4min$) |
| 美托洛尔 | 中半衰期 |
| 阿替洛尔 | 中半衰期 |
| 噻利洛尔 | 也是 $\beta_2$ 受体激动剂 |

通常会很好的耐受,如果他们有更严重的适应证(例如冠状动脉疾病),可以谨慎地给药。纳多洛尔对预防肝硬化患者的食管静脉曲张破裂出血也有作用。它的药理学特性特别有利于用于适应证,因为它半衰期长,允许每日一次给药,而且主要由肾脏排出,无肝脏代谢,所以对肝功能不全患者无需进行剂量调整。喷布洛尔(penbutolol)是在这类中的另一种药。噻吗洛尔的滴眼剂可用于治疗青光眼。即使在眼部给药,全身性的药物吸收也足以在易感人群中引起不良反应。左布诺洛尔(levobunolol)和卡替洛尔(carteolol)是另外两种可以通过滴眼液治疗青光眼的非选择性 β 受体阻滞剂。

拉贝洛尔(labetalol)和卡维地洛(carvedilol)阻断 $\alpha_1$、$\beta_1$ 和 $\beta_2$-受体。拉贝洛尔具有两个手性中心;临床使用的药物是四个具有不同药理学属性的立体异构体的组合。其中,两种异构体无活性——(S,S)和(R,S)。(S,R)异构体是一种强力的 $\alpha_1$-阻断剂,(R,R)异构体是非选择性 $\alpha_1$、$\beta_1$ 和 $\beta_2$-受体阻断剂。由于这些异构体的效果和代谢可能因患者个体的不同而不同,所以 $\alpha_1$ 与 β-受体阻断的相对比例也不同。$\alpha_1$-受体阻断导致外周血管阻力降低,β-受体的阻断如上所述也有助于降低血压。拉贝洛尔静脉制剂可用于降低高血压急症患者的血压。拉贝洛尔的一个不可预知的和特异性的不良作用是药物性肝炎。

除了作为 $\alpha_1$、$\beta_1$ 和 $\beta_2$-受体阻断剂,卡维地洛作为非依赖性 G 蛋白、β-抑制蛋白偏向配体在 $\beta_1$ 和 $\beta_2$-肾上腺素受体起作用。而且,尽管卡维地洛对于门诊治疗高血压有效,但人们对于此药物更多的兴趣还在于它通过降低心脏收缩功能而对心衰起到的疗效。卡维地洛的心脏保护作用可能与它作为

β₁-肾上腺素受体的 β-抑制蛋白偏向配体,导致表皮生长因子受体的反向激活有关。

吲哚洛尔(pindolol)是一种 β₁ 和 β₂-受体的部分激动剂。它阻断内源性去甲肾上腺素作用于 β₁-受体,可用于治疗高血压。作为一种部分激动剂,吲哚洛尔也可部分兴奋 β₁-受体,导致静息心率和血压降低,但较完全的 β-拮抗剂幅度要小。醋丁洛尔(acebutolol)是一种 β₁-肾上腺素受体的部分激动剂,但对 β₂-受体没有作用。该药也用于治疗高血压和缺血性心脏病。虽然人们一直认为部分激动剂不易在心动过缓的患者中引起不良反应,但这类药物的临床优势尚不明确。

艾司洛尔(esmolol)、美托洛尔(metoprolol)和阿替洛尔(atenolol)是选择性 β₁-肾上腺素拮抗剂。清除半衰期是区别这些药物的主要特征。艾司洛尔的半衰期极短(3~4 分钟);美托洛尔和阿替洛尔的半衰期中等(4~9 小时)。因为艾司洛尔短的半衰期,它在需要 β-阻断的不稳定患者应用时相对安全,它可被酯酶迅速代谢。临床试验已经证实,β-阻断药,包括美托洛尔,可以延长轻中度心力衰竭患者和第一次心肌梗死后幸存患者的平均寿命(见第 26 章)。奈必洛尔(nebivolol)是一种新的 β₁-选择性肾上腺素拮抗剂,它具有经由内皮细胞释放的一氧化氮促进血管舒张的辅助属性。

许多 β-肾上腺素拮抗剂的主要不良反应是其药理学作用的可预测延伸,这些影响包括使哮喘患者的支气管收缩恶化,失代偿心力衰竭患者心排血量下降,或接受胰岛素的糖尿病患者从低血糖的恢复能力潜在受损。虽然 β₁-选择性肾上腺素受体拮抗剂可能有更小的阻断支气管平滑肌的 β₂-受体的倾向,但这些药物的选择性有限,可能不是抵御不良反应的可靠保障。长期给 β-受体拮抗剂而产生的药理学适应可能会导致突然停药时细胞对儿茶酚胺过于敏感。

## 结论与展望

肾上腺素能药理学包括作用于肾上腺素能神经传递过程中每一步的药物,从儿茶酚胺合成到 α 和 β-受体的兴奋。其他类型的药物,例如:L-型钙离子阻断剂,干扰被这些受体激活的反应。目前正在开发能够选择性地抑制被肾上腺素受体激活的下游效应通路的新药物。本章讨论的是治疗高血压、心绞痛、心衰、休克、哮喘、嗜铬细胞瘤和其他疾病的主要药物。从这些药物作用的分子和细胞机制,以及这些作用如何影响肾上腺素能神经传递过程这两方面,可以预料其有利的药理作用和严重的副作用。尽管已经发现了肾上腺素的九种亚型,每个主要类别中有三种,但这些亚型的临床相关性也没有完全确定;并且这些发现的药理学适应证也还没有开发。研发新型、更具亚型选择性的激动剂及拮抗剂可能引出更有效和更低毒性的疗法。偏向性配体代表了发现新药的机会,这些新药物可以扩展和多样化临床医生可用的治疗选择。

（强桂芬　杜立达 译　杨帆　孙岚 审）

## 推荐读物

DeWire SM, Ahn S, Lefkowitz RJ, Shenoy SK. Beta-arrestins and cell signaling. *Annu Rev Physiol* 2007;69:483–510. (*Review of novel mechanisms of signaling via seven transmembrane receptors.*)

Reiter E, Ahn S, Shukla AK, Lefkowitz RJ. Molecular mechanism of β-arrestin-biased agonism at seven transmembrane receptors. *Annu Rev Pharmacol Toxicol* 2012;52:179–197. (*Review of biased ligands that have the ability to alter the balance between G protein-dependent and β-arrestin-dependent signal transduction.*)

Rosenbaum DM, Rasmussen SG, Kobilka BK. The structure and function of G-protein-coupled receptors. *Nature* 2009;459:356–363. (*Detailed review of the structure of adrenergic receptors.*)

**药物汇总表：第 11 章　肾上腺素能药理学**

| 药物 | 临床应用 | 严重和常见的不良反应 | 禁忌证 | 注意事项 |
|---|---|---|---|---|
| **儿茶酚胺合成抑制剂** | | | | |
| 机制——抑制酪氨酸羟化酶——儿茶酚胺生物合成途径中的限速酶 | | | | |
| α-甲基酪氨酸 | 嗜铬细胞瘤引起的高血压 | 直立性低血压，镇静作用 | 对 α-甲基酪氨酸过敏 | 很少应用 |
| **儿茶酚胺贮存抑制剂** | | | | |
| 机制——抑制儿茶酚胺在囊泡内贮存，导致儿茶酚胺在短期内从突触末梢的释放增加，但长期将耗竭可利用的儿茶酚胺库 | | | | |
| 利血平 | 高血压，激动的精神病状态 | 心律失常，胃肠道出血／胃肠不适，口干，头晕，头痛，嗜睡，抑郁，鼻充血 | 对利血平生物碱过敏，活动性胃肠道疾病，抑郁，电休克治疗，肾衰竭 | 不可逆地损害 VMAT，导致囊泡丧失聚集和贮存去甲肾上腺素和多巴胺的能力／用于实验以评估药物发挥作用是否需要集中突触前末梢／由于它的不可逆作用和与精神性抑郁有关的特点，很少用作治疗药 |
| 胍乙啶<br>胍那决尔 | 高血压 | 高血压（仅适于胍乙啶）／直立性低血压，体液潴留，头晕，阳痿（共同的不良反应）；鼻充血，视力模糊（仅适于胍乙啶）；胃肠不适（仅适于胍那决尔）| 对 MAOI 治疗药物过敏，心力衰竭，嗜铬细胞瘤 | 胍乙啶聚集在神经递质囊泡中，取代去甲肾上腺素，导致去甲肾上腺素的逐渐耗竭／抑制心脏去甲肾上腺素导致心排血量减少；抑制交感神经反应导致运动后状态低血压 |
| 苯丙胺<br>美芬妥英安 | 注意缺陷多动障碍（ADHD）（共同的适应证）；发作性睡病（仅适于苯丙胺）| 外周血管性疾病，机体生长减慢，阴茎异常勃起，药物依赖，高血压，快速性心律失常，妄想症，癫痫发作，超时应用引起的精神病／焦虑情绪，反复性疲劳，成瘾倾向，食欲丧失，勃起功能障碍，恶心，失眠 | 对药物过敏，晚期心血管疾病，青光眼，甲状腺功能亢进症，应用 MAOI 治疗，严重高血压，有药物依赖病史 | 苯丙胺和美芬妥英安取代贮存囊泡中的内源性儿茶酚胺，抑制单胺氧化酶较弱，阻断由 NET 和 DAT 介导的儿茶酚胺再摄取／苯丙胺也是 TAAR$_1$ 的激动剂，激活 PKA 和 PKC 介导的 DAT 磷酸化，从而非竞争性抑制多巴胺再摄取。可能会出现依赖性和耐受性 |
| 伪麻黄素 | 过敏性鼻炎，鼻充血 | 心房纤颤，室性期前收缩，心肌缺血／高血压，快速性心律失常，失眠，焦虑，躁动 | 对伪麻黄素过敏，晚期心血管疾病，应用 MAOI 治疗，严重或未控制的高血压 | 用作 OTC 解充血药；常用作感冒治疗和食欲抑制剂／麻黄碱和苯丙氨醇在美国已被限用 |

续表

| 药物 | 临床应用 | 严重和常见的不良反应 | 禁忌证 | 注意事项 |
|---|---|---|---|---|
| **儿茶酚胺再摄取抑制剂** | | | | |
| **机制——抑制去甲肾上腺素转运体(NET)介导的儿茶酚胺再摄取,增强儿茶酚胺作用** | | | | |
| 可卡因 | 参见药物汇总表:第 12 章 | 局部麻醉药理学 | | |
| 丙咪嗪 | 参见药物汇总表:第 15 章 | 5-羟色胺能和中枢肾上腺素能神经传递药理学 | | |
| 阿米替林 | | | | |
| **单胺氧化酶(MAO)抑制剂** | | | | |
| **机制——抑制 MAO,通过阻断儿茶酚胺降解,增加儿茶酚胺水平** | | | | |
| 苯乙肼 | 参见药物汇总表:第 15 章 | 5-羟色胺能和中枢上腺素能神经传递药理学 | | |
| 异丙烟肼 | | | | |
| 强内心百乐明 | | | | |
| 氯吉兰 | | | | |
| 溴法罗通 | | | | |
| 贝沙贝胺 | | | | |
| 吗氯贝胺 | | | | |
| 司来吉兰 | | | | |
| 雷沙吉兰 | | | | |
| **α₁-肾上腺素激动剂** | | | | |
| **机制——选择性激动 α₁-肾上腺素受体,增加外周血管阻力** | | | | |
| 甲氧明 | 低血压、休克 | **心动过缓(迷走神经反射)、室性异位搏动** 高血压、血管收缩、恶心、头痛、焦虑 | 对甲氧明过敏、严重高血压 | 用于治疗休克的临床应用非常有限 |
| 去氧肾上腺素 | 眼充血(共同的适应证);鼻充血(共同的适应证);低血压(仅适用于去氧肾上腺素) | **心律不齐、高血压** 头痛、失眠、神经过敏、反弹性鼻充血、黏膜刺激 | 对药物过敏(共同禁忌证) | 用于非处方药安福能®和优能®等,缓解鼻充血 |
| 羟甲唑啉 | | | 窄角性青光眼(共同禁忌证) | 和眼充血;这些药物的应用通常伴随着速发症状 |
| 四氢唑啉 | | | 严重高血压或心动过速(禁用于去氧肾上腺素的静推形式) | 反弹 去氧肾上腺素静脉内应用也用于治疗分布性休克 |

续表

| 药物 | 临床应用 | 严重和常见的不良反应 | 禁忌证 | 注意事项 |
|---|---|---|---|---|
| **α₂-肾上腺素激动剂** | | | | |
| 机制——选择性激动中枢 α₂-肾上腺素自身受体，因而抑制交感神经从中枢神经系统传出 | | | | |
| 可乐定 | 高血压（仅适于可乐定、氯压胍、胍法辛和甲基多巴）；呼吸抑制的手术和 ICU 患者的镇静（仅适于右美托咪啶）；注意缺陷多动障碍（仅适于胍法辛） | 心律不齐（共同的不良反应）；癫痫发作（仅适于胍法辛）；心力衰竭、结肠炎、胰腺炎、肝毒性、自身免疫性溶血性贫血、系统性红斑狼疮、帕金森病（仅适于甲基多巴）；支气管痉挛、胸腔积液、呼吸抑制（仅右美托咪啶）皮疹、低血压、高血压、口干、镇静、头晕、头痛（共同的不良反应）；阳痿（仅适于甲基多巴） | 对药物过敏（共同的禁忌证）单胺氧化酶抑制剂治疗和活动性肝病（仅适于甲基多巴） | 可乐定用于治疗高血压和与阿片类药物的戒断症状甲基多巴是治疗孕期高血压的药物 |
| 右美托咪啶 | | | | |
| 氯压胍 | | | | |
| 胍法辛 | | | | |
| 甲基多巴 | | | | |
| **β-肾上腺素激动剂** | | | | |
| 机制——激动 β-肾上腺素受体 | | | | |
| 异丙肾上腺素 | 见药物汇总表：第 25 章　心肌收缩药理学 | | | |
| 多巴酚丁胺 | 见药物汇总表：第 48 章　一般炎症药理学：哮喘 | | | |
| 间羟异丙肾上腺素 | | | | |
| 特普他林 | | | | |
| 沙丁胺醇 | | | | |
| 沙美特罗 | | | | |
| **α-肾上腺素拮抗剂** | | | | |
| 机制：阻断内源性儿茶酚胺与 α₁-和 α₂-肾上腺素受体结合，引起血管舒张，血压下降，外周阻力降低 | | | | |
| 酚苄明 | 嗜铬细胞瘤引起的高血压和出汗（共同的适应证；牙科手术过程中逆转麻醉（仅适于酚妥拉明）；治疗去甲肾上腺素的外渗反应（仅适于酚妥拉明） | 心律不齐、脑卒中（仅适于酚妥拉明）；癫痫发作（仅适于酚苄明）体位性低血压、心动过速、胃肠不适、口干、镇静、瞳孔缩小、射精不能 | 对药物过敏（共同的禁忌证）严重低血压（共同的禁忌证）冠状动脉疾病（仅适于酚妥拉明） | 酚苄明通过共价结合不可逆地阻断 α₁ 和 α₂ 受体酚妥拉明是一种可逆的、非选择性 α-肾上腺素受体拮抗剂用于嗜铬细胞瘤的术前准备 |
| 酚妥拉明 | | | | |

续表

| 药物 | 临床应用 | 严重和常见的不良反应 | 禁忌证 | 注意事项 |
|---|---|---|---|---|
| 哌唑嗪<br>特拉唑嗪<br>多沙唑嗪 | 高血压(共同的适应证),良性前列腺增生(仅适于特拉唑嗪和多沙唑嗪) | 胰腺炎(仅适于哌唑嗪);术中虹膜松弛综合征、阴茎异常勃起(仅适于特拉唑嗪和多沙唑嗪);肝炎、血管神经性水肿(仅适于多沙唑嗪);明显的首剂体位性低血压,心悸,头晕,镇静,头痛,鼻充血 | 对哌唑嗪、特拉唑嗪和多沙唑嗪过敏 | 哌唑嗪、特拉唑嗪和多沙唑嗪是动静脉 $\alpha_1$-受体的非亚型选择性拮抗剂<br>反射性心动过速通常不会发生<br>由于可能发生严重的体位性低血压,首剂通常在入睡前应用小剂量(确保患者保持仰卧位)<br>特拉唑嗪和多沙唑嗪较哌唑嗪有更长的半衰期和三环类抗抑郁药可能增加体位性低血压发生的危险 |
| 坦洛新 | 良性前列腺增生 | 视网膜脱落,阴茎异常勃起,头晕,头痛,射精异常,鼻炎 | 对坦洛新敏感 | 坦洛新是一种 $\alpha_{1A}$-受体亚型选择性拮抗剂,对泌尿生殖道的平滑肌特异性更强;因此,应用坦洛新发生直立性低血压的概率较低 |
| 育亨宾 | 器质性和精神性阳痿 | 支气管痉挛,神经过敏,震颤,焦虑,激动,血压升高,抗利尿 | 性器官和前列腺的慢性炎症,同时应用调整情绪的药物,胃和十二指肠溃疡,妊娠,精神病患者,肾病和肝病 | 育亨宾是一种 $\alpha_2$-选择性拮抗剂,导致去甲肾上腺素释放增加,激动心脏 $\beta_1$-受体和外周血管的 $\alpha_1$-受体<br>由于胰岛 $\alpha_2$-受体被阻断,也导致胰岛素释放增加 |

**β-肾上腺素拮抗剂**

机制——阻断 β-肾上腺素受体;这类药物分为非选择性 β 拮抗剂,非选择性 β 和 $\alpha_1$ 拮抗剂,部分激动剂和 $\beta_1$-选择性拮抗剂

| 药物 | 临床应用 | 严重和常见的不良反应 | 禁忌证 | 注意事项 |
|---|---|---|---|---|
| 普萘洛尔<br>纳多洛尔<br>噻吗洛尔<br>喷布洛尔<br>左布诺洛尔<br>卡替洛尔 | 除左布诺洛尔外的共同适应证:高血压;仅适于普萘洛尔和纳多洛尔:心绞痛;仅适于普萘洛尔、卡替洛尔和噻吗洛尔:心肌梗死后综合征;仅适于普萘洛尔:心力衰竭,嗜铬细胞瘤,毛细血管瘤,特发性震颤,心律失常,特发性肥厚型主动脉瓣下狭窄;仅适于普萘洛尔、左布诺洛尔和卡替洛尔地洛尔眼科用药:青光眼 | 心律失常,心力衰竭(共同的不良反应(仅适于普萘洛尔、卡替洛尔和噻吗洛尔:支气管痉挛(仅适于普萘洛尔、左布诺洛尔、卡替洛尔:心绞痛合征(仅适于普萘洛尔和左布诺洛尔);中毒表皮坏死松解症,脑卒中(仅适于普萘洛尔);胃肠不适(仅适于普萘洛尔和噻吗洛尔);睡眠障碍(仅适于普萘洛尔);心绞痛,低血压,皮疹,视力模糊(仅适于噻吗洛尔和卡替洛尔);头晕,头痛,诺洛尔和卡替洛尔:眼睛的热感(仅适于左布诺洛尔);结膜水肿,溢泪(仅适于卡替洛尔) | 共同禁忌证:对药物过敏,严重的窦性心动过缓,支气管哮喘或慢性阻塞性肺病,心源性休克,二度和三度房室传导阻滞(仅适于普萘洛尔、纳多洛尔、噻吗洛尔、左布诺洛尔和卡替洛尔(仅适于左布诺洛尔:心力衰竭(仅适于普萘洛尔:低血压,嗜铬细胞瘤,早产儿 | 普萘洛尔、纳多洛尔和噻吗洛尔为非选择性阻断 $\beta_1$ 和 $\beta_2$ 受体<br>普萘洛尔有极度亲脂性:其中枢神经系统的浓度足以引起镇静和抑郁症欲降低<br>噻吗洛尔的滴眼剂用于治疗青光眼 |

续表

| 药物 | 临床应用 | 严重和常见的不良反应 | 禁忌证 | 注意事项 |
|---|---|---|---|---|
| 拉贝洛尔、卡维地洛 | 高血压(共同的适应证);心力衰竭(仅适用于卡维地洛) | 心力衰竭、高钾血症、肝毒性、支气管痉挛(仅适用于拉贝洛尔);房室阻滞、史蒂文斯-约翰逊综合征、中毒性表皮坏死松解症、再生障碍性贫血、术中虹膜松弛综合征(仅适用于卡维地洛);直立性低血压,头晕(仅适用于拉贝洛尔);疲劳(仅适用于卡维地洛) | 对药物过敏,哮喘,心源性休克,心力衰竭,二度和三度房室传导阻滞,严重心动过缓,严重肝损害 | 拉贝洛尔和卡维地洛阻断 $\alpha_1$、$\beta_1$ 和 $\beta_2$-受体;需监测肝功能 拉贝洛尔可引起肝损害 |
| 吲哚洛尔、醋丁洛尔 | 高血压(共同适应证);室性心律失常(仅适用于醋丁洛尔) | 心力衰竭 水肿 | 共同禁忌证:对药物过敏,心动过缓,心力衰竭,心源性休克,二度或三度心脏传导阻滞(仅适用于吲哚洛尔:哮喘或慢性阻塞性肺病) | 吲哚洛尔是一种 $\beta_1$-和 $\beta_2$-受体部分激动剂;有心动过缓或心肌储备低的高血压患者首选 醋丁洛尔是一种 $\beta_1$-肾上腺素受体部分激动剂,对 $\beta_2$ 受体无作用 |
| 艾司洛尔、美托洛尔、阿替洛尔、倍他洛尔、奈必洛尔 | 高血压(共同的适应证);室上性心动过速(仅适用于艾司洛尔);心绞痛(仅适用于美托洛尔和阿替洛尔);急性心肌梗死(仅适用于美托洛尔和阿替洛尔);心力衰竭(仅适用于美托洛尔);原发性开角型青光眼(仅适用于倍他洛尔) | 室性心律失常(仅适用于倍他洛尔);心力衰竭(仅适用于美托洛尔);甲状腺毒症、系统性红斑狼疮(仅适用于阿替洛尔);房室传导阻滞(仅适用于倍他洛尔);低血压(共同的不良反应);缓慢性心律失常(仅适用于美托洛尔和阿替洛尔);疲劳(仅适用于阿替洛尔);眼睛灼烧感(仅适用于倍他洛尔) | 共同的禁忌证:对药物过敏,二度和三度房室传导阻滞,窦性心动过缓,心力衰竭,心源性休克和奈必洛尔:病态窦房结综合征 外周动脉循环障碍,低血压(仅适用于奈必洛尔:肝损害) | 艾司洛尔、美托洛尔和阿替洛尔是 $\beta_1$-选择性肾上腺素拮抗剂 艾司洛尔具有极短的半衰期(3~4min),因此用于急救用 β 阻断,例如:甲状腺危象 奈必洛尔具有辅助功能,通过从内皮细胞释放一氧化氮促进血管舒张 |

# 第12章

# 局部麻醉药理学

Quentin J. Baca, Joshua M. Schulman, and Gary R. Strichartz

## 概述

　　局部麻醉药是一类局部应用的药物,它们具有相似的化学结构,能够抑制知觉(主要是痛觉),使自主生理反应变得迟钝,而且能够阻碍身体运动。局部麻醉药在多种情况下有着广泛的应用,局部用于灼伤、小伤口的表面涂抹,口腔治疗中的注射,分娩及大手术中的硬膜外麻醉和鞘内(脊髓)阻滞麻醉。

　　第一个局部麻醉药可卡因来自灌木可可(erythroxylon coca)的叶子。1860 年,Albert Niemann 首次分离出这一成分,并注意到了它导致麻木的作用。1886 年,Carl Koller 将其作为眼科表面麻醉用药引入临床实践。然而,其成瘾性和毒性促使人们寻找其替代药物。1905 年,普鲁卡因成为第一个有效的替代物。普鲁卡因以其商品名奴弗卡因为人熟知,虽然不及更新研制的药物应用广泛,但至今仍在临床使用。

　　局部麻醉药通过阻断电压门控钠通道,抑制神经元动作电位的传播而发挥作用(见第 8 章)。麻醉药通过抑制动作电位的传播阻断了进出中枢神经系统的信息传递。局部麻醉药对痛觉神经纤维并不具有选择性,它也阻断其他感觉、运动和自主神经纤维,同时影响骨骼肌和心肌的动作电位。这种非选择性阻断作用可发挥其他作用(见第 24 章),也可能是其产生毒性的原因。

## 伤害感受生理学

　　伤害性感受器是一类一级感觉神经纤维,当伤害性刺激会对组织造成潜在伤害或者损伤时,它们就被激活,身体就会感知到伤害感受。这些刺激包括极端温度、高强度的机械损伤、苛刻的化学环境及细胞损伤后释放的某些化学物质(图 12-1)。

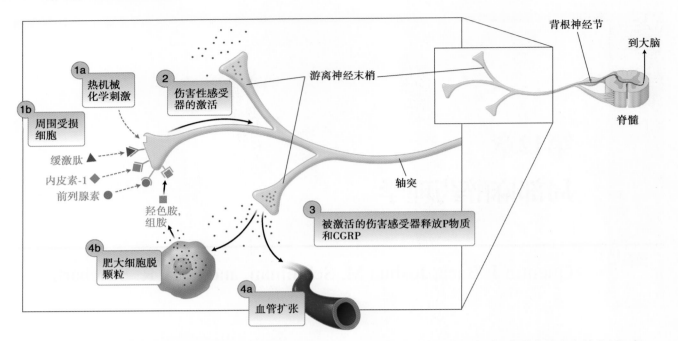

**图 12-1 伤害性感受器的激活。**伤害性感受器通过不同的机制传递痛觉。有些位于神经元的受体将有害刺激(热、机械或化学刺激)转换成电位变化,而其他受体则可以被周围受损细胞释放的物质(如:缓激肽、内皮素-1、ATP 和前列腺素)激活。受损细胞释放的 K⁺ 直接使伤害性感受器细胞膜发生去极化。所有这些刺激因素都使伤害感受器敏化,降低了激活电生理反应的阈值。1a. 有害因素刺激使伤害性感受器激活产生动作电位(2)。1b. 周围同时受损的细胞使伤害性感受器敏化。3. 被激活的伤害感受器释放的物质,包括 P 物质、降钙素基因相关肽(CGRP),使感受器进一步敏化并引发利于组织愈合的炎症反应。例如:4a. 血管扩张促进白细胞募集到损伤区域;4b. 肥大细胞脱颗粒释放组胺、5-羟色胺以增强敏化

伤害性感受器游离神经末梢在皮肤、深层组织(如关节和肌腱)和内脏均有分布。被激活后,伤害感受器把神经冲动从外周传向脊髓背根神经节,经过突触环路处理后将其传递到大脑的不同部位。因此,伤害感受器是神经元对痛觉感知的传递链的第一个也是重要的环节。伤害感受器和其他感觉神经一样,将信息传递给大脑,是传入神经元。

## 病 例

EM 是一名 24 岁的有机化学专业研究生。一天晚上他在实验室工作时,一个装有浓盐酸的瓶子从架子上掉落,击中左手并割破了他的示指。尽管他本能地迅速抽回手,但还是有液体溅到了他的指尖上。他立刻感到伤口处尖锐的疼痛,随后在接触到氢氟酸的皮肤处感到刺痛。虽然 EM 开始用流水冲洗他的手,但手还是逐渐产生了烧灼并悸动样的疼痛。EM 拨打了急救电话并被送到了急诊室。

急诊检查发现,EM 左手示指有一个 1.5cm 的撕裂伤口,而接触氢氟酸的皮肤发红变软,造成了Ⅱ级烧伤。他感到剧烈的疼痛,伤口也需要缝合。对与酸接触的烧伤皮肤进行持续冲洗后,涂上了恩纳霜(EMLA cream,局部麻醉药物利多卡因和丙胺卡因的共晶混合物)。对手指的神经阻滞麻醉和无菌处理后,将 1ml 不含肾上腺素的利多卡因注射到手指的中间和侧面靠近网状组织处,用于阻断神经。EM 感到伤口处尖锐的刺痛有所减轻,随后感觉到的是悸动样的钝痛。接着

他失去了对轻微碰触的感觉,后来他发现自己已经感觉不到缝合时针穿透过他的皮肤了。两周后,他的伤口愈合了,而这时他的疼痛主要是由受伤后的炎症反应所造成的,在布洛芬的控制下疼痛也逐渐减轻了。他可以继续工作了。

## 思 考 题

☐ 1. 为什么 EM 在感到钝痛之前首先经受了刺痛? 为什么在应用利多卡因之后,刺痛比钝痛消失得更快?

☐ 2. 为什么肾上腺素有时候与利多卡因联合使用,而在这一案例中为什么没有联合用药?

☐ 3. 利多卡因的作用机制是什么? 它属于广义上的哪类药物?

伤害性感受器不会被非损伤性刺激激活,如微风吹过皮肤或者碰触这样的刺激(这类刺激激活的神经被称为触觉机械感受器、低阈值机械感受器或中阈值机械感受器)。当伤害性感受器游离神经末梢处存在损伤性刺激时,特定的传导受体会被激活产生内向电流,使一级神经元去极化(图 12-1;又见第 8 章)。当刺激的强度超过感受器的阈值(如热刺激超过某一温度时),就会产生动作电位(AP)。感觉信息几乎总是会被编码为一系列的动作电位,并且动作电位的频率会随刺激强度增加而增加。伤害传入神经的冲动足够频繁,或者多个伤害性感受器被同时激活时,刺激就会被认定为"疼痛"。尽管身体不会感觉到较低强度的刺激,但是这些"潜意

**表 12-1**　周围神经纤维的类型

| 纤维类型 | 髓鞘 | 直径<br>（μm） | 传导速度<br>（m/s） | 功能 | 对利多卡<br>因敏感性 |
|---|---|---|---|---|---|
| Aα，Aβ | 有 | 6~22 | 10~85 | 运动和本体感觉（压力、碰触、位置） | +，++ |
| Aγ | 有 | 3~6 | 15~35 | 肌张力 | ++++ |
| Aδ | 有 | 1~4 | 5~25 | 第一疼痛和温度 | ++++ |
| B | 有 | <3 | 3~15 | 血管舒张、内脏运动、汗腺调节神经、立毛运动 | +++ |
| C（交感） | 无 | 0.3~1.3 | 0.7~1.3 | 血管舒张、内脏运动、汗腺调节神经、立毛运动 | ++ |
| C（背根） | 无 | 0.4~1.2 | 0.1~2.0 | 第二疼痛和温度 | ++ |

　　每种类型周围神经纤维负责传递一种或者几种特定的感觉模式。例如：伤害性感受器（Aδ 和 C 背根纤维）负责传递对疼痛和温度的感受，但这些纤维不会被压力、轻触和位置变化激活。髓鞘是能使冲动在轴突上传递更快的绝缘层。无髓鞘的 C-纤维比有髓鞘纤维传递更慢。不同类型的神经纤维对局麻药物的敏感性不同。

识"的感觉信息仍然会被传输到中枢神经系统，并影响随后对感觉的编码。明确的疼痛刺激诱导中枢神经系统产生持续的应答并产生对疼痛的"记忆"。这种**中枢敏化**是慢性疼痛的组成之一（见第 18 章）。

## 疼痛的传导

　　神经元形成突触的树突。轴突按照递减的直径和相对传导速度被分为 A-纤维、B-纤维和 C-纤维。A-纤维和 B-纤维有髓鞘；而 C-纤维没有髓鞘，它们包裹外周神经节的施旺细胞形成的多至 10 个轴突的 Remake 束（表 12-1）。髓鞘由神经系统中支持细胞（周围神经系统中的施旺细胞和中枢神经系统中的少突细胞）的膜构成。这些膜多次环绕覆盖轴突形成了电绝缘的鞘，显著提高了冲动的传导速度。通常在髓鞘节之间被称为**郎飞结**的空隙中，具有电压门控式钠离子通道，是有髓鞘的神经纤维中内向离子流推进动作电位的位置。

　　不同类型的伤害性感受器被特异性的损伤性刺激激活，并且通过不同特点的轴突传递信息。伤害性感受器的轴突通常为 Aδ-纤维或者 C-纤维。**热伤害性感受器**在温度高于 45℃（有害高温，C-纤维）或低于 5℃（有害低温，Aδ-纤维）时被激活。**高阈值机械感受器**专门传递使皮肤受损伤的外力（Aδ-和部分 Aβ-纤维），而**多模式痛觉感受器**可以被热、机械和化学刺激激活（C-纤维）。

### 第一疼痛与第二疼痛

　　具有髓鞘的 Aδ-纤维传递神经冲动要比无髓鞘的 C-纤维快得多（图 12-2）。Aδ-纤维沿着其轴突的传递速度为 5~25m/s，C-纤维约为 1m/s。C-纤维传递速度较慢的主要是因为没有髓鞘。

　　由 Aδ-纤维传导的被称为第一疼痛。第一疼痛在受伤后几秒钟就可以被感觉到，尖锐并且局限于身体上的特定位置。Aδ-纤维伤害性感受器密集地分布于指尖、面部和唇部，在背部却相对较少。与 C-纤维相比，Aδ-纤维可以在更弱的刺激下产生兴奋。

　　C-纤维传导的被称为第二疼痛。第二疼痛形成较慢，在损伤后更久时间才出现，但比第一疼痛持续时间更长；感觉为

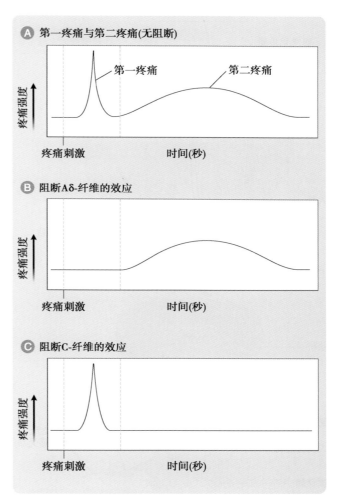

**图 12-2　第一疼痛与第二疼痛。** 由 Aδ-纤维传导的第一疼痛尖锐并且高度局限于刺激处。由 C-纤维传导的第二疼痛到达较迟、痛感较迟钝，但持续时间较长（A）。第一疼痛可以被选择性阻断 Aδ-纤维而抑制（B），而第二疼痛可以被选择性阻断 C-纤维而抑制（C）。因为 Aδ-纤维比 C-纤维对局部麻醉药物的阻断作用更敏感，所以第一疼痛就可以在低于消除第二疼痛的麻醉药物浓度下便可消失

迟钝的、悸动或烧灼样的疼痛，不能准确地定位，并且在刺激停止以后还会持续一段时间。C-纤维通常是多模型感受器，这意味一根神经纤维可以被有害的热、化学或机械刺激激活。在上述病例中，EM 所经受的刺痛是由有髓鞘的 Aδ-纤维传导的第一疼痛，而之后的烧灼、悸动样疼痛是由无髓鞘的 C-纤维传导的第二疼痛。经 C-伤害性感受器的传入活动有促进中枢敏化形成的极大潜力，并且能够激活与疼痛感知的情感性、主观性有关的脑区，如杏仁核和前额皮质。

## 疼痛感知

疼痛是身体或情绪上对已经发生的或潜在组织损伤的反

应。疼痛的感知是一个复杂的过程，包括有害刺激激活伤害性感受器、中枢调节和中枢神经系统对伤害性信息的解析。神经冲动由皮肤通过伤害性感受器产生，传输到脊髓背角。在脊髓背角，伤害性感受受体与中间神经元和二级神经元形成突触。二级神经元通过脊髓侧区传递，主要映射到丘脑——在脑干上方的灰质结构。丘脑中的细胞将身体感觉映射到顶叶和大脑皮质其他区域（图 12-3）。伤害感受信号和传入神经传递的非伤害感受信息由中枢系统进行整合，被体验为疼痛。疼痛作为主观感受也会受到不易被感知的中心要素的影响，包括情绪状态。中枢神经系统通过大脑和脊髓内的传出映射调节传入的伤害性感受信号，以影响疼痛感知（见第 18 章）。例如：全神贯注于重要比赛的运动员可能感觉不到受伤带来的剧痛，直到比赛结束。她的大脑调节了传入信息的效应，所以在特定的条件下减轻了同样的刺激引起的疼痛。

## 镇痛与麻醉

镇痛药是阻断痛觉通路的特异性抑制剂，而局部麻醉药则是非特异性地抑制外周感觉（包括疼痛）、运动和自主神经的传导。镇痛药作用于一级痛觉感受器和中枢神经系统的特异性受体（见第 18 章）。例如：阿片类镇痛药激活阿片受体，增加突触后神经元对钾的传递，同时减少钙进入突触前神经元，进而降低突触后神经元兴奋性，减少突触前神经元递质的释放。因此，神经系统向大脑（或在大脑内）传递痛觉的能力降低。重要的是，其他感觉和运动的信息传递并不受影响。

局部麻醉药具有不同的作用机制：**它们抑制周围神经系统的全部传入和传出神经纤维的动作电位**。因此，痛觉和其他感觉的特征不能被有效地传递到大脑，而运动和自主神经冲动也不能有效被传达到肌肉和外周器官。

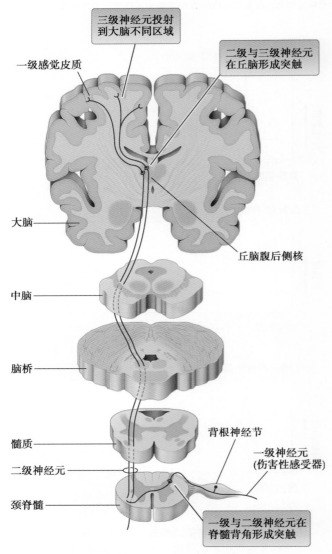

**图 12-3　疼痛传导通路**。一级（1°）伤害性感受器的胞体位于背根神经节，与二级（2°）传入神经元在脊髓背角形成突触。一级传入神经元所用的神经递质为谷氨酸。二级神经元穿越脊髓侧区投射到丘脑并且与三级（3°）传入神经元形成突触。疼痛的信息处理是一个复杂的过程，三级传入神经元的去向有很多种可能，包括身体感觉皮质（疼痛的局部）和边缘系统（疼痛的情绪）

图中标注：
三级神经元投射到大脑不同区域
二级与三级神经元在丘脑形成突触
一级感觉皮质
大脑
丘脑腹后侧核
中脑
脑桥
髓质
二级神经元
颈脊髓
背根神经节
一级神经元（伤害性感受器）
一级与二级神经元在脊髓背角形成突触

# 药理学分类及药物

局部麻醉药通过阻断兴奋性组织的钠通道进而抑制信号传导而发挥作用。它们具有相同的作用机制以及相似的化学结构。以下将着重于局部麻醉药的一般药理学原理以及不同的分子特性将如何影响其功能。各药物将在本章结尾进行讨论。

## 局部麻醉药作用的分子基础

所有的局部麻醉药具有三个结构区：一个芳香基团，一个含氮基团以及将其连接的酯或酰胺结构（见图 12-4）。局部麻醉药按照结构被分为酯类和酰胺类。正如以下将讨论的，芳香基团的结构影响药物的疏水性，含氮基团的特性使其影响药物所带的电荷。这两方面性质共同决定了各局部麻醉药物的起效速度、作用强度、持续时间和副作用。

### 芳香基团

**局部麻醉药必须能进入、穿越细胞膜并最终从中解离出来才能发挥作用；这样的化合物要有中等的疏水性**。所有的

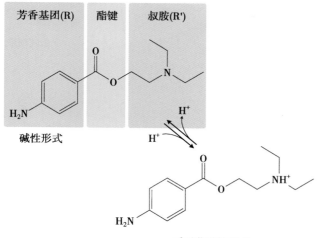

**A** 酯类局部麻醉药(普鲁卡因)

| 芳香基团(R) | 酯键 | 叔胺(R') |

碱性形式

质子化酸性形式

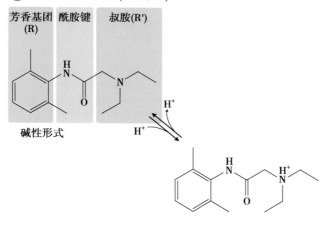

**B** 酰胺类局部麻醉药(利多卡因)

| 芳香基团(R) | 酰胺键 | 叔胺(R') |

碱性形式

质子化酸性形式

**图 12-4　典型的局部麻醉药。**普鲁卡因（A）和利多卡因（B）分别是酯类和酰胺类局部麻醉药的典型。局部麻醉药分子的一端具有芳香基团，另一端具有含氮基团，二者间由酯（—RCOOR′）或酰胺（—RHNCOR′）键连接。在高 pH 溶液中，局部麻醉药的碱性（中性）和酸性（带电荷）局部麻醉剂之间的平衡有利于碱性；在低 pH 下，平衡有利于酸性。在中性 pH（生理环境）下，两种形式几乎是等浓度的。酯类药物通常在水和酯酶存在条件下容易水解成羧酸（—RCOOH）和醇（HOR′），而酰胺类相对要稳定得多。因此，酰胺类局部麻醉药通常比酯类药物作用时间更长

局部麻醉药都含有芳香基团使其具有疏水性。在芳环或者氨基氮上增加引入烷基可以进一步增加药物的疏水性。

生物膜的脂质双层结构使其内部具有疏水性。**局部麻醉药物作用于位于细胞膜细胞质侧的电压门控钠离子通道**，其疏水性大小影响了药物透过神经细胞膜到达作用位点的难易程度（图 12-5）。疏水性低的分子由于在脂质双分子层中溶解度很低，不容易进入细胞膜，因而大部分被限制在极性水溶液环境中。随着疏水性的增加，细胞膜内的药物浓度和药物跨膜能力也相应提高。但是疏水性增加到一定程度时，情况

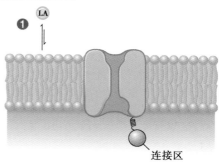

**A** 疏水性低的局部麻醉药

连接区

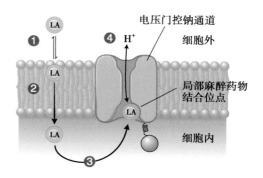

**B** 疏水性中等的局部麻醉药

电压门控钠通道
细胞外
局部麻醉药物结合位点
细胞内

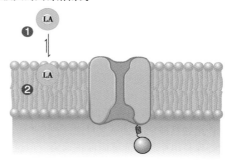

**C** 疏水性极大的局部麻醉药

**图 12-5　局部麻醉药的疏水性、扩散与结合。**局部麻醉药物通过与电压门控钠通道的胞内侧结合而发挥作用。疏水性决定了药物分子扩散进入细胞膜的效率及其与钠通道结合紧密程度，并因此决定了其作用强度。A. 低疏水性的药物不能有效的穿过脂质双分子层：①亲水的中性药物分子在胞外溶液中非常稳定，进入疏水的膜结构需要很大的分子热力学能量。B. 疏水性适当的药物是最有效的：①中性的药物分子被细胞膜外膜吸收；②分子扩散通过膜到达胞质侧；③分子扩散与电压门控钠通道结合；④结合后，药物通过结合或释放质子在中性和质子化形式间转化。C. 极度疏水性的药物被困在脂质双分子层：①中性的药物分子吸附在神经细胞膜外侧；②药物在膜内稳定，无法解离或者跨膜转运

则相反：疏水性的增加导致跨膜能力降低。这一看似矛盾的现象产生是因为分子中过度疏水部分进入了细胞膜后留在了里面。强疏水作用使药物分子在细胞膜内富集，使其极缓慢地从膜中解离出来。局部麻醉药与构成钠通道的四个螺旋区域中的三个结合，结合位点同时具有疏水和亲水残基。药物与通道的结合并不紧密，因此局部麻醉药作用强度相对较低

（IC$_{50}$为 10$^{-5}$～10$^{-3}$M），并且对钠通道亚型选择性不强。疏水性强的药物通常与靶点结合更紧密，作用更强。但实际上药物需要扩散通过几层膜才能到达作用靶点，具有中等疏水性的局部麻醉药通常最为有效。另外，疏水性过大的药物在制剂的水环境中溶解度有限，而溶解了的分子也留在跨越的第一层膜里，无法到达在位于轴突膜上的靶点（尽管具有强亲和力）。事实上，由于穿透力的限制和局部循环的清除，轴突很难从注射处得到局部麻醉药物，因此注射的药物浓度需要是阻断分离出的神经所需浓度的 20～50 倍。

## 酰胺基团

酰胺基团在局部麻醉药分子中可以以质子化（带正电荷，酸）和去质子化（电中性，碱）的形式存在。

pK$_a$是碱与其共轭酸浓度相同的时候的 pH。局部麻醉药是弱碱性分子，其 pK$_a$在 8～10 之间。因而在 pH = 7.4 的生理条件下，大量溶液中质子形式和中性形式分子共存。生理 pH 下，随着药物的 pK$_a$升高，溶液中质子形式的分子所占比例增加（见第 1 章）。在溶液中质子化与去质子化反应非常迅速（10$^3$/s），但膜内或者与蛋白结合的药物质子化和去质子化较为缓慢。

中性形式的药物分子比带正电荷形式更容易穿过细胞膜，但正电荷形式与结合位点的亲和力要高得多。该位点位于电压门控钠通道的孔道内，药物从细胞质侧进入通道（图 12-5B）。这就是中等疏水性的弱碱可以作为有效局部麻醉药的原因。生理 pH 下，大部分中等疏水性的弱碱以分子形式存在，并且具有适中疏水性，便于跨膜进入神经细胞。药物进入细胞后，能够马上结合一个质子带上正电荷，与钠通道结合。

电中性的也能与通道结合，但这类药物从通道上解离下来的速度更快，因而亲和力较低。一些不能离子化的药物，如苯佐卡因，始终保持电中性却能够阻断钠通道。但这类药物的阻断作用往往较弱并且迅速可逆。

始终保持电中性却能够阻断钠通道。但这些药物的阻断作用往往较弱、可逆并且不依赖于细胞外 pH。

# 局部麻醉药的作用机制

## 传导阻断的解剖学基础

周围神经是由一系列不同类型的神经纤维（A-、B-、C-纤维）构成的，它们外面包绕着具有保护作用的膜（鞘）：神经外膜、神经束膜、神经内膜。药物在到达神经元的膜并阻断传导之前必须通过这些结构，它们同神经细胞膜一样具有限制物质通过的屏障作用（图 12-6）。这些鞘是由结缔组织和细胞膜组成的。为了避免对神经造成机械损伤，局部麻醉药物被注射在最外层的鞘（神经外膜）外侧。药物进入神经的最主要障碍是神经束膜，这是一种与神经外膜相似的组织，将轴突包绕分隔成束。局部麻醉药物不仅影响伤害性感受器，而且影响其他传入及传出神经、体神经和自主神经。这些纤维都可能存在于周围神经组织，而所有纤维的传导都可以被局部麻醉药物阻断。这就解释了为什么在以上的病例中，EM 不

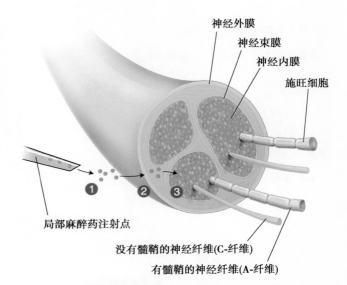

图 12-6　周围神经解剖结构。①局部麻醉药物通过注射或其他途径给药到神经外膜（鞘最外层的结缔组织，包括血管、脂肪组织、成纤维细胞和肥大细胞）外部。②局部麻醉药物必须通过神经外膜才能到神经束膜——将轴突包绕分隔成束的内皮结构。由于神经束膜细胞间的紧密连接，神经束膜是局部麻醉药最难穿透的一层。③药物接着穿过神经内膜，其中包绕着有髓鞘和没有髓鞘的神经纤维、施旺细胞和毛细血管。只有能后穿透这三层膜的药物才能到达具有钠通道的神经细胞膜。因为只有很少一部分能够到达靶标，临床上，必须使用高浓度的局麻药

仅感到痛觉消失了，还完全失去了左手示指的全部感觉。

总的来说，越靠近躯干的身体区域（肩膀、大腿）越被相对浅表的周围神经所支配，而较远的区域（手、脚）则被更靠近神经束中心的神经支配。由于局部麻醉药物给药位置在周围神经或神经外膜外侧，在局部麻醉药物迅扩散的过程中，往往首先到达支配较远区域的神经轴突。因此，功能的阻断以解剖结构为基础，靠近躯干较近的区域比较远区域更早麻木。例如：如果对臂神经丛进行神经传导阻滞，肩膀和上臂会在前臂、手、手指之前麻木。

由于不同类型的周围神经纤维对局部麻醉药物内在敏感性不同，药物对其功能的阻断的速度也不同。通常功能减弱是按照如下顺序：第一疼痛，第二疼痛，温度，触觉，本体感受（压力、位置或伸屈肢体），最后是骨骼肌肌张力，自主张力。这种现象被称为差异功能阻滞。在以上病例中，EM 的第一疼痛比第二疼痛先消失，并且二者均先于其他感觉的消失。临床上，如果一个人仍然能感觉到针刺的疼痛，那么局部麻醉的程度很可能不足以阻断持续的第二疼痛的传递。

运动功能能够抵抗硬膜外局部麻醉中相对低的药物浓度，因此有可能在阻断痛觉的同时对运动传输影响很小。不同的药物阻断感觉神经冲动却不明显影响运动的浓度存在差异。例如：利多卡因很难实现阻断 Aδ-纤维却不阻断 Aγ-运动纤维（表 12-1）；而硬膜外使用的布比卡因却可以在低浓度下阻断痛觉而不阻碍运动。因此，硬膜外低浓度的布比卡因广泛用于分娩止痛，该药物减轻疼痛却不影响产妇在宫缩时用力促进分娩。

## 电压门控钠通道

局部麻醉药通过阻断神经细胞膜上的电压门控钠通道阻断神经冲动的传递。钠通道主要以三种构象形式存在：开放、失活和静息。从静息到开放的过程中，通道需要经历几个短暂的"关闭"状态。神经细胞膜的静息电位是−70～−60mV，在这一电位下，通道处于静息（多数）和失活（少数）构象的平衡状态。动作电位过程中，静息的通道经过关闭构象转换为瞬间开放，允许钠离子进入细胞。钠离子的涌入导致细胞膜发生去极化。在几毫秒后，开放的通道自动转化构象为失活状态。这会阻止钠离子的内流，使细胞膜复极化。

在复极化的膜上，钠通道失活状态缓慢恢复为静息状态。这一过程所需时间决定了不应期的长度。在绝对不应期中，静息状态的钠通道极少，即使所有的静息状态钠通道同时被激活到开放状态也无法达到阈电位。因此，在这段时间无法形成新的动作电位（图 12-7A）。

## 受体调节假说

不同构象状态的钠通道（静息、关闭、开放和失活）与局部麻醉药物的亲和力不同。这一概念被称为受体调节假说（图 12-7B，表 12-2）。

**表 12-2　受体调节假说**

| 通道状态 | 与局麻药亲和力 | 对通道状态的影响 |
|---|---|---|
| 静息 | 低 | 阻止通道开放（仅在高浓度下） |
| 关闭 | 高 | 阻止通道开放（主要作用） |
| 开放 | 高 | 阻滞通道孔隙（次要作用） |
| 失活 | 高 | 延长不应期（主要作用） |

电压门控钠离子通道具有多种构象。局部麻醉药物（LAS）对通道的不同构象具有不同的亲和力，亲和力的差异改变了钠离子通道激活的动力学（见图 12-7）。

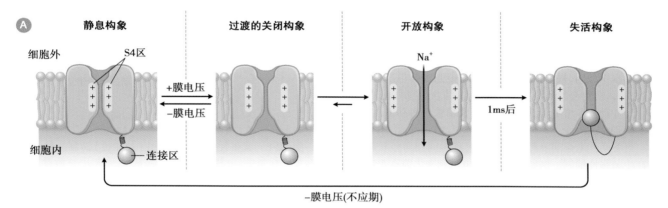

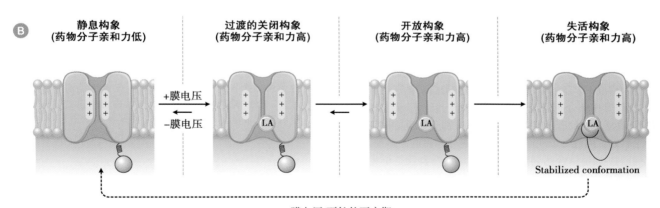

**图 12-7　局部麻醉药与不同构象（状态）的钠通道结合。** A. 钠通道由具有四个重复单元的肽链构成。其中的 **S4 区**有很多带正电荷的氨基酸（亮氨酸和精氨酸），这些残基使得通道具有了电压依赖的特性。静息状态下，通道是关闭的。当细胞膜去极化时，带电荷残基随着电场的变化而移动，导致了若干构象转化（过渡的关闭状态）最终使通道开放。在约 1ms 后（通道开放时间），由 3～4 个氨基酸构成的"连接区"阻塞住开放的通道，产生失活构象。只有当膜复极化时，失活构象才能够转化成静息构象。转化包括 S4 区的复位和连接区的移除。通道由失活状态恢复到静息状态所需的时间被称为**不应期**，在这段时期内，通道不能被激活。B. 局部麻醉药物的结合改变了钠通道的中间状态。任何状态（静息、关闭、开放和失活）的钠通道都能够与药物分子结合，静息状态的亲和力较低，其他三个状态都具有高亲和力。药物可以在通道任何构象的通道-药物复合物上解离，通道与药物结合时也能够改变构象。最终，通道-药物复合物必须解离，通道也必须恢复到静息状态才能被再次激活。局部麻醉药物的结合延长了不应期。不应期包括了药物从通道上解离的时间和通道恢复到静息状态所需的时间

　　局部麻醉药物对开放和失活状态的钠通道的亲和力比静息状态的更强。尽管局部麻醉药物分子的结合位点在钠通道孔中，但其阻断通道的分子学机制并不只是在物理上阻塞了通道，而且同时限制激活通道所需的构象变化。激活过程中经历的一系列关闭状态的通道与药物的结合似乎限制了通道构象变化，因而不能够完成从关闭到开放所必需的过程。

　　要使与药物结合的通道重新开放，药物必须要从通道上解离下来，使通道恢复到静息状态。药物的解离（不同药物的解离速度有差异）速度要比非药物状态下从失活到静息状态的正常恢复慢。因此，通过延迟失活的钠通道恢复到静息状态，局部麻醉药物可以将神经元的不应期延长50~100倍。高浓度时，大量的静息钠通道处于与药物结合（被阻断）的状态，足以阻止神经冲动的传递。

### 紧张性抑制和位相性抑制

　　局部麻醉药与不同构象的电压门控钠通道亲和力的差异具有重要的药理学效果：药物对钠离子流的抑制程度取决于神经冲动的频率，即在单个冲动不受影响的情况下，神经冲动的数量减少。当各动作电位间隔时间较长时，在动作电位过程中与药物结合通道有足够时间复原，因此药物对每个冲动的抑制水平相同，被称为**紧张性**抑制。但当动作电位间隔时间较短时，药物与钠通道不能完全解离，结合药物的通道数随着每个冲动逐渐增加，这种抑制称为**位相性**或者功能性抑制（图12-8）。

　　当各动作电位间隔时间比药物解离时间相对较长时，就会产生紧张性抑制。例如：假设动作电位到来之前有5%的钠通道与药物结合。当动作电位到来时，另外95%可以开放并随后失活。在短暂的神经冲动中，其中部分的通道与局部麻醉药结合。然而，在下一个神经冲动到来之前的相对长的时间里，药物能够从通道上解离下来，通道恢复到静息状态。在下一个动作电位到达之前，细胞回到了5%钠通道与药物结合的平衡状态。因此，下一个动作电位被阻断的程度将与之前的动作电位相同。

　　位相性抑制则发生在动作电位间隔时间不足以重新建立平衡的情况下。迅速到达的动作电位使静息的钠通道开放随后失活，其中部分通道与药物发生结合。但由于新形成的药物-通道复合物没有足够时间解离，只有部分通道能够恢复到静息状态。随着每个动作电位到达，越来越多的通道被阻断，直到药物-通道结合达到新的平衡。这种现象就是位相性抑制，或者称为功能性抑制。与药物结合的通道越来越多，下一次动作电位到达时能够开放的通道越来越少。因此，**神经冲动频率越高，动作电位被抑制的程度越强**。

　　这一现象的临床重要性在于当组织受损或受到外伤时，受伤区域的伤害性感受器会产生高频率的冲动。这时局部麻醉药物往往位相性阻断局部伤害性感受器，而其他局部感觉和运动冲动被紧张性抑制，因此药物更大程度地抑制了痛觉传输。

### 局部麻醉药的其他受体

　　除了阻断钠通道，局部麻醉药物还可以引起一系列的生化生理反应。它作用于钾通道、钙通道、起搏点通道、配体门

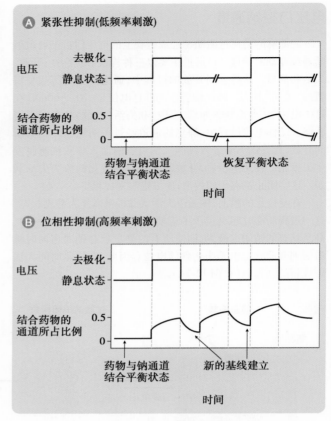

图 12-8　**紧张性抑制和位相性（功能性）抑制**。A. 紧张性抑制中，去极化频率低，去极化间有足够的时间让药物与不同状态钠通道的结合重新建立平衡。去极化时，静息状态钠（对药物低亲和力）转化为开放或失活状态（高亲和力）。因而，与药物结合的通道数量增加。当去极化结束时，有足够的时间让药物与钠通道间的结合比例重新建立平衡，几乎所有通道恢复到未结合药物的静息状态。B. 位相性抑制中，去极化频率高，去极化间没有足够的时间重新建立平衡。每次去极化之后都会有比前一次有更多的通道与药物结合，每次都会建立新的基线，最终将导致传导失效。由于组织损伤处对伤害性感受器产生的是高频率刺激，位相性（**功能性**）抑制对于持续发出刺激的感受器阻断要比其他偶尔发出刺激的其他神经元更为有效。位相性抑制的频率取决于局部麻醉药从通道上解离的速度

控通道（如离子型谷氨酸受体）、瞬时受体电位通道和一些G蛋白耦联受体（包括毒蕈碱型乙酰胆碱受体、β肾上腺素受体和P物质受体）。局部麻醉药物还能使一些G蛋白与细胞表面受体解离而抑制信号传导。多数情况下，这些作用并不显著，因为局部麻醉药物与这些受体的亲和力比钠通道要小得多。但对于某些药物，在特定临床情况下，这些靶点却与疗效和毒性紧密相关。

　　例如：脊椎麻醉中，高浓度的局部麻醉药物被注射到脑脊液中，由此进入脊髓。神经肽（如P物质）和有机神经递质（如谷氨酸盐）调节脊髓背根一级和二级传入神经元的伤害性感受冲动的传输。体内外研究表明，P物质受体（NK-1）、

缓激肽受体(B2)和离子通道型谷氨酸受体(AMPA、NMDA 受体;见第 13 章)均可以被局部麻醉药直接抑制。连同局部麻醉药阻断钠通道的麻醉作用,局部麻醉药的整体效应明显地提高了痛觉的阈值。

## 局部麻醉药的药代动力学

### 全身吸收

在注射或表面给药后,局部麻醉药物扩散到其发挥作用的位置。药物分子被局部组织摄取,被循环系统转运而离开给药部位。进入循环系统的药量和药物的作用强度共同决定了其系统毒性。理想条件下,为了避免不必要的毒性,系统吸收要尽量减少。注射部位的血管分布、药物浓度、联合使用缩血管药物和注射溶剂的性质(如黏度)都影响着局部麻醉药物系统吸收的速度和程度。在灌注丰富的部给药位可以增加药物的吸收。例如:气管内给予气化局部麻醉药物不仅迅速起效,而且几乎全部药物都能够被吸收,这是因为药物接触的是血流丰富的肺内皮组织。

### 分布

局部麻醉药物吸收后将在体内进行分布。与血管分布对吸收速度的影响相似,麻醉药物的分布速度与血药峰浓度取决于给药处周围组织的血管分布。这对于注射的局部麻醉药物尤为重要,因为药物分布离开其作用位点的性质是确定药物浓度(以及作用持续时间)和血浆峰浓度(以及毒性反应的风险)的决定因素之一。例如:外周神经阻滞时可以安全地给予比肋间神经阻滞更高的药物总量,因为肋间丰富的血流使麻醉药更高的分布更迅速,具有更高的血药峰浓度,同时更高的系统毒性的风险。按照血管分布从高到低的顺序,局部麻醉药的常见给药位置为:肋间、骶硬膜外间隙、腰硬膜外间隙、臂丛神经、股神经和皮下组织。

缩血管药物(如肾上腺素)常与一些短效或中效局部麻醉药物联合使用。这类辅助药物通过收缩血管的平滑肌,减少了注射局部的血流量,因而减慢了局部麻醉药物的清除。因此,缩血管药物一方面提高神经附近麻醉药浓度,另一方面降低了进入系统的血药峰浓度。前者延长了药物的作用时间,后者降低了其系统毒性。但是如果局部供氧过度减少,缩血管药物也会导致组织缺氧损伤。因此,**受局部血液循环限制,肢体使用局部麻醉药时不使用缩血管药物**。在上述病例中,EM 被给予不含肾上腺素的利多卡因以避免手指的组织缺氧。

在循环系统中,局部麻醉药能够与两种血浆蛋白可逆结合:$\alpha$-1 血清糖蛋白(一种急性期蛋白)和清蛋白。局部麻醉药也可以结合血液中所有细胞的细胞膜。pH 下降时,药物分子与血浆蛋白的结合能力也降低,说明药物中性形式与其亲和力更高。局部麻醉药物注射局部和其他位置在与组织结合主要通过膜的主动摄取与分配。药物的疏水性越强,与组织结合程度越高。

分布容积($V_d$)描述药物从循环系统分布到组织的程度。

给药剂量相同时,疏水性较小的药物(如普鲁卡因)具有较高血浆浓度(即被组织摄取较少),因而 $V_d$ 较小。疏水性较大的药物(如布比卡因)具有较低血浆浓度(即被组织摄取较多),因而 $V_d$ 较大。$V_d$ 较大的局部麻醉药物消除得更慢($V_d$ 和药物清除半衰期的反比关系见第 3 章)。

### 代谢与排泄

酯类局部麻醉药物被组织和血浆中的酯酶(假胆碱酯酶)代谢分解。这一过程进行迅速(分钟级),产物经肾脏排泄。

酰胺类局部麻醉药物主要经过肝脏 P450 酶系代谢。经肝脏代谢的三个主要途径是:芳环羟基化、N-去乙酰化和酰胺水解。代谢产物重新回到循环系统,经肾脏排泄。肝脏血流量以及 P450 酶的诱导或者抑制能够改变药物代谢的速度。肝硬化或者其他肝脏疾病患者代谢减缓,常规剂量酰胺类局部麻醉药物可能就会产生毒性。酰胺类局部麻醉药物也有一些肝外代谢途径,如经肺和肾脏。

## 局部麻醉药的给药方式

局部麻醉药物的给药方式决定了其疗效和系统毒性,以下对常用给药方式的进行概述。

### 表面麻醉

对黏膜或皮肤实施表面麻醉可以缓解短暂疼痛。药物必须通过具有角质层(表皮的最外层)的外皮屏障才能达到真皮层中的 A$\delta$-纤维和 C-纤维。一旦通过外皮,局部麻醉药物会迅速进入循环系统,增加了系统毒性的风险。丁卡因(tetracaine)、肾上腺素、可卡因的混合物 TAC(tetracaine, adrenaline, and cocaine)曾常用于小伤口的缝合。考虑到可卡因的毒性和成瘾性,现在常使用 EMLA(eutectic mixture of lidocaine and prilocaine;见下文)。目前局部麻醉药的透皮给药配方包括 12~24 小时使用的利多卡因贴剂。

### 浸润麻醉

浸润麻醉通过注射使局部皮肤或者黏膜表面麻木。局部麻醉药物通常在需要麻醉处的局部周围进行多点皮内或皮下注射。由于无需穿透表皮层,这一方式产生麻木往往比表面麻醉更快。为了保持药物以稳定的可溶离子形式存在,溶剂往往是 pH 酸性的,使注射更疼。在溶剂中添加碳酸钠中和酸性可以减轻注射带来的疼痛。浸润麻醉最常用的药物有利多卡因、普鲁卡因和布比卡因。口腔手术的注射用局部麻醉药物的讨论见知识框 12-1。

### 周围神经阻滞

周围神经阻滞被越来越广泛地应用于外伤或手术后的镇痛。局部麻醉药物通常通过解剖学结构、超声引导或者荧光技术被安全地皮下注射到特定神经周围。麻醉药可以通过推注(单次或偶尔重复注射以神经阻滞)或者通过目标神经附近的导管持续注入。在病例中对 EM 手指的神经阻滞中,采

知识框 12-1

　　局部麻醉药物的发展引导着现代口腔医学的发展——如果没有适宜的方法减轻疼痛,大多数口腔手术都是患者无法忍受的。因此,局部麻醉药毫无意外地成为了口腔医学中应用最广泛的药物。

　　在口腔手术中,通常联合使用注射麻醉和表面麻醉。注射麻醉用于阻断手术中(有时也包括术后)的疼痛,而表面麻醉可以消除注射时针穿透组织引起的疼痛。

　　对口腔黏膜的表面麻醉要穿透 2～3mm。由于必须穿透这一距离,表面麻醉要使用相对较高的浓度,而且需谨防产生局部和系统毒性。常用表面麻醉药物苯佐卡因(benzocaine)和利多卡因在水中不溶解并且不易吸收进入循环,因而降低了系统毒性发生几率。

　　注射麻醉既可以进行局部浸润麻醉,也可以用于区域阻滞或神经传导阻滞。局部浸润麻醉在即将进行手术处给用单次注射对外科操作进行麻醉。另外,股神经阻滞通常使

药,直接作用于游离神经末梢阻断痛觉。在区域阻滞和神经传导阻滞中,给药位置在比手术切口更靠近外周的神经。这种方式通常在需要口腔较大区域麻醉的情况下应用。

　　口腔治疗中有多种麻醉药可供选用,对于特定手术的用药选择应考虑的因素有起效速度、作用时间和药物舒张血管的性质。利多卡因作为最常用的注射麻醉药,具有起效快、作用时间长、低过敏反应发生率的特点。甲哌卡因(mepivacaine)比其他大多数麻醉药舒张血管作用更弱,可以不同时给予缩血管药物。这一特性使它成为理想的儿童口腔医疗用药,因其能够更快地从给药部位清除。因此甲哌卡因相对短时间的对软组织进行麻醉,最大限度地降低了无意识咬到被麻醉组织造成的损伤的风险。与利多卡因和甲哌卡因相比,布比卡因药效更强,作用时间更长,适用于耗时较长的口腔手术和术后疼痛控制。

用局部麻醉药连续输液,用于髋部骨折手术前和手术后几天的镇痛。在老年患者中这一应用尤为重要,其对阿片类镇痛药更为敏感,容易发生谵妄和呼吸抑制等不良反应,因而不可用于控制疼痛。对麻醉类型的选择通常由所需的作用时间决定。

　　周围神经阻滞也用于外伤。肋间神经阻滞可用于肋骨骨折,有利于肺呼吸运动,降低肺炎等并发症的发病率。周围神经阻滞的其他应用包括用于腹前壁的腹横肌平面阻滞、肩膀和手臂手术中的肌间沟、颈丛和臂丛神经阻滞以及远端下肢的股神经和腘神经阻滞。

## 中枢神经阻滞

　　这一阻滞方式也被称为神经轴向阻滞(neuraxial blockade),包括硬膜外麻醉和椎管内(脊椎)麻醉,其给药位置靠近脊髓。实施麻醉后早期的效应主要是阻断神经根的结果,但随后药物穿透脊髓并可能在脊髓内部发挥作用。布比卡因是分娩期间重要的硬膜外麻醉用药,因为低剂量下它能够充分地减轻疼痛却不明显影响运动能力。布比卡因心脏毒性的报道使其很少在高浓度下(质量/体积>0.5%)使用,但是产科使用的稀释液几乎没有毒性。

## 静脉局部麻醉和全身麻醉

　　局部麻醉药可以通过静脉注射至肢体末端,对该肢体进行区域麻醉。肢体通常被提升到高于心脏的高度以促进肢体内静脉血回流,随后在麻醉区域的近心端使用止血带,将麻醉药物注射入静脉。这使高浓度的麻醉药物能够到达局部肢体神经,并且限制药物重新分布,防止全身毒性发生。

　　这种局部麻醉也称为比尔阻断(Bier's block),偶用于手臂和手部手术。系统静脉注射利多卡因用于手术后镇痛以及缓解外伤或疾病(如糖尿病神经病变)引起的慢性疼痛。尽管药物几小时内就会被清除离开循环系统,单次利多卡因注射对慢性疼痛的缓解可以持续几星期。这种长效作用的机制尚不明确。

# 主要毒性

　　局部麻醉药物同时具有系统毒性和器官特异性毒性,包括超敏反应以及对局部组织、中枢系统、外周血管和心脏的影响。毒性反应程度从轻度的局部组织刺激到威胁生命的中枢兴奋/抑制以及心血管衰竭。

　　局部麻醉药物能够引起局部刺激,例如骨骼肌。肌内注射局部麻醉药物后,血浆内肌酸激酶水平会上升,说明肌细胞受损。这种效应通常是可逆的,肌肉将在几周内完成再生。周围神经阻滞,尤其是给予高浓度药物(如5%利多卡因)的脊椎麻醉经常引起局部神经毒性。有些毒性可能源自周围组织的局部炎症,但也有证据表明细胞内钙浓度升高引发了神经凋亡。

　　局部麻醉药物可能对中枢神经系统产生严重影响。局部麻醉药物是具有不带电荷的双亲性小分子,可以迅速通过血-脑脊液屏障。起初药物产生中枢兴奋症状,低血药浓度时出现口周麻木或金属样味觉,伴随药物浓度升高出现颤抖、抽搐和癫痫发作。细胞研究表明有些局部麻醉药能释放细胞内储存的钙离子,刺激大脑释放谷氨酸形成中枢毒性的兴奋期。中枢兴奋后进入中枢抑制。随着中枢内药物浓度升高,所有的通路(兴奋通路和抑制通路)都被阻断了,导致了中枢抑制,并可能导致呼吸停止以致死亡。中枢毒性通常由无意的血管内注射或大剂量的鞘内麻醉造成。

　　局部麻醉药物对外周血管有着复杂的影响。例如:应用普鲁卡因最初使血管收缩,但后期却引起血管舒张。这样的双相反应可能导致对血管平滑肌和支配阻力微动脉的交感神经产生不同的影响。支气管平滑肌也受到双向影响:局部麻醉药物先引起支气管收缩随后舒张。这些初始的反应说明药物诱导胞内储存的钙离子释放到细胞质,而后期效应是由细胞膜钠通道和钙通道被抑制引起的(见下文)。

　　局部麻醉药物对心脏的复杂作用是因为其作用于多个分子靶点,其中包括 $Na^+$、$K^+$、$Ca^{2+}$ 离子和起搏点通道。药物初期效应是通过传导组织和淋巴结组织降低心肌动作电位的传

导速度。在极低浓度下,局部麻醉药物可以作为抗心律失常药用于室性心动过速和室颤(这是功能性阻断的一个例子,见上文)。例如:利多卡因既可以作为局部麻醉药物,又可以作为ⅠB类抗心律失常药(第 24 章)。局部麻醉药物同时剂量依赖性地引起心肌收缩力减弱(负性肌力作用),其产生机制尚未完全明确,但可能是由于药物引发肌浆网对钙离子缓慢释放,使驱动下一次收缩可用的钙离子减少。局部麻醉药物也可以直接抑制细胞膜上的钙通道。降低细胞内钙储存和减少细胞外钙的流入的双重作用使心肌收缩力减弱。

最新研究表明,循环系统中注射脂肪乳能迅速逆转局部麻醉药物的中枢和心脏毒性。这一发现在局部麻醉药毒性动物模型和临床上局部麻醉药物过量引起癫痫发作或心脏停搏后复苏的病例中都得到了印证。尽管其作用机制仍不清楚,目前普遍认为脂质起到了一种"储存库"的作用,使疏水性的局部麻醉药重新分布到脂质中而减少中枢神经系统和心脏组织的药物。在进行神经阻滞的手术中心常常备有即用的脂肪乳。

局部麻醉药物的超敏反应很少见,其不良反应通常表现为过敏性皮炎和哮喘。局部麻醉药物介导的超敏反应几乎都是酯类药物引起的。例如:普鲁卡因的代谢产物对氨基苯甲酸(PABA)是已知的过敏原(同时也是很多防晒霜的有效成分)。

# 药物各论

以上讨论了局部麻醉药物的整体特点,这一部分将简要介绍临床应用的各类药物,着重比较他们的作用强度和半衰期的差异。

## 酯类局部麻醉药

### 普鲁卡因

普鲁卡因(商品名诺弗卡因)是短效的酯类局部麻醉药物。它的低疏水性使其能够很快从给药部位进入循环,与神经周围局部组织结合药量很少。在血液中,普鲁卡因迅速被血浆伪胆碱酯酶降解,产物经尿液排出。普鲁卡因的低疏水性使其容易从钠通道的结合位点上解离下来,这也是其作用强度低的原因。

普鲁卡因主要用于浸润麻醉和口腔手术中的麻醉,有时也用于诊断性的神经阻滞。由于作用强度低、起效慢、作用时间短,普鲁卡因很少用于周围神经阻断。但其易被水解的短效类似物 2-氯普鲁卡因(nesacaine®)被广泛应用于产科麻醉,有时通过硬膜外给药控制分娩期间疼痛。

普鲁卡因的代谢产物 PABA 是某些细菌合成嘌呤和核酸的必需原料。与其结构相似的磺胺类抗菌药能够竞争性抑制叶酸生物合成中必需的代谢物的合成(见第 33 章)。过量的 PABA 会降低磺胺类药物的疗效,因而加重细菌感染。如上所述,PABA 也是一种过敏原。

### 丁卡因

丁卡因是一种时效长、作用强的酯类局部麻醉药物。丁卡因有一个与芳香基团连接的丁基,使其具有高疏水性,能够在神经周围的组织中保留较长时间,因此作用时效较长。丁卡因的疏水性同时延长了它在钠通道上的结合时间,因此其作用强度高于利多卡因和普鲁卡因。丁卡因主要用于椎管内和表面麻醉。因为尽管可以被酯酶迅速水解,丁卡因需逐渐从组织释放入血,其有效代谢较为缓慢。

### 可卡因

可卡因是酯类局部麻醉药物的原型,酯类结构,也是唯一自然界中存在的局部麻醉药物。它具有中等强度(为利多卡因的一半),中等作用时间。可卡因的结构与其他局部麻醉药相比有些特殊,它的叔胺是与次级酯基相连的环结构的一部分。

可卡因主要的治疗用途是用于眼科麻醉和作为表面麻醉合剂 TAC(丁卡因、肾上腺素、可卡因;见上文)的组分。和丙胺卡因(见下文)一样,由于抑制外周和中枢神经突触末端对儿茶酚胺的摄取,可卡因也有显著的缩血管作用(见第 11章)。这种摄取系统的抑制也是其潜在心脏毒性和欣快感产生的机制。心脏毒性和欣快感限制了可卡因作为局部麻醉药的应用价值。

## 酰胺类局部麻醉药

### 利多卡因和丙胺卡因

利多卡因是最常用的局部麻醉药,也是 EM 病例中使用的,是具有中等疏水性的酰胺类药物(图 12-4)。它起效迅速,作用时间中等(1~2 小时),作用强度中等。利多卡因的芳香环上的两个甲基空间上与酰胺键靠近,使其比普鲁卡因疏水性更强,同时降低了其水解速度。

利多卡因的 $pK_a$ 相对较低,在生理条件下大多数药物分子以中性形式存在。这使药物可以迅速扩散通过细胞膜,迅速产生阻滞作用。利多卡因的作用时间是由其适中的疏水性和酰胺结构两方面因素决定的。酰胺结构避免了药物被酯酶降解,而疏水性不仅可以使药物能长时间保留在给药位置(即局部组织)。疏水性也使其比普鲁卡因更紧密地与钠通道结合,因此作用更强。联合应用的肾上腺素的缩血管作用可以显著延长利多卡因的作用时间。

利多卡因用于浸润麻醉、周围神经阻滞、硬膜外麻醉、椎管内麻醉和表面麻醉。利多卡因通过阻断心肌细胞的钠通道发挥抗心律失常作用,在循环中代谢缓慢使得它成为有效的ⅠB类抗心律失常药(见第 24 章)。作用强度更高的酰胺类局麻药物(如布比卡因)与心肌钠通道结合过于紧密,会导致传导阻滞或者快速心律失常,不能作为抗心律失常药(见下文)。

利多卡因通过肝脏代谢。首先经过 P450 酶代谢发生 N-去烷基化(见第 4 章),然后进行水解和羟基化。利多卡因的代谢产物只有很弱的麻醉活性。

利多卡因的毒性主要体现在中枢神经系统和心脏,其不良反应包括嗜睡、耳鸣、抽搐甚至癫痫发作。尽管高血药浓度时会发生中枢神经抑制和心脏毒性,利多卡因仍然比布比卡因具有更高的治疗指数。

丙卡因与利多卡因相似,不同的是其收缩血管作用较弱,而且高浓度下可能引起高铁血红蛋白血症。因为其弱缩血管作用,丙卡因可以在禁用肾上腺素等缩血管药物时使用。

## 布比卡因

布比卡因是一种长效酰胺类局部麻醉药。布比卡因因其与叔氮原子相连的丁基而具有高度疏水性(因此作用强)。硬膜外应用稀释的布比卡因(质量/体积0.125%,甚至更低)对伤害感受的影响大于对运动活动的影响。这一性质与其长效性、高作用强度使其成为椎管内、硬膜外、周围神经阻滞以及浸润麻醉的有效药物。布比卡因在肝脏由 P450 酶代谢进行 N-去烷基化。低浓的布比卡因被广泛应用于分娩和手术后麻醉,因为它 2~3 小时内能够减轻疼痛而极少阻断运动。但由于高浓度时具有心脏毒性,作为以上用途使用时需要谨慎确定可接受总剂量(该药心肌收缩期阻断心肌细胞钠通道,但舒张期解离很慢,因而可能引发折返通路造成心律失常)。

布比卡因具有手性中心,通常以外消旋形式存在。R 构型与 S 构型对于钠通道的亲和力不同,因而心脏毒性也不同。S 构型被分离出来,与其类似物罗哌卡因一样,成为更安全的心脏毒性较小的左布比卡因。

## 阿替卡因

阿替卡因是一种相对较新的酰胺类局部麻醉药,具有若干有趣的结构特点。首先,同丙卡因一样,阿替卡因具有仲胺结构(几乎所有其他局部麻醉药均为叔胺结构)。其次,阿替卡因结构特殊性在于具有一个与噻吩环相连的酯键。酯结构使其经肝脏代谢的同时,在血浆中可以被胆碱酯酶部分代谢。阿替卡因在血浆中的快速代谢最大程度降低了其潜在毒性。阿替卡因目前被越来越广泛地用于口腔麻醉,临床应用的普及中可能会发现其更多的用途。

## EMLA

EMLA 是利多卡因和丙卡因的共晶混合物,通常以乳膏或者贴剂形式用于皮肤表面。EMLA 在临床应用广泛,因为与常规单一药物相比,其接触皮肤的药物的浓度更高。EMLA 对静脉穿刺、动脉插管、腰椎穿刺和口腔手术都很有效,并且在儿科中广泛使用。

## ■ 结论与展望

局部麻醉药能够局部阻断痛觉,在内科、外科和口腔科临床实践中举足轻重,其临床作用与阻断被称为**伤害性感受器**的痛觉神经元有关。伤害性感受器是传入神经元,其轴突被类分为 Aδ 或者 C-纤维。通过阻断神经元细胞膜上的电压门控式钠通道,局部麻醉药可以阻断包括伤害感受器在内的全部的周围神经。局部麻醉药在细胞膜内侧作用于钠通道。

局部麻醉药通常具有通过酯键或者酰胺键连接的芳香基团和可离子化的胺。这一结构几乎体现在所有局部麻醉药中,并且与其功能相关。药物的疏水性主要来源于芳环及其取代基和胺的离子化能力($pK_a$),决定了其作用局部麻醉的强度和动力学特征。$pK_a$ 值为 8~10(弱碱)的分子是最有效的局部麻醉药。药物以中性形式穿过细胞膜到达钠通道上的结合位点,而以高亲和力的质子化形式与靶点结合。

钠通道以三种主要状态存在:开放、失活和静息,在开放和静息状态之间具有几个瞬时存在的关闭状态。局部麻醉药与开放和失活状态的钠通道的亲和力比静息状态高。这种紧密结合在动作电位后延缓了钠通道恢复为静息状态,延长了不应期,继而抑制了高频率动作电位的传递。

除了阻断钠通道,局部麻醉还有其他作用。这些辅助作用体现出一定的治疗前景并可能增加其适应证。例如:据报道,局部麻醉药物可影响创伤愈合、血栓形成、缺氧或缺血导致的脑损伤和支气管超敏反应。由于局部阻滞被越来越广泛地用于手术,这些作用变得尤为重要。局部麻醉药正在被研究用于慢性以及神经性疼痛,例如糖尿病神经病变、带状疱疹后遗神经痛、烧伤、癌症和脑卒中。超长作用时间(可以持续几天)的局部麻醉药也在研究中,这些研究在分子水平上改变其结构,采用不同的给药系统以及寻找不同类型神经冲动阻断剂。

最后,在研究中前景被寄予厚望的是伤害性感受器特异性局部麻醉药。实验中的一些化合物能够结合在 Aδ 或者 C-纤维表达较多的钠通道亚型。另一类研究中的化合物带有电荷,通常无法通过神经元细胞膜扩散,同时使用激活其他在伤害性感受器较高表达的离子通道的药物(如 TRPV1),使药物能够以特异的方式从开放的通道进入细胞膜。对伤害性感受器特异性的局部麻醉药物有可能在不影响运动、自主或其他神经信号传导的情况下阻断痛觉,因此可能在多种临床应用中发挥作用。

(杨帆 杜立达 译 张丹参 杜冠华 审)

## ■ 推荐读物

Berde CB, Strichartz GR. Local anesthetics. In: Miller RD, Cohen NH, Eriksson LI, Fleisher LA, Wiener-Kronish JP, Young WL, eds. *Miller's anesthesia.* 8th ed. Philadelphia: Elsevier Churchill Livingstone; 2015. (*A more complete mechanistic and, primarily, clinical summary.*)

Crystal CS, McArthur TJ, Harrison B. Anesthetic and procedural sedation techniques for wound management. *Emerg Med Clin North Am* 2007;25: 41–71. (*A clinically oriented review that discusses how to administer LAs at various anatomic sites.*)

McLure HA, Rubin AP. Review of local anaesthetic agents. *Minerva Anestesiol* 2005;71:59–74. (*A clear discussion of both general concepts and individual agents.*)

Mercado P, Weinberg GL. Local anesthetic systemic toxicity: prevention and treatment. *Anesthesiol Clin* 2011;29:233–242. (*Review of LA toxicity and discussion of clinical use of lipid rescue therapy for LA toxicity.*)

Suzuki S, Gerner P, Colvin AC, Binshtok AM. C-fiber-selective peripheral nerve blockade. *Open Pain J* 2009;2:24–29. (*Reviews research on agents that may have selectivity for C-fibers.*)

**药物汇总表：第 12 章　局部麻醉药理学**

| 药物 | 临床应用 | 严重及常见的不良反应 | 禁忌证 | 注意事项 |
|---|---|---|---|---|
| **酯类局部麻醉药**<br>**机制：抑制兴奋性细胞膜上的钠通道** | | | | |
| 普鲁卡因<br>2-氯普鲁卡因 | 浸润麻醉、产科麻醉、分娩前硬膜外给药（2-氯普鲁卡因） | 过度全身吸收造成的心脏停搏和低血压、中枢抑制或兴奋、呼吸停止、接触性皮炎 | 硬膜外应用要格外注意患有神经系统性疾病、脊柱畸形、败血症以及严重高血压的患者 | 普鲁卡因低疏水性和快速的外周代谢可以使药物迅速从给药点通过循环系统清除，这也是其作用强度低、半衰期短的原因。过多的 PABA（普鲁卡因代谢产物）会降低酰胺类药物的作用 |
| 丁卡因 | 表面麻醉（作为 TAC：丁卡因/肾上腺素/可卡因）、椎管内麻醉 | 同普鲁卡因<br>药源性角膜炎 | 对丁卡因的超敏反应；表面麻醉给药处局部感染 | 高疏水性使其更为长效和强效；作用强度高于利多卡因和普鲁卡因<br>心脏传导阻滞的患者不宜大剂量注射 |
| 可卡因 | 黏膜和眼科的局部麻醉；诊断霍纳综合征和收缩瞳孔 | 加速冠状动脉粥样硬化、心动过速、癫痫发作、中枢抑制或兴奋、焦虑 | 对合可卡因产品过敏 | 中等作用强度（利多卡因的一半）和中等作用时间，显著的缩血管效应，具有心脏毒性<br>心脏毒性和欣快状态限制了其作为局部麻醉药的价值 |
| **酰胺类局部麻醉药**<br>**机制：抑制兴奋性的细胞膜上的电压门控式钠通道** | | | | |
| 利多卡因 | 浸润麻醉、周围神经阻滞、硬膜外、椎管内表面麻醉、交感神经痛等后遗神经痛 | 心脏停搏、心律失常、高铁血红蛋白血症、低血压、恶心 | 对酰胺类局部麻醉药的超敏反应；产科营先天性或获得性高铁血红蛋白血症 | 适中的疏水性使利多卡因起效快，具有中等作用时间（约 1～2h）和中等作用强度<br>可能需要肾上腺素联合用药以延长作用时间 |
| 丙卡因 | 口腔浸润麻醉以及神经阻滞 | 心脏停搏、高铁血红蛋白血症、过敏反应、癫痫发作、呼吸停止、缓慢性心律失常、低血压、意识错乱、头晕、嗜睡、复视、意识错乱、耳鸣、紧张感、欣快 | 同利多卡因 | 无须合用肾上腺素以延长作用时间，适用于禁用肾上腺素的患者 |
| 布比卡因 | 浸润、局部、硬膜外、椎管内麻醉、交感神经阻滞 | 高浓度下具有心脏毒性、细菌性脑膜炎、感染、关节软骨溶解、中枢抑制或兴奋、癫痫发作、呼吸停止 | 对布比卡因的超敏反应；产科营颈旁阻滞木麻醉、椎管内麻醉，严重出血、休克，禁用于吸血症、严重心脏出血等完全性心脏阻滞、完全性心律失常 | 疏水性强、强效、长效<br>高浓度时的心脏毒性限制了其应用。R、S 型异构体的心脏钠通道亲和力不同，因而对心肌作用不同。S-异构体左旋布比卡因毒性更低而作用更强，是罗哌卡因的类似物 |
| 阿替卡因 | 口腔麻醉、硬膜外、椎管内以及局部麻醉 | 同利多卡因 | 注射局部感染（特别是椎穿刺处）、休克 | 阿替卡因目前主要应用于口腔医学 |
| EMLA | 正常的完整皮肤、黏膜和口腔手术的表面麻醉 | 同利多卡因 | 对酰胺类局部麻醉药的超敏反应 | 通常以软膏、抗子或敷剂表面给药<br>与单一药物相比接触皮肤的药物的浓度更高<br>而在临床相广泛应用 |

# ⅡC 中枢神经系统药理学原理

# 第13章

# γ-氨基丁酸能和谷氨酸能神经传递药理学

Stuart A. Forman, Hua-Jun Feng, Janet Chou, Jianren Mao, and Eng H. Lo

## 概述

　　抑制性和兴奋性神经递质调节几乎所有的行为过程，包括意识、睡眠、学习、记忆以及所有的感觉。抑制性和兴奋性神经递质也参与病理过程，比如癫痫与卒中相关的神经毒性。在中枢神经系统（central nervous system，CNS）中，离子通道、调节这些离子通道的受体以及氨基酸类神经递质之间的相互作用构成了这些过程的分子基础。本章就 γ-氨基丁酸（γ-aminobutyric acid，GABA）和谷氨酸神经传递的生理学、病理生理学和药理学进行讨论。这两个分子是中枢神经系统中最重要的氨基酸类神经递质。

## ■ 病　例

　　S，70岁，男性，长期患有睡眠障碍。他的姐姐建议他服用苯巴比妥来控制癫痫发作。这种巴比妥酸盐有时也可用作安眠片，于是他决定用酒吞服"一点"苯巴比妥来帮助改善睡眠。之后不久，S 先生的姐姐发现他几乎不省人事，把他紧急送往急诊室。经诊查，发现他重度昏迷，出现构音障碍，步态不稳，注意力和记忆受到损伤。呼吸频率大约为每分钟六次的浅呼吸。于是医生对他进行插管，来阻止他吸入胃内容物。通过鼻胃管给予活性炭来阻止患者进一步地吸收苯巴比妥。静脉给予碳酸氢钠来碱化患者尿液使 pH 升至 7.5，以便于药物经肾脏排泄。三天以后，他就康复回家了。

166

# 思 考 题

□ 1. 巴比妥酸盐中毒的症状是什么？如何通过药物的作用机制来解释这些症状？

□ 2. 巴比妥酸盐是怎样控制癫痫发作和诱导睡眠的？

□ 3. 患者的年龄怎样影响巴比妥酸盐引起的中枢神经系统抑制的程度？

□ 4. 引起深度中枢神经系统抑制和呼吸抑制的巴比妥酸盐和酒精相互作用是什么？

## γ-氨基丁酸能和谷氨酸能神经传递概述

在中枢神经系统中存在着可以与突触后受体结合的氨基酸，它们发挥着抑制性或兴奋性神经递质的作用。在两大类

**A 抑制性神经递质的作用**

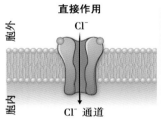
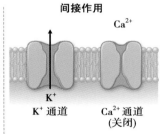

**B 兴奋性神经递质的作用**

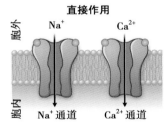
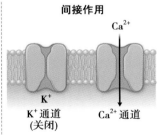

**图 13-1 抑制性和兴奋性神经递质对离子电导的作用。** A. 抑制性神经递质通过引起净外向电流，增加阴离子内流（例如开启氯离子通道）或增加阳离子外流（例如开启钾离子通道）使膜**超极化**。氯离子和钾离子通道的开启也可以降低膜电阻并因此降低对兴奋性电流的 $\Delta V_m$ 反应，该过程被称为**分流**。膜电阻的降低导致反应性降低（即每次电流变化引起 $V_m$ 较小的变化），因为 $\Delta V_m = \Delta i_m \times r_m$，其中 $V_m$ 表示膜电势，$i_m$ 表示兴奋性电流，$r_m$ 表示膜电阻。B. 兴奋性神经递质通过引起净内向电流，增加内向电流（例如开启钠离子或钙离子通道）或减少外向电流（例如关闭钾离子通道）使膜**去极化**。钾离子通道的关闭不改变静息膜电位，也可以增加静息膜电阻，从而使细胞对兴奋性突触后电流有较高的反应性

具有神经活性的氨基酸中，γ-氨基丁酸是主要的抑制性氨基酸，而谷氨酸是主要的兴奋性氨基酸。

氨基酸类神经递质通过改变一个或多个离子选择性通道的电导来发挥抑制性或兴奋性作用。抑制性神经递质引起净外向电流，使膜超极化。例如，抑制性神经递质可以开启 $K^+$ 通道或 $Cl^-$ 通道并因此引起 $K^+$ 外流或 $Cl^-$ 内流。不管哪种离子运动，细胞内阳离子的减少或者是细胞内阴离子的增加，都将导致膜的超极化和膜电阻的降低（图 13-1），即膜电位降至阈值以下，进而降低内向电流使膜去极化的能力。

兴奋性氨基酸神经递质引起净内向电流，使膜去极化。例如，兴奋性神经递质可以开启阳离子通道，比如说钠离子通道，从而引起钠离子净内流进而使膜去极化。如果神经递质通过关闭钾"漏出通道"来减少钾离子外流，进而使膜去极化，也可以引起兴奋性（去极化）反应（见第 8 章）。

调节 γ-氨基丁酸能神经传递的药物，包括苯二氮䓬类和巴比妥类，具有重要的临床意义。而以谷氨酸能神经传递为靶点的药物大部分仍处于研发阶段。因此本章讨论的重点在于 γ-氨基丁酸能神经传递的生理学和药理学；谷氨酸能神经传递的病理生理学和药理学将在本章最后部分进行讨论。

## γ-氨基丁酸能神经传递生理学

γ-氨基丁酸在哺乳动物中枢神经系统中是主要的抑制性神经递质。大多数脊椎动物中枢神经系统的神经元和星形胶质细胞的细胞膜都表达 γ-氨基丁酸受体，它们通过几种不同的作用机制来降低神经元的兴奋性。γ-氨基丁酸受体的广泛分布，影响很多神经回路和功能。调节 γ-氨基丁酸受体的药物影响到觉醒和注意力，记忆形成、忧虑、睡眠和肌肉张力。γ-氨基丁酸信号的调节是治疗癫痫中局部或广泛的神经元过度兴奋的一个重要机制。

### γ-氨基丁酸代谢和转运

γ-氨基丁酸的合成是由谷氨酸脱羧酶（glutamic acid decarboxylase，GAD）介导的，它催化 γ-氨基丁酸能神经末梢中谷氨酸转变成 γ-氨基丁酸的脱羧过程（图 13-2A）。因此，脑组织中 γ-氨基丁酸的量与功能性谷氨酸脱羧酶的量相关。谷氨酸脱氢酶需要吡哆醛磷酸（维生素 $B_6$）作为辅因子。γ-氨基丁酸被囊泡转运体（vesicular transporter，VGAT）包裹进突触前小泡。（VGAT 转运体，在释放另一种抑制性神经递质甘氨酸的神经末梢中同样有表达。）当产生动作电位以及突触钙离子浓度升高时，含有 γ-氨基丁酸的小泡与突触前膜融合进而将 γ-氨基丁酸释放入突触间隙。

在突触中 γ-氨基丁酸作用的终止取决于 γ-氨基丁酸从细胞外空间的移除。神经元和胶质细胞通过细胞膜上特殊的 γ-氨基丁酸转运体（GABA transporters，GATs）摄取 γ-氨基丁酸。现已发现四种 γ-氨基丁酸运载体，从 GAT-1 到 GAT-4，每一种载体在中枢神经系统中都有特征性分布。在细胞内，广泛分布的线粒体酶 γ-氨基丁酸转氨酶（GABA transaminase，

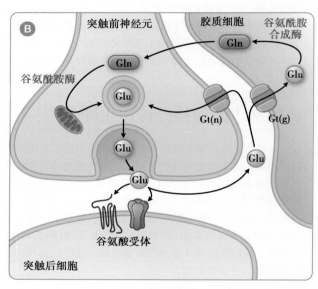

图13-2 谷氨酸和 γ-氨基丁酸的合成和代谢。**A.** 谷氨酸的合成和代谢与 γ-氨基丁酸的合成和代谢联系紧密。在谷氨酸合成的一条路径中，Krebs 循环生成的 α-酮戊二酸是 γ-氨基丁酸转氨酶（GABA-T）的底物，它通过转氨基反应将神经元内的 α-酮戊二酸还原生成谷氨酸。这种酶也将 γ-氨基丁酸转化为琥珀半醛。此外谷氨酸在谷氨酸脱羧酶（GAD）的作用下转化为 γ-氨基丁酸，从而将主要的兴奋性神经递质变成主要的抑制性递质。GABA-T 被氨己烯酸不可逆抑制；通过阻断 γ-氨基丁酸向琥珀半醛的转化，该药物可增加抑制性突触中可用于释放的 γ-氨基丁酸的量。GABA-T：γ-氨基丁酸转氨酶；SSADH：琥珀半醛脱氢酶；GAD，谷氨酸脱羧酶。**B.** 存在于神经元 [Gt(n)] 和胶质细胞 [Gt(g)] 上的谷氨酸转运体将谷氨酸（Glu）从突触间隙摄取进入它们各自的细胞。在胶质细胞中，谷氨酰胺合成酶将谷氨酸转化成谷氨酰胺（Gln）。然后谷氨酰胺被转移到神经元，神经元通过线粒体相关的谷氨酰胺酶将它转化回谷氨酸

GABA-T）催化 γ-氨基丁酸转化为琥珀半醛（SSA），进而被 SSA 脱氢酶氧化成琥珀酸，然后经过 Krebs 循环成为 α-酮戊二酸。在 GABA-T 的作用下，α-酮戊二酸重新生成谷氨酸（图 13-2A）。

## γ-氨基丁酸受体

γ-氨基丁酸通过与 γ-氨基丁酸受体结合来发挥神经生理学作用。γ-氨基丁酸受体可分为两种类型。促离子型 γ-氨基丁酸受体（GABA_A 受体和 GABA_C 受体）是与 γ-氨基丁酸结合，并开启内在氯离子通道的多亚基的细胞膜蛋白。促代谢型 γ-氨基丁酸受体（GABA_B 受体）是 G 蛋白偶联受体的异二聚体，通过第二信使激活神经元的钾通道。

### 促离子型 γ-氨基丁酸受体：GABA_A 和 GABA_C

在中枢神经系统中 γ-氨基丁酸受体是最多的离子型的 GABA_A 受体，属于快速神经递质门控离子通道超家族成员。该家族还包括外周和神经元烟碱乙酰胆碱受体（nAChR），5-羟色胺 3A/B 型受体（5HT_{3A/B}）以及甘氨酸受体。与其超家族中其他成员类似，GABA_A 受体是五型的跨膜糖蛋白，它们聚

集在一起形成由五个亚基环绕的中心离子孔道,每个亚基都有四个跨膜结构域(图 13-3A)。目前已知有 16 种不同的 GABA_A 受体亚基(α1-6,β1-3,γ1-3,δ,ε,π,θ)。由 16 种亚基随机组合形成的五辐型离子通道的数目是非常大的,但是天然的 GABA_A 受体大约只有 20 种不同的亚基组合。重要的是包含不同亚基组合的受体在细胞和组织水平表现出不同的分布,并且越来越多的证据表明不同的 GABA_A 受体亚型在特殊的神经回路中发挥不同的作用。大多数突触 GABA_A 受体由两个 α 亚基,两个 β 亚基和一个 γ 亚基组成。在树突、轴突和神经元细胞体上也发现了突触外的 GABA_A 受体。它们通常包含 α5 亚基还有一个 γ 亚基或者 δ 亚基。

GABA_A 受体的五个亚基环绕着中心的选择性氯离子孔道,在 γ-氨基丁酸存在的条件下孔道会开启。γ-氨基丁酸和激动剂与两个位点相结合,它们位于受体-通道复合物的胞外部分,即 α 亚基和 β 亚基的交接处。GABA_A 受体也包含大量的与其他内源性配体和/或药物结合的调节位点(图 13-3B)。在很多情况下,这些位点的存在以及与配体结合的影响力取决于受体亚基的组成。

GABA_A 受体在两个激动剂结合位点分别结合一分子的 γ-氨基丁酸后通道激活(图 13-3)。突触中非常短暂的(高频)γ-氨基丁酸的突然释放引起快速抑制性突触后电流(inhibitory postsynaptic currents,IPSC)。GAT 在不到 1ms 的时间内将 γ-氨基丁酸从突触中移除,而 IPSC 在大约 12~20ms 后失活,这个速率由 GABA_A 受体离子通道的关闭和 γ-氨基丁酸与受体的解离共同决定。γ-氨基丁酸长时间占据激活位点也会导致 GABA_A 受体脱敏,即转变成无活性的激动剂结合状态(图 13-4)。在簇状(或相位式)放电期间,突触前膜通过突触小泡的胞吐作用释放大量的(约 1mmol/L)γ-氨基丁酸,导致瞬间大幅度的抑制性突触后电位(inhibitory postsynaptic potentials,IPSP)。γ-氨基丁酸从突触间隙的扩散也导致脑脊液和间质空间中出现低浓度的 γ-氨基丁酸(几个 μM)。因此,γ-氨基丁酸也可以通过激活突触外的 GABA_A 受体导致很多神经元中出现基线"紧张性"抑制电流。

成熟神经元内氯离子的浓度[Cl^-]_i 比细胞外氯离子浓度低,因此选择性氯离子通道的激活(增加电导)导致神经元的跨膜电压转变成氯离子的平衡电位(E_Cl 约 -70mV)。氯离子流**超极化**或稳定突触后细胞接近正常静息膜电位(V_m 约 -65mV),从而减小兴奋性刺激引起动作电位的可能性。开启氯离子通道弱化兴奋性突触电流引起的膜电势改变,这种作用被称作分流。这就是 γ-氨基丁酸通过 GABA_A 受体发挥抑制性作用的分子机制。

在成熟神经元内,氯离子的梯度通过钾-氯(K^+-Cl^-)共同转运体(KCC2)来维持。在胎儿和新生儿脑的非成熟神经元中,氯离子梯度可能因为氯离子转运泵[钠-钾-氯(Na^+-K^+-Cl^-)共同转运体,NKCC1]的不同而发生反转。在表达 NKCC1 的神经元中,GABA_A 受体可能介导氯离子外流,构成内向电流,进而去极化神经元。因此,激活或者增强 GABA_A 受体的药物可能在脑发育阶段发挥兴奋作用,而不是像在成熟神经元中那样发挥抑制性作用。

神经元中 GABA_A 受体的分子作用与它们在中枢神经系

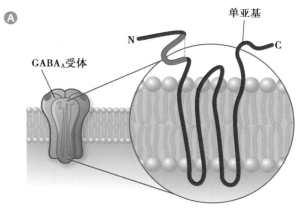

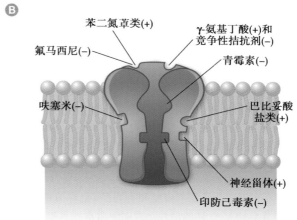

图 13-3　GABA_A 受体图示。A. GABA_A 受体的五辐型结构。每个受体由五个亚基组成,每个亚基是三种主要亚型中的一种:α、β 或 γ。激活需要两个 γ-氨基丁酸分子同时与受体结合,结合位点在 α 亚基和 β 亚基的交接处。GABA_A 受体的每个亚基都有四个跨膜结构域,并且在胞外 N-末端有一半胱氨酸环(用蓝色分割和虚线表示)。B. GABA_A 受体上的药物结合位点。对于图中标明的大多数精确结合位置,目前的证据很大程度上是间接的。(+)表示激动剂或者 GABA_A 受体的变构调节作用;(-)表示竞争性或者非竞争性拮抗作用

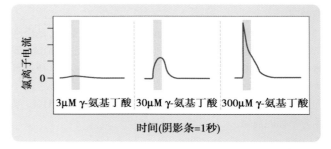

图 13-4　γ-氨基丁酸对 GABA_A 介导的氯电导的作用。γ-氨基丁酸浓度越高,诱导产生的氯电流越大,而且受体脱敏越快。300μM γ-氨基丁酸持续作用导致峰电流的迅速下降(**右图**)。在每个图中,阴影部分表示 γ-氨基丁酸的 1s 给药时间。尽管单突触前释放 γ-氨基丁酸的时间更短,成串动作电位引起从多突触前神经元累积释放的 γ-氨基丁酸可以持续数秒钟

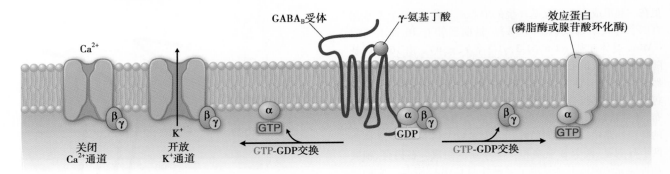

**图 13-5　GABA$_B$ 受体的下游信号。** GABA$_B$ 受体激活将胞质 G 蛋白解离成 α 亚基和 βγ 亚基。βγ 亚基直接与钾离子或钙离子通道结合（**左向箭头**）。释放的 α 亚基作用于第二信使系统，例如腺苷酸环化酶（AC）或磷脂酶 C（PLC）（**右向箭头**）。增加的钾离子外流导致慢且持久的抑制性突触后电位。减少的钙离子内流导致 GABA$_B$ 自受体抑制突触前神经递质释放。GABA$_B$ 受体是由 GABA$_{B1}$ 和 GABA$_{B2}$ 亚基组成的异二聚体，每个亚基都是七次跨膜 G 蛋白偶联受体（未显示）

统疾病中已知的生理学作用与其药理学是一致的。抑制 GABA$_A$ 受体的药物可在动物体内诱导癫痫，在分子水平损伤 GABA$_A$ 受体亚基突变的激活与人类遗传性癫痫综合征有关。相反，内源性或者外源性增强 GABA$_A$ 受体激活的物质降低神经元兴奋性以及损伤大量的中枢神经系统功能。最近的研究表明 GABA$_A$ 受体也表达于外周组织，比如呼吸道上皮细胞。激活这些受体可以增强平滑肌松弛（支气管扩张），今后可能用于哮喘的治疗。

　　一些内源性分子如牛磺酸和类固醇（也称为神经甾体）变构调节 GABA$_A$ 受体的活性。类固醇激素脱氧皮质酮和孕酮在脑中代谢产生孕烯醇酮、脱氢表雄酮（DHEA）、5α-双氢去氧皮质酮（DHDOC）、5α-四氢去氧皮质酮（THDOC）和异孕烯醇酮。异于很多甾类激素通过核受体发挥作用，神经甾体通过与受体蛋白的变构位点结合来改变 GABA$_A$ 受体的功能，导致 GABA$_A$ 受体活性增加。目前认为 DHDOC 和 THDOC 在应激期间调节脑的活动。孕酮的代谢产物异孕烯醇酮在月经期的改变导致女性月经期的癫痫。孕烯醇酮和 DHEA 的硫酸盐化产生抑制 GABA$_A$ 受体的神经甾体。另一个增强 GABA$_A$ 受体活性的内源性物质是油酸酰胺，它是在睡眠剥夺的动物脑脊液中发现的一种脂肪酸酰胺。给予正常动物注射油酸酰胺会引起睡眠，其作用部分是通过对 GABA$_A$ 受体的增强来实现的。

　　另一组促离子型 γ-氨基丁酸受体，GABA$_C$ 受体，是由在 GABA$_A$ 受体中未被发现的三种亚基（ρ1-3）构成。GABA$_C$ 受体也是五辐型的配体门控氯离子通道，但它们在中枢神经系统中的分布主要局限于视网膜。GABA$_C$ 受体表现出不同于大多数 GABA$_A$ 受体的药理学性质。目前还没有以 GABA$_C$ 受体为靶标的药物。

### 促代谢型 γ-氨基丁酸受体：GABA$_B$

　　GABA$_B$ 受体是 G 蛋白偶联受体。与 GABA$_A$ 受体相比，GABA$_B$ 受体的表达水平较低，主要表达在脊髓（图 13-5）。GABA$_B$ 受体是一个复合物，主要由 GABA$_{B1}$ 和 GABA$_{B2}$ 亚基以及辅助的钾通道四聚化域（KCTD）亚基组成。这些亚基决定了其在细胞表面的表达以及受体在轴突和树突的分布。辅助亚基影响激动剂效力和受体反应动力学。GABA$_B$ 受体与异三聚体 G 蛋白相互作用，导致 βγ 亚基的解离，并直接激活钾离子通道以及抑制电压门控钙通道的开放（图 13-5）。GABA$_B$ 受体的激活还导致腺苷酸环化酶的抑制，并伴随着 cAMP 的减少，但对细胞的兴奋性影响很小。在 γ-氨基丁酸能的突触中，GABA$_B$ 受体在突触前和突触后都有表达。突触前的自身受体通过减少钙内流来调节神经递质释放，而突触后 GABA$_B$ 受体通过 G 蛋白激活的钾离子通道（GIRKS）产生慢 IPSP。与 GABA$_A$ 电流相比 GABA$_B$ 电流的激活和失活较慢，这可能是第二信使信号转导机制相对较慢的原因。

　　因为钾离子的平衡电位在 -90mV 附近，GABA$_B$ 受体偶联 G 蛋白引起的钾通道激活抑制了神经元放电。正如氯离子电导增加一样，钾离子电导的增加将神经元的跨膜电压维持在静息电位附近，从而降低动作电位发生的频率，并分流兴奋性电流。

## 影响 γ-氨基丁酸能神经传递的药理学分类和药物

　　作用于 γ-氨基丁酸能神经传递的药物影响 γ-氨基丁酸的代谢、转运或受体活性。大多数影响 γ-氨基丁酸能神经传递的药物作用于离子型的 GABA$_A$ 受体。有几类药物通过与 γ-氨基丁酸结合位点或变构位点相互作用，对 GABA$_A$ 受体进行调节（图 13-3）。激活 GABA$_A$ 受体的治疗试剂用于镇静、抗焦虑、催眠（全身麻醉）、卒中、或头部创伤后的神经保护以及癫痫的控制。其他调节 γ-氨基丁酸能传递的试剂只用于实验目的（表 13-1）。

### γ-氨基丁酸代谢和转运抑制剂

　　噻加宾是神经元和胶质细胞 γ-氨基丁酸运载体的竞争性抑制剂，它选择性地作用于 GAT-1，在临床上主要用于癫痫的治疗。通过抑制 γ-氨基丁酸的再摄取，噻加宾增加突触

**表 13-1**　调节 γ-氨基丁酸能传递的部分药物列表

| 药物类别 | 可能的机制 | 作用 |
| --- | --- | --- |
| **GABA 合成** | | |
| 烯丙基甘氨酸 | 抑制谷氨酸脱羧酶 | 惊厥 |
| 异烟肼 | 抑制吡哆醛激酶(抗维生素 $B_6$ 的作用) | 高剂量时惊厥 |
| **GABA 释放** | | |
| 破伤风毒素 | 抑制 GABA 和甘氨酸释放 | 惊厥 |
| **GABA 代谢和转运** | | |
| 噻加宾 | 抑制 GAT-1 | 抗惊厥 |
| 氨己烯酸 | 抑制 GABA 转氨酶 | 抗惊厥 |
| **GABA$_A$ 受体激动剂** | | |
| 蝇蕈醇 | GABA$_A$ 受体激动剂 | 抗惊厥,模拟精神疾病 |
| 加波沙朵 | GABA$_A$ 受体激动剂 | 抗惊厥 |
| **GABA$_A$ 受体拮抗剂** | | |
| 荷包牡丹碱 | 竞争性拮抗剂 | 惊厥 |
| 克他命 | 竞争性拮抗剂 | 惊厥 |
| 印防己毒素 | 非竞争性拮抗剂,孔道阻滞剂,阻断氯通道 | 惊厥 |
| **GABA$_A$ 受体调节剂** | | |
| 苯二氮䓬类 | 增强 GABA 的结合 | 抗惊厥,抗焦虑 |
| 巴比妥类 | 增加 GABA 效能,弱相激动剂 | 抗惊厥,麻醉 |
| **GABA$_B$ 受体激动剂** | | |
| 巴氯芬 | GABA$_B$ 受体激动剂 | 肌肉松弛 |

和突触外 γ-氨基丁酸的浓度。这将导致非特异性地激活促离子型和促代谢型 γ-氨基丁酸受体,主要作用于 GABA$_A$ 受体。

噻加宾是一种口服药物,吸收迅速,生物利用度达 90%,可与蛋白质高度结合。其肝脏代谢,主要依靠 CYP3A4 的作用。噻加宾不诱导细胞色素 P450 酶的生成,但它的代谢会受到同时使用 CYP3A4 诱导剂和抑制剂的影响。噻加宾的不良反应是高 γ-氨基丁酸活性所引起的,包括意识错乱、镇静、健忘症和共济失调。噻加宾增强 GABA$_A$ 受体调节剂比如乙醇、苯二氮䓬类和巴比妥类的作用。

γ-乙烯基 γ-氨基丁酸(氨己烯酸)是 γ-氨基丁酸转氨酶(GABA-T,见图 13-2)的"自杀性抑制剂"。给予该药可以阻止 γ-氨基丁酸转化为琥珀半醛,从而导致 γ-氨基丁酸细胞内的高浓度状态突触 γ-氨基丁酸释放的增加。同噻加宾一样,γ-乙烯基 γ-氨基丁酸对 γ-氨基丁酸受体功能的增强是非特异性的,因为 γ-氨基丁酸在何处释放,何处的浓度就会增加,其中包括视网膜。

γ-乙烯基 γ-氨基丁酸被用于癫痫治疗,且正处于研究其用于药物成瘾、惊恐性障碍和强制性障碍的治疗。γ-乙烯基

γ-氨基丁酸的不良反应包括困倦、意识错乱和头痛。据报道该药物引起左右视野的缺损并伴发周围视网膜神经纤维层不可逆性的弥散性萎缩。这可能是由药物在视网膜神经的蓄积引起的。

## GABA$_A$ 受体激动剂和拮抗剂

激动剂如蝇蕈醇和加波沙朵是通过与 γ-氨基丁酸结合位点的直接结合来激活 GABA$_A$ 受体的。蝇蕈醇最初从致幻觉的毒蝇蕈中获得,是很多 GABA$_A$ 受体亚型的完全激动剂,主要用作研究工具。纯化的蝇蕈醇(还有其他的 GABA$_A$ 受体激动剂)不引起幻觉,所以幻觉可能由毒蝇蕈中的其他因素引起。高浓度的加波沙朵是突触 GABA$_A$ 受体的部分激动剂;低浓度的加波沙朵选择性地激活含有 α4、β3 和 δ 亚基的突触外受体。加波沙朵最初被批准用于癫痫和焦虑的治疗,但是治疗剂量会伴发引起共济失调和镇静。较低剂量的加波沙朵激活突触外受体,可以引起实验室动物的慢波睡眠。因为存在幻觉、迷失方向、梦游和睡觉驾驶等副作用,将其用于失眠治疗的人体实验于 2007 年停止。

荷包牡丹碱和克他命是结合到 GABA$_A$ 受体上 γ-氨基丁酸结合位点的竞争性拮抗剂。印防己苦毒素是阻断 GABA$_A$ 受体离子孔道的非竞争性抑制剂。所有这些 GABA$_A$ 受体的拮抗剂都可以引起癫痫性惊厥，因此只用于研究；GABA$_A$ 受体的紧张性活性在维持中枢神经系统相对正常的兴奋性中发挥重要的作用。

# GABA$_A$ 受体调节剂

苯二氮䓬类和巴比妥类是 GABA$_A$ 受体的调节剂，它们通过作用于受体的变构结合位点来增强 γ-氨基丁酸能的神经传递（图 13-3B）。苯二氮䓬类有镇静、催眠、肌肉放松、致健忘和抗焦虑的作用。高剂量的苯二氮䓬类能引起催眠和昏迷。然而单独使用这些药物很少引起致命的中枢神经系统抑制。巴比妥类是一大类药物，它们最早使用于 20 世纪中期，尽管现在使用频率减少但仍继续用于癫痫的控制、全身麻醉的诱导剂以及颅内高压的控制。

## 苯二氮䓬类

苯二氮䓬类是具有高亲和力和高度选择性的药物，它们与含有 α1、α2、α3 或 α5 亚基和一个 γ 亚基的 GABA$_A$ 受体的单一位点相结合。在分子研究中，苯二氮䓬类的效力与疏水性相关。然而，苯二氮䓬类与血浆蛋白（如白蛋白）高度结合，其疏水性可增强这种蛋白结合，从而减少游离药物浓度以及穿过血-脑脊液屏障的转运。因此，尽管与蛋白高度结合的苯并二氮杂䓬在分子研究中表现不错，但是在体内效果较差。此外，在低白蛋白的临床情况下，如急性血液稀释或肝功能不全，苯二氮䓬类药物的疗效可能会显著增加。

苯二氮䓬类在 γ-氨基丁酸存在的情况下通过增强通道门控发挥正变构调节剂的作用（图 13-6）。苯二氮䓬类药物在 GABA 浓度低的情况下**增加通道开放频率**；在与突触内 GABA 浓度相似的情况下，**受体失活减慢**。这两种作用均导致氯离子内流的净增长。此外，GABA$_A$ 受体在开放的状态下对 GABA 的亲和力高于闭合状态，所以苯并二氮杂䓬增加通道开放的能力还可导致明显更高的激动剂亲和力。

苯二氮䓬类在 γ-氨基丁酸缺乏的条件下不能直接激活天然的 GABA$_A$ 受体，但它们确实能激活一些变异的受体，增强部分激动剂的最大激活作用，这表明它们是弱相变构激动剂（图 13-7）。这个机制与已知的苯二氮䓬类结合位点位于 α 和 γ 亚基外部结构域界面处是一致的。该位点是位于 β 和 α 亚基界面处两个 γ-氨基丁酸激动剂位点的结构同系物。

在 γ-氨基丁酸的量效关系研究中，如果苯二氮䓬类效应曲线向左移动，γ-氨基丁酸的表观效能将增加到三倍（图 13-6B）。与其他调节剂例如巴比妥类药物和全身麻醉药（依托咪酯见下文）相比，苯二氮䓬类引起的变构效应较小。苯二氮䓬类有限的效能也因此伴随着过量致死潜能降低。然而，当苯二氮䓬类和酒精或其他镇静催眠药物同时给予时，安全范围会减小。

## 临床应用

苯二氮䓬类用于睡眠增强，抗焦虑，镇静，抗癫痫，肌肉松

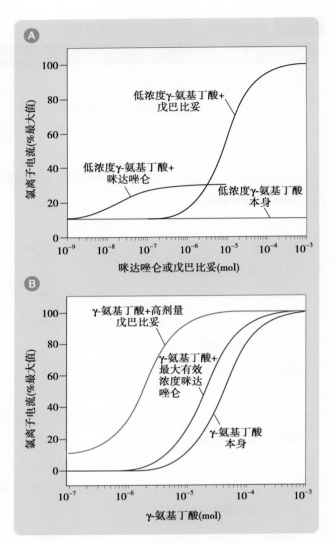

图 13-6　苯二氮䓬类和巴比妥类对 GABA$_A$ 受体活性的影响。A. 苯二氮䓬类和巴比妥类都能增强 GABA$_A$ 受体的激活作用（实验测量氯离子电流），但是有不同的效价和效能。咪达唑仑（一种苯二氮䓬类药物）最大可以将 10μM GABA（低浓度 GABA）诱导的电流增加几乎三倍。相反，麻醉药巴比妥酸盐戊巴比妥可以将 10μM GABA 引起的电流增加到更大的程度（接近最大的 GABA 反应），但是该最大的作用需要超过 100μM 的浓度。因此，苯二氮䓬类如咪达唑仑是高效价，低效能的 GABA$_A$ 受体活性调节剂，而巴比妥类比如戊巴比妥是低效价、高效能的调节剂。B. 另一种比较苯二氮䓬类和巴比妥类效能的方法是测量它们增加 GABA$_A$ 受体对 GABA 的敏感度。最大有效浓度的咪达唑仑将 GABA 的浓度-效应曲线适当地向左移动，从而将 GABA 的 EC$_{50}$ 降低大约两倍（增加效价）。而高剂量的戊巴比妥引起更大的左移，将 GABA 的 EC$_{50}$ 降低大约 20 倍。戊巴比妥在高浓度时也可以直接激活 GABA$_A$ 受体，甚至在没有 GABA 的情况下（注意在 $10^{-7}$M GABA 处非零的氯离子电流）；但是苯二氮䓬类并没有直接的激动剂活性

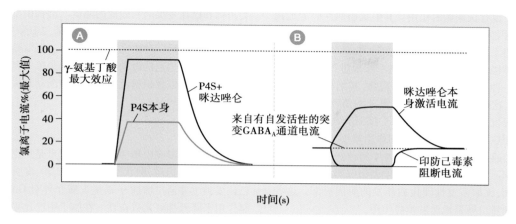

**图 13-7　苯二氮䓬类增加 GABA_A 受体通道开启可能性的证据。A.** 当用饱和浓度的部分激动剂 P4S 激活 GABA_A 受体时，咪达唑仑增加峰电流。这表明 P4S 的效能（最大的通道开启概率）被咪达唑仑的加入增加。**B.** 含有一个点突变的 GABA_A 受体有自发活性，这一点能被印防己毒素（一种 GABA_A 受体拮抗剂）抑制该电流所证明。当这些变异的受体接触咪达唑仑时，电流量增加，这表明咪达唑仑直接影响 GABA_A 受体的开启。该作用在野生型通道中观察不到，即它们几乎不能自发开放

弛以及乙醇停药反应的治疗（表 13-2）。苯二氮䓬类通过抑制边缘系统中的突触发挥抗焦虑的作用。边缘系统是中枢神经系统中控制情绪性行为的区域，以高密度的 GABA_A 受体为特征。苯二氮䓬类，比如说地西泮和阿普唑仑用于缓和长期的、严重的焦虑，以及与某些抑郁症和精神分裂症相关的焦虑。因为有形成耐受性、依赖性和成瘾性的可能，苯二氮䓬类的使用应该是间断的。在紧急医护时，比如说在异物侵袭时，咪达唑仑经常用做起效快、作用时间短的抗焦虑剂/镇静剂/致健忘剂。在短暂的、不舒服的伴随着最低限度锐痛的过程中，例如内窥镜检查中，苯二氮䓬类经常被用作镇静剂。当与阿片类药物共同使用时，镇静和呼吸抑制的作用会协同增强。在全身麻醉前给予苯二氮䓬类可以减少对催眠药的需要。

许多苯二氮䓬类药物被用于治疗失眠，包括艾司唑仑、氟西泮、夸西泮、替马西泮、三唑仑以及其他苯二氮䓬位点激动剂，包括所谓的 z-药物（唑吡坦、扎来普隆、佐匹克隆和艾司佐匹克隆）。苯二氮䓬类不仅促进睡眠发生，还能延长睡眠持续时间。它们也能改变不同睡眠阶段的比例：延长第二阶段非快速眼动睡眠（轻睡眠，正常情况下大约占睡眠时间的一半），缩短快速眼动睡眠（以频繁做梦为特征的时期）和慢波睡眠（睡眠的最深水平）。长期使用后因为耐受性的产生，上述作用会减小。在健康个体中，催眠剂量的苯二氮䓬类引起与自然睡眠期间相似的呼吸改变，不引起显著的心血管变化。因为这些药物的治疗剂量可以引起延髓抑制，所以有肺或心血管疾病的患者可能会有显著的呼吸或心血管抑制。曾因卒中或头部创伤导致脑部损伤的患者在使用该药物时镇静作用也可能大大地增强。

具有镇静作用的苯二氮䓬类在起效速度，作用持续时间和引起停药后反跳性失眠症的倾向等方面有所不同。例如氟西泮是长效的苯二氮䓬类药物，能促进睡眠发生和维持，延长睡眠持续时间。尽管它不引起显著的反跳性失眠，但是较长的消除半衰期（大约 74 小时）和活性代谢产物的蓄积可能导致日间的镇静作用。三唑仑是一种快速起效的苯二氮䓬类药

物，也能缩短进入睡眠所需的时间。所以我们建议间断性地而不是长期地服用这种药物，来减轻停药后反跳性失眠症。所谓的 z-药物唑吡坦可以选择性地作用于含有 α1 亚基的 GABA_A GABA_A 受体，这在用于失眠症的镇静剂中是独特的。这种选择性使肌肉松弛作用和抗焦虑作用减小，但是仍有耐受性和遗忘症等潜在的不良反应。

**表 13-2　几种苯二氮䓬类的临床应用和相对的作用持续时间**

| 苯二氮䓬类 | 临床应用 | 作用持续时间 |
|---|---|---|
| 氯氮䓬 | 焦虑症，癫痫 | 短效（3~8h） |
| 咪达唑仑 | 前驱麻醉剂，静注全身麻醉药 | 短效（3~8h） |
| 阿普唑仑 | 焦虑症，恐怖症 | 中效（11~20h） |
| 劳拉西泮 | 焦虑症，癫痫持续状态，静注全身麻醉药 | 中效（11~20h） |
| 氯氮䓬 | 焦虑症，戒酒 | 长效（1~3d） |
| 氯巴占 | 焦虑症，癫痫 | 长效（1~3d） |
| 氯硝西泮 | 癫痫 | 长效（1~3d） |
| 地西泮 | 焦虑症，癫痫持续状态，肌肉松弛药，静注全身麻醉药，戒酒 | 长效（1~3d） |
| 三唑仑 | 失眠 | 短效（3~8h） |
| 艾司唑仑 | 失眠 | 中效（11~20h） |
| 替马西泮 | 失眠 | 中效（11~20h） |
| 氟西泮 | 失眠 | 长效（1~3d） |
| 夸西泮 | 失眠 | 长效（1~3d） |

苯二氮䓬类也有抗癫痫的作用。其中氯硝西泮频繁地用于此类适应证,因为氯硝西泮的抗惊厥作用不伴随显著的意识运动损伤。用于治疗癫痫的药物将在第16章 "中枢神经系统中异常电神经传递的药理学"中进一步地进行讨论。

氯巴占是一种特殊的苯二氮䓬类药物,其结构与经典苯二氮䓬类不同。这是一种长效的苯二氮䓬类药物,用于选择性抗焦虑和癫痫发作控制。与其他苯二氮䓬类药物相比,这种药物镇静作用较小,而且对认知的副作用较小。

苯二氮䓬类通过增强脊髓中抑制性中间神经元的活性来减轻骨骼肌痉挛。地西泮用于缓解身体创伤引起的以及神经肌肉退行性疾病,比如多发性硬化症伴发的肌肉痉挛。这些作用需要的高剂量也频繁地诱发镇静作用。

## 药代动力学和代谢

苯二氮䓬类药物可以通过口服,跨黏膜给药,静脉注射和肌内注射等途径给药。苯二氮䓬类的亲脂性是它们快速而完全吸收的原因。尽管这些药物及其活性代谢产物与血浆蛋白相结合,但它们不与其他蛋白结合药物竞争。苯二氮䓬类在肝微粒体细胞色素 P450 酶的作用下代谢,尤其是 CYP3A4。之后以葡萄糖醛酸苷或氧化代谢产物的形式,通过尿液排出体外。长期给予苯二氮䓬类药物不能显著诱导肝药代谢酶的活性,但是,能抑制 CYP3A4 活性的其他药物(例如酮康唑和大环内酯类抗生素)可以增强苯二氮䓬类药物的作用,而诱导 CYP3A4 的药物(例如利福平,奥美拉唑,硝苯地平)可以减弱苯二氮䓬类药物的作用。对于肝功能损伤的患者包括老人和小孩,苯二氮䓬类药物的作用时间可能延长。一些苯二氮䓬类药物的代谢产物(例如去甲安定)仍然有药理活性且与原始药物相比清除得更加缓慢。

## 不良反应

苯二氮䓬类药物的不良反应主要与不期待的治疗作用相关:健忘症、过度镇静和共济失调。在失眠症患者中,虽罕见但是有时苯二氮䓬类药物和 z-药物存在危险的不良反应,包括梦游、睡眠驾驶和睡眠饮食。苯二氮䓬类药物的相对安全性是由于在调节 GABA$_A$ 受体时它们有限的效能。如果不和其他药物同时给药例如乙醇,中枢神经系统抑制剂、麻醉性镇痛剂或三环抗抑郁剂,高剂量的苯二氮䓬类药物很少导致死亡。同时使用乙醇和苯二氮䓬类药物导致的中枢神经系统抑制增强的原因包括二者对 GABA$_A$ 受体的协同作用,以及乙醇介导的 CYP3A4 抑制。后者往往发生于乙醇被迅速消耗时,从而减慢了苯二氮䓬类药物的清除。

过量的苯二氮䓬类药物可以被其拮抗剂例如氟马西尼逆转。尽管氟马西尼自身临床作用很小,但能通过竞争 GABA$_A$ 受体上高亲和力的苯二氮䓬类结合位点来发挥拮抗苯二氮䓬类激动剂的作用(图13-3B)。在对苯二氮䓬类药物有依赖的患者中氟马西尼能引起严重的停药反应。该药物不阻断巴比妥类或乙醇的作用。

## 耐受性和依赖性

长期使用苯二氮䓬类药物引起耐受性,表现为苯二氮䓬类药物和巴比妥类药物效能的降低。动物模型研究表明对苯二氮䓬类药物的耐受是基于突触中苯二氮䓬类(GABA$_A$)受体表达减少。另一种耐受性机制为苯二氮䓬类结合位点与 γ-氨基丁酸结合位点的解偶联。长期给予苯二氮䓬类药物后突然停药会导致以意识错乱、焦虑、精神激动和失眠为特征的停药综合征。

## 巴比妥类

巴比妥类影响中枢神经系统的位点是广泛的,包括脊髓、脑干(楔束核、黑质、网状激动系统)和脑(皮质、丘脑、小脑)。巴比妥类主要通过增加 γ-氨基丁酸介导对 GABA$_A$ 受体的抑制作用来降低神经元兴奋性。在脑干中巴比妥类增强 γ-氨基丁酸能神经传递抑制网状激动系统(见第9章),从而引起镇静作用,遗忘和意识丧失。增强脊髓运动神经元中 γ-氨基丁酸能神经传递可以松弛肌肉和抑制反射。尚未证明巴比妥类对含有特殊亚基组成的 GABA$_A$ 受体亚型有选择性作用。GABA$_A$ 受体上巴比妥类结合位点的化学计量是不固定的。

麻醉剂巴比妥类硫喷妥钠,戊巴比妥和美索比妥既是 GABA$_A$ 受体的激动剂,又是 γ-氨基丁酸的受体反应增强剂。抗惊厥剂巴比妥类比如苯巴比妥,对天然 GABA$_A$ 受体的直接激动作用小得多。GABA$_A$ 受体直接激活不是通过 γ-氨基丁酸结合位点介导的,而是依赖于 β 亚基上特殊位点。

在巴比妥酸盐的临床使用相关浓度,GABA$_A$ 受体直接激活引起的膜超极化程度远小于 GABA 激动剂引起的膜超极化程度。**巴比妥类的主要作用就是通过延长氯离子通道开启的时间和增加激活通道氯离子的内流量来增强 γ-氨基丁酸的效能**(图13-6A)。这导致了更大程度的超极化以及靶细胞兴奋性的降低。巴比妥类对 γ-氨基丁酸的增强作用比苯二氮䓬类更大(图13-6B)。巴比妥类的直接激动作用和 γ-氨基丁酸增强作用可能与不同类型的结合位点有关,或者像依托咪酯(见下文)一样,可能通过单一的一类位点发挥作用。低效能苯二氮䓬类过量引起深程度的镇静作用,但很少发生危险,而巴比妥类过量如果没有给予支持性治疗,可以引起深程度的催眠作用或昏迷,呼吸抑制甚至死亡。这是与它们对 γ-氨基丁酸增强作用的相对效能相关的。

巴比妥类不仅影响 GABA$_A$ 受体,而且也影响到参与兴奋型神经传递的受体。巴比妥类降低谷氨酸敏感的 AMPA 受体的活性(图13-8B),从而减弱膜的去极化以及降低神经元的兴奋性。在麻醉浓度时,戊巴比妥还可以降低电压门控钠离子通道的活性,从而抑制高频率的神经元放电。

## 临床应用

在发现苯二氮䓬类药物之前,巴比妥类药物基于其镇静/催眠作用广泛用于治疗失眠或焦虑。在多数临床应用中苯二氮䓬类药物在很大程度上已经取代了巴比妥类药物,因为苯二氮䓬类药物更安全,更少地引起耐受性,有较少的停药反应以及对药物代谢酶的作用较小。巴比妥类药物仍用作全身麻醉的诱导剂,抗癫痫药物以及用于神经保护(表13-3)。

脂溶性的巴比妥类药物,比如说硫喷妥钠、美索比妥和戊巴比妥,用于诱导全身麻醉。这些药物在静脉给药后迅速进

**表 13-3**　几种巴比妥类的临床应用和相对的作用持续时间

| 巴比妥类 | 临床应用 | 作用的持续时间 |
|---|---|---|
| 美索比妥 | 麻醉诱导和短期维持 | 超短效（5~15min） |
| 硫喷妥钠 | 麻醉诱导和短期维持，紧急癫痫发作治疗 | 超短效（5~15min） |
| 异戊巴比妥 | 失眠，术前镇静，紧急癫痫发作治疗 | 短效（3~8h） |
| 戊巴比妥 | 失眠，术前镇静，紧急癫痫发作治疗 | 短效（3~8h） |
| 司可巴比妥 | 失眠，术前镇静，紧急癫痫发作治疗 | 短效（3~8 小时） |
| 苯巴比妥 | 癫痫，癫痫持续状态的治疗 | 长效（数天） |

巴比妥类作用的持续时间由它从脑再分布到其他血管较少的部位，尤其是到肌肉和脂肪的迅速程度决定。

入脑部，然后重新分布到低灌流的组织中。这种远离中枢神经系统的重新分布导致单次推注给药后药物作用的短暂持续。在第 17 章中也将会讨论麻醉用巴比妥类药物。

巴比妥类药物如说苯巴比妥是有效的抗癫痫药物。正如在第 16 章中所讨论的癫痫发作是以重复发放动作电位的中枢神经系统神经元的快速去极化为特征的。巴比妥类药物通过增强 γ-氨基丁酸介导的突触抑制以及抑制 AMPA 受体介导的兴奋型神经传递来减少癫痫活动。苯巴比妥被用于治疗局部的和强直-阵挛性的癫痫发作，该浓度产生的镇静作用极小。

巴比妥类药物对神经元活动的强烈抑制作用能引起脑电图沉寂，我们称它为**巴比妥酸盐昏迷**。这种状态跟脑氧耗和脑血流的明显降低有关。在氧供降低（例如缺氧、深度贫血、休克、脑水肿）或氧需求增加（例如癫痫持续状态）的病理情况下，这些作用保护脑免遭于缺血引起的损伤。为了引起巴比妥酸盐昏迷，临床上通过推注给药后接着输注（或者多次附加推注）的方式，将药物在中枢神经系统中的浓度维持在治疗水平。

### 药物代谢动力学和代谢

巴比妥类药物与苯二氮䓬类药物一样，可以通过口服和静脉注射给药。口服给药可能有明显的首过效应较低生物利用度。美索比妥也能通过跨黏膜的方式吸收。巴比妥类药物穿过血-脑脊液屏障进入中枢神经系统的能力很大程度上取决于它的脂溶性。因而药物急性中枢神经系统作用的终止主要取决于它从脑中的重新分布，即首先进入内脏血液循环这样的高灌流区，然后进入骨骼肌，最后进入低灌流的脂肪组织。因此，巴比妥类药物推注给药后重新分布迅速，只对中枢神经系统有短暂的作用。脂溶性巴比妥类药物的长期给药可能有延长的作用，因为脂肪组织有较高的容量，这将导致更大的分布体积以及更长的消除半衰期。

巴比妥类药物在肾脏排泄之前要经过广泛的肝脏代谢。能够代谢巴比妥类药物的细胞色素 P450 酶有 CYP3A4、CYP3A5 和 CYP3A7。长期使用巴比妥类药物可上调这些酶的表达，从而加速巴比妥类药物的代谢（导致耐受性）以及这些酶其他底物的代谢。巴比妥类药物加速其他镇静/催眠药物，还有苯二氮䓬类药物、苯妥英、地高辛、口服避孕药物、甾

类激素、胆汁盐、胆固醇以及维生素 D 和 K 的代谢。尽管巴比妥类药物与这些试剂共同使用竞争代谢酶，导致了它们的生物转化减缓。老年患者（通常患有肝功能损伤）和有严重肝脏疾病的患者巴比妥类药物的清除减慢；甚至正常的镇静-催眠剂量在这些患者中也可能有显著的中枢神经系统作用，就像章首案例中 S 先生所经历的一样。酸性化合物如苯巴比妥在碱性尿液中排泄较快，所以静脉注射给予碳酸氢钠可以加速药物的消除。

### 不良反应

巴比妥类药物作用的位点较多，再加上选择性较低以及增强 GABA_A 受体活性的高效能，导致了这些药物治疗指数相对较低。不像苯二氮䓬类药物，高剂量的巴比妥类药物能引起到死性的中枢神经系统抑制。麻醉性的巴比妥类药物如说戊巴比妥，与抗惊厥剂如苯巴比妥相比，更有可能引起深程度的中枢神经系统抑制（表 13-4）。另外正如 S 先生的例子所证明，巴比妥类药物与其他中枢神经系统抑制剂（通常是乙醇）共同使用，与单独使用巴比妥类药物相比，对中枢神经系统的抑制作用更加严重。

### 耐受性和依赖性

巴比妥类药物反复广泛滥用导致耐受性和生理依赖性的出现。长期使用巴比妥类药物增加细胞色素 P450 酶的活性，加速巴比妥类药物的代谢，因此导致了对巴比妥类药物耐受性的产生以及对苯二氮䓬类药物、其他镇静/催眠药物和乙醇的交叉耐受性。生理依赖性的产生导致药物戒断综合征，表现为震颤、焦虑、失眠和中枢神经系统兴奋。如果不予以治疗这些戒断症状可能发展成癫痫发作和心脏停搏。

### 依托咪酯、异丙酚和阿法沙龙

依托咪酯、异丙酚和阿法沙龙是全身麻醉诱导药物。依托咪酯和异丙酚也将在第 17 章中进行讨论。类似巴比妥类药物，这些静脉注射麻醉剂主要作用于 GABA_A 受体。依托咪酯对血流动力学不稳定的患者进行麻醉诱导时特别有用。在美国是最广泛使用的麻醉诱导剂。它不仅用于麻醉的单次推注诱导，还通过持续静脉滴注来维持作用。阿法沙龙是一种神经甾体，但是已很少用于临床。

**表 13-4    戊巴比妥和苯巴比妥的比较**

| | 戊巴比妥 | 苯巴比妥 |
|---|---|---|
| 给药途径 | 口服,肌内注射,静脉注射,直肠 | 口服,肌内注射,静脉注射 |
| 作用持续时间 | 短效(1~4h) | 长效(数天) |
| 自发神经元活动的抑制 | 是 | 极小 |
| 对 GABA$_A$ 受体的活性 | 主要:通过延长氯离子通道的开启时间来增加 GABA 效能<br>次要:直接激活 GABA$_A$ 受体 | 通过延长氯离子通道的开启时间来增加 GABA 效能 |
| 对谷氨酸受体的活性 | AMPA 受体非竞争性的拮抗剂(比苯巴比妥的效价高 2~3 倍) | AMPA 受体非竞争性的拮抗剂 |
| 治疗作用 | 手术前镇静<br>癫痫的紧急治疗 | 抗癫痫 |

## 作用机制

如同巴比妥类药物一样,依托咪酯,异丙酚和阿法沙龙通过 γ-氨基丁酸增强 GABA$_A$ 受体活性,并且在高浓度时也能作为激动剂。就依托咪酯而言,这两方面的作用表现出相似的立体选择性。定量分析表明这两方面的作用都是通过依托咪酯与每个受体上单个组中的两个相同的变构位点结合引起的。我们推测相似的机制可以解释异丙酚和阿法沙龙的作用。

依托咪酯和异丙酚选择性地作用于含有 β2 和 β3 亚基的 GABA$_A$ 受体。以基因敲入动物实验为基础,β3 亚基作为目的基因进行表达,含有 β3 亚基的受体对于与全身麻醉相伴发的催眠作用以及肌肉松弛作用是最为重要的。阿法沙龙对突触的 GABA$_A$ 受体几乎没有选择性,但是对含有 δ 亚基的突触外受体的作用更强。

## 药物代谢动力学和代谢

依托咪酯和异丙酚在静脉推注后都能迅速诱导麻醉。像巴比妥类药物一样,这些疏水的药物可以迅速穿过血-脑脊液屏障。推注剂量对中枢神经系统的作用只持续几分钟,因为药物迅速重新分布至肌肉和其他组织,降低了中枢神经系统中药物的浓度。异丙酚的分布容积非常大,因此在表观清除时间没有较大增加的条件下,可以采取长期持续的静脉滴注给药。依托咪酯和异丙酚主要通过肝脏进行代谢。

## 不良反应

依托咪酯抑制皮质醇和醛固酮的合成。抑制皮质醇的产生,被认为是导致接受长时间输注依托咪酯的危重患者死亡的原因之一。依托咪酯通常只用于麻醉的单剂量诱导,不用于麻醉维持。它也很少在亚催眠剂量下用于治疗产生皮质醇的转移性肿瘤。

异丙酚作为全身麻醉药的主要毒性在于心排血量和血管张力的抑制。在循环血容量减少的患者或者是依赖于血管张力来维持血压的许多老年患者中观察到了低血压的现象。异丙酚被做成脂质乳剂,在长期滴注保持镇静的患者中发生了高脂血症。

越来越多的证据表明在胎儿和新生动物模型中,兴奋性 GABA$_A$ 受体调节导致神经毒性和后来的神经发育问题。其机制可能是在一些胎儿和新生儿神经元中 GABA$_A$ 受体的去极化作用(参见前面的讨论)导致在 GABA$_A$ 受体增强剂存在下发生兴奋性毒性。这些数据令人担忧,即接触全身麻醉剂的人类胎儿和新生儿的大脑有出现潜在损伤的风险。当前的长期临床研究将评估这些干预对神经功能性的影响。

# GABA$_B$ 受体激动剂和拮抗剂

巴氯芬是目前唯一在临床上使用的以 GABA$_B$ 受体为靶标的化合物。它最初是作为 γ-氨基丁酸的类似物来合成的,在 GABA$_B$ 受体发现前对其解痉作用进行筛选。结果发现巴氯芬是 GABA$_B$ 受体选择性的激动剂。它主要用于运动神经元疾病(例如多发性硬化症)伴发的痉挛状态的治疗或者是脊髓损伤的治疗。口服巴氯芬对于较轻的痉挛状态是有效的。严重的痉挛状态可以通过鞘内注射巴氯芬进行治疗,使用的剂量比全身用药所需剂量要低得多。通过激活脊髓中促代谢型的 γ-氨基丁酸受体,巴氯芬刺激下游第二信使来干预钙离子和钾离子通道。尽管巴氯芬主要用于痉挛状态的治疗,但是临床观察表明也能调节痛苦和认知,目前正被研究用于药物成瘾性治疗。

巴氯芬口服给药后吸收缓慢,90 分钟后达血浆浓度峰值。分布容积不大且不易穿过血-脑脊液屏障。主要通过尿液以原型的形式从循环中清除。在排泄入胆汁前,大约 15% 的药物通过肝脏代谢。对于肾功能正常的患者来说,该药物的消除半衰期大约为 5 小时,一般一天给药 3 次。在鞘内注射以及滴注后一小时可以观察到解痉作用,这种作用在 4 小时的时候达到峰值。

巴氯芬的不良反应包括镇静、嗜睡以及共济失调。当巴氯芬和其他镇静药物同时服用时,这些反应会更严重。肾功能降低可能随着药物水平的升高导致促进毒性发生。巴氯芬过量会引起视力模糊、低血压、心脏和呼吸抑制以及昏迷。

口服巴氯芬显然不会引起耐受。相反，开始鞘内注射巴氯芬后剂量需求通常在一到两年后增加。巴氯芬治疗停药后尤其是鞘内注射巴氯芬,能引起急性的高度痉挛状态,横纹肌溶解、瘙痒、谵妄和发热。停药后也能导致多器官衰竭、血凝异常、休克甚至死亡。若停药症状持续,给予苯二氮䓬类药物、异丙酚、鞘内注射阿片样物质或者重新使用巴氯芬等药物会有疗效。

## 改变 γ-氨基丁酸生理学药物的非处方应用

### 乙醇

乙醇通过诱发中枢神经系统抑制来发挥抗焦虑和镇静的作用,但是它有显著的潜在毒性。乙醇通过作用于多个靶标,包括 $GABA_A$ 受体和谷氨酸受体来发挥作用。乙醇能够通过增加 $GABA_A$ 介导的氯离子内流,抑制谷氨酸对 NMDA 受体的兴奋性作用。与其他镇静剂、催眠剂、抗抑郁剂、抗焦虑剂、抗惊厥剂以及阿片样物质有协同作用。

乙醇的耐受性和依赖性与 $GABA_A$ 受体功能的改变有关。在动物模型中,长期给予乙醇会降低大脑皮质和小脑中乙醇对 $GABA_A$ 介导的氯离子内流的增强作用。乙醇的急性耐受不引起 $GABA_A$ 受体数目的改变,但是长期使用乙醇改变 $GABA_A$ 受体亚基在皮质和小脑中的表达。$GABA_A$ 受体亚基组成的改变可能是长期使用乙醇过程中受体功能改变的原因。

针对乙醇耐受形成提出的其他机制包括 $GABA_A$ 受体的翻译后修饰以及第二信使系统的改变;例如,蛋白激酶 C (PKC)不同亚型表达形式的改变。长期使用乙醇导致 NMDA 受体表达上调,这就能解释为什么乙醇停药后会导致兴奋性过度。

苯二氮䓬类药物如地西泮和氯氮䓬,可以减少震颤,精神激动以及急性乙醇停药引起的其他反应。对于因为长期滥用乙醇引起停药反应的患者使用这些药物也能阻止撤药痉挛(震颤性谵妄)的发生。

### 水合氯醛、γ-羟基丁酸和氟硝西泮

**水合氯醛**是很早以前使用的镇静-催眠药物,现已很少用于缓解失眠。它偶尔会被用于违背他们意愿的人失去能力,例如促进犯罪。γ-羟基丁酸(gamma-hydroxybutyric acid, GHB)是 γ-氨基丁酸的异构体,临床用作镇静剂以及嗜睡症的治疗,但更广泛地被用于非法娱乐性药物和"约会强奸"药物。最近有证据表明 GHB 的作用是部分激活 $GABA_B$ 受体,但它也是一种内源性分子,可能是作用于尚未发生的其他受体的神经递质。像巴比妥类药物一样,高剂量的 GHB 可以导致深度镇静和昏迷,乙醇可以加剧其作用。氟硝西泮(Rohypnol®)是速效苯二氮䓬类药物,它能引起遗忘,阻止一个人对有药物影响时发生的事情的回忆。这种药物也有报道被用于"约会强奸"等性犯罪。

## 谷氨酸能神经传递生理学

谷氨酸能突触在中枢神经系统中广泛存在。谷氨酸与受体的结合引发兴奋性神经元反应,包括运动神经元激活,急性感觉反应如疼痛感升高(痛觉过敏),参与某种类型记忆形成的突触改变,脑缺血导致的大脑神经毒性以及脊髓损伤导致的功能缺失。尽管目前谷氨酸药理应用在临床上的应用是有限的,但是我们期望谷氨酸药理会成为神经药理学中越来越重要的领域。

### 谷氨酸代谢

谷氨酸有两条不同的合成途径。一条合成途径是 Krebs 循环(即三羧酸循环)生成的 α-酮戊二酸在中枢神经系统的神经末梢中通过转氨基反应生成谷氨酸(图 13-2A)。另一条合成途径是胶质细胞产生并分泌的谷氨酰胺被转运到神经末梢,并在谷氨酰胺酶的作用下转化成谷氨酸(图 13-2B)。

谷氨酸是通过含递质囊泡的钙离子依赖性的胞吐作用来进行释放的。突触前神经末梢和胶质细胞膜上的谷氨酸再摄取转运体可以将谷氨酸从突触间隙移除。这些转运体是钠离子依赖,并且对谷氨酸有高亲和力。在胶质细胞中谷氨酰胺合成酶将谷氨酸转化成谷氨酰胺,而谷氨酰胺进入邻近的神经末梢再循环转化为谷氨酸。在胶质细胞中生成的谷氨酰胺也能进入 Krebs 循环并氧化;随后生成的 α-酮戊二酸进入神经元来补充在谷氨酸合成中要消耗的 α-酮戊二酸(图 13-2B)。

### 谷氨酸受体和转运体

如同 γ-氨基丁酸受体,谷氨酸受体分成促离子型和促代谢型两类。

### 促离子型谷氨酸受体

促离子型谷氨酸受体介导快速兴奋性突触反应。这些受体是多亚基的选择性阳离子通道。一旦被激活,这些通道就允许钠离子,钾离子以及在一些情况下钙离子穿过细胞膜。促离子型谷氨酸受体被认为是由不同亚基组成的四聚体,每个亚基包含了跨膜三次的螺旋状结构域,除此之外,还包含一段短序列,它构成了整个四聚体聚集在一起时所形成的通道孔隙(图 13-8A)。

谷氨酸门控的离子通道有三种主要的亚型,它们是根据选择性激动剂 AMPA、红藻氨酸和 NMDA 对它们的激活作用来划分的。促离子型受体的多样性源于 mRNA 拼接方式不同和转录后 mRNA 编辑方式不同所导致的氨基酸序列的不同以及形成受体时亚基不同组合形式的作用(表 13-5)。

**表 13-5** 促离子型谷氨酸受体亚型的分类

| 促离子型谷氨酸受体亚型 | 亚基 | 激动剂 | 作用 |
|---|---|---|---|
| AMPA | GluR1<br>GluR2<br>GluR3<br>GluR4 | 谷氨酸或 AMPA | 增加钠离子和钙离子内流,增加钾离子外流;注意有 GluR2 的受体会降低离子通道对钙离子的通透性 |
| 红藻氨酸 | GluR5<br>GluR6<br>GluR7<br>KA1<br>KA2 | 谷氨酸或红藻氨酸 | 增加钠离子内流,增加钾离子外流 |
| NMDA | NR1<br>NR2A<br>NR2B<br>NR2C<br>NR2D | 谷氨酸或 NMDA 和甘氨酸以及膜去极化 | 增加钙离子内流,增加钾离子外流 |

AMPA(α-氨基-3-羟基-5-甲基-4-异噁唑丙酸)受体广泛分布于中枢神经系统,尤其是海马和大脑皮质。现已鉴定出四种 AMPA 受体亚基(GluR1～GluR4)。AMPA 受体激活主要引起钠离子内流(还有一些钾外流),从而发挥调节谷氨酸能突触中快速兴奋性突触后去极化的作用(图 13-8B)。尽管大多数中枢神经系统中的 AMPA 受体有较低的钙离子通透性,但是该受体复合物中一些亚基(例如 GluR2)的缺失将增加该通道钙离子的通透性。经 AMPA 受体的钙进入可能在神经元表型的长期改变以及与卒中相关的神经元损伤中起作用。

红藻氨酸受体在中枢神经系统中广泛表达,尤其是海马和小脑。现已发现了五种红藻氨酸受体亚基(表 13-5)。与 AMPA 受体类似,红藻氨酸受体允许钠离子内流和钾离子外流,这些离子通道具有快速激活和失活动力学。红藻氨酸受体复合物中亚基的组合决定了该通道是否也能通过钙离子。通过受体选择性试剂实验确定了红藻氨酸受体在中枢神经系统的不同区域有特殊功能。

NMDA(N-甲基-D 天冬氨酸)受体主要表达于海马,大脑皮质和脊髓。这些受体由多亚基低聚跨膜复合物组成。NMDA 受体的激活需要谷氨酸和甘氨酸同时结合,受体激活后开启通道,允许钾离子外流,以及钠离子和钙离子内流(图 13-8B)。在静息膜中,镁离子阻断谷氨酸和甘氨酸占据的 NMDA 受体中的通道孔隙(图 13-8B)。膜去极化同时与激动剂结合,可以解除电压依赖性的镁离子阻断。成串的突触后动作电位或膜邻近区域 AMPA/红藻氨酸受体的激活,能引起突触后膜的去极化,从而激活镁离子结合的 NMDA 受体。因此 NMDA 受体在两个重要的方面不同于其他的促离子型谷氨酸受体——一是通道激活需要多配体的结合;二是与开启 AMPA 或红藻氨酸受体相比,开启 NMDA 受体依赖于更强烈的突触前活性。

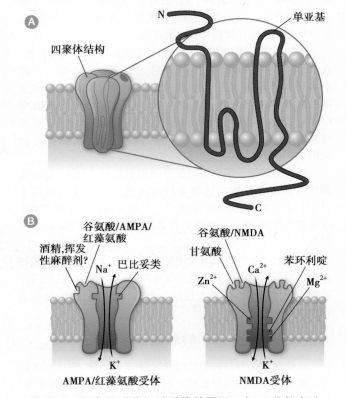

**图 13-8 促离子型谷氨酸受体的图示。**A. 三种促离子型谷氨酸受体是由相同(被称作同源的)或不同的(被称作异源的)亚基组成的四聚体复合物。右面的结构表示了一个促离子型谷氨酸受体亚基,它跨膜三次并带有一个发夹结构,当与来自其他三个亚基的同源的转折并置时,该结构形成离子通道孔道的内层。B. AMPA/红藻氨酸和 NMDA 类促离子型谷氨酸受体的主要结合位点。尽管有间接证据表明图示处为许多药物结合位点的位置,但是这些位点的确切位置仍然需要测定

## 促代谢型谷氨酸受体

促代谢型谷氨酸受体（metabotropic glutamate receptors, mGluR）含有一个七次跨膜结构域，该结构域通过 G 蛋白与各种各样的效应机制相偶联（图 13-9）。促代谢型谷氨酸受体至少存在八种亚型；根据序列同源性、信号转导机制以及药理学，八个亚型分成三组（Ⅰ组、Ⅱ组和Ⅲ组）（表 13-6）。

Ⅰ组中的受体通过激活磷脂酶（PLC）和 IP₃ 介导的细胞内钙离子的释放，或者通过激活腺苷环化酶和生成 cAMP 引起神经元的兴奋。（不同源于与受体偶联的 G 蛋白的差异。）Ⅱ组和Ⅲ组中的受体抑制腺苷环化酶和减少 cAMP 的生成（表 13-6）。这些第二信使途径随后调节其他通道的离子流。例如海马、新皮质和小脑中促代谢型谷氨酸受体的激活通过抑制超极化作用的钾电流增加神经元的放电频率。突触前 mGluR 如海马中Ⅱ组和Ⅲ组中的受体，作为抑制性自身受体

抑制突触前钙离子通道，并因此限制谷氨酸突触前释放（中枢神经系统中也有突触前离子型胆碱能受体可以调节谷氨酸的释放）。

## 谷氨酸转运体

维持细胞外谷氨酸浓度在生理范围内是防止谷氨酸过度兴奋和神经毒性所必需的。细胞外谷氨酸的调节主要是通过高效高能的谷氨酸转运系统进行的，因为通过谷氨酸代谢和扩散清除细胞外谷氨酸可以忽略不计。迄今为止，至少有五种细胞膜谷氨酸转运蛋白已被克隆。谷氨酸转运体用共同的名称兴奋性氨基酸转运体（如 EAAT1）来命名。在细胞膜谷氨酸转运体中，EAAT1（GLAST）、EAAT2（GLT1）和 EAAT3（EAAC1）与广泛的中枢神经系统区域中谷氨酸的摄取极其相关。EAAC1 通常被认为是神经元转运体，而 GLAST 和 GLT1 主要是星形胶质细胞转运体，尽管二者在神经发育期间也分布于神经元细胞。

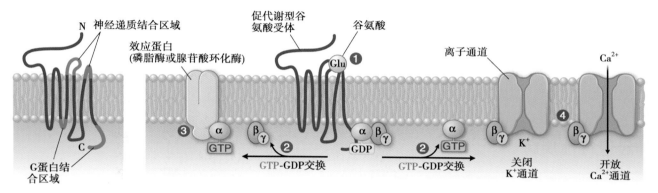

**图 13-9　促代谢型谷氨酸受体的图示和下游信号。左：**促代谢型谷氨酸受体是有一胞外配体结合位点和一胞内 G 蛋白结合位点的跨膜七次蛋白。**右：**①和②配体与促代谢型谷氨酸受体结合导致 GTP 与 G 蛋白的 α 亚基的结合。GTP-联合的 α 亚基与 βγ 二聚体脱离。③G_α 和 G_βγ 能激活效应蛋白，如腺苷酸环化酶（AC）或磷脂酶 C（PLC）。④G_βγ 亚基也能直接开启或关闭离子通道

**表 13-6　促代谢型谷氨酸受体（mGluR）亚型和它们的作用**

| 组别 | 亚型 | 作用 |
|---|---|---|
| Ⅰ | mGluR1 | 激活腺苷环化酶→增加 cAMP（只有 mGluR1） |
|  | mGluR5 | 增强 PLC 的活性→PIP₂ 水解→增加 IP₃ 和 DAG→增加钙离子水平，激活 PKC |
|  |  | 抑制钾离子通道 |
| Ⅱ | mGluR2 | 抑制腺苷环化酶→降低 cAMP |
|  | mGluR3 | 抑制电压敏感性的钙离子通道 |
|  |  | 激活钾离子通道 |
| Ⅲ | mGluR4 | 抑制腺苷环化酶→降低 cAMP |
|  | mGluR6 | 抑制电压敏感性的钙离子通道 |
|  | mGluR7 |  |
|  | mGluR8 |  |

Ⅰ组 mGluR 激活腺苷酸环化酶和磷脂酶 C（PLC），而Ⅱ组和Ⅲ组 mGluRs 抑制腺苷酸环化酶。mGluR 对离子通道的下游作用是复杂多样的。将离子通道的一些主要作用列于表中。其中Ⅰ组受体的作用一般是兴奋性的，而Ⅱ组和Ⅲ组受体的作用一般是抑制性的。

因为细胞外谷氨酸浓度的稳态受神经元和胶质细胞转运蛋白的严格调节,减少谷氨酸转运蛋白表达和/或功能被认为会增加细胞外谷氨酸浓度,进而过度激活谷氨酸受体引起兴奋毒性。迄今为止,大量的研究表明谷氨酸转运蛋白表达和功能降低对神经系统疾病的病理发生有不利影响,包括脑缺血、癫痫、脊髓损伤、肌萎缩侧索硬化,艾滋病神经病变和阿尔茨海默病。

# 谷氨酸能神经传递病理生理学和药理学

在生理条件下,谷氨酸受体的激活通过突触前和胶质细胞的转运体对神经递质的重摄取,神经递质扩散出突触间隙或受体脱敏来终止。然而正如下面所描述的,病理状态中谷氨酸释放增加或重摄取减少导致正反馈循环,包括细胞内钙离子水平的增加,细胞损伤以及谷氨酸的进一步释放。这些过程共同导致**兴奋性毒性**,被定义为细胞过度兴奋引起的神经元死亡。

兴奋性毒性被认为是许多疾病的病理生理学机制,其中包括神经退行性症状、卒中和创伤、痛觉增敏和癫痫。尽管中断兴奋性中毒在临床上的应用仍然有限,但是我们希望对谷氨酸诱导的兴奋性毒性更好的理解能成为治疗这些疾病的新方法。

## 神经退行性疾病

失调谷氨酸的水平升高(即兴奋性毒性)被认为参与亨廷顿氏病、阿尔茨海默病和肌萎缩性侧索硬化症(amyotrophic lateral sclerosis, ALS)的病理生理学机制。在肌萎缩性侧索硬化症中,脊髓腹角、脑干和运动皮质中的运动神经元发生变性导致骨骼肌无力和萎缩。其发病机制以及神经变性选择性模式仍然不确定,但是目前针对肌萎缩性侧索硬化症中细胞死亡的机制只有兴奋性中毒和氧化应激。肌萎缩性侧索硬化症中受到影响的中枢神经系统区域表达不同种类的 AMPA 和 NMDA 受体以及谷氨酸重摄取转运体。肌萎缩性侧索硬化症患者脊髓和运动皮质中的谷氨酸转运体会受到损伤。这些异常的谷氨酸转运体可致突触间隙中高浓度谷氨酸的聚集,很可能通过兴奋性中毒导致运动神经元死亡。

NMDA 受体可介导神经元存活或死亡,这取决于受体是突触内的还是突触外的。突触 NMDA 受体的激活通过上调 CaM 激酶和激活某些丝裂原活化蛋白激酶(MAPK)信号传导途径促进细胞存活。在靶神经元中,随后表达的生长因子(例如 BDNF)调节翻译后靶标,并通过转录修饰促进长期表型改变。相反突触外 NMDA 受体的过度激活使 CREB(cAMP反应元件结合蛋白)途径失活,并促进神经细胞凋亡。

利鲁唑是电压门控钠离子通道的阻断剂,它能延长生存期,减慢肌萎缩性侧索硬化症种疾病的进展。尽管确切的作用机制尚不清楚,但是利鲁唑可能通过降低钠离子电导、减少谷氨酸释放来发挥部分作用。当然也可以直接拮抗 NMDA 受体。

谷氨酸过度释放引起的兴奋性毒性在阿尔茨海默病进程

中也有一定的作用。美金刚是一种 NMDA 受体的非竞争性拮抗剂(通道阻断剂),可用于治疗阿尔茨海默病。在临床研究中美金刚可以缓解中度到重度的阿尔茨海默病患者恶化的速度。

在帕金森病中,纹状体的多巴胺能传递降低导致中枢神经系统中谷氨酸能突触的过度激活。过多的谷氨酸能神经传递引起了帕金森病的临床症状,这一点将会在第 14 章"多巴胺能神经传递药理学"中进行讨论。金刚烷胺是 NMDA 受体通道的非竞争性阻断剂,在作用方面与美金刚类似。尽管单独使用金刚烷胺不是一种有效的治疗方法,但是其和左旋多巴联合使用可以将帕金森病中运动障碍的严重度降低 60%。以上效果是否仅仅通过阻断 NMDA 受体来实现尚不清楚。

## 卒中和创伤

在缺血性脑卒中里,脑血流中断导致氧供应和糖代谢缺失引发兴奋性毒性(图 13-10)。在出血性卒中里,在脑内血中发现高浓度的谷氨酸。在创伤性脑损伤中,直接破裂的脑细胞将胞内高储存的谷氨酸和钾离子释放入有限的胞外区域。

兴奋性递质如谷氨酸的失调导致广泛的膜去极化,胞内

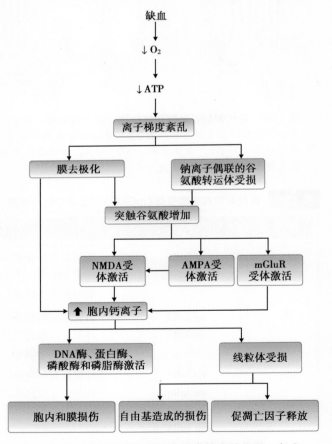

**图 13-10  谷氨酸受体在兴奋性毒性中的作用。**氧化代谢受损或者激活的中性粒细胞侵入缺血区域导致的氧化损伤引起 ATP 水平降低,进而导致多种细胞进程损伤;在这里仅描述谷氨酸介导的进程

钠离子和钙离子浓度的升高,以及诱发邻近神经元释放谷氨酸。谷氨酸水平的升高激活钙通透性 NMDA 和 AMPA 受体偶联通道。最终胞内钙离子的累积激活许多钙离子依赖性的降解酶(例如 DNA 酶、蛋白酶、磷酸酶、磷脂酶),进而导致神经细胞死亡。

尽管最初认为钙离子高度通透的 NMDA 受体是钙离子超载所致神经细胞死亡的主要途径,AMPA 受体在该过程中也发挥作用。然而在卒中患者的临床试验中使用 NMDA 和 AMPA 受体拮抗剂没有成功,而且在一些病例中导致精神分裂症样症状,记忆损伤和神经毒性反应。进一步的药理学研究将以开发不良反应更少的药物为方向,比如说 NMDA 受体非竞争性的拮抗剂美金刚或以 NMDA 和 AMPA 受体复合物专门的亚基为靶点的药物。

在缺血性或创伤性脑损伤中释放的谷氨酸也能激活促代谢型受体。在卒中的动物模型中,mGluR1 受体亚型的药理学拮抗剂促进海马神经元的恢复和存活,阻止创伤引起的记忆和运动丧失。这表明 mGluR1 亚基可能作为药理学干预的潜在靶标(图 13-10、13-11)。

## 癫痫

癫痫由谷氨酸能途径的过度兴奋引起,首先是 AMPA 受体的过度激活,随后发展到 NMDA 受体的过度激活。在动物模型中抑制 AMPA 受体激活可阻止癫痫发作,而 NMDA 受体拮抗剂降低癫痫发作的强度和持续时间。拉莫三嗪能治疗顽固性复杂部分发作的药物,能够稳定电压门控钠离子通道的灭活状态并可以降低膜的兴奋性,一过性动作电位的数目,谷氨酸释放以及谷氨酸受体的激活。非尔氨酯是另一种有多种作用的抗癫痫药物包括抑制 NMDA 受体。由于其伴发再生障碍性贫血和肝毒性,所以使用仅限于顽固性癫痫发作的患者。

## 痛觉增敏

痛觉增敏是对疼痛的感觉增加,即对于通常在正常情况下很少和很难出现的疼痛刺激的感觉增加。一般发生于周围神经损伤、发炎、外科手术和如糖尿病类的疾病中。尽管在大多数情况下,当原本病理生理学消退后,痛觉增敏会被反转,但是它也可能在没有发现源疼痛器官的情况下仍然持续,从而导致在身心上都产生虚弱的慢性痛。

越来越多的证据表明谷氨酸能传递在痛觉增敏的发展和/或维持中发挥作用。NMDA 受体增强疼痛传入纤维和脊髓背角神经元之间的突触传递。正如在第 18 章"镇痛药理学"中讨论的,实验性的痛觉增敏经常涉及一个叫作中枢敏化的现象。在这种现象中,外周重复的疼痛刺激导致脊髓浅背侧角中突触后痛觉神经元的兴奋性突触后反应进行性增强。该突触增强发生的一种机制涉及突触后 NMDA 受体,当对其进行长期刺激时,受体增强脊髓痛觉回路中突触前神经元和突触后神经元兴奋性联系的强度。而后激活的 NMDA 受体引起钙内流,作用于特殊的局部激酶影响磷酸化诱导的 AMPA 受体的亚基转换,导致更多的钙离子通过 AMPA 受体进入。细

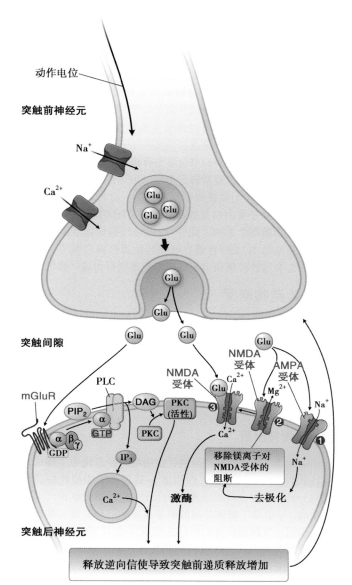

图 13-11　促代谢型、AMPA 和 NMDA 类谷氨酸受体间的相互作用。动作电位使突触前神经元的细胞膜发生去极化,导致电压门控钙离子通道的开启并最终导致谷氨酸释放入突触间隙。研究提出促代谢型谷氨酸受体(mGluR)在谷氨酸低频刺激突触后神经元期间发挥"慢速"生理作用。相反,高频突触前刺激"快速"激活 AMPA 受体(①),进而导致膜去极化的延长以缓解镁离子对 NMDA 受体的阻断(②)。钙离子通过激活的无镁 NMDA 受体进入细胞(③),从而激活下游不依赖于 mGluR 的激酶。与突触后密度相关的激酶的作用是为离子型受体入膜提供支架,磷酸化 AMPA 受体亚基,从而导致受体组成的改变(未展示)。AMPA-R,AMPA 受体;DAG,二酰基甘油;IP$_3$,肌醇-1,4,5-三磷酸;mGluR,促代谢型谷氨酸受体;NMDA-R,NMDA 受体;PIP$_2$,磷脂酰肌醇-4,5-二磷酸;PKC,蛋白激酶 C;PLC,磷脂酶 C

胞内钙离子的增加还可以激活钙离子敏感的转录因子,如CREB并诱导突触终端核糖体介导的蛋白质合成的变化。

研究表明,NMDA受体拮抗剂能阻止并反转患者的中枢敏化。但是这些拮抗剂中有很多也可以抑制中枢神经系统中广泛的快速兴奋性突触通路。正因为这个原因,目前NMDA受体药物的发展集中于通过脊髓内或硬膜外给予NMDA受体拮抗剂来限制药物对脊髓背侧角的作用。感觉神经元中高密度的红藻氨酸受体也可以调节递质释放,提供了缓解慢性痛的另一个潜在药理学靶点。

谷氨酸转运蛋白的调节也参与疼痛处理的中心机制。临床前研究表明脊髓谷氨酸转运蛋白的表达在外周神经损伤后发生改变,并导致大鼠神经性疼痛行为。这种转运蛋白表达的改变至少部分是由酪氨酸激酶受体(TrkB)和细胞内丝裂原活化蛋白激酶介导的。此外,外周神经损伤显著降低脊髓谷氨酸摄取活性,支持脊髓谷氨酸转运蛋白通过调节区域谷氨酸稳态参与神经损伤引起的神经性疼痛行为这一假说。

## 阿片类药物耐受

最近的研究表明,长期给予吗啡调节脊髓谷氨酸转运体的表达,会导致吗啡耐受和相关的神经细胞凋亡和痛觉过敏。因为神经性疼痛和阿片类药物的耐受性共享一个同一个谷氨酸机制,调节谷氨酸转运蛋白的表达和功能可能是一种预防和逆转神经性疼痛和阿片类药物耐受中谷氨酸过度兴奋和神经毒性的重要方法。

## 结论与展望

γ-氨基丁酸和谷氨酸分别代表中枢神经系统中主要的抑制性和兴奋性神经递质。作用于γ-氨基丁酸能神经传递的大部分药物增强γ-氨基丁酸能的活性,并抑制中枢神经系统的功能。γ-氨基丁酸传递的调节在突触前和突触后都能发生。作用于突触前位点的药物主要以γ-氨基丁酸的合成、降解和重摄取为靶点。在突触后发挥作用的药物直接影响γ-氨基丁酸受体,或者通过占据γ-氨基丁酸结合位点,又或者通过一种变构机制。三种主要的γ-氨基丁酸受体类型都有不同的药理学意义。绝大多数药物都以$GABA_A$受体为靶点,包括γ-氨基丁酸结合位点激动剂、苯二氮䓬类、巴比妥类、全身麻醉药和神经活性甾体。目前只有一些治疗性试剂以$GABA_B$受体为靶点,主要用于治疗痉挛状态。最近研究人员已经发现$GABA_B$受体影响痛觉、认知和成瘾性行为,因此对调节这些受体的药物的研究正在增加。$GABA_C$受体尚未发展成药物靶点。

为了改善安全性和降低不良反应包括共济失调、耐受性和生理依赖性,新型抗焦虑药物和镇静药物以低效能的化合物(例如苯二氮䓬类)和对$GABA_A$受体亚型有选择性活性的化合物为研发目标。$GABA_A$受体亚基选择性变异的动物模型显示,镇静/催眠是通过增强含α1亚基受体的活性来产生的。相反抗焦虑是通过对含α2或α3亚基的受体进行调节来产生的,而遗忘与含α5亚基的受体有关。当然也有证据表明针对含不同β亚基的突触$GABA_A$受体不同药理学和生理学可能有效。

在很多病理过程中比如神经退行性疾病、卒中、创伤、痛觉增敏和癫痫,兴奋性神经递质具有潜在的作用,而谷氨酸受体已经成为药物开发的重要靶标。谷氨酸受体和受体亚基的多样性是开发特定受体亚型选择性的谷氨酸受体拮抗剂的潜在优势。在将来,对谷氨酸受体亚型有高度选择性的拮抗剂可以用于保护卒中患者中枢神经系统,预防组织创伤后痛觉增敏以及治疗癫痫发作。

虽然神经递质受体是传统的药物开发的靶标,但是最近的实验研究表明靶向支架蛋白也可能是治疗卒中和其他疾病的有前景的领域。突触后细胞骨架蛋白,如突触后密度蛋白-95(PSD-95)是树突支架结构重要的组成部分,PSD-95介导谷氨酸受体激活后发生细胞内信号传导。在兴奋性毒性产生时,PSD-95可以将初始的NMDA信号放大为有害的一氧化氮生成的级联反应。所以阻断PSD-95可以减少大鼠实验性脑卒中后的缺血性脑损伤。将该方法用于治疗缺血性脑卒中的临床试验也正在进行中。

谷氨酸转运体表达和活性的调节也存在其他方法。这种方法可以最大限度地减少谷氨酸超负荷的病理影响,同时保留谷氨酸的生理作用。当前,神经性疼痛病理、阿片类药物相关难题和其他神经系统疾病过程中转运蛋白表达和功能的细胞和分子机制探索研究正在进行中。此外,谷氨酸转运蛋白调节在阿片类药物耐受和依赖中的作用尚在研究中,这可能为药物滥用的细胞机制提供新的见解。

(刘岩 孙建栋 译 王守宝 高岩 陈乃宏 审)

## 推荐读物

Aarts M, Liu Y, Liu L, et al. Treatment of ischemic brain damage by perturbing NMDA receptor-PSD-95 protein interactions. *Science* 2002; 298:846–850. (*Scaffolding proteins as therapeutic targets for glutamate excitotoxicity and neuropathic pain.*)

Besancon E, Guo S, Lok J, Tymianski M, Lo EH. Beyond NMDA and AMPA glutamate receptors: emerging mechanisms for ionic imbalance and cell death in stroke. *Trends Pharmacol Sci* 2008;29:268–275. (*This review expands on traditional concepts of excitotoxicity to include newly discovered mechanisms of cell death.*)

Foster AC, Kemp JA. Glutamate- and GABA-based CNS therapeutics. *Curr Opin Pharmacol* 2006;6:7–17. (*General overview of pharmacologic strategies in GABAergic and glutamatergic neurotransmission.*)

Herd MD, Belelli D, Lambert JJ. Neurosteroid modulation of synaptic and extrasynaptic $GABA_A$ receptors. *Pharmacol Ther* 2007;116:20–34. (*Reviews physiology of neurosteroids and their interactions with $GABA_A$ receptors.*)

Lo EH, Dalkara T, Moskowitz MA. Mechanisms, challenges and opportunities in stroke. *Nat Rev Neurosci* 2003;4:399–415. (*Advances in pathophysiology of excitotoxicity in stroke.*)

Mizuta K, Xu D, Pan Y, et al. $GABA_A$ receptors are expressed and facilitate relaxation in airway smooth muscle. *Am J Physiol Lung Cell Mol Physiol* 2008;294:L1206–L1216. (*Points to a role for $GABA_A$ receptors in airway tone.*)

Olsen RW, Sieghart W. $GABA_A$ receptors: subtypes provide diversity of function and pharmacology. *Neuropharmacology* 2008;56:141–148. (*Reviews different $GABA_A$ receptor subtypes and their physiologic and pharmacologic roles.*)

Rudolph U, Knoflach F. Beyond classical benzodiazepines: novel therapeutic potential of $GABA_A$ receptor subtypes. *Nat Rev Drug Discov* 2011;10:685–697. (*Reviews evidence that different $GABA_A$ receptor subtypes mediate different benzodiazepine effects.*)

Werner FM, Coveñas R. Classical neurotransmitters and neuropeptides involved in generalized epilepsy: a focus on antiepileptic drugs. *Curr Med Chem* 2011;18:4933–4948. (*Discusses the linked roles of GABA and glutamate and their receptors in epilepsy.*)

**药物汇总表:第 13 章　γ-氨基丁酸能和谷氨酸能神经传递药理学**

| 药物 | 临床应用 | 严重和常见的不良反应 | 禁忌证 | 注意事项 |
|---|---|---|---|---|
| **GABA 代谢和转运的抑制剂**<br>**机制——抑制 GAT-1(噻加宾)或 GABA 转氨酶(氨己烯酸)** | | | | |
| 噻加宾 | 部分性和强直阵挛性发作(辅助治疗) | 不能解释的突然死亡、史-约综合征、癫痫、自杀念头、意识错乱、震颤、镇静、抑郁、精神病 | 尚无 | 通过阻断 GABA 重摄取入突触前神经元来增强 GABA 活性；噻加宾增强 GABAA 受体调节剂例如乙醇、苯二氮䓬类和巴比妥类的作用 |
| 氨己烯酸 | 部分性和强直阵挛性发作(辅助治疗)；婴儿痉挛症 | 肝衰竭、视野缺损、精神疾病、自杀倾向；嗜睡、震颤 | 尚无 | 阻断 GABA 转化的琥珀半醛，从而导致胞内 GABA 浓度的升高和突触 GABA 释放的增加；穿过血-脑脊液屏障很慢，药物主要通过肾脏排泄清除，半衰期是 5~6 小时 |
| **GABAA 受体激动剂和拮抗剂**<br>**机制——直接激活 GABAA 受体(蝇蕈醇)，GABAA 受体的竞争性拮抗剂(荷包牡丹碱，克他命)，GABAA 受体的非竞争性拮抗剂(印防己毒素)** | | | | |
| 蝇蕈醇 | 无(仅用于实验) | 不适用 | 不适用 | 从致幻觉的毒蝇蕈蘑菇中获得 |
| 荷包牡丹碱<br>克他命<br>印防己毒素 | 无(仅用于实验) | 不适用 | 不适用 | 诱导癫痫 |
| **GABAA 受体调节剂:苯二氮䓬类**<br>**机制——通过增加受体开启频率和增强 GABA 的作用来发挥作用的 GABAA 受体的变构激动剂(除氟马西尼外);苯二氮䓬类拮抗剂(氟马西尼)** | | | | |
| 短效:<br>氯氮<br>咪达唑仑<br>三唑仑<br>唑吡坦<br>中效:<br>阿普唑仑<br>艾司唑仑<br>劳拉西泮<br>替马西泮<br>长效:<br>氯氮䓬<br>氯巴占<br>氯硝西泮<br>地西泮<br>氟西泮<br>夸西泮 | 酒精戒断综合征(仅限氯氮䓬和地西泮)<br>焦虑(仅限氯氮䓬、咪达唑仑、阿普唑仑、劳拉西泮、氯氮、氯巴占和地西泮)<br>失眠症(仅限三唑仑、唑吡坦、艾司唑仑、劳拉西泮、替马西泮和夸西泮)<br>镇静(仅限氯硝唑仑和地西泮)<br>癫痫(仅限氯氮䓬、劳拉西泮、氯硝西泮和地西泮)<br>Lennox-Gastaut 综合征(仅限氯巴占)<br>麻醉程序的术前用药(劳拉西泮)<br>恐惧症(仅限阿普唑仑和氯硝西泮)<br>肌肉痉挛(仅限地西泮) | 心脏骤停、激动、呼吸停止(仅限咪达唑仑)；肝毒性(仅三唑仑、阿普唑仑和咪达唑仑)；史蒂文斯-约翰逊综合征(仅阿普唑仑和氯巴占)；毒性表皮坏死(仅限氯巴占)；谵妄、抑郁症(仅劳拉西泮)；药物依赖(替马西泮、阿普唑仑和氯西泮)；中性粒细胞减少症(仅地西泮)；呼吸抑制(仅地西泮和氯西泮)<br>过度嗜睡(共同不良反应)；头晕(仅咪达唑仑、阿普唑仑和艾司唑仑)；认知功能障碍(仅阿普唑吡坦)；头痛(仅限阿普唑仑)；低血压(仅替马西泮和地西泮)；水肿、共济失调(仅限氯氮䓬)；月经不调(仅限地西泮)；味觉障碍、视力模糊(仅氟西泮)；胃肠不适(仅氯氮䓬、阿普唑仑和夸西泮)；肌肉虚弱(仅限地西泮) | 共同禁忌证:<br>对药物高度敏感;仅氯氮、劳拉西泮、咪达唑仑、氯硝西泮、地西泮和阿普唑仑:青光眼;仅咪达唑仑:与 HIV 蛋白酶抑制剂同时使用;仅三唑仑和阿普唑仑:同时使用伊曲康唑、酮康唑和奈法唑酮;仅三唑仑、艾司唑仑、替马西泮和阿普西泮:怀孕;仅劳拉西泮:动脉内给药 | 被 CYP3A4 代谢,以葡萄糖醛酸苷或氧化代谢;产物的形式经尿液排泄;苯二氮䓬类的水平被卡马西平或苯巴比妥降低;肝功能损伤的患者,包括老年人和小孩,给予苯二氮䓬类后可能经历持续很长时间的作用;苯二氮䓬类在结构上不是苯二氮䓬类,但是它结合到唑吡坦结合的相同苯二氮䓬类的 GABAA 受体位点上;与苯二氮䓬类相同的 GABAA 受体的位点上;氯巴占比其他苯二氮䓬类的镇静作用小,对认知的作用也小 |

| 药物 | 临床应用 | 严重和常见的不良反应 | 禁忌证 | 注意事项 |
|---|---|---|---|---|
| 氟马西尼 | 苯二氮䓬类活性的逆转 | 癫痫，死亡<br>发汗，注射部位疼痛，眩晕，头痛，视力模糊，精神激动 | 对氟马西尼高度敏感<br>正服用苯二氮䓬类治疗颅内高压或重症癫痫持续状态的患者<br>三环抗郁药过量过量的患者 | 对苯二氮䓬类依赖的患者来说，氟马西尼能引起严重的停药综合征 |

**GABA_A 受体调节剂：巴比妥类**

**机制——增强 GABA 对 GABA_A 受体的活性。在高浓度时，作为 GABA_A 受体的直接激动剂来发挥作用。也可能拮抗 AMPA 受体。**

| 药物 | 临床应用 | 严重和常见的不良反应 | 禁忌证 | 注意事项 |
|---|---|---|---|---|
| 美索比妥<br>戊巴比妥<br>硫喷妥钠<br>司可巴比妥<br>异戊巴比妥 | 麻醉的诱导和维持（共同适应证）；失眠（仅戊巴比妥，司可巴比妥和异戊巴比妥）；癫痫（仅戊巴比妥，硫喷妥钠和异戊巴比妥（仅硫喷妥钠）；颅内高压（仅硫喷妥钠） | 心脏骤停（仅美索比妥和硫喷妥钠）；呼吸抑制（仅美索比妥钠）；休克，血栓性静脉炎，癫痫（仅美索比妥）；颅内压力升高；药物依赖（仅限于司可巴比妥）注射部位反应；低血压，痉挛性运动（仅限美索比妥和司可巴比妥钠）；混乱，头晕，头痛，嗜睡（仅限异戊巴比妥） | 共同禁忌证：<br>对药物高度敏感，卟啉病<br>仅司可巴比妥和异戊巴比妥：肝功能受损<br>呼吸系统疾病 | 脂溶性的巴比妥类静脉给药后迅速进入脑，然后再分布到其他的组织<br>长期使用CYP3A4诱导剂例如苯妥英和利福平增加巴比妥类代谢；相反，CYP3A4抑制剂如酮康唑，红霉素，西咪替丁和某些SSRIs可能减少巴比妥类代谢，从而增加镇静作用 |
| 苯巴比妥 | 顽固性癫痫，尤其是部分性和强直阵挛性发作<br>镇静 | 红皮病，巴比妥类药物戒断 | 对巴比妥类药物高度敏感，卟啉症，与利司韦林同时使用，肝功能受损，呼吸系统疾病 | 苯巴比妥是少数既经历肾清除又经历肝清除的巴比妥类药物之一<br>苯巴比妥中大约有25%的剂量以原型经尿液清除，而肝脏代谢剩下的75% |

**其他的 GABA_A 受体调节剂**

**机制——调节配体门控离子通道（很可能）**

| 药物 | 临床应用 | 严重和常见的不良反应 | 禁忌证 | 注意事项 |
|---|---|---|---|---|
| 依托咪酯 | 麻醉诱导和维持 | 低血压，注射部位疼痛，恶心，呕吐 | 对依托咪酯超敏感 | 可能因为缺乏对交感神经系统的作用，它很少引起心肺抑制 |
| 异丙酚 | 麻醉的诱导和维持<br>机械通气患者的镇静 | 心血管和呼吸抑制，高血压，腺炎，癫痫，急性肾功能衰竭，阴茎异常勃起，细菌性败血症<br>注射部位疼痛 | 对异丙酚超敏感性 | 因为它的迅速消除而在短期日间手术过程中尤其有用<br>对异丙酚的耐受性在频繁（每天）接受用于放射治疗麻醉的儿科患者中有报道，可能是因为清除的增加而不是对GABA_A受体敏感性的降低 |

续表

| 药物 | 临床应用 | 严重和常见的不良反应 | 禁忌证 | 注意事项 |
|---|---|---|---|---|
| 阿法沙龙 | 无(仅用于实验) | 不适用 | 卟啉病 | 阿法沙龙是一种神经活性甾体但是很少用于临床 |

**GABA$_B$ 受体的激动剂**

**机制——激活促代谢型 GABA$_B$ 受体**

| 巴氯芬 | 痉挛 | 胃肠道出血、无菌性脑膜炎、昏迷、癫痫、肺炎、药物戒断肌肉张力差、乏力、头晕、瞌睡 | 对巴氯芬超敏感 | 主要以原型经肾脏清除,大约 15% 的药物被肝脏代谢并排入胆汁<br>巴氯芬停药后,尤其是鞘内注射给药,能突然引起急性极度痉挛状态、横纹肌溶解、瘙痒、谵妄和发热 |

**NMDA 受体拮抗剂和其他影响谷氨酸能神经传递的试剂**

**机制——拮抗 NMDA 受体(利鲁唑、美金刚、非尔氨酯,金刚烷胺;阻断电压门控钠离子通道(利鲁唑、拉莫三嗪、非尔氨酯)**

| 利鲁唑 | 肌萎缩侧索硬化 | 心脏停搏、呼吸抑制、高血压、心动过速、周期性感觉异常、胃肠不适、关节痛、虚弱、头晕、瞌睡 | 对利鲁唑超敏感 | 利鲁唑被认为是既阻断电压门控钠通道(因此降低钠电导率和减少谷氨酸释放)也可直接拮抗 NMDA 受体<br>延长 ALS 患者存活和减慢 ALS 疾病进程 |
| 美金刚 | 阿尔茨海默氏病 | 卒中、癫痫、急性肾衰竭、便秘、眩晕、头痛 | 对美金刚超敏感 | 非竞争性的 NMDA 受体拮抗剂<br>减慢中度到重度阿尔茨海默氏病的临床进展速度 |
| 金刚烷胺 | 帕金森病、甲型流感预防和感染、锥体外系疾病 | 充血性心力衰竭、恶性黑色素瘤、抗精神病药物恶性综合征、免疫过敏反应、自杀意念、直立性低血压、水肿、失眠、幻觉 | 对金刚烷胺超敏感 | 非竞争性的 NMDA 受体拮抗剂 |
| 拉莫三嗪 | 见药物汇总表:第 16 章 | 中枢神经系统中异常神经传递的药理学 | | |
| 非尔氨酯 | 见药物汇总表:第 16 章 | 中枢神经系统中异常神经传递的药理学 | | |

# 第14章

# 多巴胺能神经传递药理学

David G. Standaert and Victor W. Sung

## 概述

　　多巴胺（dopamine，DA）是一种儿茶酚胺类神经递质，是许多重大中枢神经系统（central nervous system，CNS）疾病的治疗靶点，其中包括帕金森病和精神分裂症。DA 也是去甲肾上腺素和肾上腺素等其他儿茶酚胺类神经递质的前体。儿茶酚胺神经传递过程中需要很多共同的组分，包括生物合成酶和代谢酶。当然也有针对该类递质中个别成员的组分包括重摄取泵和突触前及突触后受体。本章将概述目前针对直接或间接涉及多巴胺能神经传递改变的疾病治疗方法的基础原理，首先讨论多巴胺能神经传递的生物化学和细胞生物学，以及脑中主要多巴胺系统的定位。在此之后将探索帕金森病和精神分裂症的生理学、病理生理学和药理学。帕金森病是一种由于多巴胺系统神经元的特定丢失所引起的，而精神分裂症目前部分使用抑制多巴胺能神经传递的药物进行治疗。

## ■ 病　例

　　Mark S，男，55 岁，他注意到自己的右手经过好几个月逐渐发展成震颤，因此去看内科医生。他发现如果他专注于自己的手，能让它保持平静；但是如果分散注意力，震颤迅速地重新出现。他的笔迹变小并且很难阅读，使用计算机鼠标时有困难。他的妻子抱怨说他不再笑并且变得面无表情。她还说他走得更慢了并且很难跟上她。当 S 先生走进检查室时，医生注意到他在走路的时候向前驼背，步态不稳而且是一种曳行步态。医生对 S 先生进行内科检查时发现他上肢更加结实并出现齿轮样强直，尤其是右侧，而且在做快速交替动作时比正常人明显更慢。内科医生认为 S 先生的症状和迹象很可能是帕金森病早期，于是她开具左旋多巴处方试验性地进行治疗。

## 思　考　题

□ 1. 多巴胺能神经元选择性丢失如何导致像 S 先生那样经历那些症状？

□ 2. 在 S 先生的病程中左旋多巴的作用是什么?

□ 3. S 先生对左旋多巴的反应随着时间将怎样变化的?

□ 4. 在疾病的这个阶段,左旋多巴对 S 先生是最好的选择吗?

# 多巴胺能神经传递的生物化学和细胞生物学

多巴胺是一种神经递质,属于儿茶酚胺家族。除了多巴胺,该家族还包括去甲肾上腺素(norepinephrine,NE)和肾上腺素(epinephrine,EPI)。顾名思义,儿茶酚胺类的基本结构由乙胺桥与一胺类基团相连的儿茶酚(3,4-二羟基苯)部分组成(图 14-1A)。在第 9 章"神经系统生理学和药理学原理"曾提到,脑中儿茶酚胺能途径有"单一源发散"组织,即它们从少的成群的儿茶酚胺神经元逐渐成为广泛的发散的投射。中枢神经系统儿茶酚胺类调节点对点神经传递的功能并影响情绪、注意力和感情等复杂的过程。

中性氨基酸酪氨酸是所有儿茶酚胺的前体(图 14-1B)。大部分酪氨酸从饮食当中获得,小部分也可以在肝脏中由苯丙氨酸合成。DA 合成的第一步是酪氨酸通过苯环 3 位氧化转化成左旋多巴(L-3,4-二羟基苯丙氨酸)。该反应在酪氨酸羟化酶(tyrosine hydroxylase,TH)——一种由 4 个约 60kDa 的完全相同亚基组成的含铁酶的催化作用下进行。除了亚铁离子外,TH 还需要辅因子四氢生物蝶呤,它在该反应的过程中氧化成二氢生物蝶呤。重要的是,酪氨酸氧化生成左旋多巴的过程不仅是 DA 合成的限速步骤,而且是所有儿茶酚胺神经递质合成的限速步骤。

DA 合成的下一步也是最后一步,是左旋多巴在芳香族 L-氨基酸脱羧酶(aromatic L-amino acid decarboxylase,AADC)的作用下转化成 DA。AADC 将乙胺侧链 α 碳的羧基脱掉,释放出二氧化碳。AADC 需要辅因子吡哆醛磷酸。尽管 AADC 有时被称作"多巴胺脱羧酶",但是它从所有芳香氨基酸的 α 碳上脱掉羧基的能力是杂乱的,并且参与非儿茶酚递质的合成例如 5-羟色胺。脑内 AADC 含量丰富,其在多巴胺能神经元中表达,在非多巴胺能细胞和胶质细胞中也存在。此外AADC 在几乎所有细胞类型的胞体各处都有表达。

在多巴胺能神经元中,儿茶酚胺合成途径的最终产物是多巴胺。在分泌儿茶酚胺 NE 的细胞中,DA 在多巴胺 β-羟化酶的作用下转化为 NE。在其他细胞中,NE 可能在苯乙醇胺 N-甲基转移酶的作用下随后转化为肾上腺素。多巴胺能神经元缺乏这两种酶,但是整个儿茶酚胺生物合成途径是重要的,这是因为 DA 生物合成的药理学调控也能改变 NE 和 EPI 的生成。有关 NE 和 EPI 合成最后两步的完整讨论见第 11 章"肾上腺素能药理学"。

## 多巴胺储存、释放、重摄取和灭活

DA 在神经元胞质中由酪氨酸合成,然后转运至分泌小泡中储存和释放(图 14-2)。多巴胺转运至突触小泡需要两种

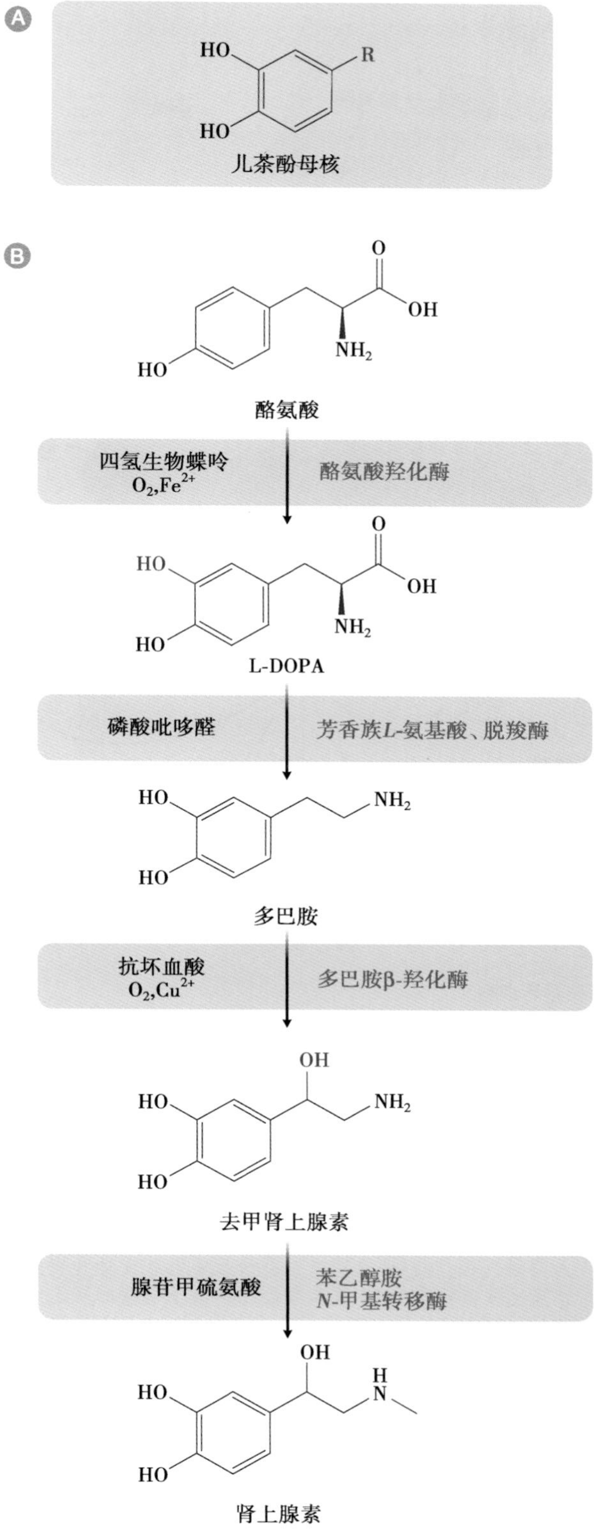

儿茶酚母核

酪氨酸

四氢生物蝶呤
$O_2$,$Fe^{2+}$ | 酪氨酸羟化酶

L-DOPA

磷酸吡哆醛 | 芳香族 L-氨基酸、脱羧酶

多巴胺

抗坏血酸
$O_2$,$Cu^{2+}$ | 多巴胺β-羟化酶

去甲肾上腺素

腺苷甲硫氨酸 | 苯乙醇胺
N-甲基转移酶

肾上腺素

图 14-1 儿茶酚胺的合成。A. 儿茶酚胺由一个带有乙胺侧链(R 基团)的儿茶酚母核组成。在多巴胺中 R 基团是乙胺,在去甲肾上腺素中是羟乙胺,而在肾上腺素中是 N-甲基羟乙胺。B. 多巴胺通过一系列逐级反应由氨基酸酪氨酸合成。在含有多巴胺 β-羟化酶的细胞中,多巴胺能被进一步转化成去甲肾上腺素;在含有苯乙醇胺 N-甲基转移酶的细胞中,去甲肾上腺素能被转化成肾上腺素

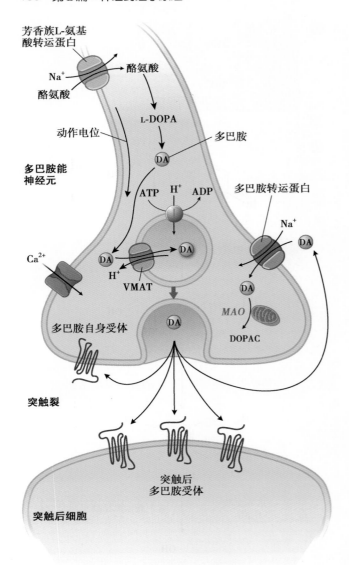

域的蛋白,即多巴胺转运体(dopamine transporter,DAT)转运回突触前细胞。DAT属于儿茶酚胺重摄取泵家族。DA重摄取需要逆该神经递质的浓度梯度进行转运,因此需要能量源。因此DAT将多巴胺重摄取和钠离子顺着它的浓度梯度共同转运进细胞相偶联。实际上,$Na^+$和$Cl^-$都随DA共同转运至细胞。因为该$Na^+$梯度是由$Na^+/K^+$-ATP酶泵维持的,所以DA重摄取间接依赖于功能性$Na^+/K^+$泵的存在。摄取入突触前细胞的DA或者重新循环进入小泡以在神经传递中进一步使用(在VMAT的作用下),或者在单胺氧化酶(monoamine oxidase,MAO)或儿茶酚-O-甲基转移酶(catechol-O-methyl-transferase,COMT)的作用下降解(图14-3)。

　　MAO是一种能终止脑内和外周儿茶酚胺作用的关键酶。MAO存在两种亚型:MAO-A在脑中和周围都有表达;MAO-B则在CNS。MAO的两种亚型都能降解多巴胺和泛在的单胺化合物。在生理情况下,MAO-B负责分解代谢大部分中枢神经系统中的多巴胺。MAO亚型的不同作用在治疗上有重要的意义。MAO-B的选择性抑制用于增强中枢神经系统DA的作用,一般耐受性较好。另一方面,抑制MAO-A延缓所有中枢和周

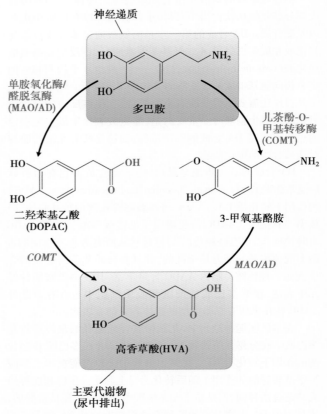

**图14-3 儿茶酚胺的代谢。** 多巴胺在一系列的反应后被代谢成高香草酸(HVA)。多巴胺在单胺氧化酶(MAO)和醛脱氢酶(AD)的相继作用下被氧化成二羟苯乙酸(DOPAC)。儿茶酚邻位甲基转移酶(COMT)然后将DOPAC氧化成HVA。另一方面,多巴胺被COMT甲基化生成3-甲氧酪胺,然后被MAO和AD氧化生成HVA。HVA是最稳定的多巴胺代谢产物可以经尿液排泄

**图14-2 多巴胺能神经传递。** 多巴胺(DA)在细胞质中被合成,并在被一种质子ATP酶产生的电化学梯度供能的非选择性单胺-质子反向转运体(VMAT)的作用下转运进入分泌小泡。一旦神经细胞兴奋,DA被释放入突触间隙,神经递质能兴奋突触后多巴胺受体和突触前多巴胺自受体。DA被选择性的钠离子偶联的多巴胺转运体(DAT)转运出突触间隙。胞质DA被VMAT再转运进入分泌小泡或被单胺氧化酶(MAO)降解

分离的分子泵。一种质子ATP酶在小泡中集中质子,形成以泡内低pH(即高质子浓度)为特征的电化学梯度和小泡内部正电性的质子。一种质子反向转运体,囊泡单胺转运体(vesicular monoamine transporter,VMAT)利用该梯度允许质子顺着梯度移动(出泡),同时将DA逆浓度梯度转运至小泡。一旦神经细胞受到刺激,DA储存小泡以一种钙离子依赖的方式与质膜融合,并将DA释放至突触间隙。在间隙中,DA与突触后多巴胺受体和突触前多巴胺自受体均能结合。

　　移除突触DA并终止该神经递质产生的信号存在几种机制。大部分释放入突触间隙的DA被一种含12个跨膜结构

围儿茶酚胺的分解；正如第 11 章中所指出的，当与儿茶酚胺释放剂比如说在一些酒和奶酪中发现的间接作用的拟交感神经药酪胺联合使用时，MAO-A 抑制可能产生危及生命的毒性。

未摄取入突触前细胞的突触 DA 既能扩散出突触间隙，也能在 COMT 的作用下降解。COMT 在脑、肝脏、肾脏和心脏中有表达；通过在苯环 3 位羟基上增加一个甲基灭活儿茶酚胺。在中枢神经系统中 COMT 主要由神经元表达。COMT 和 MAO 的相继作用将 DA 降解为稳定的代谢产物高香草酸（homovanillic acid，HVA），并通过尿液排出体外（图 14-3）。

## 多巴胺受体

多巴胺受体是受体蛋白中 G 蛋白偶联家族的成员。多巴胺受体的性质最初根据它们对环腺苷酸（cyclic AMP，cAMP）形成的作用进行分类：D1 类受体的激活导致 cAMP 的增加，而 D2 类受体的激活抑制 cAMP 的生成（图 14-4）。之后的研究促进了受体蛋白的克隆并因此揭示了有五种不同的受体，每种受体由单独的基因编码。所有已知的 DA 受体均为 G 蛋白偶联受体的典型结构，即有七个跨膜结构域。D1 类包含两种多巴胺受体（D1 和 D5），而 D2 类包含三种受体（D2、D3 和 D4）。D2 蛋白有两种不同的形式，D2$_S$（即短的）和 D2$_L$（即长的），它们代表相同基因的不同剪接变体。其不同在于第三个细胞质的环，该环影响与 G 蛋白的相互作用，但不影响多巴胺结合。

五种不同的多巴胺受体蛋白在脑中有不同的分布（图 14-5）。D1 和 D2 受体在纹状体（尾状核和壳核）中高水平表达，它们在基底神经节还有伏核（第 19 章）和嗅球对运动的控制中起作用。D2 受体在垂体前叶的催乳素细胞中也是高水平表达，它们在此处调节催乳素分泌（第 27 章）。D2 受体被认为在精神分裂症中起作用，因为许多抗精神病药物对这些受体有高度的亲和力（见下文），尽管涉及的 D2 受体的定位仍然要被阐明，但是 D3 和 D4 受体在结构和功能上都与 D2 受体相关，并且也可能参与精神分裂症的病理发生。D3 受体在边缘系统中高水平表达，包括伏核和嗅球。D4 受体集中于额皮质、间脑和脑干。D5 受体分布稀疏，表达水平低，主要位于海马、嗅球和垂体前叶。

多巴胺类受体的特征是调节 cAMP 的生成，但是多巴胺受体也影响细胞功能的其他方面，这取决于它们所处的位置以及它们与第二信使系统的联系。大部分多巴胺受体表达于多巴胺能突触后神经元的表面。这些受体的密度由多巴胺受体蛋白在突触后膜规律性地插入和移除紧紧控制。DA 受体在突触前多巴胺能神经元的末梢上也有表达。突触前多巴胺受体，大部分是 D2 类，作为自受体使用。这些自受体感觉多巴胺从突触中溢出，并通过减少突触前神经元 DA 的合成以及降低突触前神经元 DA 合成和多巴胺释放的速率，来降低多巴胺能作用。多巴胺合成的抑制通过 cAMP 依赖的 TH 活性的下游调节

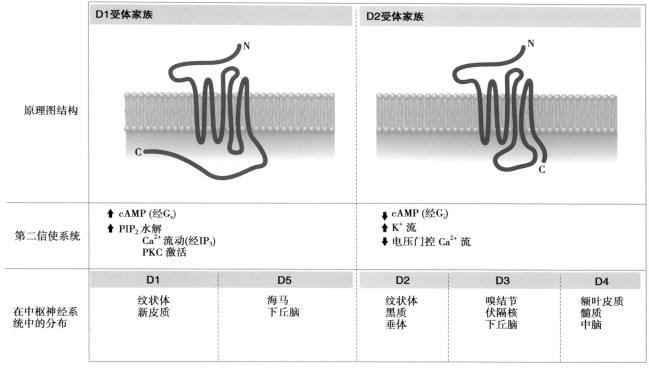

| **D1受体家族** | | **D2受体家族** | | |
|---|---|---|---|---|
| **原理图结构** | | | | |
| **第二信使系统** | ↑ cAMP（经G$_s$）<br>↑ PIP$_2$ 水解<br>　Ca$^{2+}$ 流动（经IP$_3$）<br>　PKC 激活 | ↓ cAMP（经G$_i$）<br>↑ K$^+$ 流<br>↓ 电压门控 Ca$^{2+}$ 流 | | |
| | **D1** | **D5** | **D2** | **D3** | **D4** |
| **在中枢神经系统中的分布** | 纹状体<br>新皮质 | 海马<br>下丘脑 | 纹状体<br>黑质<br>垂体 | 嗅结节<br>伏隔核<br>下丘脑 | 额叶皮质<br>髓质<br>中脑 |

**图 14-4 多巴胺受体家族。** 五种多巴胺受体亚型（D1～D5）被分成两个主要的受体家族。D1 受体家族的 C-末端有一长尾并且在跨膜螺旋 5 和 6 之间有一短的胞质环，而 D2 受体家族的 C-末端有一短尾并且在螺旋 5 和 6 之间有一长的胞质环。D1 家族的刺激是兴奋性的，它可以增加 cAMP 和胞内钙离子水平以及激活蛋白激酶 C（PKC）。D2 家族的刺激是抑制性的，可以降低 cAMP 和胞内 Ca$^{2+}$ 水平以及使细胞超极化。五种受体亚型在中枢神经系统中表现为不同的分布式样，每种亚型的主要分布区域已经列出。D2 受体亚型有 D2$_S$ 和 D2$_L$ 两种亚型（未显示）。IP$_3$，肌醇三磷酸；PIP$_2$，磷脂酰肌醇-4,5-二磷酸

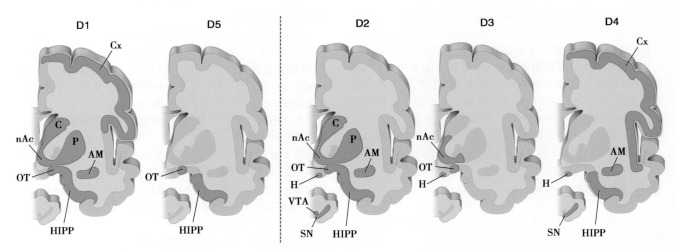

**图 14-5 脑内多巴胺受体的位置。**人脑中五种多巴胺受体亚型的位置,通过与鼠脑相应区域的受体 mRNAs 进行定位而确定,冠状面用橙色表示。D1 和 D2 受体都位于尾状核和壳核(纹状体)、伏核、杏仁核、嗅球和海马。另外,D1 受体存在于大脑皮质,而 D2 受体存在于黑质、腹侧被盖区和下丘脑。缩写:AM=杏仁核,C=尾状核,Cx=大脑皮质,H=下丘脑,HIPP=海马,nAc=伏核,OT=嗅球,P=壳核,SN=黑质,VTA=腹侧被盖区

来实现,而对多巴胺释放和神经元发放的抑制性作用部分是通过涉及 K⁺ 和 Ca²⁺ 通道调节的另一种机制来实现。K⁺ 通道开启的增加导致更大的电流,使神经元超极化,以至于需要更大的去极化来达到发放阈。Ca²⁺ 通道开启的减少导致胞内 Ca²⁺ 水平的降低。在突触小泡运输至突触前膜并与之融合的过程中需要 Ca²⁺,胞内 Ca²⁺ 水平的降低则导致多巴胺释放减少。

# 中枢多巴胺通路

大部分中枢多巴胺能神经元起源于脑中分散的区域,如图 14-6 所示(图 9-8),并且存在不同方向的投射。三条主要

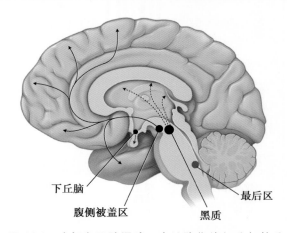

**图 14-6 中枢多巴胺通路。**多巴胺能神经元起始于脑中大量的特殊核。起始于下丘脑并投射到脑垂体(蓝色箭头)的神经元呈活跃态并抑制催乳素分泌。从黑质投射到纹状体的神经元(虚线箭头)调节运动。从腹侧被盖区投射到边缘系统和额前皮质的多巴胺能神经元(实线黑箭头)被认为在情绪和行为调节中发挥作用。最后区含有高密度的多巴胺受体,这些受体的兴奋激活脑中的呕吐中枢

途径可区分:脑中最大的多巴胺通路是黑质纹状体系统,含有脑中大约 80% 的神经元。这条途径从黑质致密部中的胞体嘴状投射到丰富分布于尾状核和壳核的末梢,而这两个核共同称为纹状体。纹状体是由贯穿其中的白纤维束的条纹状外观而得名;黑质是由于多巴胺分解成黑色素导致的黑暗的色素沉着而得名。黑质纹状体系统中多巴胺能神经元参与目的活动的刺激。它们的降解导致运动异常,这是帕金森病的特征。

中脑中黑质的内侧是多巴胺能细胞体区域,被称作腹侧被盖区(ventral tegmental area, VTA)。VTA 向不同方向投射,支配许多前脑区域,尤其是大脑皮质、伏核和其他的边缘结构。这些体系在动机、有意图的思考、感情调整和阳性增强(奖赏)中扮演重要而又复杂(迄今很少了解)的角色。这些途径的紊乱可能参与精神分裂症的发生;如下面讨论的,多巴胺能神经传递的阻断能导致精神病症状的缓解(在第 19 章中对奖赏途径有更完整的讨论)。

下丘脑弓状核和室周核中含 DA 的细胞体将轴突投射到下丘脑的正中隆起。这个系统被称作结节漏斗部途径。这些神经元将多巴胺释放入将正中隆起和垂体前叶联系起来的门脉循环,并紧张性抑制脑垂体泌乳细胞催乳素的释放。

第四个解剖学结构位于第四脑室下壁的最后区,也是多巴胺能治疗的靶标。最后区只含有一定数量的内在多巴胺神经元,但是有高密度的多巴胺受体(大部分是 D2 类)。最后区是发挥血液化学感受器作用的脑室周围器官之一。不类似于脑中的其他部分,脑室周围器官中的血管是有孔的,允许血液和中枢神经系统之间的交流[即脑室周围器官是血-脑脊液屏障(BBB)以外的]。最后区 DA 受体的兴奋激活脑中的呕吐中枢,是呕吐的原因之一。阻断多巴胺 D2 受体的药物被用于治疗恶心和呕吐。

这些多巴胺能系统中任何一个发生紊乱都能导致疾病的发生。帕金森病由失调的多巴胺神经传递引起,精神分裂症也可能由不正常的多巴胺神经传递引起,就是两个这样的例子。这两种疾病以及用于治疗这两种疾病的药理学干预将会

在下面进行重点讨论。因为多巴胺能系统的药理学控制不总是特异性地作用于一个系统,所以作用于这些系统的药物的许多不良反应能根据它们对其他多巴胺能系统的作用进行预测。

# 多巴胺和运动控制:帕金森病

## 黑质纹状体通路的生理学

基底神经节在有目的性运动调节中起着决定性的作用,并且是帕金森病理学的位点。基底神经节与脊髓运动神经元不直接相连,因此不直接控制个体的肌肉运动。相反,它们通过帮助学习协调的运动形式以及促进习得的运动形式的执行来发挥作用。多巴胺在该系统的运行中通过在预期运动成

功执行时发信号以及推进学习过程来发挥中心作用。

在解剖学上,基底神经节通过接受来自大脑皮质的输入,处理在黑质多巴胺能输入的信息,并将信息通过丘脑发送回皮质形成折返回路。基底神经节的内部环路由几个部分组成。纹状体(尾状核和壳核)是这个系统中主要的输入核,而苍白球内侧部和黑质网质部是输出核。这些通过两个内部核,即底丘脑核和苍白球外侧部互相连接。

基底神经节进行的很多信息处理发生在纹状体。该结构的皮质输入是兴奋性的,并且以谷氨酸作为递质。纹状体也是多巴胺能黑质纹状体途径的靶标。纹状体中的神经元有几种类型。大多数神经元是"中间棘状"神经元。这些细胞布满接受来自皮质纹状体轴突输入的突起。这些中间棘状神经元释放抑制性递质 γ-氨基丁酸,并将它们的投射发送到下游的两个靶标,从而形成直接通路和间接通路(图 14-7)。纹状体也含有几种数量少但很重要的中间神经元,包括释放乙酰

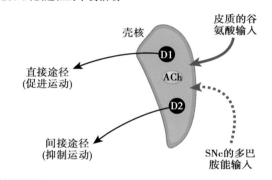
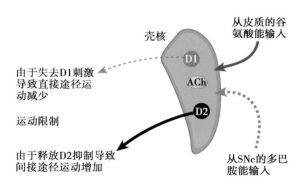

图 14-7 帕金森病对调节运动的多巴胺能通路的作用。基底神经节中两条主要的通路调节运动:抑制运动的间接通路和促进运动的直接通路。多巴胺抑制间接通路并兴奋直接通路,从而产生允许目的运动的净偏移。兴奋性通路用蓝色标明,抑制性通路用黑色标明。直接通路从壳核发信号到 GPi 到丘脑直至皮质,而间接通路从壳核发信号到 GPe 到 STN 到 GPi 到丘脑到皮质。GPi,苍白球内侧部;GPe,苍白球外侧部。SNc,黑质致密部。SNr,黑质网状部。STN,下丘脑核。插图:壳核中的直接和间接通路神经元都接受来自黑质纹状体多巴胺能系统的输入(虚线蓝色箭头)和来自皮质谷氨酸能系统的输入(实线蓝色箭头),在局部胆碱能(ACh)影响的情况下处理这些输入,并传递一种 γ-氨基丁酸能输出(未标明)。黑质中多巴胺能神经元的变性导致直接(促进运动)通路的兴奋不足和间接(抑制运动)通路的抑制不足。净结果是运动缺乏。虚线灰色箭头表示兴奋不足引起的活性降低,粗的黑色箭头表示抑制不足引起的活性增强

胆碱的神经元。这些中间神经元参与直接通路和间接通路间的相互联系。

直接通路和间接通路之间活性的平衡调节运动。直接通路,由主要表达多巴胺 D1 受体的纹状体神经元形成,直接投射到基底神经节输出,即苍白球内侧部。后者的神经元紧张性抑制丘脑,反过来丘脑发送兴奋性投射到皮质启动运动。以这种方式——直接通路的激活去抑制丘脑,即**直接通路的激活促进运动**。间接通路,由主要表达多巴胺 D2 受体的纹状体神经元形成,投射到苍白球外侧部,而苍白球外侧部可以抑制底丘脑核中的神经元。底丘脑核中的神经元是投射到苍白球内侧部的兴奋性谷氨酸能神经元。因为这个多步的通路,间接通路的激活去抑制下丘脑核的神经元,进而激活苍白球内侧部的神经元从而抑制丘脑;即**间接通路的激活抑制运动**。

在这两条通路中 D1 和 D2 受体的差别表达,导致多巴胺能兴奋作用的不同。纹状体中多巴胺水平的增加可以激活直接通路中表达 D1 受体的神经元,而间接通路中表达 D2 受体的神经元受到抑制。注意两方面的作用都促进运动。而相反的作用出现在帕金森病中,一种多巴胺缺乏的状态:直接通路活性降低,而间接通路过度激活,从而导致运动减少。

虽然基底神经节作用的模型被大大简化,但是它对深刻理解基底神经节是怎样工作的是有作用的。该模型的重要预测是在帕金森病中,间接通路(尤其是下丘脑核)应当是过度激活的。这个预测通过对帕金森患者进行活体电记录已经得到证实。而且当药理学治疗不适当时,目前通常使用以下丘脑核为靶点的外科疗法来治疗帕金森病,如深脑刺激。

## 病理生理学

在帕金森病中,黑质致密部多巴胺能神经元选择性丢失(图 14-7)。丢失的程度很大,在症状首次出现的时候至少 70%的神经元被破坏;通常在尸检时发现 95%的神经元丢失。这些神经元的丢失导致该疾病的核心特征出现:运动徐缓、僵直、肢体被动运动抵抗、姿势平衡损伤、易跌倒,以及当肢体静止时的特征性震颤。

帕金森病中黑质多巴胺神经元破坏的根本机制尚未完全清楚。环境因素和遗传影响都有涉及。1983 年阿片样物质哌替啶的滥用者意外地发生了帕金森病(第 18 章),从而发现已知的第一种直接引起帕金森病的试剂,以及环境因素能引起帕金森病的最强证据。这些人都很年轻并且其他方面健康,突然发生严重的对左旋多巴敏感的帕金森病症状。这些病例都与在某临时实验室合成的一批污染的哌替啶相关。发现污染物是 1-甲基-4-苯基-1,2,3,6-四氢吡啶(1-methyl-4-phenyl-1,2,3,6-tetrahydropyridine,MPTP),它是哌替啶合成时间过长、温度太高时形成的不纯物。对非人类灵长类的研究表明 MPTP 在脑中氧化生成 MPP+(1-甲基-4-苯基-吡啶),对黑质神经元有选择性毒性。尽管进行了广泛的研究但是在日常环境中好像不存在显著量的 MPTP,并且 MPTP 本身不是大多数帕金森病病例的原因。其他环境因子可能对该病的发生有微小的作用,比如说暴露于含有杀虫剂的环境中。

最近的研究已经证实遗传因素可以引起帕金森病。最好的研究实例是 α-synuclein 蛋白发生突变或过表达的家族,其中 α-synuclein 可以导致帕金森病的常染色体显性改变。然而该蛋白的功能尚不清楚,可能参与神经递质小泡的形成和脑内多巴胺的释放。现已证实,一个或多个家族中至少存在 4 个基因能引起帕金森病。这些遗传学发现给帕金森病的生物学研究提供了重要线索,促进了发展转基因小鼠和果蝇模型平台作为新的治疗方法。尽管这些遗传学发现为帕金森病的生物学提供深刻的见解,但是重要的是应注意到迄今鉴定的所有不同的遗传学原因只占低于 5%的病例,并且大部分病例的原因仍然不明确。大部分帕金森病患者的病因学很可能是多因素的,既有遗传因素也有环境因素。

## 药理学分类和药物

帕金森病是一种进行性神经退行性疾病。多巴胺能神经元的丢失开始于症状变得明显的十年前或更久,并且这种丢失不断持续。目前所有可行的治疗都是针对**症状**的,这意味着只能治疗症状,但是不改变潜在的变性过程。这些针对症状的治疗是非常有用的,能恢复功能和生活质量很多年,但是最终疾病的发展导致控制症状的难度增加。另外帕金森病的某些特征对目前的药物治疗反应不是很好,尤其是该病最后阶段——由从多巴胺能系统到脑的其他区域的病程延长引起的非运动症状(如认知损伤和痴呆)。目前很多研究的目标是发展神经保护和神经恢复疗法,它们可能推迟或消除针对症状疗法的需要并避免该疾病的后期并发症。

目前大多数用于帕金森病的药理学干预目的在于恢复脑内的多巴胺水平。一般来说,用于控制帕金森病的药物可以分成多巴胺前体、多巴胺受体激动剂和多巴胺降解抑制剂。现有的非多巴胺能疗法较少,但仍然有用,比如抗胆碱能药物能改变纹状体中间神经元的功能。

### 多巴胺前体

40 多年前左旋多巴最先用于治疗帕金森病,并且现在仍然是治疗该病最有效的方法。DA 本身不合适用于治疗,因为它不能穿过血-脑脊液屏障。然而多巴胺的直接前体左旋多巴很容易被中性氨基酸转运体(第 9 章)转运通过 BBB;一旦进入 CNS,左旋多巴在 AADC 的作用下转化成多巴胺。因此,左旋多巴必须和其他中性氨基酸竞争,从而转运穿过血-脑脊液屏障,而近期高蛋白饮食可能会损害其在 CNS 中的可用性(第 9 章中开端的病例)。

口服给予左旋多巴在胃肠道中很容易被 AADC 转化成多巴胺。该代谢过程既减少了到达血-脑脊液屏障用于转运至中枢神经系统的左旋多巴的量,也增加了由外周循环多巴胺生成引起的外周的不良反应(主要是恶心,是由多巴胺和最后区多巴胺受体的结合引起)。当左旋多巴单独给药时,只有 1%~3%的给药剂量以原型的形式到达中枢神经系统。为了提高进入脑内的左旋多巴的水平,并减少外周左旋多巴代谢的不良反应,左旋多巴几乎总是和卡比多巴——一种 AADC 抑制剂联合使用(图 14-8)。**卡比多巴有效地阻止外周中左**

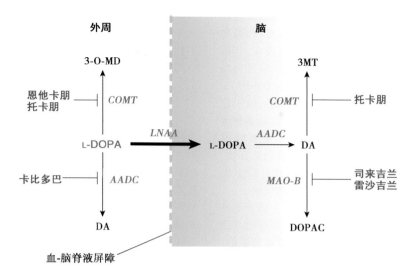

**图 14-8　卡比多巴、COMT 抑制剂和 MAOB 抑制剂对左旋多巴的周围和中枢代谢的作用。**口服给予的左旋多巴(L-DOPA)在周围组织和胃肠道(GI)中被芳香氨基酸脱羧酶(AADC),儿茶酚邻位甲基转移酶(COMT)和单胺氧化酶 A(MAOA 未标明)代谢。代谢大量地减少脑中左旋多巴的有效剂量,而且大量地增加该药物的外周不良反应。卡比多巴是一种不能穿过血-脑脊液屏障的 AADC 抑制剂。当左旋多巴与卡比多巴联合给药时,有更多的左旋多巴会进入脑内。因此需要较小剂量的左旋多巴来达到临床效能,而且在外周不应该有严重的不良反应。通过抑制外周的 COMT,恩他卡朋和托卡朋相似地增加外周左旋多巴进入脑的量。L-DOPA 被左旋中性氨基酸转运体(LNAA)转运通过血-脑脊液屏障,而后被 AADC 代谢生成多巴胺(DA)。在脑内 DA 被 COMT 和 MAOB 代谢。托卡朋(COMT 抑制剂)与司来吉兰和雷沙吉兰(选择性 MAOB 抑制剂)通过抑制脑中 DA 的代谢来增强左旋多巴的治疗作用。3-O-MD,3-O-甲基多巴;DOPAC,二羟苯乙酸;3MT,3-甲氧酪胺

**旋多巴向多巴胺的转化。**重要的是,因为卡比多巴不能透过血-脑脊液屏障,所以不干预中枢神经系统中左旋多巴向多巴胺的转化。卡比多巴将口服给药后进入中枢神经系统中的左旋多巴分数从 1%~3%(没有左旋多巴)增加到 10%(有左旋多巴),从而允许左旋多巴给药剂量的显著降低,同时降低了外周不良反应的发生率。

当联合给予左旋多巴和卡比多巴后,很多帕金森患者表现出明显的症状改善,尤其是发病早期的患者。事实上在开始使用左旋多巴进行治疗后的症状改善被认为是帕金森病的一种诊断方法。然而随着时间推移,左旋多巴的效应降低。持续使用导致对该药物的耐受和增敏,表现为治疗窗急剧变窄。当患者继续使用左旋多巴疗法时,需要更高剂量的药物使临床症状显著改善。患者的运动功能发生波动,包括被称为"关"的冻结和僵直增强期以及交替发生的被称为"开"的正常或更加运动障碍期。这些"开"期一般发生在给予左旋多巴/卡比多巴后不久,这时大量的多巴胺释放到纹状体。"开"期最初能通过服用更小剂量的药物来克服,尽管这增加了"关"期的可能性。"关"期在左旋多巴血浆水平降低时易于发生,并且能通过增加左旋多巴的剂量或给药频率来补偿。随着疾病的发展这些症状变得越来越难以控制。

左旋多巴最大的不良反应是引起运动障碍倾向,或是头和躯干不能控制的节律性运动。至少一半的患者在开始服用药物 5 年内会出现这些反应,并且随着疾病的发生发展一般会持续恶化。与"开关"现象类似,异动症通常和左旋多巴的剂量相关,通常发生于左旋多巴血浆浓度最大时。相应地,异动症最初也能通过更加频繁地使用更小剂量的左旋多巴来控制。但是随着疾病的发展,持续治疗会导致运动障碍和"开

关"现象的恶化,直至两种现象几乎同时或交替存在。

尽管左旋多巴诱导的异动症和运动功能的波动是复杂而认知不足的,但是至少有两个因素被认为可以导致这些不良反应。第一,伴随帕金森病的进展多巴胺能神经元遭到持续破坏,导致纹状体越来越不能有效地储存多巴胺从而降低了多巴胺末梢缓冲突触多巴胺浓度的能力。第二,左旋多巴的长期治疗可能会引起纹状体突触后神经元的适应。生理情况下,纹状体突触中多巴胺的浓度被精细调控。因间歇性口服给予左旋多巴产生的多巴胺浓度大的波动引起细胞表面多巴胺受体表达和受体后信号的改变。这些突触后适应改变细胞对突触多巴胺水平的敏感性,进一步强调与高("开"期,异动症)和低递质浓度("关"期,运动不能)相关的反应。

由长时间使用左旋多巴治疗引起的可预测的疗效降低和不良反应增加,引起了关于帕金森病开始用左旋多巴治疗的合适时间以及在该病早期延迟使用该药物的相对优缺点的讨论。最近的研究表明最初使用左旋多巴以外的疗法进行治疗可能独具优点,特别是多巴胺受体激动剂(见下文)。但是这些替代品可能导致比左旋多巴更严重的不良反应,在一些患者中可见此类反应。另外,最初使用其他疗法进行治疗的大多数患者,从某些方面来说通常需要左旋多巴进行治疗。左旋多巴仍然是帕金森病最有效的治疗方法,一旦其不能有效控制帕金森病症状就应该开始使用左旋多巴。左旋多巴疗法进一步的延迟与症状控制率降低和死亡率增加是相关的。

## 多巴胺受体激动剂

增加多巴胺能神经传递的另一种策略是通过使用多巴胺

受体激动剂,直接作用于突触后多巴胺受体。这类治疗药物最早使用的是麦角衍生物,例如溴隐亭(D2 激动剂)和培高利特(D1 和 D2)。但是发现这些药物能引起不良反应,包括心脏瓣膜纤维化,所以在很大程度上已放弃使用的非麦角酰激动剂,例如普拉克索、罗匹尼罗和罗替戈汀(均为 D3>D2)。

作为一种类别,多巴胺受体激动剂有几个优点。由于它们属于非肽类分子,所以不与左旋多巴或其他中性氨基酸竞争转运透过血-脑脊液障碍。而且,因为它们不需要经过 AADC 的酶转化作用,所以在帕金森病的后段病程仍然有效。目前使用的所有多巴胺受体激动剂的半衰期都比左旋多巴长,这就导致更少的给药次数以及对药物更统一的反应。

使用多巴胺受体激动剂的主要局限是它们易于诱导不良反应,其中包括引起恶心、外周性水肿和低血压。所有的多巴胺激动剂也可以产生多种认知方面的副作用,包括过度镇静,生动的梦和幻觉,尤其在老年患者中。时间较久的麦角衍生物溴隐亭和培高利特更是如此。这两种药物都能引起显著的恶心,外周性水肿和低血压等症状。较新的非麦角类多巴胺激动剂普拉克索和罗匹尼罗引起不良反应的可能性较小;因此,这些药物比麦角衍生物常用得多。

最近的研究将普拉克索和罗匹尼罗作为帕金森病的初始单一疗法。原来认为,因为多巴胺激动剂比左旋多巴有更长的半衰期很难诱导"关"期。这些研究表明将多巴胺受体激动剂用作帕金森病最初的治疗方法确实延迟"关"期和异动症的开始,但是与最初使用左旋多巴进行治疗相比,不良反应的发生率也有所提高。目前很多医生使用多巴胺激动剂作为帕金森病的初始治疗方法,尤其是针对较年轻的患者。

### 多巴胺代谢抑制剂

用于治疗帕金森病的第三种策略涉及对多巴胺降解的抑制作用。MAO-B(在纹状体中占优势的 MAO 亚型)和 COMT 抑制剂在临床实践中已经用做左旋多巴的佐剂(图 14-8)。司来吉兰在低剂量时是选择性作用于 MAO-B 的单胺氧化酶抑制剂。它不干预外周 MAO-A 作用下的单胺代谢,避免了与非选择性单胺氧化酶阻断剂相关的酪胺和其他交感胺的毒性作用(第 15 章)。司来吉兰的缺点是形成一种有潜在毒性的代谢物苯丙胺,特别是在老年群体中能引起不眠和意识错乱。雷沙吉兰是一种新的 MAO-B 抑制剂,不形成毒性代谢产物,最近已在美国被批准使用。单独使用时雷沙吉兰和司来吉兰都能改善帕金森病的运动功能,并且二者都能增强左旋多巴治疗的作用。研究人员还对 MAO 抑制剂是否可以限制与多巴胺分解代谢相关的反应性自由基的形成从而改变疾病进展的速度产生了兴趣,但是目前对于两种药物都在寻求"神经保护"作用的临床试验尚无定论。

托卡朋和恩他卡朋抑制 COMT,因此抑制左旋多巴和多巴胺的降解。托卡朋是能透过血-脑脊液屏障的高度脂溶性的药物,而恩他卡朋仅分布于外周。两种药物都降低外周左旋多巴的代谢,从而使更多的左旋多巴进入中枢神经系统。托卡朋具有有效穿越血-脑脊液屏障并抑制中枢和外周 COMT 的附加特性。临床试验表明托卡朋和恩他卡朋能减少与血浆中左旋多巴水平降低相关的"关"期。尽管托卡朋因

为既能作用于脑又能作用于外周(图 14-8)且在理论上比恩他卡朋有优势,但是已有几篇与托卡朋关联的致死性肝毒性的相关报告被提出。因此实际上恩他卡朋是更广泛应用的 COMT 抑制剂。

### 帕金森病的非多巴胺能药理学

金刚烷胺、苯海索和苯扎托品是已知全部的不直接影响多巴胺能通路但治疗帕金森病有效的药物。金刚烷胺被研发时在市场上主要作为抗病毒药物,能够减少流行性感冒 A 的感染时间以及降低感染严重性(第 38 章)。然而对于帕金森患者而言,金刚烷胺用于治疗左旋多巴诱导的异动症,而该病症常在病程后段发生。目前认为金刚烷胺减少异动症的机制是参与阻断兴奋性 NMDA 受体。苯海索和苯扎托品是降低中枢神经系统中胆碱能作用的毒蕈碱受体拮抗剂。与运动迟缓相比它们更能减少震颤,因此在治疗震颤是主要临床表现的帕金森患者时更有效。这些抗胆碱药物是通过改变纹状体胆碱能中间神经元的作用来发挥作用的,这些中间神经元可以调节直接和间接通路神经元的相互作用。它们还会引起一系列抗胆碱能不良反应,包括口干、尿潴留以及记忆和认知受损。

## 帕金森患者的治疗

帕金森病患者的治疗是个体化过程,不仅要考虑症状的程度还要考虑患者的年龄、职业、活动和感知残疾。目前没有可以确认诊断的实验室检查方案;相反,诊断基于病史和体格检查以及实验室研究以排除其他可能的诊断。在早期疾病患者中,我们建议采用非药物治疗方法来强调锻炼和改变生活方式更为合适。但是几乎所有患者最终都需要用药物治疗。对于症状轻微的患者可考虑使用 MAO-B 抑制剂、金刚烷胺或抗胆碱能药物。当持续到达晚期时需要进行多巴胺能治疗。左旋多巴是最有效的治疗方法,但许多年轻患者首先接受多巴胺受体激动剂治疗,以期延迟运动波动的发生。疾病晚期需要多种药物包括左旋多巴、多巴胺激动剂恩他卡朋、MAO-B 抑制剂和金刚烷胺。事实上最为重要的是要根据认知症状和不良反应的发展及时修改治疗方案。

# 多巴胺和思维障碍:精神分裂症

## 病理生理学

精神分裂症是一种思维障碍,以一种或多种精神病发作为特征(现实测验中表型为缺陷)。患者可能表现出知觉、思考、言语、感情和(或)体力活动的紊乱。精神分裂症的症状被分成两大类。阳性症状涉及异常功能的发生包括妄想(扭曲的或错误的信念和知觉的误解),幻觉(不正常的感觉尤其是听觉),言语混乱和紧张行为。阴性症状涉及正常功能的降低或丧失包括情感扁平化(情感表达的范围或强度降低),失语(言语流畅性降低)和意志消极(目标导向行为的启动降低)。美国精神病学协会精神分裂症标准列于知识框 14-1。

---

**知识框 14-1　精神分裂症标准,源自精神障碍的诊断和统计手册,第 5 版文本修订**

　　A. 特征性症状:具备下列症状中的两个(或更多),每个症状必须在一个月中的大部分时间内出现(如果治疗成功所需时间可以减少):

　　1. 妄想

　　2. 幻觉

　　3. 言语紊乱(例如频繁言语离题或不连贯)

　　4. 行为显著紊乱或紧张症

　　5. 阴性症状(亦即情感淡漠,精神性失语症或者意志减退)

　　注:症状若具其下列特征,仅一项亦符合标准:怪异的妄想;幻听内容为持续评论患者的行为或思想;两个或两个以上的声音互相争论。

　　B. 社会/职业功能缺损:在起病后的相当一段时间内,一个或多个主要功能,例如工作、人际关系或者自理能力,显著低于发病前的水平(如果起病在儿童或少年期,则表现为未能达到预期应该达到的人际、学业和职业成就水平)。

　　C. 病程:病情持续至少 6 个月。这 6 个月必须包括至少有 1 个月的时间(如果成功治疗,则可以更短)符合标准 A(也就是活动期症状),可以包括起病期或残余症状期。在起病期或残余症状期,病情可以只表现为阴性症状,或者是标准 A 列出的两个或者多个症状的弱形式(例如荒诞的信念,不寻常的知觉体验)。

　　D. 排除情感性精神分裂障碍和情感障碍:排除有精神病特征的情感性精神分裂障碍和情感障碍,或者因为①在症状活动期,没有同时发生重性抑郁、躁狂或者混合情节;或者因为②如果有情绪情节发生在活动期,它们的总持续时间与活动期和残余期相比相对较短。

　　E. 排除物质或常规躯体情况:此病情并非由于某种物质(例如,某种滥用药物,某种治疗药物)或由于常规躯体情况所致直接生理效应。

　　F. 与广泛性发育障碍的关系:如果是孤独症或其他广泛性发育障碍的患者,只有在持续出现幻觉妄想超过 1 个月的情况下方能再做精神分裂症的诊断(如果治疗成功则可以更短)。

　　纵向过程的分类(最短观察期为 1 年;完整描述见 DSM-5):

　　1. 第一维,目前处于急性发作期

　　2. 第一维,目前处于部分缓解期

　　3. 第一维,目前完全缓解

　　4. 多维度,目前处于急性发作期

　　5. 多维度,目前处于部分缓解期

　　6. 多维度,目前完全缓解

　　7. 连续

　　8. 未指定

---

　　典型的精神分裂症影响十八九岁和二十几岁的青年。这种紊乱对男性和女性的影响是同样的。在美国大约有 475 万人患有精神分裂症,并且每年诊断出 100 000 到 150 000 的新病例。现已证明该病的遗传成分已经被证明,但是同卵双胞胎的一致性只有 50%。因此,精神分裂症好像可能有多因素的病因学,既有遗传成分又有环境成分。

　　最常引用的能解释精神分裂症发病机制的典型是多巴胺假说,认为疾病由脑内多巴胺神经传递水平的增加和失调所引起。这个假说源自经验观察,即用多巴胺受体拮抗剂,特别是 D2 拮抗剂治疗时,很多但不是所有的精神分裂症患者的多数症状得到缓解。多巴胺假说得到了另外一些临床观察的支持。首先,一些服用提高多巴胺水平或激活中枢神经系统多巴胺受体药物,包括苯异丙胺、可卡因和阿扑吗啡的患者,可以形成精神分裂症样状态,并且当药物剂量降低时该状态消退。其次,幻觉是使用左旋多巴治疗帕金森病时已知的不良反应。最后,当使用多巴胺受体阻断性的抗精神药物进行治疗时,其代谢产物 HVA 在血浆、尿液和脑脊液中的水平改变,所以研究者能将多巴胺代谢物水平的降低和引申的多巴胺水平的降低与临床上精神分裂症状的改善联系起来。

　　目前认为神分裂症中多巴胺能神经传递的失调发生在脑中特殊的解剖位置。中脑边缘系统起始于腹侧被盖区并投射到伏核、纹状体腹侧、部分杏仁核和海马以及边缘系统其他部分的多巴胺能通道。该系统参与感情和记忆的发生,部分研究假设中脑边缘系统功能亢进是精神分裂症阳性症状的原因。对表现出精神分裂症最早迹象的患者脑部进行的正电子发射断层照相术(PET)扫描支持该假说;这些 PET 影像中脑边缘系统血流的改变,表明该系统功能水平的改变。中脑皮质系统中多巴胺能神经元起始于腹侧被盖区并投射到大脑皮质区域,尤其是额前皮质。因为前额皮质负责注意、计划和诱导行为,所以研究人员提出了中脑皮质系统在精神分裂症的阴性症状中发挥作用的假说。

　　在精神分裂症发病机制中所涉及多巴胺的证据是详细的,但是许多证据之间又是互相矛盾的。多巴胺水平的改变尤其是在中脑边缘系统和中脑皮质系统中,能反映过去未发现的通路中病理学过程下游的结果。涉及的假说表明谷氨酸能神经传递中的不平衡在精神分裂症中发挥着重要作用。该模型得到苯环利定(PCP)(第 19 章)(NMDA 受体拮抗剂)可以引起与精神分裂症类似的症状观察的支持。事实上长期服用 PCP 的患者所表现出的症状——精神病症状、幻视和幻听、思维分裂、情感迟钝、脱瘾性脑综合征、精神运动性阻滞和缺乏动机组成——既有精神分裂症的阳性症状部分又有阴性症状部分。多巴胺能神经元和兴奋性的谷氨酸能神经元经常形成相互的突触联系,这就解释了多巴胺受体拮抗剂在精神分裂症中的效能。即使该假说是正确的,目前还没有作用于谷氨酸受体的有用的精神分裂症疗法。谷氨酸是脑中主要的兴奋性递质,但是仍需要进一步的研究来鉴定在用于精神分裂症时有足够的选择性并且有可接受的不良反应谱的药物。

## 药理学分类和药物

　　尽管精神分裂症的生物学基础仍然是有争议的,但是许多药物在治疗该病时有效。当这些药物有效时能缓解精神病并帮助患者融入社会,只是患者很少能完全恢复到他们发病前的状态,但是在控制精神病中使用的药物通常称为神经镇静药或抗精神病药。尽管这些词被频繁地互换使用,但它们的内涵有轻微但是重要的不同。"神经镇静药"这个词强调药物常表现为治疗不良反应的神经学作用。这些不良反应通常被称作锥体外系反应,由基底神经节中多巴胺受体的阻断引起其中包括帕金森病的迟缓、僵硬和震颤症状。"抗精神病药"这个词提示这些药物治疗精神病以及缓解精神分裂症患者思维障碍的能力。抗精神病药可以进一步分为典型抗精神病药,即较老的主要作用于 D2 受体的药物和非典型抗精神病药,新一代药物 D2 拮抗作用不太显著但是锥体外系反应较少。

## 典型抗精神病药物

典型抗精神病药的历史可以追溯到 1954 年氯丙嗪的批准,这建立在观察到该药物对精神分裂症的有效性基础上但对其作用机制几乎不了解。在 20 世纪 60 年代,随着多巴胺在脑内的作用被更好地了解,人们首先阐明了这些药物阻断中枢神经系统中多巴胺能神经传递的能力。20 世纪 80 年代进行的亲和力结合研究表明典型抗精神病药的疗效和锥体外系不良反应都与这些药物对 D2 受体的亲和力直接相关。如图 14-9 所示,对 D2 受体有较高亲和力的药物即用较低的解

离常数表示,需要更小的剂量来控制精神病症状和缓解精神分裂症。

## 作用机制

尽管典型抗精神病药阻断所有中枢神经系统多巴胺能通路中的 D2 受体,但是它们作为抗精神病药的作用机制似乎涉及拮抗中脑边缘系统,同时可能还拮抗中脑皮质系统的 D2 受体。如上所述一种假说认为精神分裂症的阳性症状与中脑边缘系统的功能亢进有关,拮抗中脑边缘系统中的多巴胺受体能缓解这些症状。典型抗精神病药在控制精神分裂症的阴性症状方面疗效相对较差。治疗阴性症状方面效能的相对缺乏可以与阴性症状与中脑皮质系统中神经元的活动减退有关这一假说相联系,因为抗精神病药的拮抗剂作用很难改正多巴胺能活动减退。典型抗精神病药的诸多不良反应很可能通过这些药物与基底神经节(黑质纹状体通路)和脑垂体中 D2 受体的结合来实现(见下文)。

典型抗精神病药根据结构可以分成几类,其中最主要的是吩噻嗪类和丁酰苯类(图 14-10)。氯丙嗪是最为典型的吩噻嗪类,氟哌啶醇是应用最广泛的丁酰苯类。尽管两者的结构和与 D2 受体亲和力不同,但是所有的典型抗精神病药在使用标准剂量时有相似的临床效果。一般来说,脂肪族吩噻嗪类(例如氯丙嗪)对 D2 受体的拮抗作用不如丁酰苯类、硫

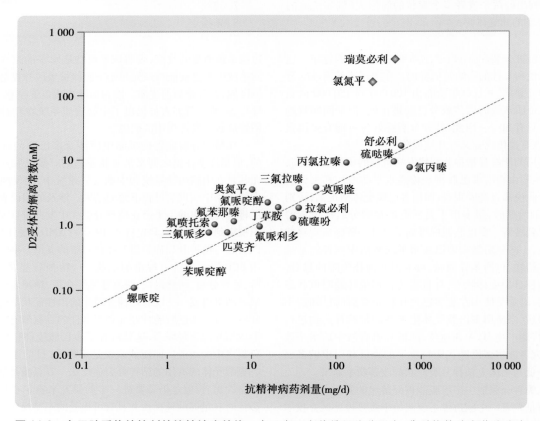

图 14-9 多巴胺受体拮抗剂的抗精神病效能。在至少三个数量级的范围内,典型抗精神病药的临床有效剂量与药物和 D2 受体的解离常数成比例(注意更高的解离常数代表更低的结合亲和力)。非典型抗精神病药例如氯氮平和瑞莫必利(蓝色菱形)是这个规则的例外;这些药物在低于它们的解离常数所预测的剂量时有临床作用。数据点代表在最常见的临床有效剂量时的平均解离常数(对多种研究进行平均)。虚线代表对所有典型抗精神病药(蓝色圆形)的数据的最佳拟合

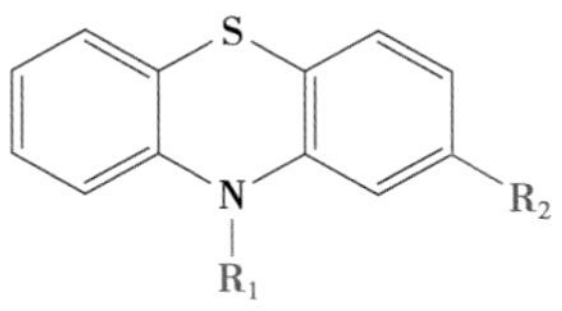

**图 14-10 典型抗精神病药的化学结构。** 吩噻嗪类的结构以一个常见的骨架为基础，并有两个可变的功能基团。氯丙嗪是第一个被批准的抗精神病药，有取代的氨丙基（R₁）和氯化物（R₂）侧基。哌嗪（在蓝色方框中）取代的吩噻嗪类，如氟奋乃静，比脂肪族取代的吩噻嗪类例如氯丙嗪有效性更为显著。第四个结构代表噻吨的骨架，用碳（在蓝色方框中）取代吩噻嗪的氮。正如氟哌啶醇的结构所表明：丁酰苯类（在蓝色方框中）在结构上不同于吩噻嗪类和噻吨类

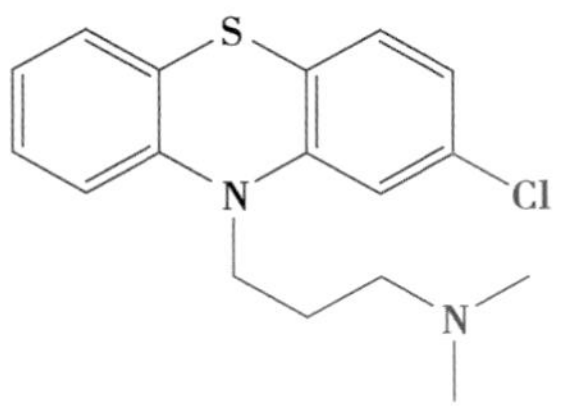

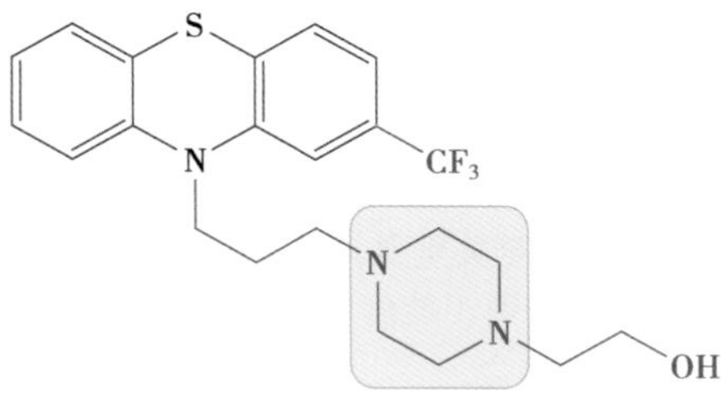

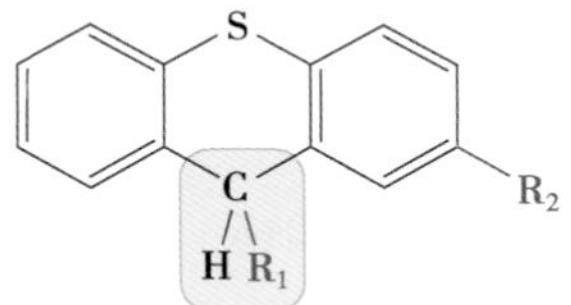

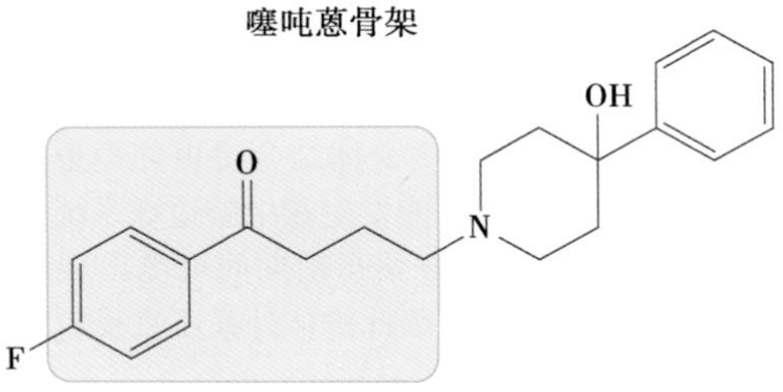

杂蒽类（吩噻嗪类核中的氮被碳取代）或吩噻嗪类活性哌嗪衍生物（例如氟奋乃静）有效力。对于所有药物而言，根据在体外与 D2 受体结合的亲和力来调整临床剂量，所以临床用剂量的效能并不影响药物作用。但是在确定药物不良反应谱时，典型抗精神病药的效能是非常关键的。

## 不良反应

典型抗精神病药的不良反应可以分成两大类：由对中脑边缘系统和中脑皮质系统外多巴胺 D2 受体的拮抗作用引起的不良反应（打靶效应）；以及对其他受体的非特异性拮抗作用引起的不良反应（脱靶效应）。考虑到多巴胺受体分布广泛，所以多巴胺受体拮抗剂有广泛的靶点上的不良反应就不足为奇了。正如上面所指出的，这些作用中最主要的经常被称作锥体外系反应。因为多巴胺 D2 受体的内源性刺激抑制基底神经节内的间接通路，典型抗精神病药对 D2 受体的拮抗作用能去抑制间接通路并因此引起帕金森病症状。这些症状有时可以通过帕金森病的非多巴胺能疗法进行治疗，例如金刚烷胺和抗胆碱能药物。多巴胺能药物经常无效，因为拮抗剂对 D2 受体有高度的亲和力，并且在这种情况下，多巴胺能药物能引起精神分裂症状的复发。

典型抗精神病药最严重的不良反应是所谓的抗精神病药的恶性综合征（neuroleptic malignant syndrome，NMS），一种以紧张症、昏迷、发热和自发不稳定性为特征的罕见但威胁生命的综合征；这些病例中大约有 10% 发生肌红蛋白血症和死亡。NMS 与对 D2 受体有高度亲和力的典型抗精神病药，如氟哌啶醇最相关。NMS 至少部分是由抗精神病药对下丘脑中多巴胺能系统的作用引起的，而该系统对于机体控制体温的能力是必需的。

使用抗精神病药和其他多巴胺拮抗剂治疗也会引起运动异常，被称为迟发性运动障碍。这种情况在长期使用对 D2 受体有高亲和力的药物（如氟哌啶醇）治疗后最常见。在短期治疗后的患者中偶尔发生，据报道在单剂 D2 受体拮抗剂后发生。该症状以面部肌肉组织，胳臂和躯干重复的、不随意的以及刻板的运动为特征但是确切机制尚不清楚，但是我们认为该机制涉及导致过度多巴胺能活性的适应。抗帕金森病药物能加重迟发性运动障碍，停止给予抗帕金森病药物能改善这些症状。给予高剂量高效能的典型抗精神病药能暂时抑制这种紊乱，我们推测可能是通过克服纹状体神经元中的适应性反应来发挥作用的，但是从长远看这可能导致症状的恶化。在多数病例中，所有典型抗精神病药物的停用都将导致纹状体中 D2 受体适应的超敏性的缓慢逆转，最终改善迟发性运动障碍症状。

典型抗精神病药的一些不良反应被认为是由对脑垂体中多巴胺受体的拮抗作用引起，在脑垂体中多巴胺紧张性抑制催乳素分泌。D2 受体的拮抗增加催乳素分泌，导致女性闭经、乳溢以及妊娠试验假阳性，也会导致男性女性型乳房以及性欲降低。

典型抗精神病药的其他不良反应由毒蕈碱受体和 α-肾上腺素受体的非特异性拮抗作用引起。周围毒蕈碱通路的拮抗作用引起抗胆碱能作用，包括口干、便秘、小便困难以及调节丧失（第 10 章）。α-肾上腺素拮抗作用能引起直立性低血压以及男性射精困难。因为其抑制了网状激动系统中中枢 α-肾上腺素能通路，也会诱发镇静作用。当镇静作用干预长期使用抗精神病药期间镇静作用会干预正常作用时也被认为是一种不良反应。但是对于严重精神病患者而言，镇静作用

可能是药物预期作用范围的一部分。

典型抗精神病药的不良反应谱取决于它们的效能。高效能药物(其临床剂量只有几毫克)与效能较低的药物相比(亦即需要高剂量来取得治疗作用)有更小的镇静不良反应并能引起更少的体位性低血压。另一方面,效能较低的典型抗精神神经病药物引起更少的锥体外系不良反应。高效能药物对 D2 受体有高度的亲和力,并且因此在作用时更有选择性的这一事实可以使这些观察更为合理化。因此这些药物更有可能引起由多巴胺 D2 受体介导的不良反应(亦即锥体外系反应),以及更少的由毒蕈碱受体和 α-肾上腺素受体介导的不良反应(亦即抗胆碱能作用、镇静作用和体位性低血压)。相反,低效能典型抗精神病药与 D2 受体的结合紧密,从而引起较少的锥体外系反应,而它较低的选择性导致更为主要的抗胆碱能和抗肾上腺素能作用。

## 药物代谢动力学、代谢和药物相互作用

如中枢神经系统中许多活性药物一样,典型抗精神病药的亲脂性高。部分由于这种亲脂性,典型抗精神病药倾向于在肝脏中代谢,既表现出对血浆蛋白的高度结合力,也有高的首过代谢。而药物一般做成口服或肌内注射给药的制剂形式。肌注在治疗严重精神病患者时是有用的,但是可能会发生危险,而口服制剂一般用于长期治疗。典型抗精神病药的消除半衰期是不稳定的,因为它们的消除动力学是典型的多相形式而且不是严格的一级消除动力学。但是一般来说,大部分典型抗精神病药的半衰期大约为一天,所以一天一次的给药方案是常用的惯例。

两种药物即氟哌啶醇和氟奋乃静是癸酸酯类的形式。这些高度亲脂的药物通过肌内注射给药,它们在给药部位缓慢水解和释放。这些癸酸酯类给药形式可以提供每 3~4 周给药一次的长时间作用配方。这一类的配方在治疗顺应性差的患者时特别有效。

因为典型抗精神病药是多巴胺受体拮抗剂,这些药物与通过增加突触多巴胺浓度(左旋多巴)或通过直接兴奋多巴胺受体(多巴胺激动剂)发挥作用的抗帕金森病药物应该显著地相互作用。抗精神病药抑制后两类药物的作用,给予帕金森病患者典型抗精神病药经常会导致帕金森病症状的显著恶化。另外,典型抗精神病药增强苯并二氮草类和中枢活性抗组胺药物的镇静作用。因为后者是由典型抗精神病药与胆碱能和肾上腺素受体非特异性结合而引起药效作用,所以低效能典型抗精神病药与高效能药物相比表现出更显著的镇静作用。

## 非典型抗精神病药物

所谓的非典型抗精神病药的效能和不良反应不同于典型抗精神病药。在美国九种主要的非典型抗精神病药分别是利培酮、氯氮平、奥氮平、喹硫平、齐拉西酮、阿立哌唑、伊利培酮、鲁拉西酮和阿塞那平。这些药物在治疗精神分裂症的阴性症状方面比典型的抗精神病药更有效。长期治疗试验比较了典型抗精神病药物与非典型抗精神病药物结果显示不同类别药物的疗效相似,并且尽管不良事件的类型不同但是由不

良事件导致的停药率相似。非典型抗精神病药比典型的抗精神病药引起的锥体外系症状明显更温和,但其代谢功能障碍、体重增加和镇静等其他不良反应的发生率要高得多。

非典型抗精神病药对 D2 受体有相对低的亲和力;与典型抗精神病药不同,它们对 D2 受体的亲和力与它们的临床有效剂量不相关(图 14-9)。目前有三种主要的假说来解释这种不一致。5-HT$_2$ 假说提出对 5-羟色胺 5-HT$_2$ 受体(第 15 章)的拮抗作用或同时对 5-HT$_2$ 受体和 D2 受体的拮抗作用对于非典型抗精神病药的抗精神病作用是关键性的。该假说建立在 FDA 批准的非典型抗精神病药都是高亲和力的 5-HT$_2$ 受体拮抗剂这一发现的基础上。然而 5-HT$_2$ 拮抗作用是怎样促使抗精神病作用的尚不清楚。而且,氨磺必利是目前在美国尚未批准使用的非典型抗精神病药,并非 5-HT$_2$ 受体拮抗剂。另外,尽管一些典型抗精神病药也是 5-HT$_2$ 受体拮抗剂,但是它们的临床作用可以在对 D2 受体的亲和力基础上予以解释。第二种模型,即 D4 假说建立在许多非典型抗精神病药也是多巴胺 D4 受体拮抗剂这一发现的基础上。该模型表明选择性 D4 拮抗作用或 D2 和 D4 拮抗作用的组合对非典型抗精神病药的作用机制至关重要。但是喹硫平不能作为 D4 受体拮抗剂,因此 D4 假说不能解释所有非典型抗精神病药的作用机制。

最后一种假说提出因为非典型抗精神病药与 D2 受体解离相对较快,它们表现出较缓和的不良反应。正如在第 2 章药效学中所提及的,药物的亲和力($K_d$)等于药物与受体解离速率($k_{off}$)和药物与受体结合速率($k_{on}$)的比值:

$$D+R \xrightarrow{k_{on}} DR \xrightarrow{k_{off}} D+R$$

$$K_d = \frac{k_{off}}{k_{on}} \qquad \text{公式 14-1}$$

由于非典型抗精神病药的解离速率快,所以与典型抗精神病药相比它们与多巴胺 D2 受体结合得更加短暂。这就促使非典型抗精神病药抑制可能发生在中脑边缘系统中低水平的、增强的多巴胺释放。在开始运动期间可能出现纹状体中药物被大量的多巴胺取代。因此锥体外系不良反应可能被最小化。

非典型抗精神病药包括结构多样的药物组。它们的受体结合谱也不同如药物概述表中所总结。这些药物都显示出对多巴胺 D2 和 5-羟色胺 5-HT$_2$ 受体的组合拮抗特性,并且大多数药物也是多巴胺 D4 受体拮抗剂。氯氮平有明确的药理学机制:结合 D1~D5 受体和 5-HT$_2$ 受体,也可以阻断 α$_1$-肾上腺素、H$_1$ 和毒蕈碱受体。无论是缺乏疗效还是不良反应等其他抗精神病药物治疗失败患者,均可使用氯氮平进行治疗。由于氯氮平可能诱发几率小但风险显著的粒细胞缺乏症(每年约 0.8%)和癫痫发作,因此尚未被用作一线药物。此外氯氮平给药需要频繁监测白细胞计数和密切随访。

尽管非典型抗精神病药主要被用于精神分裂症和其他原发性精神病,但是也可以用于治疗与帕金森病和痴呆症相关的精神病。现已证明喹硫平治疗帕金森病特别有效,这是因为它几乎不会加重疾病病症。非典型药物也可用于治疗痴呆患者,尽管流行病学研究表明这种用药与卒中和脑血管疾病

风险增加有关；所以必须仔细权衡在这种情况下治疗的风险和益处。

一小类非典型抗精神病药（阿立哌唑、鲁拉西酮和阿塞那平）在阻断 5-HT$_7$ 受体和 $\alpha_{2A}$ 和 $\alpha_{2C}$ 肾上腺素受体方面具有强效活性。这些药物在临床上对情绪和焦虑症状具有显著药效作用，更常用于治疗抑郁症和双相情感障碍而不是用于治疗精神分裂症。

### 结论与展望

治疗帕金森病和精神分裂症都需要调节中枢神经系统中多巴胺能神经传递。帕金森病由投射到纹状体的多巴胺能神经元变性引起，可以引起静止性震颤和运动迟缓。其中直接通路促进运动——兴奋不足，而间接通路抑制运动——被去抑制。帕金森病的药理学治疗依赖于增加多巴胺释放或激活尾状核和壳核中的多巴胺受体，帮助修复直接通路和间接通路间的平衡。

精神分裂症通过抑制边缘系统中不同位点的多巴胺受体治疗。精神分裂症的病理生理学尚未完全清晰，病因学知识的缺乏，这限制了合理药物开发。但是不同的抗精神病药物的临床作用已经提供了线索。尤其是典型抗精神病药物的药理学已经形成精神分裂症多巴胺模型的基础，该模型提出脑内多巴胺水平的失调在该病的病理生理学中起作用。非典型抗精神病药物的有效性影响不同受体类型的功能，突出了多巴胺假说是单纯化的事实。非典型药物代表一种有吸引力的新的治疗精神分裂症的形式，它们与典型抗精神病药相比引起更少的锥体外系作用而且更有效。

帕金森病和精神分裂症药物开发聚焦于在现有治疗药物类别下开发选择性更高的新药，进一步阐明疾病的病理生理学。新的具有更高选择性的多巴胺受体激动剂，特别是那些与 D1 受体相结合的，未来可能会提供更有效的严重不良反应更少的帕金森病治疗方法。具备增加受体选择性的新型抗精神病药的开发可以扩展精神分裂症的治疗选择。由于帕金森病涉及多巴胺能神经元的死亡，所以目前的研究都针对能够减缓疾病进展的神经保护药物。进一步探究谷氨酸缺乏在精神分裂症病理生理学中的潜在作用，可能会促进疾病的新疗法。例如，选择性谷氨酸受体激动剂的开发在将来补充甚至取代多巴胺受体拮抗剂的使用。治疗精神分裂症的另一个重要进展是由于阐明了非典型抗精神病药机制，这将有助于合理开发更多治疗精神分裂症的药物。

（刘岩 杜立达 译 高丽 高岩 陈乃宏 审）

### 推荐读物

Albin RL, Young AB, Penney JB. The functional anatomy of basal ganglia disorders. *Trends Neurosci* 1989;12:366–375. (*A classic article that describes the concept of "direct" and "indirect" pathways.*)

Connolly BS, Lang AE. Pharmacological treatment of Parkinson disease: a review. *JAMA* 2014;16:1670–1683. (*A comprehensive, evidence-based evaluation of current therapies.*)

George M, Amrutheshwar R, Rajkumar RP, Kattimani S, Dkhar SA. Newer antipsychotics and upcoming molecules for schizophrenia. *Eur J Clin Pharmacol* 2013;69:1497–1509. (*A review of recently approved antipsychotic agents.*)

Goldman JG, Weintraub D. Advances in the treatment of cognitive impairment in Parkinson's disease. *Mov Disord* 2015;30:1471–1489. (*A review of current treatments and future therapeutic opportunities and challenges.*)

Howes OD, Kambeitz J, Kim E, et al. The nature of dopamine dysfunction in schizophrenia and what this means for treatment. *Arch Gen Psychiatry* 2012;69:776–786. (*A review of the evidence for dopamine dysfunction in schizophrenia, emphasizing the presence of presynaptic defects.*)

Kalia LV, Kalia SK, Lang AE. Disease-modifying strategies for Parkinson's disease. *Mov Disord* 2015;30:1442–1450. (*A review of current clinical trials of disease-modifying therapies for Parkinson's disease.*)

Naber D, Lambert M. The CATIE and CUtLASS studies in schizophrenia: implications for clinicians. *CNS Drugs* 2009;23:649–659. (*Discusses the major trials comparing typical and atypical antipsychotics on the basis of efficacy, adverse effect profiles, and cost.*)

Suchowersky O, Reich S, Perlmutter J, et al. Practice parameter: diagnosis and prognosis of new onset Parkinson disease (an evidence-based review). Report of the Quality Standards Subcommittee of the American Academy of Neurology. *Neurology* 2006;66:968–975. (*This "parameter," as well as several others published in the same issue, represents the product of a careful review of the evidence for the effectiveness of various treatments for Parkinson's disease.*)

Thenganatt MA, Jankovic J. Parkinson disease subtypes. *JAMA Neurol* 2014;4:499–504. (*A comprehensive literature review of the spectrum of features seen in Parkinson disease.*)

Trinh J, Farrer M. Advances in the genetics of Parkinson disease. *Nat Rev Neurol* 2013;8:445–454. (*A review of the rapidly evolving genetics of Parkinson's disease.*)

**药物汇总表:第14章 多巴胺能神经传递药理学**

| 药物 | 临床应用 | 严重和常见的不良反应 | 禁忌证 | 注意事项 |
|---|---|---|---|---|
| **多巴胺前体** |||||
| 作用机制——为增加多巴胺合成提供底物;左旋多巴被中性氨基酸转运体转运穿过血-脑脊液屏障,然后在芳香左旋氨基酸脱羧酶(AADC)的作用下脱羧生成多巴胺 |||||
| 左旋多巴 | 帕金森病 | 运动障碍,心脏病,直立性低血压,精神障碍<br>食欲缺乏,恶心,呕吐 | 左旋多巴过敏 MAO 抑制剂的并用 | 左旋多巴,当单独给药时,由于在外周代谢生成多巴胺而在 CNS 中可获得性低;因此,它几乎总是与一种 DOPA 脱羧酶抑制剂卡比多巴联合使用<br>连续使用既导致耐受性又导致增敏;患者形成与正常运动或运动障碍期相交替的强直增直强期<br>在患者开始服用左旋多巴 5 年内出现运动障碍是普遍存在的;当疾病持续进展时,继续左旋多巴治疗导致运动障碍和"开/关"现象的恶化 |
| **多巴胺受体激动剂** |||||
| 作用机制——这些激动剂直接结合并激活突触后多巴胺受体;它们对 D3>D2 多巴胺受体具有相对选择性 |||||
| 普拉克索<br>罗匹尼罗<br>罗替高汀 | 帕金森病<br>下肢不宁综合征 | 心衰,恶性黑色素瘤,睡意侵袭<br>直立性低血压,便秘,健忘,虚弱,锥体外系运动,嗜睡,眩晕,幻觉,障碍 | 对普拉克索,罗匹尼罗或罗替高汀过敏 | 多巴胺激动剂的半衰期比左旋多巴更长,促进低频率给药<br>非麦角多巴胺激动剂普拉克索和罗匹尼罗比麦角衍生物溴隐亭和高利特的不良反应少<br>认知影响包括过度的镇静作用,梦遇真和幻觉<br>研究表明使用多巴胺激动剂治疗可以延迟"关"期<br>作为对帕金森病的开始治疗而不是左旋多巴和运动障碍的开始,尤其是对个体 |

续表

**左旋多巴或多巴胺代谢的抑制剂**
**机制——通过抑制 MAO-B(雷沙吉兰和司来吉兰)或 COMT(托卡朋)来抑制 CNS 中多巴胺的降解;抑制外周的 COMT(恩他卡朋和托卡朋)对左旋多巴的降解**

| 药物 | 临床应用 | 严重和常见的不良反应 | 禁忌证 | 注意事项 |
|---|---|---|---|---|
| 雷沙吉兰<br>司来吉兰 | 帕金森病 | 高血压、血清素综合征(仅雷沙吉兰);心房颤动、高血压危象、自杀想法(仅司来吉兰)<br>直立性低血压,运动障碍,皮疹,消化不良,关节疼痛,头痛,体重减轻(共有不良反应);嗜睡,幻觉,黑色素瘤风险增加(仅雷沙吉兰);失眠,应用部位反应(仅司来吉兰) | 共有禁忌证:<br>对雷沙吉兰或司来吉兰过敏<br>环苯扎林,米氮平,圣约翰草并用<br>由于精神病风险并用右美沙芬<br>由于严重高血压反应风险并用其他的单胺氧化酶抑制剂(MAOI)或拟交感胺类药物<br>由于严重高血压或低血压、恶性高热或昏迷的风险,与哌替啶美沙酮,丙氧芬,曲马多同时使用<br>需要全身麻醉的选定手术<br>富含酪胺的食物<br>仅司来吉兰:<br>并用选择性 5-羟色胺再摄取抑制剂,5-羟色胺-去甲肾上腺素再摄取抑制剂和三环类抗郁药<br>并用卡马西平和奥卡西平<br>并用可卡因或含有机去感神经血管收缩药的局部麻醉药<br>并用含有伪麻黄碱,去氧肾上腺素、苯丙胺,麻黄碱,苯丙胺等血管收缩剂的拟交感胺类药物<br>嗜铬细胞瘤 | 司来吉兰在低剂量时选择性地作用于纹状体的 MAO-B;较高的剂量抑制 MAO-A 和 MAO-B,有毒性危险<br>司来吉兰生成有毒性的代谢产物苯丙胺,可能导致失眠和意识错乱(尤其是对老年人)<br>雷沙吉兰不生成毒性代谢产物<br>单独使用雷沙吉兰和司来吉兰都可以改善运动功能并且都能增强左旋多巴的作用 |
| 托卡朋<br>恩他卡朋 | 帕金森病 | 横纹肌溶解症、抗精神病药恶性综合征,幻觉(共有不良反应);肌张力障碍,暴发性肝功能衰竭,皮肤肿胀,睡意侵袭,胸腔积液、肺纤维化(仅托卡朋)<br>胃肠不适,运动障碍(共有不良反应);直立性低血压,发汗,肌肉痉挛,意识模糊,头晕,头痛,梦境障碍,上呼吸道感染(仅托卡朋);多动行为(仅恩他卡朋) | 对托卡朋或恩他卡朋过敏<br>仅托卡朋:<br>与托卡朋相关的横纹肌溶解或高热的病史<br>肝脏疾病 | 托卡朋是能穿过血-脑脊液屏障的高度脂溶性药物,而恩他卡朋只分布于外周<br>恩他卡朋是更广泛使用的 COMT 抑制剂 |

续表

| 药物 | 临床应用 | 严重和常见的不良反应 | 禁忌证 | 注意事项 |
| --- | --- | --- | --- | --- |
| **各类抗帕金森病的药物** | | | | |
| 机制——金刚烷胺在治疗帕金森病中的治疗机制被认为与对兴奋性 NMDA 受体拮抗作用相关;苯海索和苯扎托品是通过改变纹状体胆碱能中间神经元的作用来降低 CNS 中胆碱能水平的毒蕈碱受体拮抗剂 | | | | |
| 金刚烷胺 | 帕金森病 / 流行性感冒 A | 心衰、恶性黑色素瘤、白细胞减少症、中性粒细胞减少、免疫过敏反应、抗精神病药物恶性综合征、精神障碍恶化 / 失眠、头晕、幻觉、焦虑、直立性低血压、外周性水肿、胃肠不适 | 对金刚烷胺超敏感性 | 金刚烷胺曾被用作给缓流行性感冒 A 感染的时间并降低其严重程度的抗病毒药物;对帕金森患者来说,金刚烷胺被用于治疗在病程后期由左旋多巴引起的运动障碍 / 可能加重精神病患者或服药物温用患者的精神疾病 |
| 苯海索 苯扎托品 | 帕金森病 | 麻痹性肠梗阻、意识模糊(共有不良反应)、青光眼(仅苯海索);无汗症、中暑、精神病(仅苯扎托品)、头晕、视力模糊、恶心、口干(共有不良反应);神经质(仅苯扎托品) | 对苯海索或苯扎托品过敏 / 青光眼 | 苯海索和苯扎托品减少运动徐缓比减少震颤比减少运动徐缓多,因此在治疗震颤是主要临床表现的帕金森病患者时是有效的 / 可能导致老年人的痴呆和认知损伤更严重 |
| **抗精神病试剂** | | | | |
| 机制——拮抗中脑缘的,可能中脑皮质的,D2 受体;不良反应可能通过与基底神经节(黑质纹状体通路)和脑垂体的 D2 受体的结合来介导 | | | | |
| 吩噻嗪和衍生物: / 氯丙嗪 / 硫利达嗪 / 美索达 / 奋乃静 / 氟奋乃静 / 替沃噻吨 / 三氟拉嗪 / 氯普噻吨 | 精神病(共享指征);恶心和呕吐(仅限氯丙嗪和奋乃静); / 仅限氯丙嗪: / 顽固的呃逆 / 急性间歇性卟啉症 / 破伤风 | 系统性红斑狼疮(共享的不良反应);QT 间期延长(氯丙嗪、美索达、奋乃静、替沃噻吨;无效的体温调节(氯丙嗪、美索达、奋乃静、硫代噻嗪);麻痹性肠梗阻、贫血、白细胞减少、黄疸、肌张力障碍、抗精神病药物恶性综合征、癫痫发作、阴茎异常勃起(仅氯丙嗪) / 低血压、胃肠不适、口腔干燥、头晕、帕金森病、嗜睡(共同的不良反应);视力模糊、尿潴留(硫利达嗪、美索达、奋乃静、硫代噻嗪吩和三氟拉嗪) | 对氯丙嗪的超敏反应或严重中毒性中枢神经系统抑郁或郁或昏迷状态(共同禁忌证)同时给予子延长 QT 间期的药物(仅甲硫哒嗪)血液循环虚脱(奋乃静、硫代噻吩和氟奋乃静);骨髓抑制(仅三氟拉嗪和奋乃静);循环衰竭(仅限替沃噻吨和氯普噻吨)(仅限甲硫哒嗪)皮质下脑损伤;心律失常史(仅甲硫哒嗪制 CYP2D6 的药物的高血压或低血压性心脏病 | 通常脂肪族吩噻嗪对 D2 受体的拮抗作用弱于用典型抗精神病药的丁酰苯,噻吨或吩噻嗪衍生物。 / 典型抗精神病药的效力对于确定药物的不良反应应特征至关重要;与效力较低的药物相比,高效药物往往具有较少的镇静作用并导致较少的姿势性低血压;另一方面,较低效力的典型抗精神病药倾向于引起较少的锥体外系反应。氟奋乃静以癸酸酯形式提供,每 3~4 周肌内注射一次。 / 给帕金森病患者施用典型的抗精神病药通常会导致帕金森症状明显恶化。典型抗精神神经药可以增强镇静性抗组胺药 / 用和中枢活性三氮䓬类药物的作 |

续表

| 药物 | 临床应用 | 严重和常见的不良反应 | 禁忌证 | 注意事项 |
|---|---|---|---|---|
| 丁酰苯类：氟哌啶醇、氟哌利多 | 精神病<br>Tourette 综合征（仅氟哌啶醇）<br>恶心和呕吐；麻醉辅助（仅氟哌利多） | QT 间期延长、神经恶性综合征、锥体外系疾病（分享不利影响）；麻痹性肠梗阻、癫痫发作、阴茎异常勃起（仅氟哌啶醇）；低血压、嗜睡（共同不利效果）；便秘、口腔干燥、模糊视力（仅氟哌啶醇）；心动过速、焦虑（仅氟哌啶醇） | 对氟哌啶醇或氟哌利多过敏<br>帕金森病<br>严重的中毒性中枢神经系统抑郁症<br>或昏迷状态（仅氟哌啶醇）<br>QT 间期延长（仅氟哌啶醇） | 氟哌啶醇是使用最广泛的丁酰苯类。氟哌啶醇以癸酸酯形式提供，每 3～4 周肌内注射一次；制剂可用于治疗粘附不良的患者 |
| 其他典型抗精神病药：洛沙平、吗茚酮、匹莫齐特 | 精神障碍<br>图雷特综合征（匹莫齐特） | 脑卒中、帕金森综合征（仅洛沙平）；抗精神病药物恶性综合征、迟发性运动障碍（仅吗茚酮）；帕金森综合征、QT 间期延长、体温调节无效（仅匹莫齐特）；抗胆碱能症状、镇静作用（共有不良反应）；视力改变（仅匹莫齐特） | 昏迷或严重的药物诱导的抑制状态<br>帕金森病<br>针对匹莫齐特的禁忌证：<br>并用可能引起运动障碍和声音抽搐的匹莫齐特、哌甲酯或苯丙胺<br>并用多非利特、索他洛尔、奎尼丁、其他 Ⅰa 和 Ⅲ 型抗心律失常药、美索达嗪、硫利达嗪、氯丙嗪或氟哌利多<br>并用司帕沙星、加替沙星、莫西沙星、卤泛群、甲氟喹、喷他脒、三氧化二砷、左旋乙酰美沙酮、多拉司琼、去铁铵、普罗布考、他克莫司、齐拉西酮、合曲林或大环内酯类抗生素<br>与表现出 QT 延长作用的药物和 P450 3A4 的抑制剂共同使用（齐留通、氟伏沙明）<br>有心律失常病史 | 吗茚酮对上行网状激活系统发挥抗精神病作用而没有肌肉松弛和共济失调的作用<br>匹莫齐特与其他精神抑制试剂相比有较专门的多巴胺受体拮抗作用和较小的 α-肾上腺素受体阻断活性，较少诱导镇静和低血压 |

续表

| 药物 | 临床应用 | 严重和常见的不良反应 | 禁忌证 | 注意事项 |
|---|---|---|---|---|
| **非典型抗精神病试剂**<br>**机制——对多巴胺 D2 和 5-羟色胺 5-HT2 受体的联合拮抗剂性质；氯氮平和奥氮平也是多巴胺 D4 受体的拮抗剂** | | | | |
| 利培酮<br>奥氮平<br>齐拉西酮<br>帕潘立酮<br>喹硫平<br>阿立哌唑<br>伊潘立酮<br>鲁拉西酮<br>阿塞那平 | 精神病<br>双相情感障碍抑郁症(附属)<br>自闭症(仅利培酮和阿立哌唑) | 高血糖、糖尿病酮症酸中毒、昏迷，QT 间期延长(共同的不良反应)；热疗(仅利培酮和阿立哌唑)；粒细胞缺乏症(利培酮、帕潘立酮、喹硫平、阿立哌唑和鲁拉西酮)；阴茎异常勃起(利培酮、帕潘立酮和喹硫平)；肺栓塞(仅奥利培酮和奥氮平)；脑卒中(仅奥氮平、阿立哌唑和伊潘立酮)；抗精神病药恶性综合征(仅阿立哌唑、鲁拉西酮和阿塞那平)；自杀意念(仅限阿立哌唑和伊利培酮)；血小板减少症(仅限奥氮平)；横纹肌溶解症(仅阿立哌唑)；癫痫持续状态(仅限奥氮平和鲁拉西酮)<br>抗胆碱能症状、镇静、体重增加，轻度锥体外系症状(奥氮平)；增加催乳素水平(奥氮平、帕潘立酮和伊立哌酮)；胃肠不适(喹硫平、阿立哌唑和鲁拉西酮)；焦虑症(仅限喹硫平和阿立哌唑)；血压升高(仅限喹硫平) | 对药物过敏 同时使用强效 CYP3A4 诱导剂或抑制剂 | 非典型抗精神病药在治疗精神分裂症的阴性症状方面比典型抗精神病药更有效。非典型抗精神病药比典型的抗精神病药引起的锥体外系症状更温和。利培酮与 D2、5-HT$_2$、α$_1$、α$_2$、H1 受体结合。奥氮平与 D1~D4、5-HT$_2$、α$_1$、H$_1$、M1~M5 受体结合。齐拉西酮与 D2、5-HT$_1$、5-HT$_2$、α$_1$、H$_1$ 受体结合。帕潘立酮是利培酮的活性代谢产物。喹硫平与 D1、D2、5-HT$_1$、5-HT$_2$、α$_1$、α$_2$、H$_1$ 受体结合。阿立哌唑是 5-HT$_{1A}$ 部分激动剂和 5-HT$_{2A}$ 拮抗剂。伊潘立酮是 D2 和 5-HT$_{2A}$ 的亲和力高于 D2。喹硫平和阿立哌唑引起锥体外系症状的发生率最低。阿立哌唑、鲁拉西酮和阿塞那平在阻断 5-HT$_7$、α$_{2A}$ 和 α$_{2C}$ 受体方面具有有效活性，并且最常用于增强抑郁症或双相情感障碍的治疗。阿塞那平仅使用舌下剂型 |
| 氯氮平 | 精神分裂症对其他抗精神病药难以治疗 | 心肌病、心肌炎、延长 QT 间期、史-约综合征、糖尿病、糖尿病酮症酸中毒、粒细胞缺乏症、血小板减少症、抗精神病药物恶性综合征、癫痫发作、青光眼、肺炎、肺栓塞<br>抗胆碱能症状、心动过速、胃肠不适、镇静、发热 | 氯氮平诱导的粒细胞缺乏症或严重粒细胞减少症、糖尿病史 增生性疾病 | 氯氮平尚未被用作一线药物，因为粒细胞增多症的风险小但明显。氯氮平与 D1~D5、5-HT$_2$、α$_1$、H$_1$、毒蕈碱受体结合 |

# 第15章

# 5-羟色胺能和中枢肾上腺素能神经传递药理学

David G. Standaert and Victor W. Sung

## 概述

本章介绍 5-羟色胺(serotonin;5-hydroxytryptamine,5-HT)这一神经递质,它也是许多如抑郁障碍、焦虑障碍等神经精神类治疗药物的靶点。相关的一些药物也影响去甲肾上腺素(norepinephrine,NE)神经传递,两条神经递质通路被认为是情绪调节的中心。本章对药物改变 5-羟色胺和去甲肾上腺素信号的不同机制进行讨论,尽管许多这样的药物的功能是抗抑郁和抗焦虑,但是该类药物也是偏头痛、过敏性肠综合征和其他病症的有效治疗方法。本章也将对锂和其他用于治疗双相情感性疾病的药物进行讨论。

情绪障碍多被定义为存在抑郁和/或躁狂或轻躁狂发作。抑郁反复发作且无躁狂或轻躁症史的患者被认为是重性抑郁障碍(major depressive disorder,MDD);经历至少一次躁狂或轻度躁狂发作的患者,不管是否有抑郁病史,认为患有双相障碍(bipolar disorder,BD)。MDD 的终生患病率大约是 17%,而

BD 的终生患病率是 1%~2%。MDD 可以单独发病,也可与脑卒中、痴呆、糖尿病、癌症和冠状动脉疾病等其他疾病同时发生。尽管双胞胎研究表明 MDD 中高达 1/3 的风险是可遗传的,但环境应激(如早期创伤经历)也与风险相关。衰老和大脑微血管动脉粥样硬化也与老年人迟发的抑郁相关。除了遗传和环境的诱发因素外,很多种类的药物能加重抑郁(如干扰素、糖皮质激素和化疗药物)。虽然环境因素经常诱发 BD 情绪发作,但是 BD 有很高的遗传风险。尽管躁狂是 BD 的特征,但是患者一生中的大部分时间处于抑郁状态,而且抑郁症状与情绪障碍中自杀风险的升高密切相关[值得注意的是在大多数自杀事件中医生(不一定是精神科医生)会在自杀前不到 1 个月看过患者]。

MDD 和 BD 都是世界范围内发病的主要原因,会导致生产力的下降和医疗资源的大量占用。世界卫生组织(World Health Organization,WHO)预测 2030 年抑郁障碍将超过缺血性心脏病、道路交通事故和脑血管疾病,成为疾病负担的主要原因。

## 病例

　　Mary R，27 岁的上班族，向家庭医生李医生陈述说在过去的两个月里她的体重减轻了 8 磅。R 小姐含泪解释说，她感觉特别糟糕，被不间断的悲伤情绪和工作中的无助以及不能承受的压力折磨，一个多月来她没能睡一个好觉。她不再享受生活，最近自杀的想法出现时，她感到害怕。R 小姐告诉李医生她之前也有过一次这样的感觉，但那种感觉几个月后就过去了。李医生询问她关于她的睡眠模式、食欲水平、集中精力的能力、能量水平、情绪、兴趣水平以及内疚感。他特别问了她一些关于自杀念头的问题，尤其是她是否已有专门的计划以及她是否曾经尝试自杀。李医生向 R 小姐解释说她患有抑郁症，很可能是由于她脑神经元回路的功能异常引起的。他开了抗抑郁药氟西汀。

　　两星期后，R 小姐打电话说药物不起作用。李医生鼓励她继续服用药物。再过了两个星期，R 小姐开始感觉变好。她不再感觉到悲伤和消沉；以前折磨她的无助感和不能胜任的感觉减少了。当她 6 周后再来看李医生时，她说她感觉好多了，她不再需要更多睡眠，而且总是充满活力。她自信自己是公司里最聪明的人。她骄傲地告诉李医生她最近买了一辆新的跑车，进行了一次疯狂购物。在了解了更详细的情况后，李医生告诉 R 小姐她可能正经历躁狂性发作。经与精神科医生协商，李医生开了锂的处方，并逐渐减少了氟西汀的使用量。R 小姐对于服用新药犹豫不决，她说她感觉很好而且她担心锂的不良反应。

## 思　考　题

□ 1. 抑郁发作与偶尔的"感觉忧郁"有何不同？
□ 2. R 小姐的躁狂是什么引起的？为什么即使患者"感觉好"，治疗双相情感性疾病也是必要的呢？
□ 3. 为什么氟西汀的治疗作用有延迟呢？
□ 4. R 小姐对于锂的不良反应有什么特别的担心？

## 5-羟色胺能和中枢肾上腺素能神经传递的生物化学和生理学

　　5-羟色胺（5-hydroxytryptamine，5-HT）和去甲肾上腺素（norepinephrine，NE）在调节情绪、睡眠-觉醒周期、动机和奖励、认知加工、疼痛感知、神经内分泌功能和其他生理过程中具有关键作用。投射到脊髓的 5-羟色胺调节疼痛感知、内脏调节和运动控制，而投射到前脑的 5-羟色胺在调节情绪、认知和神经内分泌功能中发挥重要作用。去甲肾上腺素能系统调节警觉性、应激反应、神经内分泌功能、疼痛控制和交感神经系统活动。这两种神经递质调节多种行为和心理过程，这也解释了改变 5-HT 和/或 NE 水平或突触后信号传导的药物可用于治疗多种相关的疾病。

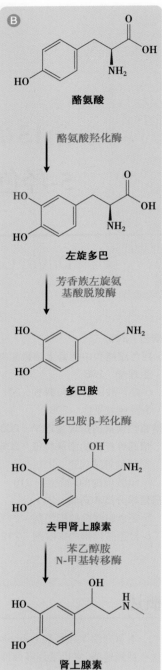

图 15-1　5-羟色胺和去甲肾上腺素的合成。A. 由氨基酸色氨酸合成 5-羟色胺的过程分两步：色氨酸羟化酶将色氨酸羟化生成 5-羟色氨酸，之后芳香族左旋氨基酸脱羧酶将该中间体脱羧生成 5-羟色胺（5-HT）。色氨酸羟化酶是该路径的限速酶。B. 由氨基酸酪氨酸合成去甲肾上腺素的过程分三步，该过程与 5-羟色胺合成路径相似。酪氨酸首先被酪氨酸羟化酶氧化生成左旋多巴，然后脱羧生成多巴胺。在多巴胺被转运到突触囊泡后，被多巴胺 β-羟化酶羟化生成去甲肾上腺素。相同的酶即芳香左旋氨基酸脱羧酶将 5-羟色氨酸和左旋多巴脱羧。酪氨酸羟化酶是该路径中的限速酶

5-HT 和 NE 主要通过非突触的神经元膨体释放。不同于与特定目标神经元形成紧密接触的突触，膨体从小泡中将大量的神经递质释放入细胞外间隙，在膨体的投射区域建立神经递质的浓度梯度。中缝核内含 5-HT 的细胞以及蓝斑核内含 NE 的细胞广泛地投射到整个大脑皮质，而多巴胺的投射更集中。它们都有重要的突触前自受体来控制局部的递质浓度。这种自身调节导致协调的放电，进而引起自发的和同步的活动波，即测到的放电频率；例如，中缝核中的细胞通常以每秒 0.3~7 个峰的速率进行放电。因为基础（慢相）放电频率不能迅速改变，而且每次放电释放的神经递质量相当一致，所以膨体附近神经递质的浓度维持在一个狭窄的范围内。

平均浓度决定了接受 5-HT 和 NE 投射的目标神经元活性的基线水平。另外，特定的刺激物能引起快速放电波叠加于基线活性上。因此，弥散性投射系统可以提供两种类型的信息：类似于更传统的神经传递的快速和离散的神经元放电以及可能允许在更长的时间段内整合信息的较慢的放电。

## 5-羟色胺的合成和调节

5-羟色胺在色氨酸羟化酶（tryptophan hydroxylase，TPH）的作用下由氨基酸色氨酸合成，该酶将色氨酸转化为 5-羟氨酸。然后芳香左旋氨基酸脱羧酶将 5-羟色氨酸转化为 5-羟色胺（图 15-1A）。这些酶存在于 5-羟色胺能神经元的胞质各处，在胞体和突起都有分布。5-羟色胺集中储存在位于轴突、胞体和树突的囊泡中。

去甲肾上腺素合成和调节的生物化学在第 11 章中已经进行了讨论。"去甲肾上腺素的合成总结"在图 15-1B 中。

5-羟色胺代谢循环（图 15-2）包括合成、摄取入突触囊泡、胞吐、再摄取入胞质，随后摄取入囊泡或者降解。"去甲肾上腺素的代谢循环总结"在图 15-3 中。5-HT 和 NE 神经传递水平的调节能发生于这些步骤中的任何一步。

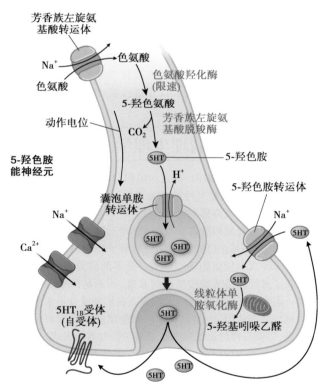

**图 15-2　5-羟色胺神经传递的突触前调节。** 5-羟色胺（5-HT）由色氨酸经由两步反应合成：限速酶是色氨酸羟化酶。新合成的和再循环的 5-HT 都可以被囊泡单胺转运体（VMAT）从胞质转运到突触囊泡。神经传递起始于突触前神经元的动作电位，这最终引起突触囊泡以钙离子依赖的方式与细胞膜融合。5-HT 被选择性 5-HT 转运体（SERT）还有非选择性的再摄取转运体（未显示）从突触间隙中移除。5-HT 能刺激突触前膜上的 5-HT$_{1B}$ 自受体来提供反馈抑制。胞质中的 5-HT 被 VMAT 捕捉进入突触囊泡或者被线粒体单胺氧化酶（MAO）降解

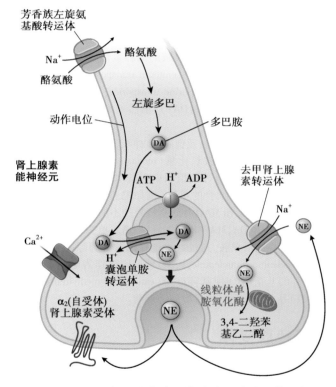

**图 15-3　去甲肾上腺素神经传递的突触前调节。** 突触囊泡中的去甲肾上腺素有两个来源。第一，由酪氨酸合成的多巴胺被囊泡单胺转运体（VMAT）转运进入囊泡。在囊泡内部，多巴胺被多巴胺-β-羟化酶转化成去甲肾上腺素。第二，再循环的 NE 也被 VMAT 从细胞质转运到囊泡（未显示）。神经传递起始于突触前神经元的动作电位，最终引起突触囊泡以钙离子依赖的方式与细胞膜融合。NE 被选择性的去甲肾上腺素转运体（NET）还有非选择性的再摄取转运体（未显示）从突触间隙中移除。NE 能兴奋 α$_2$-肾上腺素自受体来提供反馈抑制。未被 VMAT 捕捉进突触囊泡的胞质 NE 被线粒体膜外的单胺氧化酶（MAO）降解成 3,4-二羟苯基乙二醇（DOPGAL）

对于所有的单胺来说,合成的第一步是限速步骤。因此 5-HT 的合成被色氨酸羟化酶(tryptophan hydroxylase,TPH)限速,DA 和 NE 的合成被酪氨酸羟化酶(tyrosine hydroxylase,TH)限制速率。两种酶被自受体的抑制性反馈紧紧地调节。局部增加的 5-HT 浓度作用于 5-HT 突触前自受体,激活 $G_i$ 蛋白信号进而降低 TPH 活性,减少 5-HT 能神经元放电。尽管存在其他的解释,这种自身调节环可能是对临床上观察到的抗抑郁药作用时程的解释,这将在下面进行讨论(见"抑郁的单胺理论")。

5-HT 在囊泡单胺转运体(vesicular monoamine transporter,VMAT)的作用下转运至囊泡。该转运体是非特异性的单胺转运体,对于多巴胺(DA)和肾上腺素(EPI)还有 5-HT 的囊泡包装是重要的。利舍平是历史上用于治疗高血压和某些精神症状的吲哚生物碱,不可逆转地与 VMAT 相结合并因此抑制 DA、NE、EPI 和 5-HT 包装入囊泡。

选择性 5-羟色胺再摄取转运体将 5-HT 从突触间隙重循环入突触前神经元。选择性单胺再摄取转运体是将神经递质转运与跨膜钠离子梯度相偶联的跨膜 12 次的蛋白。与非特异性的单胺转运体 VMAT 不同,各单胺再摄取转运体表现出选择性、高亲和力以及对各单胺的低容量性。选择性单胺转运体包括 5-羟色胺转运体(serotonin transporter,SERT)、去甲肾上腺素转运体(norepinephrine transporter,NET)和多巴胺转运体(dopamine transporter,DAT),虽然效率不高但是也能转运其他的单胺类。

当 5-HT 转运回神经元胞质,该神经递质可以通过 VMAT 转运入囊泡或者被单胺氧化酶(monoamine oxidase,MAO)系统降解。MAO 是调节神经组织中单胺水平以及灭活肝脏和消化道中循环的和饮食的单胺(例如酪胺)的线粒体酶。其两种亚型 MAO-A 和 MAO-B 底物特异性不同,例如 MAO-A 氧化 5-HT、NE 和 DA、MAO-B 优先氧化 DA。单胺氧化酶通过氧化脱氨作用灭活单胺,通过共价连接的黄素腺嘌呤二核苷酸(flavin adenine dinucleotide,FAD)辅助因子作为电子接受体。细胞外的儿茶酚-O-甲基转移酶(catechol-O-methyltransferase,COMT)是单胺的另一种重要的降解酶。

## 5-羟色胺受体

已经鉴定的 15 种 5-HT 受体,除了一种外都是 G 蛋白偶联受体(表 15-1)。一般来说,5-HT$_1$ 类的受体通过 $G_i$ 通路(进而降低腺苷酸环化酶活性和开放钾离子通道)抑制细胞活性,5-HT$_2$ 类通过 $G_q$ 通路增加信号传导以引起磷脂酰肌醇转换,5-HT$_4$、5-HT$_6$ 和 5-HT$_7$ 类通过 G 通路激活腺苷酸环化酶。唯一已知的配体门控离子通道是 5-HT$_3$ 受体。5-HT$_{1A}$ 受体在中缝核的 5-羟色胺能细胞体(自受体)和海马突触后神经元都有表达,通过 $G_i$ 通路超级化神经元(如上描述)。突触前 5-HT$_{1B}$ 受体表达于 5-羟色胺能神经末梢,从而自动抑制 5-HT 神经传递。5-HT$_{2A}$ 和 5-HT$_{2C}$ 的信号是兴奋性的,降低了神经元放电的阈值。各类 5-羟色胺受体在全脑的表达不同,受不同的中缝核投射的神经支配。例如,皮质的 5-HT 投射兴奋突触后 5-HT$_{2A}$ 受体,而其他到边缘系统的投射刺激突触后

**表 15-1**　去甲肾上腺素和 5-羟色胺受体亚型的信号机制

| 5-HT 受体亚型 | 信号机制 |
|---|---|
| 5-HT$_{1A,B*,D,E,F}$ | ↓cAMP,↑钾离子通道开放 |
| 5-HT$_{2A,B,C}$ | ↑IP$_3$,DAG |
| 5-HT$_3$ | 配体门控离子通道 |
| 5-HT$_{4,6,7}$ | ↑cAMP |
| **NE 受体亚型** | **信号机制** |
| α$_1$ | ↑IP$_3$,DAG |
| α$_2$* | ↓cAMP |
| β$_{1,2}$ | ↑cAMP |

缩写:cAMP=环磷酸腺苷;DAG=二酰基甘油;IP$_3$=肌醇 1,4,5-三磷酸。

* 5-HT$_{1B}$ 受体和 α$_2$ 肾上腺素受体是对反馈抑制很重要的突触前自受体。

5-HT$_{1A}$ 受体。有大量的受体亚型表达重叠,但是重叠的生理学意义尚不清楚。

去甲肾上腺素(肾上腺素能)受体亚型的信号机制在第 11 章中进行了讨论并在表 15-1 中进行了回顾。

## 情感性疾病的病理生理学

重性抑郁障碍(MDD)和双相障碍(BD)的特征是情绪失调。MDD 以单次或复发性抑郁为特征,而 BD 被定义为存在躁狂或轻躁狂以及抑郁期。

单胺假说提出血清素和/或去甲肾上腺素水平降低引起情绪障碍,主要基于已知抗抑郁药的分子作用机制以及对应于抑郁障碍或躁狂症的动物模型。更多的研究表明,这些疾病反映了神经回路活动中复杂的紊乱,而不是简单的化学不平衡。但是由于这些疾病的潜在病因在生理或分子水平上仍未得到很好的认识,因此诊断标准只能依赖于临床评估。迄今为止,尽管有神经影像学和转录组学研究有所发现,但尚未找到这些疾病的可靠生物标志物。美国精神病学协会对 MDD 和 BD 的诊断标准总结在知识框 15-1 和 15-2 中。

## 情感性疾病的临床特征

重性抑郁障碍(major depressive disorder,MDD)的特征是单次或反复的抑郁情绪发作,社会隔离感(包括冷漠、体验快乐的能力下降,以及无价值的感觉)以及典型的躯体症状(活力降低、食欲和睡眠改变、肌肉疼痛和潜伏期的运动缓慢)。其发生原因可能为重大生活事件或压力,尽管它们也可能是自发的。一次抑郁发作必须持续两周或者更长,并且显著干预患者日常功能,比如说工作和个人关系。如果是由甲状腺功能减退症或库欣病等一般疾病引起的,则不认为是 MDD。

**知识框 15-1　重性抑郁障碍(MDD)的诊断标准,节选自《精神疾病诊断和统计手册》第 5 版(DSM-5)**

A. 在相同的 2 周时间内出现了以下症状中的五种(或更多种)并表现出之前功能的改变;至少有一种症状是①情绪低落或②失去兴趣或快感。

1. 几乎每天都有大部分时间情绪低落,表现为主观报告(例如,感到悲伤、空虚、绝望)或其他人的观察(例如,看起来流泪)。

2. 几乎每天的大部分时间,对所有或几乎所有的活动明显减少兴趣或快感(如主观描述或观察所示)。

3. 在不节食时体重显著降低或体重增加(例如,一个月体重变化超过 5%),或几乎每天食欲减少或增加。

4. 几乎每天都有失眠或睡眠过度。

5. 几乎每天精神运动激动或迟钝(可由他人观察,而不仅仅是主观的不安或被减慢)。

6. 几乎每天疲惫或丧失能量。

7. 几乎每天都会感到无价值或过度或不恰当的内疚感(可能是妄想)(不仅仅是自我责备或对生病的内疚)。

8. 几乎每天思考或集中精力的能力减退,或犹豫不决(通过主观的叙述或其他人观察到的)。

9. 反复出现死亡的想法(不仅仅是害怕死亡),没有具体计划的反复出现的自杀意念,或自杀未遂或自杀的具体计划。

B. 这些症状导致在社会,职业或其他重要功能区域出现临床上显著的痛苦或损害。

C. 发作不是由于药物的生理作用或其他医学状况造成的。

D. 该重度抑郁的发作不能被精神分裂症,妄想症或其他特定和未指定的精神分裂症谱和其他精神病症更好地解释。

E. 从未有躁狂或轻躁狂发作。

**知识框 15-2　双相障碍(BD)的诊断标准,节选自《精神疾病诊断和统计手册》,第 5 版(DSM-5)**

**双相 I 型障碍**

对于双相 I 型障碍的诊断来说,有必要满足以下躁狂发作的标准。躁狂发作之前或之后可能有轻微躁狂症或重度抑郁发作。

躁狂发作:

A. 不同时期的异常和持续升高、膨胀或易怒的情绪和异常,并持续增加目标导向的活动或能量,持续至少 1 周,并且几乎每天(或任何需要的住院时间)的大部分时间。

B. 在情绪障碍和能量或活动增加期间,以下症状中的三种(或更多种)(如果情绪只是易怒则四种)在很大程度上存在并且表现出与平常行为的显著变化:

1. 膨胀的自尊或夸大其词。

2. 减少对睡眠的需求(例如,仅在睡眠 3 小时后感觉休息好了)。

3. 比平时更健谈,或者一直说话的压力。

4. 飞行或有赛车思维的主观经历。

5. 报告或观察到的注意力不集中(即注意力太容易被不重要或不相关的外部刺激吸引)。

6. 增加目标导向的活动(社交、工作或学校或性行为)或精神运动激动(即无目的的非目标导向活动)。

7. 过度参与可能产生痛苦后果的活动(例如,无节制地购物、性骚扰或愚蠢的商业投资)。

C. 情绪障碍严重到足以引起社会或职业功能的显著损害,或者需要住院以防止对自己或他人的伤害,或者存在精神病特征。

D. 该发作不归因于某种药物的精神作用(例如滥用药物、药物或其他治疗)或其他疾病。

**双相 II 型障碍**

对于双相 II 型障碍的诊断,当前或过去的轻度躁狂发作有必要满足以下标准,并且当前或过去的抑郁发作有必要满足以下标准。

轻躁狂发作:

A. 不同时期的异常和持续升高、膨胀或易怒的情绪和异常,并持续增加目标导向的活动或能量,持续至少连续 4 天,并且几乎每天的大部分时间。

B. 在情绪障碍和能量或活动增加期间,以下症状中的三种(或更多种)(如果情绪只是易怒则四种)表现出与平常行为的显著变化并且在很大程度上存在:

1. 膨胀的自尊或夸大其词。

2. 减少对睡眠的需求(例如,仅在睡眠 3 小时后感觉休息好了)。

3. 比平时更健谈,或者一直说话的压力。

4. 飞行或有赛车思维的主观经历。

5. 报告或观察到的注意力不集中(即注意力太容易被不重要或不相关的外部刺激吸引)。

6. 增加目标导向的活动(社交、工作或学校或性行为)或精神运动激动(即无目的的非目标导向活动)。

7. 过度参与可能产生痛苦后果的活动(例如,无节制地购物、性骚扰或愚蠢的商业投资)。

C. 发作与功能的明确改变有关,这种改变在没有症状时不是个体的特征。

D. 其他人可以观察到情绪的紊乱和功能的改变。

E. 发作的严重程度不足以导致社会或职业功能明显受损或需要住院治疗。如果存在精神病特征,根据定义,发作是躁狂的。

F. 该发作不归因于某种药物的精神作用(例如滥用药物、药物或其他治疗)。

在全部抑郁患者中,确定是否存在自杀行为以及是否存在精神病至关重要。尽管精神病在 BD 中更为典型,但是严重抑郁患者也会出现精神病症状。从安全角度出发,自杀或精神病症状是迅速进行精神病学评估的指征。

精神病性抑郁是最严重和最致残的 MDD 的形式。SSRI 和抗精神病药被认为是这种抑郁障碍亚型的一线药物,但如果一线药物难以改善症状,患者可能需要进行电惊厥治疗。

躁狂发作与易怒、高亢或欣快的情绪以及总体活动增加相关。相关症状通常有夸大的自我价值感(称为夸大感)和注意力分散。不像在抑郁障碍中看到的语音延迟和软语音,躁狂发作通常是难以中断的、增加的、快速的和响亮的语音。与在抑郁障碍中观察到的疲劳感和睡眠需求,躁狂发作往往减少了对睡眠的需求。在极端情况下,患者可能根本不会睡觉,而且不感到疲倦,反而感到精力充沛。躁狂发作的特点还在于紊乱的赛车思维,患者经常不能停留在主题上超过几秒钟。虽然不是躁狂的核心特征,但躁狂发作可能与精神病(妄想或幻觉)有关。躁狂症伴有不良后果的高风险(例如,交通事故、逮捕或精神病住院),特别是在没有治疗的情况下。当躁狂发作和抑郁发作的某些症状同时出现时,被认为同时具有抑郁或躁狂发作"混合特征"。

如果一个患者的躁狂症状持续四天以上仍没有不好的结果,也没有引起患者明显的痛苦,则定义为轻躁狂发作(字面上理解为"小躁狂症")。在本章病例中,尚没有足够的细节确定 R 小姐已经经历了严重的不良后果。如果李医生没有进行干预,她的症状可能会恶化,不良后果的风险也会增加。

尽管双相障碍的特征是躁狂症状(躁狂症或轻性躁狂),但是该疾病也有明显的抑郁症状,这种时期可能被延长,也令人虚弱。抑郁发作经常发生在经历躁狂症之前,并且这些患者经常被误诊为 MDD。**BD 患者在服用抗抑郁药时(正如 R 小姐的病例)有时会迅速地转变为躁狂,或者是出现更频繁的被称为快速循环的情绪发作。**用于治疗双相情感障碍的药物将在药理学部分的最后进行讨论,过去它们被称作情绪稳定剂。最近,这些药物根据它们相对的抗抑郁或抗躁狂性质或它们预防这些发作的能力来定义。在许多 BD 患者中,需要使用组合药物来有效控制情绪症状和复发。

# 抑郁的单胺理论

抑郁的生物学基础在 20 世纪 40 年代和 50 年代开始被认知,那时敏锐的观察者注意到丙米嗪、异烟肼和利舍平对情绪有意想不到的作用。

在 20 世纪 40 年代后期,三环类药物丙米嗪被开发用于治疗精神病患者,但是随后发现其具有强烈的抗抑郁作用。丙米嗪优先阻断 5-HT 转运体(SERT),它的活性代谢产物地昔帕明优先阻断 NE 转运体(NET)。丙咪嗪因此允许 5-HT 和 NE 在突触外以更高的浓度存在并且持续更长的时间,从而增强 5-HT 和 NE 受体的激活。

在 1951 年,抗结核病药物异烟肼被证明有抗抑郁作用。异烟肼抑制单胺氧化酶(MAO)并因此阻止 5-HT、NE 和 DA 的降解。胞质内神经递质的增加导致神经递质摄取入囊泡的增加,并因此导致胞吐作用后神经递质释放的增加。

在 20 世纪 50 年代,抗高血压剂利舍平被注意到可引起 10% ~ 15% 患者出现抑郁障碍。研究者发现利舍平能诱发动物模型和人的抑郁障碍。利舍平通过抑制神经递质转运至突触小泡来耗竭突触前神经元中的 5-HT、NE 和 DA,通过该药物不可逆地结合 VMAT 并最终破坏小泡。积聚在细胞质中的 5-HT、NE 和 DA 被线粒体 MAO 降解。因而认为单胺神经传递减少是诱发抑郁情绪的原因。

上述的发现明显表明中枢单胺能 5-羟色胺和去甲肾上腺素系统参与抑郁的病理发生。抑郁的单胺理论认为抑郁由 5-羟色胺和/或去甲肾上腺素神经传递的病理学减少引起。基于该假说,增加 5-羟色胺和/或去甲肾上腺素的神经传递能改善或逆转抑郁障碍。MDD 与单胺活性的长期病理学改变相关,能够通过药物进行治疗。

## 单胺理论的局限性

尽管几乎所有的抗抑郁药在它们的分子和细胞作用位点几乎可以立即发挥药理学活性,但是它们的完全抗抑郁作用直到持续治疗 6 周或更长才能被观察到。类似地,尽管利舍平迅速耗竭单胺能系统中的神经递质,但是需要持续使用利舍平持续治疗几个周才能诱发抑郁。这些药物完全发挥作用具有无法解释的延迟仍然是单胺理论的核心难题和重要挑战。

对于一些患者来说,选择性增加 5-HT 神经传递的药物可以减少抑郁症状,而选择性增加 NE 神经传递的药物没有或几乎没有作用。对于其他患者来说,影响 NE 系统的药物比那些影响 5-HT 系统的药物更有益。总的来说,每种药物对大约 70% 抑郁障碍患者是有效的,在阻断 NE 和/或 5-HT 再摄取的效能方面有显著不同的药物在大量的临床人群中测试时可能有相似的作用。这些临床观察很难被单胺理论解释。

抗抑郁药临床作用中的时滞可能反映了突触前单胺能神经元或者突触后神经回路的自调节机制。事实上抗抑郁药物的急性治疗、引起蓝斑和/或中缝核中(取决于药物)神经元发放频率的降低,这是因为含 5-HT 和 NE 的神经元上各自的 $5\text{-HT}_{1A}$ 和 $\alpha_2$ 自受体的急性反馈抑制所致。这将导致伴随的急性的 5-HT 和 NE 合成和释放的减少。

相反,长期使用抗抑郁药引起抑制性自受体自身下调,从而导致神经传递的增强。自受体敏感性的改变几个星期后才发生,这与患者治疗反应的时程是一致的。它可以解释完全治疗作用的延迟;只有在长期的药物治疗后自受体的逐渐脱敏才允许神经传递增加(图 15-4)。尽管这是一种推测,关于单胺受体敏感性改变的假说为 R 小姐经历的氟西汀治疗作用的延迟提供了合理的解释。

最近的研究还表明,长期的但非急性的抗抑郁药给药增加海马中的神经发生(即新神经元的诞生),抗抑郁药的一线临床作用可能是由神经发生介导的。其他研究表明药物对神经营养因子的影响,如脑源性神经营养因子(BDNF)。神经发生和神经营养因子在情绪障碍中的作用目前是一个值得深入研究的领域。

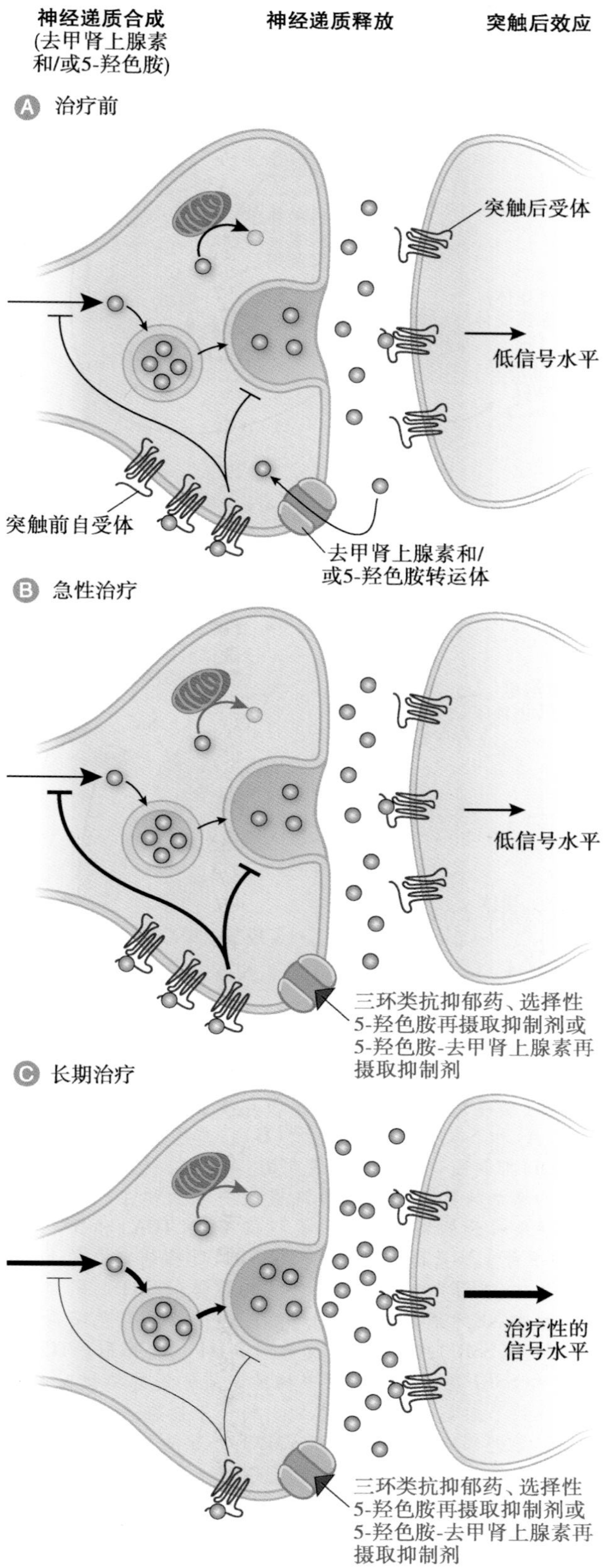

图 15-4 抗抑郁药物的治疗作用出现延迟的推测机制。

**神经递质合成**
(去甲肾上腺素
和/或5-羟色胺)

**神经递质释放**

**突触后效应**

**A** 治疗前

突触后受体

低信号水平

突触前自受体

去甲肾上腺素和/
或5-羟色胺转运体

**B** 急性治疗

低信号水平

三环类抗抑郁药、选择性
5-羟色胺再摄取抑制剂或
5-羟色胺-去甲肾上腺素再
摄取抑制剂

**C** 长期治疗

治疗性的
信号水平

三环类抗抑郁药、选择性
5-羟色胺再摄取抑制剂或
5-羟色胺-去甲肾上腺素再
摄取抑制剂

# 药理学分类和药物

5-羟色胺能和中枢肾上腺素能神经传递被多种药物调节,它们靶向于神经递质的储存、降解和再摄取。其他药物靶向于神经递质受体。由于5-羟色胺参与多个生理学过程,既有中枢的也有周围的,所以改变5-羟色胺能信号传导的药物对脑(情绪、睡眠和偏头痛),胃肠系统以及体核温度和血流动力学(5-羟色胺综合征)有各种各样的作用。许多生物学作用中在介绍药理学药物时将会被讨论,而其中的重点是调节情绪的药物。

## 5-羟色胺储存的抑制剂

苯丙胺和相关的药物具有干预突触小泡储存5-羟色胺等单胺的能力(第11章)。因此,苯丙胺、甲基苯丙胺和哌醋甲酯从其储存囊泡中置换出5-HT、DA和NE。对于非典型抑郁和老年人抑郁,苯丙胺、哌醋甲酯和莫达非尼等兴奋剂现已证明可用作二线药物,部分原因在于它们对5-羟色胺、去甲肾上腺素和多巴胺的综合作用。

苯丙胺、哌醋甲酯、右旋苯丙胺和赖氨苯丙胺也广泛用于治疗注意力缺陷多动障碍(ADHD)。尽管ADHD等多动障碍可以通过能增加儿茶酚胺水平的药物治疗似乎违反直觉,但鉴于中枢与外周NE的不同作用,这一发现是讲得通的。在前额皮质中,增加的NE促进注意力和更高的认知过程,而外周NE的增加能提高心率和血压并且可以诱发震颤。这些药物极易发生滥用;因为无活性的前药赖氨苯丙胺通过限速的肝脏代谢相对缓慢地转化为活性化合物右旋苯丙胺,它可能具有比其他苯丙胺衍生物更少的滥用可能性。

芬氟拉明和右芬氟拉明是卤代的苯丙胺衍生物,适当选择性作用于5-HT的储存囊泡。这些药物在美国曾短暂地用于抑制食欲,但严重的心脏毒性导致其停药。另一种苯丙胺衍生物,亚甲二氧基甲基苯丙胺(methylenedioxymethamphetamine,MDMA),既是选择性的5-羟色胺储存抑制剂也是5-HT受体的配体。它未被批准用于医疗实践是因为它的不法使用(作为"摇头丸"),但是在临床上它是一种重要的药物。

**A**. 在治疗前,神经递质以病理学低水平释放并发挥稳态水平的自抑制反馈。净作用是异常低基线水平的突触后受体活性(信号)。**B**. 抗抑郁药物的短期使用导致突触间隙中神经递质释放的增加和/或神经递质持续时间的增加。两种作用都导致抑制性自受体刺激的增强,进而增加对神经递质合成的抑制以及增加对胞吐作用的抑制。净作用是阻止药物最初的作用,突触后受体活性仍然是治疗前水平。**C**. 抗抑郁药物的长期使用导致突触前自受体的脱敏。因此,神经递质合成和胞吐作用的抑制被减小。净作用是突触后受体活性的增强,从而导致治疗反应

## 5-羟色胺降解的抑制剂

5-羟色胺降解的主要通路是由 MAO 介导的；相应地 MAOI 对 5-羟色胺能神经传递有重要的作用。根据它们对同工酶 MAO-A 和 MAO-B 的特异性以及它们之间结合的可逆性或不可逆性将 MAOI 进行分类。较早的 MAOI 是非选择性的，并且大部分属于较早的 MAOI，比如说异烟肼、苯乙肼和异卡波肼，是不可逆抑制剂。较新的 MAOI，比如吗氯贝胺、贝氟沙酮和溴法罗明，选择性地作用于 MAO-A 而且是可逆性地结合。司来吉兰，低剂量时是选择性的 MAO-B 抑制剂（见第14章），在较高的剂量时也抑制 MAO-A。

MAOI 通过结合并抑制 MAO 的功能黄素部分来阻断单胺的脱氨基作用（图 15-5）。通过抑制单胺的降解，MAOI 增加突触前神经元胞质中可获得的 5-HT 和 NE。胞质中这些单胺水平的提高不仅导致突触小泡中 5-HT 和 NE 摄取和储存的增加，而且导致一些单胺组成性地泄漏进入胞外空间。

正如在第11章中指出的，使用 MAOI 最具毒性的不良反应是系统性的酪胺毒性。因为胃肠的和肝脏的 MAO 代谢酪胺，所以消费含酪胺的食物，如加工的肉类、成熟干酪和红酒，能导致循环酪胺水平过多。酪胺是一种通过逆转再摄取转运体来刺激大量储存的儿茶酚胺释放的间接拟交感神经药。这种不可控的儿茶酚胺释放能引起以头痛、心动过速、恶心、心律失常和卒中为特征的**高血压危象**。较早的 MAIO 因为有潜在的系统性酪胺毒性风险，所以不再用于抑郁障碍的一线治疗；它们只能用于饮食中不含酪胺的患者。

现今的 MAOI［即 MAO-A 的可逆性抑制剂（RIMA），与 MAO 可逆性地相结合］被高浓度的酪胺取代，从而导致更多的酪胺代谢和更低的酪胺毒性。司来吉兰已被批准作为透皮贴剂使用，因此绕过了胃肠系统。透皮司来吉兰在只降低 30%~40% 胃肠道 MAO-A 活性剂量时，即可最大限度地抑制脑 MAO-A（和 MAO-B），因而能够降低酪胺诱导的高血压危象风险，并使患者获得更大的饮食自由权限。**与其他抗抑郁药一样，MAOI 可以在双相障碍患者中引发躁狂或轻度躁狂发作**。

所有抗抑郁药物包括 MAIO 在内都是疏水并且能穿过血-脑脊液屏障。药物口服吸收好，能够被肝脏代谢成活性代谢产物。这些代谢产物随后通过乙酰化作用在肝脏中灭活。其排泄主要通过肾脏进行清除。早期的不可逆性结合的 MAIO 以和 MAO 形成络合物的形式从循环中清除，并且只当新酶合成时才能被有效地灭活。由于 MAIO 对肝脏中线粒体 P450 酶的广泛作用，会引起大量的药物-药物间的相互作用。当患者服用 MAIO 时，其所有医疗团队成员必须谨慎处方其他药物。

## 再摄取抑制剂

5-羟色胺能水平被递质释放和再摄取之间的平衡维持在稳定状态。因此 5-羟色胺再摄取转运体的抑制剂能够降低再摄取速率，导致 5-HT 在胞外浓度净升高。此类药物缓解各种

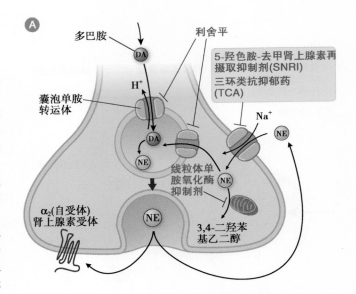

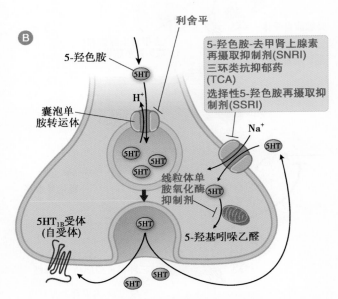

图 15-5　**抗抑郁药物的作用位点和机制**。抗抑郁药物和利舍平（诱导抑郁障碍）的作用位点在去甲肾上腺素能神经元（**A**）和 5-羟色胺能神经元（**B**）。单胺氧化酶抑制剂（MAOI）抑制线粒体酶单胺氧化酶（MAO）；引起的胞质内单胺的增加导致神经递质囊泡摄取的增加和在胞吐期间神经递质释放的增加。三环类抗抑郁药（TCA）和 5-羟色胺-去甲肾上腺素再摄取抑制剂（SNRI）既抑制去甲肾上腺素转运体（NET）也抑制 5-羟色胺转运体（SERT），引起突触间隙中 NE 和 5-HT 水平的增加。选择性 5-羟色胺再摄取抑制剂（SSRI）抑制 SERT 介导的 5-HT 的再摄取。TCA、SNRI 和 SSRI 延长突触间隙中神经递质作用的持续时间，进而导致下游信号传导的增加。利舍平能在人和动物模型中诱导抑郁障碍，通过阻断 VMAT-介导的单胺被摄取进入突触囊泡并最终破坏囊泡

常见的精神疾病的症状，包括抑郁障碍、焦虑障碍和强迫症。目前临床常用的四类再摄取抑制剂包括：非选择性三环类抗抑郁药（tricyclic antidepressants, TCA），选择性 5-羟色胺再摄

取抑制剂（selective serotonin reuptake inhibitors，SSRI），5-羟色胺-去甲肾上腺素再摄取抑制剂（serotonin-norepinephrine reuptake inhibitors，SNRI）以及较新的去甲肾上腺素再摄取抑制剂（norepinephrine selective reuptake inhibitors，NRI）。下面将对每一类进行讨论，而后单独介绍非典型抗抑郁药物。

## 三环类抗抑郁药

三环类抗抑郁药（TCA）命名源于其化学骨架结构，该骨架由三个环组成，其中包括两个芳香环和起连接作用的环庚烷环。原型 TCA 是丙咪嗪，该类药物还包括阿米替林、地昔帕明、去甲替林和氯米帕明（强迫症的一线药物）。含仲胺的 TCA 首先影响 NE 系统，而那些含叔胺的药物主要影响 5-HT 系统。四环类抗抑郁药包括马普替林，虽然被开发但是尚未广泛应用。四环类抗抑郁药往往对 NE 系统更具选择性。

TCA 分别阻断 5-HT 和 NE 再摄取转运体来抑制 5-HT 和 NE 从胞外空间的再摄取。但是这些药物不影响 DA 再摄取（图 15-5）。抑制转运体的分子机制仍有待阐明。神经递质在突触间隙中存在时间延长会导致受体激活作用的增强，所以再摄取抑制剂诱发突触后反应增强。尽管 TCA 对 5-HT 和 NE 再摄取转运体的亲和力不同，但是它们在临床使用方面显著相似。TCA 也可以用于治疗疼痛综合征，并且较抗抑郁作用所需剂量相比，其治疗适应证方面的剂量更低。在治疗偏头痛时较其他躯体痛病症和慢性疲乏综合征方面更具优势。

TCA 的不良反应是基于其除了治疗靶标外，较大的通道和受体相结合能力引起的。TCA 最危险的不良反应主要涉及心血管系统。TCA 以奎尼丁样作用影响钠离子通道。**TCA 的奎尼丁样副作用（特别是 TCA 过量）包括潜在的致死性传导延缓，比如说一级房室传导阻滞和束支传导阻滞。因此，对于有自杀风险的患者应该谨慎使用 TCA。** 在开始使用 TCA 前应该做一次心电图（ECG）以排除传导系统疾病。

TCA 也能作为毒蕈碱（胆碱能）、组胺、肾上腺素和多巴胺受体的拮抗剂。其**抗胆碱能**作用是最为显著的，包括典型的毒蕈碱乙酰胆碱受体阻断的症状：恶心、呕吐、食欲缺乏、口干、视力模糊、意识错乱、便秘、心动过速和尿潴留。**抗组胺能**作用包括镇静作用、体重增加和意识错乱（老年人）。**抗肾上腺素能**作用包括直立性低血压、反射性心动过速、困倦和头晕。直立性低血压对于老年患者来说是一种特殊危险，必须谨慎观察这类患者对 TCA 的使用。**最后，TCA 也可能使 BD 患者出现躁狂症。**

## 选择性 5-羟色胺再摄取抑制剂

1987 年随着选择性 5-羟色胺再摄取抑制剂（selective serotonin reuptake inhibitors，SSRI）的引入，抑郁障碍的治疗发生了革命性的变化。美国食品药品管理局（US Food and Drug Administration，FDA）批准的第一个 SSRI 是氟西汀；该药物目前仍然是最广泛使用的处方 SSRI 之一。其他 SSRI 包括西酞普兰活性更强的 S-对映体依他普仑、氟伏沙明、帕罗西汀和舍曲林。由于其在过量服用时有更高的安全性和更少的不良反应，所以通常作为治疗抑郁障碍和焦虑障碍一线药物。特

别是与 TCA 过量的潜在致死性相比，SSRI 过量产生相对良性的作用。SSRI 还用于治疗恐慌症、广泛性焦虑障碍、强迫症和创伤后应激障碍（posttraumatic stress disorder，PTSD）。由于它们倾向于减少或延迟性高潮，也被用于治疗早泄。

SSRI 的作用机制与 TCA 相似，但是 SSRI 对 5-HT 转运体有更显著的选择性（图 15-5B）。5-羟色胺再摄取的抑制增加胞外空间 5-羟色胺水平，进而增加 5-HT 受体的激活和增强突触后反应。在低剂量时，SSRI 主要与 5-HT 转运体相结合；在较高的剂量时，失去选择性，但是也能与 NE 转运体相结合。尽管有不同的化学结构，SSRI 与 TCA 有相似的临床效能。因此药物的选择经常取决于价格和不良反应耐受性这类问题。此外，由于个体患者对个体抗抑郁药的反应的可变性，他们可能需要尝试更多的 SSRI 才能找到最有效的药物：虽然它们有共同的机制，但一种 SSRI 可能在另一种 SSRI 失败后才有效。

因为在临床有效剂量时 SSRI 比 TCA 更具选择性，所以不良反应更少。SSRI 缺乏明显的心脏毒性（尽管西酞普兰在较高剂量时与 QTc 延长相关），并且它们不能与毒蕈碱（胆碱能）、组胺、肾上腺素或多巴胺受体紧密结合。因此 SSRI 通常比 TCA 更耐受。SSRI 的选择性增强也证明这些药物具有比 TCA 更高的治疗指数。

但是 SSRI 并不是完全没有不良反应。所有 SSRI 都可能导致一定程度的性功能障碍、性欲减退和/或延迟性高潮。另一个常见的不良影响是胃肠不适；舍曲林常与腹泻有关，而帕罗西汀与便秘有关。SSRI 更严重的副作用是 5-羟色胺综合征，当同时给予 SSRI 和 MAOI 时可发生罕见但危险的 5-HT 水平升高。5-羟色胺综合征的临床表现包括体温过高、肌肉僵硬、肌阵挛，以及精神状态和生命体征的快速波动。SSRI 也可以在很小比例的患者中引起出血并发症，偶尔也与低钠血症有关。突然停止 SSRI 可导致 SSRI 中止综合征，特征是焦虑、烦躁不安、胃肠道流感样症状、失眠、人格解体和自杀。**与 TCA 和 MAOI 一样，SSRI 有时会导致 BD 患者从抑郁障碍转变为躁狂症或轻度躁狂症。** 用于治疗 R 女士 MDD 的处方药氟西汀可能就是她随后躁狂发作的原因。SSRI 诱导的从抑郁转变为躁狂或轻躁狂的机制尚不清楚。

## 5-羟色胺-去甲肾上腺素再摄取抑制剂

尽管 SSRI 是用于治疗抑郁障碍的一线药物，但是有相当一部分患者对 SSRI 没有反应或只有部分反应。此外，尽管 TCA 通常用于躯体疼痛，但是 TCA 广泛的受体谱使得它们特别难以用于医疗情况复杂或脆弱的患者。

较新的一类药物，5-羟色胺-去甲肾上腺素再摄取抑制剂（SNRI）对这类患者有用。SNRI 目前由文拉法辛、活性代谢物去甲文拉法辛、度洛西汀和米那普仑组成。文拉法辛和去甲文拉法辛以浓度依赖性方式阻断 5-HT 再摄取转运蛋白和 NE 再摄取转运蛋白；在低剂量时表现为 SSRI，但是在较高剂量时它们也增加细胞外 NE 水平。度洛西汀也特异性抑制 NE 和 5-HT 再摄取，并已被批准用于治疗抑郁障碍以及神经性疼痛和其他疼痛综合征。米那普仑是一种选择性 NE 和 5-HT 再摄取抑制剂，依据其改善疼痛和烦躁症状的临床试验已

被批准用于治疗纤维肌痛。

## 去甲肾上腺素选择性再摄取抑制剂

托莫西汀是一种 NE 选择性再摄取抑制剂,用于治疗 ADHD。通过阻断 NE 再摄取从而增加前额皮质中的 NE 水平来改善 ADHD 症状。(哌醋甲酯和苯丙胺也被认为通过增加前额皮质中的 NE 水平来改善 ADHD 症状,是通过增加 NE 的释放起作用的。)托莫西汀比苯丙胺更具优点,包括较低的滥用/成瘾潜力和较长的血浆半衰期,可以每日给药一次。托莫西汀增加外周和中枢 NE 水平,从而提高心率和血压。

# 非典型抗抑郁药

与多个靶标相互作用的用于抑郁障碍治疗的药物被称作"非典型抗抑郁药"。这些药物包括安非他酮、米氮平和曲唑酮;噻奈普汀和阿戈美拉汀在欧洲获得批准,但在美国尚未批准。静脉注射氯胺酮已被证明具有抗抑郁作用。这些药物被分类只是因为它们不便进入其他类别。这些药剂比 TCA 更新,并且通过几种不同的机制起作用,但是他们中具有未知或未完全阐明的作用机制。

安非他酮是一种氨基酮,治疗非典型抑郁特别有效。这种药物似乎与苯丙胺的作用机制一样,但对人脑中多巴胺转运蛋白的占据率很低。但是其完全作用机制尚不清楚,部分原因在于其广泛地代谢成活性代谢物,这些代谢物对烟碱型乙酰胆碱(nACh)受体有影响。安非他酮是副作用最少的抗抑郁药之一。使用安非他酮的禁忌是癫痫发作倾向,因为它能降低癫痫发作阈值。因此安非他酮通常在患有癫痫症、电解质异常或进食障碍的患者中是不能使用的,这些会导致电解质失衡。

米氮平是一种四环分子,可以阻断突触后 5-HT$_{2A}$ 和 5-HT$_{2C}$ 受体和突触前 $\alpha_2$ 肾上腺素自身受体,可能减少 5-HT$_2$ 型突触的神经传递同时增加 NE 神经传递。米氮平是一种有效的抗焦虑和催眠药,以及促食欲药(食欲兴奋剂),成为对老年人群(经常出现失眠和体重减轻)和其他体重减轻的抑郁障碍患者特别有用的抗抑郁药。

曲唑酮属于苯基哌嗪类,能够阻断突触后 5-HT$_{2A}$ 和 5-HT$_{2C}$ 受体,同时抑制 5 羟色胺转运蛋白。后文将更详细地进行讨论。

噻奈普汀是一种具有抗焦虑作用的三环类抗抑郁药。尽管它具备三环结构,但该药物可作为 5-羟色胺再摄取的选择性增强剂(而非抑制剂)。噻奈普汀也是抗抑郁药但是其作用机制尚不清楚:其可能的机制包括增加 BDNF 作用于神经增强其可塑性、对谷氨酸受体的影响,以及对 $\mu$ 和 $\delta$ 阿片受体的调节作用。噻奈普汀目前已在欧洲被批准使用。

阿戈美拉汀是褪黑激素的结构类似物,也是褪黑激素受体 1 和受体 2 的激动剂及 5-HT$_{2C}$ 受体拮抗剂。它对单胺的再摄取没有影响,也不影响细胞外 5-羟色胺水平。它对 5-HT$_{2C}$ 受体的拮抗作用增加了多巴胺和去甲肾上腺素的释放。阿戈美拉汀耐受性良好,但是有性欲缺乏的副作用。阿戈美拉汀的一个显著特征是具有通过对褪黑激素受体的作用,调节昼夜节律和相关生理作用。

氯胺酮是谷氨酸能 N-甲基-D-天冬氨酸(NMDA)受体拮抗剂。该药剂最初是作为麻醉剂开发使用的(第 17 章)。它还具有抗抑郁作用,在数小时内起效但是 72 小时后失效;甚至在标准抗抑郁药干预无效的患者中也表现出类似效果。氯胺酮治疗抑郁障碍的有效性对单胺理论提出了挑战,因为氯胺酮似乎缺乏对 5-羟色胺能系统的直接影响,并且在机制上,其作用可能涉及调节 mTOR 介导的突触蛋白翻译控制以及对 GSK3$\beta$ 情绪稳定剂锂的调节。虽然人们对这种药物的滥用可能及其对重复静脉注射给药的需求存在担忧,但更好地了解受氯胺酮影响的分子途径为新一类抗抑郁药物的研究指明了方向。

总体而言,非典型抗抑郁药具有相对较少的副作用。尽管它们具有广泛而不同的作用机制和分子靶标,但临床功效相似。实际上这种异质性对抗抑郁作用的传统单胺能模型提出了新的挑战。

# 5-羟色胺受体激动剂

麦角是天然出现的 5-羟色胺受体激动剂。结构相似的几十种麦角由黑麦锈病真菌麦角菌精心加工而来。许多天然的麦角生物碱类通过激动血管平滑肌上的 5-羟色胺受体来产生强烈的血管收缩作用。该作用是麦角中毒的原因——在中世纪被描述为"圣安东尼之火"——在该事件中食用了真菌感染谷物者经历了严重的外周血管收缩进而导致坏死和坏疽。在现代,大量的麦角生物碱类已经应用于临床。半合成的麦角酸二乙酰胺(LSD)在小至 50μg 的剂量时就可以使人产生幻觉和感觉功能障碍。

在过去的十年中,5-HT 受体亚型选择性激动剂已成为人们越来越关注的治疗靶标。这些药物主要用于治疗焦虑和偏头痛。丁螺环酮是不与 GABA 受体结合而是作为 5-HT$_{1A}$ 选择性的部分激动剂发挥作用的非苯二氮䓬类抗焦虑药。具有中度抗焦虑作用的非镇静性药物。尽管在临床上它经常不如苯二氮䓬类有效,丁螺环酮在一些患者中是有选择性的,因为它是非致瘾的、无滥用潜力,并且没有镇静作用。

维拉佐酮是 FDA 于 2011 年批准的一种哌嗪类抗抑郁药,属于新一代抗抑郁药,它被设计成 5-HT$_{1A}$ 受体的部分激动剂,介导负反馈电路以及 5-羟色胺再摄取转运蛋白抑制剂(SERT)。5-HT$_{1A}$ 和 SERT 的双重活性可增强内源性适应机制,从而促进 5-羟色胺能神经传递增加。依据类似的理论,维拉佐酮的作用更加多重。沃替西汀是 FDA 于 2013 年批准的双芳基硫烷胺类抗抑郁药,属于 5-HT$_{1A}$ 激动剂,5-HT$_{1B}$ 部分激动剂,5-HT$_3$、5-HT$_7$ 和 5-HT$_{1D}$ 受体拮抗剂,以及 SERT 抑制剂。但是这两种药物是否能够代表新机制的药物,或者只是具有相似或不同副作用特征的其他 SSRI 也需要进一步评估。

偏头痛被认为由大脑血管舒张并随后激活小疼痛纤维引起。一类选择性的 5-羟色胺激动剂(5-HT$_1$ 激动剂)被发现在治疗偏头痛中特别有效,可能因为它们强烈的血管收缩作用。

舒马普坦是 5-HT$_{1D}$ 激动剂曲坦类的原型,该类药物还包括利扎曲普坦、阿莫曲坦、夫罗曲普坦、依立曲坦和佐米曲坦。曲坦类还有选择性较差的麦角生物碱类麦角胺都作用于脉管系统上的 5-HT$_1$ 受体从而改变颅内血流。当这些药物一般在疾病发生时使用而不作为预防使用,尤其对急性偏头痛发作是最有效。必须在偏头痛早期(最理想的情况是在有先兆的时候)服用以有效阻断疼痛受体的激活。曲坦类既可以激活 5-HT$_{1D}$ 受体也可以激活 5-HT$_{1B}$ 受体。在中枢神经系统中两种受体亚型都存在于脉管系统的各种神经元突触前末梢上。

在临床上 5-HT$_2$ 激动剂很少被使用。曲唑酮是用于治疗抑郁障碍和失眠的前药,它被转化成间氯苯基哌嗪(mCPP),一种选择性 5-HT$_{2A/2C}$ 激动剂。曲唑酮主要用作抗焦虑和催眠药物(诱导睡眠),因为抗抑郁作用所需的更高剂量通常会诱发过度镇静。麦角衍生物二甲麦角新碱是 5-HT$_2$ 受体的部分激动剂,还具备肾上腺能和毒蕈碱作用但是该药物在美国不再使用。

5-羟色胺和 5-羟色胺受体大量存在于胃肠道中。5-羟色胺是胃肠运动的关键调节因子,大部分通过 5-HT$_4$ 受体介导。西沙必利属于 5-HT$_4$ 激动剂,能增强乙酰胆碱从肠肌丛的释放,诱导胃动力。然而,西沙必利因其阻断 hERG 钾离子通道导致 QT 延长和心律失常等安全问题已在美国退市。

# 5-羟色胺受体拮抗剂

5-羟色胺受体拮抗剂是逐渐成为重要的治疗药物。像许多受体的配体一样,这些药物表现出不同程度的受体亚型选择性,通常与肾上腺能、组胺和毒蕈碱受体交叉反应。但是不可耐受的不良反应也限制它们的临床应用。

酮色林是具有显著 α$_1$-肾上腺能拮抗剂活性的 5-HT$_{2A/2C}$R 拮抗剂。降低血压的能力类似于 β-阻断剂,并且已经用于降低青光眼的眼内压。目前这种药物在欧洲有售。

昂丹司琼是 5-HT$_3$R 的拮抗剂。目前在所有已经鉴定的单胺受体中,只有 5-HT$_3$R 是促离子型受体,属于烟碱乙酰胆碱五辐性受体超家族。5-HT$_3$ 受体表达于肠神经系统、迷走神经的神经末梢以及中枢神经系统,尤其是化学感受器触发区。昂丹司琼是强烈的止吐药,广泛用作癌症化疗的辅助药物并能治疗顽固性恶心。但是对眩晕引起的恶心几乎没有作用。

肠易激综合征(irritable bowel syndrome, IBS)主要是胃肠运动的紊乱,尤其是结肠。患者经历腹泻、便秘或两者都发生,伴发显著的胃肠痉挛。5-HT$_4$ 拮抗剂替加色罗和普卢卡必利增强胃肠运动,对治疗与 IBS 相关的便秘有效。由于增加心肌梗死和脑卒中的风险,替加色罗于 2007 年退出市场。阿洛司琼是 5-HT$_3$ 拮抗剂,可降低肠道细胞的 5-羟色胺能水平,从而降低运动能力。尽管因可能导致严重的缺血性结肠炎而带有"黑匣子"警告,阿罗司琼仍特别适用于与 IBS 相关的腹泻。

# 情绪稳定剂

澳大利亚精神病学家 John F. J. Cade 在 1949 年发现锂对"精神病兴奋"(对应于现代躁狂症概念)有治疗作用,属于现代精神药理学的创始事件。然而历史学家现在注意到半个多世纪以前,丹麦神经学家卡尔·兰格发表了关于用锂治疗"周期性抑郁"的研究,这表明他更有可能是用锂治疗情绪障碍的创始人。

尽管有争议但是 Cade 于 1949 年发表的论文促进了锂的精神药理作用的发现(或再发现),而且至今仍然被研究。为了探究他在战争期间作为囚犯时形成的关于精神病易感性的想法,Cade 试图了解精神障碍患者尿液样本毒性升高的原因,即他曾观察到当将这些样品腹腔注射到豚鼠时毒性反应升高。受英国医生 Alfred B. Garrod 爵士的启发,他在 1859 年正式将锂盐引入**药物治疗**"痛风性躁狂症"(独立于 Lange 的工作),Cade 偶然选择了尿酸锂即水溶性最好的尿酸形式,以确定尿毒性升高是否由于尿酸水平升高所致。排除了尿素水平的差异,即使单独给予尿素其仍表现出与全尿相同的惊厥毒性,Cade 在给予尿酸锂后观察到的尿素毒性低于预期。随后的研究使他确定锂对尿素毒性具有保护作用,单独使用锂能够在豚鼠中引起可逆的昏睡和镇静反应。在医学信仰飞跃的年代,基于镇静效果可能有益于治疗精神病的基础,Cade 继续测试锂疗法在 10 名躁狂症患者中的作用,其中 6 名患有痴呆症(精神分裂症),3 名患有忧郁症(抑郁障碍)。丹麦精神病学家 Poul C. Baastrup 和 Mogens Schou 最终对 BD 患者进行了一次双盲安慰剂控制的锂中断试验,这证实了 Cade 先前的研究结果;正如他们在 1970 年发表中总结的那样:"锂是第一种被证明对某种主要精神病有明确预防作用的药物。"

这些在精神药理学方面的创新发现引发了对锂的生化作用以及该药物发挥其抗躁狂作用机制的深入研究。虽然研究提供了一些见解,但其治疗精神病的机制仍然知之甚少。

在 20 世纪 70 年代,一些研究人员认为躁狂症可能与癫痫有关,因为这两种疾病都表现出涉及神经过度活动的偶发模式。随后的研究并未证实这种关系,但某些抗癫痫药物如卡马西平和丙戊酸被发现在治疗 BD 方面具有一定的疗效。卡马西平和丙戊酸(第 16 章)用于治疗躁狂症和预防未来的情绪发作,而拉莫三嗪用于预防随后的抑郁发作。传统上,术语情绪稳定剂被用于指锂、丙戊酸和卡马西平。而现在,这个术语因为双相障碍在药典中的广泛存在而使用较少。

抗精神病药也可有效治疗躁狂发作。最近一些第二代抗精神病药在治疗或预防双相抑郁发作方面表现出疗效(有些也用于治疗 MDD)。

## 锂

锂通常以碳酸锂的形式给药,是电化学性质与钠和钾相似的单价阳离子。在 0.4~1.0mmol/L 的治疗浓度时,锂通过钠离子通道进入细胞。因为锂能模拟其他单价阳离子,由于其水合壳也可模拟二价阳离子镁,所以它可能阻断大量需要专门阳离子辅因子的蛋白质和转运体。

锂在细胞内水平时发挥巨大的作用。它参与第二信使信号传导的肌醇再生过程，虽然作用可能不是治疗作用中最重要的。在肌醇脂质通路中，G蛋白偶联受体（例如5-HT$_2$受体）激活磷脂酶C（PLC），可以将磷脂酰肌醇4,5-二磷酸（PIP$_2$）分解成信号分子二酰基甘油（DAG）和肌醇1,4,5-三磷酸（IP$_3$）。IP$_3$直接地或经由IP$_4$中间体转化成肌醇4,5-三磷酸（IP$_2$）后IP$_3$的信号被终止。锂既抑制肌醇磷酸酶将IP$_2$脱去磷酸生成肌醇磷酸盐（IP$_1$），又抑制肌醇磷酸酶将IP$_1$脱去磷酸生成自由肌醇。因为自由肌醇对于PIP$_2$的再生是必需的，所以锂能有效地阻断脑中磷脂酰肌醇的信号级联；这就是"肌醇耗竭假说"的基础。尽管肌醇在血液中自由循环，但是它不能透过血-脑脊液屏障。在中枢神经系统神经元中肌醇合成的两种机制——来自IP$_3$的再生和葡萄糖-6-磷酸的从头合成——都可以被锂抑制。通过阻断PIP$_2$的再生，锂抑制中枢肾上腺能，毒蕈碱和5-羟色胺能神经传递。

过去磷脂酰肌醇信号级联的中断被认为是锂稳定情绪作用的机制。然而最近的研究表明锂的其他作用也可能与之相关。这些作用包括通过增加神经递质的合成和释放来促进5-HT神经传递；通过抑制神经递质的合成、储存、释放和再摄取来减少NE和DA神经传递；通过去偶联G蛋白和神经递质受体来抑制腺苷酸环化酶；通过取代钠离子通道和/或阻断钾离子通道来改变细胞膜内外的电化学梯度。锂可能的神经营养作用也在研究过程中。最近的研究表明锂可以阻断糖原合酶激酶3（GSK3）的活性。GSK3是参与调节WNT信号传导途径的关键酶，其控制成体神经发生并且是多种神经可塑性机制的调节剂。越来越多的临床前药理学和遗传学研究，以及患者来源样本的分析，支持GSK3抑制参与锂的抗躁狂和抗抑郁作用的可能性。

在将锂引入临床用于治疗情绪障碍时，人们立即认识到该药物具有较窄的治疗窗口（预期范围为0.4～1.0mmol/L，尽管最佳剂量仍然有争议）。这导致如R女士这样的患者担心锂的潜在不良反应。急性锂中毒，一种以恶心、呕吐、腹泻、肾衰竭、神经肌肉功能障碍、共济失调、震颤、精神错乱、谵妄和癫痫发作为特征的临床综合征，属于医疗急症可能需要透析治疗。低钠血症或非甾体抗炎药（NSAID）能导致近端小管中锂重吸收的增加，从而将血浆中锂的浓度提高到毒性水平。长期锂治疗也与肾功能不全风险增加有关。

锂抑制钾离子进入肌细胞导致膜复极化的异常，在心电图上观察到异常的T波。此外跨膜电势发生变化，这是因为抑制钾离子进入细胞导致细胞外高钾血和细胞内低钾血。该跨膜电势的转变使患者因钾平衡的微小改变而导致心搏骤停的风险更大。

抗利尿激素和促甲状腺激素都能激活腺苷酸环化酶，而该过程可以被锂抑制。根据这个机制，锂治疗也能导致肾性尿崩症、甲状腺功能减退症和甲状腺肿。

与急性锂中毒相关的震颤不同，长期锂治疗可引起由非自主节律性振荡（8-12Hz）组成的震颤，经常发生于静息时的手和上肢，剂量依赖性和非进行性的。这种震颤的病理生理基础仍有待阐明；有一些证据表明它既被外周调节也被中枢调节。中枢机制可能涉及皮质中的运动神经元和脑干中的5-羟色胺能神经元。

鉴于锂治疗可能伴随的各种不良反应以及可能与躁狂或轻度躁狂发作相关的兴奋，许多患者对开始治疗犹豫不决。血清监测和锂剂量滴定可以帮助避免上面讨论的一些不良反应，尽管这需要定期进行外周血采样。虽然有缺点，但是锂仍然是治疗BD最有效的药物之一。锂和有限的其他情绪稳定药物（见药物汇总表）有助于预防抑郁发作和躁狂症，而且锂仍然是唯一可以降低双相情感障碍患者自杀风险的药物。进行中的临床前研究旨在通过阐明锂的治疗相关作用机制和确定可以增强锂的情绪稳定活性的辅助治疗剂来识别具有更高功效、更高治疗指数和不良反应减少的锂"模拟物"。

## 结论与展望

本章讨论了中枢的单胺神经传递，主要是5-羟色胺和去甲肾上腺素，而且还讨论了多巴胺通路。5-羟色胺是情绪和焦虑关键性的调节剂，也参与偏头痛和IBS的病理生理学。本章的重点是抗抑郁类药物。尽管抑郁障碍的单胺理论过于简单化，但它一直是MDD病理生理学和治疗的理论基础。增加5-HT和NE突触浓度的药物治疗在许多MDD病例中仍然有效并且是治疗该疾病的基础用药。由于突触前自身受体灵敏度和/或突触后神经回路的缓慢变化，从治疗开始到出现明显临床改善存在延迟。然而，直接调节单胺水平的必要性正受到一系列具有抗抑郁活性的新兴药物（例如，噻奈普汀和阿戈美拉汀）的挑战，单胺理论也受到更快起效的具有短期治疗效果药物（例如氯胺酮）的挑战。

TCA、SSRI、MAOI和其他抗抑郁药在多组患者身上进行试验时表现出相似的临床效能，但是有时候个体患者可能对一种药物有反应而对另一种没反应。TCA非选择性地抑制5-HT和NE再摄取转运体（除了其他受体外）；SSRI选择性阻断5-HT转运体，SNRI选择性阻断5-HT和NE再摄取转运体，MAOI抑制5-HT和NE的降解。针对每个患者的抗抑郁药物的选择取决于为患者找到一种有效的药物和最小化不良反应这两个目标。SSRI已经成为最常见的抗抑郁药，因为它们的治疗指数良好，而且是治疗MDD、焦虑、强迫症和创伤后应激障碍的一线选择药物。

BD治疗有效的潜在机制尚不清楚。尽管迄今为止仅确定了一些风险因素，但新兴研究支持常见遗传变异在确定罹患BD的风险中的作用。用于治疗BD的药剂包括锂、抗癫痫药和抗精神病药。

治疗MDD药物开发的最新进展集中于更深入地理解当前药物的作用机制，其分子靶标的生理学以及努力鉴定具有更快起效的药物。药物基因组学方法未能表明影响治疗反应可能性的遗传变异，但这种努力仍在继续，其目的是通过鉴定特别可能或特别不可能对特定药物有反应或耐受的患者来更好地将药物与患者匹配。

单胺系统之外的药物靶标也显示出临床应用前景，包括靶向褪黑激素和谷氨酸能神经传递的药物。以啮齿动物模型为主的临床前工作阐明其具有抗抑郁样活性的新靶点，这进一步支持了神经可塑性的适应性变化作是抗抑郁作用的关键调节者的观点。其中一些工作涉及以表观遗传机制和糖皮质激素信号传导为靶点的药物。更宽泛地说，对复杂但最终易处理的遗传倾向的新认识将会跨越传统的诊断界限，很可能为全新的治疗靶标指明道路。

（刘岩　孙建栋　译　田硕　高岩　陈乃宏　审）

## 🗂 推荐读物

Beaulieu JM, Caron MG. Looking at lithium: molecular moods and complex behaviour. *Mol Interv* 2008;8:230–241. (*Review of the likely mechanism[s] of action of lithium.*)

Berger M, Gray J, Roth BL. The expanded biology of serotonin. *Annu Rev Med* 2009;60:355–366. (*Broad review of the role of serotonin in modulating physiologic processes.*)

Dayan P, Huys QJ. Serotonin in affective control. *Annu Rev Neurosci* 2009;32:95–126. (*Review of serotonergic neurotransmission from the viewpoints of evolution and computational and systems neuroscience.*)

Insel T, Cuthbert B, Garvey M, et al. Research domain criteria (RDoC): toward a new classification framework for research on mental disorders. *Am J Psychiatry* 2010;167:748–751. (*Overview of a new framework for advancing research on MDD, BD, and other mental disorders that aims to revolutionize diagnosis and treatment; see also http://www.ted.com/talks /thomas_insel_toward_a_new_understanding_of_mental_illness.*)

Krishnan V, Nestler EJ. The molecular neurobiology of depression. *Nature* 2008;455:894–902. (*Current understanding of mood disorders and targets for new antidepressant drugs.*)

Nestler EJ. Epigenetic mechanisms of depression. *JAMA Psychiatry* 2014;71:454–456. (*Reviews possible epigenetic etiologies of depression.*)

Richelson E. Pharmacology of antidepressants. *Mayo Clin Proc* 2001; 76:511–527. (*Broad and thorough overview of the molecular mechanisms and cellular targets of first-generation antidepressant medications.*)

Schioldann J. *History of the introduction of lithium into medicine and psychiatry: birth of modern psychopharmacology 1949.* Adelaide: Adelaide Academic Press; 2009. (*Review of founding experiments on the psychopharmacology of lithium.*)

Schloesser RJ, Martinowich K, Manji HK. Mood-stabilizing drugs: mechanisms of action. *Trends Neurosci* 2012;35:36–46. (*Reviews primary targets of mood stabilizers and downstream molecular and cellular mechanisms of action.*)

Vialou V, Feng J, Robison AJ, Nestler EJ. Epigenetic mechanisms of depression and antidepressant action. *Annu Rev Pharmacol Toxicol* 2013;53: 59–87. (*Describes the emerging role for neuroepigenetic mechanisms and chromatin-mediated neuroplasticity in the pathophysiology and treatment of MDD.*)

**药物汇总表:第15章　5-羟色胺和中枢肾上腺素能神经传递药理学**

| 药物 | 临床应用 | 严重和常见的不良反应 | 禁忌证 | 注意事项 |
|---|---|---|---|---|
| **5-羟色胺储存的抑制剂**<br>机制——干扰突触小泡储存单胺类的能力;取代突触前神经末梢储存小泡中的5-HT,DA 和 NE | | | | |
| 苯丙胺<br>哌醋甲酯 | 见药物汇总表:第11章肾上腺素能药理学 | | | |
| 莫达非尼 | 发作性睡病<br>阻塞性睡眠呼吸暂停<br>转移工作睡眠障碍 | 高血压,史-约综合征,中毒性表皮坏死松解症,躁狂症,头痛,焦虑,失眠 | 对莫达非尼超敏感 | 用作非典型抑郁和老年人抑郁的二线药剂;能引起敏感患者的精神病,尤其是那些有双相情感障碍的患者 |
| 右旋苯丙胺 | 多动症<br>发作性睡病 | 心动过速,心肌梗死,外周血管疾病,身体生长减少,脑卒中,精神病,药物依赖 | 心血管疾病,躁动,伴随或近期使用 MAOI,药物依赖,过敏,高血压,甲状腺功能亢进 | 右旋安非他命有药物滥用的显著潜能 |
| 赖斯他那胺 | 多动症 | 猝死,心肌梗死,心室肥厚,心动过速,脑卒中,外周血管疾病,过敏反应,癫痫发作,皮疹,体重减轻,胃肠不适,眩晕,失眠频躁 | 对赖斯他那胺超敏感,共同使用 MAOI | 赖斯他那胺是右旋安非他命的前药,较少的滥用潜能 |
| **5-羟色胺降解的抑制剂**<br>机制——通过抑制 MAO 的功能性黄素部分(FAD)来阻断单胺的脱氨作用;增加突触前神经元胞质中的 5-HT 和 NE,从而导致突触小泡中 5-HT 和 NE 摄取和储存的增加,并且导致单胺组成性地漏出到达性突触间隙 | | | | |
| 异烟肼<br>苯乙肼<br>异卡波肼 | 抑郁 | 因食用含酪胺的食物而引起全身酪胺毒性(不能控制的儿茶酚胺的释放能引起以头痛,心动过速,恶心,心律失常和脑卒中为特征的高血压危象),与肌张力增加相关的发热,白细胞减少,肝脏衰竭,药物诱导的狼疮,加重的抑郁(共同的副作用;仅限苯乙肼),声门水肿(仅限苯乙肼),眩晕,嗜睡,直立性低血压,体重增加,肝脏转氨酶水平的增加,性高潮障碍,胃肠不适 | 对药物过敏<br>合并拟交感神经药物<br>合并丁氨苯丙酮,丁螺环酮,肌乙啶,其他 MAOI,5-羟色胺能药物<br>合并甲基多巴,左旋多巴,左旋色氨酸,左旋酪氨酸,苯丙氨酸<br>合并 CNS 抑制剂,阿片类药物,哌替啶,右美沙芬<br>同时摄入过量的咖啡或巧克力<br>同时摄入高酪胺的食物(奶酪,啤酒,果酒,腌鲱鱼,酸奶,肝脏,酵母提取物)<br>肝病<br>嗜铬细胞瘤<br>心脏衰竭<br>全身麻醉,局部麻醉用血管收缩剂<br>肾病 | 由于 MAOI 对 P450 酶的广泛作用,MAOI 能引起广泛的药物-药物相互作用;当给同时服用 MAOI 的患者处方时必须极其谨慎;异烟肼,苯乙肼和异卡波肼是不可逆的,非选择性的 MAOI;使用 MAOI 最有毒性的作用是全身酪胺毒性;较老的,非选择性的 MAOI 因为它们引起全身酪胺毒性的显著而不再被认为是抑郁情感障碍患者的一线疗法;MAOI 能突然引起一些双相情感障碍患者的躁狂或轻躁狂发作 |

续表

| 药物 | 临床应用 | 严重和常见的不良反应 | 禁忌证 | 注意事项 |
|---|---|---|---|---|
| 吗氯贝胺<br>贝氟沙酮<br>溴法罗明 | 抑郁 | 与异烟肼相同,除了酪毒性较小 | 与异烟肼相同 | 吗氯贝胺,贝氟沙酮和溴法罗明是单胺氧化酶A的可逆性抑制剂(RIMA)。这些RIMA被高浓度的酪胺取代,导致显著更多的酪胺代谢以及更小的酪胺毒性 |
| 司来吉兰 | 抑郁 | 高血压危象,自杀想法,注射部位反应,头痛 | 与异烟肼相同,除了患者在饮食方面有更大的自由 | 司来吉兰是一种在较高浓度也能抑制MAO-A的MAO-B抑制剂。经皮的司来吉兰降低酪胺诱导的高血压危象的危险,从而允许患者在饮食方面有更大的自由 |

**三环类抗抑郁药(TCA)**
机制——通过分别阻断5-HT和NE再摄取转运体来抑制5-HT和NE从突触间隙中的再摄取,并因此引起突触后反应的增强

| 药物 | 临床应用 | 严重和常见的不良反应 | 禁忌证 | 注意事项 |
|---|---|---|---|---|
| 阿米替林<br>氯米帕明<br>地昔帕明<br>多塞平<br>丙米嗪<br>去甲替林<br>普罗替林<br>曲米帕明 | 共同的适应证,除了氯米帕明:抑郁<br>仅多塞平:焦虑、瘙痒<br>仅丙米嗪:夜尿<br>仅氯米帕明:强迫症 | 心律失常,体位性低血压,心肌梗死,骨髓抑制,抑郁恶化伴有自杀念头,骨髓抑制(共同的不良反应);肝毒性、癫痫发作(除了多塞平以外);高血糖、体温升高、血清素综合征(仅限多塞平);不适当的抗利尿激素分泌、麻痹性肠梗阻、脑卒中、肌阵挛、血管神经性水肿(仅限去甲替林);胃肠不适(共同的不良反应);头晕、头痛、嗜睡、视力模糊(除了多塞平以外);发汗、失眠、震颤、阴痿(仅限氯米帕明);尿潴留(仅限多塞平和丙米嗪) | 共同的禁忌证:<br>对药物过敏;<br>共同使用MAOI<br>共同禁忌证,多塞平除外:<br>用于处于心肌梗死后急性恢复期的患者<br>仅多塞平:青光眼,尿潴留 | TCA好像以奎尼丁样的方式影响心脏钠离子通道,从而导致可能致死性的传导延迟;在开始使用TCA之前,应该做一心电图来排除心脏传导系统疾病。同时使用其他影响心脏传导系统的药物需要谨慎地监测。对服用TCA的患者来说,静注肾上腺素的升压反应可能被显著增强。直立性低血压对老年患者来说是一显著的不良反应。TCA能使双相情感障碍患者发生躁狂症 |

**选择性5-羟色胺再摄取抑制剂(SSRI)**
机制——选择性抑制5-HT的再摄取并因此增加突触间隙中5-HT的水平,导致5-HT受体激活作用的增加和突触后反应的增强。在高剂量时,SSRI也结合NE转运体

| 药物 | 临床应用 | 严重和常见的不良反应 | 禁忌证 | 注意事项 |
|---|---|---|---|---|
| 西酞普兰<br>氟西汀<br>氟伏沙明<br>帕罗西汀<br>舍曲林 | 除氟伏沙明外的共同适应证:抑郁<br>仅氟西汀、氟伏沙明、帕罗西汀和舍曲林:强迫症<br>仅氟西汀、帕罗西汀和舍曲林:疼痛症<br>经前焦虑症;<br>仅氟西汀:神经性贪食症<br>仅帕罗西汀:创伤后应激障碍、恐慌症、社交恐惧症 | 合用MAOI的5-羟色胺综合征(以高热、肌肉僵硬、肌阵挛、精神状态和生命体征快速波动为特征)可能会导致双相情感障碍患者的躁狂症(共同的不良反应);QT间期延长、多形性红斑(氟西汀、氟伏沙明、帕罗西汀和舍曲林);低钠血症、出血(氟西汀、帕罗西汀);胃肠道出血、横纹肌溶解症(仅限舍曲林);发汗、头痛、嗜睡、震颤、焦虑、胃肠不适(共同的不良反应,帕罗西汀与便秘更相关);性功能障碍(仅限帕罗西汀和舍曲林) | 共同禁忌证:<br>对药物过敏;<br>合用MAOI,匹莫齐特或硫利达嗪;<br>仅限舍曲林:<br>同时使用双硫仑 | 用于治疗抑郁、焦虑和强迫症的一线药物。SSRI明显比TCA对5-HT转运体更有选择性,因此SSRI比TCA有更高的治疗指数和更少的不良反应 |

续表

| 药物 | 临床应用 | 严重和常见的不良反应 | 禁忌证 | 注意事项 |
|---|---|---|---|---|
| **5-羟色胺-去甲肾上腺素再摄取抑制剂(SNRI)**<br>**机制——以浓度依赖的方式阻断5-HT再摄取转运体和NE再摄取转运体** | | | | |
| 文拉法辛<br>度洛西汀 | 共同适应证:抑郁,焦虑;<br>仅文拉法辛:<br>伴有或不伴有广场恐怖症的恐慌症,社交恐惧症;<br>仅度洛西汀:疼痛综合征 | 5-羟色胺综合征,肝毒性,出血可能加剧敏感患者的躁狂或抑郁(共同的不良反应);低钠血症,抗精神病药物恶性综合征,持续性高血压(仅文拉法辛)<br>高血压,出汗,胃肠不适,头晕,头痛,嗜睡(共同的不良反应);视力模糊,紧张,性功能障碍,虚弱,震颤(仅文拉法辛) | 对药物过敏<br>合用单胺氧化酶抑制剂(MAOI) | 文拉法辛和度洛西汀浓度依赖性地阻断5-HT和NE再摄取转运;在低浓度时,它们的作用是SSRI,但是在高浓度时它们也增加NE水平 |
| 去甲文拉法辛 | 抑郁障碍 | 高血压,心肌缺血,低钠血症,胃肠道出血,异常出血,癫痫发作,血清素综合征,自杀念头,间质性肺病,嗜酸性粒细胞增多发汗,血清胆固醇和甘油三酯升高,胃肠不适,头晕,失眠,嗜睡,勃起功能障碍,疲劳 | 对去甲文拉法辛过敏<br>同时或最近使用MAOI | 去甲文拉法辛是文拉法辛的活性代谢物 |
| 米那普仑 | 纤维肌痛 | 高血压危象,多形性红斑,胃肠道出血,异常出血,肝损伤,血清素综合征,抑郁障碍恶化血压升高和心率加快,心悸,发汗,胃肠不适,头痛 | 同时或最近使用MAOI<br>窄角型青光眼 | 米那普仑抑制5-HT和NE的再摄取 |
| **去甲肾上腺素选择性再摄取抑制剂(NRI)**<br>**机制——选择性阻断去甲肾上腺素再摄取转运体,导致去甲肾上腺素水平升高** | | | | |
| 盐酸托莫西汀 | 多动症 | 心肌梗死,QT间期延长,心源性猝死,肝损伤,脑卒中,运动障碍,癫痫发作,精神病,自杀念头,阴茎异常勃起,血管神经性水肿<br>高血压,心动过速,体重减轻,胃肠不适,头痛,嗜睡,尿潴留,痛经,勃起功能障碍,潮热 | 对托莫西汀过敏<br>同时使用MAOI<br>窄角型青光眼<br>心脏或血管疾病<br>嗜铬细胞瘤 | 与苯丙胺相比,盐酸托莫西汀具有较低的滥用可能性和较长的半衰期;较长的半衰期允许每日一次的给药方式 |

续表

| 药物 | 临床应用 | 严重和常见的不良反应 | 禁忌证 | 注意事项 |
|---|---|---|---|---|
| **其他非典型抗抑郁药**<br>机制——丁氨苯丙酮是一种微弱抑制 5-HT,多巴胺和 NE 神经元摄取的氨基酮类抗抑郁药。米氮平阻断 5-HT$_{2A}$、5-HT$_{2C}$ 和 α$_2$-肾上腺素自受体,并且可能减少 5-HT$_2$ 突触的神经传递而增加 NE 神经传递。曲唑酮阻断突触后 5-HT$_2$ 受体,并可能靶向特异的非 5-羟色胺能受体。米氮平也是 5-HT$_2$ 突触黑激素受体 1 和 2 的激动剂,也是 5-HT$_2$ 受体的拮抗剂 | | | | |
| 丁氨苯丙酮 | 抑郁<br>戒烟 | 过敏反应、心动过速、高血压,尤其是与尼古丁贴片合用时、癫痫发作,可能会加剧敏感患者的躁狂症(后者的效果不如其他抗抑郁药)<br>胃肠不适、失眠、头晕、头痛、失眠、震颤、搔痒、皮疹、激动 | 对丁氨苯丙酮过敏<br>癫痫<br>贪食症或厌食症<br>同时使用 MAOI<br>同时使用其他丁氨苯丙酮产品<br>突然停用酒精或镇静剂(包括苯二氮䓬类药物)的患者 | 在抗抑郁药物中有最少的性影响<br>比其他抗抑郁药引起的躁狂症少 |
| 米氮平 | 抑郁 | 粒细胞缺乏、癫痫发作、可能加重敏感患者的抑郁障碍或躁狂症、抗精神病药物恶性综合征<br>嗜睡、食欲增加、体重增加、高脂血症、便秘、口干、眩晕 | 对米氮平过敏<br>合用 MAO 抑制剂 | 米氮平是有效的催眠药和体重减轻引起的失眠和体重减轻是常见表现的老年人群是有效的 |
| 曲唑酮 | 抑郁<br>焦虑<br>失眠 | 心律失常、低血压、血清素综合征、自杀念头、阴茎异常勃起<br>胃肠不适、头晕、头痛、体重增加、视力模糊、紧张疲劳 | 对曲唑酮过敏<br>同时使用 MAOI<br>同时使用沙奎那韦或利托那韦 | 曲唑酮用于治疗抑郁、焦虑和失眠的前药,它被转化成间氯苯基哌嗪(mCPP),选择性 5-HT$_{2A/2C}$ 的激动剂<br>曲唑酮主要用作抗焦虑药物和催眠药(诱导睡眠药剂),因为抗抑郁作用所需的更高剂量通常是过度镇静的 |
| 噻奈普汀 | 抑郁 | 肝炎(罕见)、依赖性<br>头痛、乏力、恶心、嗜睡、腹痛、肌肉疼痛、关节疼痛、体重增加、失眠、便秘、焦虑、烦躁、眩晕、震颤、口干 | 对噻奈普汀过敏 | 噻奈普汀是一种选择性 5-羟色胺再摄取增强剂,同时还具有增强神经可塑性的能力,部分通过提高神经营养因子(例如 BDNF)和影响含氨酸受体以及 μ 和 δ 阿片受体而介导。缺乏血压和心血管不良反应。额外的抗抑郁焦虑作用可能导致依赖。仅在欧洲获批 |
| 阿戈美拉汀 | 抑郁 | 肝毒性(罕见)<br>胃肠不适、头痛、疲劳、焦虑、失眠、出汗 | 对阿戈美拉汀过敏<br>肝损伤<br>同时使用 CYP1A2 抑制剂,如氟伏沙明和环丙沙星 | 阿戈美拉汀是抗抑郁药,其作用机制最近才被发现。表现出对褪黑激素受体 1 和 2 的激动剂活性,导致影响昼夜生理学。缺乏对细胞外 5-羟色胺水平的影响,但增加多巴胺和去甲肾上腺素释放。阿戈美拉汀对受体亲和性良好,偶有拮抗性副作用 |

续表

| 药物 | 临床应用 | 严重和常见的不良反应 | 禁忌证 | 注意事项 |
|---|---|---|---|---|
| **5-羟色胺受体激动剂** | | | | |
| 机制——丁螺环酮是 5-HT$_{1A}$ 选择性的激动剂。维拉佐酮和伏硫西汀既是 5-HT$_1$ 受体的部分激动剂，也是 5-HT 转运蛋白抑制剂（SERT）。曲普坦类药物的血管收缩治疗作用表达于大脑动脉系统的 5-HT$_1$ 受体（5-HT$_{1D}$ 和 5-HT$_{1B}$）介导 | | | | |
| 丁螺环酮 | 焦虑 | 心肌梗死、卒中<br>眩晕、恶心、嗜睡、头痛、紧张 | 对丁螺环酮过敏 | 丁螺环酮是有中等抗焦虑作用的非镇静性药物；尽管不如苯二氮䓬类有效，因为它不会上瘾的性质对一些患者来说是一个有用的选择 |
| 维拉佐酮<br>沃替西汀 | 抑郁 | 自杀念头、5-羟色胺综合征（共同的不良反应；心悸（仅维拉佐酮）；低钠血症（仅限钠状态）；失眠（仅维拉佐酮）；胃肠不适（共同的不良反应） | 对药物过敏<br>共同使用 MAOI | 用于治疗抑郁障碍的新型药物，其靶向于适性机制以促进 5-羟色胺能神经传递。维拉佐酮，但不是伏硫西汀，对活性功能缺乏影响，该方面优于 TCA 和 SSRI |
| 舒马曲坦<br>利扎曲普坦<br>阿莫曲坦<br>夫罗曲坦<br>依立曲坦<br>佐米曲普坦 | 偏头痛 | 心肌梗死、血管痉挛（共同的不良反应；5-羟色胺综合征（舒马曲坦、利扎曲普坦、夫罗曲坦和依立曲坦）；高血压危象（仅舒马曲坦和利扎曲普坦）；视力丧失（仅舒马曲坦、夫罗曲坦和佐米曲普坦）；癫痫发作（仅舒马曲坦和依立曲坦）；蛛网膜下腔出血；止痛药过度使用头痛（仅利扎曲米曲普坦和佐米曲普坦）胸痛、胃肠不适、眩晕 | 共同禁忌证：<br>对药物过敏<br>在 24 小时内服用麦角药剂或 5-羟色胺 5-HT$_1$ 激动剂<br>同时使用 MAOI<br>缺血性心脏、脑血管或外周血管综合征<br>不受控制的高血压<br>仅舒马曲坦：<br>肝功能损害<br>仅依立曲坦：<br>同时使用 CYP3A4 抑制剂 | 对于急性偏头痛发作，曲坦类药物在发作开始时服用而非预防措施最有用 |
| **5-羟色胺受体拮抗剂** | | | | |
| 机制——5-羟色胺受体拮抗剂表现出不同程度的受体亚型选择性并经常与肾上腺素、组胺和毒蕈碱受体交叉反应 | | | | |
| 酮色林 | 青光眼<br>高血压 | 直立性低血压、室性心动过速<br>潮红、皮疹、液体潴留、消化不良、眩晕、镇静 | 对酮色林过敏 | 5-HT$_{2A/2C}$ 拮抗剂<br>主要局部用于降低青光眼的眼内压 |
| 昂丹司琼 | 恶心 | 心律失常<br>肝酶升高、便秘、腹泻、疲劳、头痛 | 对昂丹司琼过敏<br>合用阿扑吗啡 | 5-HT$_3$ 拮抗剂<br>经常用作癌症化疗辅助药物或用于顽固性恶心的有效的镇吐药 |

续表

| 药物 | 临床应用 | 严重和常见的不良反应 | 禁忌证 | 注意事项 |
|---|---|---|---|---|
| 替加色罗<br>普卢卡必利 | 便秘显著的过敏性肠综合征（IBS） | 卒中、胸痛、低血压、晕厥、缺血性结肠炎、过敏反应、腹泻、头痛 | 仅普卢卡必利：<br>对药物过敏<br>有肠梗阻、腹腔粘连或有症状的胆囊疾病的病史<br>严重的肾功能损害 | 5-HT$_4$ 拮抗剂<br>增强胃肠动力来治疗 IBS 相关的便秘<br>由于心肌梗死和脑卒中的风险增加，2007 年马来酸替加色罗（tegaserod maleate）退出市场。 |
| 阿洛司琼 | 腹泻显著的过敏性肠综合征（IBS） | 严重的便秘、局部急性缺血性结肠炎、中毒性巨结肠、腹痛、恶心、头痛 | 便秘已存在<br>同时使用氟伏沙明或扑吗啡<br>克罗恩病、溃疡性结肠炎、憩室炎<br>严重的肝损伤<br>高凝状态的病史<br>肠循环受损、肠道狭窄、缺血性结肠炎或中毒性巨结肠的病史 | 5-HT$_3$ 拮抗剂<br>降低肠道细胞的 5-羟色胺能水平，从而降低肠动力<br>用于 IBS 相关的腹泻 |
| **情绪稳定剂**<br>卡马西平<br>丙戊酸<br>拉莫三嗪 | 见药物汇总表：第 16 章"中枢神经系统中异常电神经传递的药理学" | | | |

**锂**

机制——锂能模拟其他的单价阳离子和二价阳离子镁（Mg$^{2+}$），因此阻断需要阳离子辅多子的蛋白质和转运体。锂通过钠离子通道进入细胞。锂通过抑制肌醇磷酸酶 IP$_2$ 脱去磷酸生成肌醇磷酸酯 IP$_1$，又抑制肌醇磷酸酶将 IP$_1$ 脱去磷酸生成肌醇，因此阻断脑磷脂酰肌醇的再生，通过阻断 PIP$_2$ 的信号级联。锂抑制中枢肾上腺能、毒蕈碱和 5-羟色胺能神经传递。其他作用机制包括增加 5-HT 神经传递，减少 NE 和 DA 神经传递，通过去偶联 G 蛋白和神经递质受体来抑制腺苷酸环化酶，通过抑制 GSK3，对多个神经可塑性通路很重要的激酶

| 药物 | 临床应用 | 严重和常见的不良反应 | 禁忌证 | 注意事项 |
|---|---|---|---|---|
| 锂 | 双相情感障碍 | 急性锂中毒（以恶心、呕吐、腹泻、肾衰竭、神经肌肉功能障碍、共济失调、震颤、精神错乱、谵妄、癫痫发作、胶晕、视力模糊、耳鸣为特征），严重的缓慢性心律失常、低血压、窦房结功能障碍、高钾血症、多形性红斑、假性脑瘤、颅内压升高和视乳头水肿、肾毒性、血管神经性水肿、痉挛、甲状腺功能减退、体重增加、胃肠不适、白细胞增多、震颤、反射亢进、多尿、烦渴 | 严重无力、脱水，或钠耗尽<br>显著的心血管疾病<br>明显的肾损伤<br>同时使用利尿剂 | 已证明锂具有抗躁狂活性并降低双相情感障碍患者的自杀风险<br>锂具有狭窄的治疗指数和广泛的副作用<br>急性锂中毒是一种医疗急症，可能需要透析治疗<br>非甾体类抗炎药（NSAID）或减低钠血症可导致升高。端小管中锂重吸收增加和血浆锂浓度升高<br>锂对进入肌细胞内的钾的抑制导致低钾细胞的复极化，细胞外高钾血症和细胞内低镁震颤和其他神经不良反应的异常。长期锂治疗会引起震颤和其他神经学不良反应 |

# 第16章
# 中枢神经系统中异常电神经传递的药理学

Susannah B. Cornes, Edmund A. Griffin, Jr., and Daniel H. Lowenstein

## 概述

　　凭借超过100多亿个神经元和预估有 $10^{14}$ 个突触连接，人类大脑拥有无与伦比的电复杂性。与心肌组织不同，电信号通过细胞的一种合胞体同步扩散，大脑正常发挥作用需要电信号明确的分离，因此需要更高水平的调节。这一复杂功能的调控起始于离子通道的水平，并通过这些离子通道进一步维持高度组织神经元网络活动的影响。离子通道和神经网络的异常功能会导致电活动的快速、同步和不受控的扩散，这就是癫痫发作（seizure）的基础。

　　癫痫发作可出现多种症状，并由多种原因引起。单一症状应与癫痫（疾病）（epilepsy）区别开来，癫痫指的是一个人有反复发作的倾向（即反复发作）。（例如，只有一次癫痫发作

的患者未必患有癫痫）。癫痫发作的症状根据发作活动的部位而异，这些症状包括典型的运动症状和意识丧失（如强直阵挛性癫痫发作），非运动功能的阵发性改变（例如感觉、嗅觉、视觉）以及更高级的功能的改变（例如情绪、记忆、语言和洞察力）。

　　本章探究了大脑精确控制电活动扩散的分子机制以及各种各样的异常是如何逐渐破坏这些生理学机制并导致癫痫发生的。之后介绍各种类型的抗癫痫药物，并重点讨论了恢复大脑抑制功能和抑制癫痫发作活动的分子机制。

## ■ 病　例

　　晚上9点12分，Jon 和他的哥哥 Rob 一起来到急诊科。因为他的哥哥仍然昏昏欲睡不能说话，Jon 向主治医师转述了

大部分故事。两个人当时在看电视,Jon 注意到他 40 岁的哥哥似乎在做白日梦。Jon 从来不错过任何取笑他的机会,于是开始谴责他哥哥"心不在焉"。但是 Jon 看到的不是他习以为常的欢声笑语,而是一种困惑、近乎恐惧的凝视。

Jon 回忆说,他哥哥的右手突然弯曲成一种笨拙的姿势,然后开始颤抖。颤抖越来越厉害,从手到手臂,再到身体的整个右侧。接着,Jon 注意到 Rob 的身体变僵硬,好像正试着收缩身体上的每块肌肉。这种收缩持续了大约 15 秒,接着四肢一起抖动了大约 30 秒。几分钟后抖动的频率减慢,然后 Rob 变得软弱无力,开始呼吸沉重,仍然没有反应。Rob 在来急诊科的路上恢复了知觉。

在医院,磁共振成像(MRI)扫描显示 Rob 的左侧颞叶中有一个小赘生物。因为这个赘生物好像是良性的,Rob 在听从医师的建议后决定不做手术。讨论了各种抗癫痫药物的潜在益处和风险,包括苯妥英、卡马西平、丙戊酸和拉莫三嗪,并决定让 Rob 开始服用卡马西平来防止进一步的癫痫发作。

## 思　考　题

☐ 1. 病灶赘生物可通过什么机制导致癫痫发作?

☐ 2. 这种恐惧、茫然的凝视有什么临床意义吗?

☐ 3. 癫痫从手蔓延到手臂,然后蔓延到腿的顺序有什么意义?

☐ 4. 循沿右侧抖动的全身性癫痫包括强直相(僵硬)和随后的阵挛相(抖动)。在分子水平上发生了什么导致这些症状?

☐ 5. 为什么卡马西平被选为 Rob 癫痫发作的抗癫痫药物?

## 生理学

　　人类大脑在不存在任何损伤或遗传异常的情况下亦能够发生癫痫。兴奋性神经递质可获得性的急性改变[例如,由于摄入谷氨酸的结构类似物软骨藻酸(domoate)毒素]或抑制性神经递质作用的改变[例如由于注射青霉素(penicillin)(一种 GABA$_A$ 拮抗剂)]能引起其他方面健康的人类大脑中大量的发作活动。这些例子表明,大脑中的复杂回路存在兴奋性因子和抑制性因子之间的平衡,这些控制机制中的任何改变都可能导致功能障碍。

　　在中枢神经系统中,正常参与神经信号微调的两个重要的要素防止癫痫发作的反复和同步发作。在细胞水平,钠离子通道失活和钾离子介导的超极化引起的"不应期"阻止神经元细胞的异常反复发放。正如在第 8 章"细胞兴奋性和电化学传递原理"中所讨论的,动作电位被电压敏感性离子通道传导。在轴丘中起始后,动作电位通过去极化钠离子内流和超极化钾离子外流的交替电流来传导。在整个动作电位的过程中(图 16-1),钠离子通道存在三种不同的状态:①激活前的关闭状态(closed state),②去极化期间的开启状态(open state),和③在去极化峰后不久的失活状态(open state)。

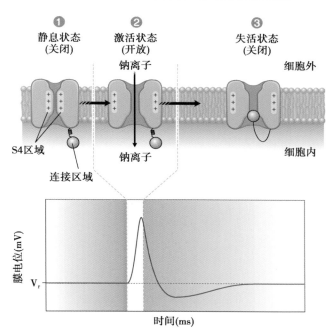

图 16-1　动作电位持续时间和频率由钠通道内在性质所限制。在一个动作电位的过程中,电压敏感性钠离子通道存在三种不同的构象。在膜去极化引起的短暂开启后(②),钠离子通道自发失活(③)。该通道的关闭降低了钠离子介导的去极化强度。钠离子通道只有当膜电位被修复到静息电位(Vr)时才能从失活状态中恢复。膜去极化也有开启电压敏感性钾离子通道的作用,该通道使膜超极化。在超极化情况下钠离子通道采用它的静息(关闭)构象(①)。在钠离子通道失活和膜超极化的这些不应期期间,神经元基本上对去极化信号不敏感(又见图 12-7)

　　因为钠离子通道采用失活状态应对去极化,所以动作电位本质上是自限性的——钠离子通道直到膜充分地复极化后才从失活状态中恢复过来。钾离子通道开启使细胞复极化,但是大量的钾离子外流使膜短暂地超极化而超出静息电位,从而进一步增加新动作电位产生前的时间。因此,**在生理条件下,钠离子和钾离子通道的生化性质限制发放频率,从而帮助阻止许多癫痫发作类型特征性的反复发放**。

　　在单个细胞水平外,神经网络(neural networks)通过限制特定动作电位对特定区域的影响来确保神经元信号的特异性。即使是一个强大的动作电位链,如果包含在大约 1 000 个以内的神经元中也不会产生癫痫活动。这是一个相当惊人的壮举,因为它与中枢神经系统中的神经元的极为接近,以及新皮质中单个神经元可能有超过 1 000 个突触后连接。正如图 16-2 所示的简化神经网络,激活的神经元除了将抑制性(GABA)信号传递给周围神经元的中间神经元外,还可以立即激活邻近的神经元。这种局部放大和周围细胞抑制的对比导致了所谓的周边抑制(surround inhibition)。周边抑制对于神经系统的正常功能至关重要,因为这个现象不仅放大局部信号,而且提供针对周围区域中同步性的绝缘和保护。很多癫痫的发作可能是由于这个复杂的平衡被破坏引起的。

图示标注:①静息状态(关闭)　②激活状态(开放)　③失活状态(关闭)　钠离子　细胞外　S4区域　连接区域　钠离子　细胞内　膜电位(mV)　Vr　时间(ms)

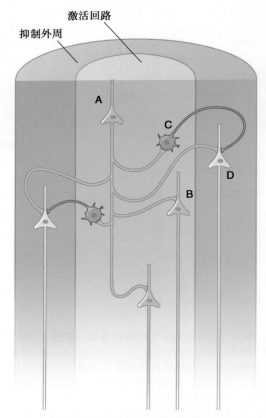

图 16-2　**周边抑制阻止临近神经元的同步化**。在这个简化的神经元回路中，神经元 A 发送兴奋性投射（浅黄色）到邻近的神经元例如神经元 B。除了激活附近的神经元外，细胞 A 也激活 γ-氨基丁酸能中间神经元（C），发送抑制性投射（深黄色）到周围神经元（D）。这种类型的回路创建一个"抑制的周边"（淡棕色），以至于即使神经元 A 产生迅速而强的动作电位，也不能激活周围的回路

# 病理生理学

　　由于癫痫发作障碍的病理生理机制才刚刚开始被确定，根据其临床表现将其部分进行分类。有一种倾向认为癫痫是一个二元化的过程，涉及整个大脑或部分大脑，并相应地称为全身性（generalized）或局灶性（focal），但这可能过于简化。事实上，癫痫发作可能涉及神经网络，它局限于一个半球或逐渐或快速涉及两个半球，而涉及两个半球的癫痫发作可能是不对称的，也可能不涉及整个皮质。因此术语"全身性"不应被视为"全脑"，而应指所涉及的神经元网络是双向分布的。

　　当癫痫发作涉及大脑的一部分时，被认为是局灶的。根据癫痫发作的部位和大小，可能会有意识的改变。在这种情况下，癫痫被称为局灶性认知障碍（focal dyscognitive）或"局灶性意识改变"（这大致对应于先前称为复杂部分癫痫发作，一种已被遗弃的标签）。除了帮助临床医生了解基本的神经解剖学外，这些相关症状还会对残疾的程度和对包括手术在内的适当的治疗方法也产生影响（表 16-1）。

表 16-1　癫痫发作的分类

| 癫痫类型 | 症状/关键特征 |
| --- | --- |
| **局灶性发作** | |
| 不改变意识的局灶性发作 | 症状的变化取决于大脑中异常活动的位置：无意识的、重复的兴奋（运动皮质），感觉异常（感觉皮质），闪光（视觉皮质）等等。<br>**意识被保护**<br>蔓延到皮质内的同侧区域（例如"杰克森尼发作"） |
| 改变意识的局灶性发作 | 症状通常由颞叶（杏仁核、海马）或额叶的异常活动引起**意识改变**（活动的停止、与现实失去联系）<br>通常与从单纯重复动作（咂嘴、拧手）到高技能的活动（开车、演奏乐器）的无意思的"自动症"相关<br>癫痫发作时记忆的损伤<br>发作前一般有先兆 |
| 伴有继发性全身性的局灶性发作 | 最初表现为有或无意识改变的局灶性癫痫症状<br>演变成强直阵挛性发作，先是持久性收缩（强直的），然后是所有肢体的节律性运动（阵挛性的）<br>**意识丧失**<br>发作前有先兆 |
| **原发性全身性发作** | |
| 失神发作（小发作） | 突然、短暂的意识中断<br>茫然的凝视<br>偶尔出现运动症状例如咂嘴、迅速眨眼<br>发作前没有先兆 |
| 肌肉阵挛性发作 | 短暂的（1 秒或更短）的肌肉收缩；症状可能发生于个别的肌肉或全身化到身体所有的肌肉群（后者可能导致跌倒）<br>与全身性疾病状态例如尿毒症、肝功能衰竭、遗传性退行性疾病、克罗伊茨费尔特-雅各布病相关 |
| 强直阵挛性发作（大发作） | 正如上面所描述的症状，但发病是突然的，发作前没有局灶性发作的症状 |

　　无论癫痫发作是否涉及一个大脑半球或两个大脑半球，所有癫痫发作都具有异常同步放电的共同特征。对于该现象的发生，涉及在细胞水平和网络水平上的保护机制破坏。这些改变的直接原因可以是主要的（例如，遗传的异常比如离

子通道缺陷）、次要的（例如，毒素、自身抗体或脑卒中或赘生物引起的获得性病变诱导的神经环境的改变）或两者的结合（例如，儿童发热性痉挛）。

## 局灶性癫痫的病理生理学

局灶性癫痫发作（图 16-3A）的发生有三个明确的步骤：①电活动性增加引起细胞水平的起始，②周围神经元的同步化，和③蔓延到大脑的邻近区域。癫痫发作是由一组神经元内突然的去极化起始的。这个突然的改变被称作阵发性去极化漂移（paroxymal depolarizing shift，PDS），持续长达 200ms，并导致异常快速的一串动作电位的产生。细胞外环境的变化，可由占位性病变（就像在引言病例中那样）引起，并能对神经元的突发活动有重要的作用。例如，空间占位性病变可能导致细胞外钾离子的增加，它可以通过降低细胞内外钾离子梯度的大小来减小钾离子介导的后超极化作用。相似地，兴奋性神经递质的增加或其他外源性分子对兴奋性受体的调节能增加突然发作活动。细胞固有的特性，比如异常的通道传导率或膜特性的改变也可能导致突发活性的增加。

因为周边抑制，局部的放电经常包含在所谓的病灶（focus），并且不引起病理学症状。这些局部的放电在脑电图（electroencephalogram，EEG）中表现为尖锐的发作间棘波（interictal spikes）。这些棘波的鉴定在确定处于发作非活动期患者的发作病灶位置时是有用的。然而，有几条发作病灶能借以跨过周边抑制的通路。神经元的反复发放增加细胞外钾离子。如上所述，这可以削弱钾离子介导的超极化，从而使发作活动蔓延。快速发放神经元也可以开启去极化敏感性 NMDA 通道（见第 13 章）和在它们的突触末端蓄积钙离子，这两方面都可以增加信号传导和局部同步化的可能性。然而在很多病例中，周边抑制最重要的损伤可能发生在 γ-氨基丁酸能传递的水平上。γ-氨基丁酸介导的抑制作用减弱——因为外源性因素 γ-氨基丁酸能神经元的变性或受体水平上的改变——是帮助发作病灶同步化的主要因素。

如果同步化的病灶足够强，那么来自一个小神经网络异常的、同步的发放将开始扩散到皮质的邻近区域。在扩散到邻近区域的期间，患者可能会感受先兆即一种发作蔓延在意识上的"警告"。在引言中的病例中，Rob 的先兆表现为一种茫然的、恐惧的凝视。尽管先兆对于特定的患者来说是典型的，但是仍然存在很多种类的先兆。这些包括恐惧和困惑、记忆紊乱（例如似曾相识）或语言障碍、感觉改变或嗅觉幻觉。随着发作继续蔓延，可能会导致其他的临床表现，不同的表现取决于参与的大脑区域。在引言中的病例中，临床症状最初开始于手部抽搐，之后发展到胳臂最后是腿。这属于杰克逊癫痫发作（根据英国神经学家 Hughlings Jackson 命名，他是第一个描述这些症状的人），临床症状是由运动神经元的同步活动传播引起的。

## 继发性全身性癫痫的病理生理学

局灶性癫痫可能通过沿着弥散性连续扩散累及两个大脑半球都参与来变成全身性发作。这被称作继发性全身性发作[secondary（or secondarily）generalized seizure]（图 16-3B）。通常，发作通过正常的神经回路向远处蔓延，这种蔓延可以通过几条通路发生。U 形纤维（U fibers）联接皮质的不同区域；胼胝体（corpus callosum）允许大脑两个半球间的蔓延；丘脑皮质投射（thalamocortical projections）为全脑弥散同步蔓延提供一条通路。一旦发作活动蔓延到两个半球都参与进来，患者通常表失意识。

**A** 局灶性发作

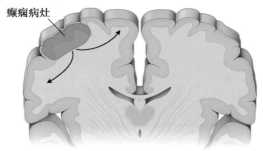

**B** 继发性全身性发作

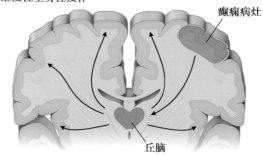

**C** 原发性全身性发作

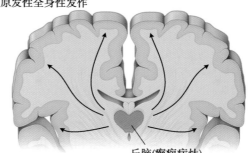

图 16-3　**发作传导的途径**。A. 在局灶性发作中，发作活动开始于癫痫病灶（紫色）并通过弥散神经元联系扩散到邻近区域。当活动被限制在皮质中负责一种基本功能的一个区域例如运动动作或感觉的区域并且患者的精神状态没改变时，该发作被称作**不改变意识的单纯型局灶性发作**。涉及大脑中负责更复杂功能的区域例如语言、记忆和情感的脑区域的发作被称作**改变意识的局灶性发作**。B. 在继发性全身性发作中，发作活动开始于发作病灶，然后扩散到皮质下区域。然后源自丘脑的弥漫性连接使活动的蔓延同步至两个半球。C. 原发性全身性发作，例如失神发作，由于丘脑和皮质细胞间异常的同步化引起（图 16-5B）或由于神经元网络迅速涉及双侧大脑半球所致

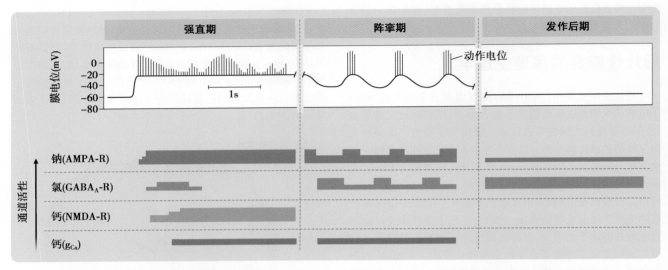

**图 16-4 强直阵挛性发作中的异常通道活性。**强直阵挛性发作的强直时期由 γ-氨基丁酸介导的周边抑制的突然丧失引起。抑制丧失导致了一串迅速的动作电位，这在临床上表现为肌肉的强直收缩。随着 γ-氨基丁酸能神经支配被修复，它开始有节奏地与兴奋性组分振荡。兴奋性和抑制性组分的振荡在临床上表现为阵挛性运动。发作后期的特征是 γ-氨基丁酸介导的抑制增强

在继发性全身性发作中，强直阵挛性(tonic-clonic)亚型是最常见的。在引言中的临床病例中，Rob 经历了一段似乎他身体上每一块肌肉都在收缩的时期，接着四肢全都发生不受控制的抖动。这些临床症状能够在异常的通道活动水平来理解(图 16-4)。强直阵挛性发作的起始阶段与 γ-氨基丁酸输入的突然丢失有关，这将导致持续数秒的一长串的发放。这种持续的、迅速的发放在临床上表现为主缩肌和拮抗肌的同时收缩，这被称作强直相。最后，因为 γ-氨基丁酸介导的抑制开始恢复，AMPA 介导的和 NMDA 介导的兴奋作用开始在兴奋性和抑制性组分之间游移不定。这种变动模式(当涉及运动皮质时)导致身体的阵挛性或震颤性运动。随着时间的推移，γ-氨基丁酸介导的抑制开始占优势，患者在发作后期间变得软弱无力并且保持无意识状态，直到大脑功能恢复正常。

## 原发性全身性发作的病理生理学

原发性全身性发作在病理生理学和病因学方面不同于局灶性发作(图 16-3C)。在局灶性发作中，同步性开始于聚集的神经元中突然的成串的动作电位并随后扩散到邻近的区域，而与之形成对比，原发性全身性发作从大脑中央区域放出，然后迅速蔓延到两个半球。这些发作开始时未必有先兆(这是临床上将原发性全身性发作与伴有继发性全身性的局灶性发作区分开来的重要方法)。

目前，原发性全身性发作中了解最好的是失神发作(ab-sence seizure)[也称小发作(petit mal seizure)]。失神发作的特征是意识的突然中断，经常伴有茫然的凝视和偶见的运动症状，比如说快速眨眼和咂嘴。失神发作被认为是由丘脑-皮质细胞和皮质细胞的异常同步化引起的。失神发作潜在的病理生理学是基于对失神发作患者的脑电图的观察，这些脑电图与慢波睡眠[slow-wave(stage 3)sleep](第 3 阶段)期间产生的图像有些相似。

根据觉醒的程度不同，联接丘脑和皮质的中继神经元存在两种不同的状态(图 16-5A)。在觉醒状态期间，这些神经元以传递模式(transmission mode)发挥作用，借此进来的感觉信号被真正传递到皮质。然而，在睡觉期间，一种独特的、树枝状的 T-型钙通道(T-type calcium channel)的短暂的、突然的活动改变了输入信号以至于输出到皮质的信号有一种变动的发放率，在脑电图上表现为特征性的"棘慢复合波"。在这种慢波睡眠状态时，感觉信号不被传递到大脑皮质。

因为一些尚未被了解的原因，失神发作在觉醒状态期间与 T-型钙通道的活性有关(图 16-5B)。因为该通道只有当细胞处于超极化状态时才有活性，所以几个因素在觉醒状态期间能激活该通道。这些因素包括细胞内钾离子的增加，来自网状核的 γ-氨基丁酸能输入增加或兴奋性输入的丧失。大量研究表明，中继神经元中 T-型钙通道的活性对失神发作中观察到的每秒 3 次的棘慢复合波活动至关重要。因为其重要的病理生理学作用，T-型钙通道是失神发作药物治疗的主要靶点。

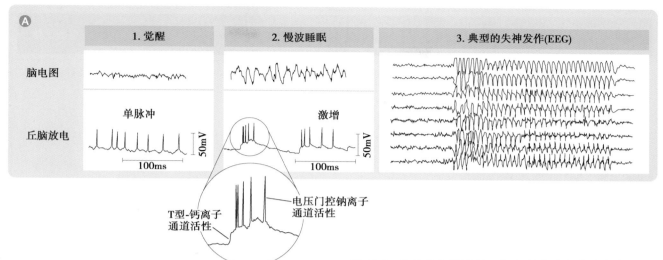

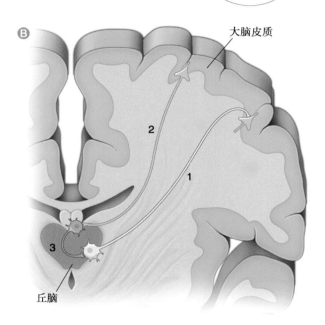

图 16-5　失神发作的机制。A. 经历失神发作的患者的脑电图记录与慢波睡眠期间产生的"睡眠梭状波"图像相似。每秒 3 次的振荡图像是因丘脑中树枝状的 T-型钙通道的突然活动而产生的。①在觉醒状态期间,丘脑的中继神经元处于"传递模式",在这种模式下,传入的信号以单个棘波的形式被真正地传递到皮质。这些传递到大脑皮质的信号在脑电图上表现为小的、去同步化的、低电压的波。②在慢波睡眠期间,因为树枝状 T-型钙通道的爆发活动,通过丘脑接替的信号被改变(见下文)。在这个被称作"**突发模式**"(burst mode)期间,感觉信息不被传递到大脑皮质。③失神发作由觉醒状态期间 T-型钙通道的异常激活引起,从而导致一种相似的棘慢复合波脑电图图像。B. 失神发作由丘脑和皮质间活动的自持循环产生。同步化开始于丘脑中继神经元(白色)的超极化。这通常发生在慢波睡眠期间,它由来自丘脑网状核(紫色)的 γ-氨基丁酸能输入引起。对失神发作期间,引起中继神经元发生超极化的因素尚不清楚。①中继神经元的超极化引起 T-型钙通道的突然活动,进而通过兴奋性联系导致皮质中的同步去极化。皮质中大范围的去极化在脑电图上表现为棘慢复合波图像。②来自皮质(浅黄色)的兴奋性输入激活丘脑网状神经元(深黄色)。③激活的 γ-氨基丁酸能网状神经元超极化丘脑中继神经元并重新启动该循环

# 药理学分类和药物

目前癫痫患者的治疗方案部分取决于患者所经历的发作类型。适当的抗癫痫药物治疗方案将考虑患者是否患有局灶性发作,伴有或不伴有继发性全身性发作或原发性全身性癫痫发作。此外,对于局灶性发作的患者,也可尝试确定发作是否可通过外科手术切除或通过其他方法切除可辨认的局灶性病变引起。

从作用机制上讲,抗癫痫药物(antiepileptic drugs,AED)的功效集中于离子通道活性的控制上。如上所述,防止反复发放的生理学保护作用通过两个水平上的抑制来发生:细胞水平(例如钠离子通道的失活)和网络水平(例如,γ-氨基丁酸介导的抑制)。相应地,目前可用的 AED 主要分成五大类:

①增强钠离子通道介导的抑制作用的药物;②增强钾离子通道介导的抑制作用的药物,③抑制钙通道的药物;④增强 γ-氨基丁酸介导的抑制作用的药物;以及⑤抑制谷氨酸受体的药物。

尽管 AED 按机制不同分成几类,但是**许多 AED 的疗效只能部分地被下面描述的已知机制所解释**,主要因为 AED 是多效的。例如,丙戊酸稳定钠离子通道,该药对 T-型钙通道也有作用,并对 γ-氨基丁酸代谢也有作用。因此,尽管体外研究可能表明一种药物最适合治疗某种特别类型的癫痫,但其他类型的癫痫也可能对该药有反应(这种多效性的一个好处是许多药物是可互换的,通常最小化不良反应是临床选择 AED 的主要标准)。为了简单起见,下面的分类是基于药物的主要靶点。表 16-2 列出了在此讨论的主要药物及其多种作用机制。

**表 16-2** 目前已知的抗癫痫药物的靶点

| 药物 | 钠通道 | 钾通道 | T-型钙通道 | 高电压激活钙通道 | GABA 系统 | 谷氨酸受体 |
|---|---|---|---|---|---|---|
| **主要作用于离子通道** | | | | | | |
| 苯妥英 | √ | | | | | |
| 卡马西平 | √ | | | | | |
| 奥卡西平 | √ | | | | | |
| 拉莫三嗪 | √ | | | √ | | |
| 拉考沙胺 | √ | | | | | |
| 依佐加滨 | | √ | | | | |
| 唑尼沙胺 | √ | | √ | | | |
| 乙琥胺 | | | √ | | | |
| **主要作用于 GABA 机制** | | | | | | |
| 苯并二氮䓬类 | | | | | √ | |
| 氨己烯酸 | | | | | √ | |
| 噻加宾 | | | | | √ | |
| **主要作用于谷氨酸机制** | | | | | | |
| 吡仑帕奈 | | | | | | √ |
| **多重作用** | | | | | | |
| 丙戊酸 | √ | | √ | | √ | |
| 加巴喷丁 | | | | √ | √ | |
| 普瑞巴林 | | | | √ | √ | |
| 左乙拉西坦 | | | | √ | | |
| 托吡酯 | √ | | | √ | √ | √ |
| 非尔氨酯 | √ | | | √ | √ | √ |
| 卢非酰胺 | √ | | | | | √ |
| 苯巴比妥 | | | | √ | √ | √ |

# 增强钠离子通道介导的抑制作用的药物

大脑中每个神经元都有阻止快速、反复发放的机制。正如上面所讨论的,神经细胞膜的去极化导致钠离子通道的失活。钠离子通道的失活为阻止潜在癫痫病灶的反复发放提供了一个关键的检查点。苯妥英钠(phenytoin)、卡马西平(carbamazepine)、奥卡西平(oxcarbazepine)、拉莫三嗪(lamotrigine)、拉考沙胺(lacosamide)和丙戊酸(valproic acid)等 AED 直接作用于钠离子通道(图 16-6A),以增加通道失活,从而增强单细胞水平的抑制作用。

一般来说,作用于钠离子通道的抗癫痫药物对局灶性发作和继发性全身性发作的治疗表现出强烈的特异性。这与它们的分子特征相一致。钠离子通道阻断剂以功能依赖性的方式发挥作用,类似利多卡因对周围神经的作用(见第 12 章)。因此,快速发放的神经元对这类药物的抑制尤为敏感。相反,许多钠离子通道阻断剂(特别是那些只作用于钠离子通道的药物,例如苯妥英)对失神发作几乎没有作用。因此推测在失神发作期间被激活的丘脑-皮质细胞中环状钠离子通道的开启和关闭速率太慢而不能顺从功能依赖性钠离子通道失活引起的抑制作用。

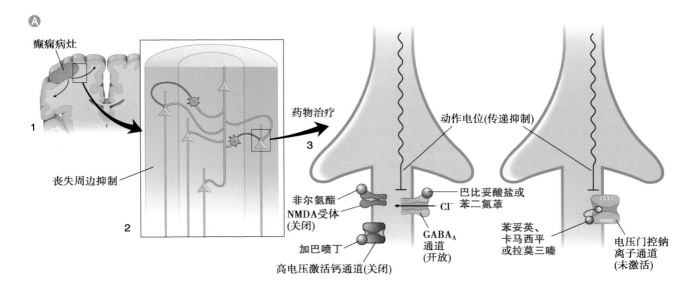

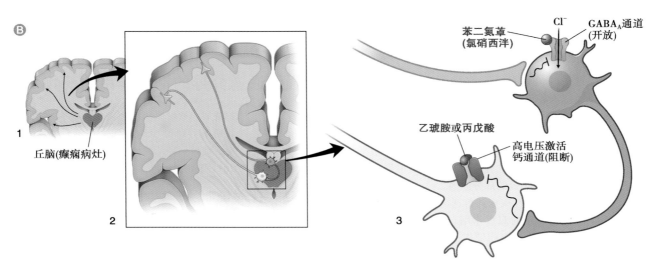

**图 16-6　癫痫药物治疗的机制。A.** 局灶性发作（1）由迅速的、不能控制的神经元发放和周边抑制的丧失（2）引起。抗癫痫药物作用于四个分子靶点来增强抑制作用和阻止同步活动（3）的扩散。巴比妥类和苯并二氮䓬类药物通过作用于 GABA$_A$ 受体来增强 GABA 介导的抑制作用进而预防癫痫。钠离子通道抑制剂例如苯妥英、卡马西平和拉莫三嗪通过选择性延长快速发放神经元中钠离子通道的失活来阻止迅速的神经元发放（图 12-7、12-8）。非尔氨酯通过抑制 NMDA 受体，并因此降低谷氨酸介导的兴奋来抑制癫痫发作。加巴喷丁通过抑制高电压激活（HVA）钙通道来减少兴奋性神经递质的释放。**B.** 失神发作（1）由丘脑细胞和皮质细胞之间产生的活动的自持循环（2）引起。抗癫痫药物通过作用于两个分子靶点来阻止该同步的丘脑皮质循环（3）。氯硝西泮是一种苯并二氮䓬类，可增强丘脑网状核中的 GABA$_A$ 通道，从而减少抑制性网状神经元的激活，降低丘脑中继神经元的超极化。T-型钙通道抑制剂例如乙琥胺和丙戊酸，可阻止皮质细胞同步激活所需的丘脑中继神经元的突发活动

## 苯妥英

苯妥英（phenytoin）直接作用于钠离子通道以减慢通道从失活状态恢复到关闭状态的速率。正如上面所描述的，钠离子通道存在三种构象——关闭、开启和失活——膜电位决定通道以何种状态存在（图 16-1、12-7）。通过减慢从失活状态恢复到关闭状态的速率，苯妥英增加动作电位阈值，并阻止反复发放。它通过阻止引起局灶性发作的阵发性去极化漂移（paroxysmal depolarizing shift，PDS），发挥稳定癫痫病灶的作

用。另外，苯妥英还能阻止发作活动迅速扩散到其他的神经元，这解释了它在继发性全身性发作中的作用。

重要的是，苯妥英以功能依赖性的方式作用于钠离子通道（图 12-8）。因此，只有高频开启、关闭的通道（亦即参与 PDS 的那些）才可能被抑制。这种功能依赖性减小了苯妥英对自发神经元活性的作用，并避免了 GABAA 增强剂（它们不是功能依赖性的）观察到的许多不良反应。

因为其功能依赖性阻断的作用以及阻止突然快速发放的能力，苯妥英是治疗局灶性发作和强直阵挛性发作的主要药

物。它不用于失神发作。苯妥英的复杂药物代谢动力学和药物相互作用,在对苯妥英和类似作用的药物如卡马西平之间的选择中起决定性作用。

苯妥英由肝脏代谢,在常用剂量下血浆半衰期约为24小时。超过95%的苯妥英与血浆白蛋白结合。苯妥英的代谢表现出饱和动力学特性,正因为如此,当剂量在一定水平上小幅增加时,可能会导致血浆药物浓度的大幅度增加,并且常常是无法预测的增加(见第3章)。这种血浆苯妥英浓度的增加提高了不良反应的风险,包括共济失调、眼球震颤、动作失调、意识错乱、牙龈增生、巨幼红细胞性贫血、多毛症、面部粗糙和全身性皮疹。

苯妥英经肝微粒体P450酶系统的代谢失活可受几种药物影响。抑制P450系统的药物,如氯霉素、西咪替丁、双硫仑和异烟肼,可增加苯妥英的血浆浓度。卡马西平是一种诱导肝脏P450系统的抗癫痫药物,可增加苯妥英的代谢,因此当这些药物同时使用时可降低苯妥英的血浆浓度。相似地,因苯妥英可诱导肝脏P450系统,因此可以促进被该系统失活药物的代谢。这些药物包括口服避孕药、奎尼丁、多西环素、环孢霉素、美沙酮和左旋多巴。

## 卡马西平

尽管卡马西平(carbamazepine)在结构上与苯妥英无关,但是其似乎以类似苯妥英的方式发挥抗癫痫活性。即,卡马西平是一种减慢钠离子通道从失活状态恢复到关闭状态速率的钠离子通道阻断剂。它有抑制发作病灶的作用(通过阻止PDS)还有阻止发作病灶活动迅速蔓延的作用。卡马西平的代谢物,10,11-环氧卡马西平也有减慢钠离子通道恢复的作用,这可能是该药物产生药效的部分原因。

卡马西平通常是局灶性癫痫的首选药物,因为它具有抑制癫痫灶和阻止活动蔓延的双重作用。选择卡马西平来治疗本章引言的病例中Rob的癫痫发作,是因为他的赘生物是癫痫发作的一个特殊病灶,而卡马西平可能是防止该病灶扩散的最有效药物。卡马西平的半衰期最初为10~20小时,随着长期治疗而被进一步地缩短(因为P450的诱导),因此需要患者每天服用超出正常几倍的剂量或改成缓释制剂,仍保持每天两次。卡马西平的代谢呈线性(表现出一级动力学);该性质使卡马西平成为对于有潜在药物相互作用的患者比苯妥英更有吸引力的选择。在开始使用卡马西平之前,应该对亚洲血统的个体进行 HLA-B*1502 筛查,因为 HLA-B*1502 的存在预示着发展为史-约综合征的风险更高。

## 奥卡西平

奥卡西平(oxcarbazepine)与卡马西平结构类似,均通过钠离子通道发挥作用,同时具有相同的临床特性。奥卡西平能迅速转化为活性代谢产物,艾司利卡西平(eslicarbazepine),后者最近被批准作为一种单独的药物。奥卡西平与卡马西平的区别在于,它是一种效力稍差的 P450 酶诱导剂,尽管在临床上也有同样的考虑。它具有较低的皮疹风险和较高的临床显著的低钠血症风险。

## 拉莫三嗪

像其他钠通道调节剂一样,拉莫三嗪(lamotrigine)通过减慢钠离子通道从失活状态中的恢复来稳定神经细胞膜。拉莫三嗪可能也有其他尚未确定的作用机制,因为它似乎具有更广泛的临床疗效。例如,除了治疗局灶性和强直阵挛性癫痫发作外,拉莫三嗪还可以和乙琥胺和丙戊酸一起有效治疗缺失性癫痫发作(见下文)。拉莫三嗪的另一个突出特点是其不良反应相对较低,这一点在临床试验中使用拉莫三嗪的老年患者中表现为较低的退出率。当开始使用拉莫三嗪时,需要慢速滴注(根据 P450 酶相互作用进行调整),以降低史-约综合征的风险。

## 拉考沙胺

拉考沙胺(lacosamide)是最新的抗癫痫药物之一,通过钠通道介导的抑制作用。体外研究表明,拉考沙胺促进电压门控钠离子通道的缓慢失活,而不会直接阻断该通道。它还可以参与神经元生长和 NMDA 受体调节的蛋白质结合。拉考沙胺与其他钠离子通道药物相比具有更少的药物相互作用,并为耐药性癫痫患者提供了额外的治疗选择。

# 增强钾通道介导的抑制作用的药物

钾通道电导的增加导致细胞膜的超极化并减少神经元放电。推测增强钾通道电导可减少与癫痫发作活动相关的快速、重复性发作,并提供另一种治疗机制。作用于该机制的第一种癫痫药物于 2011 年获得批准。

## 依佐加滨(瑞替加滨)

依佐加滨(ezogabine)(在美国被采用)或瑞替加滨(retigabine)(国际非专利名称)是一类新的抗癫痫药物,它通过增强钾通道传导来减少癫痫发作。依佐加滨作用于 KCNQ 2/3(Kv7.2/7.3)电压门控钾离子通道增加 M 电流。它需要每天三次频繁的给药,并通过葡萄糖醛酸化代谢,半衰期为 6~10 小时。由于 KCNQ2/3 通道在膀胱平滑肌中的表达,它具有尿潴留的不良反应,并与皮肤蓝斑和视网膜异常有关。因此,在使用依佐加滨治疗前需要进行基线视力检测,如果没有明显的临床作用,建议停药。

# 抑制钙通道的药物

通过抑制钙通道来治疗癫痫的药物主要分成两类:一类是抑制 T-型钙通道的药物和另一类是抑制高电压激活(high-voltage activated, HVA)钙通道的药物。

在觉醒状态期间 T-型钙通道是去极化的和失活的(图16-5B)。在失神发作(小发作)中,阵发性超极化在觉醒状态期间被认为可以激活通道,从而引发这种发作类型特征性的棘慢复合波放电。因此,抑制 T-型钙通道的药物专门用于治疗失神发作。

HVA 钙通道在控制钙进入突触前末端中发挥重要的作

用,并因此有助于调节神经递质释放。HVA 钙通道由一种聚集进入通道孔的 α1 蛋白形成,并且它有几个辅助的亚基。抑制 HVA 钙通道的药物通常具有多重的作用;尽管它们主要用于伴有或不伴有继发性全身性发作的局灶性发作,但也能用于除了失神发作外的全身性发作。

## 乙琥胺

在体外,乙琥胺(ethosuximide)有高度特异性的分子特征。在对大鼠和仓鼠的丘脑-皮质制备物进行的实验中,乙琥胺已经被证实可以电压依赖性的方式减小低阈值的 T-型电流。该抑制发生时并不改变钠离子通道的电压依赖性或恢复动力学。乙琥胺对 γ-氨基丁酸介导的抑制作用无效。

乙琥胺通常作为治疗单纯失神发作的一线药物。与它作为特异性 T-型钙通道阻断剂的分子特征相一致,乙琥胺在治疗局灶性发作和继发性全身性发作无效。

## 丙戊酸

与许多其他的 AED 一样,丙戊酸(valproic acid)在体外具有多效性。与苯妥英和卡马西平相似,丙戊酸减慢钠离子通道从失活状态中恢复的速率。在稍高于限制反复发放时所需的浓度时,丙戊酸也已经被证实可以限制低阈值 T-型钙通道的活性。丙戊酸作用的第三种机制发生在 γ-氨基丁酸代谢水平。在体外,丙戊酸增加谷氨酸脱羧酶的活性,该酶负责 γ-氨基丁酸的合成,同时丙戊酸抑制降解 γ-氨基丁酸的酶的活性。综合考虑,这些作用被认为可以增加突触中 γ-氨基丁酸的可用性,从而增加 γ-氨基丁酸介导的抑制作用。

可能因为它有许多潜在的作用位点,丙戊酸是最有效的抗癫痫药物之一,用于治疗包括混合发作类型的全身性癫痫发作综合征患者。丙戊酸也是原发性全身性癫痫患者的首选药物,用于治疗对乙琥胺无反应的失神发作。丙戊酸也常常用作苯妥英和卡马西平的替代物,治疗局灶性癫痫。与其他抗癫痫药物相比,丙戊酸与较大的先天性畸形风险相关,因此在育龄妇女中应谨慎使用丙戊酸,通常是在其他药物未能充分控制癫痫发作并评估相关风险之后。

## 加巴喷丁

加巴喷丁(Gabapentin)是依据“合理药物设计”概念最初研发的 AED 之一。即,因为认识到 γ-氨基丁酸受体在控制癫痫发作蔓延中发挥重要作用,所以合成了 γ-氨基丁酸的结构类似物加巴喷丁,并预测其可以增强 γ-氨基丁酸介导的抑制作用。与该假说一致的是,加巴喷丁已经被证明在体外可以增加神经细胞和胶质细胞中 γ-氨基丁酸的含量。然而,加巴喷丁主要的抗癫痫作用好像是通过它对 HVA 钙通道的抑制作用来实现,从而导致神经递质释放的减少。加巴喷丁主要优点是因为它的结构与内源性氨基酸的相似,所以它与其他药物几乎没有相互作用。另一方面,加巴喷丁与其他 AED 药物比较似乎更低效,通常不作首选药物。

## 普瑞巴林

与加巴喷丁一样,普瑞巴林(pregabalin)在结构上与 GA-BA 有关,但它通过抑制 HVA 钙通道发挥其主要治疗作用,减少包括谷氨酸和去甲肾上腺素等几种神经递质的释放。它还对 P 物质和降钙素有影响,这可能有助于其各种临床用途。普瑞巴林比加巴喷丁更有效,是局灶性癫痫发作的合理的辅助治疗药物。它对肝功能障碍患者特别有用,因为它在肾脏中代谢,并且几乎没有药物-药物相互作用。

# 增强 γ-氨基丁酸介导的抑制作用的药物

钠离子通道阻断剂和钙通道抑制剂的机制特性与它们的临床活性很好的相关性,与之不同的是,γ-氨基丁酸介导的抑制作用的增强剂有更多不同的作用并且一般不能那样替换。这主要是因为大脑中 GABA_A 受体的多样性。GABA_A 受体通道有五个亚基,其中有几个亚基至少有两个不同的剪接变体(见第 13 章)。GABA_A 受体至少有 10 种已知的亚型,这些亚型在整个大脑中有不同的分布。尽管巴比妥酸盐类和苯并二氮䓬类都可以增加通过 GABA_A 通道的氯离子内流,但是苯并二氮䓬类药物作用于 GABA_A 通道上特定的亚基,而巴比妥酸盐类好像作用于所有的 GABA_A 通道。最近批准的药物氨己烯酸(vigabatrin)通过抑制 GABA 代谢间接增强 GABA 介导的活性。这些不同的作用机制导致不同的临床特征。非特异性增加 GABA 含量的药物(例如,通过增强合成途径或降低 GA-BA 的代谢)往往具有类似于巴比妥类药物的特征。

## 苯并二氮䓬类(地西泮,劳拉西泮,咪达唑仑,氯硝西泮,氯巴占)

苯并二氮䓬类药物增加 γ-氨基丁酸对 GABA_A 受体的亲和力,并且在 γ-氨基丁酸存在的条件下增强 GABA_A 通道的门控,从而增加通过通道的氯离子内流(第 13 章)。该作用有抑制癫痫病灶(通过提高动作电位的阈值)和增强周边抑制的双重作用。因此,苯并二氮䓬类药物如地西泮(diazepam)、劳拉西泮(lorazepam)和咪达唑仑(midazolam)特别适用于治疗局灶性和强直阵挛性癫痫。然而,苯并二氮䓬类药物会引起显著的不良反应,包括眩晕、共济失调和嗜睡。因此,这些药物通常只用于中止急性发作。

氯硝西泮(clonazepam)在苯并二氮䓬类中较独特,因为它能在体外的丘脑-皮质回路的制备物中抑制 T-型钙离子通道电流。在体内,氯硝西泮特异性地作用于网状核中的 GABA_A 受体(图 16-5B),从而增强这些神经元的抑制作用,并本质上“关闭”该核。通过这种作用,氯硝西泮阻止丘脑中 γ-氨基丁酸介导的超极化,从而间接使 T-型钙离子通道失活,该通道被认为是引起失神发作的原因(见前文)。然而,同地西泮一样,氯硝西泮也因广泛的副作用而使用受限。氯硝西泮是继乙琥胺、丙戊酸和拉莫三嗪之后的第四种用于治疗失神发作的药物。

氯巴占(clobazam)是最近批准的苯二氮䓬类药物,尽管它在美国以外的地区已经使用几十年。它目前已被批准用于 Lennox-Gastaut 综合征的辅助治疗。Lennox-Gastaut 综合征是一种严重的小儿癫痫综合征,发病年龄在 3 岁至 5 岁之间,其特征是发育障碍和难治性强直、失张力和非典型癫痫发作。与氯硝西泮一样，其消除半衰期超过 30 小时，因此每天服用两次。不良反应与其他苯二氮䓬类药物类似，只是氯巴占与严重皮肤反应风险增加有关，包括史-约综合征。

## 巴比妥酸盐类（苯巴比妥）

苯巴比妥（phenobarbital）与 GABA$_A$ 受体上的一个变构位点相结合，从而通过延长氯离子通道开启的持续时间增强内源性 γ-氨基丁酸的作用。在苯巴比妥存在的条件下，通道的每次激活都有强得多的氯离子内流（第 13 章）。巴比妥酸盐类也表现出对 GABA$_A$ 通道微弱的激动剂活性，可能增强了该药物增加氯离子内流的能力。该药物对 γ-氨基丁酸介导的抑制作用的增强，与苯并二氮䓬类相似，可以解释苯巴比妥在治疗局灶性发作和强直阵挛性癫痫的有效性。

苯并二氮䓬类有时可以用于治疗失神发作中的棘慢复合波放电，与此相反，巴比妥酸盐类事实上可以加重这种类型的癫痫发作。这种加重可能由两个因素引起。第一，巴比妥酸盐类作用于所有的 GABA$_A$ 受体。与苯并二氮䓬类可选择性地增强网状核中 γ-氨基丁酸抑制作用不同，巴比妥酸盐类增强网状核和丘脑中继细胞内的 GABA$_A$ 受体。重要的是，后一种作用增强引起失神发作的 T-型钙电流（图 16-5B）。第二，苯并二氮䓬类是内源性 γ-氨基丁酸活性的纯粹变构增强剂，与此不同，巴比妥酸盐类药物在内源性配体不存在的条件下也能作用于 GABA$_A$ 通道。后一种性质可能有增加巴比妥酸盐类非特异性作用。

苯巴比妥主要用作治疗局灶性发作和强直阵挛性癫痫的替代药物。然而，因为该药物显著的镇静作用，随着更有效的抗癫痫药物的出现，它的临床应用逐渐减少。

## 氨己烯酸

氨己烯酸（vigabatrin）是 GABA 的结构类似物，它不可逆地抑制 GABA 转氨酶，从而增加大脑中 GABA 的水平（见图 13-2）。严重的副作用，尤其是外周视觉缺陷，限制了氨己烯酸的临床应用。该药物通常用于婴儿痉挛和难治性局灶性癫痫。使用氨己烯酸治疗的患者应进行基线和常规视力检查，即使没有视力变化，如果没有明显的临床疗效益处，也应在几个月内停用该药。

## 抑制谷氨酸受体的药物

谷氨酸是中枢神经系统中主要的兴奋性神经递质（见第 13 章）。毫不奇怪，兴奋性谷氨酸突触的过度激活是大多数癫痫活动形成的关键组成部分。使用动物模型的大量研究表明，抑制谷氨酸受体 NMDA 和 AMPA 亚型能抑制癫痫活动的产生，并保护神经元免遭癫痫引起的损伤。然而，因为不可接受的行为不良反应，还没有特异性强效的谷氨酸受体拮抗剂在临床上常用于治疗癫痫发作。

## 非尔氨酯

非尔氨酯（felbamate）有多种作用，包括抑制 NMDA 受体。它好像对含有 NR2B 亚基的 NMDA 受体有一定的选择性。因为该特殊的受体亚基在大脑中并不普遍表达，所以非尔氨酯对 NMDA 受体拮抗作用不像其他 NMDA 拮抗剂那样广泛。这种相对选择性可以解释为什么非尔氨酯缺乏其他药物表现出的行为的不良反应。非尔氨酯的优点包括它是一种强效的抗癫痫药物，以及它没有许多其他抗癫痫药物常见的镇静作用。然而，非尔氨酯与许多致死性再生障碍性贫血和肝功能衰竭病例相关，其使用目前主要局限于难治性癫痫患者。

## 卢非酰胺

卢非酰胺（rufinamide）被批准用于治疗 Lennox-Gastaut 综合征（如上所述）的局灶性癫痫发作和跌倒发作。虽然卢非酰胺主要通过延长钠通道失活发挥作用，但其结构与具有这种作用机制的其他抗癫痫药无关。在较高剂量时，它可能对谷氨酸受体的一个亚型（mGluR5 亚型）有抑制作用，本章基于该二级机制将其包括在此类药物，且因为其临床特征与非尔氨酯最相似。然而，与非尔氨酯不同，卢非酰胺尚未被证明具有严重的副作用，它可以为难治性癫痫患者提供替代选择。

## 吡仑帕奈

吡仑帕奈（perampanel）是 α-氨基-3-羟基-5-甲基-4-异噁唑-丙酸（AMPA）受体的非竞争性拮抗剂，它是一种兴奋性谷氨酸受体，在癫痫发作活动的产生和传播中起重要作用。虽然希望 AMPA 拮抗剂可能比 NMDA 拮抗剂具有更少的精神病副作用，但吡仑帕奈会增加某些精神症状的风险，包括易怒、攻击性、敌意和杀人意念。吡仑帕奈与血浆蛋白结合紧密，并由 P450 系统代谢，它具有较长的消除半衰期，可以每日一次给药。

## 机制尚在研究中的药物

噻加宾、托吡酯、唑尼沙胺和左乙拉西坦是另外一些作用机制不太确定的抗癫痫药物。噻加宾被认为是通过阻断 GABA 再摄取进入突触前神经元发挥作用，而托吡酯和唑尼沙胺可能阻断钠通道的活动，但考虑到它们在局灶性和强直性阵挛性癫痫中的广泛应用，可能还有其他机制。左乙拉西坦被认为通过与突触囊泡蛋白 SV2A 结合来调节囊泡胞吐。

### ■ 结论与展望

近年来，随着对中枢神经系统中神经元信号的生理学和病理生理学认识的提高，人们对现有的抗癫痫药物（AED）有了更深入的了解，同时设计和发现了新的药物。在生理条件下，钠离子通道的失活和 γ-氨基丁酸介导的周边抑制阻止了不受控制的、快速扩散的电活动。然而，在大脑中有许多潜在的改变可以削弱这些抑制力，例如 γ-氨基丁酸能神经元的损伤和变性，由占位性病变引起异常的离子梯度和改变通道功能的基因突变等。

本章中描述的 AED 修复了大脑固有的抑制能力。这些 AED 包括苯妥英一类药物，它可以增加钠离子通道失活，还有氯硝西泮一类药物，它可以增强 γ-氨基丁酸介导的抑制作用。新一代 AED 通过调节神经递质释放所需的钙离子通道、调节钾离子通道电导以减少快速放电以及调节兴奋性受体如 NMDA 受体来扩展这一功能。

尽管对一些癫痫类型的发病机制有了更多的了解,但是许多抗癫痫药物的效能只部分地由其已知的分子结构来解释。因此,目前对治疗方案的决定经常是更多地根据经验性例子,而不是由已知的分子机制来判断。随着对遗传学在单纯遗传性癫痫和复杂多基因病例中的作用有了更深入的理解,一种更加合理的、基于机制的药理学应用将会变得越来越可能。

（刘岩 孙建栋 译 方莲花 陈乃宏 审）

## 推荐读物

Lowenstein DH. Seizures and epilepsy. In: Kasper DL, Fauci AS, Hauser SL, Longo DL, Jameson JL, Loscalzo J, eds. *Harrison's principles of internal medicine*. 19th ed. New York: McGraw Hill; 2015:2542–2559. (*Discussion of seizure pathophysiology and extensive discussion of clinical uses of antiepileptic drugs.*)

Shorvon S. Drug treatment of epilepsy in the century of the ILAE: the second 50 years, 1959–2009. *Epilepsia* 2009;50(Suppl 3):93–130. (*A historical perspective cataloging the introduction of each therapeutic agent over time.*)

Westbrook GL. Seizures and epilepsy. In: Kandel ER, Schwartz JH, Jessell TM, Siegelbaum SA, Hudspeth AJ, eds. *Principles of neural science*. 5th ed. New York: McGraw-Hill; 2013:1116–1139. (*Detailed description of normal electrical signaling and seizure pathophysiology.*)

**药物汇总表：第16章** 中枢神经系统中异常电神经传递的药理学

| 药物 | 临床应用 | 严重的和常见的不良反应 | 禁忌证 | 注意事项 |
|---|---|---|---|---|
| **钠通道抑制剂** | | | | |
| 机制——通过功能依赖性地阻断神经元的电压门控钠通道来抑制电神经传递。拉考沙胺也可能与包括参与神经元生长和NMDA受体调节的蛋白结合。 | | | | |
| 苯妥英 | 强直阵挛性发作<br>局灶性发作<br>癫痫持续状态 | 粒细胞缺乏症,白细胞减少症,血小板减少症,巨幼红细胞贫血症,肝炎,史-约综合征,中毒性表皮坏死松解症,大疱性皮肤病,红斑狼疮<br>共济失调,眼球震颤,动作失调,意识错乱,牙龈增生,多毛症,面部粗糙,麻疹,便秘,恶心 | 乙内酰脲超敏感性<br>与某些非核苷逆转录酶抑制剂(NNRTI)同时使用,如地拉韦啶(delavirdine)和利匹韦林(rilpivirine) | 通过P450系统代谢;为P450酶诱导剂。<br>在低剂量时,半衰期为24小时;在较高的剂量时,饱和P450系统,剂量的微小增加导致血浆浓度的较大改变。<br>血浆蛋白结合率为90%~95%。<br>消除半衰期因人而异(7~42小时) |
| 卡马西平 | 局灶性和强直阵挛性发作<br>双相Ⅰ型情感障碍(见知识框15-2)<br>三叉神经痛 | 再生障碍性贫血症,血小板减少症,白细胞减少,史-约综合征,中毒性表皮坏死松解症,低钠血症,抗利尿激素分泌异常综合征,肝炎,胰腺炎<br>血压不稳定,皮疹,意识错乱,头晕,眼球震颤,视力模糊,恶心 | 联用单胺氧化酶抑制剂和NNR-TI<br>骨髓抑制的病史<br>亚裔患者中需要初筛 HLA-B*1502,以避免史-约综合征的风险 | 通过P450系统代谢;为P450酶诱导剂。<br>活性代谢物,10,11-环氧卡马西平,也有减慢钠离子通道恢复的作用<br>血浆蛋白结合率75%~90%。<br>由于P450的自我诱导,长期治疗会降低半衰期(从25~65小时减少到12~17小时);在1~2个月后可能需要进一步增加剂量以维持稳定水平 |
| 奥卡西平 | 局灶性癫痫发作的辅助或单药治疗 | 粒细胞缺乏症,白细胞减少症,全血细胞减少症,史-约综合征,中毒性表皮坏死松解症,过敏反应,血管神经性水肿,临床显著低钠血症,癫痫持续状态<br>头晕,嗜睡,复视,眼球震颤,疲劳,恶心,呕吐,共济失调,视力异常,头痛,震颤,消化不良,步态异常 | 对卡马西平过敏的患者应注意25%~30%的交叉反应 | 通过P450系统代谢;P450酶诱导剂。代谢为活性的10-单羟基代谢物(10-monohy-droxy metabolite,MHD),再通过葡萄糖醛酸化为无活性的10,11-二羟基代谢物(10,11-di-hydroxy metabolite,DHD)。<br>MHD是40%蛋白质结合。<br>原型药物的消除半衰期是2小时,MHD为9个小时 |

续表

| 药物 | 临床应用 | 严重的和常见的不良反应 | 禁忌证 | 注意事项 |
|---|---|---|---|---|
| 拉莫三嗪 | 局灶性和强直降阵挛性发作；非典型失神发作；双相 I 型情感障碍（见知识框 15-2）；Lennox-Gastaut 综合征 | 史-约综合征，中毒性表皮坏死松解症，骨髓抑制，贫血，弥散性血管内凝血，肝坏死，遗忘，血管性水肿，无菌性脑膜炎；皮疹，共济失调，嗜睡，头晕，头痛，失眠，震颤，视力模糊，复视，腹泻，恶心，鼻炎 | 不详 | 葡萄糖醛酸结合代谢。血药浓度水平受到 P450 系统的影响；与 P450 酶诱导剂相比，在丙戊酸存在的情况下，需要滴注缓慢，较低的目标剂量和较少的频繁剂量。含雌激素的口服避孕药可能会降低 50% 的水平药浓度；在安慰剂周期间，可能会加倍。血浆蛋白结合率为 55%。在丙戊酸存在下，消除半衰期为 48～70 小时；在 P450 诱导剂存在下，消除半衰期为 13～14 小时 |
| 拉考沙胺 | 局灶性癫痫发作（辅助治疗） | 心房颤动，一度房室传导阻滞；头晕，恶心，头痛，疲劳，共济失调，鼻咽炎，视力异常，复视，眼球震颤 | 已知心脏传导问题或严重心脏病患者慎用 | 没有已知的药物相互作用。血浆蛋白结合率为 15%。消除半衰期为 13 小时 |

**钾离子通道增强剂**
**机制——依佐加滨（ezogabine）或瑞替加滨（retigabine）增强电压门控 K 通道活性，增加 M-电流，降低神经元兴奋性。**

| 药物 | 临床应用 | 严重的和常见的不良反应 | 禁忌证 | 注意事项 |
|---|---|---|---|---|
| 依佐加滨（瑞替加滨） | 局灶性发作（辅助治疗） | QT 间期延长，健忘症，幻觉，自杀意念，皮肤蓝斑，视网膜异常，尿潴留；头晕，嗜睡，疲劳，神志不清，眩晕，震颤，视力模糊，步态障碍，构音障碍，平衡障碍 | 患者应进行基线检查和定期（每 6 个月一次）眼科检查，包括视力测试和眼底镜检查；因视力改变或缺乏临床反应应停药。尿潴留患者应参考患者应谨慎使用。 | 葡萄糖醛酸化生成 N-乙酰活性代谢物（NAMR）。P450 诱导剂可降低血药浓度水平。原型药物与血浆蛋白质结合率为 80%，NAMR 为 45%。当与抗胆碱能药物联合使用时，要注意增加体内残余的风险。代谢物降低此地高辛的清除率。36% 的药物在尿液中保持不变，半衰期为 7～11 小时 |

**钙通道抑制剂**
**机制——乙琥胺和丙戊酸抑制阈值 T-型钙通道；加巴喷丁和普瑞巴林抑制高电压激活（HVA）钙通道。**

| 药物 | 临床应用 | 严重的和常见的不良反应 | 禁忌证 | 注意事项 |
|---|---|---|---|---|
| 乙琥胺 | 失神发作 | 史-约综合征，骨髓抑制，系统性红斑狼疮，癫痫发作；胃肠不适，共济失调，嗜睡，头痛，头晕 | 不详 | 通过 P450 系统代谢。消除半衰期为 50～60 小时 |

续表

| 药物 | 临床应用 | 严重的和常见的不良反应 | 禁忌证 | 注意事项 |
|---|---|---|---|---|
| 丙戊酸 | 强直阵挛性发作，失神发作，局灶性发作，典型失神发作，局灶性发作，躁郁症，偏头痛的预防 | 心悸，心动过速，呕血，肝毒性，胰腺炎，血小板减少症，血氨过多症，耳毒性，脱发，胃肠不适，体重增加，共济失调，虚弱无力，头晕，头痛，震颤，镇静，视力模糊，呼吸道感染 | 肝脏疾病，尿素循环或线粒体紊乱，育龄妇女应谨慎用，因为致畸率较高 | 通过P450系统，葡萄糖醛酸化和线粒体-β-氧化代谢。P450酶的混合抑制和诱导导致复杂的药物-药物相互作用。与血浆蛋白高结合率(80%~90%)，但游离部分在较高水平和某些人群(老年人或肾/肝损伤者)中增加。缓释制剂的生物利用度稍低(90%)，从立即释放到缓控转化可能需要相应的剂量增加。消除半衰期为9~16小时 |
| 加巴喷丁 | 局灶性发作，疱疹后神经痛 | 史-约综合征，镇静，眩晕，共济失调，疲劳，胃肠刺激，病毒性疾病 | 不详 | 很少与其他药物有相互作用。蛋白质结合率低于3%。肾脏排空，半衰期5~7小时。加巴喷丁对大多数患者未见好像不是特别有效的抗癫痫药物 |
| 普瑞巴林 | 糖尿病周围神经病变，纤维肌痛，神经性疼痛(脊髓损伤)，局灶性癫痫发作(辅助治疗)，带状疱疹后神经痛 | 肌酸激酶水平升高，血管神经性水肿，外周水肿，体重增加，口干症，乏力，共济失调，头晕，嗜睡，震颤，视力模糊，复视，欣快感 | 不详 | 与加巴喷丁结构相似，但被认为更有效。肾脏消除，半衰期为6小时 |

**GABA 通道增强剂**

**机制——增强 GABA 介导的抑制，进而增加通过该通道的氯离子电流**

| 药物 | 临床应用 | 严重的和常见的不良反应 | 禁忌证 | 注意事项 |
|---|---|---|---|---|
| 苯并二氮䓬类：<br>地西泮<br>劳拉西泮<br>咪达唑仑<br>氯硝西泮<br>氯巴占 | 焦虑(共同适应证)<br>癫痫持续状态(仅限地西泮，劳拉西泮，咪达唑仑)<br>局灶性和强直阵挛性发作(共同适应证)<br>失神发作(仅限氯硝西泮)<br>Lennox-Gastaut 综合征(仅限氯巴占)<br>骨骼肌痉挛和酒精戒断(仅限地西泮) | 史-约综合征，中毒性表皮坏死松解症(仅氯巴占)；中性粒细胞减少(仅地西泮)；心脏骤停(仅咪达唑仑)<br>共济失调，头晕，嗜睡，疲劳(共有不良反应)；呼吸抑制(仅地西泮) | 共同禁忌证：<br>急性闭角型青光眼<br>未经治疗的开角型青光眼<br>只有地西泮：<br>重症肌无力<br>仅地西泮和劳拉西泮：<br>睡眠呼吸暂停<br>仅限氯巴占：<br>严重的肝病或呼吸系统疾病 | 在某些情况下，P450 介导的药物相互作用会影响肝脏代谢 |

续表

| 药物 | 临床应用 | 严重的和常见的不良反应 | 禁忌证 | 注意事项 |
| --- | --- | --- | --- | --- |
| **巴妥妥类：** | | | | |
| 苯巴比妥 | 局灶性和强直阵挛首次发作<br>失眠<br>手术前镇静 | **史-约综合征，骨髓抑制，肝毒性，骨质减少**<br>嗜睡，共济失调，神志不清，头晕，抑郁，性欲减退 | 卟啉病<br>严重的肝功能异常<br>呼吸道疾病<br>卟啉症 | 通过 P450 和葡糖苷酸结合代谢；P450 酶诱导剂。<br>镇静作用限制使用；逐渐戒掉以避免戒断症状（躁动，癫痫发作或失眠）。<br>血浆蛋白质结合率为 20%~45%。<br>成人消除半衰期为 53~140 小时 |
| 氨己烯酸 | 局灶性癫痫（难治性；辅助治疗）<br>婴儿痉挛症 | 肝功能衰竭，视力减退，自杀念头<br>关节痛，神志不清，头晕，失眠，记忆力减退，镇静，震颤，视力模糊，复视，眼球震颤，抑郁症 | 不详 | 由于视力丧失的可能性。需更详细的同意程序。<br>弱 P450 酶诱导剂。<br>消除半衰期为 10.5 小时 |

**谷氨酸受体抑制剂**
机制——非尔氨酯抑制 NMDA 受体的甘氨酸结合位点，从而抑制癫痫发作活动。卢非酰胺可延长钠通道失活，抑制 mGluR5 谷氨酸受体。吡仑帕奈是 AMPA 受体的非竞争性拮抗剂，可抑制癫痫发作活动。

| 药物 | 临床应用 | 严重的和常见的不良反应 | 禁忌证 | 注意事项 |
| --- | --- | --- | --- | --- |
| 非尔氨酯 | 局灶性发作<br>Lennox-Gastaut 综合征 | **再生障碍性贫血，骨髓抑制，肝功能衰竭，史-约综合征**<br>光过敏，紫癜性疾病，胃肠道刺激，步态异常，头晕 | 血液恶液质<br>肝脏疾病 | P450 体系的混合型抑制剂和诱导剂。<br>没有其他 NMDA 拮抗剂表现出的行为不良反应<br>与致死性再生障碍性贫血和肝功能衰竭相关，其反应用仅限于难治性癫痫患者。<br>血浆蛋白结合率为 22%~55%。<br>消除半衰期为 13~23 小时；肾功能损伤者持续时间更长 |
| 卢非酰胺 | 局灶性癫痫发作<br>与 Lennox-Gastaut 综合征相关的跌倒发作 | **癫痫持续状态**<br>QT 间期缩短，头晕，乏力，头痛，恶心，呕吐，复视，嗜睡 | 患有家族性短 QT 综合征的患者 | 温和的 P450 酶诱导剂。<br>血浆蛋白率 34%。<br>消除半衰期为 6~10 小时 |
| 吡仑帕奈 | 局灶性癫痫发作（辅助治疗） | **易怒，好斗，自杀意念**<br>头晕，嗜睡，疲劳，烦躁，跌倒，头痛，恶心，体重增加，眩晕，共济失调，平衡障碍，步态障碍 | 不详 | 通过 P450 氧化和葡糖醛酸化代谢；P450 酶诱导剂。<br>监测神经精神症状。<br>血浆蛋白结合率为 95%。<br>消除半衰期为 105 小时 |

续表

| 药物 | 临床应用 | 严重的和常见的不良反应 | 禁忌证 | 注意事项 |
|---|---|---|---|---|
| **其他抗癫痫药物机制仍在研究中** | | | | |
| 噻加宾 | 局灶性和强直阵挛性发作（辅助治疗） | 原因不明的猝死；神志不清，镇静，头晕，抑郁，精神病，胃肠不适 | 不详 | 通过 P450 系统代谢。血浆蛋白结合率为 96%。在 P450 诱导剂存在的情况下，消除半衰期从 7~9 小时减少到 2~5 小时 |
| 托吡酯 | 局灶性和强直阵挛性发作（辅助治疗）；偏头痛的预防；Lennox-Gastaut 综合征 | 史-约综合征，中毒性表皮坏死松解症，高氨血症，少汗症，酸中毒，脑病，青光眼，近视，肾结石；镇静，精神运动减缓，疲劳，言语或语言问题，困惑，头晕，记忆障碍，感觉异常，血清碳酸氢盐水平异常，体重下降 | 最近饮酒（6小时内）；代谢性酸中毒；二甲双胍联用；如果有肾结石病史，请注意 | 少量代谢通过 P450 系统和葡萄糖醛酸化；P450 酶的混合抑制剂和诱导剂。大部分在尿液中排出，未改变（70%）。消除半衰期为 21 小时 |
| 唑尼沙胺 | 局灶性和强直阵挛癫痫发作（辅助治疗） | 史-约综合征，中毒性表皮坏死松解症，粒细胞缺乏症，癫痫持续状态，精神分裂症样精神障碍；镇静，头晕，神志不清，头痛，厌食症，肾结石 | 如果有肾结石病史，请注意 | 通过 P450 系统代谢，肾排泄（35%未改变）。血浆蛋白结合率 40%~60%。消除半衰期为 63 小时 |
| 左乙拉西坦 | 局灶性发作（辅助治疗法）；肌阵挛性发作；强直阵挛性发作 | 史-约综合征，中毒性表皮坏死松解症，贫血，白细胞减少；镇静，乏力，疲劳，头痛，呕吐，鼻咽炎，不协调，精神病；通常观察到较轻微但精神症状显著的症状，如焦虑和烦躁 | 不详 | 没有已知的药物相互作用。未被广泛代谢，66%原型由尿排除。血浆蛋白结合率 10%。消除半衰期 6~8 小时；肾功能不全者半衰期更长 |

# 第17章

# 全身麻醉药理学

Jacob Wouden and Keith W. Miller

## 概述

在全身麻醉剂发现之前,疼痛和休克极大地限制实施外科手术治疗的可能性。1846 年麻省总医院首次公开示范乙醚的使用,此后术后死亡率大幅下降。从那时开始,给予诱导和维持麻醉药物已经变成独立的医学专业。现今麻醉科医师负责手术期间患者所有方面的健康问题。其中包括,麻醉科医师用吸入和静脉麻醉剂,以及许多辅助药物,共同控制麻醉的深度,并维持内环境的稳定。

全身麻醉剂可诱导全身的、可逆性的中枢神经系统(central nervous system,CNS)抑制。进行全身麻醉时,所有的感觉都消失了。麻醉状态包括意识丧失、遗忘和不动(对有害刺激无反应),但是并不一定包括痛觉的完全缺失。手术期间

麻醉剂或佐剂还可能提供包括肌肉松弛、自发反射丧失、痛觉缺失和抗焦虑等其他作用。所有的这些药理作用促进手术操作安全无痛地完成;部分作用在一些特殊类型的手术中比其他作用的更加优先。例如,腹部外科手术需要腹部肌肉几乎完全的放松,而神经外科手术中,当医师需要判断患者对指令的反应情况时,经常需要可被迅速唤醒的浅麻醉。

本章为在生理和病理生理学变化条件下了解全身麻醉剂的药效学和药动学状况提供了一个框架。在讨论了特定药物的药理学以及如何实验平衡麻醉之后,本章就目前对已知的全身麻醉剂作用机制进行了探讨。

## ■ 病　例

Matthew 是一个体重 20kg 的 7 岁男孩,由于右股骨侵袭

性骨肉瘤,他一直在接受多药化疗。现在他将接受手术切除了。

8:00 PM(手术前夜):麻醉师 Snow 医生提供了安慰,并重申了午夜后禁食的重要性,以防止全身麻醉时胃内容物的误吸。

6:30 AM:Matthew 紧紧抓住母亲不放,看起来焦虑、恶病质,还有些疼痛。他的生命体征稳定,脉搏升高达 120 次/min,血压 110/75mmHg。口服给予咪达唑仑(一种苯二氮䓬类药物;参见第 13 章),以缓解焦虑,并让 Matthew 与他的父母分开

7:00 AM:Snow 医生对患者皮下注射少量利多卡因(一种局部麻醉剂;参见第 12 章),然后插入静脉导管(他小心翼翼地把导管藏起来,直到最后一刻才让 Matthew 知道)。通过导管,Snow 医生向患者输注了硫酸吗啡(一种阿片类药物;参见第 18 章)。

7:30 AM:Snow 医生通过静脉注射 60mg(3mg/kg)硫喷妥钠(一种巴比妥酸盐;参见第 13 章)。45 秒内,Matthew 就进入了深度麻醉状态。医生在静脉中加入了一定量的琥珀酰胆碱(一种去极化的肌肉松弛剂;参见第 10 章),以促进气管插管及 Matthew 进行人工呼吸。

7:32 AM:通过呼吸机提供吸入由 2% 异氟醚、50% 一氧化二氮和 48% 氧气组成的全身麻醉剂的混合物,以维持麻醉状态。

7:50 AM:Matthew 对第一个手术切口没有任何反应,没有运动还是交感神经增强的反应(例如心率增加、血压升高)。

8:20 AM:Snow 医生突然注意到 Matthew 的脉搏降到了 55 次/min,血压降到了 85/45mmHg。当混合静脉分压升高时,Snow 医生责备自己忘记调低麻醉的激发分压,他将激发异氟醚水平降低到 0.8%,同时将一氧化二氮水平保持在 50%。15 分钟内,Matthew 的脉搏和血压都回升了。

12:35 PM:经过长时间的手术后,Snow 医生停止了异氟醚和一氧化二氮,并打开纯氧几分钟。

12:45 PM:在不到 10 分钟的时间里,Matthew 已经能够自主呼吸,并能够回答问题,尽管他仍然有些昏昏沉沉。在经过 5 个多小时的麻醉后,Matthew 的父母发现他醒了过来,这让他们松了一口气。

## 思 考 题

☐ 1. 是什么决定了麻醉诱导和恢复的速度?儿童和成人的诱导和恢复速度有什么不同?

☐ 2. 为什么有必要在手术进行几分钟后降低异氟醚的激发分压(Snow 医生最初忽略了这一点)?

☐ 3. 为什么在停止麻醉后,Snow 医生给予患者几分钟纯氧?

☐ 4. 使用两种麻醉剂的混合物(在这个例子中是氧化亚氮和异氟烷)而不是只使用一种麻醉剂或另一种麻醉剂的优点是什么?

# 吸入性麻醉剂的药效学

全身麻醉剂可分布于身体的所有组织,其中脂肪组织中最集中。中枢神经系统是麻醉剂的主要作用部位。最可能的是,意识的丧失和遗忘源自脊髓以上的作用(亦即在脑干、中脑和大脑皮质中的作用),而对有害刺激的不动反应,则是由对脊髓以上及脊髓水平的感觉和运动通路的抑制引起的。全身麻醉剂对中枢神经系统中的不同位点发挥不同的作用,导致麻醉深度逐渐增加的经典进程(图 17-1)。

## 最小肺泡浓度

为控制麻醉深度,麻醉医师必须精确地控制中枢神经系统中麻醉剂的水平。该水平由中枢神经系统中麻醉剂的分压来表示,也称作中枢神经系统分压($P_{CNS}$,见知识框 17-1 中有关分压与浓度部分内容,以及附录 17A 中的缩写和符号汇总)。麻醉医师通过改变吸入分压($P_I$)将 $P_{CNS}$ 维持在期望范围内。因 $P_{CNS}$ 不能被直接监测到,所以常常由肺泡分压,$P_{alv}$ 中推断得来。肺泡分压是 $P_{CNS}$ 非常实用的替代指标,因为 $P_{CNS}$ 跟随 $P_{alv}$ 仅有一小段时间延迟(见下文)。$P_{alv}$ 的获得可以通过直接测量潮气末呼气中麻醉剂的分压,这时无效腔不再占据呼气。

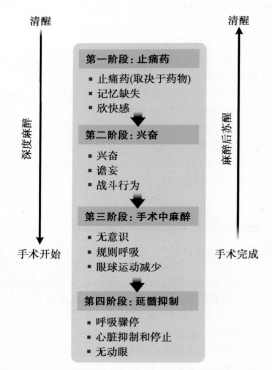

图 17-1 麻醉的阶段。以对乙醚的观察为例,逐渐加深的麻醉状态能被分成四个阶段。镇痛期即 Ⅰ 期随麻醉剂的不同而变化。由于有快速诱导,患者迅速通过不希望的"兴奋"期(Ⅱ 期)。手术一般在 Ⅲ 期进行。Ⅳ 期,起始于呼吸停止,麻醉医师必须注意避免。心脏停搏发生在 Ⅳ 期后期。在从麻醉中苏醒,患者则以相反的顺序经历这些阶段

气体 A 在混合气体中的分压是气体 A 提供的总压的一部分。对于理想气体，气体 A 的分压是通过总压乘以混合物中气体 A 的摩尔分数（即气体 A 在混合物（[A]混合物）中的浓度是气体 A 的摩尔数（$n_A$）除以体积（V）；[A]混合物也可以从理想气体方程中得到，用气体 A 的分压（$P_A$）除以温度（T）和通用气体常数（R）：

$$[A]_{混合物} = n_A/V = P_A/RT$$

吸入麻醉剂会溶解在身体的组织中，比如血液和大脑。溶解在液体中的气体的分压等于与该液体处于平衡状态的自由气体的分压。对于气体来说，分压很方便得到，因为在平衡状态下，所有隔间的分压都是相等的。这是确定的，与腔室是否含有气体（肺泡）或溶解（组织）形式的气体无关。相反，在平衡时，不同隔间内的浓度是不相等的。为了将溶解气体的分压转换为其在溶剂中的浓度，用分压乘以溶解度的量度，这称为溶剂/气体分配系数。

可引起最浅麻醉的肺泡分压被称作最小肺泡浓度（minimum alveolar concentration，MAC）。具体说，MAC 是指 50% 的患者对外科切口没有活动反应时的肺泡分压。麻醉剂的效价与它的 MAC 成反比。MAC 越小，效价越高，相对低的分压将足以引起麻醉。例如，异氟烷（MAC 是 0.011 4 大气压）比氧化亚氮（MAC 是 1.01 个大气压）更有效（表 17-1）。

## 治疗和止痛指数

失去对极其有害刺激的反应，如气管内插管等，需要比对外科切口反应消失更高的麻醉剂分压（图 17-2）。更高的麻醉剂分压可导致延髓抑制。然而，一般来说，麻醉剂有较陡的量效曲线和较低的治疗指数，其中治疗指数被定义为 $LP_{50}$（即引起 50% 个体死亡的分压）与 MAC（类似于 $ED_{50}$；见第 2 章）的比值。此外，患者对一定剂量麻醉剂反应的变异性很小。因此，对所有的患者来说，引起呼吸和心跳停搏的麻醉剂量比引起全身麻醉的量并没有高出很多。应注意，目前还没有发现有效的拮抗药来消除麻醉剂大剂量使用导致的全身麻醉。尽管这些缺点可以通过控制 $P_I$ 进而控制 $P_{CNS}$ 的能力来部分抵消（例如，麻醉剂可被呼出），低治疗指数以及拮抗剂缺乏意味着麻醉剂对于那些需要对其恰当和安全用药进行培训的药物来说较为危险。

疼痛缓解（止痛）在低于外科麻醉所需的分压时可以发生，也可能不发生。50% 的人失去伤害性知觉时的分压是 $AP_{50}$（导致 50% 的患者痛觉缺失的分压），而止痛指数是 MAC 和 AP50 的比值。止痛指数高意为在明显低于外科麻醉所需的麻醉剂分压时可以诱导出止痛效果。例如，氧化亚氮的止痛指数较高，是一种好的止痛剂，而氟烷的止痛指数较低，是一种弱止痛剂。

## 梅-欧学说

麻醉剂的效价可从它的物理化学性质中预测出来。最可靠的预测因子是麻醉剂在橄榄油（或在另一种亲脂溶剂，例如辛醇）中的溶解度，它通过油/气分配系数即 λ（油/气）来表示（知识框 17-2）。确切地说，麻醉剂的效价随着它在油中溶解度的增加而增加。即当 λ（油/气）增加时，MAC 降低。

MAC 和 λ（油/气）之间的关系是这样的，不论麻醉剂本身的性质如何，λ（油/气）乘以 MAC 总是常数。由于分配系数与分压相乘的积为麻醉剂的浓度（知识框 17-2），这就等于说当 MAC 是 1 个大气压（atm）时，对所有的麻醉剂而言，在亲脂溶剂（例如橄榄油）中的浓度几乎是常数。因此，MAC 尽管随麻醉剂本身的性质改变，事实上就是在亲脂介质如中枢神经系统中的脂质双分子层中，产生特定浓度所需的分压。这种相互关系，被称作梅-欧学说（Meyer-Overton rule），认为麻醉剂效价至少可跨越五个数量级（图 17-3）。这个常数代表麻醉剂浓度为 1MAC 时，为每升油溶解 1.3 升气体（$L_气/L_油$），或为 0.05mol/L（除以 1 摩尔体积）（见知识框 17-2）。因此，如果已知一种麻醉剂的油/气分配系数，那么我们能从下面的公式中估算出它的 MAC（也见表 17-1）：

$$MAC \approx 1.3/\lambda(油/气) \qquad 公式 17-1$$

**表 17-1　吸入性麻醉剂的性质**

| 麻醉剂 | MAC/atm | 溶剂/气分配系数 | | 1MAC 时油中的浓度 |
| | | λ（油/气）/（$L_气 \cdot L_{组织}^{-1} \cdot atm^{-1}$） | λ（血/气）/（$L_气 \cdot L_{组织}^{-1} \cdot atm^{-1}$） | λ（油/气）×MAC/（$L_气 \cdot L_{组织}^{-1}$） |
| --- | --- | --- | --- | --- |
| 氧化亚氮 | 1.01 | 1.4 | 0.47 | 1.4 |
| 地氟烷 | 0.06 | 19 | 0.45 | 1.1 |
| 七氟烷 | 0.02 | 51 | 0.65 | 1.0 |
| 乙醚 | 0.019 | 65 | 12 | 1.2 |
| 恩氟烷 | 0.016 8 | 98 | 1.8 | 1.6 |
| 异氟烷 | 0.011 4 | 98 | 1.4 | 1.1 |
| 氟烷 | 0.007 7 | 224 | 2.3 | 1.7 |

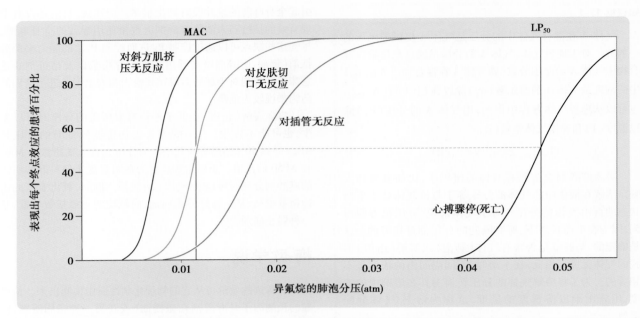

**图 17-2 异氟烷对不同终点效应的量效曲线。**这些曲线描绘了随着异氟烷的肺泡分压增加,表现出对一系列刺激无反应,以及心脏停搏等终点患者的百分数。注意量效曲线非常陡,尤其是对于相对缓和的刺激,且需要更高的分压才能获得对强刺激无反应性。在图示的例子中,50%的患者对插管无反应需要将近 0.02atm 的异氟烷,而对斜方肌挤压无反应只需要 0.008atm。MAC 被定义为 50%患者对皮肤切口无反应时的肺泡分压。治疗指数被定义为 LD$_{50}$ 除以 MAC 的值。心脏停搏的理论曲线是来源于已知的治疗指数约为 4 的异氟烷。因此,麻醉医师必须谨慎监测每一个患者获得期望作用的同时,避免心脏抑制

---

### 知识框 17-2 分配系数

溶剂/气分配系数,λ(溶剂/气),是指气体在某种溶剂中的溶解性,或者换句话说,气体在它的气态和液间是怎样分配的。确切地说,在标准温度(25℃)和标准压力(1.0atm)(STP)条件下,λ(溶剂/气)是溶解在一定体积溶剂中气体的量与占据相同空间体积自由气体的量的比值。比如,溶剂可以为橄榄油、血液或脑组织。

气体的溶解量一般不用摩尔数表示,而是用气体在标准温度和压力下以气态占据的体积表示。回顾一下,为了从摩尔数转化为 STP 下的体积数,我们要乘以 1 摩尔气体在 25℃ 和 1.0atm 时的体积(亦即乘以 24.5L/mol)。因此,λ(溶剂/气)是每大气分压溶解在一升溶剂中气体的升数[注意 λ(溶剂/气)的单位是 L$_{气}$/(L$_{溶剂}$·atm),或简单的/atm]。

对于特定的溶剂而言,λ(溶剂/气)较大的气体在该溶剂中的溶解性更好。例如,乙醚的 λ(血/气)大约是 12L$_{乙醚}$ L$_{血}^{-1}$atm$^{-1}$,所以乙醚在血液中是相对可溶的。相反,氧化亚氮的 λ(血/气)大约是 0.47L$_{氧化亚氮}$ L$_{血}^{-1}$atm$^{-1}$,所以氧化亚氮在血液中是相对不可溶的(表 17-1 和图 17-8)。

同样地,气体在不同溶剂中溶解度不同。在分配系数大(高溶解性)的溶剂或组织中,一定的分压下会溶解大量的气体,导致气体在该溶剂或组织中的浓度高。因此,需要转移大量的气体以将分压改变为一定量。相反,在一定的分压时,分配系数小(低溶解性)的溶剂或组织将只溶解少量的气体。在这种情况下,少量气体的转移将显著改变分压(图 17-8)。

对于任何一定的分压来说,用于稀释溶液的亨利定律允许根据 λ(溶剂/气)来计算气体 A 在溶剂中的浓度([A]$_{溶液}$)。分配系数乘以分压可以计算出每 L$_{溶剂}$ 中 L$_{气}$ 为单位的浓度。将该结果除以 1 摩尔气体在 25℃ 和 1.0atm 时的体积(24.5L/mol)可以得到摩尔浓度。

$$[A]_{溶液} = P_{溶剂} \times λ(溶剂/气)$$
$$\{以\ L_{气}\ L_{溶剂}\ 为单位\}$$
$$= P_{溶剂} \times λ(溶剂/气)/(24.5L/mol)\{以\ mol_{气}\ L_{溶剂}\ 为单位\}$$

例如,因为氧化亚氮的 λ(血/气)是 0.47L$_{氧化亚氮}$/(L$_{血}$·atm),如果氧化亚氮在血中的分压是 0.50atm,那么浓度是 0.50atm×0.47L$_{氧化亚氮}$/(L$_{血}$·atm)= 0.24L$_{氧化亚氮}$/L$_{血}$ 或 9.6mmol/L(除以 24.5L/mol)。注意使分压加倍同时将令浓度加倍。

分配系数也能用于一种气体在两种溶剂间的分配。例如,组织/血液分配系数,λ(组织/血),即平衡时气体在组织中的摩尔浓度([A]$_{组织}$)与血液中的摩尔浓度([A]$_{血}$)比值(注意该系数是无单位的)。根据前面浓度的公式,以及平衡时分压相等的情况,可以得到

$$λ(组织/血) = [A]_{组织}/[A]_{血}$$
$$= λ(组织/气)/λ(血/气)$$

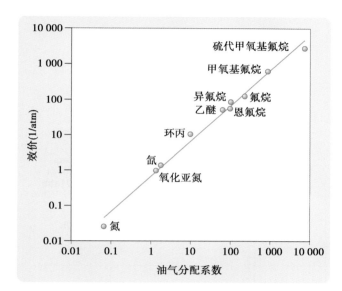

图 17-3　梅-欧学说。油/气分配系数[λ(油/气)]越高的分子为效能越高的全身麻醉剂。该对数坐标图表明脂溶性[λ(油/气)]和麻醉剂效价之间在五个大小等级上的紧密联系。注意当以足够高的分压被呼吸时,像氙气和氮气这样的气体也能用作全身麻醉剂。描述这条线的公式是:效价 = λ(油/气)/1.3。回顾一下效价 = 1/MAC

# 吸入性麻醉剂的药物代谢动力学

麻醉剂从肺泡吸收进入循环和它从循环分布到组织的心肺模型,决定了其分压在中枢神经系统内升高的速率。麻醉医师必须通过预测不同生理状态和疾病情况对麻醉深度的影响,以更好地驾驭麻醉剂在患者清醒与导致延髓抑制之间的狭窄剂量范围。例如,对麻醉剂分布特征的了解使得 Snow 医师能够通过降低异氟烷的 PI 对 Matthew 的低血压作出合适的反应而没有矫枉过正,使患者清醒。

麻醉医师还必须注意麻醉剂在药物代谢动力学方面的差异。理想的全身麻醉剂的药动学特征应该是麻醉剂可迅速地、满意地诱导外科麻醉,然后使患者平稳迅速地恢复到完全的功能和意识状态。个别药物的药动学将在下面进行讨论;这个部分将探讨吸收模型的一般原理,该模型运用基本的呼吸和心血管生理学来预测吸入性麻醉剂的药动学。正如下面所要讨论的,吸收模型依赖于组织内麻醉剂分压和吸入性麻醉剂分压达到平衡所需时间的计算。

## 呼吸生理学中的概念

### 局部平衡

全身麻醉时,患者自主地或者通过呼吸机吸入麻醉剂,或混有氧气和/或正常空气的麻醉剂。一旦麻醉气到达肺泡,它必须穿过呼吸上皮扩散进入肺泡毛细血管床。根据菲克定律,气体沿分压梯度扩散时,通过组织层的扩散速率与组织面积以及两侧分压差成正比,与组织层厚度成反比:

$$扩散速率 = D × (A/l) × \Delta P \qquad 公式 17-2$$

这里 D = 扩散常数;A = 表面积;l = 厚度;$\Delta P$ = 分压差。

从菲克定律(Fick's law)中可以明显看出的一个原理是,气体分压的均衡而不是浓度的均衡确定了边界层上达到平衡。因此,达平衡时(即当净扩散率是零时),两个隔室的分压是相同的,即使两隔室中的浓度可能是不同的。

由于有巨大的肺泡表面积(约 75m$^2$,或者说将近半个网球场)和薄的上皮(约 0.3μm,小于红细胞直径的 1/20),肺使气体扩散的速率最佳化。相应地,肺泡分压 $P_{alv}$ 和全身动脉分压 $P_{art}$ 几乎总是保持相同。(在正常个体,少量的生理分流使 $P_{art}$ 稍低于 $P_{alv}$)。通过将肺作为吸入性麻醉剂的吸收系统,麻醉医师利用身体的系统来吸收氧气。

同样地,组织中的毛细血管床已经进化到可以迅速将氧气传送到身体的所有细胞。微动脉间的距离很小,扩散路径接近一个细胞的直径。因此,全身麻醉剂的动脉分压在血液通过静脉床所需的时间内能完全与组织平衡。同样地,毛细血管后微静脉中的分压 $P_{venule}$ 等于组织中的分压 $P_{组织}$。

阐释上述结论的另一种方法是限制肺与组织之间麻醉剂转运的是灌注,而不是扩散。因为灌注是限速性的,所以单独增加扩散速率(例如,通过使用分子量更低的麻醉剂)并不会增加麻醉的诱导速度。

### 整体平衡

如果长时间吸入麻醉剂,身体中所有的隔室将平衡到相同的分压(等于 $P_I$)。整体平衡可以被分成一系列连续的隔室和进来的麻醉剂流之间的分压平衡。对组织而言,进入流为动脉血流,分压近似等于 $P_{alv}$。对肺泡来说,进入流则是肺泡通气,分压是 $P_I$。

时间常数 $\tau$ 是指一个隔室的分压与进入流的分压相接近的速率。确切地讲,$\tau$ 是平衡完成 63% 所需的时间。时间常数更合适是因为它能通过隔室容积容量(与传送介质相关;见下文)除以流速来计算。换句话说,一旦体积等于隔室容积的气流通过该隔室时,隔室中(亦即在组织中或肺泡中)麻醉剂分压将是进入的气流分压的 63%(亦即分别在动脉血流中或肺泡通气中)。在三个时间常数后平衡完成 95%。

$$\tau = 容积容量/流速 \qquad 公式 17-3$$

$$P_{隔室} = P_{流量}[1 - e^{-(t/\tau)}] \qquad 公式 17-4$$

这里 t = 经过时间。

这些公式意义应该是直观的:当流入量更大或者隔室容积更小时,隔室分压与进入气流的平衡来得更快(亦即时间常数更小)。

## 吸收模型

简述如下,麻醉剂吸收和分布的模型是以身体组织的相似性为基础分成组。每个组作为一个容器,具有麻醉剂的特定容量和传送麻醉剂的特定水平的血液流量。足够的相似程度形成了三个主要的并联灌流的隔室(图 17-4)。脉管丰富组(VRG)由中枢神经系统和内脏器官组成,低容积,高流量。肌肉组(MG)由肌肉和皮肤组成,高容积,中等流量。脂肪组(FG)高容积,低流量。[第四组,脉管贫乏组(VPG),由骨、软骨和韧带组成,流量和容积都可以忽略,并且忽略它不明显影响模型。]

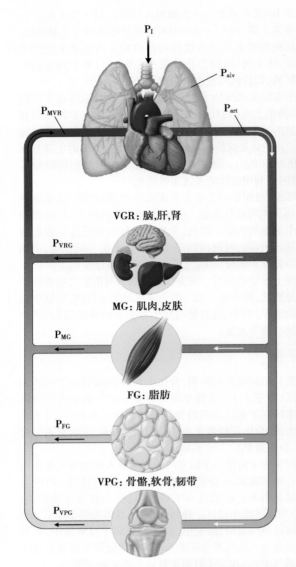

| 组织组 | 心排血量<br>百分比 | 体重<br>百分比 | Vol.cap.<br>for N$_2$O at<br>P$_{alv}$=0.8atm | Vol.cap.<br>for halo. at<br>P$_{alv}$=0.01atm |
|---|---|---|---|---|
| VRG | 75% | 9% | 2.6L | 0.30L |
| MG | 18% | 50% | 16L | 3.0L |
| FG | 5.5% | 19% | 12L | 17L |
| VPG | 1.5% | 22% | 7.0L | 1.3L |

**图 17-4　心排血量的分布和主要组织隔室中全身麻醉剂的容积容量。** 根据它们的灌流水平和它们吸收麻醉剂的能力身体的组织能被分成四组。这些包括脉管丰富组（VRG），肌肉组（MG），脂肪组（FG）和脉管贫乏组（VPG）。（VPG 的贡献在麻醉的大多数药动学模型中一般被忽略。）VRG，它包含脑这样的内脏，组成了总体重的一小部分（9%），对麻醉剂有最低的容量，接受大部分的心排血量（75%）。高灌流和低容量允许 P$_{VRG}$ 迅速与 P$_{art}$ 相平衡。再者，VRG 对混合静脉回路分压 P$_{MVR}$ 的贡献最大，其中 P$_{MVR}$ 等于（0.75P$_{VRG}$+0.18P$_{MG}$+0.055P$_{FG}$+0.015P$_{VPG}$）

因为 VRG 包括中枢神经系统，所以 VRG 分压（P$_{VRG}$）增加的速率是最重要的。P$_{VRG}$ 和吸入分压的总体平衡有两个发生步骤，每一个步骤都可能是限速的。第一步，肺泡分压（P$_{alv}$）和吸入分压（P$_I$）相平衡（P$_{alv}$ 接近 P$_I$，或 P$_{alv}$→P$_I$）。第二步，P$_{VRG}$（尤其是 P$_{CNS}$）与动脉分压（它基本上等于肺泡分压）相平衡（P$_{VRG}$→P$_{art}$）。下面将讨论这两步中每一步的时间常数，并详细说明一步或另一步是限速步骤的条件。

## 肺泡分压和吸入分压的平衡

从概念上讲，P$_{alv}$ 和 P$_I$ 的平衡是 P$_{VRG}$ 和 P$_I$ 平衡的第一步。在麻醉诱导期间，P$_{VRG}$ 从来不能高于 P$_{alv}$；如果 P$_{alv}$ 慢慢升高，那么 P$_{VRG}$ 也一定是慢慢升高。

为了计算 P$_{alv}$ 接近 P$_I$ 的时间常数，$\tau\{P_{alv}→P_I\}$，必须规定流速和容积容量。传送介质是通过气道到达的自由气体，隔室是肺和肺泡。容积容量仅仅是在正常呼气后残留在肺中的气体的体积，或者是功能性残气量（即 FRC，对一般的成人而言约为 3L）。最初假定流速的唯一组成部分是传送麻醉剂的肺泡通气的速率[V$_{alv}$=（潮气量-无效腔）×呼吸频率；对一般成人而言，V$_{alv}$=（0.5L-0.125L）×16min$^{-1}$≈6L/min]。那么，因为

$$\tau\{P_{alv}→P_I\}=FRC/V_{alv} \qquad 公式\ 17\text{-}5$$

$\tau\{P_{alv}→P_I\}$ 代表性的值是 3L/6L/min，或者是 0.5min——不考虑被吸入的特别气体。对儿童而言，增加的肺泡通气率和减小的 FPC（较小的肺）都使得时间常数变短，并且加速肺泡分压和吸入分压之间的平衡。

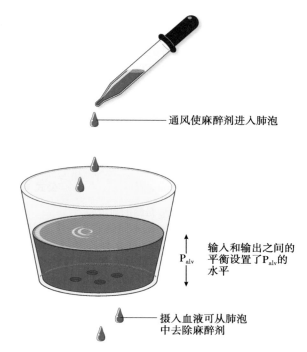

**图 17-5　吸入性麻醉剂肺泡分压的决定因素。** 肺泡分压，由桶中液体的深度代表，是由通气传送和进入血流的吸收移除之间的平衡所引起的。麻醉剂传送的增加，或者是由增加的通气引起，或者是由麻醉剂增加的吸入分压引起，可以升高 $P_{alv}$。相反，吸收进入血流的增加，由大的 λ（血/气）或增加的心排血量引起，降低 $P_{alv}$

该假设的要点是麻醉剂不被吸收进入血流，就像是麻醉剂在血液中的溶解度是零的情况。事实上，在肺泡通气将麻醉剂传送到肺泡的同时，麻醉剂也正因为进入血流的扩散作用而被从肺泡中移除。传送和移除之间的平衡类似于将水加入一个漏桶（图 17-5）。水在桶中的水平（它代表着肺泡分压）由加水的速率（每分钟通气量）和漏隙的大小（麻醉剂从肺泡吸收进入血流的速率）共同决定。增加麻醉剂传送（例如，通过用更高的通气率和更高的吸入分压）将增加气体的肺泡分压，就像更快地加水将增加水在桶中的水平。相反，加快麻醉剂移除（例如，通过增加灌流速率或使用血溶性更大的麻醉剂）将降低气体的肺泡分压；这类似于增加桶漏的程度。因此，从肺泡进入血流的麻醉剂吸收组成了流量的负性成分（即出肺的流量），它使得时间常数比 $\tau\{P_{alv}\rightarrow P_I\}$ 等于 FRC 除以 $V_{alv}$ 这一理论情况中的更长。

与限定的情况相比，时间常数增加的大小取决于麻醉剂被血吸收的速率，更大的吸收导致更长的 $\tau\{P_{alv}\rightarrow P_I\}$。如果已知心排血量（亦即心脏一分钟内泵出的血量）和肺动脉分压（它等于混合静脉回路的系统分压，$P_{MVR}$）和肺静脉分压（它等于系统动脉分压即 $P_{art}$）之间的瞬间差值，那么就能够计算出气体从肺泡中吸收的速率：

吸收速率｛用 $L_{gas}/min$ 表示｝

$$=\lambda（血/气）\times(P_{art}-P_{MVR})\times CO \qquad 公式\ 17\text{-}6$$

这里 CO＝用每分钟血液的升数表示的心排血量。公式

17-7 从公式 17-6 中得来，因为麻醉剂浓度 $[A]_血$ 等于 λ（血/气）$\times P_血$（知识框 17-2）：

$$吸收速率=([A]_{art}-[A]_{MVR})\times CO \qquad 公式\ 17\text{-}7$$

如果这些公式中任何一个组分接近零，那么吸收速率变小，通气对麻醉剂的传送可以使肺泡分压接近于吸收分压。换言之，由于麻醉剂更低的血液溶解度［更小的 λ（血/气）］，更低的心排血量或更小的动脉的（约等于肺泡的）和静脉的分压差，肺泡分压和吸入分压的平衡更快（即 $\tau\{P_{alv}\rightarrow P_I\}$ 更小）。

## 组织分压和肺泡分压的平衡

除了 $P_{alv}$ 和 $P_I$ 之间的平衡外，为了 $P_{组织}$ 和 $P_I$ 的平衡，$P_{组织}$ 和 $P_{art}$（它几乎等于 $P_{alv}$）之间的平衡必须发生。$P_{alv}$ 的改变被迅速传送到系统微动脉，因为穿过肺上皮的平衡很快，并且从肺静脉到组织毛细血管的循环时间一般少于 10 秒钟。因此，$P_{组织}$ 和 $P_{alv}$ 相平衡的时间常数可以近似等于 $P_{tissue}$ 和 $P_{art}$ 相平衡的时间常数。为了计算时间常数 $\tau\{P_{组织}\rightarrow P_{art}\}$，我们必须规定隔室的容积和传送介质的流速。流速仅仅是血液灌流入组织的速率。回忆容积是与传送介质相关的容积容量。特别地，如果气体在组织中的溶解度和在血液中的一样，那么容积就是组织需要用来容纳所有它的气体的体积。（这个定义与药物分布体积的定义相似；见第 3 章，药物代谢动力学）：

组织的相对容积容量

$$=([A]_{组织}\times Vol_{组织})/[A]_血 \qquad 公式\ 17\text{-}8$$

这里 $Vol_{组织}$ 是组织的容积。公式 17-9 从公式 17-8 中得来因为平衡时 $[A]_{组织}/[A]_血$ 等于 λ（血/气）（知识框 17-2）：

脑组织的相对容积容量

$$=\lambda（组织/血）\times Vol_脑 \qquad 公式\ 17\text{-}9$$

那么，根据公式 17-3，我们得到

$$\tau\{P_{组织}\rightarrow P_{art}\}\approx\tau\{P_{组织}\rightarrow P_{alv}\}$$

$$=组织的相对容积容量/Q_{组织} \qquad 公式\ 17\text{-}10$$

$$\tau\{P_{组织}\rightarrow P_{art}\}$$

$$=\lambda（组织/血）\times Vol_{组织}/Q_{组织} \qquad 公式\ 17\text{-}11$$

这里 $Q_{组织}$ 是以 L/min 为单位的组织灌流。

组织群在它们对麻醉剂的容积方面以及在它们与动脉（因此也是肺泡的）分压相平衡的时间常数方面有很大的不同。由于有小的 λ（组织/血）（表 17-2）和小的容积（~6L），VRG 对麻醉剂的容量较低。低容量和高血流量（75% 的心排血量）的结合导致 VRG 非常短的平衡时间常数（$\tau\{P_{VRG}\rightarrow P_{alv}\}$）。由于有稍高的 λ（组织/血），大得多的容积（~33L）和中等的血流量，MG 的平衡时间常数（$\tau\{P_{MG}\rightarrow P_{art}\}$）较长。最后，由于有极其高的 λ（组织/血），大容积和低血流量，FG 的平衡时间常数（$\tau\{P_{FG}\rightarrow P_{art}\}$）极其长（表 17-3 和图 17-6）。

**表 17-2**　组织/血分配系数

| 麻醉剂 | 组织/血分配系数 | | |
| --- | --- | --- | --- |
| | λ(脑/血)<br>(无单位) | λ(肌肉/血)<br>(无单位) | λ(脂肪/血)<br>(无单位) |
| 氧化亚氮 | 1.1 | 1.2 | 2.3 |
| 乙醚 | 2.0 | 1.3 | 5 |
| 地氟烷 | 1.3 | 2.0 | 27 |
| 恩氟烷 | 1.4 | 1.7 | 36 |
| 异氟烷 | 1.6 | 2.9 | 45 |
| 七氟烷 | 1.7 | 3.1 | 48 |
| 氟烷 | 1.9 | 3.4 | 51 |

**表 17-3**　组织与动脉分压相平衡的时间常数

| 麻醉剂 | 组织与动脉分压相平衡的时间常数，<br>$\tau\{P_{tissue}\rightarrow P_{art}\}$ | | |
| --- | --- | --- | --- |
| | VRG/min | MG/min | FG/min |
| 氧化亚氮 | 1.5 | 36 | 104 |
| 乙醚 | 2.7 | 39 | 227 |
| 地氟烷 | 1.7 | 61 | 1 223 |
| 恩氟烷 | 1.9 | 51 | 1 631 |
| 异氟烷 | 2.1 | 88 | 2 039 |
| 七氟烷 | 2.3 | 94 | 2 175 |
| 氟烷 | 2.5 | 103 | 2 311 |

时间常数 $\tau\{P_{组织}\rightarrow P_{art}\}$ 描述组织与动脉(因此肺泡的)分压达 63%平衡时的时间。注意 VRG 非常小的平衡时间常数，相反，MG 平衡的大时间常数以及 FG 平衡非常大的时间常数。对除了氧化亚氮以外所有的麻醉剂来说，甚至在最长的外科手术过程中，FG 的分压仍远远低于肺泡分压。相反，VRG 分压几乎从麻醉给药开始时就与肺泡分压相平衡。该表中的值是根据公式 $\tau\{P_{组织}\rightarrow P_{art}\}=\lambda$(组织/血)×组织的容积/组织血流量来计算的。

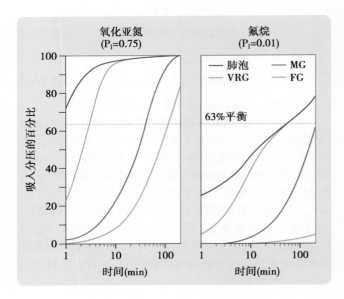

图 17-6　组织群和吸入分压的平衡。这些曲线表明了肺泡中和三个主要的组织群中的分压与吸入分压的接近与时间的关系。VRG 中的分压迅速与肺泡分压相平衡，而 MG 平衡得较慢，FG 要慢得多。对于灌流限制性麻醉剂例如氧化亚氮来说，肺泡分压升高得那么快以至于 VRG 分压升高的速率像被 $P_{alv}$ 到 $P_I$ 的升高限制一样地被它到肺泡分压的升高限制。对于通气限制性麻醉剂例如氟烷来说，VRG 分压升高的速率不是被它与肺泡分压的接近限制，而是被肺泡分压与吸入分压的接近限制。换言之，限速步骤是肺泡分压与吸入分压的平衡。虚线表明分压是 $P_I$ 的 63%的点；每个组织群与 $P_I$ 平衡的时间常数近似是每条曲线与这条线的交点所对应的时间

因为麻醉学家企图控制 $P_{CNS}$，所以脑分压 $P_{脑}$ 和动脉分压 $P_{art}$(它几乎等于 $P_{alv}$)的平衡时间常数引起他们特别的兴趣。脑容积大约是 1.4L，脑血流量大约是 0.9L/min，对大多数麻醉剂来说 λ(脑/血)的平均值大约是 1.6。那么，因为

$$脑的相对容积容量$$
$$=\lambda(脑/血)\times Vol_{脑}\qquad 公式\ 17\text{-}12$$

$$\tau\{P_{脑}\rightarrow P_{art}\}=\lambda(脑/血)\times Vol_{脑}/Q_{脑}$$

$$\tau\{P_{脑}\rightarrow P_{art}\}=(1.6\times1.4L)/(0.9L/min)$$

$$=2.5min\qquad 公式\ 17\text{-}13$$

这里 $Vol_{脑}$ 是脑的容积，$Q_{脑}$ 是脑的血流量。

不同麻醉试剂间 λ(脑/血)的不同使 $\tau\{P_{脑}\rightarrow P_{art}\}$ 从氧化亚氮[λ(脑/血)= 1.1]的 1.5min 变化到乙醚[λ(脑/血)= 2.0]的 2.7min(表 17-3)。当然，脑血流量的可变性也影响 $\tau\{P_{脑}\rightarrow P_{art}\}$。总的来说，中枢神经系统分压和肺泡分压平衡的时间常数很短，并且比较不依赖于正被使用的特殊的麻醉剂。

组织/血分配系数描述与血液相比麻醉剂在组织中的相对溶解度。λ(组织/血)是平衡时(亦即当分压在两组织中相同时)麻醉剂在组织中的浓度与在血液中浓度的比值。另一方面，我们可以根据λ(组织/血)= λ(组织/血)/λ(血/气)这一公式(知识框 17-2)计算 λ(组织/血)。几乎没有例外，一般的趋势是λ(脂肪/血)>>λ(肌肉/血)>λ(脑/血)。λ(脂肪/血)的高值使得 FG 对吸入性麻醉剂有非常高的容量。

## 限速步骤

正如上面所描述的，中枢神经系统和吸入分压的平衡有两个发生步骤。$\tau\{P_{脑}\rightarrow P_{art}\}$ 比较不依赖于正被使用的特殊的麻醉剂，与之不同，$\tau\{P_{alv}\rightarrow P_I\}$ 在不同的麻醉剂之间变化很大。在这个基础上，吸入性麻醉剂能被分成两大类：

- 通气限制性麻醉剂，例如乙醚、恩氟烷、异氟烷和氟烷；
- 灌流限制性麻醉剂，例如氧化亚氮、地氟烷和七氟烷。

通气限制性麻醉剂因它们较高的 λ(血/气)而有较长的，限速性的 $\tau\{P_{alv}\rightarrow P_I\}$：麻醉剂吸收进入血流的高速率阻止 $P_{alv}$ 迅速升高。因此，肺泡分压和吸入分压较慢的，限速性的平衡导致较慢的麻醉诱导和恢复。相应地，对于这些麻醉剂来说，增加肺泡分压升高速率的生理的或病理的改变将加速诱导。相反，因为组织分压和动脉分压的平衡不是限速性的，所以缩短 $\tau\{P_{VRG}\rightarrow P_{art}\}$ 的生理和病理改变对诱导时间几乎没有作用(见下文)。

**灌流限制性麻醉剂**　因为它们的 λ（血/气）较小而使得 $\tau\{P_{alv}\rightarrow P_I\}$ 在大小方面与 $\tau\{P_{VRG}\rightarrow P_{art}\}$ 相似。诱导和恢复发生得很快，$\tau\{P_{alv}\rightarrow P_I\}$ 和 $\tau\{P_{VRG}\rightarrow P_{art}\}$ 可能都不是明显限速性的。相应地，诱导时间可能被肺泡分压升高速率的改变影响，也可能被 $P_{CNS}$ 接近 $P_{art}$ 的速率影响（例如，见下面对通气过度的讨论）。生理改变可能改变 $\tau\{P_{alv}\rightarrow P_I\}$ 和 $\tau\{P_{VRG}\rightarrow P_{art}\}$ 之间的平衡。见图 17-6 中对通气限制性和灌流限制性麻醉剂动力学进行的图解对比。

将灌流限制性麻醉剂与通气限制性麻醉剂区别开来的特征是，血/气分配系数，λ（血/气）。因为灌流限制性麻醉剂有更小的 λ（血/气），所以血流从肺泡中移除更少的麻醉剂；因此，肺泡分压升高得更快，诱导也更快（图 17-7）。尽管这种相关性可能起初看起来是矛盾的，但是这是要点：在血液中可溶性更低的试剂诱导麻醉更快。

为了理解清楚，假想两种只是在 λ（血/气）上有所不同的麻醉剂（图 17-8）：麻醉剂 A 的 λ（血/气）小；而麻醉剂 B 的 λ（血/气）。因为麻醉剂 A 和 B 的 λ（油/气）是相同的，所以它们有相同的 MAC。它们也有相同的 λ（脑/血），所以它们的 $\tau\{P_{脑}\rightarrow P_{alv}\}$ 是相同的（公式 17-12、17-13）。为了引起麻醉，二者都必须达到相同的中枢神经系统分压。然而，在任何特别的分压时，血液和中枢神经系统容纳比麻醉剂 A 更多摩尔的麻醉剂 B 因为在血液和中枢神经系统中麻醉剂 B 的可溶性比麻醉剂 A 的更大。很多摩尔的麻醉剂 B 从肺中离开的转移减慢了 $P_{alv}$ 升高的速率，所以要达到中枢神经系统中的麻醉剂分压，麻醉剂 B 比麻醉剂 A 需要更长的时间（图 17-8）。

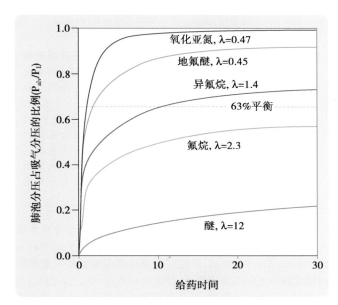

**图 17-7　肺泡分压与吸入分压相接近的速率。** 对于 λ（血/气）较小的试剂例如氧化亚氮来说，肺泡分压迅速接近吸入分压，而对于 λ（血/气）较大的试剂例如乙醚来说，肺泡分压与吸入分压的接近要慢得多。虚线表明 $P_{alv}/P_I = 0.63$ 的点；时间常数 $\tau\{P_{alv}\rightarrow P_I\}$ 近似是每条曲线与这条线的交点所对应的时间。$\lambda = \lambda$（血/气）

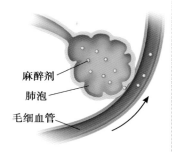
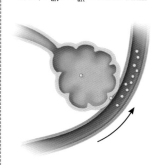

(A) 吸入 $P_{alv}$ = 0.1atm
λ（血/气）= 0.5
最终 $P_{alv}$ = $P_{art}$ = 0.067atm

(B) 吸入 $P_{alv}$ = 0.1atm
λ（血/气）= 11
最终 $P_{alv}$ = $P_{art}$ = 0.008 3atm

麻醉剂
肺泡
毛细血管

**图 17-8　为什么 λ（血/气）较小的麻醉剂有较短的诱导时间？** 想象两种以相同的分压，PI 吸入的同样有效的麻醉剂。在任何麻醉剂分子从肺泡中被吸收入血液之前，每种麻醉剂的肺泡分压，$P_{alv}$ 是 0.1atm。该分压在图中用每个肺泡中的 12 个麻醉剂"球"来代表。然后，对每种麻醉剂来说，肺泡中和毛细血管中分压的平衡发生。对于 λ（血/气）= 0.5 的相对血不溶的试剂来说（麻醉剂 A，它与氧化亚氮，地氟烷，七氟烷和环丙烷十分相似），从肺泡中少量麻醉剂的转移显著升高毛细血管中的分压。为了说明，假设一个时间，$t_V$，当流过肺泡壁的血液体积等于肺泡内的体积。此时，肺泡中的浓度将是毛细血管中浓度的二倍[因为 λ（血/气）= 0.5；见知识框 17-2]，这时四个"球"已经从肺泡转移到毛细血管并且八个"球"仍然在肺泡中。现在肺泡分压将降到（8/12）×0.1 = 0.067atm。这也是毛细血管中的分压。相反，对于 λ（血/气）= 11 的血溶性非常大的试剂来说（麻醉剂 B，它与乙醚十分相似），更大量的麻醉剂必须溶解在血液中以升高毛细血管中的分压。用和上面一样的说明，在 tV 时，12 个"球"中有 11 个从肺泡转移到毛细血管，剩余的 $P_{alv}$ 是（1/12）×0.1 = 0.008 3atm。因此，尽管两种麻醉剂的吸入分压是相同的，但是，在 $t_V$ 时，麻醉剂 A 的 $P_{alv}$ 和 $P_{art}$ 将是麻醉剂 B 的八倍。在大约 1 分钟内，$P_{脑}$ 也将达到这些值。因此，麻醉剂 A 的脑分压升高到吸入分压比麻醉剂 B 快得多（亦即，麻醉剂 A 的诱导时间比麻醉剂 B 的要短得多）。如果读者对麻醉剂 B 有更多分子传送到脑的这一事实感到困惑，参考所有常用的麻醉剂来说 λ（脑/血）约为 1[即对每种试剂来说，λ（血/气）近似等于 λ（脑/血）；见表 17-2]。因此，为了将每种麻醉剂的分压升高相等的量，相应地比麻醉剂 A 更多的麻醉剂 B 分子必须传送到脑。定义见于知识框 17-1 和 17-2 以及附录

在这个假说模型中，可以正确地注意到在任何特定的时间点中枢神经系统中麻醉剂 B 的浓度都比麻醉剂 A 的要高。因此，读者可能感到疑惑，如果麻醉剂在作用位点达到特定的浓度（0.05mol/L）时发挥作用（见上面的药效学），那么麻醉剂 B 怎么会有更慢的诱导。在这点上，读者必须清楚认识到脑组织含水丰富，但是麻醉剂很可能有一疏水的作用位点，并且麻醉剂 A 和 B 在它们的麻醉剂分压时必须在脑中关键的疏水部分有相同的浓度（0.05mol/L）。然而，麻醉剂 B，由于它较大的水溶性[λ（血/气）]，比麻醉剂 A 将相对更多地分配到脑的含水部分。为了提供更高的含水部分的浓度，必须从肺中转移比麻醉剂 A 更多摩尔的麻醉剂 B。

如果 λ（油/气）和这样一来的 MAC 对这两种假设的麻醉

剂来说是不同的,那么整个的结论仍然适用。对血溶性更小的试剂来说,$P_{alv}$ 将比血溶性更大的试剂相应更快地升高到 $P_I$,而不依赖于 $P_I$ 是什么(注意 $P_I$ 对血溶性更低的麻醉剂来说更大)。较大的 λ(油/气)允许麻醉剂在较低的分压时引起麻醉,但是不影响分压升高的相应速率。

## 吸收模型的应用

在下面整个的讨论中,务必记住麻醉科医师主要的职责是保持患者充分的氧气供应并稳定生命体征,同时控制麻醉剂的分压以维持所需的麻醉深度。根据吸收模型,麻醉科医师能够预测心肺改变和病理状态对麻醉深度的作用。通气和心排血量的改变可能由于全身麻醉本身,手术创伤或一些其他的生理或病理生理过程引起。

当 $P_I$ 和 $P_{alv}$ 之间的不同最大时,通气量和心排血量的改变对 $P_{CNS}$ 的影响是最大的;即,在麻醉过程的早期(图 17-6)。要了解这一点,需考虑混合静脉回路(MVR)中的分压 $P_{MVR}$,它是每个组织群中分压的加权平均值,其中因为 VRG 接受大多数的心排血量而使 $P_{VRG}$ 的作用最大(图 17-4)。当 $P_{alv}$(而且 $P_{VRG}$)远小于 $P_I$ 时,$P_{MVR}$ 较低,并且血流能够将大量的麻醉剂从肺泡带到组织。在这种情况下,心肺变化可极大地改变麻醉剂从肺泡吸收到血液中的速率,从而通过通气和心排血量的改变极大地影响 $P_{CNS}$。随着每个组织群相继地接近麻醉剂饱和状态,$P_{MVR}$ 接近 $P_I$。当 $P_{MVR}$ 几乎等于 $P_I$ 时,在任何条件下血流都不能从肺中移除大量的麻醉剂,并且通气或心排血量的改变对 $P_{CNS}$ 几乎没有作用。

开始麻醉给药时,$P_I$ 和 $P_{alv}$ 之间存在显著差异的时间长度随着 λ(血液/气体)的增加而增加。对于通气限制性麻醉剂,例如乙醚和氟烷,$P_{alv}$ 滞后于 $P_I$ 的时间延长,可使心肺改变显著调节 $P_{alv}$,从而可能导致意料之外的中枢神经系统分压。然而,对于灌流限制性麻醉剂,例如氧化亚氮来说,肺泡分压升高很快以至于 $P_{alv}$ 仅在短时间内低于 $P_I$,从而最大限度地缩短了心肺改变对 $P_{CNS}$ 对的显著影响的时间(图 17-6)。

### 通气改变的影响

低通气减少麻醉剂向肺泡的传送。同时,假如维持心排血量,就可以继续从肺泡中移除麻醉剂。因此,肺泡分压升高得更慢,并且 $\tau\{P_{alv} \to P_I\}$ 延长。换言之,低通气减慢诱导。这对通气限制性麻醉剂的影响比对灌流限制性麻醉剂的更大(图 17-9A)。

全身麻醉剂本身能通过抑制延髓呼吸中枢引起低通气。以这种方式,麻醉剂诱导的低通气建立了一个有益的麻醉深度的负反馈环。渐增的麻醉深度导致延髓抑制,进而压制呼吸。该生理反应有益的作用是通气量下降减慢肺泡分压升高的速率,而灌流继续将麻醉剂从肺中以相同的速率移除(图 17-5)。因此,$P_{alv}$ 下降,并且此后不久,延髓中麻醉剂分压也下降。$P_{CNS}$ 的降低缓解呼吸抑制。在呼吸完全停止的极端例子中,没有通气将麻醉剂传送到肺泡,但是心排血量继续将麻醉剂从肺泡和 VRG 分布到 MG 和 FG。在乙醚情况下,$P_{CNS}$ 的下降幅度可能足以恢复自发通气。

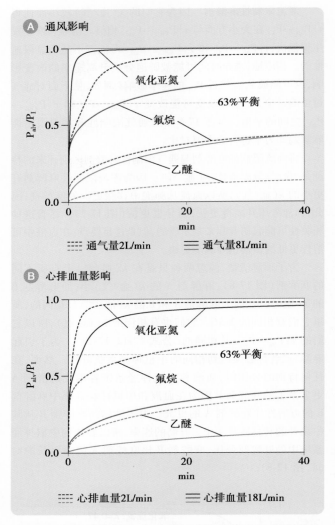

图 17-9　通气改变和心排血量改变对肺泡分压升高到吸入分压的速率的影响。通气量(A)和心排血量(B)的变化会影响肺泡分压与吸入分压的平衡率。将通气从 2L/min(虚线)增加到 8L/min(实线)可加速平衡。另一方面,心排血量从 2L/min(虚线)到 18L/min(实线)的会减慢平衡。两种作用对血溶性更大的气体来说要大得多,例如氟烷和乙醚,它们有相当慢的诱导时间。氧化亚氮的平衡速度非常快,以至于高通气或心排血量减少引起的任何变化都很小。虚的水平线代表 $P_{alv}$ 和 $P_I$ 63%的平衡;每条曲线和该线相交所需的时间代表 $\tau\{P_{alv} \to P_I\}$

高通气将麻醉剂更快地传送到肺泡,减小肺泡分压和吸入分压相平衡的时间常数(请注意,在有限情况下 $\tau\{P_{alv} \to P_I\}$ = FRC/Valv)。然而,高通气引起的低碳酸血症可能会同时随之减少大脑的血流量,从而增大 $\tau\{P_{CNS} \to P_{art}\}$。因此,虽然肺泡分压升高得更快,但是中枢神经系统和肺泡相平衡的速率可能更慢了。净作用取决于这两个步骤中哪一步是限速性的。对于灌流限制性麻醉剂,例如氧化亚氮来说,大脑血流量的减少导致诱导速度变慢。对于可溶性非常大的通气限制性麻醉剂,例如乙醚来说,将麻醉剂更快地传送到肺泡加速诱导。对于可溶性较小的通气限制性麻醉剂,例如异氟烷,其效果大致平衡,诱导不被显著影响。

## 心排血量改变的影响

当麻醉剂分压高于抑制呼吸中枢所需的分压时,心排血量下降。当心排血量下降时,血流以较慢的速率将麻醉剂从肺泡中移除。因此,肺泡分压升高得更快(图 17-9B)。因为肺泡分压较快地与 VRG 相平衡(即使在心排血量较低时),所以中枢神经系统分压也升高得更快。换言之,降低的心排血量加速诱导。这种影响对通气限制性麻醉剂来说比对灌流限制性麻醉剂更显著。

此外麻醉剂引起的心脏抑制会在麻醉深度上形成有害的正反馈回路。渐增的 $P_{CNS}$ 抑制心脏功能,这可以进一步增加 $P_{alv}$,进而增加 $P_{CNS}$,而这又将进一步抑制心脏功能。如果发生心搏骤停,那么必须采取有效措施来修复血液循环(例如,心肺复苏术),同时通过有氧呼吸控制降低肺泡分压。

增加的心排血量会增加对肺的灌流,并加速肺泡和组织之间的平衡。然而,因为到肺血流量的增加以一个更快的速率将麻醉剂从肺泡中移除,所以肺泡分压升高的速率被减慢。因此,增加的心排血量减慢诱导。这种影响对通气限制性试剂来说比对灌流限制性试剂更大。

## 年龄的影响

相对于体重,像 Matthew 这样的幼儿比成人有更高的通气。这种影响可以加速诱导。然而,幼儿也比成人有相对较高的心排血量;这种影响可以减慢诱导。尽管我们可能期望这些影响可以相互抵偿,但是有两个另外的因素要考虑。第一,混合静脉回路中的麻醉剂分压对儿童来说升高得更快。这是因为,相比于成人,儿童更大比例的血流量供应 VRG,从而导致在麻醉过程的早期混合静脉回路中麻醉剂分压更高。第二,相比于成人,儿童增加的心排血量和组织对麻醉剂较低的容量都可以加快麻醉剂在组织中饱和的速率。两个作用都可以导致肺泡和静脉分压差的减小,从而阻碍肺循环对麻醉剂的移除并且调节心排血量减慢肺泡分压升高的程度。

因此,通气和心排血量成比例的增加导致肺泡分压升高加速而儿童的诱导速度要比成人快(图 17-10)。通气限制性麻醉剂受心肺改变的影响最大,对儿童的诱导显著更快。因此,在对儿童的麻醉诱导期间,必须谨慎提防麻醉剂达到意外的高(毒性的)水平。

## 异常状态的影响

在失血性休克中,面对心排血量和高通气可能维持对 CNS 的灌注。减少的心排血量和高通气都能加速麻醉剂肺泡分压的升高。$P_{MVR}$ 因为相对更大的 VRG 灌流也升高得更快,从而降低肺循环将麻醉剂从肺泡中移除的能力,并进一步加快肺泡分压的升高。对于失血性休克患者来说,这些效应的累加能显著加速诱导。在这种情况下,灌流限速性麻醉剂,它们的动力学不受心肺改变很大的影响,优先于通气限制性试剂(图 17-9)。

在通气/灌流(V/Q)不匹配中[例如在慢性阻塞性肺疾病(COPD)中],一些肺泡是通气不足和过度灌注的,而其他的可能通气充足但灌流不足的。因为在通气不足的肺泡中麻醉剂的肺泡分压升高得更慢,所以离开这些肺泡的动脉血中麻醉剂分压低于正常值。相反,离开通气充足但灌流不足肺

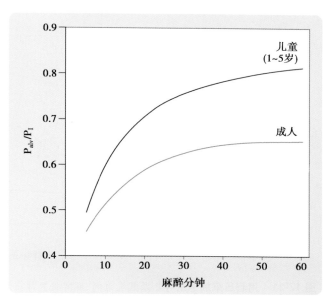

图 17-10　**儿童的麻醉诱导**。以氟烷为例,麻醉剂的肺泡分压在儿童中比在成人中升高得快。对儿童来说更快的诱导时间是由儿童增强的呼吸(有助于更快的诱导)和增加的心排血量(有助于更慢的诱导)之间的平衡引起的;麻醉剂混合静脉分压的这种时间依赖性限制麻醉剂从肺中的吸收,从而缓冲增加的心排血量对诱导时间的作用

泡的麻醉剂分压高于正常值。因为前者的(过度灌注)肺泡占整个灌流的百分比较大,所以离开肺的血液中麻醉剂的加权平均分压降低。因此,$P_{CNS}$ 的平衡压力低于正常的动脉分压,可能不能达到诱导麻醉所需的水平。因此,更高的吸入分压对补偿 V/Q 不匹配的影响来说是必需的。通气限制性麻醉剂可以将这种影响稍微缓和,因为灌流不足但通气过度的肺泡中的分压比正常状态升高得快得多。因为这个原因,灌流限制性麻醉剂受 V/Q 不匹配的影响最大。

以上面所讨论的和表 17-4 中所总结的原理和例子为基础,关于心肺功能的其他改变对麻醉诱导的影响做出合理的预测应该是可能的。

| 表 17-4 | 生理的、病理生理的和临床的变量对麻醉诱导速率的影响汇总 |
| --- | --- |

| 比正常诱导更快 | 比正常诱导更慢 |
| --- | --- |
| 高通气(通气限速性麻醉剂) | 高通气(灌流限速性麻醉剂) |
| 心排血量降低 | 低通气 |
| 年龄小(亦即儿童) | 心排血量增加 |
| 休克 | 慢性阻塞性肺病 |
| 甲状腺毒症 | 心脏右至左分流 |
| 开始的 $P_I$ 高于最终希望的 $P_{CNS}$ | — |

以吸入性麻醉剂的吸收模型为基础,生理变量的改变对诱导速率的影响能被预测。左边一栏的因素加速诱导,而右边一栏的因素减慢诱导,这些在正文中被讨论。注意高通气的影响依赖于给予的是通气限速性还是灌流限速性麻醉剂(见正文)。

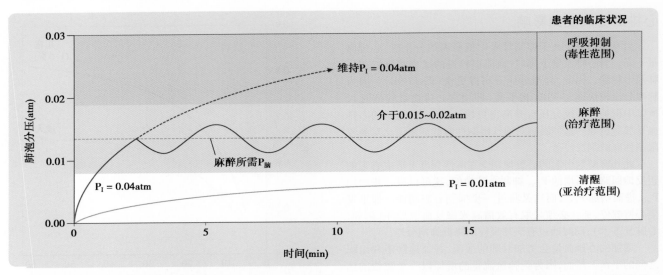

**图 17-11　用超压来加速诱导。**以氟烷为例,麻醉科医师在开始时能用高于最后想要的 $P_{CNS}$ 的 $P_I$ 来加速诱导。如果期望的麻醉剂在大脑中的分压约是 0.01atm,那么麻醉科医师开始时能给予更高分压,例如 0.04atm 的吸入性麻醉剂。这种方法是有效的,因为 $P_{alv} \rightarrow P_I$ 的时间常数不依赖于 $P_I$ 的绝对值。换言之,如果 $P_I$ 被增加,那么 $P_{alv}/P_I$ 的比将以相同的速率成比例地增加,导致在一定的时间内 $P_{alv}$ 的绝对值更大。然而,麻醉科医师必须适时地降低吸入分压,否则可能会导致麻醉剂 $P_{脑}$ 过度,并且能达到能够引起呼吸抑制的分压。另一方面,如果吸入分压降得太快,患者可能会随着因麻醉剂从肺泡吸收入血流引起的 $P_{alv}$ 的降低而醒来

## 诱导的控制

麻醉师可以通过将初始 $P_I$ 设置为高于最终所需的 $P_{CNS}$ 来减少诱导时间(这个概念与第 3 章中讨论的负荷剂量的概念类似。)因为 $P_{CNS}$ 和 $P_I$ 相平衡的时间常数不依赖于 $P_I$ 的绝对水平,所以给予麻醉剂一定时间总是导致 $P_{CNS}$ 和 $P_I$ 相同比例的平衡。因此,当 $P_I$ 更高时,给定的绝对 $P_{CNS}$ 更快达到,因为该 $P_{CNS}$ 是更高 $P_I$ 的更小部分。Snow 医师利用了这个概念,他将异氟烷开始的 $P_I$ 定为 0.02atm,即使异氟烷的 MAC 只有 0.0114atm。然而,精神科医师必须记得当 $P_{alv}$ 接近目标值时降低 $P_I$,或者,正如 Snow 医师所证明的那样,$P_{CNS}$ 将与更高的 PI 相平衡并引起心肺抑制(图 17-11)。

## 恢复

期望从全身麻醉中迅速恢复,这样患者就能在手术后尽可能早地保持自己的呼吸。一般来说,从麻醉中恢复的进程是麻醉诱导进程的相反顺序,包括令人不快的兴奋期(图 17-1)。在恢复期间,混合静脉回路中的麻醉剂分压($P_{MVR}$)是 VRG,MG 和 FG 中分压的加权平均值,其中 VRG 的贡献最大(图 17-4)。通气将麻醉剂从血流中移除到呼出气体中,因此,增加通气量总是加速恢复。和诱导中的情况一样,从灌流限制性试剂引起的麻醉中恢复是迅速的,而从通气限制性试剂中恢复的时间更长。

然而,恢复在几个重要的方面不同于诱导。第一,神经科医师能通过增加麻醉剂的吸入分压来加快诱导进程,而在恢复期间,吸入分压不能被降到零以下。第二,在诱导期间,所有的组织隔室开始于相同的分压(零)。相反,恢复开始时,隔室可能有非常不同的分压,这取决于麻醉的持续时间和麻

醉剂的特征。VRG 在大多数手术过程中迅速与肺泡分压相平衡,但是 MG 可能平衡也可能不平衡,并且 FG 平衡得那么慢以至于除了在最长的过程中外,$P_{FG}$ 远远不能平衡。因此,在恢复期间,灌流将麻醉剂顺着它的分压梯度从 VRG 重新分布到 MG 和 FG 以及肺部。因为这种再分布,恢复期间肺泡分压最初的降低比诱导期间相应的增加更加迅速。最初的肺泡分压下降主要是由 VRG 分压下降引起。当肺泡分压降低到 MG 的水平时,MG 分压的降低变成限速性的,接下来对 FG 来说也是同样的。如果 MG 或 MG 和 FG 在长期给予麻醉剂后是非常饱和的,则恢复时间也会延长(图 17-12)。

第三,尽管麻醉剂只通过通气这一条途径传送,但是通气和代谢都能将它消除。在大多数情况下,代谢不是麻醉剂消除的重要途径。氟烷是一个例外,因为代谢可能占消除的 20%。

最后,高分压的氧化亚氮流入肺部能够引起一种称作扩散缺氧的效应。要了解这一点,首先了解麻醉诱导中一种称作浓度效应的概念很有帮助。当给予高分压的氧化亚氮时,麻醉剂被血液吸收的速率可能是相当大的,对于 75% 的氧化亚氮混合物来说该速率是 1L/min。被吸收的气体迅速被流入肺的吸入气体取代,从而有效地将肺通气正常的每分钟通气量增加 1L/min,并因此加快诱导。

扩散缺氧在概念上与集中效应相反。麻醉结束后,氧化亚氮会高速率地从血液中扩散到肺泡,这是因为这两个隔室间存在高的分压差(见菲克定律)。此体积的氧化亚氮置换了原本应吸入的最高 1L/min 的空气。因此,肺泡的(动脉的)氧气分压下降。该下降对健康患者而言并不重要,但是对缺乏抵抗力的患者来说可能是危险的。为了消除这种影响,在用氧化亚氮麻醉后常规给予几分钟纯氧,正如 Snow 医师为 Matthew 所做的。

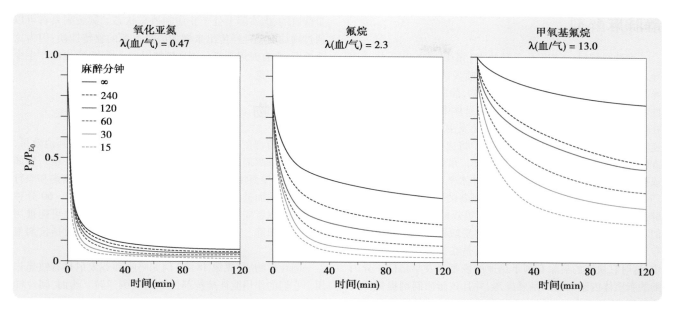

**图 17-12　从吸入性麻醉剂中的恢复。** 这些曲线表明了麻醉剂呼出分压($P_E$)和在停止给予麻醉剂那一刻的呼出分压($P_{E0}$)的比与时间的关系。恢复速率与麻醉剂的 λ(血/气)成反比,因为 λ(血/气)值较小的麻醉剂在肺泡分压和吸入分压之间平衡得更快(后者在停止给予麻醉剂后变成零)。恢复速率也与麻醉的持续时间成比例,因为肌肉组和脂肪组中麻醉剂的分压随持续时间的延长而增加。在恢复期间,麻醉剂从这些慢平衡高容量的组织中再分布到脉管丰富组,从而减慢 $P_{脑}$ 下降的速率

# 全身麻醉剂和佐药的药理学

## 吸入性麻醉剂

　　从前面的分析中我们能总结出吸入性麻醉剂的两个预测其行为的理化性质。第一,油/气分配系数预测效价;λ(油/气)较高的麻醉剂更有效,可以在较低的分压时引起麻醉。第二,血/气分配系数预测诱导的速率;麻醉剂 λ(血/气)较低时诱导时间较短。通常,需要在快速诱导和高效价之间进行权衡。快速诱导的麻醉剂,用小的 λ(血/气)表示,通常具有低效能。相反,具有高 λ(油/气)的强效麻醉剂通常具有高的 λ(血/气),因此诱导时间长(表 17-1)。

　　氟烷 λ(油/气)含量高,具有很高的效价,因此 MAC 低;然而,氟烷也有较高的 λ(血/气),从而引起较慢的诱导和恢复。氟烷无刺激的气味使得它在小儿麻醉中很有用,但是七氟烷正逐渐取代氟烷用于儿科麻醉(见下文)。氟烷的一个缺点是其毒性代谢产物能导致致命的肝毒性。该严重不良反应的发生率大约是每 35 000 个成人中有 1 例,但是在儿科群体中低得多;这是它持续用于儿科麻醉的另一个原因。另一个罕见但是可能致命的不良反应是恶性高热,这在氟烷中最常见,但是偶尔可见于其他的卤代麻醉剂。对该不良反应的敏感性是遗传的,通常是肌浆网钙离子通道(也称作斯里兰卡肉桂感受体)的常染色体显性突变。对表达这种突变的个体来说,氟烷引起肌浆网不受控制的钙离子外流,随后引起手足搐搦和产热。恶性高热可以用丹曲林进行治疗,这是一种阻断钙从肌浆网中释放的

试剂。

　　异氟烷和恩氟烷的效力比氟烷低一些[它们的 λ(油/气)含量较低],但是因为它们的 λ(血/气)较小而使它们平衡得较快。恩氟烷脱氟代谢的程度比异氟烷大,因此可能有更大的引起肾毒性的风险。在一些患者的脑电图中它也引起发癫痫样的活动。异氟烷可能是现在最广泛使用的全身麻醉剂。

　　尽管不如异氟烷和恩氟烷有效,但是乙醚由于有相当高的 λ(油/气),其效力仍然很高。然而,因为它的可燃性和极高的 λ(血液/气)归因于其极慢的诱导作用,该试剂在美国和欧洲不再普遍使用。尽管如此,在发展中国家,其低廉的价格和使用的简单性有利于它的继续使用。

　　**氧化亚氮**有非常低的 λ(血/气),因此非常迅速地达到平衡。然而,它的低 λ(油/气)导致了非常高的 MAC——接近于一个大气压。因此,要维持合适的氧气分压(一般高于 0.21atm)以防止单独使用氧化亚氮时导致的完全麻醉。该试剂常常和其他试剂联合使用("平衡麻醉"部分)。

　　**地氟烷和七氟烷**是较新的麻醉剂,它们根据结构有低的 λ(血/气);它们的肺泡分压和吸入分压之间的平衡时间几乎和氧化亚氮的一样短。而且,它们比氧化亚氮有效得多,因为它们的油/气分配系数更高。因此,相对于早期试剂,这些试剂提供了很大的改进。然而,地氟烷是一种差的诱导试剂,因为它的刺激性可以刺激气道,从而可能引起咳嗽或喉痉挛。七氟烷具有甜味,但是当暴露于麻醉剂装置中的一些二氧化碳吸附剂时它们可能产生化学不稳定性,可以降解成可能有肾毒性的烯属化合物。这些缺点正在通过改善装置来克服,并且七氟烷的受欢迎度正在增加。

## 静脉麻醉剂

静脉麻醉剂,例如巴比妥酸盐类(第 13 章),用于快速诱导。超短效的巴比妥酸盐类,例如硫喷妥钠,能够在几秒内诱导手术麻醉。作为非挥发性的化合物,静脉试剂不同于吸入性麻醉剂,因为它们不能通过通气从身体中移除。因此,医师在他们给药的期间必须极其谨慎以免发生严重的不能被轻易逆转的延髓抑制。从中枢神经系统中将这些试剂移除的主要方法是将它们从 VRG 重新分布到 MG,最后到 FG。代谢和/或排泄随后会和你们降低药物的整体水平(图 17-13)。

异丙酚是一种以脂质体内制剂制备的一种重要的静脉麻醉剂。该试剂产生麻醉的速率与超短效的巴比妥酸盐类相似。异丙酚被迅速代谢,导致比巴比妥酸盐类更快的重新分布。异丙酚既用于诱导和维持,尤其是在短期日间手术过程中,这时它快速的消除有利于迅速的恢复和及早出院。异丙酚的脂质体内制剂很少是感染源,并且该脂质制剂提供巨大的热源;这些考虑对可能接受长期异丙酚输注的病危患者来说可能是重要的。

依托咪酯是用于麻醉诱导的一种咪唑,它的动力学与异丙酚的相似。该试剂引起最小的心肺抑制,可能因为它是对交感神经系统唯一没有作用的。尽管有这个优势,但很少使用它,因为它能抑制肾上腺皮质类固醇的高效合成与上述药

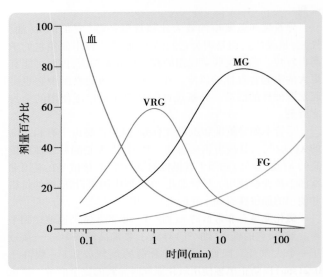

**图 17-13 静脉推注麻醉剂的分布。**当静脉推注给予麻醉剂时,它最初通过血管系统被运输到心脏然后分布到组织。脉管丰富组(VRG)接受最高比例的心排血量;它的麻醉剂浓度迅速升高,在一分钟内到达峰值。然后麻醉剂的肌肉组(MG)再分布快速降低 VRG 中的麻醉剂水平。由于脂肪组(FG)非常低的灌流,从 MG 到 FG 的再分布直到更晚的时候才发生。注意如果通过长期给予麻醉剂使得 MG 之前已经接近饱和(未显示),从 VRG 到 MG 的迅速再分布不会发生;如果长时间持续静脉给予巴比妥酸盐类,这能导致显著的毒性。较新的试剂,例如异丙酚,被设计可以通过迅速代谢而被消除,因此能被安全地使用更长的时间

物不同的是,氯胺酮会引起分离麻醉,在该过程中,患者好像是醒着的,但实际上处于止痛和遗忘状态。氯胺酮具有可以通过增加交感神经传出来增加心排血量的独特性质;因为这个原因,它有时用于紧急创伤的情况中。然而,它也能产生令人不快的幻觉。该试剂现在很少使用。

## 辅助药物

辅助药物在手术期间发挥另外的合乎需要的其他效果,但是全身麻醉剂未必能提供。苯并二氮䓬类(第 13 章),例如地西泮、劳拉西泮和咪达唑仑,常常因为它们的抗焦虑和顺行遗忘的性质而被给药。这些试剂在麻醉诱导前 15~60 分钟给药以使患者安静并消除诱导的记忆,尽管它们也可能被用于手术中镇静。必要时,苯并二氮䓬类的作用能被拮抗剂氟马西尼逆转。

阿片样物质(见第 18 章)例如吗啡和芬太尼具有镇痛作用。它们的作用能被拮抗剂例如纳曲酮逆转。然而,阿片样物质是较差的遗忘剂,它们通常与全身麻醉剂联合使用。

芬太尼和氟哌利多并用既能引起止痛也能引起遗忘。这种并用再加上氧化亚氮被称作安定麻醉(加上前缀"安定"是因为氟哌利多是一种与氟哌啶醇相关的丁酰苯类抗精神病药;第 14 章)。

烟碱乙酰胆碱受体阻断剂,例如竞争性抑制剂氯筒箭毒碱和潘可龙或去极化抑制剂琥珀胆碱,常用于松弛肌肉(见第 10 章)。竞争性抑制剂的作用能被乙酰胆碱酯酶抑制剂例如新斯的明逆转。

## 平衡麻醉

没有一种药物可以达到麻醉的所有期望目标。相应地,在一种称作平衡麻醉的方法中,几种吸入性和/或静脉药物并用以产生麻醉状态。同时给予的全身麻醉剂的作用是累加的。即,0.5MAC 的一种吸入性麻醉剂并用 0.5MAC 的另一种吸入性麻醉剂就效价而言相当于 1MAC 的两种麻醉剂中任何一种作为的单一试剂。

使用吸入性麻醉剂的混合物可以达到效价和迅速恢复这两个目标。例如,尽管单独使用氧化亚氮一般是不实际的,因为该气体的 MAC 高于大气压,但是氧化亚氮的快速诱导和恢复特征以及它较高的止痛指数是我们想要的。如果氧化亚氮是麻醉剂混合物的一部分,那么麻醉剂的氧化亚氮组分在恢复期间或在急诊中能被通气迅速移除。案例中 Matthew 能从麻醉中快速醒来是因为氧化亚氮负责他大约一半的麻醉状态。他仍然软弱无力是因为逗留的异氟烷。将异氟烷和氧化亚氮并用的优点包括与其他麻醉剂相比异氟烷的低成本和相对较低的不良反应(尤其是肝毒性和肾毒性)发生率。

Snow 医师将静脉试剂硫喷妥钠与吸入性麻醉试剂并用有相似的原理。短效静脉试剂能被用于快速诱导Ⅲ期的手术麻醉,允许患者迅速通过Ⅱ期的不良刺激。随后,麻醉深度能被在必要时可以被通气移除的吸入性麻醉剂维持。因为静脉试剂的作用与吸入性麻醉剂的作用相累加,所以,在静脉试剂

发挥作用的时候,就需要小于 1MAC 的吸入性麻醉剂。另一个例子,心脏手术中高浓度阿片类物质的使用允许吸入性麻醉剂的分压显著降低,从而降低心血管和呼吸抑制的风险。

最后,平衡麻醉在临床上是有用的,因为如果一种单独的药物被用于介导各自想要的作用,那么麻醉科医师可以更好地控制麻醉。例如,如果外科医生需要更强的肌松作用,麻醉科医师能给予更多的一种神经肌肉阻断试剂而不必增加麻醉深度,并且不必引起可能的心肺抑制。相似地,在特别疼的手术操作前能够立即推注短效的阿片类物质。

# 全身麻醉剂的作用机制

尽管进行了深入研究,但是麻醉剂确切的作用机制仍然是难以捉摸的。单元假说用一种共同的机制解释所有麻醉剂的作用。假定单元假说,很难根据蛋白质或受体分子上的特异性结合位点能够容纳的,推测能够产生麻醉效果的分子的大小以及结构。(图 17-14)。解决矛盾的传统方法是,任何提出的麻醉剂作用机制应该与梅-欧学说(Meyer-Overton rule)相一致(图 17-13),即脂溶性假说。脂溶性假说,假定该疏水的作用位点是细胞膜的脂质双分子层。根据该假说,当足够量的麻醉剂溶解于脂质双分子层并且达到一定的("麻醉的")浓度时,全身麻醉剂发挥作用。各种不同的脂质理论假设溶解的麻醉剂引起脂质双层不同物理性质的扰动,如流动性。这些脂质扰动模型共有的一个特性是它们都会导致双层扩张(这称为临界体积假说),无论在两栖动物中增加静水压力或在哺乳动物麻醉过程中使用非麻醉性气体(例如氦气)而引起的高压能逆转麻醉,该观察支持脂质扰乱假说。

脂溶性假说在预测所有挥发性药物和一些效价低于 $50\mu mol/L$ 的静脉注射剂的效力方面非常成功。然而对于更高效价的麻醉剂物,会常常出现偏差。例如,十二烷醇 $5\mu mol/L$ 即具有麻醉效力,根据脂溶性假说当每个亚甲基加到十二烷醇上时,直链醇的效力应该增加。然而具有更长链的直链醇缺乏任何麻醉活性,即使它们的 λ(油/气)高于短醇。此外,R-依托咪酯在临床上使用剂量 $5\mu mol/L$ 即产生麻醉,其对映体 S-依托咪酯的功效比其强 10 倍。此外,在依托咪酯对其蛋白结合位点 GABA$_A$ 受体的作用中也观察到这种程度的对映选择性。在基因工程"敲入"小鼠中,通过单个突变 GABA$_A$ 受体的 β3-亚基使 R-依托咪酯的效力减少了 10 倍。然后对于同样作用于 GABA$_A$ 受体的挥发性和类固醇麻醉剂,不受这种突变的影响。这一发现表明 GABA$_A$ 受体可能有许多变构麻醉剂结合位点,每个位点都结合不同结构类型的麻醉剂。如果与这些部位中的任何一个结合均可引起麻醉,则可以不调脂质假说的情况下满足单一假设。另一方面,所有已经临床应用的氧化亚氮、环丙烷、氙和氯胺酮对 GABA$_A$ 受体没有作用。相反,它们作用于 NMDA 型谷氨酸受体。因此,麻醉的产生存在着不同的诱发机制。

麻醉状态包含许多不同的全身麻醉剂作用,包括镇静、健忘、抗焦虑和抗惊厥作用。这些作用是否存在共享的作为位点?另一项关于敲入小鼠的研究提供了关于这些问题的答案的线索。在这项工作中,在 GABA$_A$ 受体的 β2 亚基中引入了一个突变,位于上文提到的 β3 亚基同源的位置。在这种情况下,是依托咪酯诱导的镇静,而不是麻醉,这是减毒的。因此,不同的 GABA$_A$ 受体亚基(最可能在不同的神经回路中)可通过同源但略微不同的位点介导不同的行为。此外,NMDA 试剂诱导的麻醉质量与挥发性试剂诱导的麻醉质量不同,称为解离麻醉。因此,单一假设通常不是有效的,但仍可适用于单独考虑的各种麻醉成分。

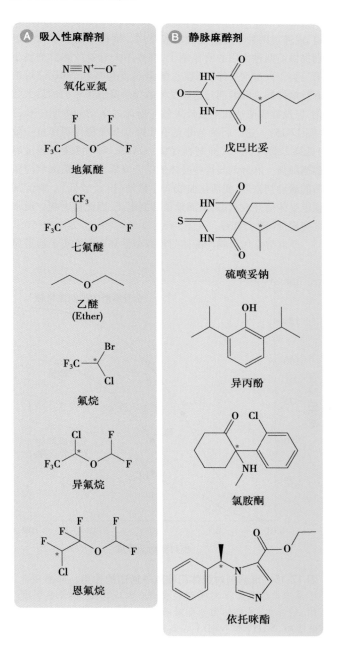

**图 17-14 全身麻醉剂的结构。A.** 一些吸入性麻醉剂的结构。**B.** 一些静脉麻醉剂的结构。所有这些能够引起全身麻醉的分子的结构极度可变性表明并不是所有的全身麻醉剂都与一个单独的受体位点相互作用。* 是因其的不对称而导致对映体结构的碳原子

# 对离子通道的作用

目前的研究集中于当被麻醉剂直接或间接作用时可能改变神经元兴奋性的蛋白质。麻醉剂不仅影响轴突传导,而且影响突触传递,但是仅在临床相关浓度下发生配体门控突触传递的调节,因此,它很可能是药理学相关的作用。突触前调节和突触后调节均与麻醉过程有关,但突触后调节占主导地位。结合当前研究的最简单的工作通用模型是全身麻醉剂可以通过增强抑制性配体门控离子通道,或通过抑制兴奋性通道,或通过两种效应的混合来起作用。依托咪酯和氯胺酮分别提供前两种作用的明显例子,许多不太有效的麻醉剂属于第三类。兴奋剂受体(烟碱乙酰胆碱、5-HT3 和 NMDA)可被麻醉剂抑制。麻醉剂与这些受体的结合降低了它们的最大活化,但没有改变达到半数最大效应所需的激动剂浓度($EC_{50}$)(图 17-15)。这一行为与非竞争性抑制和变构作用部位一致(见第 2 章)。相反,抑制性受体(GABA$_A$ 和甘氨酸)通过麻醉剂加强。麻醉剂与这些受体的结合降低了达到最大响应所需的激动剂浓度,使活化曲线向左移动($EC_{50}$ 较低)。麻醉剂稳定受体的开放状态,从而延长抑制电流,因此最大响应通常也会增加(图 17-15)。

受麻醉作用影响的配体门控兴奋性和抑制性离子通道属

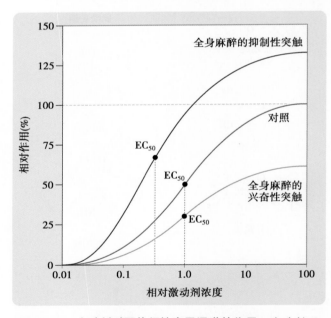

图 17-15　麻醉剂对配体门控离子通道的作用。麻醉剂可增强内源性激动剂对抑制性受体(如 GABA$_A$ 和甘氨酸受体)的作用,并抑制内源性激动剂对兴奋性受体(如烟碱乙酰胆碱、5-HT$_3$ 和 NMDA 谷氨酸受体)的作用。在 GABA$_A$ 受体处,麻醉剂既会降低 GABA 的 $EC_{50}$(即降低 GABA 激活浓度),又会增加最大响应(即 GABA 的作用强度)。认为后者的作用是由于麻醉剂稳定受体通道开放状态的能力。在兴奋性受体上,麻醉剂会降低最大反应,而使 $EC_{50}$ 保持不变。这些是非竞争性抑制的药理标志

于两种结构类别。第一类是配体门控离子通道的结构同源的 Cys-loop 家族包括抑制性 GABA$_A$ 和甘氨酸受体以及兴奋性烟碱和 5-HT$_3$ 受体。第二结构类是兴奋性 NMDA 谷氨酸受体家族(比较图 10-2、13-3、和 13-8)。在 Cys-loop 受体的麻醉作用机制方面取得了很大进展。在分子水平上,麻醉剂-蛋白质之间直接的相互作用是由于麻醉剂对配体门控离子通道产生了影响。定点诱变,光标记和动力学研究表明,兴奋性乙酰胆碱受体的抑制发生在离子通道孔中位于对称中心轴上并与所有五个亚基的通道 M2 螺旋接触的位点(图 10-2)。然而,麻醉剂与抑制性 GABA$_A$ 受体结合的位点(图 13-3)不能在离子孔中,因为在治疗浓度下观察到增强而非抑制。实际上,GABA$_A$ 受体在 M2 螺旋中缺乏同源的疏水氨基酸序列,其排列在兴奋性受体中的离子孔。一致的观点是麻醉剂结合在 GABA$_A$ 受体的跨膜结构域中,以变构来影响通道的构象(包括影响其开放,闭合和脱敏状态之间的平衡)。早期的定点诱变研究表明,挥发性麻醉剂在四个跨膜螺旋中结合每个 GABAA 受体亚基的亚基内部位。相比之下,最近用强效静脉麻醉剂进行的光标记将麻醉剂结合位点置于亚基之间(亚基间位点)。

Cys-loop 超家族的成员具有五个高度同源的亚基,每个亚基具有四个跨膜螺旋。配体门控离子通道的麻醉敏感性可随其亚基组成而变化。中枢 GABA$_A$ 受体亚基组成不同;迄今已建立了几十种组合(例如 $\alpha_{1-6}\beta_{2-3}\gamma_2$、$\alpha_4\beta_{2-3}\delta$、$\alpha_6\beta_{2-3}\delta$ 以及 $\rho$)。逆时针读取,子单元围绕每个五聚体受体的对称中心排列的顺序是 $\beta\alpha\beta\alpha\gamma/\delta$。因此,在每个不同的 GABA$_A$ 受体五聚体上可能存在三个不同的亚基内麻醉部位和四个不同的亚基间麻醉部位。在可能的结合位点中,仅有两个在人 GABA$_A$ 受体上建立。依托咪酯在跨膜结构域中的两个 β-α 界面中结合,在细胞外结构域中相同的 β-α 界面中的亚基间激动剂位点之下约 50 埃。甲苯比妥的衍生物光标记 β-α 界面和 β-γ 界面的跨膜结构域,但 β-α 界面的依托咪酯位点没有。异丙酚非选择性地与所有这四个位点结合。因此,每个同源麻醉剂结合口袋内的亚单位依赖性序列变异现在提供了对全身麻醉结构的多样性和麻醉剂结合的选择性的解释,而与脂溶性假说无关。该结论表明利用选择性结合 GABA$_A$ 受体的一些亚型设计新型全身麻醉剂具有极大的可能性,同时具有潜在的临床应用价值。

## 结论与展望

吸入性和静脉麻醉剂引起全身麻醉的症状,包括意识丧失,行动不便和健忘症。全身麻醉剂的药效学是独特的。麻醉剂具有陡峭陡的量效曲线和低治疗指数,并且缺乏药理学拮抗剂。根据梅-欧学说,全身麻醉剂的效价仅仅从它的油/气分配系数中就能够预测。

吸入性麻醉剂药物代谢动力学的模型是假定了三个主要的平行灌流的组织隔室。中枢神经系统中麻醉剂分压与吸入分压的平衡分两步进行:①肺泡分压和吸入分压之间的平衡;

和②中枢神经系统分压和肺泡分压之间的平衡。对于通气限制性的麻醉剂来说，血/气分配系数高，这些步骤的第一步是缓慢且限制速率的。对于灌流限制性的麻醉剂来说，它们有小的血/气分配系数，两步都很迅速，两者都不是明显限速性的；任何一步的改变都能影响诱导时间。恢复大致按照诱导的相反顺序发生，除了也能发生麻醉剂从脉管丰富组重新分布到肌肉组和脂肪组。

尚未发现"理想的"吸入性麻醉剂。未来的研究者可能尝试鉴定一种有高的 λ（油/气），低的 λ（血/气），高治疗指数，良好的蒸气压以及没有或几乎没有不良反应的不可燃的麻醉剂。目前，辅助药物的联合使用以及用多种吸入性和/或静脉麻醉剂进行的平衡麻醉可以达到全身麻醉的所有目标，包括快速诱导以及镇痛，健忘和肌松的状态。

全身麻醉剂确切的作用机制仍然是一个谜。尽管作用位点以前被认为位于脂质双分子层中，但是与几种配体门控离子通道直接的相互作用——四个跨膜螺旋、半胱氨酸环超家族的成员和谷氨酸受体家族的成员——现在看起来好像更可能的。需要更多的研究来阐明全身麻醉剂的作用机制。然而，一旦被发现，这些机制可能有助于阐明像意识本身的产生这样的深远的问题。

（刘岩　杜立达　译　孔祥英　陈乃宏　审）

### 推荐读物

Campagna JA, Miller KW, Forman SA. The mechanisms of volatile anesthetic actions. *N Engl J Med* 2003;348:2110–2124. (*Reviews how general anesthetics act.*)

Eger EI. Uptake and distribution. In: Miller RD, ed. *Anesthesia*. Philadelphia: Churchill Livingstone; 2000:74–95. (*Pharmacokinetics and uptake of inhaled anesthetics.*)

Forman SA. Monod-Wyman-Changeux allosteric mechanisms of action and the pharmacology of etomidate. *Curr Opin Anaesthesiol* 2012;25:411–418. (*Reviews allosteric models of anesthetic action, with specific reference to etomidate.*)

Rudolph U, Antkowiak B. Molecular and neuronal substrates for general anesthetics. *Nat Rev Neurosci* 2004;5:709–720. (*A short review with good diagrams.*)

Various authors. Molecular and cellular mechanisms of anaesthesia. In: *Can J Anesth* 2011; Feb issue. (*This special issue is a compilation of detailed reviews relating to all major current theories on the mechanism of action of general anesthetics. An update will appear in mid-2016 in Anesth. Analg.*)

Wiklund RA, Rosenbaum SH. Anesthesiology. *N Engl J Med* 1997;337: 1132–1151, 1215–1219. (*Two-part review covers many aspects of the modern practice of anesthesiology.*)

Winter PM, Miller JN. Anesthesiology. *Sci Am* 1985;252:124–131. (*A good account of the clinical approach of the anesthesiologist.*)

## 附录 A：缩写和符号

$P_I$ = 吸入分压

$P_E$ = 呼出分压

$P_{alv}$ = 肺泡分压

$P_{art}$ = 动脉分压

$P_{tissue}$ = 组织分压

$P_{venule}$ = 微静脉分压

$P_{MVR}$ = 混合静脉分压

$P_{solvent}$ = 溶剂分压

$P_{CNS}$ = 中枢神经系统分压

$P_{VRG}$ = 脉管丰富组分压

λ（油/气）= 定义气体在亲脂性溶剂例如油中的溶解度的分配系数

λ（血/气）= 定义气体在血液中的溶解度的分配系数

λ（组织/气）= 定义气体在组织中的溶解度的分配系数

λ（组织/血）= 描述组织中溶解度和血液中溶解度的比值的分配系数

$$= λ（组织/气）/λ（血/气）$$

τ = 达 63% 平衡时的时间常数

$τ\{P_{alv} → P_I\}$ = $P_{alv}$ 与 $P_I$ 达 63% 平衡时的时间常数

$τ\{P_{tissue} → P_{alv}\}$ = $P_{tissue}$ 与 $P_{alv}$ 达 63% 平衡时的时间常数

［A］= 气体 A 的浓度，或者以 $L_气/L_{溶剂}$ 为单位，或者以 $mol/L_{溶剂}$ 为单位

CNS = 中枢神经系统

VRG = 脉管丰富组（包括中枢神经系统，肝脏，肾脏）

MG = 肌肉组（包括肌肉，皮肤）

FG = 脂肪组（包括脂肪组织）

VPG = 脉管贫乏组（包括骨，软骨，韧带，腱）

FRC = 肺功能性残气量

$V_{alv}$ = 肺泡通气量

CO = 心排血量

Q = 灌流速率

$Vol_{tissue}$ = 组织容积

MAC = 最小（或中间）肺泡浓度

$P_{50}$ = 足以使 50% 的患者不动时的肺泡分压 ≡ MAC

$AP_{50}$ = 足以引起 50% 的患者无痛觉的肺泡分压

$LP_{50}$ = 足以引起 50% 的受试者死亡的肺泡分压

$EC_{50}$ = 激活 50% 的通道所需的激动剂的浓度

# 附录 B：公式

## 气体浓度

在理想气体混合物中：$[A]_{混合}=n_A/V=P_A/RT$｛以 mol/L 为单位｝

在溶液中（亨利定律）：

$[A]_{solution}=P_{溶剂}×λ(溶剂/气)$｛以 $L_气/L_{溶剂}$ 为单位｝

$=P_{溶剂}×λ(溶剂/气)/24.5$｛以 mol/$L_{溶剂}$ 为单位｝

｛这里 $n_A$＝气体 A 的摩尔数，V＝总体积，$P_A$＝A 的分压，R＝普适气体常量，T＝绝对温度｝

## 梅-欧学说

$MAC≈1.3/λ(油/气)$

## 扩散通过界面的菲克定律

$$扩散速率=D×(A/l)×ΔP$$

｛这里 D＝扩散常数；A＝表面积；l＝厚度；ΔP＝分压差｝

## 肺泡毛细血管的吸收速率

吸收速率＝$([A]_{art}-[A]_{MVR})×CO$｛用 $L_气$/min 表示｝

吸收速率＝$λ(血/气)×(P_{art}-P_{MVR})×CO$｛这里 CO＝心排血量｝

## 平衡时间常数（达 63%平衡）

$τ=$容积容量/流速

$τ\{P_{tissue}→P_{alv}\}≈τ\{P_{tissue}→P_{art}\}$

＝组织的容积容量/组织血流量

＝$λ(组织/血)×$组织的容积/组织血流量

$τ\{P_{脑}→P_{art}\}=λ(脑/血)×$脑的容积/脑的血流量

$P_{container}=P_{flow}[1-e^{-(t/τ)}]$

## 容积容量

容积容量＝$([A]_{隔室}×隔室的体积)/[A]_{介质}$｛平衡时｝

＝$λ(隔室/介质)×$隔室的体积

## 混合静脉分压

$P_{MVR}=0.75P_{VRG}+0.18P_{MG}+0.055P_{FG}+0.015P_{VPG}$

**药物汇总表:第 17 章　全身麻醉药理学**

| 药物 | 临床应用 | 严重和常见的不良反应 | 禁忌证 | 注意事项 |
|---|---|---|---|---|
| **吸入性全身麻醉剂** **机制——调节配体门控离子通道(最可能)** | | | | |
| 异氟烷 恩氟烷 | 全身麻醉 产科麻醉期间同其他麻醉试剂的补充 | 心血管和呼吸抑制,心律失常,恶性高热,发作高钾血症(恩氟烷) | 对恶性高热易感性 发作(只是恩氟烷的禁忌证) | 不如氟烷有效,但是诱导更快 刺激性刺激呼吸道 恶性高热用丹曲林治疗 恩氟烷比异氟烷有更高的引起肾毒性的危险 |
| 氟烷 | 全身麻醉 | 与异氟烷相同 另外,能引起肝炎和致死性肝坏死,凝血异常、碳氧血红蛋白血症 | 产科麻醉 对恶性高热易感性 有因以前接触氟烷引起肝损伤的病史 | 比异氟烷的刺激性小;因为它的无刺激性气味而用于儿科麻醉 毒性代谢产物导致成人致死性的肝毒性 效价高诱导和恢复慢 |
| 乙醚 | 全身麻醉 | 与异氟烷相同 | 对恶性高热易感性 | 效价相对高但诱导非常慢 刺激性刺激呼吸道 可燃;在美国不常用 |
| 氧化亚氮 | 全身麻醉(通常与其他试剂联合使用) | 可能引起气腔扩张如气胸、中耳闭塞,肠梗阻和颅内积气;心律不齐,心脏抑制,低血压,肺动脉高压 | 不应该在没有氧气的情况下给予 不应持续给予超过24h 预放空气收集 | 快速诱导和恢复,但是效价低 低于催眠的浓度可止痛 维持氧气合意的分压的需要阻止单独使用氧化亚氮时完全麻醉的达到 |
| 地氟烷 七氟烷 | 全身麻醉 | 与异氟烷相同 另外,地氟烷可导致喉痉挛 七氟烷可导致完全性房室传导阻滞,QT间期延长,尖端扭转型室速和肝坏死 | 对恶性高热易感性 | 较新的麻醉剂试剂,效价相对高,诱导和恢复迅速 地氟烷在暴露于一些麻醉装置中的二氧化碳吸附剂时是化学不稳定的 七氟烷刺激气道 |
| **静脉全身麻醉剂** **机制——调节配体门控离子通道(最可能)** | | | | |
| 异丙酚 | 麻醉的诱导和维持 机械通气患者的镇静 | 心血管和呼吸抑制,胰腺炎,癫痫发作,阴茎异常勃起,细菌性败血症 注射部位反应 | 对异丙酚超敏感性 | 诱导麻醉的速率与超短效巴比妥酸盐类相似 并且比巴比妥酸盐类恢复得快;因为它的迅速消除而在短期日间手术过程中尤其有用 |

续表

| 药物 | 临床应用 | 严重和常见的不良反应 | 禁忌证 | 注意事项 |
|---|---|---|---|---|
| 硫喷妥钠 | 麻醉诱导<br>麻醉分析<br>颅内高压<br>发作 | 与异丙酚相同<br>另外,能引起喉痉挛,溶血性贫血和烧神经病变<br>无注射部位反应 | 急性间歇性卟啉病或多样性卟啉病 | 能在几秒内诱导手术外科手术麻醉的超短效巴比妥酸盐类 |
| 依托咪酯 | 麻醉诱导 | 与异丙酚相同<br>另外,能引起肌阵挛<br>抑制肾上腺皮质类固醇合成 | 对依托咪酯超敏感性 | 于 GABA$_A$ 受体的两个 β-α 界面中结合<br>可能由于对交感神经系统缺乏影响而导致轻微的心肺抑制 |
| 氯胺酮 | 分离麻醉/止痛<br>在不需要骨骼肌松弛的过程中用作单独麻醉试剂 | 高血压,快速型心律失常,肌阵挛,呼吸抑制,颅内压升高<br>幻觉,梦遁真,精神病症状 | 对氯胺酮超敏感性<br>严重的高血压 | 拮抗 NMDA 受体<br>通过增加交感神经传出来增加心排血量 |
| **苯并二氮䓬类**<br>**机制——增强 GABA$_A$ 受体** | | | | |
| 地西泮<br>劳拉西泮<br>咪达唑仑 | 见药物汇总表:第 13 章 γ-氨基丁酸能和谷氨酸能神经传递药理学 | | | |
| **阿片样物质**<br>**机制——阿片受体激动剂** | | | | |
| 吗啡<br>哌替啶<br>芬太尼<br>瑞芬太尼 | 见药物汇总表:第 18 章 镇痛药理学 | | | |
| **神经肌肉阻断剂**<br>**机制——去极化或非去极化抑制烟碱乙酰胆碱受体** | | | | |
| 氯筒箭毒碱<br>潘可龙<br>维库溴铵<br>顺-阿屈库铵<br>美维库铵<br>琥珀胆碱 | 见药物汇总表:第 10 章 胆碱能药物药理学 | | | |

# 第18章

# 镇痛药理学

Robert S. Griffin and Clifford J. Woolf

## 概述

　　每个人受到强烈或有害的刺激都会有疼痛的感觉。这种生理性疼痛作为一种早期的警告性或保护性信号，帮助我们预防可能存在的伤害。但是，这种疼痛还会造成残疾，例如受创后，手术后的恢复期间，或者与一些医疗条件相关，比如炎症、风湿性关节炎等。当出现组织创伤和炎症时，有害的刺激会导致比正常情况下更为严重的疼痛，这是因为躯体感觉系统的兴奋性增加，平常不会造成疼痛的刺激也会让人感到非常疼痛。此外，疾病或创伤，如截肢、HIV感染、水痘带状疱疹（varicella-zoster virus，VZV）感染、细胞毒物质治疗和糖尿病等，产生的神经损伤都会造成起因消失后仍长时持续疼痛。在此类情况下，神经系统结构和功能病理性或有时不可逆的改变会导致严重的、难治愈的疼痛。对于此类患者，疼痛是一种病理现象而不是生理的防御机制表现。最后，还有一些患者的神经系统并未受到有害刺激或出现炎症及病变，但是仍然感到非常疼痛。这种功能障碍性疼痛，如紧张性头痛、纤维肌痛或者肠易激综合征，这都是神经系统功能异常造成的。

　　这几种疼痛——生理性、炎症性、神经疾病性和功能障碍性疼痛——由不同的机制造成。理想状况下，疼痛的治疗应该针对某个机制，而不是仅仅抑制疼痛的症状而已。目前已有一些药物通过抑制症状来缓解疼痛。此类药物的作用机制是干扰初级感觉神经元对躯体或内脏感觉刺激的反应，抑制疼痛信息给大脑，以及阻断对疼痛性刺激的知觉反应。在本章节中，针对疼痛和镇痛剂药理学的讨论，我们首先要描述有害刺激导致痛觉感知的机制。然后考虑在神经系统出现炎症和病变情况下疼痛敏感性升高的这一过程。最后我们会描述临床常用缓解疼痛药物的作用原理。

## 病 例

JD,15 岁男孩,因从大楼火灾逃生中严重烧伤。他全身大面积Ⅰ度和Ⅱ度烧伤,在右上臂还有局部、全层皮肤的烧伤。他因严重疼痛于急诊处就诊,医生采用静脉注射吗啡治疗,注射剂量逐渐加大直至他报告疼痛有所减轻,然后保持这一吗啡剂量。次日,他接受植皮手术覆盖他完全烧伤的区域。在手术期间,一名麻醉师进行持续静脉输注雷米芬太尼,在手术结束前 15 分钟快速推注补加吗啡。手术结束后及此后 4 天,通过患者麻醉监控装置给 JD 静脉输注吗啡。随着烧伤的愈合,吗啡的剂量也逐渐降低,并改用口服可待因/对乙酰氨基酚复合药片。3 个月后,JD 报告说触摸植皮区域时几乎没有感觉。他还描述这块区域有麻刺感,偶尔还有刀割样剧烈疼痛。将 JD 转至疼痛治疗专科后,医生为 JD 开了口服的加巴喷丁,这部分减轻了他的症状。但是,2 个月后,他仍然向疼痛治疗专科报告说他仍感到非常疼痛。这次,医生为他补开了阿米替丁,疼痛进一步缓解。3 年后 JD 的疼痛问题已经解决了,他不再需要服用药物治疗,但是前臂感觉丧失仍然持续。

## 思 考 题

☐ 1. 什么机制导致疼痛产生并从 JD 烧伤后至他初次就诊治疗时一直持续?

☐ 2. 在他的植皮手术过程中给药顺序遵循的是什么原理?

☐ 3. 为什么逐渐降低吗啡的剂量并改用可待因/对乙酰氨基酚复合药片?

☐ 4. 试解释造成全层皮肤烧伤区域自发性疼痛在植皮区域愈合后仍维持数月至数年的机制,以及采用加巴喷丁来治疗 JD 的慢性疼痛的原理。

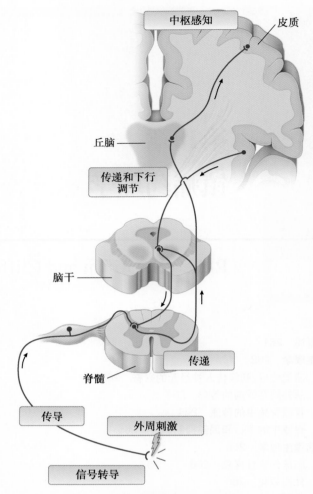

**图 18-1 伤害性感受回路概览。** 有害性刺激激活外周末梢产生动作电位,传导至脊髓的背角。背角中的神经传递会将信号传递给中枢神经系统中的神经,其会向大脑传递信号。该通路同样会受下行调节控制

# 生理学

疼痛是神经对某种感觉信息传递的最终知觉结果。初始刺激通常由外周产生,在多重控制条件下通过中枢神经系统(central nervous system,CNS)的感觉传递至皮质。这一系统可用于分析药物介入产生镇痛效果的作用位点。首先,强烈的外界有害刺激的传导使"高阈值"的初级感觉神经元的外周末梢去极化。初级感觉神经元,之所以称为"伤害性感受器"是因为他们需要一个强大的、可能造成组织伤害的刺激使它们的终末去极化。产生的动作电位通过初级传入感觉神经元传导至中枢神经系统,首先至外周神经元,然后到背根,再到脊髓背角神经元的突触。刺激投射神经元将信息传递到脑干和丘脑,然后将信号传递至皮质、下丘脑和边缘系统。远端和局部环路的抑制性和兴奋性中间神经元调节神经系统中各个层次的信号传递(图18-1)。

# 感觉传导:初级传入神经元的兴奋

初级传入躯体和内脏感觉伤害性感受器纤维的外周末梢会对热、机械和化学刺激做出反应(图18-2)。高度特化的离子通道或受体会发生构型改变以应答一个或更多的此类刺激,从而介导所需的去极化(发生器电位)来启动一个动作电位。随后活化后的纤维中的动作电位的频率和时程会将有关刺激的启动、强度和时程方面的信息传递给中枢神经系统,脊髓背角纤维中枢末梢的立体定位会编码刺激的位置。

热疼痛敏感性取决于初级感觉神经元中的不同群体:有些在低温(<16℃)下活化,而其他的则是会对热做出应答。热痛感神经元会在温度高于42℃时产生动作电位。对有害性热刺激的应答涉及热敏感非选择性阳离子通道,特别是瞬时感受器电位香草酸受体1(TRPV1),这是离子通道瞬时感受器电位(transient receptor potential,TRP)家族中的一员。这一通道会对胞外低 pH 值、辣椒素化学配体如辣椒辣素(辣椒中辛辣的成分)或温度超过42℃时被活化。除了 TRPV1,还

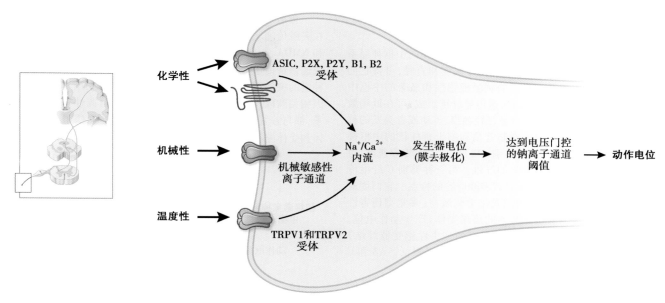

**图 18-2　外周转导。** 温度、化学或机械感受事件激活特异性外周受体，导致外周末梢离子内流和去极化。温度刺激会激活瞬时感受器电位（TRP）香草酸受体 1（TRPV1）或 TRP 香草酸受体 2（TRPV2），这两种都是温度敏感的阳离子通道。化学刺激可激活酸敏感离子通道（acid-sensitive ion channels，ASIC）、ATP 敏感的 P2X 或 P2Y 通道，或激肽敏感 B1 或 B2 受体。机械刺激还可导致离子内流和去极化，但是目前尚不清楚相关通道的分子。每一种情况下，伤害性感受器信号诱导的发生器电位如果达到了激活电压门控的钠离子通道阈值，则会产生动作电位

涉及其他激活温度不同的 TRP 离子通道。TRPV 热敏感离子通道代表了干扰外周热感觉的新药开发的靶点，尽管其也可能干扰体温调控。在 JD 的案例中，起初的疼痛感觉是由表达 TRPV1 的热敏感高阈值外周神经元介导的。TRPM8 感知凉，TRPA1 感知强烈的冷。TRPM8 还可被薄荷脑激活，TRPA1 可被异硫氰酸烯丙酯（芥末和山葵中含有的刺激性成分）激活。

类似的，初级传入终末的某一特殊亚群（高阈值机械伤害性感受器）也可被相应的强机械刺激所激活兴奋，比如掐或大头针扎。这种兴奋可以通过 TRPA1 和阳离子通道家族——退化蛋白表皮钠离子通道（ENaC）所介导。无害性触觉刺激的机械性伤害感受器是一种非常大的通道，称作 piezo 2，但是目前尚未找到有害性机械性伤害感受器的传导器。

伤害性感受器神经元的外周末梢不但应答热和机械刺激，还对多种化学信号应答。一些化学试剂（化学激活剂）可直接兴奋外周末梢，而其他的一些物质可增加外周末梢的敏感性（敏化剂）。大多数已知的、可引起躯体感觉应答的化学配体都与细胞损伤或炎症相关。这些化学配体包括质子、钾离子、ATP、胺类、细胞因子、神经生长因子和缓激肽。例如，心绞痛是一种伤害性感受器造成的情况，其中涉及支配心脏的伤害性感受器神经元中内脏化学传导器的激活。这种化学传导器被充分灌流的心肌组织释放的质子激活。

一些不同类型的化学刺激可以使伤害性感受器神经元兴奋（表 18-1）。胞外低 pH，在缺血和炎症的情况下产生，可通过 TRPV1 和酸敏感离子通道（ASIC）产生去极化阳离子流。胞外 ATP 浓度升高也可以传递细胞损伤信号，因为细胞破碎会释放出微摩尔的 ATP 进入胞外空间（在那里通常 ATP 浓度

较正常值低）。有两大类的 ATP 受体，P2X 配体门控通道和 P2Y G 蛋白偶联 ATP 受体。

**激肽**是第三类可以兴奋感觉神经元外周末梢的化学刺激物。丝氨酸蛋白酶激肽释放酶将激肽原转化为激肽，这一过程通常在有炎症存在或组织损伤的情况下发生。激肽通过刺激缓激肽 B1 和 B2 受体来起效。B2 受体在整个神经系统中组成性表达，而 B1 则在细菌脂多糖和炎症细胞因子和外周神经损伤的诱导下表达。两种激肽受体都是 G 蛋白偶联受体，而且通过三磷酸肌醇来增加胞内的钙离子浓度。B2 受体的激活也可以导致前列腺素 E2 和 I2 的形成。在导言部分所述的案例中，烧伤后伴随热觉，这些化学介导物进一步造成 JD 的疼痛。细菌病原体还可以直接激活伤害性感受器，主要通过甲酰化多肽作用于 G 蛋白偶联受体以及通过分泌毒素（例如 α-溶血素）来实现，后者是一种通道样蛋白，其可与某种伤害性感受器结合，从而产生细菌感染所致的疼痛。

**表 18-1　由伤害性感受器神经元表达的化学敏感性传导受体**

| 伤害性感受刺激 | 受体 | 受体类型 |
|---|---|---|
| 低 pH（H+） | ASIC | pH 门控离子通道 |
| ATP | P2X | 配体门控离子通道 |
| | P2Y | G 蛋白偶联受体 |
| 激肽 | B1 | Gq 蛋白偶联受体 |
| | B2 | Gq 蛋白偶联受体 |

## 从外周至脊髓的传导

初级传入神经元的轴突将信息由外周末梢向中枢神经系统传递。这些神经元根据它们的传导速度和直径,可将它们划分为3类;其不仅具有显著的刺激敏感性和显著的中枢中断类型。第一个类别(Aβ)由快速传导纤维组成,可在低刺激阈值下应答机械刺激,而且可受轻轻触摸、震动或者头发的移动而激活。Aβ纤维与位于脊髓背角和脑干背柱核的中枢神经元之间形成突触。第二种类别(Aδ)包括中等传导速度、对冷、热和高强度机械刺激应答的纤维。第三种类别C纤维传导缓慢,与脊髓形成突触,而且有多峰应答的特点。它们能对热、温、强烈且有害的机械刺激或化学刺激物(多觉型伤害性感受器、触觉检测器和瘙痒激活的瘙痒受体)产生动作电位。一些C纤维传入(指静息或休眠状态的伤害性感受器纤维)通常情况下不能被激活,但是可在炎症条件下激活。Aδ和C纤维在大多数背角表层(Ⅰ和Ⅱ层)终止。

为了进行传导,电压门控钠离子通道必须将外周末梢的去极化转变为一个动作电位。在初级传入神经元中表达了6种类型的电压门控钠离子通道,其中Nav1.7、Nav1.8和Nav1.9都只在初级传入神经元中表达。Nav1.7通道出现功能获得型变异会导致伤害性感受器处于超兴奋状态,从而导致原发性红斑性肢体痛,这是一种自发性或继发性对轻微热刺激产生严重灼烧疼痛的遗传疾病。Nav1.7通道出现功能获得型变异会对疼痛产生先天性不敏感,该通道在伤害性感受发挥重要作用,并具有作为镇痛药物潜在靶点的可能性。Nav1.8和Nav1.9在小管径的神经元上选择性表达,其中大多数只对高阈值的外周刺激应答(伤害性感受器)。与其他神经元上的电压门控钠离子通道相比,这两种类型的通道激活阈值更高,而失活更慢。由于其在疼痛纤维上的特异性表达,选择性钠离子通道阻断剂代表着特殊意义的药理学靶点,特别是如果其产生使用依赖性阻断。

目前,在治疗急性术后和操作疼痛中,非选择性钠离子通道阻断的局麻药物的局部使用成为重要途径(见第12章)。阻断钠离子通道的抗癫痫和抗惊厥药物(见第16、24章)同样用于某些神经病理性疼痛疾病,特别是三叉神经痛。

## 脊髓背角中的传递

初级传入神经元中产生的动作电位会造成神经递质一旦到达脊髓背角中的中心轴突末端后即释放。N型电压门控钙离子通道在控制这一神经递质从突触小泡中释放过程中起到很重要的作用。加巴喷丁(gabapentin)和普瑞巴林(pregabalin)是作用于α2δ钙离子通道亚基的抗癫痫药。其作用机制目前尚不完全清楚,其涉及阻断钙离子至细胞膜,这些药物可能调节中枢神经系统的伤害性感受器信息传递。虽然其疗效有限,但因为不良反应较少,两种药物都广泛用于慢性神经病理性疼痛。天然存在的毒杀蜗牛的农药——Ω-芋螺毒素可作为一种N型电压门控钙离子通道选择性阻断剂。这种多肽的合成肽类似物齐考诺肽(ziconotide)目前正应用于重度疼痛的治疗中。但是,这种钙离子通道阻断剂会改变交感神经元(产生高血压)以及许多中枢神经元(影响认知功能)的功能。因此,齐考诺肽只限于非常特定情况下的鞘膜下给药,

因为需要将其作用限制在脊髓上。

背角中C纤维初级传入神经元和次级投射神经元之间存在突触传递。该传递有快慢组分(图18-3)。作用于AMPA和NMDA受体上,谷氨酸介导初级和刺激感觉神经元之间的快速兴奋传递。作用于代谢型mGluR受体,谷氨酸还接到一种慢的突触调节应答。神经肽,如速激肽P物质和降钙素基因相关肽以及其他的突触神经调质,包括脑源性神经营养因子,都与谷氨酸共同释放,而且通过对代谢型G蛋白偶联受体和受体酪氨酸激酶作用而产生减慢的突触效应。这些共释

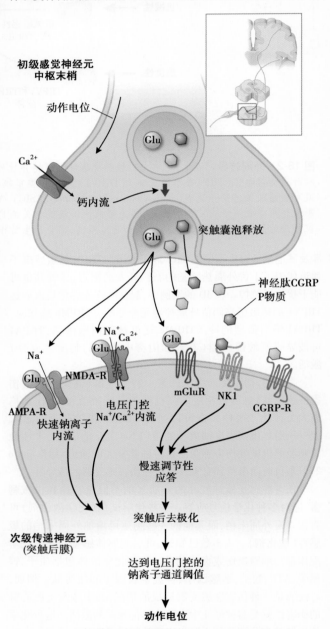

**图18-3 脊髓背角中的神经传递。** 外周动作电位激活突触前电压门控钙离子通道,导致钙离子内流和后续的突触囊泡释放。释放的神经递质[例如谷氨酸和神经肽,如降钙素基因相关肽(CGRP)和P物质]作用于突触后受体。刺激促离子型谷氨酸受体导致快速的突触后去极化,而其他调节性受体激活接到慢速的去极化。突触后去极化,如果充足,会在次级传递神经元中产生动作电位(信号生成)

放的肽类对于疼痛的传递产生功能依赖性功能可塑性的很大改变。神经肽在突触传递中的生理功能涉及对高强度刺激的信号应答，因为与内含谷氨酸的囊泡相比，内含神经肽的突触囊泡的释放需要较高频率和较长时程的动作电位训练。目前开发靶向 CGRP 的药物特别是用于治疗偏头痛。

## 脊髓中的下行和局部抑制调节

脊髓中的突触传递由局部抑制的中间神经元和从脑干到背角的下行投射调节。由于这些系统可以限制向大脑传递的

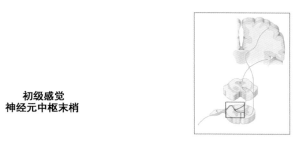

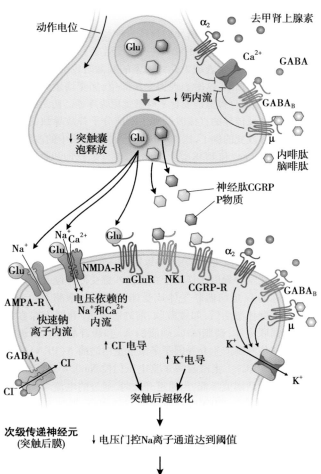

**图 18-4 神经传递的抑制性调节。** 下行和/或局部回路抑制性神经元释放的去甲肾上腺素、GABA 和阿片类在突触前和突触后作用来抑制神经传递。突触前抑制是通过降低电压门控钙离子通道的活性来介导，而突触后抑制主要是通过增加氯离子内流和钾离子外流介导

感觉信息，因此它们可作为药理干预的重要位点。脊髓背角中最主要的抑制性神经递质包括**阿片类肽、肾上腺素、5-羟色胺（5-HT）、甘氨酸和 GABA**（图 18-4）。GABA 受体的生理机制已在第 13 章中讨论过，GABA 能和谷氨酸能神经传递药理学。

阿片类肽可抑制突触传递，在有害刺激下会在一些中枢神经系统中的位点释放。所有的内源性阿片类肽，包括 β-内啡肽、脑啡肽、强啡肽，它们都有共同的 N 端序列 Tyr-Gly-Gly-Phe-Met/Leu。这些阿片类物质都是由较大的前体蛋白酶解得到，包括阿黑皮素原、脑啡肽原、强啡肽原。阿片类受体可分为 3 类，分别用 κ、δ、μ 表示，这些都是 7 次跨膜的 G 蛋白偶联受体。μ-阿片受体介导吗啡诱导的镇痛作用。这一结论是基于对 μ-阿片受体基因敲除小鼠在给予吗啡（morphine）后既未表现出镇痛也无副作用的观察得出的。内源性阿片类肽都是受体选择性的；强啡肽主要作用于 κ 受体，而脑啡肽和 β-脑啡肽主要作用于 δ 和 μ 受体。虽然内源性阿片类肽可能介导奖励效应，例如晒伤后，但其生理作用目前尚不完全清楚，阿片类受体的信号传导效应包括突触前钙离子传导减少，和突触后钾离子传导增加以及腺苷酸环化酶活性降低。第一个功能阻碍了突触前神经递质的释放；第二个功能减少了突触后神经元对于兴奋性神经递质的反应；第三个功能的生理作用尚不清楚。

阿片类的镇痛作用是由其在大脑、脑干、脊髓和初级传入神经元外周末梢的作用产生的。在大脑中，阿片类改变情绪、产生镇静作用，减少对疼痛的情绪反应。在脑干中，阿片类增加了对脊髓产生下行抑制性神经支配细胞的活性。阿片类还可以产生恶心和呼吸抑制的作用。脊髓中的阿片类物质可抑制初级传入神经元中突触小泡的释放，使突触后神经元超极化。也有证据显示刺激外周阿片类受体可减少初级传入神经元的激活。阿片类在一系列位点的作用被认为对从外周到大脑的抑制信息流动有协同作用。

肾上腺素由从脑干到脊髓的下行投射释放。α2-肾上腺素受体，一种 7 次跨膜的 G 蛋白偶联受体（见第 11 章），是脊髓中肾上腺素的主要受体。随着阿片类受体的激活，α2-肾上腺素受体激动剂**可乐定**有时可用于治疗疼痛，但是受到副作用的限制，包括镇静和体位性低血压。5-羟色胺也是由从脑干下行的投射释放。这种神经递质可作用于介导伤害性感受器兴奋性和抑制性效应的集中受体亚型。5-HT3 配体门控通道负责脊髓中 5-羟色胺的兴奋性作用。一些 5-HT G 蛋白偶联受体也介导 5-HT 的抑制性作用。考虑到其复杂性，镇痛作用的机制尚未完全清楚。5-羟色胺再摄取的选择性抑制剂已经在疼痛治疗中进行了测试，但是只有很小的效果。肾上腺素（NE）再摄取的选择性抑制剂有镇痛作用，肾上腺素/5-羟色胺双重再摄取抑制剂，如度洛西汀（duloxetine），也用于治疗许多慢性疼痛疾病。曲马多（tramadol），一种弱中枢作用阿片类物质，也有单胺类作用，已广泛应用于轻度疼痛的治疗。单独用药疗效较弱，与对乙酰氨基酚联合用药疗效增强，由于其无成瘾性，因此对处方医师较有吸引力。他喷他多（tapentadol）是一种具有类似的双向作用的新型药物，其对 μ 阿片受体的激动作用强于曲马多。

其他的化合物在脊髓中也有调节作用。最近，大麻素受体

和内源性大麻素成为了疼痛调节研究中的焦点。有两种大麻素受体，都是 G 蛋白偶联受体：CB$_1$，在大脑、脊髓和感觉神经元中表达；CB$_2$，在非神经组织中表达，主要在免疫细胞包括胶质细胞中表达。一些内源性大麻素，包括大麻素和 2-花生四烯甘油酯家族中的成员已经鉴定出来了。部分证据和临床试验数据提示，大麻素对艾滋病神经病变和多发性硬化患者有镇痛疗效。正在开发的选择性大麻素通路药物，例如 CB$_1$ 或 CB$_2$ 激动剂或内源性大麻素代谢抑制剂可能有助于疼痛管理。

# 病理生理学

上面描述的疼痛进程流程会产生急性**伤害性疼痛**，一种生理的、适应性感觉，仅在作为警告或保护性信号的有害刺激下才会激发产生。在某些临床情况下，比如急性创伤、生产或外科手术中，有必要控制伤害性疼痛。在这些病例中，疼痛通路可以通过采用局麻药物（见第 12 章）或给予高剂量的阿片类药物来阻断。有些阿片类物质可能起效较快，比如瑞芬太尼（remifentanil）可供术中使用；也有些作用缓慢，如吗啡可供术间使用，它在术后疼痛控制中仍可维持活性。

外周炎症和神经系统损伤都会产生疼痛，其特点是对有害或无害刺激的超敏性和在没有明显刺激下的自发性疼痛。了解这些类型的临床疼痛的机制有助于恰当地使用当前能够使用的药物，同时有助于新的治疗性药物的开发。

## 临床伤害性疼痛

理想的疼痛治疗应该建立在确认和靶向某个患者的有效的精确疼痛机制。临床疼痛症可能涉及复合机制，但是，有一些诊断性工具可以确认特定的患者究竟是哪种机制。慢性疼痛情况可能治疗起来较为复杂，而且有效的治疗通常需要多种药物（复方药剂）来获得理想的治疗效果并减少副作用。慢性炎症疼痛情况需要采用减少炎症反应的药物，此类药物可以同时纠正导致疼痛的炎症病情（疾病修饰型治疗）并减少疼痛。例如，非甾体抗炎药（nonsteroidal anti-inflammatory drugs，NSAID）（第 43 章）是治疗风湿性关节炎的一线药物。通过减轻炎症，这种介入可以降低敏化外周神经终末的化学配基的释放，从而预防外周敏化（见下文）。其他的疾病修饰型抗炎治疗可能也减轻疼痛，包括细胞因子抑制剂或捕获剂，例如 TNF-α 抑制剂和免疫抑制剂，以及目前正在开发的抗神经生长因子（NGF）单克隆抗体。

治疗非严重类神经病变或功能障碍型疼痛所采用大多数药物通常都不会有疾病修饰作用，这是因为潜在的病因进程通常不明确（例如纤维肌痛）或者对于当前能够采用的治疗无反应（例如神经病理性疼痛）。神经病理性疼痛与外周神经组织损伤、脊髓创伤或休克相关，通常需要使用数种药物来缓解疼痛。一般而言，对于非恶性疼痛，阿片类药物都会在最后才考虑使用，因为他们的副作用和可能导致耐受性和生理依赖性（见第 19 章）。但是，近年来，阿片类物质在慢性非癌症疼痛管理中使用增加，尽管在相当一部分患者中存在产生

觅药行为以及增加药物用于非法用途的风险。美国疾病预防与控制中心（CDC）报告，2013 年美国发生的因处方药过量所致的 22 767 例死亡中，阿片类镇痛药占 71.3%。

由创伤、手术或炎症造成的重度急性疼痛通常采用阿片类药物和非甾体抗炎药。许多可获得的阿片类药物提供各种强度和作用持续时间的选择。瑞芬太尼（remifentanil）是一种高效阿片类药物，其可在数分钟内清除，而美沙酮在长期使用后则需要数天才能清除。将中效和长效阿片类药物联合使用可以制定一个镇痛方案，其强度可在数天、数小时或数分钟内波动。在 JD 的手术清创中，其被给予瑞芬太尼从而最好地控制术中疼痛，然后给予吗啡推注和输注用于术后疼痛控制。在许多患者中，当阿片类药物用于日间手术时，其导致的恶心和昏睡是潜在问题。第二个急性炎症情况——痛风会造成重度疼痛，通常采用吲哚美辛（一种非甾体抗炎药）来快速减轻疼痛。但是更多的特异性疾病修饰药物应用与纠正较长时间内的病因紊乱（第 49 章）。

## 外周敏化

一些外周刺激可以诱导初级传入神经元降低它们的激活阈值和增加反应性（图 18-5）。这些改变组成了外周敏化，能够导致痛觉超敏，通常表现为受到无害的刺激时也会感觉疼痛；也能导致痛觉增敏，这时表现为受伤部位（痛觉增敏的初始部位）在受到高强度刺激时要比平时感觉更为疼痛。初始痛觉增敏的机制涉及传导的直接改变和由效应分子释放导致的间接改变。传导改变的例子，比如 TRPV1 受体热激活中的改变，这是由于激活 PKC 和 PI3K 信号通路后，翻译后修饰和膜运输的改变，其会降低受体激活阈值，使之在温刺激（38～40℃）下即被激活，而通常在这一温度下是不会产生痛觉的。最为人所知的导致外周敏化产生的效应分子为炎症介导因子缓激肽、细胞因子 IL-1β、氢离子、组胺、前列腺素 E$_2$ 和神经生长因子（NGF）。前列腺素 E$_2$ 作用于 EP 受体，它们共有 4 种类型，而 NGF 作用于 TrkA 受体上。组胺主要作用在导致瘙痒的感觉神经元上。

敏化化学介导因子作用于在伤害性感受器神经元外周末梢上表达的 G 蛋白偶联受体或受体型酪氨酸激酶上。当 G 蛋白偶联受体激活后，如缓激肽、前列腺素 E$_2$ 和肾上腺素的 G 蛋白偶联受体，磷脂酶 C、磷脂酶 A$_2$ 和腺苷酸环化酶被激活。这些信号酶产生介导因子来激活蛋白激酶 A（PKA）或蛋白激酶 C（PKC）。蛋白激酶 A 将电压门控 Nav1.8 通道激活，导致它的激活阈值降低，当通道开放时，通过的电流增加。蛋白激酶 C 磷酸化 TRPV1，从而降低它的阈值，增加其外周末梢对热刺激的反应性。

外界因素产生炎症导致外周反应增加，除此之外，外周末梢自身也会导致炎症（神经源性炎症）。去极化和化学刺激诱导神经肽释放从初始传入神经元外周末梢，比如 P 物质和 CGRP。这种外周神经肽释放会产生血管舒张作用，增加毛细血管通透性，导致对组织外伤的反应。此外，神经肽诱导组胺和 TNF-α 从炎症细胞中释放。粒细胞的募集和激活，与局部毛细血管直径和对血浆的通透性增加，导致兴奋的外周末梢处发生局部反应。该反应导致特应性皮炎和银屑病。

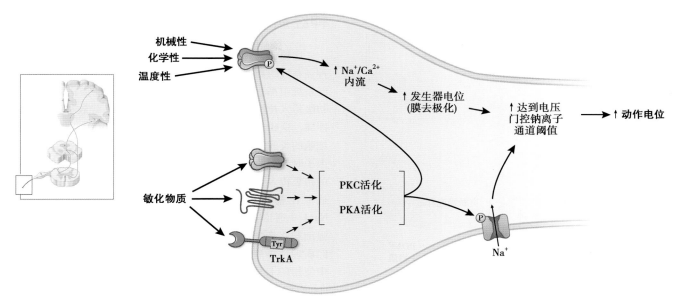

**图 18-5 外周敏化。** 外周释放的敏化物质激活增加外周神经末梢敏感性的信号转导。介导增加敏感性的机制包括①增加对有害刺激应答的离子内流,以及②减少负责启动和扩大动作电位的电压门控钠离子通道的阈值。在所示的例子中,一种敏化物质激活 3 种细胞表面受体之一,例如一种 G 蛋白偶联受体。该受体启动 2 条平行的信号通路。一条通路激活磷脂酶 C(PLC)通路,其会增加细胞内钙离子释放,激活蛋白激酶 C(PKC)。这些作用会增加离子内流,例如通过 TRPV1 受体(蓝色)——应对有害性伤害。第二条信号通路激活腺苷酸环化酶(AC),导致 cAMP 形成增加,激活蛋白激酶 A(PKA)以及钠离子通道磷酸化。两条信号通路可增加动作电位启动和扩大的可能性。神经生长因子(NGF)是神经营养酪氨酸激酶受体家族成员 TrkA 的配体。更多详细信息请参见章节内容

外周敏化是临床疼痛药理学的一个重要靶标。非甾体抗炎药是疼痛治疗中最广泛应用的药物。通过抑制环氧酶的活性,非甾体抗炎药减少前列腺素的产生,以及局部炎症反应和外周敏化。环氧酶有两种亚型,COX-1 和 COX-2(见第 43章)。前者为组成型激活状态,对于许多生理功能都非常重要,比如胃黏膜的完整性和正常的血小板功能的维持。当局部分泌细胞因子,特别是 IL-1β 和 TNF-α 通过转录因子 NF-κB 作用时,COX-2 在炎症部位选择性上调。

COX-2 选择性抑制剂,如塞来昔布(celecoxib)、罗非昔布(rofecoxib)、伐地考昔(valdecoxib),最初的研发目的是控制炎症性疼痛,同时减轻选择性非甾体抗炎药的某些危险的副作用。但是,大量的上市后试验显示这严重影响心血管系统功能,包括心肌梗死的风险增加,这与 COX-2 的抑制剂治疗相关。这导致一些 COX-2 选择性抑制剂退市,目前美国仅有塞来昔布仍在市场上销售。除了环氧酶外,转导分子、信号中间分子、外周末梢表达的钠离子通道都可能成为开发新型降低外周疼痛超敏的镇痛药物的靶点。

在 JD 这个病例中,烧伤部位诱发了外周敏化。高强度刺激导致神经病炎症。相关的组织损伤进一步造成了炎症介导因子的释放,导致第二信使级联激活,在一段时间内外周末梢兴奋性增强。

## 中枢敏化

通常,痛觉增敏和痛觉超敏超出了原本炎症和组织损伤

的区域。这一区域的痛觉超敏,成为激发痛觉超敏和/或异常性疼痛区域,取决于脊髓中背角的感觉呈递改变。当反复的,通常为高强度突触传递激活了背角神经元中细胞内信号传导级联,增加了对随后刺激的反应性,于是便以神经可塑性的形式发生了这些改变,称为中枢敏化。

一些背角神经元表达的突触后受体参与中枢敏化的诱导(图 18-6)。这些受体包括 AMPA、NMDA 和代谢型谷氨酸受体,以及 P 物质(神经缓激肽)受体 NK1 和 BDNF(神经营养因子)受体 TrkB。当代谢型受体激活或钙离子通过 NMDA 通道内流,细胞内的蛋白激酶,例如 PKC、钙/钙调素激酶(CAMKⅡ),胞外的信号相关蛋白激酶(ERK)被激活。反过来,这些效应分子会通过翻译后加工改变存在的膜蛋白的功能,通常是通过磷酸化的方式。例如,当 NMDA 受体被磷酸化后,在对谷氨酸应答时,它们开放速度更快,开放时程更长。AMPA 受体的磷酸化导致它们从细胞溶质储存向膜方向转位,从而增加突触有效性。ERK 的激活导致背角神经元中钾离子通道活性降低;钾离子电流减少使得神经兴奋性增加。大多数情况下,中枢敏化在诱导的刺激终止后会缓慢消退。但是,慢性损伤或炎症可能产生一种长时间持续的中枢敏化状态。

阻断 NMDA 受体可以防止中枢敏化的诱导和维持。例如,在手术前阻断 NMDA 受体可以减少术后通常需要经历的疼痛。术后疼痛的组成可能归因于 NMDA 受体依赖性中枢敏化,与术中的强外周刺激相关。NMDA 受体阻断剂氯胺酮

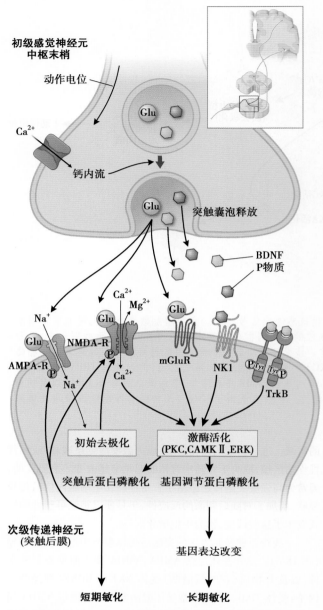

初级感觉神经元
中枢末梢

动作电位

Glu

Ca²⁺

钙内流

Glu

突触囊泡释放

BDNF
P物质

Na⁺

Ca²⁺
Mg²⁺

Glu

Glu
NMDA-R

Glu
AMPA-R

Na⁺

Ca²⁺

mGluR

NK1

P/Tyr Tyr/P

TrkB

初始去极化

激酶活化
(PKC,CAMKⅡ,ERK)

突触后蛋白磷酸化　基因调节蛋白磷酸化

次级传递神经元
(突触后膜)

基因表达改变

短期敏化　　　长期敏化

图 18-6　中枢敏化。持续或强烈的激活中枢传递会导致突触后钙离子内流,主要通过 NMDA 受体。和各种神经调节性信号一起,钙离子内流激活信号转导通路,从而增加短期和长期的突触兴奋性

(ketamine)可用于治疗烧伤患者来对抗敏化了的 NMDA 受体的激活。NMDA 受体表达广泛,但是,NMDA 阻断剂会产生很强的影响精神的效应,包括健忘和幻觉。蛋白激酶 C 或 ERK 是可替代性靶点。但是,大多数参与背角敏化的信号蛋白在所有的细胞上都有表达,这样就可以通过鞘膜内或硬膜外注射来进行靶向治疗。加巴喷丁、普瑞巴林以及吗啡通过减少递质释放来减少中枢敏化。度洛西汀可提高胺类对脊髓神经元的抑制作用,同时减少中枢敏化。

JD 烧伤引起的强烈外周激活也导致了中枢敏化的发展。这一效应进一步增强了他在烧伤部位感到的疼痛,也在初始组织损伤和炎症区域外烧伤区域周围产生疼痛。

## 神经病理性疼痛

这种在下列神经损伤中发生的持续性疼痛的机制涉及神经系统的功能和结构改变,这在初级传入神经元和中枢神经系统中都存在(图 18-7)。在外周,在神经损伤后会发生初级传入神经元生理和转录表达谱的变化,导致神经病理性疼痛。这些改变由复合阳性信号诱导,比如巨噬细胞和施旺细胞的炎症性细胞因子的释放,以及阴性信号,例如神经病因子对外周的支持丧失。此外,钠离子通道表达类型在损伤的初级传入神经元中也发生改变:Nav1.8 和 Nav1.9 下调而通常在初级传入神经元中检测不到的 Nav1.3 上调。Nav1.3 通道在此后表现出加速恢复,我们认为它通过增强细胞兴奋性使之足以产生异位作用电位活性而导致神经病理性疼痛。钠离子通道阻断剂,如在治疗三叉神经痛中使用的卡马西平(carbamazepine,)和奥卡西平(oxcarbazepine)的有效性可以支持钠离子通道导致神经病理性疼痛之间这一观点。

神经损伤也会促进脊髓背角中突触连接模式的重建。外周神经损伤导致了再生性反应。由于初级 C 纤维在失去外周营养支持之后也会死亡,再生的 Aβ 纤维就可以自由侵袭 C 纤维中枢终端所在的位置。另一种结构性改变是外周神经损伤后背角中抑制性神经元兴奋性毒性的丧失。这种抑制(去抑制)导致了疼痛敏感性增加,而且增加 GABA 能或甘氨酸能抑制可作为治疗神经病理性疼痛的有效策略。在 JD 控制术后的数年疼痛的过程中涉及联合这些机制。防止跨突触神经退化的神经保护治疗可能为神经病理性疼痛的疾病改变方法提供一个机会,尤其在可以确定当神经损伤的时间(例如术后)。可以使用神经营养因子同时治疗转录水平的改变以及结构性改变,这些导致神经病理性疼痛以及神经受损处免疫细胞和中枢神经系统中的改变。近期研究表明,高选择性的血管紧张素Ⅱ的 2 型受体拮抗剂可有效治疗疱疹后神经痛;其作用机制涉及靶向 p38 MAPK 激活后异常兴奋性和受损的感受神经元。

## 偏头痛

偏头痛是一种较为流行的自发性疼痛情况,它涉及某些独特的病理生理机制,目前尚未完全清楚。这种头痛的病理生理主流理论涉及 4 个事件。第一,在头痛发生之前,某个区域内神经激活随后又失活在整个皮质中发生。这种现象称为皮质传播抑制,与偏头痛先兆如暗点(视野障碍)的感觉障碍相关。第二,可能由皮质兴奋引发的神经肽(特别是 CGRP)的释放发生在硬脑膜脉管系统。第三,从硬脑膜脉管系统发出的三叉传入神经元在神经肽和炎症介导因子的局部释放下被激活和敏化。第四,三叉传入高阈值纤维的高度活性产生中枢敏化,导致继发痛觉超敏和触觉异常性疼痛。因此,偏头痛的发作可以被认为是间歇性外周和中枢兴奋性异常的急性表现。

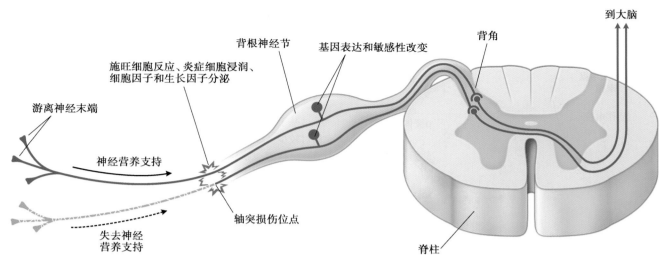

**图 18-7 神经病理性疼痛示意图。**神经损伤会导致负向信号和正向信号组合,改变伤害性感受系统生理情况。神经营养支持的丢失会改变受损神经纤维的基因,从而释放炎症因子改变受损和邻近未受损神经纤维的基因表达。这些基因表达的改变可导致伤害性感受器纤维的敏感性和活性,从而持续感受伤害,这就是神经病理性疼痛的特点

来自一种罕见的常染色体显性遗传疾病——家族性偏瘫性偏头痛(FHM)的证据可能提示了偏头痛的总体机制。该疾病表现为单侧运动瘫痪的偏头痛发作。目前已发现 3 种基因与 FHM 相关:CACNA1A、ATP1A2 和 SCNA1。CACNA1A 编码 Cav2.1 电压门控钙离子通道亚基。在动物模型中,Cav2.1 功能获得型突变导致突触前钙离子增加,以及谷氨酸释放增加,这可能有助于解释皮质传播抑制的原因。ATP1A2 编码 $Na^+/K^+$ ATP 酶的一个亚基,其主要维持神经元膜电压,并可产生谷氨酸转运所需的 $Na^+$ 梯度。SCNA1 编码电压门控钠离子通道亚基,其参与动作电位的传导。目前尚不清楚,偏头痛最常见的形式是否与这些基因类似的改变相关。

## 药理学分类和药物

镇痛剂中通常使用几种药物分类,包括阿片受体激动剂、非甾体抗炎药(第 43 章)、三环类抗抑郁药(第 15 章)、抗癫痫药(钠离子通道阻断剂)(第 16 章)、NMDA 受体拮抗剂(第 13 章)和肾上腺素激动剂。此外,5-HT$_1$ 受体激动剂在治疗急性偏头痛也有应用。

## 阿片受体激动剂

阿片受体激动剂是在中度至重度疼痛的急性管理中采用的主要一类药物。天然存在的阿片受体激动剂**吗啡**具有非常重要的历史意义,时至今日仍在广泛应用,但是合成和半合成的阿片类物质增加了药代动力学的多样性。历史上,阿片类物质已经广泛用于急性和癌症相关疼痛,但在近几年,它们已经成为慢性非癌症疼痛管理的一员。

### 作用机制和主要副作用

阿片受体激动剂同时产生镇痛和其他通过作用于 μ-阿片受体而产生的作用(图 18-8)。镇痛作用的位点包括如前所述的大脑、脑干、脊髓和初级传入外周末梢。前面详细讨论了阿片类起效的主要机制是通过 G 蛋白偶联信号转导,通过在脊髓或棘上位点减少突触前钙离子内流和/或增加突触后钾离子内流从而抑制神经传递。

阿片类药物会产生许多不良反应。这些不良反应类似,但强度存在差异。最重要的剂量限制性不良反应是镇静和呼吸抑制。通过延髓呼吸控制中枢的受体,阿片类药物会阻断二氧化碳刺激的呼吸反应,导致呼吸困难。重要的是,阿片类药物对呼吸的作用与其他刺激存在相互作用:疼痛或其他刺激可促进通气,自然睡眠则会与阿片类药物协同来抑制通气。阿片类药物会刺激延髓化学受体区以及胃肠道,导致呼吸抑制、恶心、呕吐和便秘。在泌尿生殖系统,阿片类药物可导致尿急和尿潴留。在中枢神经系统,阿片类药物能够产生镇静、意识错乱、昏睡和欣快。最近明确的是,阿片类药物过度使用可导致矛盾的阿片类药物诱导的痛觉过敏。在心血管系统中,阿片类药物可减少交感神经紧张,导致体位性低血压。阿片类药物还可导致心动过慢。呼吸的影响通常是阿片类药物最主要的剂量限制性不良反应。

阿片类的使用通常与耐受发展相联系,反复使用同一剂量的一种药物会导致治疗效果下降(见第 19 章)。导致耐受的分子机制仍有争论,但是可能涉及阿片受体活性的基因调控和翻译后修饰。耐受的发展需要改变镇痛药物或增加剂量、给药频次来维持镇痛效果。临床上,躯体依赖性也会发生,例如突然只能中断治疗会导致戒断症状。成瘾,其中躯体依赖性与物质滥用或药物搜寻行为相伴,是阿片类给药的潜在副作用。在接受阿片类药物治疗的患者中阿片类成瘾的发

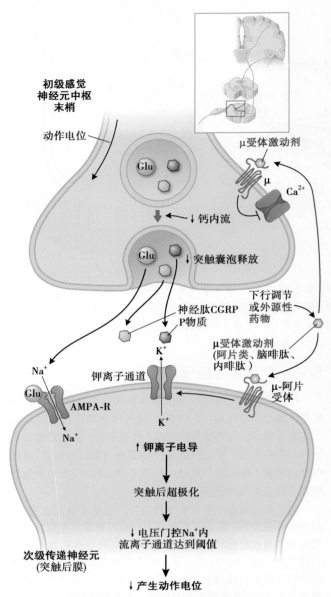

**图 18-8　脊髓中 μ-阿片受体激动剂的作用机制。** 通过下行和局部回路抑制性神经元活化突触前和突触后 μ-阿片受体激动剂，抑制伤害性刺激的中枢传递。在突触前末梢中，应对动作电位，μ-阿片受体活化减少钙离子内流。突触后 μ-阿片受体活化会增加钾离子传导，从而减少突触后对于兴奋性神经传递的应答

病和流行情况尚不清楚，但是不容忽视。将阿片类成瘾风险与疼痛治疗不足之间平衡是疼痛管理中一件非常复杂的问题也是大量争论的热点。目前正在研究一些降低药物滥用可能的策略，包括避免停用缓释阿片类剂型（见下文），联合阿片激动剂和阿片拮抗剂，以及使用缓慢代谢为活性阿片激动剂的前体药物。在 JD 的病例中，减少静脉注射吗啡，并采用联合口服镇痛药替代以预防阿片类戒断症状的发生。

## 吗啡、可待因及其衍生物

吗啡、可待因（codeine）（甲基吗啡）和其半合成衍生物是在麻醉或镇静之外的疼痛控制中应用最广泛的药物。吗啡在

肝脏中代谢，首过效应降低了其口服生物利用度。在肝脏中，吗啡经过了 3 位（M3G）和 6 位（M6G）的葡萄苷酸化，M3G 无活性，而 M6G 则有镇痛活性。M6G 通过肾脏排泄，它在肾病患者体内累积会导致阿片毒性。吗啡无需经过细胞色素 P450 酶系统代谢，而且与其他药物的相互作用相对较少。氢吗啡酮是一种具有类似特性的吗啡衍生物，其比吗啡的效能高 5~10 倍。与吗啡类似，氢吗啡酮经过葡萄糖苷酸化，但不经过基于细胞色素 P450 酶系统代谢，与其他药物的相互作用相对较少。

可待因，与吗啡类似，是一种天然存在的阿片受体拮抗剂。与吗啡相比，可待因的口服利用度高出许多，因此有更好的镇咳（例如抑制咳嗽）和止泻作用，因此也广泛使用；其也作为低强度口服阿片类镇痛药的首选的疾病。可待因镇痛作用主要是由于它在肝脏中去甲基化转化为吗啡，这样 μ 激动活性增加许多。细胞色素 P450 酶 CYP2D6 和 CYP3A4 的基因多态性决定可待因的去甲基化，因此也决定了个体对可待因治疗的反应差别。

半合成化合物羟考酮与氢可酮是比可待因更强的类似物，它们也可以口服利用，也被广泛使用，通常与对乙酰氨基酚联合应用。羟考酮经肝脏细胞色素 P450 酶系统代谢为高强度阿片类激动剂羟吗啡酮，和较低强度的代谢物去甲羟考酮。氢可酮经肝脏细胞色素 P450 酶系统代谢为活性代谢物氢吗啡酮。对于这两种药物，原药是具有治疗效果的药物，而代谢物则会影响药物相互作用以及个体间药物反应的差异。

为了满足不同用途的需要，吗啡有几种不同的给药途径。现在市场上销售的控释剂可减少每日镇痛所需的给药次数。这些配方包含高剂量的在 12~24 小时的时程内释放的阿片类物质。但是，由于它们剂量较高，而且应用广泛，持续释放的配方通常与高度滥用相联系，特别是当它们非法重新配制一次给予整个剂量而不是在数小时内给予。这种配方的吸毒者通过血浆药物水平的快速增加来获得快感（见第 19 章）。因此，阿片类药物的缓释剂，做成很难压碎或溶解，从而无法滥用。静脉阿片类，最常见的是氢吗啡酮或吗啡，可以采用患者自控镇痛装置给药，目前可用于控制多种疼痛状态，主要用于住院患者。硬膜外和鞘膜内注射吗啡，通过脊髓背角局部浓度升高可能会产生强有效的镇痛作用。硬膜外给药可比胃肠外给药作用持续时间更长，这是由于吗啡是一种相对脂溶性高的化合物，从中枢神经系统扩散至系统循环需要较长时间。

## 合成激动剂

到目前为止讨论的所有阿片类（吗啡、可待因、氢吗啡酮、羟吗啡酮、羟考酮和氢吗啡酮）都是天然存在或半合成的，属于非类化合物。合成类 μ 受体激动剂主要有两类分别是苯庚胺（美沙酮）和 N-苯基哌啶（芬太尼、舒芬太尼、阿芬太尼、瑞芬太尼和哌替啶）。曲马多和他喷他多属于单独一个类别，除了 μ 阿片受体通路外，还影响多个信号通路。激动剂美沙酮是药物成瘾治疗中最为人熟知的药物，但是它还可以用于疼痛管理。

美沙酮（methadone）的消除半衰期为 25~35 小时，与吗啡

相比,其脂溶性更强,组织分布更广,与血浆蛋白结合。美沙酮经过细胞色素 P450 酶系统代谢,因此容易发生多种药物相互作用。由于其作用时间长,美沙酮还可以作为晚期癌症患者的慢性疼痛的长效镇痛剂。美沙酮的半衰期随着重复给药而延长,因为其分布和清除机制呈逐渐饱和状态。因此,刚开始使用美沙酮治疗的患者,在耐受起始药物方案后,可能会有迟发型呼吸抑制的风险,每日固定剂量多次给药会导致"剂量叠加",随时间延长药物浓度升高。美沙酮还会导致药物相关的 QT 间期延长,并可能导致尖端扭转性室速。除了主要作为高效 μ 阿片受体激动剂之外,美沙酮还具有低效的NMDA 受体拮抗剂活性。但是尚不清楚 NMDA 受体拮抗作用是否是临床重要的药物作用。

芬太尼(fentanyl)是一个短效合成类阿片受体拮抗剂,它比吗啡的作用强 75 ~ 100 倍,消除半衰期与吗啡相当。舒芬太尼比阿芬太尼强度更高,阿芬太尼比芬太尼作用更弱,两者与芬太尼结构相关。芬太尼因其高效及快速起效的特点,而被广泛用于术中和围术期镇痛。有趣的是,芬太尼的镇痛作用受限于无效组织储存的再分布,在单剂低至中度推注给药后数分钟发生。随着输注时间延长,芬太尼的有效镇痛(和呼吸抑制)作用时间会逐渐延长直至达到清除芬太尼的时间,时间为数小时而不是数分钟。作用时间延长是因为在停止芬太尼输注后,芬太尼从无效组织储存池中再分布至活性位点。虽然没有芬太尼的清除时间延长那么多,阿芬太尼和舒芬太尼也存在相同现象。

由于其脂溶性高,可通过数种途径被吸收利用。例如,被制成锭剂用于口腔黏膜含服给药,这对儿科医生避免注射给药非常有价值。芬太尼还可以经皮给药,制成贴剂,可以使药物在长时间内缓慢释放,从而实现长效的系统性镇痛效果。

瑞芬太尼,是最近研制出的苯基哌啶,具有不同药代动力学表现。瑞芬太尼含有一个甲酯基团,这是活性关键部位,但同时也是无数非特异性酯酶的底物。因此,其有不同寻常的快速代谢和消除,药物作用的半衰期约为 5 分钟。当持续输注给药时,瑞芬太尼的药物剂量与临床反应之间存在精确配比(见第 17 章)。但是,如果预期会有术后疼痛的话,其作用的快速消失需要瑞芬太尼在镇痛治疗中与长效的保持术后镇痛效果药物联用。在引言中的病例里,瑞芬太尼用于植皮手术中的术间镇痛,是为了确保 JD 在手术中无痛苦。在手术结束前补给吗啡是为了进行术后镇痛。因为瑞芬太尼的半衰期短,如果不补加吗啡的话,外科组织损伤相关疼痛在术后又会出现。

哌替啶是一种苯基哌啶类 μ-激动剂,具有与吗啡类似的镇痛效果,但强度较低;75 ~ 100mg 的哌替啶与 10mg 的吗啡等效。不像其他的阿片类药物,哌替啶可能会导致瞳孔扩大而不是瞳孔缩小。毒性哌替啶代谢物去甲哌替啶可以导致中枢神经系统兴奋性增加和癫痫。去甲哌替啶经肾脏排泄,它的消除半衰期要比哌替啶长,因此,哌替啶的毒性在反复给药时或患有慢性肾病的患者中成为一个特殊的问题。此外,哌替啶具有 5-羟色胺能作用,联合 MAO 抑制剂或选择性 5-羟胺再摄取抑制剂,可加重 5-羟色胺能综合征。

## 部分和混合型激动剂

除了上述全 μ 阿片受体激动剂之外,已经开发出一些药物作为部分和混合 μ 激动剂。其中包括部分 μ 激动剂丁丙诺啡以及纳布啡,一种 κ 激动剂同时具有 μ 拮抗剂活性。

丁丙诺啡广泛应用于阿片类药物成瘾的维持或戒毒治疗,也可用于疼痛治疗。丁丙诺啡药效很强(大约是吗啡强度的 30 倍),镇痛作用持续时间很长(大约几个小时)。其可经胃肠外、舌下或经皮给药。作为部分激动剂,丁丙诺啡与 μ-阿片受体具有高结合亲和力,但只有中等程度的受体激活(见第 2 章)。因此,其镇痛作用和不良反应都有上限;随着丁丙诺啡剂量的增加,μ-阿片受体逐渐被饱和结合,同时部分激动剂效应被限制。因为丁丙诺啡的 μ 受体亲和力强,使用大剂量丁丙诺啡治疗的患者可能对其他阿片类药物和阿片类逆转剂的作用不敏感。因为丁丙诺啡暴露可导致阿片依赖者出现急性阿片类药物戒断,长期接触其他阿片类药物的患者应在开始丁丙诺啡治疗前停止使用其他阿片类药物。

纳布啡(buprenorphine)是一种阿片类激动剂/拮抗剂,其镇痛作用被认为是通过 μ-阿片受体介导的。纳布啡是临床上常用的逆转阿片类神经轴突致瘙痒的药物。

## 阿片受体拮抗剂

μ 阿片受体拮抗剂用于改变威胁生命的阿片类给药后的副作用,尤其是呼吸抑制作用。纳洛酮(naloxone),一种此类拮抗剂,是胃肠外给药的羟吗啡酮衍生物。由于其半衰期要比吗啡短,因此在使用纳洛酮成功治疗呼吸抑制发作后不能立即离开患者,这样很不安全;只有当确认吗啡在系统中不存在时才能够放松监视。口服给药拮抗剂纳曲酮(naloxone)主要应用于门诊,特别是阿片类受体成瘾的脱毒治疗(见第 19 章)。目前正在研发阿片类激动剂和拮抗剂的联合药物,来减少违禁药物使用。被限定在外周拮抗剂,比如爱维莫潘(alvimopan)和甲基纳曲酮(methylnaltrexone),已经研制出来,可以减少术后肠梗阻病化解慢性阿片类药物使用造成的胃肠道反应。

# 非甾体抗炎药和非阿片类镇痛药

## 主要特点

非甾体抗炎药抑制环氧合酶的活性,后者对于前列腺素的产生是必需的(第 43 章)。非甾体抗炎药至少通过三种不同的途径来影响疼痛通路。首先,前列腺素会降低初级传入伤害性感受器神经元外周末梢的激活阈值(图 18-9)。通过减少前列腺素的合成,非甾体抗炎药可降低炎症性痛觉超敏和异常性疼痛。其次,非甾体抗炎药可减少淋巴细胞的募集,从而降低淋巴细胞源性炎症介导因子的产生。最后,非甾体抗炎药可通过血脑屏障,阻止作为脊髓背角中产生疼痛的神经调质的前列腺素的产生。

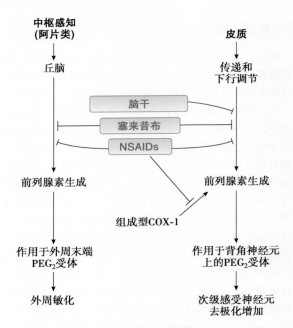

**图18-9　环氧合酶抑制剂镇痛作用的机制。**炎症状态通常与前列腺素的产生有关,前列腺素是外周(左)和中枢(右)疼痛敏感的重要介质。在外周,炎症细胞产生的前列腺素敏化周围神经末梢前列腺素(EP)受体,使它们对疼痛刺激更敏感。在中枢疼痛通路中,炎症反应释放的细胞因子诱导脊髓背角产生前列腺素。这些前列腺素敏化次级伤害性神经元,从而增加对疼痛的感知。非甾体抗炎药(NSAID)可阻断炎症释放的前列腺素介导的外周和中枢敏化作用;NSAID还可降低炎症程度。有害性刺激激活外周末梢产生动作电位,其会传导至脊髓的背角。背角中的神经传递会将信号传递给中枢神经系统中的神经,其会向大脑传递信号。该通路同样会受下行调节控制

由于对乙酰氨基酚(acetaminophen)和非甾体抗炎药不通过μ-阿片受体起作用,非甾体抗炎药-阿片类药物或对乙酰氨基酚-阿片类药物联合应用可以协同减轻疼痛。非甾体抗炎药和COX-2抑制剂都可作用于中枢和外周,但是对乙酰氨基酚只可作用于中枢。临床前数据显示,虽然非甾体抗炎药的急性作用位点在外周,但是它大部分镇痛效果源自在中枢阻止PEG$_2$诱导的甘氨酸抑制降低。与阿片类药物类似,非选择性COX-抑制性非甾体抗炎药有一些很严重的副作用,特别是对胃黏膜和肾脏的损伤。过去一直认为非甾体抗炎药的抗炎和镇痛作用主要是由于对COX-2的抑制产生的,COX-2是一种炎症状态下诱导型激活酶,虽然副作用主要是对COX-1的抑制,COX-1是一种产生参与生理性组织维持和血管调节的类前列腺素的组成型酶。但是,这种观点可能过度简化了,因为COX-2可能会在胃黏膜损伤情况下被诱导以支持COX-1的活性,而COX-1也可能在炎症状态下和COX-2一同产生前列腺素。还有一点就是抑制COX-2可能会促进血栓形成并减少或延迟伤口愈合(见下文)。

## 特殊药物

非甾体抗炎药有几种主要类别,包括水杨酸类[阿司匹林(aspirin)或乙酰水杨酸酯(acetylsalicylate)]、丙酸衍生物化合物[布洛芬(ibuprofen)]、吲哚乙酸衍生物[吲哚美辛(indomethacin)]、吡咯乙酸衍生物[双氯芬酸(diclofenac)]以及苯并噻唑类[吡罗昔康(piroxicam)](图43-8)。对氨基苯酚(对乙酰氨基酚)是一类相关的化合物,具有镇痛和抗发热活性,但是无抗炎活性。设计COX-2选择性抑制剂时,预期塞来昔布、罗非昔布、伐地考昔能产生与非甾体抗炎药等效的镇痛作用,但是减少与非甾体抗炎药长期使用相关的副作用。但是最终结果令人失望,罗非昔布和伐地考昔由于存在心血管作用和皮肤反应风险增加而撤市。在此我们会讨论以下代表性药物,有关它们抗炎方面的应用和副作用我们将会在第43章中进一步探讨。

乙酰水杨酸类药物阿司匹林通过共价乙酰化COX-1和COX-2中环氧酶活性位点而起效。阿司匹林可全身快速吸收和分布。长期使用阿司匹林会产生胃刺激和腐蚀、出血、呕吐和肾小管坏死。这些问题限制了阿司匹林用于急性疼痛的价值。

考昔类药物是选择性COX-2酶抑制剂。目前,美国仅有塞来昔布还在临床应用。这类药物起初是为需要使用非甾体抗炎药,却存在胃肠道、肾脏和血液副作用风险的患者准备的。尽管也没有证据表明,塞来昔布能够减轻胃肠道不良反应的风险。

布洛芬是一种广泛使用的丙酸衍生物化合物,主要用于镇痛和抗炎,它同时还有抗发热的作用,它的副作用发生率较阿司匹林低。另一种常见的丙酸衍生物是萘普生(naproxen)。与布洛芬相比,其效力更强,半衰期更长;因此,给药频次减少也能起到同等的镇痛效果。它的副作用与布洛芬类似,通常都耐受性较好。与所有的非甾体抗炎药一样,布洛芬和萘普生都能引起胃肠并发症,包括消化不良和胃出血。

吡咯乙酸衍生物双氯芬酸(diclofenac)和酮咯酸(ketorolac)都用于中度和重度疼痛治疗。酮咯酸可以口服或胃肠外给药,而双氯芬酸则制成口服制剂。两种药物都存在严重的副作用,包括过敏反应、急性肾衰竭、史-约综合征(弥漫性威胁生命的皮疹和黏膜疹)以及胃肠道出血。酮咯酸在短期疼痛控制中具有价值,其可避免阿片类不良反应,例如用于日间手术患者。这些药物的局部使用之间可以有一些用途。

对乙酰氨基酚(扑热息痛)可减少中枢前列腺素合成,具体机制尚不清楚;结果,药物产生镇痛和抗发热以及轻微抗炎疗效。对乙酰氨基酚经常与弱阿片类药物合用来治疗中度疼痛,目前有对乙酰氨基酚与可待因、氢可酮、羟考酮、喷他佐辛或右丙氧芬的复方制剂。其伯胺去乙酰化后,对乙酰氨基酚通过大脑和脊髓中的脂肪酸氨基水解酶与花生四烯酸偶联;

这一反应的产物,N-花生四烯酸苯胺,可能抑制中枢神经系统种的 COX-1 和 COX-2。N-花生四烯酸苯胺是一种内源性大麻素,和 TRPV1 受体的激动剂,这说明直接或间接激活 TRPV1 受体和/或大麻素 $CB_1$ 受体可能参与对乙酰氨基酚的作用机制。对乙酰氨基酚使用的一个重要问题是其低治疗指数;过量使用会导致肝衰竭(参见第 6 章)。

## 抗抑郁药

最初开发用于治疗抑郁的药物目前广泛作为疼痛管理中的辅助治疗药物,特别是慢性疼痛情况。虽然慢性疼痛患者通常情绪低落,而且减少抑郁也能改善生活质量,抗抑郁药的镇痛作用与其抗抑郁作用不同。基于动物模型的结果,其抗镇痛作用似乎主要在脊髓中介导,而且涉及中枢敏化的减少。一般认为三环类抗抑郁药通过阻断钠离子通道和增加抗伤害性感受器非肾上腺素能和 5-羟色胺从大脑道脊髓的下行投射活性而产生镇痛效果。总之,选择性最弱的药物(例如,那些具有最广泛神经化学作用的药物),比如三环类阿米替林(amitriptyline)、去甲替林(nortriptyline)和丙米嗪(imipramine)效果好于选择性 5-羟色胺选择性再摄取抑制剂(SSRI)如帕罗西汀(paroxetine),氟西汀(fluoxetine)和西酞普兰(citalopram)。这些药物在情绪障碍的应用见第 15 章。

文拉法辛(venlafaxine)和度洛西汀(duloxetine)是双重去甲肾上腺素-5-羟色胺再摄取抑制剂,具有抗抑郁和镇痛效果。这些药物用于神经病理性疼痛和纤维肌痛的治疗。度洛西汀可平衡作用于去甲肾上腺素与 5-羟色胺再摄取,同时对多巴胺再摄取也有微弱作用。虽然 SSRI 自身镇痛效果很弱,当去甲肾上腺素再摄取被阻断时,抑制 5-羟色胺再摄取转运体似乎可以产生一些镇痛作用。

## 抗癫痫药和抗心律失常药物

一些用于控制细胞过度兴奋导致癫痫(参见第 16 章)和心律失常(参见第 4 章)的药物也可用于控制一些慢性疼痛症状。在镇痛药物中,已经依据它们降低神经兴奋性的能力对一些此类药物进行测试。其中,大多数临床上有价值的是抗癫痫药物加巴喷丁和普瑞巴林。

加巴喷丁已经广泛应用于慢性疼痛管理中。它起初是作为 GABA 结构类似物得以开发的,但是它不与 GABA 受体结合也不影响 GABA 的再摄取。加巴喷丁与电压依赖性钙离子通道 $\alpha2\delta$ 亚基结合,减少该通道的膜转运。糖尿病神经病变和三叉神经痛随机临床试验显示加巴喷丁在减少主观报告疼痛方面优于安慰剂。加巴喷丁还具有减少术后疼痛的疗效。加巴喷丁的副作用包括昏睡、嗜睡、意识错乱和共济失调。在引言病例中,使用加巴喷丁减少了 JD 的自发性阵痛,这可能通过减少异常神经元兴奋和突触转运。

加巴喷丁的一个问题是其口服生物利用度无法预测、不成线性。产生同样的作用时,有些患者需要的剂量要比别人高出 10 倍,这可能与其胃肠道吸收存在差异相关。一种结构类似的新型抗癫痫药物普瑞巴林,这种组成型 GABA 类似物作用较加巴喷丁更强,而且起效更快,生物利用度更可预测。普加巴林产生类似于加巴喷丁在神经病理性疼痛和纤维肌痛患者中的镇痛效果,这两种药物的中枢神经系统副作用相似。普加巴林还可在某些患者中产生轻微癫痫。由于其作用增强,普加巴林的剂量相关的副作用可能要比加巴喷丁低。

卡马西平阻断钠离子通道而发挥作用;这种药物主要用于治疗三叉神经疼痛,但是它的副作用相对较大。奥卡西平是一种与卡马西平结构近似的衍生物,它在苯甲基羟酸胺又多了一个氧原子。这一差别改变了这个药物在肝脏中的代谢。更重要的是,它降低了患再生障碍性贫血的风险,这通常是卡马西平产生的严重的副作用。**利多卡因**是一种使用依赖性钠离子通道阻断剂,通常用作局麻药物(参见第 12 章)。这种药物也可以局部用作膏药治疗皮肤疼痛患者,特别是疱疹后神经痛。在一些情况下利多卡因还可以静脉注射阻断针对短期高强度疼痛刺激的自主反应,例如神经外科操作中放置头部定位用的颅骨钉。

## NMDA 受体拮抗剂

由于 NMDA 受体在中枢敏化的诱导和维持中发挥关键性作用,目前正在进行 NMDA 受体拮抗剂用于疼痛治疗的研究。目前可采用的作为 NMDA 受体拮抗剂的药物为麻醉药物氯胺酮(ketamine,)和镇咳药右美沙芬(dextromethorphan)。氯胺酮在高剂量时广泛用于麻醉诱导,较低剂量时用于操作镇静和围术期镇痛。其还可用于高度阿片类药物耐受患者的围术期镇痛。因为氯胺酮并非 μ-受体激动剂,其不会抑制呼吸;因此,其可用于麻醉,同时不会抑制呼吸。由于氯胺酮的拟精神作用,其使用严格受限。氯胺酮还可以抑制心脏收缩,同时刺激交感神经活性。

## 肾上腺素激动剂

刺激脊髓背角中 $\alpha_2$-肾上腺素受体会产生抗伤害性感受器状态。因此,$\alpha_2$ 激动剂**可乐定**可以全身、硬膜外、鞘膜内和局部应用,似乎能在急性和慢性疼痛状态下产生镇痛效果。但是,可乐定确实会导致体位低血压;这一副作用限制了其在疼痛控制中的使用价值。

## 偏头痛治疗方案

与偏头痛相关的疼痛治疗有一些与其他疼痛情况的治疗不同的特点。在大部分(并非所有)的患者中,偏头痛的有效治疗是普坦类(triptans)5-羟色胺受体激动剂。研究得最好的是舒马普坦(sumatriptan)。普坦类药物对于 5-羟色胺受体家族 7 个成员之一的 $5-HT_1$ 家族中的 $5-HT_{1B}$ 和 $5-HT_{1D}$ 受体亚型有选择性。$5-HT_{1B}$ 受体位于血管内皮细胞、平滑肌细胞和神经元上,包括三叉神经。5-HT_{1D} 受体位于支配脑膜血管的三叉神经上。普坦类药物可以降低外周和大脑三叉核团中伤害性感受器传递的感觉激活,减少中枢敏化。普坦类药物也会造成血管收缩,与偏头痛发作时所涉及的病理生理学中等血管舒张相反。现在尚不清楚这种血管收缩对于产生抗偏头痛的作用是否是有益的。而且,由于这种血管收缩效应,普坦类药物用于患有冠状动脉心脏病的患者身上时是很危险的。普坦类药物可以减少疼痛和与急性偏头痛发作相关联的其他症状,而且已经替代了偏头痛治疗中的血管收缩药物麦角胺(ergotamine)。舒马普坦可以皮下注射、口服或鼻腔吸入给药。普坦类药物中一些其他的可以口服给药的药物包括佐米曲坦(zolmitriptan)、那拉曲坦(naratriptan)和利扎曲普坦(rizatriptan)(见药物汇总表)。

非甾体抗炎药、阿片类、咖啡因和止吐药在治疗急性偏头痛中也有活性和用途。例如,联合吲哚美辛、奋乃静和咖啡因可能与普坦类在治疗偏头痛发作时具有相似疗效。当患者偏头痛发作时,通常忍受胃肠淤滞,这会降低口服给药的生物利用度。CGRP 受体拮抗剂是未来偏头痛治疗中有希望的候选药物。

尽管普坦类药物在缓解偏头痛急性症状中相对有效,其他类别的药物也用于减少发作频次。有许多药物用作偏头痛发作预防药物,包括 β-肾上腺素阻断剂、丙戊酸、5-羟色胺拮抗剂和钙离子通道阻断剂。通常根据偏头痛发作的严重度和频次、药物价格和个体患者背景下的副作用来选择这些药物。目前还没有一种显示出很好的疗效,还需要开发能更有效治疗偏头痛发作的新药。

## 结论与展望

由于任何一种药物的疗效都是有限的,在临床中通常会采用多药治疗的方法来控制疼痛。有些药物作为单一给药效果一般,但是联合给药时就会有叠加或超叠加效应。这是疼痛产生过程与机制的多样性造成的:因此需要在几个步骤中介入以达到合适的镇痛效果(图 18-10)。因为许多治疗疼痛的药物都会产生系统性或对神经系统中某一部分产生作用,这些作用可能与躯体感觉无关,这样镇痛药会产生严重的副作用。限制毒性的一个方法是使用局部(非全身性)的给药方式。尤其是通过硬膜外和局部给药来限制药物到达某个作用位点。大多数阿片类药物都是短时作用的,治疗重度疼痛患者时需要多次给药。为了优化短时作用的阿片类药物的药代动力学性质,已经研制出了多种给药模式;这些方法包括经皮给药、含服给药、患者自控性镇痛仪和释放控制口服制剂。患者自控性镇痛仪确保患者在药效减退时不会忍受疼痛,仪器控制可以有效预防剂量过大。但是现在患者自控性镇痛仪还只是适用于住院患者的治疗。

目前大多数镇痛药通过经验观察(阿片类、非甾体抗炎药和局部麻醉药)或意外发现(抗癫痫药)已经得以确认。现在正在从分子水平上探索疼痛的机制,也正在揭示许多新的

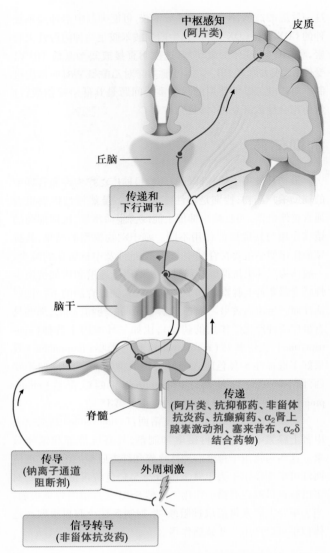

**图 18-10  用于疼痛管理的主要药物类别的作用位点总结。**止痛药针对疼痛感知的各个步骤,从疼痛刺激开始到疼痛的中枢感知。非甾体抗炎药对周围刺激的初始膜去极化(信号转导)进行调节。钠通道阻滞剂降低伤害性纤维的动作电位传导。阿片类药物、抗抑郁药、非甾体抗炎药、抗癫痫药物(抗惊厥药),以及 α_2-肾上腺素激动剂通过减少从外周到中枢疼痛途径传递的信号来调节脊髓疼痛感的传递。阿片类还调节疼痛刺激的中枢感觉。镇痛剂的多个作用部位允许在疼痛管理中使用联合药物方法。例如,中度疼痛通常用阿片类和非甾体抗炎药联合治疗。由于这些药物具有不同的作用机制和作用部位,因此联合用药比单独用药更有效

靶点,很可能发现新型不同类型的镇痛药。希望这些靶点的活性药物能比现行治疗药物取得更大的疗效和更小的副作用。疼痛控制的有效方法不能只依赖于药理学介入;理疗和康复以及外科方法也可以起作用。疼痛控制复杂性的增加提出需要为住院患者疼痛控制,以及疼痛专科和中心为门诊患者慢性疼痛控制提供个体化服务。

(赵明 译  宫丽丽  陈乃宏 审)

## 推荐读物

Chou R, Turner JA, Devine EB, et al. The effectiveness and risks of long term opioid therapy for chronic pain: a systemic review for a National Institutes of Health Pathways to Prevention Workshop. *Ann Intern Med* 2015;162:276–286. (*A systematic review of randomized controlled trials using opioids to treat chronic pain.*)

Costigan M, Scholz J, Woolf CJ. Neuropathic pain: a maladaptive response of the nervous system to damage. *Annu Rev Neurosci* 2009;32:1–32. (*Overview of mechanisms of neuropathic pain.*)

Finnerup NB, Attal N, Haroutounian S, et al. Pharmacotherapy for neuropathic pain in adults: a systematic review and meta-analysis. *Lancet Neurol* 2015;14:162–173. (*Clinical approach to management of neuropathic pain.*)

Rosow CE, Dershwitz M. Pharmacology of opioid analgesics. In: Longnecker D, Brown DL, Newman MF, Zapol WM, eds. *Anesthesiology.* New York: McGraw Hill; 2008. (*Detailed review of opioid pharmacology.*)

von Hehn CA, Baron R, Woolf CJ. Deconstructing the neuropathic pain phenotype to reveal neural mechanisms. *Neuron* 2012;73:638–652.

Waxman SG, Merkles IS, Gerrits MM, et al. Sodium channel genes in pain-related disorders: phenotype-genotype associations and recommendations for clinical use. *Lancet Neurol* 2014;13:1152–1160. (*Reviews channelopathies that produce pain and their treatment.*)

Woolf CJ. Central sensitization: implications for the diagnosis and treatment of pain. *Pain* 2011;152(3)(Suppl):S2–S15.

**药物汇总表：第18章　镇痛剂药理学**

| 药物 | 临床应用 | 严重和常见的不良反应 | 禁忌证 | 注意事项 |
|---|---|---|---|---|
| **μ阿片受体激动剂** | | | | |
| **阿片——可待因和半合成衍生物** | | | | |
| **机制——抑制神经递质传递的天然或半合成的μ受体激动剂** | | | | |
| 吗啡<br>氢吗啡酮 | 疼痛（中度至重度） | 中毒反应、呼吸抑制以及诱发药物滥用<br>痉挛、便秘、恶心、眩晕、呕吐、头痛、镇静、尿潴留以及瞳孔缩小 | 对药物过敏<br>麻痹性肠梗阻<br>重度哮喘<br>呼吸抑制<br>急性酒精中毒和谵妄<br>中枢神经系统抑制 | 吗啡在肝脏代谢，它的活性代谢物M6G在肾脏中分泌；肾病患者需要调整剂量。口服缓释制剂可以减少每日服药次数，但是这些制剂与诱发药物滥用相关。通常在患者镇痛控制装置中采用静脉内或皮下给予吗啡。硬膜外或鞘内给予吗啡可以通过获得脊髓背角中局部高药物浓度产生较为有效的镇痛效果 |
| 可待因 | 疼痛（轻度至中度） | 与吗啡相同 | 对可待因过敏<br>在儿童中使用存在争议<br>重度哮喘<br>呼吸抑制<br>麻痹性肠梗阻 | 在疼痛治疗方面比吗啡的疗效弱。利用其镇咳和止泻效果<br>个体间强度差异大 |
| 羟考酮<br>氢可酮 | 疼痛（中度至重度） | 与吗啡相同（不良反应相同） | 对药物过敏<br>重度哮喘<br>呼吸抑制<br>麻痹性肠梗阻 | 羟考酮和氢可酮经肝脏肝细胞色素P450系统代谢。 |
| 曲马多 | 疼痛（中度至重度） | 癫痫、呼吸抑制、5-羟色胺能综合征<br>面部潮红、恶心、呕吐、便秘、头晕、头痛、失眠 | 对曲马多过敏<br>呼吸抑制 | 母体药物具有治疗效果，而药物代谢可能涉及药物相互作用和药效差异。可能与SSRI和其他5-羟色胺能药物发生相互作用 |
| **合成激动剂** | | | | |
| **机制——抑制神经递质传递的μ阿片受体合成激动剂** | | | | |
| 美沙酮 | 阿片类成瘾患者脱毒<br>重度疼痛 | QT间期延长、尖端扭转性室速、呼吸抑制、滥用可能<br>低血压、发汗、恶心、呕吐、头晕、镇静 | 对美沙酮过敏<br>重度哮喘<br>呼吸抑制<br>麻痹性肠梗阻<br>QT间期延长 | 长半衰期。多次给药后作用持续时间延长。广泛细胞色素P450代谢，容易与多种药物发生生物相互作用 |

续表

| 药物 | 临床应用 | 严重和常见的不良反应 | 禁忌证 | 注意事项 |
|---|---|---|---|---|
| 芬太尼<br>阿芬太尼<br>舒芬太尼 | 疼痛(中度至重度) | **心动过缓、呼吸抑制、麻痹性肠梗阻、昏迷、滥用可能、癫痫发作(副作用相同)**<br>便秘、恶心、呕吐、嗜睡、瘙痒(副作用相同) | 对药物过敏<br>重度呼吸<br>呼吸抑制<br>麻痹性肠梗阻 | 芬太尼比吗啡效力更强,可通过数种途径实现生物利用。<br>芬太尼的镇痛效果受限于其到无效组织储存池的再分布。<br>芬太尼黏膜给药(糖锭)在儿科患者中有用。经皮控制给药(贴剂)可在长时间内实现药物缓释。<br>阿芬太尼和舒芬太尼与芬太尼结构相关,阿芬太尼弱于芬太尼,但是舒芬太尼强于芬太尼 |
| 瑞芬太尼 | 疼痛(中度至重度)<br>主要用于麻醉或镇静 | 呼吸抑制、过敏反应、心动过缓<br>瘙痒、恶心、呕吐、肌阵挛、头痛 | 对瑞芬太尼过敏 | 瑞芬太尼有着很快速的代谢和消除。<br>瑞芬太尼镇痛过程中作用的快速抵消需要同时给予一种较长时间作用的药物来维持术后镇痛效果。<br>瑞芬太尼存在药物剂量与临床效应之间精确的匹配关系 |
| 哌替啶 | 疼痛(中度至重度) | 心脏骤停、低血压、过敏反应、肌阵挛、颅内压升高、癫痫发作、呼吸抑制<br>出汗、恶心、呕吐、头晕、镇静、瞳孔缩小 | 对哌替啶过敏<br>最近或同时服用单胺氧化酶抑制剂<br>呼吸抑制 | 毒性代谢产物去甲哌替啶可能导致中枢神经系统兴奋性增加和癫痫。<br>在反复给药或者肾衰患者中去甲哌替啶排泄会出现毒性问题。<br>与其他的阿片类不同,哌替啶会造成瞳孔放大而不是瞳孔缩小。<br>因致命性5-羟色胺综合征,绝对禁止最近或同时服用单胺氧化酶抑制剂。<br>因为理论上存在5-羟色胺综合征,通常避免与司来吉兰或西布曲明同时使用 |

**部分和复合激动剂**
机制——μ阿片受体部分激动剂(布托啡诺和丁丙诺啡)与有部分μ拮抗活性的κ-激动剂(纳布啡)

| 药物 | 临床应用 | 严重和常见的不良反应 | 禁忌证 | 注意事项 |
|---|---|---|---|---|
| 丁丙诺啡 | 疼痛(中度至重度)<br>阿片依赖 | 低血压、QT间期延长、严重局部反应、肝毒性、过敏、昏迷、呼吸抑制、滥用可能<br>便秘、恶心、呕吐、头晕、头痛、失眠 | 对丁丙诺啡过敏<br>重度呼吸<br>呼吸抑制<br>麻痹性肠梗阻 | 长半衰期:因部分激动剂活性,在治疗和副作用方面具有天花板效应。<br>长期暴露于其他阿片类的患者应在开始丁丙诺啡前停用其他阿片类药物,避免急性阿片类戒断 |
| 纳布啡 | 疼痛(中度至重度) | 超敏反应、癫痫、呼吸抑制<br>发汗、恶心、呕吐、头晕、头痛、镇静 | 对纳布啡超敏 | 常用于逆转脑脊髓轴阿片类给药导致的瘙痒 |

续表

| 药物 | 临床应用 | 严重和常见的不良反应 | 禁忌证 | 注意事项 |
|---|---|---|---|---|
| **阿片受体拮抗剂** | | | | |
| 机制——μ 阿片受体部分拮抗激动剂，从而阻断内源性或外源性阿片类作用 | | | | |
| 纳洛酮 | 急性阿片类毒性 | 心律失常、高血压、低血压、肝毒性、肺气肿、阿片类戒断（副作用相同） | 对药物过敏 | 纳洛酮主要用于门诊患者。 |
| 纳曲酮 | 阿片类、酗酒（纳曲酮） | 恶心、呕吐、急性阿片类戒断（副作用相同） | | 纳曲酮半衰期短 |
| 甲基纳曲酮 | 术后肠梗阻和阿片类介导的膀胱功能障碍 | 胃肠道穿孔 发汗、腹痛、胀气、恶心、呕吐 | 胃肠道梗阻 | 外周 μ 阿片受体拮抗剂；预防吗啡诱发便秘，但是对于吗啡的镇痛无影响 |
| **非甾体镇痛药** | | | | |
| 机制——影响前列腺素合成通路 | | | | |
| 对乙酰氨基酚 | 参见药物总汇表：第 43 章类花生酸物质药理学 | | | |
| 阿司匹林 | | | | |
| 萘普生 | | | | |
| 布洛芬 | | | | |
| 吲哚美辛 | | | | |
| 双氯芬酸 | | | | |
| 吡罗昔康 | | | | |
| 塞来昔布 | | | | |
| 酮咯酸 | | | | |
| **三环类抗郁药** | | | | |
| 机制——通过抑制神经递质再摄取促进 5-羟色胺和去甲肾上腺素能神经传递 | | | | |
| 阿米替林 | 参见药物总汇表：第 15 章 5-羟色胺能和中枢和肾上腺素能神经传递药理学 | | | |
| 去甲替林 | | | | |
| 丙米嗪 | | | | |
| 地昔帕明 | | | | |
| 度洛西汀 | | | | |
| 文拉法辛 | | | | |

续表

| 药物 | 临床应用 | 严重和常见的不良反应 | 禁忌证 | 注意事项 |
|---|---|---|---|---|
| **抗癫痫药与抗心律不齐药** | | | | |
| **机制——抑制动作电位激发或传导** | | | | |
| 卡马西平 | 参见药物总汇表:第 16 章中枢神经系统中异常电神经传递的药理学 | | | |
| 奥卡西平 | | | | |
| 加巴喷丁 | | | | |
| 普加巴林 | | | | |
| 拉莫三嗪 | | | | |
| 美西律 | 参见药物总汇表:第 24 章心脏节律药理学 | | | |
| **NMDA 受体拮抗剂** | | | | |
| **机制——阻断 NMDA 依赖性突触后去极化** | | | | |
| 氯胺酮 | 镇痛 | 心律失常、低血压、过敏、喉部痉挛、呼吸抑制 | 对氯胺酮过敏<br>严重高血压 | 呼吸抑制的风险最小。<br>氯胺酮的应用受到其引起幻觉的不良反应限制 |
| | 麻醉 | 高血压、心动过速、心理疾病征状 | | |
| **5-HT₁₀ 5-羟色胺受体激动剂** | | | | |
| **机制——使脑血管收缩,减少伤害性感受传递** | | | | |
| 舒马曲坦 | 参见药物汇总表:第 16 章中枢神经系统中异常电神经传递的药理学 | | | |
| 利扎曲坦 | | | | |
| 那拉曲坦 | | | | |
| 佐米曲坦 | | | | |
| 阿莫曲坦 | | | | |
| 依来曲坦 | | | | |

# 第19章
# 药物滥用药理学

Peter R. Martin and Sachin Patel

## 概述

　　本章讨论的物质使用障碍,即具有药理活性物质的非正常使用及其相关的包括临床过程的大脑变化。这些药物的药理学对于了解药物对行为,人格特征,精神疾病和疾病状态非常重要,也有利于控制这些活性物质非正常使用的风险。将物质使用障碍理解为生物心理社会综合征,而不是简单认为是长期酗酒/吸毒的药理学后果,使人们认识到在物质使用障碍中学习所产生的中心作用,以及综合性药物心理社会学治疗方法的潜力。

　　大多数物质使用障碍的人同时伴有一种可被诊断的精神病疾病,但是要确定精神病症状是否是酗酒/吸毒的原因或后果并不容易。例如,尽管酒精被广泛用于自我治疗抑郁和/或

焦虑,但是,通常很难确定酗酒者的这些精神病症状是其饮酒的原因还是饮酒后的影响,因为酒精本身的作用以及酒精戒断和依赖可导致严重焦虑或抑郁。

　　我们越来越多地认识到滥用药物的心理药理学作用的遗传决定因素。但是,环境变量对于物质使用的发展有重大影响。例如,社会对物质使用的态度经常会影响人们是否首先考虑使用该药物。这种物质的可获得性以及价格也会受到其法律和税费状况的影响。其他非毒品替代品的可获得性也是决定物质使用障碍出现的关键因素。

　　本章描述了所选代表性物质滥用的作用机制,表 19-1 总结了其他重要的物质滥用的机制。因为成瘾是一种大脑奖励通路、学习和激励行为的障碍,本文还讨论了在综合药理心理社会学方法中使用药物来治疗物质使用障碍的方法。

**表 19-1**　主要的滥用药物

| 药物分类 | 举例 | 受体（作用） | 临床指征 | 要点 |
|---|---|---|---|---|
| 阿片类 | 吗啡<br>海洛因<br>可待因<br>羟考酮 | μ-阿片受体（激动剂） | 欣快,随后镇静出现呼吸抑制 | 治疗上用作镇痛剂（海洛因除外）处方阿片滥用正在快速增多 |
| 苯二氮䓬类 | 三唑仑<br>劳拉西泮<br>安定 | GABA$_A$（调节剂） | 镇静、呼吸抑制 | 治疗上用作抗焦虑剂和镇静剂；存在与酒精或阿片类同时使用过量服用致死的风险 |
| 巴比妥类 | 苯巴比妥<br>戊巴比妥 | GABA$_A$（调节剂,弱激动剂） | 镇静、呼吸抑制 | 治疗上用作抗焦虑剂和镇静剂；过量服用致死的危险较苯二氮䓬类高 |
| 酒精 | 乙醇 | GABA$_A$（调节剂）；NMDA 拮抗剂 | 中毒、镇静、记忆丧失 | 在许多国家合法,经常与其他影响精神活动的物质同时使用 |
| 尼古丁 | 烟草 | 尼古丁型胆碱（激动剂） | 警戒、肌肉松弛 | 在许多国家合法,经常导致其他药物滥用障碍 |
| 神经兴奋药 | 可卡因<br>苯丙胺 | 多巴胺、肾上腺素和 5-羟色胺（再摄取抑制剂） | 欣快、警戒、高血压、偏执狂 | 苯丙胺可以反转再摄取运载体,并从突触囊泡向胞质中释放神经递质 |
| 咖啡因 | 咖啡 | 腺苷（拮抗剂） | 警戒、震颤 | 一般合法,很少成瘾 |
| 大麻素 | 大麻 | CB$_1$、CB$_2$（激动剂） | 情绪改变、饥饿和眩晕 | 在美国许多州存在矛盾的法律规定 |
| 苯环利定 | 不适用 | NMDA 拮抗剂 | 幻觉和敌意行为 | 作用可能与精神病混淆 |
| 苯乙胺 | MDMA（入迷）<br>MDA | 5-羟色胺、多巴胺、肾上腺素（再摄取抑制剂,多重作用） | 欣快、警戒、高血压和幻觉 | 结构与苯丙胺类似,效果与致幻剂类似,可导致 5-羟色胺能神经元的持久伤害 |
| 致幻剂 | LSD<br>DMT<br>西洛西宾 | 5-HT$_2$（部分激动剂） | 幻觉 | 闪回可能与过度学习中毒的创伤经历相关 |
| 吸入剂 | 甲苯<br>亚硝酸异戊酯<br>氧化亚氮 | 未知 | 昏睡和中毒 | 可导致持久的大脑损伤 |

MDMA,甲烯二氧甲苯丙胺；MDA,甲烯二氧苯丙胺；LSD,麦角酸酰二乙胺；DMT,二甲基色胺；GABA,γ-氨基丁酸；CB,大麻素；5-HT,5-羟色胺；NMDA,N-甲基-D-天冬氨酸。

# 定义

美国精神病学会（APA）在《精神疾病诊断与统计手册》（DSM,知识框 19-1）中根据经验性命名原则,将"物质使用障碍"（Substance use disorders）（本章中与**成瘾**可互换使用）定义为由"物质的错误使用模式"导致的临床上"显著性损伤或情绪低落"。［本章根据《精神医学名词》（定义版）（2019）将"Substance use disorders"译为"物质使用障碍",表达并不准确,要根据原文理解其含义——译者注］该定义避免了价值观判断,并在各种文化环境间具有普适性。依赖的心理社会学特点与各种具有滥用可能的精神药物类似,与任何药物的独特药理学特定相比,其在发展和维持病态药物使用中更为重要。诊断性特点是概念化的临床表现集,包括"提示个体尽管存在重大物质相关问题仍继续使用该物质的认知、行为和心理症状;"失去控制、行为指令突显性和神经适应。但是,其基本要素是**觅药行为**,即成瘾的必要元素。在导入案例中,A 先生感觉他的生命就是毒品,而且不能停止吸食毒品,其可能对阿片类（以及其他其正在吸食的毒品）成瘾。

知识框 19-1 精神障碍的诊断和统计手册第 5 版（DSM-5）物质使用障碍（成瘾）标准

一种问题性物质使用模式，导致临床显著的功能损害或苦恼，在 12 个月内至少满足如下标准中 2 条：

1. 物质使用的量或时间通常超出预期；
2. 存在持续减少或控制物质使用的欲望或曾经尝试，但不成功；
3. 花费大量时间从事获取物质（例如在多名医生处就诊或驾车行驶很远距离）、使用物质（例如连续吸烟）或从中恢复；
4. 存在渴求或强烈渴望使用该物质；
5. 反复物质使用导致不能履行在工作、学校或家庭中主要角色的义务；
6. 尽管物质使用引起或加重了持续或反复的社会和人际交往问题，仍然继续使用该物质。
7. 由于物质使用而放弃或减少重要的社交、职业或娱乐活动；
8. 在对躯体有害的情况下，反复使用物质；
9. 尽管认识到使用物质可能会引起或加重持续的或反复的生理或心理问题，仍然继续使用该物质（例如尽管认识到可卡因导致的抑郁，但仍在使用可卡因；或者尽管认识到饮酒加重溃疡，但仍继续饮酒）；
10. 耐受，通过下列两项之一来定义：
    a. 需要现在增加物质的量以达到过瘾或与预期效果
    b. 继续使用同量的物质会显著降低效果
11. 戒断，表现为下列两项之一：
    a. 特征性物质戒断综合征（见 APA 对特定物质戒断的标准）
    b. 相同物质（或密切相关）用于缓解或避免戒断症状。

上述症状中存在 2~3 条为"轻度"物质使用障碍；4~5 条症状为"中度"物质使用障碍，6 条或更多症状则为"重度"物质使用障碍。

"耐受、依赖和戒断"这些术语可能是根据其明显的生理改变以及大脑奖励神经回路中更轻微的改变而定义的。耐受（tolerance）指一种物质在持续使用过程中出现的作用减弱现象，换言之，剂量-效应曲线就会向右偏移，即需要较大的剂量才能产生相同的反应，这也就是在 A 先生身上所发生的情况。药物毒性和药物致命性并不总会按药物自我给药的心理药理学作用相同的方式或程度偏移。因此，很可能当 A 先生吸食海洛因时，在未达到"快感"的剂量下，其就会出现便秘和瞳孔缩小等副作用。此外，由于大脑呼吸中枢通常不对海洛因剂量增高产生耐受，因此当人吸食较高剂量的海洛因时，则很可能出现药物过量致死。与之相反的效应，称为敏化（sensitization）（也称为**反耐受**），指的是剂量-效应曲线向左偏移，即反复给药造成某一剂量的效

力增加，或者达到同样效果只需要较小的剂量。有趣的是，对一种药物的耐受和敏化可能会同时发生。因此，反复给予中枢神经系统（CNS）抑制剂，例如酒精，则刺激作用（例如抑制解除）表现为敏化，而抑制作用（例如睡眠）则获得耐受。

# ■ 病 例

CA，33 岁，男性，现送入急诊救治，严重恶心、呕吐、腹泻、肌肉疼痛和焦虑。A 先生称他目前正在注射吗啡或海洛因，每周注射 3 天，并在需要时使用大麻或可卡因。他感觉自己想死。体格检示：瞳孔放大，体温 103°F（39.4℃），血压 170/95mmHg，心率 108 次/min。他很容易被激怒，并且腹部痉挛、痛觉过敏和畏光。医生给予 A 先生可乐定、洛哌丁胺、布洛芬和异丙嗪对症治疗腹泻、疼痛和恶心/呕吐。戒断症状没有显著减少直至给予每 8 小时的舌下含服丁丙诺啡/纳洛酮。第二周，A 先生的丁丙诺啡/纳洛酮滴定至每天一次给药，同时戒断症状和药物渴求症状逐渐减弱。

A 先生出院后了参加了 28 天的门诊强化治疗项目，在此期间继续使用丁丙诺啡/纳洛酮。他同意参与每日的自助互助支持会议（针对匿名的酗酒者或瘾君子），在那里讲述自己的成瘾故事。他从青少年开始服用节食药丸用于体重控制，并因其酗酒的父亲暴力行为而饮酒。在一次小手术后，医生为其开处对乙酰氨基酚和可待因用于止疼；至此之后，他开始找止痛药丸，并到医生处开用于背痛和抑郁的药物，他甚至把健康的牙齿拔出，从而从牙医那里获得阿片类药物。他的一名亲戚去世后，他变得心神错乱，开始转向静脉阿片类药物，包括食用或注射芬太尼贴。他有过 3 次住院治疗，每次出院后又会复吸，而且毒品剂量越来越大。他还试过美沙酮维持治疗 6 个月，有些许获益，但是无法完全停止使用"毒品"，而且"美沙酮治疗期间感觉不正常"。

A 先生在舌下使用丁丙诺啡/纳洛酮治疗 10 年后，依然不使用非法阿片类药物。他每个月去看一次心理医生以进行心理治疗，并坚持治疗协议中的每月参加小组治疗，每周参加匿名瘾君子或酗酒者会议。他一直提供尿液毒品检测。他在工作中获得晋升，并为购买房屋而贷款，对其药物使用障碍管理充分理解表示满意。近期，他开始想逐渐减量直至停用丁丙诺啡/纳洛酮维持治疗。

# 思 考 题

☐ 1. 是什么导致 A 先生初次急诊时出现的生理症状和体征（例如恶心、呕吐、高热、瞳孔放大和高血压）？

☐ 2. 如果 A 先生在服用丁丙诺啡/纳洛酮期间需要手术，则应如何控制疼痛？

☐ 3. 互助支持项目，例如 AA 或 NA 是如何帮助治疗成瘾的？这类项目如何在医学监督下完成？

☐ 4. 使用可乐定治疗 A 先生的原理是？

☐ 5. 为什么 A 先生最初的症状和长期阿片类渴求在使用丁丙诺啡/纳洛酮后减弱？维持治疗需要继续多长时间？

依赖性可以通过以下表现而被间接定义①耐受性；②停用药物或给予某种拮抗剂后的戒断症状；③渴求药物；或④因为戒断条件刺激后表现的觅药行为。在 A 先生的例子中，他在急诊室的最初症状是因为海洛因戒断所造成的，这是一种可以通过给予任何 μ 阿片受体激动剂后可缓解的躯体依赖（physical dependence）。躯体依赖有时候区别于心理依赖（psychological dependence），即在急性戒断症状减轻后，仍然有药物渴求，以及重新回到阿片类药物使用失控的倾向。许多导致耐受的相同机制会导致躯体依赖。与耐受一样，可以改变稳态设置点来补偿药物的存在。如果中断药物使用，则改变的设置点还会激活自主神经系统压力应答，这可以部分解释在治疗戒断时可乐定等药物的获益。例如如果中枢抗抑郁药突然停药会出现过度反应，兴奋剂突然停药会出现抑郁和嗜睡；停用任何一类药物均会导致自主活动的非特异性增强。心理依赖涉及因反复使用药物后大脑奖励系统（reward system）的重新设置。因此，即使在停用药物后，大脑奖励机制还可能被改变，从而使情感和神经内分泌紊乱和药物苛求持续存在，且个体容易复发。在"心理"和"躯体"依赖之间有明显的神经生物学重叠，并且有人质疑这种差别的实际用途。无论如何，近期公布的 DSM-5 避开了"依赖性"这个词语，这是因为这个词语的临床和药理学含义会造成混淆。最新被采用的诊断学术语"物质使用障碍"，明确是一种临床概念，而依赖性则仅保留其药理学意义（知识框 19-1）。

耐受和依赖可能同时存在，但是存在其中之一则并不一定意味着成瘾。例如，患者在服用阿片类药物治疗手术疼痛时可能对药物产生耐受，并逐渐需要较大的剂量止痛；如果停止给药或给予阿片类拮抗剂，则患者可能会出现戒断症状。但是，当手术所致疼痛一旦减轻后可以减低或逐渐停用止痛药物。在这种情况下，如果患者不出现觅药行为，则尽管存在耐受和依赖，但是并不是一种病理疾病（物质使用障碍）。这里需要医生发挥的重要作用①有效治疗术后疼痛，而不是给予开放性的阿片处方；②如果出现觅药行为，直接进行处理。

# 耐受、依赖和戒断的机制

## 耐受

获得性耐受（acquired tolerance）是由于反复使用一种药物后，剂量-效应曲线向右偏移，因此需要较大的剂量（浓度）才能产生相同的反应。先天耐受（innate tolerance）是指个体对药物敏感性预先存在的差异（即在首次给药之前即存在差异）。这种敏感性的先天差异可能由于药物作用受体的遗传变异导致的药物吸收、代谢或排泄的个体差异所致。正如其他的多因子特点，遗传变异也受环境的强烈影响。先天耐受的一个例子是酒精：年轻时先天敏感度较低的人，以后具有较高的酗酒风险。

获得性耐受包括三个部分：药代动力学、药效动力学和习得。当药物暴露导致药物的代谢或排泄的能力增加时，会产生药代动力学耐受。代谢增加通常是由于代谢酶诱导合成（比如细胞色素 P450）产生的（第 4 章）。这种情况下，对于任何给定剂量，药代动力学耐受（pharmacokinetic tolerance）会导致其作用部位药物浓度降低（图 17-2）。

药效动力学耐受（pharmacodynamic tolerance）是由神经适应所致，导致神经系统中相同浓度的药物在其作用位点上的效应减弱。药物短期暴露可诱导突触中神经递质释放和清除的神经适应性改变、神经递质受体数量减少、离子通道电导改变或信号转导改变（图 19-1）。长期使用药物可导致药物作用位点相关基因表达的神经适应性改变；这些改变与大脑中的适应密切相关，涉及学习和记忆形成（图 19-2）。确实，对药物使用的持续适应会修饰现有突触，并建立新突触，有效地"重新连接"大脑。这种长效的分子和细胞适应很可能可以解释在停止使用药物很久以后发生的渴求的复发。

药效动力学耐受与另一种类型的耐受密切相关，即学习型耐受（learned tolerance）。在学习型耐受的一种形式——行为耐受（behavioral tolerance）中，药物使用会导致行为的代偿性改变，这与药物的药理作用无直接关系，而是通过当人处于沉迷"状态"或者处于沉迷发生的环境中时通过学习获得药物作用适应有关。当与药物接触相关的环境提示诱导预调代偿改变时即发生了条件性耐受（conditioned tolerance）（学习型耐受的一种），这成为条件反效应（conditioned opponent response）。这种调节机制是无意识现象，但通常是瘾君子复吸的基础。例如，看到与一种药物，比如可卡因（可产生心动过速）吸食相关的用具可能会引起预调性心动过缓，因此渴望该药物。

## 依赖和戒断

依赖通常与耐受相关，其由产生药效动力学和学习型耐受密切相关的机制所致。物质使用障碍是依赖的临床表现，是由于需要药物存在于大脑中以维持"接近正常"的功能而导致。如果药物从身体中清除，则其将不再占据作用位点，产生依赖性的适应会被掩盖，表现为一种急性戒断综合征（acute withdrawal syndrome），将持续至系统重新平衡至没有药物。因此，长时戒断综合征（protracted withdrawal syndrome）的特点是对药物渴求（craving）（即一种强烈的获得药物的思念），其可能会出现并不定期地持续（数年）。长时戒断还与学习、驱动/动机和奖励的轻微下调相关。该综合征应与不能通过戒断解决的成瘾的病前危险因素以及因吸毒而导致的脑损伤加以区别。

与耐受相同，依赖由细胞内信号通路的改变导致（图 19-1）。例如，一种通过上调 cAMP 通路的药物导致停药后达到急性戒断，这是由于当生理量的神经递质刺激 cAMP 偶联受体时，上调的腺苷酸环化酶会引起神经元的"超常"反应。相反，通过降低受体数量或减少受体敏感性产生依赖性的药物会在停药后减少受生理水平神经递质刺激而下调的受体。

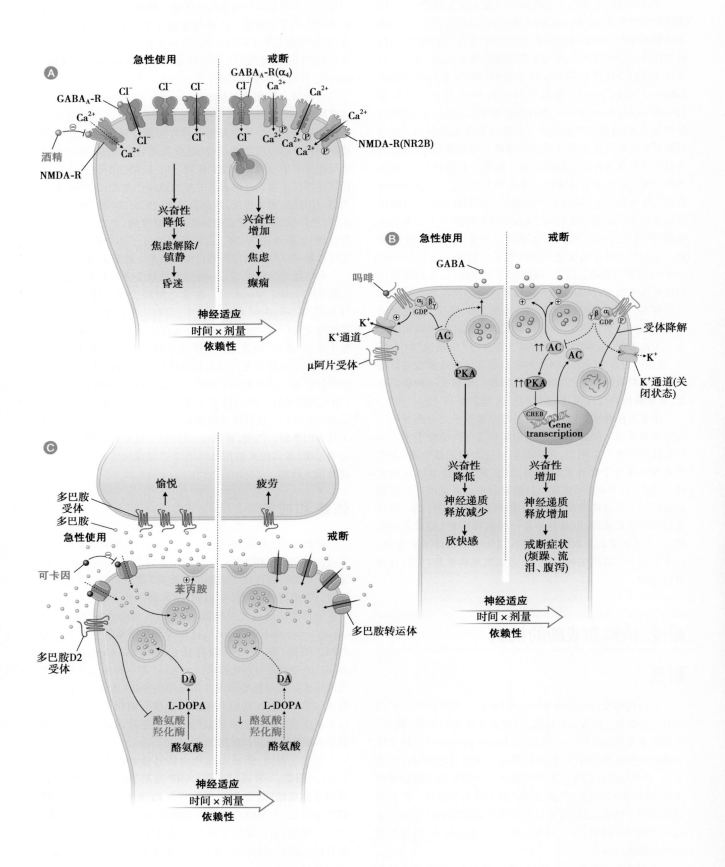

图 19-1　抗抑郁剂、阿片类药物和精神兴奋剂的急性药物作用机制以及对慢性药物使用的神经适应和依赖的发展。A. 酒精分别通过对 GABA$_A$ 和 NMDA 受体(GABA$_A$-R 和 NMDA-R)的作用调节大脑主要的抑制和兴奋性神经递质系统。酒精是 GABA$_A$ 受体的正变构调节剂。酒精增加氯离子通过 GABA$_A$ 受体的传导,导致细胞过度极化。酒精也会降低通过 NMDA 受体的钙电导,进一步降低细胞的兴奋性。这些对 GABA$_A$ 和 NMDA 受体的双重作用有助于酒精的抗焦虑、镇静和中枢神经系统抑制作用。对慢性酒精暴露的分子适应包括:①含有 GABA$_A$ 受体的"正常"1 亚单位的内化和表面表达降低;②含有 GABA$_A$ 受体的"低酒精敏感性"4 亚单位的表面表达增加;③增加包含"高电导"NR2B 亚基的 NMDA 受体的磷酸化。因此,神经适应导致对酒精的急性抑制作用的耐受,并伴随着依赖发生。在戒断期间(即在依赖状态下,但不含酒精),这些适应性导致神经元的普遍超兴奋性。中枢神经系统兴奋表现为焦虑、失眠、精神错乱和潜在的癫痫。B. 阿片类激活——位于突触神经末梢的阿片类受体。阿片受体的急性激活导致 G 蛋白依赖性钾通道激活和抑制腺苷酸环化酶活性。这些效应导致细胞过度极化和神经末梢 GABA 释放减少;GABA 释放减少导致腹侧被盖区(VTA)多巴胺神经元抑制。对慢性阿片受体刺激的分子适应包括:①阿片受体磷酸化增加,导致受体内化和降解;②阿片信号转导效率降低;③腺苷酸环化酶信号的过度激活,通过激活包括环 AMP 反应元件结合蛋白(CREB)在内的转录因子,导致 GABA 释放增加和基因转录增强。因此,神经适应导致对阿片类的兴奋效应的耐受。在戒断期间(即在依赖状态下,但没有阿片类药物),抑制性中间神经元释放的 GABA 增强导致对 VTA 多巴胺神经元的抑制、烦躁和快感缺乏。C. 急性可卡因暴露抑制多巴胺再摄取转运体(DAT),导致突触多巴胺水平增加,伏隔核突触处突触后多巴胺受体激活增加;反过来,这些效应导致兴奋感和能量增加。突触外多巴胺的增加也会导致 D$_2$ 受体的激活,从而降低多巴胺的合成。苯丙胺即可将囊泡存储递质释放,又可抑制神经递质再摄取进入囊泡;这些联合作用导致神经递质浓度在突触间隙增加。在慢性精神刺激暴露期间,DAT 表达增加,突触后多巴胺受体数量减少,突触前多巴胺耗尽。因此,神经适应导致对精神刺激物的兴奋效应的耐受。在戒断期间(即在依赖状态但没有精神刺激剂的情况下),由于多巴胺合成减少和通过 DAT 的清除增加而导致的多巴胺的突触水平降低,导致突触后多巴胺受体的激活减少和产生烦躁、疲劳和快感缺失

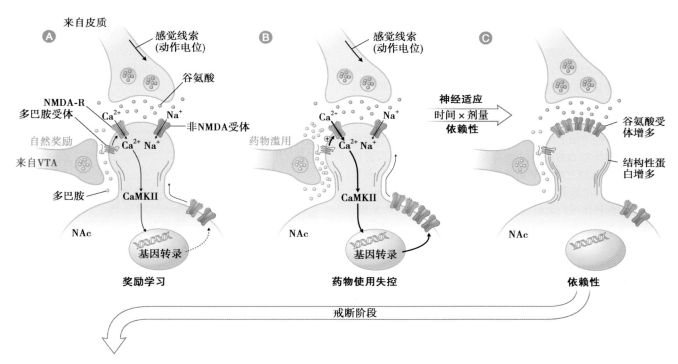

图 19-2　在药物依赖和戒断后复发机制中,连接环境刺激、药物效应和奖励学习的突触变化。A. 食物或性等自然奖励会增加伏隔核(NAc)中的多巴胺释放,并通过改变大脑关联区域的神经回路,产生奖励学习,将相关的环境刺激(感觉线索)与同时奖励元素联系起来。NAC 内的多刺神经元接收来自皮质的谷氨酸输入,传递来自腹侧被盖区(VTA)的感觉线索信息和多巴胺输入。谷氨酸输入通过 NMDA 受体(钙渗透性)和非 NMDA 受体(钠渗透性)发挥作用。多巴胺和谷氨酸的同时释放导致 NMDA 信号增强,钙-钙调蛋白依赖激酶(CaMK II)激活,并最终改变结构蛋白基因和谷氨酸受体基因的转录。这些突触变化被认为是奖励学习的基础。B. 滥用药物诱导多巴胺的释放,并激活与天然增强剂相同的突触适应。因此,滥用药物被认为是"劫持"进化的大脑奖励学习系统的方式,导致失控的药物使用。C. 慢性药物使用后,突触适应导致"增强的突触"。这种增强是通过增加树突棘大小、增加结构蛋白表达和增加谷氨酸受体表面表达来介导的;所有这些适应都是响应长时间转录变化而发生

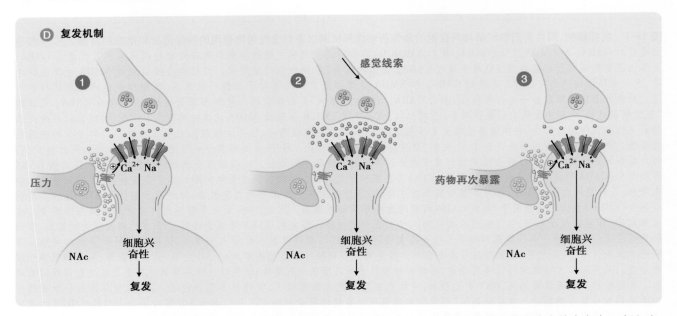

图 19-2(续) D. 戒毒一段时间后,多种机制可导致服药行为复发。①压力可以通过增加多巴胺释放来触发复发。在这种增强状态下,多巴胺能触发细胞兴奋和复发行为;②暴露于药物相关的感觉线索可通过增加谷氨酸释放来触发复发,谷氨酸受体的表面表达增加可导致细胞兴奋和复发;③在这种增强状态下,暴露于少量药物可重新激活药物自我给药的复发,因为多巴胺释放的放大可触发细胞兴奋

酒精的作用可以说明兴奋性和抑制性机制协同作用于相反的神经递质系统。急性摄入酒精可能会导致 GABA 在受体上的抑制性活性以及抑制受体处的谷氨酸的兴奋性活性而导致镇静。随着时间延长,GABA 受体会被下调,其亚单位结构会通过各种分子机制修改,从而降低抑制水平,对抗酒精的镇静作用。同时,NMDA 受体会被上调,同时减少因酒精所致的抑制水平。如果突然戒断酒精,那么 GABA 能抑制减少以及谷氨酸兴奋性增加会导致中枢神经系统亢进状态,这会出现酒精戒断的指征和症状。这些抑制性(GABA 能)和兴奋性(谷氨酸能)通路之间的平衡或许可以分别解释酒精中毒和酒精戒断出现的镇静和亢奋交替状态。

因为依赖性可在无耐受的情况下发生,反之亦然。显然,这涉及学习相关改变,而不一定是由于药物的药理学作用引起的。在 20 世纪 50 年代,Olds 和 Milner 在大鼠大脑的不同区域植入电极,其可以系统地确定哪些神经解剖区域可以强化自我刺激。(自我刺激包括短脉冲的非破坏性电流,其在动物按压杠杆后传入大脑的电极区域)。中脑内侧前脑束(medial forebrain bundle)和中脑腹侧被盖区(ventral tegmental area,VTA)被发现是特别有效的区域。这些区域被定义为快乐中心或者大脑的奖励点。一组多巴胺神经元直接通过内侧前脑束从 VTA 投射至伏隔核(nucleus accumbens,NAc)。一般认为这些神经元在大脑奖励通路中是至关重要的,大脑奖励途径通过与海马,杏仁核和前额叶皮质的联系来增强动机行为并促进学习和记忆。切断该通路或使用多巴胺受体拮抗剂阻断 NAc 中的多巴胺受体(例如氟哌啶醇,见第 14 章)会减少 VTA 的电流自我刺激。此外,在 NAc 中释放多巴胺可通过采用微透析的方法测定,即将管子插入特定的大脑区域以确定神经递质的浓度。这些测量显示,多巴胺浓度的升高与实验动物的药物自我给药相关,而且伏核多巴胺能突触在大脑奖励通路刺激期间是活跃的,支持伏核内的多巴胺对于奖励是必须的。动物很容易通过吃东西等为代价,直接将能够导致依赖的药物自行给予至腹侧被盖区、伏核或这两个区域间支配神经的皮质或皮质下区域(图 19-3)。

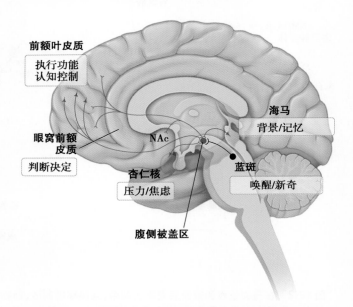

图 19-3 通过连接中脑边缘多巴胺通路整合大脑行为系统。起源于蓝斑(黑色)的去甲肾上腺素能神经元向腹侧被盖区(VTA)的多巴胺能神经元传递有关新颖性和兴奋性的信息。VTA 投射到伏隔核(NAc)和皮质(红色)。来自大脑的多个输入修改了 VTA 输出:来自前额叶皮质的谷氨酸输入传递执行功能和认知控制;来自杏仁核的兴奋输入信号应激和焦虑;来自海马的谷氨酸输入传递上下文信息和过去的经验(蓝色)。这些多重输入共同改变了中边缘多巴胺通路的信号传导,并调节了对快乐的感知

虽然多巴胺能通路与奖励相关,但是多巴胺还能增加刺激的突出性,并警告动物或人其重要性,引导寻找奖励刺激的运动行为。如上所述,多巴胺通路在吸毒过程中被激活。重要的是,生存所必须的行为(例如进食、繁殖和探索)会导致 NAc 中释放的多巴胺,但是程度较低,这提示药物滥用可能在药理学上"劫持"正常的奖励通路进化功能。通过条件反射反复经历(即通过大脑回路的重新布线,将环境中的某种元素与奖赏联

系起来),在预期奖励过程中多巴胺通路被激活,这在人体中通过功能性神经成像技术已被证实,例如当成瘾者暴露于药物相关感觉线索时进行正电子放射断层造影术(PET)和脑功能磁共振成像(fMRI)。虽然连接 VTA 和 NAc 的多巴胺神经元是作为奖励的最终共同通路,这些神经元接受来自数个大脑区域的输入(皮质、海马、丘脑和杏仁核以及 5-羟色胺核团),其可修改奖励,从而介导奖励相关的学习(图 19-3、19-4)。

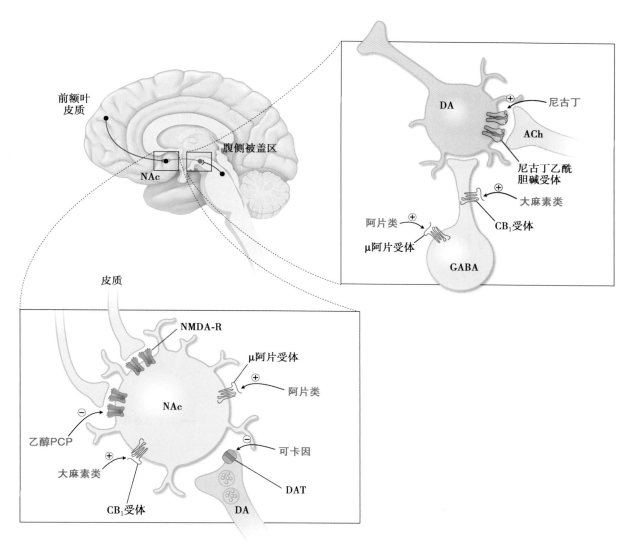

图 19-4 中脑边缘多巴胺途径:一种药物奖励作用的终端共同底物。所有滥用药物都会激活中脑边缘多巴胺通路,该通路包括伸向伏隔核(NAc)的腹侧被盖区(VTA)多巴胺神经元。不同的神经元与 VTA 神经元和 NAc 神经元相互作用,调节中脑边缘神经传递。尼古丁与位于 VTA 多巴胺神经元细胞体上的兴奋性烟碱胆碱能受体相互作用,以增强 NAc 中的多巴胺释放。可卡因主要作用于多巴胺神经末梢,通过多巴胺转运体(DAT)抑制多巴胺的再摄取,从而增加可影响 NAc 的多巴胺突触水平。苯丙胺也作用于多巴胺神经末梢,促进含多巴胺囊泡的释放,并可能增强多巴胺通过 DAT 的反向转运(未显示)。大麻素和阿片类都降低了 VTA 中局部抑制性中间神经元的 GABA 释放,导致多巴胺神经元活性抑制减弱,多巴胺能神经传递增加。大麻素和阿片类也可以在 NAc 中起作用。酒精、其他中枢神经系统抑制剂和苯环定(PCP)作用于 NMDA 受体(NMDA-R),以减少 NAc 中的谷氨酸能神经传递。酒精对 VTA 多巴胺能神经元的影响表现为兴奋性和抑制性,并且是积极调查的对象(未显示)

因为药物滥用的戒断是令人厌恶的,多年来认为持续滥用是避免急性戒断的主要动机。但是,这种解释与观察到的在戒断的躯体症状减轻后仍会感受到成瘾的作用并非一致;戒断可以在没有伴随觅药行为时发生,这是急性疼痛治疗后的常见情况;药物例如兴奋剂、致幻剂和大麻会导致显著依赖,而没有急性戒断综合征。当吸毒者停止物质滥用多年后,其可能会经历强烈的渴求,从而出现复发(relapse)。特别是当其同时经历压力以及之前使用毒品的场景时,复发可能性非常大。这在某种程度上是因为大脑中奖励和记忆回路之间的相互作用,在正在情况下,这会赋予某些记忆情感价值。因此觅药行为的动机基础与社会环境刺激和毒品的主观作用息息相关,其通过学习与既往经历同时具有奖励和厌恶联系。这是比"简单"避免急性戒断更复杂的解释。

# 物质使用障碍机制

物质使用障碍的觅药行为特点是由学习、奖励机制和个人倾向朝着成瘾方向发展的交互作用所致。

## 物质使用障碍的学习和发展

认识到慢性药物自我给药会导致奖赏体验的长期变化,这使我们认识到相关的神经回路永远不会回到药物前的状态。"稳态"(allostasis)一词描述了反复接触滥用药物后,大脑奖赏途径中这种持久的、逐步进化的适应过程。稳态意味着即使在急性戒断减轻后,停药后大脑回的基线仍可能会改变(这与体内平衡相反,体内平衡是指一个系统反复地重新平衡到同一基线的过程)。因此,即使药物不再存在于大脑中,上瘾者也不能像开始吸毒前那样体验到积极的情绪[称为快感缺失(anhedonia)];夺回先前"接近正常"状态的尝试失败,助长了药物的寻求。人类和动物的研究发现,神经递质水平改变(如长期饮酒或兴奋剂使用后多巴胺和5-羟色胺消耗)、神经递质受体改变、信号转导途径改变、基因表达改变和突触的结构和功能改变,都是长期神经适应的证据。临床上,戒毒患者不仅表现为渴望,还表现为烦躁、睡眠障碍和压力反应性增强(如惊恐发作),解毒后可持续数周、数月或数年。

一个常见的误解是,瘾君子是寻欢作乐者,他们对毒品的关注意味着从生活中退出到不负责任的享乐主义。目前关于成瘾的思考认识到了成瘾过程的异质性。对某些人来说,奖励因素(正强化,positive reinforcement)可能占主导地位,而兴奋或欣快感会促使吸毒。对于其他人来说,缓解因素(负强化,negative reinforcement)占主导地位,例如饮酒以减轻压力或减少长期戒断的烦躁情绪。

大量成瘾者自用药以减少与并发的精神疾病和医学疾病相关的痛苦。此外,在药物使用障碍的过程中,早期使用药物的动机可能与疾病发展过程中的动机有很大的不同(图19-5)。由于同种异体,正强化在疾病的后期是罕见的。例如,在青少年时期饮酒以减轻羞怯可能会发展为饮酒以获得快感和抑制解除的。最终,经过多年的酗酒,中年人可能会喝酒,以防止与戒断相关的抑郁和焦虑,或可能缓解慢性疼痛。在每一种情况下,吸毒都是通过学习与吸毒相关的环境因素或记忆和情感联系在一起的,每一种都会引发渴望和吸毒。

物质使用障碍的本质是寻药行为,即个人无法控制获得和使用精神活性物质的冲动,尽管认识到其负面后果,并且排除了通常构成平衡生活的其他需要。对实验动物的研究表明,寻药行为是功能失调的"奖赏学习"的结果(即,引导有机体达到所有需求或目标的过程出错了)。因此,如果有机体启动了一个导致目标或"奖励"的行动(例如,精神活性剂的自我管理),并且如果有机体"知道"其行动导致奖励,那么参与该行为的可能性就会增加。例如,如果一个人第一次使用可卡因,发现可卡因令人愉快,或者它减轻了个人所遭受的抑郁症状,那么获得和使用可卡因的情况就会得到加强。与食物和性等自然奖励相比,可卡因的强烈体验导致获得可卡因的优先能源支出超过了其他奖励。因此,可卡因有效地"劫持"了奖励学习系统,偏袒未来的行为,有利于获得可卡因而非自然奖励。再次接触与可卡因使用有关的环境或情感状态可作为增加寻药行为的线索。例如,再次接触毒品用具可引起可卡因成瘾者强烈的欲望、寻药行为和复发。

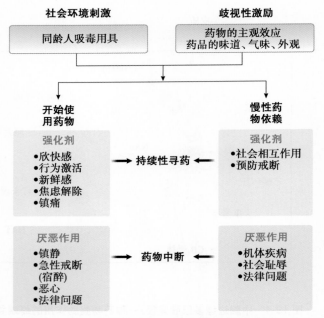

**图 19-5   在成瘾的整个生命过程中觅药改变的临床决定因素。**寻求毒品的动机基础是由社会环境刺激和毒品的主观效应共同决定的。药物自我给药的加强导致药物的持续使用,而厌恶性药物效应有助于停止药物的自我给药:个人是否继续使用是在这种情况下强化或厌恶性效应占主导地位的一个功能。在反复给药的过程中,大脑的奖励途径被改变了,这样,当药物使用开始时,强化和厌恶的效果往往不同于随后的过程,当药物自我给药可能变得重复和失控时。最终,是否成瘾进展或成瘾性障碍能够成功地被阻止,是通过学习相关的改变药物的增强和厌恶作用,使用药理学社会干预

# 影响物质使用障碍发展的因素

　　成瘾的发展取决于很多因素,包括药物的性质、吸毒者的先天遗传、后天习得、心理和社会特征、以及环境因素等。

　　药物激活奖励系统的机制与其导致成瘾的能力非常相关。药物的药代动力学特点可能显著影响其对大脑的作用。通常,在药物在目标神经元处浓度上升越快,奖励通路激活越大。例如,许多滥用的药物是高脂溶性的,可以很容易透过血-脑脊液屏障。此外,药物通过大面积直接注射或快速吸收(比如吸入时通过肺)要比通过肠或鼻腔黏膜的缓慢吸收更容易让人成瘾。而且快速消除的药物要比慢速消除的药物成瘾性更强,这是因为慢速清除的药物的清除使得药物浓度在很长一段时间内缓慢下降,从而减少了急性戒断的严重影响。

　　可以通过可卡因滥用的不同形式来说明药代动力学效应的重要性(参见图 19-6),而这些理论适用于其他滥用药物。安迪斯山脉下居住的人们普遍喜欢嚼食古柯叶或用来泡茶喝:其成瘾可能性相对很低,这是因为药物通过口腔或肠黏膜吸收时药物浓度的上升速度慢,峰浓度低。而通过鼻腔黏膜快速吸收提纯后的盐酸可卡因则更容易成瘾。可卡因最容易成瘾的方式是静脉注射和吸入烟化的可卡因游离碱(精炼可卡因),这两种方式都会导致血药浓度迅速升高,且达到很高的药物峰浓度。

　　不同的人对于毒品的反应不同。有些人在吸食一次后,就不再使用;有些人反复吸食中等剂量而不会成瘾;而有些人,在第一次使用时即产生强烈的欣快感,其成瘾的可能性非常高。人们对使个体在暴露于给定药物后具有不同成瘾性的因素仍具有持续的研究兴趣。目前已经发现了多种倾向性或保护性基因、后天因素、社会心理和环境因素,但在复杂或多因素疾病中,每个因素只能解释成瘾风险中的很小一部分。个体因素包括①对某种药物的急性作用耐药或敏感;②药物代谢的差别;③长期接触药物发生的神经适应性改变的可能;④人格特点以及导致个人发生药物使用的共同存在的心理和疾病;以及⑤个体对与药物使用相关的脑损伤的易感性可能会改变药物的作用。

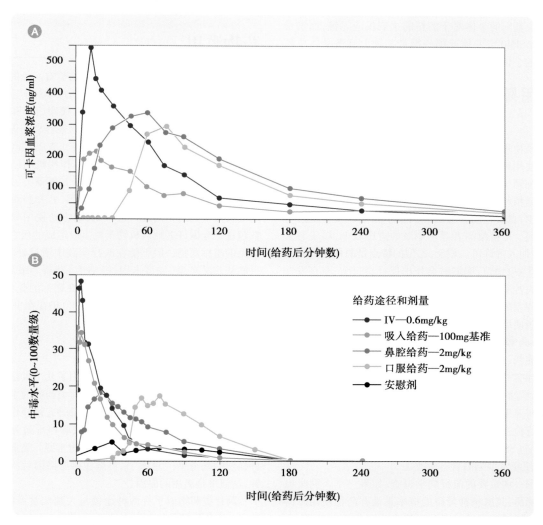

**图 19-6　血浆可卡因浓度和中毒水平与给药途径有关。** 可卡因的药代动力学(A)和药效学(B)高度依赖于给药途径。静脉注射可卡因和吸食游离碱可卡因可使血浆药物浓度(A)迅速达到峰值,并使人中毒(B)。相比之下,鼻腔和口服给药途径与血浆药物浓度(A)的缓慢上升和较低水平的中毒(B)有关。由于血浆药物浓度的迅速上升和高中毒水平,静脉注射和吸食可卡因比经鼻或口服可卡因更容易上瘾

遗传影响在酒精使用障碍的个体中得到了最好的研究。遗传性评估显示遗传性因素在与酗酒相关的因素中占50%~60%,但是导致个体酗酒的具体决定因素尚不清楚。事实上,许多其家族史极易导致饮酒障碍的人并未发展为该障碍。酗酒是一种复杂的表型,它是由多基因、一生中的环境接触、基因和环境相互作用、基因行为相互作用、基因相互作用来决定的。

最为人所知的改变酒精依赖性的候选基因,是酒精代谢基因,包括编码酒精脱氢酶 ADH1B * 2、ADH2 和 ADH3,它们能更快速地代谢酒精,还有那些编码某些醛脱氢酶(特别是ALDH2 * 2)。基因多态性会改变酶活性,导致乙醛水平升高,造成有害症状,而这些可以阻碍喝酒和发展为酗酒。

对酒精的敏感性也是由遗传影响的一种生理特性。对酒精低敏感[高先天性耐受(high innate tolerance)]会增加酗酒风险。Schuckit 与他的同事发现了"低反应水平"的表型与1号染色体上与"酒精依赖表型"相关的同一区域之间存在遗传关联的证据。但是,对酒精的主观反应是一种复杂的性质,受到数种神经递质的影响。例如,携带酒精依赖相关GABRA2 等位基因的个体对于酒精的主观反应迟钝,而携带μ-阿片受体 ASP40 突变体或那些携带某种大麻素受体单核苷酸多态性的个体似乎对酒精的欣快反应增加。

## 物质使用障碍中人格特点及同期障碍的作用

发生物质使用障碍的个体临床特征主要是在酗酒者中开展的。酒精使用障碍亚型的 Cloninger 分类与酗酒发生的年龄的基因和神经生物学差别相关,而且与人格特点相关。甲型的特点是酒精相关问题的"晚"发,也就是在 25 岁之后,反社会行为较少,自发性酒精寻找和失控不频繁以及对酗酒有负罪感和恐惧。甲型酗酒者寻求刺激的意愿较低,属于有害回避型,依赖他人的许可。相反,乙型的特点是酒精相关问题的"早"发(25 岁之前),喝酒时会作出反社会行为,有自发性寻找酒精和失控行为,以及不经常对酗酒有负罪感和恐惧。晚发型酒精使用障碍的遗传易感性显著受到环境因素影响,而早发型酒精使用障碍的遗传易感性则较少受环境影响。欧洲采用的 Lesch 模式概念将酗酒分为四种亚型:1 型表现出饮酒早期戒断症状,包括酒精相关的谵妄和癫痫发作;2 型表现出前期病态冲突相关的焦虑;3 型开始表现出可容忍的酗酒境界,并显示情绪改变;4 型病前脑损伤和相关的社会问题。酒精使用障碍亚型目前正在作为对酒精中毒治疗药物反应的预测因子进行检查。例如早发型酗酒当给予选择性 5-羟色胺再摄取抑制剂(SSRI)时可能会恶化其饮酒和冲动行为,而SSRI 可能会使晚发型酗酒者有所改善。

根据美国一项重要的流行病学调查,如果一个人同时患有药物使用障碍,其患精神障碍的概率是没有药物使用障碍的 3 倍。这些精神疾病的诊断顺序依次为双相情感障碍、反社会人格障碍、精神分裂症、严重抑郁障碍和焦虑障碍。酗酒人群中药物使用障碍发生率较高,而在其他药物成瘾患者酗酒更为普遍。精神病和药物使用障碍之间的联系导致了常见发病机制和治疗策略的理论。例如,患有严重抑郁症的人一生中患药物使用障碍的可能性是没有抑郁症的人的 2~3倍,情绪症状恶化是复发吸毒的主要诱因(反之亦然)。值得注意的是,这些关联似乎与药物滥用有关,这表明此类滥用更多地与可获得性有关,而不是与特定的药理作用机制有关。

与医疗疾病或创伤性损伤相关的身体残疾和疼痛可大大增加合并发生药物使用障碍的风险。此外,药物使用不仅使某些医疗条件复杂化,而且对于许多此类疾病(例如,由于机动车辆事故导致的肝硬化或创伤性脑损伤),饮酒和吸毒也应被视为一个重要的病因。类似地,疼痛知觉的增加现在被认为是慢性阿片类药物治疗[阿片类痛觉过敏(opioid hyperalgesia)]的常见并发症。因此,许多疼痛医生不再建议长期使用阿片类镇痛剂治疗慢性(非终末期)疼痛,认识到从长期使用阿片类中给患者解毒通常会导致比继续增加阿片类剂量更好的结果。总之,物质使用障碍不仅是其自身的疾病,而且是许多精神和医疗状况的共同后果,而这些疾病又因继续使用物质而进一步恶化。

# 药物滥用

许多精神活性物质通过激活大脑奖赏途径的输入而具有滥用的潜力。了解每种药物的独特药理学对于适当处理与特定物质使用障碍相关的过量并发症、代谢后果和器官毒性至关重要。有几种可能导致成瘾的药物很容易获得并被广泛使用,它们对公共卫生(如酒精、尼古丁)造成了巨大损失。其他药物通常用于公认的医疗目的,其作用机制已在前几章中详细讨论(例如阿片类、巴比妥类、苯二氮䓬类、兴奋剂)。这些药物是患者医源性依赖的重要原因,处方药滥用可能是美国增长最快的药物问题。近年来,处方药使用导致的死亡人数超过了全国许多地区机动车辆事故造成的死亡人数。其他常见的滥用药物一般不能在医疗实践中通过处方获得,通常只能从非法来源(如可卡因、海洛因)获得。最后,一些药物会影响目前热门的作为治疗干预潜在靶标的受体,对于是否或如何对其进行调节(如大麻、尼古丁)仍存在争议。

## 阿片类

阿片类生物碱已经在医学上应用了几个世纪,用于镇痛、治疗腹泻和咳嗽以及诱导睡眠。阿片类药物的主要作用是双相作用,低剂量时有行为激活,高剂量时有镇静作用。这些药物可抑制呼吸,过量服用可引起呼吸骤停导致死亡。μ-阿片受体是阿片类药物增强作用最重要的亚型。吸毒者描述了一种强烈的兴奋感("急躁"),静脉注射海洛因后持续不到一分钟,这似乎是滥用的原因。

阿片类药物似乎有两种途径与大脑奖赏系统相互作用。其中一个作用部位于腹侧被盖区,其中 GABA 能中间神经元对负责激活伏隔核内大脑奖赏通路的多巴胺能神经元进行强抑制。这些 GABA 能被内源性脑啡肽抑制,后者结合 GABA 能末端的阿片受体。由于吗啡等外源性阿片类药物也能结合并

激活 μ-阿片受体(见第 18 章),因此外源性给予阿片可通过抑制腹侧被盖区的多巴胺能神经元来激活大脑奖赏途径(图 19-4 和 19-7)。第二条通路位于伏隔核。作用于该区域的阿片类药物可能抑制投射回腹侧被盖区的 GABA 能神经元,可能是抑制反馈回路的一部分。这两种途径的相对重要性仍在争论中。正如 A 先生的案例所说明的那样,阿片类药物使用障碍会导致这些奖励途径的显著改变,表现为阿片类药物的渴望,并且在戒断的物理症状减轻后很长一段时间内复发的可能性很高。部分激动剂丁丙诺啡结合并调节-阿片受体介导的奖赏回路,可以大大减少对阿片的渴望,如 A 先生所示(图 19-8)。

大脑奖赏回路的多重输入突出了阿片类成瘾和其他药物滥用(交叉依赖,cross-dependence)共同发生的可能性。例如,阿片类药物和其他精神活性药物(如可卡因/海洛因组合"快球")的自我给药用于提高奖励(图 19-4);这种组合还增加了因过量服药而导致滥用和死亡的风险。此外,即使患者以前从未出现过阿片类药物使用障碍,手术后开放的阿片类药物处方可能会促使曾有成瘾但已成功戒断的患者复发至另一种药物滥用。但是,即使具有潜在的成瘾性,医生也不能拒绝为合法的医疗目的开药。

不幸的是,阿片类药物用于治疗疼痛时经常会体现为药量不够,因为耐受性——表现为对越来越高剂量的药物的要求——而被误认为是阿片类药物使用障碍。耐受性是药物的预期效果,医生应准备增加剂量,如有必要,以控制患者的疼痛。由于阿片类药物停用后出现戒断症状的可能性很高,医生还应小心减少阿片类药物的剂量,并向患者解释逐渐减少的原因。最后,必须接受手术或因其他原因需要止痛的药物成瘾患者应接受足够的药物进行治疗,以达到止痛效果,并且由于对阿片类药物已有耐受性,他们可能需要更高的剂量。当患者长期服用丁丙诺啡时,这可能是一个常见问题。丁丙诺啡可能部分阻断阿片类镇痛剂的作用,因为它是阿片类受体的部分激动剂,患者可能需要比平时更高的阿片类剂量才能获得足够的镇痛效果。然而,无论何时使用阿片类药物,都需要清楚地了解如何决定停药,治疗应根据预期疼痛的生理基础来确定,而不是无限期地继续。

虽然所有的阿片类都可能造成耐受和生理依赖,某些阿片类物质较其他更容易引发成瘾。与大脑内药物浓度上升最快的相关阿片类,包括那些直接静脉注射的,都具有很大的滥用可能。同样,一种常见的用于中度或重度疼痛同的处方类药物,羟考酮(oxycontin®缓释片),由于滥用和患者按"处方"服用药物引起医源性成瘾的情况而广受关注。羟考酮高成瘾性的一个原因是这种口服片剂可以被分解、融化和注射。注射给药会造成血浆内(进而使大脑内)药物浓度的快速增加,这会较一般开处的缓释口服剂型药物产生更为强烈的欣快感和更大的成瘾可能。与吗啡一样,海洛因通过与 μ 阿片类受体结合来发挥作用。两种药物作用的不同之处主要是由它们药代动力学性质差异造成的。这两种药物结构类似(海洛因去乙酰化转化为 6-单乙酰吗啡,而吗啡可以乙酰化为同一化合物),但是海洛因较吗啡的疏水性更强。由于这一性质,海洛因可以更快速地透过血-脑脊液屏障。脑中海洛因浓度更

快上升能产生更强烈的"快感",这可以解释为什么海洛因较吗啡更受吸毒者青睐。海洛因的脑内浓度迅速上升,加上"街头"可用的海洛因制剂中不确定的剂量和潜在的有毒杂质,是导致海洛因过量吸食引起呼吸骤停,最终导致大量死亡的主要原因。

## 巴比妥类和苯二氮䓬类

苯二氮䓬类和巴比妥类是镇静和催眠药的两大类。苯二氮䓬类药物广泛用于治疗焦虑和失眠患者。巴比妥类药物的治疗窗口比苯二氮䓬类药物窄,使用频率低。在这两类药物中,兴奋的感觉通常在中毒的早期被报告,通常是药物自我给药的明确原因。抗焦虑和张力降低的特性也可能有助于这些药物的强化作用和滥用潜力。所有镇静催眠药都可能导致药物使用障碍,但以限定时间的方式合理使用,可限制滥用的风险。苯二氮䓬类和巴比妥类药物可提高 GABA 通路的效率,长期使用可通过神经适应诱导这些通路的下调。下调的一个

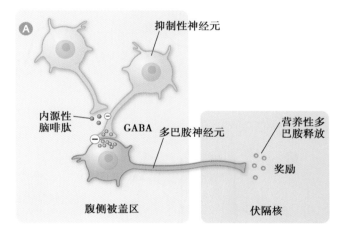

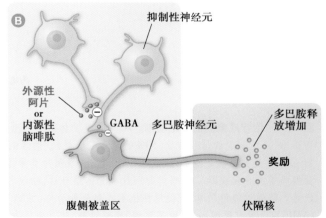

图 19-7 阿片类在大脑奖赏途径中的作用。A. GABA 能神经元对起源于腹侧被盖区并负责奖赏的多巴胺能神经元进行强抑制。内源性脑啡肽可抑制这些 GABA 能神经元,其局部调节 GABA 能神经末端的神经递质释放。B. 给予外源性阿片类药物可降低 GABA 的释放和抑制多巴胺能奖赏神经元。伏隔核多巴胺释放的增加标志着强烈的奖赏

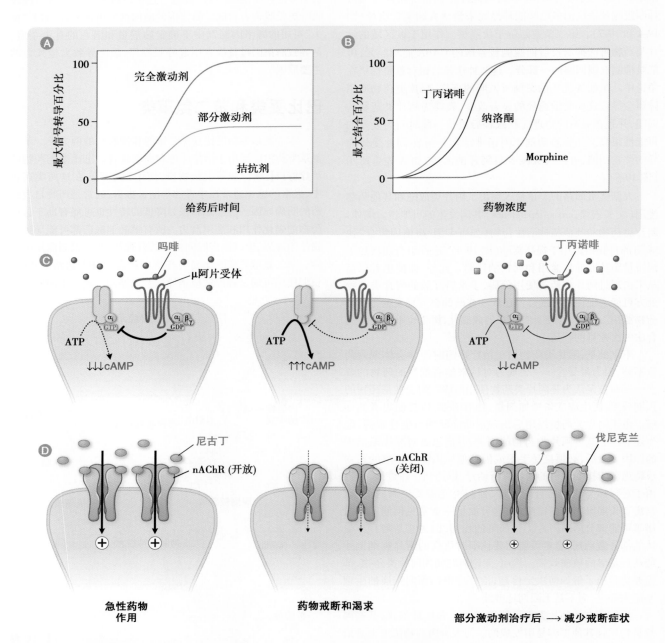

**图 19-8 治疗成瘾的部分激动剂。A.** 阿片类受体的全部激动剂,如吗啡,产生最大的信号转导(100%)。部分激动剂,如丁丙诺啡,产生减少的信号转导(50%的完全激动剂)。纳洛酮等拮抗剂不刺激信号传导。**B.** 与吗啡相比,丁丙诺啡和纳洛酮对 μ-阿片受体具有很高的结合亲和力。因此,当阿片类受体被吗啡等激动剂完全占据时,纳洛酮和丁丙诺啡都会从受体中置换吗啡并导致戒断。**C.** 吗啡与阿片类受体结合后,细胞内信号传导导致腺苷酸环化酶活性的抑制并降低环 AMP(cAMP)产生。当通过停用吗啡,或使用拮抗剂或部分激动剂(戒断)将吗啡从 μ 阿片受体中移除时,腺苷酸环化酶的抑制被解除,cAMP 的生成大量增加,导致了腹泻、痛觉过敏、呼吸急促和畏光等戒断症状。使用部分激动剂丁丙诺啡可以通过"部分"激活-阿片受体来缓解这些戒断症状。此外,高亲和力丁丙诺啡分子与阿片样受体的结合阻止低亲和力全激动剂(如吗啡)结合并激活受体。因此,丁丙诺啡的拮抗剂性质可以防止与吗啡使用相关的"快感"反应,同时也可减轻对药物的渴求和觅药行为。**D.** 尼古丁激活烟碱乙酰胆碱受体(nAChR),引起神经元兴奋。尼古丁戒断会导致 nAChR 活性迅速下降,并导致与强烈渴望有关的戒断综合征。用 nAChR 部分激动剂伐尼克兰治疗可部分激活 nAChR 并减轻戒断症状,但这种激活不足以引起依赖或"快感"。重要的是,高亲和力的伐尼克兰分子与 nAChR 的结合可防止低亲和力的尼古丁分子与受体的结合和激活。因此,伐尼克兰可以预防与尼古丁使用相关的主观"快感"

可能机制是将苯二氮䓬位点与 GABA_A 受体(GABA_A receptors)上的 GABA 位点解偶联(见第 13 章)。因此,苯二氮䓬类药物与 GABA_A 受体的结合将保持不变,但该药物对 GABA 与 GABA 受体的结合几乎没有或没有增强作用。抑制性 GABA 能通路的下调预计会使大脑"抑制不足",从而增加突然停止苯二氮䓬或巴比妥类药物后癫痫发作和谵妄的可能性(见第 16 章)。

相关的中枢交感神经过度活动可导致身体症状,如焦虑、睡眠障碍和头晕,并伴随恐惧和惊慌等情绪。由于巴比妥类药物的中枢神经系统抑制作用比 GABA A-特异性苯二氮䓬类药物更为广泛(图 19-9),与苯二氮䓬类药物依赖相比,巴比妥类药物依赖与更严重和潜在危险的戒断综合征相关。在一类镇静催眠药中,戒断综合征的发作、振幅和持续时间由药物及其活性代谢物的清除率决定。例如,在巴比妥类和苯二氮䓬类药物中,停药通常在停药后 12 小时内开始,对快速消除的化合物(如阿莫巴比妥和阿普唑仑)的停药最严重;而对于缓慢消除的药物(例如苯巴比妥、地西泮和氯硝西泮),停药可能延迟几天,停药的严重程度较低(图 19-9)。

同时发生的苯二氮䓬和/或巴比妥类使用障碍和酒精使用障碍特别普遍,因为这些药物对 GABA 能神经传递的作用相似(图 19-9)。苯二氮䓬类药物(非巴比妥类药物)是戒酒的公认治疗方法;当酗酒者不能喝酒时,这些药物能有效缓解"粗糙点",而苯二氮䓬类药物(或巴比妥类药物)则大大加重了酒精的影响。苯二氮䓬类药物在单独使用时几乎不会因药物过量导致死亡;然而,当与酒精同时服用,会因心肺中心的协同抑制作用而致死。

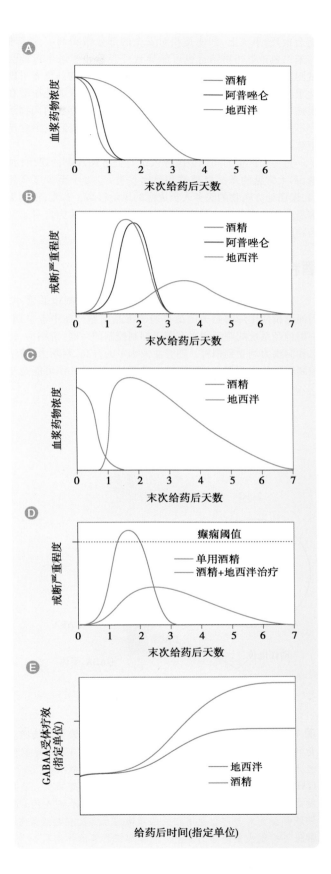

图 19-9 中枢神经系统抑制剂诱导戒断严重程度的药代动力学决定因素。A. 由于酒精和阿普唑仑的快速清除,停药后血浆水平迅速下降。地西泮的血浆水平,具有很长的消除半衰期,下降速度较慢。此外,地西泮的有效生物半衰期更长,是由于其体内代谢后形成两个活性代谢物地甲基地西泮(具有更长的消除半衰期)和恶唑泮。B. 中枢神经系统抑制性戒断综合征的发病率、严重程度和持续时间与药物清除率直接相关,因此也与药物从靶受体中清除的速率有关。与地西泮相比,阿普唑仑和酒精戒断起效更快,严重程度更高,持续时间相对有限。C. 中枢神经系统抑制性戒断的治疗旨在使靶受体占位维持足够长时间,使系统能够重新平衡,从而将严重戒断症状的风险降至最低。这是通过使用一种交叉耐受药物(即另一种中枢神经系统抑制剂)来实现的,与被滥用的药物相比,其从靶受体中去除的速率相对较慢。服用地西泮治疗酒精戒断可以证明这一点。尽管血浆酒精水平下降很快,但服用地西泮会导致受体部位(如 GABA_A 受体)持续占位和激活很长一段时间,并在与戒断有关的癫痫发作的最高风险期内持续存在。D. 地西泮给药后受体占有率逐渐降低,可减轻酒精戒断症状的严重程度,预防癫痫发作,并降低酒精戒断的发病率和死亡率。E. 地西泮除其与酒精相比清除较慢外,对 GABA_A 受体的作用也强于酒精,从而增强了 GABA_A 受体的活化。即使受体由于长期饮酒而处于脱敏状态,这种特性也保持不变。因此,与酒精相比,地西泮的清除速度较慢,疗效更高,这使得它成为治疗酒精戒断的首选药物

在疼痛与显著焦虑相关的情况下有时可以联用苯二氮䓬类和阿片类药物。由于对呼吸的协同抑制,这种联用也可能会致死;事实上,即使是相对安全的部分激动剂丁丙诺啡与苯二氮䓬类药物结合也可能导致呼吸停止。医生可能会试图限制这些危险组合的使用,但一些寻求药物的患者可能会求助于多个医生获得处方,甚至伪造处方,特别是在潜在疾病管理欠佳的情况下。尽管如此,也须避免疼痛的药物治疗不足,且苯二氮䓬类药物只能在短期内用于戒酒或治疗严重焦虑。

另一个严重的问题是医务人员对处方阿片类的误用(或者,不太常见的苯二氮䓬类和巴比妥类)。由于至少2个原因,误用处方药的医务人员成瘾的风险很高。首先,他们更容易获得处方药。其次,他们有可能错误地认为自身了解药物的作用,因此就能够轻易地控制它们。

# 酒精

酒精饮料价格可承受且容易获得,法律限制也非常小。因而酒精使用障碍是美国最普遍的毒品问题。在中毒早期,中枢神经系统的刺激和兴奋源于抑制控制的减弱,辨别力、记忆和洞察力均受到损害。随着血液水平的升高,判断力、情绪控制和运动协调都会受到影响。醉酒时遭受的外伤可能是与酗酒有关的最常见的公共卫生问题。过量服药会导致呼吸抑制和死亡,最严重的后果是酒精与其他精神活性药物混合使用。

乙醇影响 GABA_A 受体、NMDA 谷氨酸受体和大麻素受体。虽然具体的作用位点尚不清楚,但 GABA_A 通道(GABA_A channels, alcohol and)被认为能调节酒精的抗焦虑和镇静作用,以及酒精对运动协调、耐受、依赖和自我管理的作用。酒精能增加 GABA 介导的氯离子电导,增强神经元的超极化。其依赖机制可能与其他影响 GABA 神经传递的镇静催眠药相似。在严重程度和时间进程上,戒酒症状介于短效巴比妥类和中效苯二氮䓬类之间。

有证据表明,NMDA 受体(NMDA receptors)在酒精耐受性和依赖性发展中发挥作用,并且 NMDA 受体在酒精戒断综合征中也发挥作用。具体来说,酒精抑制似乎能长期增强的 NMDA 受体亚型。酒精的奖赏效应也可能部分通过间接激活大麻素受体(cannabinoid receptors)来介导。内源性大麻素是一种"反向"的神经调节剂,作为一种反馈机制,在中脑边缘奖赏途径中增强多巴胺能活性(图 19-10、19-4)。内源性大麻素信号与奖赏学习、食欲调节、情绪调节、疼痛调节和认知有关。因此,尽管 GABA_A 受体在调节酒精作用中起着至关重要的作用,但酒精与许多不同受体类型相互作用的能力证明,我们仍没有完整理解其作用机制。

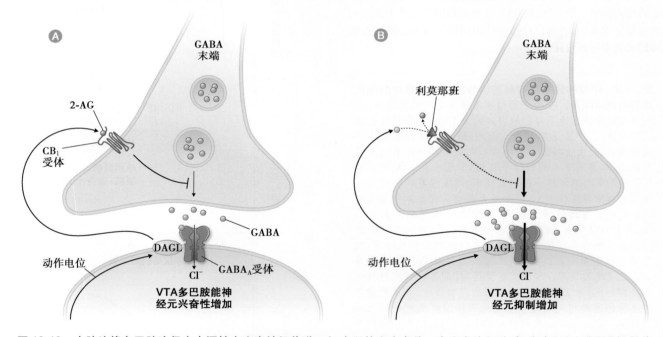

**图 19-10　中脑边缘多巴胺途径中内源性大麻素神经传递。A.** 内源性大麻素是一类脂类神经递质,作为"反向信号"抑制其他神经递质的释放。在这里,激活腹侧被盖区(VTA)的多巴胺能神经元可通过二酰甘油酯酶(DAGL)的活性快速合成内源性大麻素 2-花生酰甘油三酯(2-AG)。然后,2-AG 激活位于突触前 GABA 能末端的 CB1 大麻素受体。CB1 受体的激活导致 GABA 囊泡释放量在秒到分钟的时间尺度上短暂减少。这导致"前馈"增强了 VTA 多巴胺能神经元的活性,并可能有助于药物寻求行为。因此,内源性大麻素可通过抑制对 VTA 的 GABA 能(抑制)输入来调节 VTA 多巴胺能神经元活性。VTA 多巴胺能神经元对与药物使用相关的环境信号的反应激活常常会引发复发(图 19-2)。**B.** 临床前研究表明,CB1 受体拮抗剂利莫那班可抑制线索诱导的复发。利莫那班可能的作用机制是阻断 VTA 突触前 GABA 能末端的 CB1 受体,从而维持高水平的 GABA,从而抑制 VTA 多巴胺能神经元对药物相关信号的反应,并可能减少复发

# 尼古丁和烟草

吸烟,或为了尼古丁的自我管理而燃烧烟草,是可预防的医疗发病率和死亡率的主要来源。尼古丁激活位于中枢、外围和神经肌肉连接处的烟碱乙酰胆碱受体。来自后被盖区(中脑和脑桥边缘附近)的胆碱能神经元激活腹侧被盖区(laterodorsal tegmental area)多巴胺能神经元上的烟碱和毒蕈碱乙酰胆碱受体;尼古丁刺激这些烟碱受体激活多巴胺能神经元大脑奖励途径(图 19-4)。此外,多巴胺能轴突末端突触前烟碱受体的激活有助于多巴胺的释放。这些对中脑边缘奖赏途径的强烈和直接影响,加上尼古丁的吸入途径和短暂的半衰期,说明尼古丁以及香烟和其他形式烟草具有很高的成瘾潜力。中枢烟碱受体的激活也会产生抗焦虑作用,增加觉醒,抑制食欲,而外围烟碱受体的激活则会增加血压,刺激平滑肌收缩。

戒烟后出现的尼古丁血浆水平下降与强烈的自发戒烟综合征有关。主要症状包括易怒、焦虑、自主性觉醒、强烈的渴望和相关的觅药行为。吸烟很容易缓解这些症状,鉴于烟草制品的广泛供应,很容易理解为什么吸烟如此难以治疗。因为吸烟可以缓解一些与抑郁和焦虑有关的症状,所以它通常与使用其他药物和精神疾病有关。

# 可卡因和苯丙胺

可卡因是从南美灌木红木古柯中分离出来的,自 1884 年以来一直被用作局部麻醉剂。苯丙胺(amphetamines)及其同系物在临床上用作鼻充血剂、麻醉剂、抗抑郁药和减肥药,并用于治疗注意力缺陷多动障碍(ADHD)。可卡因和许多与苯丙胺有关的药物具有严重的滥用责任;因此,其他风险较低的药物已经取代了它们的许多用途。然而,这些药物通过处方和非法来源广泛获得。由于与刺激性中毒相关的强烈的幸福感、活力和乐观感,它们得到了高度强化;然而,由于多巴胺神经传递增强,这种状态可迅速发展为精神运动性躁动、严重的妄想症,甚至精神病。可卡因最初的欣快感似乎比苯丙胺更为明显,而苯丙胺中毒的人远远超过可卡因。情绪升高后往往伴随精神萎靡、嗜睡、情绪低落。食欲抑制后会出现饥饿。兴奋剂几乎总是与另一种滥用药物一起服用(最常见的是酒精),因为另一种药物可加重兴奋感和减轻失眠和不安的感觉(图 19-4)。

通过阻断或逆转介导单胺类、多巴胺、去甲肾上腺素和血清素再摄取进入突触前终末的神经递质转运体的方向,可卡因和苯丙胺增强了多巴胺能、肾上腺素能和血清素能神经传递。可卡因在阻断多巴胺转运体(dopamine transporter, DAT))方面最有效,尽管较高浓度的可卡因也能阻断血清素和去甲肾上腺素转运体(分别为 SERT 和 NET)。回想一下三环抗抑郁剂(TCAS)、5-羟色胺-去甲肾上腺素再摄取抑制剂(SNRI)和选择性 5-羟色胺再摄取抑制剂(SSRI)以类似的方式发挥作用,阻断去甲肾上腺素和 5-羟色胺(TCAS 和 SNRI)或单独 5-羟色胺(SSRI)再摄取进入突触前神经。苯丙胺逆

转了所有三种单胺转运体的方向,尽管这种药物对去甲肾上腺素转运体(norepinephrine transporter, NET)更有效。苯丙胺还释放储存在细胞质中的囊泡递质;这些联合作用导致儿茶酚胺神经递质被转运入(而不是离开)细胞外空间。通过这些作用,可卡因和苯丙胺增加了细胞外空间中单胺类神经递质的浓度,增强了神经传递(图 19-1)。

虽然可卡因和苯丙胺作用于全身的单胺类神经细胞,但这些药物对大脑两个主要中枢的神经细胞的作用很可能控制了它们被滥用的可能性。第一组神经元位于脑桥的蓝斑(locus ceruleus),向下丘脑、丘脑、大脑皮质和小脑发送肾上腺素能上升投射,向下投射至髓质和脊髓。这些预测保持对意外刺激的警觉和反应性(第 11 章)。因此,可卡因和苯丙胺等药物通过抑制神经递质再摄取而增强去甲肾上腺素的作用,产生增强的觉醒和警觉,被称为精神兴奋剂(psychostimulants)。可卡因和苯丙胺作用的第二个主要部位是中脑多巴胺能神经元,其轴突终止于伏隔核、纹状体和皮质(图 19-4)。如上所述,伏隔核中的多巴胺能终末是大脑奖赏通路的关键组成部分。

长期以来,人们一直认为,精神兴奋剂不会导致显著的戒断,寻求这些药物的行为很少达到失控的水平。然而,可卡因的使用可能与诸如心动过缓、嗜睡和疲劳等戒断症状有关。可卡因或苯丙胺戒断也会产生心理症状,如精神不适和快感缺失(无法体验愉悦感),这与服药后立即感受到的欣快感相反。其中许多症状并非完全归因于戒断,因为不能通过服用更多的可卡因或苯丙胺来缓解。事实上,即使血浆中的精神兴奋剂水平很高,也可能出现戒断症状。这一现象发生的原因既有奖励途径的异位性(前面已经讨论过),也有因为这些药物会导致快速耐受,这是一个靶组织对恒定药物浓度的反应越来越小的急性过程的。对于可卡因和苯丙胺,快速耐受(tachyphylaxis)可能是由于神经递质的消耗引起的。由于药物阻断了突触前神经递质再摄取,细胞外空间神经递质水平的升高反馈回来,抑制了其合成,而突触前末端的神经递质储存逐渐耗尽。快速耐受和奖赏途径的异位性共同使成瘾患者无论在短期还是长期内都很难戒断。

# 大麻

大麻素(cannabinoids)是从大麻中提取的化合物。大麻的主要精神活性成分是 9-四氢大麻酚(9-Tetrahydrocannabinol(THC)),是 G 蛋白偶联 1 型大麻素受体(cannabinoid receptors)的部分激动剂。$CB_1$ 受体的内源性配体是花生四烯酸衍生物大麻素(anandamide),它是一类内源性大麻素"反向"神经调节剂的代表,作为减少神经元兴奋的反馈机制(图 19-10)。由于拮抗剂利莫那班(rimonabant)对 $CB_1$ 受体的阻断消除了吸食大麻对人体的影响,因此认为大麻的主观效应是由 $CB_1$ 受体介导的。$CB_1$ 受体广泛分布在前额皮质、海马、杏仁核、基底神经节和小脑内。在大鼠中,服用天然和合成大麻素会导致大脑奖赏途径的伏隔核释放多巴胺。

内源性大麻素似乎可以调节各种食欲(增强和消耗)行为,包括饮食、吸烟和饮酒。大麻素的使用导致迅速和普遍的

"兴奋",其特点是欣快、笑声、头晕和人格解体。1~2小时后,记忆、反应时间、协调性和警觉性等认知功能受损,吸食者难以集中注意力。这种效应相当于一个"成熟"阶段,这导致放松,甚至睡眠。高剂量的大麻会引起焦虑、明显的恐慌反应、知觉扭曲、现实测试中的损伤,极少情况下在易感人群中引起明显的精神病。最近"在街上"(美国)出现的合成大麻素(俗称K2或Spice)似乎特别容易出现不合常理的行为表现,这可能被误诊为原发性精神病。显著的恐慌反应是停止使用大麻最常见的原因。

对大麻的耐受性是通过下调CB$_1$受体表达和翻译后修饰来降低信号转导效率。由于大麻的分布量大、半衰期长,从大麻中戒断通常是温和的。戒断症状可能包括失眠、食欲不振、易怒和焦虑,可能是由于中枢促肾上腺皮质激素释放因子(CRF)系统的激活,特别是在杏仁核。利莫那班阻断CB$_1$受体可导致慢性使用者出现戒断综合征。

## 其他滥用药物

苯环利定(phencyclidine(PCP))被开发作为一种游离的麻醉剂,但因其行为活性已不再用作该用途。PCP可阻断NMDA型谷氨酸受体,NMDA受体介导兴奋性突触传递,参与突触可塑性和记忆。PCP干扰这些过程,产生复杂的作用,包括麻醉、瞻望、幻觉、强烈妄想症和健忘。

亚甲二氧化甲基苯丙胺(methylenedioxymethamphetamine,MDMA),俗称"摇头丸",属于苯乙胺类致幻剂的一种,不幸的是被当作一种"安全"的药物宣传。虽然其化学性质与去氧麻黄碱相关,而且有类似的多巴胺能作用,MDMA主要作用于5-羟色胺能神经传递。MDMA会导致5-羟色胺释放入突触间隙中,抑制5-羟色胺合成并阻断其再摄取。MDMA的这些复杂作用共同增加了细胞外空间的血清素,同时消耗了神经递质在突触前的储存。该药导致了类似可卡因和苯丙胺的中枢兴奋作用,但不同的是,MDMA还具有致幻作用。与可卡因和苯丙胺相似,MDMA通过多巴胺能兴奋会影响大脑奖励通路。最后,当反复或大剂量用药时,MDMA可能对于5-羟色胺能神经元亚群具有神经毒性。

咖啡因(caffeine)和相关甲基黄嘌呤、茶碱和可可碱都是在咖啡、茶叶、可乐和其他碳酸饮料、巧克力和许多处方和非处方药物中普遍含有的成分。甲基黄嘌呤通过阻断许多神经元(包括多巴胺能神经元和肾上腺素能神经元)突触前膜上表达的腺苷受体来发挥作用。因为腺苷受体的激活可抑制多巴胺和去甲肾上腺素的释放,这些受体被咖啡因竞争性拮抗后,可增加多巴胺和对去甲肾上腺素的释放,从而起到兴奋剂作用。咖啡因可能也会阻断皮质神经元上的腺苷受体,从而解除对这些神经元的抑制。此外,中枢神经系统中腺苷是一种天然促睡眠和昏睡剂;咖啡因通过阻断腺苷受体,具有警觉效果,也可导致失眠。咖啡因能够产生戒断作用,例如嗜睡、易怒和特征性头痛,虽然有报道,但很罕见成瘾。临床显著的咖啡因戒断症状通常可以在甚至是低至中等咖啡因吸食者上观察到,但是通常不无需治疗可缓解。

吸入剂(inhalants)是挥发性有机化合物,因其精神活性而被吸入。吸入剂的典型使用者是男性青少年。吸入剂包括有机溶剂比如汽油、甲苯、乙醚、氟碳化合物和挥发性硝酸盐,包括氧化亚氮和硝酸丁酯。吸入剂在很多家庭里和工作场所都可获得。低剂量时,吸入剂会产生情绪改变和共济失调;高剂量下,它们会产生游离状态和致幻状态。有机溶剂使用的危险包括窒息和器官损伤,特别是肝毒性和中枢外周的神经毒性。也可能发生心律失常和突然死亡。吸入性硝酸盐可能会产生低血压和高铁血红蛋白血症。烃类吸入剂似乎不会作用在特定受体上,但是会通过非特异结合受体、信号转导蛋白和其他大分子上的疏水位点来干扰细胞功能。但是,硝酸盐作用在一种小分子神经调剂NO受体上(第22章)。

## 物质使用障碍的医学并发症

有物质使用障碍的人通常会向医生抱怨药物/酒精自我给药的间接影响。这些可能包括家庭破裂和情感创伤、法律问题和身体伤害、自我忽视(例如营养不良、药物杂质的伤害、注射针头造成的感染)、不适当使用处方药物(例如止痛药、抗焦虑药)和缺乏遵守并存疾病的医疗方案。这些作用显然不是特定药物的药理作用造成的,而是因为药物使用的回报和重要性取代了环境的其他元素,造成行为失控(通常是自我毁灭性行为),干扰了平衡的生活。患者较少寻求医疗服务,以治疗滥用物质造成的急性和慢性药理作用和毒性作用。鉴于药物的多样性、获得药物的方法以及给药途径的多样性,并发症也可能继发于组织毒性和诱导代谢变化。对与药物使用障碍相关的医疗并发症进行适当的治疗需要了解特定物质的药理作用。

许多药物滥用患者吸食多种物质。有关这些多种物质滥用的复杂药代动力学和药效动力学,很难通过每种药物的作用进行预测。例如,研究显示可卡因和酒精有潜在的相互作用危险。当一起服用时,这两种药物会被转化为**古柯乙烯**(cocaethylene)。古柯乙烯在大脑中的作用持续时间更长,毒性更强。绝大多数患有物质使用障碍的个体也吸烟,尽管他们戒除了"选择的药物",但死亡的最终原因往往与香烟的并发症(如癌症、心血管疾病)有关。

酒精使用障碍与广泛的毒性有关。酒精性心肌病可导致危及生命的左心室功能下降。乙醇对心肌细胞有直接毒性,影响心肌细胞的收缩性,并抑制对这些细胞的损伤修复。心肌细胞损伤的机制可能与酒精代谢引起的含氧分子(活性氧)的过度产生有关,同时也与心肌细胞质膜的损伤有关。水溶性维生素如硫胺素的营养缺陷也可能涉及。中等饮酒会使收缩压升高。酒精戒断可能在高血压中起作用,因为戒断过程中交感活动增加。压力似乎会导致饮酒者的血压比不饮酒者更高。饮酒似乎对冠状动脉疾病有保护性作用,至少对老年人或有冠状动脉疾病风险的人有保护作用。这种J-形死亡曲线显示这低-中度饮酒可降低死亡率(通常每天喝半杯到两杯),而重度饮酒可升高死亡率。这一保护机制涉及乙醇对脂蛋白代谢和血栓形成的有益作用:乙醇可剂量依赖地增加中度饮酒者的高密度脂蛋白（HDL）的水平，还能够抑制血小板聚集从而降低血浆纤维蛋白原水平。

慢性酒精中毒还有其他严重的医疗并发症。酒精使用障碍的代谢后果包括痛风、高脂血症、脂肪肝和低血糖。当高热量的酒精添加到正常的食物摄入中时，慢性酗酒者会发展为肥胖；当食物摄入有限和/或存在吸收不良时，会导致体重减轻，矿物质和电解质失衡和维生素缺乏。酒精中毒可导致胰腺功能不全和糖尿病。胃肠系统经常受到长期饮酒的影响，导致食道炎、胃炎或溃疡、胰腺炎、酒精性肝炎和肝硬化。酒精对细胞色素 P450 系统的影响会改变药物和致癌物的代谢，从而导致慢性酗酒者的显著药物相互作用和癌症发病率的增加。酒精会增加促肾上腺皮质激素、糖皮质激素和儿茶酚胺的释放，并抑制睾酮的合成及 ADH 和催产素的释放。慢性酒精中毒的神经并发症包括痴呆、健忘症、小脑退化和神经病变，这是由于直接神经毒性和硫胺素缺乏所致。最后，怀孕期间饮酒有广泛的致畸后果，称为胎儿酒精谱系障碍紊乱（fetal alcohol spectrum disorder）。

精神兴奋剂滥用的药理学后果与这些药物对神经和心血管系统的特定作用有关。去甲肾上腺素神经传递增强会增加心率和血压。可卡因尤其能引起血管痉挛，导致脑卒中、脑血管炎、心肌梗死和主动脉夹层。可卡因对心脏和中枢神经系统钠通道的抑制可导致心律失常和癫痫发作。精神兴奋剂可以重置温度调节，导致高热和相关横纹肌溶解症。可卡因和苯丙胺也可以通过它们在基底神经节上的作用引起非自主运动。

# 物质使用障碍的治疗

在医疗实践中尽管存在大量的酗酒和药物问题（门诊护理中占 10%~15%；急诊中占 30%~50%；普通医院中占 30%~60%），诊断却经常被忽视。正如一些患有其他疾病的患者，通常无法享受特殊化服务的。最近美国卫生立法已给予医学和精神疾病（包括酗酒和吸毒问题）平等对待，并提供更多可及的成瘾治疗。

药物使用障碍的治疗可分为两大类：药物治疗和心理治疗。传统上，药物使用障碍的药物治疗主要集中在急性解毒，以减轻解毒后的戒断症状。然而，人们越来越认识到，单独的解毒作用并不影响物质使用障碍的长期病程。基于这一认识，正在开发新的药物制剂，通过减少食欲来专门治疗慢性物质使用障碍，防止患者戒酒后复发，并减少有害的酒精和药物使用。这些药物在本章末尾的药物汇总表中进行了总结。人们也将注意力集中在治疗可能导致药物复发的共同发生的精神疾病上。

因此，物质使用障碍现在被认为是一种慢性疾病，治疗必须包括终身管理。例如，社会心理治疗方法，如认知行为疗法等咨询技术，以及运动和正念/放松技术等对健康的强调，在单独使用或与药物治疗结合使用时都是有效的。通常，药物和社会心理方法的综合使用会增加治疗的积极结果。此外，参与互助项目（如匿名戒酒互助会）往往能改善结果，无论是单独使用还是将自助信息纳入精神治疗项目。这些社会心理策略专门论述了社会学习和动机在物质使用障碍发病机制中的作用。

虽然咨询通常会集中在患者个人的心理需要，但是有效的治疗必须找出潜在的阻碍长期康复的社会因素，比如失业、住房、家庭破裂和缺乏医疗途径。

药物依赖性和成瘾的治疗效果与慢性疾病具有可比性，比如糖尿病、高血压和哮喘。但是有些治疗在某些患者身上要比其他患者疗效更为显著，积极疗效的最佳预测因素是对治疗的参与程度。

# 脱毒

治疗物质使用障碍的第一步是脱毒（detoxifcation）。脱毒的目的是使身体适应药物或酒精的缺乏，诊断和管理药物使用障碍的医疗和精神并发症，并为患者长期康复做好准备。虽然技术上可以在几天内实现脱毒，但焦虑和失眠等长期的戒断症状可能会持续存在，需要长期关注。心理社会咨询应在脱毒初期开始，脱毒后应继续加强。例如，A 先生在急性戒毒后完成了 28 天的强化门诊康复计划。

药物戒断的表现取决于药物滥用的种类，其范围从轻微的烦躁到危及生命的癫痫发作。缓解戒断最常用的策略是缓慢降低药物剂量或使用具有交叉耐受性的同一类长效药物。例如，尼古丁戒断的常见治疗方法是通过缓释透皮贴片或口香糖给予尼古丁。剂量逐渐减少，以使患者避免尼古丁戒断带来的许多不愉快的影响。另一个例子是使用长效阿片美沙酮（methadone）治疗阿片类戒断。丁丙诺啡也可用于阿片类戒断治疗；但是，必须注意确保患者在开始丁丙诺啡治疗前确实处于戒断状态，因为如果 μ-阿片受体仍被滥用的阿片占据，服用这种部分激动剂会加速或恶化戒断（图 19-8）。酒精、苯二氮䓬类药物和巴比妥类药物的戒断症状可能很严重，在某些情况下甚至危及生命。戒酒时，建议服用长效苯二氮䓬（如地西泮，diazepam）以防止戒断发作（图 19-9）。戒除苯二氮䓬类药物可通过服用苯巴比妥（具有很长的消除半衰期）或逐渐减少剂量的长效苯二氮䓬来完成的。戒除巴比妥类药物只能用苯巴比妥治疗。其他抗癫痫药物也能抑制中枢神经系统抑制药戒断引起的中枢神经系统亢进，并且在酒精和苯二氮䓬戒断（而非巴比妥酸盐戒断）中效果显著。

脱毒也可以通过使用不同类别的药物来阻断戒断的症状和体征来完成。例如，α2-肾上腺素激动剂，如可乐定（clonidine）和洛呋西丁（lofexidine），可以阻断交感神经兴奋，这是戒除所有滥用药物的表现。α2-受体通过这两种机制抑制大脑神经元向周围的去甲肾上腺素能流出，并调节肠道中负责液体吸收和肠道运动的细胞的活动。α2-激动剂部分阻断阿片类戒断症状。可乐定还可以减轻尼古丁和其他几种药物戒断的症状。然而，这种策略不建议治疗中枢神经系统抑制剂的戒断，因为它不能充分预防戒断发作。

# 自助和互助方法

正如 A 先生的案例所说明的那样，戒毒后复发的风险很高,需要对成瘾进行长期管理,以实现持续的清醒。虽然并非所有患者都能接受或受益,但自助和互助项目在数百万人的成功康复中发挥了重要作用。这些方法是模仿匿名戒酒协会(Alcoholics Anonymous,AA)的。最重要的是理解问题在于饮酒,因此,重点是获得防止复发的策略。AA 和相关项目,如麻醉品匿名协会(Narcotics Anonymous,NA)和可卡因匿名协会(Cocaine Anonymous,CA)提供社区支持团体和指导。这种帮助的出现减轻了吸毒者经常感到的疏离感和孤独感。参与是免费的,而且很容易获得。相关的互助团体,如为配偶提供的"Al-Anon"和为青少年家庭成员提供的"Alateen",为康复提供了重要支持。AA 相关项目提供福利的机制尚未完全理解,但可能存在于强大的社会学习效应中,这种效应可以改变滥用药物的激励显著性。现在大多数医生都认识到,这些项目对药物使用障碍的医学治疗是有用的和补充的。

适度管理(moderation management)是戒酒的另一种治疗方式,强调适度而不是禁欲。这种策略对于酒精使用障碍的人是无效的,他们(根据定义)不能再控制自己的饮酒,因此只推荐"问题饮酒者"——那些有时过度放纵但还没有失去对饮酒控制的患者。

# 物质使用障碍的药理学治疗

认识到成瘾是由大脑奖赏通路中发生根本变化而导致的,这预示着药物治疗在成瘾管理中发挥着重要作用。时至今日,多种药理学策略已在应用。

这些策略中,第一种是当药物滥用发生时,长期给予一种导致不适副作用的药物。例如,**双硫仑**抑制乙醛脱氢酶,这是酒精代谢通路终的关键酶。当一个人摄入酒精的同时服用双硫仑,乙醇脱氢酶使乙醇氧化成为乙醛,但是双硫仑会阻止乙醛脱氢酶代谢乙醛。因此,这种有毒代谢物在血液中积累。乙醛会造成一些不适症状,包括面部潮红、头痛、恶心、呕吐、虚弱、体位性低血压和呼吸困难。这些症状可维持半小时至数小时,随后会出现筋疲力尽和疲劳。这些饮用酒精同时服用双硫仑产生的不适反应可作为一种抑制进一步饮酒的限制因素。但不幸的是,双硫仑的有效性受其顺应性及毒性的限制。

第二种用于治疗成瘾的策略是阻断滥用药物的作用。**纳曲酮**(naltrexone)是一种可以完全阻断阿片类与阿片类受体结合的阿片类拮抗剂。因此服用纳曲酮同时注射阿片类药物(如海洛因)的患者,并不会体验到通常注射时产生的快感。研究表明纳曲酮在大脑奖励通路中也起到阿片类抑制剂的作用。因此,一种药物的作用,如乙醇,它释放造成中脑-边缘多巴胺去抑制(或激活)的内源性阿片类物质,与阿片类受体和多巴胺参与的最终共同奖励通路相同,因而就会被纳曲酮抑制。因此,纳曲酮已经被用于治疗酒精成瘾。多数随机、安慰剂对照临床试验显示纳曲酮与安慰剂相比有显著疗效,但一些研究的旁分析确实显示了总体的阳性结果,特别是减少重度饮酒的复发。当系统中存在痕量外源性阿片类物质时,通常不给予纳曲酮,这是由于纳曲酮对残留药物的拮抗作用会导致戒断症状的恶化。虽然纳曲酮可以有效抑制与阿片类滥用相关的"快感",但是它不能减轻药物沉迷或戒断效应,而

且依从性较低。因此,纳曲酮仅在那些对阿片类或酒精成瘾且有很强的戒毒愿望或有监督管理的人群有效。注射型长效纳曲酮制剂已经美国食品药品监督管理局(FDA)批准用于酒精依赖的治疗。这种持续释放的纳曲酮可以每月肌肉注射一次,并显示能够减轻重度饮酒,增加酒精节制。该剂型对于阿片使用障碍者来说也是有益的,特别是对治疗依从性低的人。

第三种药理学方法是采用长效激动剂来维持给药。前面讨论过的**美沙酮**就是一种缓慢作用的长效阿片类激动剂。由于可以口服,它不会产生血浆浓度的迅速升高,所以不会引发海洛因或其他阿片类物质注射时产生的"快感"。美沙酮与海洛因或吗啡相比具有较长的半衰期。因此,每日给予美沙酮可在很长一段时间内维持相对稳定的阿片类血药浓度,因此,可减轻药物沉迷,并预防戒断指征和症状的出现(图 17-10)。而且,美沙酮还产生对其他阿片类的交叉耐受,因此服用美沙酮时注射海洛因或另一种阿片类物质的患者,会出现注射药物效力减弱的情况。然而,美沙酮具有严重的滥用倾向,当美沙酮与另一种阿片类或中枢神经系统抑制剂联合使用时,存在过量用药导致死亡的风险。基于这些原因,美沙酮只能在政府许可项目的受控情况下用于阿片类维持治疗。

概念上类似于阿片类药物使用障碍的替代疗法,尼古丁替代疗法(nicotine replacement therapy)通常是尼古丁使用障碍的首选治疗方法。尼古丁替代品有咀嚼口香糖、含片、透皮贴片、无烟吸入器或最近普及的电子尼古丁输送系统("电子烟")等形式。这些尼古丁替代品抑制了戒烟后血浆尼古丁水平下降引起的渴望和戒烟症状。所有形式的尼古丁替代疗法在戒烟方面都比安慰剂更有效,其重要作用是避免接触烟草热解产生的有毒产物。

根据观察,以拮抗剂(如纳曲酮)为基础的阿片类药物使用障碍治疗依从性差,具有良好药代动力学特性(如美沙酮)的全部激动剂仍可从医疗护理中转移并滥用,部分激动剂药物已被开发用于治疗阿片类使用障碍。丁丙诺啡的部分激动作用 μ-阿片受体减轻了与滥用阿片类药物血浆水平下降相关的戒断症状,并通过增加中脑边缘多巴胺能神经传递减少阿片类药物的渴望(图 19-8)。因此,丁丙诺啡不仅有利于阿片类的解毒作用,而且可以用于维持治疗。因为丁丙诺啡不是一种完全激动剂,所以它的过量风险很低;因为它能对抗像海洛因这样的完全阿片类激动剂的增强作用,所以它降低了复发的可能性。由于其部分激动剂性质和相对较长的半衰期(与大多数滥用的阿片类药物相比),从丁丙诺啡本身的戒断是温和的。为了尽量减少门诊患者的滥用,丁丙诺啡通常每天或每隔一天作为含阿片类拮抗剂纳洛酮的舌下制剂(Suboxone®)服用。如果 Suboxone® 被转移和非经肠给药,纳洛酮会对抗丁丙诺啡的激动剂效应;舌下给予纳洛酮不能被吸收,丁丙诺啡可发挥完全效应。除了最严重的成瘾患者,门诊可能会使用丁丙诺啡取代美沙酮治疗阿片类药物使用障碍的方案。

烟碱受体部分激动剂伐尼克兰最近在大规模临床试验中被证明有助于戒烟。伐尼克兰(varenicline)是一个部分激动剂在 $\alpha_4\beta_2$ 烟碱乙酰胆碱受体亚型;因此,该药对尼古丁依赖性的治疗作用与丁丙诺啡对阿片类依赖性的治疗作用类似

（图 19-8）。伐尼克兰的部分激动剂效应增加了中脑边缘多巴胺能神经传递，因此既减少了戒断症状，又减少了可能导致复发的尼古丁渴望。伐尼克兰也在尼古丁完全激动剂存在的情况下作为尼古丁受体的药物拮抗剂，从而减轻尼古丁的多巴胺增强效应（和成瘾潜能）。重要的是，伐尼克兰给药与神经精神不良反应有关，包括情绪不稳定和急性精神病，导致FDA 警告精神病患者使用伐尼克兰；然而，最近的证据不支持这些关注点。

第四种方法是利用药物来防止长期的烦躁和功能失调的奖励机制（同种异体），这在新近戒毒的吸毒者中很常见。例如，长期饮酒的后果之一就是一个高活性的谷氨酸系统，即使在饮酒停止后仍然存在。金合欢可调节谷氨酸的高活性使其恢复至正常的状态，已在一些（但不是所有）研究中有效地防止酗酒复发，并已被批准用于治疗酒精使用障碍。然而，最近对纳曲酮和阿卡莫罗酯（acamprosate）进行的认知治疗和非认知治疗的比较显示，纳曲酮的疗效明显高于安慰剂。在一项双盲、安慰剂对照研究中，抑制 AMPA/海人酸类谷氨酸受体的抗癫痫药物托吡酯，显著降低了饮酒量。重要的是，最近发现，在酒精使用障碍患者中托吡酯治疗反应受到 GRIK1 多态性的调节，GRIK1 编码海人酸 GLUK1 受体亚单位。与其他抗癫痫药物一起，托吡酯（topiramate）正在更大的临床试验中进行研究，但目前没有一种药物被 FDA 批准用于治疗酒精滥用障碍。抗抑郁药安非他酮（bupropion）抑制多巴胺和去甲肾上腺素的再摄取，并已证明其在戒烟方面的疗效。安非他酮的作用机制可能与中脑边缘奖赏途径中多巴胺能神经传递增加有关，从而缓冲尼古丁戒断诱导的渴望。安非他酮降低了癫痫发作阈值，这表明这种治疗可能不适用于潜在的癫痫发作患者或滥用与中毒或戒断引起的癫痫发作有关的药物的患者。

第五种方法是专门治疗共同发生的精神症状，这些症状在被诊断为物质使用障碍的个体中非常普遍。禁欲患者常出现抑郁和焦虑情绪、情绪不稳定和精神病症状。对药物使用障碍患者抗抑郁药物治疗的荟萃分析发现，这些药物均无效，除非患者被诊断为同时患有严重抑郁症时才有效。事实上，有一些证据表明选择性 5-羟色胺再摄取抑制剂（SSRIs）可能导致早发、反社会的酗酒者变得更糟，并且比服用安慰剂的人饮酒更多。此外，在药物使用障碍患者中，双相谱障碍的高共现性表明，这些患者的抑郁症状通常不需要抗抑郁药物治疗，而是需要情绪稳定。使用情绪稳定剂和抗精神病药物治疗双相情感障碍或精神障碍的戒毒成瘾者通常被认为是有益的。然而，大多数临床医师认识到，如果个体积极使用酒精或其他药物，就很难准确诊断和治疗并发的精神疾病。

与可用于酒精和阿片类药物使用障碍的各种药理学治疗方法相比，目前可卡因和苯丙胺使用障碍的治疗方法很少，而且没有一种得到 FDA 的批准。有几项试验尝试使用抗抑郁药，如三环抗抑郁药地昔帕明（desipramine）或选择性 5-羟色胺再摄取抑制剂氟西汀（fluoxetine）。地昔帕明通过阻断单胺再摄取（尤其是去甲肾上腺素再摄取）起作用，而氟西汀抑制5-羟色胺再摄取。这两种药物都被证明可以减少对毒品的渴求，但不幸的是，这两种药物都不能阻止可卡因的使用。最近有证据表明，双硫仑（见上文）在治疗可卡因依赖方面可能有

一定疗效。除了抑制乙醛脱氢酶外，双硫仑还抑制多巴胺羟化酶，并能增加大脑多巴胺水平，可能抵消长期使用可卡因对多巴胺的消耗作用。由于可卡因致敏涉及谷氨酸，抗癫痫药物（如卡马西平、奥卡西平和托吡酯）在治疗可卡因依赖方面的疗效也在研究中。

## 结论与展望

本章讨论了物质使用障碍的主要原因。物质使用障碍是指与环境诱导的渴望和药物寻求有关的一种有问题的药物使用模式，特别是在压力情况下，会导致临床重大的损害或痛苦。物质使用障碍是由大脑奖赏途径对药物存在的非稳态适应引起的。尽管每种药物都有其可能导致药物毒性的分子和细胞作用机制，但所有滥用药物都会特异性地影响中脑边缘多巴胺大脑奖赏途径。本章还讨论了物质使用障碍的主要治疗方法，包括药物预防和戒断症状的治疗、对成瘾的长期心理社会管理以及新的药物治疗，当与心理社会方法相结合时，这些治疗方法可以使患者的精神症状得到改善，保持持久的清醒。总的来说，这些成瘾治疗取得的结果与其他长期慢性疾病（如动脉粥样硬化、高血压和糖尿病）相似。

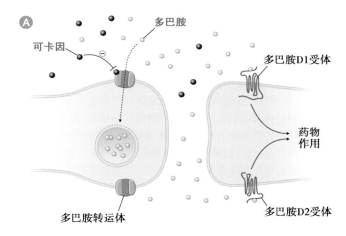

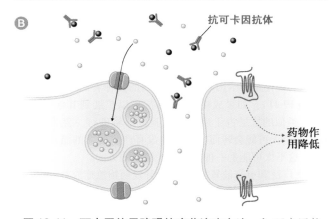

图 19-11　可卡因使用障碍的疫苗治疗方法。A. 可卡因抑制多巴胺转运体（DAT），从而防止多巴胺再摄取，并允许过度刺激突触后多巴胺受体（D1 和 D2）。B. 用"可卡因疫苗"治疗后，产生抗体，一旦外来可卡因进入血液，便与之结合。抗体结合的可卡因不能结合和抑制 DAT，药物的奖赏效应降低

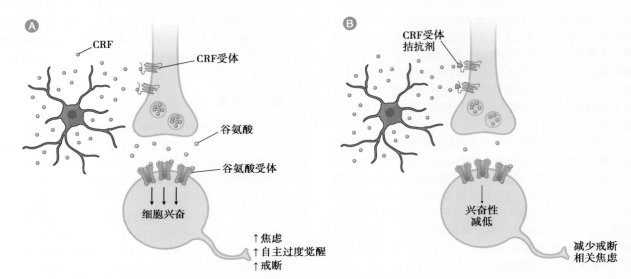

**图 19-12　促肾上腺皮质激素释放因子（CRF）拮抗剂降低酒精/药物戒断和复发的方法。A.** 由于与慢性酒精/药物使用相关的非稳态变化，当停止使用时，一小部分扩大的杏仁核神经元（红色）局部释放 CRF，通过刺激附近杏仁核神经元上的 CRF 受体激活谷氨酸神经传递，从而促进谷氨酸神经传递，导致焦虑和负面情绪。这种状态对于推动持续的寻药行为（复发）很重要。**B.** CRF 受体拮抗剂在戒酒/停药期间阻断扩展杏仁核神经元的 CRF 激活。这种方法已被建议用来减轻药物戒断导致复发相关行为的厌恶性情感伴随

本章中已经讨论了药物依赖性和成瘾的主要原因。药物依赖是由于机体对药物存在的稳态适应而产生的。依赖可导致成瘾，后者被定义为药物使用的病态适应类型，与背景诱导的沉迷，特别是在压力情况下，导致临床显著伤害或情绪低落。虽然每种药物都有它自身的分子和细胞作用机制，但是大多数滥用药物都影响大脑奖励通路。本章已经就依赖性和成瘾的主要治疗进行讨论，包括戒断症状的药理学预防与治疗、成瘾的长期社会治疗和促进长期维持节酒的较新的药理学治疗。

成瘾研究的新方向集中在大脑奖赏的药理学调节、应激反应和学习相关的神经过程。此外，这些方法还辅以学习和记忆神经生物学的基础和临床研究，以及通过心理社会治疗改变这些过程。目前可卡因使用障碍的方法提供了两个具体的例子。首先，研究了与不同多巴胺受体亚型特异性相互作用的药物，研究了 D1 特异性激动剂或 D4 特异性拮抗剂可以抑制药物渴望，而 D2 特异性拮抗剂可以阻止可卡因的增强作用的假设。其次，研究人员最近完成了可卡因疫苗的临床试验，其理论是可卡因对接触可卡因的接种者的强化作用较小（图 19-11）。如果成功，这种方法可以扩展到其他滥用药物。（类似的抗尼古丁疫苗的试验也即将进行。）然而，接种疫苗的个人可能会转而使用其他没有产生抗体的滥用药物，因此，这不太可能是一种完全令人满意的方法。

更广泛和更有前景的是，努力开发药物治疗成瘾，其目的在于：①调节构成奖赏学习和记忆的突触可塑性化学介质（图 19-2）；②改变负性情感状态和应激反应，以前的治疗方法是与慢性药物滥用有关的"异体负荷"。这些方法解决了所有滥用药物成瘾的共同大脑机制。例如，前额叶皮质控制寻药行为的失败与奖励途径中的谷氨酸功能紊乱有关，这可能适用于新的基于谷氨酸和神经可塑性的药物治疗。另一种方法是针对调节行为应激反应的神经系统；例如，神经激肽-1

受体的一种拮抗剂，在涉及应激反应和药物奖励的大脑区域中表达，已在初步研究中被证明可以抑制对酒精的渴望、提升幸福感、减弱戒酒者的皮质醇应激反应。临床前研究表明，CRF 拮抗剂可能会阻碍物质使用障碍动物模型中压力诱导的成瘾复发（图 19-12）。内源性大麻素信号也与多种生理功能有关，包括奖赏学习、食欲、情绪、疼痛和认知（图 19-10）。阐明内源性大麻素信号作为一个涉及 CB$_1$ 受体激活的促享乐系统，导致发现 CB$_1$ 大麻素受体拮抗剂利莫那班在肥胖治疗中有效，该药物目前正在作为药物成瘾的治疗进行研究。利莫那班尚未得到 FDA 的批准，因为它与严重的精神病副作用有关，但这种方法仍然是未来研究的一个有希望的方向。

（赵明译　郭晶　杜冠华审）

### 推荐读物

Alcoholics Anonymous. www.aa.org. (*Excellent information on Alcoholics Anonymous.*)

Camí J, Farré M. Mechanisms of disease: drug addiction. *N Engl J Med* 2003;349:975–986. (*Current understanding of neural mechanisms leading to addiction.*)

Dani JA, Harris RA. Nicotine addiction and comorbidity with alcohol abuse and mental illness. *Nat Neurosci* 2005;8:1465–1470. (*Examines the interface between the neuropharmacologic underpinnings of nicotine addiction and psychiatric disorders, especially alcoholism.*)

Goldman D, Oroszi G, Ducci F. The genetics of addictions: uncovering the genes. *Nat Rev Genet* 2005;6:521–532. (*A review that examines how heritable factors operate in causation of drug use disorders.*)

Goldstein RZ, Craig AD, Bechara A, et al. The neurocircuitry of impaired insight in drug addiction. *Trends Cogn Sci* 2009;13:372–380. (*Discusses current understanding of lack of insight and awareness in addiction.*)

Kalivas PW. The glutamate homeostasis hypothesis of addiction. *Nat Rev Neurosci* 2009;10:561–572. (*Review that links learning mechanisms to reward through the glutamatergic system.*)

Koob GF, Le Moal M. Neurobiological mechanisms for opponent motivational processes in addiction. *Philos Trans R Soc B Biol Sci* 2008;363:

3113–3123. (*Reviews relationships between stress and reward pathways.*)

McLellan AT, Lewis DC, O'Brien CP, Kleber HD. Drug dependence, a chronic medical illness: implications for treatment, insurance, and outcomes evaluation. *JAMA* 2000;284:1689–1695. (*Seminal analysis of the status of drug use disorders in the health care system.*)

Nestler EJ. Transcriptional mechanisms of addiction: role of delta-FosB. *Philos Trans R Soc B Biol Sci* 2008;363:3245–3255. (*Reviews the role of gene regulation as a unitary neurobiological mechanism in reward and stress responses.*)

Substance Abuse and Mental Health Services Administration. www.samhsa .gov. (*Contains a wealth of information about prevention and treatment and co-occurring diagnoses; also access to listings of evidence-based treatment practices.*)

Volkow ND, Baler RD, Goldstein RZ. Addiction: pulling at the neural threads of social behaviors. *Neuron* 2011;69:599–602. (*Review of interface between medical and societal/legal aspects of addiction.*)

**药物汇总表：第 19 章　药物滥用药理学**

| 药物 | 临床应用 | 严重和常见的不良反应 | 禁忌证 | 注意事项 |
|---|---|---|---|---|
| **酒精代谢抑制剂** <br> **机制——乙醇被乙醇脱氢酶氧化为乙醛，乙醛被乙醛脱氢酶代谢。双硫仑可以抑制乙醛脱氢酶，从而抑制血清中乙醛的代谢。血清中乙醛积累会造成一些不适症状** | | | | |
| 双硫仑 | 酗酒 | 肝炎、外周神经病变、视神经炎、精神疾病 <br> 服用后有金属或大蒜样余味，皮炎 | 同时服用三聚乙醛、甲硝唑、乙醇或含有乙醇的产品 <br> 心肌梗死、重度心肌疾病 <br> 精神疾病 | 乙醛积累造成面部潮红、头痛、恶心、呕吐、虚弱，正位低血压和呼吸困难；这些症状会持续 30 分钟至几个小时。 <br> 双硫仑的有效性受其低顺应性限制。 <br> 与异烟肼合用会导致中枢神经系统副作用。 <br> 双硫仑可增加华法林的抗凝作用 |
| **阿片类拮抗剂** <br> **机制——竞争性阻断阿片类药物与 μ 阿片受体结合** | | | | |
| 纳洛酮 | 阿片类过量 <br> 阿片类活性快速逆转 | 心律失常、高血压、低血压、昏迷、脑病、癫痫肺水肿以及阿片类戒断反应 | 对纳洛酮超敏 | 与阿片类镇痛剂相互作用 <br> 半衰期短 |
| 纳曲酮 | 阿片类依赖 <br> 酒精依赖 | 注射部位坏死、深静脉血栓形成、肝毒性、嗜酸性粒细胞肺炎、肺栓塞、视网膜动脉阻塞 <br> 腹痛、便秘、恶心、头痛、焦虑 | 急性肝炎或肝衰竭 | 纳曲酮可抑制与阿片类药物滥用相关的"快感"，但是他不能缓解对毒品的沉迷与戒断反应 <br> 纳曲酮使用中顺应性较差；只对有戒毒动机的个体有效。 <br> 一种可注射、缓释的纳曲酮制剂被批准用于酒精和阿片类药物使用障碍的治疗 |
| **长效阿片类激动剂** <br> **机制——一种合成阿片类激动剂能够结合并激活 μ 阿片受体** | | | | |
| 美沙酮 | 阿片类脱毒维持治疗 <br> 重度疼痛 | QT 间期延长、抽搐、休克、呼吸性酸中毒、低血压、呼吸骤停 <br> 出汗、便秘、恶心、无力、头晕和嗜睡 | 对美沙酮超敏 <br> 无监护或无复苏设备的急性或严重哮喘 <br> 高碳酸血症 <br> 麻痹性肠梗阻 <br> 明显的呼吸抑制 | 因为其吸收慢和半衰期长的特性，可以抑制阿片类使用障碍个体的戒断症状 <br> 长时间保持相对稳定的阿片类血浆浓度，从而减轻对毒品的沉迷，预防戒断症状。 <br> 与其他阿片类产生交叉耐受 <br> 可降低 CYP2B6、CYP2D6 和 CYP3A4 底物（例如齐多夫定）的代谢 <br> 可增加 CYP3A4 底物代谢，当与其他 CYP3A4 底物联用时可增加代谢；例如，与卡马西平、苯妥英或利福平联用时，可降低美沙酮的血药浓度，导致对美沙酮途径多种毒性耐受 <br> 美沙酮可通过多种途径与抗病毒药发生相互作用。 <br> 美沙酮具有明显滥用倾向。 <br> 如与另一种中枢神经系统抗抑郁药联用，存在死亡风险 |

续表

| 药物 | 临床应用 | 严重和常见的不良反应 | 禁忌证 | 注意事项 |
|---|---|---|---|---|
| **阿片类部分激动剂**<br>机制——μ 阿片受体激动剂与 κ 阿片受体激动剂 | | | | |
| 丁丙诺啡 | 中度至重度疼痛 | QT 间期延长、低血压、肝功能不全、肝功能衰竭、昏迷、呼吸抑制、药物依赖、新生儿禁欲综合征<br>嗜睡、头痛、头晕、恶心、便秘 | 对丁丙诺啡超敏<br>无监护或无复苏设备的急性或严重哮喘<br>高碳酸血症<br>麻痹性肠梗阻<br>呼吸抑制 | 缓解阿片类药物沉迷与戒断症状；过量风险低；<br>丁丙诺啡的戒断反应与应与阿片类完全激动剂相比略轻；<br>通常使用丁丙诺啡的商品化产品 Suboxone®，这是一种舌下含服剂型，内含丁丙诺啡。如果滥用 Suboxon® 或胃肠外给药，纳洛酮会拮抗丁丙诺啡的作用；当舌下给药时，纳洛酮失活，丁丙诺啡的效力就完全表现出来。<br>如果 μ-阿片受体仍被滥用的阿片类药物占据，可能会使戒断加速或恶化；应仅在已经戒断的患者中使用。<br>可用于解毒和维持治疗 |
| **GABA 能激动剂**<br>机制——牛磺酸类似物，一种 GABA 能激动剂。激活大脑内抑制性 GABA 能神经传递，拮抗谷氨酸的作用；干体外激活突触后 GABAB 型受体而非 GABAA 型受体 | | | | |
| 阿坎酸 | 酗酒戒断症状的维持治疗 | 心肌病、心衰、动脉静脉血栓、休克、抑郁、焦虑、自伤倾向<br>头晕、失眠、腹泻、恶心 | 严重肾脏损伤、过敏 | 治疗酒精依赖，调节谷氨酸的过度兴奋，重新建立一种更为正常的状态。<br>动物研究显示其能减少自发性酒精饮用；<br>阿坎酸仅有很小或无滥用倾向而且不会诱发依赖。 |
| **三环类抗郁剂**<br>机制——抑制 5-羟色胺与去甲肾上腺素从突触间隙中的再摄取 | | | | |
| 地昔帕明 | 见药物汇总表：第 13 章 γ-氨基丁酸能和谷氨酸能神经传递药理学 | | | |
| **选择性 5-羟色胺再摄取抑制剂**<br>机制——抑制 5-羟色胺与去甲肾上腺素从突触间隙中的再摄取 | | | | |
| 氟西汀 | 见药物总汇表：第 13 章 γ-氨基丁酸能和谷氨酸能神经传递药理学 | | | |

# 第Ⅲ篇

# 心血管药理学原理

# 第20章
# 胆固醇和脂蛋白代谢药理学

Tibor I. Krisko, Ehrin J. Armstrong, and David E. Cohen

## 概述

　　脂质是形成生物膜和维持生物膜完整性的分子,难溶或微溶于水。同时,脂质也充当能量来源、激素前体和信号分子。胆固醇酯、甘油三酯等非极性脂质,常装载一些脂蛋白,便于通过血液的相对水相环境进行转运。

　　血液循环中特定脂蛋白浓度的升高与动脉粥样硬化的发生密切相关。在美国和很多西方国家,心血管疾病的盛行是造成人口死亡的首要原因,发病原因可归结为低密度脂蛋白(low-density lipoprotein,LDL)胆固醇和富含脂蛋白的甘油三酯浓度的升高。流行病学调查显示,高密度脂蛋白(high-density lipoproteins,HDL)浓度的降低也易导致动脉粥样硬化疾病。脂蛋白异常的主要原因是西式饮食加上久坐的生活习

惯,同时一些遗传因素也是造成高脂血症的原因。遗传因素在高脂血症中的作用需要应用前沿的基因组学手段进行研究。比较明确的是,基因能够改变个体对不良饮食习惯和生活方式的敏感性,并能影响个体对降脂治疗的反应性。

　　本章主要介绍胆固醇和脂蛋白的生物化学和生理学,重点介绍脂蛋白在动脉粥样硬化中的作用,以及能够改善高脂血症的药理学干预研究。大量临床数据表明,降脂药物能够降低心血管疾病的发病率和死亡率。

## 病　　例

　　29 岁的建筑工人 Jake 到 Cush 医生处就诊,主诉其跟腱处肿胀,并常摩擦穿着的建筑靴。Jake 很抵触求医(他最后一次看病是 10 年前),但是记忆中他的父亲也有过类似的肿块,

且他父亲 42 岁时死于心脏病发作。Cush 医生检查后发现其跟腱处有黄色肿块(脂质沉积),身体其他部位正常。Jake 承认他的饮食脂肪含量很高,每日 3~4 个油炸饼,并且经常吃汉堡包。Cush 医生认为 Jake 跟腱处的黄色肿块是胆固醇酯沉积的结果,这可能是由于他的血中胆固醇水平较高。Cush 医生检查了 Jake 的血浆胆固醇水平,并建议他在饮食中减少高饱和脂肪酸和胆固醇的摄入,增加家禽、鱼、粗粮、水果和蔬菜的摄入。Jake 从 19 岁至今体重增加了 6.8kg,并有小肚腩。Cush 医生建议他进行规律的运动,并进行减肥。

血液化验结果表明总胆固醇浓度为 8.15mmol/L(正常值<5.17mmol/L),LDL 胆固醇升高至 6.46mmol/L(要求<2.59mmol/L),HDL 降低至 0.91mmol/L(正常值范围 0.91~2.59mmol/L),甘油三脂和极低密度脂蛋白(VLDL)浓度正常。基于上述化验结果、Jake 的年龄、跟腱肿块和早发性心肌梗死家族史,Cush 医生告诉 Jake 他可能具有遗传性的胆固醇代谢紊乱,也就是杂合子家族性高胆固醇血症。这种疾病使 Jake 具有很高的患上动脉粥样硬化和心肌梗死风险。低 HDL 胆固醇水平也能增加他患心血管疾病的风险。

Cush 医生告诉 Jake,通过持续降低胆固醇水平能够改善许多继发疾病。除了调节饮食之外,Cush 医生建议他服用他汀类药物来降低胆固醇水平。初始期剂量的他汀药物使 Jake 的 LDL 降低至 3.57mmol/L,降低了 45%;而他的 HDL 有轻微升高。Cush 医生又增加了他汀药物的剂量,使 Jake 的 LDL 水平又下降了 12%。由于 LDL 并没有达到 2.59mmol/L 以下,且 HDL 水平仍然较低,Cush 医生又增加了胆固醇吸收抑制剂依折麦布,同时给予烟酸缓释片。之后,Jake 的 LDL 水平降至 2.59mmol/L 以下,且 HDL 水平升高到了 1.16mmol/L。在用烟酸治疗的最初几个月,Jake 出现皮肤潮红的现象,但是那段时期之后,只是偶尔发生。

## 思 考 题

☐ 1. 高胆固醇水平如何引发心血管疾病?

☐ 2. 家族性高胆固醇血症的病因是什么?

☐ 3. 他汀类药物、依折麦布、烟酸、洛美他派、米泊美生和 PCSK9 抑制剂的药理学机制是什么?

☐ 4. 他汀类药物合并烟酸给药时,有哪些 Jake 应知的主要副作用?

# 胆固醇和脂蛋白代谢的生物化学和生理学

脂蛋白是一种大分子聚合物,在血液中转运甘油三酯和胆固醇。按照蛋白密度、大小和分子量,脂蛋白可以分为以下几类(表 20-1)。一般而言,分子颗粒大、密度低的脂蛋白,脂质组成比例较大;乳糜微粒(chylomicrons,CM)是分子颗粒最大、密度最低的一类脂蛋白;而 HDL 是最小的脂蛋白,包含最低的脂质比例和最高的蛋白比例。

从结构上而言,脂蛋白是微小的球状颗粒,直径 5~大于 1 000nm。每个脂蛋白颗粒都由极性单分子层组成,且两性脂质环绕成疏水内核。每个脂蛋白颗粒含一种或多种载脂蛋白(图 20-1)。非酯化胆固醇和磷脂分子等极性脂质呈单分子层排列,形成包衣。脂蛋白的疏水内核包含胆固醇酯(胆固醇分子和脂肪酸通过酯键结合)和甘油三酯(三个脂肪酸与一个甘油分子发生酯化)。载脂蛋白(也称脱辅基蛋白)是一种两性蛋白,镶嵌在脂蛋白表面,能稳定脂蛋白的结构,并行使

### 表 20-1 血浆脂蛋白的特征

| | CM | VLDL | IDL | LDL | HDL |
|---|---|---|---|---|---|
| 密度(g/ml) | <0.95 | 0.95~1.006 | 1.006~1.019 | 1.019~1.063 | 1.063~1.210 |
| 直径(nm) | 75~1 200 | 30~80 | 25~35 | 18~25 | 5~12 |
| 总脂质(%重量) | 98 | 90 | 82 | 75 | 67 |
| 组成(%干重) | | | | | |
| 蛋白 | 2 | 10 | 18 | 25 | 33 |
| 甘油三酯 | 83 | 50 | 31 | 9 | 8 |
| 非酯化胆固醇和胆固醇酯 | 8 | 22 | 29 | 45 | 30 |
| 磷脂(%脂质重量) | 7 | 18 | 22 | 21 | 29 |
| 电泳迁移率* | 无 | pre-β | β | β | α 或 pre-β |
| 血浆半衰期 | <1h | 30~60min | <30min | 2~4d | 2~5d |
| 主要载脂蛋白 | B48,AⅠ,AⅣ,E,CⅠ,CⅡ,CⅢ | B100,E,CⅠ,CⅡ,CⅢ | B100,E,CⅠ,CⅡ,CⅢ | B100 | AⅠ,AⅡ,CⅠ,CⅡ,CⅢ,E |

*脂蛋白颗粒的电泳迁移率是相对于 α-球蛋白和 β-球蛋白的迁移而言的。

CM,乳糜微粒;VLDL:极低密度脂蛋白;IDL,中密度脂蛋白;LDL,低密度脂蛋白;HDL,高密度脂蛋白。

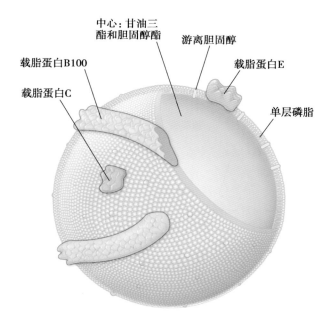

中心：甘油三酯和胆固醇酯
载脂蛋白B100
载脂蛋白C
游离胆固醇
载脂蛋白E
单层磷脂

**图 20-1　脂蛋白微粒的结构。** 脂蛋白是球状颗粒（直径 5~1 000nm 甚至更大），可转运疏水性分子，主要包括胆固醇、甘油三酯以及脂溶性维生素。颗粒表面由单层磷脂和未酯化的胆固醇分子组成。这些极性脂质形成包衣，能保护非极性甘油三酯和胆固醇酯的疏水中心不与血浆的亲水环境相互作用。脂蛋白包含两亲性载脂蛋白（也称为载脂蛋白），与表面脂质和疏水中心有关。载脂蛋白使脂蛋白颗粒结构稳定，并作为特定细胞表面受体的配体或酶促反应的辅助因子发挥作用。在示例中，极低密度脂蛋白（VLDL）颗粒含有载脂蛋白 E、载脂蛋白 B100 和载脂蛋白 C Ⅰ、C Ⅱ 和 C Ⅲ（此处显示为载脂蛋白 C）

其生物功能。它们可充当脂蛋白受体的配体，并具有激活血浆中酶活性的作用。载脂蛋白的组成决定了脂蛋白的代谢命运。例如，每个低密度脂蛋白（Low-density lipoprotein，LDL）颗粒含有载脂蛋白 B（apolipoprotein B，apoB）100 分子，它是 LDL 受体的配体（见下文）；反过来，LDL 与 LDL 受体的结合促进细胞对胆固醇的摄取。

从代谢的角度看，脂蛋白颗粒可以分为以下几类：一类能向肌肉和脂肪组织运送甘油三酯（含 apoB 的脂蛋白、乳糜微粒和极低密度脂蛋白（Very-low-density lipoprotein，VLDL），另一类主要参与胆固醇的转运（高密度脂蛋白和其他含 apoB 的脂蛋白）。HDL 作为血浆中载脂蛋白的储备，用于 apoA Ⅰ、apoC Ⅱ 和 apoE 等载脂蛋白的交换。以下将探讨载脂蛋白的分类及其功能。

## apoB 载脂蛋白的代谢

　　apoB 载脂蛋白的主要功能一方面以甘油三酯（triglycerides）的形式将脂肪酸转运到肌肉组织，用于 ATP 的生物合成；另一方面将脂肪酸转运到脂肪组织用于存储。乳糜微粒在肠道中形成，其功能是转运食物中的甘油三酯；而 VLDL 颗粒在肝脏中形成，其功能是转运内源性合成的甘油三酯。apoB 载脂蛋白的代谢周期可以分为三个阶段：装配、血管内代谢和受体介导的清除。这种分类便于考察药物在每个阶段的影响。

### apoB 载脂蛋白的装配

　　乳糜微粒和 VLDL 的细胞内装配机制十分相似，装配过程的调控取决于 apoB 和甘油三酯的存在，以及微粒体甘油三酯转运蛋白（microsomal triglyceride-transfer protein，MTP）的活性。

　　编码 apoB 的基因转录主要在肠道和肝脏内进行，除了这种组织特异性表达外，很少有 apoB 基因的转录调控。相比之下，apoB mRNA 的编码是乳糜微粒和 VLDL 代谢差异的关键调控因素（图 20-2）。apoB 编码复合物-1（apoB editing complex-1，apobec-1）在肠上皮细胞表达，但是并不在肝细胞中表达。这种蛋白构成了 apoB 编码复合物的催化亚基，使 apoB mRNA 6666 位点的胞嘧啶脱氨基，转化为尿嘧啶，导致包含该核苷酸的密码子终止。在翻译过程中，肝脏表达全长的载脂蛋白 B100（apoB100），而肠道表达相当于 apoB100 蛋白全长 48% 的载脂蛋白 B48（apoB48）。因此，由肠道产生的 apoB 载脂蛋白乳糜微粒中包含 apoB48，而由肝脏产生的 VLDL 颗粒包含 apoB100。

　　图 20-3 描述了 apoB 载脂蛋白在细胞内装配和分泌的机制。apoB 蛋白由核糖体合成，进入内质网。在内质网内，apoB 和甘油三酯在辅因子蛋白 MTP 作用下，共翻译延长 apoB 蛋白（apoB 被脂化）。apoB 完全合成后，新生脂蛋白在高尔基体中变大，同时，MTP 将甘油三酯装入到颗粒内核。在此过程中，胆固醇酯也被装入到内核，但机制不明确。每个通过该方法装配的脂蛋白颗粒均包含一个 apoB 分子。

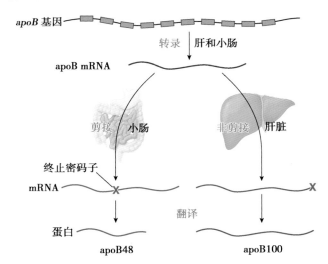

**图 20-2　apoB mRNA 的剪接。** 在肠道和肝脏中，apoB 基因均发生转录，外显子以矩形表示，内含子以线表示。在肠道中，含 apobec-1 的蛋白复合物修饰 apoB mRNA 中的单个核苷酸，而肝脏中并非如此。结果导致含该核苷酸的密码子转变为提前终止密码子，如红色 X 所示。肠道中合成的蛋白质（apoB48）仅为肝脏中合成蛋白质（apoB100）全长的 48%

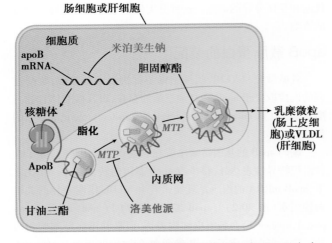

**图 20-3　含载脂蛋白 B 的脂蛋白的装配和分泌。** 肠上皮细胞和肝细胞通过类似的机制,分别装配和分泌乳糜微粒和 VLDL 颗粒。通过核糖体翻译 apoB mRNA( 即 apoB48 或 apoB100 mRNA),生成蛋白质,进入内质网腔。在甘油三酯存在的情况下,在甘油三酯以及胆固醇酯分子聚集这两个不同的阶段,apoB 蛋白通过微粒体甘油三酯转移蛋白( MTP )的作用发生脂化。生成的乳糜微粒或 VLDL 颗粒,由肠细胞通过胞吐作用分泌到淋巴管中或通过肝细胞分泌到血浆中。在甘油三酯不存在的情况下,apoB 蛋白降解( 未显示)。分拣蛋白( 未显示)调节 VLDL 颗粒的细胞内运输,并能引导 apoB 产生溶酶体依赖性降解,从而减少其分泌。米泊美生钠通过与 apoB mRNA 结合,抑制 apoB 的翻译。洛美他派通过与 MTP 结合抑制 apoB 的脂质化

由于乳糜微粒中甘油三酯成分主要来源于饮食( 图 20-4),乳糜微粒的装配、分泌和代谢被统称为**外源性**脂蛋白代谢途径。在消化过程中,食物中的胆固醇酯和甘油三酯水解形成非酯化胆固醇、游离脂肪酸和单酸甘油酯。由肝脏分泌的胆汁酸、磷脂和胆固醇形成胆汁,在禁食期间以微团和囊泡的形式储存于胆囊,在胆酸的去污作用下进一步形成大分子脂质聚合物。饮食刺激能够促进胆囊胆汁向肠道排空,微团和囊泡能够溶解消化的脂质。

脂质主要以微团的形式被吸收进入十二指肠和空肠的上皮细胞。载体介导的转运分别将长链脂肪酸酸和甘油单酯摄入上皮细胞,并由甘油二酯乙酰基转移酶( diacylglycerol acyltransferase, DGAT )重新酯化成甘油三酯。相反,中链脂肪酸被直接吸收进入门静脉,并由肝脏代谢。饮食和来源于微团的胆汁胆固醇通过鞘磷脂沉积病 C1 样蛋白 1( niemann-Pick C1-like 1 protein, NPC1L1 )蛋白通道进入肠上皮细胞。在 ATP 依赖的异二聚体蛋白 ABCG5/ABCG8( ABCG5/G8 )作用下,一些胆固醇立即被泵入肠道。剩余的胆固醇被乙酰辅酶 A:胆固醇乙酰基转移酶( acetyl-CoA: cholesterol acyltransferase, ACAT )酯化为长链脂肪酸。当甘油三酯和胆固醇酯与 apoB48 包装在一起,apoA1 作为额外的载脂蛋白也附加上去,乳糜微粒则以外排的方式进入淋巴系统,并由胸管转运进入循环系统。血浆中富含甘油三酯的乳糜微粒浓度与膳食中脂肪摄入量成正比。

极低密度脂蛋白( VLDL )中所含的甘油三酯是由来源于

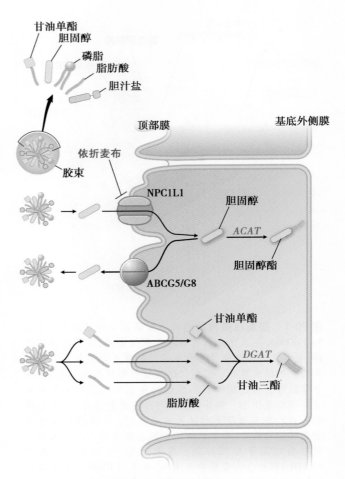

**图 20-4　胆固醇和甘油三酯的吸收。** 外源性胆固醇和甘油三酯通过不同的机制同时被肠腔吸收。胆固醇通过名为鞘磷脂沉积病 C1 样蛋白 1( NPC1L1 )的调节通道从胶束中摄取。一部分胆固醇被一种异二聚体 ATP 依赖性质膜蛋白 ABCG5/G8 泵回腔内,剩余的胆固醇由 ACAT 转化为胆固醇酯。甘油三酯作为脂肪酸和甘油单酯被吸收,并由 DGAT 重新酯化为甘油三酯。依折麦布通过作用于 NPC1L1 抑制胆固醇摄取

肝脏脂肪组织或全新合成的血浆脂肪酸装配而成的。正因如此,VLDL 的装配、分泌和代谢常被称为脂蛋白代谢的**内源性**途径。在禁食等情况下,肝细胞合成的甘油三酯促使游离脂肪酸流出肝脏,以确保饮食中缺乏甘油三酯时能够使脂肪酸转至肌肉。有趣的是,饮食中饱和脂肪和碳水化合物也可刺激甘油三酯在肝脏中的合成。与细胞内乳糜微粒形成的机制类似( 图 20-3),肝细胞中的 MTP 将 apoB100 酯化,形成新的 VLDL 颗粒。在 MTP 的持续作用下,新生的 VLDL 颗粒与较大甘油三酯液滴融合,直接分泌进入血液循环。在肝细胞内,VLDL 颗粒需要 apoE、apoC Ⅰ、apoC Ⅱ和 apoC Ⅲ而进行分泌。然而,在循环系统,这些载脂蛋白可能从 HDL 转移到 VLDL。

肠道内合成的 apoB48 与肝脏内合成的 apoB100 为基础载脂蛋白,使得在甘油三酯存在时能立即产生乳糜微粒和 VLDL 颗粒。在甘油三酯缺乏的情况下,如禁食期间的肠上皮细胞内,apoB 通过多种细胞内机制被降解。最近的研究揭

示了分拣蛋白（sortilin）在细胞运输 VLDL 中的作用。分拣蛋白由 *Sort1* 基因编码，全基因组关联研究（GWAS）显示 Sort1 与 LDL 胆固醇（LDL-C）水平降低有关。分拣蛋白通过溶酶体依赖性机制促进 apoB 的翻译后降解。

## apoB 载脂蛋白的血管内代谢

在循环系统中，甘油三酯向肌肉和脂肪组织的转运需要激活乳糜微粒和 VLDL 颗粒（图 20-5）。激活过程中需要 apoC Ⅱ 分子，apoC Ⅱ 由 HDL 颗粒经水相转运而来。由于 apoC Ⅱ 向乳糜微粒和 VLDL 颗粒的转运存在固有的延迟，使得富含甘油三酯的颗粒有充足的时间扩散到全身。

脂蛋白酯酶（lipoprotein lipase, LPL）是一种脂肪分解酶，在肌肉和脂肪组织毛细血管内皮表面表达。糖蛋白 LPL 由肌细胞和脂肪细胞合成，通过特定的糖基磷脂酰肌醇（GPI）-连接蛋白 GPIHBP1 转运到内皮细胞表面，并将 LPL 固定在内皮细胞膜上的适当位置。在乳糜微粒和 VLDL 颗粒获得 apoC Ⅱ 时，它们就与 LPL 结合，从而使甘油三酯从脂蛋白的核心发生水解（图 20-5）。LPL 介导脂肪分解释放游离脂肪酸和

甘油，然后，这些游离脂肪酸被邻近的实质细胞摄取。LPL 在肌肉和脂肪组织的表达水平和固有活性受到进食/禁食状态的调节，允许脂肪酸在禁食状态下优先转运到肌肉，在进食后转运到脂肪组织。乳糜微粒和 VLDL 甘油三酯的脂解速率也受 LPL 活性抑制剂 apoC Ⅲ 的调控，apoC Ⅲ 对 LPL 的抑制可能是促进富含甘油三酯的颗粒在循环系统中广泛分布的另一种机制。

## 受体介导的 apoB 载脂蛋白的清除

来源于乳糜微粒和 VLDL 的甘油三酯被 LPL 持续水解，颗粒中的甘油三酯逐渐减少，而胆固醇相对增加。当约 50% 的甘油三酯被清除时，乳糜微粒和 VLDL 颗粒失去与 LPL 的亲和力而与酶分离。可交换的脂蛋白 apoA Ⅰ 和 apoC Ⅱ（包括 apoC Ⅰ 和 apoC Ⅲ）转移到 HDL 与 apoE 进行交换（图 20-6A）。载脂蛋白 E（apolipoprotein E, apoE）是受体介导的清除颗粒的高亲和力配体。得到 apoE 后，这些颗粒被称为乳糜微粒残留物（chylomicrons remnants）或极低密度脂蛋白残留物（very-low-density lipoprotein, VLDL）。

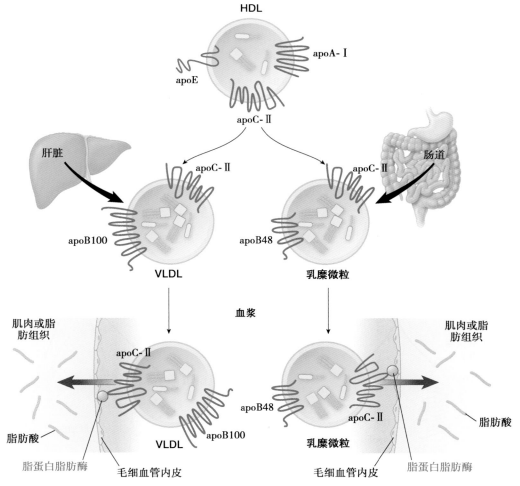

**图 20-5　apoB 载脂蛋白的血管内代谢。**当乳糜微粒和 VLDL 颗粒被分泌出之后，在血浆中遇到 HDL 颗粒并获得可交换的载脂蛋白 apoC Ⅱ，此时激活乳糜微粒和 VLDL 颗粒，从而发挥脂解作用。当乳糜微粒和 VLDL 进入肌肉或脂肪组织的毛细血管时，apoC Ⅱ 促进颗粒与脂蛋白脂肪酶的结合，而脂蛋白脂肪酶与内皮细胞表面结合。脂蛋白脂肪酶介导源于脂蛋白颗粒中心的甘油三酯水解，而非胆固醇酯的水解。产生的脂肪酸被吸收进入肌肉或脂肪组织

乳糜微粒或 VLDL 残留物经过三个步骤摄取到肝脏(图 20-6B)。第一步是在窦周隙(space of Disse)分离脂蛋白颗粒,窦周隙位于肝血窦内皮细胞和肝细胞窦状(基底外侧)膜之间。分离时要求残留颗粒足够小,从而能够在脂解后穿过内皮细胞。残留颗粒进入窦周隙后,与大分子的硫酸乙酰肝素蛋白(heparan sulfate proteoglycans)多糖结合和分离。第二步是窦周隙的颗粒在肝脂酶(hepatic lipase)作用下重构,肝脂酶与 LPL 相似但是在肝细胞中表达。肝脂酶优化残留颗粒的甘油三酯,使其能够通过受体介导的机制有效清除。最后一步是受体介导的颗粒摄取机制下残留物的清除,依靠四条途径中的一条完成。在窦状肝细胞质膜,残留颗粒被 LDL 受体(LDL receptor)、LDL 受体相关蛋白(LDL receptor-related protein,LRP)或硫肝蛋白糖结合和摄取。四分之一途径依靠 LRP 和硫肝蛋白糖的活性共同介导。这些冗余机制能够有效清除颗粒,使残留物在血浆中的半衰期约为 30 分钟。

## LDL 颗粒的形成与清除

含 apoB48 的乳糜微粒残留物能在血浆中被完全清除。与此相反,apoB100 能改变 VLDL 残留物的代谢作用,使得只有约 50% 的残留物通过残留物颗粒途径被清理。两者的差别表现在 LPL 介导的残留物代谢。VLDL 残留物由 LPL 代谢后增幅较小,造成甘油三酯相对缺乏,胆固醇酯相对较多。当残留物和 HDL 交换载脂蛋白后形成密度更高的颗粒,这些颗粒称为中密度脂蛋白(intermediate-density lipoprotein,IDL)。由于 IDL 包含 apoE,约 50% 的 IDL 通过残留物受体途径被肝脏清除(图 20-6)。然而,剩余的 IDL 在肝脂酶作用下转化为 LDL,LDL 在 IDL 的核心进一步水解甘油三酯。脂蛋白颗粒的进一步减小,使得 apoE 转运到 HDL。因此,LDL 是一个独特的,胆固醇酯丰富的脂蛋白,apoB100 是它唯一的载脂蛋白(图 20-7A)。

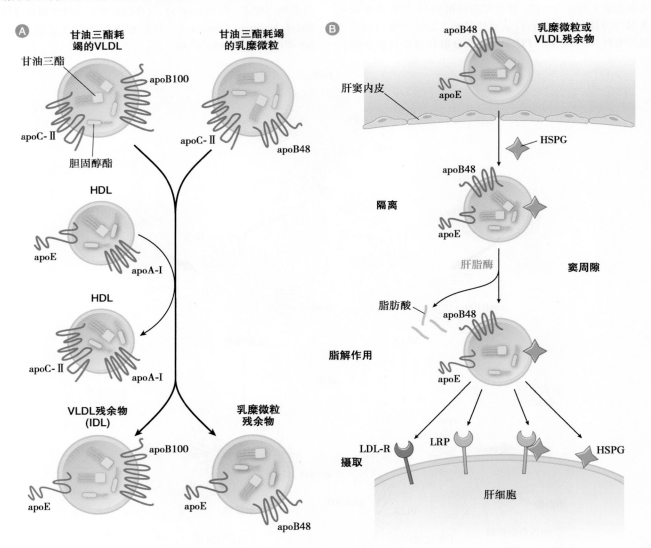

**图 20-6 残余颗粒的形成和肝脏吸收。A.** 水解完成后,乳糜微粒和 VLDL 对脂蛋白脂肪酶不再具有亲和力。当遇到 HDL 颗粒时,apoCⅡ 被转移回 HDL 颗粒以换取 apoE,产生乳糜微粒和 VLDL 残余颗粒。**B.** 脂蛋白脂肪酶的活性致使残余脂蛋白颗粒较小,足以进入窦周隙。残余的脂蛋白通过与高分子量硫酸乙酰肝素蛋白聚糖(HSPG)分子结合,从而隔离在窦周隙中。之后,肝脂肪酶发挥作用,促进残余脂蛋白核心中的一些残余甘油三酯的脂解及脂肪酸的释放。LDL 受体(LDL-R)、LDL 受体相关蛋白(LRP)(LRP 和 HSPG 形成的复合物)或单独的 HSPG 介导肝细胞摄取残余脂蛋白颗粒

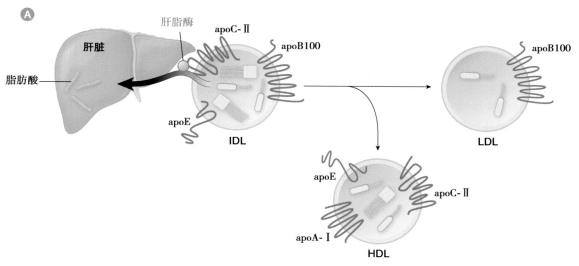

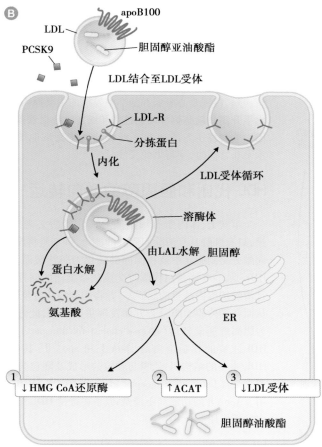

图 20-7　**LDL 颗粒的形成和清除。A.** 当 IDL 颗粒与肝脂酶的相互作用变得更紧密,且富含胆固醇酯时,形成 LDL。由此产生的结果是,apoE 和 apoC Ⅱ均失去对颗粒的亲和力,并转移至 HDL,仅留下 apoB100。**B.** 载脂蛋白 B100 与肝细胞或其他类型细胞上的 LDL 受体(LDL-R)分拣蛋白复合物结合,促进 LDL 内化成内吞囊泡及囊泡与溶酶体的融合。除与 PCSK9 结合的部分外,LDL 受体再循环到细胞表面,而脂蛋白颗粒被蛋白水解成氨基酸(来自 apoB100 和 PCSK9 结合的 LDL-R)和游离胆固醇和脂肪酸[来自溶酶体酸性脂肪酶(LAL)对胆固醇酯和甘油三酯的作用]。细胞内游离胆固醇对细胞有三种调节作用:首先,胆固醇降低了 HMG-CoA 还原酶的活性,HMG-CoA 还原酶是胆固醇生物合成中的限速酶;其次,胆固醇激活乙酰辅酶 A:胆固醇酰基转移酶(ACAT),这种酶可将游离胆固醇酯化成胆固醇酯,用于细胞内储存或输出;最后,胆固醇抑制编码 LDL 受体的基因的转录,从而减少细胞对胆固醇的进一步摄取

LDL 受体是唯一可以从血浆中清除绝大多数 LDL 的受体。LDL 受体在肝细胞、巨噬细胞、淋巴细胞、肾上腺皮质细胞、性腺细胞和平滑肌细胞的表面表达。由于缺乏 apoE，LDL 颗粒是 LDL 受体相对较弱的配体。因此循环系统中 LDL 的半衰期(2~4 天)显著增加，这能够解释 LDL 胆固醇约占血浆总胆固醇的 65%~75% 的原因。分拣蛋白似乎也能促进 LDL 受体对 LDL-C 的摄取(图 20-7B)。

apoB100 和 LDL 受体的相互作用，使得由受体介导的 LDL 颗粒的胞吞作用，以及之后的 LDL 颗粒和溶酶体囊泡的融合两个过程更容易进行(图 20-7B)。LDL 颗粒内的胆固醇酯和甘油三酯被溶酶体酸性脂肪酶(lysosomal acid lipase，LAL)水解，并释放出未酯化的胆固醇和脂肪酸后，LDL 受体又被运到细胞表面循环重复利用。这些水解产物主要作用于三条内环境稳定的通路:第一，细胞内胆固醇抑制胆固醇起始合成限速酶，即 HMG-CoA 还原酶的活性;第二，胆固醇通过激活 ACAT 增加了胆固醇的酯化，及其在细胞内的储存;第三，LDL 受体表达的减少，使细胞对胆固醇的摄取减少。多数 LDL 受体(70%)在肝细胞表面表达，因此肝脏是清除 LDL 颗粒的主要器官。

前蛋白转化酶枯草溶菌素 9(PCSK9)是一种血浆蛋白，能够调节 LDL 受体活性。PCSK9 在内质网中自催化切割形成成熟前蛋白-72-kDa proPCSK9，然后进入分泌途径，并在反式-高尔基网络中的分拣蛋白的帮助下，分泌到血浆中。然后 PCSK9 与 LDL 受体的表皮生长因子样重复 A(EGFA)基序结合。该复合物针对溶酶体进行降解(图 20-7B)。PCSK9 中的功能获得性突变导致 LDL-C 显著升高，而功能丧失性突变导致 LDL-C 降低。

没有被 LDL 受体表达组织摄取的 LDL 颗粒能迁移到血管内膜与蛋白多糖结合(图 20-8)，进而进行氧化或非酶糖基化。LDL 的氧化导致脂质过氧化，产生反应性醛中间体，能切割 apoB100。被修饰的 LDL 可以被清道夫受体(scavenger receptors)(如 SR-A)内化，清道夫受体主要在单核吞噬细胞表达。与 LDL 受体不同的是，当单核细胞开始聚集胆固醇时，清道夫受体并不被下调。所以，氧化型 LDL 在巨噬细胞的持续聚集导致泡沫细胞(foam cells)(富含胆固醇的巨噬细胞)的形成。这些泡沫细胞可能经历凋亡或坏死等过程，释放自由基和蛋白水解酶。氧化型 LDL 也可以上调细胞因子的产生，损伤内皮功能，增加内皮黏附分子的表达，这所有的过程加剧了局部的炎症反应，促进动脉粥样硬化的发生。泡沫细胞是动脉粥样硬化损伤的主要成分，过多的泡沫样细胞死亡能够降低动脉粥样硬化斑块的稳定性，而这一过程部分归因于基质金属蛋白酶的释放。由于斑块破裂是急性缺血性心血管疾病，特别是心脏病和脑卒中发病的主要原因，**血浆中 LDL 水平升高是动脉粥样硬化进展和继发性心血管疾病的主要原因**。这解释了为什么 Jake 的主治医生发现他的血液中 LDL 水平非常高时，变得如此关注。

## HDL 代谢和胆固醇的逆向转运

事实上，体内所有细胞能合成它们所必需的胆固醇，但是，只有肝脏具有清除胆固醇的能力，肝细胞将没有酯化的胆固醇分泌到胆汁中或将胆固醇转化为胆汁酸而清除。因此，HDL 是 apoB 脂蛋白代谢时交换载脂蛋白的储存库。HDL 通过清除细胞内过量的胆固醇，并将胆固醇从血浆转运到肝脏，从而在维持胆固醇稳态方面发挥重要作用，此过程通常被称为胆固醇逆向转运(reverse cholesterol transport)(图 20-9A)。HDL 主要的载脂蛋白是 apoA Ⅰ 和 apoA Ⅱ，其中 apoA Ⅰ 是 HDL 主要的结构因素，参与颗粒的形成及颗粒与 B 类 Ⅰ 型清道夫受体(scavenger receptor class B，type Ⅰ，SR-BI)的相互作用。ApoA Ⅱ 的功能尚不清楚-似乎在维持 HDL 结构的完整性中发挥作用。

### HDL 形成

HDL 主要在肝脏形成，少部分在小肠形成。肝脏或小肠分泌缺少脂质的 apoA Ⅰ，并在血浆中与脂蛋白颗粒分离，这是 HDL 形成的最早期阶段。这些两性 apoA Ⅰ 分子和位于肝血窦细胞膜或小肠细胞基底膜的 ABCA1(ABCA1)相互作用。ABCA Ⅰ 可以将少量的膜磷脂和未酯化的胆固醇整合到 apoA Ⅰ 分子，得到小的圆盘状颗粒，即为早期或前 β-高密度脂蛋白(Pre-beta-HDL)，根据它们在琼脂糖凝胶电泳转运的特点决定具体为哪一种。

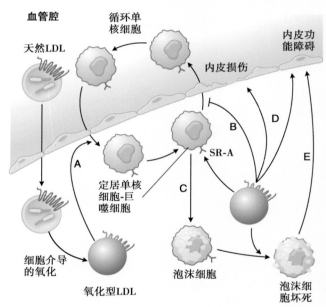

图 20-8 LDL 和动脉粥样硬化。LDL 的升高是动脉粥样硬化发生发展的主要风险因素。天然 LDL 迁移到内皮下间隙，通过脂质过氧化和 apoB100 的片段化，经化学转化形成氧化型 LDL。氧化型 LDL 对血管功能有很多有害作用。氧化型 LDL 促进内皮下间隙单核细胞的趋化性(**A**)，并抑制该间隙的单核细胞移出(**B**)。定居单核细胞-巨噬细胞通过清道夫受体(SR-A)与氧化型 LDL 结合，导致含脂质泡沫细胞的形成(**C**)。氧化型 LDL 能直接损伤内皮细胞，引起内皮功能障碍(**D**)。泡沫细胞中氧化型 LDL 的持续积累也可导致泡沫细胞坏死，释放出多种蛋白水解酶，从而损伤内膜(**E**)

图中标注文字：血管腔、循环单核细胞、天然LDL、内皮功能障碍、内皮损伤、定居单核细胞-巨噬细胞、SR-A、细胞介导的氧化、氧化型LDL、泡沫细胞、泡沫细胞坏死、内皮下间隙

## HDL 在血管内成熟

由于圆盘状的前-β-HDL 颗粒无法从细胞膜清除过量胆固醇,因此血浆中的这些颗粒必须转化为成熟的球状颗粒。HDL 的成熟是两种不同的蛋白活化产生的结果(图 20-9A,B)。卵磷脂:胆固醇酰基转移酶(lecithin:cholesterol acyltransferase,LCAT)优先与圆盘状 HDL 结合,将颗粒内的胆固醇分子转化为胆固醇酯,这种转化是通过脂肪酸的酯基转运作用完成的,把 HDL 表面的磷酸卵磷脂分子转运到胆固醇分子的羟基上,同时还产生一个溶血磷脂胆碱分子,从颗粒分离下来后与人血清白蛋白结合。由于它们溶解性很低,因此胆固醇酯被转运到 HDL 颗粒核心。疏水核心的发展将前-β-HDL 转化成球状 α-高密度脂蛋白(alpha-HDL)颗粒。

促使 HDL 在血浆中成熟的第二个重要蛋白是磷酯转运蛋白(phospholipid transfer protein,PLTP)。PLTP 将磷脂从含 apoB 的残留物颗粒表面转运到 HDL 表面,在 LPL 介导的 apoB 脂蛋白水解过程中,随着甘油三酯从核心清除,颗粒变小,颗粒表面的磷脂相对过量。由于磷脂溶解性很差,且不能与颗粒分离,PLTP 清除了过量磷脂,从而使缩小的核保持适当的磷脂浓度。PLTP 将磷脂转运到 HDL 表面以后,替代了 LCAT 反应消耗的分子,从而使 HDL 的核继续变大。

## HDL 介导胆固醇细胞外流

当未被酯化的胆固醇从细胞质膜转运到 HDL 颗粒时,胆固醇就向细胞外排泄,将过量的不溶性胆固醇转运出细胞。对于不同细胞类型和 HDL 颗粒类型,胆固醇外排机制不同。脂质缺乏的前-β-HDL 颗粒、apoA Ⅰ 和 apoA Ⅱ 通过与 ABCA1 相互作用,促进胆固醇外排。这个过程不仅对于肝脏合成 HDL 很重要,而且是从内皮下细胞转运过量胆固醇的机制,与此同时能够保护巨噬细胞免受胆固醇引发的细胞毒性。球状 HDL 通过几种不同的机制有效地刺激胆固醇的外排,首先,HDL 表面的 apoA Ⅰ 与胞膜表面的 SR-BI 相互作用,促进了胆固醇的外排;其次,巨噬细胞不但表达 ABCA1 和 SR-BI,而且也表达 ABCG1,ABCG1 也能够介导胆固醇从球状 HDL 外排。最后,在缺少特异性的细胞表面结合蛋白的时候,球状 HDL 颗粒也能够促进胆固醇外排。尽管胆固醇的溶解性很低,但是仍有一定量的胆固醇能够分离下来,并且借助血液的扩散,短距离游走到表面富含磷脂的受体颗粒。在数量上,**流向球状 HDL 颗粒的胆固醇很大程度上代表了从细胞外排出的胆固醇的量**。HDL 清除细胞内胆固醇的作用可以通过 LCAT 和 PLTP 的活性而得到加强,原理为阻止脂蛋白颗粒外壳表面的胆固醇达到饱和。

## HDL 胆固醇向肝脏转运

当成熟的 HDL 颗粒被转运到肝脏后,这些颗粒与 HDL 主要的受体 SR-BI 相互作用(图 20-9A),SR-BI 在肝血窦细胞膜中高表达,在非肝细胞中能介导过量胆固醇细胞膜**外排**,而它在肝细胞中的作用是促进脂质的选择性**吸收**。在此过程中,由于缺乏载脂蛋白的摄入,HDL 颗粒的胆固醇和胆固醇酯被肝细胞摄取。在 SR-BI 介导的脂质选择性摄取过程中,释放 apoA Ⅰ 进而参与前-β-HDL 的形成。HDL 颗粒的寿命一般为 2~5 天,这提示每个 apoA Ⅰ 分子可能参与胆固醇逆向转运的多个循环。对于肾上腺和性腺等表达 SR-BI 水平高的非肝组织,也需要胆固醇以合成类固醇。

胆固醇酯转运蛋白(cholesterol ester transfer protein,CETP)和肝脂酶两种附加蛋白在胆固醇从肝外组织向肝脏转运的过程发挥了重要作用。CETP 作为一种血浆蛋白,在与甘油三酯分子交换中,把胆固醇酯从成熟的球状 HDL 分子转运到残留脂蛋白核心,而且 CETP 被插入 HDL 颗粒的核心(图 20-9B)。在这个过程中,机体可以利用残留物颗粒完成甘油三酯的转运功能。HDL 分子中清除胆固醇酯有两方面的作用,第一就是进一步提高了 HDL 从细胞捕获胆固醇分子的能力;第二就是更有效地选择性摄取 SR-BI。这是由于肝脂酶在肝细胞表面水解甘油三酯的作用增强了 SR-BI 活性(图 20-9A)。

如前所述,HDL 清除巨噬细胞和其他肝外组织的胆固醇,并返回到肝脏的整个过程叫胆固醇逆向转运。血浆 HDL 胆固醇水平的升高从反映了胆固醇逆向转运效率的提高,说明了血浆 HDL 水平与心血管疾病的发生风险呈负相关。HDL 颗粒对血管组织也发挥着直接保护作用,例如提高了抗氧化酶的活性,而抗氧化酶能够抑制 LDL 的氧化。HDL 也可以抑制炎症介质如细胞内黏附分子(ICAM)与血管细胞黏附分子(VCAM)的表达。通过对 HDL 代谢的深入了解,可以帮助我们发现和寻找能促进高胆固醇逆向转运的生物化学靶点,从而能够减缓甚至逆转动脉粥样硬化的病理进程。

# 胆汁脂质分泌

胆固醇通过逆向转运方式转运至肝脏后,就会通过胆汁分泌清除,其中一个关键步骤是部分胆固醇被转化为胆汁酸(图 20-10A)。仅在肝细胞中表达的胆固醇 7α-羟化酶(cholesterol 7α-hydroxylase,CYP7A1),是催化胆固醇转化为胆汁酸的限速酶。与胆固醇不同,胆汁酸极易溶于水,且是一种能够促进微团形成的生物清洁剂(图 20-10B)。这些富含磷脂的大分子聚合物来源于肝细胞膜,在胆囊溶解胆固醇后经由肝脏转运至小肠。微团以这种方式在血液里起着功能性的 HDL 颗粒类似物的作用。

胆汁的形成始于胆汁酸在小管膜转运泵(ABCB11)作用下泵入胆囊的过程,这些胆汁酸反过来刺激胆囊分泌磷脂和胆固醇。另外两种蛋白介导磷脂和胆固醇的分泌过程,ABCG4 介导磷脂分泌,ABCG5 和 ABCG8 异源二聚体介导胆固醇的分泌。每日排入胆囊的胆汁酸、磷脂和胆固醇的量大约分别为 24g、11g 和 1.2g。这些分子包含胆汁脂质,在禁食期间胆汁脂质贮存在胆囊中。脂肪含量高的饮食刺激胆囊收缩,使胆囊内容物输送到小肠。如上所述,胆汁促进脂肪的消化和吸收,且还能加速内源性胆固醇的清除。

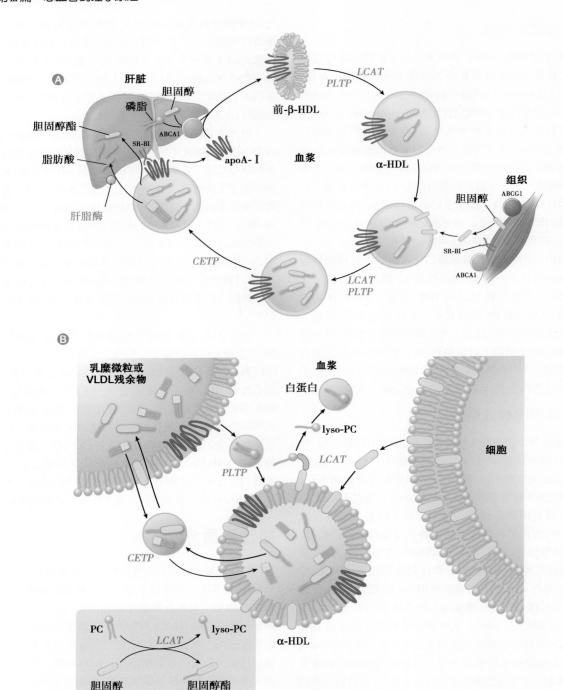

**图20-9　胆固醇逆向转运。A.** 当肝脏分泌 apoA Ⅰ 时,开始了胆固醇逆向转运过程。血浆中的 ApoA Ⅰ 与 ATP 结合盒蛋白 A1(ABCA1)相互作用。ABCA1 与源于肝细胞质膜的少量磷脂和未酯化的胆固醇结合,形成盘状前 β-HDL 颗粒。由于血浆卵磷脂:胆固醇酰基转移酶(LCAT)的活性,前 β-HDL 颗粒成熟后形成球状 α-HDL。球状 α-HDL 颗粒接受多个组织细胞质膜过量、未酯化的胆固醇。未酯化的胆固醇通过与 ABCA1、ABCG1 和 SR-BI 相互作用,以及通过血浆的水溶性扩散,从细胞转移到附近的 HDL 颗粒。如图 B 所示,LCAT 和磷脂转移蛋白(PLTP)允许颗粒核心和表面外膜扩张,增加了 HDL 接受细胞中未酯化胆固醇分子的能力。胆固醇酯转移蛋白(CETP)将 HDL 中胆固醇酯分子移除,并用残余颗粒中的甘油三酯替换它们。HDL 颗粒与 B 类 Ⅰ 型清道夫受体(SR-BI)相互作用,介导肝脏选择性摄取胆固醇和胆固醇酯,而非 apoA Ⅰ。当肝脂肪酶水解颗粒核心的甘油三酯时,促进了这一过程,剩余的 apoA Ⅰ 分子再次开始了胆固醇逆向转运的循环。**B.** LCAT、PLTP 和 CETP 促使过量的胆固醇从细胞质膜中移除。LCAT 将 α-(或前-β)HDL 表面外膜磷脂酰胆碱分子中的脂肪酸移除,并酯化颗粒表面未酯化的胆固醇分子。产生的溶血磷脂酰胆碱(lyso-PC)与血浆中白蛋白结合,而胆固醇酯自发移动到脂蛋白颗粒的核心内。LCAT 耗尽未酯化的胆固醇分子,这些胆固醇分子被细胞中未酯化的胆固醇取代。LCAT 作用消耗 HDL 磷脂,在 PLTP 活性下,这些 HDL 磷脂被残余颗粒的过量磷脂取代。如图 A 所述,CETP 通过使 α-HDL 中的胆固醇酯分子与 VLDL 残余物中的甘油三酯进行交换,增加了肝脏中胆固醇的转运效率。与磷脂、甘油三酯和胆固醇酯(需要转运蛋白)不同,未酯化的胆固醇和 lyso-PC 在血浆中能短距离扩散

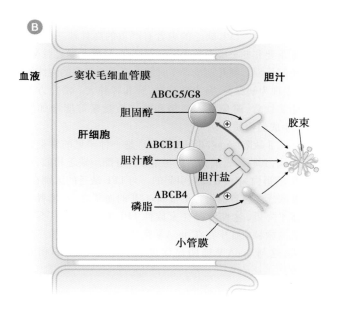

图 20-10　胆汁中脂质的分泌。A. 在肝细胞内，一部分胆固醇转化为胆汁酸。在这个过程中，胆固醇 7α-羟化酶是限速酶，仅在肝细胞中表达。由人肝脏合成的最丰富的胆汁酸是胆酸盐。B. 在小管（顶端）膜内，ATP 依赖性泵 ABCB11 促进浓度梯度的胆汁酸分泌。之后，胆汁酸激活另外 2 种蛋白 ABCB4 及 ABCG5 和 ABCG8（ABCG5/G8）异二聚体的活性，分别将磷脂和胆固醇分泌到胆汁中。在胆汁中，胆汁酸、磷脂和胆固醇之间产生相互作用，导致胶束的形成

## 胆固醇平衡

由于胆固醇在肝脏中被转化成胆汁酸，并且以原产物的形式分泌到胆汁，因此，胆固醇和胆汁酸的比例对胆固醇的平衡起很大作用。在参与了胆固醇转运和脂肪消化后，大多数胆汁酸不会在粪便中丢失，而在回肠末端被高亲和力的转运蛋白摄取和回收，进而进入门脉循环再被转运回肝脏。在肝脏，胆汁酸依靠肝细胞的首过效应从血液中被清除，并被重新分泌到胆汁中，这种胆汁酸在肝脏和小肠间的循环过程被称为肝肠循环（enterohepatic circulation）。

肝肠循环效率很高，只有不到 5% 的胆汁酸在粪便中丢失。然而，由于胆汁酸分泌的量很大，每天会有少量的胆汁酸（约 0.4g）丢失。考虑到胆固醇是合成胆汁酸的底物，粪便中胆汁酸的量也反映了机体丢失的胆固醇的量。肝脏中敏感的核激素受体，高度调控胆汁酸合成相关基因的转录，能检测到

胆汁酸流失到粪便的速率，因此，肝脏能够准确地合成足够量的胆汁酸来补充粪便丢失的胆汁酸。

每日除 1.2g 的胆固醇被分泌到胆汁中，美国人的普通饮食可贡献约 0.4g 的胆固醇到小肠。因此，饮食中的胆固醇只占经过小肠的总胆固醇（例如，胆汁的和饮食的）的一小部分（25%）。遗传可能决定了小肠吸收胆固醇的程度，个体吸收小肠胆固醇比例是固定的。在总人群中，这个比例从低于 20% 到高于 80% 不等。例如，当人体小肠平均吸收 50% 胆固醇时，这些量只相当于总量 1.6g（即 1.2g 胆汁胆固醇加 0.4g 的膳食胆固醇）的一半，另一半（0.8g）将在粪便中丢失，加上每天以粪便胆汁酸形式损失的 0.4g 胆固醇，身体每天总共损失了 1.2g 胆固醇。将小肠吸收的饮食中胆固醇和胆汁中胆固醇再吸收的量考虑在内，机体每天共需合成 0.8g 胆固醇（即胆固醇合成 = 粪损失胆固醇 + 胆汁酸 - 饮食胆固醇摄取）。因此，内源性合成胆固醇的量大约是平均饮食摄取的两倍以上。

## 病理生理学

大量研究表明，血液中脂质浓度的升高与心血管疾病发生的危险性明确相关。LDL 胆固醇水平的升高和 HDL 胆固醇水平的降低与心血管疾病死亡风险的增加紧密关联。另外，高甘油三酯血症也是一个独立的危险因素。即便 LDL 胆固醇水平正常，当高甘油三酯血症伴随低水平 HDL 胆固醇时，这种危险性也会进一步加剧。从临床角度看，血脂障碍疾病可分为高胆固醇血症、高甘油三酯血症、高脂血症和 HDL 代谢紊乱四类。

高脂血症的病因有多种因素，包含非常明晰的单基因疾病，遗传多态性分布以及机制不明确的基因-环境相互作用。对于很多个体而言，胆固醇的升高可能是富含饱和脂肪和胆固醇饮食的摄入，以及遗传易感性共同作用的结果。下面这部分将主要介绍高脂血症主要的遗传因素，以及高脂血症继发原因的简要概述。判断胆固醇水平升高的治疗策略，主要是基于对心血管疾病风险性的评估。目前为止，临床实践还未将高脂血症的遗传原因考虑在内，而随着对普通血脂障碍的遗传因素和这些遗传因素在心血管疾病中作用的理解的深入，降脂治疗将向个体遗传易感性的方向发展。

## 高胆固醇血症

原发性高胆固醇血症的特点是血浆总胆固醇和 LDL 胆固醇水平升高，甘油三酯浓度正常。原发性高胆固醇血症的主要原因是家族性高胆固醇血症，家族性的 apoB 100 功能缺陷，PCSK9 基因功能获得型突变，家族性混合型高脂血症和最常见的多基因高胆固醇血症。

家族性高胆固醇血症（familial hypercholesterolemia，FH）是一种 LDL 受体缺少的常染色体显性疾病。编码 LDL 受体的基因突变导致以下四种分子缺陷之一：受体合成不足，无法

到达质膜,缺陷性的 LDL 结合以及无法使结合的 LDL 颗粒内化。杂合的个体(1/500 在美国)的总血浆胆固醇浓度在一生中都会升高,其中成人的平均浓度范围为 7.1～13mmol/L(正常<5.17mmol/L)。临床特征包括肌腱黄瘤(由胆固醇在细胞内和细胞外的积累引起)和弓形角膜(角膜中胆固醇的沉积)。纯合子 FH 个体的特点是功能性 LDL 受体丢失,它的表现较杂合子更为严重,但是很少有紊乱(在美国的患病比例为 1/1 000 000)。LDL 受体功能性丢失引起很高的血浆胆固醇浓度(18～31mmol/L),在 20 岁之前就会出现有临床表现的心血管疾病。他汀类药和其他降低 LDL 的药物能够上调细胞表面 LDL 受体的浓度,所以对杂合子 FH 的治疗效果良好。概述所述的病例中,患者 Jake 很可能是杂合子 FH。因为纯合子缺少功能性 LDL 受体,直到最近,唯一有效的治疗办法是用血浆置换的办法免疫吸附 LDL 颗粒。然而,目前对 PCSK9、MTP 抑制或 apoB 合成的分子开发表明补充疗法有希望减少纯合 FH 患者 LDL-C 严重升高的现象。近期,有关常染色体隐性的高胆固醇血症被认为是缺陷型分子供体蛋白参与了 LDL 受体的内化作用,它的表现型与 FH 的相似。

家族性 apoB100 缺陷(familial defective apoB100)具有常染色体显性特征,apoB 100 蛋白的基因突变引起 LPL 颗粒与 LDL 受体的亲和力水平下降。由于 LDL 的分解代谢降低,家族性 apoB100 缺陷的患者血浆胆固醇水平与 FH 患者相类似。与 FH 患者的临床特征类似,编码 PCSK9 的基因功能获得型突变已被证实,这种疾病的病理生理学反映了 PCSK9 功能的增加和 LDL 受体在细胞表面表达水平的减少。家族性合并高脂血症的特征是不同家族的高脂血症具有不同组合(见下文);其中 LDL 胆固醇升高是一种表现。

多基因性高胆固醇血症(polygenic hypercholesterolemia)是一个广义的概念,指的是患有高胆固醇血症却没有明确遗传学诱因的患者。复杂的基因-环境相互作用、多个未被发现的遗传易感基因、小密度 LDL 和脂蛋白[Lp(a)]等 LDL 颗粒变种,可能是造成多基因性高胆固醇血症的原因。要想明确多数高胆固醇血症患者的病因学,有必要进一步研究高胆固醇血症的遗传易感倾向。

# 高甘油三酯血症

原发性高甘油三酯血症的特点是禁食过夜后血浆中测得的甘油三酯浓度升高至 2.26～5.65mmol/L 或更高(正常<1.69mmol/L)。高甘油三酯血症的三种主要病因已被确定:家族性高甘油三酯血症、家族性脂蛋白酯酶(LPL)缺陷和 apoCⅡ缺陷。家族性混合高脂血症也表现为独立的高甘油三酯血症。一般情况下,高甘油三酯血症随年龄增长、体重增加、肥胖和糖尿病而发展,是代谢综合证的重要组成。

家族性高甘油三酯血症(familial hypertriglyceridemia)是一种普通的常染色体显性紊乱,其特征是甘油三酯浓度升高但 LDL-胆固醇浓度正常,HDL 胆固醇浓度常常降低。尽管高甘油三酯血症潜在的病因尚不清楚,有一种假说认为胆汁酸代谢缺陷导致肝脏内富含甘油三酯的 VLDL 生成增加可能是

其发病原因,常不伴有过早性冠心病家族史。该病常通过运动和饮食控制来治疗,如果这些方法并不能使甘油三酯浓度成功降低至 5.65mmol/L 以下,则需考虑应用贝特类药物。药物治疗应在甘油三酯浓度超过 1.13mmol/L 时开始。

家族性脂蛋白脂酶缺陷(familial lipoprotein lipase deficiency)是由于活性 LPL 缺失造成的常染色体隐性遗传病,通过测定肝素化后血浆脂肪酶活性可以诊断该疾病,检测原理是肝素与 LPL 竞争结合内皮细胞上的结合位点,并把 LPL 分子置换入血浆。LPL 缺乏的患者有严重的高甘油三酯血症,其特征是婴儿期乳糜微粒水平显著升高,且婴儿期之后 VLDL 清除机制受损。婴儿期或青年时期由于富含脂质的泡沫细胞聚集,表现为胰腺炎、突出性黄瘤、肝和脾肿大。治疗方案包括无脂肪饮食,避免摄入酒精和糖皮质激素等能增加肝脏 VLDL 生成的物质。

apoCⅡ缺陷(ApoCⅡ deficiency)是一种罕见的常染色体紊乱疾病,其临床表现和治疗与家族性肝酯酶缺乏相似,病因是 LPL 辅蛋白 apoCⅡ缺陷引起的。与 LPL 缺乏的区别在于,apoCⅡ缺乏的患者输入含正常 apoCⅡ的血浆之后,患者甘油三酯水平降低,这种情况在家族性 LPL 缺乏患者中不会出现。乳糜微粒血症中存在 apoA V 突变,可能与高甘油三酯血症相关,这与 apoA V 能明显促进 apoCⅡ和 LPL 的相互作用一致。

# 混合型高脂血症

混合型高脂血症的患者一般表现出复杂的脂质变化,这些变化包括:总胆固醇、LDL 胆固醇和甘油三酯浓度升高,HDL 胆固醇浓度通常是降低的。混合型高脂血症的病因包括家族性混合高脂血症(familial combined hyperlipidemia,FCHL)、异常 β 脂蛋白血症(dysbetalipoproteinemia)和溶酶体酸性脂肪酶缺乏症(lysosomal acid lipase deficiency,LAL-D)。

FCHL 是一种与空腹甘油三酯和总胆固醇浓度轻度升高以及 HDL 胆固醇浓度降低有关的常见疾病。FCHL 的患者常常表现为代谢综合征(metabolic syndrome)的特征,这些特征包括:腹部肥胖、葡萄糖不耐受以及高血压。其分子水平的缺陷仍处于研究阶段。目前的假说主要集中在胰岛素抵抗,这是由于胰岛素抵抗能够增加脂肪组织分解。从脂肪组织释放出来的脂肪酸又返回到肝脏,脂肪酸在肝脏中被重组为甘油三酯。甘油三酯的增加导致 VLDL 颗粒产生的增加,VLDL 的增加会导致血浆中含 apo-B 的脂蛋白增加。由于 FCHL 表型复杂,潜在的遗传缺陷仍然难以捉摸。恪守饮食调整可能是控制 FCHL 的有效手段。然而也需要药物治疗,他汀类药物是常用的。一些联合疗法,包括增加贝特类或烟酸可能是使甘油三酯和 LDL-胆固醇浓度正常化以及增加 HDL 胆固醇所必需的。

异常 β 脂蛋白血症的特征是富含胆固醇的乳糜微粒和 IDL 样颗粒增加。这些发现是乳糜微粒和 VLDL 残留物积累的结果,将导致高甘油三酯血症和高胆固醇血症。人类的 apoE 有三种亚型(E2、E3 和 E4),apoE2 与该疾病相关。具有

apoE2/apoE2 纯合子表型的患者乳糜微粒和 VLDL 颗粒与其脂蛋白受体的亲和力降低,这导致了血浆中残留颗粒的蓄积。虽然 apoE 同种型基因在出生时就存在,但一般成年男性和绝经后女性表现出症状。这种表型的延迟表达机制是未知的,因此揭示其原因需要研究其他的代谢因素(例如:肥胖、糖尿病或甲状腺功能减退症)。β 脂蛋白血症通过减少脂肪和胆固醇的摄入、减肥和避免酒精摄入来控制。此外,烟酸和贝特类药物是有效的药物治疗。

溶酶体酸性脂肪酶缺乏症(LAL-D)是一种罕见的溶酶体储存障碍,由编码溶酶体酸性脂肪酶的 LIPA 基因突变引起。这种突变导致酶缺陷,相应地降低正常情况下肝细胞降低 LDL-C 的能力。结果导致肝脏脂肪变性和血脂异常、LDL-C 升高、甘油三酯升高,HDL-C 降低。临床上,LAL-D 在婴儿和儿童中被称为酸性脂酶缺乏症(Wolman disease),而在成人中被称为胆固醇酯沉积症(cholesterol ester storage disease,CESD)。LAL-D 患者可发展为早期动脉粥样硬化和进行性肝病,在年轻时相应的死亡率高。

## HDL 代谢紊乱

HDL 胆固醇降低是动脉粥样硬化和心血管疾病发展的独立危险因素。已确定 HDL 代谢中存在很多罕见的遗传缺陷,包括:apoA Ⅰ、ABCA1 和 LCAT。每一种缺陷都能导致 HDL 水平降低,对此目前并没有有效的治疗方法。更为常见的是,低 HDL 与内脏性肥胖和胰岛素抵抗有关。

在有氧活动、饮酒、使用雌激素、使用皮质类固醇治疗等情况下,HDL 浓度升高。最近,CETP 活性降低已被定性为 HDL 水平升高较常见的遗传因素。血浆 HDL 浓度升高与 CETP 活性降低有关,这是胆固醇从 HDL 转移至残余颗粒减少导致的。虽然我们假设 HDL 水平升高具有心脏保护作用,但是这种保护作用并不是总能被观察到。在某些情况下,CETP 活性降低可能增加动脉粥样硬化的风险,而在其他一些病例中,可能具有心脏保护作用。仍然需要进一步研究,以确定 CETP 遗传多态性在脂质代谢和心血管疾病风险中扮演的角色。肝脂肪酶和内皮脂肪酶的基因变异也导致 HDL 增加。

## 继发性高脂血症

除了上述介绍的遗传因素导致的原发性血脂异常,一些次要因素可以导致高脂血症(表 20-2)。例如,摄入酒精增加脂肪酸的合成,然后甘油酯化形成甘油三酯。因此,过量饮酒会导致 VLDL 的产生增加。在 2 型糖尿病中,高甘油三酯血症就是由于 VLDL 合成增加、分泌以及 LPL 引起的乳糜微粒和 VLDL 分解代谢减少导致的。而且,apoC Ⅲ 水平的增加与胰岛素抵抗有关,这可以减少乳糜微粒和 VLDL 的分解代谢。甲状腺功能减退症是引起继发性高脂血症的重要原因之一。每个脂质紊乱的患者都应该筛查是否有甲状腺功能减退。

| 表 20-2 | 高脂血症的继发原因 |
| --- | --- |
| **高甘油三酯血症** | **高胆固醇血症** |
| 糖尿病 | 甲状腺功能减退症 |
| 慢性肾功能衰竭 | 肾病综合征 |
| 甲状腺功能减退症 | 神经性厌食症 |
| 糖原贮积病 | 急性间歇性卟啉病 |
| 应激 | 胆汁淤积 |
| 脓毒症 | 阻塞性肝病 |
| 酒精过量 | 糖皮质激素治疗 |
| 脂肪代谢障碍 | 蛋白酶抑制剂治疗 |
| 妊娠 | |
| 口服雌激素替代治疗 | |
| 降压药:β 受体阻滞剂、利尿剂 | |
| 糖皮质激素治疗 | |
| 蛋白酶抑制剂治疗 | |
| 急性肝炎 | |
| 系统性红斑狼疮 | |

许多继发性高脂血症存在成因,在使用药物治疗血脂异常之前,应检查这些潜在的因素的存在,这些名单是不全面的。

## 药理学分类和药物

作出治疗血脂异常的决定很大程度上取决于心血管疾病的危险程度。临床上已存在一些指标用于确定治疗的开始。降脂的目标是根据 2001 美国国家胆固醇教育计划成人治疗组Ⅲ(ATPⅢ)指导原则来制定的,此指导原则根据后来的几个大的随机性临床试验结果于 2004 年进行了更新。这些指导原则基于 10 年期心血管疾病死亡风险提供了 LDL 的目标水平(表 20-3),并且已在临床实践中普遍采用。2013 年,美国心脏病学会和美国心脏协会(ACC/AHA)发布了关于胆固醇治疗的新指南。这些指南不再使用基线 LDL-C 作为开始治疗的指征,也不建立 LDL-C 治疗目标。相反,新指南定义了四个独立的"他汀类受益群体"(表 20-4)。这两套指南都强调了治疗性生活方式改变(therapeutic lifestyle changes,TLC)的重要性,包括减少膳食中饱和脂肪和胆固醇摄入量、减轻体重、增加体力活动、避免烟草制品,以及尽可能减少压力。

成功的饮食疗法可以降低总胆固醇的量高达约 25%,这取决于坚持和升高的胆固醇浓度的代谢基础。如果这种方法不成功或不足以使脂质水平正常化,一般推荐药物治疗。

| 表 20-3 | 更新的美国国家胆固醇教育计划成人治疗专门小组Ⅲ指南 |
|---|---|

| ATP2004 年更新:根据最近的临床试验数据 LDL-C 治疗的风险类别 | | | |
|---|---|---|---|
| 风险类别 | LDL-C 目标 | 初次治疗的生活方式变化 | 考虑药物治疗 |
| 高风险:CHD 或 CHD 危险相等(10 年危险>20%) | <2.6mmol/L;任意目标<70mg/dl | ≥2.6mmol/L | ≥2.6mmol/L |
| 轻微的高风险:2+危险因子(10 年危险 10%~20%) | <3.4mmol/L | ≥3.4mmol/L | ≥3.4mmol/L(如果 2.6~3.3mmol/L 考虑选择药物) |
| 中度风险:2+危险因子(10 年危险<10%) | <3.4mmol/L | ≥3.4mmol/L | >4.1mmol/L |
| 轻度风险:0~1 危险因子 | <3.4mmol/L | ≥4.1mmol/L | ≥4.9mmol/L(如果 4.1~4.8mmol/L 考虑选择药物) |

LDL-C:低密度脂蛋白胆固醇。CHD:冠状动脉心脏病。

Adapted with permission from Grundy SM,Cleeman JI,Merz CN,et al. Implications of recent clinical trials for the National Cholesterol Education Program Adult Treatment Panel III Guidelines. J Am Coll Cardiol 2004;44:720-732. 有关脂质治疗指南的更多资料和详细的心血管危险估算方法请登录以下网站:http://www.nhlbi.nih.gov/elines/in-develop/cholesterol-in-adults.

| 表 20-4 | 2013 年美国心脏病学会/美国心脏协会关于治疗血胆固醇以降低成人动脉粥样硬化心血管风险的指南 |
|---|---|

**根据最近的临床试验证据,他汀类药物治疗增加个体的 ASCVD 风险**

**第 1 步**:对于成年人,检查基线空腹脂质,给出改变生活方式的治疗建议,并分配至他汀类药物治疗组:

临床 ASCVD:以中等强度(年龄≤75)或高强度(年龄>75)开始他汀类药物治疗

LDL≥190mg/dl:以高强度开始他汀类药物治疗

Ⅰ/Ⅱ型糖尿病:以中等强度开始他汀类药物治疗(如果 10 年 ASCVD 风险≥7.5%,则为高强度)

预估 10 年 ASCVD 风险≥7.5%:以中强度到高强度的他汀类药物治疗

**第 2 步**:重新评估依从性、对治疗的反应;考虑检查 LDL-C 和所示的其他生物标志物

Adapted with permission from Stone NJ, Robinson JG, Lichtenstein AH,et al. 2013 ACC/AHA guideline on the treatment of blood cholesterol to reduce atherosclerotic cardiovascular risk in adults. Circulation 2014;129:S1-S45.(降低胆固醇疗法的新临床指南,以四种"他汀类药物受益组"的定义为基础)有关脂质治疗指南和心血管风险计算详情等更多信息,可在如下网站获得 https://my.americanheart.org/professional/StatementsGuidelines/PreventionGuidelines/Prevention-Guidelines_UCM_457698_SubHomePage.jsp

中等强度他汀类药物治疗:日剂量可使 LDL-C 降低约 30%~50%。

高强度他汀类药物治疗:日剂量可使 LDL-C 降低约 50%或更高。

ASCVD,动脉粥样硬化性心血管疾病;LDL-C,低密度脂蛋白胆固醇。

目前公认有五类药物可以用来改善脂质代谢。其中的三类药物(胆固醇合成抑制剂、胆汁酸螯合剂和胆固醇吸收抑制剂)对脂质代谢有相对明确的作用。而其他两类(贝特类、烟酸)的整体效果是明确的,其作用的分子机理不同,需要进行积极的探索。胆固醇合成抑制剂(即 HMG-CoA 还原酶抑制剂,也被称为他汀类药物)是最重要的一类,对于减少心血管发病率和死亡率具有良好的疗效。然而,其他药物具有重要的辅助治疗效果,可以作为那些已经明确有特殊血脂障碍患者的选择用药。对于罕见疾病和对最大医疗响应不够好的个体,最新疗法包括 VLDL 分泌抑制剂和 PCSK9 抑制剂。

## 胆固醇合成抑制剂

HMG-CoA 还原酶是胆固醇合成的限速酶,他汀类药物竞争性地抑制 HMG-CoA 还原酶的活性。这种酶会产生一个短暂的、适度的细胞内胆固醇浓度下降(图 20-11)。在固醇调节元件结合蛋白 2(Sterol regulatory element binding protein 2, SREBP2)的激活反应中,胆固醇浓度降低会激活细胞信号级联反应的结束。SREBP2 是一个转录因子可以激活转录因子,调节编码 LDL 受体基因的表达。增加 LDL 受体的表达会增加血浆 LDL 的摄取,从而降低血浆 LDL-胆固醇浓度。约 70%的 LDL 受体由肝细胞表达,其余的由体内的各种类型的细胞表达。

大量临床试验已证明他汀类药物可以显著降低心肌梗后的死亡率,这种治疗被称为二级预防(secondary prevention)。最近的研究表明,通过降低 LDL 水平,他汀类药物可以降低没有明显心血管患者群的死亡率,即初级预防(primary prevention)。尽管在初级预防和二级预防实验中,心血管疾病死亡率风险减少是令人信服的,值得注意的是,在二级预防中,他汀类药物的使用与较大绝对风险降低相关,原因可能是在这个治疗组的患者有更大的绝对死亡风险,因此极大限度的显示出他汀类药物的作用。同样重要的是,他汀类药物已被证明能够有效降低具有平均或低于平均 LDL 水平的高风险患者(例如,糖尿病患者)患心血管疾病风险性。

LDL-胆固醇降低的幅度取决于他汀类药物的疗效和剂量。在一般情况下,他汀类药物可以降低 LDL-胆固醇的浓度

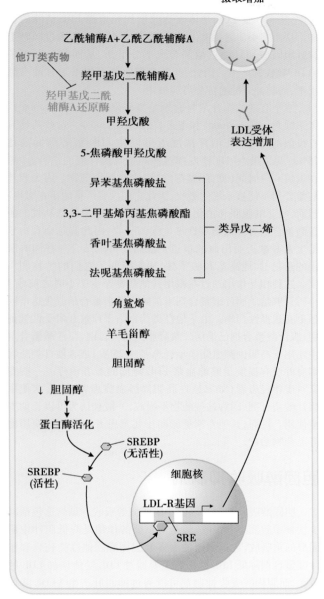

图 20-11　他汀类药物降低 LDL 的机制。HMG-CoA 还原酶是催化胆固醇生物合成的限速酶，他汀类药物可竞争性地抑制 HMG-CoA 还原酶。细胞内胆固醇浓度的降低导致蛋白酶活化，并导致甾醇调节元件结合蛋白（SREBP）裂解。SREBP 是一种转录因子，通常存在于细胞质中，裂解的 SREBP 扩散到细胞核中，与甾醇反应元件（SRE）结合，导致 LDL 受体基因转录的上调，使细胞内 LDL 受体表达增加。以上过程促进了 LDL 颗粒的摄取，导致血浆中 LDL-胆固醇浓度降低

高达 70%，他汀类药物可平均增加 HDL-胆固醇浓度为 10%，而约降低甘油三酯的浓度 40%，这取决于他汀类药物剂量和高脂血症的程度。他汀类药物对甘油三酯水平的作用是通过降低 VLDL 产生和增加肝脏残粒脂蛋白的清除来调节的。他汀类药物的剂量-效应关系是非线性的：最大效应与起始剂量

有关。每增加一倍的剂量，LDL 的产生就减少 6%，此效应也被称为"6s 规则"。

他汀类药物除了具有降低 LDL-胆固醇浓度的作用，还有许多其他药理学效应。这些统称为**多效性**，包括：减少炎症、逆转内皮功能障碍、降低血栓形成和改善动脉粥样硬化斑块的稳定性。有证据表明，使用他汀类药物治疗可减少炎症，包括减少急性期的反应物，这些反应物是血浆蛋白，在炎症状态浓度升高，在动脉粥样硬化斑块不稳定方面可能发挥重要的作用。能表征急性期的最佳反应物是 C-反应蛋白（CRP）。重要的是，最近的一项大型随机临床试验表明，发展心血管疾病中等风险和 CRP 基线水平升高的患者，使用他汀类药物可以降低心血管疾病的发病率和死亡率，即使患者的 LDL-胆固醇浓度并没有升高。

有明确的证据表明，使用他汀类药物治疗能逆转血管内皮功能障碍，包括升高内皮对 NO 的血管舒张反应。改善血管舒张有助于预防缺血。使用他汀类药物治疗减少血栓形成的证据包括减少凝血酶原的激活和减少组织因子的产生。因为血栓形成是多数急性冠状动脉综合征的根源，因此他汀类药物减少血栓的形成助于提高患者的生存率。最后，他汀类药物治疗期间斑块的稳定性增强，是因为覆盖在富含脂质斑块的纤维帽变厚。这种作用可能是由于降低巨噬细胞浸润和抑制血管平滑肌增殖。必须强调的是，大多数他汀类药物的多效性作用只在体外或动物模型中被证实，它们和人类的关联尚不清楚。临床资料表明，他汀类药物治疗后心血管疾病的发病率和死亡率减少，主要是由于血浆中的 LDL-胆固醇浓度降低。

七种他汀类药物——洛伐他汀（lovastatin）、普伐他汀（pravastatin）、辛伐他汀（simvastatin）、氟伐他汀（fluvastatin）、阿伐他汀（atorvastatin）、瑞舒伐他汀（rosuvastatin）和匹伐他汀（pitavastatin）目前被批准用于高胆固醇血症和混合型高脂血症的治疗。它们被认为是治疗 LDL 水平升高的一线药物，它们的使用受到了众多临床试验的支撑，这些研究表明他汀类药物能降低心血管相关的死亡率和总死亡率。现认为所有的他汀类药物机制均相同，主要的差异是疗效和药代动力学参数。这些他汀类药物中，氟伐他汀的疗效是最低的，阿伐他汀和瑞舒伐他汀是最有效的。除了降低 LDL 胆固醇浓度的效能有差异外，临床上与它们效能相关的其他差别还没有被确定。他汀类药物不同的药代动力学差异与不同的细胞色素 P450 代谢机制有关。洛伐他汀、辛伐他汀、阿伐他汀由 CYP3A4 代谢，而氟伐他汀和匹伐他汀由细胞色素 P450 介导的其他途径代谢。普伐他汀、瑞舒伐他汀不通过细胞色素 P450 途径代谢。正如下面所解释的，他汀类药物的代谢途径对药物相互作用具有重要意义。

他汀类药物通常具有良好的耐受性；他汀类药物不良反应发生率与其他降脂药物相比是比较低的。主要的副作用是肌病和/或肌炎和横纹肌溶解。后者是一个非常罕见的并发症，主要发生在高剂量的最有效的他汀类药物。因此，血浆肌酸激酶（肌肉损伤的一个标记）水平不作为他汀类药物治疗患者的常规监测指标。某些患者遗传变异的负责他汀类药物摄取的有机阴离子转运蛋白，则引发他汀类药物引起肌病

的风险较高(见第 7 章)。

高效能他汀类药物也可引起血清转氨酶水平升高[即谷丙转氨酶(ALT)和天冬氨酸转氨酶(AST)]。在绝大多数情况下,这些 ALT 和 AST 的常见升高最有可能反映了一种肝脏胆固醇代谢的改变的适应性反应。真正的肝毒性的特征为 ALT 和 AST 升高,同时伴有血清胆红素浓度升高。

如果单独应用一个他汀类药物不足以使 LDL 水平降低到目标水平,他汀类药物可以与其他药物联合使用。单用他汀类药物与胆汁酸螯合剂或胆固醇吸收抑制剂联合使用可以使 LDL 额外的降低,并且不具有显著的药物相互作用。对于 LDL 胆固醇水平高和 HDL 胆固醇水平低的患者,烟酸与他汀类药物的联合使用可能是最有效的。然而,由于烟酸和他汀类药物联合用药可以轻微增加肌病的风险,这些患者应密切监测不良反应的发展。

据报道,贝特类和他汀类药物的联合使用是有效的。然而,某些贝特类药物会抑制他汀类药物运输到肝脏,并抑制他汀类药物在肝脏的葡萄糖醛酸化,从而降低他汀类药物的清除。这些药物可能因此提高血浆中他汀类药物的浓度和增加横纹肌溶解的风险。吉非罗奇(gemfibrozil)的这种副作用已经被证实,但是非诺贝特(fenofibrate)并没有出现过这种情况。最后,对那些需要降低 LDL 和正在使用细胞色素 P450 代谢-如某些抗生素、钙通道阻滞剂、华法林和蛋白酶抑制剂(第 4 章)-的患者应该选择那些不经 P450 代谢的他汀类药物。

## VLDL 分泌抑制剂

目前批准的 VLDL 分泌抑制剂通过两种不同的机制起作用(图 20-3)。洛美他派(lomitapide)是一种小分子,通过与 MTP 结合抑制脂质转移,而米泊美生钠(mipomersen)是一种合成的单链反义寡核苷酸,可与 apoB100 mRNA 结合,从而降低 apoB 蛋白水平。每种药物的净效果是减少 VLDL 分泌。

洛美他派被批准用于治疗患有纯合子家族性高胆固醇血症(HoFH)的患者。在治疗剂量下,洛美他派可使这些患者的 LDL-C 降低 30%~50%。不良反应包括由于脂肪吸收不良引起的胃肠不适,血浆维生素 E 水平的降低以及与肝脏脂肪含量增加相关的转氨酶升高。转氨酶升高与血浆胆红素浓度的平行增加没有关联,并且通常随着洛美他派的持续治疗而正常化。

米泊美生钠适用于已经开具最大药物治疗剂量的纯合子 FH 患者的治疗。不良反应可能包括注射部位反应、类似流感症状,C 反应蛋白增加和转氨酶增加。与洛美他派类似,肝脏检查异常可能与肝脏脂肪含量的增加相对应。这种脂肪含量的增加似乎在治疗 1 年后保持稳定,并且在停止治疗后可发生逆转。

## 胆汁酸吸收抑制剂

胆汁酸螯合剂是阳离子聚合物树脂,在小肠可以非共价结合到带负电荷的胆汁酸。胆汁酸树脂复合物在回肠末端不能吸收,经大便排出体外。由回肠胆汁酸部分中断肝肠循环减少胆汁酸重吸收造成肝细胞上调 7a-羟化酶,胆汁酸合成的限速酶(图 20-10A)。胆汁酸合成的增加降低肝细胞胆固醇浓度,从而导致 LDL 受体表达的增加和增强 LDL 清除的循环。从血浆中清除 LDL 的胆汁酸螯合剂效果是通过同时上调肝胆固醇和甘油三酯的合成部分抵消,从而刺激肝脏中 VLDL 颗粒的产生。因此,胆汁酸螯合剂可以增加甘油三酯水平,高甘油三酯血症患者应慎用。

三个有效的胆汁酸螯合剂是考来烯胺(cholestyramine)、考来维仑(colesevelam)和考来替泊(colestipol)。这些药物具有类似的疗效,在治疗浓度下可以使 LDL 水平降低高达 28%。为了最大限度地发挥这些药物与胆汁酸的结合,一般在饭后一段时间(即,胆囊排空后)定时服用药物。因为胆汁酸螯合剂不能被系统的吸收,因此它们没有严重的潜在毒性。然而,明显的腹胀和消化不良往往限制了患者的依从性。胆汁酸螯合剂可降低脂溶性维生素的吸收,因此偶尔会有由于维生素 K 缺乏而出血的报道。他们还可以结合某些同时服用的药物,如地高辛和法华林,从而降低了它们的生物利用度。这种相互作用通过在服用其他药物至少 1 小时之前或 4 小时只够给予胆汁酸螯合剂来消除。考来维仑是避免这个问题更有选择性药物。由于他汀类药物临床疗效和耐受性被证明,胆汁酸螯合剂已退居二线降脂药物。目前,胆汁酸螯合剂主要用于高胆固醇血症中年轻患者(<25 岁)或者他汀类药物本身并没有提供足够的血浆 LDL 降低的患者治疗。一些专家对于年轻患者(如家族性高胆固醇血症患者)更喜欢使用胆汁酸螯合剂,因为这些药物不吸收,一般被认为可以长期安全使用。然而,其他专家更倾向于儿童患者一开始就使用他汀类药物治疗。

## 胆固醇吸收抑制剂

胆固醇吸收抑制剂降低小肠胆固醇吸收。虽然这包括减少饮食中胆固醇的吸收,但是更重要的作用是降低胆汁中胆固醇的重吸收,包括肠道的大多数胆固醇。他汀类药物和胆汁酸螯合剂降低 LDL 胆固醇主要通过 LDL 受体增加 LDL 的清除,而胆固醇吸收抑制剂可能通过抑制肝产生 VLDL 降低 LDL 胆固醇。

两个可供选择的胆固醇吸收抑制剂是植物甾醇(plant sterols)和依折麦布(ezetimibe),植物甾醇和甾烷醇是天然存在于蔬菜和水果,他们可以从大量消耗营养补充剂。植物甾醇和甾烷醇天然存在于蔬菜和水果中,可以通过营养补充大量消耗。植物甾醇和甾烷醇分子结构中与胆固醇相似,但更疏水。因此,植物甾醇和甾烷醇取代胶束中的胆固醇,从而增加粪便中胆固醇的排泄。植物甾醇和甾烷醇本身吸收较差。在它们作用机理的基础上,降低血浆 LDL 胆固醇浓度 15%需要克量的植物甾醇和甾烷醇。因为平均饮食含有 200~400mg 的植物甾醇和甾烷醇,为了有效这些分子必须是高度浓缩的膳食补充剂(约 2g)。

依折麦布通过一种叫做 NPC1L1 的刷状缘蛋白选择性抑制胆固醇吸收,从而降低胆固醇从胶束到肠的运输(图 20-

4）。在治疗浓度下，依折麦布减少肠道对胆固醇的吸收约50%，而不减少甘油三酯和脂溶性维生素的吸收。通过植物甾醇和甾烷醇或依折麦布来实现的降低胆固醇吸收的最终结果，是血浆中 LDL 胆固醇浓度降低。胆固醇吸收减少可能降低乳糜微粒胆固醇含量，从而降低胆固醇从肠到肝的运动。肝脏内来自乳糜微粒残余的胆固醇有助于胆固醇，被用于VLDL 颗粒的包装。因此，抑制胆固醇的吸收可降低胆固醇装配 VLDL 和降低血浆中 LDL 胆固醇的浓度。重要的是，降低肝脏胆固醇含量也会导致低 LDL 受体的上调，LDL 受体也参与的胆固醇吸收抑制剂降低 LDL 的机制。每日服用一次依折麦布可以降低 LDL 胆固醇浓度达 20% 左右。依折麦布也可以降低甘油三酯的浓度（约 8%）和轻度升高 HDL 胆固醇（约 3%）。依折麦布与他汀类药物联合特别有效，原理如下。由于抑制胆固醇的吸收导致肝脏胆固醇含量减少，肝脏胆固醇含量下降进一步刺激肝脏代偿性提高胆固醇的合成，这种代偿性合成的增加，部分抵消了抑制胆固醇吸收减少的胆固醇量。依折麦布与他汀类药物联合，可以防止肝脏的这种代偿性胆固醇合成的增加。这种方法与他汀类药物单独作用相比，LDL 胆固醇浓度进一步降低 15%。在整个他汀类药物剂量范围内他汀类的效果是相似的。与胆汁酸螯合剂（不能被吸收）不同，依折麦布迅速被肠上皮细胞吸收，然后被广泛地葡萄糖醛酸化，因此体内未被修饰的和葡萄糖醛酸化形式的依折麦布都可以被检测到。依折麦布与食物一起，每天要经历数次肝肠循环。胆固醇吸收抑制剂具有良好的安全性，很少有不良反应。依折麦布可以增加血浆环孢素浓度，当这两种药物联合应用时应监测环孢素浓度。

## 贝特类

　　贝特类药物结合并激活过氧化物酶体增殖物激活受体 α（PPARα），PPARα 是一种核受体，在肝细胞、骨骼肌、巨噬细胞和心脏中表达。一旦结合了贝特药物，PPARα 与视黄醇类 X 受体（RXR）形成异二聚体。在特定基因启动子区域，这种异源二聚体与过氧化物酶体增殖物反应元件（PPRES）结合，激活这些基因的转录，从而增加蛋白的表达。

　　**贝特类药物激活 PPARα 后可以引起脂质代谢的多种改变，这种改变总体表现为血浆甘油三酯水平降低和血浆 HDL 浓度升高**（图 20-12）。血浆甘油三酯水平下降在某种程度上是由脂蛋白脂肪酶的肌肉表达增加、肝内载脂蛋白 C Ⅲ 表达下降、肝脂肪酸氧化增加引起的。肌肉内 LPL 表达增加导致富含甘油三酯的脂蛋白摄取增加，并伴随着血浆甘油三酯水平的降低。因为 ApoC Ⅲ 通常的作用是抑制富含甘油三酯的脂蛋白与其受体的相互作用，肝组织 ApoC Ⅲ 生成物减少可增加 apoC Ⅲ LPL 活性。

　　贝特类药物介导的 PPARα 活化的机制升高血浆 HDL 的浓度，至少部分依赖于肝组织产生的载脂蛋白 A Ⅰ 的增加。这将有望直接增加血浆 HDL 浓度。巨噬细胞表达的 ABCA1 上调可能促进这些细胞中胆固醇的外排。PPARα 的激活也促进肝细胞 SR-B1 的表达，提供一条增加胆固醇逆向转运的途径，随后将胆固醇排泄到胆汁中。

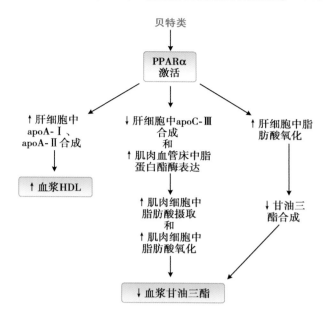

图 20-12　**贝特类对脂质代谢的影响**。贝特类药物对脂质代谢有一些有益作用，所有这些作用似乎都能继发性激活转录因子 PPARα。贝特类药物激活 PPARα 后，肝脏中 apoA Ⅰ 和 apoA Ⅱ 的合成增加，导致血浆 HDL-胆固醇浓度增加。PPARα 活化还下调肝脏中 apoC Ⅲ 的合成，并增加肌肉血管床中脂蛋白脂酶的表达。脂蛋白脂酶抑制剂 apoC Ⅲ 的减少连同脂蛋白脂肪酶表达的增加，能增加肌肉细胞中脂肪酸摄取和脂肪酸氧化。PPARα 还能增加肝细胞中脂肪酸的氧化。这些代谢变化的综合影响使得血浆甘油三酯浓度降低、HDL 胆固醇升高。由于肝脂肪酸和甘油三酯合成减少（未显示），LDL-胆固醇浓度也适度降低

　　贝特类药物也有中等程度降低 LDL 水平的作用，这种作用来源于 PPARα 介导肝细胞经脂肪酸氧化代谢产生。PPARα 增加脂肪酸转运和氧化相关的大量酶的表达，从而增加脂肪酸的分解代谢，并减少甘油三酯合成和 VLDL 生成。PPARα 的激活亦可使 LDL 颗粒增大，使其更有效的被 LDL 受体摄取。PPARα 在脂质代谢中的作用一直以来都是基础研究和临床研究的重点，意在发现具有脂质代谢靶向选择性的、选择性更强的 PPARα 激动剂。总之，贝特类药物具有有益的抗感染作用，可降低易损性粥样斑块的破裂。

　　美国已上市的贝特类药物为吉非贝齐（gemfibrozil）和非诺贝特（fenofibrate），欧洲上市的贝特类药物则为另两种，即考来烯胺（bezafibrate）和环丙贝特（ciprofibrate）。贝特类药物主要用于伴有或不伴有低 HDL 的高甘油三酯血症的治疗，可降低甘油三酯高达 50%、升高 HDL 高达 20% 以及降低 LDL 高达 15%。另外，贝特类药物还是治疗脂蛋白异常血症的首选药。由于他汀类药物较贝特类药物功效更强，故临床上常采用他汀类药物治疗 LDL 水平的升高。然而，贝特药物（如：非诺贝特）可联合他汀类药物用于合并高脂血症或 HDL 胆固醇降低低的治疗。

　　胃肠不适是贝特类药物最常见的副作用。肌肉病变和心律失常是较为少见的副作用，约有 5% 的患者会出现肝脏转氨酶升高。非诺贝特诱发胃肠道紊乱和肌肉病变的概率要较吉非贝齐小。贝特类药物可与白蛋白结合位点结合从而将华法

林置换出来,使游离华法林含量增加。因此,当贝特类药物与华法林联合使用时,需严格监控华法林的药效。推测考来烯胺在胆结石的构成过程中可增加胆囊中胆汁酸的排出。但不推荐用于胆结石的筛查。他汀类药物与贝特类药物联合使用可加快新陈代谢。

# 烟酸

烟酸(niacin,即尼克酸、维生素 $B_3$)是一种水溶性维生素。在生理浓度条件下,烟酰胺腺嘌呤二核苷酸(NAD)和烟酰胺腺嘌呤二核苷磷酸(NADP)是中间代谢重要的辅助因子,而烟酸是合成二者的底物。

烟酸作为药物使用时需大剂量(1 500~3 000mg/d),且该剂量不含烟酸转化为 NAD 或 NADP 时需要的量(图 20-13)。烟酸可降低血浆中 LDL 胆固醇和甘油三酯浓度,增加 HDL 胆固醇浓度。近期研究表明,服用烟酸后存在于脂肪细胞上的 G 蛋白偶联受体产生了一些相关的代谢变化。烟酸会激活 G 蛋白偶联受体,降低脂肪细胞上激素敏感脂酶的活性,使周围组织中甘油三酯分解代谢功能减弱,游离脂肪酸向肝脏转运减少。进而降低了肝脏甘油三酯的合成和 VLDL 生成的速率,使得甘油三酯减少(达45%)和 LDL 减少(达20%)。烟酸亦可延长 apoA Ⅰ 的半衰期,而 apoA Ⅰ 是 HDL 主要的载脂蛋白。血浆中 apoA Ⅰ 的增加可提高血浆中 HDL 浓度高达30%,同时可能增强胆固醇的逆向转运。

烟酸在药理学剂量下可每天口服,其主要副作用是皮肤潮红和皮肤瘙痒。潮红是由 G 蛋白偶联烟酸受体介导皮肤表面释放前列腺素 $D_2$ 和 $E_2$ 所致。可提前服用阿司匹林或其他非甾体抗炎药(NSAID)来预防。这些副作用会在服用烟酸数周后自行消失。烟酸的缓释剂较即时-释放剂出现皮肤潮红的概率低。

除皮肤瘙痒和潮红,其他重要副作用包括高尿酸血症、胰岛素敏感性损害、肝毒性和增加他汀诱导性疾病的发生。高尿酸血症可能导致痛风。胰岛素敏感性损害会使患者有糖尿

病的风险。烟酸在糖尿病患者身上应慎用。烟酸导致肌病较为罕见。同时,烟酸与他汀类药物合用会轻度增加诱发肌病的风险。

烟酸常与他汀类药物合用治疗甘油三酯和胆固醇均高的患者。因为烟酸是目前最为有效的升高 HDL 的药物,也可作为轻度 LDL 升高并 HDL 降低患者的治疗药物。目前尚不清楚烟酸同时降低 LDL 和升高 HDL 临床疗效如何。

# ω-3 脂肪酸

ω-3 脂肪酸二十碳五烯酸(eicosapentaenoic acid,EPA)和二十二碳六烯酸(docosahexaenoic acid,DHA),也称作鱼油,可有效降低高甘油三酯血症患者血浆中甘油三酯浓度高达50%。甘油三酯的降低,可能与 SREBP-1c 和 PPAR-α 转录因子的调控有关,从而导致肝脏中甘油三酯生物合成降低和脂肪酸氧化增加。ω-3 脂肪酸远不只是以脂肪酸乙酯形式作为营养补充剂。Lovaza(Lovaza®)是目前应用的处方形式的 ω-3 脂肪酸,富含 EPA 和 DHA(84%),而大多数食物补充剂仅含有 13%~63% 的鱼油。Lovaza 推荐剂量为 4g,1 次/天。当血浆中甘油三酯浓度高于 5.65mmol/L 时,一般会联合给予 ω-3 脂肪酸。ω-3 脂肪酸用于临床治疗而产生的影响尚不确定。

# PCSK9 抑制剂

PCSK9 突变引起遗传功能缺失,导致 LDL-R 降解减少,这时心血管疾病发病率显著降低88%。这一观察结果引起了人们对 PCSK9 作为治疗靶点的高度关注。FDA 最新批准了靶向 PCSK9 和 LDL-R 相互作用结构域的单克隆抗体,用于治疗患有杂合性 FH 或临床动脉粥样硬化性心血管疾病(AS-CVD)的患者,除饮食疗法和最大量的他汀类药物治疗之外,这些患者还需要进行额外的治疗。治疗方法包括通过皮下给予依洛尤单抗(evolocumab)和阿利珠单抗(alirocumab),可以使 LDL-C 降低 50%~72%。短期临床试验和上市后监测结果

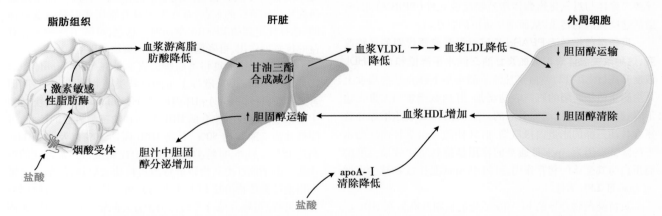

**图 20-13　烟酸对脂质代谢的影响。**烟酸在降低甘油三酯和 LDL 水平的同时,能够增加 HDL 水平。烟酸激活脂肪细胞内 G 蛋白偶联受体,导致脂肪组织中激素敏感性脂肪酶活性降低,从而减少了游离脂肪酸流向肝脏。游离脂肪酸流动的降低,降低了肝脏甘油三酯的合成,并限制了 VLDL 的合成。由于 LDL 来自 VLDL,VLDL 合成的降低减少了血浆中 LDL 胆固醇的浓度。apoA Ⅰ 是 HDL 中一种重要的载脂蛋白,烟酸也增加了 apoA Ⅰ 的半衰期。增加的 apoA Ⅰ 水平直接增加了血浆 HDL 的水平,还增加了胆固醇逆向转运、胆固醇从 HDL 至肝脏的运输以及胆汁中胆固醇的排泄

表明这些药物耐受性良好,没有报告较多的不良反应。这些抗体的半衰期较长,且降低 LDL-C 的效果可持续达 2～4 周。有趣的是,PCSK9 降解许多受体靶标(LDL-R、apoE-R2、VLDL-R 和 LRP1),这些受体也是人鼻病毒和丙型肝炎病毒等病毒的受体。这表明对于正在进行的 PCSK9 抑制剂的大规模临床试验,需要密切监测病毒感染的发生率。

## 结论与展望

鉴于降低 LDL 水平的降脂药,尤其是他汀类药物的使用,在降低心血管病死亡率方面取得了长足进展。最近 FDA 批准的 VLDL 分泌抑制剂,为治疗纯合子和严重杂合子 FH 的患者提供了有价值的新疗法。一些患者尽管进行了最大程度的药物治疗,但仍需额外降低 LDL-胆固醇,PCSK9 抑制剂为这些患者提供了选择。未来的研究将评估这些新药的长期安全性,阐明分拣蛋白的生物学,并研究升高 HDL-胆固醇(例如 CETP 抑制剂)和降低甘油三酯水平疗法对心血管疾病的潜在益处。

（高丽　译　宋俊科　杨秀颖　审）

## 推荐读物

Ballantyne CM, ed. *Clinical lipidology: a companion to Braunwald's heart disease.* 2nd ed. Philadelphia: Saunders/Elsevier; 2015;550 pp. (*Concise chapters cover all aspects of lipoprotein metabolism and pharmacology.*)

Degoma EM, Rader DJ. Novel HDL-directed pharmacotherapeutic strategies. *Nat Rev Cardiol* 2011;8:266–277. (*Review of treatments targeting HDL pathways.*)

Lukasova M, Malaval C, Gille A, Kero J, Offermanns S. Nicotinic acid inhibits progression of atherosclerosis in mice through its receptor GPR109A expressed by immune cells. *J Clin Invest* 2011;121:1163–1173. (*Recent developments in biology of niacin and its therapeutic potential.*)

Rader D, Kastelein J. Lomitapide and mipomersen: two first-in-class drugs for reducing low-density lipoprotein cholesterol in patients with homozygous familial hypercholesterolemia. *Circulation* 2014;129:1022–1032. (*Summary of the role of VLDL synthesis inhibition therapies, including clinical trial data.*)

Shimada YJ, Cannon CP. PCSK9 (Proprotein convertase subtilisin/kexin type 9) inhibitors: past, present, and the future. *Eur Heart J* 2015;36:2415–2424. (*A comprehensive review of PCSK9 biology and pharmacology.*)

Strong A, Rader D. Sortilin as a regulator of lipoprotein metabolism. *Curr Atheroscler Rep* 2012;14:211–218. (*Review of sortilin's role in lipoprotein biology.*)

**药物汇总表：第20章 胆固醇和脂蛋白代谢药理学**

| 药物 | 临床应用 | 严重及常见的不良反应 | 禁忌证 | 注意事项 |
|---|---|---|---|---|
| **胆固醇生成抑制剂** | | | | |
| **作用机制——抑制 HMG-CoA 还原酶，HMG-CoA 还原酶是胆固醇合成限速酶，可使 LDL 降低至 60%，HDL 升高约 10%，甘油三酯降低至 40%** | | | | |
| 洛伐他汀<br>普伐他汀<br>辛伐他汀<br>氟伐他汀<br>阿托伐他汀<br>瑞舒伐他汀<br>匹伐他汀 | 共同适应证：高胆固醇血症、家族性高胆固醇血症、冠状动脉粥样硬化、预防冠状动脉粥样硬化；仅普伐他汀和辛伐他汀：脑卒中；仅阿托伐他汀：2型糖尿病 | 肌病、横纹肌溶解、肝毒性、皮肌炎、系统性红斑狼疮（共同的不良反应）；胰腺炎（仅普伐他汀和瑞舒伐他汀）；出血性脑梗死（仅阿托伐他汀）；急性肾功能衰竭（仅瑞舒伐他汀）；腹痛、便秘、关节疼痛（共同的不良反应）；肌肉骨骼疼痛、上呼吸道感染（仅普伐他汀） | 共同禁忌证：活动性肝病、怀孕和哺乳期、血清转氨酶升高（仅普伐他汀）、对药物过敏；仅匹伐他汀：同时使用环孢菌素 | 他汀类药物是降低 LDL 的选择性药物。阿托伐他汀和瑞舒伐他汀的作用最强；氟伐他汀的作用最弱。洛伐他汀、辛伐他汀和阿托伐他汀是通过 CYP3A4 酶代谢。CYP3A4 抑制剂会增加肌病的风险；氟伐他汀和匹伐他汀通过一种不同于细胞色素 P450 介导的通路代谢；普伐他汀和瑞舒伐他汀不能被细胞色素 P450 酶代谢；同时服用细胞色素 P450 酶代谢药物的患者可选择 P450 酶代谢的其他汀类药物。合并胆汁酸多价螯合剂或胆固醇吸收抑制剂时会导致 LDL 的额外降低。合并烟酸可有助于有高 LDL 和低 HDL 患者的治疗；然而他汀类药物与烟酸同时服用会增加大肌病的风险。他汀类药物与吉非贝齐联合使用会降低他汀类药物消除，提高血浆中浓度，这会诱发横纹肌溶解 |
| **VLDL 分泌抑制剂** | | | | |
| **作用机制——通过 MTP（洛美他派）抑制 apoB mRNA 翻译（正米泊美生钠）或 apoB 脂质化，降低 VLDL 分泌→（两种药物）至少使 LDL 降低 25%~35%，HDL 增加 15%** | | | | |
| 正米泊美生钠<br>洛美他派 | 纯合子家族性高胆固醇血症（HoFH） | 肝脏脂肪变性、抗肾小球基底膜肾小管间质性肾炎、血管神经性水肿、癌症、肝转氨酶轻度增加，肝脏脂肪增加，注射部位反应，流感样症状，头痛、疲劳、轻度胃肠道着迫、维生素 E 水平降低（共同的不良反应）；胸痛、体重减轻（仅限洛美他派） | 共同禁忌证：FDA 批准用于 HoFH，需要医生证明，风险评估和缓解策略（REMS）；肝功能损害；血清转氨酶升高；仅限洛美他派：使用 CYP3A4 抑制剂 | 正米泊美生钠每周皮下注射给药，洛美他派每日口服使用。除标准药物治疗，包括他汀类药物外，两种药物均共同给药。洛美他派可与口服维生素 E 补充剂共同给药 |

| 药物 | 临床应用 | 严重及常见的不良反应 | 禁忌证 | 注意事项 |
|---|---|---|---|---|
| **胆汁酸吸收抑制剂**<br>**作用机制——与胆汁酸结合，阻止肝肠循环→LDL 降低至 28%，HDL 升高约 5%** | | | | |
| 考来烯胺<br>考来维仑<br>考来替泊 | 高胆固醇血症（共用适应证）；瘙痒症（仅有考来维仑）；2 型糖尿病（仅考来维仑） | 胰腺炎、心脏病（仅考来维仑）<br>甘油三酯水平升高，胃肠气胀，消化不良，胃肠胀气，维生素 K 缺乏继发出血 | 共同禁忌证：<br>对药物过敏<br>高甘油三酯血症<br>仅使用考来烯胺和考来维仑：胆道完全梗阻 | 以剂量依赖性方式降低 LDL 浓度；适当升高 HDL 浓度。<br>二线降脂药，主要用于年轻患者和单用他汀类不足以降低 LDL<br>升高甘油三酯水平。<br>显著胃肠胀气和消化不良限制患者顺应性。<br>脂溶性维生素吸收降低，缺乏维生素 K 导致出血，明确的结合药物，如地高辛和华法林 |
| **胆固醇吸收抑制剂**<br>**作用机制——通过抑制刷状缘蛋白 NPC1L1 的摄取，降低胆固醇冲微粒进入肠上皮细胞的转运→LDL 降低至 20%，HDL 升高约 3%，TG 降低约 8%** | | | | |
| 依泽麦布 | 原发高胆固醇血症，家族性高胆固醇血症，谷固醇血症（非常罕见），混合性高脂血症 | 肝炎、肌病、横纹肌溶解症<br>关节痛、肌痛 | 对依泽麦布过敏<br>在妊娠期或哺乳期同时使用他汀类药物<br>活动性肝病<br>不明原因的肝转氨酶升高 | 适度降低 LDL。对 HDL 和甘油三酯（TG）作用小。<br>常与他汀类药物合用，以防止肝脏胆固醇合成的代偿性增加<br>依泽麦布可通过肠上皮细胞和肝肠循环被快速吸收<br>环孢菌素和贝特类药可增加依泽麦布浓度<br>依折麦布可增加血浆中环孢菌素浓度 |
| **贝特类药物**<br>**作用机制——过氧化物酶体增殖子激活受体 α（PPARα）激动剂→甘油三酯降至 50%，HDL 升高至 20%，LDL 降至 15%** | | | | |
| 吉非贝齐<br>非诺贝特 | 单纯高甘油三酯血症<br>伴有低 HDL 的高甘油三酯血症<br>III 型血 β 脂蛋白异常 | 肝酶升高、肌病，当与他汀类药物合用时<br>（共用的不良反应）；胰腺炎、血清肌酐升高（仅限非诺贝特）腹部不适 | 共同禁忌证：<br>患有胆囊肌病时<br>肝功能障碍<br>严重的肾功能损害<br>哺乳期的母亲<br>对药物过敏<br>仅吉非贝齐：<br>与噻唑烷二酮类或辛伐他汀同时使用 | 高甘油三酯血症的选择药<br>考来胺和环丙贝丙贝特在欧洲已上市<br>混合型高脂血症或 HDL 降低时联合他汀类药物使用，然而，联合他汀类药物使用时发生肌病的危险性升高<br>与吉非贝齐相比非诺贝特很少引起胃肠道和肌病等副作用<br>贝特类药物能提高华法林浓度 |

续表

| 药物 | 临床应用 | 严重及常见的不良反应 | 禁忌证 | 注意事项 |
|---|---|---|---|---|
| **烟酸** | | | | |
| 作用机制——抑制脂肪组织释放游离脂肪酸，提高 apoA1 的血浆驻留时间→甘油三酯降低至 45%，LDL 降低至 20%，HDL 升高至 30% | | | | |
| 烟酸 | 单纯低 HDL，低 HDL 伴中度 LDL 或甘油三酯升高，家族混合型高脂血症 | 肝毒性，横纹肌溶解，潮红、腹部不适 | 活动性肝病，活动性消化性溃疡，动脉出血 | 降低 LDL 和甘油三酯，增加 HDL 水平。第一周内使用会出现面红，提前给予阿司匹林可阻断，面红限制使用。高尿酸血症可能沉积导致痛风，胰岛素敏感性损伤与烟酸的使用有关 |
| **ω-3 脂肪酸** | | | | |
| 作用机制——调控相关转录因子 SREBP-1c 及 PPARα，降低甘油三酯生物合成，增加脂肪酸氧化。使血浆中甘油三酯降低至 50% | | | | |
| EPA DHA | 高甘油三酯血症 | 低密度脂蛋白胆固醇增加，胃肠道不适 | 对 ω-3 脂肪酸过敏 | Lovaza® 是含有二十碳五烯酸（EPA）和二十二碳六烯酸（DHA）的强力复方合剂 |
| **PCSK9 抑制剂** | | | | |
| 作用机制——与血浆中的 PCSK9 结合，从而促进抗体复合物介导的降解；PCSK9 水平的降低了 LDL-R 降解速率，导致 LDL-C 的清除率增加，LDL-C 的水平降低 50%~72% | | | | |
| 依洛尤单抗 阿利珠单抗 | 共同的适应证：杂合子家族性高胆固醇血症（HeFH）或临床 ASCVD 需要额外降低 LDL-C，仅依洛尤单抗：纯合子 FH（HoFH） | 超敏反应（包括血管炎），鼻咽炎、上呼吸道感染、注射部位反应、流感、肌痛、背痛、腹泻（共同的不良反应）；头晕、高血压（仅依洛尤单抗）；升高的肝酶（仅阿利珠单抗） | 对药物的任何成分过敏 | 每两周进行 1 次皮下注射（依洛尤单抗；HoFH 为每 4 周一次）。若出现严重超敏反应，停止治疗 |

# 第21章

# 容量调节药理学

Hakan R. Toka and Seth L. Alper

## 概述

　　体内容量稳态与血管张力的协同调控有助于机体在各种不同环境刺激下保持适当的组织灌注压。本章将对药理学相关的体液调节生理学进行讨论,重点强调节系统容量的激素通路和肾脏机制(血管张力的控制在第 22 章中进行讨论)。容量稳态的失调会引起水肿,即体液在血管腔外的病理性聚积。容积的药理学调控旨在降低过多的容量,这是治疗高血压、心力衰竭(heart failure,HF)以及肝硬化、肾病综合征的有效治疗手段。目前有两大类药物应用于体内容量的调节,包括作用于神经激素调节因子的药物[比如血管紧张素转化酶(angiotensin converting enzyme,ACE)抑制剂]和利尿剂(增加肾钠外排的药物)。由于这些容量调节剂作为不同的激素调节因子在多种生理通路中发挥作用,因此在临床上这类药物还有许多其他重要的作用。这些药物的多种临床应用将在第 26 章中进行进一步讨论。

## 容量调节的生理学

　　机体通过一系列错综复杂的感受、信号和调节机制来改变血浆容量。容量感受器遍布于血管丛中,包括在心房和肾脏中。由这些感受器激活的容量调节子主要包括全身性激素和自分泌激素,还有一些是神经回路。这些信号机制的最终结果是改变血管张力并调节肾钠的重吸收和排泄。血管张力用于保持末端器官组织的灌注,而肾钠排泄用于改变总容量。

# 血管内容量的决定因素

血管内容量只占全身体液的一小部分，但是血管内液体的量非常关键的决定了组织灌注的程度。全身大约 2/3 的体液在细胞内，只有 1/3 在细胞外。细胞外液（extracellular fluid，ECF）中，约有 3/4 位于细胞间隙，只有 1/4 在血浆中。

## ■ 病　　例

R 先生，70 岁，男，由于连续四天夜间呼吸急促惊醒而在凌晨一点被救护车送往急诊室。每次发病他都感到胸口发闷，感觉不能呼吸，从床上坐起能稍微缓解不适。他也回忆之前有多起爬楼梯时出现气短。

患者体检发现心动过速（心率 112 次/min）、轻度高血压（血压 155/95mmHg）、氧饱和度降低（室内空气 90%）、呼吸频率增加（28 次/min）、吸气时双侧肺湿啰音、1～2+足部水肿。血清肌钙蛋白 T 水平（心肌损伤的标志）正常，而血清肌酐（132.5μmol/L）和血液尿素氮（blood urea nitrogen，BUN）（10.68mmol/L）轻度升高，尿液分析正常。心电图显示有陈旧性心肌梗死（Ⅱ、Ⅲ导联的 Q 波以及 V4～V6）。超声心电图显示左心室射血分数减小（LVEF，即每搏量占心室舒张末期容积的百分比，为 35%;），心室无扩张。

根据心脏射血量减少、肺充血以及外周性水肿等临床表现，R 先生被确诊为急性心力衰竭。肌酐与 BUN 的升高是肾功能不全的表现。随后给予药物治疗，包括一种冠脉扩张剂、一种抗高血压的钙通道阻滞剂和一种袢利尿剂。用药三天后，R 先生的病情稳定，袢利尿剂用量逐渐减少直至停药。选择性冠状动脉造影显示其有明显的冠状动脉左前降支狭窄。于是 R 先生接受了球囊动脉形成术和支架放置，术后病情稳定。R 先生出院后继续服用 ACE 抑制剂和螺内酯进行治疗。

## 思　考　题

□ 1. 什么机制导致了 R 先生肺充血和下肢水肿？
□ 2. 为什么要给 R 先生服用袢利尿剂？
□ 3. ACE 抑制剂是如何改善心血管血流动力学的？
□ 4. 为什么给 R 先生服用螺内酯？

血浆和细胞间隙的液体交换是毛细血管通透性、血液渗透压和静水压的变化决定的。毛细血管通透性很大程度上取决于位于血管间隙的内皮细胞形成的细胞间连接。有些器官的毛细血管床通透性比其他器官更高，从而允许更多的室间体液的转移。在炎症或其他病理条件下（见下文），在血浆渗透压梯度的作用下，毛细血管渗透性升高使得蛋白和其他渗透活性物质在血管内与血管周围间隙之间发生转移。血浆渗透压取决于差异分布在相邻腔隙内液体中的分子溶质（这些溶质被称为渗透活性物质）。正常情况下白蛋白、球蛋白和其他一些大分子血浆蛋白被限定在血浆中，这些渗透活性蛋白用来保持血管内的水分。腔隙间毛细血管屏障的静水压差是另一个水分转运的驱动力。毛细血管内压升高有助于体液由血浆向细胞间隙渗透。

液体滤过与毛细血管通透性、血液渗透压、静水压之间的关系可以用下面的公式来表示：

$$液体滤过 = K_f(P_c - P_{if}) - (\Pi_c - \Pi_{if}) \qquad 公式 21\text{-}1$$

其中 $K_f$ 是毛细血管通透性系数，$P_c$ 是毛细血管静水压，$P_{if}$ 是组织间液静水压，$\Pi_c$ 是毛细血管膨胀压，$\Pi_{if}$ 是组织间液膨胀压。这个公式重点强调跨毛细血管液体转运是由腔隙间压力差而不是每个腔隙压力的绝对值决定的。需要注意的是**静水压差与膨胀压差有相反的矢量**，因此它们驱动液体流动的方向相反。正常情况下 $\Delta P_c$ 驱动液体由毛细血管腔向间隙流动，而 $\Delta\Pi_c$ 则使液体保留在毛细血管腔内。

沿着毛细血管发生的液体滤过的程度在各个组织中不尽相同，这是由组织特异性毛细血管内皮细胞本身的细胞特性与连接通透性所决定的。在图 21-1 所示的例子中，肝脏毛细

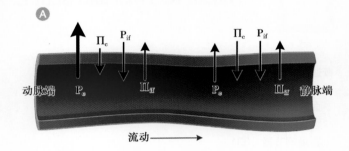

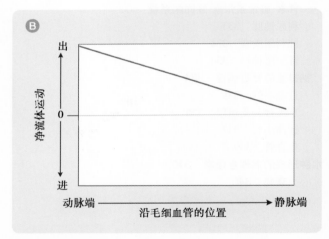

图 21-1　毛细血管液体滤过。静水压和膨胀压的平衡决定了沿毛细血管的液体滤过。这里所示的例子是肝脏中的毛细血管，在这里液体滤过超过了液体重吸收。**A.** 在毛细血管的动脉端，毛细血管静水压（$P_c$）高（最大箭头），$P_c$ 和间质膨胀压（$\Pi_{if}$）之和大于间质静水压（$P_{if}$）和毛细血管膨胀压（$\Pi_c$）之和。因此液体从毛细血管流出到间质。随着液体沿毛细血管继续滤过，液体滤过的增加导致 $P_c$ 减少而 $\Pi_c$ 增加，从而降低了从毛细血管到间质液体滤过的驱动力。在毛细血管整个长度上，$P_{if}$ 和 $\Pi_{if}$ 保持相对恒定。**B.** 沿毛细管长度净流体运动的图示显示液体滤过进入间质的驱动力减小。这里显示的毛细管中，液体沿整个毛细管长度滤过到间质中。淋巴管最终将过量的间质液体返回到系统循环中（未显示）

血管全长都能够滤过液体到间质中。在毛细血管床的动脉末端,$(P_c + \Pi_{if})$ 大于 $(P_{if} + \Pi_c)$,因此驱动血浆滤过从毛细血管到间质。随着毛细血管的延长,$P_c$ 逐渐地减少,液体滤过到间质的比率也逐渐减少。在毛细血管的静脉末端,静水压驱动的液体滤过与膨胀压驱动的液体吸收几乎达到平衡。肝窦状隙是灌注时介导液体转运到间隙中的组织,它能够通过淋巴通路将液体返还到血液循环中。在其他组织的毛细血管床中,驱动液体流入毛细血管的总膨胀压与总静水压达到平衡,使得血管与间隙间没有容量变化。因此,细胞外液的生理稳态也就是指血管内与间隙的液体交换驱动力达到平衡。跨毛细血管液体转运的病理学改变是与肾钠的处理相关联的,会造成水肿的形成,这部分将在下面进行讨论。

## 容量感受器

　　血管容量感受器可以分为低压和高压反馈系统。低压系统由心房与肺血管组成。为了响应血管壁压力降低(如血管内容量减少引起的),分布在心房与肺血管上的外周神经系统细胞将信号传送给中枢神经系统(central nervous system, CNS)髓质的去甲肾上腺素能神经元。这个信号接着传递给下丘脑,从而增加脑垂体后叶分泌抗利尿激素(antidiuretic hormone, ADH)[也叫血管加压素(arginine vasopressin, AVP)]的分泌。ADH 促进血管收缩和抗利尿作用(肾脏水分重吸收增加)。在增加外周交感神经紧张度的同时,ADH 保持远端组织的灌流量。响应血管壁压力的增加(例如血管内容量增加),心房细胞产生并分泌利尿钠肽,利尿钠肽能够促进血管舒张和尿钠(natriuresis)增多(增加肾钠排泄)。

　　高压反馈系统由分布在主动脉弓、颈动脉窦与近肾小球旁器的特异的压力感受器组成。这些感受器可以调节下丘脑控制的 ADH 分泌和来自脑干的交感兴奋流出。此外,交感兴奋的输入可以刺激近肾小球旁器分泌肾素(renin),肾素是一种蛋白水解酶,可以激活肾素-血管紧张素-醛固酮系统(见下文)。

## 容量调节器

　　在容量发生改变时,低压和高压反馈系统共同整合神经元介质容量信号来维持容量稳态。神经激素对容量状态变化的反应是由四个主要的系统控制的:肾素-血管紧张素-醛固酮系统(renein-angiotensin-aldosterone system, RAAS)、利尿钠肽、ADH 和肾脏交感神经。RAAS、ADH 和肾交感神经在血管内血容量不足的情况下被激活,而利尿钠肽则在响应血管内血容量过多时释放。

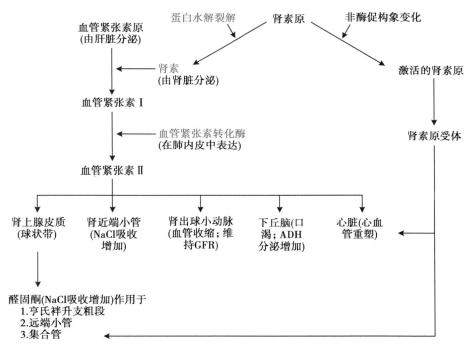

图 21-2　**肾素-血管紧张素-醛固酮轴**。血管紧张素原是一种由肝脏细胞分泌到循环中的激素原。肾素是一种由肾脏小球旁细胞分泌的天冬氨酰蛋白酶,能够将血管紧张素原切割成十肽的血管紧张素 I。血管紧张素 I 本身的生物学活性尚未可知。肾素原是肾素的酶原,可能具有通过肾素原受体的信号通路之外的生物学作用。血管紧张素转化酶(ACE)是一种在肺毛细血管内皮(以及其他组织中)中表达的蛋白酶,可将血管紧张素 I 切割成八肽的血管紧张素 II。血管紧张素 II 通过 1 型血管紧张素 II 受体(AT$_1$R)至少发挥四种作用来增加血管内容量并维持组织灌注。首先,血管紧张素 II 刺激肾上腺皮质的球状带分泌醛固酮。醛固酮是一种沿着肾单位在多个节段增加肾 NaCl 重吸收的激素。其次,血管紧张 II 直接刺激肾近端小管 NaCl 的重吸收。第三,血管紧张素 II 导致出球小动脉血管收缩,该作用增加肾小球内压力从而增加 GFR。第四,血管紧张素 II 刺激下丘脑口渴中枢并促进 ADH 分泌。血管紧张素还具有其他组织特异性的和细胞的作用来激活交感神经系统并促进心血管重塑。醛固酮(通过盐皮质激素受体;未显示)和肾素原(通过肾素原受体)可以对心血管系统产生类似的作用

## 肾素-血管紧张素-醛固酮系统

肾素是一种天冬氨酰蛋白酶，它通过裂解循环中的激素原血管紧张素原（angiotensinogen）生成血管紧张素Ⅰ（angiotensin Ⅰ，Ang Ⅰ）来激活 RAAS。肾素是由近肾小球旁器（juxtaglomerular apparatus，JGA）产生和分泌的。JGA 是一群特异的来自肾小球极旁入球小动脉的含有颗粒状物的平滑肌细胞。JGA 还与致密斑相连，致密斑位于亨氏环粗上升支的末端和远曲小管之间的肾单位区域，具有能够感知远端氯化物（和/或钠）传递的特化管状上皮细胞。肾皮质中的 JGA 是 RAAS 的主要结构组分，并且是肾容量保持和血压维持的最重要的调节位点之一。肾素分泌最终导致**血管收缩与钠潴留，这有助于维持组织的灌流量，增加细胞外液容量**（图 21-2）。

至少有三种机制被认为可以控制球旁细胞肾素的释放（图 21-3）。首先，一个直接的压力传感机制，也就是肾内压力感受器，响应肾灌注压（小动脉壁张力）的变化来增加球旁细胞肾素的释放。这种传感传导的具体分子机制在人体内尚未可知。在啮齿动物中，则涉及自分泌前列腺素和嘌呤信号传导。其次，受交感神经支配的球旁细胞可以通过 $\beta_1$-肾上腺素受体信号通路促进肾素的释放。最后，管球反馈（tubuloglomerular feedback）作为一种自控调节机制可以感受远端肾单位钠（或氯）的转运来调节肾素的释放。在肾解剖学上，每个肾单位皮质髓袢升支粗段的远端都与其相应肾单位的球旁血管系膜紧密相邻。这种空间上的接近能够通过远端肾单位的电解质浓度和/或盐负荷使得入球小动脉直径和肾小球系膜的收缩得到快速综合的调节。皮质髓袢升支粗段上的致密斑（macula densa）细胞通过增加球旁间隙细胞外腺苷浓度来响应管腔内 NaCl 转运的增加，从而激活球旁系膜细胞上的 $A_1$ 受体来减少肾素释放。相反，减少腔内 NaCl 传递可以激活系膜前列腺素信号级联反应，最终导致肾素释放的增加。致密斑细胞通过监测切应力检测到的管腔内 NaCl 浓度和管腔液体流速来感知管腔内 NaCl 转运。NaCl 传递直接由位于致密斑细胞顶部感受纤毛的受体来感知，液体流动由纤毛的直接弯曲来感知。毛丛外顶膜的分子成分可能也对这些信号传导过程发挥作用。

肾素原——肾素的酶原，多年来一直被认为是一种没有活性的肾素前体，没有实际的功能。然而，现在认为肾素原似乎可以通过蛋白水解裂解成肾素或通过酸性 pH 或升高温度诱导的非酶促变化来激活。肾素活化通常在其从球旁细胞释放之前发生。前转化酶Ⅰ和组织蛋白酶 B 被认为是能够介导肾素蛋白水解活化的几种酶之一。而血浆和组织激肽释放酶在肾素裂解中的作用存在争议。

近来研究表明，肾素原具有通过其与肾素（原）受体（prorenin receptor，PRR）结合介导的不依赖于裂解的功能。组织中肾素原与 PRR 的可逆结合促进非酶促构象变化，从而使未裂解的肾素原作为一种血管紧张素转化酶起作用，将血管紧张素原转化为血管紧张素Ⅰ（Ang Ⅰ；见下文）。此外，肾素原与 PRR 的结合引发下游 MAP 激酶 ERK1/2 信号通路的激活，导致促纤维化基因和环氧合酶-2 基因的上调以及集合管中液泡 $H^+$ ATP 酶的调节（见下文）。有趣的是，肾素原的循

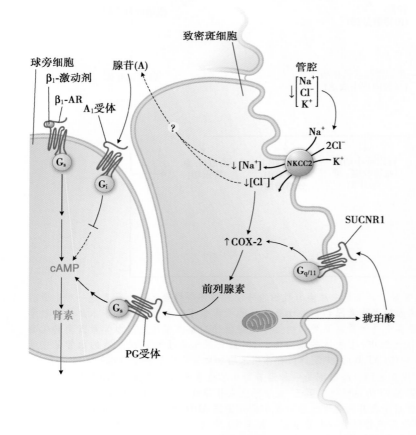

图 21-3 **肾素释放的调节。**肾素是由肾小球旁细胞释放，以响应血管内容量减少的信号产生的各种刺激。第一，入球小动脉血压降低（未显示）刺激通过肾内压力感受器促进的肾素释放增加，该过程可能是通过释放前列腺素介导的。第二，肾小球旁细胞表达与 $G_s$ 偶联的 $\beta1$-肾上腺素受体（$\beta_1$-AR）。$G_s$ 刺激腺苷酸环化酶来增加细胞内 cAMP 水平，从而刺激肾素释放。第三，位于肾单位稀释区段的细胞根据管腔 NaCl 的流量和三羧酸（TCA）循环中间体琥珀酸（反映组织能量平衡）的局部积累来调节肾素释放。琥珀酸激活 G 蛋白偶联的琥珀酸受体 SUCNR1，从而通过 MAP 激酶激活导致环氧合酶（COX-2）介导的前列腺素生成产生的刺激，最终增加肾素释放。琥珀酸累积还刺激 eNOS 和一氧化氮（NO）的生成，引起入球小动脉的血管舒张（未显示）。降低的 NaCl 流量导致通过远曲小管致密斑细胞顶膜上 $Na^+$-$K^+$-$2Cl^-$ 共转运体 NKCC2 介导的 $Cl^-$ 进入减少。这些前列腺素激活肾小球旁细胞前列腺素受体，通过增加 cAMP 生成来刺激肾素释放。相反，通过仍有争议的机制，NaCl 向皮质升支粗段转运的增加导致肾小球旁系膜间质中腺苷的生成增加。激活肾小球旁细胞 $G_i$ 偶联的 $A_1$ 腺苷受体降低细胞内 cAMP，从而导致肾素释放减少

环血浆水平高于肾素,特别是在糖尿病肾病的情况下。过表达 PRR 的转基因小鼠会发生高血压和肾小球硬化,而 PRR 功能丧失的基因编辑会导致胚胎死亡,提示 PRR 的基本细胞功能尚未被了解。

分泌的肾素(通过肾素原裂解产生)作为一种蛋白酶将循环中激素原血管紧张素原(angiotensinogen)的前 10 个氨基酸切割下来,生成血管紧张素 Ⅰ(angiotensin Ⅰ,Ang Ⅰ)。然后 Ang Ⅰ(Ang 1-10)被位于内皮细胞表面的羧肽酶血管紧张素转化酶切成有活性的八肽血管紧张素 Ⅱ(angiotensin Ⅱ,AT Ⅱ,或 Ang 1-8)。尽管 ACE 主要在肺血管内皮和冠脉循环中表达,但是 ACE 的活性可以调节 AT Ⅱ 在所有血管床的局部生成。实际上,一个未充分了解的“局部”肾素-血管紧张素系统也在血管系统中表达,独立地产生这些物质作为肾脏和肝脏的自分泌因子。ACE 具有广泛的蛋白水解底物特异性,其包括许多其他底物,例如神经肽和激肽(例如缓激肽)这些炎症时释放的可以使静脉扩张的自身活性物质。因此,ACE 也被称为激肽酶 Ⅱ(kininase Ⅱ)。激肽酶的活性有重要的药理学作用,将在下文进行讨论。

最近发现的 ACE 同源蛋白 ACE2 在肾脏中高度表达,主要位于肾小管上皮细胞,较少在肾小球和肾血管。ACE2 将 Ang Ⅰ 和 Ang Ⅱ 降解为七肽的 Ang 1-7。与血管收缩剂和促增殖肽 Ang Ⅱ 相反,Ang 1-7 被认为是一种抗增殖血管扩张剂,抵抗 Ang Ⅱ 的心血管和压力反射作用。Ang 1-7 与 G 蛋白偶联受体 MAS 结合而不与血管紧张素 Ⅱ(AT Ⅱ)受体结合(见下文)。ACE2 活性在糖尿病肾病,高血压肾病以及实验性肾损伤模型中发生改变。在糖尿病肾病中,ACE2 的表达在肾小管和肾小球中有区别,ACE2 表达在肾小管上皮细胞中增加但在肾小球中减少。除了 Ang Ⅰ(Ang 1-10),Ang Ⅱ(Ang 1-8)和 Ang 1-7,血管紧张素 Ⅲ(Ang 2-8)和血管紧张素 Ⅳ(Ang 3-8)也已经被发现。Ang 2-8 是比 Ang Ⅱ 弱的血管加压剂,但保留了 100% 的醛固酮刺激活性。Ang 3-8 的血管加压活性与 Ang 2-8 类似。

Ang Ⅱ(AT Ⅱ)与 AT Ⅱ 受体亚型 1(G 蛋白偶联的 AT$_1$ 受体,AT$_1$R)[AT Ⅱ receptor subtype 1(AT1 receptor,AT$_1$R)]的结合产生至少四种刺激性生理反应:①肾上腺球状带细胞对醛固酮分泌的刺激;②近端小管与肾单位其他部分对 NaCl 重吸收的增加;③小动脉血管收缩;④口渴和 ADH 分泌的中枢刺激。所有这四方面作用都会增加血管内容量,从而有助于维持灌注压:醛固酮的分泌增加了远端小管 Na$^+$ 的重吸收;近端小管增加了滤过的 Na$^+$ 重吸收比例;小动脉的收缩可以维持血压;口渴的刺激增加了血管系统对自由水的吸收;ADH 的分泌增加了集合管自由水的吸收。Ang Ⅱ 还通过与球旁细胞上的 AT$_1$R 结合来负调节肾素分泌。Ang Ⅱ 具有许多其他 AT$_1$R 介导的组织和细胞类型特异性作用,导致交感神经系统激活,活性氧(ROS)的产生和细胞生长。通过心肌细胞的组织特异性 ACE(糜酶)将 Ang Ⅰ 转化为 Ang Ⅱ 可促进心脏重构,心脏肥大和肌肉萎缩。通过醛固酮激活肾外盐皮质激素受体也具有类似的心血管作用。

AT Ⅱ 在血管平滑肌细胞中的作用研究的比较透彻。在血管平滑肌细胞中,AT$_1$ 激活磷脂酶 C,导致细胞内储存的 Ca$^{2+}$ 释放、激活蛋白激酶 C 以及血管收缩。抑制 AT$_1$R 可以降低血管平滑肌收缩,从而降低全身血管阻力和血压(见下文)。相关的 G 蛋白偶联的 AT Ⅱ 受体(AT$_2$R)具有血管舒张作用,部分是通过增加一氧化氮的产生发挥作用。AT$_2$R 在胎儿肾脏和小肠中高度表达,而在成人中其高表达仅限于子宫肌层,在肾上腺和输卵管中的水平较低。最近 AT$_2$R 被发现在某些类型的难治性疼痛综合征中有作用。

## 利尿钠肽

利尿钠肽是在容量超载时由心房、心室与血管内皮分泌的激素。经典的利尿钠肽有 A 型、B 型和 C 型利尿钠肽。A 型利尿钠肽(A-type natriuretic peptide,ANP)主要由心房分泌;B 型利尿钠肽(B-type natriuretic peptide,BNP)主要由心室释放;而 C 型利尿钠肽(C-type natriuretic peptide,CNP)主要由血管内皮细胞分泌。利尿钠肽尿鸟苷(uroguanylin,UGN)是在膳食摄入盐时由肠上皮细胞分泌的。

**血管利尿钠肽响应血管内容量增加而释放**,这种作用可能是由变长的利尿钠肽分泌细胞来发出信号。循环中的利尿钠肽与三种受体之一结合,分别为 NPR-A(natriuretic peptide receptor-A,NPR-A)、NPR-B(natriuretic peptide receptor-B,NPR-B)、NPR-C(natriuretic peptide receptor-C,NPR-C)。NPR-A 和 NPR-B 是具有细胞质鸟苷酸环化酶(guanylyl cyclase)结构域的跨膜蛋白(见第 1 章),这些受体的激活增加细胞内 cGMP 的水平。NPR-C 缺乏胞内鸟苷酸环化酶的结构域,它可能作为“诱饵”或“缓冲”受体来降低可与其他两种信号受体结合的循环中利尿钠肽水平。ANP 和 BNP 都与 NPR-A 有很高的结合亲和力,而 CNP 只与 NPR-B 结合。所有这三种利尿钠肽都与 NPR-C 结合(图 21-4A)。小鼠中 ANP 基因(Nppa)的缺失会导致盐敏感性高血压。ANP(NPPA)和 BNP(NPPB)基因中常见的人类等位基因变异与更高水平的 ANP 和 BNP,更高的血压和高血压风险相关。在小鼠中,UGN 在肠上皮细胞(促进肠内 Cl$^-$ 分泌)和肾近端小管细胞(减少肾 Na$^+$ 和 Cl$^-$ 重吸收)中结合并激活跨膜的鸟苷酸环化酶 C。此外,UGN 还通过不太明确的机制促进肾集合管中的尿钠排泄。

利尿钠肽可以影响心血管系统、肾脏与中枢神经系统。利尿钠肽衍生信号的整合有助于减少机体容量超载及其后遗症。ANP 可以通过升高细胞内 cGMP 水平舒张平滑肌细胞,使血管平滑肌细胞内的肌球蛋白轻链去磷酸化,最终引起血管舒张(见第 22 章)。ANP 还可以增加毛细血管内皮的通透性,通过促进液体由血浆滤过到间质从而降低血压(见公式 21-1)。

在肾脏中,利尿钠肽可以增加肾小球滤过率(glomerular filtration rate,GFR)和尿钠排泄。GFR 的增加是由于出球小动脉的收缩与入球小动脉的舒张,导致肾小球内压增高,从而增加了血浆滤过。利尿作用对肾脏的影响是由于集合管中对 ADH 作用的拮抗和多段肾单位中对 Na$^+$ 重吸收的拮抗。

利尿钠肽的核心作用尚未明了,但它的作用包括减少口渴感(因此可以减少水的摄入),减少抗利尿激素释放,以及减少交感紧张等。介导这些作用的信号转导机制仍未确定,有可能是通过 CNP 通路,因为利尿钠肽在脑中高表达。

尽管利尿钠肽的许多作用至今仍未完全明了,但这些激素在调节容量过剩的病理生理进程中发挥重要的调节作用。近年来人们对利尿钠肽与心力衰竭的关系有很大兴趣。特别是 BNP 和 N-端 proBNP(NT-proBNP)已成为心力衰竭诊断、预后和治疗很有希望的标志物。利尿钠肽及其受体的生理学和药理学仍然是积极研究的主题。

## 抗利尿激素

抗利尿激素(antidiuretic hormone,ADH),也叫精氨酸加压素(arginine vasopressin,AVP)或血管加压素(vasopressin),是一种垂体后叶分泌的九肽激素,响应当血浆渗透压升高或严重血容量不足。ADH 可以使外周血管收缩,促进肾脏集合管中水的重吸收。它的作用是由两种不同的 G 蛋白偶联受体介导的。$V_1$ 受体主要在血管平滑肌细胞中表达,它通过 Gq 介导的机制刺激血管收缩。$V_2$ 受体在肾脏集合管主细胞中表达,它通过 Gs 介导的机制促进水的重吸收(图 21-4B)。Gs 信号可以增加细胞质内 cAMP 的浓度,激活蛋白激酶 A(protein kinase A,PKA)。PKA 可以磷酸化水通道蛋白-2,并激活含有水通道蛋白-2 的囊泡转运和融合到主细胞的顶膜上。细胞顶膜上水通道蛋白-2 表达的增加促进水的重吸收。**肾脏集合管中水重吸收的调节可以影响尿与血浆的渗透压,**并且还可以作为一个严重脱水时增加血管内容量的储存机制。

## 肾交感神经

肾交感神经既能支配入球小动脉也能支配出球小动脉。当血管内容量减少时,肾脏交感神经通过一个远高于出球小动脉地刺激入球小动脉的收缩来降低 GFR。由入球小动脉高度收缩所引起的 GFR 降低最终导致尿钠排泄减少。肾交感神经还可以通过刺激球旁细胞上的 $\beta_1$-肾上腺素受体来增加肾素的生成,并增加近端小管 NaCl 的重吸收。由于移植的肾脏在最初没有交感神经输入的情况下也能够正常发挥作用,因此临床上正常的肾功能不必须肾神经支配。

# 钠排泄的肾脏调控

24 小时内肾脏大约滤过 180L 的液体。为了增加或减少体液的量,肾脏必须从每天大量的肾小球滤过液中增加或减少肾钠的重吸收。因此,调控细胞外容积状况的神经激素调节机制对于肾脏来说具有重要的作用。了解肾脏对 $Na^+$ 排泄的调控对于理解肾脏在调节体液量中的作用有着重要的意义。

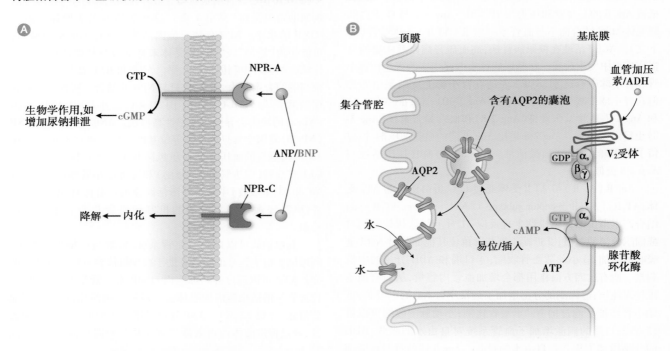

图 21-4 利尿钠肽和抗利尿激素信号通路。A. A 型和 B 型利尿钠肽(ANP 和 BNP)是响应容量超载而分泌的激素。这些多肽与利尿钠肽受体 A(NPR-A)和利尿钠肽受体 C(NPR-C)结合。NPR-A 是一种跨膜受体,具有与其细胞质结构域相关的鸟苷酸环化酶活性。增加的细胞内 cGMP 水平介导利尿钠肽的作用,如增加尿钠排泄。NPR-C 被认为是一种诱饵受体,因为该蛋白缺少细胞内催化结构域。利尿钠肽与 NPR-C 结合可导致受体以及其结合的利尿钠肽一起被内化和降解。第三种利尿钠肽 CNP 由血管内皮细胞表达,并且仅与 NPR-B 结合(未显示)。B. 抗利尿激素(ADH)也叫做血管加压素,是由下丘脑分泌以响应增加的渗透压和容量减少。ADH 通过激活 $G_s$ 偶联的 $V_2$ 血管加压素受体介导肾集合管水分重吸收。$G_s$ 激活导致腺苷酸环化酶活性增加和 cAMP 水平增加。cAMP 通过促进含有水通道蛋白 2(AQP2)的囊泡易位和插入到集合管顶膜来增加集合管水分的重吸收。顶膜 AQP2 的表达增加导致通过集合管的水流量增加,从而增加滤过水分的重吸收。通过磷酸二酯酶水解 cAMP 导致通过含有 AQP2 的囊泡的内吞作用来将 AQP2 从管腔膜中移除

血浆经肾小球滤过产生血浆超滤液,并由肾脏的功能单位—肾单位进行处理(图 21-5)。肾小球后肾单位负责滤液中溶质和水的重吸收,以及代谢废物和包括药物在内的外源性化学物质的排泄。肾小球后肾单位的小管上皮细胞环绕成一个长的管腔——"尿腔",它通向输尿管,膀胱和尿道。最初的肾小球超滤液含有低分子量的溶质,其浓度与血浆中的浓度相近。随着超滤液流经肾单位,极化肾小管上皮细胞管腔膜(顶膜)上的底物特异性转运体和通道会相继改变肾小管液中溶质的浓度。反过来,这些转运体和通道的功能又受到这些细胞自身溶质浓度变化的影响,这种作用部分由受基底膜上的通道与转运体的调节。肾脏对系统容量的调节是通过肾小管上皮细胞的顶膜和基底膜上的离子通道与离子转运体综合作用介导的肾小管液体重吸收以及通过伴随水分的重吸收来实现的。

肾小球后肾单位沿其长度表现出显著的异质性。肾单位有四段与体容量调节在药理学上特别相关(图 21-5),它们是

近端小管(proximal tubule,PT)、髓袢升支粗段(thick ascending limb,TAL,即亨氏袢)、远曲小管(distal convoluted tubule,DCT)与皮质集合管(cortical collecting duct,CCD)。在每个肾小管节段中,有一组具有节段特异性的复杂且紧密联系的离子转运体和通道,共同作用使 NaCl 从管腔内穿过单层小管上皮细胞转运到细胞间隙中完成重吸收。NaCl 重吸收是机体保持水分的关键。跨越每段肾单位的溶质和水的转运都需要协调顶膜与基底膜上转运体的功能。另外,离子跨越细胞间紧密连接的旁细胞转运需要肾小管上皮相邻细胞间有可调控的通讯。整合跨上皮细胞运输的跨细胞和细胞旁组分,需要整合传入信号,包括细胞外和细胞内离子浓度感受器及细胞内、细胞外局部和系统的容量。任何肾单位节段中药物引起离子转运的改变都会在局部的和位于更远端的肾单位节段引起代偿性调节。

## 近端小管

近端小管是肾单元中首先进行重吸收的部位。它负责大约三分之二钠重吸收,85%～90%的碳酸氢盐重吸收,以及大约60%的氯化物重吸收(图 21-6)。近端小管顶膜上特异性的钠离子偶联共转运体介导来自肾小球滤出液中所有葡萄糖、氨基酸、磷酸盐与硫酸盐的重吸收。近端小管还介导弱有

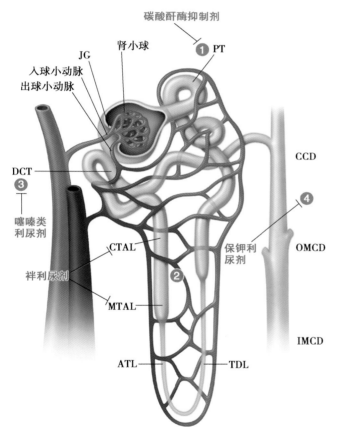

图 21-5　肾单位解剖学和利尿剂的作用位点。肾单位的液体滤过始于肾小球。在肾小球中血浆的超滤液进入肾脏上皮(尿)腔中。然后超滤液相继流过四个轴向不同的肾单位节段(1～4);滤过液从肾小球行进到近端小管(PT)(①);然后进入亨氏袢(②)。亨氏袢包括薄降支(TDL)、升支细段(ATL)、髓质升支粗段(MTAL)和皮质升支粗段(CTAL)。远曲小管(DCT)(③)包括致密斑和肾小球旁器(JG)。集合管(④)由皮质集合管(CCD)、外髓集合管(OMCD)和内髓集合管(IMCD)组成。药物抑制肾单位每个节段内特异的溶质转运蛋白。碳酸酐酶抑制剂主要作用于近端小管,袢利尿剂作用于髓质和皮质的升支粗段,噻嗪类利尿剂抑制远曲小管中的溶质运输,保钾利尿剂抑制集合管 Na⁺ 重吸收

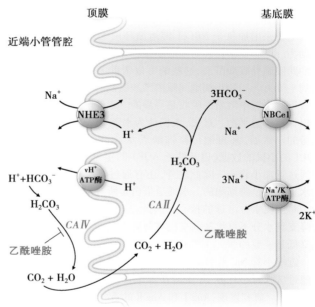

图 21-6　近端小管细胞。近端小管管腔中相当大比例的滤过 Na⁺ 通过 NHE3 Na⁺/H⁺ 交换体重吸收。NHE3 的活性与顶膜空泡 ATP 酶(vH⁺ ATP 酶)的活性一起引起将 H⁺ 挤压到近端小管的尿液中。H⁺ 挤压通过顶膜碳酸酐酶Ⅳ(CAⅣ)的作用与 HCO₃⁻ 的重吸收偶联。CAⅣ 催化 HCO₃⁻ 裂解为 OH⁻ 和 CO₂。OH⁻ 与 H⁺ 结合形成水,而 CO₂ 扩散到上皮细胞细胞质中。细胞质碳酸酐酶Ⅱ(CAⅡ)催化 CO₂ 和 OH⁻ 形成 HCO₃⁻。然后 HCO₃⁻ 和 Na⁺ 一起被转运到间质中。该过程的最终结果是通过基底外侧共转运蛋白 NBCe1 完成 HCO₃⁻ 和 Na⁺ 的重吸收。乙酰唑胺可以抑制碳酸酐酶的两种亚型;降低碳酸酐酶活性会导致 Na⁺ 和 HCO₃⁻ 的吸收减少

机酸和弱有机碱的分泌和重吸收,这与钠或者质子同向或逆向转运过程或者与阴离子交换机制相偶联。在这些弱酸或者弱碱中有许多药物可以用来调节全身的容量(见下文)。

碳酸氢盐的重吸收需要顶膜和基底膜上的离子转运体以及顶膜和细胞内酶活性共同作用(图 21-6)。在近端小管管腔的表面,滤过的碳酸氢盐与穿入近端小管刷状缘微绒毛的活性质子分泌物相遇。有 2/3 的质子流出主要通过 NHE3 $Na^+$/$H^+$ 交换体(NHE3 Na/H exchanger)与流入的 $Na^+$ 进行交换。剩下的 1/3 质子流出则由空泡 $H^+$-ATP 酶(vacuolar H ATPase,vH ATPase)介导。

近端小管细胞管腔膜对 $HCO_3^-$ 的通透性很低。但是,管腔膜的外层含有糖基磷脂酰肌醇连接的胞外酶——碳酸酐酶Ⅳ(carbonic anhydrase Ⅳ,CA Ⅳ)。CA Ⅳ 管腔的 $HCO_3^-$ 分解为 $CO_2$ 与 $OH^-$。$OH^-$ 迅速与丰富的局部质子结合生成水,而 $CO_2$ 则自由的扩散到近端小管上皮细胞的细胞质中。细胞内的 $CO_2$ 又迅速在细胞质碳酸酐酶Ⅱ(carbonic anhydrase Ⅱ,CA Ⅱ)的作用下再水合为 $HCO_3^-$;这个反应消耗掉了细胞内积聚的由管腔膜 NHE3 与 $H^+$-ATPase 介导 $H^+$ 流出所产生的 $OH^-$。然后 CA Ⅱ 反应产生的 $HCO_3^-$ 与 $Na^+$ 共同转运穿过上皮细胞的基底膜,完成对钠与碳酸氢盐的净重吸收。$Na^+$/$HCO_3^-$ 共转运蛋白 NBCe1(NBCe1)介导三种 $HCO_3^-$ 离子与其共转运的 $Na^+$ 离子的电荷基底外流。基底膜上的钾离子通道维持膜内的负电位来增加每个 NBCe1 转运循环两个负电荷净流出的驱动力。已有证据还表明基底膜细胞外表面存在几种不同形式的跨膜胞外碳酸酐酶,这些酶可以帮助消除上皮细胞与小管周毛细血管间狭小细胞间隙内碳酸氢盐的局部积聚。

近端小管中溶质的吸收是等渗的—水伴随着重吸收的离子以保持渗透平衡。过去,人们认为水流动很大程度上是细胞旁的。然而,来自遗传修饰缺乏水通道蛋白(aquaporin)AQP1 的小鼠的数据(以及缺乏 AQP1 的罕见病例)证明大多数通过近端小管——除此之外,还有通过亨氏袢薄降支——的水重吸收是跨细胞的。水通道蛋白是所有水分可渗透的肾段中跨上皮水分渗透的核心。因此,从水分可渗透的亨氏袢薄降支到水分不可渗透的亨氏袢薄降支的转换与 AQP1 的表达降低是一致的。

近端小管 $Na^+$ 重吸收是肾脏内 RAAS 的关键部分。Ang Ⅱ 滤过进入肾小管液,并激活在肾小管上皮细胞顶膜表达的 $AT_1$ 受体。研究发现,Ang Ⅰ 和 Ang Ⅱ 的近端小管管腔浓度高于其相应的血浆浓度,从而发现近端小管上皮细胞表达血管紧张素原,其通过肾内肾素(原)和 ACE 的转化为 Ang Ⅰ 和 Ang Ⅱ。升高的 Ang Ⅱ 水平维持或上调肾小管上皮细胞 $AT_1R$,但下调血管 $AT_1R$。肾脏 AT1R 的重要性已经通过近端小管特异性 $AT_1R$ 敲除小鼠($AT_1R$ 在所有其他组织中完整表达)。将 Ang Ⅱ 注入这些小鼠中未能将血压升高到与对照小鼠相同的程度。在这些小鼠中观察到的阳性 $Na^+$ 平衡降低与促进的尿钠排泄作为抗高血压的机制一致。

## 亨氏袢升支粗段

升支细段流出的小管液高渗且伴有 NaCl 浓度升高。这些小管液流入三个肾单位节段:升支粗段(thick ascending

limb,TAL),远曲小管(DCT)和连接小管或节段(CNT),这三段一起组成了"稀释节段"。与其他稀释段的顶膜一样,亨氏袢厚降支的顶膜也没有水通道蛋白。因此,这些肾单位节段重吸收 NaCl 和尿素而不伴随水分的重吸收(图 21-7),从而稀释小管液的溶质。在通过 TAL 时 NaCl 与尿素的重吸收提供可以产生和保持肾脏逆流倍增机制所需的间质溶质,允许"逆流倍增机制"的调控可以使人的尿液浓缩至 1 200mOsm,使沙漠啮齿动物浓缩至 4 000mOsm。

TAL 通过管腔膜上的 $Na^+$-$K^+$-2$Cl^-$ 共转运体 NKCC2(NKCC2)重吸收滤过液中 25%~35% 的 $Na^+$。NKCC2 重吸收的 $Cl^-$ 由细胞基底侧的 ClC-K2(CLC-K2)氯通道泵出。CLC-K2 的 β 亚基 Bartin 与基底外膜上的 CLC-K2 共定位,对于细胞内运输和 CLC-K2 的功能至关重要。(Bartin 也是在内耳的钾分泌性血管纹上皮细胞中相关的 $Cl^-$ 通道 CLC-K1 的 β 亚基)。NKCC2 重吸收的 $Na^+$ 则由细胞基底侧的 $Na^+$-$K^+$-ATP 酶泵出。因为 $Cl^-$ 带一个负电荷,所以通过基底 ClC-K2 泵出的 $Cl^-$ 会使细胞去极化。$Na^+$-$K^+$-ATP 酶每泵出 3 个 $Na^+$ 就转入 2 个 $K^+$,部分抵消这种去极化;细胞其余的复极化由顶膜的钾通道 ROMK(ROMK,366,366f)完成,该通道使通过 NKCC2 进入细胞的 $K^+$ 再循环回到管腔中。

任何相关转运蛋白或通道功能降低,药理学抑制(例如使用袢利尿剂,抑制 NKCC2 功能),转运蛋白或通道功能丧失突变,都与肾盐消耗有关。几种 TAL 转运蛋白基因缺陷会导致巴特综合征,其特征为肾盐消耗,可能的低血压,低钾血症,代谢性碱中毒,以及某些患者的高钙尿症(表 21-1)。

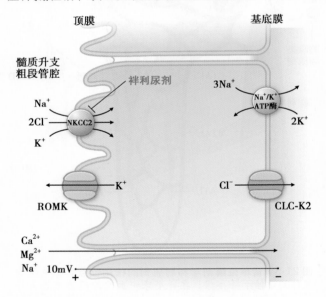

**图 21-7　髓质升支粗段细胞。** 亨氏袢髓质升支粗段通过顶膜的 $Na^+$/$K^+$/2$Cl^-$ 转运体(NKCC2)吸收 $Na^+$。$Na^+$/$K^+$ ATP 酶将钠从细胞质泵入间质,基底外侧的 $Cl^-$ 通道(CLC-K2)将 $Cl^-$ 转运到间质。$K^+$ 通过官腔 $K^+$ 通道(ROMK)主要回收到尿液中。顶膜 ROMK 和基底外膜 CLC-K2 的联合作用引起官腔跨上皮正电位差(约 10mV),从而驱动阳离子(如 $Ca^{2+}$ 和 $Mg^{2+}$)的旁细胞吸收。袢利尿剂抑制 NKCC2,导致肾钠排泄显著增加。通过袢利尿剂减少跨上皮正电位还会减少 $Ca^{2+}$ 和 $Mg^{2+}$ 的排泄

**表 21-1　巴特综合征：升支粗段中与高钙尿症相关的肾脏盐消耗**

| 综合征 | 遗传 | K⁺ | pH | 肾素 | 醛固酮 | 治疗 | 基因座 | 基因 |
|---|---|---|---|---|---|---|---|---|
| 巴特综合征 | AR | ↓ | ↑ | ↑ | ↑ | 增加盐的摄入（对于所有类型） | 15q21 | *SLC12A1*（1 型，新生儿） |
| | AR | ↓ | ↑ | ↑ | ↑ | | 11q24 | *KCNJ1*（2 型，新生儿） |
| | AR | ↓ | ↑ | ↑ | ↑ | | 1p36 | *CLCNKB*（3 型，经典） |
| | AR | ↓ | ↑ | ↑ | ↑ | | 1p32 | *BSND*（4 型，与耳聋相关） |
| | AD | ↓ | ↑ | ↑ | ↑ | | 3q21 | *CASR*（5 型或常染色体显性遗传低钙血症） |

SLC12A1（NKCC2）和 KCNJ1（ROMK）位于 TAL 上皮细胞的顶膜，而 CLCNKB（CLC-K2），BSND（Barttin）和 CASR（钙敏感受体）位于基底外侧膜。AR，常染色体隐性遗传；AD，常染色体显性遗传。

这些顶膜和基底膜上的转运蛋白和通道一起协同作用，在 TAL 上产生管腔膜正电位。TAL 上的这个跨上皮电位差可以驱动多余的 Na⁺ 从管腔到间质的细胞旁重吸收。Na 重吸收的细胞旁组分降低了到 TAL 上皮细胞的能量消耗（以 ATP 消耗计算），这是因为 Na⁺/K⁺ 的转运消耗掉了 TAL 细胞中大部分的 ATP。即便细胞旁 Na⁺ 重吸收途径保存了能量，静息时 TAL 每天最多还是可以消耗多达 25% 的机体产生的总 ATP，或大约每天 65 摩尔。TAL 管腔膜跨上皮正电位还驱动管腔内钙离子和镁离子的细胞旁重吸收。现在已知这种细胞旁转运由 claudin 16 和 19 介导，这两种蛋白通过相邻 TAL 上皮细胞的 claudin 多肽的胞外域形成紧密连接的、异聚的、阳离子选择性通道。最近的研究表明，除了屏障功能外，claudin 通过与多种细胞内和细胞外信号传导途径相互作用来调节跨上皮的细胞旁转运。例如，细胞外钙敏感受体（CaSR），它是一种广泛表达的 G 蛋白偶联受体，通过改变 TAL 细胞中的 claudin 的表达来响应基底外膜（血清）[Ca²⁺] 的变化，从而调节 TAL 对细胞旁钙的通透性。

## 远曲小管

此段肾单位继续稀释小管液，重吸收 2%～10% 的滤过 NaCl 而对管腔水分不通透（图 21-8）。管腔中的 Na⁺ 通过电中性的 K⁺ 依赖的 Na⁺-Cl⁻ 共转运体（NaCl co-transporter，NCC）进入远曲小管上皮细胞中。Na⁺ 从基底膜的泵出是由 Na⁺/K⁺-ATP 酶与异四聚体 K⁺ 通道 Kir4.1/5.1（KCNJ10/KCNJ16）的基底外侧 K⁺ 再循环的协调作用介导的。穿过顶膜进入的 Cl⁻ 通过基底膜阴离子通路泵出，该通路包括生电的 Cl⁻ 通道和（至少在小鼠中）电中性的 K⁺-Cl⁻ 共转运体。用噻嗪类利尿剂对 NCC 钠通道的药理学抑制导致 Na⁺ 排泄增加并伴随低钾血症和其他电解质和酸碱变化。NCC 的基因功能丧失造成吉特曼综合征，吉特曼综合征的特征是盐消耗比巴特综合征更弱。Kir4.1 基因功能的丧失造成 SeSAME 综合征（也称为 EAST 综合征），其特征是低钾血症、低镁血症和代谢性碱中毒并伴有癫痫、共济失调、感觉神经性耳聋和智力障碍。后面这些表现反映了大脑中 Kir4.1 表达的丧失（表 21-2）。远曲小管和集合管 WNK 蛋白激酶（WNK4 和 WNK1）的突变或者 E3 泛素连接酶组分 Kelch-like 3/KLHL3 和 Cullin 3/CUL3 的突变均会导致顶膜 NCC 的稳定性和功能增加，从而引起与代谢性酸中毒相关的高钾血症（假性醛固酮减少症 2 型或 PHA2；见图 21-8 和表 21-3）。

**表 21-2　远端肾单位缺陷引起的与低血压相关的肾脏盐消耗综合征**

| 综合征 | 遗传 | K⁺ | pH | 肾素 | 醛固酮 | 治疗 | 基因座 | 基因 |
|---|---|---|---|---|---|---|---|---|
| 吉特曼综合征 | AR | ↓ | ↑ | ↑ | ↑ | 增加盐的摄入 | 16q13 | *SLC12A3*（NCC） |
| EAST（也叫 SeSAME） | AR | ↓ | ↑ | ↑ | ↑ | 增加盐的摄入 | 1q23 | *KCNJ10*（Kir4.1） |
| 1 型假性醛固酮减少症（1 型 PDA） | AD | ↑ | ↓ | ↑ | ↑ | 增加盐的摄入 | 4q31 | *NR3C2*（1A 型） |
| | AR | | | | | | 12p13 | *SCNN1A*（1B 型） |
| | AR | | | | | | 16p13 | *SCNN1B*（1B 型） |
| | AR | | | | | | 16p13 | *SCNN1G*（1B 型） |
| 肾小管发育不全（RTD） | AD | ↑ | ↓ | ↑或↓ | ↓ | 血管加压素 | 1q32 | *REN*（肾素） |
| | | | | | | | 1q42 | *AGT*（血管紧张素原） |
| | | | | | | | 3q24 | *ACE*（血管紧张素转化酶） |
| | | | | | | | 17q23 | *AGT1R*（血管紧张素 I 型受体） |

AR，常染色体隐性遗传；AD，常染色体显性遗传；EAST，癫痫、共济失调、感音神经性耳聋、肾小管病变；Kir 4.1，内向整流型 K⁺ 通道成员 4.1；NR3C2，核受体亚家族 3，C 组，成员 2（编码盐皮质激素受体的基因）；SCNN1A、1B 或 1G，Na⁺ 通道，非电压门控 1，α 亚基、β 亚基或 γ 亚基（编码 ENaC 亚基的基因）。

**表 21-3** 由远端肾单位盐重吸收增加引起的高血压遗传形式（远曲小管和/或集合管）

| 综合征 | 遗传 | K⁺ | pH | 肾素 | 醛固酮 | 治疗 | 基因座 | 疾病基因 |
|---|---|---|---|---|---|---|---|---|
| 利德尔综合征 | AD | ↓ | ↑ | ↓ | ↓ | ENaC 抑制剂 | 16p12 | *ENaC*（上皮 Na 通道） |
| 糖皮质激素可治性醛固酮增多症 | AD | ↓ | ↑ | ↓ | N(↑) | 皮质类固醇治疗 | 8q24 | 嵌合基因：*11-β-羟化酶/醛固酮合酶* |
| 表观盐皮质激素过多 | AR | ↓ | ↑ | ↓ | ↓ | 螺内酯（ENaC 抑制剂） | 16q22 | *11-β-羟基类固醇脱氢酶* |
| 产生醛固酮的肾上腺腺瘤 | 从头* 从头 从头 从头 | ↓ | ↑ | ↓ | ↓ | 螺内酯（肾上腺腺瘤切除术） | 11q24 3p21 1p13 Xq28 | *KCNJ5* *CACNA1D* *ATP1A1* *ATP2B3* |
| 先天性肾上腺皮质增生 | AR | ↓ | ↑ | ↓ | ↓ | 皮质类固醇治疗 | 10q24 8q24 | *17-α-羟化酶* *11-β-羟化酶* |
| 假性醛固酮减少症 2 型（戈登综合征） | AD | ↑ | ↓ | ↓ | N(↑) | 噻嗪类利尿剂 | 12p13 17q21 5q31 2q36 | *WNK1* *WNK4* *Kelch-like3* *Cullin3* |

　　这些综合征表现为与酸碱和电解质异常相关的血管内容量扩张。AD，常染色体显性遗传；AR，常染色体隐性遗传；N，正常；*KCNJ5*，内向整流型 K⁺通道、J 亚家族、成员 5；*CACNA1D*，钙通道、电压依赖的、L 型、α-1D 亚基；*ATP1A1*，Na⁺/K⁺-ATP 酶 α-1 亚基；*ATP2B3*，PMCA3（质膜 Ca²⁺ ATP 酶 3）。

　　* 很少见，也可以以孟德尔方式（常染色体显性）遗传。

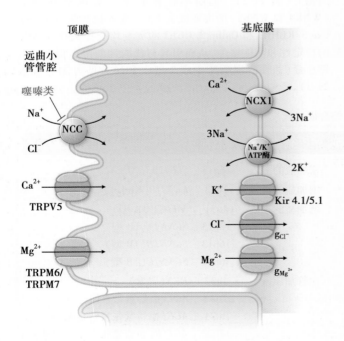

**图 21-8 远曲小管细胞。** 远曲小管通过顶膜的 NaCl 共转运体（NCC）吸收 Na⁺。NCC 丰度通过醛固酮激活盐皮质激素受体上调（未显示）。在"上游"WNK 和其他激酶的作用下，NCC 通过磷酸化的激活是由 SPAK 介导的（未显示）。NCC 的正性和负性调节源于不同 WNK 激酶的拮抗作用及其与 Cullin3-KLHL3 E3 连接酶泛素化系统的相互作用（未显示）。在通过异四聚体 K⁺通道 Kir4.1/5.1 进行基底外侧 K⁺再循环的帮助下，Na⁺通过 Na⁺/K⁺ ATP 酶跨过基底外膜转运到间质中。通过 Cl⁻通道（$g_{Cl^-}$）并且还可能通过 K⁺-Cl⁻共转运体，Cl⁻跨过基底外膜离开细胞（未显示）。DCT 上皮细胞通过顶膜 Ca²⁺通道（TRPV5）吸收 Ca²⁺，Ca²⁺通过 Na⁺/Ca²⁺交换体 NCX1 和 Ca²⁺-ATP 酶 PMCA 跨过基底外膜转运到间质中（未显示）。Mg²⁺通过顶膜上镁选择性异聚的 TRPM6/TRPM7 通道吸收，然后通过尚未完全了解的通路（$g_{Mg^{2+}}$）跨过基底外膜转运。噻嗪类抑制 NCC，导致 Na⁺排泄增加。噻嗪类还可以通过未知的机制增加上皮细胞 Ca²⁺和 Mg²⁺的吸收（未显示）

DCT 还通过顶膜钙特异性 TRPV5 通道和镁特异性 TRPM6/TRPM7 通道介导管腔中钙离子和镁离子的跨上皮重吸收。重吸收的钙通过特异性的 NCX Na⁺/Ca²⁺交换体和 Ca²⁺-ATP 酶穿过 DCT 细胞基底膜。尚未明确的 DCT 细胞 Mg²⁺从基底侧的泵出途径包括镁转运多肽 SLC41A3 和 CNNM2，额外所需的基底外侧 FXYD2（基底外膜 Na⁺/K⁺ ATP 酶的 Y1 亚基）和异四聚体 K⁺通道 Kir4.1/5.1 的功能。

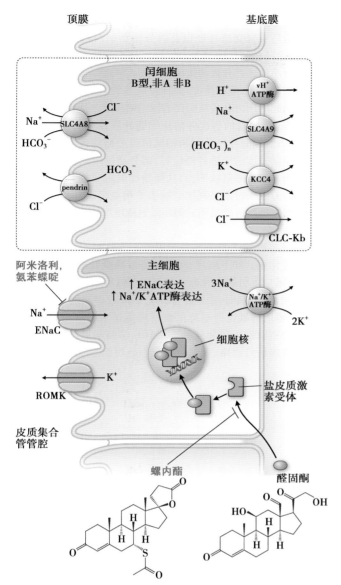

**图 21-9　皮质集合管。** 皮质集合管主细胞（下面的细胞）通过一个顶膜的 $Na^+$ 通道（ENaC）吸收 $Na^+$。细胞质 $Na^+$ 被通过 $Na^+/K^+$ ATP 酶跨过基底外膜转运。此外，集合管细胞表达顶膜 $K^+$ 通道（特别是 ROMK），该通道允许 $K^+$ 离开进入尿液中。ENaC 的表达和顶端表面的定位由醛固酮调节。激酶 SGK1 通过 E3 泛素连接酶 Nedd4-2 的磷酸化和螯合作用增加 ENaC 的膜表达，否则会增加 ENaC 的内吞作用（未显示）。WNK/SPAK-OSR1 激酶级联可能通过仍需阐明的机制调节皮质集合管中的 SGK1 和 Nedd4-2，以及 ENaC 和 ROMK。醛固酮与盐皮质激素受体结合，从而增加编码 ENaC 的基因以及编码其他涉及 $Na^+$ 重吸收的蛋白（如 $Na^+/K^+$ ATP 酶）的转录。集合管主细胞是两类保钾利尿剂作用的位点。盐皮质激素受体拮抗剂如螺内酯和依普利酮（未显示）竞争性地抑制醛固酮与盐皮质激素受体的相互作用，从而降低 ENaC 的表达。ENaC 的直接抑制，如阿米洛利和氨苯蝶啶，通过顶端质膜上的 ENaC 通道抑制 $Na^+$ 流入。B 型或"非 A 非 B"型皮质集合管闰细胞（上面的细胞，虚线框内）被假定用于介导 NaCl 的电中性重吸收。根据基因敲除小鼠的研究，通过 pendrin 和 SLC4A8 并行作用的顶膜 NaCl 摄取通过 SLC4A9 与 KCC4 和 CLCKb 并行作用与基底外膜的 NaCl 外排相偶联。通过这种细胞类型的跨上皮细胞 NaCl 转运似乎是被 $vH^+$ ATP 酶而不是 $Na^+/K^+$ ATP 酶激活。需要注意的是这种假定的远端肾单位电中性 NaCl 重吸收的机制仍在研究中

## 集合管

肾单元的这个末端部分可以分为皮质集合管（cortical collecting duct，CCD）、外髓集合管（outer medullary collecting duct）和内髓集合管（inner medullary collecting duct）（图 21-9）。集合管的皮质和外髓部分由两种细胞类型组成，主细胞（principal cells）和闰细胞（intercalated cells）。主细胞重吸收滤过液中 1%～5% 的钠，这个过程依赖血浆醛固酮的水平（醛固酮增加钠重吸收和水潴留，见下文）。管腔中的 $Na^+$ 通过异源三聚体上皮 $Na^+$ 通道 ENaC（epithelial sodium channel，ENaC）进入到皮质集合管顶膜的主细胞中。ENaC 包括 α、β 和 γ 三个亚基。三个 ENaC 亚基中的任何一个的功能缺失突变都会引起与高钾血症和代谢性酸中毒相关的低血压综合征（假性醛固酮减少症 1B 型；表 21-2）。相反的，ENaC 的 β 和 γ 亚基功能获得的突变会导致与低钾血症和代谢性碱中毒相关的严重高血压（利德尔综合征；表 21-3）。其他几种基因缺陷可通过增强盐皮质激素受体的激活来增加 ENaC 活性。NCC 和（可能还有）ENaC 的 WNK 激酶调节有助于醛固酮增加低血容量时 DCT 和 CCD 细胞 $Na^+$ 重吸收的能力。ROMK 的 WNK 激酶调节有助于醛固酮增加高钾血症时 CCD 细胞 $K^+$ 分泌的能力。

顶膜细胞表面的 ENaC 活性受血清/糖皮质激素调节激酶 1（SGK1）的调节。SGK1 磷酸化和螯合 ENaC 的泛素连接酶 Nedd4-2，从而阻止 ENaC 从顶膜细胞表面的内吞并增加 ENaC 活性。丝氨酸蛋白酶也通过将 ENaC α 和 γ 亚基的细胞外环的氨基酸切除而在生理和病理生理条件下激活 ENaC，从而增加离子通道开放的可能性。蛋白酶 furin 介导细胞内切割，而定位于丁细胞表面的通道活化蛋白前列腺素（CAP-1）介导重要的细胞外切割。在生理条件下，尿液中的可溶性蛋白酶活性非常低，但在蛋白尿条件下会升高。在肾病综合征（蛋白尿 3.5g/d）中，主导的可溶性蛋白酶活性是纤溶酶。纤溶酶是由通过尿激酶型纤溶酶原激活物的作用由滤过的纤溶酶原产生。纤溶酶在高浓度下直接激活 ENaC，在较低浓度下通过 CAP-1 激活 ENaC。因此，这种滤过的蛋白酶活性可能导致伴随肾病范畴内蛋白尿的水肿。

细胞内的 $Na^+$ 通过基底膜侧的 $Na^+/K^+$-ATP 酶转运出细胞外。主细胞还分泌 $K^+$ 到管腔中以保持对血浆 [$K^+$] 的紧密调控，同时减少因 $Na^+$ 重吸收而产生的跨上皮电位差。此外，皮质、外髓主细胞以及内髓集合管的细胞都表达血管加压素（ADH）敏感的水通道。ADH 通过刺激基底膜上 $G_S$ 蛋白偶联的 $V_2$ 受体来激活水分重吸收，反过来，$G_S$ 蛋白信号促进含有水通道蛋白-2（AQP-2）的细胞内囊泡可逆性的插入到顶膜中（图 21-4B）。

至少有两种亚型的闰细胞通过液泡 $H^+$ ATP 酶（$vH^+$ ATP 酶）的细胞类型特异性极化表达来保持机体内的酸碱平衡。A 型 IC 通过顶膜 $H^+$-ATP 酶分泌质子，并通过基底膜 $Cl^-/HCO_3^-$ 交换体（也成为肾 *AE1*）重吸收碳酸盐。B 型 IC 通过顶膜 $Cl^-/HCO_3^-$ 交换体 pendrin 分泌 $HCO_3^-$，并通过基底膜 $H^+$-ATP 酶重吸收质子。Pendrin 也可能通过第三种"非 A 非 B"的 IC 亚型介导顶膜 $Cl^-$ 重吸收。在啮齿动物中，pendrin 介导

的电中性 NaCl 重吸收可能与 ENaC 介导的伴随着跨 CCD 的细胞旁 Cl⁻ 吸收的电生成 Na⁺ 吸收相当。Pendrin 介导的 Cl⁻ 吸收和 HCO3⁻ 分泌受近端小管分泌的管腔 α-酮戊二酸（α-KG）的正调控。α-KG 通过非 A 非 B 闰细胞的 G 蛋白偶联受体 OXGR1 α-KG 受体发挥作用。闰细胞还通过电中性管腔的 H⁺/K⁺-ATP 酶调节 K⁺ 的吸收；通过 Ca²⁺ 激活的 maxi-K⁺ 通道介导敏感的 K⁺ 分泌；通过恒河猴（Rh）抗原的 RHAG 组分相关的 NH₃⁺/NH₄⁺ 转运蛋白介导 NH₄⁺ 的分泌。

# 水肿形成的病理生理学

　　水肿的定义为**组织间隙液体的积聚**。水肿可以是渗出性的（蛋白含量高）也可是漏出性的（蛋白含量低，基本为血浆超滤液）。渗出性水肿是急性炎症反应的一部分（见第 42 章）。这里讨论的水肿类型为病理条件下肾脏钠潴留导致的漏出性水肿（transudative edema）。

　　生理条件下，任何透过毛细血管膜增加的液体滤出都会通过机体内稳态机制而迅速恢复平衡。这种恢复到生理平衡点主要是由三种因素介导的：渗透力、淋巴引流、以及生理感受器和信号对容量的长期调节。渗透力对于腔隙间的液体转运发挥即时作用。例如，增加液体转移到间隙内引起间隙静水压及血浆渗透压的升高，这两种变化都有利于液体返回到血管腔内（图 21-1）。淋巴系统也可显著地增加滤出液的回流，从而减少滞留在细胞间隙内滤出液的量。在几天到数周的时间内，容量感受器和信号通过改变维持血管内容量恒定所需的尿钠排泄或钠重吸收的程度来响应容量的变化。这些组合系统密切监控并调节血管内容量。因此，**漏出性水肿形成的病理生理学几乎总是伴随着一个病理性的肾钠潴留因素**。

　　三种最常见的引起水肿的临床表现有心力衰竭、肝硬化和肾病综合征。所有这些疾病证明钠离子重吸收紊乱是由容量调节的病理性改变引起的。了解这些疾病中水肿形成的病理生理学为促尿钠排泄药物的治疗应用提供了理论基础。

## 心力衰竭

　　心力衰竭（hear failure，HF）定义为心脏对组织和器官灌流不足。心排血量不足和随后通过动脉血管床造成的血流量减少会引起静脉"电容"血管充血。由此引起的毛细血管静水压显著升高使得液体易于漏出至组织间隙。右心衰竭首先引起外周水肿，而左心衰竭首先造成肺水肿。在前面介绍的病例中，R 先生心功能不全导致肺静脉充血及外周水肿；肺充血是使他感到呼吸困难的原因。心力衰竭的病理生理学将在第 26 章进行详细讨论，本章仅对水肿形成的病理生理学进行讨论。

　　心力衰竭时钠潴留的主要原因被认为是**血容量不足**（图 21-10）。动脉血流不足被高压容量受体（包括肾小球旁器）感知血管内容量降低。因此肾脏增加肾素的生成，从而增加肾上腺皮质中血管紧张素Ⅱ（ATⅡ）生成和醛固酮分泌。ATⅡ

和醛固酮均可增加肾钠吸收。其他介导钠离子重吸收增加的重要介质还有肾交感神经以及内分泌物如内皮素和前列腺素；这些途径在（肾脏）感知血容量不足的时候起到维持肾灌注压和肾小球滤过分数的作用。

　　生理条件下，低压系统，如神经应答和利尿钠肽，感知静脉充血引起的压力升高从而促进尿钠的排泄。这种应答限制了肾脏 Na⁺ 重吸收的程度并防止细胞外液容量病理性扩张。然而，心力衰竭时神经及利尿钠肽信号通路均被阻断。心力衰竭可激活过度的交感神经应答，部分通过增强去甲肾上腺素的作用来增加心室收缩力，从而增加射血分数并维持心排血量。心力衰竭时血浆利尿钠肽水平明显增加，但共同存在的终末器官抵抗可能减弱对循环激素浓度增加起作用的尿钠排泄。

　　利尿剂和 ACE 抑制剂对于阻断心力衰竭的病理生理过程有显著作用。如下所述，利尿剂可以减少肾脏 Na⁺ 的重吸收，从而减少可引起水肿形成的细胞外液容量扩张。根据引言的病例，利尿剂可用于紧急情况下减轻肺水肿。从长期看，钠潴留的降低也通过降低血管内容量来影响后负荷，从而降低心室收缩压和全身血压。ACE 抑制剂可能会中断病理性旁分泌信号通路，否则会导致心脏组织恶化和 HF 恶化（见下文）。

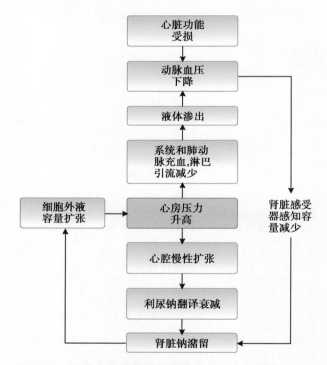

**图 21-10　心力衰竭时 Na⁺ 潴留的机制。**心力衰竭时受损的心功能导致动脉血压降低和后续肾脏容量感受器的激活。这些感受器激活肾脏钠潴留来扩张细胞外容量，从而纠正降低的动脉血压。细胞外容量扩张会增加心房压力。在心脏衰竭时，增加的心房压力导致肺动脉和系统回路中静水压力增加，从而引起液体渗出和水肿。此外，有证据表明心腔的慢性扩张会引起对利尿钠肽刺激的局部抵抗。当缺乏适当的利尿钠反应时，肾脏不管细胞外容量的增加而是继续重吸收 Na⁺

## 肝硬化

肝硬化（cirrhosis）是由慢性炎症或病毒性肝损伤引起的肝实质纤维化造成的。纤维变性可通过阻断肝脏静脉流出和增加肝门静脉压来改变肝脏的血流动力学。血流的阻断可引起门体分流血液远离肝脏并进入系统循环中。肝细胞损伤使肝脏合成和代谢功能受损，导致白蛋白和其他调节血浆膨胀压的重要大分子生成减少。肝功能不全会降低肽类激素、血清激素结合蛋白和凝血因子的生物合成与分泌（从而增加淤血和出血的风险）。

肝硬化时肾 $Na^+$ 潴留的机制仍然存在争议，正如两个提出的模型所反映的那样（图 21-11）。低充盈模型（underfill model）（图 21-11A）表明肝脏静脉流出受阻导致肝内静水压升高。静水压升高引起肝窦液体漏出增加，从而增加通过胸导管的淋巴流动。在生理条件下，淋巴系统可显著增加淋巴流动来限制间质液体积聚的程度。然而，在肝硬化中淋巴流动可超过 20L/天，远远超出了淋巴系统将渗出液返回到体循环的能力，从而导致腹水（ascites）（腹腔内浆液积聚）形成。腹水的形成减少血管内容量，因为液体会从血浆分流至腹腔中。血管内容量减少导致心排血量减少，继而激活可以使肾 $Na^+$ 潴留增加的压力感受器。因此，低充盈模式概念上类似于心力衰竭时水肿形成的机制，心力衰竭时肾响应可感知到的血管内容量减少而启动 $Na^+$ 重吸收。

过充盈模型（overflow model）假定腹水的形成主要涉及肾

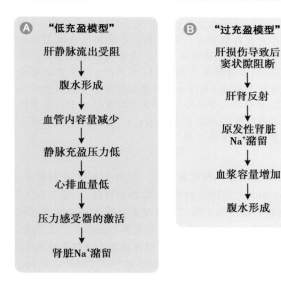

**图 21-11　肝硬化中提出的 $Na^+$ 潴留机制。** 肝硬化时后窦状隙的阻断与肾脏 $Na^+$ 潴留以及腹水积累有关。有两种模型被提出来解释这些作用的机制。A. 肝静脉流出阻断导致静水压增加，引发腹水形成。腹水的积聚降低血管内容量，引起静脉充盈压力降低、心脏排血量降低以及继发的动脉压力感受器激活，从而引发肾脏 $Na^+$ 潴留。B. 后窦状隙阻断可激活肝肾反射，这是一种涉及肝脏和肾脏的自主反应，可通过一种知之甚少的机制引发肾脏 $Na^+$ 重吸收。肾脏 $Na^+$ 潴留导致血浆容量扩张、门静脉回路中静水压增加和腹水形成

钠潴留因素（图 21-11B）。在此模型中后窦状隙的阻断可以激活肝肾反射（hepatorenal reflex），这是一个导致肾 $Na^+$ 潴留增加的不完全自主反应。这种病理性 $Na^+$ 潴留会引起血管内容量扩张、肝门静脉压增加以及腹水形成。尽管尚不清楚，但这种机制与大量的实验模型系统保持一致，证明肝硬化时肾 $Na^+$ 潴留发生在腹水形成前。

腹水形成可能同时涉及低充盈和过充盈两种模型。两种模型最初均可观察到肝硬化导致的明显肝流出阻断，而且两者都必须考虑受损的门静脉血流动力学、肝脏合成和分泌功能减弱导致的血浆膨胀压降低、以及肝肾间神经或激素的相互作用特征不佳。阐明肝肾反射作用机制在将来可能引导更有效的药理学干预来控制肝硬化腹水的发展。

## 肾病综合征

肾病综合征以大量尿蛋白（>3.5g/d）、水肿及低蛋白血症为特征，常伴有高胆固醇血症。其主要病因是**肾小球功能紊乱**，可能由于免疫复合物疾病、糖尿病、狼疮、淀粉样变性疾病、或其他能影响肾小球功能的疾病造成的。

经典的关于肾病综合征水肿形成的解释包括如下顺序过程。首先，大量蛋白尿导致血浆膨胀压降低，减少了液体在毛细血管内的维持力，导致液体渗出到间质中。净液体渗出的增加降低了血管内容量，激活容量感受器来提高肾 $Na^+$ 潴留。在缺乏足够的补偿性白蛋白合成的情况下，由此产生的液体容量膨胀维持了低血浆膨胀压和持续的水肿形成。在此观点中，肾脏 $Na^+$ 潴留继发于肾脏动脉灌注的减少。然而，肾病综合征水肿也可能是由毛细血管连接通透性的改变和/或原发性肾脏 $Na^+$ 潴留引起的。由于利尿钠肽的抵抗、交感神经系统活性的增强或管腔蛋白激酶诱导的 ENaC 激活的增加，肾病综合征中 $Na^+$ 潴留可能只局限于远端肾单位。

尽管肾病综合征的治疗包括了利尿剂抵抗肾脏 $Na^+$ 潴留，但纠正水肿需要从根本上改善潜在的肾小球功能紊乱，最终减少蛋白尿并改善水肿。用于治疗某些类型肾病综合征的糖皮质激素和免疫抑制剂本身就能进一步加剧 $Na^+$ 潴留。利尿剂短期应用可减少水肿的形成。

## 药理学分类和药物

细胞外液容量的药理学调节剂可分为两种：作用于神经激素容量调节器的药物和直接作用于肾单位节段改变肾钠处理的药物。前者包括阻断肾素-血管紧张素轴的药物，改变循环中利尿钠肽水平的药物或阻断 ADH 信号的药物。后者包括各类利尿剂，利尿剂直接靶向肾脏离子转运蛋白或通道的功能或表达来增加肾钠的排泄。神经激素容量调节器还可通过一些仍未研究清楚的机制直接作用于 $Na^+$ 的重吸收。

# 调控容量调节器的药物

## 肾素-血管紧张素系统抑制剂

临床上使用的阻断肾素-血管紧张素-醛固酮系统(renin-angiotensin-aldosterone system, RAAS)的药理学策略有四种。第一种,抑制肾素的酶活性阻断血管紧张素Ⅰ的生成;第二种,ACE 抑制剂阻断血管紧张素Ⅰ转化为血管紧张素Ⅱ。第三种,血管紧张素受体拮抗剂是 $AT_1$ 受体的竞争性抑制剂,从而抑制血管紧张素Ⅱ的靶器官效应;第四种,盐皮质激素受体拮抗剂阻断肾单位集合管中醛固酮的作用。在这里我们仅对前三类药物进行讨论;醛固酮作用的拮抗剂被认为是利尿剂,将在后面阐述(见下文)。

## 肾素抑制剂

阿利克伦(aliskiren)是第一个也是目前唯一被批准的肾素酶活性抑制剂。它结合到肾素的活性位点,从而抑制肾素与血管紧张素原的结合并阻断血管紧张素原转化为血管紧张素Ⅰ。血管紧张素原转化为血管紧张素Ⅰ是 RAAS 级联的限速步骤。阿利克伦是一种有效的降压药,已被批准用于肾功能不全的高血压患者。阿利克伦也被批准与噻嗪类利尿剂合用,噻嗪类利尿剂用于提高靶向 RAAS 药物的疗效。阿利克伦还可以用于减缓心力衰竭和慢性肾病的病程(图 21-12)。阿利克伦不能在糖尿病或高于 3 期的慢性肾病(GFR 60ml/min)患者中与血管紧张素转换酶(angiotensin converting enzyme, ACE)抑制剂或血管紧张素受体阻滞剂联合使用,存在的风险包括肾功能恶化,低血压和高钾血症。阿利克伦在怀孕期间禁用,因为直接作用于肾素-血管紧张素系统的药物会致畸。

## 血管紧张素转化酶抑制剂

肾素-血管紧张素轴的药理学阻断通常是通过抑制血管紧张素转化酶(ACE)来实现的。血管紧张素Ⅱ是肾素-血管紧张素-醛固酮系统活性的主要介质,减少血管紧张素Ⅰ向血管紧张素Ⅱ的转化会抑制小动脉血管的收缩、降低醛固酮合成、抑制肾近端小管 NaCl 的重吸收、以及减少 ADH 的释放。所有这些作用都会造成血压下降与尿钠排泄增加。另外,由于 ACE 可以蛋白水解切割缓激肽(以及其他底物),因此 ACE 抑制剂也可增加缓激肽和其他激肽的水平。缓激肽通过与内皮细胞表面的缓激肽受体结合导致血管平滑肌舒张,从而引起 $Ca^{2+}$ 调动、eNOS 激活、以及 NO 合成增加(见第 22 章)。因此,ACE 抑制剂通过血管紧张素Ⅱ水平和增加缓激肽水平来降低血压(图 21-12)。

ACE 抑制剂通过降低血浆醛固酮水平发挥抗高血压的作用尚未明确。其作用未明与血管紧张素Ⅱ对肾脏收缩血管作用主要发生在肾小球出球小动脉有关。相对于入球小动脉,出球小动脉张力优先降低,引起肾小球内压下降,从而导致 GFR 降低。GFR 降低可能会抵消预期的由醛固酮水平降低引起的水钠潴留。

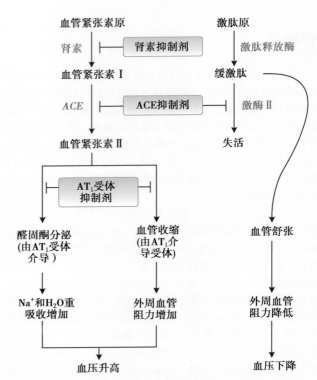

**图 21-12　肾素-血管紧张素系统抑制剂对血压的影响。**肾素抑制剂阻止血管紧张素原转化为血管紧张素Ⅰ。ACE 抑制剂阻止血管紧张素Ⅰ转化为血管紧张素Ⅱ(在肺部和局部的血管和组织中)并抑制缓激肽的失活。ACE 抑制剂的这两种作用都会导致血管舒张。血管紧张素Ⅰ转化的抑制降低 $AT_1$ 介导的血管收缩并降低醛固酮的分泌;这两种作用都可以降低血压。激酶Ⅱ活性的抑制造成更高的缓激肽水平,从而促进血管舒张。血管舒张增加会降低外周血管阻力,从而降低血压。$AT_1$ 拮抗剂(也称为血管紧张素受体阻滞剂或 ARB)也可以类似地降低醛固酮合成并阻断 $AT_1$ 介导的血管收缩,但不改变缓激肽水平。注意缓激肽诱导的咳嗽是 ACE 抑制剂的一个主要不良反应,但不是 $AT_1$ 拮抗剂的主要不良反应

ACE 抑制剂有三种代谢模式。经典的 ACE 抑制剂卡托普利(captopril)代表第一种模式:原型药有活性,也可以生物转化为活性代谢产物。第二种也是最常见的一种模式,代表药物如依那普利(enalapril)和雷米普利(ramipril),是在血浆中转化为有活性的代谢产物酯质前体药物。这些药物活性形式的命名均在其药物名称之后加字母"-at",因此 enalaprilat 和 ramiprilat 分别为依那普利和雷米普利的活性形式。赖诺普利(lisinopril)是第三种模式的唯一代表,这种药物以活性形式给药而且以未改变的原型经肾排泄。卡托普利、依那普利、雷米普利及赖诺普利均已进行大规模临床研究,并且已经是临床应用的 ACE 抑制剂(见药物汇总表)。福辛普利在已经批准的 ACE 抑制剂中是独特的,它通过肾脏和肝脏途径排泄,而不是仅通过肾脏排泄。这一特征使得福辛普利成为一种比其他 ACE 抑制剂更安全的药物选择,用于因灌注不良导致肾功能下降的心力衰竭患者。

尽管 ACE 抑制剂的耐受性良好,但这些药物的重要不良

反应包括由缓激肽作用增强引起的咳嗽(cough)和血管性水肿(angioedema)。有高达 20% 服用卡托普利的患者出现咳嗽,通常为干咳无痰。虽然咳嗽不会造成严重的生理影响,但仍可引起不适、音质受损以及限制患者的依从性。0.1% ~ 0.2% 的患者可出现血管性水肿(真皮、皮下组织、黏膜和黏膜下组织的快速肿胀/水肿),是一个潜在的因气道阻塞而危及生命的因素。赖诺普利诱发的小肠血管性水肿可伴有腹痛。这些不良反应通常发生在治疗的第一个周内,可能需要紧急干预。

ACE 抑制剂可诱发首剂低血压(hypotension)和/或急性肾衰竭(acute renal failure),所以应以低初始剂量给药。这些不良反应在两侧肾动脉狭窄的患者中更加常见。这些患者的肾功能依赖于血管紧张素 II 活性的升高,这是因为升高的血管紧张素 II 可以出球小动脉的优先收缩来维持 GFR。因此,双侧肾动脉狭窄对于 ACE 抑制剂治疗是相对禁忌的。ACE 抑制剂减少醛固酮合成,从而导致高钾血症(hyperkalemia)。高钾血症常见于 ACE 抑制剂与保钾利尿药合用,如螺内酯、盐酸阿米洛利与氨苯蝶啶(见下文)。

ACE 抑制剂可广泛应用于治疗高血压、心力衰竭、急性心肌梗死及慢性肾脏疾病。在许多病例中,ACE 抑制剂被逐渐认为是抗高血压治疗的一线用药,尤其是当患者伴有左心室壁功能障碍或糖尿病时(见第 26 章)。ACE 抑制剂已广泛应用于各种类型高血压的治疗,包括血浆肾素水平无明显增加的高血压。根据不完全了解的机制包括抑制可以刺激病理组织肥大增生与纤维化的旁分泌生长因子和激素,长期服用 ACE 抑制剂可延缓心力衰竭和心肌梗死引起的心脏收缩功能障碍的病程。ACE 抑制剂也可延缓糖尿病肾病的病程,可能是通过减弱肾脏旁分泌信号传导通路改善肾脏血流动力学来发挥作用。如前所述,更差的临床结果导致停止 ACE 抑制剂与阿利克伦联合使用。同样不再推荐 ACE 抑制剂和血管紧张素受体阻滞剂(ARB)的联合给药,因为与单一疗法相比会增加高钾血症和急性肾损伤的风险。

与阿利克伦一样,ACE 抑制剂具有致畸性,在怀孕期间禁用。

### 血管紧张素受体拮抗剂

AT$_1$ 受体拮抗剂,如氯沙坦(losartan)和缬沙坦(valsartan),可以抑制血管紧张素 II 对其受体的作用(图 21-12)。与 ACE 抑制剂相比,AT$_1$ 受体拮抗剂可以更加完全的抑制血管紧张素 II 的作用,这是因为 ACE 不是唯一可以生成血管紧张素 II 的酶。另外,因为 AT$_1$ 受体拮抗剂不影响缓激肽代谢,所以它们的使用可以最小化药物引起的咳嗽和血管性水肿的发生。然而,AT$_1$ 受体拮抗剂不能增强缓激肽的血管舒张作用因而血管舒张作用稍弱。与 ACE 抑制剂不同,AT$_1$ 受体拮抗剂可间接增加舒张血管的 AT$_2$ 受体活性。ACE 抑制剂与 AT$_1$ 拮抗剂均可作为代偿机制增加肾素的释放;在 AT$_1$ 被阻断的情况下,血管紧张素 II 的增加能够增强血管紧张素 II 与 AT$_2$ 受体的相互作用。

AT$_1$ 受体拮抗剂已经批准用于治疗高血压。虽然这些药物最初只用于那些不耐受 ACE 抑制剂不良反应的患者,但现

在它们被认为是治疗高血压的一线药物。AT$_1$ 受体拮抗剂对心力衰竭的治疗也正在研究中。近期研究表明 AT$_1$ 受体拮抗剂和 ACE 抑制剂联合应用在临床上有助于治疗严重的心力衰竭,二者的联合应用对于治疗慢性肾病和心脏疾病进程也正在研究中。AT$_1$ 受体拮抗剂和阿利克伦联合治疗高血压、心力衰竭和肾脏衰竭的研究也正在进行。AT$_1$ 受体拮抗剂可以预防脑卒中,其作用不仅通过控制高血压实现,还得益于产生的继发作用,如减少血小板聚集、降低血清尿酸水平、减少房颤的发生以及抗糖尿病作用等。这些继发作用的机制仍有待阐明。

### B 型利尿钠肽

奈西立肽(nesiritide)是一种重组人 B 型利尿钠肽(B-type natriuretic peptide,BNP),用于失代偿性心力衰竭的短期治疗。奈西立肽是一种多肽,口服无效。在奈西立肽治疗急性心力衰竭的临床试验中,此药可降低肺毛细血管楔压(一种肺系统中静水压的测量),降低系统血管阻力,改善心脏血流动力学参数如每搏输出量等。虽然在这些试验中奈西立肽的效果不如常用的药物多巴酚丁胺(见第 26 章),但与多巴酚丁胺相比,奈西立肽可能与更低的心律失常发生率相关。低剂量时奈西立肽促进水排泄的程度大于钠排泄。

低血压是奈西立肽主要的不良反应,反映了利尿钠肽的舒张血管特性。同时服用奈西立肽和 ACE 抑制剂可增加低血压的危险。奈西立肽治疗还与肾功能不全的风险增加有关。一项在研的与 ANP 相关多肽的初步临床试验中尚未报道这些不良反应,该多肽表现出强大的利钠和利尿特性。

### 血管加压素受体拮抗剂和激动剂

四环素结构类似物地美环素(demeclocycline)长期用于当饮水限制不能或不足时 ADH 分泌异常综合征(syndrome of inappropriate ADH,SIADH)的治疗。尽管已提出血管加压素 2 型受体(vasopressin receptor 2,V$_2$R)的阻断,但是其作用机制还不明确。地美环素用于慢性肾病与急性肾损伤的沉淀有关。地美环素与其他四环素一样都有增加光过敏的风险,因此建议在治疗期间尽量减少阳光或紫外线照射。

考尼伐坦(conivaptan)是第一个用于等容积型低钠血症(SIADH)治疗的特异性非肽类血管加压素受体拮抗剂。它的缺点是需静脉给药以及部分 V$_1$ 受体拮抗活性。然而,V$_2$ 选择性受体拮抗剂托伐普坦(tolvaptan)是可口服使用的。在临床试验中,V$_2$ 受体拮抗剂对于 ADH 异常诱发水潴留相关的其他病症也有作用,如心力衰竭和肝硬化腹水。V$_2$ 受体拮抗剂在常染色体显性多囊肾病中作为一种延缓血管加压素诱发的肾囊肿生长的药物也显示出前景。V$_2$R 拮抗剂有时会超适应证使用(主要是心脏病专家),用于治疗严重心脏衰竭患者的容量超载。

先天性肾性尿崩症可能是由于 V$_2$ 受体或集合管主细胞水通道 AQP-2 的突变所致(图 21-4B)。一些 V$_2$ 受体的突变与主细胞内新合成的多肽受体捕获有关。血管加压素受体拮抗剂可作为这些突变受体亚型的分子伴侣;在这些情况下,拮抗剂结合可能促进受体构象改变,从而允许突变的蛋白插入

到细胞的顶膜中。细胞渗透性模拟血管加压素的小分子也可以激活细胞内突变的 $V_2$ 受体，产生足够的 cAMP 来调动水通道蛋白 2 到达细胞顶端表面。这种策略是目前治疗 $V_2$ 受体相关的肾性尿崩症最有前景的方法。许多与 G 蛋白偶联受体相关的遗传疾病也采取相似的策略。

特利加压素（terlipressin）是一种在研的血管加压素类似物，具有中度的 $V_1$ 受体激动剂活性和特异性。该药在肝脏衰竭和腹水中降低门静脉高压和改善肾脏血流动力学方面具有潜在的临床应用价值。

# 减少肾脏 $Na^+$ 重吸收的药物

如前所述，肾脏可以通过肾小管上皮细胞顶膜与基底膜上离子转运蛋白和通道的协调作用来改变肾小球滤过液中离子组成。这种跨上皮离子转运在药理学上可以通过利尿药的作用来调节，从而调节尿液的量和成分。离子重吸收的药理学抑制可以导致渗透性驱动力的减低，这有助于肾单位水可渗透节段中水的重吸收。利尿剂沿着肾单位的四个节段靶向钠的重吸收，这四个节段是近端小管、髓袢升支粗段、远曲小管和集合管。肾脏浓缩并分泌这些药物到肾小管管腔中，使利尿药在肾小管中的浓度高于血液。由于这种浓缩作用，用于治疗的利尿药剂量通常伴随着较低的血液利尿药和轻微的肾外不良反应。

## 碳酸酐酶抑制剂

碳酸酐酶抑制剂，例如乙酰唑胺（acetazolamide），可以通过非竞争性和可逆性抑制近端小管细胞质碳酸酐酶Ⅱ及管腔内碳酸酐酶Ⅳ来抑制钠的重吸收（图 21-6）。碳酸酐酶的抑制可以使碳酸氢钠向更远端肾单位区段的转运增加。最初大部分碳酸氢钠排出体外，从而导致血浆容量急剧下降（利尿）。然而经过几天的治疗以后，药物的利尿作用通过 $NaHCO_3$ 重吸收代偿性上调以及更多远端肾单元区段 NaCl 重吸收的代偿性增加（通过尚未了解的机制）而降低。

使用碳酸酐酶抑制剂常伴有轻度的代谢性酸中毒，这不仅是由于近端小管 $H^+$ 的分泌受到抑制，还因为集合管闰细胞内碳酸酐酶的抑制。碱化尿液是由于碳酸酐酶的抑制增加了有机酸阴离子（如阿司匹林）的尿液排泄。

碳酸酐酶抑制剂的临床应用主要限于几种碳酸酐酶依赖的病症（见下文）。此外，碳酸酐酶抑制剂也偶尔用于恢复由于袢利尿剂治疗而引起的代谢性碱中毒的心力衰竭患者的酸碱平衡。

碳酸酐酶抑制剂也用于眼科疾病。眼前房睫状上皮分泌 NaCl 至房水中。这种 NaCl 的分泌需要碳酸酐酶的活性，因为一部分睫状体上皮基底外侧 $Cl^-$ 的摄取需要偶联的 $Cl^-$-$HCO_3^-$ 和 $Na^+$-$H^+$ 的交换以及 $Na^+$-$HCO_3^-$ 同向转运。基底外侧膜 $Na^+$-$K^+$-$2Cl^-$ 共转运蛋白 NKCC1 介导睫状体上皮细胞对大部分剩余 $Cl^-$ 的摄取。青光眼（glaucoma）的特征为眼前房压力增加。这通常是由于房水排出部分受阻所致，但在一些情况下房水的过度生成也可导致青光眼的发生。抑制睫状突上皮细胞内的碳酸酐酶可减少房水分泌，从而降低升高的眼内

压。局部使用的亲脂性碳酸酐酶抑制剂如布林佐胺（brinzo-lamide）常与局部使用的 β-肾上腺素拮抗剂合用治疗青光眼（见第 11 章）。

升高至海拔 3 000 米以上易使包括脑在内的人体多器官发生水肿与离子失衡。急性高山病（acute mountain sickness）症状包括恶心、头痛、头晕、失眠、肺水肿以及意识模糊等。碳酸酐酶通过脑室脉络丛参与氯化物以及碳酸氢盐分泌至脑脊液的过程，碳酸酐酶的抑制可用于预防急性高山病。仍有争议的作用机制包括对脉络丛和室管膜、对大脑呼吸调节中枢和对血-脑脊液屏障的作用。碳酸酐酶抑制剂也用于治疗癫痫，尽管其中一些药物的抗癫痫作用机制并不需要碳酸酐酶的抑制。其中一个抗癫痫药托吡酯（topiramate）会破坏肾脏中尿液酸化而造成轻中度酸中毒。

高尿酸血症或痛风（gout）（见第 49 章）的治疗可能涉及尿液的碱化以增加尿酸的尿液溶解度。尿酸溶解度增加可以防止尿酸在尿液中沉淀以及其引发的尿酸性肾病和肾结石。尿液碱化可以通过口服碳酸氢盐实现，另外可以根据需要补充碳酸酐酶抑制剂以减少肾脏对滤过的碳酸氢盐的重吸收。

## 渗透性利尿剂

渗透性利尿剂，如甘露醇（mannitol）等，是一种在肾小球滤过但不被肾单位重吸收的小分子物质。因此，该类药物可以形成一个管腔内渗透压力来限制穿过水通透的肾段水分的重吸收。渗透剂在近端小管处作用最强，绝大多数的水分等渗重吸收在近端小管发生。由于引起水分丢失超过钠排泄，渗透性利尿剂有时可引起意外的高钠血症。另外，与渗透性利尿相关的尿量增加可促进尿钠大量排泄。因此临床上需要严格监控容量以及血浆电解质的情况。甘露醇主要用于颅内压升高（increased intracranial pressure）的快速（紧急）治疗。在头部创伤、脑出血以及症状性脑肿块等情况下，甘露醇诱导的全身血容量减少，从而通过引起颅内血容量急剧降低来使增高的颅内压至少短暂地得到缓解。

渗透性利尿也可以是病理状态诱发的。这种现象的两个常见例子是高血糖和使用放射性对照造影剂。糖尿病高血糖中，滤过的葡萄糖负荷超过了近端小管对葡萄糖重吸收的能力。因此大量的葡萄糖存留在肾单位管腔内，并作为渗透剂增加管腔内液体潴留，从而降低了液体的重吸收。用于放射性成像研究的放射性对照造影剂被肾小球滤过但不能被小管上皮细胞重吸收。因而这些造影剂可以形成渗透性负荷并产生渗透性利尿。对临界心血管状态的患者来说，由此导致的血管内容量减少可引起组织灌流量减少而继发的低血压或者肾脏和/或心脏功能不全。

## 袢利尿剂

所谓的袢利尿剂作用于亨氏袢的 TAL。这些药物可以可逆地竞争性地抑制 TAL 上皮细胞顶膜上的 $Na^+$-$K^+$-$2Cl^-$ 共转运体 NKCC2（图 21-7）。除抑制 $Na^+$ 通过 TAL 重吸收的主要作用外，这些药物还可抑制跨细胞 NaCl 转运，继而减少或消除 TAL 腔内跨上皮正电位差。结果，二价阳离子（特别是钙和镁离子）的旁细胞重吸收受到抑制。腔内钙离子和镁离子

向下游远曲小管的重吸收位点转运的增加会引起钙镁离子尿排泄增加。因此低钙血症与低镁血症临床上常见于一些需长期应用袢利尿药的患者。此外,下游钠离子转运的增加会增加集合管主细胞 Na$^+$ 的负荷。Na$^+$ 负荷的增加会刺激 K$^+$ 和 H$^+$ 的分泌增加,易于诱发低钾血症和代谢性碱中毒。总之,应用袢利尿剂治疗的临床反应常被描述为容量收缩性碱中毒(volume-contraction alkalosis)。在冠状动脉或心脏功能不全的情况下利尿剂引起的低钾血症可诱发心律失常。

典型的袢利尿剂是呋塞米(furosemide)。这一类的其他药物有布美他尼(bumetanide)、托塞米(torsemide)以及依他尼酸(ethacrynic acid),所有这些药物总体都具有良好的耐受性。除了对肾脏电解质平衡起作用外,袢利尿剂还与剂量相关的耳毒性(ototoxicity)有关,这可能与内淋巴电解质平衡改变有关。因此,袢利尿剂与氨基糖苷类药物(也具有耳毒性,见第 34 章)应避免联合应用。袢利尿剂间主要的差别在于效能与过敏反应的发生率。布美他尼的效能是其他袢利尿剂的 40 多倍。呋塞米、布美他尼和托塞咪均为氨苯磺胺(sulfonamides)衍生物,而依他尼酸则不属于这种结构类型。因此,对"磺胺类"药物过敏的患者可以选用依他尼酸。

TAL 较强的钠重吸收能力使袢利尿剂成为临床上快速缓解心力衰竭患者的肺水肿及外周性水肿的一线药物。袢利尿剂可降低血管内容量,使充盈压降低至肺和外周水肿阈值以下。这就是概述部分的病例中静脉给予呋塞米以消除 R 先生肺水肿及外周水肿的理论依据。由白蛋白合成减少(肝脏疾病)或者蛋白清除率增高(肾病蛋白尿)引起的低蛋白血症可使血管内膨胀压降低并导致水肿。这些水肿的状态(edematous states)可以使用小剂量袢利尿剂治疗。

袢利尿剂临床上可用于增加尿钙排泄,从而快速缓解高钙血症(hypercalcemia),比如肿瘤分泌甲状旁腺激素相关蛋白或其他向钙激素引起的甲状旁腺功能亢进或恶性肿瘤相关的高钙血症等(见第 32 章)。袢利尿剂也可用于抵消其他药物的钾潴留不良反应引起的高钾血症(hyperkalemia),或者在正常或增加饮食 K$^+$ 摄入情况下伴有伴尿 K$^+$ 排泄受损的肾功能不全引起的高钾血症。

在急性肾衰竭(acute renal failure)的情况下,应用袢利尿剂引起的尿量增加有助于在临床上管理肾小球滤过率降低时的液体平衡。尽管此观点再三重复,然而并没有证据支持增加尿量本身有助于肾小管上皮细胞在急性肾衰缺血或中毒时沉积的恢复。

## 噻嗪类

噻嗪类利尿药可以抑制远曲小管中 NaCl 的重吸收(图 21-8)。这些药物可以作为远曲小管细胞管腔膜上 NCC Na$^+$-Cl$^-$ 共转运蛋白的竞争性拮抗剂作用于顶膜(管腔)侧。噻嗪类药物只能发挥中度的尿钠排泄作用,这是由于 90% 的钠重吸收发生在肾单位中噻嗪类药物作用部位的上游;尽管如此,噻嗪类药物确实可以引起血管内容量适度降低。血管内容量减少可能与一个尚未明了的直接血管舒张作用相关,从而降低系统血压。

远端小管也是甲状旁腺激素通过非电压依赖的 TRPV5 钙通道调节钙离子重吸收的位点。噻嗪类利尿药可以促进远曲小管中跨细胞的钙离子重吸收增加。噻嗪类利尿药已经用于降低骨质疏松症(osteoporosis)中尿 Ca$^{2+}$ 的流失(在没有高钙尿症时不再常规应用)以及降低有肾结石(nephrolithiasis)风险患者的高钙尿症。抑制 NaCl 摄取以提高顶膜 Ca$^{2+}$ 摄入的作用机制仍未完全明了,但部分作用是由顶膜 TRPV5 钙通道和基底膜 Na$^+$/Ca$^{2+}$ 交换体的表达增加来介导的。此外(进一步推测),由于噻嗪类药物抑制顶膜 Na$^+$-Cl$^-$ 同向转运引起的细胞内 Cl$^-$ 浓度降低有利于 Cl$^-$ 通过基侧质膜 Cl$^-$ 通道进入,产生的膜电位超极化有助于 Ca$^{2+}$ 从顶质膜进入。在小鼠中,噻嗪类利尿药对远端小管 Na$^+$ 重吸收的抑制作用以及噻嗪类药物对 Ca$^{2+}$ 重吸收的刺激作用都需要很小的的细胞内 Ca$^{2+}$ 结合蛋白小清蛋白的表达,但是与这些过程相关的机制尚未明确。

氢氯噻嗪(hydrochlorothiazide)是典型的噻嗪类利尿药。除能影响肾脏电解质平衡以外,氢氯噻嗪还能降低葡萄糖耐量,还可能揭示在具有糖代谢受损风险患者中的糖尿病。这种作用的机制仍未明了,但可能是由于药物诱导的胰岛素分泌功能受损和/或外周胰岛素敏感性降低引起的。噻嗪类利尿药不能与延长 QT 间期的抗心律失常药物(如奎尼丁,索他洛尔)同时服用,与这些药物同时服用使患者易患 **torsades de pointes**(多形性室性心动过速见第 24 章)。该不良反应的机制可能与噻嗪类药物诱发的低血钾症有关,低血钾症会增加心律失常的可能性(第 24 章)。

噻嗪类利尿药是治疗高血压的一线药物(第 26 章)。大量随机临床试验显示此类药物可降低心血管相关的死亡率和总体的死亡率。此外,噻嗪类利尿药经常与袢利尿剂合用,在心力衰竭时发挥协同利尿作用。这种协同作用的产生是由于从袢利尿剂阻断的 TAL 到噻嗪类药物阻断的 DCT 运输的 Na$^+$ 负荷的增加进一步到达下游进入集合管,而集合管代偿性上调 Na$^+$ 重吸收的能力非常有限。在这种情况下必须认真考虑噻嗪类药物的剂量,因为与袢利尿剂合用噻嗪类药物可通过增加集合管 Na$^+$ 的浓度来增加 K$^+$ 与 H$^+$ 分泌,从而导致低钾代谢性碱中毒。

氢氯噻嗪每日要服用数次。一种长效的噻嗪类药物氯噻酮(chlorthalidone)可以每日服用一次,并且可以更好地防止长时间服用造成的夜间血压上升相关的终末器官损伤。大多数关于噻嗪类利尿剂治疗高血压有效的临床试验都是基于氯噻酮的研究。

脑垂体后叶分泌血管加压素功能受损或集合管主细胞 V$_2$ 血管加压素受体信号通路受损的患者均不能在末端肾单位重吸收水分。这些患者产生大量的低渗尿。中枢性尿崩症(central diabetes insipidus)(血管加压素的垂体分泌缺陷)可使用外源性血管加压素激动剂去氨加压素(见第 27 章)进行治疗。去氨加压素(desmopressin)对肾性尿崩症的患者无效。然而相矛盾的是,噻嗪类利尿药却可适度地减少肾性尿崩症患者的尿量。有可能通过减少血管内容量和降低肾小球滤过率,噻嗪类药物可以减少转运至集合管小管液的量从而减少尿量。对于与肾性尿崩症(nephrogenic diabetes insipidus)相关的长期锂治疗,传统的噻嗪类药物治疗方法有可能被阿米洛利(见下文)和乙酰唑胺治疗所取代。

## 集合管利尿剂(保钾利尿剂)

与所有其他利尿剂不同,保钾利尿药可增加肾单位对钾的重吸收。此类药物可通过两种作用机制阻断集合管主细胞 $Na^+$ 的重吸收。螺内酯和依普利酮可以抑制主细胞中新的 $Na^+$ 通道的生物合成,而阿米洛利和氨苯蝶啶则可阻断这些细胞管腔膜 $Na^+$ 通道的活性(图21-9)。

集合管主细胞上皮钠通道(ENaC)包含一个部分同源的 $\alpha$、$\beta$、$\gamma$ 亚基的复合物。钠通道的表达主要是由醛固酮调节,醛固酮是在血管紧张素Ⅱ和血浆钾离子的调节下由肾上腺皮质球状带分泌的。循环中的醛固酮弥散至集合管主细胞并与细胞内的盐皮质激素受体结合。盐皮质激素受体的激活可增加编码 $Na^+$ 处理的蛋白的 mRNAs 的转录,包括在顶膜表达的 ENaC 以及在基底膜表达的 $Na^+/K^+$-ATP 酶。ENaC 表达的增加使透过管腔膜 $Na^+$ 内流增多,而 $Na^+/K^+$ 酶活性增加则可使 $Na^+$ 从细胞质透过基底膜转运至间质的外流增加。醛固酮这两种作用由复杂得多步信号通路介导,增加了跨上皮 $Na^+$ 的重吸收,从而增加了细胞外空间 $Na^+$ 含量和血管内容量。

螺内酯(spironolactone)和依普利酮(eplerenone)可以通过结合并抑制盐皮质激素受体的核转位来抑制醛固酮的作用。近期研究表明多达20%有原发性高血压的患者醛固酮水平升高。盐皮质激素受体拮抗剂用于治疗高血压,这类药物似乎在肥胖有关的高血压方面具有更好的疗效。肥胖个体的敏感性增加归因于肾上腺醛固酮合成增加,继发于脂肪细胞质量增加释放的因子。大部分利尿药通过白蛋白未结合部分的肾小球滤过来到达管腔的作用部位发挥作用,与它们不同的是,螺内酯既不需要白蛋白结合也不需要肾小球滤过来到达它的靶受体,从而在肝衰竭和肾病综合征中表现出更强的疗效。螺内酯与雄激素受体交叉反应并抑制雄激素受体,导致男性阳痿和男性乳房发育。但是使用主要用于治疗慢性心脏衰竭的选择性更高的依普利酮会降低这些不良反应的发生率。

阿米洛利(amiloride)和氨苯蝶啶(triamterene)是集合管主细胞顶膜中 ENaC $Na^+$ 通道的竞争性抑制剂。这些药物也用于治疗高血压。这两种保钾利尿药均可导致高钾血症(hyperkalemia, 373, 376-377),因为通过任何一种机制抑制生电 $Na^+$ 的摄取都会降低正常跨上皮管腔负电位,从而降低从集合管细胞分泌钾离子的驱动力。通过 ENaC 减少 $Na^+$ 的摄取也会减少 $H^+$ 的分泌,导致代谢性酸中毒(metabolic acidosis)。具有较长半衰期的阿米洛利可能是许多患者治疗中的首选。使用氨苯蝶啶偶尔会诱发结晶尿,极少情况下会有结石形成,有时会有可逆的急性肾损伤。

单独应用时保钾利尿剂能轻度利尿,这是由于集合管仅能重吸收1%至5%的滤过钠。然而,他们是袢利尿剂等更多近端作用利尿剂的强效增效剂。保钾利尿剂偶尔用来抵消噻嗪类利尿剂带来的钾离子流失。阿米洛利和氨苯蝶啶可用来治疗利德尔综合征,该病是由于 ENaC $Na^+$ 通道 $\beta$ 或 $\gamma$ 亚基功能获得性突变引起的一种罕见的孟德尔遗传性高血压(表21-3)。抗抑郁剂锂(lithium)($Li^+$)以一种阿米洛利敏感的方式通过 ENaC 来重吸收。在实验动物中,阿米洛利可以缓解或防止锂造成的急性和慢性尿浓缩能力损害。因此阿米洛利也可用于降低可能与长期使用锂相关的肾癌风险。

保钾利尿剂临床上用于治疗继发于盐皮质激素过剩的低钾血性碱中毒,其可伴随心力衰竭、肝脏衰竭以及其他与醛固酮代谢减少相关的疾病。当膨胀压降低损害血管外液体流入脉管系统时,螺内酯或依普利酮温和的利尿作用可以最小化过快或过于广泛的利尿导致的心血管损害的风险。因此,盐皮质激素受体拮抗剂可作为利尿剂治疗肝衰竭引起的血浆蛋白生物合成受损相关的腹水和水肿。

有研究表明盐皮质激素受体拮抗剂在冠脉缺血时可以保持心脏功能,并能减缓心力衰竭的发展。螺内酯和依普利酮均可降低心力衰竭患者和心肌梗死后心功能不全(射血分数<低于40%)患者的死亡率。这也是概述部分的病例中给 R 先生使用螺内酯的原因。此外,正如 R 先生的病例,常将螺内酯或依普利酮与 ACE 抑制剂联合使用给予心力衰竭的患者。由于这两种药物也都会降低 $K^+$ 分泌,所以血浆 $K^+$ 水平需要密切监控。

盐皮质激素受体拮抗剂保护心功能的机制可能与心脏纤维化的抑制有关,部分原因与巨噬细胞中盐皮质激素受体作用相关的旁分泌醛固酮信号通路有关。盐皮质激素拮抗剂还可以消除醛固酮依赖的葡萄糖-6-磷酸脱氢酶活性的降低。葡萄糖-6-磷酸脱氢酶是一种内皮细胞和上皮细胞中重要的抗氧化应激的细胞防御物质。盐皮质激素拮抗剂在减缓慢行肾病进程和肾脏纤维化发展方面具有相似的作用。

## 结论与展望

本章对细胞外容量调节的生理学和病理生理学进行了综述。血管内容量的控制可以维持足够的器官灌注并保证肾脏能够滤过血浆中的废物。细胞外容量的调节是由整合的响应动脉及心房壁压力变化的神经激素机制完成的。这些激素可调节肾 $Na^+$ 处理过程中的许多步骤,从而维持饮食 $Na^+$ 摄入与 $Na^+$ 排泄的稳态平衡。当驱动液体滤过的毛细血管静水压梯度超过了与其相反的驱动液体进入血管内腔的膨胀压时便会发生水肿。细胞外容量失调的药理学治疗包括神经激素信号的调节和肾 $Na^+$ 重吸收的直接抑制。ACE 抑制剂可以阻止血管紧张素Ⅰ转化成血管紧张素Ⅱ;此类药物具有重要的血管舒张作用。血管紧张素受体拮抗剂和肾素抑制剂也可用于阻断血管紧张素-醛固酮轴。ACE 抑制剂和血管紧张素受体拮抗剂均有助于减缓心脏、肾脏和脉管系统肥大和纤维化的进程。B 型利尿钠肽(奈西立肽)用于代偿失调性心力衰竭的治疗,特利加压素对门静脉高压的治疗作用也正在研究当中。

利尿剂是一类可以改变肾单位 $Na^+$ 重吸收并继而改变其他离子重吸收和分泌的药物。了解利尿剂的作用机制的关键是理解肾单元的功能结构。渗透性利尿剂通过整个肾单位水的渗透性潴留来增加尿量,除此之外,特定种类的利尿剂可以靶向肾单位的四个节段中的一个。碳酸酐酶抑制剂如乙酰唑胺可减少近端小管钠与碳酸氢盐的重吸收;袢利尿剂如呋塞米可通过亨氏袢升支粗段管腔顶膜的 $Na^+$-$K^+$-$2Cl^-$ 泵减少钠及氯化物的重吸收；噻嗪类利尿剂如氢氯噻嗪可抑制远曲小管顶端的 $Na^+-Cl^-$ 共转运体（NCC）；保钾利尿剂如螺内酯和阿米洛利分别抑制醛固酮受体和集合管 ENaC 顶端 $Na^+$ 通道。利尿剂最重要的用途是高血压的治疗，其次是治疗任何原因诱发的水肿。

细胞外容量调节药理学未来的发展方向可能会集中在阻断或增强参与容量稳态失调的激素通路以及溶质和水分转运蛋白的自身调控上。阻断肾素-血管紧张素-醛固酮轴的新药包括中性内肽酶抑制剂、肾素（原）受体拮抗剂、AT2 受体拮抗剂、选择性内皮素受体拮抗剂以及提高效能和选择性的利尿钠肽。后者可能在失代偿性心力衰竭和肝衰竭腹水的治疗中发挥越来越重要的作用。作用于肾素-血管紧张素-醛固酮轴的药物也可能有助于减缓肾脏和心脏纤维化的速度，增强或改善 ACE 抑制剂、$AT_1$ 受体拮抗剂和盐皮质激素受体阻滞剂的作用。这些药物还具有广谱的和细胞类型特异的营养作用。其中一个例子是 $AT_1$ 受体在促进培养或体外移植的表皮生长因子受体 ERBB2 阴性的乳腺肿瘤细胞增殖中的作用。$AT_1$ 受体阻滞剂在体外移植模型中减缓了乳腺细胞肿瘤的生长。因此，对那些常规的乳腺肿瘤治疗无效的方法，$AT_1$ 阻断是一种合理的候选辅助疗法。

颇有前景的肾外髓质钾通道 ROMK 抑制剂已进入后期开发阶段。靶向顶膜 $Cl^-/HCO_3^-$ 交换体 pendrin 或 $Na^+$ 依赖的交换体 SLC4A8 的闰细胞 NaCl 重吸收通路的抑制剂尚处于早期开发阶段。这些药物很大可能采取转运蛋白本身的抑制剂形式，而 OXGR1 或近端小管 α-KG 分泌通路的抑制剂也是潜在的候选药物。靶向 WNK 和 SPAK 激酶的药物处于早期开发阶段。肾外 WNK 和 SPAK 激酶也是治疗囊性纤维化和中枢神经系统疾病（如自闭症、癫痫和脑卒中）的潜在靶点。近端小管 $Na^+$-葡萄糖共转运体 SGLT2 抑制剂"达格列净"尚未批准用于治疗高血压，但是已显示抗高血压作用，并且可能增加一种有效的靶向肾脏更远端管腔节段的药物治疗方法，特别是如果能够解决当前的药物安全问题。特异性 $V_2$ 血管加压素受体拮抗剂如托伐普坦将会越来越多的用于伴随 ADH 水平或作用升高的高血容量的治疗。$V_2$ 受体拮抗剂显示出减缓常染色体显性多囊肾病的囊肿生长的前景。人工合成的 A 型利尿钠肽卡培立肽具有利尿作用和直接的血管舒张作用，目前在日本批准用于治疗心力衰竭，该药可以与袢利尿剂和托伐普坦合用。水通道蛋白阻断剂（aquaretics）和尿素转运蛋白抑制剂（urearetics）正在开发中，用于调节液体稳态。水甘油通道蛋白阻断剂也正在研究中，用于治疗皮肤病和调节脂质代谢。氯通道阻断剂和钾通道阻断剂也正在开发中，用于治疗严重中毒和感染性腹泻以及罕见的先天性腹泻造成的容量不足。氯通道激活剂和钾离子通道激活剂也正准备开发，来治疗囊性纤维化、干燥综合征和炎症性胆汁性肝硬化引起的肺、胃肠道和泌尿生殖系统的分泌过少症状。最近研究显示碳酸酐酶 II 可以作为一种硝酸还原酶发挥作用，从而在缺血或缺氧组织的酸性 pH 下产生一氧化氮。令人惊讶的是，这种硝酸还原酶活性即使在磺胺类碳酸酐酶抑制剂抑制碳酸酐酶活性时也能被磺胺类碳酸酐酶抑制剂激活。这种特性可以解释与使用碳酸酐酶抑制剂相关的舒张血管作用，并鼓励考虑这类老药在新用途方面的应用。

（田硕　译　　侯碧玉　杨秀颖　审）

## 推荐读物

Christova M, Alper SL. Core curriculum in nephrology. Tubular transport: core curriculum 2010. *Am J Kidney Dis* 2010;56:1202–1217. (*Annotated review of transport by renal tubular epithelial cells.*)

Danziger J, Zeidel M. Osmotic homeostasis. *Clin J Am Soc Nephrol* 2015;10:852–862. (*Reviews mechanisms of water homeostasis and disorders of water balance.*)

Ellison EH. Physiology and pathophysiology of diuretic action. In: Alpern RJ, Hebert SC, eds. *The kidney: physiology and pathophysiology.* 5th ed. Philadelphia: Lippincott Williams & Wilkins; 2013:1353–1404. (*Full discussion of the physiology and pathophysiology of diuretics.*)

Ernst ME, Moser M. Drug therapy: use of diuretics in patients with hypertension. *N Engl J Med* 2009;361:2153–2164. (*Clinical pharmacology of diuretics.*)

Palmer L, Schnermann J. Integrated control of sodium transport along the nephron. *Clin J Am Soc Nephrol* 2015;10:676–687. (*Reviews renal mechanisms that integrate control of $Na^+$ reabsorption, $Na^+$ excretion, and $K^+$ excretion.*)

Seva Pessoa B, van der Lubbe N, Verdonk K, Roks AJ, Hoorn EJ, Danser AH. Key developments in renin-angiotensin-aldosterone system inhibition. *Nat Rev Nephrol* 2013;9:26–36. (*Recent advances in renin-angiotensin physiology.*)

Townsend RR, Peixoto AJ. Hypertension. *NephSAP (Am Soc Nephrol)* 2014;13:57–131. (*Updated nephrology board review summary and questions about hypertension and antihypertensive therapy.*)

Verbalis JG, Goldsmith SR, Greenberg A, et al. Diagnosis, evaluation, and treatment of hyponatremia: expert panel recommendations. *Am J Med* 2013;126(suppl 1):S1–S42. (*Includes update on clinical physiology of and indications for use of vasopressin receptor antagonists.*)

Vongpatanasin W. Resistant hypertension: a review of diagnosis and management. *JAMA* 2014;311:2216–2224. (*Clinical review of resistant hypertension.*)

Zois NE, Bartels ED, Hunter I, Kousholt BS, Olsen LH, Goetze JP. Natriuretic peptides in cardiometabolic regulation and disease. *Nat Rev Cardiol* 2014;11:403–412. (*Overview of natriuretic peptide physiology in volume regulation.*)

**药物汇总表·第 21 章　容量调节药理学**

| 药物 | 临床用途 | 严重和常见的不良反应 | 禁忌证 | 注意事项 |
|---|---|---|---|---|
| **肾素抑制剂**<br>作用机制——肾素的抑制减少血管紧张素原向血管紧张素 I 转化，从而减少 ACE 的底物并减少后继的动脉收缩、醛固酮合成、肾近端小管 NaCl 重吸收和 ADH 释放 | | | | |
| 阿利克伦 | 高血压 | 低血压、尖端扭转型室性心动过速、高钾血症、脑卒中、癫痫、急性肾衰竭、腹泻、头晕、头痛 | 妊娠；同时使用 ARBs 或 ACE 抑制剂；用于糖尿病或 GFR < 60ml/min 的患者 | 经肝胆排泄，极少通过 CYP3A4 被肝脏代谢。至今单药治疗观察到极少的高钾血症。与 ACE 抑制剂和 ARBs 联合治疗可增加肾功能损害，低血压和严重高钾血症的风险。阿托伐他汀和酮康唑使血浆浓度和半衰期增加，呋塞米使其减少。可能减少慢性肾病的蛋白尿 |
| **血管紧张素转化酶（ACE）抑制剂**<br>作用机制——ACE 的抑制减少血管紧张素（AT）I 转化为 AT II，从而降低动脉血管收缩、减少醛固酮的合成、肾近端小管 NaCl 的重吸收以及 ADH 的释放。ACE 抑制剂还可抑制缓激肽的降解从而增加血管舒张 | | | | |
| 卡托普利<br>依那普利<br>雷米普利<br>贝纳普利<br>福辛普利<br>莫昔普利<br>培哚普利<br>喹那普利<br>群多普利<br>赖诺普利<br>佐芬普利<br>咪达普利<br>西拉普利 | 共同适应证：高血压：卡托普利、依那普利、雷米普利、福辛普利、群多普利和赖诺普利、喹那普利；心力衰竭：卡托普利和赖诺普利；心肌梗死：卡托普利；卡托普利：糖尿病肾病 | 血管性水肿（多发于黑人患者）；粒细胞缺乏症、中性粒细胞减少症（共同的不良反应）（培哚普利和群多普利）；史蒂芬斯-强森综合征（卡托普利、雷米普利、贝纳普利）；肝毒性（依那普利、雷米普利、培哚普利和贝纳普利）；肾功能损害（依那普利、贝纳普利、莫西普利、培哚普利、赖诺普利和群多普利）；高钾血症、咳嗽（共同的不良反应）；低血压、皮疹（共同的不良反应）；头晕（群多普利和赖诺普利）； | 共同禁忌证：对药物过敏的血管性水肿（多发于黑人患者）、性水肿病史、怀孕；依那普利、贝纳普利、莫西普利、培哚普利、喹那普利、赖诺普利：与阿利吉仑合用于糖尿病病患者；喹那普利：肾衰竭、终末器官损害的糖尿病患者，严重的心力衰竭伴低血压 | ACE 抑制剂有三种活性代谢模式：①以活性药物给药并产生活性代谢产物（如卡托普利）；②酯质前药在血浆中转化为活性代谢产物（如依那普利和雷米普利）；③以活性药物给药并以原型排泄（赖诺普利）。福辛普利是唯一含有膦酸盐的 ACE 抑制剂；此外，它部分在肝脏中代谢，因此对于晚期肾病患者可能更安全。咳嗽和血管性水肿由缓激肽作用引起的；在 0.1%～0.2% 患者中血管性水肿在用药第一周内发生，并有潜在致命危险。首剂低血压和或急性肾脏衰竭常见于双侧肾动脉狭窄患者；高钾血症常见于 ACE 抑制剂与保钾利尿剂合用。ACE 抑制剂可减缓心力衰竭时及心肌梗死后心脏收缩功能不良的进程，并缓解糖尿病肾病的进程。一些病例报告表明与别嘌呤醇合用可导致超敏反应，如史蒂芬-强森综合征和过敏反应。大多数临床试验表明，当与噻嗪类利尿剂联合使用时，ACE 抑制剂的降血压作用会增加 |

续表

| 药物 | 临床用途 | 严重和常见的不良反应 | 禁忌证 | 注意事项 |
|---|---|---|---|---|
| **血管紧张素 II 受体拮抗剂**<br>作用机制——血管紧张素 II 在 AT$_1$ 受体的拮抗作用，也可间接增加舒张血管的 AT$_2$ 受体活性 | | | | |
| 坎地沙坦<br>厄贝沙坦<br>氯沙坦<br>替米沙坦<br>缬沙坦<br>阿齐沙坦<br>奥美沙坦 | 共同适应证：高血压；厄贝沙坦和氯沙坦：糖尿病肾病；氯沙坦和替米沙坦：预防脑卒中；缬沙坦：心脏衰竭，心肌梗死 | 横纹肌溶解，血管性水肿，肝毒性，肾脏衰竭（共同不良反应）；血小板减少（厄贝沙坦）腹泻（共同的不良反应）；头痛，上呼吸道感染，乏力（厄贝沙坦）；咳嗽（替米沙坦和缬沙坦）；低血压，头晕（缬沙坦） | 对药物过敏<br>妊娠<br>与阿利吉仑联合用于糖尿病患者 | 也称为血管紧张素受体阻断剂（ARB）。<br>ARB 通常不引起咳嗽等不良反应，但很少情况下也会发生。<br>对使用 ACE 抑制剂治疗水肿的患者交叉反应的风险很小。<br>AT$_1$ 受体拮抗剂也可能预防脑卒中。<br>最初仅用于对 ACE 抑制剂有不耐受反应的患者，现在已作为潜在的一线高血压治疗药物。由于增加肾功能损害，低血压和高钾血症的风险，不再推荐与 ACE 抑制剂联合治疗用于患有糖尿病相关肾病的患者。<br>ARB 可能有益于偏头痛的预防和延缓认知能力下降。<br>与其他抗高血压药物相比，ARB 被认为对男性性功能没有相关的不良反应 |
| **B-型利尿钠肽（BNP）**<br>作用机制——BNP 通过与血管平滑肌和内皮细胞的颗粒型鸟苷酸环化酶受体 NPR-A 结合来增加细胞内 cGMP 含量，从而引起平滑肌舒张。BNP 还可以直接作用于心肌细胞 | | | | |
| 奈西立肽（BNP） | 急性代偿性心力衰竭 | 过敏反应，肾功能不全<br>低血压，恶心，头晕，头痛 | 对药物过敏<br>心源性休克<br>收缩压<100mmHg | 奈西立肽可降低肺毛细血管楔压，降低体系统血管阻力，并改善心脏血流动力学参数如每搏输出量。<br>奈西立肽诱发心律失常的儿率比多巴酚丁胺低。<br>低血压和肾功能不全常见于急性心力衰竭。<br>与 ACE 抑制剂联合给药可增加低血压的风险。<br>奈西立肽降低醛固酮和内皮素-1 的血浆水平 |
| **血管加压素受体 2（V$_2$）拮抗剂**<br>作用机制——考尼伐坦：V$_1$ 和 V$_2$ 受体的拮抗剂；托伐普坦：选择性 V$_2$ 受体拮抗剂；两种药物都通过集合管质膜 V$_2$ 受体偶联的水通道阻止血管加压素诱导的水分重吸收 | | | | |
| 考尼伐坦<br>托伐普坦 | 见药物汇总表：第27章 下丘脑及垂体药理学 | | | |

续表

| 药物 | 临床用途 | 严重和常见的不良反应 | 禁忌证 | 注意事项 |
|---|---|---|---|---|
| **碳酸酐酶抑制剂——通过非竞争性和可逆抑制近端小管细胞质内碳酸酐酶Ⅱ和管腔内碳酸酐酶Ⅳ来抑制钠和碳酸氢盐的重吸收，导致转运到肾单位远端节段的碳酸氢钠增多** | | | | |
| 乙酰唑胺 | 急性高山病<br>水肿<br>癫痫<br>青光眼<br>代谢性碱中毒 | 代谢性酸中毒，磺胺类药物不良反应（包括过敏反应、血质不调、多形性红斑、爆发性肝坏死、史-约综合征、中毒性表皮坏死松解症） | 对乙酰唑胺过敏<br>对磺胺类药物过敏<br>肾上腺衰竭<br>慢性闭角性青光眼<br>肝硬化<br>低钠血症/低钾血症<br>高氯血症中毒<br>严重的肝肾疾病 | 临床用于轻和中度代谢性酸中毒。<br>偶用于心力衰竭以恢复酸碱平衡。<br>碳酸酐酶抑制剂在眼睛睫状体中减少水的分泌从而降低青光眼增高的眼内压。<br>可用于预防急性高山病，推测可能与药物对水络合和室管膜，脑呼吸调节中枢及血-脑脊液屏障的作用有关。<br>碳酸酐酶抑制剂可碱化尿液并增加内源性（尿酸）和外源性（阿司匹林）有机酸阴离子的尿液排泄，可用于治疗高尿酸血症或痛风。<br>阿司匹林可增加乙酰唑胺的血浆浓度，可能导致中枢神经系统毒性 |
| **渗透性利尿剂——作为渗透分子发挥作用，在肾小球滤过但不能随即被肾小管重吸收；产生管腔内渗透压并限制水分跨过透水性肾段的重吸收** | | | | |
| 甘露醇 | 脑水肿<br>眼内压增高<br>预防急性肾脏衰竭所致的少尿<br>吸入型支气管气道激发试验<br>膀胱灌洗<br>肾清除率的测量 | 血栓性静脉炎、酸中毒、严重脱水、瘀留、肺水肿、高钾血症、胸部不适、胃肠不适、头晕、头痛、体液和/或电解质失衡、咳嗽、鼻炎、喉炎、喉咙刺激 | 对甘露醇过敏、无尿、严重脱水、初次使用甘露醇后心力衰竭、淤血或肾功能不全、活动性颅内出血、肾功能不全、肺水肿 | 促进有力的尿钠排泄，需仔细监控容量状态。<br>超过钠排泄的水分流失可导致意外的高钠血症。<br>主要用于在头部外伤、脑出血及症状性脑肿胀等情况下快速（紧急）降低升高的颅内压；极少情况下也用于治疗间隔综合征 |
| **袢利尿剂——通过可逆和竞争性的抑制亨氏袢升支粗段细胞管腔膜 $Na^+-K^+-Cl^-$ 共同转运体 NKCC2 来抑制钠离子重吸收；还可减少或消除管腔内跨上皮正电位差** | | | | |
| 呋塞米<br>布美他尼<br>托塞米<br>依他尼酸 | 共同适应证：心力衰竭或肾功能不全所致的水肿；呋塞米和托塞米：高血压；呋塞米：急性肺水肿 | 共同适应证：对药物过敏，无尿；史-约综合征（呋塞米和托塞米）；血小板减少（呋塞米，依他尼酸，布美他尼）；中毒性表皮坏死松解症（呋塞米和托塞米）；多形性红斑，再生障碍性贫血（呋塞米）；胰腺炎，粒细胞缺乏症（呋塞米，依他尼酸）；脑病（布美他尼）；耳毒性（托塞米，依他尼酸）；室性心动过速（托塞米）；胃肠穿孔，血栓栓塞，肝毒性（依他尼酸）；电解质失衡（依他尼酸，布美他尼）（低血压，食欲缺乏，膀胱痉挛（呋塞米）；头晕，头痛，氮质血症（布美他尼）；多尿，鼻炎（托塞米） | 共同禁忌证：对药物过敏（呋塞米，布美他尼）；肝昏迷，电解质缺乏；依他尼酸：腹泻，婴儿，肾病 | 布美他尼的效力是其他袢利尿剂的 40 倍。<br>呋塞米，布美他尼和托塞米都是磺胺类，而依他尼酸有不同的化学结构。<br>用于急性肺水竭时肺水肿和外周水肿或肝脏疾病的一线治疗；低蛋白血症（如肾病或肾病综合征）的渗透压消除继发的水肿状态可使用小剂量袢利尿剂进行治疗。<br>也用于抵抗高钙血症和高钾血症患者。<br>依他尼酸可通过增加净尿酸重吸收减少尿酸排泄，可诱发痛风 |

续表

| 药物 | 临床用途 | 严重和常见的不良反应 | 禁忌证 | 注意事项 |
|---|---|---|---|---|
| **噻嗪类利尿剂** | | | | |
| 作用机制——作为竞争性拮抗剂作用于远曲小管细胞顶膜 Na⁺-Cl⁻ 共同转运体 NCC 来抑制氯化钠的重吸收;促进远曲小管增加钙离子的跨细胞重吸收 | | | | |
| 氢氯噻嗪<br>氯噻嗪<br>苄氟噻嗪<br>氢氟噻嗪<br>多噻嗪<br>氯噻酮<br>美托拉宗<br>吲达帕胺 | 高血压<br>用于充血性心力衰竭,肝硬化,肾功能不全,皮质类固醇潴留状态的辅助治疗<br>戈登综合征(PHA2;2 型假性醛固酮减少症) | 心律失常,史-约综合征,中毒性表皮坏死松解症,胰腺炎,肝毒性(共同不良反应);低钠血症,低钾代谢性碱中毒,青光眼,肾功能损害(氢氯噻嗪);系统性红斑狼疮,昏迷(氯噻嗪和苄氟噻嗪);粒细胞缺乏症,再生障碍性贫血(氯噻嗪,苄氟噻嗪,阻达帕胺和美托拉宗);肺水肿(氯噻嗪);癫痫,静脉血栓形成(美托拉宗)<br>低血压,血管炎,皮疹,光敏性,高血糖,高尿酸血症,胃肠不适,头痛,视力模糊,疲劳 | 共同禁忌证:无尿,对磺胺类药物过敏;<br>美托拉宗:肝昏迷 | 治疗高血压的一线药物;也可与袢利尿剂合用,在心力衰竭中发挥协同利尿作用。<br>用于减少高钙血症患者的肾结石的并(少用)减少骨质疏松症中尿钙流失。<br>氢氯噻嗪可降低葡萄糖耐量并可以在具有葡萄糖代谢受损的患者中揭示糖尿病。<br>不可与延长 QT 同期的抗心律失常药物同时服用。<br>噻嗪类利尿剂可轻度减少肾性尿崩症患者的尿量。<br>噻嗪类通过增加净尿酸重吸收减少尿酸排泄,可诱发痛风 |
| **集合管利尿剂(保钾利尿剂)** | | | | |
| 作用机制——螺内酯和依普利酮可以通过结合并抑制盐皮质激素受体的核转位从抑制醛固酮的作用。膜 ENaC 钠通道的竞争性抑制剂 | | | | |
| 螺内酯<br>依普利酮 | 共同适应证:高血压,心力衰竭,肝硬化(有或没有腹水)或肾病综合征所致的水肿;<br>螺内酯:低血钾症,原发性醛固酮增多症 | 史-约综合征,中毒性表皮坏死松解症,高钾代谢性酸中毒,消化道出血,粒细胞缺乏症,系统性红斑狼疮,乳腺癌(未确认)<br>胃肠不适(共同不良反应);男性乳房发育,嗜睡,月经不调,阳痿(螺内酯) | 共同禁忌证:无尿,高钾血症,急性肾功能不全;依普利酮:同时使用强效 CYP3A4 抑制剂,同时使用钾补充剂或保钾利尿剂,血清钾>5.5mmol/L,伴有微量白蛋白尿的 2 型糖尿病 | 保钾利尿剂单独使用时是温和的利尿剂,但可增强更近端作用的袢利尿剂的作用。偶尔与噻嗪类利尿剂合用能减少噻嗪类利尿剂造成的钾离子流失。螺内酯还可拮抗雄激素受体,这种交叉反应可导致男性阳痿和乳房发育,但对女性座性较弱毛症;依普利酮,肝脏衰竭以及其他醛固酮代谢减少相关疾病中继发于盐皮质激素过量的低钾血症性碱中毒。用于治疗心力衰竭,螺内酯和依普利酮均可降低心力衰竭患者的死亡率;作用机制可能与抑制旁分泌醛固酮信号通路所致的心肌纤维化有关 |
| 阿米洛利<br>氨苯蝶啶 | 阿米洛利:高血压,心力衰竭;<br>氨苯蝶啶:水肿 | 造血系统疾病,高钾代谢性酸中毒(共同不良反应);胃毒性(氨苯蝶啶)<br>电解质失衡,消化不良,头痛 | 共同禁忌证:对药物过敏;<br>同时使用保钾利尿剂或钾补充剂,高钾血症,糖尿病肾病,肾功能不全;<br>氨苯蝶啶:肝脏疾病 | 阿米洛利和氨苯蝶啶是治疗利德尔综合征首选药物。利德尔综合征是由于 ENaC 钠通道 β 或 γ 亚基功能获得性变导致引起的一种罕见的孟德尔遗传性高血压 |

# 第22章
# 血管张力药理学

William M. Oldham and Joseph Loscalzo

## 概述

当心脏提供心排血量时,血管在向代谢活跃的组织输送氧气和营养物质方面起关键作用。这些组织的血流量受到作用于血管平滑肌细胞的各种刺激的精确控制以调节血管张力(即血管平滑肌的收缩程度)。血管张力的失调是多种疾病的发病机制,包括高血压、冠状动脉疾病、雷诺现象和偏头痛。多种信号转导途径汇聚在血管平滑肌收缩机制上,为药物干预提供了众多靶点。基于对血管张力调节的分子机制的理解,已经开发了许多成功的治疗方法。希望随着新靶点的确定,未来可以有更有效的治疗血管性疾病的方法应用于临床。

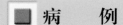

## 病 例

GF,63 岁,男,有高血压、糖尿病和高脂血症病史,劳作时开始出现胸部疼痛。第一次疼痛发作一周后,剪草坪时他再一次出现了胸部疼痛。疼痛发作 20 分钟后,GF 服用了他妻子的两片硝酸甘油舌下含片。几分钟后,他感觉好多了。GF感觉如此之好,甚至决定服用一片朋友给他的西地那非(viagra)。服用西地那非几分钟后,他感觉面部发红、搏动性头痛和心跳加速。站立时,GF 感觉头昏目眩。他立即到急诊科就诊,查出有严重低血压。他被迅速采取抬高两腿的仰卧姿势,直到恢复知觉。起初医生考虑使用苯肾上腺素等 α-肾上腺素能受体激动剂,但采取仰卧姿势之后 GF 的低血压症状迅速缓解,因此决定不再使用药物。GF 康复之后,医生和他谈论了没有医生处方滥用药物的危害性,尤其是同时服用有机硝酸酯类药物和西地那非的危险性。

## 思　考　题

- □ 1. 舌下含硝酸甘油迅速缓解胸部疼痛的机制是什么?
- □ 2. 硝酸甘油的常见不良反应是什么?
- □ 3. 联合应用西地那非和有机硝酸酯药物如何导致严重低血压?
- □ 4. 服用西地那非的男性是否应该禁用钙通道阻断剂等非硝酸酯类抗高血压药物?
- □ 5. 如何根据药物的作用机制预测药物之间有或无相互作用?

# 血管张力的生理学

血管张力是组织灌注量的关键调节因素,它决定组织是否获得足够的氧气和营养以满足其代谢需求。血液流量分布和循环血容量分别受到阻力小动脉和静脉血管张力的严格控制。血管平滑肌细胞是这些区域中血管张力的功能调控单元,整合多种信号以优化其收缩状态。一般而言,这些调控单元通过本章讨论的信号转导途径起作用,其中许多是治疗干预的靶点。

## 血管生理学

泊肃叶定律(Poiseuille's law)近似于通过血管的流量:

$$Flow = \Delta P \cdot r^4 / \eta \cdot L \qquad \text{公式 22-1}$$

其中 $\Delta P$ 是长度(L)的血管两端的压强差,$r$ 是血管的半径,$\eta$ 是血液黏度。这种关系表明,血管平滑肌细胞周围层张力的微小变化,进而影响血管直径,可对血流产生显著影响。循环中的动脉张力和循环中的静脉张力对心血管系统具有重要而独特的影响。动脉张力直接控制全身血管阻力(systemic vascular resistance,SVR),与心排血量(cardiac output,CO)一起,是平均动脉血压(mean arterial blood pressure,MAP)的重要决定因素:

$$MAP = SVR \times CO \qquad \text{公式 22-2}$$

也许更重要的是,这些小动脉阻力的变化可以调节进入组织毛细血管床的血流量,在毛细血管床中平滑肌细胞收缩增强会增加血管阻力并减少远端灌注。在机体层面,阻力血管的协调反应是绝对需要的,以将氧气和营养物质重新定向到最需要的组织。

相反,静脉张力在确定循环血容量中起重要作用。静脉是高度顺应性的(即,可在压力变化不大的情况下适应大的容积变化),并且在静息期间可容纳约 70% 的血容量。静脉收缩能够使这部分存储的血液进入循环,以增加有效的循环血容量,并允许额外的血管床灌注(例如,静脉收缩可以被认为是一种"自体输血")。

心脏和血管形成一个完整的相互依赖的系统,血管张力的生理或病理变化对组织灌注量和心排血量有显著影响。血管收缩和由此引起的血管阻力增加将增加心室后负荷或收缩期心室壁应力。左心室的体积和厚度也有助于收缩的心室所经历的净应力。静脉收缩和由此导致的回心血量的增加,将增加心室前负荷,定义为扩张末期心室壁应力。这些变化通过 Frank-Starling 机制直接影响心排血量,表明血管和心脏生理学之间的紧密联系(图 22-1)。

## 血管平滑肌收缩和扩张

如在心脏和骨骼肌细胞中,血管平滑肌细胞通过肌动蛋白和肌球蛋白之间的循环相互作用来产生张力。该过程受细胞内钙(intracellular calcium)浓度的调节,其通常比细胞外浓度(2mM)低 10 000 倍。钙离子跨膜浓度的悬殊差异由细胞膜对钙离子的相对不透过性和主动外排钙离子的膜泵的作用维持收缩刺激通过两种机制增加细胞内钙离子浓度。首先,机械拉伸,或膜去极化(电压依赖性或 L-型钙离子通道,voltage-dependent or L-type $Ca^{2+}$ channels)激活细胞表面受体(受体操控性钙离子通道,receptor-operated $Ca^{2+}$ channels),开放细胞膜中钙离子选择性通道,钙离子顺浓度梯度扩散到细胞中。其次,通过激活肌醇 1,4,5-三磷酸($IP_3$)受体可使钙离子从细胞内储库释放,并通过位于肌浆网的**兰尼碱(ryanodine)受体**诱导钙离子释放。收缩刺激终止时,通过细胞膜和肌浆网中 $Ca^{2+}$-ATP 酶和细胞膜钠/钙离子交换器的主动转运,从细胞质中除去钙离子(图 22-2)。

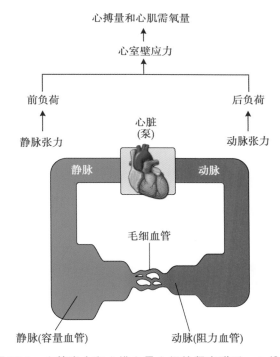

**图 22-1　血管张力和心排血量之间的紧密联系。**心搏量和心肌需氧量部分由心室壁应力决定,心室壁应力是心室前负荷、后负荷、容积和厚度的函数。血管张力的变化通过其对前负荷和后负荷的影响与心排血量相关联。阻力小动脉的收缩增加了心室后负荷,而容量静脉的收缩增加了心室前负荷

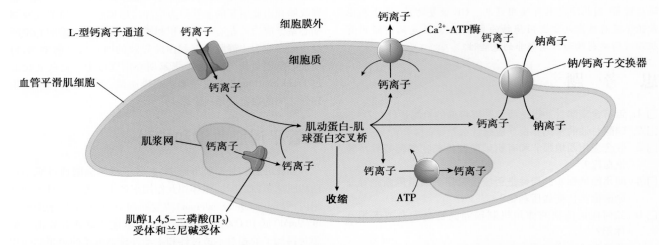

**图 22-2 血管平滑肌细胞中细胞内钙离子的调节。** 细胞质内钙离子浓度大约 100nmol/L，而细胞膜外和肌浆网内的钙离子浓度大约 2mmol/L。在收缩刺激激活后，钙离子通过细胞膜上 L-型钙离子通道和肌浆网中的激活肌醇 1,4,5-三磷酸盐（IP$_3$）受体或兰尼碱受体将钙离子扩散到细胞质中以降低钙离子的浓度梯度。细胞质内钙离子浓度的升高将触发肌动蛋白-肌球蛋白交叉桥的形成和细胞收缩。通过细胞膜和肌浆网中 Ca$^{2+}$-ATP 酶和细胞膜上钠/钙离子交换器，从细胞质中除去钙离子

细胞内钙离子的增加与血管收缩密切相关。钙离子与钙调蛋白（calmodulin，CaM）结合，Ca$^{2+}$/CaM 复合物与肌球蛋白轻链激酶（myosin light chain kinase，MLCK）结合并激活此酶。活化的 MLCK 引起肌球蛋白轻链（myosin light chain，MLC）磷酸化，引起肌球蛋白与肌动蛋白的肌丝相互结合，导致交叉桥循环和平滑肌收缩。当细胞内钙离子减少和 MLC 被 MLC 磷酸酶去磷酸化时发生血管扩张（图 22-3）。

# 血管张力的调控

血管平滑肌细胞整合各种信号来调节血管张力，包括局部环境因素、内皮衍生信号分子、神经递质和体液。细胞外刺激通常集中在调节平滑肌收缩装置的共用细胞内信号转导通路上。本章讨论的药物以这些信号级联为靶点，从而为理解药物作用机制提供了框架。

# 信号传导途径

细胞内信号通路通常共享各种细胞外刺激。这些细胞内通路将在本节中讨论，激活它们的细胞外信号将在后续章节中讨论（图 22-4）。

血管收缩由三条信号通路加强。首先，与异三聚体 Gq 蛋白相关 G-蛋白偶联受体（G protein-coupled receptors，GPCR）的激活将活化磷脂酶 C（PLC）并产生 IP$_3$ 和二酰甘油（diacylglycerol，DAG）。IP$_3$ 通过激活肌浆网中的 IP$_3$ 受体，刺激细胞器内钙离子的释放。DAG 激活蛋白激酶 C（protein kinase C，PKC），后者也通过各种磷酸化途径促进收缩。第二，GPCRs 偶联异三聚体 G$_{12/13}$ 蛋白，刺激小分子 G 蛋白 RhoA 上的核苷酸交换因子。RhoA 激活 Rho 激酶磷酸化并使 MLC 磷酸酶失活，从而维持 MLC 磷酸化。这一通路提供了除细胞内钙离子一过性增加外，维持平滑肌收缩的另一种机制。第三，G$_i$-偶联受体的活化抑制腺苷酸环化酶，从而降低环磷酸腺苷（cAMP）的产生。cAMP 的减少降低了蛋白激酶 A（PKA）的活性，从而缓解对 MLCK 的抑制。

血管扩张由两条信号通路加强。首先，Gs-偶联受体刺激 cAMP 的形成、PKA 的激活、MLCK 的抑制以及 ATP 调控的钾离子通道（K$_{ATP}$）的开放。其次，一氧化氮（NO）激活可溶性鸟苷酸环化酶（sGC）产生环磷酸鸟苷（cGMP）。这些第二信使激活蛋白激酶 G（即，cGMP-依赖性蛋白激酶），从而磷酸化多种下游靶点，激活 MLC 磷酸酶，抑制肌球蛋白-肌动蛋白的循环，抑制钙离子的流动、增加螯合，并激活钙离子依赖性钾离子通道（Ca$^{2+}$-dependent K$^+$ channels）。这些协调一致的作用导致平滑肌扩张。

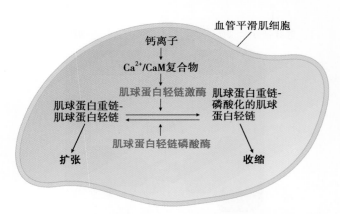

**图 22-3 血管平滑肌细胞中细胞收缩装置。** 增加的细胞内钙离子与钙调蛋白（CaM）结合并激活 CaM。Ca$^{2+}$/CaM 复合物激活肌球蛋白轻链激酶（MLCK）并引起肌球蛋白轻链（MLC）磷酸化，引起肌球重链蛋白与肌动蛋白结合，形成肌球蛋白-肌动蛋白的交叉桥。肌动蛋白和肌球蛋白丝在肌球蛋白水解 ATP 的作用下相互滑移。随着 MLC 磷酸酶去磷酸化而停止收

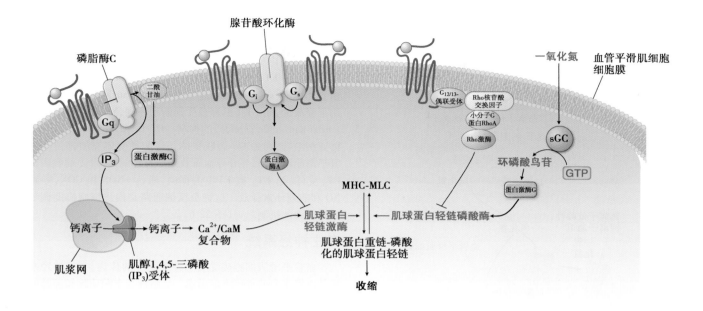

**图 22-4　血管平滑肌细胞的细胞内信号。**Gq 偶联受体的激活刺激磷脂酶 C（phospholipase C，PLC）将膜结合磷脂酰肌醇 4，5-二磷酸（phosphatidylinositol 4，5-bisphosphate，$PIP_2$）水解为肌醇 1，4，5-三磷酸（$IP_3$）和二酰甘油（diacylglycerol，DAG）。$IP_3$ 激活肌浆网受体释放储存的钙离子，DAG 激活蛋白激酶 C（protein kinase，PKC）。PKC 磷酸化钙离子通道和收缩装置的组件以促进平滑肌收缩（未显示）。腺苷酸环化酶（adenylyl cyclase）产生 cAMP 受 $G_i$（抑制性）-和 Gs（刺激性）-偶联受体的调控。胞质内 cAMP 激活蛋白激酶 A（protein kinase A，PKA），而 PKA 磷酸化并灭活 MLCK。因此，增加 cAMP 的 Gs-偶联受体导致平滑肌扩张，而减少 cAMP 的 $G_i$-偶联受体导致收缩。$G_{12/13}$-偶联受体通过刺激小分子 G 蛋白 RhoA 上的核苷酸交换因子 [ 受 Rho 核苷酸交换因子（RhoGEF）调节 ] 激活 Rho 激酶（ROCK）。ROCK 抑制肌球蛋白轻链（MLC）磷酸酶，从而增强平滑肌收缩。一氧化氮（NO）通过可溶性鸟苷酸环化酶（sGC）刺激 cGMP 的产生，导致蛋白激酶 G（PKG）的活化。PKG 激活 MLC 磷酸酶诱导平滑肌松弛。MHC，肌球蛋白重链；$G_i$，抑制性 G 蛋白偶联受体；Gs，刺激性 G 蛋白偶联受体；sGC，可溶性鸟苷酸环化酶；GTP，三磷酸鸟苷

这些血管扩张通路的一个共同特征是细胞膜上的钾离子通道开放，导致膜超极化。当钾离子通道开放时，钾离子顺浓度梯度流出细胞，使细胞膜的 Nernst 平衡电位从某个较高的静息值（从而使膜超极化）向-90mV（钾离子的 Nernst 电位）移动。电位的这种变化使细胞膜难以充分去极化，使电压门控性 L-型钙离子通道难以打开，从而抑制平滑肌细胞的收缩。

## 环境因素

小动脉平滑肌细胞协调血液流向代谢活跃组织的毛细血管床。在组织代谢需求大于供给的区域，氢离子（$H^+$ 来自乳酸）、二氧化碳（$CO_2$）、钾离子（$K^+$）和腺苷（来源于 ATP 的利用）的增加都会导致血管扩张和血流量增加。大脑循环对 pH 和 $CO_2$ 的波动特别敏感，这就是为什么急性过度通气（降低 pH 和 $CO_2$，导致血管收缩和脑血流量降低）是一种治疗颅内高压的方法。细胞外钾离子的增加激活内向整流钾离子通道，从而引起细胞膜的超极化，抑制电压门控性钙离子通道的开放。腺苷激活 $A_2$ Gs-偶联受体。与肺血管收缩（如低氧血管收缩）以维持肺通气与灌注的匹配平衡相反，全身血管通过血管扩张应对 $O_2$ 的减少。介导这些不同反应的分子机制仍然是热门研究领域。

除代谢因素外，血管平滑肌细胞通过细胞膜上被拉伸-激活的钙离子通道的开放而收缩。这种肌源性反射通过增加血管阻力保护远端毛细血管床免受高压。肌源性反射与代谢因素的局部控制相结合，是血管通过调节阻力，在一定的灌注压范围内维持稳定的血流（即，流量=灌注压力/阻力）的血管自身调节的重要机制。在对缺血敏感的血管中，如大脑、心脏和肾脏，自身调节尤其重要。

## 内皮因子

血管内皮细胞通过直接细胞接触和精细调控信号分子，在调节血管平滑肌张力方面发挥着重要作用。在这些信号分子中，NO、内皮源性超极化因子、前列环素和内皮素在药理学上是最重要的。

在去内皮的血管中直接给予乙酰胆碱时引起血管收缩，但在内皮完整的血管中给予乙酰胆碱时则引起血管扩张，人们首次发现了内皮细胞在调控血管张力中的重要作用。这一发现表明，内皮细胞产生一种血管扩张化合物，最初被称为内皮源性扩张因子（endothelium-derived relaxing factor，EDRF），后来被证明是 NO。

一氧化氮（nitric oxide，NO）是一种膜透过性气体，可与多种生物分子反应，引起细胞反应，特别是血管平滑肌细胞中 sGC 的活化，导致 cGMP 的产生。血管内皮细胞通过剪切应力、乙酰胆碱、组胺、缓激肽、鞘氨醇-1-磷酸、5-羟色胺、P 物质和 ATP 等多种刺激合成 NO。这些因子增加细胞内钙离子，从而刺激 $Ca^{2+}$/CaM 活化的内皮 NO 合成酶（eNOS）。内皮 eNOS 催化精氨酸生成 NO，NO 随后扩散到血管平滑肌细胞，启动下游信号和血管扩张（图 22-4、22-5）。

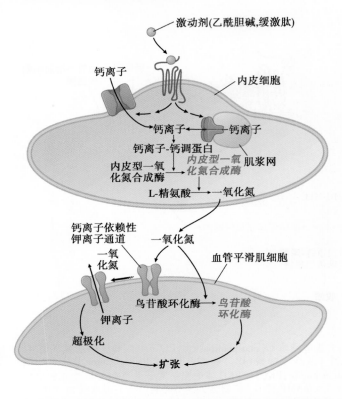

**图 22-5 一氧化氮介导的血管平滑肌扩张的内皮调控。** 内皮细胞分泌的一氧化氮（NO）调控血管平滑肌细胞的扩张。乙酰胆碱或缓激肽等激动剂刺激内皮细胞产生 NO。这些激动剂活化其受体，并激活钙离子第二信使系统，从而直接促进钙离子的内流。细胞质内钙离子浓度的升高，将激活钙离子-钙调蛋白复合物（Ca²⁺/CaM），并活化内皮型一氧化氮合成酶（eNOS）——一种催化 L-精氨酸（L-Arg，一种氨基酸）生成 NO 的酶。NO 从内皮细胞扩散到邻近的血管平滑肌细胞，并激活鸟苷酸环化酶（GC），诱发血管平滑肌细胞的扩张。NO 还能直接活化钙依赖性钾离子通道，通过血管平滑肌细胞的超极化引起血管扩张。活性态的酶用斜体和蓝色表示

有趣的是，测定得到的 NO 水平不能解释血管平滑肌细胞的所有内皮依赖性反应。事实上，内皮依赖性血管扩张可由平滑肌细胞的超极化引起，而非 NO 引起。一些分子被认为是内皮源性超极化因子（endothelium-derived hyperpolarizing factors，EDHF），包括环氧二十碳六烯酸（花生四烯酸代谢物）、过氧化氢、一氧化碳、硫化氢、C-利钠肽和钾离子本身。这些介质使平滑肌细胞上的多种钾离子通道开放，导致细胞膜超极化和平滑肌细胞舒张。硫化氢具有导致平滑肌扩张的多种附加效应，主要通过靶蛋白的共价 S-硫化水合作用介导，不仅包括钾离子通道，还包括钙离子通道；也可通过刺激其他 EDHF 的释放介导。

前列环素（prostacyclin）也是花生四烯酸在环氧合酶（cyclooxygenase，COX）作用下在内皮细胞产生的血管扩张分子。前列环素激活血管平滑肌细胞上的 Gs-偶联受体，导致血管扩张。由于非甾体类抗炎药物抑制 COX 酶，降低前列环素的生成，因此高血压患者应谨慎使用此类药物。

与上述强大的血管扩张作用分子相反，内皮细胞也产生

至今为止最强的内源性血管收缩因子——内皮素-1（endothelin-1，ET-1）。ET-1 是前内皮素原（preproendothelin）合成的 21 个氨基酸的多肽，前内皮素原裂解成大内皮素（big endothelin），随后由内皮素转化酶（endothelin converting enzyme）催化生成 ET-1。ET-1 是内皮细胞在机械应激和血管活性物质如血管加压素（vasopressin）、血管紧张素Ⅱ（angiotensin Ⅱ）的作用下释放的，而 ET-1 的释放受到前列环素、NO 和心房利钠肽（atrial natriuretic peptide）的抑制。ET-1 与 ET_A 和 ET_B 两种受体亚型结合，均为 Gq-偶联受体。这两种受体亚型都位于血管平滑肌细胞上，并介导血管收缩。有趣的是，内皮细胞表达 ET_B 受体，当 ET_B 被 ET-1 占据时，激活 eNOS 和 COX，导致 NO 和前列环素释放。这种负反馈通路是内皮细胞协助调节血管张力的机制之一（图 22-6）。

## 自主神经系统

血管平滑肌细胞接受交感神经系统的传递，交感神经系统是血管张力的重要决定因素。交感神经支配动脉和静脉的血管平滑肌细胞，交感神经的激活引起动脉和静脉收缩。交感神经节后神经元释放去甲肾上腺素（norepinephrine），去甲

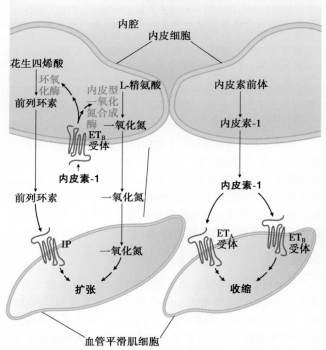

**图 22-6 内皮素对血管壁的效应。** 内皮素调控血管平滑肌细胞的收缩和扩张。内皮细胞的内皮素前体合成内皮素-1（ET-1）。ET-1 由内皮细胞的基底面分泌，并与血管平滑肌细胞上的 Gq-偶联 ET_A 和 ET_B 受体结合并刺激血管收缩。ET_B 受体也存在于内皮细胞上。激活内皮细胞上 ET_B 受体，将活化环氧化酶（COX），此酶催化花生四烯酸合成前列环素。前列环素从内皮细胞扩散到血管平滑肌细胞膜上，与前列环素（IP）受体结合并活化此受体。激活 ET_B 受体，还能刺激内皮细胞分泌一氧化氮合成酶（eNOS）——一种催化 L-精氨酸（L-Arg）生成 NO 的酶。前列环素和 NO 均促进血管平滑肌细胞的扩张

肾上腺素分别与 Gq 和 Gi 偶联的突触后 $\alpha_1$ 和 $\alpha_2$-肾上腺素受体结合,导致平滑肌细胞收缩(图 22-4)。突触前神经末梢也表达 $\alpha_2$-肾上腺素自身受体,抑制去甲肾上腺素在负反馈环中的进一步释放。

交感神经的激活也会诱导肾上腺髓质释放肾上腺素(epinephrine)。与去甲肾上腺素不同,肾上腺素同时激活血管平滑肌细胞上的 $\alpha_1$-和 $\beta_2$-肾上腺素受体。$\beta_2$-受体激活 Gs 信号通路,导致平滑肌细胞扩张(图 22-4)。因此,肾上腺素对特定血管床的作用取决于剂量(肾上腺素对 $\beta_2$-受体具有更高亲和力,因此激活 $\beta_2$-受体所需的肾上腺素浓度低于 $\alpha$-受体)和受体在靶细胞上表达的相对组成。例如,在"搏斗或逃避"("fight or flight")反应中,血液从皮肤和内脏($\alpha > \beta_2$)流向骨骼肌($\beta_2 > \alpha$)。

虽然大多数血管缺乏副交感神经的支配,但乙酰胆碱确实通过 $M_3$-毒蕈碱受体介导的血管内皮细胞释放 NO 导致血管扩张(图 22-5)。

### 体液调节

除了自主神经系统外,几种体液介质还参与调节血管张力,整合肾脏和心血管功能。其中,血管紧张素Ⅱ(angiotensin Ⅱ)和血管加压素(vasopressin)分别通过激活 Gq-偶联 $AT_1$ 受体和 $V_1$ 受体而成为强有力的血管收缩因子(图 22-4)。这些介质的作用是通过协调血管和肾脏的活动,增加血管阻力和血管容量,以应对低容量血症(失血性休克)。心钠肽(atrial brain natriuretic peptides)和脑钠肽(brain natriuretic peptides)在高容量反应中释放,并通过激活膜结合的鸟苷酸环化酶受体产生 cGMP 诱导血管扩张。组胺(histamine)和缓激肽(bradykinin)也可作为血管扩张剂。组胺激活血管平滑肌细胞上的 Gs 偶联 $H_2$ 受体,引起血管扩张(图 22-4);激活内皮细胞上的 Gq 偶联 $H_1$ 受体,引起 NO 生成(图 22-5)。缓激肽也通过内皮细胞上的 $\beta_2$-受体刺激 NO 的产生(图 22-5)。

# 药理学分类和药物

本章所讨论的药物均为血管扩张剂,即作用于血管平滑肌细胞或内皮细胞以降低血管张力的药物。这种效应既可以通过抑制收缩信号转导通路的组件来实现,也可以通过增强扩张信号转导通路的作用来实现。

## 钙离子通道阻滞剂

钙离子通道阻滞剂因有效、使用方便,是治疗高血压和心绞痛最常用的药物之一。这些药物主要是动脉血管扩张剂,对静脉系统影响不大。重要的是,钙离子通道阻滞剂既与血管平滑肌细胞结合,又与心肌细胞结合,这是钙离子通道阻滞剂作为正性扩张剂(即,扩张心肌细胞的药物)及其治疗某些心律失常的原因。

## 作用机制

经 L-型钙离子通道的钙离子内流,是血管张力和心脏收缩力的重要决定因素。钙离子通道阻滞剂抑制钙离子通过这些通道流入。在平滑肌细胞中,钙离子内流的减少使细胞内钙离子浓度保持在较低水平,从而降低 $Ca^{2+}/CaM$ 介导的 MLCK 活化、肌动蛋白-肌球蛋白交叉桥的形成和平滑肌细胞的收缩。阻力小动脉的扩张会降低全身血管阻力和血压,从而降低心室后负荷。此外,药物诱导的冠状动脉扩张增加心肌供氧,有助于缓解患者心绞痛症状(图 22-7)。

虽然钙离子通道阻滞剂可以扩张许多不同类型的平滑肌(如支气管和胃肠道),但它们似乎对血管平滑肌的作用最强。在心肌细胞中,钙离子内流的减少降低心肌收缩力,改善收缩及舒张能力,降低窦房结自律性和房室传导速度。钙离子通道阻滞剂对骨骼肌的影响不显著,因为这些细胞主要依赖肌浆网细胞器内钙离子的储存来支持兴奋-收缩耦合,而不依赖跨膜钙离子的流入。

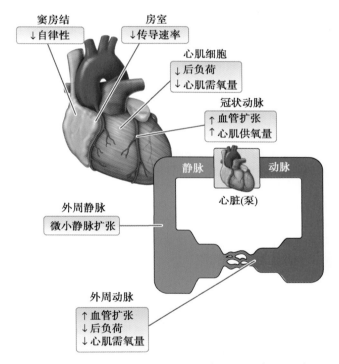

图 22-7　钙离子通道阻滞剂的作用部位。钙离子通道阻滞剂能扩张冠状动脉和外周小动脉,但不能扩张静脉。它们还会降低心脏收缩力、窦房结(SA node)自律性和房室(AV node)传导速率。冠状动脉的扩张增加了心肌供氧量。外周小动脉的扩张会降低后负荷,从而降低心肌需氧量。然而,一些钙离子通道阻滞剂(尤其是二氢吡啶类药物)会引起反射性心动过速,反而会增加心肌需氧量。心肌收缩力下降和窦房结自律性降低也会减少心肌对氧气的需求量。钙离子通道阻滞剂对房室传导的抑制使其成为一种有效的抗心律失常药物。注意图中所示的效应是这类药物的经典作用,个别药物对这些效果或多或少是有选择性的

## 化学分类

临床上常用的钙离子通道阻滞剂主要有三类：二氢吡啶类（dihydropyridines），如硝苯地平（nifedipine）、氨氯地平（amlodipine）、非洛地平（felodipine）；苯并噻氮䓬类（benzothiazepines），如地尔硫䓬（diltiazem）和苯烷基胺类（phenylalkylamines），如维拉帕米（Verapamil）。所有三类药物均能阻滞 L-型钙离子通道，但由于通道上药物结合位点的不同、特定通道构象（如封闭通道、开放通道或失活通道）的亲和力的不同以及 L 型钙离子通道亚型的亲和力不同，所以每一类都具有不同的药理作用。这三类钙离子通道阻滞剂都与通道的 $\alpha_1$ 离子成孔亚基上独立但异位连接的结合位点结合。二氢吡啶类药物通过脂质双层中的结合位点阻滞细胞外钙离子通道。地尔硫䓬与细胞外侧的通道离子孔结合，而维拉帕米被认为是进入细胞和阻断细胞质孔的开放。

二氢吡啶类比非二氢吡啶类表现出更大的动脉血管扩张作用，而对心脏组织的影响相对较小（降低心肌收缩力、降低窦房结自律性及降低房室结传导速度的作用较弱）。这些不同的作用部分是由于二氢吡啶类更倾向于与失活的通道结合。由于平滑肌细胞相对于心肌细胞（-100mV）具有相对去极化的静息膜电位（-70mV），其钙离子通道可能更处于非活性构象中，因此被较低浓度的二氢吡啶类药物所抑制。相比之下，非二氢吡啶类药物与开放构象结合，延长了通道不应期（即，增加通道恢复时间），从而减少传导通道的数量，因为去极化发生得更频繁。因此，非二氢吡啶类药物对频繁的通道开放的组织更有效（即，窦房结、房室传导和心肌细胞），随心率的增加通道抑制作用也增强。非二氢吡啶类药物中维拉帕米的负向时性和正性肌力作用均大于地尔硫䓬。

L-型钙离子通道是由编码成孔 α1 亚基（$Ca_V 1.1～1.4$）的基因所定义的四种不同的多聚体蛋白复合物家族。$Ca_V 1.2$ 和 $Ca_V 1.3$ 是在心肌细胞和血管平滑肌细胞发现的亚型。心脏和血管平滑肌细胞 $Ca_V 1.2$ 基因的交替剪接也证明二氢吡啶类药物优先抑制平滑肌。

## 药物代谢动力学

虽然地尔硫䓬和维拉帕米有静脉给药剂型，但钙离子通道阻滞剂的经典给药途径是口服。氯维地平（clevidipine）是仅有静脉制剂的二氢吡啶类药物。大多数钙离子通道阻滞剂的三种药代动力学特性都不是最优的。首先，通过肠道和肝脏的首过代谢，口服钙离子通道阻滞剂的生物利用度显著降低 10%～30%。其次，这些药物大多在 20 分钟到 2 小时内迅速起效。硝苯地平口服可使血压迅速急剧下降，导致严重的反射性心动过速。这会通过增加心肌耗氧量而加重心肌缺血，同时也由于扩张期缩短而降低心肌供氧量。第三，这些制剂通常具有较短的消除半衰期（2～10 小时），需要较短的给药间隔或缓释制剂（适用于所有常用钙离子通道阻滞剂）。

氨氯地平是为了克服硝苯地平的药代动力学局限性而研发的。本品口服生物利用度提高 60%，起效时间长达 6 小时，消除半衰期长达 40 小时。这些药代动力学特性可能部分归因于其亲脂性和在生理 pH 值下的正电荷，导致其与带负电荷的细胞膜的结合增强。

所有钙离子通道阻滞剂均由肝脏代谢。地尔硫䓬主要由肝脏排出，而二氢吡啶类和维拉帕米主要由尿液排出。

## 毒性和禁忌证

钙离子通道阻滞剂的毒性主要与其作用机制相关。像所有的血管扩张药一样，钙离子通道阻滞剂会引起头痛、头晕、头昏眼花和面部潮红。便秘是维拉帕米常见的不良反应，可能是由于胃肠道平滑肌过度扩张所致。这些药物还通过增加经毛细血管的液体静压力引起全身性水肿。静脉扩张药物可以减轻这种副作用，而利尿剂对这类药物的副作用效果较差。

当服用高于治疗窗药物浓度的剂量时，维拉帕米和地尔硫䓬的负向时性和正性肌力作用可导致心动过缓、房室传导阻滞和心力衰竭。服用 β-肾上腺素受体拮抗剂（也是负性肌力）的患者，通常被建议不要同时服用地尔硫䓬或维拉帕米，因为存在增加心脏过度抑制的可能性。有研究表明，钙离子通道阻滞剂增加心力衰竭患者的死亡风险，因此治疗心力衰竭应禁用钙离子通道阻滞剂。一些报道也指出短效制剂，如硝苯地平，与心肌缺血和梗死风险的增加有关，这是因为其破坏心肌供氧量和需氧量之间的平衡（见上文）。

# 钾离子通道开放剂

钾离子通道开放剂通过开放血管平滑肌细胞膜上的 ATP-依赖性钾离子通道（$K_{ATP}^+$ channels），诱导细胞膜超极化并防止钙离子通道开放，直接扩张动脉血管（见上文）。虽然由于以下所述的多种不良反应而不常作为一线药物使用，但由于这种独特的作用机制，钾离子通道开放剂是一类治疗顽固性高血压的有效药物。

$K_{ATP}$ 通道开放剂类药物有米诺地尔（minoxidil）和尼可地尔（nicorandil）。这类药物主要作用于动脉平滑肌细胞，降低动脉血压。$K_{ATP}^+$ 通道开放剂的主要不良反应有头痛和面部潮红，是由脑动脉和皮肤动脉过度扩张引起的，这类药物可引起全身性水肿，因此必须使用利尿剂。单独使用动脉扩张药物时，动脉压的降低常常诱导交感神经兴奋、反射性心动过速及心肌耗氧量增加。同时服用 β-肾上腺素受体拮抗剂，可以减轻这些不良反应，并保持动脉血管扩张药物的治疗效果。米诺地尔还能引起多毛症，因此，常用来治疗男性秃顶。

# 肼屈嗪

肼屈嗪（hydralazine）作为一种动脉扩张药物，有时也用于治疗高血压，常与二硝酸异山梨酯联合用药治疗心力衰竭。肼屈嗪的作用机制还不十分清楚；通常包括通过开放 $K_{ATP}$ 通道引起膜超极化、抑制血管平滑肌细胞肌浆网 $IP_3$-诱导的钙离子释放等作用机制。最近，肼屈嗪被证明可以抑制启动子的甲基化，从而增加 SERCA2a 基因的表达，SERCA2a 是钙泵，可将细胞质内钙离子输送回肌浆网中。虽然这一机制不能解释肼屈嗪的急性作用，但它可能在慢性治疗患者中发挥重要作用。肼屈嗪有可能通过抑制血管生成超氧化物和清除由超氧化物和 NO 形成的过氧亚硝酸盐来阻止硝酸酯类药物耐受性的发生。尽管采用最佳的药物治疗,但在有持续的晚期收缩性心力衰竭症状的患者中,肼屈嗪和硝酸盐类的联合治疗具有明显的死亡率方面的优势。数据表明,这种效应在美国黑人中更强,这可能是由于该人群 NO 生物利用度或 NO 的信号传递降低。

因为肼屈嗪需频繁服药,且其抗高血压作用快速产生耐受,肼屈嗪不是高血压的一线治疗药物。随着对高血压和心力衰竭联合治疗的益处越来越受到重视,肼屈嗪的应用或许会变得更加有效,尤其是在其他血管扩张药物[如血管紧张素转换酶(ACE)抑制剂]禁用的患者中。对于住院患者的急性血压控制,可采用肼屈嗪静脉制剂。

由于肝脏首过代谢较强,肼屈嗪的生物利用度较低。然而,其代谢速度取决于患者是慢乙酰化者还是快乙酰化者。在慢乙酰化者中(参见第 4 章),肼屈嗪具有较慢的肝脏降解速度,因此有较高的生物利用度和较高的血浆浓度。少数患者出现可逆的全身性红斑狼疮样症状等罕见的副作用,这种反应多数发生在慢乙酰化者中。

# 一氧化氮供体

一氧化氮供体类包括有机硝酸酯类药物、硝普钠(sodium nitroprusside)和吸入性一氧化氮气体(inhaled nitric oxide)。有机硝酸酯类药物是目前仍在使用的心血管系统的老药之一。三硝酸甘油酯(glyceryl trinitrate)——通用名为硝酸甘油(nitroglycerin, NTG)——正是在一百多年以前首先用于缓解心绞痛症状的药物。目前,有机硝酸酯类药物的适应证,不仅包括稳定型心绞痛等经典的适应证,还包含了不稳定型心绞痛、急性心肌梗死、高血压以及心力衰竭等。

## 作用机制

在体内,一氧化氮供体类药物化学上还原释放 NO,即首个气体递质或气体信号分子。NO 与多种生物分子反应,然而,可溶性鸟苷酸环化酶被认为是其主要的生理受体。如上所述,NO 可激活鸟苷酸环化酶诱导平滑肌扩张(图 22-4)。

虽然一氧化氮能够扩张动脉和静脉,但在治疗剂量下静脉扩张作用占主导地位。这种作用与主要引起动脉血管扩张的钙离子通道阻滞剂和钾离子通道开放剂相反。静脉扩张作用增加了静脉容量,导致心脏右侧回心血量减少,随后导致右心室和左心室扩张末期压力和容积的减少。由于扩张壁应力降低,这种前负荷的降低将减少心肌需氧量,促进心内膜下灌注。对动脉血管的轻微的扩张作用可减少后负荷,增加冠状动脉血流量,并改善心肌供氧量和需氧量之间的平衡。此外,这种血流动力学特征对充血性心力衰竭患者是有益的,因为心室前负荷的降低减轻了肺水肿的发展,而后负荷的降低改善心室搏出容积(图 22-8)。

在冠脉循环中,NTG 首先扩张心外膜大动脉,对冠脉阻力血管具有微弱的作用。这种优先作用将冠脉窃血现象(coronary steal phenomenon)的发生降到最低,在这种情况下,血管扩张剂通过降低正常动脉的阻力,可以将("窃血")血液

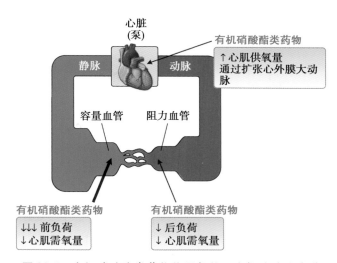

图 22-8 有机硝酸酯类药物作用部位。有机硝酸酯类药物主要对静脉容量血管发挥扩张作用。这种选择性作用可大大地降低前负荷,因此能够减少心肌需氧量。有机硝酸酯类药物也能扩张小动脉阻力血管,从而降低后负荷并减少心肌需氧量。通过扩张心外膜大动脉,心肌供氧量将有轻微的增加

从已经最大限度扩张的狭窄冠状动脉的心脏区域分流出去。

有机硝酸酯类药物生成 NO 还会导致其他类型的平滑肌扩张,包括食管、支气管、胆道、肠道和泌尿生殖系统。事实上,NTG 缓解食管痉挛引起的心绞痛样胸痛的作用有时会导致冠状动脉疾病的误诊。有机硝酸酯类药物对非血管平滑肌的作用通常临床意义有限。

有机硝酸酯类药物生成的一氧化氮也具有抗血小板作用。一氧化氮介导的血小板 cGMP 升高抑制血小板聚集。加上硝酸酯类药物的血管扩张作用,这种抗血小板作用可能会降低冠状动脉血栓形成的可能性。硝酸酯类药物诱导的抗血小板聚集作用在静息型心绞痛(静息时自发性地发生胸部疼痛)的治疗中可能尤其重要,因为静息型心绞痛常常是由于冠状动脉粥样硬化病变部位形成闭塞性血小板聚集所致。静息型心绞痛又称不稳定型心绞痛,因为引起静息型心绞痛的血栓性闭塞可发展成完全闭塞,导致心肌梗死。

## 化学分类

有机硝酸酯类药物不直接释放 NO,而是通过化学或酶的方法还原成 S-亚硝基硫醇,并在蛋白质或谷胱甘肽上形成可用的巯基(图 22-9)。随后,S-亚硝基硫醇还原生成游离 NO,游离 NO 激活 sGC。有机硝酸酯类药物的还原可以在表达特定酶的组织中被催化,如线粒体醛脱氢酶,这表明它们的作用可能是"靶向"特定血管组织的一种机制(与此相反,无机硝酸盐硝普钠不具有组织特异性作用;见下文)。有趣的是,S-亚硝基化本身作为一种重要的蛋白质翻译后修饰,其对蛋白质结构和功能的影响多种多样,并在多种疾病(如阿尔茨海默病)的发病机制中发挥着重要作用。

临床上有几种不同的有机硝酸酯类药物制剂。最常用的有硝酸甘油(NTG)、二硝酸异山梨酯(isosorbide dinitrate)和5-单硝酸异山梨酯(isosorbide 5-mononitrate)。虽然这些有机

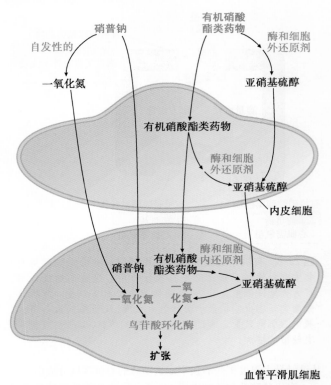

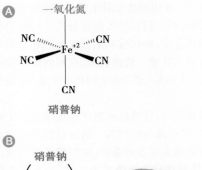

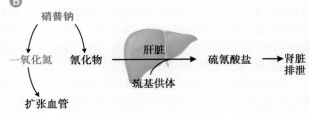

图 22-9 有机硝酸酯类药物及硝普钠的生物转化。有机硝酸酯类药物及硝普钠通过不同机制增加局部 NO 水平。有机硝酸酯类药物具有 $RNO_2$ 化学结构,其硝基基团在特定酶及细胞外和/或细胞内还原剂(如巯基基团)的作用下还原成 NO。相反,硝普钠不受酶催化自发性地释放 NO。两类药物都是通过 NO 的形成过程引起扩张作用。然而,有机硝酸酯类药物所需要的特定酶或还原剂具有组织选择性。硝普钠不受酶催化自动转化成 NO,因此其扩张血管作用无组织选择性

图 22-10 硝普钠的化学结构及代谢。A. 硝普钠是由铁离子、氰化物(CN)和亚硝基(NO)组成的复合物。B. 硝普钠自发性地分解并释放 NO 和氰化物。NO 引起扩张血管作用,氰化物则在肝脏转化成硫氰酸盐,并经肾脏排泄。长期应用硝普钠或肾功能不全患者可能诱发氰化物中毒

硝酸酯类药物具有共同的作用机制,但是它们的给药途径和药代动力学特性是有区别的,从而导致了在临床应用中疗效的重要差异。

硝普钠(sodium nitroprusside)是一种由一个亚硝基、5 个氰基与一个铁原子组成的无机化合物(图 22-10)。输注后,硝酸钠被血红蛋白还原,释放 NO 和 5 个氰化物分子。由于 NO 的非酶通路,硝普钠的作用不限定在特定类型的血管,其结果是对动脉和静脉均产生扩张作用。该制剂静脉给药用于高血压急症和严重心力衰竭患者的血流动力学的有效控制。由于硝普钠起效迅速、作用短暂、药效强,输注时必须进行持续的血压监测和谨慎的剂量滴定。除释放 NO 外,硝普钠的分解还释放氰化物,氰化物在肝脏中被硫代硫酸盐巯基转移酶(rhodanese)代谢成硫氰酸盐。硫氰酸盐随后经肾脏排出(图 22-10)。氰化物的过量蓄积导致酸-碱平衡失调、心律失常甚至死亡。肾功能不全患者可发生硫氰酸盐中毒,导致定向障碍、精神错乱、肌肉痉挛和癫痫发作。高铁血红蛋白的蓄积通常在临床上并不常见,因为产生大量高铁血红蛋白需要高剂量的硝普钠。

吸入性一氧化氮气体(Inhaled nitric oxide gas)可以用于选择性地扩张肺血管。因为 NO 与血红蛋白结合后迅速失活,当吸入法给药时 NO 气体对全身血压的影响较小。NO 吸入疗法治疗新生儿原发性肺动脉高压疗效确切。在患有严重急性呼吸窘迫综合征的成人中,吸入 NO 可改善通气灌注平衡和通气肺泡旁血管扩张的氧合作用,但改善死亡率方面没有作用。

## 药物代谢动力学

不同结构的硝酸酯类药物的药代动力学特点,为特殊药物和剂型在特定的临床症状中的优先使用提供了依据。例如,迅速起效的硝酸酯类的舌下含片是快速缓解急性心绞痛发作的理想药物,而长效硝酸酯类药物主要用于冠心病长期治疗中心绞痛的预防。口服硝酸甘油和二硝酸异山梨酯,因为肝脏中的有机硝酸酯还原酶迅速代谢这些药物,其生物利用度降低。既要避免首过效应,又要几分钟内到达治疗血管,可以通过舌下给予硝酸甘油和二硝酸异山梨酯。如治疗不稳定型心绞痛和急性心力衰竭,需要维持药物作用的持续性时,可选择硝酸甘油静脉给药。硝酸甘油经皮和黏膜缓释制剂可用于维持稳定型冠心病患者心绞痛预防所需的稳态硝酸甘油水平。

有趣的是,饮食中的硝酸盐在血压调节中也起着重要作用。舌头上的兼性厌氧菌利用硝酸盐作为电子受体,将亚硝酸盐释放到唾液中。在胃的酸性环境中,一些亚硝酸盐被还原为 NO,NO 被吸收并产生血管扩张作用。确实,口服硝酸盐可以降低血压,抗菌漱口水可以消除其降压作用。蔬菜和水果是硝酸盐的良好来源,这可能解释了富含水果和蔬菜的饮食的一些有益作用。该通路的潜在治疗作用目前还在研究中。

硝酸甘油的半衰期较短(约 5 分钟)。硝酸甘油去硝基

化的代谢产物——具有生物活性的二硝酸甘油酯的半衰期相对较长（约40分钟）（图22-11上图）。由于二硝酸异山梨酯（isosorbide dinitrate）的半衰期更长（约1小时），相同剂量的二硝酸异山梨酯比硝酸甘油更有效。二硝酸异山梨酯部分去硝基化的代谢产物——2-单硝酸异山梨酯（isosorbide 2-mononitrate）和5-单硝酸异山梨酯（isosorbide 5-mononitrate）的半衰期更长（分别达到2小时和4小时）（图22-11下图）。5-单硝酸异山梨酯具有较长时间的治疗作用，而且具有良好的胃肠道吸收和不明显的肝脏首过代谢，成为常用治疗药物。口服5-单硝酸异山梨酯的生物利用度接近于100%，使其疗效在同等剂量下明显优于二硝酸异山梨酯。去硝基化后，有机硝酸酯类药物在肝脏葡萄糖醛酸化并经肾排出。

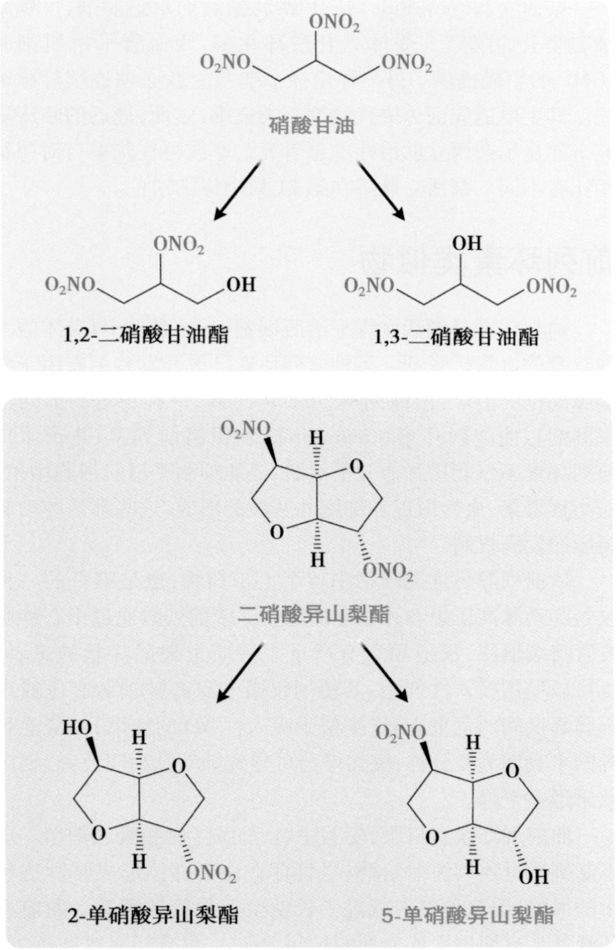

图22-11 硝酸甘油和二硝酸异山梨酯的化学结构及代谢。硝酸甘油和二硝酸异山梨酯是具有生物活性的硝酸酯类药物，可代谢成比母体化合物半衰期更长的活性分子。硝酸甘油去硝基化后转化成1,2-二硝酸甘油酯（glyceryl 1,2-dinitrate）和1,3-二硝酸甘油酯（glyceryl 1,3-dinitrate），这些活性代谢产物具有约40分钟的半衰期。二硝酸异山梨酯去硝基化后转化成2-单硝酸异山梨酯和5-单硝酸异山梨酯，这些活性代谢产物的半衰期分别为2小时和4小时

## 药物耐受性

令人遗憾的是，硝酸酯类药物理想的药效可以被自身诱发的代偿性交感神经系统反应（如反射性地增加交感神经血管张力）和代偿性肾脏反应（增加水钠潴留）所抵消。除这些生理耐受性（physiologic tolerance）之外，硝酸酯类药物的药理耐受性（pharmacologic tolerance）是非常重要的，其临床相关症状使此类血管扩张药物的疗效受到明显的限制。硝酸酯类药物的药理耐受性是在经常接触挥发性有机硝酸酯的军用品生产工人身上第一次发现的。这些工人开始一周工作时感到剧烈头痛，但随着时间的推移，头痛逐渐消失。然而，过完（不接触硝酸酯的）周末回到工厂工作时，头痛又复发了。这种"星期一上午头痛"现象，最初归因于周末的酗酒，但是后来终于弄清是因为硝酸甘油的血管扩张作用。随着工作过程中耐受性的产生使头痛症状得到减轻，而随着周末耐受性的消失，使工人重新工作时，头痛复发。

虽然对头痛等副作用的耐受性令人欣喜，但是对硝酸酯类药物抗心绞痛疗效的耐受却降低了其临床疗效。硝酸甘油的耐受性与给药途径无关。重要的是，通过调节给药程序，包括每天"无-硝酸酯时间间隔"等方法，可使形成耐受性的进程得到减缓。对于硝酸甘油透皮吸收贴剂来讲，每天晚上只是拿掉其贴剂，就能使其耐受性的形成降到最低。然而，对于用硝酸酯类药物来控制其症状的严重心绞痛患者则不能停止用药，因为在"无-硝酸酯"间隔内患者的心绞痛可能会复发。5-单硝酸异山梨酯口服制剂的药代动力学特点，使其在解除硝酸酯类耐受性和心绞痛复发之间的平衡困境中占有优势。此制剂生物利用度高、半衰期长，在低剂量给药阶段（而不是零）也能维持血浆有效药物浓度。硝酸甘油皮肤制剂和5-单硝酸异山梨酯口服制剂，是两种作用机制相似的药物由于其药代动力学特点，在临床应用中有很大差异的一个典型案例。

有机硝酸酯类药物产生药理耐受性的细胞和分子机制还不十分清楚。主要有两种假设。第一，所谓的经典（巯基）理论，是指主要由细胞内含巯基基团的耗竭诱导耐受性，像谷胱甘肽和/或其他形式的半胱氨酸参与有机硝酸酯代谢转化成一氧化氮的过程中。根据巯基学说，当服用 $N$-乙酰半胱氨酸（$N$-acetylcysteine）等还原性巯基化合物时，其耐受性应该减弱或逆转。第二，自由基（超氧化物）学说，是指过氧化亚硝酸酯（peroxynitrite）的形成导致细胞耐受性，而过氧化亚硝酸酯在鸟苷酸环化酶形成一氧化氮代谢过程中有高度的抑制活性。根据超氧化物理论，抑制氧自由基的形成应该能够减弱或逆转耐受性。因为对硝酸酯类药物耐受性的确切机制还不十分清楚，预防耐受性的最有效的方法就是使用剂量策略，包括每天低水平血浆硝酸盐浓度的间隔的策略。

## 毒性和禁忌证

低血压患者应该禁用硝酸酯类药物。颅内压高的患者也应该禁用硝酸酯类药物，因为一氧化氮引起的脑动脉血管扩张有可能进一步升高颅内压。伴有肥大性栓塞性心肌病的心

绞痛患者不应使用硝酸酯类药物,因为硝酸酯类药物诱导的前负荷降低可使栓塞进一步恶化。扩张期心力衰竭患者也应该慎用硝酸酯类药物,因为这些患者依赖于心室前负荷增加来维持最佳心排血量。服用磷酸二酯酶Ⅴ抑制剂的患者也应避免服用这些药物。前述的 GF 就是同时服用有机硝酸酯类药物和西地那非时发生不良反应的典型病例(见下文)。

## cGMP 增强剂

另外三类药物作用于 NO 信号通路以增强平滑肌扩张。这些药物抑制磷酸二酯酶Ⅴ或刺激 cGMP 生成,从而增强血管扩张。

### 磷酸二酯酶Ⅴ型抑制剂

磷酸二酯酶Ⅴ型(PDE5)抑制剂西地那非(sildenafil)、伐地那非(vardenafil)、他达拉非(tadalafil)和阿伐那非(avanafil)可抑制 cGMP 水解为 5-GMP,从而增强 sGC 诱导 cGMP 生成对平滑肌扩张的作用。PDE5 主要表达于阴茎海绵体平滑肌,在视网膜和血管平滑肌细胞也有表达。PDE5 抑制剂最常用于患有血管疾病的男性中较为常见的勃起功能障碍,如前述 GF。通常从阴茎神经末梢释放的一氧化氮激活海绵体平滑肌的 sGC,导致细胞内 cGMP 浓度升高、平滑肌扩张、血流量增加以及阴茎勃起。通过抑制 PDE5,这些药物增强了内源性 NO 信号的作用。虽然 PDE5 主要在勃起平滑肌组织中表达,但它在肺血管中也有表达,高剂量的 PDE5 抑制剂在肺动脉高压的治疗中已证明有效。

PDE5 抑制剂的不良反应主要就是药物诱导外周血管扩张的结果。头痛和面部潮红分别是脑血管和皮肤血管扩张的结果。西地那非相关性心肌梗死和心源性猝死就是由其扩张血管结果导致的。PDE5 抑制剂对血压几乎没有影响。由于外周血管中 PDE5 的含量很少,PDE5 引起的上述不良反应罕见。然而,在过量的 NO 存在的条件下(如同时服用有机硝酸酯类药物和 PDE5 抑制剂),对 cGMP 降解的抑制可以明显放大 NO 的血管扩张作用。像 GF 的病例,同时服用 NTG 和西地那非,引起过度的血管扩张导致严重的顽固性低血压。因此,所有的 PDE5 抑制剂禁用于服用有机硝酸酯类血管扩张剂的患者。西地那非、伐地那非、他达拉非和阿伐那非与硝酸酯类药物之间的相互作用具有显著的和潜在的危险。同样地,服用 α-受体拮抗剂的患者,在他们的药物治疗方案中添加 PDE5 抑制剂时,应该密切关注。PDE5 抑制剂与其他抗高血压药物(如钙离子通道阻滞剂)联合使用通常被认为是安全的,然而需要进行密切监测。据报道,少数患者在服用 PDE5 抑制剂后发生突发性耳聋(sudden sensorineural hearing loss),服用药物使听力丧失的风险增加两倍。应用 PDE5 抑制剂治疗非动脉性缺血性视神经病变导致视力丧失的病例已有报道,然而更大规模的研究未能证明其与安慰剂相比风险有所增加。

PDE5 抑制剂通过肝脏细胞色素 P450 3A4 代谢。

### 利奥西呱

利奥西呱(riociguat)是最近被批准用于治疗慢性血栓栓塞性肺动脉高压和肺动脉高压的 sGC 的兴奋剂。与 PDE5 抑制剂类似,利奥西呱增强 NO 信号和扩张平滑肌,但有两种不同的机制。首先,利奥西呱稳定 NO 与 sGC 之间的相互作用。其次,利奥西呱独立于 NO 直接刺激 sGC 产生 cGMP。与 PDE5 抑制剂相比,利奥西呱通常与系统性低血压有关,在有缺血风险的患者或正在服用抗高血压药物的患者中应谨慎使用。考虑到对全身性低血压的担忧,服用有机硝酸酯类药物或 PDE5 抑制剂的患者禁用利奥西呱。利奥西呱由细胞色素 P450s 2C8 和 3A4 代谢。

### 奈西立肽

奈西立肽(nesiritide)是 B 型-利钠肽的重组制剂,可刺激细胞膜上的膜结合受体鸟苷酸环化酶,为血管平滑肌细胞 cGMP 的生成提供了另一种途径。奈西立肽必须连续静脉输注。其主要适应证为失代偿性心力衰竭;然而,最近的临床研究未能显示奈西立肽治疗的患者死亡率或再住院率与对照组相比有不同。奈西立肽将在第 21 章中详细讨论。

## 前列环素类似物

前列环素是激活血管平滑肌细胞上 Gs-偶联 IP 受体的一种有效的血管扩张剂。三种前列环素已被开发并主要用于肺动脉高压的治疗:依前列醇(epoprostenol,一种稳定的前列环素制剂)、曲前列环素(treprostinil)和伊洛前列素(iloprost)。前列环素不仅能扩张血管平滑肌,还能抑制平滑肌细胞增殖、血小板聚集、血栓形成和细胞外基质的形成,这些都是肺动脉高压的发病机制。

依前列醇是这类药物中首个上市药物,也是唯一的一种改善肺动脉高压患者死亡率的药物。依前列醇通过中心静脉置管持续输注,仅适用于有严重生活质量缺陷症状的患者。也可以使用吸入性剂型,其使用仅限于患有肺动脉高压或严重肺部疾病的危重患者(类似于吸入性 NO 的使用)。依前列醇的半衰期为 6 分钟;突然停药可导致肺动脉高压反弹,临床效果迅速下降。

曲前列环素有口服、皮下注射、静脉注射和吸入剂型。皮下制剂通过连续注射给药;尽管存在注射部位形成脓肿这种小的风险,但这种方式减轻了长期留置导管的弊端。曲前列环素的半衰期也比依前列醇长(4 小时),可减轻突然停药(如输液泵故障)的不良后果。然而,在临床上停药后 1 小时内可观察到肺动脉压力明显回升。静脉注射曲前列环素与静脉注射依前列醇疗效相似。吸入曲前列环素的半衰期比吸入依前列醇的半衰期长,因此需要的剂量较少。口服制剂似乎不如吸入或胃肠外给药有效。曲前列环素要求肝病患者减少剂量,严重损害患者禁用口服制剂。

伊洛前列素只有吸入剂型,这个剂型同样避免了中心静脉置管的风险。此外,吸入疗法理论上对肺血管更为特异。

事实上,吸入伊洛前列素已被证明可增加动脉氧的饱和度,这在接受胃肠外给药的患者中未观察到。这可能是通气肺泡选择性血管扩张和改善通气灌注平衡的结果。

所有前列环素类似物的不良反应包括面部潮红、头痛、恶心、腿部水肿、低血压和晕厥。下颌疼痛和腹泻也常见。随着治疗的继续,这些症状趋于减轻。皮下注射伊洛前列素可引起强烈的输液部位反应和疼痛,从而限制此途径给药。吸入性药物与咳嗽、喉咙刺激有关。静脉输液系统的并发症可能危及生命,包括局部软组织感染、血液感染、导管相关血栓形成和反常的栓塞。

## 内皮素受体拮抗剂

波生坦(bosentan)是被批准用于治疗肺动脉高压的 $ET_A$ 和 $ET_B$ 受体竞争性拮抗剂。在肺动脉高压相关严重呼吸困难患者的临床试验中,波生坦显著改善6分钟步行距离(即患者6分钟之内可步行的距离)。与安慰剂组比较能降低肺血管阻力。波生坦的主要副作用是血清转氨酶水平升高,大约10%的患者血清转氨酶水平超过正常上限的三倍。因此,服用波生坦的患者需要每月进行血清转氨酶水平检查。

安贝生坦(ambrisentan)是选择性拮抗 $ET_A$ 受体的内皮素受体拮抗剂。与波生坦一样,服用安贝生坦的肺动脉高压患者可以改善6分钟步行距离,增强功能状态。安贝生坦的肝脏毒性小于波生坦。马西替坦(macitentan)是最近批准的 ET 非竞争性拮抗剂,安全性与安贝生坦相当。

## 交感神经系统拮抗剂

### $\alpha_1$-肾上腺素受体拮抗剂

肾上腺素和去甲肾上腺素刺激血管平滑肌细胞上 Gq-偶联的 $\alpha_1$-肾上腺素受体,引起血管收缩。$\alpha_1$-肾上腺素受体拮抗剂,如哌唑嗪(prazosin),阻断受体激活,引起血管扩张。这些药物对动脉的效应强于静脉。这些药物可显著降低动脉压,有效应用于高血压的治疗。初始使用 $\alpha_1$-肾上腺素受体拮抗剂可引起体位性低血压。此类药物也可引起水钠潴留,可通过利尿剂的联合应用来缓解。一些 $\alpha_1$-肾上腺素受体拮抗剂,如特拉唑嗪(terazosin),主要用于抑制非血管平滑肌(如前列腺平滑肌)的收缩,但是这些药物对血管也有一定的影响。$\alpha_1$-肾上腺素拮抗剂将在第11章中详细讨论。

### $\beta$-肾上腺素受体拮抗剂

尽管激活血管平滑肌细胞上 Gs-偶联的 $\beta_2$-肾上腺素受体可引起血管扩张,但 $\beta$-肾上腺素受体拮抗剂通过抑制心脏 $\beta_1$-肾上腺素受体,在高血压、心绞痛、心律失常等疾病的治疗中具有重要的临床意义。抑制 $\beta_1$-肾上腺素受体对心脏有负性肌力和变时性作用,可降低心排血量,心排血量是心肌需氧量和血压的重要决定因素。系统性抑制血管平滑肌细胞上 $\beta_2$-肾上腺素受体,将导致 $\alpha_1$-肾上腺素刺激介导的血管收缩,增加全身血管阻力。然而,随着时间的推移,由于这类药物对心脏的作用以及抑制肾素分泌和 $\beta$-肾上腺素受体阻断剂对中枢神经系统的作用,其净效应是血压下降。$\beta$-肾上腺素拮抗剂将在第11章中做更详细的讨论。

## 肾素-血管紧张素-醛固酮系统阻断剂

抑制肾素-血管紧张素-醛固酮系统导致明显的血管扩张(见第21章)。血管紧张素转换酶(ACE)抑制剂的降压作用,部分是通过抑制缓激肽的分解代谢起作用,缓激肽是炎性刺激时所分泌的一种血管扩张因子,同时与 Gq 和 Gi-偶联的 $AT_1$ 血管紧张素受体的刺激减少有关。$AT_1$ 受体拮抗剂抑制血管紧张素 II 介导的这些受体的刺激,具有更直接的作用。肾素抑制剂阿利吉仑(aliskiren)最近被批准用于高血压的治疗。盐皮质激素受体拮抗剂,如螺内酯(spironolactone)和依普利酮(eplerenone),在高血压和心力衰竭的治疗中也有效。

### 结论与展望

正如一个必须调节血液流向身体所有组织的系统所预期的,血管张力受到精细的调控。血管张力代表血管平滑肌扩张和收缩之间的平衡,最终由细胞内钙离子浓度决定。细胞内钙离子浓度的增加刺激 $Ca^{2+}$/CaM 依赖的 MLCK 磷酸化,允许肌动蛋白-肌球蛋白交叉桥的形成和细胞收缩。当细胞内钙离子浓度降低时,血管平滑肌细胞扩张。血管平滑肌细胞整合来自局部环境、邻近的内皮细胞、交感神经系统、体液介质的多种刺激,优化血管口径。对血管平滑肌细胞生物学相关的关键信号通路的认识,使针对血管张力障碍的许多靶向药物得以开发,包括全身性高血压、肺动脉高压、心绞痛、冠状动脉疾病和充血性心力衰竭。

事实上,对血管平滑肌细胞张力调节的新见解已经确定了新的治疗靶点。其中一种,法舒地尔(fasudil),是 RhoA 激酶(ROCK)抑制剂。在血管平滑肌细胞中,ROCK 磷酸化肌球蛋白轻链磷酸酶,抑制其去磷酸化和失活肌球蛋白轻链的能力。因此,ROCK 信号增强血管平滑肌收缩,ROCK 抑制剂阻断这一信号通路。在临床研究中,法舒地尔已显示出治疗肺动脉高压和脑血管痉挛的前景。

脂质信号分子,如那些构成内皮源性超极化因子和鞘氨醇-1-磷酸盐(sphingosin-1-phosphate)的分子,可能是治疗干预的其他靶点。这些化合物结合细胞膜上的 G 蛋白偶联受体,刺激信号转导通路,导致血管平滑肌张力的改变。然而,在临床试验之前,还需要进一步的研究来确认和表征其配体、受体、信号通路和相关的组织分布。

这些实例证明,对调节血管平滑肌细胞张力的复杂信号通路的不懈探究,将有望促进在血管壁细胞层面发现药物干预的新靶点,将有助于整合贯穿心血管疾病谱的血管张力药理学。

(方莲花　袁天翊 译　徐蓓　赵艳 审)

## 推荐读物

Abrams J. Chronic stable angina. *N Engl J Med* 2005;352:2524–2533. (*Informative case vignette and review of the pathophysiology and pharmacotherapy of angina pectoris.*)

Flynn JT, Pasko DA. Calcium channel blockers: pharmacology and place in therapy of pediatric hypertension. *Pediatr Nephrol* 2000;15:302–316. (*Overview of Ca²⁺ channel blocker pharmacology with pharmacokinetic data, including Ca²⁺ channel structure and function, with data from adults extrapolated for pediatric care.*)

Frumkin LR. The pharmacological treatment of pulmonary arterial hypertension. *Pharmacol Rev* 2012;64:583–620. (*Comprehensive review of the current pharmacologic management of pulmonary arterial hypertension.*)

Gilchrist M, Shore AC, Benjamin N. Inorganic nitrate and nitrite and control of blood pressure. *Cardiovasc Res* 2011;89:492–498. (*Detailed review of nitrate and nitrite metabolism and the role of dietary nitrate in blood pressure control.*)

Giles TD, Sander GE, Nossaman BD, Kadowitz PJ. Impaired vasodilation in the pathogenesis of hypertension: focus on nitric oxide, endothelial-derived hyperpolarizing factors, and prostaglandins. *J Clin Hypertens* 2012;14:198–205. (*Review of endothelial-derived factors regulating vascular smooth muscle tone.*)

Loirand G, Guérin P, Pacaud P. Rho kinases in cardiovascular physiology and pathophysiology. *Circ Res* 2006;98:322–334. (*This review explores the functional role of Rho kinases in vascular biology and their therapeutic implications.*)

**药物汇总表：第 22 章　血管张力药理学**

## 钙离子通道阻滞剂

**机制——**阻滞电压门控性 L-型钙离子通道，抑制钙离子的内流，从而抑制肌动蛋白-肌球蛋白交叉桥的形成。不同类型的钙离子通道阻滞剂都有特定的钙离子通道结合部位以及对不同结构的通道具有不同的亲和力

| 药物 | 临床应用 | 严重及常见的不良反应 | 禁忌证 | 注意事项 |
| --- | --- | --- | --- | --- |
| 二氢吡啶类：<br>硝苯地平<br>氨氯地平<br>尼卡地平<br>伊拉地平<br>尼莫地平<br>尼索地平<br>非洛地平<br>氯维地平 | 除尼莫地平外共同的适应证：高血压；硝苯地平、氨氯地平和尼卡地平：劳累型心绞痛，不稳定型心绞痛，冠状动脉痉挛；尼莫地平：蛛网膜下腔出血 | 增加心绞痛，心肌梗死（共同的不良反应）；再生障碍性贫血（仅硝苯地平）；血管性水肿（氨氯地平）；肝炎（仅尼卡地平）；脑卒中（非洛地平）<br><br>低血压，心悸，外周性水肿，面部潮红，胃肠不适，头晕，头痛 | 共同的禁忌证：对药物过敏者；硝苯地平：心源性休克，与 CYP450 诱导剂联合应用；尼卡地平：主动脉狭窄者；氯维地平：脂代谢缺陷者；尼莫地平：与 CYP3A4 抑制剂联合应用 | 动脉扩张效应大于静脉扩张效应；对血管的选择性高于心脏；与地尔硫䓬和维拉帕米相比较，对心肌收缩力的抑制作用较弱，对窦房结自律性和房室传导速率的影响也很小<br>口服硝苯地平，具有迅速起效作用，并能引起剧烈的降压作用，从而诱发严重的反射性心动过速<br>与硝苯地平比较，氨氯地平的生物利用度更高，维持血浆药物浓度高峰时间更长，肝脏代谢也更缓慢<br>与萘夫西林（nafcillin）联合应用，大大降低尼索地平的血药浓度<br>氯维地平静脉注射用于治疗高血压危象或紧急症 |
| 苯并噻氮䓬：<br>地尔硫䓬 | 变异型心绞痛或慢性稳定型心绞痛，高血压，心房纤颤或扑动，阵发性室上性心动过速 | 房室传导阻滞，心肌梗死，心律失常，肝脏毒性，全身水肿，头痛，头晕，咳嗽，疲劳 | 对地尔硫䓬过敏者，病态窦房结综合征，或第二或第三度房室传导阻滞，劳累相关性室上性心动过速（图 24-8），低血压（收缩压 <90mmHg），伴有 X-线表现的肺充血的急性心肌梗死，静脉滴注地尔硫䓬数小时内静脉给予 β-受体阻断剂，心源性休克 | 对血管和心脏的选择性较差；抑制窦房结自律性和房室传导速率；升高卡马西平（carbamazepine）的血药浓度，导致卡马西平中毒；避免与 β-肾上腺能受体拮抗剂类药物联合应用 |

续表

| 药物 | 临床应用 | 严重及常见的不良反应 | 禁忌证 | 注意事项 |
|---|---|---|---|---|
| 苯烷基胺:<br>维拉帕米 | 与地尔硫草相同 | 房室传导阻滞、心肌梗死、肺水肿、水肿<br>低血压、便秘、头晕、头痛、咽炎、鼻窦炎 | 与地尔硫草相同<br>此外,左心功能障碍 | 注意事项与地尔硫草相同;<br>此外,维拉帕米对心肌收缩力的抑制作用比地尔硫草强;长期使用维拉帕米的饮酒者,导致酒精血药浓度升高;与匹莫齐特(pimozide)联合应用,导致匹莫齐特浓度升高以及心律失常;与辛伐他汀(simvastatin)联合应用,显著升高辛伐他汀的浓度 |
| 钾离子通道开放剂<br>机制——开放 ATP-依赖性钾离子通道,引起细胞膜超极化,因此抑制神经电压门控性钙离子通道的钙离子内流 | | | | |
| 米诺地尔<br>尼可地尔 | 严重或顽固性高血压;男性脱发<br>(局部使用米诺地尔) | 心绞痛、心包积液、反射性心动过速、史-约综合征、白细胞减少症、血小板减少症、水肿、多毛症、高钠血症 | 对米诺地尔、尼可地尔过敏者;<br>嗜铬细胞瘤(仅米诺地尔) | 动脉扩张效应大于静脉扩张效应;通常与 β-受体拮抗剂、利尿剂联合应用;肾功能不全或急性心肌缺血患者慎用 |
| 肼屈嗪<br>机制——动脉扩张剂,作用机制尚不清楚,其可能机制包括膜超极化、活化钾离子通道、抑制血管平滑肌细胞肌浆网中 IP$_3$-诱导的钙离子释放等 | | | | |
| 肼屈嗪 | 中重度高血压 | 粒细胞缺乏症、白细胞减少症、肝毒性、全身性红斑狼疮、头痛、心悸、心动过速、胸痛、胃肠不适 | 对肼屈嗪过敏者、冠心病、二尖瓣风湿性心脏病 | 动脉扩张效应大于静脉扩张效应;通常与 β-受体拮抗剂联合应用治疗高血压;与二硝酸异山梨酯联合应用治疗心衰竭;与二硝酸异山梨酯联合应用可能降低美国黑人晚期心力衰竭的发病率和死亡率 |
| 一氧化氮供体<br>机制——硝酸酯类药物及硝普钠,提供 NO,NO 活化鸟苷酸环化酶并促进血管平滑肌肌球蛋白轻链的去磷酸化,引起血管扩张。吸入性一氧化氮气体:选择性地扩张肺动脉 | | | | |
| 二硝酸异山梨酯 | 预防和治疗急性心绞痛发作 | 晕厥、高铁血红蛋白症、低血压、头痛 | 对有机硝酸酯类药物过敏者 | 静脉扩张效应大于动脉扩张效应;连续应用导致耐受性;通过无-硝酸酯间隔,可避免其耐受性 |

续表

| 药物 | 临床应用 | 严重及常见的不良反应 | 禁忌证 | 注意事项 |
|---|---|---|---|---|
| 5-单硝酸异山梨酯 | 预防心绞痛 | 心动过缓、心力衰竭 头晕、头痛 | 与二硝酸异山梨酯相同 | 注意事项与二硝酸异山梨酯相同；此外，5-单硝酸异山梨酯比二硝酸异山梨酯具有更长的半衰期，更好的胃肠道吸收，对肝脏广泛的一过性代谢不敏感，较少的反跳性心绞痛以及同等剂量下更好的疗效等优点 |
| 硝酸甘油 | 短效型（舌下含片、喷雾剂）：短期治疗急性心绞痛发作；长效型（口服，口腔含化、透皮贴剂）：预防心绞痛，治疗慢性心肌缺血疾病；静脉注射剂：不稳定型心绞痛，急性心力衰竭 | 过敏反应、高铁血红蛋白症、颅内压增高 高血压，面部潮红、头晕、头痛 | 对硝酸甘油过敏者，与磷酸二酯酶5型（PDE5）抑制剂联合应用，缩窄性心包炎、心包填塞和限制型心肌病、早期心肌梗死，增加颅内压，严重贫血 | 与二硝酸异山梨酯相同；此外，相同剂量的硝酸甘油的疗效比二硝酸异山梨酯因为其半衰期更短；麦角胺（ergotamine）抵抗硝酸酯类药物的冠状动脉扩张作用 |
| 硝普钠 | 高血压危象，严重心力衰竭，外科手术中低血压的诱导和维持 | 氰化物中毒、心律失常、过量出血、过度低血压、代谢性酸中毒、中毒性表皮坏死松解症、肠梗阻、高铁血红蛋白血症、颅内压升高 心悸、皮疹、出汗过多、肌肉抽搐、神志不清、头晕、头痛、嗜睡、焦虑、血清肌酐升高 | 患有低血压者，阻塞性心瓣膜病、外周阻力降低导致心力衰竭、肝功能异常或心力衰竭、视神经萎缩、患有脑循环障碍的手术未患者、烟草中毒性弱视 | 静脉扩张反应相当于动脉扩张效应；硫氰酸盐血清浓度达到200mg/L时，其毒性危及生命；与硫代硫酸钠（sodium thiosulfate）联合应用可降低氰化物中毒的危险，但其相互作用有待进一步研究 |
| 吸入性一氧化氮气体 | 新生儿呼吸衰竭 围生期缺氧症 肺动脉高压 | 低血压、高铁血红蛋白血症 低氧血症、戒断综合征 | 依赖于右向左血液分流的新生儿 | 吸入法给予一氧化氮气体半衰期非常短，且迅速反弹；由于血液中的NO与血红蛋白结合后迅速流失，吸入性NO选择性地扩张肺血管 |

**cGMP 增强剂**

机制——所有 cGMP 增强类药物通过蛋白激酶 G 的磷酸化激活肌球蛋白轻链磷酸酶，导致血管扩张。PDE5 抑制剂：通过磷酸二酯酶 V 抑制 cGMP 降解。利奥西呱：刺激可溶性鸟苷酸环化酶产生 cGMP。奈西立肽：B 型-利钠肽的重组抑制剂，刺激激细胞膜上的鸟苷酸环化酶受体

| 药物 | 临床应用 | 严重及常见的不良反应 | 禁忌证 | 注意事项 |
|---|---|---|---|---|
| 磷酸二酯酶 5 抑制剂：西地那非 伐地那非 他达拉非 阿伐那非 | 共同适应证：勃起功能障碍；西地那非和他达拉非：肺动脉高压；他达拉非：良性前列腺增生 | 心肌梗死、非动脉炎性前部缺血性视神经病变、突发性耳聋、阴茎持续勃起（共同的不良反应）；镰状细胞贫血的血管闭塞危象（仅西地那非和他达拉非）；癫痫发作（伐地那非和他达拉非）；史-约综合征、脑出血、脑卒中（他达拉非）；面部潮红、头晕、头痛、鼻炎（共同副作用）；胃肠不适（仅西地那非和他达拉非） | 共同的禁忌证：对药物过敏者，与有机硝酸酯类血管扩张药物联合应用；西地那非：与HIV 蛋白酶抑制剂或替格瑞韦（elvitegravir），可比司他（cobicistat），tenofovir（替诺福韦）或恩曲他滨（emtricitabine）联合应用 | 超过治疗勃起障碍的剂量时，PDE5 抑制剂促进全身血管扩张；高剂量治疗肺动脉高压有效；有视力丧失病史患者可能增加非动脉炎性缺血性视神经病变的风险；他达拉非的消除半衰期比西地那非、伐地那非长 |

续表

| 药物 | 临床应用 | 严重及常见的不良反应 | 禁忌证 | 注意事项 |
|---|---|---|---|---|
| 利奥西呱 | 肺动脉高压、慢性血栓栓塞性肺动脉高压 | 出血；低血压、胃肠不适、贫血、头晕、头痛 | 孕妇；与一氧化氮供体或PDE5抑制剂联合应用 | 吸烟者血浆药物浓度降低50%~60% |
| 奈西立肽 | 急性失代偿性心力衰竭 | 过敏反应；低血压、恶心、头晕、头痛、增加血清肌酐 | 对奈西立肽过敏者、心源性休克（作为一线药物时）；治疗前收缩压<100mmHg者 | 同诊对其他重组蛋白的过敏反应；避免在低充盈压患者或依赖前负荷的患者 |

**前列环素类似物——激活血管平滑肌细胞上 Gs-偶联 IP 受体，活化蛋白激酶 A，通过抑制肌球蛋白轻链激酶引起扩张血管**

| 药物 | 临床应用 | 严重及常见的不良反应 | 禁忌证 | 注意事项 |
|---|---|---|---|---|
| 依前列醇（静注，吸入） | 肺动脉高压 | 出血、败血症（依前列醇和曲前列前列素）；脾肿大（依前列醇）；支气管痉挛（伊洛前列素）；面部潮红、胃肠不适、头痛、肌肉骨骼疼痛（共同的副作用）；低血压、头晕、心动过缓、关节痛、焦虑（依前列醇）；皮疹、注射部位反应（曲前列环素） | 共同的禁忌证：对药物过敏者、长期用于左心室收缩功能障碍患者；依前列醇：初始剂量时发生肺水肿 | 依前列醇用于严重疾病；唯一对死亡率有改善作用的药物；轻微的血小板聚集抑制作用，尽管出血未报告；为不良反应；肝病患者需要减少曲前列环素的剂量；由于静脉注射需要留置导管进行长期治疗，因此给药途径是一个重要的考虑因素 |
| 伊洛前列素（吸入） | | | | |
| 曲前列素（口服，皮下注射，静注，吸入） | | | | |

**内皮素受体拮抗剂——阻滞内源性内皮素对 ET_A 和 ET_B 内皮素受体的激活作用。安贝生坦对 ET_A 的选择性大于波生坦**

| 药物 | 临床应用 | 严重及常见的不良反应 | 禁忌证 | 注意事项 |
|---|---|---|---|---|
| 波生坦 | 严重肺动脉高压 | 贫血（共同的副作用）；肝毒性；血管水肿；头痛（共同的副作用）；水肿（共同的副作用和安贝生坦）；面部潮红；尿路感染、支气管炎感染、鼻咽炎（马西替坦） | 共同的禁忌证：对药物过敏者、孕妇；波生坦：与环孢素 A（cyclosporine A）或格列本脲（glyburide）联合应用；安贝生坦：特发性肺纤维化 | 孕妇禁用；需要每个月作一次肝功能检查；中度或严重肝损伤患者，通常不建议使用；血容量过低、心力衰竭或贫血患者慎用；与较 P450 2C9 或 P450 3A4 代谢的其他药物（如激素类避孕药、辛伐他汀、华法林、酮康唑）有相互作用的可能性；安贝生坦的肝毒性小于波生坦 |
| 安贝生坦 | 严重肺动脉高压 | | | |
| 马西替坦 | | | | |

续表

| 药物 | 临床应用 | 严重及常见的不良反应 | 禁忌证 | 注意事项 |
|---|---|---|---|---|
| **α₁-肾上腺素受体拮抗剂**<br>机制——阻滞内源性受体激动剂对 α₁-肾上腺素能受体的激活作用 | | | | |
| 哌唑嗪<br>唑唑嗪<br>特拉唑嗪 | 见药物汇总表：第 11 章 肾上腺素能药理学 | | | |
| **β-肾上腺素受体拮抗**<br>机制——阻滞内源性激动剂对 β-肾上腺受体的激活作用 | | | | |
| 普萘洛尔（无选择性）<br>阿替洛尔，美托洛尔（β₁-选择性） | 见药物汇总表：第 11 章 肾上腺素能药理学 | | | |
| **肾素抑制剂**<br>机制——通过肾素抑制血管紧张素（AT）降解生成血管紧张素 I（AT-I） | | | | |
| 阿利吉仑 | 见药物汇总表：第 21 章 容量调节药理学 | | | |
| **A CE 抑制剂**<br>机制——抑制血管紧张素转换酶（ACE）降解血管紧张素 I（AT-I）生成血管紧张素 II（AT-II）的作用，抑制激肽酶 II 对缓激肽的降解作用 | | | | |
| 卡托普利<br>依那普利<br>赖诺普利 | 见药物汇总表：第 21 章 容量调节药理学 | | | |
| **AT₁受体拮抗剂**<br>机制——阻滞内源性血管紧张素 II（AT-II）对血管紧张素受体 AT₁的激活作用 | | | | |
| 氯沙坦<br>缬沙坦 | 见药物汇总表：第 21 章 容量调节药理学 | | | |

# 第23章

# 凝血和血栓药理学

Ehrin J. Armstrong and David E. Golan

## 概述

　　血液给组织供应氧气和养分，并从组织中将代谢废物带走。人类已经建立起精密调控的止血系统，保持正常血管中血液流动和无凝块，而在受损血管中迅速形成局部性血栓以促进组织修复。血栓形成是指正常的凝血过程被异常激活的一种病理状态。例如，相对细小的血管受损而形成血管内凝块（血栓），并堵塞血管网分支内血流。本章主要介绍正常生理状态下的止血过程、血栓形成的病理生理学机制以及可预防或者逆转血栓状态的药物药理学。本章介绍的药物主要用于治疗一系列心血管疾病，如深静脉血栓形成、脑卒中和心肌缺血等。

## 凝血生理学

　　血管受损后，一方面立即启动血管内血栓形成以阻止血液进一步流失，并促进组织修复。另一方面将血栓形成仅限于局部并防止在整个血管系统内扩散。如图 23-1 所示，受损血管区局灶性血栓形成包括 4 个短暂而又互相重叠的阶段：首先，由于神经源机制以及内皮素等内皮源性缩血管因子的分泌,使局部血管收缩。紧随血管收缩而发生初级止血:血小板被激活并黏附于暴露的血管内皮下基质。血小板激活包括血小板形态的改变和分泌颗粒的释放。释放出来的血小板颗粒物质可进一步募集其他的血小板,使更多的血小板黏附到内皮下基质,并聚集到受损血管局部。初级止血过程最终导致初级止血栓子的形成。

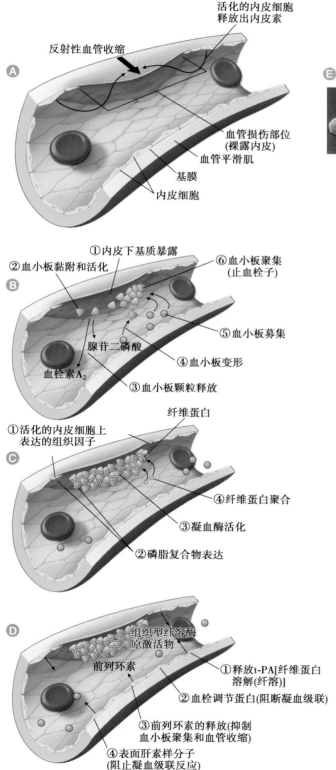

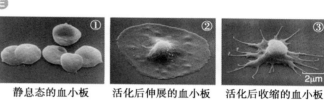

静息态的血小板　　活化后伸展的血小板　　活化后收缩的血小板

图 23-1　止血过程。止血过程可以定义为 4 个阶段:血管收缩期、初级止血期、次级止血期以及纤维蛋白溶解期。最近的研究证实这 4 个阶段几乎同时发生且互相重叠。A. 血管损伤导致内皮剥脱。活化的内皮细胞释放出内皮素以及其他神经体液因子瞬间引起血管收缩。B. 损伤诱导的内皮下基质暴露(①);为血小板的黏附和活化提供物质基础(②);随后进行血小板释放反应,活化的血小板释放出血栓素 $A_2$($TxA_2$)和 ADP(③);进而活化周围的血小板;这些新活化的血小板发生形态变化(④)并被募集到受损部位(⑤);从而形成初级止血栓子(⑥)。C. 活化的内皮细胞上表达的组织因子(①)和白细胞微粒(未显示),连同活化的血小板和内皮细胞上的酸性磷脂(②)启动了凝血级联反应,最大限度地激活凝血酶(③);凝血酶蛋白水解作用激活纤溶酶原转变为纤维蛋白,纤维蛋白在损伤区聚合化形成最终的(次级)止血栓子(④)。D. 天然的抗凝剂以及溶栓因子将止血过程局限在受损血管局部。这些因子包括可以激活组织型纤溶系统的凝血酶原活化因子(t-PA)(①);可活化凝血级联反应抑制剂的血栓调节蛋白(②);抑制血小板活化和血管收缩的前列环素(③);催化凝血因子失活的表面肝素样分子(④)。E. 静息状态的血小板扫描电镜图(①);血小板活化后立即发生细胞伸展(②);以及血小板完全激活后肌动蛋白聚合成束并互相交叉和肌球蛋白收缩(③)

## ■ 病 例

患者 S 先生,55 岁男性,有高血压以及吸烟史,在午夜因胸骨下压迫感、出汗以及气短醒来,然后他拨打 911 电话而被送到医院急诊室。心电图显示导联 $V_2 \sim V_5$ 出现深度 T 波倒置。心肌生物标志物检测显示肌钙蛋白 T 水平为 3.2g/L(正常<0.01 μg/L),与心肌梗死相一致。入院后给予静脉注射硝酸甘油、阿司匹林、普通肝素以及依替巴肽等药物治疗,但胸痛症状依然存在。遂进行心脏导管检查,发现左室前降支动脉出现90%血栓致末端血管循环堵塞。随后成功进行血管成形术并放置了支架。支架放置时给予了负荷量的氯格吡雷口服。停用肝素,持续 18 小时以上静脉给予依替巴肽,然后将患者转到监护室。6 小时后,发现 S 先生右大腿的动脉管入口处有扩大的血肿(局限性出血)。马上停止依替巴肽并在动脉管入口处加压处理,血肿没有进一步扩大。两天后患者出院,嘱其服用氯格吡雷和阿司匹林以预防支架放置后的慢性血栓形成。

## 思 考 题

- □ 1. 患者 S 先生冠状动脉的血栓是怎么形成的?
- □ 2. 在 S 先生的血管内血栓治疗以及预防复发性血栓形成中,阿司匹林、肝素、氯格吡雷以及依替巴肽是怎么发挥作用的?
- □ 3. 怎么解释依替巴肽(一种血小板 GPⅡb-Ⅲa 拮抗剂)在抑制血小板聚集中的作用?
- □ 4. 当发现扩张性血肿出现时,除了停止使用依替巴肽外,是否还有其他有效措施来阻止血肿的进一步扩大?
- □ 5. 如果使用低分子肝素代替普通肝素,怎样监控患者治疗过程中的血凝状态?

止血反应最后两个步骤的目的是形成稳定而持久的血栓。次级止血过程中,也就是凝血级联反应,激活的内皮细胞以及其他临近的细胞(见下文)表达一种膜结合型促凝血因子,称为组织因子,它与凝血因子Ⅶ形成复合体激活凝血级联反应,最终激活凝血反应中关键调控酶,即凝血酶。凝血酶在凝血过程中主要发挥两大关键作用:①将可溶性纤维蛋白原转化为不溶性纤维蛋白,后者是血栓基质的主要成分;②进一步诱导更多的血小板募集到血栓部位并激活。很多研究表明纤维蛋白性血栓形成(次级止血)与血小板血栓形成(初级止血)短暂交叉,且这两个过程互相促进。止血的最终阶段,血小板聚集和纤维蛋白多聚体形成导致稳定而永久性血栓栓子。此外,抗血栓药物的作用机制就是将永久性血栓局限在受损血管局部,以确保这些永久性血栓不会异常扩大导致血管网的堵塞。

## 血管收缩

血管损伤后立即启动短暂性小动脉收缩。这种血管收缩为神经源性反射作用介导,具体机制不明。局部血管内皮细胞释放出的内皮素———一种强烈的缩血管因子,进一步加强上述的缩血管反射。这种血管收缩是暂时的,因为如果初级止血没有被充分激活,血流将持续不止。

## 初级止血

初级止血的目的是形成血小板血栓,以迅速控制血管损伤。血小板在初级止血中扮演着极其重要的角色。血小板是骨髓中巨核细胞出芽过程中产生的细胞碎片。这些碎片体积很小,且为膜结合性的小圆盘状,仅含有胞质而无胞核。其细胞膜上的糖蛋白受体主要介导血小板的激活。初级止血反应经历 3 个阶段的血小板血栓的形成:①黏附;②颗粒释放反应;③聚集和固缩。

### 血小板黏附

血管受损后的第一个反应是血小板黏附于暴露的内皮下胶原上(图 23-2)。这个黏附的过程主要由两个分子相互作

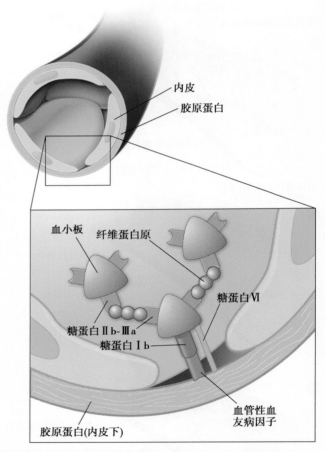

内皮
胶原蛋白

血小板
纤维蛋白原
糖蛋白Ⅵ
糖蛋白Ⅱb-Ⅲa
糖蛋白Ⅰb
血管性血友病因子
胶原蛋白(内皮下)

**图 23-2 血小板黏附和聚集。** 血管性血友病因子能够同时结合血小板膜糖蛋白 GPⅠb 以及暴露的内皮下胶原,介导血小板黏附于内皮下。血小板黏附于内皮下基质还需要血小板膜糖蛋白 GPⅥ与内皮下胶原的直接结合。血小板聚集时,纤维蛋白原通过与血小板膜上的 GPⅡb-Ⅲa 受体结合介导了血小板间的交联。GPⅠb 以与糖蛋白 GPⅨ和 GPⅤ形成复合体形式存在于血小板膜中(未显示)

用启动：首先，血管性血友病因子（von Willebrand factor，vWF），作为一种由活化的血小板以及受损内皮释放的大分子多亚基蛋白质，不但可以结合于血小板胞膜的表面受体上［尤其是糖蛋白 Ib（GP Ib）］，也可以结合在暴露的胶原上。这种"桥联"作用将血小板黏附于内皮下胶原上。其次，血小板表面糖蛋白 VI（GP VI，Glycoprotein VI）可以直接联接到暴露于血管外壁的胶原上。这些血小板 GP Ib-vWF-胶原桥联反应和 GP VI-胶原相互作用都是初级止血的关键启动环节。

## 血小板颗粒释放反应

黏附的血小板经历一系列活化反应，其中包括颗粒内容物释放（图 23-3）。这种释放反应是由激活剂与细胞膜表面受体结合而触发的，继而激活胞内蛋白磷酸化级联反应，最终导致颗粒的释放，尤其是 ADP、肾上腺素和胶原刺激导致血小板细胞膜磷脂酶 A2（PLA2）的活化。PLA2 剪切膜磷脂并释放出花生四烯酸，后者被血小板中环氧合酶转化为环内过氧

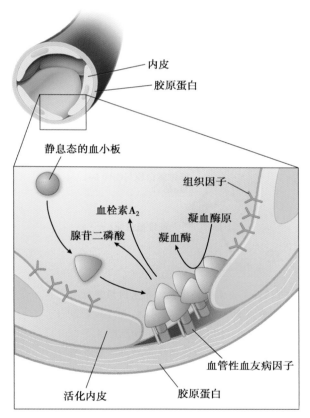

**图 23-3 血小板活化。**当血液循环中的血小板黏附于暴露的内皮下胶原，并被局部产生的介质所激活时，即启动了血管受损区的血小板活化。活化的血小板立即发生形态改变和颗粒释放，当更多的血小板被募集到受损部位并且被激活时，血小板聚集就开始了。血小板的招募是由可溶性血小板因子介导的，包括 ADP 和血栓素 A2（TxA2）。表达于活化内皮细胞表面的组织因子，是启动凝血级联反应的重要元件。活化的血小板细胞膜为许多重要的凝血级联反应提供了反应场所，包括从促凝血酶到凝血酶的转变

化物，继而血栓素合成酶将环内过氧化物转换为血栓素 A2（TxA2）。TxA2 通过与 G 蛋白偶联受体结合，诱导血管平滑肌细胞内 cAMP 水平降低，进而导致受损局部的血管收缩。TxA2 还可以激活血小板内的颗粒内容物的释放反应，从而将血小板激活反应与血管收缩呈链式级联放大。

在血小板释放反应过程中，大量的 ADP、Ca²⁺、三磷酸腺苷（ATP）、5-羟色胺、vWF 和血小板因子 4 从血小板颗粒中活化释放出来。ADP 在介导血小板聚集中尤其重要，将血小板变得更有"黏性"而互相黏附在一起（见下图）。尽管强激动剂如凝血酶和胶原，即使在血小板聚集被抑制的情况下仍可以诱导颗粒内容物的释放，但 ADP 仅在血小板聚集时才能促发颗粒释放。由此推测，这种差异是由于胞内效应与不同的激动剂受体偶联导致的。钙离子的释放对于凝血级联反应也是一个重要的因素，将在下文介绍。

尽管血小板可被内皮下暴露的胶原激活，但没有内皮损伤且不需要血管性血友病因子参与的方式也可以激活血小板，这个过程是一种独立且平行存在的血小板活化途径。血小板激活的第二种途径是由组织因子启动的，组织因子是一种表达于活化的内皮细胞、活化的白细胞及其衍生微粒上的脂蛋白（见下文）。在凝血级联反应中，组织因子与因子 VIIa 形成复合体，且组织因子-因子 VIIa 复合体可进一步激活因子 IX。活化的因子 IX 可触发一系列蛋白水解瀑布式反应，最终导致凝血级联反应中非常重要的多功能因子——凝血酶（因子 II）的生成（见下文）。在组织因子激活的血小板活化途径中，凝血酶水解血小板表面的蛋白酶激活受体 1（protease-activated receptor 1，PAR-1）和蛋白酶激活受体 4（PAR-4），进而促使血小板释放 ADP、5-羟色胺和 TxA2。这些激活剂还可以通过活化附近的血小板，将上述信号进一步放大导致血栓的形成。

## 血小板聚集和固缩

TxA2、ADP 和纤维胶原都是血小板聚集的有效介质。TxA2 是通过激活血小板细胞膜上的 G 蛋白偶联的 TxA2 受体而发挥促血小板聚集作用的（图 23-4）。TxA2 与血小板膜上的 TxA2 受体结合可激活磷脂酶 C（PLC），进而水解磷脂酰肌醇 4,5-二磷酸［PI（4,5）P2］，产生肌醇 1,4,5-三磷酸肌醇（IP3）和二酰基甘油（DAG）。IP3 可提高胞内钙离子浓度，而 DAG 可激活蛋白激酶 C（PKC），后者又转而激活 PLA2。活化的 PLA2 通过某种不明的方式，诱导一种介导血小板聚集的膜整合素——功能性 GP IIb-IIIa 的表达。

ADP 与血小板表面的 G 蛋白偶联 ADP 受体结合，触发血小板的活化（见图 23-5）。G 蛋白偶联 ADP 受体分为两个亚型，分别为 P2Y1 受体和 P2Y（ADP）受体。P2Y1 是一种 Gq 蛋白偶联受体，通过激活磷脂酶 C 释放细胞内钙库。P2Y（ADP）则为一种 Gi 蛋白偶联受体，抑制腺苷酸环化酶。P2Y（ADP）受体是抗血小板药物噻氯匹定、氯吡格雷、普拉格雷和替格瑞洛的作用靶点（见下文）。ADP 受体的活化可导致血小板形态改变以及功能性 GP IIb-IIIa 的表达。

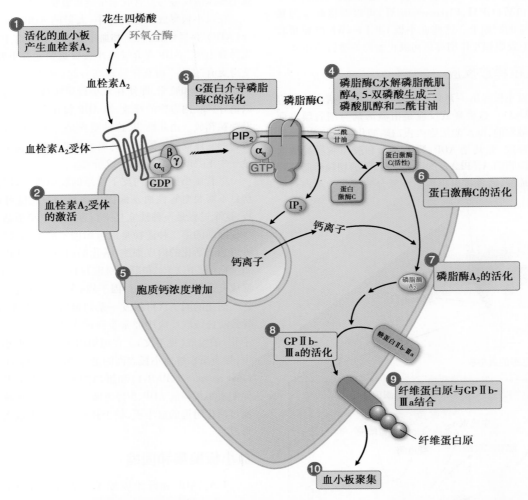

**图 23-4　血小板被血栓素 A₂ 激活的过程。**①血栓素 A₂（TxA₂）是由活化血小板的花生四烯酸衍生的，其关键步骤由环氧合酶催化；②分泌的 TxA₂ 结合于细胞膜表面的 TxA₂ 受体（TxA₂-R），后者是一种 G 蛋白偶联的受体；③G 蛋白的 Gq 亚型激活磷脂酶 C（PLC）；④PLC 水解磷脂酰肌醇-4,5-二磷酸（PIP₂）并产生三磷酸肌醇（IP₃）和二酰甘油（DAG）；⑤IP₃ 通过促进内质网中的钙离子释放到胞质从而提高胞质钙离子浓度；⑥DAG 活化蛋白激酶 C（PKC）；⑦PKC 激活磷脂酶 A₂（PLA₂）；⑧活化的 PLA₂ 通过某种未完全明确的机制激活 GPⅡb-Ⅲa；⑨活化的 GPⅡb-Ⅲa 与纤维蛋白原结合；⑩纤维蛋白原通过与不同血小板膜上的 GPⅡb-Ⅲa 结合将血小板互相交联起来，导致血小板的聚集和初级止血栓子的形成。GDP，鸟苷二磷酸；PIP₂，磷脂酰肌醇 4,5-双磷酸；GTP，鸟苷三磷酸；IP₃，三磷酸肌醇

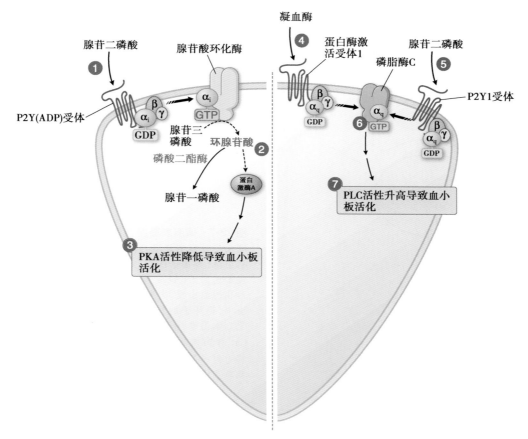

图 23-5 ADP 和凝血酶活化血小板的过程。左侧：①ADP 结合于血小板膜表面的 P2Y（ADP）受体，从而活化 Gi 蛋白，进而抑制腺苷酸环化酶；②腺苷酸环化酶的抑制使得 cAMP 的合成减少，从而降低了蛋白激酶 A（PKA）的活化（图中虚线箭头表示）。cAMP 被磷酸二酯酶（PDE）代谢为 AMP；③PKA 通过一系列不完全明确的步骤抑制了血小板的活化。这样，ADP 结合于血小板膜表面的 P2Y（ADP）受体导致了 PKA 的活化降低，最终导致血小板激活；右侧：④凝血酶切断蛋白酶激活受体 1（PAR-1）的细胞外结构域，新的 N-端结合于 PAR-1 激活位点从而活化 Gq 蛋白；⑤ADP 也可通过结合于其 P2Y1 受体而激活 Gq 蛋白；⑥不论凝血酶还是 ADP 引起的 Gq 蛋白活化均可激活磷脂酶 C（PLC）；⑦如图 23-4 所示，PLC 的活化导致血小板的激活。需要注意的是 ADP 通过结合 P2Y（ADP）受体或 P2Y1 受体中任何一种受体，最终都可激活血小板。但既往有足够的证据证明 ADP 的两个主要抗体都同时参与才可引起血小板的活化，这与以前的结论有些不符。高浓度的凝血酶也可以通过在血小板表面酶切 PAR-4 来激活血小板（未显示）。GDP，鸟苷二磷酸；GTP，鸟苷三磷酸

纤维胶原通过与血小板糖蛋白Ⅵ（GPⅥ）直接结合而激活血小板。胶原诱导的 GPⅥ 活化可启动一系列的信号通路，促进颗粒释放反应，并导致细胞表面整合素（尤其是 GPⅡb-Ⅲa 和 α₂β₁ 整合素）的构象变化，进而促进这些整合素与胶原直接或者间接结合。这些互相交联的结合反应进一步增强了活化的血小板与内皮下基质的黏附作用。

血小板间的相互聚集是通过一种桥梁分子——纤维蛋白原实现的，它具有多个功能性 GPⅡb-Ⅲa 的结合位点（图 23-2）。**就像 vWF:GPⅠb 相互作用对于血小板黏附于暴露的内皮下胶原具有非常重要的作用一样，纤维蛋白原:GPⅡb-Ⅲa 复合体对于血小板的聚集也极为重要。**血小板的聚集最终产物是可逆性血栓或者是初级止血栓子的形成。

凝血级联反应的活化与初级止血栓子的形成几乎是同时发生的，这在后面将详细介绍。凝血级联反应的活化可导致纤维蛋白的产生，最初仅在初级止血栓子的周围生成。血小板伪足黏附于初级止血栓子周围的纤维蛋白上，并发生收缩。（图 23-1E）血小板的收缩可产生致密的、坚固且不可逆的血栓形成，也就是次级止血栓子。

## 次级止血：凝血级联反应

次级止血也被称为凝血级联反应。这个级联反应的最终目的是在受损血管局部形成稳定的纤维蛋白栓子。凝血级联反应的详细过程见图 23-6。几个重要的原理需要注意。

第一，凝血级联反应是一系列酶促反应事件。绝大多数的凝血因子由肝脏合成，以非活化酶原形式进入血液循环中。

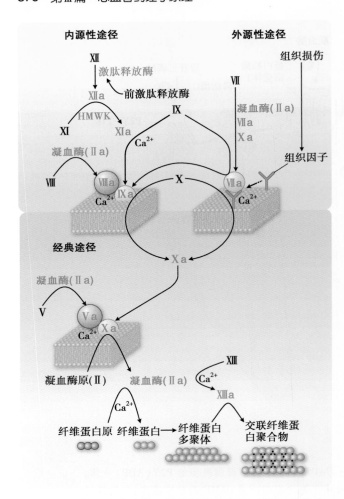

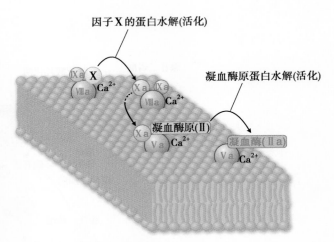

因子X的蛋白水解(活化)

凝血酶原蛋白水解(活化)

**图 23-7** **磷脂表面凝血因子的活化。** 表面催化对凝血级联反应过程中许多活化反应都非常重要。每个活化反应都由酶(如因子Ⅸa)、底物(如因子X)以及辅助因子或反应加速因子(如因子Ⅷa)等组成。所有这些组分都排列于活化的血小板、内皮细胞和白细胞的磷脂表面。在活化反应中,钙离子的作用就是使酶和底物发生适当的构象变化。本图举例说明了凝血因子活化的过程,因子Ⅷa 和 $Ca^{2+}$ 作为辅助因子,参与了因子Ⅸa 介导的因子X 蛋白水解为因子Xa 的过程。而因子Va 和 $Ca^{2+}$ 作为辅助因子也参与了因子Xa 介导的促凝血酶水解为凝血酶的过程

**图 23-6** **凝血级联反应。** 凝血级联反应可以被主观的分为内源性途径、外源性途径以及经典途径。内源性以及外源性途径在因子X 活化的水平趋同。内源性途径基本上为体外研究证实的途径,而外源性途径主要是体内试验证实的过程。外源性途径由受损血管部位启动,表现为多种类型细胞表达组织因子,如活化的内皮细胞、活化的白细胞(和白细胞微粒)、内皮下血管平滑肌细胞以及内皮下成纤维细胞。值得一提的是钙离子作为辅助因子参与了许多阶段,而且多个阶段发生在活化的血小板、活化的内皮细胞以及活化的白细胞(和白细胞微粒)的磷脂表面。活化的凝血因子在图中以蓝色并且带有小写字母"a"表示。HMWK,高分子激肽原

这些酶原被级联反应体系中激活的上游因子通过蛋白水解方式而激活。可见这些激活反应是酶催化方式的,而不是化学计量式的。例如,一个单位的活化的因子X 可以产生 40 个单位的凝血酶。这种巨大的放大反应可以在受损血管局部极为迅速地产生大量的纤维蛋白。

第二,级联反应中的活化反应主要发生在**磷脂酶介导的蛋白-蛋白复合体**局部(图 23-7)。这个复合体包括以下几个成分:膜表面[主要是活化的血小板、活化的内皮细胞以及活化的白细胞的微粒(见下文)]、酶(激活的凝血因子)、底物(级联反应中下游凝血因子的酶原形式)以及辅助因子。带负电荷的磷脂,尤其是磷脂酰丝氨酸,对于这些复合体的组装

极为重要。正常状态下,这些磷脂酰丝氨酸位于细胞膜内侧的隐蔽部位,而当血小板、内皮细胞以及白细胞等激活剂刺激下转位到细胞膜外侧。钙离子在酶、底物和辅因子转换为适当的空间构象,进而将凝血因子酶原水解成为其活化形式的过程中必不可少。

第三,凝血级联系统可分为内源性途径和外源性途径(图 23-6)。这种分类标准来源于体外实验的结果,因此具有一定的随意性。内源性途径在体外是由因子Ⅻ(哈格曼因子)激活,而外源性途径是在体内活化的,可由受损血管局部的组织因子、活化的内皮细胞、内皮下平滑肌细胞以及内皮下成纤维细胞激活。尽管这两种通路在因子X 激活时汇合在一起,但是这两种通路依然有千丝万缕的联系。因为凝血因子Ⅶ(由外源性通路活化)可以蛋白水解激活凝血因子Ⅸ(内源性通路的关键因子),因此外源性途径被认为是体内凝血反应激活的首要通路。

第四,不论内源性还是外源性途径都可以激活凝血因子X。如图 23-8 所示,活化的凝血因子X 必须在因子V 的协助下才可以将凝血酶原(因子Ⅱ)蛋白水解为**凝血酶**(因子Ⅱa)。凝血酶在凝血级联反应系统中可通过以下 4 条途径发挥作用:①将可溶性血浆蛋白纤维蛋白原转化为纤维蛋白,后者可形成长的、不可溶性的纤维多聚体;②可以激活因子Ⅷ,后者可以将纤维多聚体交联起来形成高度稳定的网状结构或者凝块;③可通过催化因子Ⅷ和V 的正反馈作用,将凝血级联反应大大放大;④它还是血小板的强活化剂,引起颗粒释放、血小板聚集以及血小板源微粒生成。除了具有促凝血作用,凝血酶还扮演凝血反应调控子的角色。凝血酶激活位于受损血管附近区域未损伤血管内皮细胞上的蛋白酶激活受

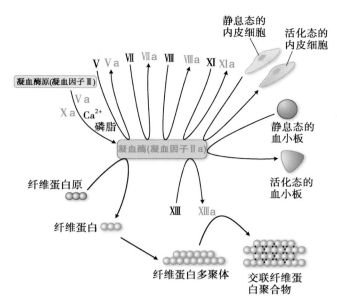

蛋白的特性。比如,由单核细胞释放的一些微粒亚群可以被组织受损区以及炎症反应激活。这些微粒既可以表达组织因子,也可以表达 P-选择素糖蛋白配体-1(PSGL-1)。反过来,微粒上的 PSGL-1 也可与活化的血小板表面的 P-选择素黏附受体结合。在血小板血栓(初级止血)形成以及纤维蛋白血栓形成(次级止血)的全程中,均可通过募集表达组织因子的微粒,大大加速血栓的形成。事实上,不管血管源的组织因子(表达于活化的内皮细胞、内皮下成纤维细胞以及平滑肌细胞上),还是微粒源组织因子,在稳定性血栓形成过程中发挥同等重要的作用。

## 凝血调控

止血过程可以被两种机制进行精确调控。首先,止血必须局限于血管损伤局部。也就是说,血小板和血浆中凝血因子的激活只能发生在内皮损伤、组织因子表达以及促凝血磷脂暴露的局部范围内。其次,初级血栓和次级血栓的大小必须具有可限制性,以确保血液循环管腔仍有血液流动。血管受损后,受损区临近的完整内皮瞬时被"激活"。这些内皮的活化可立即释放一系列促凝血因子以促进损伤局部形成血栓,同时也会释放一整套抗凝血因子以避免血栓蔓延到受损区外的部位。这些促凝血因子如组织因子和磷脂酰丝氨酸,均为**膜结合型并定位于受损区局部**,且为促凝级联反应系统的进行提供空间场所。相反地,那些抗凝血因子主要由内皮分泌并**可溶于血液中**。这样,**活化的内皮将维持促凝与抗凝因子系统的平衡稳态以限制凝血仅发生在受损血管局部**。

血管损伤后,受损区周围的内皮细胞通过相互独立的五种机制将凝血程序的启动和扩散局限在临近受损区域。这些机制包括前列环素(PGI₂)、抗凝血酶Ⅲ、蛋白质 C 和 S、组织因子通路抑制剂(TFPI)和组织型纤溶酶原激动剂(t-PA)。

前列环素(prostacyclin,PGI₂)是由内皮合成并分泌的类花生酸(也就是花生四烯酸的代谢物)。这种代谢产物通过与 Gs 蛋白-偶联的血小板表面 PGI₂ 受体结合,提高血小板内 cAMP 的水平,进而抑制血小板的聚集和颗粒释放。PGI₂ 还具有很强的血管舒张功能;这种介质还可通过提高血管平滑肌细胞内 cAMP 的水平从而诱导血管平滑肌的舒张(注意这些作用机制对于 TxA₂ 而言是一种生理的拮抗作用,TxA₂ 可促进血小板的聚集和血管的收缩)。因此,PGI₂ 既可以抑制血小板黏附于受损血管临近的完整内皮上,还可以维持受损区血管的扩张状态以便血流通过。

抗凝血酶Ⅲ(antithrombin Ⅲ,AT Ⅲ)可以化学计量式反应与凝血因子形成复合物,从而使凝血酶以及其他的凝血因子失活(如Ⅸa、Ⅹa、Ⅺa 和Ⅻa,"a"代表活化,见图 23-9)。抗凝血酶Ⅲ 与凝血酶的这种相互作用可以被正常内皮细胞表面的类肝素分子所增强,以确保这种抗凝血机制在除血管损伤外的其他所有血管网中发挥抗凝作用。(由于这些内皮细胞表面的蛋白聚糖具有与药物肝素类似的生理学作用,因此被称为**类肝素分子**,将在下文介绍)。内皮细胞表面的类肝素分子与活化的抗凝血酶Ⅲ 结合,随后与活化的凝血因子形成复合体,继而使其灭活。

**图 23-8 凝血酶在凝血级联反应中的中心地位。**在凝血级联反应中,凝血酶原被因子Ⅹa 水解为凝血酶。因子Ⅴa 和 Ca²⁺ 作为辅助因子参与了这一反应过程,此激活反应发生在活化的(表达磷脂酰丝氨酸的)磷脂表面(PL)。凝血酶将可溶性血浆纤维蛋白原转变为纤维蛋白,而纤维蛋白可以自发的多聚化。凝血酶还可以激活因子ⅩⅢ,后者为一种转谷氨酰胺酶,可以将纤维蛋白多聚体相互交联为稳定的网状结构或者栓子。凝血酶还能激活辅助因子Ⅴ和Ⅷ,以及凝血因子Ⅶ和Ⅺ。此外,凝血酶可激活血小板和内皮细胞。最后,凝血酶刺激血管损伤位点附近的静息态的(完整的)内皮细胞释放多种抗血栓因子,包括 PGI₂、NO 和 t-PA。这些因子将初级和次级止血栓子局限在受损部位附近(图中未显示)

体(PARs),并刺激这些细胞释放血小板活化抑制剂如前列环素(PGI₂)和一氧化氮(NO)、具有纤溶酶蛋白活性的组织型纤溶酶原激活剂(t-PA)以及内源性 t-PA 调控剂纤溶酶原激活物抑制剂 1(PAI-1)等,将在下文介绍。

凝血酶与蛋白酶激活受体(protease-activated receptors,PAR)结合,PARs 为 G 蛋白偶联受体,可在血小板、血管内皮细胞、平滑肌细胞以及成纤维细胞膜上表达。凝血酶蛋白水解**裂解**其受体的胞外区,进而激活 PARs。NH2 端结合的新配体与受体分子内的不连续空间位点结合,并启动细胞内信号通路。如图 23-5 所示,PAR-1 的激活通过 G 蛋白介导途径,激活 PLC 并抑制腺苷酸环化酶。四个不同的 PARs 已经被识别(PARs 1-4)。PAR-1 和 PAR-4 在血小板上表达;PARs 1-4 在血管内皮细胞上表达;PARs 部分或全部表达在其他细胞类型上,包括单核细胞和血管平滑肌细胞。在血小板上表达的两种蛋白酶激活受体中,PAR-1 对凝血酶有较高的亲和力,而且 PAR-1 还是新的抗血小板药物沃拉帕沙的靶标(见下文)。

来自活体显微术(在体)实验的结果证实,**微粒**在血小板血栓(初级止血)向纤维蛋白血栓形成(次级止血)转化过程中发挥极其重要的作用。微粒是源于白细胞、单核细胞、血小板、内皮细胞以及平滑肌细胞的囊状结构;它们具有来源细胞

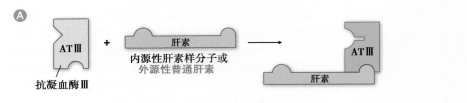

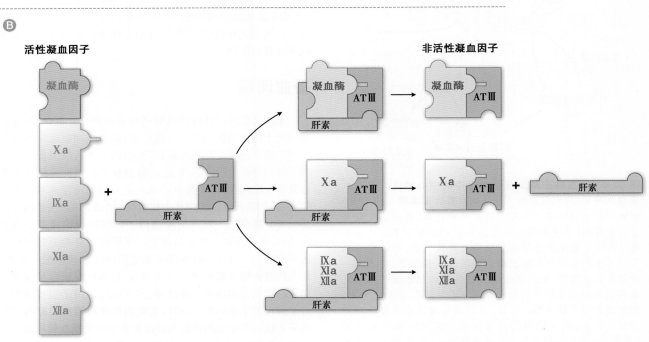

**图 23-9  抗凝血酶Ⅲ的作用机制。**抗凝血酶Ⅲ（ATⅢ）通过与辅助因子Ⅸa、Ⅹa、Ⅺa和Ⅻa形成化学计量型复合物从而灭活凝血酶和以上辅助因子。生理情况下这些反应由表达于正常内皮细胞上的肝素样分子催化。而血管损伤部位因内皮细胞被剥脱或者损坏，并不表达肝素样分子。给药情况下，这些反应由外源给予的肝素催化。更详细地讲，肝素与ATⅢ结合并诱导其构象变化（A），从而使ATⅢ更易与凝血酶以及辅助因子Ⅸa、Ⅹa、Ⅺa和Ⅻa结合。这些ATⅢ与凝血因子的化学计量型复合物非常牢固，即使肝素从中分离出来也不会引起复合物的解离（B）

　　蛋白C和蛋白S是维生素K依赖性蛋白，它们通过灭活凝血因子Ⅴa和Ⅷa而减慢凝血级联反应过程。蛋白C和蛋白S是反馈调控机制的参与者，凝血酶的过度生成可以激活蛋白C，反过来，蛋白C的活化则可以抑制纤维蛋白血栓的过度形成，防止血管管腔的堵塞。值得一提的是，内皮细胞表面蛋白——血栓调节蛋白是循环系统中凝血酶和蛋白C的共同受体。血栓调节蛋白与这两个蛋白结合发挥调节作用：血栓调节蛋白与凝血酶的结合可以水解蛋白C使其活化（也被称为蛋白Ca）。活化的蛋白C可以在共激活因子蛋白S的作用下，通过水解凝血因子Ⅴa和Ⅷa使其灭活，进而抑制血栓形成。

　　组织因子通路抑制剂（tissue factor pathway inhibitor, TFPI），顾名思义，可以抑制组织因子（TF）的功能。如图23-6所示，当凝血因子Ⅶa与TF在血管损伤部位形成复合体，凝血级联反应就被启动了。产生的Ⅶa：TF复合物催化因子Ⅸ和Ⅹ的活化。当因子Ⅸa和Ⅹa生成达到一定量后，TFPI就以两步反应来反馈性抑制Ⅶa：TF复合物的作用。首先TFPI结合于因子Ⅹa并以Ca²⁺非依赖性方式抑制其活性。接着TF-

PI：Ⅹa复合体通过TFPI的第二结构域与Ⅶa：TF相互作用，形成Ⅹa：TFPI：Ⅶa：TF四元复合物。TFPI的"分子结"可将这个四元复合物紧密捆扎在一起，从而灭活Ⅶa：TF复合体。TFPI就是通过这种方式，阻止其自身过度活化因子Ⅸ和Ⅹ。

　　纤溶酶通过将纤维蛋白以水解酶方式降解而发挥其抗凝血作用。由于纤溶酶具有强大的抗凝作用，促进纤溶酶的**生成**吸引了科研工作者多年来进行不懈的研究，并产生了纤溶酶生成通路的靶向药物（图23-10）。纤溶酶是由肝脏合成的一种血浆蛋白——纤溶酶原蛋白水解后的产物。此蛋白水解作用由组织型纤溶酶原激活剂（tissue plasminogen activator, tPA）催化，后者由内皮细胞合成并分泌。纤溶酶的活性可以被三种途径进行严密调控，以将纤溶作用仅局限在血栓形成部位。第一，当t-PA结合于纤维蛋白网状结构时其活性显著增强。第二，t-PA的活性可以被纤溶酶原激活物抑制剂（plasminogen activator inhibitor, PAI）所抑制。当局部的凝血酶和炎症细胞因子（如白介素1和肿瘤坏死因子）**增高**时，内皮细胞**提高**PAI的释放，阻止t-PA的纤溶酶激活作用。这样确保在血管损伤局部形成牢固的纤维蛋白血栓。第三，α₂-抗

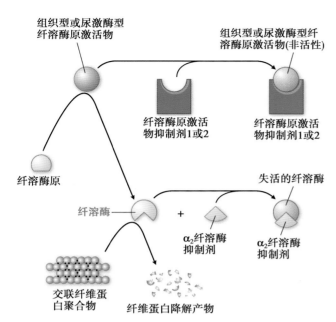

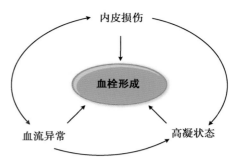

图 23-11 Virchow 三联征。内皮损伤、血流异常和高凝状态是血栓形成的三大重要病理因素。这三种因素相互联系：内皮损伤导致血流异常和高凝状态，而血流异常也可以引起内皮损伤和高凝状态

图 23-10 纤维蛋白溶解系统。纤溶酶原在组织型或者尿激酶型纤溶酶原激活剂的蛋白酶水解作用下形成纤溶酶。纤溶酶可以与纤溶酶原激活抑制剂 1 或 2 结合并使之灭活，进而抑制纤溶酶的形成。纤维蛋白溶解反应时，纤溶酶将相互交联的纤维蛋白多聚体水解为纤维蛋白降解产物，血液循环中的 $\alpha_2$-抗纤溶解酶可将纤溶酶清除出血液系统

纤溶酶是一种血浆蛋白，可以中和循环系统中游离的纤溶酶，进一步抑制了血浆纤溶酶原的系统性降解。血浆纤维蛋白酶原对初级凝血系统中血小板的聚集非常重要（见上文），同时也是牢固血栓形成中纤维蛋白多聚体的前体物质。

# 血栓形成的发病机制

血栓形成是止血过程的病理性延伸。凝血反应失控，所形成的血块过大以至于堵塞脉管系统，导致血栓形成。病理性的血凝块被称为血栓。血栓形成主要有三种病理因素：内皮损伤、血流异常和高凝状态。这三种因素互相影响，被称为 Virchow 三联征（图 23-11）。

## 内皮损伤

内皮损伤是**心脏**和**动脉循环系统**血栓形成的最重要的诱因。许多原因可以导致内皮损伤，包括高血压或血流紊乱导致的血管高剪切力、高脂血症、糖尿病高血糖、外伤性血管损伤和部分感染等。（回想一下病例中 S 先生出现了冠状动脉血栓形成，这可能与高血压和吸烟继发的内皮损伤有关。）

内皮损伤可以通过三种病理机制导致血管内血栓形成。首先，如内皮下胶原的暴露等血小板激活因子可以促进血小板黏附于受损部位。其次，受损的内皮细胞外呈组织因子启动了凝血级联反应。最后，由于天然抗血栓因子，如 t-PA 和

PGI$_2$ 等的作用机制有赖于内皮细胞层的完整，所以血管损伤时它们的水平显著降低。

## 血流异常

血流异常是指血液呈湍流或者淤滞，取代通常的层流形式。动脉粥样硬化斑块通常容易导致斑块附近的血液湍流。血管分叉处也容易形成湍流区域。血液湍流可以导致内皮损伤，形成血液逆流，导致局部区域血液淤滞。动脉瘤的形成（血管或者心腔的局部外翻形成的囊状）或者心肌梗死也可导致局部血液淤滞。心肌梗死时，失去收缩能力的区域（梗死区）最容易形成血流淤滞。心律失常，如房颤等也容易导致血流淤滞。血流淤滞也是导致**静脉**血栓形成的最主要原因。通常发生在腿部的深静脉。

由湍流或血流淤滞导致的血流异常可通过三种主要病理机制引起血栓症。首先，非层流的血流状态时血小板更贴近血管壁；其次，血液淤滞时新鲜血液不能到达血管床，导致此处激活的促凝血因子无法被清除或者稀释。最后，血流异常还促进血管内皮细胞的活化，最终形成血栓前状态。

## 高凝状态

高凝状态在血栓形成方面，虽然没有血管内皮损伤和血流异常的作用显著，但在某些临床患者的血栓形成时却异常重要。高凝状态是指对血管损伤异乎寻常的高凝血反应，主要原因有：①原发性（遗传性）紊乱；或②继发性（获得性）紊乱（表 23-1）。（低凝状态或者出血性疾病也可以是由原发性或者继发性疾病引起，见知识框 23-1 的例子。）

在导致高凝状态的遗传性因素中，凝血因子 V 的基因突变是最常见的。据估计美国大约 6% 的高加索人发生凝血因子 V 的基因突变。最常见的突变是莱顿突变，即 506 位精氨酸为谷氨酰胺所取代。这个位点非常重要，因为它是凝血因子 Va 被活化的蛋白 C 酶切位点的组成部分。莱顿因子 V 发生突变后，就不能被蛋白 C 酶切裂解。莱顿突变的后果就是，因子 Va 在血管内堆积进而促进血管内凝血。

**表 23-1**  高凝状态的主要病理因素

| 条件 | 导致高凝状态的病理机制 |
| --- | --- |
| **原发性（遗传性）因素** | |
| 因子 V 莱顿突变（因子 V R506Q）（常见） | 对活化的蛋白质 C 抵抗→因子 Va 过量 |
| 高同型半胱氨酸血症（常见） | 同型半胱氨酸积聚导致内皮损伤 |
| 凝血酶原 G20210A 突变（常见） | 凝血酶原水平升高以及活性增强 |
| 抗凝血酶 Ⅲ 缺乏（非常见） | 因子 Ⅱa，Ⅸa，Ⅹa 灭活降低 |
| 蛋白质 C 或 S 缺乏（非常见） | 因子 Ⅷa，Va 的蛋白酶解灭活降低 |
| **继发性（获得性）因素** | |
| 抗磷脂综合征 | 抗负电荷磷脂自身抗体产生→↑血小板黏附 |
| 肝素诱导的血小板减少症 | 血小板因子 4 抗体生成→血小板活化 |
| 恶性肿瘤 | 肿瘤细胞诱导组织因子表达提高 |
| 骨髓增生综合征 | 血黏度增加，血小板改变 |
| 肾病综合征 | 尿中抗凝血酶 Ⅲ 流失，↑纤维蛋白原和↑血小板活化 |
| 口服避孕药，雌激素替代治疗 | ↑肝脏合成凝血因子，和/或雌激素对内皮作用（对原发性高凝状态的患者，雌激素对内皮细胞作用更突出） |
| 阵发性睡眠性血红蛋白尿症 | 红细胞、白细胞以及血小板等缺乏糖基磷脂酰肌醇偶联蛋白，导致补体介导的血管外溶血、血浆中游离血红蛋白清除一氧化氮、凝血酶原微管形成、纤维蛋白溶解以及组织因子通路抑制剂功能紊乱 |
| 产后期 | 静脉血流瘀滞，凝血因子升高，组织外伤 |
| 手术/外伤 | 静脉血流瘀滞，制动，组织损伤 |

**知识框 23-1  出血性疾病**

当血管内皮损伤时，机体启动止血系统，在损伤局部形成稳定性止血栓子而不堵塞血管管腔。正如血栓的形成是生理过程量变导致的病理变化，功能性血小板减少或者凝血因子的降低也会引起血液低凝状态而导致不可控制的出血。引起止血障碍的原因很多，包括血管异常，维生素 K 不足，血小板、凝血因子以及血管假性血友病因子减少或者功能紊乱。血友病 A 是机体病理情况下出现低凝状态而导致的出血性疾病的典型例子。

血友病 A 是最常见的严重的遗传性出血疾病。该病的主要特征就是凝血因子Ⅷ的数量和活性均降低。此病是 X 染色体遗传，绝大多数患者是男性或者同型染色体基因女性。30%的患者没有血友病 A 家族遗传史，由此推测可能是基因的随机突变。疾病的严重程度有赖于因子Ⅷ突变的程度。携带 6%~50%正常因子Ⅷ的为轻度患者，携带 2%~5%正常因子Ⅷ的为中度患者，而仅有低于 1%活性因子Ⅷ的则为重度患者。所有患者都容易出现淤血症状，而在外伤以及手术后则发展成为大量出血。这些患者身体某些部位对于通常小的擦伤容易出现自发性出血，如关节腔自发性出血可导致关节腔积血。瘀点（毛细血管和小血管的少量出血，尤其是黏膜部位）通常提示存在血小板功能紊乱的症状，但在血友病患者中一般不会出现。

目前血友病 A 患者主要通过输入基因工程重组型的或者从人血浆分离获得的因子Ⅷ。有些患者对因子Ⅷ产生抗体，因此因子Ⅷ的输入使得病情更加恶化。在人类免疫缺陷病毒（HIV）检测成为常规的筛查项目之前（也就是 19 世纪 80 年代中期以前），血液 HIV 感染是患者接受因子Ⅷ输入的另一个严重的并发症。一些机构认为 1981—1985 年期间接受因子Ⅷ浓缩液的患者人群感染了 HIV。经过目前的血液筛查以及重组因子Ⅷ的研发，通过因子Ⅷ而传染 HIV 的风险几乎为零。

第二大常见的突变（大约 2%的发生率）是凝血酶原 G20210A 突变，在凝血酶原基因的 3'-非翻译区腺嘌呤被鸟嘌呤所替代。这一突变可以引起血浆凝血酶原水平提高 30%。凝血因子 V 和凝血酶原 G20210A 的突变可导致静脉血栓的危险系数显著升高，并中等程度提高动脉血栓的发生。导致患者血栓形成的其他遗传异常包括纤维蛋白、蛋白质 C、蛋白质 S 和抗凝血酶Ⅲ等的基因突变。尽管后面的遗传异常相对罕见（发生率小于 1%），但蛋白质 C、蛋白质 S 和抗凝血酶Ⅲ等的基因缺陷的患者常常发生自发性静脉血栓。

除遗传性外，患者高凝状态有些时候也可后天获得（继发）。肝素诱导性血小板减少症（heparin-induced thrombocytopenia，HIT）就是获得性高凝状态的典型例子。一些患者，服用抗凝剂肝素后可以激活免疫系统产生直接抗肝素-血小板因子 4 复合体的循环性抗体。因为血小板因子 4 表达于血小板和血管内皮细胞表面，这些抗体结合于肝素∶血小板因子 4 复合物后，经抗体介导将血小板清除出循环系统，即血小板减少症。然而，在部分患者，抗体的结合也可以引起血小板活化、血管内皮损伤和血栓前状态。尽管普通肝素和低分子肝素(见下文)都可以导致血小板减少症,但低分子肝素引起的血小板减少症的发病率似乎低于普通肝素。

　　研究证明健康人血液中可检测到携带组织因子蛋白的血小板微粒,但在正常血液中检测不到组织因子的**活性**。上述现象促使我们提出假说:这些血小板微粒携带无活性的组织因子("加密"状态),只有被募集到血管损伤部位的血小板微粒才能激活这些组织因子(见上文)。病理状态下,循环中的血小板微粒可能携带激活的组织因子,导致血栓事件的发展。循环微粒含量升高与一些疾病导致的血栓形成相关,如癌性血栓、动脉粥样硬化血栓形成和阵发性睡眠性血红蛋白尿。

# 药理学分类和药物

　　目前,人们已经研制出多种可以阻止或者逆转血栓形成的药物。这些药物可以归为三类:抗血小板药物、抗凝药和溶栓剂。止血药,偶尔也被用作逆转抗凝作用或者阻止内源性纤维蛋白溶解作用的药物,将在本章最后讨论。

## 抗血小板药物

　　正如前面所述,血小板栓子在内皮细胞损伤局部形成是动脉血栓症的始动环节。因此,抑制血小板功能对于冠状动脉以及大脑动脉血栓形成导致的心肌梗死和脑卒中而言,是重要的预防和治疗策略。目前临床应用的抗血小板药物的种类主要有环氧合酶(COX)抑制剂、磷酸二酯酶抑制剂、ADP受体通路抑制剂、GP Ⅱb-Ⅲa 拮抗剂和凝血酶受体(PAR-1)拮抗剂。

### 环氧合酶抑制剂

　　阿司匹林可抑制前列腺素的合成,继而抑制血小板颗粒释放反应和正常血小板聚集。

　　血小板和内皮细胞内前列腺素合成的生化过程是理解阿司匹林作为一种抗血小板药物作用机制的基础。图 23-12 描述了前列腺素合成途径,这部分将在第 43 章详细论述。简言之,血小板和内皮细胞的活化诱导磷脂酶 $A_2$(PLA$_2$)水解膜磷脂并释放出花生四烯酸。然后这些花生四烯酸被 COX 酶转化为环内过氧化物(也被称为前列环素 $G_2$ 或者 PGG$_2$)。血小板内环内过氧化物变为血栓素 $A_2$(TxA$_2$)。TxA$_2$ 也是血小板聚集和血小板颗粒释放反应的强诱导剂,通过与其受体结合引起局部血管收缩。在血管内皮细胞中,环内过氧化物被转化为前列环素(PGI$_2$),进而舒张局部血管,抑制血小板聚集和颗粒释放反应。

　　阿司匹林通过共价作用乙酰化 COX 酶活性位点中的丝氨酸残基,从而抑制环内过氧化物以及各种环内过氧化物下游代谢物的合成。但 TxA$_2$ 降低时,血小板聚集以及颗粒释放反应显著降低(图 23-13A)。**由于血小板自身不含 DNA 或 RNA 结构,无法生成新的 COX 酶,所以一旦阿司匹林将绝大多数 COX 酶失活以后,这种抑制作用将是永久性的。**也就是

说,这些血小板在他们的生存期内(7~10 天)不可逆地"中毒"了。尽管阿司匹林也同样可以抑制内皮细胞的 COX 酶,但由于内皮细胞自身可以合成新的 COX 分子,所以其对内皮细胞的抑制作用是可逆的。因此,内皮细胞产生前列环素的能力在小剂量阿司匹林作用下,基本没有太大影响(见下文)。

　　阿司匹林广泛用作抗血小板药物以预防动脉血栓引起的短暂性缺血损伤、脑卒中以及心肌缺血。由于阿司匹林对血小板作用的不可逆转性,因此当**小剂量和/或长间隔服用**时,可被作为有效的选择性血小板抑制剂。例如阿司匹林 80mg,1 次/天常被用作抗血小板药物,而作抗炎药物时,剂量可达 650mg,3~4 次/d。大剂量时,阿司匹林可以抑制前列环素的合成且并不能提高其抗血小板的药效。第 43 章将更详细深入的讨论阿司匹林的应用和毒性。与阿司匹林相比,其他非甾体抗炎药(NSAID)由于其对环氧合酶的抑制作用不是永久性的,在预防动脉血栓形成中使用并不常见。

　　血小板内 COX-1 是 COX 最主要的亚型,而内皮细胞在生理条件下既表达 COX-1 亚型,也表达 COX-2 亚型。因为阿司匹林对 COX-1 和 COX-2 的抑制作用是非选择性的,因此此药可以被用作有效的抗血小板药物。相反,COX-2 选择性抑制剂不能被用作为抗血小板药物。而且,选择性 COX-2 抑制剂的使用可以增加心血管事件的概率,因此此类药物大部分已经撤市(第 43 章)。

### 磷酸二酯酶抑制剂

　　血小板内 cAMP 的浓度升高可以引起血小板聚集力的降低。除其他介质外,生理条件下血小板内 cAMP 的浓度还可被 TxA$_2$ 和 PGI$_2$ 调控(见上文)。有关血小板内 cAMP 的浓度升高引起血小板聚集降低的具体分子机制目前并不清楚。cAMP 激活蛋白激酶 A,通过某些未知的机制,降低血小板聚集所需的胞内钙离子浓度(图 23-13B)。磷酸二酯酶抑制剂可以延缓血小板内 cAMP 的降解,进而抑制血小板聚集,而环腺苷酸酶激活剂则可以通过加速 cAMP 的合成而促进血小板聚集(但目前没有直接的环腺苷酸酶激活剂在临床应用)。

　　双嘧达莫是一种磷酸二酯酶抑制剂,可以抑制血小板聚集(图 23-13B)。双嘧达莫本身仅有非常弱的抗血小板聚集作用,因此临床上常和华法林或者阿司匹林联合应用。双嘧达莫与华法林的联合可以用于抑制患者人工瓣膜性血栓形成,而与阿司匹林联合可降低血栓体质患者血栓症的发生率。双嘧达莫还具有扩血管功能。由于双嘧达莫可强烈舒张冠状小动脉,引起冠状动脉盗血现象,可导致冠状动脉疾病患者发生心绞痛(参见第 22 章)。

### ADP 受体通路抑制剂

　　噻氯匹定、氯吡格雷和普拉格雷都是噻吩并吡啶的衍生物。这些药物不可逆性地抑制 ADP 依赖性血小板激活通路,在体内外均发挥抗血小板作用。噻氯匹定、氯吡格雷和普拉格雷被证明可以共价修饰血小板 P2Y(ADP)受体(也叫作 P2Y12),并使其失活,进而偶联性抑制腺苷酸环化酶(图 23-13B)。

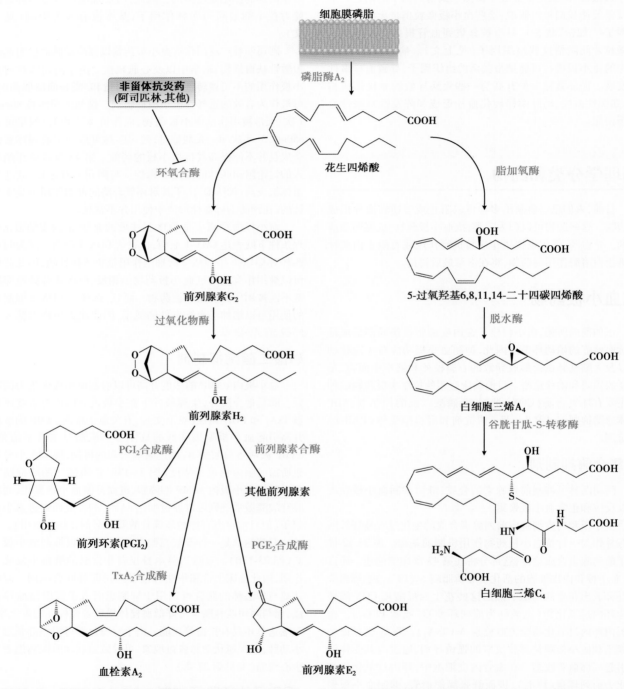

**图 23-12 前列环素合成的示意图。** 细胞膜磷脂在磷脂酶 $A_2$ 的剪切下释放出游离的花生四烯酸。花生四烯酸可通过以下两种主要途径中的任何一种进行代谢：环氧合酶途径或者脂氧合酶途径。环氧合酶途径将花生四烯酸转化为前列环素和血栓素，此途径可被阿司匹林和其他非甾体抗炎药（NSAID）抑制。血小板因表达 $TxA_2$ 合成酶可以合成促聚集因子血栓素 $A_2$，而内皮细胞可表达 $PGI_2$ 合成酶可合成抑聚集介质前列环素。脂氧合酶途径可将花生四烯酸转变为白细胞三烯，后者为抗炎介质（第 43 章详细介绍了环氧合酶途径或者脂氧合酶途径）。阿司匹林通过共价乙酰化作用于环氧合酶的近活性位点而使之失去活性。由于血小板不能合成新的蛋白，因此阿司匹林对血栓素合成的抑制是永久性的

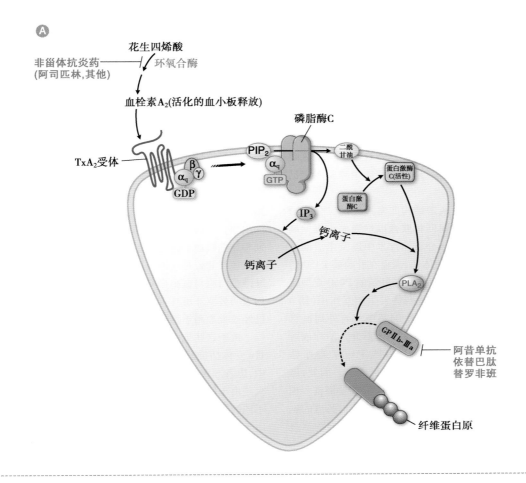

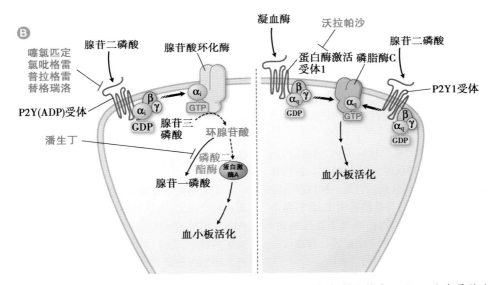

**图 23-13　抗血小板药物的作用机制图。A.** NSAIDs 和 GP Ⅱb-Ⅲa 拮抗剂抑制血栓素 A₂( TxA₂ )介导的血小板活化。阿司匹林通过共价乙酰化作用于环氧合酶的近活性位点而使之失去活性,从而抑制 TxA₂ 生成。因为血小板不具有合成新的酶分子的能力,上述抑制作用是显著而持久的。GP Ⅱb-Ⅲa 拮抗剂如单克隆抗体阿昔单抗、小分子拮抗剂依替巴肽和替罗非班通过抑制 GP Ⅱb-Ⅲa 的活化( 虚线 ),使纤维蛋白原无法交联,从而抑制血小板聚集。**B.** 噻氯匹定、氯吡格雷、普拉格雷和替格瑞洛是 P2Y( ADP )受体的拮抗剂。双嘧达莫抑制磷酸二酯酶( PDE ),从而防止 cAMP 分解,增加胞质 cAMP 浓度。沃拉帕沙抑制 PAR-1,从而减少磷脂酶 C( PLC )介导的血小板活化。PIP₂,磷脂酰肌醇 4,5-双磷酸;GDP,鸟苷二磷酸;GTP,鸟苷三磷酸;IP₃,三磷酸肌醇;PLA₂,磷脂酶 A₂

噻氯匹定,为一代噻吩并吡啶,是一种前体药,需要在肝脏转化为巯基活性物。此药首次服用后8~11天可达到最大血小板抑制效应;而与阿司匹林合用时,4~7天即可达到最大效果。给予负荷量药物可以获得更快的抗血小板反应。噻氯匹定在美国被批准的两个适应证:①不耐受阿司匹林患者血栓性卒中的二级预防;②与阿司匹林联合应用于冠状动脉支架放置术后预防血栓形成。由于噻氯匹定与白细胞降低、血小板减少以及血栓性血小板减少性紫癜(TTP)有关,因此,在使用噻氯匹定的过程中,要密切监察血细胞计数。由于氯吡格雷的副作用少且起效时间更快等特点,临床中噻氯匹定已经大部分被氯吡格雷所替代。

氯吡格雷,是一种与噻氯匹定结构非常接近的二代噻吩并吡啶化合物,在临床上**与阿司匹林联合**以增强血小板抑制作用,被广泛用于经皮冠状动脉介入治疗术中以及术后的抗血栓形成。氯吡格雷也是一种前体药,需要在肝药酶P450的氧化下转化为活性形式;因此其可能与经肝药酶P450亚型代谢的他汀类、质子泵抑制剂以及其他药物发生相互作用(第4章)。氯吡格雷可用于近期心梗患者、脑卒中或者外周血管性疾病患者的二级预防。还可以用于经皮冠脉介入治疗或冠脉搭桥手术后的急性冠脉综合征。与噻氯匹定一样,氯吡格雷也需要负荷量才能很快达到最佳抗血小板效应。因此,患者S先生在诊断心肌梗死时马上口服负荷量的氯吡格雷。相对噻氯匹定而言,氯吡格雷的副反应更容易接受:胃肠道的副反应类似于阿司匹林,且氯吡格雷没有噻氯匹定引起的明显的骨髓毒性。

普拉格雷,一种第三代的噻吩并吡啶化合物,是$P2Y_{12}$ ADP受体的非可逆性拮抗剂。这个药物最近被批准用于经皮冠脉介入手术的急性冠脉综合征。与氯吡格雷一样,普拉格雷也是一种前体药物,且与阿司匹林联合应用。与氯吡格雷相比,普拉格雷是一种活性更高的代谢物,可产生更高的活性药物浓度并对$P2Y_{12}$ADP受体发挥更彻底的抑制作用。由于极为强烈的血小板抑制作用,普拉格雷可能比氯吡格雷引起出血的危险性高,尤其对于75岁以上或体重低于60公斤的患者。由于颅内出血的风险增加,因此对于既往有卒中或短暂性脑缺血发作史的患者禁用。

替格瑞洛是$P2Y_{12}$ADP受体的竞争性拮抗剂。与该类别中的其他药物不同,替格瑞洛是环戊基三唑并嘧啶。替格瑞洛被批准用于急性冠状动脉综合征患者。它是一种口服活性药物,不需要肝脏活化。与同类中的其他药物相比,替格瑞洛抑制血小板活性的作用强于氯吡格雷,但略低于普拉格雷。替格瑞洛特有的副作用包括呼吸困难和心动过缓。与普拉格雷类似,替格瑞洛禁用于有颅内出血病史的患者。

## GPⅡb-Ⅲa拮抗剂

如前所述,血小板膜上的GPⅡb-Ⅲa受体与纤维蛋白原分子结合发挥血小板之间的桥梁作用,构成了血小板聚集的最后通路。许多激动剂(如$TxA_2$、ADP、肾上腺素、胶原和凝血酶),可以通过多种信号传导途径,诱导血小板膜表面功能性GPⅡb-Ⅲa受体的表达。因此可以推测,GPⅡb-Ⅲa受体

的拮抗剂可以阻止纤维蛋白原与GPⅡb-Ⅲa受体的结合,发挥强大的血小板聚集抑制作用(图23-13A)。依替巴肽,是一种GPⅡb-Ⅲa受体拮抗剂,在本书开始的病例中应用,是一种高效的血小板聚集抑制剂。作为一种合成肽,依替巴肽可以高亲和性的拮抗血小板GPⅡb-Ⅲa受体。此药可降低经皮冠脉介入疗法患者的缺血性事件的发生,也可以用于治疗不稳定性的心绞痛和非-ST段升高的心肌梗死。

阿昔单抗是直接针对人GPⅡb-Ⅲa受体的小鼠-人嵌合性单克隆抗体。体外的实验证明,当50%的GPⅡb-Ⅲa受体被阿昔单抗结合时就可以显著的降低血小板聚集。阿昔单抗与血小板GPⅡb-Ⅲa受体的结合基本是**不可逆**的,其半数解离时间为18~24h。临床试验中,在常规抗血栓治疗的基础上加用阿昔单抗,可以显著降低高风险经皮冠脉介入患者的长期和短期缺血事件的发生率。

替罗非班是一种非肽类酪氨酸的类似物,可逆性的拮抗纤维蛋白原与血小板GPⅡb-Ⅲa受体的结合。体内外的研究均表明替罗非班具有显著抑制血小板聚集的能力。替罗非班已经被批准用于急性冠脉综合征的患者。

由于这些抗血小板药物的作用机制特点,所有的GPⅡb-Ⅲa受体拮抗剂均有引起出血的副作用。在本书开始的病例中,患者S在其右大腿的动脉入口处发生了血肿。血肿的扩大是由于依替巴肽超强的抗血小板作用引起的。重要的是,不同的物质逆转血小板GPⅡb-Ⅲa受体拮抗剂的能力不同。由于阿昔单抗对血小板功能的抑制作用是不可逆的,因而进入体内的阿昔单抗已经结合到血小板上,而先前给予的阿昔单抗作用被阻断后输入新鲜的血小板可以逆转其抗血小板作用。相反地,其他两种小分子拮抗剂(依替巴肽和替罗非班)可逆性结合GPⅡb-Ⅲa受体,假如已经给予了化学计量级的小分子拮抗剂,已经远远超过受体的数量,再输入更多的新鲜血小板只是简单地增加药物可以结合的新的受体,而欲通过给予足够量的血小板来抵消过量的小分子拮抗剂是不可行的。因此,我们必须立即停止进一步给予药物且等待药物被机体完全消除以后,血小板恢复到正常功能。在患者S的病例中,当发现他大腿的血肿时,没有其他可行的措施去抵消依替巴肽的作用。

## 凝血酶受体(PAR-1)拮抗剂

蛋白酶激活受体1(PAR-1)是血小板上表达的两种主要凝血酶受体之一,沃拉帕沙是其可逆性拮抗剂(图23-13B)。PAR-1的抑制可进一步抑制血小板的活化,而对凝血级联反应影响最小。沃拉帕沙被批准用于心肌梗死或外周动脉疾病患者的二级预防,以防心肌梗死、死亡和脑卒中的发生。它可口服并经肝CYP3A4酶代谢,主要由肝脏清除。沃拉帕沙不适用于有脑卒中病史、短暂性脑缺血发作或颅内出血的患者。

# 抗凝剂

抗凝剂与抗血小板药物一起用于预防和治疗血栓性疾病。目前有四种抗凝剂:华法林、普通和低分子肝素、选择性

因子 Xa 抑制剂以及凝血酶直接抑制剂。由于抗凝剂可以靶向凝血级联反应的多个因子,从而干预凝血级联反应并阻止稳定性纤维蛋白网(次级止血栓子)的形成。本节中将按照这四种抗凝剂的选择性大小顺序,从选择性小的药物(华法林、普通肝素)到高选择性药物(选择性因子 Xa 抑制剂以及直接的血栓酶抑制剂)——讨论。尽管重组的激活型蛋白质 C 的临床适应证为严重的脓毒血症,它也具有抗凝作用。鉴于这些药物的作用机制,出血是所有抗凝剂共同的副作用。

## 华法林

20 世纪初,加拿大和美国北达科他州平原的农民开始种植甜三叶草作饲料以代替玉米。在 1921—1922 年的冬季几个月内,据报道以甜三叶草为饲料的牲畜发生了致命的出血性疾病。而且这些发病的牲畜均有一个共同点:作为饲料的甜三叶草在食物加工过程中都已经腐烂。经过了严格的研究观察,科学家 K. P. Link 发现,腐烂的三叶草含有一种天然的抗凝剂 3,3'-双亚甲基-4-羟基香豆素或称"双香豆素"。20 世纪 40 年代,双香豆素和华法林(合成的同源化合物)被用为杀虫剂和口服的抗凝剂。由于这些口服抗凝剂的作用是通过影响维生素 K 依赖性反应,因此我们有必要首先了解维生素 K 是如何发挥其功能的。

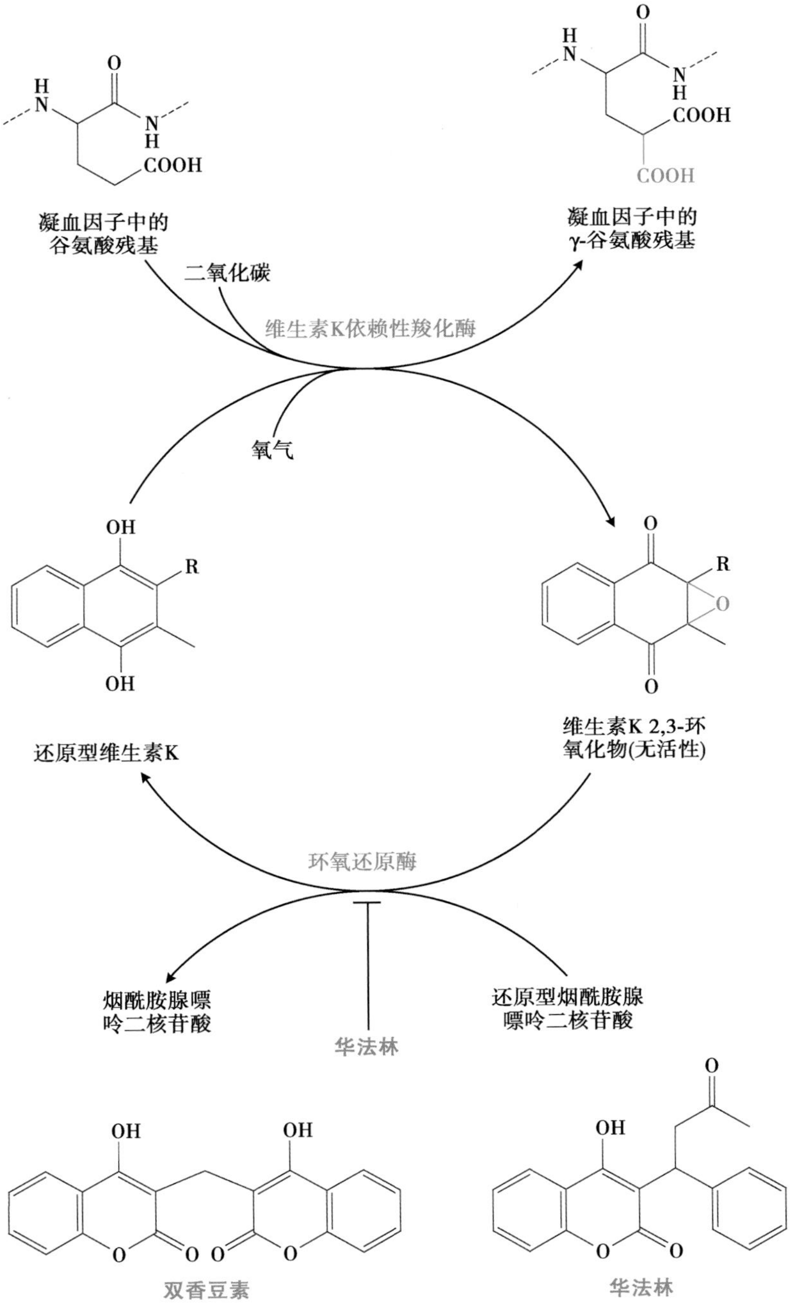

图 23-14 华法林(warfarin)的作用机制图。维生素 K 是因子 Ⅱ,Ⅶ,Ⅸ和 Ⅹ 转录后谷氨酸位点羧化反应必需的辅助因子。羧化反应过程中,维生素 K 被氧化成无活性的 2,3-环氧化物形式。维生素 K 环氧化物还原酶(也称为 VKORC1)将无活性的维生素 K 2,3-环氧化物转变为有活性的还原型维生素 K。还原型维生素 K 的再生对于有生物活性因子 Ⅱ、Ⅶ、Ⅸ和Ⅹ的持续合成至关重要。华法林通过抑制环氧化物还原酶作用于羧化途径,从而抑制还原型(活性)维生素 K 的再生。双香豆素是腐烂三叶草中的天然抗凝剂。华法林和双香豆素都可以口服

## 维生素 K 的作用机制

维生素 K（"K" 来源于德语"Koagulation"）是肝脏合成四种凝血因子（Ⅱ、Ⅶ、Ⅸ 和 Ⅹ）、蛋白质 C 和蛋白质 S 的过程中所必需的。凝血因子、蛋白质 C 和蛋白质 S 在核糖体上蛋白合成后，以未修饰的、无生物活性的多肽形式存在。这些蛋白经过转录后羧基化修饰其 9～12 氨基酸末端的谷氨酸残基而获得生物活性。这个 γ-羧基化后的谷氨酸残基（而不是没有修饰的谷氨酸残基）可以结合钙离子。与钙离子结合可以引起这些蛋白的构象改变，从而可以有效地结合到磷脂表面。钙离子与 γ 羧基化的分子结合后可以将凝血因子Ⅱa、Ⅶa、Ⅸa 和 Ⅹa 以及蛋白质 Ca 的酶活性提高约 1 000 倍。因此，维生素 K 依赖性的羧基化修饰对于四种凝血因子、蛋白质 C 的酶活性以及辅助因子蛋白质 S 的功能至关重要。

羧基化修饰需要的物质有：①具有 9～12 氨基末端谷氨酸残基的靶蛋白分子前体；②二氧化碳；③氧分子和④还原型维生素 K。羧基化反应的过程在图 23-14 中详细表述。此反应中，维生素 K 被氧化成无活性的 2,3-环氧化物。维生素 K 环氧化物还原酶（也叫作 VKORC1），可将无活性的 2,3-环氧化物转换为有活性的还原型维生素 K。**这样，还原型维生素 K 的再生对于有生物活性因子Ⅱ、Ⅶ、Ⅸ 和 Ⅹ 的持续合成至关重要。**

## 华法林的作用机制

华法林通过阻断环氧化物还原酶活性影响还原型维生素 K 的再生，而不是直接抑制羧基化酶，干预羧基化过程（图 23-14）。因为还原型维生素 K 从肝脏中损耗后，导致合成活性凝血因子所必需的 γ-羧基化反应被抑制，所以口服抗凝药物的起效时间与循环中这些因子的半衰期一致。在被影响的四个凝血因子（Ⅱ、Ⅶ、Ⅸ 和 Ⅹ）中，因子Ⅶ的半衰期最短（6 小时）。因此，单次给予药理剂量的华法林直到大约 18～24 小时后才显示其作用（也就是说大约 3～4 个因子Ⅶ的半衰期后）。这种**延时作用**正是华法林类抗凝药物区别于其他抗凝剂的主要药理特性。

来自杀虫剂以及抗凝剂长期应用的研究结果支持了我们的假说：环氧化物还原酶是口服抗凝剂的主要分子靶点。将口服抗凝剂作为杀虫剂在农业社会广为流行。在美国的某些地区，大剂量的杀虫剂被用于那些对 4-羟香豆素抵抗的动物。体外研究证实了这些动物体内的环氧化物还原酶发生突变，所以会对抗凝剂产生抵抗性。相似的是，一小部分人群也由于他们环氧化物还原酶的基因突变而对华法林先天性抗药。这些患者需要 10～20 倍剂量的华法林才可达到预期的抗凝效果。更常见的是，最近的研究表明患者中服用华法林维持的剂量变异性大，其中约 25%～30% 患者与 VKORC1 基因的遗传性变异相关（第 7 章）。

## 华法林的临床应用

临床上华法林的使用贯穿整个抗凝周期，开始常与肝素一起使用（见下文），以预防易患人群血栓形成。口服华法林的生物利用度接近 100%，其血药浓度一般在服用后 0.5～4

小时达峰值。血浆中，大约 99% 的**外消旋的华法林与血浆蛋白（清蛋白）结合。华法林有相对比较长的消除半衰期（大约 36 小时）。此药物通过细胞色素 P450 系统在肝脏中生成无活性的羟基化代谢产物，随后在尿中消除（表 4-3）。

服用华法林的患者要特别注意药物相互作用。**因为华法林与血浆白蛋白结合率很高，因此与其他白蛋白结合药物同时服用时，可以显著提高两种药物的游离浓度（非结合型）。此外，由于华法林被肝脏 P450 酶代谢，与其他 P450 酶的诱导剂或者竞争剂合用时，显著影响两个药物的血浆浓度。表 23-2 和 23-3 中列出华法林与其他药物的主要相互作用。

华法林的所有副作用中，出血是最严重且可以预知的副反应。对使用治疗剂量而反复出现出血的患者建议停药。对严重出血的患者，应迅速输入含有具有生物活性的凝血因子Ⅱ、Ⅶ、Ⅸ 和 Ⅴ 的新鲜冻存血浆。因为华法林可以通过胎盘屏障而导致胎儿出血性疾病，应**禁用于孕妇**。此外，新生儿在子宫接触过华法林后可导致严重的先天性骨形成缺陷（因为一些骨基质蛋白是 γ 羧基化的）。华法林可引起微血管中广泛的血栓形成并导致皮肤坏死，较为罕见。华法林可以引起血栓形成的事实似乎有点儿自相矛盾。但回想一下，除了抑制生物活性凝血因子Ⅱ、Ⅶ、Ⅸ 和 Ⅴ 的合成外，华法林还可以抑制活性蛋白质 C 和 S 的合成，而后两者是天然的抗凝剂。在先天性缺乏蛋白质 C 或者蛋白质 S 的患者中（蛋白质 C 缺乏常发生在杂合子患者中），华法林对凝血因子作用以及蛋白质 C 和 S 的作用失衡，可导致微血管血栓形成以及皮肤坏死。

**表 23-2　降低华法林抗凝作用的药物举例**

| 药物或药物类别 | 作用机制 |
| --- | --- |
| 考来烯胺 | 抑制华法林在胃肠系统的吸收 |
| 巴比妥类药物、卡马西平、苯妥英、利福平 | 通过诱导肝脏 P450 酶（尤其是 P450 2C9）加速华法林的代谢 |
| 维生素 K（还原型） | 绕开华法林对环氧化物还原酶的抑制作用 |

**表 23-3　增强华法林抗凝作用的药物举例**

| 药物或药物类别 | 作用机制 |
| --- | --- |
| 水合氯醛 | 将华法林从血浆蛋白中置换出来 |
| 胺碘酮、氯吡格雷、乙醇（致酒醉剂量）、氟康唑，氟西汀、甲硝唑、磺胺甲噁唑 | 抑制肝脏 P450 酶（尤其是 P450 2C9）延缓华法林的代谢 |
| 广谱抗生素 | 消除胃肠道细菌，从而减少胃肠道系统中维生素 K 的可用量 |
| 合成代谢类固醇（睾酮） | 抑制凝血因子的合成并加速其降解 |

鉴于华法林很窄的治疗指数以及很多的药物-药物相互作用,长期使用华法林治疗的患者需要定期(一般 2～4 周一次)监测其药理效应(功能)。最易于监测的是凝血酶原时间(prothrombin time,PT),这是一个简单检测外源性的常见凝血途径的实验。将患者的血浆直接加入到预先处理的天然组织因子中(称为促凝血酶原激酶),测量形成纤维蛋白血栓的时间。华法林主要通过降低血浆中活性因子Ⅶ的含量进而延长 PT。(前面已经提到,因子Ⅶ是维生素 K 依赖性凝血因子中半衰期最短的因子)。PT 的检测已在全球范围内标准化,以国际标准化比值(international normalized ratio,INR)表示。INR 即为以国际敏感指数(international sensitivity index,ISI;即实验室的凝血活酶制剂与世界卫生组织的凝血活酶参考制剂校正曲线的斜率)标准化的患者的凝血酶原时间与对照样品的凝血酶原时间的比值。INR 的计算公式为:$INR = \left[ PT_{患者} / PT_{对照} \right]^{ISI}$。

## 普通及低分子肝素

### 肝素的结构

肝素是储存在肥大细胞分泌颗粒中的硫酸黏多糖。是一种由糖醛酸和 D-葡萄糖胺交替出现的高度硫酸化的多聚体。肝素的分子含有大量的负电荷;实际上,内源性肝素是人体内最强的有机酸。商品化制备的肝素非常多样化,分子量从 1～30kDa 不等。商品化制备的肝素一般分为普通(标准)肝素和低分子量肝素[low-molecular-weight(LMW)heparin]。普通肝素一般从牛肺和猪小肠黏膜制备,分子量从 5～30kDa 不等。低分子量肝素从普通肝素经凝胶过滤色谱法分离所得,分子量一般 1～5kDa。

### 肝素的作用机制

肝素的作用机制有赖于抗凝血酶Ⅲ的存在,抗凝血酶Ⅲ为特异性血浆蛋白酶抑制剂(见图 23-9)。抗凝血酶Ⅲ实际上命名不当,因为它不仅可以灭活凝血酶,还可以使其他丝氨酸蛋白酶包括因子Ⅸa、Xa、Ⅺa 和Ⅻa 失活。抗凝血酶Ⅲ被认为是这些丝氨酸蛋白酶的化学计量级"自杀式陷阱"。当一个蛋白激酶遭遇到抗凝血酶Ⅲ分子后,位于蛋白激酶活性位点的丝氨酸残基可以攻击抗凝血酶Ⅲ反应位点的特异性的精氨酸-丝氨酸共价键。这种亲核性攻击的结果就是蛋白激酶的丝氨酸残基与抗凝血酶Ⅲ的精氨酸残基二者形成共价酯键。这样就形成了蛋白激酶与抗凝血酶分子 1:1 的稳定复合物,进而阻止了蛋白激酶参与到止血级联反应中去。

在没有肝素存在时,蛋白激酶与抗凝血酶Ⅲ的结合反应进展得极为缓慢。作为一个辅助因子,肝素可以将这个反应加速 1 000 倍。肝素具有 2 个重要的生理功能:①可提供抗凝血酶Ⅲ与丝氨酸激酶结合的催化表面;②可以诱导抗凝血酶Ⅲ的构象变化,使得其反应位点更易于与蛋白激酶结合。这个反应的第一步就是带有负电荷的肝素结合到抗凝血酶Ⅲ的富含赖氨酸的结构域(带有正电荷区域)。因此,肝素与抗凝血酶Ⅲ的相互作用部分是静电作用。当抗凝血酶Ⅲ与蛋白激酶连接后,肝素可以从抗凝血酶Ⅲ上释放出来,因而又可催化

其他蛋白激酶-抗凝血酶Ⅲ复合体(也就是说,肝素并不被结合反应所消耗)。实际上,由于肝素带有强大的负电荷而使这种"黏性"分子仍具有静电作用,结合于血栓临近的蛋白激酶、抗凝血酶或者附近其他分子上。

有趣的是,不同分子量的肝素具有不同的抗凝作用。产生这些现象的原因是灭活凝血酶所结合的肝素,与抗凝血酶Ⅲ灭活因子 Xa 所结合的肝素不同(图 23-15)。为最大效应的催化抗凝血酶Ⅲ灭活凝血酶的反应,单分子的肝素必须同时结合于凝血酶和抗凝血酶上。除了肝素诱导的抗凝血酶Ⅲ的构象改变外,还需要这种"桥梁"作用以使抗凝血酶Ⅲ更易于结合凝血酶。相反地,当催化抗凝血酶Ⅲ灭活因子 Xa 的反应时,肝素分子只能与抗凝血酶结合,因为肝素诱导的抗凝血酶Ⅲ的构象变化使其更容易结合因子 Xa。这样,平均分子量为 3～4kDa 且含有低于 18 个单糖分子的**低分子肝素,可以高效地催化抗凝血酶Ⅲ灭活的因子 Xa 反应,但对于抗凝血酶Ⅲ灭活凝血酶的反应,其催化非常有限。**相反,**普通肝素,平均分子量为 20kDa,含有 18 个以上的单糖分子,长度可以足够同时结合凝血酶和抗凝血酶Ⅲ,因而对于抗凝血酶Ⅲ灭活的凝血酶和因子 Xa 的反应均具有高效的催化作用。**在量化方面,低分子量肝素抗因子 Xa 作用是普通肝素抗凝血酶(因子Ⅱa)作用强度的 3 倍。因此相比普通肝素而言,低分子量肝素的选择性更好。不管低分子量还是普通的肝素,都通过带有大量负电荷的戊多糖结构与抗凝血酶Ⅲ结合并诱导其构象变化,这是抗凝血酶Ⅲ的结合反应的基础。这个戊多糖结构已经被批准用作因子 Xa 高选择性的抑制剂(磺达肝癸,见下文)。

### 肝素的临床应用

肝素不仅可用于预防,还可用于治疗血栓性疾病。不管普通肝素还是低分子量肝素都可用于阻止已形成的血栓性疾病的进展,如深静脉血栓形成和肺动脉栓塞。当用于预防血栓形成时,肝素的用量要远远小于治疗已经形成的血栓病的剂量。由于凝血级联反应的酶学功能是一个放大系统(如上所述 1 单位的因子 Xa 可以产生 40 单位的凝血酶),循环中给予相对小量的肝素就可以非常有效地抑制新产生的因子 Xa。由于肝素带有大量的负电荷,不管普通肝素还是低分子肝素都不能自由通过胃肠道的上皮细胞层。因此,肝素必须胃肠外给药,一般是静脉或者皮下给予。

普通肝素经常与其他的抗血小板药物联合应用以治疗急性冠脉综合征。例如,患者 S 接受抗血小板药物阿司匹林和依替巴肽以及普通肝素联合使用,以防止其心肌梗死的扩大。由于过量肝素可显著增加出血的风险,因此普通肝素治疗时要对其抗凝作用进行监控,以维持其在治疗范围内。常通过活化部分凝血活酶时间(activated partial thromboplastin time,aPPT)试验来检测。aTT 是一种非常简单的测试。用于检测内源性共同的凝血途径。将患者的血浆加到过量的磷脂中,只有内源性共同通路的凝血因子处于正常水平时,纤维蛋白血栓的形成才呈现正常的速度。但患者血清中含有过量的普通肝素时,将大大延长纤维蛋白血栓的形成时间。

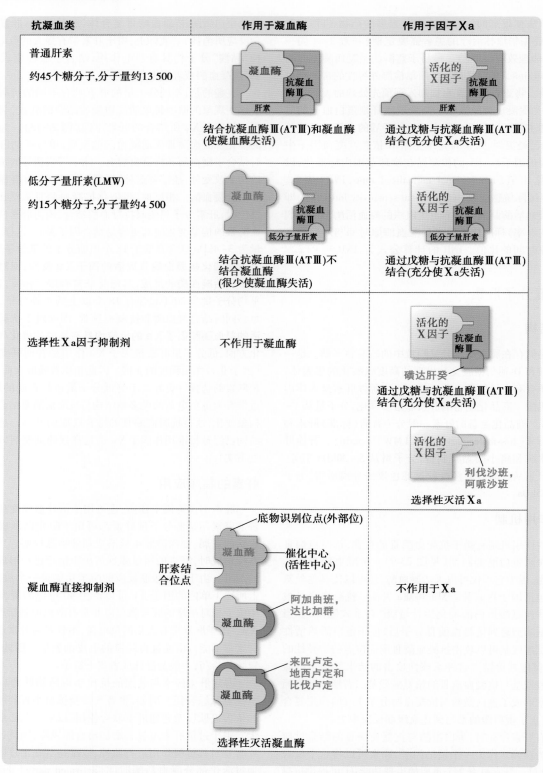

**图 23-15  普通肝素、小分子肝素、选择性因子Ⅹa抑制剂和凝血酶直接抑制剂在凝血因子灭活中的差异效应。对凝血酶的作用:** 肝素通过戊糖亚单位与抗凝血酶Ⅲ高亲和力的结合,通过另外的13-糖单位与凝血酶结合,肝素必须同时结合抗凝血酶Ⅲ和凝血酶才能催化灭活凝血酶。低分子肝素没有足够多的糖单位去结合凝血酶,因此对凝血酶的催化性灭活作用较弱。选择性因子Ⅹa抑制剂不能使凝血酶失活,而凝血酶直接抑制剂则可选择性灭活凝血酶。阿加曲班和达比加群仅能与凝血酶的活性(催化)位点结合,而来匹卢定、地西卢定和比伐卢定既可与凝血酶的活性位点结合,也可与其底物识别位点结合。**对因子Ⅹa的作用:** 仅将抗凝血酶Ⅲ与高亲性戊糖单位结合就可以灭活因子Ⅹa。由于普通肝素、低分子肝素以及磺达肝癸都含有戊多糖结构,因此这些药物都可以催化灭活因子Ⅹa。利伐沙班和阿哌沙班通过结合酶的活性位点竞争性抑制Ⅹa因子;如图23-7所示,这些制剂可结合Ⅹa因子,阻止其与因子Ⅴa和$Ca^{2+}$在磷脂表面形成复合物。而凝血酶直接抑制剂对因子Ⅹa没有效果

就像其他的抗凝剂一样,肝素的主要不良反应也是出血。因此维持普通肝素的抗凝活性在治疗范围内非常重要,以防止出现少见的、致命性的颅内出血等副反应。如上述讨论,极少部分患者在使用肝素时会导致肝素诱导性血小板减少症(HIT)。该综合征的患者会针对肝素分子与血小板表面结合时产生半抗原的抗体。对于 1 型的 HIT 患者,这些被抗体包被的血小板成为被清除出血液循环的靶标,使用肝素治疗约 5 天后血小板数量将降低 50% ~ 75%。1 型的 HIT 患者中的血小板减少是一过性的,停用肝素后就会恢复。而对于 2 型的 HIT 患者,肝素诱导的抗体不仅靶向破坏血小板,更甚的是还可以作为一种激动剂来活化血小板,导致血小板聚集、内皮损伤和致命性血栓症。与低分子肝素相比,接受普通肝素治疗的患者发生 HIT 的概率更高。

小分子肝素有依诺肝素、达肝素钠、亭扎肝素,他们都是分离得到的小分子的肝素。正如上所说,这些小分子肝素抗 Xa 的选择性远远高于抗因子 IIa(抗凝血酶)。所有的小分子肝素都可以用于预防和治疗深静脉血栓。此外,研究表明,依诺肝素和达肝素钠还用在急性心肌梗死治疗以及作为经皮冠脉介入治疗的辅助用药。低分子肝素比普通肝素有更高的治疗指数,尤其预防性给药时。正由于此,检测血中低分子肝素活性的必要性就没那么强。通过抗 Xa 因子活性的特殊测定,来准确检测低分子肝素的抗凝血作用。由于低分子肝素从肾脏排泄,因此对于肾功能不全的患者要慎重,以免出现过强的抗凝活性。

## 选择性因子 Xa 抑制剂

磺达肝癸是一种合成的戊多糖,它含有结合抗凝血酶III所必需的五个糖分子序列结构,并诱导抗凝血酶发生构象改变以连接因子 Xa(如上见图 23-15)。该肝素是因子 Xa 的特异性间接抑制剂,而几乎无抗因子 IIa(抗凝血酶)作用。磺达肝癸被批准用于预防与治疗深静脉血栓形成,其使用方法是每天一次皮下注射。因其通过肾脏排泄,因此禁止用于肾功能不全患者。

利伐沙班和阿哌沙班是一种因子 Xa 直接抑制剂,它们可以结合于因子 Xa 的活性位点并竞争性抑制酶活性;它们都可以与因子 Xa 结合并在磷脂表面与钙离子形成复合体。因此,这些药物不需要抗凝血酶III作为抑制因子 Xa 的辅助因子。利伐沙班和阿哌沙班都是口服给药。这两种药物都被批准用于预防非瓣膜性心房颤动患者脑卒中(例如与二尖瓣狭窄或人工心脏瓣膜无关的心房颤动)、预防髋关节或膝关节骨科手术后的深静脉血栓形成。此外,利伐沙班以较高的初始剂量被批准用于治疗深静脉血栓形成或肺栓塞。利伐沙班和阿哌沙班可通过肝脏代谢和肾脏排泄来清除,肾功能不全患者应用降低剂量。

## 凝血酶直接抑制剂

前面讨论过,凝血酶在止血过程中多个环节发挥重要作用(图 23-8)。除其他作用外,作为一个凝血因子其作用包括:①通过蛋白水解作用将纤维蛋白原水解为纤维蛋白;②激活因子XIII,从而将纤维蛋白交织连接形成稳定的栓子;③激活血

小板;④诱导内皮细胞释放 $PGI_2$、t-PA 和 PAI-1。因此,凝血酶直接抑制剂有望在凝血过程发挥极大的作用。目前临床批准使用的凝血酶直接抑制剂有来匹卢定、地西卢定、比伐卢定、阿加曲班和达比加群。这些药物是特异的凝血酶抑制剂,而几乎没有抗因子 Xa 活性(图 23-15)。

来匹卢定(lepirudin)是来源于医用水蛭蛋白水蛭素的一个含有 65 个氨基酸的重组多肽,是典型的凝血酶直接抑制剂。多年来,外科医生用医用水蛭预防再接肢体中健康血管内血栓形成。来匹卢定在凝血酶上有两个高亲力结合位点—酶活性位点和"结合位点",也就是凝血酶上一段朝向底物的结构域。来匹卢定结合到凝血酶上,从而抑制了凝血酶介导的血纤维蛋白原和因子XIII的激活。由于来匹卢定不但可以抑制游离的凝血酶,也可抑制血栓形成过程中**纤维蛋白结合**的凝血酶,而且它与凝血酶的结合基本上是不可逆的,所以来匹卢定具有非常强的抗凝活性。它被批准用于治疗肝素诱导的血小板减少症。来匹卢定的半衰期很短,而且是肠道外给药,经肾脏排泄,对于肝功能不全患者相对安全。和其他所有的凝血酶直接抑制剂一样,出血是其最主要的副作用,所以要密切监测其凝血时间。小部分患者可产生抗水蛭素蛋白抗体,从而限制了它作为抗凝剂的长期应用。水蛭素蛋白的另一个重组蛋白,地西卢定(desirudin)已经被批准用于预防髋关节置换术患者深静脉血栓形成。

比伐卢定是人工合成的含有 20 个氨基酸的多肽,就像来匹卢定和地西卢定一样,可以结合到凝血酶的活性位点和结合位点从而抑制凝血酶活性。凝血酶可以缓慢的切断比伐卢定中的精氨酸-脯氨酸键,从而使自身再复活。比伐卢定被批准用于行冠脉血管造影和血管成形术患者的抗凝治疗,在这些适应证方面,与肝素相比,能减少出血的副反应。此药经肾脏排泄,且半衰期非常短(仅 25 分钟)。

阿加曲班是一个小分子的凝血酶抑制剂,用于肝素诱导的血小板减少症的治疗。与多肽结构的凝血酶直接抑制剂(如来匹卢定、地西卢定和比伐卢定)有两点不同:一是阿加曲班仅与凝血酶的活性位点结合(也就是说,它并不与凝血酶的结合位点相互作用)。二是由胆汁排泄,因此用于肾功能不全患者时安全性更高一些。阿加曲班的半衰期很短,需要持续的静脉注射给药。

达比加群是一种口服型凝血酶直接抑制剂,被批准用于非瓣膜性房颤患者的血栓栓塞的预防。还可用于治疗已形成的深静脉血栓和冠状动脉栓塞。达比加群是一种前体药物,需要代谢后才变为活性物质,且与阿加曲班一样竞争性结合于凝血酶的活性位点。与其他抗凝剂一样,达比加群可以导致明显的出血。相对于华法林而言一个最明显的优点是其血浆浓度不需要监测。对于机械性心脏瓣膜患者,达比加群不能作为华法林的替代药,因为研究发现这些患者有更高的瓣膜血栓形成风险。

## 重组活化蛋白质

前面已经详述,内源性的活性蛋白质 C(activated protein C, APC)通过蛋白水解方式剪切因子 Va 和VIIIa 而发挥抗凝作用。它还可以降低循环中纤溶酶原激活物抑制 1,从而增强纤维蛋白溶解。最后,APC 可以通过抑制单核细胞释放抗肿瘤

坏死因子 α(TNFα)而降低炎症反应。高凝血活性和炎症反应是感染性休克的两个重要标志,动物实验以及人体实验均证实了 APC 可用于休克的治疗。研究发现重组活化蛋白质 C(recombinant activated protein C,r-APC)用于濒临死亡的感染性休克患者,可以显著降低患者的死亡率;而且美国食品药品监督管理局(FDA)已经批准 r-APC 用于严重感染性休克患者的治疗,这些患者存在急性器官功能不全、休克、少尿、酸中毒和供氧不足。然而,r-APC 的适应证不包括那些重症脓毒血症但死亡风险不高的患者。与其他抗凝剂联合使用时,可增加出血的风险。因此此药的禁忌证为近期经历外科手术、慢性肝衰竭、肾衰竭或者血小板减少症。

# 溶栓剂

尽管华法林、普通肝素、低分子肝素、选择性因子Ⅹa抑制剂以及凝血酶直接抑制剂在预防血栓形成和进展方面卓有疗效,但这些药物总体而言对已经存在的血栓基本无效。溶栓剂是用来溶解已经形成的血栓,从而在末端组织坏死发生前恢复已堵塞血管的血流。溶栓剂是通过将没有活性的纤溶酶原转变为有活性的纤溶蛋白酶而发挥作用的(图 23-10)。前面提到,纤溶酶是选择性相对低的蛋白酶,它可水解纤维蛋白为纤维蛋白降解产物。然而,溶栓性疗法不但可以溶解病理性血栓,还可以溶解机体针对血管损伤产生的生理性纤维蛋白斑块(全身性纤维蛋白溶解)。因此,溶栓剂的使用可以导致多种严重的出血症。

## 链激酶

链激酶是由 β-溶血性链球菌产生的能破坏机体组织的一种蛋白。链激酶的药理作用主要包括络合作用和裂解作用两步:链激酶与纤溶酶原以 1:1方式结合形成稳定的、非共价复合体,称为络合作用。络合作用引起纤溶酶原的构象改变,从而暴露了其蛋白水解活性位点。链激酶与纤溶酶原的复合体暴露了纤溶酶原的可用活性部位,从而蛋白水解切割其他纤溶酶原成为纤溶酶。实际上,在一定热力学条件下链激酶与纤溶酶原复合体是最强的体外纤溶酶原激活剂。

尽管链激酶对新形成血栓具有强大的溶解作用,但它的使用受两种条件限制。首先,因链激酶是一种外源性的蛋白,反复给药可以刺激人体产生抗原反应;因可能引起过敏反应,曾使用过链激酶就是链激酶的禁忌证之一。其次,链激酶的血栓溶解作用是非特异性的,因此可以导致系统性纤维蛋白溶解。链激酶被批准用于 ST 段升高的心肌梗死和威胁生命的肺动脉栓塞的治疗。

## 重组组织型纤溶酶原激活物

理想的溶栓剂应该无抗原性,而且仅在病理性血栓局部发挥纤维蛋白溶解作用。组织型纤溶酶原激活剂(tissue plasminogen activator,t-PA)可以基本满足以上要求。t-PA 是人类内皮细胞产生的一种丝氨酸蛋白酶,因此没有抗原性。t-PA 可以与新形成的(新鲜)栓子高亲和力结合,仅在病理性栓子局部发挥纤维蛋白溶解作用。一旦与新鲜栓子结合,t-PA 即发生构象改变使其成为纤溶酶原强有力的激活剂。相反,没有纤维蛋白结合时 t-PA 几乎不表现纤溶酶原激活作用。

重组 t-PA 是重组 DNA 技术的产物,通常指的是阿替普酶。重组 t-PA 可以有效使冠脉栓塞再通、延缓心功能障碍、减少 ST 段升高的心肌梗死死亡。然而,治疗剂量的重组 t-PA 可以使机体发生全身性溶解状态,且和其他溶栓剂一样导致不必要的出血,包括颅内出血。因此,近期曾有出血性脑卒中的患者不能使用重组 t-PA。与链激酶的适应证一样,t-PA 被批准用于治疗 ST 段升高的心肌梗死以及危及生命的肺动脉栓塞。同时也可用于急性缺血性脑卒中的治疗。

## 替奈普酶

替奈普酶是 t-PA 基因工程改造的变异体。与 t-PA 相比,替奈普酶的分子修饰提高了对纤维蛋白结合的特异性,且增加了其对纤溶酶原活化抑制因子的耐受性。大规模的临床试验研究证实了替奈普酶与 t-PA 临床作用相当,其引起出血的副作用也基本接近(可能稍有降低)。此外,替奈普酶的半衰期比 t-PA 要长,这种药学特性允许替奈普酶可以根据体重单次推注,简化了给药方式。

## 瑞替普酶

与替奈普酶接近,瑞替普酶也是 t-PA 基因工程改造的变异体,其半衰期更长,对纤维蛋白结合特异性进一步提高。它的作用以及副作用谱与链激酶和 t-PA 相似。由于其较长的半衰期,瑞替普酶可以"双次推注"(两次推注,相隔 30 分钟)的形式给药。

# 抗凝抑制剂和纤溶抑制剂

## 鱼精蛋白

鱼精蛋白是一种低分子量聚合阳离子蛋白,为肝素的化学性拮抗剂。在静电作用下,鱼精蛋白迅速与带负电荷的肝素分子结合形成稳定的复合体。鱼精蛋白可以通过静脉途径给药,以逆转肝素引起的危及生命的出血或者肝素过量(例如,在冠状动脉旁路移植手术结束时)。鱼精蛋白拮抗普通肝素效果最佳,仅部分逆转低分子量肝素,对磺达肝癸无效。

## 丝氨酸蛋白酶抑制剂

抑肽酶为一种天然存在的聚合多肽,是多种丝氨酸蛋白酶的抑制剂,如纤溶酶、t-PA 和凝血酶。抑肽酶通过抑制纤维蛋白溶解,从而保持血栓栓子的稳定性。通过抑制凝血酶还可阻止血小板的过度刺激,从而可激活血小板。大剂量的抑肽酶还可抑制激肽释放酶从而反常地抑制凝血级联反应。虽然临床研究表明,在心脏手术期间使用抑肽酶可以降低围手术期出血以及红细胞输入。但这些结果亦提示,与其他抗纤维蛋白溶解剂相比,抑肽酶可能增加患者术后肾衰竭的风险,这种弊端已经将上述的有利作用部分削弱了。抑肽酶也与可致命的过敏反应有关。由于导致死亡的风险增加,2008年大部分抑肽酶在美国市场上被淘汰。

## 赖氨酸类似物

氨基己酸和氨甲环酸是赖氨酸的类似物,可与纤溶酶原和纤维蛋白结合并抑制其活性。这些药物在纤维蛋白溶解导致出血的情况下可起到促进止血的作用。与抑肽酶的适应证一样,用于心脏手术期间降低围手术期出血。与抑肽酶不同点在于,这些赖氨酸类似物并不增加手术后肾衰竭的风险。

### 结论与展望

止血是个调控有序的复杂过程,在维持正常血管血液流动的同时,还要应对血管损伤迅速启动纤维蛋白凝血块的形成。病理性血栓是内皮损伤、血流异常以及高凝血状态的产物。抗血小板药物、抗凝药以及溶栓剂分别作用于血栓形成和血栓溶解的不同环节。抗血小板药物可以干预血小板黏附、颗粒释放反应以及血小板聚集;因而这些药物对于易感人群可以有效预防血栓形成。抗凝药主要靶向血浆中的凝血因子,通过抑制重要媒介因子从而干预凝血级联反应。而当纤维蛋白血栓已经形成后,溶栓剂主要通过促进纤溶酶原向纤溶酶的转化而将血栓溶解。以上不同类别的药物可以单独使用,也可联合应用,以阻止或者干预血栓形成,并恢复血栓堵塞血管的再通。

未来新的抗血小板药物、新抗凝药以及新溶栓剂的研发要跨越两个主要挑战:第一要临床适应证宽、高效、口服有效且经济,目前已有部分药物满足这一要求,如抗血小板药阿司匹林以及抗凝药华法林。第二,事实上几乎所有的抗血栓形成和血栓溶解药都因其作用机制,决定必然发生出血的副作用,而且这一毒性也同样困扰着正在研发的新药。无论如何,我们都有希望去研发更安全、高效的药物。药物基因组学技术(第 7 章)潜力巨大,可以甄辨出人群中哪些患者携带血栓形成的易感基因,并对这些人群进行长期的抗血栓治疗以预防血栓形成。联合应用如下药物:抗血小板药、低分子肝素、口服凝血酶直接抑制剂以及针对止血过程目前还不清楚的靶点(如因子Ⅶa/组织因子途径)的新研制药,可以对以上疾病产生良好效果。另一方面,仍亟需研发快速、无创、方便且选择性强的新药,以治疗危及生命的急性血栓形成,如 ST 段升高的心肌梗死和脑卒中。严密的临床试验设计对于优选这些药物的适应证、剂量、治疗持续时间以及联合用药至关重要。

(孔祥英　译　庞晓斌　赵艳　审)

### 推荐读物

Abrams CS, Plow EF. Molecular basis for platelet function. In: Hoffman R, Benz EJ Jr, Silberstein LE, Heslop H, Weitz J, Anastasi J, eds. *Hematology: basic principles and practice.* 6th ed. Philadelphia: Churchill Livingstone; 2012:1809–1820. (*Detailed and mechanistic description of platelet activation.*)

Angiolillo DJ. The evolution of antiplatelet therapy in the treatment of acute coronary syndromes: from aspirin to the present day. *Drugs* 2012;72:2087–2116. (*Reviews the clinical evidence supporting the use of antiplatelet agents.*)

Furie B, Furie BC. Mechanisms of thrombus formation. *N Engl J Med* 2008;359:938–949. (*Reviews mechanisms of hemostasis and thrombosis, with an emphasis on in vivo coagulation.*)

Owens AP III, Mackman N. Microparticles in hemostasis and thrombosis. *Circ Res* 2011;108:1284–1297. (*Reviews biology of microparticles in regulating thrombosis.*)

Perzborn E, Roehrig S, Straub A, Kubitza D, Misselwitz F. The discovery and development of rivaroxaban, an oral, direct factor Xa inhibitor. *Nat Rev Drug Discov* 2011;10:61–75. (*Reviews the development of anticoagulants with a focus on rivaroxaban.*)

Yeh CH, Hogg K, Weitz JI. Overview of the new oral anticoagulants: opportunities and challenges. *Arterioscler Thromb Vasc Biol* 2015;35:1056–1065. (*Reviews mechanisms of action and clinical indications for direct thrombin inhibitors and factor Xa inhibitors.*)

**药物汇总表:第23章 凝血和血栓药理学**

| 药物 | 临床应用 | 严重和常见的不良反应 | 禁忌证 | 注意事项 |
| --- | --- | --- | --- | --- |
| **抗血小板药** | | | | |
| **环氧合酶抑制剂** | | | | |
| 作用机制——抑制血小板环氧合酶活性,阻止血栓素 $A_2$ 的生成,抑制血小板颗粒释放反应及血小板凝集 | | | | |
| 阿司匹林 | 预防短暂性缺血发作、心肌梗死及血栓栓塞性疾病;治疗急性冠脉综合征;预防冠脉血管再生过程及支架植入后的血管再栓塞;关节炎、幼年型关节炎、风湿热、系统性红斑狼疮、中度疼痛或发热 | 胃肠道溃疡、大出血、黄斑变性、耳鸣、支气管痉挛、血管神经性水肿、瑞氏综合征(脑病合并内脏脂肪变性综合征) | 有非甾体抗炎药过敏史者;儿童水痘或麻疹样综合征患者;血友病、血管性血友病或免疫性血小板减少症等出血性疾病、哮喘鼻炎鼻息肉综合征 | 非选择性地抑制 COX-1、COX-2<br>下列情况应慎用:消化道损伤、肾功能障碍、低凝血酶原血症、维生素 K 缺乏症、血栓性血小板减少性紫癜、肝功能受损。<br>与氨基糖苷类、布美他尼、卷曲霉素、顺铂、红霉素、依地尼酸、呋塞米或万古霉素同用时可能会有耳毒性。<br>与氯化铵或其他尿酸化药可能会导致阿司匹林酸中毒。<br>阿司匹林可对抗保泰松、丙磺舒及磺吡酮的排尿酸作用,应避免与此类药物合用 |
| **磷酸二酯酶抑制剂** | | | | |
| 作用机制——抑制血小板 cAMP 的降解,减少血小板聚集 | | | | |
| 双嘧达莫 | 预防血栓栓塞性疾病;选择性应用于钇心肌显像 | 心绞痛恶化(静脉途径);偶见心肌梗死、室性心律失常、肝衰竭、免疫过敏反应、脑卒中、癫痫发作,及偶见支气管痉挛、心电图异常;胸痛、潮红、皮疹、腹部不适(口服)、眩晕、头痛、呼吸困难 | 对双嘧达莫过敏者 | 较弱的抗血小板作用;<br>常与华法林或阿司匹林联合使用;<br>具有血管扩张作用,可因冠状动脉窃血诱发心绞痛 |
| **ADP 受体通路抑制剂** | | | | |
| 作用机制——抑制血小板 ADP 受体,抑制受体信号,阻止 ADP 依赖性血小板活化通路,噻氯匹定、氯吡格雷和普拉格雷为共价修饰受体,而替格瑞洛为可逆抑制剂 | | | | |
| 噻氯匹定 | 对不能耐受阿司匹林的患者可用于血栓性脑卒中二级预防;预防支架植入性血栓症(与阿司匹林合用) | 再生障碍性贫血、中性粒细胞减少性紫癜、出血、中性粒细胞减少症;血栓性血小板减少性紫癜、皮疹、胃肠不适、肝功能检查结果异常、眩晕 | 对噻氯匹定过敏;活动性大出血;中性粒细胞减少症;血栓性血小板减少性紫癜;严重肝功能障碍 | 应用受到骨髓毒性限制;<br>需使用负荷剂量未达到即时抗血小板的效果;<br>绝大多数已经被氯吡格雷替代 |

续表

| 药物 | 临床应用 | 严重和常见的不良反应 | 禁忌证 | 注意事项 |
|---|---|---|---|---|
| 氯吡格雷 | 预防近期心肌梗死、卒中或周围血管病变患者动脉粥样硬化事件的发生；急性冠脉综合征；预防支架性血栓症(与阿司匹林合用) | 胃肠道出血(与阿司匹林合用)、全血细胞减少、血栓性血小板减少性紫癜、免疫过敏反应、罕见的颅内出血 | 对氯吡格雷过敏；活动性大出血 | 副作用低于噻氯匹定；骨髓毒性较噻氯匹定显著低；需使用负荷剂量来达到即时抗血小板的效果 |
| 普拉格雷 | 急性冠状动脉综合征伴经皮冠状动脉介入治疗 | 房颤、心动过缓、大出血、白细胞减少、血栓性血小板减少性紫癜、血管神经性水肿、结肠肿瘤、高血压、高脂血症、背痛、头痛、鼻出血 | 对普拉格雷过敏；活动性大出血；短暂性脑缺血发作、卒中 | 和阿司匹林合用；相比于氯吡格雷，普拉格雷代谢效率更高，且有更完全的血小板抑制作用，但也增加了出血的风险 |
| 替格瑞洛 | 急性冠状动脉综合征经皮冠状动脉介入治疗 | 房颤、晕厥、大出血、头痛、血清肌酐增加、咳嗽、呼吸困难 | 对替格瑞洛过敏；既往颅内出血；活动性出血症；严重的肝功能损害 | 替格瑞洛是P2Y12 ADP受体的可逆抑制剂。每天服用两次。与阿司匹林合用剂量必须低(≤100mg) |

**Gp IIb-IIIa 拮抗剂**
作用机制——结合于血小板 Gp IIb-IIIa 受体，阻断纤维蛋白及其他黏附配体与血小板的结合

| 药物 | 临床应用 | 严重和常见的不良反应 | 禁忌证 | 注意事项 |
|---|---|---|---|---|
| 依替巴肽 | 急性冠脉综合征；经皮冠状动脉介入治疗 | 大出血、颅内出血、血小板减少症、低血压、出血 | 对依替巴肽过敏；出血体质史或近期异常出血史；联合使用另一种 Gp IIb-IIIa 拮抗剂；近期大手术史 | 避免与另一种 Gp IIb-IIIa 拮抗剂联合使用。尽量少用于动脉静脉穿刺，导管或气管及鼻饲管。埃替非巴肽是一种注射用的合成多肽。 |
| 阿昔单抗 | 辅助用于预防经皮冠状动脉介入治疗或经皮冠状动脉腔内斑块旋切术治疗时急性心肌缺血的并发症；对传统药物治疗无效的不稳定心绞痛发作患者，常规用于经皮冠状动脉介入治疗时 | 血小板减少症、过敏反应、脑卒中、颅内或肺出血、胸痛、低血压、胃肠不适、出血 | 对阿昔单抗过敏、脑卒中史；同时使用静脉注射葡萄糖；胃肠道出血或泌尿生殖系统出血、难以控制的高血压、颅内肿瘤、近期大手术史、血小板减少、血管炎 | 除了阿昔单抗是一种人-鼠人嵌合单克隆抗体外，与依替巴肽的注意事项相同。对接受高风险冠脉血管成形术的患者，阿昔单抗与传统抗血栓疗法合用可降低长期及短期局部缺血血栓事件 |

续表

| 药物 | 临床应用 | 严重和常见的不良反应 | 禁忌证 | 注意事项 |
|---|---|---|---|---|
| 替罗非班 | 接受血管成形术、经皮腔内斑块旋切术或其他医学处理的患者发生急性冠脉综合征时 | 冠状动脉夹层动脉瘤、大出血，血小板减少、过敏反应、颅内或肺出血 缓慢心律失常，盆腔疼痛 | 对替罗非班过敏，活动性出血或有出血史，近期手术或严重创伤 替罗非班给药后血小板减少史 | 除替罗非班为非肽类结构的酪氨酸类似物外，与依替巴肽的注意事项相同 |
| **凝血酶受体（PRA-1）拮抗剂** **作用机制：血小板上主要的凝血酶活受体-1（PRA-1）的竞争性抑制剂** | | | | |
| 沃拉帕沙 | 预防及治疗患有心肌梗死或外周动脉疾病患者的治疗心肌梗死、脑卒中及心血管死亡 | 大出血，胃肠道或颅内出血，贫血 | 患有脑卒中或颅内出血，活动性出血 | 最近被 FDA 批准。主要研究与阿司匹林和氯吡格雷联合合用药 |
| **抗凝剂** **华法林** **作用机制——通过抑制肝脏环氧化物还原酶活性使维生素 K 再生，后者是功能性凝血因子 II、VII、IX、X、抗凝血蛋白 C、S 的合成的必须因子** | | | | |
| 华法林 | 预防及治疗肺栓塞、深部静脉血栓、心肌梗死后广泛栓塞，或与心房颤、有心脏瓣膜损伤的风湿性心脏病或人工机械心脏瓣膜相关的全身性栓塞 | 胆固醇栓塞综合征，皮肤和其他组织坏死、出血、超敏反应、室间隔综合征 脱发 | 对华法林过敏，妊娠；出血倾向或出血性恶病质；与活动性溃疡相关的出血倾向或黏膜损伤引起的出血，脑出血、脑或大动脉动脉瘤、心包炎及心包积液、细菌性心内膜炎；近期眼睛、脑或脊椎手术史；严重的难以控制的高血压；被迫重性流产、子痫、先兆子痫患者；局部或腰椎麻醉；有华法林诱导的皮肤坏死史的患者；无人监护的精神异常、衰老、酒精中毒或行动失调，尤其是容易跌倒的患者 | 需检测凝血酶原时间（PT），确保其国际标准化比值（INR）在合适范围内。使用华法林时需注意药物间的相互作用（参考表 23-2 和 23-3 列举的重要示例）；华法林与其他白蛋白结合药物合用可提高这两种药物游离血浆浓度；诱导和/或竞争 P450 酶的药物合用可影响二者的血浆浓度。孕妇禁用，因为该药可引起胎儿出现出血性疾病和/或先天畸形。华法林可引起微血管形成广泛血栓，从而引起皮肤坏死。对于华法林所致的严重出血可迅速输注新鲜冻存血浆 |

续表

| 药物 | 临床应用 | 严重和常见的不良反应 | 禁忌证 | 注意事项 |
|---|---|---|---|---|
| **普通肝素和低分子量肝素**<br>**作用机制——普通肝素:和抗凝血酶Ⅲ结合,非选择性的使凝血酶(因子Ⅱ),因子Ⅹa,因子Ⅸa,因子Ⅺa,因子Ⅻa失活,从而抑制次级止血反应。低分子量肝素:和抗凝血酶Ⅲ结合,相对选择性(三倍)的使因子Ⅹa失活,从而抑制次级止血反应** | | | | |
| 普通肝素 | 预防和治疗肺栓塞、深部静脉血栓、脑血栓形成或左心室血栓;<br>预防与心肌梗死相关的全身性栓塞;<br>开放性心脏手术、弥散性血管内凝血、维持静脉内导管的通畅 | 出血,肝素诱导的血小板减少症,包括过敏反应在内的超敏反应;非创伤性脊髓硬膜下血肿;肝转氨酶水平升高 | 不能在必要时间间隔内进行凝血试验的情况下<br>活动性大出血<br>出血倾向,如血友病、血小板减少症,或低凝血酶原血症的肝脏疾病<br>新生儿或婴儿<br>孕妇或哺乳妇女 | 接受普通肝素治疗的患者发生肝素诱导的血小板减少症的概率高于低分子量肝素治疗的患者。<br>抗组胺药、强心苷类药物、烟碱和四环素可能会部分抑制肝素的抗凝作用。<br>头孢菌素、青霉素、右旋糖酐、银杏、大蒜、姜、口服抗凝药和血小板抑制剂可以增加肝素的抗凝效果。<br>不推荐和当归、大蒜、姜、银杏、益母草和芸香苜蓿等中药合用,因为会增加出血危险 |
| 低分子量肝素:<br>依诺肝素<br>达肝素钠<br>亭扎肝素 | 预防和治疗深部静脉血栓(所有的低分子量肝素);<br>治疗急性冠脉综合征以及作为经皮冠状动脉介入治疗的辅助用药(仅依诺肝素和达肝素钠) | 血肿、出血、截瘫(共同不良影响);心房颤动、心力衰竭、皮肤坏死、肺炎(仅依诺肝素);肝功能检查结果升高(依诺肝素和亭扎肝素);胃肠不适、贫血、发热(仅依诺肝素) | 共有禁忌证:对肝素或者猪肉制品有超敏反应,活动性大出血,血小板减少;<br>达肝素钠特有:患者经受硬膜外麻醉和感觉缺失 | 推荐根据体重决定用量,以皮下注射为宜;<br>对于肾功能不全的患者,注意避免过度抗凝治疗 |
| **选择性因子Ⅹa抑制剂**<br>**作用机制——磺达肝癸和抗凝血酶Ⅲ结合并高度特异性的使因子Ⅹa失活,从而抑制次级止血反应。阿哌沙班和利伐沙班:通过与酶活性部位结合,竞争性抑制因子Ⅹa** | | | | |
| 磺达肝癸 | 预防和治疗深部静脉血栓;<br>预防和治疗肺栓塞 | 贫血、出血、血小板减少、过敏反应<br>皮疹、发热 | 对磺达肝癸过敏,活动性大出血,重症肾功能损伤,细菌性心内膜炎,体重<50kg,血小板减少症 | 磺达肝癸是一种多糖结构,含有与抗凝血酶Ⅲ结合所必需的五个糖;它是一种特异性的因子Ⅹa的间接抑制剂,而不具有抗凝血酶(因子Ⅱ)活性。<br>对于肾功能不全的患者,注意避免应用过量抗凝剂。<br>磺达肝癸和肝素诱导的血小板减少症无关 |

续表

| 药物 | 临床应用 | 严重和常见的不良反应 | 禁忌证 | 注意事项 |
|---|---|---|---|---|
| 阿哌沙班 | 预防非瓣膜性房颤中的血栓栓塞 | 血肿,出血,严重过敏反应(共同不良反应);肝功能异常(仅阿哌沙班);晕厥(仅利伐沙班) | 对药物过敏 | 阿哌沙班和利伐沙班均可口服。阿哌沙班每日两次,而利伐沙班每日一次。阿哌沙班和利伐沙班可通过肝脏代谢和肾脏排泄清除,肾功能损害患者应减少用药剂量 |
| 利伐沙班 | 预防髋关节或膝关节置换术后深静脉血栓形成和肺栓塞; 治疗深静脉血栓和肺栓塞的(仅利伐沙班) | | 活动性大出血 | |
| **凝血酶直接抑制剂** | | | | |
| 作用机制——直接和凝血酶结合从而抑制次级止血反应 | | | | |
| 水蛭素相关的药物: 来匹卢定 | 肝素诱导的血小板减少症(仅来匹卢定和比伐卢定); | 出血,过敏,高血压,低血压,脑缺血,周围神经麻痹,面神经麻痹,血尿,肾衰竭,肺炎,败血症 | 对药物过敏 活动性大出血 | 医用水蛭素的重组多肽,可以与凝血酶的活性部位和结合部位结合。 |
| 地西卢定 | 预防深静脉血栓(仅地西卢定); | | | 来匹卢定可以抑制游离型及纤维蛋白结合型的凝血酶。 |
| 比伐卢定 | 对冠状动脉造影和血管成形术的患者进行抗凝治疗(仅比伐卢定) | 皮肤过敏,贫血,低血压,恶心,头痛,发热 | | 比伐卢定和凝血酶结合后,凝血酶慢慢地从水解与比伐卢定结合的精氨酸-脯氨酸键,这导致凝血酶的重新活化 |
| 阿加曲班 | 冠状动脉栓塞; 经皮冠状动脉介入治疗中预防性应用; 肝素诱导的血小板减少症 | 心搏骤停;胃肠道,颅内,泌尿生殖道或腹膜后出血;缓慢性心律失常,胸痛,肠道不适,发热 | 阿加曲班过敏症 活动性大出血 | 与凝血酶的活性部位而不是与结合部位结合。有肝脏疾病的患者应用此类药物其剂量需要调整,因为此类药物经胆汁排泄 |
| 达比加群 | 预防非瓣膜性房颤性血栓栓塞; 治疗深静脉血栓和肺栓塞 | 出血,严重的超敏反应 | 活动性大出血 机械人工心脏瓣膜 | 前药口服;活性代谢产物与凝血酶的活性部位而不是与结合部位结合。避免与利福平合用,因为这样会诱导 P-糖蛋白,且且合增加达比加群的肝消除效应 |

肾功能不全的患者应用此类药物其剂量需要调整,因为此类药物经肾脏排泄

续表

| 药物 | 临床应用 | 严重和常见的不良反应 | 禁忌证 | 注意事项 |
|---|---|---|---|---|
| **重组活化蛋白 C（r-APC）**<br>作用机制——通过蛋白水解活化因子 Ⅴa 和因子 Ⅷa 使其失活，还可抑制肿瘤坏死因子的产生和阻断白细胞与黏附分子的结合从而发挥其抗感染作用 | | | | |
| 重组活化蛋白 C（r-APC） | 伴有脏器功能异常和高死亡风险的败血症 | 出血 | 活动性内出血，颅内肿块，3 个月内有出血性脑卒中<br>最近接受过颅内或椎管内手术或者 2 个月内有严重的头部外伤<br>应用硬膜外导管<br>易发生致命性出血的重症外伤 | 延长活化部分凝血酶时间（aPPT），但是对凝血酶原时间（PT）影响较小 |
| **溶栓剂**<br>作用机制——通过蛋白水解活化的纤溶酶原为纤溶酶，从而将纤维蛋白分解为纤维蛋白降解产物 | | | | |
| 链激酶 | ST 段抬高的心肌梗死，动脉血栓，深部静脉血栓，肺栓塞，动脉内或静脉内导管闭塞 | 心律失常，心肌梗死，非外伤性脾破裂，大出血，胆固醇栓子综合征，过敏性反应，急性呼吸窘迫综合征，低血压，发热 | 对链激酶过敏<br>活动性内出血或已知的出血性体质<br>2 个月内有颅内或椎管内手术以及外伤病史<br>2 个月内发生过卒中颅内肿块<br>严重未控制的高血压 | 链激酶是一种外来的细菌蛋白，重复应用可以导致抗原反应；此前应用过链激酶是治疗的禁忌证，因为可发生过敏的危险。链激酶的抗血栓作用是非特异性的，可能会导致全身性的纤维蛋白溶解 |
| 重组组织纤维酶原激活剂（t-PA）（阿替普酶） | 急性心肌梗死；<br>急性脑栓塞；<br>肺栓塞；<br>中心静脉导管闭塞 | 心律失常，胆固醇栓塞综合征，胃肠道出血，内出血，败血症，罕见变态反应，颅内出血 | 与链激酶相同 | 与新形成的血栓有很高的亲和力，可在血栓局部发挥纤维蛋白溶解作用；和其他的血栓溶解剂合用，t-PA 可以导致全身性的纤溶状态从而导致出血 |
| 替奈普酶<br>瑞替普酶 | 急性心肌梗死 | 胃肠道和颅内出血，过敏反应（共同的不良反应）；心律失常，胆固醇栓塞综合征，血肿，肾动脉出血，脑卒中（仅瑞替普酶）；贫血（仅替奈普酶） | 与链激酶相同 | t-PA 基因工程变异体，对纤维蛋白的特异性增高；较 t-PA 有更长的半衰期；替奈普酶根据体重决定用量，瑞替普酶定量用量加倍 |

续表

| 药物 | 临床应用 | 严重和常见的不良反应 | 禁忌证 | 注意事项 |
|---|---|---|---|---|
| **抗凝和纤维蛋白溶解抑制剂** | | | | |
| **鱼精蛋白**<br>作用机制——和肝素形成稳定的1:1复合物，从而使肝素失活 | | | | |
| 鱼精蛋白 | 肝素过量 | 缓慢性心律失常、低血压、过敏反应、休克、毛细血管渗漏、非心源性肺水肿、面红、恶心、呕吐、消化不良 | 鱼精蛋白过敏 | 鱼精蛋白可以部分的逆转低分子肝素的抗凝作用，但是不能逆转磺达肝素的抗凝作用 |
| **丝氨酸蛋白酶抑制剂**<br>作用机制——抑制丝氨酸蛋白酶，包括纤溶酶，t-PA和凝血酶 | | | | |
| 抑肽酶 | 减少冠状动脉搭桥手术术期间的出血 | 心功能衰竭、心肌梗死、休克、血栓形成异常、重复应用所导致的过敏、脑动脉闭塞、肾衰竭 | 对抑肽酶过敏；已知或怀疑在过去12个月内接触抑肽酶 | 在高剂量，抑肽酶可以抑制激肽释放酶从而自相矛盾的抑制凝血反应。与其他纤溶酶原溶解抑制剂相比抑肽酶能增加术后急性肾衰竭的发生率。2008年，由于死亡风险增加，该制剂被撤出美国市场 |
| **赖氨酸类似物**<br>作用机制——赖氨酸类似物可以结合并抑制纤溶酶原溶解酶和纤溶酶 | | | | |
| 氨基乙酸<br>氨甲环酸 | 纤维蛋白溶解增加引起的出血（共同适应证）；血尿（仅氨基己酸）；月经过多（仅氨甲环酸） | 血栓栓塞性疾病、过敏反应、肾毒性（共同的不良反应）；心肌坏死、出血、肌肉环死、颅内高压、癫痫发作（仅氨基己酸）；视觉障碍（仅氨甲环酸）；腹痛、贫血、关节痛、肌肉骨髂疼痛、头痛、疲劳（仅限氨甲环酸） | 共同禁忌证：弥散性血管内凝血；仅氨甲环酸：对氨甲环酸过敏；获得性色觉缺陷；激素类避孕药联用；蛛网膜下腔出血 | 相对于抑肽酶发生肾衰竭的概率要低 |

# 第24章

# 心脏节律药理学

Ehrin J. Armstrong and David E. Clapham

## 概述

　　人的心脏既是一个机械器官也是一个电器官。为了保证全身各处的充足供血,心脏的机械元件和电气元件必须高度协调运转。机械元件负责泵血,而电气元件控制着这个泵的节律。当机械元件失去功能时,即便节律仍保持正常,也会导致心力衰竭(参见第 26 章)。当电气元件出现故障(被称作**心律失常**)时,心肌细胞不能协调收缩,从而损害正常的泵血。心肌细胞膜电位的改变直接影响心脏节律,大多数抗心律失常药物正是通过调控细胞膜上离子通道的活动来发挥作用。本章讨论心脏电节律形成和传导的离子基础、电功能障碍的病理生理学以及用于恢复正常心脏节律的药物。

## ■ 病　例

　　一个冬天的早晨,74 岁的教授 J 博士正在给医学院二年级学生讲授心肌病的治疗。他感到自己心跳不规律,并觉得恶心。他坚持讲完了课,但整个上午一直感到明显的呼吸急促。持续的症状促使他沿着街道走到附近的急诊室。

　　体格检查显示心跳不规律,心率 120~140 次/min。在室内,J 博士的血压稳定(132/76mmHg),血氧饱和度是 100%。心电图(ECG)表明 J 博士有房颤,没有任何缺血迹象。多次静脉注射地尔硫䓬,心率降至 80~100 次/min,但心律仍不规则。进一步的实验室检查、超声心动图和胸部 X 线检查并没有找到 J 博士房颤的潜在原因。

　　在接下来的 12 个小时的观察中,J 博士仍然出现房颤。虽然他的心率得到了更好地控制,但他仍感到心悸。在连续的心电图监测下,心脏病学家进行静脉滴注伊布利特。滴注伊布利特 20 分钟后,J 博士的心电图显示已恢复至正常的窦性心律。出院时,他开始服用华法林以降低脑卒中的风险。

　　刚开始 J 博士感觉还不错,但在第一次发作后的 3 周内他出现了反复的心悸。与他的心脏病医生讨论后,他在继续服用华法林的同时,开始以 200mg/d 的维持剂量使用胺碘酮。J 博士对胺碘酮的耐受性很好,没有出现呼吸困难。在接下来的心脏病学讲座中,他再没有出现任何症状。

## 思　考　题

☐ 1. 为什么伊布利特和胺碘酮能有效地将 J 博士的心律转为正常窦性心律？
☐ 2. 为什么伊布利特只能在严格监察的情况下才能使用？
☐ 3. 胺碘酮在较高的日剂量下会产生什么不良反应？
☐ 4. 为什么地尔硫䓬能降低 J 博士的心率而不影响他潜在的心律、房颤？

# 心脏电生理学

引发节律性心肌收缩的心脏电活动是心脏中细胞去极化和冲动传导精密控制的例证。一旦被触发，心脏的动作电位便表现为一个自发事件，它依赖于离子通道对膜电压变化的特征性反应。每当完成一次循环，起搏细胞就能够自发去极化，以保证这一过程不中断的重复出现。

## 起搏细胞和非起搏细胞

心脏含有能够自动触发动作电位的心肌细胞和不能触发动作电位的肌细胞。能够引起自发动作电位的细胞被称为起搏细胞。所有起搏细胞都具有自律性，即有节奏地在阈值电压以上发生去极化的能力。自律性导致自发动作电位的产生。起搏细胞位于窦房（sinoatrial，SA）结、房室（atrioventricular，AV）结以及心室传导系统（希氏束、束支、浦肯野纤维）。这些起搏细胞共同组成了专门的传导系统，控制心脏的电活动。第二类心肌细胞，即非起搏细胞，包括心房肌细胞和心室肌细胞。这些非起搏细胞在去极化时出现收缩反应，是心脏收缩的主要参与者。在病理条件下这些非起搏细胞能够获得自律性，所以也能够像起搏细胞一样起作用。

## 心脏的动作电位

离子在细胞膜的两侧并不是等同分布的。转运体（泵）驱动 $K^+$ 进入细胞，同时将 $Na^+$ 和 $Ca^{2+}$ 泵出，产生跨膜电化学梯度。这些梯度最终决定了心肌细胞的膜电位。每种离子的 Nest 平衡电位（$E_{Na} = +70mV$，$E_K = -94mV$，$E_{Ca} = +150mV$）依赖于细胞内外该离子的相对浓度。一种离子的 Nest 电位和细胞的膜电位之间的差异决定了离子进出细胞的驱动力。关于 Nest 平衡电位的详细内容，见第 8 章，细胞兴奋性和电化学传递原理。

当一种离子选择性通道开放时，膜电位就会接近该离子的平衡电位。例如，$K^+$ 选择性通道的开放会驱使膜电位趋向 $E_K(-94mV)$。当 $Na^+$ 选择性通道开放，膜电位就会被驱使趋向 $E_{Na}(+70mV)$。同样，$Ca^{2+}$ 选择性通道的开放会驱使膜电位趋向 $E_{Ca}(+150mV)$。需要注意的是，非选择性离子通道（比如一种通道无选择地允许任何阳离子通过）的反转电位是 0mV。最终的膜电位取决于每种类型通道的数目，通道的传导性（比如每种通道透过离子的能力）以及通道的开放时间。**静息状态**

的心肌细胞膜对 $K^+$ 是相对通透的（因为某些类型的 $K^+$ 选择性通道是开放的），而对 $Na^+$ 和 $Ca^{2+}$ 则不是，因此，静息膜电位近似等于 $K^+$ 的平衡电位（实际的心肌细胞膜电位稍高于 $K^+$ 的平衡电位，这是由于其他离子通道对静息膜电位的贡献）。

极少量离子的跨膜移动就可以引起膜电位的改变。正因如此，不论离子通道是处于开放状态还是关闭状态，离子的跨膜浓度梯度都保持相对稳定，而且每种离子的 Nest 电位是相对恒定的。

心脏的动作电位时程明显长于神经或肌肉，持续时间接近半秒。延长的心脏动作电位提供了持续的去极化和收缩，这有助于心腔的排空。窦房结细胞按照正常的静息心率 60~100 次/min 起搏心脏，同时心室肌细胞协调收缩使心脏射血（图 24-1）。

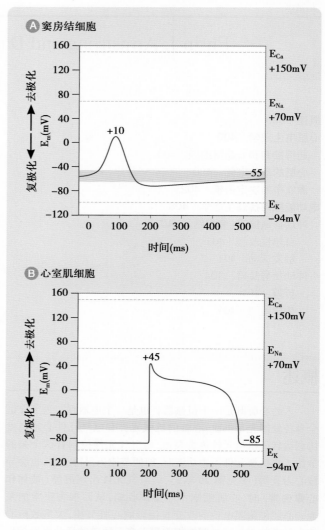

图 24-1　**窦房结和心室肌细胞动作电位。**窦房结细胞的静息膜电位约为 -55mV，心室肌细胞的静息膜电位则是 -86mV。阴影区域表示每种细胞触发动作电位所需的近似去极化。同时，心脏动作电位约持续半秒。窦房结细胞（**A**）去极化达到 +10mV 的峰值，心室肌细胞（**B**）去极化可达到 +45mV 的峰值。要注意心室肌细胞动作电位具有更长的平台期。这种长的平台期可确保心室肌细胞在下一动作电位开始前有足够的时间收缩。主要离子的 Nest 平衡电位（$E_{Ca}$，$E_{Na}$，$E_K$）显示为**虚线水平线**。$E_m$，膜电位

窦房结细胞的自动触发表现为一种由三个时相构成的循环,称为 4 相、0 相和 3 相(图 24-2 和表 24-1)。4 相由一个慢的自发去极化过程组成,由一内向电流(HCN 编码的 $I_f$)引起。这种自发的去极化解释了窦房结的自律性。携带 $I_f$ 电流的通道在前一动作电位的复极化期被激活。这种 $I_f$ 通道是非

| 窦房结动作电位的时相 | 主要电流 |
| --- | --- |
| 4相 | $I_f$=起搏电流,相对非选择性;$I_{K_1}$=内向整流型、外向K$^+$电流 |
| 0相 | $I_{Ca}$=内向Ca$^{2+}$电流 |
| 3相 | $I_K$=延迟整流型、外向K$^+$电流 |

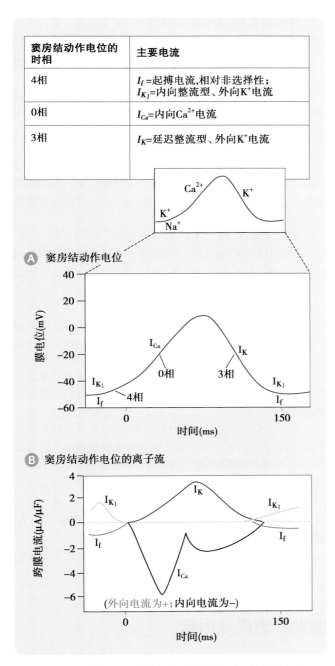

**图 24-2　窦房结动作电位和离子流。A.** 窦房结细胞在起搏电流($I_f$,4 相)作用下缓慢去极化,起搏电流由钠离子(大部分)和钙离子的内流组成。去极化至阈电位时高选择性电压门控型钙通道开放,从而使膜电位趋向 $E_{Ca}$(0 相)。随着钙通道关闭和钾通道开放(3 相),膜电位复极化。**B.** 各种离子的流动与动作电位的各时相大致相关。正电流表示离子向外流动(蓝色和紫色),负电流表示向内流动(灰色和黑色)

| 表 24-1 | 窦房结细胞和心室肌细胞动作电位各时相的主要特征 |
| --- | --- |

| 窦房结细胞 | | |
| --- | --- | --- |
| 区段 | 特征 | 主要电流 |
| 4 相 | 慢去极化 | 内向 $I_f$ 电流(主要是 Na$^+$) |
| 0 相 | 动作电位上升支 | 电压敏感性 Ca$^{2+}$ 通道介导的内向 Ca$^{2+}$ 电流($I_{Ca}$) |
| 3 相 | 复极化 | K$^+$ 通道介导的外向 K$^+$ 电流($I_K$) |

| 心室肌细胞 | | |
| --- | --- | --- |
| 区段 | 特征 | 主要电流 |
| 4 相 | 静息膜电位 | 内、外向电流平衡 |
| 0 相 | 快速去极化 | Na$^+$ 通道介导的内向 Na$^+$ 电流($I_{Na}$) |
| 1 相 | 复极化早期 | 内向 Na$^+$ 电流减弱和 K$^+$ 外流($I_{to}$) |
| 2 相 | 平台期 | 内向 Ca$^{2+}$ 电流($I_{Ca.T}$,$I_{Ca.L}$)和外向 K$^+$ 电流($I_K$,$I_{K1}$,$I_{to}$)平衡 |
| 3 相 | 快速复极化后期 | 内向 Ca$^{2+}$ 电流减弱和外向 K$^+$ 电流大幅增强 |

选择性的阳离子通道。0 相呈快速去极化,由高度选择性的电压门控型 Ca$^{2+}$ 通道产生,此通道的开放使膜电位趋向 $E_{Ca}$(+150mV)。在 3 相,Ca$^{2+}$ 通道慢慢关闭,而 K$^+$ 通道开放,导致膜复极化。一旦膜电位复极化至-60mV 左右,$I_f$ 通道便被触发开放,循环再次开始。

尽管 $I_f$(内向起搏)电流负责窦房动作电位 4 相的缓慢自发去极化,但是这种去极化的动力学受电压门控型 Na$^+$ 通道(在窦房结亦有表达)的调控。$I_f$ 通道和选择性更高的电压门控型 Na$^+$ 通道和 Ca$^{2+}$ 通道在窦房结内的表达有所差异,比如在窦房结边缘区细胞电压门控型 Na$^+$ 通道的表达相对更高,而在窦房结中心区细胞内 $I_f$ 通道和电压门控型 Ca$^{2+}$ 通道的表达相对更高。电压门控型 Na$^+$ 通道在窦房结细胞内的表达与某些抗心律失常药物对窦房结细胞自律性的影响有关(见下文)。

心室肌细胞不同于窦房结细胞,它们在生理条件下不会自发地去极化。因此,静息状态时心室肌细胞的膜电位接近 $E_K$ 的水平,直到细胞被由邻近起搏细胞引发的一系列去极化所刺激为止。心室肌细胞动作电位的五个时相是错综复杂的通道开放和关闭的级联反应的结果,分别标记为 0~4 相(图24-3 和表24-1)。

在 0 相,快速去极化的动作电位上升支是电压门控型 Na$^+$ 通道介导的内向 Na$^+$ 电流瞬时增强的结果(注:窦房结细胞和心室肌细胞的 0 相电流分别是不同的离子——Ca$^{2+}$ 和 Na$^+$ 构成的)。Na$^+$ 通道的开放导致 Na$^+$ 的快速内流($I_{Na}$),从而引起去极化和驱使膜电位接近 $E_{Na}$(+70mV)。尽管幅度很大,但 0 相中 Na$^+$ 通透性增强只持续 1~2 微秒,这是因为 Na$^+$ 通道的失活跟时间和电压有关。快速 Na$^+$ 通道的失活引起内

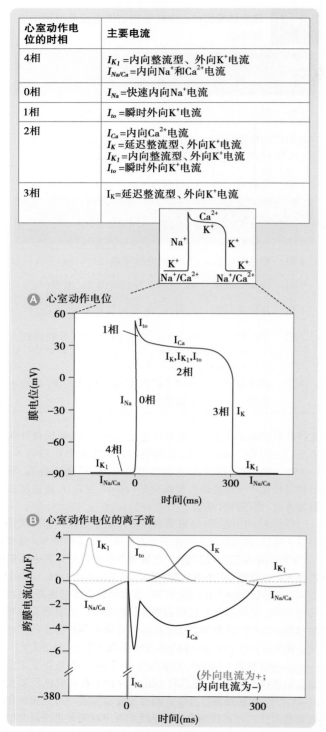

| 心室动作电位的时相 | 主要电流 |
|---|---|
| 4相 | $I_{K1}$=内向整流型、外向$K^+$电流<br>$I_{Na/Ca}$=内向$Na^+$和$Ca^{2+}$电流 |
| 0相 | $I_{Na}$=快速内向$Na^+$电流 |
| 1相 | $I_{to}$=瞬时外向$K^+$电流 |
| 2相 | $I_{Ca}$=内向$Ca^{2+}$电流<br>$I_K$=延迟整流型、外向$K^+$电流<br>$I_{K1}$=内向整流型、外向$K^+$电流<br>$I_{to}$=瞬时外向$K^+$电流 |
| 3相 | $I_K$=延迟整流型、外向$K^+$电流 |

**Ⓐ** 心室动作电位

**Ⓑ** 心室动作电位的离子流

图24-3　心室动作电位和离子流。A. 在静息膜电位（4相）时，内向和外向电流是相等的，这时膜电位接近$K^+$的平衡电位（$E_K$）。在动作电位上升支（0相），$Na^+$电导出现大幅的瞬时增加。随后是短暂的初始复极化（1相），由瞬时外向$K^+$电流介导。动作电位的平台期（2相）是内向$Ca^{2+}$电流和外向$K^+$电流相互作用的结果。当内向$Ca^{2+}$电流减弱而外向$K^+$电流占据优势时膜就会复极化（3相）。B. 引起心肌动作电位的离子流由一套离子通透性变化的复杂模式组成，这种变化模式随着时间的推移而变化。需要特别注意的是0相$Na^+$电流非常大但是极其短暂

向$Na^+$电流的大幅下降。$Na^+$通道从电压依赖性和时间依赖性的失活状态恢复所需的时间决定了肌细胞的**不应期**。不应期是指新动作电位不能触发的那段时间。它作为一种保护机制起作用，保证心脏能有充分的时间完成射血。不应期从动作电位上升支一直持续到复极相。$I_{Na}$是影响整个心室冲动传导速度的主要决定因素。

$I_{Na}$的阈值依赖式激活使膜很快产生去极化。然而上升支在达到$E_{Na}$前终止，接下来是快速复极化的早期相，大约到+20mV。1相复极化是以下两个事件的结果：①$I_{Na}$的快速电压依赖性失活和②瞬时$K^+$电流的激活（瞬时外向；$I_{to}$）。

2相，也就是心室动作电位的平台期，是心肌细胞电生理所特有的。这种平台是通过两类$Ca^{2+}$通道介导的内向$Ca^{2+}$电流（$I_{Ca.T}$，$I_{Ca.L}$）和几类$K^+$通道介导的外向$K^+$电流（$I_K$，$I_{K1}$，$I_{to}$）之间的精细调节所达到的平衡维持的。很显然，每个细胞仅有数百个通道被用以维持这种精细的平衡。因为只有一少部分通道是开放的，所以总的膜电导还是很低。平台期高的膜电阻使心肌细胞处于电绝缘状态，从而允许动作电位快速传播，电流消耗很小。

在平台期内，两种不同的$Ca^{2+}$电流—瞬时$Ca^{2+}$电流，$I_{Ca.T}$，和长时程$Ca^{2+}$电流，$I_{Ca.L}$—介导了心肌细胞收缩所必需的$Ca^{2+}$内流。T型$Ca^{2+}$通道随时间而失活，对二氢吡啶类比如硝苯地平的阻滞不敏感。事实上L型$Ca^{2+}$通道介导的电流（$I_{Ca.L}$）是所有心肌细胞中的主要$Ca^{2+}$电流。$I_{Ca.L}$在$-30mV$时激活，失活缓慢（数百微秒）。它容易被二氢吡啶类［硝苯地平（nifedipine）］、苯并噻氮䓬类［地尔硫䓬（diltiazem）］和苯烷基胺类［维拉帕米（verapamil）］等阻滞，下文将会对此讨论。L型$Ca^{2+}$通道介导整个平台期的内向电流；因为$Ca^{2+}$刺激心肌细胞的收缩，所以这些通道对细胞膜兴奋性与心肌收缩之间的耦联至关重要。

与内向$Ca^{2+}$电流相对应的是由$K^+$通道所介导的外向电流，它们在平台期被激活。当这种时间依赖的内向$Ca^{2+}$电流失活时，这些外向$K^+$电流（主要是$I_K$）迅速使膜电位趋向$E_K$，使细胞复极化至3相。然而这些通道并不能驱动膜电位一直到达$E_K$，因为它们会在$-40mV$时去活化。在4相，膜电位会由于时间依赖的$K^+$电流（$I_{K1}$）活化而恢复至静息膜电位，$I_{K1}$能够驱使膜电位非常接近$K^+$平衡电位。

在临床实践中，通常测量心脏的总体电活动，而不是发生在单细胞水平的离子变化。这种总体活动借助心电图（ECG）来评价（知识框24-1及图24-4）。

## 激发率的决定因素

心脏特有的传导系统包括窦房结、房室结、希氏束以及浦肯野系统。这些不同的细胞群具有不同的固有激发率。激发率由三个因素决定。首先，随着4相自动去极化速率增加激发率也会增加，这是因为在4相期末时能够更快地达到阈电位（引起动作电位所必需的最小电位）。第二，随着阈电位变得更低激发率也会增加，这是因为在4相期末时能够更快地达到阈电位。第三，随着最大舒张电位（静息膜电位）变得更高，激发率增加是因为在3相期结束时只需少的时间使膜完全去极化。

心电图（ECG 或 EKG）通过记录体表不同位置的电位来推断心脏脉冲的改变。ECG 记录反映心肌兴奋性的变化。正确解读 ECG 对于各种抗心律失常药物的临床应用是非常有用的。

正常心电图包含三种电波形：P 波、QRS 波群和 T 波（图 24-4）。P 波代表**心房去极化**；QRS 波群代表**心室去极化**；T 波代表**心室复极化**。ECG 没有明确显示心房复极化，这是因为心房复极化被 QRS 波群所掩盖。ECG 还包含两个间期和一个区段：PR 间期、QT 间期和 ST 段。PR 间期是指从 P 波起点（心房开始去极化）到 Q 波起点（心室开始去极化）的时程。所以 PR 间期的长度随着通过 AV 结的传导速度而改变。例如，如果患者在 AV 结有电阻滞，那么通过 AV 结的传导速度就会减慢，PR 间期增加。QT 间期跨越 Q 波起点到 T 波终点，代表心室去极化和复极化的整个间隔。ST 段是指从 S 波终点延伸到 T 波起点；该段代表心室去极化的时期，对应于心室动作电位的平台期。

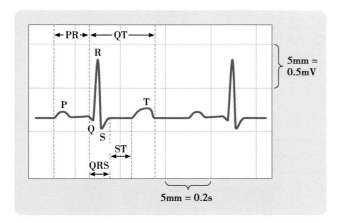

**图 24-4　心电图。**心电图（ECG 或者 EKG）测定心脏电活动引起的体表电位。**P 波**代表**心房去极化**，**QRS 波群**代表**心室去极化**，**T 波**代表**心室复极化**。**PR 间期**是指从 P 波起点（心房初始去极化）到 Q 波起点（心室初始去极化）。QT 间期是指 Q 波起点到 T 波终点，代表心室去极化和复极化的完整间隔。ST 段是指从 S 波终点延伸到 T 波起点，代表心室处于去极化的时期（例如动作电位的平台期）

正因为不同的起搏细胞具有不同的固有激发率，所以以最快激发率的那部分起搏细胞决定着心率快慢。窦房结具有最快的固有激发率——60~100 次/min，是心脏的主导起搏点。房室结和希氏束的细胞固有激发率是 50~60 次/min，浦肯野系统的细胞具有最慢的固有激发率 30~40 次/min。房室结、希氏束以及浦肯野系统的细胞被称作潜在起搏点，因为它们的固有节律被更快的房室结自动节律所掩盖。依靠所谓的超速抑制这种机制，窦房结抑制了其他起搏点的固有节律，使它们同步于窦房结的激发率。

# 电功能障碍病理生理学

心脏电功能障碍的原因可分为冲动形成障碍和冲动传导障碍。在上述病例中，窦房结自律性被中断或者改变，分别导致搏动缺失或者异位心搏。在下面的病例中，冲动传导发生改变（例如出现折返节律），可导致持续性心律失常。

# 冲动形成障碍（窦房结）

作为心脏的主导起搏点，窦房结在正常冲动形成过程中具有关键作用。那些改变窦房结功能或干扰超速抑制的电活动能够导致冲动形成受损。与冲动形成障碍有关的两种机制是自律性改变和触发活动。

## 自律性改变

改变窦房结自律性的一些机制是生理性的。自主神经系统调控窦房结自律性通常就是生理性反应的一部分。锻炼过程中交感神经受到刺激，儿茶酚胺浓度升高导致 $\beta_1$-肾上腺素受体进一步活化。$\beta_1$-肾上腺素受体的活化引起更多起搏通道（$I_f$ 通道）开放、更大的起搏电流通过这些通道传导、更快的 4 相去极化。交感神经刺激也会引起更多的 $Ca^{2+}$ 通道开放，因此将阈值推向更负的电位。这两种机制均会导致心率增加。副交感迷走神经则通过对抗心率的交感神经性调节的多种机制来影响窦房结。迷走神经释放乙酰胆碱引发一系列细胞内信号传导级联反应：①通过降低起搏通道的开放而减弱起搏电流；②通过降低 $Ca^{2+}$ 通道的开放而使阈值趋向更正的电位；③通过增加 $K^+$ 通道的开放使最大舒张电位（等于这些自动激发细胞的静息膜电位）变得更负。窦房结、心房和房室结比心室传导系统受神经支配程度更高，因此对于迷走神经刺激的影响更加敏感。

在病理条件下，当潜在起搏点细胞取代窦房结作为心脏的起搏点时自律性会发生改变。**当窦房结激发率病理性变慢或者窦房结冲动传导受损时，其他潜在起搏点引发冲动会导致逸搏**。一系列逸搏，即逸搏心律，可能由延长的窦房结功能障碍所致。另一方面，在某些情况下尽管窦房结功能正常，但**当潜在起搏点细胞产生一种超越窦房结率的固有激发率时就会出现异位心搏**。一系列异位心搏，即异位心律，可能由缺血、电解质异常或者高交感神经紧张所致。

直接的组织损伤（如心肌梗死后）也会导致自律性改变。组织损伤能引起细胞膜结构破坏。被破坏的细胞膜不能继续维持离子梯度，后者对于维持适当的膜电位至关重要。如果静息膜电位变得足够正（比-60mV 更加正），非起搏细胞也可能开始自发去极化。组织损伤引起自律性改变的另一种机制是通过缝隙连接连通性的减弱。直接的电学连通性对于窦房结向其他心肌细胞超速抑制的有效传递很重要。当这种连通性因为组织损伤而被破坏时，超速抑制不能有效的传递，未受抑制的细胞可以激发它们独有的节律。这种异常节律能够导致心律失常。

## 触发活动

后除极出现于一个**正常**的动作电位触发额外的**异常**去极化。也就是说，第一个（正常）动作电位触发额外的膜电位振荡，后者会导致心律失常。有两种类型的后除极——早后除极和迟后除极。

如果后除极发生**在刺激的动作电位期间**则被称为早后除

极（图 24-5）。引起动作电位时程延长的情况（例如延长 QT 间期的药物，如普鲁卡因胺和伊布利特）容易触发早后除极。可以明确地是，早后除极可以出现在平台期（2 相）或者快速复极相（3 相）。在平台期，大多数 Na⁺ 通道处于失活状态，内向 $Ca^{2+}$ 电流负责早后除极。另一方面，在快速复极相，部分复活的 Na⁺ 通道传导的内向 Na⁺ 电流跟早后除极有关。如果早后除极持续存在，就会导致一种称作尖端扭转型室性心动过速的室性心律失常。其特征表现为 QRS 波群幅度变化不一，就好像它们沿着基线发生"扭转"。在临床上这种节律是种急症，如果不及时治疗就会导致死亡。

与早后除极相对应的是，迟后除极在**复极化完成后**紧接着出现（图 24-6）。引起迟后除极的机理尚不清楚；有人认为细胞内高 $Ca^{2+}$ 浓度（比如地高辛毒性）产生内向 Na⁺ 电流，后者进而引起迟后除极。

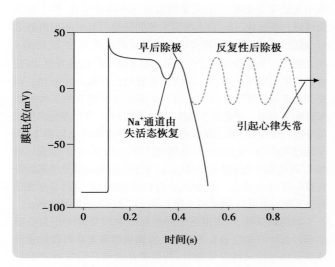

**图 24-5　早后除极。**早后除极通常出现于动作电位的复极化期，但它们也会出现于平台期。反复出现的后除极可以引起心律失常

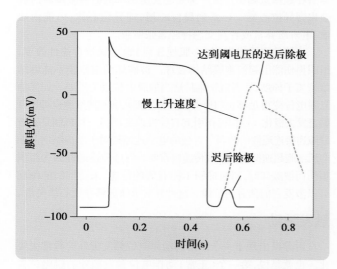

**图 24-6　迟后除极。**迟后除极在复极后立即出现。尽管其机制尚未阐明，但可能是细胞内 $Ca^{2+}$ 积累，激活 Na⁺/$Ca^{2+}$ 交换体，进而每泵出 1 个 $Ca^{2+}$、泵入 3 个 Na⁺ 的生电型内流使细胞去极化

## 冲动传导障碍

心脏的第二种电紊乱包括冲动传导障碍。正常的心功能需要电冲动通过心肌细胞进行无障碍及时的传导。在病理情况下，冲动传导改变可能由下面三种机制中的一种或者组合作用引起：折返、传导阻滞以及旁路途径。

### 折返

正常的心脏传导开始于窦房结，以有序的方式向房室结、希氏束、浦肯野系统和心肌传递。细胞不应期保证了心肌受刺激区域在一次冲动传递期间只发生一次去极化。图 24-7A 描述了正常的冲动传导，其中到达 a 点的一个冲动经过两条平行通路 1 和 2 同步下传。

当一种自我维持的电学环路反复、快速刺激同一部分心肌时就会出现电冲动的折返。折返电学环路的形成必须具备两个条件：①单向阻滞（顺行传导被阻，而逆行传导允许）；

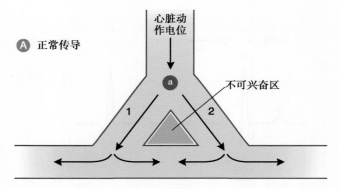

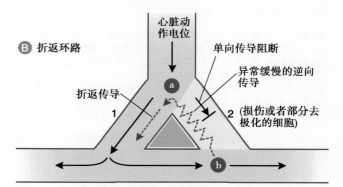

**图 24-7　正常和折返电通路。A.** 在正常冲动传导中，沿着路径行进的脉冲到达 a 点，然后沿着两个交替路径 1 和 2 继续下行。如不存在折返，此冲动继续传导并使心室不同区域去极化。**B.** 如果其中一条分支路径被病理性破坏就会形成折返环路。当冲动到达 a 点时，它只能沿通路 1 下行因为通路 2 被**单向**阻断了（例如，通路 2 中细胞的有效不应期延长到一定程度以致顺行传导出现阻断）。冲动沿通路 1 传导到达 b 点。此时，通路 2 中的细胞不再是不应的，所以冲动沿通路 2 向 a 点逆行上传。当逆行冲动到达 a 点时，启动新的折返，导致持续的快速去极化而引发快速型心律失常。这种机制在心脏局部或者大部分区域存在

②逆行传导速度变慢。图 24-7B 展示了一个折返电学环路。当冲动到达 a 点后只能经由通路 1（左侧分支）下传，因为通路 2（右侧分支）在逆行传导被单向阻滞。冲动由通路 1 继续传递到达 b 点。在此结合处冲动以逆行方式沿通路 2 向 a 点传导。从 b 点到 a 点的传导速度较慢这是因为细胞损伤或者某些细胞仍处于不应期内。直到冲动传到 a 点时，通路 1 的细胞有足够的时间复极化，这些细胞接受刺激继续向 b 点传导动作电位。由此可以看出快速型心律失常是单向阻滞和异常通路传导速度下降的共同结果。

### 传导阻滞

当冲动因部分区域心肌组织不可兴奋而不能正常传播时就会出现传导阻滞。这部分不可兴奋心肌组织的区域包括那些处于不应期内的正常组织，或者是已被外伤、缺血或者疤痕损伤的组织。在这两种情况下，心肌均不能正常传导冲动。因为传导阻滞会消除窦房结的超速抑制，所以心肌细胞可以按照它们自身较慢的固有频率自由地搏动。正因如此，传导阻滞在临床上表现为心动过缓。

### 旁路途径

在正常的心脏周期中，窦房结启动冲动，迅速经由心房肌传导到达房室结。然而冲动传导在房室结慢下来，使心室在开始收缩前有足够的时间让血液充满心腔。当冲动通过房室结后又快速传导至整个心室，引起心室收缩。

某些个体具有电学旁路可以绕开房室结。其中常见的一种旁路是肯特束，即能绕过房室结直接从心房向心室传导冲动的一束心肌（图 24-8）。对于这些个体，源于窦房结的冲动经由肯特束向心室的传导速度要比经过房室结更快。因为肯特束是一种旁路，心室组织可以接受来自正常传导途径和旁路途径的冲动。因此，这些个体的心电图的典型表现是呈现出比常人

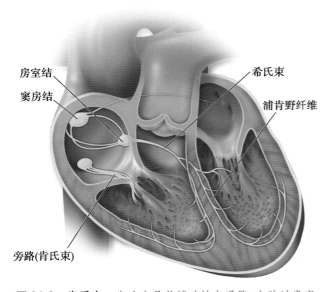

**图 24-8　肯氏束。** 肯氏束是种辅助性电通路，它跨过房室结直接从心房向心室传导冲动。此旁路介导的冲动传导速度比房室结更快，为折返性快速型心律失常提供了前提

更宽的 QRS 波群以及更早的心室上升支。重要的是，这两种传导通路具有截然不同的传导速度，旁路的存在可能为折返环路提供了前提条件，使得这些个体更易罹患快速型心律失常。

## 药理学分类和药物

跨膜离子流引起细胞膜电位的改变。心脏起搏细胞膜电位的改变是心肌细胞适时收缩的基础。冲动形成障碍和冲动传导异常可导致心脏节律的紊乱。抗心律失常药物作用于心脏的致心律失常区域以恢复正常的心律。

## 抗心律失常药物的基本作用机制

虽然目前有很多种不同的抗心律失常药物，但是抗心律失常作用的机制却很少。总而言之，影响心律的药物发挥作用是通过改变：①起搏细胞的最大舒张电位（和/或者心室细胞的静息膜电位）；②4 相去极化速度；③阈电位；或者④动作电位时程。某种通道阻滞剂的具体效应直接对应于此通道电流在心脏动作电位中所扮演的角色。例如，$Na^+$ 通道阻滞剂和 $Ca^{2+}$ 通道阻滞剂通常改变阈电位，而 $K^+$ 通道阻滞剂则常常延长动作电位时程。这些药物通常从细胞内阻滞通道；他们通过通道孔洞或者经由包围着通道的脂质双层扩散到达作用位点。

状态依赖型离子通道阻滞是抗心律失常药物作用中的一个重要概念。离子通道能够在多种不同构象状态之间转换，膜对某种离子通透性的改变是此种离子通道构象改变的结果。抗心律失常药物通常对离子通道的不同构象状态具有不同的亲和力；也就是说，这些药物与通道某一种构象的结合比该通道的其他构象具有更高的亲和力。这种结合被称为**状态依赖型**。

$Na^+$ 通道阻滞剂是用来说明状态依赖型离子通道阻滞这一概念的上佳个例。在整个动作电位过程中 $Na^+$ 通道经历三种主要的状态变化（开放-关闭-失活）。在上升支去极化时通道处于开放的构象。在平台期时通道变得失活，当膜复极化至静息电位时它又变成静息（关闭）构象。大多数 $Na^+$ 通道阻滞剂优先结合 $Na^+$ 通道的开放态和失活态，而不是静息（关闭）态。这样看来，这些药物倾向于在动作电位期间（心脏收缩期）阻断 $Na^+$ 通道，而在舒张期从通道解离。

不同 $Na^+$ 通道阻滞剂的去阻断速度（解离速度）是 $Na^+$ 通道稳态阻断的一个重要决定因素。例如，当心率增加时，去阻断（药物从通道上的结合位点解离下来）的可用时间减少，$Na^+$ 通道稳态阻断的程度增加。$Na^+$ 通道阻滞剂对于缺血组织的作用说明了状态依赖型阻滞的临床治疗效用。$Na^+$ 通道阻滞剂对缺血组织 $Na^+$ 电导的降低作用比正常组织更明显。缺血组织的心肌细胞在更长一段时间内处于去极化状态。动作电位时程的增加会延长 $Na^+$ 通道的失活态，导致 $Na^+$ 通道阻滞剂具有更长的时间作用于失活的 $Na^+$ 通道。因为去极化的缺血心肌细胞动作电位的延长，通道从阻断恢复的速度也下降。所以，**$Na^+$ 通道阻滞剂对开放态和失活态 $Na^+$ 通道具有更高的亲和力可使这些药物能够优先作用于缺血组织，因此从源头阻断致心律失常事件。** 关于状态依赖型 $Na^+$ 通道阻滞

相关概念的更详细讨论,参见第 12 章,局部麻醉药理学。

由于抗心律失常药物本身也可能引起心律失常,使得有效抗心律失常药物治疗的开发和应用变得更加复杂。例如,很多投入都用于折返这种大部分心律失常发生机制的治疗上面。治疗折返的一种方法是阻断动作电位的传导。如果折返环路中的逆向冲动被抗心律失常药物**完全消除**,那么这冲动将不再能使折返环路中的心肌组织反复去极化。但如果这冲动没有被完全消除,这种抗心律失常引起的传导减慢实际上会加重折返型心律失常。这种"残存"的冲动可能利用原来的折返通路导致心律失常,或者通过另外的通路进而产生新的折返环路。

## 抗心律失常药物的分类

习惯上按照其作用机制将抗心律失常药物分为四类(称作 Vaughn-Williams 分类)。Ⅰ 类抗心律失常药物是 Na⁺ 通道阻滞剂;Ⅱ 类抗心律失常药物是 β-肾上腺素受体阻断剂;Ⅲ 类抗心律失常药物是 K⁺ 通道阻断剂;Ⅳ 类抗心律失常药物是 Ca²⁺ 通道阻断剂。**然而,很多抗心律失常药物并非完全是 Na⁺ 通道、K⁺ 通道或者 Ca²⁺ 通道的选择性阻断剂;相反,其中很多药物不只阻断一种类型的通道。**本部分内容介绍了常见心脏电活动紊乱的一些有用定义(知识框 24-2),还描述了各类抗心律失常药物的作用机制。

---

**知识框 24-2　常见心脏电干扰的定义**

了解各种抗心律失常药物的临床应用,有助于理解心脏常见电异常术语的基本定义。

**有效不应期**:心脏组织某一区域不能被电脉冲刺激的时期。

**窦性心动过速**:窦房结激发频率为 100~180 次/min,心电图显示正常 P 波和 QRS 波群。窦性心动过速可以是一种正常的生理反应(例如,在运动中),也可以是窦房结自律性改变引起的病理状态。

**阵发性室上性心动过速**(paroxysmal supraventricular tachycardia,PSVT):PSVT 的特点是心房激发频率为 140~250 次/min,但通常是短暂的、自限的。在 90% 的病例中,PSVT 是由涉及 AV 结、窦房结或心房组织的折返引起的。

**心房扑动**:心房频率为 280~300 次/min,心电图显示心房电活动呈快速"锯齿"状。由于心房放电的速度如此之快,一些来自心房的脉冲在不应期到达房室结,不会传导到心室。因此,心室率比心房率慢。心房与心室激发率的比值通常为 2∶1。

**心房或心室纤颤**:这些心律失常的特点是通过心房或心室混乱的、折返的脉冲传导。如果心律失常不转复,那么心室纤颤(ventricular fibrillation,VF)是致命的,而心房纤颤(atrial fibrillation,AF)可以耐受多年。

**室性心动过速**:以每分钟 100~250 次的频率出现的 3 个或 3 个以上的室性早搏。

**尖端扭转性心律失常**:这种心律失常通常由长 QT 综合征患者的后除极引起。QRS 波群的变化幅度被描述为沿心电图基线"扭曲的点"。扭转性心律失常通常是短暂的、自我限制的,但会导致更多危及生命的心律失常。

---

## Ⅰ 类抗心律失常药物:快速 Na⁺ 通道阻滞剂

Na⁺ 通道阻滞剂降低窦房结细胞的自律性是通过:①使阈值转移到更正的电位;②降低 4 相去极化的斜率(图 24-9)。Na⁺ 通道的阻滞使得更少的通道能够在膜去极化时开放,从而提高了动作电位激发的阈值并减慢了去极化速率。这两种效应扩展到 4 相期,使心率变慢。另外,阈电位的改变意味着植入除颤器的患者同时服用 Na⁺ 通道阻滞剂时,需要更高的电压才能使心脏除颤。因此,在决定植入合适的除颤器时考虑到 Na⁺ 通道阻滞剂的影响是非常重要的。

除了降低窦房结的自律性,Na⁺ 通道阻滞剂也能作用于心室肌细胞以减少折返的形成。该作用主要是通过降低 0 相上升速度,对于部分 Na⁺ 通道阻滞剂还可以延长复极化时程

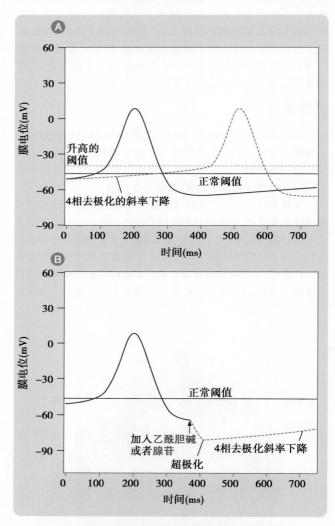

**图 24-9　Ⅰ 类抗心律失常药和天然激动剂对窦房结动作电位的影响。A.** 正常的窦房结动作电位显示为**实线曲线**。Ⅰ 类抗心律失常药物(Na⁺ 通道阻滞剂)通过影响窦房结动作电位的两个方面来改变窦房结的自动性:①阈值转移到更正的电位;②降低 4 相去极化的斜率。**B.** 乙酰胆碱(ACh)和腺苷通过激活 K⁺ 通道使细胞超极化来减慢窦房结发放率,并降低 4 相去极化斜率

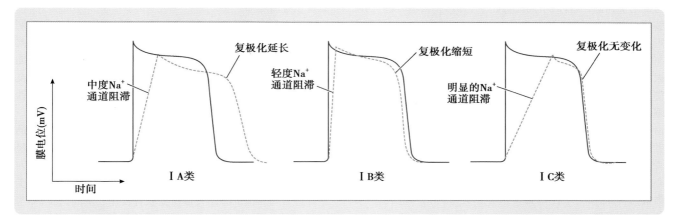

图 24-10　ⅠA、ⅠB 和ⅠC 类抗心律失常药对心室动作电位的影响。Ⅰ类抗心律失常药（Na⁺通道阻滞剂）作用于心室肌细胞减少折返形成。Ⅰ类抗心律失常药的所有亚类都可一定程度地阻断 Na⁺通道：ⅠA 类药物表现为中度 Na⁺通道阻滞，ⅠB 类药物快速与 Na⁺通道结合（阻断）并与 Na⁺通道解离（解除阻断），ⅠC 类药物产生明显的 Na⁺通道阻滞。ⅠA、ⅠB 和ⅠC 类药物对心室动作电位持续时间的影响程度也不同

（图 24-10）。通过降低 0 相上升速度，Na⁺通道阻滞剂可以降低心脏组织的传导速度。理想情况下，传导速度降低到一定程度时会使传播的波前在能够再刺激折返环路内的肌细胞之前就被消除。但是如果传导速度降得不够低，该脉冲就不会消失，那么当变慢的脉冲到达那些未处于不应期的细胞时反而能够促进折返的形成（见上），从而诱发心律失常。ⅠA 类 Na⁺通道阻滞剂除了降低 0 相上升速度外，还能够延长复极化时程。延长的复极化可增加有效不应期，使折返环路内的细胞不会因折返动作电位而引起去极化。简言之，**Na⁺通道阻滞剂通过降低折返形成的可能性从而预防心律失常，其机制有：①降低传导速度和②增加心室肌细胞的不应期。**

尽管Ⅰ类抗心律失常药物的三个亚类（ⅠA、ⅠB、ⅠC）对窦房结的动作电位有着类似的作用，但是对于心室动作电位的影响却有着明显的差异。

### ⅠA 类抗心律失常药物

ⅠA 类抗心律失常药物对 Na⁺通道有中度阻滞作用，延长窦房结细胞和心室肌细胞的复极化。该类药物通过阻滞 Na⁺通道降低 0 相上升速度，从而降低心肌的传导速度。ⅠA 类抗心律失常药物也可阻滞 K⁺通道，从而减少引起膜复极化的外向 K⁺电流。复极化时程的延长可增加细胞的有效不应期。传导速度降低和有效不应期增加共同减少折返的形成。

奎尼丁（quinidine）通常被认为是ⅠA 类抗心律失常药物的典型代表，但是因为不良反应现在已较少应用。除了上述ⅠA 类抗心律失常药物的药理作用之外，奎尼丁还具有抗胆碱能（迷走神经松弛）作用，主要是通过阻滞房室结 M2 毒蕈碱受体因迷走刺激所致开放的 K⁺通道（图 24-9B、10-1）。**抗胆碱能作用因为能够增加房室结的传导速度而具有重要的临床意义。**正因如此，应该一种减慢房室结传导的药物——如 β-肾上腺素拮抗剂或者维拉帕米（一种 Ca²⁺通道阻断剂）——与奎尼丁联合应用以防止心房扑动或者室上性心动过速患者的心室反应过快。

奎尼丁最常见的不良反应是腹泻、恶心、头痛以及眩晕。

这些反应使得患者难以忍受奎尼丁的长期治疗。奎尼丁禁用于 QT 间期延长以及正在服用可延长 QT 间期药物的患者，因为有尖端扭转型心动过速的高风险。奎尼丁应用的相对禁忌证还有病态窦房结综合征、束支阻滞、重症肌无力（因为奎尼丁的抗胆碱能作用）和肝脏衰竭。

奎尼丁口服后在肝脏由细胞色素 P450 代谢。奎尼丁可增加地高辛（一种强心药）的血药浓度，很可能是竞争用于地高辛代谢的 P450 代谢酶。因为地高辛的治疗范围很窄（第25 章），所以奎尼丁诱导的地高辛毒性可见于很大部分患者。服用奎尼丁的患者必须严密监视血钾水平，因为低钾血症可以减弱奎尼丁的效用，加重 QT 间期延长，更重要的是易于引起尖端扭转型心动过速。**有人推断尖端扭转型心动过速是奎尼丁诱导晕厥的主要机制。**因为具有多种不良反应和禁忌证，奎尼丁目前已被Ⅲ类抗心律失常药物（如伊布利特和胺碘酮）广泛替代，用于心房扑动或者心房纤颤转变为正常窦性心律。

普鲁卡因胺（procainamide）属于ⅠA 类抗心律失常药物，对多种室上性以及室性心律失常有效。普鲁卡因胺可用于新型心房纤颤向正常窦性心律的转换，但是其效用不及静脉注射伊布利特。普鲁卡因胺也可用于急性心肌梗死患者，甚至在伴有心排出量下降时，有效降低折返性心律失常的发生。普鲁卡因胺也可通过缓慢静脉滴注来治疗急性室性心动过速。

与奎尼丁不同，普鲁卡因胺几乎没有抗胆碱能作用，不改变地高辛的血药浓度。普鲁卡因胺通过抑制交感神经节的神经传递而引起外周血管舒张。长期服用此药，几乎所有患者都会出现狼疮样综合征和抗核抗体阳性；此反应的具体机制尚不清楚，但是停药会缓解症状。普鲁卡因胺在肝脏被乙酰化变成 N-乙酰普鲁卡因胺（N-acetyl-procainamide，NAPA），该活性代谢产物具有类似Ⅲ类抗心律失常药物延长不应期和 QT 间期的效应。NAPA 似乎不会引起普鲁卡因胺的狼疮样不良反应。

丙吡胺（disopyramide）在电生理和抗心律失常作用方面

与奎尼丁相似;两者的不同之处在于它们的不良反应。丙吡胺较少引起胃肠道不适但却有着比奎尼丁更强的抗胆碱能作用,导致尿潴留和唇干等不良反应。丙吡胺的抗胆碱能作用与对毒蕈碱型乙酰胆碱受体的拮抗作用有关。丙吡胺禁用于尿路梗阻或者青光眼患者,也禁用于房室传导阻滞患者以及窦房结功能障碍患者。丙吡胺具有很强的无法解释的抑制心缩作用,可用于治疗肥厚型梗阻性心肌病和神经心源性晕厥。由于具有负性肌力作用,丙吡胺禁用于失代偿性心力衰竭患者。口服丙吡胺仅可用于治疗致死性室性心律失常;口服或者静脉注射丙吡胺有时用于逆转室上型心动过速到正常窦性心律。然而,目前治疗致死性心律失常已不使用Ⅰ类抗心律失常药物,而倾向于使用Ⅲ类抗心律失常药物和电装置(如植入式除颤器)。

## ⅠB 类抗心律失常药物

ⅠB 类抗心律失常药物包括利多卡因(lidocaine)、美西律(mexiletine)和苯妥英(phenytoin)。利多卡因是典型的ⅠB类药物。这些药物可通过阻断 $Na^+$ 通道或者缩短复极化时程改变心室动作电位;其缩短复极化时程作用可能是因为阻断少量在心脏动作电位 2 相后期失活的 $Na^+$ 通道(图 24-10)。与倾向于结合开放态 $Na^+$ 通道的ⅠA类抗心律失常药相比,**ⅠB类抗心律失常药既能结合开放态 $Na^+$ 通道也能结合失活态 $Na^+$ 通道**。因此,$Na^+$ 通道处于开放态或者失活态的时间越长,ⅠB类抗心律失常药阻断作用就越强。ⅠB类抗心律失常药的突出特点是它们从 $Na^+$ 通道上**快速解离**。因为 $Na^+$ 通道会很快从ⅠB类阻断中恢复,所以这些药物对去极化的或者快速驱动的组织阻断作用最强,这些组织的 $Na^+$ 通道更可能处于开放态或者失活态。因此,ⅠB类抗心律失常药在病变心肌中表现出**使用依赖性阻断作用**,而对正常心肌组织的影响较少。

心肌缺血为ⅠB类抗心律失常药的使用依赖性阻断作用的治疗应用提供了具体例证。缺血组织细胞外 $H^+$ 浓度上升,激活细胞膜上的泵,引起细胞外 $K^+$ 浓度的升高。细胞外 $K^+$ 浓度的升高使 $E_K$ 向更加去极化(更正)的值转变;例如,$E_K$ 从 $-94mV$ 变化到 $-85mV$。改变的电化学 $K^+$ 梯度为 $K^+$ 外流提供了一种**更小的**驱动力,膜的去极化导致动作电位激发的可能性更大。因为缺血心肌细胞更容易频繁的激发,所以 $Na^+$ 通道处于开放态或者失活态的时间更长,是ⅠB类抗心律失常药进行阻断的更佳靶点。

利多卡因[或者更为常见的胺碘酮(amiodarone)]用于治疗紧急情况下室性心律失常。此药对室上型心律失常无效。对于血流动力学稳定的患者,利多卡因可用以治疗室性心动过速,或用于难治性或者血流动力学明显异常的频发室性期前收缩(premature ventricular contractions,PVC)。

利多卡因的血浆半衰期很短(大约 20 分钟),在肝脏以去乙基形式进行代谢。它的代谢由两个因素决定:肝血流量以及肝细胞色素 P450 的活性。对于年老或者心衰导致肝血流下降,或者 P450 酶急性抑制(如西咪替丁)(第 4 章)的患者来说,应考虑减少利多卡因的剂量。对于 P450 酶被巴比妥类药物、苯妥英或者利福平等药物诱导的患者,利多卡因的剂量应该有所增加。

因为利多卡因可通过阻断少量在心脏动作电位 2 相后期失活的 $Na^+$ 通道而缩短复极化,并不会延长 QT 间期,所以此药用于长 QT 综合征患者是安全的。但是因为利多卡因也能阻断中枢神经系统的 $Na^+$ 通道,故而产生中枢神经系统不良反应,例如神志不清、晕眩以及惊厥。除了静脉注射用于室性心律失常外,利多卡因还可以被用作局部麻醉药(第 12 章)。

美西律作为利多卡因的类似物口服有效。尽管美西律的作用近似于奎尼丁,但它不会延长 QT 间期,也没有迷走神经效应。另外,有报道称美西律几乎不抑制血流动力学。美西律的主要适应证是致死性室性心律失常。然而,在临床上美西律经常与其他抗心律失常药物联合使用。例如,美西律与胺碘酮联合用于植入型心律转变器除颤器(implantable cardioverter-defibrillators,ICD)患者以及复发室性心动过速患者。美西律也与奎尼丁或者索他洛尔合用以增强抗心律失常效果,减轻不良反应。没有数据支持美西拉汀或任何其他ⅠB类抗心律失常药物可降低死亡率。美西律的主要不良反应包括剂量相关性恶心和震颤,与食物同时服用可以减轻这些不良反应。美西律经肝脏代谢,其血药浓度受苯妥英和利福平等肝 P450 酶诱导剂的影响。

尽管苯妥英通常被当作抗癫痫药物使用,但其对心肌的影响也可归为ⅠB类抗心律失常药。苯妥英的药理学性质将在第 16 章"中枢神经系统中异常电神经传递的药理学"进行详细讨论。尽管苯妥英作为抗心律失常药使用还比较局限,但它对于幼年室性心律失常确实有效。可以明确的是,苯妥英已用于 β-肾上腺素阻滞剂单独治疗无效的先天性 QT 延长综合征的治疗,也被用于先天性心脏手术后的室性心动过速。苯妥英能维持地高辛中毒性心律失常的房室传导,对极少数同时患有癫痫和心律失常的患者特别有效。苯妥英是包括 P450 3A4 在内的肝药酶诱导剂,所以会影响其他抗心律失常药物如美西律、利多卡因和奎尼丁等的血药浓度。

## ⅠC 类抗心律失常药物

ⅠC 类抗心律失常药物是最强的 $Na^+$ 通道阻滞剂,它们对动作电位时程仅有很弱的或者没有影响(图 24-10)。该类药物通过显著降低心室细胞 0 相上升速率抑制室性期前收缩。ⅠC类抗心律失常药也可以防止阵发性室上型心动过速和心房纤颤。然而这类药物对于心功能具有明显的抑制作用,必须慎重使用。另外,心律失常抑制试验(cardiac arrhythmia suppression trial,CAST)和其他一些研究引起了大家对这类药物致心律失常作用的关注。

氟卡尼(flecainide)是典型的ⅠC类抗心律失常药;该类药物还包括恩卡尼(encainide)、莫雷西嗪(moricizine)和普罗帕酮(propafenone)。氟卡尼是抗心律失常药物也可致心律失常这一规律的例证。当合并有室性快速性心律失常患者以及有心肌梗死史的患者服用氟卡尼时,即使在常规剂量时它也能加重心律失常。由于氟卡尼在缺血性或结构性心脏病患者中是促心律失常的,因此它主要用于预防结构性正常心脏患者的房性心律失常(如心房纤颤)。氟卡尼的体内消除速度非常慢,血浆半衰期为 12~30 小时。由于其对 $Na^+$ 通道的明显阻断及其对心脏功能的抑制作用,因此使用氟卡尼与窦房结功能障碍、传导速度显著降低和传导阻滞等不良反应有关。

## II 类抗心律失常药物:β-肾上腺素拮抗剂

II 类抗心律失常药物是 β-肾上腺素拮抗剂(也称为 β-阻滞剂)。这些药物通过抑制心脏起搏区域的交感神经传入而起作用(在第 11 章"肾上腺素能药理学"中关于 β-肾上腺素拮抗剂有更深入的讨论)。尽管心脏能够在没有自主神经系统支配的情况下按照其固有的节律搏动,但交感神经和副交感神经纤维仍然支配窦房结和房室结而影响其自律性。交感神经刺激释放去甲肾上腺素,与节点组织的 β₁-肾上腺素受体(β₁-肾上腺素受体是优先表达于心脏组织的肾上腺素能亚型)结合。窦房结 β₁-肾上腺素受体的激活可触发起搏电流($I_f$)增强,进而增加 4 相去极化的速率导致窦房结更频繁地激发。房室结 β₁-肾上腺素受体的激活会增强 $Ca^{2+}$ 和 $K^+$ 电流,从而提高传导速度,缩短房室结的不应期。

β₁-拮抗剂阻断窦房结和房室结中 β₁-肾上腺素受体的交感神经刺激(图 24-11)。房室结对于 β₁-拮抗剂的作用比窦房结更为敏感。β₁-拮抗剂通过下列机制影响窦房结和房室结的动作电位:①减慢 4 相去极化速率;②延长复极化时程。减慢 4 相去极化速率会导致自律性下降,进而减少心肌的耗氧量。延长房室结的复极化时程会延长有效不应期,从而降低折返发生率。

β₁-拮抗剂是治疗交感神经刺激引起的室上性和室性心律失常最为常用的药物。已经证明 β₁-肾上腺素受体拮抗剂能降低心肌梗死后的死亡率,而且对于那些具有如严重糖尿病或者哮喘等相对禁忌证的患者也一样。正因为广泛的临床应用范围和可靠的安全性,β-肾上腺素拮抗剂是目前最为常用的抗心律失常药物。

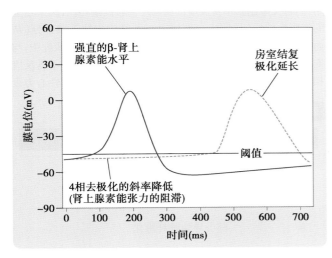

图 24-11 II 类抗心律失常药对起搏细胞动作电位的影响。II 类抗心律失常药(β-拮抗剂)逆转心脏 β₁-肾上腺素受体的交感神经刺激。此类药物通过阻断对窦房结和房室结的动作电位的肾上腺素能效应,降低 4 相去极化的斜率(对于窦房结尤其重要)和延长复极化(对于房室结尤其重要)。这些药物可用于治疗交感神经刺激诱发的室上性和室性心律失常

现有 β-拮抗剂可分为几代,每代都表现出稍有不同的药理学性质。第一代 β-拮抗剂如普萘洛尔(propranolol)等对 β₁-肾上腺素受体和 β₂-肾上腺素受体都能阻断的非选择性 β-肾上腺素拮抗剂。它们被广泛用于治疗锻炼或情感应激时儿茶酚胺刺激引起的快速性心律失常。因为普萘洛尔不会延长心室组织的复极化时程,可用于患有长 QT 综合征患者。第二代药物包括阿替洛尔(atenolol)、美托洛尔(metoprolol)、醋丁洛尔(acebutolol)和比索洛尔(bisoprolol)等,在低剂量时对 β₁-肾上腺素受体具有相对选择性。第三代 β-拮抗剂除具有 β₁-肾上腺素受体阻断作用外还会引起血管舒张。拉贝洛尔(labetalol)和卡维地洛(carvedilol)通过拮抗 α-肾上腺素受体介导的血管收缩而导致血管舒张;吲哚洛尔(pindolol)是 β₂-肾上腺素受体的部分激动剂;奈必洛尔(nebivolol)刺激内皮细胞生成一氧化氮。

不同代的 β-拮抗剂产生不同程度的不良反应。β-阻滞剂产生不良反应的基本机制有三种。第一,β₂-肾上腺素受体的拮抗引起平滑肌痉挛,导致支气管痉挛、四肢冰冷和阳痿。这些效应通常见于非选择性的第一代 β-拮抗剂。第二,β₁-肾上腺素受体拮抗治疗效应的增强能够引起过度负性肌力作用、心脏阻滞和心动过缓。第三,药物渗透进入中枢神经系统产生失眠和抑郁。

## III 类抗心律失常药物:复极化抑制剂

III 类抗心律失常药物阻滞 $K^+$ 通道。两种电流决定了心脏动作电位平台期的长短:内向去极化 $Ca^{2+}$ 电流和外向超极化 $K^+$ 电流。对一个正常的动作电位来说,超极化 $K^+$ 电流最终占据支配地位,使膜电位朝着更加超极化的水平恢复。更强的超极化 $K^+$ 电流会缩短平台期,使膜电位更快地恢复到静息水平。然而,较弱的超极化 $K^+$ 电流会延长平台期并延迟膜电位恢复到静息电位。

当 $K^+$ 通道被阻滞时只有较弱的超极化 $K^+$ 电流产生。所以 $K^+$ 通道阻滞剂引起平台期变长和复极化时程延长(图 24-12)。$K^+$ 通道阻滞剂延长平台期的能力对于它们的药理学应用和不良反应都是必不可少的。有利的一方面是平台期的延长会增加有效不应期,进而降低折返发生率。不利的一方面是平台期的延长会增加出现早后除极和尖端扭转型心动过速的可能性。除了胺碘酮,$K^+$ 通道阻滞剂也表现出"反向使用依赖性"这一不利性质:动作电位延长在慢速时最明显(不利)和在快速时最不明显(有利)。$K^+$ 通道阻滞剂对上升期或者冲动传导速度影响很小或者没有影响。

伊布利特(ibutilide)属于 III 类抗心律失常药物,通过抑制延迟整流性 $K^+$ 电流而延长复极化时程。此药也能增强慢速内向 $Na^+$ 电流进一步延长复极化时程。伊布利特被用于消除心房纤颤和扑动,正如本章开头病例中提到的一样。伊布利特的主要不良反应源自它对 QT 间期的延长,也能引起较为严重的尖端扭转型心动过速,有近 2% 服用此药的患者需要心脏电复律(发送电击以使心脏恢复同步化)。正因如此,J 博士在滴注伊布利特过程中才需要心脏病专家的严密监测。对于已有长 QT 综合征的患者通常不使用伊布利特。

多非利特(dofetilide)是一种只能口服的 III 类抗心律失常

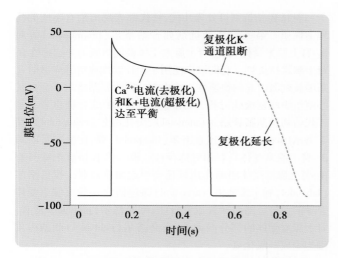

**图 24-12　Ⅲ类抗心律失常药对心室动作电位的影响。** Ⅲ类抗心律失常药物（K⁺通道阻滞剂）可减弱动作电位 2 相的复极化 K⁺电流，从而延长动作电位时程。平台期的延长可减少折返形成，但也容易发生早期后去极化

药。它专一抑制延迟整流性 K⁺电流的快速成分，对内向 Na⁺电流没有影响。多非利特剂量依赖性地延长动作电位时程和 QT 间期。因为多非利特可诱发室性心律失常，仅适用于症状严重的心房纤颤和/或心房扑动患者。多非利特用于心房纤颤和/或心房扑动向正常窦性心律的心脏复律，而且对于患者复律后窦性节律的维持很有效。因为多非利特没有负性肌力作用，它能用于伴有射血功能抑制的患者。与伊布利特相类似，多非利特的主要不良反应也是尖端扭转型心动过速，在服用此药患者中的发生率为 1%~3%。由于多非利特从肾脏分泌，所以伴有肾功能障碍的患者必须根据他们的肌酐清除率来减少服用剂量。

索他洛尔（sotalol）是Ⅱ类和Ⅲ类混合型抗心律失常药。此药非选择性地拮抗 β-肾上腺素受体（Ⅱ类作用），也能通过阻滞 K⁺通道延长动作电位时程（Ⅲ类作用）。索他洛尔存在 L 型和 D 型两种异构体。尽管两种异构体在阻断 K⁺通道方面是等效的，但是 L 型在 β-拮抗方面更强些。索他洛尔用于治疗严重室性心律失常，尤其用于无法忍受胺碘酮副作用的患者。索他洛尔也用于预防反复性心房扑动或者纤颤从而维持正常的窦性心律。与其他 β-拮抗剂一样，索他洛尔会引起疲劳和心动过缓；像其他Ⅲ类抗心律失常药一样，它可诱发尖端扭转型心动过速。

胺碘酮主要是Ⅲ类抗心律失常药，但也具有Ⅰ类、Ⅱ类和Ⅳ类作用。胺碘酮如此复杂的作用跟它的作用机制有关：**离子通道和受体所在脂质膜的改变**。在所有心脏组织中，胺碘酮通过抑制负责复极化的 K⁺通道延长有效不应期；动作电位时程的延长降低了折返发生率。作为一种强效Ⅰ类药物，胺碘酮通过阻断 Na⁺通道降低起搏细胞的激发率；它优先结合处于失活构象的通道而表现出使用依赖的 Na⁺通道阻断作用。胺碘酮通过非竞争性拮抗 α-肾上腺素受体和 β-肾上腺素受体而发挥Ⅱ类抗心律失常作用。最后，作为 Ca²⁺通道阻滞剂（Ⅳ类），胺碘酮可以相对降低尖端扭转型心动过速的发

生率，但也会引起显著的房室结阻滞和心动过缓。

近几年，多个临床试验的结果促进了胺碘酮的广泛使用，从一种最后保留手段药物变成频繁用于治疗致命性心律失常的药物，包括室性心动过速和心室纤颤。胺碘酮也可高效预防反复阵发性心房纤颤或扑动，正如本章开头案例中提及的那样。

当胺碘酮长期或者大剂量使用时，由于它的广谱作用导致的多种严重不良反应也随之出现，包括心脏、肺、甲状腺、肝脏、神经性以及特质性的并发症（表 24-2）。在心脏，胺碘酮通过阻断 Ca²⁺通道抑制房室结或者窦房结功能。胺碘酮通过抑制 β-肾上腺素受体，尤其长期服用此药时，发挥负性肌力作用。作为一种 α-肾上腺素受体拮抗剂，胺碘酮可引起低血压。服用大剂量胺碘酮（400mg/d）的患者可能出现严重的肺部并发症。肺炎导致的肺纤维化是胺碘酮使用并发症中最致命的一种。幸运的是，这些并发症很少出现在采取预防用剂量（200mg/d）用以室性或房性心律失常预防的患者身上。因为胺碘酮结构类似于甲状腺，所以它会通过抑制外周甲状腺素（thyroxine，T4）向三碘甲状腺原氨酸（triiodothyronine，T3）的转化而影响甲状腺激素代谢。甲状腺功能亢进症或者甲状腺功能减退症均可因甲状腺激素代谢调节失调而发生（见第 28 章）。有 10%~20% 服用胺碘酮的患者表现出肝酶异常升高，尽管在降低剂量时这种反应是可逆的。神经症状包括外周神经病变、头痛、共济失调和震颤。服用胺碘酮的患者应该严密监测以防肺、甲状腺以及肝功能异常。胺碘酮禁用于心源性休克患者、二度或者三度心脏阻滞患者或者伴有显著窦性心动过缓或晕厥的严重窦房结功能障碍患者。

决奈达隆（dronedarone）是一种结构类似于胺碘酮的Ⅲ类药物。它的开发宗旨是创造一种具有胺碘酮抗心律失常作用，同时又限制其不良反应的药物。与胺碘酮相比，决奈达隆的亲脂性较低（导致半衰期较短），其结构中缺乏碘部分（从而降低甲状腺毒性的发生率）。在房颤患者的临床研究中，与安慰剂相比，决奈达隆降低了复发性房颤的发生率，不良反应相对较少。然而，另一项研究表明，决奈达隆与收缩性心力衰

**表 24-2　胺碘酮的主要不良反应，特别是高剂量**

| 分类 | 副反应 |
| --- | --- |
| 心血管 | ↓房室结或窦房结功能<br>↓心脏收缩性<br>低血压 |
| 肺 | 肺炎导致肺纤维化 |
| 甲状腺 | 甲状腺功能亢进或甲状腺功能减退 |
| 肝 | 肝功酶升高 |
| 神经系统 | 外周神经病、头痛、共济失调、震颤 |
| 其他 | 角膜微粒沉积<br>睾丸功能障碍<br>皮肤色斑 |

竭患者亚组的死亡率增加相关。因此,决奈达隆应谨慎用于收缩性心力衰竭患者。由于死亡率增加,决奈达隆也不适用于永久性房颤患者(即不能心律转复为正常窦性心律的房颤)。最近的报告表明决奈达隆与罕见但严重的肝毒性有关。因此,应定期监测肝功能。

## Ⅳ类抗心律失常药物:钙通道阻滞剂

阻滞心脏 $Ca^{2+}$ 通道的药物会优先对**窦房结和房室结组织**起作用,因为这些起搏组织动作电位的去极化相依赖于 $Ca^{2+}$ 电流(图24-2)。与此相对应的是, $Ca^{2+}$ 通道阻滞剂几乎不影响快速 $Na^+$ 通道依赖的组织,例如浦肯野纤维和心房以及心室肌。Ⅳ类抗心律失常药物的主要治疗作用是**减慢房室结细胞动作电位上升支的速度,导致房室结传导速度减慢**(图24-13)。这也会阻断房室结参与的折返环路引起的折返性心律失常。但是在本章开头的案例中,引起心房纤颤的折返环路与心房是隔绝的。这就是 $Ca^{2+}$ 通道阻滞剂地尔硫草可以减慢 J 博士的心率而不改变其潜在心律的原因。(有关 $Ca^{2+}$ 通道阻滞剂更为深入的讨论见第22章)。

因为不同的组织分布有不同的 $Ca^{2+}$ 通道亚型,而且不同种类的 $Ca^{2+}$ 通道阻滞剂会优先作用于不同的 $Ca^{2+}$ 通道亚型,因此各种 $Ca^{2+}$ 通道阻滞剂在不同组织具有不同的效应。二氢吡啶类(例如硝苯地平)对**血管平滑肌** $Ca^{2+}$ 电流具有相对较强的作用,而维拉帕米和地尔硫草却对**心肌组织**有更强的选择性。维拉帕米和地尔硫草用于治疗折返阵发性室上性心动过速,因为这些通常是房室结参与的折返性心律失常。维拉帕米和地尔硫草**很少**用于室性心动过速。事实上,这些药物用于室性心律失常的仅有适用证是特发性右心室流出道心动过速和分支型心动过速。维拉帕米也用于治疗高血压和血管

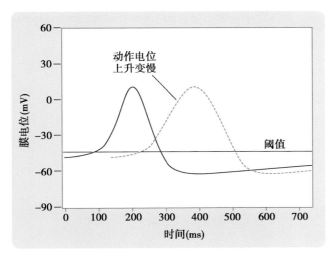

**图24-13　Ⅳ类抗心律失常药对起搏细胞动作电位的影响。** Ⅳ类抗心律失常药物( $Ca^{2+}$ 通道阻滞剂)主要是通过减慢节点组织动作电位的上升速度来降低窦房结细胞的兴奋性,延长房室结传导。Ⅳ类抗心律失常药物可用于治疗房室结折返导致的心律失常,但是高剂量 $Ca^{2+}$ 通道阻滞剂延长房室结传导到一定程度后可引起心脏阻滞

痉挛性心绞痛(变异型心绞痛)。Ⅳ类抗心律失常药物能过度降低传导速度而引起房室结阻滞。服用 β-阻滞剂的患者静脉注射维拉帕米可引发严重的心力衰竭和非可逆的电机械分离。维拉帕米和地尔硫草能通过与地高辛竞争从肾脏排泄而增加血浆中地高辛水平。

## 其他调节心律或离子通道的药物

腺苷(adenosine)虽然不是一种典型的抗心律失常药物,但对心脏电生理有重要影响。雷诺嗪(ranolazine)是最近批准的治疗慢性稳定型心绞痛的药物,其作用机制似乎包括抑制晚期 $Na^+$ 电流。伊伐布雷定(ivabradine)是一种通过调节 $I_f$ 电流来减慢心率的在研药物。

### 腺苷

核苷腺苷在人体内是天然存在的。腺苷通过刺激 P1 类嘌呤能受体,开放 G 蛋白偶联的 $K^+$ 通道( $I_{KACh}$ )而抑制窦房结、心房和房室结传导(图24-9B)。房室结对于腺苷的作用比窦房结更加敏感。腺苷也抑制 cAMP 引起的 $Ca^{2+}$ 通道活性增强,从而抑制 $Ca^{2+}$ 依赖的动作电位。腺苷的血浆半衰期不到10秒,通常被作为一线药物用作窄 QRS 波群阵发性室上性心动过速向窦性心律的转复。对于这种适应证,腺苷的有效率为90%。腺苷的绝大多数不良反应都是暂时性的,包括头痛、面红、胸痛以及房室结或者窦房结过度抑制。腺苷还可导致哮喘患者支气管收缩长达30分钟。许多患者在服用腺苷的开始会出现一个**短暂**的、新的心律失常。

### 雷诺嗪

一些慢性稳定型心绞痛患者尽管进行了机械血运重建并使用了 β-肾上腺素拮抗剂或钙通道阻滞剂,但仍因劳累而感到胸痛。雷诺嗪是最近通过的一种药物,它能提高慢性稳定型心绞痛患者的运动耐量,减少心绞痛发生。尽管已进行广泛评价,但是雷诺嗪的具体作用机制仍未明确。目前认为其作用机制包括抑制心肌细胞脂肪酸 β-氧化,抑制延迟整流型 $K^+$ 电流及晚期 $Na^+$ 电流。抑制脂肪酸 β-氧化能够提高心肌 ATP 的利用率,而抑制 $Na^+$ 通道活性可能降低心肌复极化所需要的能量。

临床研究中雷诺嗪的耐受性良好;它最常见的不良反应是恶心、便秘和眩晕。雷诺嗪也能延长 QT 间期。目前作为慢性稳定型心绞痛患者的二线治疗。

### 伊伐布雷定

伊伐布雷定抑制负责窦房结细胞中4相去极化的 $I_f$ 电流。通过抑制4相去极化,伊伐布雷定减慢心率,从而降低心肌氧需求。伊伐布雷定目前在欧洲被批准用于慢性稳定型心绞痛患者,但在美国仍处于研究阶段。偶尔也用于治疗不适宜性窦性心动过速,这种综合征表现为起搏器细胞在无任何其他原因的情况下每分钟激发的次数超过100次。已有心动过缓的患者禁用伊伐布雷定。

## 结论与展望

导致心律失常的原因有冲动形成障碍、冲动传导障碍，或者是两者共同参与。因为离子电导的紊乱可以导致心律失常，所以抗心律失常药物能够直接或者间接改变离子通道的构象状态从而改变离子的膜通透性。使用依赖性离子通道阻断的药理学特性使得很多抗心律失常药物能根据组织的电生理学优先改变病变的心脏组织。总之，Ⅰ类抗心律失常药物阻断 Na⁺ 通道；Ⅱ类抗心律失常药物（β-阻滞剂）抑制交感神经兴奋，从而降低自律性；Ⅲ类抗心律失常药物阻断 K⁺ 通道；Ⅳ类抗心律失常药物阻断 Ca²⁺ 通道。尽管抗心律失常药物不断发展，但抗心律失常药物亦可致心律失常这一悖论依然存在。然而，抗心律失常药物的合理使用的确能够减少临床死亡率，针对患者的个体临床情况谨慎选择用药也可以降低这些药物的不良反应。

心脏节律药理学中最重要的新发展方向是人心脏中离子通道特异基因的鉴定（表 24-3）。目前，动物模型已用于大多数离子通道的研究；相对来说关于人体表达的离子通道的临床药理学却所知甚少。随着小鼠和人类基因组的完全测序，研究人员将能够研究新发现的基因产物作为新型治疗剂的选择性靶点的可能性。在人类心脏的各个组织（窦房结、房室结、心房传导通路、心内膜、心室传导通路等等）中，离子通道基因表达的识别，无论是在发育过程中还是在对损伤的反应中，都可能提供目前尚不清楚的新靶点。许多基因可能编码形成异源多聚体的通道，而且群体中可能存在许多遗传变异。这种巨大的复杂性很可能会对药物开发带来好处，因为它将允许采用更为量身定制的战略。例如，目前对心房纤颤的研究主要集中在开发对心房特异表达的离子通道具有选择性的抗心律失常药物。与此同时，植入式计算机、刺激器和除颤器的开发将构成预防或终止心律失常的一种替代策略。

**表 24-3** 已知心脏离子流的分子类型

| 离子流 | 通道蛋白 |
| --- | --- |
| $I_{Na}$ | $Na_V 1.5$ |
| $I_{Ca.L}$（二氢吡啶敏感型） | $Ca_V 1.2$ |
| $I_{Ca.T}$ | $Ca_V 3.1$ |
| $I_f$ | HCN2, HCN4 |
| $I_{to}$ | $K_V 4.3$ |
| $I_{Ks}$* | $K_V 7.1(K_V LQT1)$ |
| $I_{Kr}$* | $K_V 11$, HERG |
| $I_{K1}$ | Kir2.1（内向整流） |
| $I_{KACh}$ | Kir3.1+Kir3.4（G 蛋白门控） |

\* 统称为 $I_K$

（王守宝 译 曹慧 王月华 审）

## 推荐读物

Ackerman MJ, Clapham DE. Ion channels—basic science and clinical disease. *N Engl J Med* 1997;336:1575–1586. (*Broad review of ion channels.*)

Dobrev D, Nattel S. New antiarrhythmic drugs for treatment of atrial fibrillation. *Lancet* 2010;375:1212–1223. (*Future directions in drug development for treatment of atrial fibrillation.*)

Link MS. Clinical practice. Evaluation and initial management of supraventricular tachycardia. *N Engl J Med* 2012;367:1438–1448. (*Discussion of the clinical uses of antiarrhythmic agents in treating supraventricular tachycardia.*)

Rudy Y, Silva JR. Computational biology in the study of cardiac ion channels and cell electrophysiology. *Q Rev Biophys* 2006;39:57–116. (*Summarizes the known cardiac ion channels in models of cardiac action potentials.*)

Swedberg K, Komajda M, Böhm M, et al. Ivabradine and outcomes in chronic heart failure (SHIFT): a randomised placebo-controlled study. *Lancet* 2010;376:875–885. (*Large trial suggesting that ivabradine may benefit patients with heart failure.*)

**药物汇总表:第24章 心脏节律药理学**

### I A 类抗心律失常药物

机制——中度阻滞心室肌细胞(降低 0 相上升速度和延长复极化时程)和窦房结细胞(使阈电位变得更正和降低 4 相去极化的斜率)的电压门控 Na⁺ 通道和 K⁺ 通道;奎尼丁也能阻断迷走神经刺激房室结中毒型室性心动过速引起开放的 K⁺ 通道(迷走松弛效应)

| 药物 | 临床应用 | 严重及常见不良反应 | 禁忌证 | 注意事项 |
|---|---|---|---|---|
| 奎尼丁 | 心房扑动或者纤颤的转复,维持正常窦性节律<br>阵发性室上性心动过速<br>心房或室性期前收缩<br>阵发性房室结节律或者心房或心室心动过速 | 尖端扭转型室性心动过速、完全房室阻滞、室性心动过速、粒细胞缺乏、血小板减少、肝毒性、急性哮喘发作、呼吸骤停、血管性水肿、罕见系统性狼疮乏力、头痛、头晕目眩、QRS 波群以及 QT 和 PR 间期变宽、低血压、室性早搏(PVC)、心动过速、腹泻、金鸡纳反应 | 有尖端扭转型室性心动过速和 QT 间期延长病史<br>同时服用可延长 QT 间期的药物<br>传导障碍<br>重症肌无力 | 禁止同时服用其他能够延长 QT 间期的药物(例如利多卡因达嗪、齐拉西酮)<br>奎尼丁抑制可待因向吗啡转化,所以可降低待因的止痛效果<br>相当一部分患者出现奎尼丁诱导的地高辛毒性<br>胺碘酮、安波那韦,吡咯类抗真菌药、西咪替丁和利托韦可升高奎尼丁水平<br>同时服用抗胆碱能药物会导致附加的抗胆碱能效应<br>应将减慢房室结传导的药物(αβ-肾上腺素阻滞剂或者 Ca²⁺ 通道阻滞剂)与奎尼丁联合应用以防止房扑或者其他室上性心动过速患者心室反应过快 |
| 普鲁卡因胺 | 症状性室性早搏<br>致死性室性心动过速<br>用于复律后正常窦性节律的维持<br>恶性高热 | 除了抗胆碱能效应较弱外,其他同奎尼丁。另外,长期使用后可能出现狼疮样综合征 | 同奎尼丁<br>额外的禁忌证包括系统性红斑狼疮 | 禁止同时服用其他能够延长 QT 间期的药物<br>普鲁卡因胺不改变地高辛的血浆水平<br>室率可能因房室结的迷走松弛效应而加快;可考虑使用强心苷预防<br>定期测定抗核抗体(ANA),监控狼疮样综合征发生 |
| 丙吡胺 | 室性早搏<br>室性心动过速<br>房颤、房扑和阵发性房性心动过速向正常窦性节律的转复 | 除了抗胆碱能效应更强和较少引起胃肠道不适外,其他同奎尼丁 | 同奎尼丁<br>另外,心源性休克和丙吡胺过敏 | 禁止同时服用其他能够延长 QT 间期的药物<br>利福平减弱丙吡胺的抗心律失常活性<br>室率可能因房室结的迷走松弛效应而加快;可考虑使用强心苷预防<br>丙吡胺通常用于不能忍受奎尼丁或者普鲁卡因胺的患者 |

续表

| 药物 | 临床应用 | 严重及常见不良反应 | 禁忌证 | 注意事项 |
|---|---|---|---|---|
| **IB类抗心律失常药物**<br>机制——使用依赖性阻滞心室肌细胞的电压门控 $Na^+$ 通道(降低0相上升速度);也可缩短复极化时程 | | | | |
| 利多卡因<br>美西律 | 心肌梗死,心脏手术或者强心苷引发的室性心律失常<br>以下仅利多卡因:<br>皮肤或者黏膜的局部麻醉<br>疼痛,烧伤或者瘢痕<br>带状疱疹后遗神经痛 | 癫痫发作,心脏停搏,心动过缓,心搏骤停,新发或者恶化的心律失常,肝毒性,过敏反应(共有的不良反应);高铁血红蛋白症(仅利多卡因)<br>烦躁,恍惚,震颤,低血压,胃肠道不适,视力模糊或复视,眩晕,耳鸣,神经质 | Stokes-Adams综合征<br>Wolff-Parkinson-White综合征<br>窦房、房室或室内严重阻滞<br>脊髓或者硬膜外阻滞的禁忌证(仅利多卡因)包括:针刺区域的炎症或者感染,败血症,严重高血压,脊柱畸形,神经功能障碍<br>酰胺类局部麻醉剂过敏 | 当同时服用P450抑制剂(例如西咪替丁)以及诱导剂(例如巴比妥酸类,苯妥英或者利福平)时应调整利多卡因和美西律的剂量<br>对于重症患者来说,癫痫发作是中毒反应的最初指征<br>肌内注射利多卡因能够导致血清肌酸激酶(CK)急剧上升 |
| 苯妥英 | 强直-阵挛性癫痫发作,局灶性癫痫发作,癫痫持续状态<br>与干痫有关的癫痫发作 | 粒细胞缺乏症,白细胞减少症,全血细胞减少症,血小板减少症,巨幼细胞性贫血,肝炎,史-约综合征,中毒性表皮坏死松解征,大疱性皮肤病,红斑狼疮,肝毒性,自杀倾向<br>共济失调,眼球震颤,不协调,精神错乱,复视,多毛症,面部钙化,牙龈增生,病态皮疹,便秘,恶心 | 乙内酰脲过敏<br>窦性心动过缓,窦房结阻滞,二度或三度房室传导阻滞<br>Sookes-Adams综合征<br>与地拉夫定或利匹韦林同时使用 | 苯妥英经肝代谢可与很多药物发生相互作用。<br>苯妥英由P450 2C9/10和P450 2C19代谢。其他由这些酶代谢的药物能增加苯妥英的血浆浓度。<br>苯妥英也能诱导多种P450,例如P450 3A4,从而增加口服避孕药及其他药物的代谢 |
| **IC类抗心律失常药物**<br>机制——显著阻滞心室肌细胞的电压门控 $Na^+$ 通道(降低0相上升速度) | | | | |
| 恩卡尼<br>氟卡尼<br>莫雷西嗪<br>普罗帕酮 | 持续室性心动过速<br>阵发性室上性心动过速,其他措施无效的阵发性房颤 | 心搏骤停,心衰,新发或者恶化的心律失常,窦房结功能障碍,传导速度显著降低,传导阻滞(共有的不良反应);粒细胞缺乏症,血栓形成,肝大,红斑狼疮,贫血,脑卒中,肾衰竭,阳痿,呼吸衰竭(仅普罗帕酮)<br>头晕,头痛,晕厥,恶心,视力障碍,呼吸困难 | 共有的禁忌证:<br>心源性休克<br>二度或三度房室阻滞,右束支阻滞合并左侧半支阻滞<br>在房颤或者房扑患者有有致心律失常作用<br>对恩卡尼,氟卡尼,莫雷西嗪过敏<br>仅限普罗帕酮:心动过缓,支气管痉挛,严重阻塞性肺病,Brugada综合征,电解质失衡,低血压 | 与过高死亡率和非致命性心脏骤停有关;限制对其他措施施治失败的患者使用<br>可加重先前存在室性心律失常伴有心肌梗死史的患者的心律失常<br>可提高急性和慢性心肌内膜起搏阈值,抑制心室逃逸节律<br>监控严重肝损伤患者的血药水平 |

续表

| 药物 | 临床应用 | 严重及常见不良反应 | 禁忌证 | 注意事项 |
|---|---|---|---|---|
| **II类抗心律失常药物**<br>机制——拮抗窦房结和房室结细胞的交感神经兴奋，从而降低4相去极化的斜率（对窦房结重要）和延长复极化时程（对房室结重要） | | | | |
| 普萘洛尔<br>阿替洛尔<br>美托洛尔<br>醋丁洛尔<br>比索洛尔<br>奈比洛尔<br>拉贝洛尔<br>卡维地洛<br>吲哚洛尔 | 见药物汇总表：第11章 肾上腺素能药理学 | | | |
| **III类抗心律失常药物：复极化抑制剂**<br>机制——阻断K⁺通道，导致动作电位平台期和复极期延长 | | | | |
| 伊布利特 | 房颤或者房扑向正常窦性节律的转复 | 房室阻滞，心动过缓，持续性室性心动过速，2%出现尖端扭转型室性心动过速需要电复律 | 多源性室性心动过速病史，尖端扭转型心动过速，已有长QT综合征，伊布利特过敏 | I A类和III类抗心律失常药物增加不应期延长的可能性，延长QT同期的药物（例如抗组胺药，吩噻嗪和三环类抗抑郁药）能够增加心律失常的风险，服药期间需监控QT同期 |
| 多非利特 | 房颤或者房扑向正常窦性节律的转复，维持症状性房颤或者房扑患者正常窦性节律 | 同伊布利特 | 同伊布利特。另外，肌酐清除率低于20ml/min，同时使用西咪替丁，多洛特丁，多洛特，氢氯噻嗪，酮康唑，美甲雌酮，氯哌噻，甲氧苄啶或维拉帕米。 | 只可口服，因为具有诱发室性心律失常的可能性，多非利特被保留用于有高度症状的心房颤动和/或心房扑动患者。肾功能不全患者应减量使用 |
| 索他洛尔 | 致命性室性心律失常，维持症状性房颤或者房扑患者的正常窦性节律 | 心力衰竭，QT间期延长，尖端扭转型室性心动过速，脑卒中，缓慢型心律失常，头晕，心悸，恶心，头晕，头痛，呼吸困难，疲劳 | 严重窦房结功能障碍，窦性心动过缓，二度或三度房室传导阻滞，长QT综合征，心源性休克，失控性心力衰竭，哮喘，肌酐清除率低于40ml/min，对索他洛尔过敏，低钾血症 | 索他洛尔是一种II类和III类混合型抗心律失常药，非选择性的拮抗β-肾上腺素受体和通过阻断K⁺通道延长动作电位时程，常用于不能耐受胺碘酮不良反应的患者，慎用于肾功能受损或者糖尿病患者，避免跟能够延长QT同期的齐拉西酮和司帕沙呈合用 |

续表

| 药物 | 临床应用 | 严重及常见不良反应 | 禁忌证 | 注意事项 |
|---|---|---|---|---|
| **Ⅲ类抗心律失常药物：复极化抑制剂**<br>**机制——阻断 K⁺ 通道，导致动作电位平台合期和复极化时程延长** | | | | |
| 胺碘酮 | 反复室颤，不稳定室性心动过速，室上性心律失常 | 心律失常，心搏骤停，心动过缓，心脏传导阻滞，心力衰竭，QT 间期延长，血管炎，低血压，窦性停搏，史-约综合征，中毒性表皮坏死松解症，血小板减少，肝衰竭，红斑狼疮，横纹肌溶解症，严重肺毒性（肺炎，肺泡炎，假肿瘤大化），甲状腺功能障碍，失明，脑，颅内压升高，角膜微沉积，蓝灰色皮肤疲劳，色素沉着，光敏性，胃肠道不适 | 服用利托那韦的患者严重窦房结疾病二度或三度房室阻滞心动过缓伴晕厥心源性休克胺碘酮过敏 | IV 代制剂（可达龙）包含苯甲醇，导致新生儿呼吸困难和心血管性虚脱（"喘息综合征"）肺毒性在高剂量时更常见。联合使用 β-阻滞剂或者 Ca²⁺ 通道阻滞剂可能增加窦性心动过缓，窦性停搏和房室传导阻滞的风险。共同服用考来烯胺可增加胺碘酮的消除。联合应用环孢菌素，地高辛，氟卡尼，利多卡因，苯妥英，普鲁卡因胺，奎尼丁或茶碱可能导致这些药物的含量增加。共同服用延长 QT 间期的药物，如丙吡胺，硫利达嗪，吩噻嗪，匹莫齐特，奎尼丁，司帕沙星或者三环类抗抑郁药，可导致 QT 间期延长以及诱发尖端扭转型心室心动过速联合应用苯妥英可降低胺碘酮的浓度 |
| 决奈达隆 | 房颤 | 心力衰竭，QT 间期延长，肝功能衰竭，脑卒中，急性肾衰竭胃肠不适，乏力，血清肌酐升高 | 心动过缓，QTC 或 PR 间期延长，房室传导阻滞，心力衰竭，永久性心房颤动，肝损害，怀孕；同时使用 QT 延长药物；同时使用 P450 3A 抑制剂；对决奈达隆过敏，病窦综合征 | 决奈达隆与胺碘酮相似，但半衰期较短，且甲状腺毒性发生率较低。增加肌酐而不影响肾小球过率 |
| **Ⅳ类抗心律失常药物：钙通道阻滞剂**<br>**机制——优先阻滞心脏的 Ca²⁺ 通道；减慢窦房结和房室结组织的动作电位上升支** | | | | |
| 维拉帕米<br>地尔硫草 | 参见药物汇总表：第 22 章　血管张力药理学 | | | |

续表

| 药物 | 临床应用 | 严重及常见不良反应 | 禁忌证 | 注意事项 |
|---|---|---|---|---|
| 其他调节心律或离子通道的药物<br>机制——参见具体药物 | | | | |
| 腺苷 | 阵发性室上性心动过速向正常窦性心律的转复 | 心脏骤停、心律失常、完全房室传导阻滞、室性心律失常、支气管痉挛；面部浮肿，胸压，胃肠不适，头颈部疼痛，头晕，头痛，呼吸困难 | 二度或者三度房室阻滞；腺苷禁用于房颤或者房扑患者；支气管收缩性或支气管痉挛性肺病；对腺苷过敏；窦房结疾病 | 开放 G 蛋白偶联的 K⁺ 通道和抑制 Ca²⁺ 依赖动作电位，从而抑制窦房结、心房和房室结传导；联合应用卡马西平可加重心导传阻滞的程度。短暂性心律失常可能发生在腺苷输注开始时 |
| 雷诺嗪 | 慢性心绞痛 | QT 间期延长；晕厥，便秘，头晕，头痛 | 同时使用延长 QT 间期的药物；先前存在的长 QT 综合征；同时使用中等效力的 P450 3A 抑制剂或诱导剂；肝功能不全 | 作用机制不明——可抑制脂肪酸氧化，延迟整流型钾电流或者晚期钠电流；常与β-阻滞剂，氨氯地平或者硝酸酯合用于对其他抗心绞痛药物不敏感的患者；避免同时使用中等效力的 P450 3A 抑制剂或者延长 QT 间期的药物；避免在严重肾损害患者中使用 |
| 伊伐布雷定 | 在研(美国)<br>慢性稳定型心绞痛(欧洲) | 心动过缓 | 先前存在的心动过缓；病窦综合征；不稳定型心绞痛；三度房室传导阻滞；心源性休克；低血压；心肌梗死；起搏器依赖性；窦房传导阻滞；怀孕；同时使用 CYP3A4 抑制剂；心力衰竭；伊伐布雷定过敏；肝功能不全 | 抑制 $I_f$ 通道，从而减缓 4 相去极化。偶尔也用于治疗不适当的窦性心动过速。避免同时使用 P450 3A 抑制剂 |

## 概述

　　1785 年,William 博士发现从洋地黄植物中提取的制剂对心血管有益。他用这种制剂来治疗血管外液潴留所致的呼吸困难和外周性水肿的患者。这些症状如今已被证实是心力衰竭(heart failure, HF)的主要特征。心衰是一种临床综合征,最常见的原因是左心室(left ventricle, LV)收缩功能障碍。在这种情况下,尽管充盈量正常,但左心室仍无法维持足够的每搏输出量,为维持每搏输出量,左心室舒张末期容积增加。然而,超过一定的舒张末期容积,左心室舒张压开始急剧升高。左心室舒张压升高导致左心房和肺毛细血管压力升高,进而引起肺间质和肺泡水肿,右心和肺动脉压力升高。右心压力升高导致全身静脉高血压和外周性水肿。

　　William 博士应用洋地黄治疗心衰为如今应用地高辛做了铺垫。地高辛是强心苷药物家族的一员,用于治疗心肌收缩力受损的疾病。强心苷类都是正性肌力药,定义为增加心肌细胞收缩力的药物。自洋地黄问世以来,对心肌收缩细胞

机制的阐明促进了其他调节肌力药物的开发。在回顾了心脏收缩的生理学和收缩功能障碍的细胞病理生理学之后,本章介绍了四类已批准使用或正在临床试验研究中的正性肌力药物。关于心衰治疗策略的综合讨论,请参阅第 26 章,心血管整合药理学:高血压、缺血性心脏病和心力衰竭。

## 心肌收缩生理学

　　心脏负责接收外周回流的脱氧血液,推动这些血液进入肺循环(血红蛋白再氧合的场所),最后将富氧的血液分布到外周组织。为完成最后任务,左心室必须具备足够的压力以克服外周循环阻力。心动周期中收缩期产生的张力与舒张期左心室充盈的程度之间的关系被称为心肌的收缩状态。前负荷(心室内血容量)、后负荷(左心室泵出的阻力)、心率与心肌收缩力,都是心排血量的主要决定因素。心脏生理学家在器官水平研究心脏泵血功能已有很多年,但现在对心脏收缩的主要细胞和分子机制也有了了解。

## 病 例

GW,男,68 岁,患心肌收缩功能障碍和心力衰竭,因呼吸急促和恶心入院。GW 以往心脏病史中有过两次心肌梗死值得注意,最近一次发生在两年前。自从第二次心肌梗死后,患者的运动能力显著受限。二维超声心动图显示左心室射血分数为 25%(正常值>55%)和中等程度二尖瓣回流。GW 已服用了阿司匹林、卡维地洛(一种 β 肾上腺素受体拮抗剂)、卡托普利(一种血管紧张素转化酶抑制剂)、地高辛(一种强心苷)、呋塞米(一种髓袢利尿剂)及螺内酯(一种醛固酮受体拮抗剂)进行治疗。为防止持续性室性心律失常和心源性猝死,患者植入了自动心内复律除颤器(AICD)。

急诊科体格检查发现血压 90/50mmHg,心律不规则 120 次/min。心电图显示心房颤动引起心律失常。GW 开始服用胺碘酮(一种 Ⅲ 型抗心律失常药)治疗后,心率降低至约 80 次/min。实验室检查显示血清 $Na^+$ 148mmol/L(正常值 135~145)、尿素氮(BUN)20mmol/L(正常值 2.5~6.8)、$K^+$ 2.9mmol/L(正常值 3.5~5.1)、肌酐 366μmol/L(正常值 46~92μmol/L)。血清地高辛 3.2μg/L(治疗浓度通常约为 1μg/L)。

根据这些检查结果,GW 被送入了心脏病重症监护病房。

口服地高辛剂量保持不变,并给他静脉注射钾盐以增加血清钾离子浓度。由于临床失代偿严重,因此放置一条肺动脉导管以监测心脏压力。GW 也开始接受多巴酚丁胺治疗,并维持使用卡维地洛。静脉注射多巴酚丁胺开始后,他的尿量增加并开始感到症状改善。在心脏病重症监护病房中住院 7 天后,他的血清地高辛水平降至治疗范围。

## 思 考 题

□ 1. 收缩性心力衰竭病理生理的主要细胞机制是什么?

□ 2. 地高辛的作用机制是什么?

□ 3. 哪些因素(包括药物相互作用)导致该患者地高辛中毒?

□ 4. 为什么同时使用 β-肾上腺素受体拮抗剂和正性肌力药(地高辛)治疗 GW?

□ 5. 多巴酚丁胺的作用机制是什么?

## 心肌细胞解剖学

与骨骼肌一样,动作电位使心肌细胞膜去极化时心肌发生收缩。兴奋-收缩耦联(excitation-contraction coupling, EC)

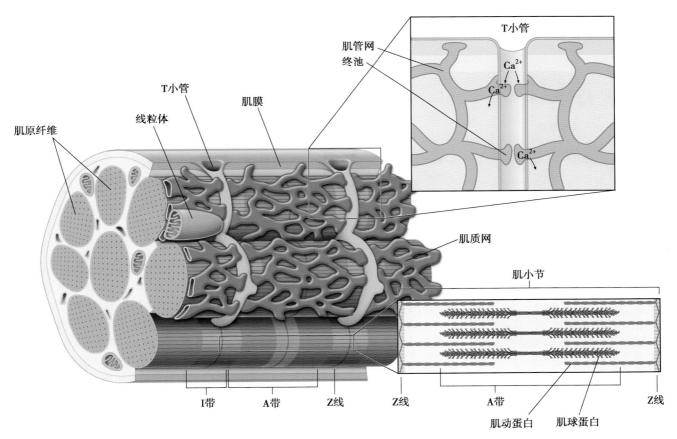

**图 25-1 心肌细胞的结构。** 每一个心肌细胞都含有肌原纤维和线粒体,它们被一种特殊质膜—肌膜所包围。内陷的肌膜称为 T 小管,为 $Ca^{2+}$ 内流的通道。在细胞内,有大量肌质网储存 $Ca^{2+}$ 用于收缩。动作电位 2 相时,细胞外 $Ca^{2+}$ 通过肌膜和 T 小管进入细胞。这些"触发 $Ca^{2+}$"与肌质网膜上的通道结合,使肌质网内大量的"激活 $Ca^{2+}$"释放到细胞质中。细胞质中 $Ca^{2+}$ 增加引起肌原纤维收缩。肌节是肌原纤维的功能单位。每个肌节由肌动蛋白和肌球蛋白的交错带组成。这些条带形成独特的结构,可以用电子显微镜观察到。A 带对应肌动蛋白和肌球蛋白重叠的区域。Z 线分隔了每个肌节的边界。I 带跨越邻近的肌节,与肌动蛋白区域相对应,没有重叠的肌球蛋白。心肌细胞收缩过程中,I 带变短(即 Z 线相互靠近),而 A 带保持恒定长度

过程中,细胞内结构将电化学信号转换为机械力,涉及以下级联事件:电压门控钙通道开放、细胞内钙离子增加、收缩蛋白被激活、肌动蛋白-肌球蛋白相互作用使收缩元件缩短。

心室肌细胞的细胞解剖学非常适合于心肌收缩的激发和调节(图25-1)。心室肌细胞的特殊组件包括肌膜(或称为肌细胞质膜)、肌质网(一个环绕肌原纤维的巨大内膜系统)以及肌原纤维。肌原纤维是含有精确排列收缩蛋白的绳索样单位,这些蛋白质的协同作用使心肌产生物理收缩。图25-1、25-2对这些解剖专业名词做了说明,并总结在表25-1中。

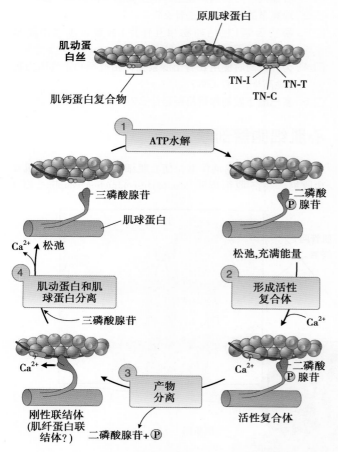

**图25-2　心脏收缩蛋白和收缩周期。** 在收缩过程中,肌球蛋白像齿轮一样沿着肌动蛋白丝前进,使肌节长度的整体缩短。肌动蛋白丝(上图)包括两个相互缠绕的肌动蛋白聚合体、三个肌钙蛋白(TN-I、TN-C和TN-T)及原肌球蛋白。当缺乏 $Ca^{2+}$ 时,原肌球蛋白会锚定到肌动蛋白上,从而抑制肌动蛋白和肌球蛋白的相互作用。收缩周期(下图)的过程有四步:①心肌细胞的收缩始于肌球蛋白将ATP水解为ADP,为肌球蛋白的头部提供能量;②从肌质网释放的 $Ca^{2+}$ 与TN-C结合,该反应导致原肌球蛋白构象发生变化,使肌球蛋白与肌动蛋白形成活性复合物;③ADP与肌球蛋白的分离使肌球蛋白头部弯曲;这种弯曲将Z线拉得更近,从而缩短了 I 带(图中未显示)。这种收缩状态通常被称为刚性联结体(肌纤蛋白联结体?),直到有足量的ATP取代肌动蛋白上的肌球蛋白头部,否则肌肉将持续处于收缩状态;④肌球蛋白结合新的ATP分子,使肌动蛋白-肌球蛋白复合物分离。 $Ca^{2+}$ 也从TN-C解离,重复下一个收缩周期

| 表25-1 心肌细胞收缩的功能解剖 | |
| --- | --- |
| **肌纤维膜** | |
| T 小管 | 肌膜内陷,促进离子流穿过细胞膜 |
| L 型电压门控 $Ca^{2+}$ 通道 | 肌膜去极化时,介导"触发 $Ca^{2+}$"内流 |
| **肌质网** | |
| $Ca^{2+}$ 释放通道 | 被触发 $Ca^{2+}$ 激活,释放细胞内储存的 $Ca^{2+}$ |
| $Ca^{2+}$-ATP 酶泵 | 摄取细胞内 $Ca^{2+}$ 到肌质网中以终止收缩 |
| 终池 | 在肌质网远端分支中储存 $Ca^{2+}$ 的囊 |
| **肌原纤维** | |
| 肌节 | 肌原纤维的基本收缩单位 |
| 肌球蛋白 | 粗肌丝,水解 ATP 以提供能量 |
| 肌动蛋白 | 细丝,为肌球蛋白结合提供支架 |
| 原肌球蛋白 | 缠绕肌动蛋白,防止肌动蛋白-肌球蛋白在静止时结合 |
| 肌钙蛋白复合物: | 调节肌动蛋白-肌球蛋白结合的三种蛋白质的复合物: |
| 肌钙蛋白 T | 使肌钙蛋白复合物与原肌球蛋白结合 |
| 肌钙蛋白 I | 抑制肌动蛋白-肌球蛋白在静止时结合 |
| 肌钙蛋白 C | 结合 $Ca^{2+}$,从肌动蛋白-肌球蛋白结合位点置换下肌钙蛋白 I |

## 心肌细胞收缩

心肌细胞胞质 $Ca^{2+}$ 的增加使心肌细胞的兴奋与收缩相耦联。在心室动作电位期间(第24章), $Ca^{2+}$ 经肌膜 L 型 $Ca^{2+}$ 通道内流使胞质 $Ca^{2+}$ 浓度升高。作为"触发钙"激活肌质网膜上的兰尼碱受体,使肌质网储存的 $Ca^{2+}$ 释放到胞质中。当细胞质中的 $Ca^{2+}$ 浓度达到约 $10^{-5}$ M 时,钙离子与肌钙蛋白 C 结合并诱导肌钙蛋白的构象变化,从而释放抑制性肌钙蛋白 I。肌钙蛋白 I 的释放暴露了肌动蛋白丝上肌球蛋白的相互作用位点,肌球蛋白从而与肌动蛋白结合启动了收缩周期。

图25-2说明了肌动蛋白-肌球蛋白相互作用缩短肌节的循环。每个肌球蛋白丝上都镶嵌着突出的柔性头,头部在柔性铰链处弯曲与肌动蛋白丝形成可逆的横桥。横桥的形成和分离使得肌球蛋白丝可以在肌动蛋白丝上双向"行走",从而将肌节的两端拉到一起。

肌节横桥循环的正常运行高度依赖于三磷酸腺苷

（ATP）。肌球蛋白的 ATP 水解酶（ATPase）活性为收缩蛋白的收缩和复位（导致肌节松弛）提供了能量。如果可用于横桥循环的 ATP 数量不足，肌球蛋白和肌动蛋白则保持"锁定"在相关状态，心肌就不能舒张。这种 ATP 依赖性解释了缺血对心脏收缩（收缩周期不能继续进行）和舒张（肌动蛋白和肌球蛋白不能分离）的深刻影响。

肌节的组成和收缩的生理机制解释了肌肉长度和肌张力形成之间的基本关系。肌肉拉伸（长度）的增加暴露了额外的钙离子结合位点及肌动蛋白-肌球蛋白相互作用位点；增长拉伸也促使肌质网释放更多的钙离子。这些细胞过程为 Frank-Starling 定律提供了机制解释：左心室舒张末期容积的增加导致收缩期心搏出量增加。Frank-Starling 定律在器官水平的意义在第 26 章做了更详细的描述。

## 心肌收缩的调节

调节心肌细胞的钙离子循环和心肌收缩力有三种主要的调控机制。在肌膜上，钙离子的流动由钠泵和钠/钙交换蛋白之间的相互作用介导。在肌质网，由钙离子通道和钙泵调节钙离子释放和再摄取的数量。神经体液因素，尤其是 β-肾上腺素能信号通路，通过这些离子通道和转运蛋白进一步调节钙循环。

### 钠泵和钠-钙交换

在肌膜中，有三种关键蛋白质参与钙离子的调节：$Na^+/K^+$ ATP 酶（以下称为钠泵）、钠-钙交换蛋白、$Ca^{2+}$ ATP 酶或钙泵（图 25-3）。钠泵的活性对于维持静息膜电位和钠钾离子跨肌膜的浓度梯度至关重要。{$[Na^+]_{出}$ =145mmol/L，$[Na^+]_{入}$ =15mmol/L，$[K^+]_{出}$ =5mmol/L，$[K^+]_{入}$ =150mmol/L}。由于钠/钙交换蛋白这种反向转运体跨肌膜双向交换钠离子和钙离子，因此钠泵的活性与细胞内钙离子浓度密切相关。细胞内外钠离子或钙离子浓度的变化会影响钠/钙交换的方向和幅度。正常状态下，细胞内钠离子浓度低有利于钠离子内流和钙离子外流。有些药物利用钠泵和钠/钙交换蛋白之间的功能耦联，发挥正性肌力作用。本章开头病例中讨论过的地高辛，是通过抑制钠泵发挥作用的正性肌力药的原型，在下文将详细介绍。肌膜上的钙泵也在心肌收缩后主动从细胞质中移除钙离子以帮助维持钙离子稳态。高浓度的 ATP 直接通过钙泵或间接通过钠泵促进钙离子移除（心肌舒张）。

### 钙离子的储存和释放

如上所述，$Ca^{2+}$ 信号转导是心脏收缩和舒张的关键。因此，心肌细胞具有完善的系统来调节心动周期中的 $Ca^{2+}$ 流动。在肌质网中，钙离子释放通道（兰尼碱受体）和钙泵[肌质网钙离子 ATP 酶（sarcoendoplasmic reticulum calcium ATPase，SERCA）]对收缩力的调节至关重要（图 25-3）。心肌细胞正常收缩要求向胞质中释放足量 $Ca^{2+}$ 以刺激收缩，且需要将 $Ca^{2+}$ 充分地重摄取回肌质网以使心肌松弛并恢复肌质网的钙离子储备。细胞质中钙离子和 ATP 的浓度可以调节兰尼碱受体和 SERCA 的活性。

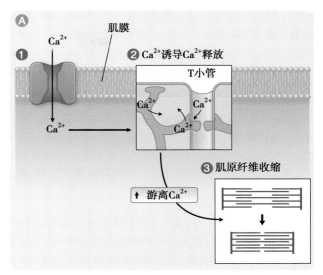

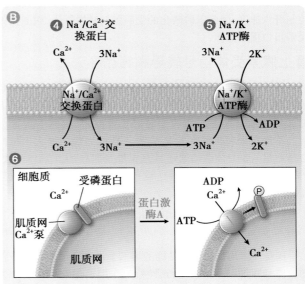

图 25-3　心肌细胞钙离子外流的调节。A. 收缩过程中：①细胞外 $Ca^{2+}$ 通过肌膜上的 $Ca^{2+}$ 通道进入心肌细胞；②触发 $Ca^{2+}$ 诱导 $Ca^{2+}$ 从肌质网释放到细胞质（即所谓的 $Ca^{2+}$ 诱导 $Ca^{2+}$ 释放）；③细胞质 $Ca^{2+}$ 增多促进肌原纤维收缩。B. 舒张过程中：④钠/钙交换蛋白（NCX）用 $Na^+$ 离子梯度作为驱动力使 $Ca^{2+}$ 从细胞质中排出；⑤$Na^+/K^+$ ATP 酶（钠泵）维持 $Na^+$ 梯度，从而使心肌细胞保持超极化。钠泵受受磷蛋白紧张性抑制；蛋白激酶 A（PKA）磷酸化受磷蛋白解除对钠泵的抑制，从而增加钠离子的外排，间接促进 $Na^+/Ca^{2+}$ 交换（图中未显示）；⑥肌质网膜上的受磷蛋白紧张性抑制肌质网膜上 $Ca^{2+}$ ATP 酶（SERCA）。PKA 使受磷蛋白磷酸化，解除其对 $Ca^{2+}$ ATP 酶的抑制，使细胞质中的 $Ca^{2+}$ 转移到肌质网中。肌细胞膜上 $Ca^{2+}$ ATP 酶（钙泵）也通过主动从细胞质中外排钙离子以维持钙离子稳态（图中未显示）

如上所述,触发剂钙离子使兰尼碱受体通道开放。细胞质钙离子浓度与开放的受体数量直接相关。还有一种安全机制:高浓度水平的钙离子会形成钙-钙调蛋白复合物,这种复合物通过减少兰尼碱受体的开放时间来抑制钙离子释放。高浓度 ATP 有利于维持通道的开放构象,从而促进肌质网的钙离子释放到胞质中。

除了使兰尼碱受体开放外,细胞质钙离子也激活 SERCA,将钙泵回肌质网。SERCA 提供了另一种调控机制,以阻止不可逆耗竭肌质网钙离子的正反馈循环。当钙泵将钙离子重新注入肌质网时,随着胞质钙离子浓度下降,$Ca^{2+}$ 重摄取速度减慢。ATP 也有利于维持 SERCA 的活性;相反,ATP 减少会削弱钙离子的重摄取。这种机制导致了缺血性心肌的舒张速度和程度降低。

SERCA 活性的第三个调节者是受磷蛋白,一种抑制 SERCA 的肌质网膜蛋白。高浓度水平的细胞内 cAMP 会刺激蛋白激酶 A 磷酸化受磷蛋白,从而逆转其对 SERCA 的抑制作用(图 25-3)。受磷蛋白通过调节肌质网对钙离子的重摄取而控制舒张速度:因此未磷酸化的受磷蛋白减慢舒张,磷酸化的受磷蛋白促进舒张。

## 肾上腺素受体信号转导和钙循环

激活 $\beta_1$ 肾上腺素受体在多个方面支持心功能。首先,在收缩期,β-受体激动剂增加了 $\beta_1$ 肾上腺素受体介导的 $Ca^{2+}$ 内流;$Ca^{2+}$ 内流增加使心肌收缩时的长度缩短,提高了射血分数。不论舒张末期容积多少,这种正性肌力作用增大了每搏心排血量。β-受体激动剂还具有正性变时作用,以相对线性的剂量依赖性方式增加心率。这些变力和变时效应的净效应是增加心排血量:

$$心排血量(CO)=心率(HR)×每搏输出量(SV)$$

(公式 25-1)

β-受体激动剂维持心功能的第三个机制是增加心脏舒张的速度和程度(有时被称为正性松弛作用),但这一机制未引起人们广泛重视。正性松弛作用是激活 $\beta_1$ 受体的关键性允许作用,因为它有助于维持足够的左心室充盈(即保持左心室舒张末期容积)。尽管随着心率增加,舒张期充盈时间减少。

在外周循环中,交感神经兴奋引起的作用更为复杂。激活外周 $\beta_2$ 受体使血管平滑肌扩张,而激活 $\alpha_1$ 受体使血管平滑肌收缩。因此,激活 $\beta_2$ 受体通常会降低全身血管阻力(SVR)和后负荷,而激活 $\alpha_1$ 受体则会增加 SVR 和后负荷。下文会讨论到,内脏和肾脏循环中的多巴胺受体也调节这些血管床中的阻力血管。

如上所述,交感神经系统的心脏兴奋作用是通过激活位于心脏和外周血管的 $\beta_1$、$\beta_2$ 和 $\alpha_1$ 亚型肾上腺素受体介导。激活这些 G 蛋白偶联受体,可诱导受体及其相关 G 蛋白的构象发生变化,从而激活腺苷酸环化酶,提高细胞内 cAMP 水平(图 25-4)。cAMP 水平增高激活蛋白激酶 A,使细胞内多个靶点磷酸化。这些靶点包括肌膜上的 L 型钙通道和肌质网膜上的受磷蛋白(表 25-2)。如上所述,受磷蛋白的磷酸化会解除其对 SERCA 的抑制,使钙离子从细胞质泵回到肌质

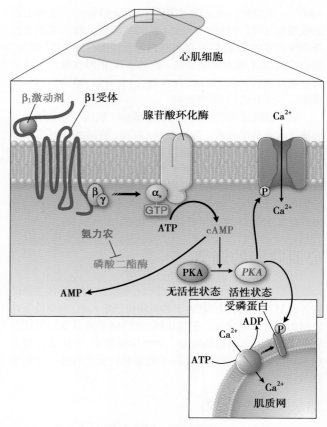

**图 25-4** β-肾上腺素受体调节心肌收缩。β-肾上腺素受体增强心肌细胞的收缩和舒张。心肌细胞表面的 $\beta_1$ 肾上腺素受体与内源性或外源性激动剂结合,促使 $G\alpha_s$ 蛋白激活腺苷酸环化酶,催化 ATP 转换为 cAMP。cAMP 可激活多种蛋白激酶,包括蛋白激酶 A(PKA)。PKA 磷酸化并激活肌膜上的 $Ca^{2+}$ 通道,从而增加心肌细胞的收缩力。PKA 还可以磷酸化受磷蛋白,解除对 SERCA 泵的抑制从而将 $Ca^{2+}$ 泵入肌质网;$Ca^{2+}$ 摄取速率的增加可增强心肌细胞的舒张。PKA 磷酸化受磷蛋白使肌膜钠泵不被抑制,可以增强肌膜的 $Na^+/Ca^{2+}$ 交换(图中未显示)。磷酸二酯酶将 cAMP 转化为 AMP 终止了 $\beta_1$ 肾上腺素受体介导的作用。氨力农抑制磷酸二酯酶,是一种可用于治疗心力衰竭的药物

网;这是激活 $\beta_1$ 肾上腺素受体增强心脏舒张的分子机制之一。

**表 25-2**　细胞内 cAMP 增加对心肌细胞的影响

| | |
|---|---|
| 肌纤维膜 | ↑电压门控 $Ca^{2+}$ 通道磷酸化,→↑收缩力、心率、房室传导 |
| | ↑受磷蛋白磷酸化→↑$Ca^{2+}$ 通过钠/钙交换蛋白从细胞质外流 |
| 肌质网 | ↑受磷蛋白磷酸化→↑$Ca^{2+}$ 摄取和释放 |
| 收缩蛋白 | ↑肌钙蛋白 I 磷酸化→↑$Ca^{2+}$ 敏感性 |
| 能量供应 | ↑糖原分解→↑可用的 ATP |

## 收缩蛋白对钙离子的敏感性

如前所述,心肌细胞在收缩过程中产生的张力与肌节单位的收缩前长度直接相关。肌节延长暴露了肌钙蛋白 C 上更多的钙离子结合位点,为肌动蛋白-肌球蛋白形成横桥提供了更多可用的位点,从而增加收缩蛋白对钙离子的敏感性。其他几个机制也调节收缩蛋白的敏感性。蛋白激酶 A 使肌钙蛋白 I 磷酸化降低了收缩蛋白对钙离子的敏感性(这一过程与受磷蛋白磷酸化一样,依赖于 cAMP 水平)。表达不同的收缩蛋白亚型也与钙离子敏感性的改变有关,特别是肌钙蛋白 T。目前正在研究增强收缩蛋白对钙离子敏感性的药物。

# 病理生理学

许多疾病过程会导致心肌细胞功能障碍或死亡,导致心肌层被纤维组织替代,使心肌收缩力受损。在美国,冠状动脉疾病(coronary artery disease,CAD)是心肌收缩功能障碍最常见的病因,可导致心肌梗死;其他常见病因包括系统性高血压和瓣膜性心脏病。在上述每一种疾病状态下,心肌细胞的功能障碍都是非心肌疾病造成的结果。引起左心室功能障碍的一个较不常见的原因是原发性心肌病,其主要异常发生在心肌细胞水平。

无论潜在的病因如何,进行性心肌收缩功能障碍最终导致收缩性心力衰竭综合征。然而值得注意的是,在没有收缩功能障碍的情况下,心衰也可以发生。例如,一些常见的心血管疾病状态如急性心肌缺血和限制性心肌病与左心室舒张和/或充盈异常有关,导致心室顺应性降低和左心室舒张压升高。即使在收缩功能正常的情况下,也可能发生心室内压力的异常升高,这被称为舒张性心力衰竭的综合征(也称为射血分数保留型心力衰竭)。心力衰竭的治疗及器官水平病理学在第 26 章进行了详细讨论。在此,我们主要论述正常和异常收缩状态下的细胞和分子机制。

心衰的临床表现通常反映出因前向心排血量不足而激活的神经体液系统的影响。在疾病晚期,很难确定在衰竭心肌细胞中观察到的细胞异常是否反映了原发性细胞缺陷或对心外刺激(如循环细胞因子和神经内分泌肽)的继发反应。尽管如此,衰竭心肌中细胞和分子的改变可以与正常收缩活动进行对比以了解其机制,许多改变是研究的活跃领域。研究这些改变有望为药理学干预鉴定潜在的新的分子靶点。

# 收缩功能障碍的细胞病理生理学

在细胞水平上,心肌收缩力下降的相关病理生理机制包括钙平衡失调、收缩蛋白调节和表达模式改变及 β-肾上腺素受体信号转导途径改变(图 25-5)。如上所述,部分改变可能是局部心肌病理所致,而其他改变可能代表对循环激素和炎症信号的反应。

衰竭心肌细胞中钙离子平衡的改变导致动作电位和每次收缩相关的钙离子瞬变延长。增加细胞内钙离子浓度和耗竭肌质网钙离子储备的机制包括减少肌质网对 $Ca^{2+}$ 重摄取和增加肌膜中钠/钙交换蛋白的数量。如上所述,肌质网有效地摄取 $Ca^{2+}$ 对终止收缩至关重要。因此,心肌细胞无法调节细胞内钙离子会损害心脏的收缩和舒张。

衰竭心肌细胞中各种基因转录的改变导致合成了功能异常的收缩蛋白。现有数据表明,心肌细胞进入适应不良的生长阶段会恢复生产某些胎儿同工型的蛋白质。例如,衰竭心肌细胞显示肌钙蛋白 T 的胎儿亚型表达增加,可能是一种效率更高的收缩蛋白。在心力衰竭中发现的其他收缩蛋白改变包括肌钙蛋白 I 磷酸化减少和肌球蛋白水解 ATP 减少;每一种改变都会减慢横桥周期循环。另外,胶原酶和基质金属蛋白酶的激活可能破坏维持心肌结构和功能完整性的基质框架。

收缩性心衰患者心肌细胞发现的第三个主要异常是 β-肾上腺素受体-G 蛋白-腺苷酸环化酶信号通路的脱敏。衰竭心肌细胞表面 β-肾上腺素受体表达数量下调,可能是对神经激素刺激增加的一种适应性反应。交感神经刺激剩余受体所引起的 cAMP 升高小于正常受体数量下的升高。β-肾上腺素能信号传导减少也可能反映了 β-肾上腺素受体激酶(可磷酸化并抑制 β-肾上腺素受体)和抑制性 G 蛋白(Gαi)的表达增加。β-肾上腺素能信号传导减少的另一个原因可能是心衰过程中诱导型一氧化氮合酶(inducible nitric oxide synthase,iNOS)表达增加。衰竭心肌细胞对肾上腺素能刺激的反应减弱,导致受磷蛋白磷酸化减少,从而损害了肌质网摄取 $Ca^{2+}$ 的能力。cAMP 水平降低也导致产生和利用 ATP 的能力下降。总的来说,衰竭心肌细胞钙调节受损、收缩因子发生改变、cAMP 水平降低,影响了心肌细胞收缩和舒张的许多过程。

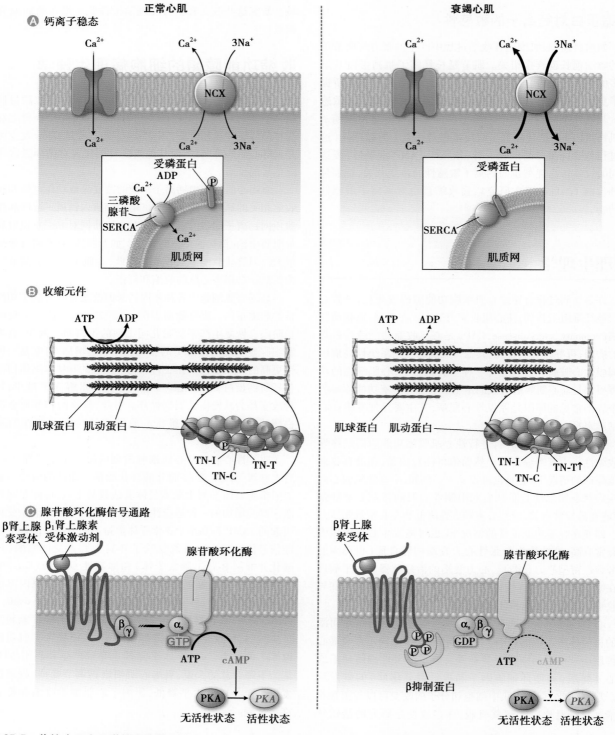

**图 25-5 收缩病理生理学的细胞机制。** 衰竭的心肌细胞在钙离子平衡、收缩元件和腺苷酸环化酶信号通路中表现出紊乱。在每个子图中(A、B 和 C),正常心肌细胞显示在左侧,衰竭心肌细胞显示在右侧。A. 正常心肌细胞中,钙离子平衡受钙泵和钙离子通道的严格控制,包括钠/钙交换蛋白(NCX)和 Ca²⁺ ATP 酶(SERCA)。激活这些通路促进舒张期心肌舒张。在衰竭的心肌细胞中,因受磷蛋白未被磷酸化,从而紧张性抑制 SERCA,导致舒张期 Ca²⁺ 浓度仍旧很高。此外,NCX 表达增加(粗箭头),使胞质 Ca²⁺ 从心肌细胞中排出,而不是储存在肌质网。B. 在正常心肌细胞中,肌钙蛋白 I(TN-I)的磷酸化暴露了肌动蛋白-肌球蛋白的相互作用位点,在每个收缩周期内肌球蛋白都能有效水解 ATP。在衰竭心肌中,TN-I 的磷酸化减少,导致肌动蛋白-肌球蛋白交联效率降低。肌球蛋白不能有效地水解 ATP(虚线箭头),进一步降低了每个收缩周期的效能。衰竭心肌细胞中 TN-T 的胎儿亚型表达增加;这种变化的意义尚不确定。C. 在正常心肌细胞中,β-受体激动剂促进 cAMP 的形成和激活蛋白激酶 A(PKA)(见箭头)。在衰竭的心肌细胞中,β-抑制蛋白与 β-肾上腺素受体(β-AR)结合并抑制其活性,使腺苷酸环化酶的激活减少(虚线箭头)。在衰竭心肌细胞中也诱导表达了 Gα 的抑制性亚型 Gαᵢ(图中未显示)。GTP,鸟苷三磷酸;GDP,鸟苷二磷酸

# 药理学分类和药物

心肌细胞收缩时的细胞内钙和 cAMP 的重要作用是正性肌力药分类的基础。强心苷类药物通过抑制肌膜钠/钾 ATP 酶（钠泵）而提高细胞内钙离子浓度，β-受体激动剂和磷酸二酯酶抑制剂［phosphodiesterase（PDE）inhibitors］则能够增加细胞内 cAMP 水平。正在积极研究的钙增敏剂也将进行简单介绍。

## 强心苷类药物

强心苷类药物包括洋地黄衍生物地高辛和洋地黄毒苷及非洋地黄类药物如毒毛花苷。糖苷是一类由甾核、不饱和内酯环及一个或多个糖基组成的化合物。这些共同的结构是该类药物共同作用机制的基础。在临床实践中，地高辛既是最常用的强心苷类药物，也是应用最广泛的正性肌力药，但近年来它在心力衰竭治疗中的整体应用有所下降。

### 地高辛

地高辛是一种选择性抑制质膜钠泵的药物（图 25-6）。应用地高辛后心肌细胞排出钠离子减少，导致细胞内钠离子浓度增加，从而改变了钠/钙交换蛋白的平衡：钠离子内流的梯度减少，则钙离子外流减少；钠离子流出的梯度增大，则钙离子内流增加。离子流动的净结果是使细胞内钙离子浓度增加。细胞内钙离子浓度升高后，给予地高辛的心肌细胞的肌

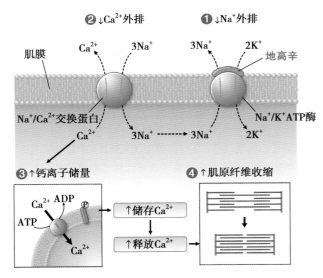

**图 25-6 正性肌力药地高辛的作用机制。**①地高辛选择性地结合并抑制 $Na^+/K^+$-ATP 酶，减少 $Na^+$ 外排（虚线箭头）导致细胞质内 $Na^+$ 浓度增加；②细胞内 $Na^+$ 增加降低了 $Na^+/Ca^{2+}$ 交换蛋白的驱动力（虚线箭头），导致心肌细胞 $Ca^{2+}$ 外排减少，细胞质内 $Ca^{2+}$ 增加；③细胞质增加的 $Ca^{2+}$ 被 SERCA（$Ca^{2+}$-ATP 酶）泵入肌质网（粗箭头），使随后收缩中肌质网可释放的 $Ca^{2+}$ 数量增加；④在每次收缩过程中，肌质网释放的 $Ca^{2+}$ 增多，可增加肌原纤维收缩，从而增强心脏肌力

质网相应地储存了更多的钙离子。当给予地高辛的心肌细胞响应动作电位发生去极化时，会有更多的 $Ca^{2+}$ 结合到肌钙蛋白 C，促进了收缩期的肌张力形成。

除了在心肌收缩中的作用以外，地高辛通过结合到中枢和外周神经系统神经元质膜的钠泵而产生自主神经反应，包括抑制交感神经兴奋、使压力感受器致敏、使副交感（迷走神经）张力增加。地高辛也能直接作用于心脏传导系统，改变心脏的电生理学特性。治疗剂量的地高辛减少房室结的自律性，延长房室结的有效不应期，减慢房室结的传导速率。对迷走神经和电生理学的综合作用，是地高辛用于治疗心房颤动和快速心室应答率患者的基础。房室结自律性降低及传导速率减慢都会使房室传导阻滞程度增加，从而降低心室反应率。

与其对房室结的作用不同，地高辛增加了房室结下传导系统（希氏束-浦肯野系统）的自律性。对房室结和希氏束-浦肯野系统的作用差异是心房颤动和地高辛中毒患者全心传导阻滞伴加速交界性或加速心室自主逸搏心律（称为规则性房颤）特征性电生理学紊乱的原因。

地高辛的治疗窗很窄，为预防地高辛中毒，需要全面了解地高辛的药代动力学。口服地高辛的生物利用度约 75%。少数患者的肠道菌群能将地高辛代谢为非活性代谢产物。有时这些患者需同时服用抗生素去除肠道菌群以提高地高辛的口服吸收率。地高辛的分布容积很大；主要的结合池包括骨骼肌的 $Na^+/K^+$-ATP 酶分子。大约 70% 的药物经肾脏以原型排出；其余部分从肠道排出或经肝脏代谢。

地高辛药代动力学值得强调的几个特殊方面如下：慢性肾病能减少地高辛的分布容积和清除率，因此要减少负荷剂量和维持剂量（见第 3 章）。（分布容积减小可能与药物组织结合减少有关。）细胞外 $K^+$ 浓度降低可能增加钠泵和/或其调节分子 phospholemman 的磷酸化，并且地高辛对这些蛋白质分子磷酸化形式的结合亲和力可能高于其去磷酸化形式，因此低血钾会增加心肌的地高辛浓度。（注意：增加血浆 $K^+$ 浓度可促进这些蛋白质的去磷酸化而帮助减轻地高辛中毒症状。）

地高辛也与很多药物相互作用。这些相互作用可以分为药效学相互作用和药动学相互作用。与 β-肾上腺素拮抗剂、$Ca^{2+}$ 通道阻断剂和 $K^+$ 消耗性利尿剂合用可引起药效学相互作用。β-肾上腺素拮抗剂降低房室结传导，β-受体拮抗剂与地高辛合用能够增加重度房室传导阻滞的风险。β-受体拮抗剂和 $Ca^{2+}$ 通道阻断剂都能减少心肌收缩力，可能会减弱地高辛的肌力作用。$K^+$ 消耗性利尿剂（如呋塞米）能够降低血浆钾离子浓度，从而增加地高辛对 $Na^+/K^+$-ATP 酶的亲和力，诱发地高辛中毒（见上文）。

药代动力学相互作用可能是由于地高辛的吸收、分布容积或肾清除率的改变而引起的（表 25-3）。肠道细菌通常在地高辛吸收前会代谢一部分口服地高辛，许多抗生素如红霉素可以通过杀死肠道细菌增加地高辛的吸收。同时服用地高辛和维拉帕米（$Ca^{2+}$ 通道阻滞剂）、奎尼丁（ⅠA 类抗心律失常药）或胺碘酮（Ⅲ类抗心律失常药）能够增加地高辛浓度，因为这些药物对地高辛的分布容积和/或肾清除率有一定影响。

**表 25-3　地高辛的药代动力学**

| | |
|---|---|
| 口服生物利用度 | 约 75% |
| 起效时间（静脉给药） | 约 30min |
| 峰值效应（静脉给药） | 1~5h |
| 半衰期 | 36h |
| 消除 | 约 70% 肾排泄，与肾小球滤过率成正比 |
| 分布容积 | 大（约 640L/70kg）：与骨骼肌结合 |

在开头的病例中，多种因素都可能导致 GW 的地高辛血浆药物浓度显著升高。肾小球滤过率（GFR）降低（以肌酐水平增高为指标），导致地高辛清除率降低。服用髓袢利尿剂使 GFR 降低。同时服用血管紧张素转换酶抑制剂会干扰血管紧张素介导的肾小球静水压的自身调节，加重了 GFR 降低。这些因素可能共同导致了血清地高辛浓度升高（3.2ng/ml）。地高辛的毒性作用如心室异位节律在浓度为 2~3ng/ml 时开始出现。

使血浆 $K^+$ 水平恢复正常和最小化室性心律失常的风险是治疗地高辛中毒的关键。此外，抗地高辛抗体可用于治疗可危及生命的地高辛中毒。这些多克隆抗体与地高辛形成 1:1 的复合物，可迅速从体内清除地高辛。这些抗体的 Fab 片段（即与抗原相互作用的抗体部分）比抗地高辛 IgG 免疫原性低，分布容积更大，起效更迅速，清除率也比完整的 IgG 更高。

同时服用地高辛（正性肌力药）和 β-受体拮抗剂卡维地洛（负性肌力药）表面上看不合常理。然而，这两种药对心力衰竭的患者都有益。β-受体拮抗剂可使心衰患者的死亡率降低 30% 或更多。β-受体拮抗剂被认为可以对抗心脏收缩功能障碍患者长期交感神经激活对心脏的毒性作用。β-受体拮抗剂已被证明会影响心肌细胞的形态和心室重塑。地高辛在心力衰竭中的作用机制尚不完全清楚；这可能与地高辛对收缩功能的促进作用及其神经体液效应有关。这个问题将在第 26 章中更详细地讨论。

多个大规模随机化临床试验对地高辛的临床疗效及局限性的结论一致。这些试验表明，与持续使用地高辛治疗的心衰患者相比，心衰患者停用地高辛会加重临床病情。例如，停用地高辛与运动能力下降和因心衰恶化住院的频率增加有关。但是，心衰患者使用地高辛对生存率无显著影响。简言之，地高辛并不能提高存活率，但它确实可以缓解症状，改善机体状态，降低住院率。这些临床效果可显著改善心衰患者的生活质量；所有患者在服用地高辛时，都应密切监测地高辛的血药浓度。

地高辛还可用于控制长期心房颤动患者的心室率。地高辛负性心率和正性肌力的双重作用使其成为治疗心衰和心房颤动的特效药物。

### 洋地黄毒苷

洋地黄毒苷是一种使用频率较低的洋地黄制剂，特定的临床条件下可能优于地高辛。洋地黄毒苷结构与地高辛相似，只是地高辛在甾核 12 位有一个羟基，而洋地黄毒苷没有。这种结构修饰使洋地黄毒苷比地高辛亲水性差，改变了洋地黄毒苷的药代动力学，特别是洋地黄毒苷主要经肝脏代谢和排泄。它的清除不依赖于肾脏排泄，这一特性使洋地黄毒苷成为地高辛的替代药，更适合于治疗心衰伴慢性肾病患者。剂量方案要考虑到地高辛的半衰期短（约 36 小时），而洋地黄毒苷的半衰期很长（约 7 天）。

## β-肾上腺素受体激动剂

β-肾上腺素受体激动剂是另一类型的药物，它们对肾上腺素受体亚型有选择特异性。这些药物的吸入制剂也经常用于治疗哮喘（见第 48 章）。需要强调的是该类药物选择性激活哪个受体亚型与所选药物和给药剂量有关。例如，多巴胺在较低的输注速度 [2~5μg/（kg·min）]，总体作用是兴奋心脏（由增加收缩和降低全身血管阻力引起），而同样的药物，输注速度变大时 [>10μg/（kg·min）] 总体作用主要与 $\alpha_1$ 受体激活有关。因此，药物的药效（表 25-4）必须考虑到对患者的总体血流动力学作用；这通常要求配备血流动力学监测导管来测量心内灌注压、全身血管阻力（SVR）及心排血量。在开头的病例中，GW 的医生在输注多巴酚丁胺前应用 PA 导管就是这个原因。

**表 25-4　拟交感神经药的受体选择性**

| | 受体类型 | | | | |
|---|---|---|---|---|---|
| | $\alpha_1$ | $\alpha_2$ | $\beta_1$ | $\beta_2$ | D1 |
| 药物 | 收缩外周血管 | 突触前抑制 NE 突触 | 增加心率、收缩力和舒张 | 舒张外周血管 | 低剂量舒张肾脏血管 |
| 多巴胺 | + | | ++ | + | ++ |
| 多巴酚丁胺 | +/- | | ++ | + | |
| 肾上腺素 | ++ | ++ | ++ | ++ | |
| 去甲肾上腺素 | ++ | ++ | ++ | | |

鉴于这类药物的不良反应及它们的药效学和药动学特性,拟交感神经正性肌力药临床上仅用于循环衰竭患者的短期支持治疗。一般来说,激活心肌 β-肾上腺素受体的拟交感神经类药都有心动过速、心律失常和心肌耗氧量增加的不良反应。这类药物还通过快速下调及脱敏肾上腺素受体诱导耐受。此外,拟交感神经胺类的口服生物利用度较低,通常必须持续静脉输注给药。

## 多巴胺

多巴胺(dopamine,DA)是一种内源性的拟交感神经胺,作为神经递质发挥作用;它也是去甲肾上腺素和肾上腺素的生物合成前体(见第 11 章)。低剂量时,多巴胺通过激活肾和肠系膜血管床中的多巴胺能 $D_1$ 受体,舒张外周血管。这种局部血管扩张降低了左心室射血阻抗(后负荷)。在中等剂量下,DA 通过激活 $\beta_2$ 肾上腺素受体引起血管舒张;在低中剂量下 DA 也激活 $\beta_1$ 受体,从而增加心肌收缩力和心率。高剂量时,主要激活外周的 $\alpha_1$ 受体,导致全身血管收缩和后负荷增加。

多巴胺必须在严密监测的条件下静脉给药。它被单胺氧化酶(monoamine oxidase,MAO)和多巴胺 β-羟化酶迅速代谢为无活性代谢产物,经肾脏排泄。同时服用多巴胺和 MAO 抑制剂的患者的多巴胺代谢降低;对于这些患者,多巴胺可引起严重的心动过速、心律失常和心肌耗氧量增加。

尽管药理作用复杂,临床上 DA 仍广泛用于治疗败血症和过敏反应患者。在这两个综合征中,外周血管扩张是导致循环衰竭的主要因素。中低剂量的 DA 偶尔用于治疗心源性休克或心衰患者。然而,它在心源性循环衰竭中的应用已被其他替代药物(例如多巴酚丁胺和磷酸二酯酶抑制剂)取代,这些替代药物的外周血管扩张作用更可预测且不易引起心动过速和室性心律失常。

## 多巴酚丁胺

多巴酚丁胺是一种合成拟交感神经胺,优化了兴奋 β-肾上腺素受体的活性以改善急性心源性循环衰竭患者的总体血流动力学。总体而言,多巴酚丁胺类似于一个"纯" $\beta_1$ 受体激动剂的预期血流动力学作用。然而,这种作用并不是因为它选择性兴奋 $\beta_1$ 肾上腺素受体,而是由于临床应用的制剂是其对映异构体组成的外消旋混合物,它们对不同肾上腺素受体亚型的作用不同。左旋(+)和右旋(−)对映异构体都能激活 $\beta_1$ 肾上腺素受体,对 $\beta_2$ 肾上腺素受体激活程度较小,但左旋(+)对映异构体是 $\alpha_1$ 受体拮抗剂,而右旋(−)对映异构体是 $\alpha_1$ 受体激动剂。由于临床制剂包括两种对映体,这些对映体对 $\alpha_1$ 受体产生相反的血流动力学作用彼此有效抵消,所以多巴酚丁胺表现出的总体主要作用是激动心脏 $\beta_1$ 受体,激动外周 $\beta_2$ 受体使外周血管适度舒张。

多巴酚丁胺通过连续静脉输注给药并定量检测以达到临床预期效果。儿茶酚-O-甲基转移酶能迅速代谢多巴酚丁胺,因此其循环半衰期仅约 2.5 分钟。与所有具有 β-受体激动作用的拟交感神经胺药物一样,多巴酚丁胺有可能诱发心律失常。在临床实践中,多巴酚丁胺与多巴胺相比,发生室上性心动过速和重度室性心律失常的概率较小。基于这些临床效果,多巴酚丁胺已成为治疗急性心源性循环衰竭患者的首选拟交感神经药。

## 肾上腺素

肾上腺素(epinephrine,Epi)是一种由肾上腺分泌的内源性、维持循环的非选择性肾上腺素受体激动剂。给予外源性肾上腺素兴奋 $\beta_1$、$\beta_2$、$\alpha_1$、$\alpha_2$ 受体;其净效应与剂量有关。在所有剂量水平,肾上腺素都是强力的 $\beta_1$ 受体激动剂,具有正性肌力、变时性和松弛血管的作用。低剂量肾上腺素兴奋外周 $\beta_2$ 受体,引起血管舒张。高剂量的肾上腺素会兴奋 $\alpha_1$ 受体引起血管收缩、后负荷增加。高剂量肾上腺素的这些效应使其成为心衰患者的备选治疗药物。

与其他肾上腺素受体激动剂一样,肾上腺素主要通过静脉内给药,但也可以作为吸入药(用于治疗哮喘)或皮下给药(用于治疗过敏反应)。肾上腺素迅速代谢为代谢产物由肾脏排出。大剂量肾上腺素会引起心动过速和危及生命的室性心律失常。

肾上腺素的主要临床应用是心脏骤停后进行复苏,在这种情况下,即时治疗目标是快速恢复患者的自主循环功能。这种临床情况下,肾上腺素的强正性肌力和变时性作用,取代了对收缩外周血管不利作用的关切。肾上腺素的非心血管适应证包括缓解支气管痉挛(通过 $\beta_2$ 受体介导支气管舒张)、增强局部麻醉剂的效果(通过 $\alpha_1$ 受体介导局部血管收缩)及治疗过敏性超敏反应。

## 去甲肾上腺素

去甲肾上腺素(norepinephrine,NE)是交感神经末梢释放的内源性神经递质。去甲肾上腺素是很强的 $\beta_1$ 受体激动剂,同时支持心肌的收缩和舒张功能。去甲肾上腺素也是很强的外周血管 $\alpha_1$ 受体激动剂,因此能增加全身血管阻力。运动时,去甲肾上腺素的释放增加了心率和收缩力,增强心脏舒张,并通过 $\alpha_1$ 受体激动介导血管收缩,使心排血量重新分布至非关键性的血管床中。

静脉注射去甲肾上腺素,迅速经肝脏代谢为非活性代谢产物。在治疗剂量下,去甲肾上腺素可能导致心动过速、心律失常和心肌耗氧量增加。当心脏收缩功能障碍患者应用去甲肾上腺素时有引发窦房结性和房室异位性心动过速的倾向。此外,去甲肾上腺素引起的外周血管收缩会增加后负荷,从而限制了该药的正性肌力效果。后负荷增加通常发生在那些恢复了代偿性血管收缩反应的患者(通过激活交感-肾上腺和血管紧张素-醛固酮系统)。在无潜在心脏疾病的情况下,去甲肾上腺素常用于分布性休克(例如革兰氏阴性细菌性败血症)患者的急性血流动力学支持。

## 异丙肾上腺素

异丙肾上腺素是一种合成的选择性 β-肾上腺素受体激动剂。异丙肾上腺素的血流动力学作用主要由其显著的变时反应控制。异丙肾上腺素的 $\beta_2$-受体作用可引起外周血管扩张和低血压,因而会加重心肌缺血,不可用于活动性冠状动脉疾病患者。异丙肾上腺素并不常用,但对阿托品治疗无效的难治性心动过缓可考虑使用异丙肾上腺素,还可以用于治疗

β-受体拮抗剂过量。

## 磷酸二酯酶抑制剂

与 β-肾上腺素受体激动剂类似,磷酸二酯酶(PDE)抑制剂通过提高细胞内 cAMP 水平而增强心肌收缩(图 25-4)。PDE 抑制剂抑制 cAMP 水解酶,从而增加细胞内 cAMP,间接增加了细胞内钙离子浓度。PDE 有多种亚型,每种亚型对应一种不同的信号转导途径。非特异性 PDE 抑制剂,如茶碱,从 20 世纪 60 年代就已经开始研究。茶碱最初被用于治疗哮喘(见第 48 章),后来才观察到茶碱可能有肌力作用。

虽然心肌表达多种 PDE 同工酶,但选择性抑制 PDE-3 显示对心血管有利。氨力农(别名氨吡酮)和米力农是 PDE-3 的选择性抑制剂,它们能增强收缩、增加舒张速度和程度。PDE-3 抑制剂对外周循环的血管活性也有重要作用。这些外周作用通过 cAMP 介导调节血管平滑肌细胞内的钙离子浓度来实现,并导致动脉和静脉张力降低。在全身动脉循环中,血管舒张使全身血管阻力降低(后负荷降低);在全身静脉循环中,静脉容量增加使静脉回心血流量减少(前负荷降低)。正性肌力作用和动静脉扩张作用相结合使磷酸二酯酶抑制剂被称为"变力扩血管药"。

与 β-受体激动剂类似,PDE 抑制剂临床用于严重循环衰竭的短期治疗。临床约有 10% 的患者服用氨力农后有显著的血小板减少,限制了它在临床的广泛使用。目前已经开发了 PDE3 抑制剂的静注及口服制剂。然而不幸的是,数据显示这类药物会增加患者死亡率,从而限制其长期使用。

## 钙增敏剂

钙增敏剂,如左西孟旦,是处于研究中的一类新型正性肌力治疗药物。钙增敏剂具有与磷酸二酯酶抑制剂相同的"变力扩血管"作用,通过增加肌钙蛋白 C 对钙离子的敏感性来增加心肌收缩力。在任何细胞内钙离子浓度下,这种增强作用都能增加肌动蛋白-肌球蛋白的相互作用程度,而且不会大量增加心肌耗氧。

在外周循环中,左西孟旦激活 ATP 敏感的 K+ 通道,导致外周血管舒张。初步的临床试验数据表明,左西孟旦可改善严重收缩性心衰患者的心脏血流动力学,并可能降低短期死亡率。左西孟旦在一些欧洲国家已批准应用,但目前尚未获准在美国使用。

### 结论与展望

对于心肌收缩细胞和分子基础的认识为我们提供了一些

药理学方法,以增加左心室收缩功能障碍所致心力衰竭患者的心肌收缩。地高辛通过抑制钠泵,提高细胞内钙离子水平,从而增强心肌收缩力。地高辛是目前临床上唯一广泛使用的口服正性肌力药。地高辛对心力衰竭患者的死亡率无明显影响,且有助于缓解症状,提高功能贮量。地高辛还能减缓房室结传导,这有助于治疗心房颤动和快速心室反应率的患者。

β-肾上腺素受体激动剂包括内源性胺类多巴胺、去甲肾上腺素、肾上腺素及合成药物多巴酚丁胺和异丙肾上腺素,它们通过 G 蛋白介导提升细胞内 cAMP 水平,增强心肌收缩和舒张。尽管这些药物促进心率增加,但它们的舒张效应使左心室在舒张时充分充盈。β-受体激动剂经静脉给药,为心源性循环衰竭患者提供短期血流动力学支持。因缺乏有足够生物利用度的口服制剂以及药物不良反应,限制了这些药物的长期使用。磷酸二酯酶抑制剂如氨力农和米力农,通过增加心脏和血管平滑肌的 cAMP 水平,发挥正性肌力和动静脉混合扩张作用。长期应用这些药物的相关死亡率上升,同样限制了它们在短期治疗严重心衰中的使用。

增强心肌收缩的新型药物正在研究中。这些药物作用于多种生化靶点,包括肌动蛋白-肌球蛋白相互作用效率(例如心脏肌球蛋白激活剂)和收缩蛋白合成(如心脏神经调节蛋白)。这些方法可改善心肌收缩力,而不增加心肌氧需求或显著改变钙信号转导。另一种策略试图通过抑制心衰相关促炎因子的作用以保护心肌收缩力,但最近这些药物(如内皮素受体拮抗剂)的临床试验表明其效果有限。增强心肌收缩的基因治疗方法也正处于研究中,包括通过转入携带心脏特异性启动子的目的基因,从而改变心脏中收缩蛋白、泵、通道和调节分子的产生。目前,最有前景的基因疗法候选目的基因包括肌质网钙泵、受磷蛋白和心脏肌钙蛋白 I。

(宫丽丽 译　黄中麟 王月华 审)

### 推荐读物

Aronson D, Krum H. Novel therapies in acute and chronic heart failure. *Pharmacol Ther* 2013;135:1–17. (*Pathophysiology of acute and chronic heart failure, with a focus on emerging treatment strategies.*)

Endoh M. Cardiac calcium signaling and calcium sensitizers. *Circ J* 2008;72:1915–1925. (*Physiology of excitation–contraction coupling and pharmacology of investigational agents for treatment of heart failure.*)

Gheorghiade M, Adams KF, Colucci WS. Digoxin in the management of cardiovascular disorders. *Circulation* 2004;109:2959–2964. (*Reviews the clinical pharmacology of digoxin.*)

Hasenfuss G, Teerlink JR. Cardiac inotropes: current agents and future directions. *Eur Heart J* 2011;32:1838–1845. (*Excellent review of contractile physiology and inotrope pharmacology.*)

Teerlink JR. A novel approach to improve cardiac performance: cardiac myosin activators. *Heart Fail Rev* 2009;14:289–298. (*One of the possible future approaches to treatment of acute heart failure.*)

**药物汇总表:第 25 章 心肌收缩药理学**

**强心苷类药物**
药理机制——①对于心肌,抑制心肌细胞膜 $Na^+/K^+$ ATP 酶,增加细胞质 $Ca^{2+}$ 浓度,产生正性肌力作用;②对于自主神经系统,抑制交感神经传出兴奋,增加副交感神经(迷走神经)张力;③对于房室结,延长有效不应期,减慢传导速度
地高辛免疫抗原结合片段(Fab 片段)是一种与地高辛结合并中和地高辛的抗体片段

| 药物 | 临床应用 | 严重及常见的不良反应 | 禁忌证 | 注意事项 |
|---|---|---|---|---|
| 地高辛 | 收缩性心力衰竭 | 心律失常(特别是伴有或不伴有房室传导阻滞、室性早搏、室上性心动过速)、躁动、疲劳、肌无力、视力模糊、黄绿视、厌食、恶心、呕吐 | 药物过敏 | 地高辛有许多显著的药物相互作用。 与 β 受体阻滞剂合用了重度房室传导阻滞的风险。 β 受体阻滞剂和钙通道阻滞剂抵消了地高辛的正性肌力作用。 钾消耗性利尿剂和低钾血症使地高辛易于中毒。 一些抗生素,如红霉素,可增加地高辛的吸收。 与维拉帕米、奎尼丁或奎尼丁合用该药可提高地高辛水平。 通过使血浆钾离子水平正常化或使用地高辛抗体(在严重情况下)治疗地高辛中毒。 慢性肾脏病需要减少地高辛的负荷剂量和维持剂量。 未证明地高辛可以提高患者存活率;但它可以缓解症状,改善心功能状态。 洋地黄毒苷经肝脏代谢,从胆汁排泄 |
| 洋地黄毒苷 | 室上性心律失常包括心房颤动、心房扑动,阵发性室上性心动过速 | 心室颤动 | | |
| 地高辛免疫抗原结合片段 | 可能危及生命的洋地黄中毒。摄入量或血清地高辛水平是未知的急性地高辛中毒 | 心力衰竭、过敏反应 | 无已知禁忌证,对绵羊蛋白质过敏者慎用 | 地高辛免疫 Fab 治疗期间,需有复苏设备以备随时使用 |

**β-肾上腺素激动剂**
药理机制——兴奋肾上腺 G 蛋白偶联肾上腺素受体并增加 cAMP,作用于心脏 β1 肾上腺素受体、激动剂有正性肌力、变时性作用和舒张作用

| 药物 | 临床应用 | 严重及常见的不良反应 | 禁忌证 | 注意事项 |
|---|---|---|---|---|
| 多巴胺 | 在分布性或心源性休克中,用作辅助药物以增加心排血量、血压和尿量;严重、难治性、慢性心力衰竭的短期治疗 | QRS 波群变宽、心律失常、坏疽性疾病、心绞痛、高血压、注射部位反应、恶心、呕吐、头痛、瞳孔散大、焦虑、少尿、呼吸困难 | 多巴胺过敏、嗜铬细胞瘤、未矫正的快速性心律失常、心室颤动 | 低剂量激活肾和肠系膜血管床中的多巴胺 D1 受体引起外周血管扩张。 中剂量激活 β2 受体引起血管舒张,激活 β1 受体增加心肌收缩力和心率。 高剂量激活 α1 受体引起全身血管收缩。 与 MAO 抑制剂合用可降低多巴胺的代谢,导致显著的心动过速和心律失常 |

续表

| 药物 | 临床应用 | 严重及常见的不良反应 | 禁忌证 | 注意事项 |
|---|---|---|---|---|
| 多巴酚丁胺 | 短期治疗因心肌收缩力下降（心源性休克）引起的心脏失代偿 | **心律失常**；晕厥，呼吸困难、心绞痛、高血压、头痛 | 多巴酚丁胺过敏；特发性肥厚性主动脉瓣下狭窄 | 对映异构体的外消旋混合物对肾上腺素受体亚型有不同的作用；整体上主要作用于 β1 受体，适度作用于 β2 受体。急性心源性循环衰竭患者可选择拟交感肌力药。多巴酚丁胺诱导的室上性心动过速和重度室性心律失常少于多巴胺。 |
| 肾上腺素 | 支气管痉挛，过敏反应，过敏性休克，心脏复苏术，止血（局部使用），延长局部麻醉效果（局部使用），开角型青光眼，抑制子宫收缩 | **心律失常包括心室颤动、脑出血、严重高血压、肺水肿**；心绞痛，出汗，恶心，呕吐，乏力，头晕，头痛，紧张，震颤，心悸，呼吸困难 | 肾上腺素过敏，分娩活跃期，闭角型青光眼，休克（过敏反应除外），器质性脑损伤，心律失常，冠状动脉供血不足，严重高血压，脑动脉粥样硬化。与全身麻醉剂同时使用；与局麻药同时注射到手指、脚趾或耳朵，增加血管收缩的风险；2 周内同时使用 MAOI | β1、β2、α1 和 α2 受体的非选择性激动剂。高剂量可引起心动过速和危及生命的室性心律失常 |
| 去甲肾上腺素 | 为急性低血压状态（休克）提供血压支持 | **心律失常**；高血压，恶心，呕吐，神志不清，头痛，震颤，焦虑，烦躁，尿潴留 | 血容量减少引起的低血压 | β1、α1 和 α2 受体的非选择性激动剂。可能引起心脏收缩功能障碍导致窦房结、心房异位性或室性心动过速。避免与单胺氧化酶抑制剂、阿米替林、丙咪嗪类抗抑郁药合用，有严重高血压的风险 |
| 异丙肾上腺素 | 心律失常的急救（Ⅳ），阿托品无效且显著影响血流动力学的心动过缓（Ⅳ），心脏传导阻滞与休克（Ⅳ），支气管痉挛（吸入） | **心律失常**；晕厥，神志不清，头痛，震颤 | 异丙肾上腺素过敏，快速性心律失常，心绞痛 | β1 和 β2 受体的非选择性 β 激动剂。异丙肾上腺素可用于治疗对阿托品无效的难治性心动过缓和 β 受体拮抗剂过量患者。活动性冠状动脉疾病患者禁用 |

续表

| 药物 | 临床应用 | 严重及常见的不良反应 | 禁忌证 | 注意事项 |
|---|---|---|---|---|
| **磷酸二酯酶抑制剂**<br>药理机制——抑制水解 cAMP 的磷酸二酯酶而增加 cAMP;在心肌细胞中,PDE 抑制剂有正性肌力和松弛性作用;PDE 抑制剂也能舒张血管平滑肌,从而降低前负荷(静脉舒张)和后负荷(动脉舒张) | | | | |
| 茶碱 | 见药物汇总表:第 48 章 一般炎症药理学:哮喘 | | | |
| 氨力农 | 短期治疗常规疗法无效的严重循环衰竭患者 | 室性心律失常,血小板减少(氨力农的发生率率高于米力农)(共同的不良反应);心房颤动,肝功能异常(仅米力农);可逆性中性粒细胞减少症和粒细胞缺乏症(仅维司力农) | 药物过敏(共同禁忌证)<br>瓣膜狭窄性心脏病(仅维司力农) | 与丙吡胺合用可引起严重低血压。血小板减少症发生率率为 10%,限制了氨力农的应用。 |
| 米力农 | | | | 米力农有口服剂型,使用米力农与心衰患者的死亡率增加有关,且有统计学意义。 |
| 维司力农 | | | | 维司力农对患者存活率的影响存在争议。<br>PDE 抑制剂可用于短期活支持,但长期使用会增加死亡率 |
| **钙增敏剂**<br>药理机制——增强肌钙蛋白 C 对钙离子的敏感性,从而增加肌动蛋白-肌球蛋白相互作用的程度,而不会显著增加心肌耗氧量 | | | | |
| 左西孟旦 | 未批准在美国使用 | 剂量相关的低血压和心动过速<br>恶心,头痛 | 对左西孟旦或消旋西孟旦过敏 | 初步数据表明,左西孟旦可改善严重收缩期心衰患者的心脏血流动力学,可能降低短期死亡率 |

# 第26章

# 心血管整合药理学：高血压、缺血性心脏病和心力衰竭

James M. McCabe and Ehrin J. Armstrong

## 概述

第20~25章是按照单独的生理系统对心血管系统药理学进行阐述的。例如,在容量调节一章中详述了利尿剂,在血管张力调节一章中详述了血管紧张素转换酶(angiotensin converting enzyme,ACE)抑制剂。心血管疾病的临床症状涉及这些独立系统的相互作用,因此进行药物治疗时常常必须从几类药物中进行选择。本章利用一个临床病例纵向讲述了三大常见的心血管疾病——高血压、缺血性心脏病和心力衰竭。了解每种疾病的病理生理学机制,着重强调了每种药物干预的基本原理,并且突出了潜在的副作用,例如严重的药物-药物相互作用。本章旨在整合药理学和病理生理学,从机制上全面理解目前常见心脏病的治疗方法。

## ■ 病例1：高血压

Thomas N,45岁,电信公司经理,因劳力性呼吸急促到心血管诊所就诊。N先生总是积极主动地保持适当的有氧运动,但是6个月前来心脏所就诊时,他开始注意到,每天长跑经过一段长而缓的山坡时出现严重的呼吸急促症状,因此他不得不停止跑步。在之后的6个月期间,患者觉得这种症状有所加剧,目前,如果他不休息几乎难以完成每天的跑步计划。但在休息或运动时他没有感到胸部不适。特别值得注意的是,他有高血压和早发性动脉粥样硬化家族史。N先生从来不吸烟。

经检查,患者有高血压(血压160/102mmHg),左心室顶部有明显的收缩前期的第四心音,其他方面无明显特征。胸部X线片报告正常,心电图显示为左室肥厚标准电压的正常窦性心律。N先生进行了非侵入性的心功能评价,包括平板运动试验和经胸超声心动图。平板运动试验时他的心率最高达170次/min,由于有严重的呼吸困难,他不得不停止试验,运动负荷7METS(METS是指代谢当量,是检测能量的度量;对于这个年龄的患者来说,7 METS的值低于正常值)。他运动高峰时的血压为240/120mmHg。心电图检查没有心肌缺血的迹象。二维超声心动图提示有向心性的左室肥厚,左心房扩张,主动脉瓣和二尖瓣正常。左室整体和局部收缩功能正常。舒张期左心室充盈异常,表现为早期快速充盈率降低,心房收缩期充盈程度明显增加。

## 思　考　题

□ 1. 目前在患病早期对抗高血压药物治疗有什么建议,治疗的目标是什么?

□ 2. 噻嗪类利尿剂作为高血压患者的一线药物已经使用多年。临床上在什么情况下推荐选择其他药物,如ACE抑制剂?

□ 3. 考虑到N先生高血压的严重性,可能需要至少两种药物才能有效控制他的血压。何时需要进行多种药物的联合治疗?

## 高血压的病理生理学

高血压是广泛流行的疾病,是包括脑卒中、冠心病、外周血管疾病、心力衰竭和慢性肾脏疾病等有害心血管事件的主要危险因素。初级预防研究显示,血压与心血管病产生的后果包括死亡是持续相关的,包括早期血压正常的患者。即使是轻度高血压,人们也越来越意识到其重要性,因此有利于临床上在治疗此病时进行定期的修正,包括高血压的诊断标准、严重性分级及治疗指征。例如:最初认为舒张压升高是抗高血压治疗的主要指征,而现在认识到仅仅是收缩压的升高[单纯性收缩期高血压(isolated systolic hypertension)]就可以成为治疗的充分指征,特别是年老患者。高血压治疗的建议于近期进行了修订,基于年龄以及是否伴有慢性肾病或糖尿病,设置了不同的治疗阈值(图26-1)。更新后的建议中反映了最近一些随机试验结果:在某些人群中,强化血压控制没有明显获益,并且还发现患有慢性肾病或糖尿病的患者发生心血管事件的风险更高。

高血压治疗的最主要障碍之一是大多数人无症状,即使是在全身血压有明显升高的患者中也是如此。这种症状与长期不良后果的分离使得高血压成为"隐形杀手"。例如,N先生在运动后才开始出现症状。尽管如此,他的高血压的严重性成为他将来可能患冠心病、脑卒中、心力衰竭等疾病的重要危险因素。因此,对高血压采取有效的检查和治疗措施是心血管疾病一级预防和二级预防的关键要素。

幸运的是,在过去的二十年里,可用于治疗高血压的有效药物的数量和范围在急剧扩大。这些药物最初作为单一药物(单一疗法)使用。然而,高血压病情本身不断进展的特点导致了多药治疗方案的使用。虽然治疗的临床终点可能因患者而异,但是治疗的主要目的是降低血压,通常是收缩压低于140mmHg,舒张压低于90mmHg。

高血压可以分为原发性(实质性的)或继发性高血压。**原发性高血压**(essential hypertension)占高血压人群的90%~95%,引起血压升高的原因尚不清楚。原发性高血压的病因可能是多因素造成的,包括遗传和环境因素如饮酒、肥胖和盐的摄入。对原发性高血压病理生理学的全面了解,有待于阐明潜在遗传易感性和/或分子机制。**继发性高血压**(secondary hypertension)是指血压升高可归因于明确病因的患者。引起继发性高血压的例子包括原发性醛固酮增多症、使用口服避孕药、内源性肾病和肾血管疾病。

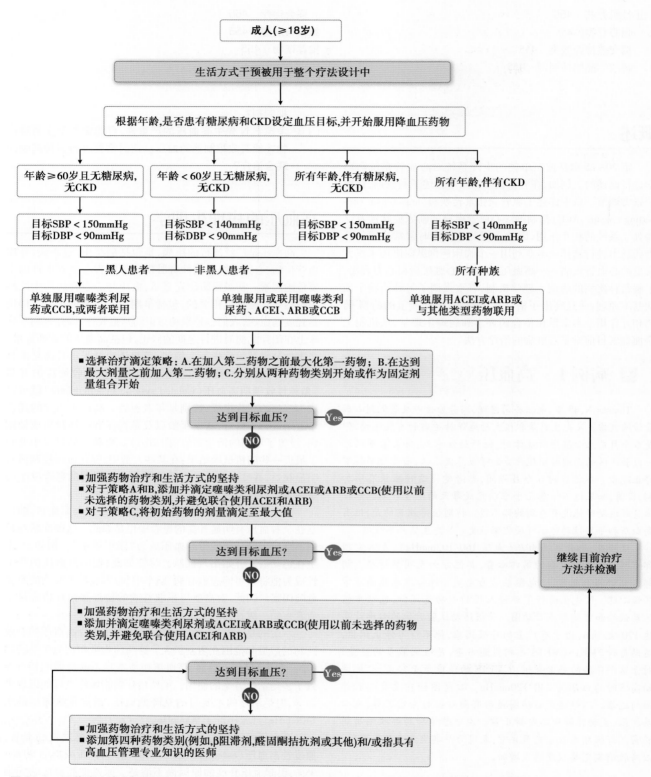

**图 26-1　目前治疗高血压的建议。**目前的治疗指南已根据患者的年龄和是否患有慢性肾病(CKD)或糖尿病而纳入了不同的高血压治疗阈值和血压目标值。60 岁以上且没有糖尿病或慢性肾病的患者,可以用更宽松的 150/90mmHg 血压阈值进行治疗。60 岁以下未患糖尿病或慢性肾病的患者,血压目标值为 140/90mmHg。所有患有糖尿病或慢性肾病的患者,无论年龄大小,均应接受 140/90mmHg 的血压治疗目标值。在无慢性肾病的患者中,初始治疗应该由噻嗪类利尿剂或钙通道阻滞剂(CCB)组成;血管紧张素转换酶抑制剂(ACEI)或血管紧张素受体阻滞剂(ARB)也可被视为非黑人患者的初始治疗。随后的治疗算法强调继续改变生活方式并添加多种药物以实现收缩压和舒张压的目标(分别为 SBP 和 DBP)

血压的主要决定因素已在第 22 章中讨论。简言之,**血压是由心率、每搏输出量和全身血管阻力综合来决定的**(图 26-2)。心率主要取决于交感神经活动。每搏输出量依赖于负荷(前负荷和后负荷)和心脏收缩性。全身血管阻力反映了体循环中小动脉的总血管张力。使用药物合理地治疗原发性和继发性高血压需要理解正常血压的生理调节和引起个体高血压的发病机制。

## 心脏功能

血压持续升高的一个潜在机制主要是心排血量的升高

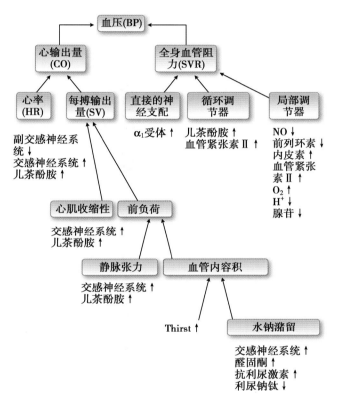

**图 26-2 　系统血压的决定因素。**血压(BP)是心排血量(CO)和全身血管阻力(SVR)的乘积,CO 是心率(HR)和每搏输出量(SV)的乘积。这些决定因素受许多稳态机制影响而改变。心率(HR)随交感神经系统(SNS)的兴奋和儿茶酚胺的增加而增加,随副交感神经系统(PSNS)的兴奋而降低。对于每搏输出量(SV),心肌收缩性和前负荷可增加 SV,而后负荷可降低 SV(未示出);所有这些决定因素都是心功能的重要参数。前负荷随静脉张力和血管内容积的变化而改变。SNS 和激素包括醛固酮、抗利尿激素(ADH)和利尿钠肽是影响血管内容积的主要因素。SVR 是直接神经支配、循环调节器和局部调节器共同作用的结果。直接神经支配包括 $\alpha_1$-肾上腺素受体($\alpha_1$-AR),可增加 SVR。循环调节剂包括儿茶酚胺和血管紧张素 II(AT II)都会增加 SVR。许多局部调节剂,包括内皮衍生信号分子,如一氧化氮(NO)、前列环素、内皮素和 AT II,以及局部代谢调节剂,如 $O_2$、$H^+$和腺苷,均可改变 SVR。SVR 是后负荷的主要组成部分,而后负荷与 SV 成反比。综上,SVR 可直接影响血压,SVR 还是后负荷的主要组成,而后负荷对 SV 又有反作用,这种相互作用恰恰证明这是一个异常复杂的调节系统。↑表示刺激作用;↓表示抑制作用

("高排血量"高血压)。"高动力"循环是由交感肾上腺过度活跃和/或心脏对神经体液调节基础水平的敏感性增加而引起的。**泵性高血压**(pump-based hypertension)的血流动力学模式[即在全身血管阻力(SVR)正常时心排血量(CO)增加]较常见于年轻的原发性高血压患者中;这种模式可随时间发展,形成一种血流动力学特征,疾病的主要位置转移到外周血管系统(见下文)。依据高输出高血压的潜在机制,此类人群应采用 β 受体拮抗剂进行治疗。

## 血管功能

**血管阻力增加的高血压**(vascular resistance-based hypertension)(即心排血量正常而全身血管阻力增加)是老年高血压患者的一种常见机制。患有这种类型高血压的个体,其脉管系统可能对交感神经的刺激、循环因素或血管张力的局部调节器有异常反应。血管系统的异常反应可能部分地通过内皮细胞的损伤或功能异常介导,这打破了局部血管舒张因子(例如一氧化氮)和血管收缩因子(例如内皮素)之间的正常平衡。另外,血管平滑肌上离子通道的缺陷也可引起基底血管舒缩张力的异常升高,导致全身血管阻力增加。血管阻力增加的高血压主要表现为收缩压显著升高。对此类人群的研究显示,噻嗪类利尿剂可以作为初期首选的治疗药物。

## 肾脏功能

肾功能异常也可以促使系统性高血压的进展。**容量性高血压**(volume-based hypertension)主要由于肾脏水钠潴留过多造成。肾小球损伤引起功能性肾单位的数量减少和/或肾素分泌过多所导致的**肾实质病变**都会使血管内容积异常的增高。另外,离子通道突变可阻碍正常的钠排泄。**肾血管病变**(例如动脉粥样硬化斑块引起的肾动脉狭窄、肌纤维发育不良、栓塞、血管炎或外部压迫)可以导致肾血流减少。为应对灌注压降低,肾脏球旁细胞分泌肾素增加,进而引起血管紧张素 II 和醛固酮的生成增多。后者可以增加血管张力和水钠潴留,提高心排血量和全身血管阻力。

## 神经内分泌功能

神经内分泌系统功能异常——包括基础交感神经张力的中枢调节异常、非典型应激反应和对压力感受器和血管内容积受体信号的异常反应以及循环调节相关激素的过多分泌——可以改变心脏、血管和/或肾脏功能,导致体循环血压升高。与系统性高血压相关的内分泌异常包括儿茶酚胺分泌过多(嗜铬细胞瘤)、肾上腺皮质分泌醛固酮增多(原发性醛固酮增多症)和甲状腺激素产生过多(甲状腺功能亢进症)。

## 高血压的临床治疗

如上讨论,高血压呈现出复杂的临床挑战,因为即使终末

**表 26-1　抗高血压药物的主要分类**

| 利尿剂 | 交感神经抑制剂 | 血管扩张剂 | 肾素-血管紧张素系统阻断剂 |
|---|---|---|---|
| 噻嗪类利尿剂 | 中枢神经系统交感神经传出阻断剂 | 钙通道阻断剂 | 肾素抑制剂<br>ACE 抑制剂 |
| 祥利尿剂 | 神经节阻断剂 | 米诺地尔 | $AT_1$ 拮抗剂 |
| 保钾利尿剂 | 节后肾上腺素神经末梢拮抗剂 | 肼屈嗪 | 醛固酮拮抗剂 |
|  | $\alpha_1$ 肾上腺素拮抗剂 | 硝普钠 |  |
|  | $\beta_1$ 肾上腺素拮抗剂 |  |  |
|  | $\alpha$、$\beta$ 肾上腺素拮抗剂 |  |  |

器官出现损伤,高血压患者都可能多年无症状。因此,治疗高血压,必须先辨别无症状的高血压患者,特别是那些对该疾病的不良终末器官效应具有高风险的患者。由于高血压患者的长期治疗需要使用个体化的药物治疗方案以达到最佳的依从性和有效性,因此给无症状高血压患者的生活带来了一定的不便。但这需要综合考虑安全性、给药方案和费用。

高血压治疗的第一步是认识到生活方式改变的重要性。对高血压患者有益的生活方式的改变包括减轻体重、增加体力活动、戒烟和低脂低盐饮食。减少或消除可以诱发高血压的外源物质也具有明显的临床益处——这些物质包括酒精、口服避孕药、糖皮质激素和兴奋剂等。虽然单独的非药物疗法可能不能将血压降低至目标血压范围内,但它们仍然是药物治疗的关键辅助手段。

目前已有多种药物可以用于治疗系统性高血压。然而这些药物都是通过减少心排血量和/或降低全身血管阻力而发挥作用的。目前治疗高血压的策略包括减少血管内容积,扩张血管(利尿剂);下调交感神经张力(β 受体拮抗剂、$\alpha_1$ 受体拮抗剂、中枢交感神经抑制剂);调节血管平滑肌的张力(钙通道阻滞剂、钾通道开放剂);和抑制循环的神经体液调节剂[肾素抑制剂、ACE 抑制剂、$AT_1$ 拮抗剂(血管紧张素Ⅱ 1 型受体拮抗剂)](表 26-1 和图 26-3)。这些药物通过引起压力感受器和肾脏的球旁细胞感知而降低血压,这一反应又可以激活反调节反应,从而减弱血压下降的强度。这些代偿反应有时可能比较剧烈,使得血压不能有效降低,因而需要调整剂量和/或联合使用多种药来实现长期血压控制(图 26-4)。

## 减少血容量

### 利尿剂

虽然长期以来利尿剂一直是治疗高血压的基础药物,但其降低血压的确切机制尚不清楚,正如第 21 章"容量调节药理学"中所述,利尿剂通过增加肾脏钠水的排泄来减少血容量。然而,仅仅血容量减少不能完全解释利尿剂的抗高血压作用。

**噻嗪类利尿剂**(thiazide diuretics)(例如**氢氯噻嗪**)是促尿

钠排泄药,在高血压的治疗中是最常用的(表 26-2)。噻嗪类利尿剂的药物代谢动力学和药效学特征使其在慢性高血压的治疗中显得尤为重要。噻嗪类利尿剂口服利用度高,作用持续时间长。初期降压作用是通过减少血容量实现的。因此,**噻嗪类利尿剂对容量高血压患者特别有效,例如患有原发性肾脏疾病的患者和非洲裔及美洲患者**。噻嗪类利尿剂通过减少血管内容积,使心排血量下降而起到降血压的作用。然而,心排血量下降可以刺激肾素-血管紧张素系统,导致水钠潴

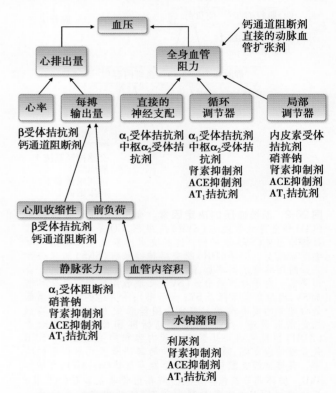

**图 26-3　常用的抗高血压药的药理作用。**抗高血压药通过干预决定血压的关键因素来调节血压。许多抗高血压药有多种作用。例如:肾素-血管紧张素系统阻断剂,如血管紧张素转换酶(ACE)抑制剂和 $AT_1$ 拮抗剂,可以改变局部调节器和循环调节器的水平,影响肾脏的水钠潴留和静脉张力

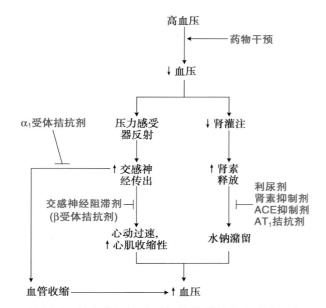

高血压

药物干预

↓ 血压

α₁受体拮抗剂　　压力感受器反射　　↓ 肾灌注

↑ 交感神经传出　　↑ 肾素释放

利尿剂
肾素抑制剂
ACE抑制剂
AT₁拮抗剂

交感神经阻滞剂
(β受体拮抗剂)

心动过速,↑心肌收缩性

水钠潴留

血管收缩　→　↑血压

**图 26-4　抗高血压治疗时机体代偿的稳态反应。**血压受到药物干预下降时,稳态反应被激活以升高血压。这些稳态反应可以大致分为压力感受器反射和肾灌注反射。源于主动脉弓和颈动脉窦的压力感受器反射可以增加交感神经的传出,导致心动过速,心肌收缩性增加,血管收缩,这些反应均可使血压升高。交感神经阻滞剂,例如 β 受体拮抗剂,通过阻断交感神经系统而减缓心动过速和收缩反应。α₁ 受体拮抗剂可以抑制血管收缩,但对心动过速和心肌收缩性几乎无作用。减少肾灌注可以促进肾脏球旁细胞释放肾素。肾素将血管紧张素原切割为血管紧张素 I,血管紧张素 I 在血管紧张素转换酶(ACE)的作用下可以水解为有潜在缩血管活性的血管紧张素 II(图中未显示)。血管紧张素 II 可以促进肾上腺分泌醛固酮,作用于集合管的主细胞,增加钠(也包括水)的重吸收。钠重吸收的增加使血管内容积增加,从而导致血压的升高。利尿剂通过减少肾单位中钠的重吸收阻断稳态反应;肾素抑制剂可以阻断血管紧张素 I 的产生,ACE 抑制剂可以阻断血管紧张素 II 的形成;AT₁ 拮抗剂可以阻止血管紧张素 II 在靶器官的信号转导

留,减弱噻嗪类利尿剂对血容量的影响。假设噻嗪类利尿剂的扩血管作用能增强代偿性的容量减少,导致血压的持久下降。以下事实可以证实这种假设:噻嗪类利尿剂的最大抗高血压作用在低于最大利尿作用的剂量时就可以获得。因此,噻嗪类利尿剂通过影响心排血量和全身血管阻力实现其降血压作用。

美国国家联合委员会(JNC)治疗法建议噻嗪类利尿剂作为大多数患者的可选一线药物,非洲裔美国人患者的首选一线药物(图 26-1)。这一建议源于大规模临床试验的结果,这些试验发现噻嗪类利尿剂效果良好,且可降低相关治疗成本。目前的做法是以低剂量(例如 12.5 ~ 25mg/d)开始噻嗪类治疗。

**髓袢利尿剂**(loop diuretics),如**呋塞米**(furosemide),较少用于治疗轻度或中度高血压。这类药作用时间相对较短(4 ~ 6 小时),尽管服用这类药后有明显的利尿作用,但抗高血压

### 表 26-2　用于高血压治疗的利尿剂

| 药物 | 作用时间/h |
| --- | --- |
| **噻嗪类利尿剂** | |
| 氯噻嗪 | 6 ~ 12 |
| 氯酞酮 | 48 ~ 72 |
| 氢氯噻嗪 | 16 ~ 24 |
| 吲达帕胺 | 24 |
| 美托拉宗 | 24 |
| **髓袢利尿剂** | |
| 布美他尼 | 4 ~ 5 |
| 依他尼酸 | 4 ~ 5 |
| 呋塞米 | 4 ~ 5 |
| 托塞米 | 6 ~ 8 |
| **保钾利尿剂** | |
| 阿米洛利 | 6 ~ 24 |
| 依普利酮 | 24 |
| 螺内酯 | 72 ~ 96 |
| 氨苯蝶啶 | 8 ~ 12 |

效果一般。一般认为它对血压的轻度影响是由于激活了对血管内容积和全身血管阻力的神经体液调节器的代偿性反应。在以下几种公认的临床情况下,髓袢利尿剂的作用优于噻嗪类利尿剂,包括恶性高血压(见下文)和晚期慢性肾脏疾病合并容量高血压的患者。

**保钾利尿剂**(potassium-sparing diuretics),如**螺内酯**(spironolactone)、**氨苯蝶啶**(triamterene)、**阿米洛利**(amiloride),其利尿作用弱于噻嗪类和髓袢利尿剂,主要与其他利尿剂合用,用于减轻或校正药物诱导的尿钾增多(钾排泄)所引起的低血钾。**螺内酯例外,它是醛固酮受体拮抗剂,对醛固酮增多症引起的继发性高血压有特殊疗效。**低血钾是噻嗪类和髓袢利尿剂共有的代谢不良反应,这些利尿剂可以抑制近端肾单位对钠的重吸收,从而增加钠水向肾单位远端的运输。远端钠运输的增加导致远曲小管对钠的重吸收增加,而钾的排泄增加。后者的作用是由醛固酮介导的(见第 21 章),保钾利尿剂可以减弱这种作用,帮助维持正常的血钾水平。必须强调的是服用保钾利尿剂的患者必须减少或禁用 ACE 抑制剂(降低醛固酮活性和钾的排泄)和补钾药,因为据报道临床上使用保钾剂引起高血钾而危及生命。肾功能不全患者,即使是轻微的,使用这些药物时也应非常谨慎。

## 交感神经张力的下调

调节肾上腺素活性的药物在第 11 章中已经讨论过:该章节详细描述了 β 和 α 受体在组织中的分布和所介导的心血

管作用。**交感神经药治疗高血压主要通过两种机制：减少全身血管阻力和/或减少心排血量。**临床上，这些药物分为 β 肾上腺素受体拮抗剂、α 肾上腺素受体拮抗剂和中枢交感神经阻滞剂。

## β 肾上腺素受体拮抗剂

β 肾上腺素受体拮抗剂如**普萘洛尔**（propranolol）、**美托洛尔**（metoprolol）、**阿替洛尔**（atenolol）、**奈必洛尔**（nebivolol）是治疗高血压最常用的处方药物。这些药物具有负性频率和正性肌力作用（减慢心率、每搏输出量和心排血量），是其发挥抗高血压作用的主要机制。在长期的治疗中，β 肾上腺素受体拮抗剂可以降低血管张力，进而降低全身血管阻力。

外周血管中 $\beta_2$ 肾上腺素受体可以介导血管舒张，而 β 肾上腺素受体拮抗剂可以诱导血管张力下降，这似乎是矛盾的。然而，肾脏中 $\beta_1$ 肾上腺素受体的拮抗作用可以减少肾素分泌，降低强效血管收缩剂血管紧张素 Ⅱ 的产生。即使服用非选择性的 β 受体拮抗剂，后者的效果可能占主导作用。虽然 β 受体拮抗剂可以有效地降低高血压患者的血压，但是这些药物不会引起血压正常者出现低血压。高血压患者基础水平交感神经活动的增加可能部分解释 β 受体拮抗剂的降压作用。相反，在正常个体中 β 受体的基础活性很低，因此 β 受体拮抗剂对血流动力学几乎没有作用。β 受体拮抗剂的治疗与血清甘油三酯水平的升高和高密度脂蛋白（HDL）水平的下降有关，这些潜在有害代谢作用的临床意义仍不明确。用 β 受体拮抗剂进行治疗时所产生的非心脏不良反应可能包括葡萄糖耐受不良（高血糖）、镇静作用、阳痿、抑郁和支气管收缩。

非选择性 α、β 受体拮抗剂如**拉贝洛尔**（labetalol）有口服和非肠道两种给药方式。静脉注射拉贝洛尔可以引起血压的大幅度下降，因此广泛用于治疗高血压危象。口服拉贝洛尔也用于高血压的长期治疗。相比单纯性扩血管药物单药治疗会引起反射性心率和心排血量增加，口服拉贝洛尔的一个潜在优点是通过降低全身血管阻力而产生降压效应（通过拮抗 $\alpha_1$ 受体），而不反射性增加心率或心排血量（因为心脏的 β1 受体也被拮抗）。

近年来，因临床数据显示效果不如利尿剂及肾素-血管紧张素-醛固酮系统阻断剂，β 受体拮抗剂已较少用于高血压的初期治疗。但在治疗高血压合并其他适用 β 受体拮抗剂的临床适应证如冠状动脉疾病或心力衰竭时，此类药物仍很重要。不仅如此，在年轻高血压患者的治疗中，β 受体拮抗剂普遍有效。

## α 肾上腺素受体拮抗剂

$\alpha_1$ 肾上腺素受体拮抗剂，如**哌唑嗪**（prazosin）、**特拉唑嗪**（terazosin）、**多沙唑嗪**（doxazosin），也用于治疗高血压。$\alpha_1$ 肾上腺素受体拮抗剂可以抑制外周血管张力，减少血管收缩，使全身血管阻力下降。与其他抗高血压药相比，$\alpha_1$ 肾上腺素受体拮抗剂的独特优势是长期使用不会导致血脂紊乱。但这种优势的长期益处仍有待随机临床试验的验证。此外，在一项比较不同抗高血压药物的大型试验中，随机分入多沙唑嗪组

的患者心脏衰竭发生率增加。

由于长期使用非选择性 α 肾上腺素受体拮抗剂，如**酚苄明**（phenoxybenzamine）、**酚妥拉明**（phentolamine），可引起过度代偿反应，故该类药不可长期用于治疗高血压。如中枢 $\alpha_2$ 肾上腺素受体拮抗剂可使交感神经的传出去抑制化，造成无法对抗的反射性心动过速。**但这些药物适合用于治疗嗜铬细胞瘤。**

## 中枢交感神经抑制剂

$\alpha_2$ 肾上腺素受体拮抗剂**甲基多巴**（methyldopa）、**可乐定**（clonidine）、**胍那苄**（guanabenz）可以减少髓鞘交感神经的传出，使心率、心肌收缩性和血管张力下降。这些药物可以口服使用（可乐定也可以作为透皮贴剂），尽管有副作用，但在过去得到了广泛使用。随着多种替代药物的发展，以及目前广泛采用亚最大剂量下联合多药治疗的趋势，大大减少了 $\alpha_2$ 受体拮抗剂在治疗高血压中的临床应用。

神经节阻断剂，如**曲美芬**（trimethaphan）、**六甲双铵**（hexamethonium）通过抑制烟碱类胆碱能交感神经节活性，有效的降低血压。然而，阻滞副交感神经和交感神经的严重副作用（例如便秘、视力模糊、性功能障碍和体位性低血压）使得神经节阻断剂的使用成为历史。

而一些交感神经阻滞剂，如**利舍平**（reserpine）、**胍乙啶**（guanethidine）可以占据节后肾上腺素能神经元的末端，在这里它们诱导含去甲肾上腺素的突触小泡中神经递质的长期消耗（见第 11 章），通过减少交感神经系统的活性而降压。利舍平和胍乙啶由于显著的副作用包括严重的抑郁（利舍平）和体位性低血压及性功能障碍（胍乙啶），目前在高血压的治疗中已几乎不用。

# 血管平滑肌张力的调节

正如第 22 章所述，血管张力取决于血管平滑肌收缩的程度。血管扩张剂通过作用于小动脉平滑肌和/或血管内皮细胞而减少全身血管阻力。动脉血管扩张剂主要包括钙通道阻滞剂和代谢型钾通道开放剂。

## 钙通道阻滞剂

钙通道阻滞剂，如**维拉帕米**（verapamil）、**地尔硫䓬**（diltiazem）、**硝苯地平**（nifedipine）、**氨氯地平**（amlodipine）是口服制剂，广泛用于高血压的长期治疗。钙通道阻滞剂（CCBs）有多种血流动力学作用，表现为钙在心脏循环中所起的电、机械作用及血管调节作用。此类药物具有扩张动脉、负性肌力作用和/或负性频率作用。二氢吡啶类药物硝苯地平和氨氯地平主要起扩张血管的作用。而非二氢吡啶类药物维拉帕米和地尔硫䓬主要起负性肌力和频率作用，降低心肌收缩性、心率和脉冲传导。因而，**钙通道阻滞剂通过减少全身血管阻力和心排血量降低血压。**钙通道阻滞剂也可以与其他作用于心脏的药物合用，作为多药物抗高血压治疗的组分或联合抗高血压和抗心绞痛药治疗缺血性心脏疾病（IHD）。

不同的钙通道阻滞剂有各自不同的药效学作用，并且钙

通道阻滞剂治疗的潜在不良反应（包括与其他心血管药物治疗的不良相互作用）也具有药物特异性。对于左心室（LV）收缩功能受损的患者，应谨慎使用非二氢吡啶类药物维拉帕米和地尔硫䓬，因为这些药物会加重收缩性心力衰竭（见下文）。在传导系统疾病患者中也应谨慎使用这些药物，因为这些药物可导致窦房结（SA）和房室结（AV）的功能异常。尤其是合用 β 受体拮抗剂进行治疗的患者应特别注意。

### 钾通道开放剂

米诺地尔（minoxidil）和肼屈嗪（hydralazine）是可口服的血管扩张剂，偶尔用于高血压的长期治疗。米诺地尔是代谢型钾通道开放剂，使血管平滑肌细胞超极化，从而减弱细胞对去极化刺激的反应。肼屈嗪的扩血管作用稍弱，作用机制尚不清楚。米诺地尔和肼屈嗪都可引起代偿性的水钠潴留和反射性心动过速，且米诺地尔比肼屈嗪的这些不良反应更加常见和严重。同时使用 β 受体拮抗剂和利尿剂可以减轻代偿性的不良反应。经常使用肼屈嗪会出现耐受，从而限制了它的使用。另外，肼屈嗪每日总剂量的增加可能与药物诱发的狼疮综合征相关。由于钙通道阻滞剂更安全，所以目前钾通道开放剂米诺地尔的使用主要局限于其他药物难治的严重高血压患者。值得注意的是肼屈嗪（联合硝酸异山梨酯）现已成为非洲裔美国患者收缩性心力衰竭治疗中的辅助治疗（即已经接受 ACE 抑制剂和 β 受体拮抗剂的患者）。

## 肾素-血管紧张素-醛固酮系统的调节

肾素-血管紧张素-醛固酮系统阻滞剂包括肾素抑制剂**阿利克仑**（aliskiren），血管紧张素转换酶抑制剂[如**卡托普利**（captopril）、**恩纳普利**（enalapril）、**赖诺普利**（lisinopril）]和血管紧张素受体（AT1）拮抗剂[如**氯沙坦**（losartan）、**缬沙坦**（valsartan）]。这些药物越来越多地用于治疗高血压。

### 肾素抑制剂

阿利克仑是一个竞争性肾素抑制剂，抑制肾素介导的血管紧张素原转化为血管紧张素 I。理论上，阻断肾素-血管紧张素-醛固酮系统的上游，相较于 ACE 抑制剂或血管紧张素受体拮抗剂（angiotensin receptor blockers，ARB），可以更有效的降低血压，促进左室重塑的恢复。最近的临床试验表明，当阿利克仑与 ACE 抑制剂或 ARB 联合使用时，可能会出现肾功能衰竭和低血压增加。因此，阿利克仑不太常用于治疗高血压。

### 血管紧张素转换酶抑制剂

血管紧张素转换酶（ACE）抑制剂阻止血管紧张素转换酶介导的血管紧张素 I 转化为血管紧张素 II，使血管紧张素 II 和醛固酮的循环水平降低。通过降低血管紧张素 II 的水平，可使全身血管阻力下降，从而减少了左室射血的阻力。通过降低醛固酮水平，可促进尿钠的排泄，减少血管内容积。不仅如此，ACE 抑制剂还可减少缓激肽的降解，使循环中缓激肽的浓度增加导致血管扩张。**ACE 抑制剂对高肾素血症高血**

压有效，但这些药物也可使肾素水平正常以及低于的正常患者的血压下降。ACE 抑制剂对血浆肾素活性正常或低于正常的患者所起的降压作用，可能是因为加强了缓激肽的扩血管作用，但是这个假设尚未得到证实。

ACE 抑制剂与噻嗪类利尿剂或 β 受体拮抗剂都是有效治疗高血压的药物。ACE 抑制剂似乎有独特的优点（例如可以减少慢性肾脏疾病患者肾功能的损耗），并且其副作用也相对较少（ACE 抑制剂不会增加低血钾的危险，也不会引起血糖或血脂水平的升高）。尽管这些特点很吸引人，但是在至少一次大型对照试验中发现噻嗪类利尿剂比 ACE 抑制剂具有更好的心脏保护作用。

低血容量的患者应谨慎使用 ACE 抑制剂。因为此类患者肾灌注可能较低，导致肾素和血管紧张素 II 代偿性的增加，血管紧张素 II 的这种增加是当肾血流灌注相对不足时维持肾小球滤过率（glomerular filtration rate，GFR）的生理机制之一。服用 ACE 抑制剂可以破坏患者的自身调节机制，导致肾功能不全。同时这种自身调节机制是双侧肾动脉狭窄（或单肾患者出现单侧狭窄）患者服用 ACE 抑制剂禁忌证的基础。尽管有许多需要注意的事项，**ACE 抑制剂仍然被认为是高血压糖尿病患者首选的治疗方法**。因为这些药物已被证明通过对球内压力的有利影响来延缓糖尿病肾小球疾病的发生和发展。

### 血管紧张素 II 1 型受体拮抗剂

血管紧张素 II 受体（AT1）拮抗剂（也称为 ARB）如氯沙坦，缬沙坦和厄贝沙坦，是口服抗高血压药，可竞争性拮抗血管紧张素 II 与其同源的 AT1 受体结合。除了抗高血压作用外，这些药物也可以减少反应性小动脉内膜增生。AT1 拮抗剂的降压效果同 ACE 抑制剂相当。咳嗽是 ACE 抑制剂的常见的不良反应，是由于药物诱导缓激肽水平增加而引起的，这也是导致 ACE 抑制剂药物依从性差或停药的主要原因。由于 AT1 拮抗剂不影响血管紧张素转换酶的活性，对缓激肽的降解没有影响，因此 ARB 治疗中不会有咳嗽的不良反应。因此对服用 ACE 抑制剂有咳嗽症状的患者，AT1 拮抗剂有时可以替代 ACE 抑制剂。

## 单药治疗和阶梯疗法

单药治疗（Monotherapy）（用单一药物进行治疗）通常足以使轻度高血压患者的血压恢复正常，这种方法可以改善患者的依从性，避免潜在的药物相互作用风险。但是，治疗过程中首选何种抗高血压药一直存在争议。噻嗪类利尿剂、ACE 抑制剂、AT1 拮抗剂、β 受体拮抗剂、钙通道阻滞剂（calcium channel blockers，CCB）在降血压方面具有相似的作用（每种均对 30%～50% 的患者有效）。理想的药物是使患者的血压降到最佳的范围并且产生的副作用最小。药物毒性通常与药物的剂量相关，因此，临床医生还需要考虑在较低剂量下联用具有"协同"效应的药物，特别是血压控制在边缘或不能有效控制时。

在特定的临床情况下需要特定的抗高血压药来治疗（表 26-3）。β 受体拮抗剂适合于有陈旧性心肌梗死（MI）的患者。

**表 26-3　抗高血压药的适应证和禁忌证**

| 药物分类 | 适应证 | 禁忌证 |
|---|---|---|
| 利尿剂 | 心力衰竭 | 痛风 |
| | 收缩期高血压 | |
| β 受体阻断剂 | 冠心病 | 哮喘 |
| | 心力衰竭 | 心脏传导阻滞 |
| | 偏头痛 | |
| | 快速型心律失常 | |
| α 受体阻断剂 | 前列腺增生 | 心力衰竭 |
| 钙通道阻滞剂 | 收缩期高血压 | 心脏传导阻滞 |
| ACE 抑制剂 | 糖尿病性或其他肾病 | 双侧肾动脉狭窄 |
| | 心力衰竭 | 高钾血症 |
| | 陈旧性心肌梗死 | 妊娠 |
| AT₁ 拮抗剂 | ACE 抑制剂相关的咳嗽 | 双侧肾动脉狭窄 |
| | 糖尿病性或其他肾病 | 高钾血症 |
| | 心力衰竭 | 妊娠 |

左室功能不全、糖尿病和/或慢性肾脏疾病的患者推荐使用 ACE 抑制剂。肾病综合征中容量潴留产生的高血压对利尿剂敏感。ACE 抑制剂也用于肾病综合征以减轻蛋白尿。

治疗高血压时采用**阶梯疗法**（stepped care）是指在治疗方案中逐步增加药物进行联合治疗。联合治疗是基于药物的不同作用机制；同时强调使用低于药物最大剂量的量，尽量减少潜在的不良反应和药物毒性作用。

联合治疗常见的两种用法是：ACE 抑制剂加利尿剂，或 ACE 抑制剂加钙通道阻滞剂。这种联合在机制上有多种潜在优势。噻嗪类利尿剂诱导轻度的血容量不足从而激活肾素-血管紧张素系统，加用 ACE 抑制剂可以阻止肾素-血管紧张素系统的激活，从而提高噻嗪类利尿剂的抗高血压作用；并且 ACE 抑制剂通过抑制肾素-血管紧张素系统可促进尿钠的排泄；此外，噻嗪类利尿剂和 ACE 抑制剂联用还可降低全身血管阻力。

联合使用 ACE 抑制剂和钙通道阻滞剂可促进左室心肌肥厚的恢复；加用钙通道阻滞剂还能加强 ACE 抑制剂介导的外周血管扩张；近期一项研究（ACCOMPLISH 试验）发现，联合使用 ACE 抑制剂和钙通道阻滞剂与联合使用 ACE 抑制剂和噻嗪类利尿剂相比，降压效果相当，前者可以更大程度地减少心血管事件的发生率。

## 可能的人口因素

据报道，某些类型的抗高血压药物在特殊人群中比其他药物更有效。一些数据也提示，不同的高血压病因或多或少的在不同人群中流行。

老年患者使用利尿剂和二氢吡啶类钙通道阻滞剂比其他药物更有利。他们使用 β 受体拮抗剂容易引起窦房结和房室结的功能异常或损伤心肌功能；这些影响可能与此类患者传导系统疾病和左室收缩功能异常患病率较高相关。老年患者循环系统肾素水平一般较低，因此对 ACE 抑制剂响应较低。

非洲裔高血压患者对利尿剂和钙通道阻滞剂比对 β 受体拮抗剂和 ACE 抑制剂更敏感（一个值得注意的例外是年轻的非洲裔-美国患者对 β 受体拮抗剂的治疗敏感）。报告指出一些非洲裔-美洲人的循环肾素水平低，这可能是在这些患者使用 ACE 抑制剂疗效较差的原因。报道还指出，在一些非洲裔-美国人中，包括高血压和血压正常的人群，钠敏感人群大幅增加。虽然目前研究还不充分，但有证据显示亚洲和西班牙高血压人群对各类抗高血压药物的反应性不尽相同。

尽管有这些统计学的观察结果，临床上还没有对基于特定药物所产生的不同反应来选择药物的临床益处所进行的系统性评价。例如，虽然有报道年老的患者对 β 受体拮抗剂不敏感，但是事实上对年老者收缩期高血压的研究（SHEP 试验）结果显示，使用 β 受体拮抗剂和利尿剂与死亡率的下降相关，这种有利的治疗效果在经过几年的治疗之后才显示出来。同样地，虽然有报道提示非洲裔-美国人对 β 受体拮抗剂和血管紧张素转换酶抑制剂不敏感，但是这些结果不适用治疗患有慢性肾脏疾病的高血压、糖尿病非洲裔-美国人，也很难提倡有陈旧性心肌梗死的非洲裔-美国人使用噻嗪类利尿剂进行高血压的治疗。最后再次强调，高血压相关并发症发生风险不能仅通过血压升高程度来解释；相反，全面的治疗获益程度也不能仅通过单一的血压下降程度来解释。因此，实践观察到一些抗高血压药物不能有效地降低一些患者的血压，并不意味着这些药物不能有效地预防这些患者心血管疾病的发病率和死亡率。这些问题还需要进行更多的研究证实。

## 高血压危象

**高血压危象**（hypertensive crisis）是指血压的严重升高（通常是急性）为特征的临床综合征。血压的急性升高可以引起急性血管损伤并继发终末器官损伤。虽然大多数严重高血压病例曾被称为"高血压危象"或"恶性高血压"，但目前临床上试图区分那些血压急剧升高且血管出现急性损伤[**高血压急症**（hypertensive emergency）]的患者和血压升高过程较缓慢且终末器官出现慢性损伤并缓慢进展的患者。

真正的高血压急症可以危及生命，表现为血压急剧升高并伴有急性血管损伤。血管损伤表现为典型的视网膜出血、视盘水肿、脑病、急性（或慢性患者急性发作）肾功能不全；这些症状经常与急性左心衰竭有关。目前恶性高血压的发病机制还不清楚。然而，**纤维蛋白样小动脉坏死**（fibrinoid arteriolar necrosis）可能导致该综合征的体征和症状。特定血管床的纤维蛋白样小动脉坏死可以引起急性血管损伤和终末器官的血流灌注不足（例如肾衰竭、卒中），也可以引起微血管溶血性贫血。

高血压急症患者的治疗需要快速的降低血压，预防终末器官损伤。用于治疗该病的药物分为胃肠外血管扩张剂（例如氯维地平、硝普钠、非诺多泮、尼卡地平）、利尿剂（例如呋塞米），和/或 β 受体拮抗剂（例如拉贝洛尔）。由于症状剧烈,需要谨慎地滴定这些强效抗高血压药,且患者需入院治疗。急性发作得到控制后,紧接着在较长时间(12~24 小时)内需要更加谨慎地使血压降到患者的正常范围,尽量降低重要器官因灌注不足产生损伤的风险和血管损伤的范围。

虽然恶性高血压是危及生命的内科急症,但只有不到1%的高血压患者才发生这种高血压病的罕见症状。较常见的是**高血压亚急症**(hypertensive urgency),其血压升高不是很急,靶器官的疾病也需要一定时间才能够表现出来。高血压亚急症症状包括卒中或心肌梗死伴有血压剧烈升高,或是急性左心衰竭伴随严重高血压。

## ■ 病例 2:缺血性心脏疾病

N 先生接受了低剂量氢氯噻嗪和 ACE 抑制剂治疗高血压,在一个月和六个月时进行随访检查,症状得到改善。他坚持服用处方药物,运动能力得到显著提高。他常规的血压是(130~150)/(86~90)mmHg。值得注意的是血清总胆固醇升高和低密度脂蛋白(LDL)中度升高,因此在其治疗方案中加入低剂量的阿司匹林。同时建议服用降脂药,但 N 先生拒绝了,且要求经过一段时间饮食规律和生活方式改变后再重新检查他的脂蛋白水平。

在他初诊一年后进行的运动耐量试验显示,运动能力得到明显改善(运动负荷 10MET),运动高峰时心率和血压与原始测试结果(分别为 120 次/min,190/90mmHg)相比变化趋缓;心电图检查显示无心肌缺血。LDL 复检在正常范围(3.3mmol/L)。因此维持现有治疗方案(阿司匹林、氢氯噻嗪和 ACE 抑制剂)并定期随访检查。

一周后,N 先生感觉胸骨后的胸腔压力突然升高,伴有出汗和呼吸困难。他拨打了 911,被送往当地的急诊室,心电图显示窦性心动过速,胸导联 ST 段抬高。进行紧急心脏导管插入术,证实右侧冠状动脉完全堵塞,进行了经皮冠状动脉介入治疗安放了支架。手术很成功,缓解了胸痛,血流动力学稳定。心电图和血清酶改变[肌酸激酶的峰值为 2 400IU/L(正常是 60~400IU/L);心脏特异性同工酶阳性]与心肌梗死的进展一致。N 先生出院前又作了超声心动图检查显示,左室向心性肥厚,左室射血份数 40%(正常>55%);下壁从基部到心尖无运动能力,心肌无力的部分位于此区域。

## 思 考 题

□ 4. 哪种类型的降脂药适合该患者?
□ 5. 此患者在进入急诊室进行检查和做心导管插入术期间适合用什么药物进行干预?
□ 6. 左室功能不全患者的心肌梗死后治疗方案的关键药物成分是什么?

## 缺血性心脏病的病理生理学

在美国**缺血性心脏病**(ischemic heart disease,IHD)是致

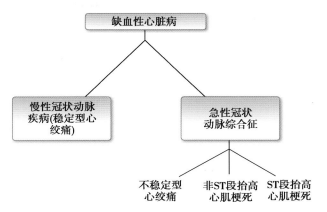

**图 26-5　缺血性心脏病的分类。**缺血性心脏病可以分为两大类:慢性冠状动脉疾病和急性冠状动脉综合征。稳定型心绞痛是慢性冠状动脉疾病的典型症状,急性冠状动脉综合征由一系列临床症状组成(不需要是连续的过程),包括不稳定型心绞痛、非 ST 段抬高心肌梗死和 ST 段抬高心肌梗死

死率最高的病种,每年死于该病的人数超过 50 万。自 20 世纪 60 年代早期心脏重症监护病房问世以来,人们对 IHD 的生物学有了更深的认识,这极大促进了 IHD 诊断和治疗水平的发展。同时,公众意识得到提高,寻找更健康的生活方式以及坚持努力改善初级和二级预防策略,使得 IHD 患者的死亡率显著下降。

就药物治疗而言,IHD 可分为两大类:**慢性冠状动脉疾病**(chronic coronary artery disease,CAD)和**急性冠状动脉综合征**(acute coronary syndromes,ACS)。IHD 的每种临床表现都有不同的发病机制,因此,治疗这些不同临床实体所采用的药理学策略侧重点不同。**CAD 患者的治疗目标是维持心肌供氧和需氧的平衡;ACS 患者的治疗目标是恢复和/或维持冠状动脉管腔的开放**(图 26-5)。

## 慢性冠状动脉疾病

慢性冠状动脉疾病特点是冠状动脉血管扩张储备损伤。在充血时(例如应激需要增加冠脉血流),心肌供氧和需氧之间失衡,导致心功能异常(缺血心肌的收缩减弱)和慢性冠状动脉疾病的临床症状。心肌供氧和需氧的生理学基础见第 22 章。导致心肌供氧和需氧之间失衡的主要原因是冠状动脉血流减少和内皮细胞的功能异常。

### 冠状动脉血流减少

冠状动脉血管系统由两类血管组成:近端心外膜大血管和远端心内膜小血管。心外膜血管是动脉粥样硬化形成的常见部位;疾病状态下,冠状动脉总血流量受心外膜血管狭窄的程度的限制。而心内膜血管根据局部代谢的改变调节冠状动脉内在的阻力。当心肌供氧增加时,心内膜血管因局部代谢因素而扩张,导致局部心肌血流的增加,从而使代谢活跃组织的供氧增加。

**心绞痛**(angina pectoris)是慢性冠状动脉疾病的主要临床表现(图 26-6)。这种症状主要由心肌缺血引起心前区产生

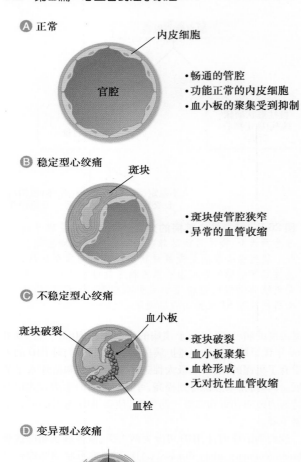

**A** 正常

内皮细胞

官腔

· 畅通的管腔
· 功能正常的内皮细胞
· 血小板的聚集受到抑制

**B** 稳定型心绞痛

斑块

· 斑块使管腔狭窄
· 异常的血管收缩

**C** 不稳定型心绞痛

血小板

斑块破裂

· 斑块破裂
· 血小板聚集
· 血栓形成
· 无对抗性血管收缩

血栓

**D** 变异型心绞痛

· 没有明显斑块
· 剧烈的血管痉挛

图 26-6　心绞痛综合征的病理生理学。**A.** 正常的冠状动脉是畅通的,内皮细胞的功能是正常的,血小板的聚集受到抑制。**B.** 稳定型心绞痛时,由于动脉粥样硬化斑块和血管收缩的异常(内皮细胞损伤所导致的)使管腔的直径减小,冠状动脉的血流减少。**C.** 不稳定型心绞痛时,斑块破裂引发了血小板的聚集,血栓形成和血管收缩。根据血栓破裂的解剖部位,这个过程可以发展为非 Q 波(非 ST 段抬高)或 Q 波(ST 段抬高)心肌梗死。**D.** 变异型心绞痛时,没有动脉粥样硬化斑块,缺血是由剧烈的血管痉挛造成的

压迫样不适。大多数慢性冠状动脉疾病患者表现为**稳定型心绞痛**(stable angina),是一种**在典型的持续劳动负荷下出现缺血性胸痛的临床综合征**(例如:爬一段楼梯)。病理上慢性冠状动脉疾病与心外膜冠状动脉血管内膜下粥样硬化斑块的沉积有关。通常,慢性稳定型心绞痛患者的动脉粥样硬化斑块上覆盖一个厚的纤维帽,防止破裂。

导致心绞痛的直接原因是**心肌供氧和需氧的失衡**。在正常生理条件下,冠状动脉血流根据心肌耗氧量进行精密调节以确保充足的组织灌注量。**冠状动脉血流储备**(coronary flow reserve, CFR)是指对血流的调节能力:

$$CFR = 最大\ CBF/静息\ CBF$$

其中 CFR 是冠状动脉血流储备, CBF 是冠状动脉血流量。在健康的个体中,最大 CBF 大约是静息 CBF 的 5 倍。由于这个安全范围很广,因此只有心外膜动脉狭窄超过最初的动脉直径 80%~90% 时才会出现静息 CBF 的下降。当心外膜动脉狭窄超过最初的动脉直径 50%~70% 时,最大 CBF 在运动时开始下降,此时容易观察到最大 CBF 的改变。在慢性冠心病患者中, CFR 的降低与心外膜动脉狭窄的严重程度直接相关;由于内皮功能障碍(下文讨论),冠状血流储备可能进一步受损,导致 CBF 进一步减少。心肌需氧超过心肌供氧时,引起心肌的局部缺血,导致心绞痛的发生。

心外膜动脉狭窄程度和代偿性心内膜动脉扩张的程度决定着动脉粥样硬化斑块的血流动力学结果(图 26-7)。如果心内膜血管正常,心外膜动脉狭窄不超过动脉管腔直径的 50% 时,不会显著减少最大冠状动脉血流。但是,如果动脉狭窄超过动脉管腔直径的 80% 时,那么即使静息时,心内膜血管也必须扩张以向心肌提供足够的灌流量。心内膜血管在静息时需要扩张,减弱了冠状动脉的血流储备因为运动时心内膜的血管不能再扩张。冠状动脉血流储备的减少引起心肌充血时的血流量不足。当心外膜动脉狭窄超过管腔直径的 90% 时,心肌缺血可在静息时发生:在这种情况下,心内膜血管即使扩张到最大程度也不能维持足够的心肌灌注量。

## 内皮功能障碍

内皮功能障碍是指内皮细胞病理性调节异常的总称。临床上,内皮功能障碍表现为血管张力异常和促血栓形成。

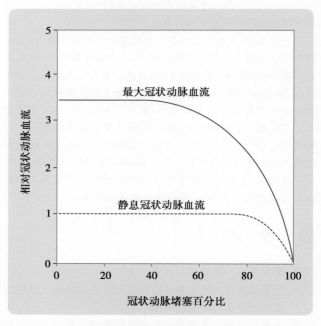

图 26-7　冠状动脉闭塞对静息血流和最大血流的影响。虚线代表静息时冠状动脉血流,实线代表远端冠状动脉充分扩张时的最大血流。对比这两条线可以看到当病变闭塞超过动脉管腔的 50% 时,最大冠状动脉血流开始下降,而静息冠状动脉血流直到损伤超过动脉直径的 80% 时才会受到影响。Y 轴代表相对于没有堵塞的静息状态下冠状动脉血流

异常的血管张力是内皮调节平滑肌收缩异常的结果：内皮功能障碍的动脉床受到充血刺激时不能扩张。例如，心理压力或强体力活动激活了交感神经系统（SNS），两种相反的力作用于冠状动脉内皮：儿茶酚胺介导的血管收缩和一氧化氮（NO）介导的血管舒张。通常，由于血流增加导致冠状血管内皮受剪切应力刺激内皮释放 NO，最终，NO 的扩血管作用超过了 SNS 激活所产生的收缩血管作用，使总效应表现为冠脉血管舒张。然而，当血管内皮损伤时，由内皮产生的血管舒张因子减少，而儿茶酚胺介导的血管收缩作用占主导地位。

由于内皮在调节血小板活化和凝血级联反应中起重要的作用，因此内皮的损伤可以促进损伤处的血液凝固（血栓形成）。内皮来源的 NO 和前列环素发挥了重要的抗血小板作用，正常内皮细胞表面的分子具有重要的抗凝血性质（见第23 章）。内皮损伤后削弱了这些内源性抗血小板和抗凝血机制的能力，使局部的凝血因子占有优势，增加了血小板和凝血级联反应激活的可能性。

## 急性冠状动脉综合征

急性冠状动脉综合征（ACS）是由于动脉粥样硬化斑块的破裂而引起的。这些称为**不稳定斑块**（unstable plaques）或**易损斑块**（vulnerable plaques）具有薄的纤维帽易于破裂。斑块破裂引起促凝血因子的暴露，例如内皮下胶原（图 26-8），激活了血小板和凝血级联反应。在生理条件下，内源性的抗凝血机制在血管损伤处自限性的止血（第 23 章）。然而，覆盖动脉粥样硬化斑块处的内皮细胞功能失调，不能精细地调节抗凝因子，从而控制凝块形成。凝血调节异常可以导致管腔内血栓形成，引起心肌缺血并可导致不可逆性心肌损伤。

急性冠状动脉综合征可以分为三种亚型：不稳定型心绞痛、非 ST 段抬高心肌梗死和 ST 段抬高心肌梗死。**不稳定型心绞痛**（unstable angina，UA）其特征是疼痛更强，持续时间更长，较低的活动量就可诱发，休息时也可自发出现。不稳定型心绞痛在梗死组织内无酶学改变（例如，肌钙蛋白的浓度升高）。由于在斑块破裂处激活了促血栓形成表面，患者具有很高的心梗风险。

**非 ST 段抬高的心肌梗死**（non-ST elevation myocardial infarction，NSTEMI）出现在不稳定型斑块突然破裂并且显著损害（但不完全闭塞）心外膜冠状动脉腔时。由于动脉部分堵塞，在斑块破裂处持续存在一个前血栓的表面，非 ST 段抬高心肌梗死的患者缺血复发的风险较高。不稳定型心绞痛和非

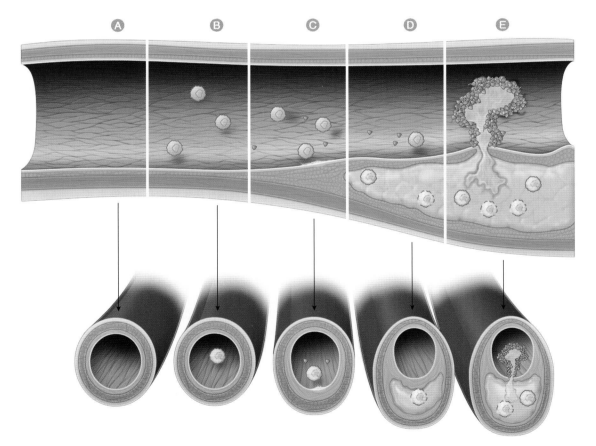

**图 26-8　急性冠状动脉综合征的发病机制。A.** 正常的冠状动脉具有由平滑肌细胞包围形成的完整内皮。**B.** 内皮细胞激活或受到损伤时募集单核细胞和 T 淋巴细胞到损伤部位，形成脂肪纹。**C.** 脂肪纹处连续的氧化应激导致动脉粥样硬化斑块的形成。**D.** 巨噬细胞凋亡和持续的胆固醇堆积进一步导致斑块的形成，诱发其他的炎症蛋白和基质金属蛋白酶的表达。在这个阶段纤维帽是完整的。**E.** 动脉粥样硬化斑块内的持续炎症使纤维帽变薄，最后导致斑块侵蚀或破裂。斑块成分持续暴露于血流中，会激活血小板和凝血级联反应，从而导致冠状动脉堵塞

ST 段抬高心肌梗死的病理生理学和临床治疗都非常相似,这两种症状常用**不稳定型心绞痛/非 ST 段抬高心肌梗死**(unstable angina/non-ST elevation myocardial infarction, UA/NSTE-MI)表示。

如果管腔内血栓在斑块破裂处完全堵塞了心外膜的冠状动脉,血流停止在堵塞部位的下游。持续完全的心外膜动脉堵塞即 ST 段抬高心肌梗死(ST elevation myocardial infarction, STEMI),为急性心肌损伤提供了基础,如不能重新灌注,则会进展为透壁性梗死。临床症状也表现为院外的**心源性猝死**(sudden cardiac death)(约 30%的患者)。在这些病例中,死亡通常是由于心肌缺血所诱导的电生理不稳定性引起的。如果没有严重的电生理的不稳定性,ST 段抬高心肌梗死呈现典型的持续性胸痛并伴有呼吸困难和缺血性左心衰竭。**迅速减轻心外膜血管的完全性堵塞可以显著降低 ST 段抬高的心肌梗死患者的死亡率。因此,治疗 ST 段抬高心肌梗死的主要目标是迅速使堵塞的动脉进行再灌注。**

缺血损伤后的心肌坏死程度取决于堵塞动脉在心肌组织中的分布、动脉完全堵塞后的时间、侧支循环供血的程度。直接且仅有堵塞的动脉供血的心肌区域会遭受广泛的缺血损伤。细胞死亡会出现"波阵面",在空间和时间上从心肌的心内膜下区域进展到心外膜面。因此心肌梗死的"透壁"程度与冠状动脉堵塞的持续时间有关。与透壁性坏死区相邻的心肌组织通过侧支血管获取营养物质和氧气,侧支灌流在一段时间内可以维持边缘带细胞的成活。但是,如果堵塞(梗死性)的血管不能进行再灌注,边缘带细胞最终也将产生致死性损伤。

# 缺血性心脏病的临床治疗

如上所述,缺血性心脏病中慢性冠状动脉疾病患者与急性冠状动脉综合征患者的病理生理学和临床治疗方法是不同的。慢性冠状疾病患者是由于心肌供氧和需氧的失衡而引起的,治疗原则通常是减少需氧来调节此平衡。而急性冠状动脉综合征的治疗需要尽可能迅速的恢复和维持心外膜冠状动脉的开放。另外,慢性冠状疾病患者还需要改变潜在的危险因素,包括积极的降脂治疗和控制血压。

## 慢性冠状动脉疾病

治疗慢性冠状动脉疾病的目标是恢复心肌供氧(冠状动脉血流)和需氧(心肌耗氧量)之间的平衡。**药物治疗主要集中于减少心肌需氧量**,心肌需氧量主要由心率、收缩力和心室壁压力控制(见第 21 章)。抗心绞痛药物可以根据它们对这些参数的影响来分类。

### β 肾上腺素受体拮抗剂

交感肾上腺系统激活了 $β_1$ 肾上腺素受体,引起心率、收缩性和房室结传导的增加。拮抗剂作用于 $β_1$ 肾上腺素受体可以减少窦性心率和心肌收缩力、减慢房室结的传导。

$β_1$ 肾上腺素受体拮抗剂(也称为 β 受体阻滞剂)是药物治疗慢性稳定型心绞痛患者的基石。β 肾上腺素受体拮抗剂通过降低心率和收缩力来减少心肌的需氧量。药物引起的心率降低也可延长舒张期的充盈时间来增加心肌灌注量。β 受体拮抗剂用于治疗慢性心绞痛时可以降低运动时的最大心率,延缓心绞痛的发病时间。β 受体拮抗剂的给药方案具有药物特异性,反映出个体用药的药物代谢动力学特征。一般原则是药物的剂量以维持静息时心率约 50 次/min,运动时最大心率 110~120 次/min 为标准。

稳定型心绞痛患者经常同时服用 β 受体拮抗剂和硝酸盐类药物。这种组合比单独使用其中一种药物更有效,β 受体拮抗剂也常与二氢吡啶类钙通道阻滞剂联合使用(见下文)。(在早期的临床试验中,单独服用短时起效的二氢吡啶类钙通道阻滞剂硝苯地平产生反射性心动过速;如果硝苯地平与 β 受体拮抗剂联合使用可以削弱心动过速。目前试验证实应用长效的二氢吡啶类药物可以有效减少这种副作用。)

虽然稳定型心绞痛患者通常可以耐受 β 受体拮抗剂,但某些临床情况下需要谨慎使用。β 受体拮抗剂与二氢吡啶类钙通道阻滞剂联合使用(例如地尔硫䓬和维拉帕米)可以协同抑制窦房结的自律性(导致窦性心动过缓)和/或房室结的传导(导致房室结传导高度阻滞)。同样,由于 β 受体拮抗剂对淋巴结组织的抑制作用,可以加重已存在的心动过缓和/或房室结传导高度阻滞。然而,鉴于在二级预防试验中应用 β 受体拮抗剂有明显的益处,如果这种心率异常是使用 β 受体拮抗剂的主要禁忌证,目前临床上标准的做法是经静脉植入永久性的起搏器,然后再使用 β 受体拮抗剂。[**二级预防试验**( secondary prevention trials)测试药物干预对**已知冠心病**患者减少不良事件的疗效。]

目前 β 受体阻滞剂在临床上也用于稳定性心力衰竭的患者(见下文)。需要强调的是当处于临床稳定期时开始使用这些药物来治疗心力衰竭能够给患者带来生存益处。**β 受体拮抗剂不能用于失代偿性心力衰竭患者。**

当 β 受体拮抗剂用于治疗罕见的单纯性血管痉挛型或**变异型心绞痛**( variant angina)患者时(例如,心外膜动脉没有堵塞的心绞痛,见图 26-6),由于没有 α 受体介导的血管收缩作用,因此可以**引起冠状动脉血管痉挛。**β 受体拮抗剂也可加重哮喘和慢性气道阻塞患者的支气管痉挛。但在这些患者中是否使用 β 受体拮抗剂取决于用其治疗时是否加重气流阻塞。外周血管性疾病是 β 受体拮抗剂治疗的另一禁忌证;在这种情况下考虑到 β 受体拮抗剂有潜在的 $β_2$ 肾上腺素受体的拮抗作用,可以介导外周血管的扩张。然而,临床罕有此副作用。此外,外周动脉疾病患者合并冠心病的风险极高,因此他们可能从 β 受体拮抗剂的治疗中获益匪浅。

β 受体拮抗剂常见的不良反应包括疲劳、嗜睡、失眠和阳痿。虽然疲劳的机制还不清楚,但运动能力下降与运动时药物诱导的生理性心动过速变缓直接相关。据报道 1%的患者用 β 受体拮抗剂后有阳痿的症状,主要是因为其抑制了 $β_2$ 肾上腺素受体介导的外周血管舒张。

### 钙通道阻滞剂

钙通道阻滞剂(CCB)通过细胞膜上电压门控 L 型钙通道

减少钙的流入。由此介导的细胞内钙浓度降低导致心肌细胞和血管平滑肌细胞收缩减少(见第 22 章)。

CCB 可以减少心肌的需氧量,增加心肌供氧量。**CCB 通过降低全身血管阻力和心肌收缩性来降低心肌氧需求**。在外周,细胞收缩时需要钙进入血管平滑肌细胞,因此钙是静息时血管张力的重要决定因素。CCB 通过阻断钙的进入,使血管平滑肌舒张,从而降低了全身血管阻力。CCB 理论上可以通过阻断钙介导的冠状动脉血管张力增加,来增加心肌供氧;外周血管和小动脉的舒张理论上可以增加冠状动脉的血流。然而,CCB 扩张冠状血管的作用机制在临床上是有争议的,因为在没有药物调节时心肌缺血所引起的局部代谢异常影响了血管的最大舒张能力。

不同分类的 CCB 对心肌细胞都有明显的负性肌力作用。二氢吡啶类(例如硝苯地平)与维拉帕米和地尔硫草相比,对外周脉管系统的钙通道有较强的选择性。然而,所有的 CCB 都可以通过减少心肌细胞内的钙浓度而减弱心脏的收缩功能。由于有负性肌力作用,失代偿心力衰竭是使用特定钙通道阻滞剂的禁忌证。左心室射血分数减少的患者可以耐受新一代的血管选择性二氢吡啶类药物,例如氨氯地平和非洛地平,因此左室功能不全和顽固性心绞痛患者可以服用。

据报道 CCB 与 β 受体阻滞剂都可以有效地治疗慢性稳定型心绞痛。如果开始单独使用 β 受体阻滞剂治疗心绞痛不成功,那么 CCB 可以与 β 受体阻滞剂联合使用或作为单一疗法。CCB 与 β 受体阻滞剂合用比单一服用产生更好的抗心绞痛作用,但是联合治疗可以诱导缓慢性心律失常(见下文)。尽管已经证实 CCB 可以有效地减轻慢性冠状动脉疾病患者的症状,但还没有数据支持 CCB 用于冠状动脉疾病的一级或二级预防的治疗时可减少死亡率。

**钙通道阻滞剂与 β 受体阻滞剂不同,它可以有效地治疗血管痉挛性心绞痛。**CCB 通过舒张心外膜冠状动脉和小动脉的阻力血管减轻冠状血管的痉挛。临床上常联合使用硝酸盐与 CCB 来治疗血管痉挛性心绞痛。

## 硝酸盐类

硝酸盐类通过舒张外周静脉、降低前负荷、减少心肌需氧量而发挥其主要的治疗作用(第 22 章)。一些研究者证实硝酸盐类可以通过减少冠状动脉的张力而增加心肌血流量,尽管硝酸盐类药物增加血管舒张效应的幅度在局部心肌缺血患者中还有争议。硝酸盐类药物确实对血管痉挛性心绞痛患者有扩张冠状动脉的作用。此外,硝酸盐类还有抗血小板聚集的作用。

患有**稳定型劳力性心绞痛**(stable exertional angina)的患者,单独使用硝酸盐类药物可以改善运动耐量,也可以与 β 受体拮抗或钙通道阻滞剂协同作用。舌下含服硝酸甘油片或硝酸甘油气雾剂对劳力性心绞痛有明显的即时缓解作用。人体易迅速产生对硝酸盐的耐药性,但在经历一段无硝酸盐间期后,耐药性可被很快逆转。因此,如果调整给药方案来保持足够的无硝酸盐间期,来减弱药物耐受的进展,长效硝酸盐类药物(例如,硝酸异山梨酯和单硝酸山梨酯)对预防和治疗劳力性心绞痛也有效。

硝酸盐类药物也可有效地治疗急性和慢性左室功能衰竭。主要是由于硝酸盐类药物强大的静脉舒张作用,可以引起血管内容积在外周重分布,显著减少前负荷。硝酸盐类药物的抗缺血作用对于舒张功能异常的缺血患者特别重要。在这种临床情况下,硝酸盐类药物可能会影响前负荷降低和左心室正常舒张顺应性和充盈的恢复。

临床长期使用硝酸盐的最大限制因素是耐药问题,即在连续治疗过程中,这些药物的扩血管和抗血小板作用都迅速减弱甚至完全消失。硝酸盐产生耐药性的机制目前仍不清楚(见第 22 章)。通过调整给药方案,两次给药之间设置一个低或无硝酸盐浓度间期(8~12 小时),可预防或明显减弱患者对硝酸盐类药物的耐受。头痛是硝酸盐类药物治疗的最常见副作用,可能是由于脑血管扩张而引起的。

## 阿司匹林

由于血小板的激活在血栓形成的开始非常重要(见第 23 章),所以抗血小板药在治疗冠状动脉疾病的患者时具有重要的作用。阿司匹林能够不可逆地抑制血小板环氧合酶,这个酶是生成凝集素的前体化合物血栓素 $A_2$($TxA_2$)所必需的。因此,服用阿司匹林后血小板抑制可以持续一个血小板的生命周期(约 10 天)。

如果没有特定的禁忌证,阿司匹林对于慢性冠状动脉患者的治疗是必不可少的。阿司匹林可以用于预防动脉血栓的形成所至的脑卒中、短暂性缺血发作和心肌梗死。**低剂量和/或足够长间隔期服用阿司匹林是最有效的选择性抗血小板药物**(第 23 章)。临床数据显示阿司匹林对于不稳定型心绞痛患者具有显著的治疗益处(致死性和非致死性心肌梗死减少约 50%)。阿司匹林禁用于已知对该药过敏的患者;对于阿司匹林过敏的患者,氯吡格雷可以作为备选药。肝功能受损患者应谨慎使用阿司匹林和其他抗血小板药物,因为此类患者肝脏合成凝血因子水平下降,可能有出血倾向。阿司匹林也易诱发胃肠道不良反应,例如胃炎和消化性溃疡;同时服用减少胃酸分泌的药物可以减轻这些不良反应(见第 47 章)。

## 降脂药

临床研究表明,在已知的冠心病患者中,降低血清低密度脂蛋白-胆固醇药物可以降低缺血性心血管事件的风险(有关降脂药的详细讨论见第 20 章)。特定降脂药的选择要基于临床试验数据和患者的脂蛋白表型。

羟甲基戊二酸单酰辅酶 A(HMG-CoA)还原酶抑制剂(他汀类药物)是最常使用,研究最透彻的降脂药。由于 HMG-CoA 还原酶是催化固醇生物合成开始的关键步骤,HMG-CoA 还原酶的抑制剂可以显著减少肝脏合成胆固醇。胆固醇合成的下降导致肝脏低密度脂蛋白受体的表达增加,增加含有胆固醇的脂蛋白颗粒从血浆中的清除。临床试验(例如,对斯堪的那维亚人服用辛伐他汀的生存率研究以及胆固醇和复发事件的研究)显示降血脂可以降低冠心病患者心血管事件的发生率。所有心梗患者均应接受他汀类药物治疗,目标为低密度脂蛋白(LDL)水平降低至 1.8mmol/L 或者更低(注意,目前的指南未指定确切的目标值)。饮食和其他生活方式改变也影响作为一级和二级预防中综合治疗的一部分。妊娠或哺乳期妇女禁用 HMG-CoA 还原酶抑制剂。

## 代谢调节剂

尽管最大限度地尝试了药物治疗及血管重构,一些稳定性心绞痛患者仍遭受频发的心绞痛。这种情况下,代谢调节剂可以增加 ATP 的利用效率,在临床上或许有效。这类药物中,**雷诺嗪**(ranolazine)被批准用于难治性心绞痛的二线治疗(即其他药物治疗无效的心绞痛)。雷诺嗪治疗稳定性心绞痛的临床试验证明,与安慰剂相比,雷诺嗪耐受性增加,并可减少心绞痛症状的发生频率。其治疗效果可能存在性别差异,女性获益大于男性。其他代谢调节剂仍处于积极研究和开发阶段。

# 不稳定型心绞痛和非 ST 段抬高心肌梗死

不稳定型心绞痛(UA)和非 ST 段抬高心肌梗死(NSTE-MI)可能发生于出现首发症状的冠心病或有冠心病病史的患者(后一种情况下,适合不稳定型心绞痛的治疗策略优先于稳定型冠状动脉疾病的治疗策略)。据评估,无治疗情况下,UA 患者在 4~6 周内进展为急性心肌梗死的风险为 15%~20%。积极治疗后可以使该危险减少 50% 以上。UA 患者没有明显的心肌损伤表现,而 NSTEMI 患者心肌细胞坏死,相关生物标志物升高。未经治疗的 UA 可能发展成为 USTEMI,或者 USTEMI 可能是斑块破裂的初始结果,在破裂部位有广泛的炎症和凝血。

UA/NSTEMI 的治疗目标是减轻缺血的症状,预防斑块破裂处形成血栓。UA/NSTEMI 通常用阿司匹林、肝素和 β 受体拮抗剂进行治疗。其他的抗血小板药物(例如,GP Ⅱb-Ⅲa 拮抗剂和 ADP 受体拮抗剂)和/或直接凝血酶抑制剂(比伐卢定)适用于高危患者,预防血栓的形成(图 26-9)。虽然常规的心绞痛药对 UA/NSTEMI 的死亡率没有明显影响,但是这些"基于需求"的药物可凭经验用于缓解症状。

UA/NSTEMI 患者禁用溶栓剂:这些患者使用这些药物可以显著增加发病率和死亡率。如果首次治疗后出现缺血性胸部不适,或患者出现特定高风险因素,需要进行紧急冠状动脉造影术(在血管造影的引导下进行血管成形术)。

## 抗心绞痛药

发生 UA/NSTEMI 后应在 24 小时内静脉注射硝酸甘油。静脉注射的形式用于获得和维持该药物可预测的血药浓度。24 小时后无症状的患者可以改为口服长效硝酸盐制剂,并同时服用 β 受体阻滞剂以减少心肌需氧量。即使没有胸痛症状也应服用 β 受体拮抗剂,因为心肌梗死时使用 β 受体拮抗剂可以减少死亡率。虽然钙通道阻滞剂例如维拉帕米和地尔硫䓬也可以减少心肌需氧量,但它们的使用是纯粹的姑息治疗;与 β 受体拮抗剂不同,目前尚未有数据显示它们可以降低 UA/NSTEMI 患者复发性心肌梗死或心源性死亡的风险。

## 肝素和阿司匹林

UA/NSTEMI 患者服用肝素和阿司匹林可以使复发的、危及生命的心血管事件风险降低约 50%。尽管这些药物也会增加出血风险,但临床益处大于潜在的不良反应。联合使用肝素和阿司匹林似乎比单独使用一种药物更能有效地减少心源性死亡和复发性缺血。

## 糖蛋白 Ⅱb/Ⅲa 拮抗剂

糖蛋白 Ⅱb/Ⅲa(GP Ⅱb/Ⅲa)拮抗剂是高效的抗血小板药物。血小板聚集时,活化的血小板上的 GP Ⅱb/Ⅲa 受体与纤维蛋白原分子结合。GP Ⅱb/Ⅲa 受体拮抗剂阻碍了血小板聚集的这一关键步骤,因此限制了血栓形成的大小(见第 23 章)。GP Ⅱb/Ⅲa 拮抗剂常用于心脏导管插入术(经皮血管成形术时)和 UA/NSTEMI 的药物治疗,尽管近年来 GP Ⅱb/Ⅲa 拮抗剂在美国的使用已下降(见下文)。GP Ⅱb/Ⅲa 受体拮抗剂可降低 UA 患者致死性和非致死性心肌梗死的风险,同时可以减少 NSTEMI 患者心肌梗死复发和血管成形术的风险。在有持续缺血或特定高风险因素的 UA/NSTEMI 患者中,除服用阿司匹林和肝素外,还可给予 GP Ⅱb/Ⅲa 受体拮抗剂;依替巴肽和替罗非班均已被批准用于此适应证。阿昔单抗的使用主要限于围手术期(即准备和立刻进行经皮冠状动脉干预时)。研究表明,与使用直接凝血酶抑制剂如比伐鲁丁(bivalirudin)相比,GP Ⅱb/Ⅲa 拮抗剂的使用与出血增加有关;因此,GP Ⅱb/Ⅲa 的使用最近有所减少。

## ADP 受体拮抗剂

血小板 ADP 受体 $P2Y_{12}$ 的拮抗剂常用于治疗 ACS 患者。噻吩并吡啶类**氯吡格雷**(clopidogrel)、**普拉格雷**(prasugrel)和极少使用的**噻氯匹定**(ticlopidine)是不可逆的 ADP 受体拮抗剂。**替格瑞洛**(ticagrelor)是一种可逆的 $P2Y_{12}$ 拮抗剂,也可用于治疗 ACS 患者。由于这些药物都是强效抗血小板药物,因此 ADP 受体拮抗剂常规性用于 ACS 的治疗。氯吡格雷适用于所有阿司匹林过敏的 ACS 患者。氯吡格雷可减少接受经皮冠状动脉介入治疗的 UA/NSTEMI 患者以及接受非侵入性治疗的 UA/NSTEMI 患者(例如未接受心脏导管插入术和靶血管重建的患者)的复发性冠状动脉事件。重要的是,尽管氯吡格雷、阿司匹林和 GP Ⅱb-Ⅲa 拮抗剂的联合使用显著增加了大出血的风险,但心血管疾病发病率和死亡率的总体降低大于指定患者组出血风险的增加。

与氯吡格雷不同,普拉格雷不是前药,不需要从肝脏中转化。因此,与氯吡格雷相比,普拉格雷具有更少的"无反应者",抗血小板活性更高,口服给药后起效更快。在比较普拉格雷与氯吡格雷对近期接受血管成形术的心肌梗死患者的临床试验中,普拉格雷与整体临床结果的改善相关。然而,普拉格雷在某些患者人群中出血的风险也有增加,包括有卒中病史的患者、75 岁以上的患者和体重低于 60kg 的患者。在 STEMI 治疗中,替格瑞洛较氯吡格雷更能降低死亡率(见下文)。联用替格瑞洛和阿司匹林的患者必须服用较低剂量的阿司匹林(100mg/d),因为临床试验证明替格瑞洛与高剂量的阿司匹林合用可增加患者死亡率。

最近也有噻吩并吡啶类药物的静脉制剂在研究,但这些药物尚未商品化。

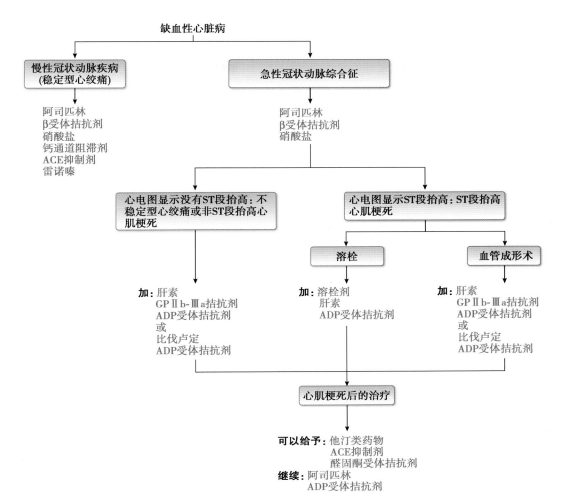

**图 26-9  急性冠状动脉综合征的药物治疗。**所有慢性冠状动脉疾病的患者如果不出现威胁生命的禁忌证都可以服用阿司匹林。服用 β 受体拮抗剂、硝酸盐、钙通道阻滞剂、血管紧张素转换酶抑制剂和雷诺嗪主要用于降低心肌需氧量。所有存在可能发展为急性冠状动脉综合征症状的患者都应给予阿司匹林,如果耐受可以给予 β 受体拮抗剂。舌下或静脉使用硝酸盐也可以减轻胸部不适,使缺血减小到最低。心电图发现 ST 段抬高的患者应采用紧急措施来重新开放闭塞的动脉,如采用溶栓剂或机械性重建血管(血管成形术)。另外,对于 ST 段抬高的心肌梗死患者进行辅助药物治疗包括阿司匹林、β 受体拮抗剂、硝酸盐、肝素、ADP 受体拮抗剂、GP Ⅱ b-Ⅲ a 受体拮抗剂或比伐卢定。心电图没有 ST 段抬高的急性冠脉综合征患者应对心肌细胞的损伤进行检查(例如肌钙蛋白 I 和肌钙蛋白 T),从而确定患者目前是属于不稳定型心绞痛还是非 ST 抬高的心肌梗死。任何一种情况下,通常的治疗包括服用阿司匹林、β 受体拮抗剂、硝酸盐、肝素、ADP 受体拮抗剂和 GP Ⅱ b-Ⅲ a 受体拮抗剂或比伐卢定。对于所有急性冠脉综合征患者,心肌梗死后的治疗应当包括改变危险因素;可能添加降血脂药(他汀类药物)、ACE 抑制剂和醛固酮受体拮抗剂;以及继续服用阿司匹林和 ADP 受体拮抗剂

## 直接凝血酶抑制剂

直接凝血酶抑制剂如**比伐卢定**(bivalirudin)在 UA/NSTE-MI 患者中的应用越来越广泛。它主要用于经皮冠状动脉介入治疗中抗血栓的辅助治疗。在这些情况下,可以给予直接凝血酶抑制剂代替肝素和 GP Ⅱ b-Ⅲ a 拮抗剂。与肝素和 GP Ⅱ b-Ⅲ a 拮抗剂的联用相比,直接凝血酶抑制剂可减少不良出血事件,尽管和单独使用肝素的临床结果相当。

## ST 段抬高型心肌梗死

ST 段抬高心肌梗死的治疗目标是使闭塞的心外膜冠状动脉迅速再灌注。与 UA/NSTEMI 一样,阿司匹林和肝素是 ST 段抬高心肌梗死的标准治疗;然而单独使用这些药物不能有效地使堵塞的冠状动脉再通(图 26-9)。有两种方法可以使堵塞的冠状动脉再通:药物(溶栓剂)和机械方法(血管成形术或紧急冠状动脉搭桥术)。使用溶栓剂时,可以联用氯吡格雷增加保持血管开放的可能性。而 GP Ⅱ b-Ⅲ a 受体拮抗剂不能与溶栓剂合用,因为这种组合显著增加了出血的风险,包括出血性卒中。进行血管成形术时,氯吡格雷和 GP Ⅱ b-Ⅲ a 受体拮抗剂可以一起用作辅助治疗。

## 溶栓剂

目前有四种溶栓药用于治疗 ST 段抬高心肌梗死:链激

酶、阿替普酶、替奈普酶和瑞替普酶(见第 23 章)。急性心肌梗死时溶栓治疗成功与否的关键因素是给药是否及时。**在症状出现 2 个小时之内接受溶栓治疗的患者,与症状出现后 6 小时以上接受溶栓治疗的患者相比,生存率提高了一倍。**这与血管堵塞持续时间和梗死程度之间的已知关系相一致。溶栓时有许多重要的禁忌证,主要是与出血危险性增加有关的,因此限制了溶栓剂的使用。

### 链激酶

链激酶的药理作用包括两步:络合和水解。在络合反应中,链激酶与纤溶酶原(游离的或与纤维蛋白结合的纤溶酶原)按 1:1 的比例形成一个稳定的、非共价复合物。在络合反应时纤溶酶原产生了构象变化,暴露出活性位点,可以使其他的纤溶酶原分子(也是游离的或与纤维蛋白结合的纤溶酶原)水解为纤溶酶,导致血栓溶解。

在 STEMI 的治疗中,链激酶以静脉负荷剂量连续进行静脉输注。注入 90 分钟后,链激酶可以使 60% 急性堵塞的血管恢复再灌注。然而,链激酶的有效性受两个因素的限制。第一,链激酶是一个外源蛋白,反复注射后可以引起抗原反应。具有抗链激酶抗体的患者(以前有过链球菌感染或接受过链激酶治疗的)可以产生变态反应和发热。第二,由于链激酶与纤溶酶原的复合物可以激活与纤维蛋白结合的和游离的纤溶酶原分子,这种非特异性的抗凝血活性可以引起全身的纤维蛋白溶解。

### 阿替普酶

阿替普酶(alteplase)是重组组织型纤溶酶原激活剂(t-PA)的通用名。阿替普酶能有效地使堵塞的冠状动脉再通,限制心脏功能的异常,减少 STEMI 后的死亡率。重组的 t-PA 与内源性产生的 t-PA 一样可以与新形成的血栓紧密结合,在血栓部位引起纤维蛋白溶解。一旦与新生的血栓结合,t-PA 会发生构象变化,增强纤溶酶原的活化。当 t-PA 不与纤维蛋白结合时,它的激活作用较弱。

重组的 t-PA 可以高剂量静脉给药 1 小时,然后再以低剂量给药 2 小时。尽管重组的 t-PA 与纤维蛋白结合的纤溶酶原亲和力高,但是在药理剂量时可以产生系统的溶解状态(与其他溶栓剂一样),导致出血,包括脑出血。因此,这种药对于近来发生过脑卒中或出现过大出血的患者应该禁用。

### 替奈普酶

替奈普酶(tenecteplase)是 t-PA 的基因工程变体。替奈普酶经分子修饰后增加了对纤维蛋白的特异性,对纤溶酶原激活的抑制因子-I 更加耐受。大型试验表明替奈普酶与 t-PA 具有相同的效力,和相似(可能降低)的出血风险。另外,替奈普酶比 t-PA 的半衰期更长,这种药物代谢动力学性质使其可以单药使用,根据体重调整推注剂量,给药方法得到简化。

### 瑞替普酶

与替奈普酶相似,**瑞替普酶**(reteplase)也是 t-PA 的基因工程变体,与 t-PA 相比,它的半衰期和对纤维蛋白的特异性均有增加。它的有效性和不良反应与 t-PA 相似。由于它的半衰期延长,瑞替普酶可以分两次推注(推注两次,间隔 30 分钟)。

### 直接经皮介入治疗

在美国,大多数 ST 段抬高的心肌梗死患者采用溶栓剂进行治疗。然而,多个研究表明如果在急诊室就诊 90 分钟以内采用直接血管成形术,与使用溶栓剂相比,可以降低死亡率。直接血管成形术包括放置**药物洗脱支架**(drug-eluting stent)在内的应用越来越广泛。目前批准的四种装置包括涂有**西罗莫司**(sirolimus)、**依维莫司**(everolimus)、**佐他莫司**(zotarolimus)或**紫杉醇**(paclitaxel)的不锈钢或钴铬合金支架。这些药物可以通过阻断细胞周期进展来减少早期再狭窄的发生(见第 46 章,免疫抑制药理学)。虽然药物洗脱支架最初被批准用于治疗稳定型冠状动脉疾病,但是目前常用于治疗急性冠状动脉综合征。最新的证据表明,放置药物洗脱支架的患者可能会增加支架内血栓形成的风险(即在初始置入支架 30 天后形成支架内血栓),长期同时服用阿司匹林和 ADP 受体拮抗剂进行双重抗血小板治疗可以避免发生这种并发症。

## 心肌梗死后的治疗

心肌梗死后,患者必须注意预防再梗死。任何心肌梗死后的治疗都有两个目标:①预防和治疗残留的局部缺血;②识别和治疗主要的危险因素,例如高血压、吸烟、高血脂和糖尿病等。由于患者的心肌梗死程度和对功能所产生的后果不同,因此用药应当个体化。美国心脏病学会和美国心脏协会推荐心肌梗死后患者进行以下的常规治疗:

1. 没有禁忌证的患者服用阿司匹林(75～325mg/d),有禁忌证的服用氯吡格雷。

2. β 受体阻滞剂。

3. 降脂药(降低低密度脂蛋白胆固醇)。

4. 心力衰竭、左心室功能不全(射血分数<40%)、高血压或糖尿病的患者服用血管紧张素转换酶抑制剂。

5. 左室功能不全(射血分数<40%)的患者服用螺内酯或依普利酮。

6. 经皮冠状动脉介入治疗的患者在指定时期除了服用阿司匹林外还应服氯吡格雷、普拉格雷或替格瑞洛。

除了设计个体用药方案外,医生还应教育患者注意导致心肌梗死复发的危险因素。指导心肌梗死后患者治疗的总体方案可以用 ABCDE 来记忆:A 即抗血小板药、ACE 抑制剂、抗心绞痛药和醛固酮拮抗剂(antiplatelet agents, ACE inhibitors, antianginals, and aldosterone antagonists);B 即 β 受体阻滞剂和控制血压(beta-antagonists and blood pressure control);C 即降低胆固醇和戒烟(cholesterol-lowering and quitting cigarettes);D 即控制饮食和糖尿病(diet and diabetes control);E 即教育和锻炼(education and exercise)。

### ■ 病例3:心力衰竭

N 先生经多种药物治疗后出院,包括阿司匹林、氯吡格雷、美托洛尔、阿托伐他汀、赖诺普利和依普利酮。心梗后最初的 4~6 周，他增加了活动量。然而，在他适度活动时又感觉呼吸急促，最初他认为这是由于还没适应。但是有一天早上他从严重的呼吸困难中醒来，他有些担心，于是他预约了当天晚些时候去看医生。

在医生办公室检查时，N 先生以直立位舒适地坐着。他的心率是 64 次/min，血压是 168/100mmHg。肺的第二心音显著（说明与以前的检查不同），记录到心尖部的第四心音，Ⅲ/Ⅵ级心尖部全收缩期杂音放射到左腋下。超声心动图显示左心室下壁基底段没有运动能力并且显著变薄，有动脉瘤的形成。左心室射血分数为 40%。虽然二尖瓣叶和瓣膜的支持结构正常，但是在心室收缩时后叶有一定程度的下垂。多普勒研究证实存在中度的二尖瓣反流。右心室扩张肥厚，但仍有收缩功能。再次进行导管插入术评价患者两心室衰竭的新病因。血管造影术显示右侧冠状动脉在先前经皮冠状动脉腔内成形术/支架介入处是开通的，左侧冠状动脉没有堵塞。血液动力学数据显示肺动脉和右心室压力增加，肺毛细血管楔压升高。

医生让 N 先生口服了极量的呋塞米，接下来的 3 天内，N 先生体重下降了将近 5 磅(2.3kg)。尽管他服用了接近最大剂量的赖诺普利和美托洛尔，他的血压仍居高不下，医生又令他服用坎地沙坦。经过接下来一周的治疗，他的运动耐力有所提高。之后他经常量体重，一旦体重超过平时的 2 磅(0.9kg)，他就加服呋塞米。

## 思　考　题

□ 7. 加服呋塞米为什么能够缓解 N 先生的症状？

□ 8. N 先生加服坎地沙坦时，哪些药物相互作用是值得关注的？

□ 9. 如果 N 先生发生急性失代偿性心衰，那么应该使用哪些非口服的正性肌力药？

## 心力衰竭的病理生理学

心力衰竭是一种常见的临床问题。在美国有 500 万的患者，每年的新发病例约 50 万。根据心力衰竭的症状可以预测：5 年的死亡率约 50%，有严重临床症状的患者每年的死亡率高达 30%~50%。

由于心脏功能损害，这种症状是不可逆的。心力衰竭是典型的慢性疾病，偶尔有急性发作。急性加重常由多种因素造成，包括饮食不正确（钠或液体摄入过多）、不坚持使用处方药和并发非心脏疾病。心肌缺血是心脏疾病进展的主要原因，神经体液调节系统的激活也会引起代偿失调。心力衰竭的治疗需要临床医生提出、评价并修正多种药物的治疗方案，其中一些药物可能带来显著不良相互作用风险。

虽然以下强调的是心源性循环衰竭，但必须注意在没有收缩功能障碍的情况下，也会出现循环的衰竭（表 26-4）。常见的例子有：心脏充盈的异常（例如血容量不足）、心律失常

（例如心动过缓或心动过速），或外周循环异常（例如与败血症相关的休克）。总之，应当根据个体的病理生理学情况进行特定的治疗。

**表 26-4　心脏泵血功能无异常时产生循环衰竭的原因**

| 循环衰竭的原因 | 机制 |
|---|---|
| 心脏充盈异常 | 血容量不足（例如：出血） |
| | 心脏压塞（心包积液压迫妨碍正常舒张期心脏的充盈） |
| 心率异常 | 心动过缓（↓心率→↓前输出量） |
| | 心动过速（↑心率→↓舒张期心脏充盈间期） |
| 外周循环异常 | 高血压危象（↑SVR→↑左室射血阻力→↓每搏输出量） |
| | 分布性休克（↓SVR→↓MAP→器官血流灌注不足） |

SVR，系统血管阻力；MAP，平均动脉压。

## 收缩功能异常的病因

左室收缩功能障碍，即 **收缩性心力衰竭**（systolic heart failure）是引起心力衰竭的主要原因。虽然多种疾病都能导致收缩功能障碍，但是大多数左心衰竭（~70%）是由慢性冠状动脉疾病引起的。收缩性心力衰竭的其他原因还包括长期强加于心脏的负荷异常，例如全身性动脉压过高（压力负荷）和心脏瓣膜疾病（二尖瓣反流或主动脉瓣关闭不全产生的容量负荷；主动脉瓣狭窄产生的压力负荷）。心脏在异常负荷的作用下开始还能维持心肌的收缩能力，但是如果不能纠正异常的负荷状况，心肌细胞就会受到损伤，整个器官会出现收缩功能的异常。心脏泵功能异常的晚期被称为 **慢性超负荷心肌病**。收缩功能的异常也是由不同病症引起，直接的病理原因是心肌细胞的损伤或功能障碍。这种病症被称作 **扩张型心肌病**（dilated cardiomyopathies），因为在原发性心肌细胞功能障碍的状态下，心脏特征性地重塑以产生左心室扩张（心壁变薄或不变薄）。

有症状的心力衰竭也可以在左室收缩功能正常或接近正常的患者中出现（即能维持左室射血分数）。这种情况下，左心衰竭的症状是由左心室舒张和/或充盈异常而引起的（**舒张期心力衰竭**，diastolic heart failure）。舒张功能损伤在任一充盈量下都会引起左室舒张压的升高，从而引起左心房和肺部毛细血管压力的升高，使液体流入到肺间质（还会继发的引起肺动脉和右心压力的升高）。单独的舒张期心力衰竭最常见的原因是急性心肌缺血。急性可逆性心肌缺血时（即与心肌梗死无关的心肌缺血），左心室由于其舒张功能不完全导致舒张压的升高（第 25 章中讨论过，心肌细胞的收缩和舒张都取决于细胞内足够的 ATP 浓度）。

通过考虑心脏功能的决定因素和影响这些因素的病理生

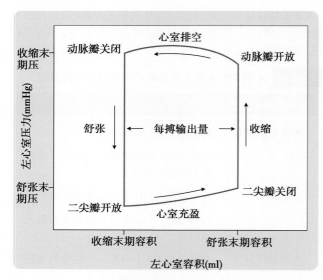

图 26-10　**正常的左心室压力-容积环**。舒张期心房血液充盈，二尖瓣（MV）开放使左室（LV）容积增加。当心室压力超过左心房压力时，二尖瓣关闭。等容收缩期，左心室产生了一个高压，迫使动脉瓣（AV）开放。接着每搏输出量产生，主动脉压超过左室压力时主动脉瓣关闭。等容舒张期使心室压力恢复到最低状态，然后重复此循环。每搏输出量（指每次收缩时所射出的血液量）是舒张末期容积（EDV）和收缩末期容积（ESV）的差值

理状态，可以理解舒张性和收缩性的心力衰竭。虽然舒张功能障碍是现在临床上心力衰竭的主要原因，但本节将主要讨论收缩功能障碍的心力衰竭。影响每搏输出量的每一个主要因素——前负荷、后负荷和心肌收缩力——都可以通过对心功能曲线的影响来描述。图 26-10 是正常左心室压力-容量曲线的图解。正常心动周期中舒张期二尖瓣开放引起左心室容积的增加。当左心室压力超过左心房压力且二尖瓣关闭时，

等容收缩期开始；在心脏循环的这段，心室内压力增加而腔内的容积保持不变。当超过了左心室射血的阻力时，主动脉瓣开放，射血开始；从心脏射出的血液依靠主动脉的弹性射到体循环中。当左心室压力低于主动脉压力时主动脉瓣关闭；这时心室内压力迅速下降（等容舒张期），等到二尖瓣开放时，又开始这个循环。

正如图 26-11A 所示，心室射血的每搏输出量依赖于舒张期左心室的充盈程度，或**前负荷**（preload）。前负荷与每搏输出量之间的主要关系遵循 Frank-Starling 定律（Frank-Starling law）；这个定律是根据肌纤维的长度与肌肉缩短的程度之间的关系得来的，如 25 章中所述。简而言之，舒张期容积增加可增加心肌纤维长度，结果每个肌小结暴露的肌动蛋白丝长度增加，在心肌细胞去极化时，越有利于形成肌球蛋白横桥。

左心室射血的阻力即**后负荷**（afterload）是每搏输出量的第二大决定因素（图 26-11B）。当射血阻力（后负荷）增加时，心室每搏输出量下降。未受损伤心脏的特点是随着心肌收缩阻力的增加使得收缩的程度减少（即每搏输出量减少）。由于每搏输出量对流出阻力的敏感性在衰竭心脏中更明显，因此减少后负荷的药物可以增加心力衰竭患者左心室的每搏输出量（见下面）。

心脏功能的第三大决定因素是**收缩性**（contractility），在 25 章中已经描述过。用**收缩末期压力-容积关系**（end-systolic pressure-volume relationship，ESPVR）（图 26-11C）来描述左心室的收缩状态。ESPVR 实际上是 Frank-Starling 定律的变形，Frank-Starling 定律用于解释左心室舒张期容积（或前负荷）和左心室每搏输出量（或心排血量）的关系，ESPVR 用于描述等容收缩期舒张充盈容积和左心室压力变化的关系。如图 26-11C 所示，左心室收缩性增加，即 ESPVR 曲线上移，导致特定舒张末期的容积增加。当后负荷固定时，收缩性的增加在很大程度上导致心肌的收缩，左心室每搏输出量的增加。

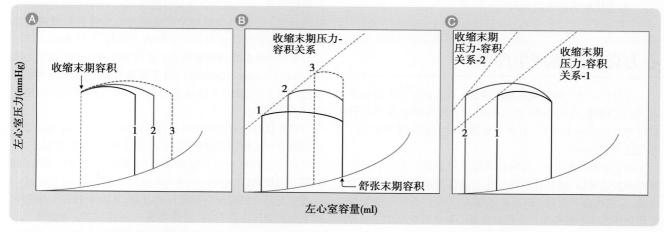

图 26-11　**心排血量的决定因素**。前负荷、后负荷和心肌收缩力的变化都会影响心动周期中压力-容量关系。A. 前负荷的增加（线 1、2、3）导致心室肌细胞拉伸，心室舒张末期压力增加，每搏输出量的射出增加（Frank-Starling 定律）。需要注意的是当心脏收缩力不改变时，收缩末期容量（ESV）在每种情况下都是相同的。B. 后负荷增加（1、2、3 点）使左室输出量受到的阻力增加，从而引起每搏输出量成比例的下降[舒张末期容积（EDV）和收缩末期容积（ESV）之间的差值]。收缩末期压力与收缩末期容量呈线性相关；这种线性关系称为收缩末期压力-容量关系（ESPVR）。C. 心肌收缩力增加（线 1、2），当出现正性肌力作用时，ESPVR 向上和向左移动，使每搏输出量增加

心脏泵功能的最后一个决定因素是**心率**(heart rate)。心率可能是收缩期收缩功能障碍患者心排血量的重要决定因素。然而,如果左心室仍有收缩性能,那么当心率超出了生理范围时会导致心排血量减少。

## 心脏的代偿功能

由于心肌维持正常排血量的能力下降,为了保持循环功能激活了代偿机制。根据 Frank-Starling 机制,增加前负荷能使每搏输出量增加。前负荷增加是系统对血流动力学压力的第一反应。根据 Frank-Starling 机制,当血流动力学压力不能完全代偿时,刺激信号系统在细胞水平上引起结构改变,这个过程称为心肌的**重塑**(remodeling)。虽然引起心肌重塑的潜在刺激物还是一个活跃的研究领域,但是值得注意的是心肌重塑的特定模式是由心脏所承受的压力决定的。如果 Frank-Starling 定律和重塑机制仍然不能恢复充足的心排血量,则会激活神经体液系统。这些系统通过调节血管内容积和血管张力,维持氧运输到重要器官。虽然这些代偿机制有利于维持循环的功能,但是每一种也会促进心脏泵血功能的异常和循环衰竭的发生和进展,下面将逐一进行描述。

### Frank-Starling 机制

心脏功能完整时,根据 Frank-Starling 定律,前负荷的增加导致每搏输出量的增加。虽然在衰竭的心脏中仍然适用这个机制,但是舒张末期容积和每搏输出量之间的关系有所改变。**收缩功能异常的患者舒张末期容积和每搏输出量之间的关系曲线变得较平坦**(图 26-12)。因此,虽然扩张容积对于增加

患者的每搏输出量来说是一种有效的策略,但是大多数心力衰竭的患者都采取提高血管内容积方法。血管内容积增加反映了神经体液激活的最终结果(即交感肾上腺素轴和肾素-血管紧张素-醛固酮系统;见下文)。**因此,治疗心源性循环衰竭时很少涉及容积的扩张**。还有一点值得强调的是前负荷的增加能导致左心室的显著扩张,从而增加收缩期和舒张期左心室壁的张力,加剧肺充血。

### 心脏重构和肥大

随着心肌壁所受张力增加,为了维持心室的收缩功能,心脏逐渐肥大。由于左心室的射血分数与室壁所受的张力成反比,减少收缩期室壁的张力可以增加左心室的射血分数。**拉普拉斯定律**(Laplace's law)指出室壁的张力($\sigma$)与瓣膜所受的压力($P$)和心室腔半径($R$)成正比,与室壁的厚度($h$)成反比:

$$\sigma = P \times R / 2h \qquad \text{公式 26-1}$$

在慢性压力超负荷情况下,例如主动脉瓣狭窄或系统性高血压,左心室呈向心性肥厚,收缩蛋白和新形成的肌小节与现有的肌丝**并联**排列。**向心性肥厚**(concentric hypertrophy)既有室壁厚度($h$)的增加又有心室腔($R$)的减小,导致收缩期室壁的张力减少,维持心脏的收缩功能。向心性重塑的不利是由于肥厚引起**左心室顺应性的下降**。心室顺应性下降,在特定充盈容积下腔内的舒张压增加,左心房和肺毛细血管压力升高,因而易产生充血症状。

在慢性容量超负荷情况下,例如二尖瓣或主动脉瓣反流,左心室呈离心性肥厚,收缩蛋白和新形成的肌小节与现有的肌丝**串联**排列。**离心性肥厚**(eccentric hypertrophy)通过调节

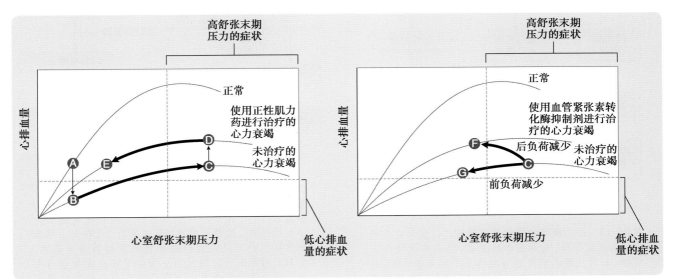

**图 26-12　心力衰竭(HF)时 Frank-Starling 关系。左图:**正常的 Frank-Starling 关系表明,随着心室舒张末期压力(前负荷)的增加心排血量迅速增加。**A 点**表示正常心脏在静息状态下的舒张末期压力和心排血量。收缩功能异常时(心衰未治疗),心排血量下降(**B**),Frank-Starling 曲线变平,因此通过增加前负荷仅能使心排血量适度增加(**C**)。这种心排血量的增加伴有高舒张末期压力的症状,例如呼吸困难。采用正性肌力药,例如洋地黄进行治疗可以使 Frank-Starling 曲线上移,心排血量增加(**D**)。心肌收缩力的改善表明,充分减少前负荷可减轻静脉充血(**E**)。**右图:**对心力衰竭进行药物治疗的两大原则是减轻后负荷(例如血管紧张素转换酶抑制剂)和减轻前负荷(例如利尿剂)。在一定前负荷时,后负荷减少(**F**)可以增加心排血量,从而提高 Frank-Starling 关系。在同一条 Frank-Starling 曲线上,通过降低心室舒张末期压力使前负荷减少(**G**)来缓解充血的症状

舒张期室壁的张力来维持心脏的功能。与向心性重塑的过程不同,离心性肥厚可以**增加左心室的顺应性**。顺应性增加使左室舒张末期容积增大,但不伴有左心室和左心房舒张压的显著升高。腔内压力升高的减少使系统通过容积增大引起总的每搏输出量增加而维持心排血量。离心性肥厚的代偿期,左心室室壁厚度随心腔半径的增加而增加。

## 神经体液系统的激活

衰竭的心脏为了提供足够的心排血量激活了神经体液系统,产生了有害的结果(图 26-13)。动脉压下降激活了压力感受器反射,刺激儿茶酚胺类物质的释放,儿茶酚胺类物质可以引起**心动过速**(通过 $\beta_1$ 受体)和**血管收缩**(通过外周的 $\alpha_1$ 受体)。刺激肾脏球旁(JG)细胞上的 $\beta_1$ 受体可以促进肾素的释放。肾脏灌注压及心排血量减少时,球旁细胞也可以释放肾素。肾素水解血管紧张素原为血管紧张素Ⅰ,然后在血管紧张素转换酶(ACE)的作用下生成血管紧张素Ⅱ(AT

Ⅱ)。血管紧张素Ⅱ作用于 $AT_1$ 受体,**增加动脉的血管张力**。血管紧张素Ⅱ也可以通过激活多种生理机制**增加血管内的容积**,包括肾上腺释放醛固酮(促进水钠潴留),垂体后叶释放加压素(ADH)以及下丘脑口渴中枢的激活。另外,血管紧张素Ⅱ是血管和心肌肥厚的重要介质。

心动过速和血管内容积增加并伴有神经体液机制的激活可以帮助维持心排血量,通过中枢调节中心使全身血管收缩而不用考虑血流量的局部自身调节。总之,在心排血量减少的情况下,通过这些机制可以使心血管系统维持重要器官的灌注量。然而,刺激心脏的交感神经使后负荷(小动脉收缩)和前负荷(水钠潴留)增加,也可以增加心肌的需氧量。交感神经的持续刺激最终导致 β 肾上腺素受体的下调,进一步损伤了系统维持心排血量的能力。**目前药物治疗心力衰竭的主要目标是调节这些神经体液效因子的作用**(图 26-14)。

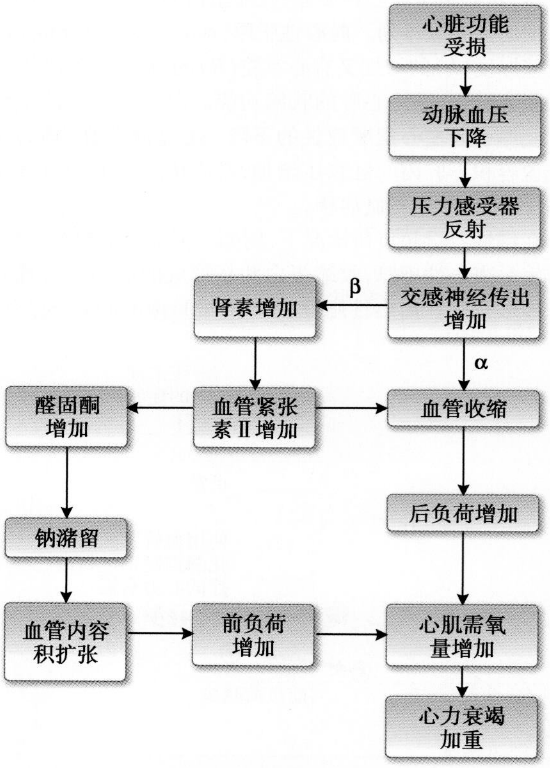

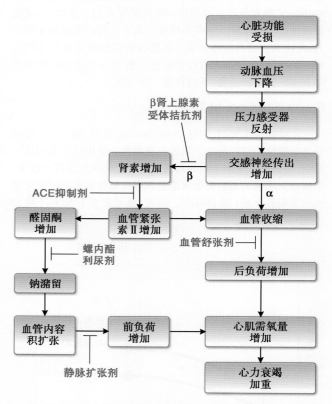

**图 26-13 心力衰竭的神经体液效应。**心脏功能受损使动脉血压下降,激活压力感受器,使交感神经传出增加。α 肾上腺素能交感神经传出引起血管收缩,后负荷增加。后负荷增加产生更大压力,心脏必须收缩,因而心肌需氧量增加。β 肾上腺素能交感神经传出增加了球旁细胞释放肾素。肾素将血管紧张素原水解为血管紧张素Ⅰ,然后血管紧张素Ⅰ转换为有活性的血管紧张素Ⅱ。血管紧张素Ⅱ不仅具有直接的血管收缩作用,还可增加醛固酮的合成和分泌。醛固酮可以增加集合管对钠的重吸收,使血管内容积扩张,前负荷增加。总之,增加后负荷和前负荷可以增大心肌的需氧量。对于功能受损的心脏,这些压力增高可加重心力衰竭

**图 26-14 对心力衰竭引起的神经体液效应进行的药物调节。**用于治疗心力衰竭的许多药物通过调节由功能受损的心脏激活的神经体液系统。①β 肾上腺素受体拮抗剂可以通过抑制肾脏球旁细胞释放肾素。②ACE 抑制剂可以通过阻止血管紧张素Ⅰ转换为有活性的血管紧张素Ⅱ。③螺内酯可竞争性拮抗醛固酮与盐皮质激素受体的结合。利尿剂可以促进钠的排泄,从而解除了潴留刺激肾素-血管紧张素-醛固酮系统的激活。静脉舒张剂通过增加外周小静脉的容量抵消了血管内容积扩张所产生的效应,因此降低了前负荷。直接的动脉扩张剂可以减轻由于交感神经传出增加诱导 α 肾上腺素受体和血管紧张素Ⅱ介导的血管收缩。强心苷、β 肾上腺素受体激动剂和磷酸二酯酶抑制剂可以增加心肌细胞的收缩,也用于治疗心力衰竭(未显示)

# 心力衰竭的临床治疗

　　过去的 30 年,心力衰竭的药物治疗得到很大发展。许多大规模的临床试验表明,新的"负荷激活"疗法与心衰患者的发病率和死亡率的统计学显著降低有关。此外,对高血压检测和治疗的提高及对复杂得多血管冠心病的管理已经极大地改变了收缩功能障碍患者的临床进程。以下面的生理学为目标:"降低前负荷和后负荷、增加收缩力",对已经表现出症状或存在心力衰竭危险的收缩障碍患者的治疗策略很有帮助。表 26-5 总结了常用于治疗心力衰竭药物的血流动力学作用和典型药物的作用机制。

## 降低前负荷

### 利尿剂

　　利尿剂长期以来一直是左心室衰竭患者药物治疗的基石,也是治疗患有充血症状和/或血管内容量超负荷的患者的必要组成部分。尽管该类药物能够缓解充血症状,但并没有证据表明用袢利尿剂或噻嗪类利尿剂能够减少死亡率。

　　治疗心力衰竭最常用的利钠剂是袢利尿剂,包括呋塞米和布美他尼。该类药物抑制髓袢升支的 $Na^+$-$K^+$-$2Cl^-$ 协同转运蛋白(NKCC2),导致钠离子、钾离子和水的排泄增加。噻嗪类利尿剂如氢氯噻嗪也用于治疗充血症状,特别适合于有高血压性心脏病和左心室收缩功能不全的患者。噻嗪类利尿剂通过远端肾曲小管的 $Na^+$-$Cl^-$ 协同转运蛋白(NCCl)抑制钠离子和氯离子的重吸收。噻嗪类药物的利尿剂效果不如袢利尿剂,对慢性肾病患者的充血症状单药治疗通常无效。噻嗪类利尿剂有时与袢利尿剂一起用于 GFR 减少和难治性容量超负荷的患者,以及选择性用于单一使用袢利尿剂不能获得充分利尿效果的心衰患者。(关于利尿剂的扩展讨论,见第 21 章)。引言的病例中,应用呋塞米降低血容量,从而显著改善 N 先生的充血症状,他可以长期口服呋塞米来稳定症状。

**表 26-5　用于治疗心力衰竭的药物**

| 药物或药物类型 | 作用机制 | 血流动力学作用 | 临床注意事项 |
|---|---|---|---|
| **药物证实能降低死亡率** | | | |
| 血管紧张素转换酶抑制剂 | 抑制血管紧张素 II 的产生→$AT_1$ 受体活性下降 | 降低后负荷<br>降低前负荷 | 可能会引起高钾血症 |
| β 受体拮抗剂 | 竞争性拮抗 β 肾上腺素受体→肾素释放减少 | 降低后负荷<br>降低前负荷 | 在代偿失调的心力衰竭中禁忌使用 |
| 螺内酯 | 竞争性拮抗醛固酮受体 | 降低前负荷 | 死亡率降低可能不依赖血流动力学作用;可能会导致高钾血症 |
| **改善症状的药物或治疗** | | | |
| 限制钠离子和水 | 降低血容量 | 降低前负荷 | 可以帮助减少水肿的发生 |
| 利尿剂 | 抑制肾钠离子重吸收 | 降低前负荷 | 呋塞米对充血症状更有效 |
| 利水剂 | 竞争性拮抗加压素 $V_2$ 受体→肾脏水通道蛋白表达降低,膜转运降低→游离水重吸收降低 | 降低前负荷 | 增加无溶质尿的排出,增加血清钠水平 |
| 地高辛 | 抑制 $Na^+$/$K^+$ ATP 酶→细胞内钙离子浓度升高→收缩增强 | 增加收缩力 | 延迟房室结的传导 |
| 硝酸甘油 | 增加一氧化氮→静脉平滑肌舒张→静脉容量增加 | 降低前负荷 | 降低心肌需氧量 |
| 多巴酚丁胺 | 兴奋 β 肾上腺素受体 | 增加收缩力(β$_1$ 作用)<br>降低后负荷(β$_2$ 作用) | 仅用于紧急情况 |
| 氨力农,米力农 | 抑制磷酸二酯酶活性→β 肾上腺素活性增大 | 增加收缩力<br>降低前负荷<br>降低后负荷 | 仅用于紧急情况 |

## 利水剂

心力衰竭的患者血管加压素循环水平增高，而血管加压素升高的程度与心衰的严重程度相关。选择性拮抗加压素 $V_2$ 受体导致心衰患者无溶质尿的排出增加，血清钠水平增加。临床上应用加压素受体拮抗剂（也称作利水剂）治疗心衰仍存在争议，但**考尼伐坦**（conivaptan）和**托伐普坦**（tolvaptan）都已批准用于治疗心衰。考尼伐坦静注用于治疗高容量性低钠血症。对于需要住院治疗的急性失代偿性心力衰竭患者，在标准治疗方案中加入口服托伐普坦，在最初一周内，可降低体重，减少水肿，但长期使用无效，不能改善复发重入院率和死亡率（EVEREST 试验）。

## 醛固酮受体拮抗剂

螺内酯是一种保钾利尿剂，竞争性拮抗醛固酮受体，在肾单位的远端小管和集合管降低钠钾交换。最近该药物在治疗收缩期心力衰竭患者的临床试验（RALES 试验）受到了很多关注。在该研究中，重症心力衰竭的患者接受低剂量螺内酯治疗（25～50mg/d）；入组患者无明显的肾功能损伤，且接受心力衰竭标准治疗（ACE 抑制剂，β 阻断剂，袢利尿剂±地高辛）。用螺内酯治疗的患者，全因死亡率（包括心源性猝死和进行性心力衰竭导致的死亡）降低了大约 30%，心衰恶化的住院治疗也是如此。一项后续研究，使用类似的药物依普利酮，在心肌缺血后心衰的患者中验证了这一结果（EPHESUS 试验）。螺内酯经常与 ACE 抑制剂和/或 $AT_1$ 受体拮抗剂联合使用（见下文），三者都能降低钾离子排泄，因此必须仔细检测血浆钾离子水平，谨慎补钾。

## 静脉扩张剂

静脉扩张剂经常与利尿剂合用来治疗充血症状。硝酸甘油（NTG）是典型的静脉扩张剂。该药增加静脉容量，降低静脉回心血量。静脉回心血量的降低导致左心室容积降低和左心室舒张压降低。硝酸甘油的这些作用降低了心肌需氧量，对同时患有心绞痛和左心室功能异常的患者尤其有益。

硝酸甘油对由急性心肌缺血导致的心力衰竭患者有显著疗效。在这种情况下，左心室舒张受损，顺应性降低，左心室舒张压显著升高。硝酸甘油通过增加静脉容量，降低静脉回心血量，降低左心室舒张容积，从而降低心肌耗氧量。除此之外，硝酸甘油可以减轻局部缺血，从而增加舒张期的舒张。因此服用硝酸甘油的益处包括降低前负荷和改善左心室顺应性。

# 降低后负荷

## ACE 抑制剂

ACE 抑制剂可逆的抑制血管紧张素转换酶（ACE），使血管紧张素Ⅱ（ATⅡ）减少，产生多种潜在益处。ATⅡ是衰竭循环神经体液调节的重要组分。肾脏血流灌注不足使肾脏分泌更多的肾素，导致 ATⅡ 生成增多，如上所述（见第 21 章）。

而 ATⅡ 可刺激肾上腺分泌醛固酮。总之，肾素-血管紧张素-醛固酮系统的激活使血管紧张度增加，引起水钠潴留。这些血流动力学的改变导致血管内容积增加（最终使左心室舒张期充盈增加和每搏输出量增加）和心排血量的外周分配（由 ATⅡ 的血管收缩作用介导）。

服用 ACE 抑制剂可以逆转由肾素-血管紧张素-醛固酮系统激活产生的血管收缩和水钠潴留。后负荷的降低减少了左心室射血时的阻力，从而增加了左心室的每搏输出量。逆转醛固酮引起的水钠潴留可降低前负荷。这些效应在心力衰竭患者中具有协同作用：随着每搏输出量的增加，肾小球滤过率增加，运输到远侧肾单位的水钠增加，尿钠排泄而产生利尿（而没有肾素刺激导致的醛固酮水平升高）。ACE 抑制剂同样通过降低内源性血管扩张缓激肽而增加静脉容量（从而降低前负荷）。通过改变发生在 ST 段抬高性心肌梗死后的心脏重塑，ACE 抑制剂可为心力衰竭伴有冠状动脉疾病的患者提供进一步的获益。

ACE 抑制剂对心力衰竭患者的生存率具有显著统计学影响。在 CONSENSUS 试验中，首次在严重心力衰竭患者中证实了这种死亡率的益处：6 个月死亡率降低约 40%，1 年死亡率降低约 31%。ACE 抑制剂的死亡率益处在多个临床试验中得到广泛证实，包括患者更广泛的 SOLVD 试验（死亡率降低 16%）和 V-Heft Ⅱ 试验（死亡率降低 28%）以及心肌缺血恢复期 SAVE 试验（死亡率降低 19%）。

$AT_1$ 拮抗剂［有时称为**血管紧张素受体阻滞剂**（ARB）］是一种在血管紧张素 Ⅱ 受体水平抑制肾素-血管紧张素-醛固酮系统的新型药物。该类药物与 ACE 抑制剂的血流动力学相似。最近的临床试验表明，严重收缩期心力衰竭（左心室射血分数<40%）不能用 ACE 抑制剂的患者，应用 $AT_1$ 拮抗剂可降低死亡率。对于已服用 ACE 抑制剂的心衰患者，增加服用 AT1 拮抗剂可减少重入院率，但不能降低死亡率（CHARM-Added 试验）。

最近的数据表明，联合阻断肾素-血管紧张素系统与上调利尿钠肽缓激肽和肾上腺髓质素可能会改善临床结果。通过抑制脑啡肽酶，一种降解缓激肽和肾上腺髓质素的内肽酶，可以实现利尿钠肽的上调。最近的一项临床试验中，在严重收缩期心衰患者中，与单独使用 ACE 抑制剂治疗相比，ACE 抑制剂和脑啡肽酶抑制剂联合治疗导致心血管死亡减少 20%，心力衰竭住院减少 21%。这些数据发表在 PARADIGM-HF 试验中，可能代表心力衰竭和收缩功能降低的患者的新治疗方式。

## β 肾上腺素受体拮抗剂

最近很多的注意力集中在应用 β 肾上腺素受体拮抗剂治疗心力衰竭。尽管应用 β 肾上腺素受体拮抗剂看起来是不合常理的，但临床试验却证实该类药物能够增加心力衰竭患者的生存率。β 肾上腺素受体拮抗剂对心衰患者的益处可归因于：①抑制肾素释放；②减弱细胞毒素和提高循环系统儿茶酚胺类的信号作用；③更广泛地预防心肌缺血。因此 β 肾上腺素受体拮抗剂与 ACE 抑制剂作用相似，能够减弱心力衰竭患者的神经体液调节而逆转其不良反应。此外，由于 β 肾上腺素受体拮抗剂和 ACE 抑制剂通过不同的机制发挥作用且没有叠加的毒性,因此同时服用两种药物来治疗心力衰竭是很合理的。

## 血管扩张剂

肼屈嗪是一种直接作用于血管的血管扩张剂,能降低全身血管阻力,降低后负荷。肼屈嗪的作用机制还需要进一步确证。当静脉内给药时,肼屈嗪引起的动脉血管舒张尤其明显。肼屈嗪的临床应用受到若干因素的限制,包括静脉内给药时诱导反射性心动过速、快速耐受、慢性给药期间可能出现药物性狼疮。当与有机硝酸盐类药物合用时该药也能降低心力衰竭患者的死亡率(AHEFT 试验)。有机硝酸盐类药物与肼屈嗪合用适用于不耐受 ACE 抑制剂的患者。尽管在某些人群中,特别是非裔美国人,在标准治疗中加入硝酸盐和肼屈嗪可能更好。

# 正性肌力药

## 强心苷类

洋地黄糖苷抑制心肌细胞肌纤维膜的钠-钾-ATP 酶。这种作用使细胞内钠离子浓度增加,激活钠钙交换蛋白,使细胞内钙离子浓度增加,包括肌浆网中的钙储存。进而当心肌细胞兴奋时,钙离子释放增加,导致心肌收缩性增加(如 EPSVR 向上向左移动)。尽管应用强心苷类药物治疗心力衰竭患者能够缓解其症状,但该类药物并不能降低死亡率。

## 拟交感神经胺类

多巴酚丁胺是一种肠外拟交感神经胺,最常用于治疗失代偿性系统性心力衰竭(肺充血伴有前向心排血量减少)。该药是合成的肾上腺素的同源化合物,兴奋 $\beta_1$ 肾上腺素受体,并在较小程度上刺激 $\beta_2$ 和 $\alpha_1$ 受体。对 $\beta_1$ 肾上腺素受体的激活在治疗时输注速率上占主导地位,最终导致心肌细胞收缩增加。激活血管 $\beta_2$ 肾上腺素受体引起动脉血管舒张,减少后负荷。增加收缩及降低后负荷的综合影响导致整体心功能改善。多巴酚丁胺主要用于紧急情况(如重症监护病房)。在引言的病例中,如果 N 先生由于心排血量不足导致血压下降,或者发现终末器官灌注减少的指征,如血清肌酐增加,可以急性给予多巴酚丁胺来稳定其血流动力学状态。

## 磷酸二酯酶抑制剂

磷酸二酯酶抑制剂,如**氨力农**(inamrinone)和**米力农**( milrinonet)抑制心肌细胞 cAMP 的降解从而增加细胞内钙离子浓度,增强收缩力。在全身脉管系统中,该类药物使小动脉阻力血管和静脉容量血管扩张,因此降低后负荷和前负荷。由于这些综合效应,磷酸二酯酶抑制剂被称为**强心扩管药**。尽管有正性肌力作用,但磷酸二酯酶抑制剂和拟交感神经兴奋性胺类都是用于急性失代偿性心力衰竭患者的短期治疗。但是长期应用口服磷酸二酯酶抑制剂能**增加死亡率**。

# 联合治疗

本章描述的药物为治疗心力衰竭提供了许多途径。一些药物,特别是 ACE 抑制剂和 β 拮抗剂,在随机临床试验中被证实能够显著降低死亡率,被认为是新的治疗方法的基石。其他药物,如地高辛和利尿剂,主要用于缓解症状,尽管它们并不能降低死亡率。

心力衰竭患者必须谨慎使用联合疗法,避免不良反应,如低血压、心律失常、电解质紊乱及肾功能不全。尽管如此,对这些患者来说仍需要多种药物联合治疗来达到最佳治疗效果。

### 🔲 结论与展望

高血压、心肌缺血及心力衰竭都是常见的心血管疾病,可单独或组合发生。针对这些疾病的治疗策略都是针对该疾病状态下功能失调的细胞或分子信号通路。通常需要不同类型的药物进行联合治疗来解决疾病复杂的病理生理学状况以达到期望的治疗效果。

目前对心血管基因组学和神经体液通路的研究有望为心血管疾病的病理生理学提供新的认知。例如在许多情况下,原发性高血压的基本病理生理学涉及编码血管紧张素、肾素、血管紧张素 II 受体( $AT_1$ )、内皮素、糖皮质激素受体、胰岛素受体、内皮一氧化氮合酶及上皮钠离子通道( ENaC )的基因突变或基因多态性。随着心血管调节的遗传决定因素的阐明,有望前瞻性地识别高风险患者并开发靶向疗法,这些疗法通过预测这些患者的驱动疾病的分子和细胞机制来发挥治疗作用。

最近几年,神经体液途径靶点药物——如 ACE 抑制剂和 β 拮抗剂——已经成为治疗所有心血管疾病的基石。大量临床试验一致表明,这些药物可降低高血压患者、冠心病和既往心肌梗死及心力衰竭患者的不良心血管事件,包括死亡率。在过去的 25 年里,对基本疾病机制了解的增加,提高了医生改善心血管疾病的临床表现和进展的能力,例如包括对冠心病的一级预防及神经体液调节对心力衰竭进展的积极影响。最近的研究致力于发现和表征新的药物靶点,包括在衰竭心脏中存在的大量异常信号分子。许多研究发现,炎症介质水平的提高,如肿瘤坏死因子( TNF-α )、白介素-6( IL-6 )及内皮素-1 和酶(如诱导型一氧化氮合酶、胶原酶及基质金属蛋白酶),均在一定程度上导致了衰竭的心脏中发生的有害心肌结构和功能改变。

（郭晶　杜冠华 译　刘艾林　王海娣 审）

### 🔲 推荐读物

**Hypertension**

ALLHAT Officers and Coordinators for the ALLHAT Collaborative Research Group. Major outcomes in high-risk hypertensive patients randomized to angiotensin-converting enzyme inhibitor or calcium channel blocker vs. diuretic: the Antihypertensive and Lipid-Lowering Treatment to Prevent Heart Attack Trial (ALLHAT). *JAMA* 2002;288:2981–2997. (*Results of a major trial comparing agents for initial treatment of hypertension.*)

Jamerson K, Weber MA, Bakris GL, et al. Benazepril plus amlodipine or hydrochlorothiazide for hypertension in high-risk patients. *N Engl J Med*

2008;359:2417–2428. (*Clinical trial suggesting benefit of combination therapy with ACE inhibitor and calcium channel blocker.*)

James PA, Oparil S, Carter BL, et al. 2014 evidence-based guidelines for the management of high blood pressure in adults. *JAMA* 2014;311:507–520. (*Current guidelines for classifying and treating hypertension.*)

## Ischemic Heart Disease

Abrams J. Chronic stable angina. *N Engl J Med* 2005;352:2524–2533. (*Clinical pharmacology of chronic coronary artery disease treatments.*)

Anderson JL, Adams CD, Antman EM, et al. ACC/AHA 2007 guidelines for the management of patients with unstable angina and non-ST elevation myocardial infarction. Summary article: a report of the American College of Cardiology/American Heart Association Task Force on practice guidelines. *J Am Coll Cardiol* 2007;50:652–726. (*Current guidelines for evaluating and treating patients with unstable angina and non-ST elevation myocardial infarction.*)

Armstrong EJ, Morrow DA, Sabatine MS. Inflammatory biomarkers in acute coronary syndromes. Part I: introduction and cytokines. Part II: acute-phase reactants and biomarkers of endothelial cell activation. Part III: biomarkers of oxidative stress and angiogenic growth factors. Part IV: matrix metalloproteinases and biomarkers of platelet activation. *Circulation* 2006;113:72–75, 152–155, 289–292, 382–385. (*Four-part series reviewing pathophysiology and clinical evidence concerning the role of inflammatory mediators in acute coronary syndromes.*)

Cannon CP, Braunwald E, McCabe CH, et al. Intensive versus moderate lipid lowering with statins after acute coronary syndromes. *N Engl J Med* 2004;350:1495–1504. (*Trial demonstrating clinical benefit for aggressive statin therapy after acute coronary syndrome.*)

Libby P. The molecular mechanisms of the thrombotic complications of atherosclerosis. *J Intern Med* 2008;263:517–527. (*Molecular basis of coronary artery atherosclerosis.*)

## Heart Failure

ACCF/AHA 2009 focused update: guidelines for the diagnosis and management of heart failure in adults. *J Am Coll Cardiol* 2009;53:e1–e90. (*Consensus guidelines for management of heart failure.*)

Jessup M, Brozena S. Heart failure. *N Engl J Med* 2003;348:2007–2018. (*Clinical approach to heart failure.*)

McMurray JJV, Packer M, Desai AS, et al. Angiotensin-neprilysin inhibition versus enalapril in heart failure. *N Engl J Med* 2014;371:993–1004. (*Trial showing mortality benefit to inhibition of neprilysin in addition to ACE inhibition.*)

Opie LH. Cellular basis for therapeutic choices in heart failure. *Circulation* 2004;110:2559–2561. (*Molecular basis of heart failure therapeutics.*)

Taylor AL, Ziesche S, Yancy C, et al. Combination of isosorbide dinitrate and hydralazine in blacks with heart failure. *N Engl J Med* 2004;351:2049–2057. (*Trial showing mortality benefit in self-identified black patients.*)

# 第Ⅳ篇
# 内分泌药理学原理

# 第27章

# 下丘脑及垂体药理学

Anand Vaidya and Ursula B. Kaiser

## 概述

下丘脑和垂体是内分泌系统的主要调节器。下丘脑及垂体分泌的激素对内环境稳态及新陈代谢等多方面发挥着重要作用,包括生殖、生长、哺乳、甲状腺和肾上腺生理以及水稳态平衡。本章通过对反馈调节及各种激素调节轴的讨论介绍下丘脑及垂体激素的调节和生理学。然后讨论了下丘脑及垂体因子的药理学作用,并对特殊内分泌通路的调节进行了重点介绍。本章有三个重要概念:①下丘脑控制的垂体激素释放;②负反馈抑制;③内分泌轴。透彻了解了这些通路及其机制,为理解药物治疗调节下丘脑-垂体轴提供了基础。

### ■ 病　例

GR 是一名 42 岁的销售经理。她经常出差,并且对自己能时刻保持精力充沛和每季度刷新销售记录很自豪。三年前,她出现月经不调,然后完全停止了来月经。但是,在过去的两年里,她感到越来越疲惫,甚至快速到达候机厅都感到困难,并被频繁的头痛困扰。她以往的握手都很有力,但是最近她发现手上的婚戒变得特别紧了。GR 最近也对她必须更换所有的鞋子感到很沮丧,因为她的鞋子已经由原来的 7.5 号

变为了 9 号,而且还需要增加宽度。另外,她注意自己在未剧烈运动时,也会流汗增加,并且她牙齿之间的间距也增大了。考虑到自己容貌的改变以及没有月经,GR 开始到网络上搜索相关信息,并了解到这种情况称为肢端肥大症。

GR 感叹于她的遭遇和网上信息之间惊人的相似,于是安排看医生进行了进一步的检查。结果发现,GR 血清中胰岛素样生长因子(IGF-1)浓度水平显著高于正常值,而且口服75mg 葡萄糖后,生长激素浓度达到了 10μg/L(正常情况<1μg/L)。磁共振显示她脑中有一个直径 1.5cm 的垂体腺瘤,这些结果与生长激素腺瘤所致肢端肥大的诊断一致。在咨询过了内分泌专家及神经外科医师的建议后,GR 选择接受经蝶骨的垂体外科手术。手术进行得很成功,但是她术后的生长激素水平依然偏高。

鉴于血清生长激素水平持续偏高,GR 的内分泌专家建议采用奥曲肽进行药物治疗。除了偶尔有轻度恶心外,GR 对每天三次注射的耐受较好。连续注射了 2 个月后,GR 改为每一个月注射一次长效奥曲肽。尽管有轻微的恶心和胃胀等副作用,但她仍然对此感到很高兴。

注射了 6 个月的长效奥曲肽后,GR 的生长激素及胰岛素样生长因子的水平依然较高。GR 对于她的各项生化指标均没有好转感到很困扰,她确实感到和治疗前相比,她更有活力了。内分泌专家建议改用培维索孟治疗。GR 开始每天注射

培维索孟。6个月后,她的胰岛素样生长因子水平达到正常水平范围内。GR又开始到处出差,追求销售业绩增长,而她只需要每年在城镇停留一段时间做脑部磁共振和肝功能检查。

## 思 考 题

□ 1. 为什么GR必须注射奥曲肽或培维索孟,而不是口服?
□ 2. 为什么血清IGF-1与生长激素水平相比更适合作为检测肢端肥大症的指标?
□ 3. 正常月经的突然停止对人体有哪些解剖学上和激素水平方面的提示?
□ 4. 奥曲肽和培维索孟是如何降低IGF-1水平的?

# 下丘脑和垂体生理学

## 下丘脑与垂体的关系

从发育的观点来看,垂体由两部分紧密联系的器官构成。垂体前叶(腺垂体)是由外胚层发育而来;垂体后叶(神经垂体)是一种神经结构,由间脑的腹侧面发育而来。前缀词"腺"和"神经"两个词提示了垂体前叶和后叶两者的起源分别是口腔外胚层和神经外胚层。垂体中叶存在于许多哺乳动物中,但在人体已经退化。

尽管垂体前叶及后叶由不同的胚胎学器官发育而来,但下丘脑都控制着两个叶的活动。下丘脑与垂体的联系是神经系统与内分泌系统之间最重要的相互作用之一。下丘脑就像神经内分泌换能器一样,整合大脑的神经信号转化为化学信息(即大量的肽)来控制垂体激素的分泌。垂体激素进而改变外周内分泌器官的活动。

下丘脑对垂体前叶的控制是由下丘脑向下丘脑-垂体门脉系统分泌激素来实现的(图27-1)。初始的门脉系统的毛细血管床是由围绕在下丘脑神经元周围的垂体上动脉分支形成,该分支在下丘脑神经元的轴突末端周围散开。毛细血管床的内皮窗孔使得下丘脑因子能够释放到血流中。这些毛细血管融合成为小静脉,一直延伸至垂体前叶区。到达垂体前叶区后,静脉分支成为第二个毛细血管床并将下丘脑分泌的激素通过垂体前叶传递到内分泌细胞。

和下丘脑与垂体前叶的间接血管连接不同,下丘脑与垂体后叶间有直接的神经关联。下丘脑的视上和脑室旁神经细胞负责合成激素,运送到垂体后叶贮存。这些激素被沿着轴突转运至垂体后叶,在接受刺激释放前,储存在神经末端。因此,垂体后叶可以认为是下丘脑的延续。和垂体前叶一样,垂体后叶区的周围毛细血管床中有带小孔的内皮细胞,从而有利于将激素释放到体循环中,在本例中是由垂体下动脉开始的。

在发育和增殖过程中,垂体前叶细胞的命运是由一系列转录因子决定的,最终将这些细胞分化为促甲状腺激素细胞、促肾上腺皮质激素细胞、催乳素细胞、生长激素细胞和促性腺

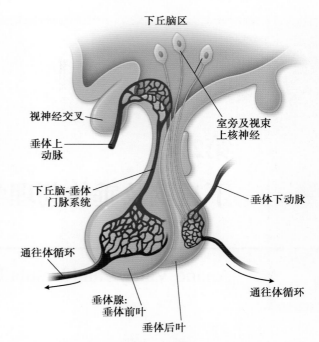

图27-1 下丘脑-垂体门脉系统。由下丘脑神经元释放的调节因子在下丘脑-垂体门脉系统的运载下到达垂体前叶区,控制垂体前叶激素的释放。垂体后叶激素在下丘脑视上和脑室旁神经元的胞体中合成,接着沿着轴突途径转运至垂体后叶的末端。这些激素贮存在垂体后叶中,接着被释放进入体循环。要注意垂体前叶与后叶有各自的血管

激素细胞。在垂体前叶细胞发育过程中发挥重要作用的三种转录因子是Pit-1、T-Pit和Prophet of Pit-1(Prop-1)。

垂体后叶区实际上是很多细胞类型的异种集合,每种细胞都能够对特殊刺激产生反应,并释放相应的激素至体循环。有许多下丘脑释放或抑制因子可以改变垂体前叶细胞的分泌模式(表27-1)。释放因子同时也可以改变垂体前叶其他类型细胞的进程,包括激素合成及垂体细胞生长。有趣的是,**下丘脑释放因子与垂体激素的比例并不一直是1:1,也不总是促进垂体激素释放的**。例如,生长抑素主要是抑制生长激素(growth hormone,GH)的释放,但是它同时也可以抑制促甲状腺激素(thyroid stimulating hormone,TSH)及催乳素的释放。相反,促甲状腺释放激素主要刺激TSH的释放,但同时也能够引起催乳素的释放。这种释放因子和释放抑制因子间的活性重叠效果以及某些刺激因子与下丘脑抑制因子的拮抗作用共同构成了精准调节分泌通路的主要机制。

**除多巴胺外,所有已知的下丘脑释放因子都是肽类。垂体前叶区的激素是蛋白质与糖蛋白**。它们分为三类:第一类称作促生长素,包括生长激素(growth hormone,GH)与催乳素,分别由191与198个氨基酸构成,以单体蛋白的形式存在,有显著的结构同源性;第二类为糖蛋白激素,包括黄体生成素(luteinizing hormone,LH)、卵泡刺激素(follicle-stimulating hormone,FSH)与促甲状腺激素(thyroid-stimulating hormone,TSH),糖与它们的末端残基相连,是一种蛋白质异二聚体。这三种激素具有相同的同源α亚基,人绒毛膜促性腺激素

（hCG）也有相同的亚基,但是每种激素都有一个独特的 β 亚基来产生生物特异性。促肾上腺皮质激素（adrenocorticotropic hormone,ACTH）是一种特殊的类群,它由一种大分子前体蛋白水解后形成。重要的是,完整的肽和蛋白在肠腔中不能被吸收,蛋白酶将其消化成为氨基酸。因此,肽激素或激素拮抗剂的治疗性给药必须通过非口服途径来完成,这就是为什么在上面案例中,GR 必须通过注射来服用奥曲肽和培维索孟。

下丘脑因子的信号通过垂体前叶细胞的细胞膜上的 G 蛋白偶联受体传导,使相应的垂体前叶细胞产生反应。大部分受体能够改变细胞内环磷酸腺苷（cAMP）,肌醇 1,4,5-三磷酸（IP$_3$）或 Ca$^{2+}$ 的水平（第 1 章）。了解受体信号的具体分子的细节为理解下丘脑因子活性作用打下基础。例如,生长激素释放激素（growth hormone-releasing hormone,GHRH）与促生长细胞的受体结合,能够提高细胞内 cAMP 与 Ca$^{2+}$ 水平,相反地生长抑素会促使生长细胞内 cAMP 与 Ca$^{2+}$ 水平降低。这些信号通路为 GHRH 和生长抑素对生长激素释放的相反作用提供了生化解释。下丘脑因子释放的时间与方式是垂体前叶细胞反应的重要决定因素。**大部分下丘脑释放因子是周期性波动式释放,而不是连续性释放**。例如,下丘脑释放促性腺激素释放激素（gonadotropin-releasing hormone,GnRH）是以每几个小时为周期释放的。GnRH 释放的频率与强度决定了垂体促性腺激素的释放程度,以及分泌 LH 与 FSH 的比例。有趣的是,连续的 GnRH 用药会降低垂体促性腺细胞的活性,而不是刺激其作用。在下面的讨论中,我们会知道,GnRH 依赖不同的给药频率与方式而产生不同的药理作用,具有重要的临床后果。尽管在这方面没有很多的细节研究,但其他大量的下丘脑释放因子也同样被认为是以波动形式释放的。

## 反馈抑制

终产物抑制作用严格控制下丘脑与垂体激素的释放。对于每个下丘脑-垂体-器官系统,可以构建一个完整的图像,说明每一组激素是如何影响系统的。每条包括一个或多个下丘脑因子、其垂体靶细胞类型与最终靶点的通路都可以称作一条内分泌轴;“轴”表示这是由下丘脑与垂体控制的多个稳态系统中的一个。一个简化模型包括了五条内分泌轴,每条轴的核心均是一种垂体前叶区的细胞（表 27-1,垂体前叶细胞类型）。

每条轴都调节着内分泌稳态的一个重要方面,因此受到严格调控。由于激素与其靶点之间的作用形成了一个“环”,从而改变接下来激素的释放,所以反馈抑制通常以“环”的形式讨论。这些反馈回路通过在各个阶段进行控制,密切调节下丘脑-垂体轴（图 27-2）。**在一般情况下,靶器官产生的全身性激素对垂体和下丘脑有负调节作用,从而维持激素释放水平的平衡。**

正如调节回路跟激素与其靶器官的关系有关,许多内分泌疾病是基于病因是下丘脑、垂体还是靶器官的紊乱描述的。根据疾病的病因是靶器官、垂体或下丘脑紊乱,将其分为**原发性、继发性和三发性**三种类型。**因此,原发性内分泌紊乱是由靶器官疾病引起的,继发性紊乱则反映了垂体疾病,而三发性内分泌紊乱是下丘脑病理导致的。**无论潜在的病因是原发性、继发性或三发性,均对疾病的诊断及治疗产生重要影响,如下所述。

## 表 27-1　垂体前叶细胞类型、下丘脑控制因子和激素靶标

| 垂体前叶区细胞类型 | 下丘脑刺激因子 | 下丘脑抑制因子 | 垂体激素释放 | 主要靶器官 | 激素 |
|---|---|---|---|---|---|
| 促生长激素细胞 | 生长激素释放激素,食欲刺激激素 | 生长抑素 | 生长激素 | 肝脏,软骨 | 胰岛素样生长因子 |
| 催乳素细胞 | 促甲状腺激素释放激素 | 多巴胺,生长抑素 | 催乳素 | 乳腺 | 无 |
| 促甲状腺激素细胞 | 促甲状腺激素释放激素 | 生长抑素 | 促甲状腺激素 | 甲状腺 | 甲状腺素、三碘甲状腺原氨酸 |
| 促肾上腺皮质激素细胞 | 促肾上腺皮质激素释放激素 | 未知 | 促肾上腺皮质激素 | 肾上腺皮质 | 皮质醇、醛固酮、肾上腺雄激素 |
| 促性腺激素细胞 | 促性腺激素释放激素 | 未知 | 黄体生成素、卵泡刺激素 | 性腺 | 雌激素、孕酮、睾酮、抑制素 |

每一个垂体前叶腺细胞类型都会对多种下丘脑的刺激和抑制因子发生反应。这些信号的整合决定了垂体前叶激素释放的相对程度。每一种激素有一个或多个特定的靶器官,这些靶器官又被刺激释放自己的激素。这些靶激素对下丘脑和垂体前叶具有反馈抑制作用。

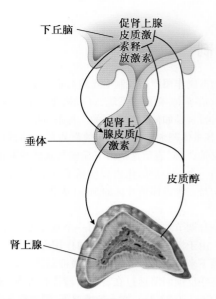

**图 27-2　下丘脑-垂体-靶器官反馈调节。**以下丘脑-垂体-肾上腺轴为例,描述了下丘脑-垂体-靶器官反馈的一般机制。下丘脑刺激因子(CRH)刺激垂体激素的释放(ACTH)。针对垂体激素信号,靶器官(肾上腺)产生一种激素(皮质醇)。除了其全身的生理作用(图中未显示)、皮质醇通过抑制 CRH 和 ACTH 负反馈调节下丘脑-垂体-肾上腺轴。ACTH 也负反馈调节 CRH,对轴产生更精准的调控

# 各个轴的生理学、病理生理学及药理学

# 垂体前叶

## 下丘脑-垂体-生长激素轴

下丘脑-垂体-生长激素轴调节促进生长的一般进程。脑垂体前叶的生长激素细胞产生和分泌生长激素。在青春期,生长激素将会出现第一次表达的高峰;生长激素分泌在这段时间波动显著,尤其在夜间睡觉时波动得最激烈。大部分生长激素的合成代谢是由胰岛素样生长因子介导的,特别是由肝细胞通过生长激素刺激而分泌到循环中的胰岛素样生长因子 1(insulin-like growth factor 1,IGF-1)。虽然有几种类型的细胞能产生 IGF-1,但是循环系统中的绝大多数 IGF-1 是肝细胞产生的。与 GH 较短的循环半衰期和波动性的分泌特征不同,IGF-1 与蛋白结合,并在循环中能够以稳定浓度长时间存在。因此,IGF-1 的活性测定是 GH 活性测定的一个很好的替代值,由于其一整天都很稳定,因此与 GH 的水平相比更适合用来筛查肢端肥大症(如案例中所示)。

一些环境和生物刺激能够调节生长激素的分泌。如低血糖、睡眠、运动和充足的营养等环境因素都能增加生长激素的分泌。内源性促进 GH 释放的物质包括下丘脑 GHRH、性类固醇激素(尤其是在青春期)、多巴胺和食欲刺激激素。近十

年来,食欲刺激激素已被鉴定和证明是一种重要的内源性生长激素释放肽。食欲刺激激素与 GHRH 协同作用于生长激素的释放,作用的受体与 GHRH 受体不同。大部分食欲刺激激素是由胃底细胞在禁食状态下分泌的,将生长与营养状况和能量平衡联系在一起。目前在临床正在研究经口服非肽物质模拟食欲刺激激素作为促生长激素,并且正研究拮抗剂来控制食欲。高血糖、睡眠剥夺和营养状况差等环境因素可以抑制 GH 的释放。最重要的内源性抑制 GH 释放的物质是生长抑素、IGF-1 和 GH。

## 生长激素缺乏症的病理生理学和药理学

青春期未能分泌生长激素或未能增强 IGF-1 的分泌会导致生长迟缓(图 27-3A～D)。GH 缺乏大部分是因为下丘脑释放 GHRH 缺陷(三发性缺乏,图 27-3D)或下丘脑分泌减少(继发性缺乏,图 27-3C)。然而,重要的是,由于 GH 导致 IGF-1 释放减少(拉伦侏儒症或原发性缺陷,图 27-3B)作为身材矮小的一种病因,并不适合用生长激素治疗。舍莫瑞林(sermorelin)(人工合成生长素释放素)经肠道外给药以确定疾病病因。替莫瑞林(tesamorelin)是一种新型 GHRH 类似物,能够增加基础和波动性 GH 的分泌,并已用于治疗 HIV 相关的脂肪营养不良。如果患者下丘脑释放 GHRH 缺陷,但垂体前叶分泌生长激素功能正常,则给予外源性 GHRH 会导致 GH 释放增加。截至 2008 年,舍莫瑞林在美国由于工业生产中断而不可使用。目前使用的刺激 GH 释放的替代外源因素包括胰高血糖素、精氨酸、可乐定和胰岛素诱导的低血糖。

大部分生长激素依赖性生长迟缓的治疗是给予重组人生长激素(recombinant human growth hormone),简称为生长激素。典型的给药方案包括每日皮下或肌肉注射。目前较新的 GH 类似物正在开发中,它具有较长的半衰期,使给药频率降低。生长激素治疗费用昂贵,因此在美国仅在特定适应证下被批准使用。在成人中,**需要确认 GH 缺乏症或泛垂体功能减退症**(至少三个激素轴受影响)才能获得批准,尽管未经批准的使用在竞技运动中很普遍。GH 的一些儿科适应证包括特发性矮小、慢性肾病、特纳综合征和普拉德-威利综合征。尽管尚未批准使用,生长激素在艾滋病恶病质和危重疾病中的应用是一个热门的研究领域。口服生长激素类活性肽是目前研究的热点。

重组 IGF-1,通用名为美卡舍明(mecasermin),是一种有效治疗生长激素不敏感症的药物(因此被称作拉伦侏儒症);美卡舍明也被批准用于生长激素缺乏症和抗生长激素的患者。这种药物的使用可能会引起不良反应,包括低血糖和罕见的颅内高压。

## 生长激素过量的病理生理学和药理学

生长激素过量通常是由生长激素瘤引起的(图 27-3E)。较少见的生长激素过量综合征包括 GH 或 GHRH 的异常导致的综合征,但不在本章讨论范围之内。这种病通常有两种表现形式,取决于生长激素的过量分泌发生在骺骨闭合之前还是之后。如果骺骨闭合之前儿童分泌生长激素水平过高,持续增长的 IGF-1 水平会增加骨头的纵向长度,患者因而患巨

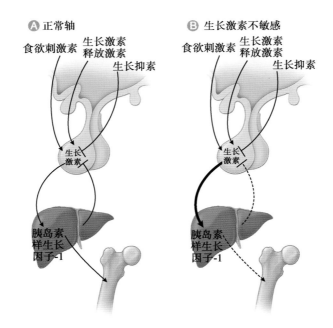

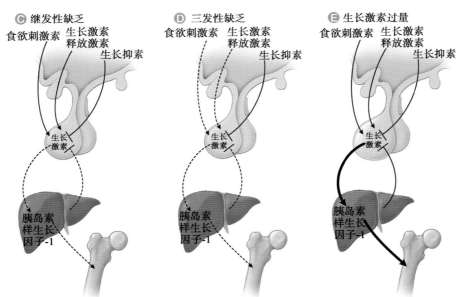

图 27-3 下丘脑-垂体-生长激素轴在健康和疾病中的作用。A. 在正常的下丘脑-垂体-生长激素轴中，下丘脑分泌生长激素释放激素(GHRH)或食欲刺激激素刺激生长激素释放，而生长抑素抑制 GH 释放。分泌的生长激素接着会刺激肝脏合成分泌胰岛素样生长因子(IGF-1)，能够促进全身生长。IGF-1 同样也可以抑制垂体前叶释放生长激素。B. 在生长激素不敏感的情况下，垂体前叶能够分泌 GH，但肝脏对生长激素的刺激不产生反应，因此 IGF-1 分泌减少(如图中虚线所示)。GH 释放的负反馈抑制作用降低，因而引起血浆内 GH 水平升高(如图中粗线所示)。C. 处于继发性缺乏状态时，垂体前叶产生病理性变化不对刺激产生反应，因而造成 GH 水平过低，肝脏不会受到刺激产生 IGF-1。D. 处于三发性缺乏状态时，下丘脑不分泌 GHRH(如图中虚线所示)；食欲刺激激素在这种条件下的作用尚不清楚。GHRH 的缺乏导致垂体前叶缺乏足够的刺激引起释放 GH，从而降低 IGF-1 的产生。E. 生长激素过度分泌的情况通常是由垂体腺瘤引起的。GH 不受控的升高会导致肝脏分泌 IGF-1 的增加，从而产生全身营养效应。由于 GH 的分泌是由垂体自主性腺瘤引起的，因此 IGF-1 负反馈调节通常效果较差

人症。而如果这种情况发生在骶骨闭合之后,如本章案例中介绍,生长激素水平过高会导致肢端肥大症。之所以出现这种现象是因为尽管 IGF-1 不会再刺激骨骼生长,但是依然会促进器官与软骨组织的生长。临床的主要症状包括 GR 最初出现的非特异性症状,如手掌变厚、脚尺寸增大、多汗症以及疲劳。其他的常见现象包括面部结构变大、巨舌症与脏器肿大。垂体肿块病变(腺瘤)的后果也很明显,如头痛、其他垂体激素功能缺失(在 GR 的情况下表现为月经停止)和视野缺损。

对于促生长素腺瘤可用的治疗方法有手术切除、药物治疗和放射治疗,标准治疗方法是经蝶骨外科手术取出腺瘤。从 GR 的例子中可以看出,手术的治疗结果是不确定的,尤其是腺瘤超过 1cm 时,常常需要药物辅助治疗。目前可选择的药物主要有生长抑素受体激动剂[也称为生长抑素受体配体或生长抑素类似物],多巴胺类似物与 GH 受体拮抗剂。

生长抑素受体配体(somatostatin receptor ligands,SRL)是药物治疗的主要药物。生长抑素从生理学上抑制生长激素的分泌,使其成为生长激素腺瘤的合理治疗方法。但是,由于生长抑素的半衰期只有几分钟,它临床上并不经常被使用。奥曲肽(octreotide)和兰瑞肽(lanreotide)是合成的长效生长抑素肽类似物,已广泛应用于临床。帕瑞肽(pasireotide)是一种生长抑素类似物,最初被批准用于库欣病的治疗;它在治疗肢端肥大症方面也显示出了临床疗效,现已被批准用于这一适应证。此外,正在进行试验,以评估具有口服活性奥曲肽治疗肢端肥大症的疗效。生长抑素受体分布广泛,生长抑素及其类似物影响许多分泌过程。因此,奥曲肽可用于多种适应证,包括食管静脉曲张和某些分泌激素的肿瘤的治疗。然而,全身用药 SRL 可导致多种不良反应,包括恶心、腹泻、胆结石和葡萄糖失调。SRL 的缓释制剂,如案例所示,可以减少给药频率,但似乎不能改善不良反应。SRL 的疗效在于其能使大约 60%~80% 肢端肥大症患者的 GH 和 IGF-1 水平正常化,并能使 40%~50% 的患者的垂体腺瘤缩小。

多巴胺是一种下丘脑因子,主要作用于垂体催乳素细胞,在生理上抑制催乳素释放。在生理条件下,多巴胺还能刺激生长激素细胞释放 GH,但肢端肥大症患者对多巴胺的反应可能导致生长激素分泌异常减少。这种效应可能部分归因于催乳素和生长激素共有的胚胎谱系;事实上,20%~30% 的生长激素腺瘤也会分泌过多的催乳素。在这种现象的基础上,多巴胺类似物溴隐亭(bromocriptine)和卡麦角林(cabergoline)有时是治疗肢端肥大症的辅助用药。尽管这些药物比 SRL 便宜得多并且可以口服,但多巴胺受体激动剂有效性远远不如 SRL,因此通常在肢端肥大症的治疗中作为二线药物。这些药物我们会在接下来下丘脑-垂体-催乳素轴中讨论。

GH 分子具有 2 个结合位点,每个结合位点都能结合一个 GH 受体单体。GH 作用需要 GH 结合后受体的二聚,以启动受体激活和细胞内信号传导。培维索孟(pegvisomant)是一种 GH 类似物,经过修饰,其中一个位点与生长激素受体结合的亲和力比天然分子更高而另外一个结合位点则是无活性的。所以,尽管培维索孟与单体 GH 受体紧密结合,但它阻止了随后受体激活和细胞内信号传导所需的受体二聚化。因此,实际上这是一个 GH 的竞争性拮抗剂。培维索孟同时也包含了复合聚乙二醇(PEG)残基,能够延长其半衰期,因此允许一天一次的用量。在目前可行的治疗方案中,培维索孟具有最有效的减少 IGF-1 的潜力。而且培维索孟能够通过降低 IGF-1 介导的 GH 分泌抑制作用提高 GH 水平。虽然人们对培维索孟提高 GH 水平而可能产生的肿瘤发生率增加和生长激素腺瘤加速生长产生了担忧,但迄今为止并没有令人信服的数据支持这种说法。当前的治疗建议是服用培维索孟的患者需要每年做垂体 MRI 观察垂体腺瘤的生长情况。尽管培维索孟在 IGF-1 过量的生化控制方面很有效,但它有几个主要的局限性,包括使用经验有限、成本昂贵和肝功能异常。如 GR 案例所示,培维索孟目前被用作二线或三线药物,排在 SRL 后。在未来,如果培维索孟的总体安全性良好,它的使用可能会变得更加普遍。

## 下丘脑-垂体-催乳素轴

垂体前叶的泌乳细胞能够产生并且分泌催乳素。在下丘脑分泌多巴胺(dopamine,DA)时,它们的活动抑制。TRH 能够促进催乳素的释放,而且还能刺激垂体前叶的促甲状腺激素细胞。如下所述,雌激素和母乳喂养也能提高催乳素的释放。

不同于其他垂体前叶细胞,泌乳细胞受到下丘脑的紧张性抑制调节,这可能是由下丘脑释放的多巴胺介导的(图 27-4)。**因此,能够影响下丘脑-垂体-催乳素系统的疾病都会导致大部分垂体前叶激素分泌的减少,但是会引起催乳素的增多。**所以,在服用吩噻嗪类抗精神病药物或甲氧氯普胺(参见第 14 章)的患者中,由于催乳素是多巴胺受体拮抗剂,因此常观察到催乳素水平的升高。催乳素的分泌似乎不受任何已知的负反馈系统的调节。

催乳素的生理活性作用包括调节乳腺发育及乳蛋白的生物合成与分泌。在男性与非妊娠期女性体内,催乳素含量较低。在怀孕期间,雌激素大量增加会刺激泌乳细胞分泌更多的催乳素。但是,在怀孕期间的乳房中,雌激素会拮抗催乳素的作用;这样可以在分娩前阻碍乳汁分泌。哺乳为催乳素分泌提供了强力神经刺激,在最初母乳喂养的 30 分钟内,催乳素水平会增加 100 倍。母乳喂养对泌乳素分泌的正反馈确保了母乳持续补充和储备。如果母亲不采用母乳喂养的方式,则催乳素水平在几周后就会下降。

有趣的是,催乳素水平增加会抑制雌激素合成,这个作用可同时通过拮抗下丘脑分泌 GnRH 和降低促性腺细胞对 Gn-RH 的敏感性来实现。这样会导致 LH 与 FSH 释放的减少,从而减少对下丘脑-垂体-性腺轴终末器官的刺激,结果雌激素合成减少并抑制女性哺乳期排卵。**长期高水平的催乳素分泌(如催乳素瘤)会抑制下丘脑-垂体-性腺轴。**正是因为这个原因,催乳素瘤是不孕的常见原因,症状为月经稀发或闭经。

溴隐亭(bromocriptine)是一种人工合成的多巴胺受体激动剂,能够抑制泌乳细胞生长,并且是治疗催乳素瘤公认的药物。溴隐亭具有口服生物活性。与奥曲肽一样,许多不良反应是由于药物的全身作用引起的。不良反应有恶心和呕吐,可能是由于能够刺激产生恶心的延髓后区上有多巴胺受体并

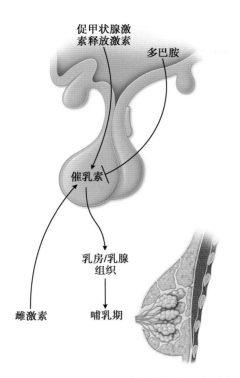

**图 27-4 下丘脑-垂体-催乳素轴的调控。** 由垂体催乳素细胞分泌的催乳激素是由下丘脑多巴胺的紧张性抑制的。下丘脑 TRH 和循环的雌激素刺激催乳素释放。这些对催乳素细胞的刺激和抑制导致催乳素分泌的基线平衡。这种均衡的破坏会导致催乳素产生不平衡;例如,垂体柄的中断会减少下丘脑多巴胺传递到细胞,导致催乳素分泌的增加

位于血-脑脊液屏障之外。多巴胺受体激动剂的不良反应取决于它们对不同多巴胺受体亚型的相对特异性(见第 14 章)。

卡麦角林(cabergoline)和喹高利特(quinagolide)是另外两个用于治疗垂体催乳素腺瘤的多巴胺受体激动剂,前者通常在美国使用,而后者只能在欧洲使用。卡麦角林的优势包括每周一次或每两周一次的给药间隔以及较小的胃肠道副作用。尽管卡麦角林和溴隐亭均被认为是妊娠的 B 类用药(即无动物实验的妊娠期或不良反应的可控安全性数据),但大多数医生通常使用溴隐亭,因为其长时间的安全使用记录。

最近的报告显示卡麦角林的使用和瓣膜性心脏病之间存在联系。比较研究表明,这一风险与帕金森病中使用的高剂量卡麦角林治疗相关,而目前较小的剂量卡麦角林用于治疗垂体催乳素腺瘤没有表现出瓣膜性心脏病之间的联系。

## 下丘脑-垂体-甲状腺轴

下丘脑分泌的促甲状腺激素释放激素(thyrotropin-releasing hormone,TRH)刺激垂体前叶产生和分泌促甲状腺素。TSH 接着促进甲状腺合成并分泌甲状腺素。甲状腺素能够调节整个机体的能量稳态,同时也可以反过来分别控制下丘脑与垂体释放 TRH 与 TSH(图 28-4)。

由于甲状腺激素替代治疗是治疗甲状腺功能退化的有效手段,因此 TRH 与 TSH 常常用于病因学的诊断。如果这种甲状腺功能退化是由甲状腺对刺激无反应造成的(原发性缺陷),那么血清 TSH 水平会很高,因为甲状腺激素的负反馈作用下降,**因此,血清 TSH 是原发性甲状腺疾病筛查的主要方法**。给予 TRH 会使 TSH 的大量产生,尽管这种测试不再于临床实践中经常使用。相反,如果甲状腺功能减退症是由垂体 TSH 的产生缺陷造成的(继发性缺陷),那么尽管甲状腺激素水平较低,TSH 水平也不会很高。在这种情况下,如果给予 TRH,就不会出现预期的 TSH 上升,甚至会显著降低。

甲状腺功能亢进症大多数是原发性的,是由于甲状腺激素过多产生或分泌引起的。在这种情况下,甲状腺激素水平高而 TSH 水平低(见第 28 章)。甲状腺功能亢进症很少是由分泌 TSH 的垂体腺瘤(继发性甲状腺功能亢进)引起的,面对甲状腺激素水平高时,TSH 水平没有受到适当的抑制(高或正常)。手术切除是促甲状腺激素分泌型垂体瘤的推荐治疗方法。如果手术不能治愈或被禁忌,使用奥曲肽或兰瑞肽的药物治疗可有效抑制 TSH 分泌,控制甲状腺功能亢进并减少肿瘤体积。

重组促甲状腺素(TSH)通常应用于与放射性碘联合治疗甲状腺癌。重组 TSH 通常在放射性碘治疗前给予,从而使甲状腺癌患者的 $^{131}$I 同位素最大程度吸收到甲状腺组织中。这种方法有利于使用较少量的放射性同位素,保持对甲状腺组织最大的辐射暴露,而对其他组织的辐射暴露较少。甲状腺的药理学的其他方面将在第 28 章中讨论。

## 下丘脑-垂体-肾上腺轴

下丘脑室旁核神经元合成分泌促肾上腺皮质激素释放激素(corticotropin-releasing hormone,CRH)。CRH 作用于位于垂体前叶的促皮质激素细胞表面受体,使其合成并释放促肾上腺皮质激素(ACTH,也称作 corticotropin)。ACTH 是作为阿黑皮素原(POMC)的一部分合成的,POMC 是一种前体多肽,分裂成为多种效应器分子。除 ACTH 以外,POMC 分裂后可成为促黑激素(melanocyte-stimulating hormone,MSH)、促脂解激素(lipotropin)及脑啡肽(β-endorphins)。MSH 对皮肤色素沉着有影响。由于 ACTH 与 MSH 的结构相似,高浓度的 ACTH 能够结合并激活 MSH 受体。在原发性肾上腺功能减退症中,ACTH 浓度的增高会导致皮肤色素沉着。

ACTH 能够刺激包括糖皮质激素、雄性激素与盐皮质激素在内的肾上腺皮质类固醇激素合成与释放(图 27-5A)。ACTH 却是糖皮质激素和肾上腺雄性激素分泌的必备条件。盐皮质激素的产生也由钾平衡和容量状态调节,而 ACTH 对盐皮质激素的调节作用较小。ACTH 对肾上腺对束状和网状带有营养性作用(图 29-1);过多 ACTH 的分泌会导致肾上腺增生,而 ACTH 的缺乏最终导致肾上腺萎缩。在肾上腺生物合成的几个类固醇产物中,皮质醇可以说是最关键的。除了垂体 ACTH 释放的主要反馈抑制作用,皮质醇也可以起到"应激激素"的作用,参与血管张力、电解质平衡和血糖平衡的调节。皮质醇缺乏可迅速导致严重的疾病或死亡,而皮质醇过量则导致库欣综合征(图 27-5B)。

ACTH 的人工合成形式[促皮质素(cosyntropin)]能够用于诊断肾上腺功能不全的疑似病例,还有助于确定该功能不

全是原发性还是继发性。由于肾上腺生物合成的内在功能障碍，患有原发性肾上腺功能不全的患者如果摄入合成促皮质素不会产生血浆内皮质醇增高的现象。相反，对患有新发继发性肾上腺功能不全的患者给予促皮质素会导致血浆皮质醇的迅猛增加。然而，长期继发性肾上腺皮质功能不全的患者可能对促皮质素的反应减弱，这主要是由于在缺少ACTH的营养作用导致进行性肾上腺皮质萎缩。生理性替代糖皮质激素需要使用皮质醇的类似物治疗，而不是ACTH，这是因为应用靶向激素可以产生更精密的生理学控制。有关皮质醇的生理学与药理学我们会在第29章中讨论。

　　CRH用作ACTH的岩下窦取样的诊断工具。CRH临床可用于诊断过量皮质醇的分泌是由垂体腺瘤还是肾上腺瘤导致的（图27-5）。如果皮质醇增多是由垂体腺瘤引起（库欣病），给予CRH后，血液中ACTH与皮质醇水平往往会升高（图27-5C）。这种现象并不会出现在ACTH分泌异位肿瘤中，这种情况下ACTH的分泌会保持在一个稳定的水平（图27-5D）。

　　原发性肾上腺肿瘤导致的库欣综合征常采用外科手术治疗，但是也存在一些药物治疗的方法。甲吡酮（metyrapone）、酮康唑（ketoconazole）和米托坦（mitotane）对肾上腺皮质类固醇都有较强的抑制作用，可减少皮质醇的产生，而米非司酮[mifepristone（RU-486）]拮抗外周皮质醇受体（见第29章）。这些疗法也可以用于库欣病患者，尽管它们不是针对垂体瘤本身。迄今为止，在库欣病中，针对垂体水平减少ACTH分泌的有效治疗方法很少。

　　帕瑞肽（pasireotide）最近被批准用于治疗库欣病。帕瑞肽是一种生长抑素类似物，靶向生长抑素受体，对生长抑素受体亚型5的亲和力最高。在临床试验中，库欣病患者皮质醇水平升高，在帕瑞肽治疗期间显著降低。尽管皮质醇水平降低，但常见高血糖不良反应。

## 下丘脑-垂体-性腺轴

　　促性腺细胞是垂体前叶细胞中唯一分泌两种糖蛋白激素（LH和FSH）的细胞，这两种激素都属于促性腺激素与FSH都是异源二聚体，由α、β两个亚基组成。LH与FSH和TCH与hCG共享相同的α亚基，但是各自有不同的β亚基。LH与FSH各自独立地受到促性腺细胞的调节。该轴如图27-6所示。

　　促性腺激素分泌后能够通过性腺控制激素的产生，促进雄激素与雌激素的合成。雌激素和其他生殖激素作用于垂体前叶的效应十分复杂。在男性中，促性腺激素通过睾酮的负反馈而受到抑制。相反，在女性中，根据雌激素的变化速度和绝对浓度以及月经周期的阶段，雌激素可以对促性腺激素既有抑制作用又有兴奋作用。抑制素（inhibins）是由性腺产生的，主要对FSH分泌有抑制作用，对LH分泌影响很小。激活素（activin）是一种旁分泌因子，在垂体和性腺中产生并发挥局部作用，在垂体中主要有刺激FSH分泌的作用（图27-6）。有关生殖过程内分泌系统的控制，将在第30章"生殖药理学"中更详细的讨论。

　　**天然GnRH半衰期短，可以通过脉冲式给药的方式刺激促性腺激素释放，而具有较长半衰期的GnRH类似物则通过**

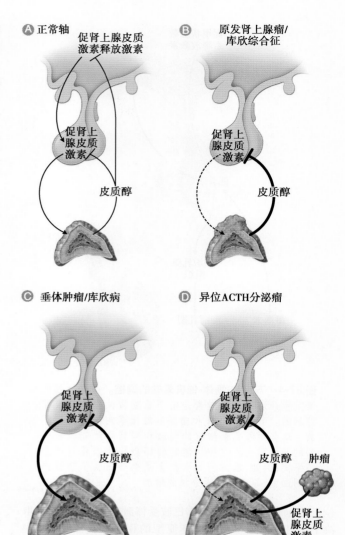

**图27-5　下丘脑-垂体-肾上腺轴在健康和疾病中的作用。A.** 正常情况下，在下丘脑-垂体-肾上腺轴，下丘脑分泌的促肾上腺皮质激素释放激素（CRH）能够刺激促肾上腺皮质激素（ACTH）的释放。ACTH反过来刺激肾上腺皮质合成和分泌皮质醇，皮质醇进一步抑制CRH与ACTH的释放。**B.** 原发性肾上腺肿瘤通过自动皮质醇（如图中粗线所示）引起库欣综合征，不受ACTH的调节。过量皮质醇的产生抑制ACTH的产生（如图中虚线所示）。**C.** 垂体腺瘤会自动分泌过量的ACTH（如图中粗线所示）导致库欣病，过量的ACTH刺激肾上腺产生皮质醇的水平增高（如图中粗线所示）。肿瘤分泌的ACTH对皮质醇的反馈抑制的敏感性减弱。**D.** 异位ACTH分泌瘤（如肺小细胞癌）同样会刺激肾上腺产生皮质醇的水平升高，从而抑制垂体ACTH的产生。然而，由于激素的异位来源，循环ACTH水平仍然会升高

**垂体对天然释放因子刺激的脱敏作用，减少性激素的产生**（图27-6）。目前，证明GnRH激动剂药理学区别的方法主要是通过给药途径。亮丙瑞林（leuprolide）是最常用的GnRH激动剂，需要每日皮下注射或每月一次长效注射。渗透泵埋植

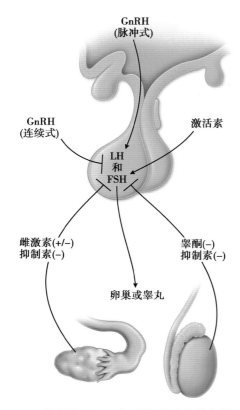

**图 27-6　GnRH 对下丘脑-垂体-性腺轴的作用。** 促性腺激素释放激素（GnRH）由下丘脑以脉冲的方式分泌，刺激垂体前叶促性腺细胞分泌黄体生成素（LH）与卵泡刺激素（FSH）。LH 与 FSH 能够刺激卵巢或睾丸分别产生性激素——雌激素或睾酮，两者能够进一步抑制 LH 与 FSH 的释放。然而自相矛盾的是，在月经周期的卵泡期，发育的卵泡分泌的雌激素水平增加，引起了 LH 和 FSH 分泌的正反馈，周期中排卵刺激 LH 与 FSH 分泌。性腺还可以响应 FSH 产生抑制素，抑制性腺激素对 FSH 产生负反馈，从而抑制 FSH 的进一步释放。局部产生的垂体激活素以旁分泌的方式刺激 FSH 的分泌。外源性脉冲式 GnRH 能够诱发下丘脑源性不孕妇女的排卵。但是，连续给予 GnRH 会抑制促性腺细胞对内源性 GnRH 的反应，从而引起性激素的减少。GnRH 类似物利用了这种作用，而且代谢稳定性增加，半衰期更长，可临床用于减少性激素，如性早熟或前列腺癌的治疗

剂（第 55 章）在控制好速率的情况下，可以用于输送醋酸亮丙瑞林 12 个月。长效激动剂可在多种临床条件下用于治疗抑制促性腺激素，包括体外受精、子宫内膜异位、子宫肌瘤、性早熟及雄激素依赖型前列腺癌。这种方法主要的缺点是不会立即出现促性腺细胞抑制的现象；反而会出现暂时性（几天内）的性激素水平升高现象（爆发），接着就会产生持续性激素合成与分泌的抑制。

FSH 临床中用于体外受精时刺激排卵作用。有两种获得美国食品药品监督管理局（FDA）批准的配方。尿促卵泡素（urofollitropin）从绝经后妇女的尿液中分离出的一种纯化 FSH，而卵泡刺激素（follitropin）则是 FSH 的重组体。两种药剂均可有效刺激排卵，但可能引发卵巢过度刺激综合征。有

趣的是，这种病症的一种罕见的发病方式是在妊娠期发生（即家族性的妊娠期卵巢过度刺激综合征），这是由 FSH 受体产生遗传性突变造成的。人绒毛膜促性腺激素（hCG）是一种在妇女妊娠初期会高浓度分泌的激素，而上述突变会使 hCG 作用于 FSH 受体。目前认为，这种作用导致的 FSH 受体过度刺激是该综合征产生卵泡增大及其他特殊后遗症的主要原因。相似的 FSH 受体突变是否和药物诱导的卵巢过度刺激综合征有关，目前仍在积极探索中。

GnRH 拮抗剂西曲瑞克（cetrorelix）与加尼瑞克（ganirelix）有时可以用于辅助生殖。在月经周期的卵泡早期到中期，这些药物能够抑制 LH 过早激增，提高了着床率与怀孕率（第 30 章）。GnRH 拮抗剂可用于缓解转移性前列腺癌。在这种情况下，直接使用 GnRH 拮抗剂能够避免 GnRH 激动剂治疗引起的睾酮初期激增。

## 垂体后叶

与分泌激素众多的垂体前叶相比，垂体后叶区（神经垂体）仅分泌两种激素：抗利尿激素（ADH）与催产素。ADH 是一种重要的调节血浆容量与渗透压的激素。而催产素对子宫收缩及泌乳有重要的生理功能。

### 抗利尿激素

抗利尿激素（antidiuretic hormone，ADH）是一种肽类激素，由下丘脑的大细胞产生。这一区域的细胞具有渗透压感受器，能够感知细胞外渗透压的变化。渗透压的增加能够刺激垂体后叶神经末梢的 ADH 分泌。ADH 能与两类受体连接：$V_1$ 与 $V_2$。$V_1$ 受体位于系统微动脉，介导血管收缩，此属性赋予 ADH 另一个名称：加压素。而 $V_2$ 受体位于肾单位（nephron），能够刺激细胞表面水通道的表达，从而达到增加水在集合管内重吸收的目的（见第 21 章）。这两种 ADH 的活性作用与维持血管紧张度有关：①提高血压；②增加水重吸收。

ADH 平衡遭到破坏会导致两种重要的病理生理情况。ADH 的过量分泌会引起抗利尿激素分泌失调综合征（syndrome of inappropriate ADH，SIADH）；ADH 的分泌缺乏或反应性降低又会引起尿崩症。在 SIADH 中，ADH 的分泌与血浆容积和渗透压无关。最常见的引起 SIADH 的因素之一就是肺小细胞癌异位分泌 ADH，但 SIADH 也可能由药物作用引起的，或由几乎任何肺部过程、中枢神经系统损伤或垂体手术引起 ADH 分泌过多会导致 $V_1$ 与 $V_2$ 受体的持续刺激，最终引起高血压与过量的水潴留。这种异常的水潴留会引发细胞外低钠。现在如果多余的 ADH 不能被有效清除，那么唯一治疗 SIADH 的方法就是限制液体摄入与服用高渗盐水。在过去的十年中，加压素受体拮抗剂的发现和临床应用为 SIADH 的治疗提供了更多的选择。

考尼伐坦（conivaptan）和托伐普坦（tolvaptan）是血管加压素受体的拮抗剂，最近被 FDA 批准用于 SIADH 引起的低钠血症。托伐普坦是一种特定的 $V_2$ 受体拮抗剂被批准用于心脏衰竭，而考尼伐坦是混合 $V_{1a}$ 和 $V_2$ 受体拮抗剂被用于正常容

量和高容量性低钠血症。两者都可作为口服药物。地美环素（demeclocycline，一种四环素类抗生素；见第 34 章）与锂（lithium）（见第 15 章）是目前用于治疗 SIADH 的两种主要药物。

尿崩症与糖尿病同样都会出现口渴、多饮、多尿的症状。无论它们的表型怎样相似，两者的病因都是没有关系的。尿崩症是由抗利尿激素缺乏或抵抗造成的，而糖尿病是由胰岛素缺乏或靶器官对胰岛素敏感性降低导致的（见第 31 章）。尿崩症的特征是继发于无法浓缩尿液和将游离水保留在肾收集管水平的多尿和多饮。两种类型的尿崩症有一定差别。神经源性尿崩症是由下丘脑神经元丧失合成或分泌 ADH 的能力造成的。在这种情况下，外源 ADH 类似物去氨加压素会刺激 V$_2$ 受体，增强尿液的浓度，减少口渴（图 27-7）。肾性尿崩

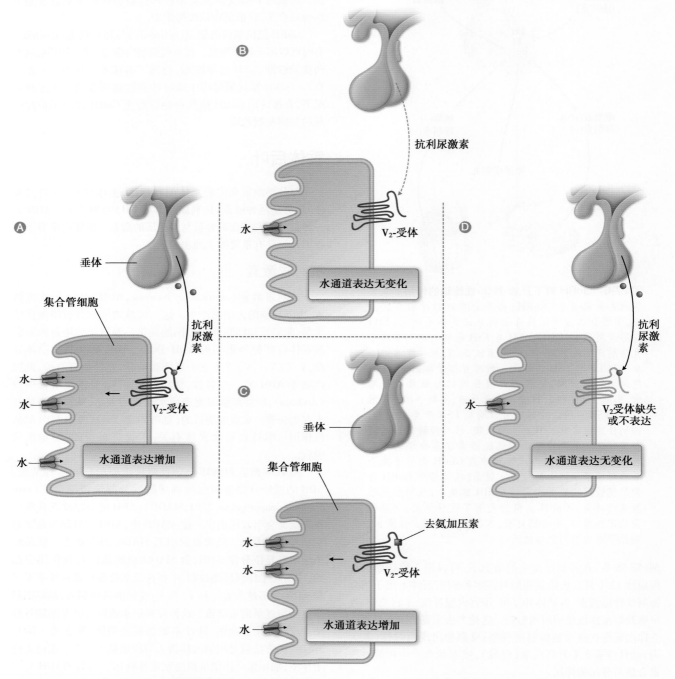

图 27-7　神经源性尿崩症与肾性尿崩症的对比。A. 垂体后叶神经末端释放抗利尿激素（ADH）能够刺激肾脏集合管细胞上 V$_2$ 受体，从而增加细胞顶膜水通道的表达量。这个作用会使流经细胞的水容量增大，同时，水的重摄取作用增强能够起到维持细胞外液容量的作用。B. 在神经源性尿崩症的情况下，垂体后叶不能分泌 ADH。因此，ADH 对 V$_2$ 受体不会产生刺激作用。同样地，集合管细胞的水通道表达量也不会增加。C. 外源性给予一种 ADH 结构类似物——去氨加压素，能够代替垂体后叶缺失的 ADH 发挥作用，从而治疗神经源性尿崩症。D. 在肾性尿崩症中，V$_2$ 受体可能缺失或对 ADH 刺激不产生表达。这种丧失功能的 V$_2$ 受体会阻碍细胞对 ADH 发生水通道表达增加

症则是由于肾脏集合管细胞无法对 ADH（或换句话说，ADH 抵抗）作出反应而导致的。肾性尿崩症可能是由 $V_2$ 受体突变引发的，导致 ADH 不能与受体结合或不能刺激受体信号传导，或由药物诱导产生抵抗；锂就是此类药物。

在肾性尿崩症（nephrogenic diabetes insipidus）中，去氨加压素及其类似物的使用会由于对 $V_2$ 受体的不敏感性而对尿液浓度和口渴影响较小。肾性尿崩症的患者可以使用利尿剂如阿米洛利（amiloride）或氢氯噻嗪（hydrochlorothiazide）治疗。这些利尿剂阻止过度失水的机制看似比较矛盾：它们引起体积-收缩的状态，从而增强水在近端小管的吸收，进而降低水向 ADH 抵抗端（集合管）的输送。

## 催产素

催产素是一种由下丘脑室旁细胞产生的多肽类激素。催产素许多已知的生理作用都与肌肉收缩有关；如两个典型的作用：泌乳期分泌乳汁与子宫收缩。在泌乳期反应中，刺激下丘脑能够引起催产素由垂体后叶神经末端释放进入血液。催产素会引起乳腺泡周围肌上细胞收缩。这在哺乳期间是一项很重要的生理活动。更何况我们很早就知道了使用催产素能够引起子宫收缩。催产素也许不是妊娠时产程初期的生理性刺激，但是在药理上被用于人工诱发分娩。

## 结论与展望

下丘脑与垂体分泌的激素能够作为药剂改变各条激素内分泌轴。认识到下丘脑-垂体-肾上腺的原发性、继发性和三发性疾病的关系和影响对疾病的诊断和治疗的选择是非常重要的。下丘脑激素能够用作诊断确定内分泌病理的潜在原因（CRH、GHRH、TRH），或者抑制某些内分泌轴（GnRH、生长抑素、多巴胺）。垂体前叶激素能够替代性治疗某些激素的缺失（生长激素）或者用于诊断（ACTH）。垂体后叶产生两种激素——ADH 与催产素，分别可以用于治疗神经源性尿崩症与助产。最近的进展产生了新的治疗方法，提高了治疗因库欣病而垂体激素分泌过多的能力。未来下丘脑与垂体药理学的发展方向在于：设计新的药物传递系统；合成具有口服活性的激素非肽类似物；致力于更好地理解激素受体机制和信号传导，并协助设计新药物疗法而开展的研究。

## 致谢

感谢本章作者 Ehrin J. Armstrong 和已故的 Armen H. Tashjian, Jr. 在本书第 1 版和第 2 版中所做的宝贵贡献。

（宋俊科 译　王喆　刘艾林 审）

### 推荐读物

Colao A, Petersenn S, Newell-Price J, et al. A 12-month phase 3 study of pasireotide in Cushing's disease. *N Engl J Med* 2012;366:914–924. (*Recent clinical trial of pasireotide.*)

Gadelha MR, Bronstein MD, Brue T, et al. Pasireotide C2402 Study Group. Pasireotide versus continued treatment with octreotide or lanreotide in patients with inadequately controlled acromegaly (PAOLA): a randomised, phase 3 trial. *Lancet Diabetes Endocrinol* 2014;2:875–884. (*Clinical trial of pasireotide for acromegaly.*)

Hays R. Vasopressin antagonists—progress and promise. *N Engl J Med* 2006;355:2146–2148. (*Perspective on SIADH and the future of vasopressin antagonists.*)

Melmed S. Acromegaly. *N Engl J Med* 2006;355:2558–2273. (*Review of growth hormone pathophysiology and treatment for acromegaly.*)

Verhelst J, Abs R. Hyperprolactinemia. *Treat Endocrinol* 2003;2:23–32. (*Review of the pathophysiology and management of hyperprolactinemia.*)

**药物汇总表：第 27 章　下丘脑及垂体药理学**

| 药物 | 临床应用 | 严重和常见的不良反应 | 禁忌证 | 注意事项 |
|---|---|---|---|---|
| **生长激素与胰岛素样生长因子替代物** | | | | |
| 机制——刺激生长激素或激素或胰岛素样生长因子的释放或替代其发挥作用 | | | | |
| 生长激素(GH)基因重组生长激素 | GH 缺乏，特纳综合征(Turner's syndrome)，普拉德-威利综合征(Prader-Willi syndrome)及慢性肾病导致的儿童生长异常自发性身材矮小症在成人 GH 缺乏的情况下代替内源性 GH 使用 | 颅内压增高，甲状腺功能低下、胰腺炎、脊柱侧弯、股骨上骨骺滑脱、颅内肿瘤、假性脑瘤、中耳炎、多悸；高血糖，外周性水肿，注射部位反应，关节痛，肌痛，感觉异常头痛，流感样症状 | 药物过敏，新骨闭合患者，活跃的潜在颅内病变、活跃性视网膜病变，糖尿病增生性视网膜病变，急性呼吸衰竭；由心脏手术或多发意外创伤引起的并发症导致的急性重病；严重肥胖，有上呼吸道阻塞或睡眠呼吸暂停史的患者的普拉德-威利综合征 | 糖尿病患者及由于颅内病变引起 GH 缺乏的儿童慎用。可用于长效注射剂。糖皮质激素抑制生长激素的促生长作用 |
| 舍莫瑞林(GHRH)替莫瑞林 | 血浆生长激素的评估诊断(含莫瑞林)HIV 脂肪代谢障碍(替莫瑞林) | 局部注射反应(共同的不良反应)；短暂的潮红，抗体产生(含莫瑞林)；关节痛，外周水肿，肌痛(仅替莫瑞林) | 共有禁忌证：药物过敏。替莫瑞林：活跃的恶性肿瘤，妊娠，下丘脑-垂体轴中断 | 自 2008 年，含莫瑞林在美国不再可用。在治疗过程中监测 IGF-1 和葡萄糖水平(替莫瑞林) |
| 美卡舍明 | 原发性 IGF-1 缺乏 | 低血糖，颅内压升高，癫痫发作，扁桃体肥大，注射部位反应，脂肪增生 | 美卡舍明过敏具有骺骨闭合患者促生长状况肿瘤或疑似肿瘤患者慎用 | 人重组 IGF-1可一天两次或一天一次注射给药 |
| **降低生长激素释放或活性的药物** | | | | |
| 机制——抑制 GHRH 释放(生长抑素受体配体：奥曲肽，兰瑞肽)，拮抗 GH 受体(培维索孟) | | | | |
| 奥曲肽兰瑞肽 | 共同适应证：肢端肥大症；奥曲肽：类癌瘤综合征；血管活性肠肽肿瘤引发的腹泻 | 高血糖，低血糖，甲状腺功能低下(共同)；心律不齐，心动过缓，上行性胆管炎(仅奥曲肽)腹部不适(共同)；背痛，头痛，头晕，疲劳(仅奥曲肽) | 药物过敏 | 同样可用于控制胃肠道出血及减轻分泌性腹泻。奥曲肽和兰瑞肽均可按月长效给药 |
| 培维索孟 | 肢端肥大症 | 胸痛，肝炎，类过敏反应腹泻，恶心，传染病，流感样症状 | 具体禁忌证尚不明确 | 患者应每年做磁共振检查，以排除腺瘤扩大。有效地实现生化控制但也代价很高。持续关注由 GH 诱导的肿瘤发生和促生长激素细胞腺瘤生长加速 |

| 药物 | 临床应用 | 严重和常见的不良反应 | 禁忌证 | 注意事项 |
|---|---|---|---|---|
| **降低催乳素水平的药物**<br>**机制——抑制垂体催乳素的释放** | | | | |
| 溴隐亭 | 高催乳素血症<br>肢端肥大症<br>帕金森病<br>2 型糖尿病<br>非妊娠相关性闭经溢乳综合征 | 冠状动脉血栓形成、心脏瓣膜疾病、心包积液、胃肠道溃疡、幻觉、精神病、胸腔积液、肺纤维化、胃肠道不适、乏力、头晕、头痛、鼻炎、疲劳 | 药物过敏<br>母乳喂养<br>有冠心病或严重心血管疾病史的产后女性<br>偏头痛<br>不可控制的高血压 | 麦角生物碱；每天两次。<br>阴道内给药可能减轻胃肠道反应。<br>可能产生酒精不耐受。<br>1% 的患者会发生首剂量现象并可能导致晕厥。<br>与阿米替林、苯丁酮、丙咪嗪、甲基多巴、吩噻嗪或利血平合用可提高催乳素水平。<br>与降压药物合用可能引发低血压。<br>不建议使用溴隐亭抑制产后妇女的泌乳。 |
| 卡麦角林 | 高催乳素血症 | 心力衰竭、心包疾病、心脏瓣膜病、腹膜后纤维化、肺纤维化、胸腔积液、恶心、头晕、头痛 | 药物过敏<br>心脏瓣膜病<br>不受控制的高血压<br>肺、心包或腹膜后纤维化病史 | 有潜在性心律失常与精神障碍患者慎用。<br>有胸膜炎、胸腔积液、胸膜纤维化或腹膜后纤维变性患者慎用。<br>心脏病或腹膜后纤维化患者慎用。<br>中枢神经系统抑制剂有附加效果。<br>卡麦角林产生的恶心症状相对溴隐亭较轻。 |
| **用于检测甲状腺功能或刺激碘吸收的药物**<br>**机制——促甲状腺激素释放激素（TRH）刺激垂体释放促甲状腺激素（TSH）；TSH 刺激甲状腺吸碘** | | | | |
| 普罗瑞林（TRH） | 诊断甲状腺或垂体功能 | 癫痫、垂体肿瘤患者出现的一过性黑矇、高血压、低血压、潮红、腹部不适、恶心、口腔干燥、头痛、尿急 | 药物过敏 | 临床上很少使用。<br>用药后立即发生血压暂时性改变。<br>赛庚啶与甲硫达嗪可降低普罗瑞林介导的 TSH 反应。 |
| 促甲状腺激素（TSH） | 辅助治疗甲状腺恶性肿瘤 | 心律失常、甲状腺功能亢进、超敏反应、脑卒中、恶心、呕吐、感觉异常、头痛 | 具体禁忌证尚不明确 | 用于刺激甲状腺摄取放射性碘，以治疗甲状腺癌 |
| **用于检测肾上腺功能的药物**<br>**机制——刺激肾上腺皮质与雄性激素产生** | | | | |
| 促皮质素（ACTH1-24） | 诊断肾上腺皮质功能 | 缓慢型心律失常、高血压、心动过速、过敏反应 | 药物过敏 | 可以帮助区分原发性、继发性肾上腺皮质功能不足。<br>促皮质素（包含 ACTH 的前 24 个氨基酸残基）相对于促肾上腺皮质激素（包含 ACTH 的 39 个氨基酸残基）抗原性更弱且比较不容易发生致敏反应 |

续表

| 药物 | 临床应用 | 严重和常见的不良反应 | 禁忌证 | 注意事项 |
|---|---|---|---|---|
| **用于减少皮质醇分泌的药物**<br>机制——抑制促肾上腺皮质激素肿瘤分泌皮质醇 | | | | |
| 帕瑞肽 | 垂体手术未治愈或禁忌的成年库欣病患者 | 皮质醇缺乏症、高血糖症、糖尿病、心律失常、肝功能异常、胆石症；腹痛、腹泻、恶心、呕吐、头痛 | 无 | 高血糖相关的不良事件很常见，是胰岛素分泌抑制和肠促胰素反应激素降低的结果，并且经常需要开始使用降糖药 |
| **影响促性腺激素表达并抑制或刺激成熟性腺和类固醇生成的药物**<br>机制（GnRH和类似物）——连续的：抑制LH和FSH释放；间断的：刺激LH和FSH释放<br>机制（加尼瑞克、西曲瑞克）——GnRH受体拮抗剂<br>机制——刺激性腺成熟性腺和类固醇生成 | | | | |
| 戈那瑞林（GnRH） | 性腺功能减退症诊断 | 多次给药过敏反应；轻度头晕目眩、潮红、注射部位反应、瘙痒、腹部不适、恶心、头痛 | GnRH及其类似物过敏 | 戈那瑞林检测表明产生垂体促性腺物质为正常反应。<br>排卵刺激的搏动形式 |
| GnRH类似物：<br>戈舍瑞林<br>组氨瑞林<br>亮丙瑞林<br>那法瑞林 | 前列腺癌（仅戈舍瑞林、组氨瑞林和亮丙瑞林）；乳腺癌（戈舍瑞林）；子宫内膜异位症（仅戈舍瑞林、亮丙瑞林和那法瑞林）；性早熟（仅组氨瑞林、亮丙瑞林和那法瑞林）；子宫肌瘤引起的贫血（仅亮丙瑞林） | 心力衰竭（仅戈舍瑞林、组氨瑞林和亮丙瑞林）；糖尿病、肿瘤发作、脑卒中、脑功能不全、慢性阻塞性肺疾病发作（仅戈舍瑞林）；垂体中风、癫痫发作（仅组氨瑞林和亮丙瑞林）；肝损伤、椎骨骨折、自杀念头（仅亮丙瑞林）；肺栓塞（仅亮丙瑞林）；深及静脉血栓形成、脑卒中（仅那法瑞林）；性功能障碍、出汗（共同的不良反应）；头痛（仅限于戈舍瑞林和那法瑞林）；周围性水肿、痉挛、皮脂溢、乳房萎缩、抑郁、情绪波动、阴道炎（仅戈舍瑞林）；植入部位反应、闭经（仅组氨瑞林）；热汗、阴道干燥、骨矿物质密度降低（仅那法瑞林） | 共有的禁忌证：对GnRH或其类似物过敏反应、妊娠；仅亮丙瑞林和那法瑞林：哺乳、阴道出血 | 导致促性腺激素抑制并因此降低性腺类固醇生成的长效制剂。能增加睾酮和雌激素水平 |
| 加尼瑞克<br>西曲瑞克 | 抑制卵巢过度刺激的女性过早的LH激增 | 超敏反应、卵巢过度刺激综合征（共同不良反应）（仅加尼瑞克）；自然流产（仅加尼瑞克）；肿胀、淤伤（仅加尼瑞克）；腹痛（仅西曲瑞克） | 药物过敏、妊娠、肾功能不全 | 这类药物为GnRH受体拮抗剂 |

续表

| 药物 | 临床应用 | 严重和常见的不良反应 | 禁忌证 | 注意事项 |
| --- | --- | --- | --- | --- |
| 促滤泡素(rFSH) | 促排卵 | 栓塞和血栓、急性呼吸窘迫综合征、卵巢高刺激综合征、卵巢囊肿利肥大、上呼吸道感染（共同不良反应）；多胎（仅促滤泡素） | 药物过敏；除不排卵外任何内分泌疾病：异常子宫出血、上呼吸道感染、原发性性腺功能衰竭，垂体瘤、卵巢囊肿或不明原因膨大、妊娠、性激素依赖性肿瘤、甲状腺或肾上腺功能障碍 | 可能导致多胎 |
| 尿促卵泡素(FSH) | 男性低促性腺素性功能减退症 | | | |
| **加压素受体拮抗剂** 机制——考尼伐坦：$V_1/V_2$ 受体拮抗剂；托伐普坦：选择性 $V_2$ 受体拮抗剂；两种药物均通过肾收集管细胞顶端膜中的 $V_2$ 偶联水通道，防止血管加压素刺激的水重吸收（第 21 章） | | | | |
| 考尼伐坦 托伐普坦 | 正常血容量和高血容量性低血钠症（共同适应证）；心衰（仅托伐普坦） | 心房颤动（仅考尼伐坦）；低血容量、胃肠道出血、肝损伤、过敏反应、脱髓鞘疾病（仅托伐普坦）胃肠道不适、口渴、多尿（共同的不良反应）；静脉炎、注射部位反应、体位性低血压、低钾血症（仅考尼伐坦）；高血糖、口干、头晕（仅托伐普坦） | 共有的禁忌证：药物过敏；使用有效的 P450 3A4 抑制剂、低血容量性低钠血症、无尿；托伐普坦：无法自身调节体液平衡、急需提高血清高清钠 | 考尼伐坦对 $V_2$ 和 $V_1$ 受体具有相对非选择性，必须静脉内给药。托伐普坦是口服可生物利用的 $V_2$ 选择剂。需要仔细滴定，以避免低钠血症的过度矫正。考尼伐坦是 P450 3A4 的底物，故而禁止与 P450 3A4 抑制剂如酮康唑、伊曲康唑、利托那韦、克拉霉素等配同时使用 |
| **加压素类似物** 机制——合成 8-精氨酸加压素(ADH)的类似物 | | | | |
| 去氨加压素 | A 型血友病、神经垂体尿崩症、原发性夜间遗尿症、I 型血管性血友病 | 心肌梗死、低钠血症、过敏反应、癫痫发作 | 去氨加压素过敏、低钠血症、肾功能不全 | 去氨加压素刺激 $V_2$ 受体，导致尿液浓缩和口渴 |

# 第28章

# 甲状腺药理学

Anthony Hollenberg and William W. Chin

## 概述

　　甲状腺在体内代谢平衡的许多方面起到不同且重要的作用。滤泡甲状腺细胞(follicular thyroid cells)是甲状腺的主要结构,这些细胞生成和分泌经典的甲状腺激素:甲状腺素(T4)、三碘甲腺原氨酸(T3)和逆三碘甲腺原氨酸(rT3)。甲状腺激素参与生长发育、物质代谢和能量代谢的调节,从氧消耗量到心肌收缩性。甲状腺内的滤泡旁C细胞(parafollicular C cells)分泌降钙素(calcitonin),能辅助调节骨内的矿物质平衡。降钙素将在第32章中讨论。

　　甲状腺疾病主要由于正常的下丘脑-垂体-甲状腺轴的破坏所引起(参见第27章)。甲状腺激素替代治疗是甲状腺功能减退症的有效和确定疗法。甲状腺功能亢进的治疗则相对复杂些,包括服用抗甲状腺药物、放射性碘、手术切除异常组织等多种选择。了解甲状腺激素的合成途径、反馈调节机制以及其作用机制,有助于合理解释甲状腺疾病药物治疗的原理。

## 甲状腺生理学

### 甲状腺激素的合成和分泌

　　甲状腺为内分泌腺,位于颈前下方,气管腹侧面。甲状腺的功能主要是生成甲状腺激素T3和T4。甲状腺激素的主链为两个酪氨酸分子,在结构上都是酪氨酸的碘化物,由醚键连接(图28-1)。甲状腺激素结构的一个重要特征是其主链上都有取代碘。碘的位置和相对方位决定了甲状腺激素的具体形式。3,5,3′,5′-四碘甲腺原氨酸(3,5,3′,5′-tetraiodothyronine,T4)(甲状腺素,T4)(thyroxine,T4),在酪氨酸主链上有四个碘,是甲状腺分泌的甲状腺激素的主要成分。3,5,3′-三碘甲腺原氨酸(3,5,3′-tetraiodothyronine,T3)(甲状腺素,T3)(Thyroxine,T3),有三个碘。多数T3由外周组织中的T4在5′处脱碘所生成(见下文)。另一种无生物活性形式的甲状腺激素为3,3′,5′-三碘甲腺原氨酸(3,3′,5′-triiodothyronine),通常称为逆三碘甲腺原氨酸(rT3)(reverse triiodothyronine,rT3),因为与T3相比,它的主链上有一个碘位于反面的酪氨酸上。对正常个体而言,甲状腺激素总量包括90%T4,9%T3

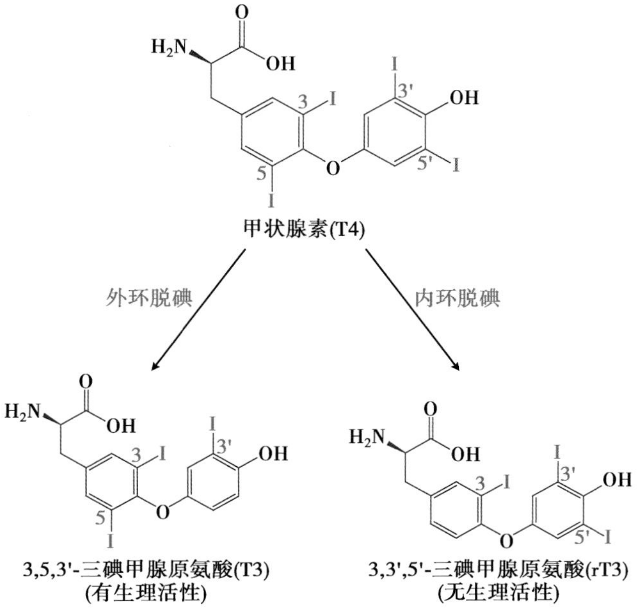

**图 28-1　甲状腺激素的结构和外周代谢。** 甲状腺激素由两个酪氨酸分子衍生而成，中间由醚键相连。在合成甲状腺激素时，外环发生羟基化，内环与甲状腺球蛋白共价结合。酪氨酸主链有 3 个或 4 个取代碘，形成不同的取代结构。甲状腺素(T4)有 4 个取代碘，每个环各有 2 个。甲状腺素是甲状腺产生的最主要的甲状腺激素。三碘甲腺原氨酸(T3)在内环上有 2 个取代碘，外环上有 1 个取代碘。逆三碘甲腺原氨酸则相反，外环上有 2 个取代碘，内环上有 1 个取代碘。外周代谢过程中，甲状腺素在靶器官和肝脏中的 5′-脱碘酶作用下脱碘，形成 T3 或 rT3。如果碘是从外环脱下的，则生成有生物活性的 T3。如果碘是从内环脱下的，则生成无生物活性的 rT3

和 1%rT3，多数激素与血浆蛋白相结合(包括特异性结合蛋白和白蛋白)。

碘为微量元素，是甲状腺激素结构的主要成分。合成和分泌甲状腺激素的甲状腺滤泡细胞，通过位于细胞基底外侧膜上的 $Na^+/I^-$ 同向转运体选择性地聚碘($I^-$)(图 28-2)。这种主动转运机制使得细胞内含碘浓度为血清碘浓度的 500 倍。对正常个体而言，甲状腺和血清中含碘浓度之比约为 30：1。

## 病　例

最近几个月,45 岁的 Diana L 发现自己在情绪和外表方面发生了一些令人不安的变化。她时常觉得紧张，一些小事就暴跳如雷。在家里，她也把房间温度调到很低，以至于她的丈夫和孩子都开始抱怨。由于这些症状以及她偶尔发生的心慌现象，L 太太去看了医生。询问了几个问题之后，医生检查了她的脖子，发现她的甲状腺弥漫性增大，同时发现 L 太太的眼睛凸起。甲状腺激素测试结果表明，血清中游离三碘甲腺原氨酸(T3)水平很高，促甲状腺激素(TSH)水平较低。此外，TSH 受体抗体测试结果为阳性。L 太太被诊断为 Graves

病，甲状腺功能亢进的一种表现，给予甲巯咪唑治疗。医生的解释使 L 太太略为释怀，但服药几周后却发现病情并没有改善，这使她有些气馁。一个月后，她的症状开始减退，测试结果表明甲状腺激素水平已经正常。可是一年后，她又感到心悸和焦虑。医生诊断后发现，尽管 L 太太服用了甲巯咪唑，她的甲状腺激素水平再次升高。与医生讨论后，L 太太决定采取放射性碘治疗。治疗时她的耐受性很好，3 年后其甲状腺激素水平恢复正常。但是，放射性碘治疗 4 年后，她觉察到自己发生了与以前相反的症状，经常感觉很累，怕冷，6 个月内体重增加了 30 磅(13.6kg)。医生检查后证实她患了甲状腺功能减退症。现在 L 太太每天服用一次甲状腺素(T4)后，身体又恢复了正常。

## 思　考　题

□ 1. 为什么 L 太太的血清中促甲状腺激素浓度低而三碘甲腺原氨酸浓度高？

□ 2. 甲状腺的什么特征使得放射性碘治疗成为甲状腺功能亢进的安全、特异的治疗方法？

□ 3. 采取放射性碘治疗后，L 太太为何又患了甲状腺功能减退症？

□ 4. 甲巯咪唑的作用机制是什么？为什么最后失去作用了？

摄入甲状腺滤泡细胞后，碘通过不依赖于 $Na^+$ 的 $Cl^-/I^-$ 交换器穿过细胞的顶膜转到胶体组织中，同时被甲状腺过氧化物酶(thyroid peroxidase)(图 28-2)氧化，生成活性碘中间物，与甲状腺球蛋白(thyroglobulin)分子中的某些特异性酪氨酸残基偶联。甲状腺球蛋白由甲状腺滤泡细胞合成，从顶端向胶体组织分泌。甲状腺过氧化物酶同样在顶端聚集，这样就可以使表面生成的氧化碘与新分泌的甲状腺球蛋白分子的酪氨酸残基反应。甲状腺球蛋白碘化过程被称为有机化(organification)。有机化的结果使甲状腺球蛋白分子置换生成一碘酪氨酸(monoiodotyrosine, MIT)和二碘酪氨酸(diiodotyrosine, DIT)残基，这些酪氨酸残基分别含有一个或两个共价结合的碘。

甲状腺球蛋白内的 MIT 和 DIT 生成后，这些残基同样在甲状腺过氧化物酶的催化作用下发生偶联(coupling)。一分子 MIT 与一分子 DIT 偶联生成 T3，两分子 DIT 偶联生成 T4。需注意的是血浆中多数 T3 由外周的 T4 代谢生成(见下文)，此处新生成的 T3 和 T4 仍共价结合在甲状腺球蛋白分子的肽链上。这些甲状腺球蛋白分子作为胶体储存在滤泡(colloid)腔内。

当促甲状腺激素(见下文)刺激甲状腺分泌甲状腺激素时，滤泡细胞通过内吞作用将胶体摄入细胞内。摄入的甲状腺球蛋白在溶酶体蛋白水解酶作用下逐步水解，释放 T3、T4、MIT 和 DIT。T3、T4 通过滤泡细胞基底外侧膜转运进入血液。MIT、DIT 很快被脱碘，脱下的碘可被再利用合成新的甲状腺激素。

大多数的内分泌器官在活化后合成和释放新的激素，而不是通过储存大量的激素前体。甲状腺则不同，它以甲状腺

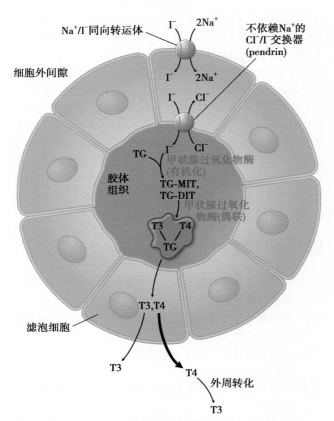

**图 28-2　甲状腺激素的合成、储存和释放。**甲状腺滤泡细胞通过基底外侧膜上的 Na⁺/I⁻ 同向转运体聚集进入血浆中的碘（I⁻）。碘通过不依赖 Na⁺ 的 Cl⁻/I⁻ 交换器（pendrin）进一步转运到胶体组织。在甲状腺过氧化物酶催化的反应中（称为"有机化"），细胞内的碘与顶膜上的甲状腺球蛋白（TG）分子中的酪氨酸残基发生共价结合。酪氨酸上置换一个碘生成一碘酪氨酸（MIT）；置换两个碘则生成二碘酪氨酸（DIT）。MIT 和 DIT 在甲状腺过氧化物酶的作用下，通过"偶联"的机制与甲状腺球蛋白共价结合。在 TSH 刺激下，甲状腺腺泡细胞通过内吞作用将胶体摄入溶酶体层，甲状腺球蛋白水解产生 T3、T4、解偶联的 MIT、DIT。T3、T4 进入血浆，MIT、DIT 在细胞内发生脱碘，供合成新的甲状腺激素（未显示）。甲状腺分泌的 T4 远多于 T3，尽管 T4 在外周组织转换生成 T3

球蛋白的形式储存了大量的甲状腺激素前体。尚不清楚为什么甲状腺要通过如此精细的激素合成和释放的调控机制将血浆甲状腺激素维持在恒定水平，但这样确实使得在膳食碘的供应有波动的情况下，机体仍然可以将血浆甲状腺激素维持在一个恒定的水平。

## 甲状腺激素的代谢

大多数甲状腺激素与血浆蛋白结合运输，尤其是甲状腺结合球蛋白（thyroid-binding globulin，TBG）和转甲状腺蛋白。尽管血液中的甲状腺激素，T4 含量最多，但在靶组织中，T3 的生理作用约为 T4 的四倍。血清中，一部分 T4 在脱氨作用、脱羧作用，或者与肝脏结合排泄后被灭活。但是大部分 T4 在体内被脱碘生成 T3。脱碘反应是在碘化甲状腺氨酸-5′-脱碘酶（iodothyronine 5′-deiodinase）催化作用下进行的（图 28-1）。

脱碘酶有三种亚型。Ⅰ型脱碘酶（type Ⅰ 5′-deiodinase）存在于肝、肾，主要催化 T4 生成大部分的血清 T3。Ⅱ型脱碘酶（type Ⅱ 5′-deiodinase）主要存在于胎盘、脑和棕色脂肪的细胞内，局部催化 T4 生成 T3。Ⅲ型脱碘酶（type Ⅲ 5′-deiodinase）主要是将 T4 转变为无生物活性的 rT3。

血液中的 T4 为甲状腺激素的生物效应提供了一个缓冲，或称为储藏库。大部分 T4 转变成 T3 的过程发生在肝脏，大部分能够增加肝脏细胞色素 P450 酶活性的物质都将促进 T4 转变成 T3。此外，T4 在血浆中的半衰期约为 6 天，而 T3 的半衰期仅为 1 天。因为 T4 的半衰期较长，由药理活性物质引起的甲状腺调节功能变化在 1~2 周内是观察不到的，就像病例中所提到 L 太太的情况一样。

## 甲状腺激素对靶组织的效应

甲状腺激素几乎对体内所有细胞都有作用。虽然看起来甲状腺激素的大部分效应发生在基因转录水平，越来越多的证据表明这些激素能够作用于细胞膜和/或细胞质。其作用方式都是通过激素与甲状腺激素受体（TR）结合所产生。

激素通过被动扩散和主动转运的方式进入细胞，后者由激素特异性和非特异性载体如有机阴离子和单羧酸转运蛋白介导。尽管其他转运体也可能对甲状腺激素转运，但最能好描述这种转运的是单羧酸 8 转运体（monocarboxylate 8 transporter，MCT8）。一旦进入细胞，甲状腺激素与其甲状腺激素受体结合。TR 含有甲状腺激素结合结构域、DNA 结合结构域和二聚体结构域。甲状腺激素受体分为两类，命名为 TRα 和 TRβ，都具有多种异构体。TR 单体可以相互作用形成同型二聚体，或者与另外的转录因子类视黄醇 X 受体（retinoid X receptor，RXR）结合形成异二聚体。这些 TR 二聚体与基因启动子区结合，在甲状腺激素结合后发生活化。TR 有多种不同的结合形式，其组织分布也存在区别，从而使甲状腺激素的效应产生组织特异性。

在没有激素的情况下，甲状腺激素受体二聚体与辅助抑制物相连，结合到促甲状腺激素基因（因此是无活性的）。当甲状腺激素与 TR : RXR 或 TR : TR 二聚体结合后，促使辅助抑制物分离，重新组成共激活剂。因此，甲状腺激素与 TR 二聚体的结合可作为基因转录从抑制到激活的分子开关（图 28-3）。甲状腺激素也通过 TR 依赖的机制来下调基因表达，其确切机制还没有完全清楚。例如，甲状腺激素能够下调 TSH 基因表达，造成甲状腺激素对下丘脑-垂体-甲状腺轴（参见第 27 章）的负反馈调节。越来越多的证据表明甲状腺激素还对线粒体代谢具有非基因组作用，通过与质膜受体相互作用来刺激细胞内信号转导。

甲状腺激素对婴儿神经系统的生长发育非常重要。甲状腺激素的先天性缺陷导致呆小病（cretinism），其智力发育严重迟钝，但是可以预防。MCT8 转运体基因缺陷与 Allan-Herndon-Dudley 综合征（Allan-Herndon-Dudley syndrome）有关，其为一种主要表现为男性患儿运动神经、认知、以及发育

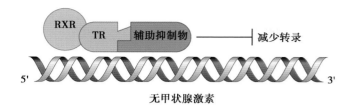

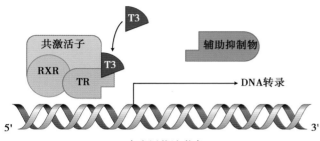

图 28-3　甲状腺激素受体的作用。无甲状腺激素存在时,甲状腺激素受体(TR):类视黄醇 X 受体(RXR)异源二聚体与结合于 DNA 启动子区的辅助抑制物相连,抑制基因表达。甲状腺激素(T3)存在的情况下,辅助抑制物与 TR:RXR 异源二聚体解离,共激活子进入,基因开始转录。这证明了 T3 对 TR:RXR 异源二聚体的作用,TR:TR 同源二聚体的机制也大概类似。寻找具有药理靶向的组织特异性的辅助抑制物或共激活子可能是一项有效的策略

方面障碍的神经疾病。这些患儿也具有甲状腺功能异常问题,其 TSH 水平正常,而 T3 升高,T4 降低。因此,MCT8 变异使得甲状腺激素中枢反馈受损(见下文),导致在 TSH 处于正常水平时 T3 升高。而低水平的 T4 也是有害的,一方面是由于 MCT8 参与 T4 从甲状腺分泌的过程。MCT8 突变可能会导致严重的神经系统疾病,因为在发育过程中甲状腺激素缺乏进入大脑关键区域的转运。另一种可能是,MCT8 也转运其他对于普通神经发育的关键因子。

对成人而言,甲状腺激素调节体内的新陈代谢和能量消耗。受甲状腺激素调节的酶包括 Na$^+$-K$^+$ ATP 酶和其他与新陈代谢相关的酶类,包括合成代谢和分解代谢。甲状腺激素水平很高时,这种作用可以造成无效循环,导致体温升高--这就是 L 太太开始降低室内温度的原因。甲状腺激素产生的许多效应与交感神经兴奋时产生的效应类似,包括心肌收缩性和心率增加、兴奋、紧张和出汗(发汗)。这些症状在 L 太太身上同样发生-她经常觉得紧张,很容易激怒。相反,甲状腺激素水平较低时导致黏液性水肿(myxedema),一种代谢减退症,表现为嗜睡、皮肤干燥、声音低粗、怕冷。

## 下丘脑-垂体-甲状腺轴

甲状腺激素的分泌为负反馈调节机制,这与其他的下丘脑-垂体-靶器官轴相似(图 28-4)。促甲状腺激素释放激素(thyrotropin-releasing hormone, TRH)为三肽,由下丘脑分泌,从下丘脑-垂体门脉系统到垂体前叶(参见第 27 章)。TRH 与

位于垂体前叶促甲状腺细胞或 TSH 生成细胞的质膜上的 G 蛋白偶联受体结合,形成信号转导级联反应,最终促进促甲状腺激素(thyroid-stimulating hormone, TSH)的合成和释放。TSH 是甲状腺功能的最重要的直接调节者。TSH 从各个方面刺激甲状腺激素生成,包括碘摄取、有机化、偶联、甲状腺球蛋白内吞和甲状腺激素分泌。此外,TSH 促进甲状腺的血管化作用和腺体增大反应。病理条件下,当 TSR 或 TSH 类似物分泌增多时(见下文),甲状腺能够增大数倍,导致一种特征性的扩散性甲状腺增大,称为甲状腺肿(goiter),如 L 太太的医生检查她的脖子时发现的一样。

下丘脑-垂体-甲状腺轴的反馈调节通过甲状腺对下丘脑和垂体的调节作用产生。分泌的甲状腺激素扩散进入垂体前叶的促甲状腺细胞,与核甲状腺受体结合并使其活化。结合后的受体抑制 TSR 基因转录,从而抑制 TSH 合成。此外,甲状腺激素对下丘脑也具有重要的调节作用;甲状腺激素与下丘脑细胞中的受体结合,从而抑制其编码的 TRH 前体蛋白的基因转录。

## 病理生理学

甲状腺疾病的病理生理学可以理解为由下丘脑-垂体-甲状腺轴发生紊乱而引起。例如,甲状腺激素水平的下降通常激活 TSH 合成和释放,从而导致甲状腺释放甲状腺激素增加,使甲状腺激素恢复到正常水平。甲状腺发生病变时,同样造成甲状腺不足,同样减弱了甲状腺激素对 TSH 释放的负反馈调节。TSH 水平增加,但由于甲状腺对此不应答,因此甲状腺释放并不相应增加。

大多数常见的甲状腺疾病,可分类为根据甲状腺激素的分泌增加(甲状腺功能亢进)或降低(甲状腺功能低下)。两类常见的甲状腺疾病为 Graves 病(Graves' disease)和桥本甲状腺炎(Hashimoto's thyroiditis)(图 28-4)。两者都源于自身免疫,Graves 病导致甲状腺功能亢进,而桥本甲状腺炎最终表现为甲状腺功能减退。

Graves 病揭示了血浆甲状腺激素在调节下丘脑-垂体-甲状腺轴稳态平衡中的重要作用。在该综合征中,产生了一种特异性的 TSH 受体的 IgG 自身抗体,称为刺激甲状腺免疫球蛋白(thyroid-stimulating immunoglobulin, TSIg)。这个抗体作为激动剂,活化 TSH 受体,从而刺激甲状腺滤泡细胞合成和释放甲状腺激素。**与 TSH 不同,它并不受负反馈调节,而是持续刺激甲状腺功能,即使血浆甲状腺激素水平已达到病理程度。**Graves 病中,自身抗体不依赖下丘脑-垂体-甲状腺轴,因此甲状腺激素的稳态平衡被打破。甲状腺功能亢进的临床症状和实验室研究结果表明,血浆中甲状腺激素水平很高,TSH 水平极低或检测不到,TSIg 水平很高。在介绍的病例里,L 太太的 TSR 水平较低,因为其血浆中过量的甲状腺激素通过垂体前叶抑制了 TSH 释放。

桥本甲状腺炎则相反,由甲状腺的选择性破坏所导致。在桥本甲状腺炎患者的血浆中,能够发现多种甲状腺蛋白的特异性抗体,包括甲状腺球蛋白和甲状腺过氧化物酶。与

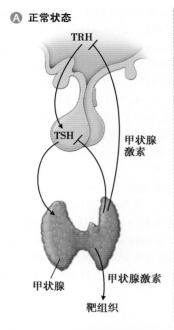
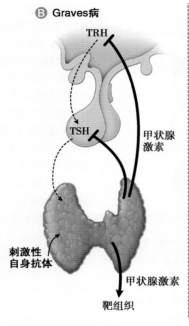
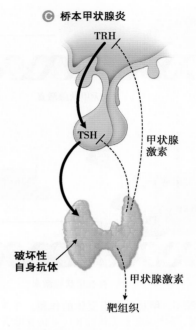

图28-4 正常状态和疾病状态下的下丘脑-垂体-甲状腺轴。A. 正常情况下,促甲状腺激素释放激素(TRH)刺激垂体前叶的促甲状腺细胞释放促甲状腺激素(TSH)。TSH通过甲状腺刺激甲状腺激素的合成和释放。甲状腺激素对靶组织产生效应,抑制下丘脑和垂体前叶释放过多的TRH和TSH。B. Graves病中,一种刺激性的自身抗体能够刺激甲状腺的TSH受体,导致甲状腺持续性刺激,血中甲状腺激素增加(粗实线),抑制TRH和TSH释放(虚线)。C. 桥本甲状腺炎中,一种破坏性的自身抗体刺激甲状腺,造成甲状腺功能减退,合成和分泌的甲状腺减少(虚线)。但是,下丘脑和垂体前叶的反馈抑制并没有发生,血浆TSH水平增加(粗实线)

Graves病一样,其病因被认为是自身免疫破坏。桥本甲状腺炎的临床过程包括甲状腺渐进型炎症性破坏,最终导致甲状腺功能低下。早期,甲状腺滤泡细胞被破坏,释放大量储存的胶体,导致甲状腺激素水平短暂性增加。最终,腺体被完全破坏,出现甲状腺功能减退的临床症状(如昏睡、代谢速率降低)。桥本甲状腺炎的治疗包括口服合成的甲状腺激素药物替代品。

甲状腺功能亢进和甲状腺功能减退的其他原因包括发育异常、亚急性甲状腺炎(DeQuervain甲状腺炎)、甲状腺瘤和甲状腺癌。其病理生理上的细节不同,但是病理学上的干预都根据患者是甲状腺功能减退、甲状腺功能正常或是甲状腺功能亢进来选择。

# 药理学分类和药物

甲状腺疾病的药物治疗包括甲状腺激素分泌不足的替代治疗和甲状腺激素分泌过多的拮抗治疗。替代治疗不言自明,而拮抗剂则在甲状腺激素合成和作用的多个阶段发挥作用(图28-5)。另外,很多治疗其他器官疾病的药物也会对外周甲状腺激素的代谢产生影响. 这些药物的作用机制在本节末阐述。

## 甲状腺功能减退的治疗

甲状腺激素是甲状腺功能减退经典安全的治疗药物。治疗的目标是以定期补充外源性甲状腺激素替代缺失的内源性甲状腺激素。外源性甲状腺激素的结构与内源性甲状腺激素(一般是T4)相同,通过化学方法合成。

早期临床试验一直在争论甲状腺激素替代治疗用T4,T3哪个疗效更好。从代谢角度考虑,T3较T4的活性更强,因而有人预想用T3替代缺乏的甲状腺激素能更好地维持正常的甲状腺激素水平。然而后续的发现却与之相悖。首先,血中的甲状腺激素以T4居多,尽管T4的活性较T3低,并最终被代谢为T3。血中的T4犹如一个巨大的甲状腺激素“前药”的储库是非常重要的,能对不同情况下甲状腺激素的代谢起重要的缓冲作用。其次,T4的半衰期是6天,而T3的半衰期只有1天。对于半衰期较长的T4,替代治疗每天只需一片药物。综上所述,T4的L-异构体,左甲状腺素(levothyroxine),是目前治疗甲状腺功能减退的首选药物(黏液性昏迷除外,此时T3的快速作用能加强威胁生命的甲状腺功能减退的恢复)。左甲状腺激素替代治疗的效力通过监测血浆TSH以及甲状腺激素水平来反映。垂体腺前叶TSH的释放对血中甲状腺激素的反馈调节极为敏感,因此,血中TSH的浓度可以准确地反映甲状腺激素的活性。

患者开始服用固定剂量的左甲状腺素后,需每6个月到一年监测一次体内TSH水平。左甲状腺素剂量未变而TSH突然变化则可能是药物间的相互作用导致左甲状腺素的吸收和代谢发生了变化。例如,树脂类药物聚苯乙烯磺酸钠(sodium polystyrene sulfonate)(降钾树脂®)以及考来烯胺(cholestyramine)可以使T4类药物的吸收降低。同时适宜的胃液酸

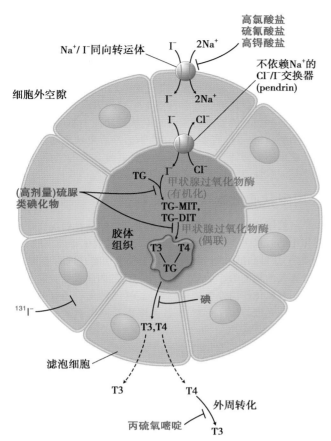

**图 28-5　影响甲状腺激素合成的药理学干预正常状态和疾病状态下的下丘脑-垂体-甲状腺轴。**与碘离子 (I⁻) 的分子半径相似的阴离子，例如高氯酸盐、硫氰酸盐、高锝酸盐等，与碘盐竞争被 Na⁺/I⁻ 同向转运体摄取。放射性元素¹³¹I⁻在甲状腺细胞中富集，能够选择性的损伤甲状腺，高浓度的碘盐通过抑制有机化作用、偶联作用、甲状腺球蛋白的酶解作用而暂时抑制甲状腺的功能。硫脲类化合物，如丙硫氧嘧啶和甲巯咪唑，能够抑制有机化和偶联作用，丙硫氧嘧啶还能抑制外周的 T4 转化为 T3。TG-MIT，甲状腺球蛋白-碘酪氨酸；TG-DIT，甲状腺球蛋白-二碘酪氨酸

度也是吸收外源性甲状腺激素的重要因素；因此感染幽门螺杆菌以及开始使用质子泵抑制剂的患者需要增加使用左甲状腺激素的剂量。利福平（rifampin）、苯妥英（phenytoin）等药物可以增加肝脏某些 P450 酶的活性，使 T4 经肝脏消除增加。在这些情况下，T4 的剂量应适当增加以维持正常的甲状腺功能。

# 甲状腺功能亢进的治疗

从碘的摄取、有机化、偶联到外周 T4 转化为 T3，针对甲状腺激素合成的每一步反应都有不同的药物起治疗作用。在临床上，放射性碘和硫脲类药物都可以用来治疗甲状腺功能亢进。β-肾上腺素受体拮抗剂有时也用来减轻甲亢的某些症状。

## 碘摄取抑制剂

碘盐通过 Na⁺/I⁻ 同向转运体进入甲状腺滤泡细胞。一些与碘盐大小相似的阴离子化合物，如高氯酸盐（perchlorate），硫氰酸盐（thiocyanate）以及高锝酸盐（pertechnetate）等，可以与碘盐竞争被甲状腺滤泡细胞摄取（图 28-5），导致合成甲状腺激素所必需的碘盐含量下降。甲状腺滤泡胶质腔中储存了大量的已合成的甲状腺激素，因此阴离子碘摄取抑制剂的作用不是立刻就能显现出来的。

阴离子碘摄取抑制剂可以用于甲亢的治疗；这些药物能够降低甲状腺内用于合成甲状腺激素的碘盐的含量。然而，这些药物很少应用于甲亢的治疗，主要是由于它们有导致再生障碍性贫血的可能，另一方面他们的疗效也不如硫脲类药物（见下文）。许多这种摄取抑制剂也是不透射线的造影材料，因此，经常参与使用造影剂放射显影研究试验的患者，如果出现甲状腺功能减退的症状则应考虑这些生理性拮抗剂的影响。

## 有机化作用和激素释放抑制剂

### 碘盐

临床实践中常用的碘盐有两种截然不同的类型。两类化合物的相同点是都利用了甲状腺富集碘的特性。甲状腺能选择性地摄取和富集碘盐，因此甲状腺的碘浓度远高于血中的碘浓度。

第一类碘盐含有放射性的碘同位素，¹³¹I⁻，发射出强烈的 β 粒子，产生细胞毒性。甲状腺滤泡细胞膜上的 Na⁺/I⁻ 同向转运体不能区分¹³¹I⁻离子和天然稳定的 I⁻（¹²⁷I⁻），所以，进入体内的¹³¹I⁻会在甲状腺中富集。因此，放射性¹³¹I⁻成为特异、有效治疗甲状腺功能亢进的药物。细胞内浓集的放射性碘不断地释放出 β 粒子，选择性的损伤局部甲状腺组织。放射性碘可用于毒性甲状腺肿的治疗，同时也是甲状腺功能亢进手术治疗的替代疗法。然而，要区分杀死大部分或是杀死所有的甲状腺滤泡细胞的¹³¹I⁻剂量是极为困难的，因此，放射性碘治疗的患者有可能最后出现甲状腺功能减退。**放射性碘治疗的目标是给予足够的¹³¹I⁻使甲状腺的功能恢复正常而又不会导致甲状腺功能减退。然而，理想的结果不是总能达到的。**例如，在概述中案例中，L 女士就在¹³¹I⁻治疗后出现了甲状腺功能减退。尽管如此，甲状腺功能减退症状的临床治疗还是要比甲状腺功能亢进容易些。流行病学调查显示，治疗剂量的放射性碘不太可能增加甲状腺癌的发生率。

第二类临床上使用的重要的抗甲状腺药物与第一类药物完全相反，它们是稳定的无机碘盐。高浓度的碘可以抑制甲状腺激素的合成和释放，这种现象被称为 Wolff-Chaikoff 效应（Wolff-Chaikoff effect）。这种现象可能是由于甲状腺内下调 Na⁺/I⁻ 同向转运体造成的。甲状腺内高浓度碘的负反馈抑制效应是可逆的、暂时的；甲状腺激素的合成在血浆碘浓度升高数天后就恢复到正常水平了。因此，无机碘盐不能用于甲状腺功能亢进的长期治疗。然而，这种生理现象却有其他重要的用途。例如，高剂量的碘能够减小甲状腺的体积以及血管

分布,因而在实行甲状腺手术前常先给患者用碘盐治疗使腺体切除更为精确。

碘盐还有重要的预防作用。在切尔诺贝利核电站发生核泄漏的时候,放射性碘弥散到整个波兰的空气中,人们曾担心这样会导致全民的甲状腺损害。作为一种预防措施,数百万的波兰儿童被给予大剂量的碘盐并持续数日以暂时抑制甲状腺的功能,借此避免环境中放射性碘的摄取。

### 硫脲类药物

硫脲类药物中,丙硫氧嘧啶(propylthiouracil,PTU)以及甲巯咪唑(methimazole)都是重要的甲状腺激素合成抑制剂。硫脲类化合物在甲状腺过氧化物酶催化的反应中与甲状腺球蛋白竞争氧化的碘(图 28-5)。通过竞争氧化的碘,硫脲类药物能选择性的降低甲状腺激素前体的有机化和偶联并进一步抑制甲状腺激素的合成。碘化的硫脲类化合物也能与甲状腺球蛋白结合进一步抑制偶联反应。另外甲状腺滤泡细胞在胶质腔中储存了大量的新合成的甲状腺激素,在没有新激素合成的情况下,这些胶质中的甲状腺激素需要一周以上的时间才会耗竭。由于硫脲类药物只抑制激素的合成而不能影响激素的分泌,这些药物的作用要在治疗开始数周后才会显现出来(如在简介中的病例)。

硫脲类药物治疗通常会导致甲状腺肿的形成,这类药物也因此常被称作致甲状腺肿素(goitrogens)。药物对甲状腺激素合成的抑制作用使垂体前叶释放 TSH 激素增加以重新达到体内的稳态。由于硫脲药物的作用,升高的血浆 TSH 水平并不能提高甲状腺激素的水平,然而,甲状腺在 TSH 刺激作用下会增生肥大以增加甲状腺激素的合成,最终形成了甲状腺肿。

丙硫氧嘧啶是最经典的硫脲类药物,甲巯咪唑也是此类药物中经常使用的。丙硫氧嘧啶抑制甲状腺过氧化物酶以及外周组织中 T4 向 T3 的转换,而甲巯咪唑只有抑制甲状腺过氧化物酶的作用。丙硫氧嘧啶的半衰期较短,每日需用药三次,而甲巯咪唑每天仅需给药一次即可。

丙硫氧嘧啶和甲巯咪唑的耐受性都比较好。最常见的不良反应是在治疗早期出现瘙痒性斑疹,这种斑疹可以自发好转愈合,关节痛也是常见的停用药物的原因。丙硫氧嘧啶能够干扰维生素 K 依赖的凝血酶原合成,导致低凝血酶原血症和出血倾向。

丙硫氧嘧啶和甲巯咪唑有三种罕见确严重的并发症,包括粒细胞缺乏症、肝毒性和血管炎。粒细胞缺乏症的发生率小于 0.1%,通常发生在这些药物治疗的 90 天内。由于存在这种并发症的危险,服用硫脲药物的患者需检测白细胞数量的基础水平,同时应告知患者如果出现发热或者咽痛应立即停用药物。肝毒性也是硫脲类药物罕见的不良反应。肝炎的发生多是胆汁淤积型肝炎,可能是对药物发生过敏反应所致。已出现与丙硫氧嘧啶治疗相关的严重肝炎并导致肝衰竭以及死亡。药物导致的血管炎也称作药物诱发的狼疮或抗中性粒细胞胞质抗体(ANCA)相关性血管炎。

由于甲巯咪唑发生这些严重不良反应的可能性比丙硫氧嘧啶小,在临床实践中一般更倾向于使用甲巯咪唑。然而甲状腺危象和孕期用药例外。在甲亢危象(甲状腺危象)的急性处理中,丙硫氧嘧啶还能够阻断外周 T4 转化为 T3 的特性使它更适合这些病症的治疗。妊娠期间使用丙硫氧嘧啶是因为丙硫氧嘧啶比甲巯咪唑的使用记录更为安全。孕期使用甲巯咪唑与皮肤发育不全有关联。

硫脲类药物控制甲状腺功能亢进的病情很有效。使用药物的患者大部分能够在 6 个月到 1 年时间内缓解,在停用药物后也有些患者能够维持正常的甲状腺功能。然而,就像在概述中的病例一样,有些患者在药物治疗后甲状腺功能亢进的症状仍不能好转。这些患者就需要更为有效的治疗方式,也就是放射性碘治疗或手术摘除甲状腺治疗。

### 外周甲状腺激素代谢的抑制剂

虽然甲状腺合成的激素大部分是 T4,但是在外周组织中起作用的激素主要是 T3。T4 转化为 T3,需要依赖外周的 5'-脱碘酶,这种酶的抑制剂能够缓解甲状腺功能亢进的症状,是一种有效的辅助治疗手段。前文中讨论的丙硫氧嘧啶除了能够抑制有机化作用外也能抑制外周 T4 的转化。还有两类甲状腺功能亢进的治疗药物,β-肾上腺素受体阻断剂和碘泊酸盐,将在下文中讨论。

### β-肾上腺素受体阻断剂

β-肾上腺素受体的激活用于甲状腺功能亢进症状。许多高血甲状腺激素产生的效应与非特异性的 β-肾上腺素受体激活相似(如出汗、震颤、心动过速),尽管血液中的儿茶酚胺水平并未升高。因此有人认为甲状腺激素能增加心脏等组织对 β-肾上腺素刺激的反应,有可能是通过上调 β-肾上腺素受体的表达或是通过改变 G 蛋白介导的信号转导通路。另外,β-肾上腺素受体阻断剂也被证明可以降低外周血中 T4 向 T3 的转化,但是这一作用似乎不能产生临床疗效。β-肾上腺素受体阻断剂中的艾司洛尔(esmolol)起效迅速并且消除半衰期也较短(9 分钟),因此是甲状腺危象治疗常用的 β-肾上腺素受体拮抗剂。

### 碘泊酸盐

碘泊酸盐是以前内镜下逆行胰胆管造影(ERCP)术中用以显示胆管的造影剂。除了可以作为造影剂外,碘泊酸盐还通过抑制 5'-脱碘酶的活性而显著抑制 T4 向 T3 转化。碘泊酸盐过去曾用来治疗甲状腺功能亢进症,然而现在已撤出市场了。

## 其他影响甲状腺激素稳态的药物

### 锂

双相情感障碍(参见第 15 章)的治疗药物锂,能够引起甲状腺功能亢进。锂在甲状腺中富集,且高浓度的锂抑制甲状腺滤泡细胞释放甲状腺激素。已证明锂也能够抑制甲状腺激素的合成,锂这些作用的机制仍不清楚。

### 胺碘酮

胺碘酮是抗心律失常药物(参见第 24 章)对甲状腺激素

的功能有正负双相的影响。胺碘酮在结构上与甲状腺激素类似，因此，也含有大量的碘（200mg 胺碘酮片中含有 75mg 碘）。胺碘酮在代谢中以碘盐的形式将这些碘释放出来使血浆中碘的浓度升高，血浆中大量的碘在甲状腺中富集，通过 Wolff-Chaikoff 效应引起甲状腺功能亢进。

胺碘酮通过两方面的机制引起甲状腺功能亢进。在 Ⅰ 型毒性甲状腺肿中，胺碘酮导致的过量碘负荷也使甲状腺激素合成释放增加。在 Ⅱ 型甲状腺炎中，胺碘酮诱发自体免疫性甲状腺炎，导致大量甲状腺激素从胶质中释放出来。由于胺碘酮与甲状腺激素的结构类似，它还可能作为甲状腺激素类似物在受体水平发挥作用。

另外，胺碘酮可以竞争性抑制 Ⅰ 型 5'-脱碘酶，这样的作用使 T4 向 T3 的转化减少使血中 rT3 的浓度增加。

## 皮质类固醇

皮质类固醇类药物，如皮质醇和其他糖皮质激素类似物，能够抑制将 T4 代谢为活性更强的 T3 的 5'-脱碘酶。T4 的生理活性比 T3 低，所以皮质类固醇的治疗能够降低甲状腺激素总的活性。另外，T3 的血清浓度降低会导致 TSH 的释放增加。TSH 水平升高刺激甲状腺合成更多的 T4，直到 T4 的合成量转化出足够的 T3，以抑制下丘脑 TSH 的分泌。因此，当外周 T4/T3 转换率下降时，甲状腺释放出更多的 T4 使血中的 T4 和 T3 重新达到稳定状态。

## 酪氨酸激酶抑制剂

酪氨酸激酶抑制剂（tyrosine kinase inhibitors，TKI）是许多恶性肿瘤治疗的有效药物（参见第 40 章）。许多这些药物能改变甲状腺激素水平。最先发现的引起甲状腺功能亢进的 TKI 类药物是舒尼替尼（sunitinib），然而随后，在使用其他 TKI 类药物的患者身上发现同样的不良反应。研究发现 TKI 可导致甲状腺功能亢进。这种明显的矛盾作用提示靶向酪氨酸激酶受体，如血管内皮生长因子受体，可能导致血管新生及/或自身免疫方面的改变从而影响下丘脑-垂体-甲状腺轴。

使用 TKI 治疗的患者甲状腺功能异常的机制是多因素的，必须在此类患者中监测甲状腺功能。

## 结论与展望

甲状腺激素的合成包括一系列复杂的合成和降解反应。反应通路中包含从碘摄取至外周 T4 转化为 T3，等多个环节可进行药物干预。甲状腺激素替代治疗是安全有效的甲状腺激素缺乏的长期治疗方法。甲状腺功能亢进有很多有效的治疗方法。放射性碘和硫脲类药物是最常用的治疗药物，他们分别选择性地损伤甲状腺和抑制有机化以及偶联作用。进一步研发能够有效治疗甲状腺疾病的方法还需要依赖 Graves 病以及桥本甲状腺炎等自体免疫性甲状腺疾病病因学研究的进展，此外还需要进一步阐明甲状腺激素分子作用靶点。

（贺晓丽　侯碧玉 译　刘艾林　杜冠华 审）

## 推荐读物

Biondi B, Wartofsky L. Treatment with thyroid hormone. *Endocr Rev* 2014;35:433–512. (*Extensive discussion of the uses of thyroid hormone as a replacement hormone and a therapeutic agent.*)

Brent GA. Clinical practice. Graves' disease. *N Engl J Med* 2008;358:2594–2605. (*Reviews the clinical approach to Graves' disease and discusses other causes of hyperthyroidism.*)

Cheng SY, Leonard JL, David PJ. Molecular aspects of thyroid hormone actions. *Endocr Rev* 2010;31:139–170. (*A comprehensive treatise on the action of thyroid hormones in the cell.*)

Cooper DS. Antithyroid drugs. *N Engl J Med* 2005;352:905–917. (*An excellent, detailed summary of the clinical uses and adverse effects of methimazole and propylthiouracil.*)

Fekete C, Lechan RM. Central regulation of hypothalamic-pituitary-thyroid axis under physiological and pathophysiological conditions. *Endocr Rev* 2014;35:159–194. (*Review of the regulatory aspects of thyroid physiology.*)

Medical Letter, Inc. Drugs for hypothyroidism and hyperthyroidism. *Treat Guidel Med Lett* 2006;4:17–24. (*Review of therapeutic considerations, including important drug interactions.*)

Portulano C, Paroder-Belenitsky M, Carrasco N. The $Na^+/I^-$ symporter (NIS): mechanism and medical impact. *Endocr Rev* 2014;35:106–149. (*Excellent review of this critical transporter of iodide into the thyroid follicular cell.*)

**药物汇总表：第28章　甲状腺药理学**

| 药物 | 临床应用 | 严重和常见的不良反应 | 禁忌证 | 注意事项 |
|---|---|---|---|---|
| **甲状腺激素替代治疗**<br>机制——用外源性甲状腺激素代替缺乏的内源性甲状腺激素 | | | | |
| 左甲状腺素(T4)<br>塞罗宁(T3) | 甲状腺功能减退<br>黏液性水肿昏迷 | 甲状腺功能亢进(伴有不良反应)、骨质减少、髓脑瘤、颤瘸、心肌梗死(仅左旋甲状腺素);甲状腺毒症(仅碘塞罗宁);心悸、出汗过多(伴有不良反应);体重减轻、腹泻、失眠、焦虑、疲劳(仅左旋甲状腺素);头痛(仅碘塞罗宁) | 未校正的肾上腺皮质功能不全，未经治疗的毒性甲状腺肿，对甲状腺激素过敏;仅左旋甲状腺素:急性心肌梗死;仅限碘尿嘧啶:伴随使用人工警告患者 | 考来烯胺以及聚苯乙烯磺酸钠会降低合成甲状腺激素的吸收<br>利福平和苯妥英能够增加合成甲状腺激素的代谢<br>T4的消除半衰期比较长，临床上更倾向于将其用于甲状腺代偿<br>T3的作用起效迅速，更适合含黏液性水肿昏迷的治疗 |
| **碘摄取抑制剂**<br>机制——与碘盐竞争通过钠-碘同向转运体被甲状腺滤泡细胞的摄取，因而减少甲状腺内甲状腺激素合成必需的碘含量 | | | | |
| 高氯酸盐<br>硫氰酸盐<br>高锝酸盐 | | 再生障碍性贫血<br>胃肠激惹 | 无明确的禁忌证 | 因有发生再生障碍性贫血的危险在临床上的应用受到限制<br>常作为造影剂应用 |
| **有机化和甲状腺激素释放抑制剂**<br>机制——放射性碘发射强烈的β-粒子对甲状腺滤泡细胞有毒性作用，高浓度的碘盐通过Wolff-Chaikoff效应抑制碘的摄取和有机化，丙氧氧物酶抑制甲状腺过氧化物酶以及T4向T3的转化。甲巯咪唑只抑制碘的摄取和有机化。 | | | | |
| $^{131}I^-$(放射性碘) | 甲状腺功能亢进 | 可能会加重Gravse病中的眼病的症状、甲状腺功能减退 | 妊娠 | 甲状腺功能亢进治疗的替代疗法<br>过量辐射会过度损伤甲状腺，导致甲状腺功能减退 |
| 碘盐(高浓度) | 甲状腺功能亢进 | 可能会加重毒性甲状腺肿的症状 | | 用于暂时抑制甲状腺的功能，也在甲状腺手术前应用使术为精确 |
| 丙硫氧嘧啶(PTU)<br>甲巯咪唑 | 甲状腺功能亢进 | 粒细胞减少症，肝毒性不良反应，肝衰竭(仅PTU)，再生障碍性贫血(仅甲巯咪唑)皮疹、关节痛 | 对丙硫氧嘧啶或甲巯咪唑过敏<br>妊娠<br>哺乳(仅甲巯咪唑) | 甲巯咪唑严重不良反应的发生率比较低而更常用于甲状腺功能亢进的治疗<br>PTU还能够抑制T4向T3转化因而更适合甲状腺危象的治疗 |
| **外周甲状腺激素代谢抑制剂**<br>机制——抑制5'-脱碘酶活性，从而抑制T4向T3的转化 | | | | |
| β-受体阻断剂 | 见药物汇总表第11章：肾上腺素能药理学 | | | β-受体阻断剂有抗交感神经作用和微弱的5'-脱碘酶抑制作用，前者在甲状腺功能亢进的治疗中更为重要<br>文司洛不起效迅速并且消除半衰期也比较短，因此是治疗甲状腺危象常用的β-肾上腺素受体拮抗剂 |
| 碘泊酸盐 | 甲状腺功能亢进 | 荨麻疹，血清病，偶尔会加重甲状腺功能亢进的症状 | 对放射造影剂过敏 | 曾用作放射造影剂<br>现已撤出市场 |

# 第29章

# 肾上腺皮质药理学

Rajesh Garg and Gail K. Adler

## 概述

　　肾上腺和垂体腺一样,也是在胚胎发育过程中由两种不同组织融合发育而成。肾上腺外层的皮质起源自中胚层,而内部的髓质源自神经嵴细胞。肾上腺皮质合成并分泌的类固醇激素参与调节电解的平衡、中间代谢,是女性体内雄激素的主要来源。肾上腺髓质分泌的儿茶酚胺类肾上腺素对交感系统张力的保持有重要作用。本章主要讨论肾上腺皮质药理学,肾上腺髓质药理学与神经药理学密切相关,因此在第11章中探讨。

　　肾上腺皮质激素类药物的应用几乎涉及医学的每一个领域,这主要是由于糖皮质激素类似物是用途广泛的强效抗炎因子。然而,糖皮质激素的长期全身应用也会带来许多不良反应。盐皮质激素在原发性高血压病、心血管疾病、肾脏疾病的病因学中的作用引起很多研究关注,盐皮质激素受体拮抗剂可能是治疗这些疾病的新药物。肾上腺雄激素还没有作为药物使用,它是治疗女性性功能障碍的研究热点。肾上腺皮质激素缺乏或过多都能够引起疾病。肾上腺皮质功能不全可以通过激素替代疗法来治疗,而皮质激素过多则可以由肾上腺皮质激素合成酶的抑制剂来进行治疗。

## ■ 病　例

　　Johnny 在 8 岁时开始不时地发生呼吸困难,在运动时尤其明显。Johnny 的哮喘病情反复发作,然而没有一种治疗方案可以完全阻止他的哮喘发作。尽管担心会干扰 Johnny 的生长发育,医生最终还是给他开处了口服泼尼松(一种糖皮质激素类似物)治疗,并嘱咐 Johnny 的父母一定要确保他每天遵医嘱服药。几周后,Johnny 的哮喘病情有所缓解,能够享受接近正常的童年生活了。在此期间,医生仍密切监视 Johnny 的线性生长情况。两年后,医生认为新的吸入型糖皮质激素对 Johnny 的治疗更为安全,于是 Johnny 停用了口服的泼尼松,改为吸入型糖皮质激素治疗。3 天后,Johnny 因呼吸道感染到急诊室就诊,同时还伴有低血压和 39.4℃ 高热。鉴于 Johnny 有既往泼尼松治疗史,医生立即对 Johnny 进行静脉注射氢化可的松(皮质醇)和生理盐水治疗。随后,Johnny 的病情开始好转。之后的 6 个月内,Johnny 在吸入糖皮质激素治疗的同时逐步减少口服泼尼松的剂量。最后,单独应用吸入型糖皮质激素即可有效治疗 Johnny 的哮喘。

## 思　考　题

□ 1. 为什么像泼尼松这样的皮质醇类似物可用于治疗哮喘?

□ 2. 为什么突然停用口服泼尼松会导致 Johnny 出现急诊室就诊的症状?

□ 3. 为什么在哮喘的长期治疗中吸入型糖皮质激素比口服糖皮质激素更为安全?

□ 4. 为什么医生要监测 Johnny 的线性生长情况?

## 肾上腺皮质概述

肾上腺皮质共合成三类激素:盐皮质激素、糖皮质激素和雄激素。肾上腺皮质在组织学上可分为三个带,自被膜向髓质方向依次为球状带、束状带和网状带(图 29-1)。球状带在血管紧张素 Ⅱ 和血浆钾浓度的调控下产生盐皮质激素,同时还受到一定程度的促肾上腺皮质激素(adrenocorticotropic hormone,ACTH)的调控。束状带和网状带分别合成糖皮质激素和雄激素。束状带和网状带的激素分泌主要受到 ACTH 的调控,同时,ACTH 的分泌也受到促肾上腺皮质激素释放激素(corticotropin-releasing hormone,CRH)、血管加压素和皮质醇的调节(参见第 27 章)。

肾上腺皮质通过分泌盐皮质激素、糖皮质激素和肾上腺雄激素参与维持体内各种稳态的平衡。肾上腺皮质分泌的各类激素的生理学、病理生理学以及药理学将在下文着重进行探讨。本文将首先介绍糖皮质激素的特性,随后是盐皮质素和肾上腺雄激素。

## 糖皮质激素

### 生理学

#### 合成

皮质醇是内源性的糖皮质激素,以胆固醇为原料合成。皮质醇合成的第一步反应是胆固醇在侧链裂解酶的催化作用下生成孕烯醇酮(图 29-2)。这步反应是糖皮质激素合成的限速步骤,27-碳胆固醇经酶促反应转化为所有肾上腺皮质激素合成都必需的 21-碳前体。然后,这种前体物质经三种不同的类固醇代谢途径分别产生盐皮质激素、糖皮质激素和肾上腺雄激素。

肾上腺皮质激素合成的每一步反应都是由氧化酶催化完成的。这些氧化酶与肝脏细胞色素 P450 氧化酶类似,是一种线粒体细胞色素酶。不同氧化酶在肾上腺皮质各区带中的组织特异性表达是不同带中最终激素产物各异的生物化学基础。例如,束状带合成皮质醇,但是不能合成醛固酮和雄激素(图 29-1)。这是由于皮质醇合成过程中所必需的酶,如类固醇 11β-羟化酶,是在束状带内表达的,而醛固酮和雄激素合成需要的酶却不在束状带中表达。人球状带不表达皮质醇和雄激素合成所必需的类固醇 17α-羟化酶,而合成醛固酮并不需要这种酶。

#### 代谢

循环中的皮质醇约有 90% 与血浆中的蛋白结合,其中最重要的是皮质类固醇结合球蛋白(corticosteroid-binding globulin,CBG;也称为运皮质激素蛋白)和白蛋白。CBG 对皮质醇有很高的亲和力,但是能结合皮质醇的总量比较低。相反白蛋白对皮质醇的亲和力比较低,但是结合的总量却很高。只有未与血浆蛋白结合的皮质醇分子(即所谓的游离型)才具有生物活性,即能够穿透细胞膜扩散到细胞内。因此,血浆结合蛋白的亲和力和结合容量会影响血浆中活性激素分子的含量,进而也会影响激素作用的强弱。

肝脏和肾脏是外周皮质醇代谢的主要场所。肝脏通过还

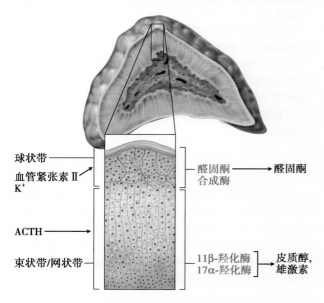

**图 29-1　肾上腺皮质分区。** 肾上腺皮质分为三个区带。最外面的区带是球状带,在血管紧张素 Ⅱ 和 K⁺ 的调控下合成醛固酮,并受到促肾上腺皮质激素(ACTH)的影响。束状带和网状带分别合成皮质醇和肾上腺雄激素。垂体前叶释放的 ACTH 能够刺激皮质醇和肾上腺雄激素的合成。肾上腺皮质各区带组织分别表达不同的特异性酶——球状带表达醛固酮合成酶,束状带和网状带表达类固醇 11β-羟化酶和类固醇 17α-羟化酶。这些特异性的酶决定了各区带激素合成的特异性

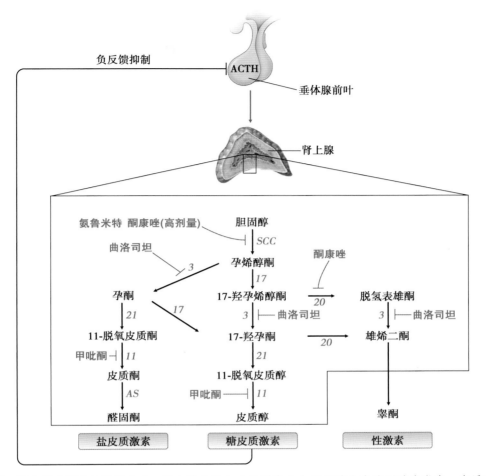

**图 29-2　肾上腺皮质中的激素合成。** 肾上腺皮质合成的激素是由胆固醇合成的固醇类激素。皮质激素合成的限速步骤是胆固醇在侧链裂解酶作用下的结构修饰产生孕烯醇酮。从这步反应以后孕烯醇酮经不同代谢途径分别形成醛固酮、皮质醇和雄烯二酮。孕烯醇酮的代谢通过哪种途径取决于皮质各层中不同类型细胞内组织特异性酶的表达以及各种合成酶的相对活性。另外，有几种酶同时参与了多种激素的合成，因而这些酶的缺陷会影响多种激素的合成。例如，类固醇 21-羟化酶发生缺陷会使醛固酮和皮质醇的合成受到阻遏。这种合成过程中代谢酶的重叠也是某些糖皮质激素合成抑制剂（如曲洛司坦）作用没有选择性的原因。各种酶以数字或字母缩写表示：SCC，侧链裂解酶；3，3β-羟基类固醇脱氢酶；17，类固醇 17α-羟化酶；20，17，20-裂解酶；21，类固醇 21-羟化酶；11，类固醇 11β-羟化酶；AS，醛固酮合成酶。氨鲁米特及高剂量的酮康唑能够抑制侧链裂解酶活性，酮康唑还能抑制 17,20-裂解酶，曲洛司坦抑制 3β-羟基类固醇脱氢酶，甲吡酮抑制类固醇 11β-羟化酶

原反应和之后的葡萄糖醛酸结合反应灭活血中的皮质醇。结合反应使皮质醇的水溶性增加，可以被肾脏排泄。更重要的是，肝脏和肾脏表达两种同分异构体的 11β-羟基类固醇脱氢酶调节皮质醇活性。这两种异构体催化反应的方向相反。肾脏远端集合小管细胞中存在 2 型 11β-羟基类固醇脱氢酶（11β-hydroxysteroid dehydrogenase type 2,11β-HSD2）能够将皮质醇转化为没有生物活性的皮质酮。和皮质醇不同，皮质酮不能与盐皮质激素受体结合（见下文，图 29-3B）。11β-HSD2 的表达能够保护内皮细胞、血管平滑肌等细胞内的盐皮质激素受体免于皮质醇的激活。而皮质酮在肝脏中 1 型 11β-羟基类固醇脱氢酶（11β-hydroxysteroid dehydrogenase type 1,11β-HSD1；图 29-3A）的作用下又转化为皮质醇（也称为氢化可的松）。两个方向相反的反应之间相互影响，决定了体内糖皮质激素的活性。另外，从下文中可以看出，这些酶的活性在糖皮质激素的药理学中有重要的地位。

## 生理作用

像其他类固醇激素一样，非结合型的皮质醇通过弥散机制穿越细胞膜进入靶细胞中，与胞质中的激素受体结合。糖皮质激素受体分为两种类型：Ⅰ型（盐皮质激素样）和Ⅱ型糖皮质激素受体。Ⅰ型受体主要在排泄器官（肾脏、结肠、唾液腺、汗腺）、海马、血管、心脏、脂肪组织和外周血细胞中表达，而Ⅱ型受体广泛分布在各种组织中。**Ⅰ型糖皮质激素受体**与盐皮质激素受体实际上是同一种受体。这种命名的混乱容易造成误解，因此本章在下文中将Ⅰ型受体统称为"盐皮质激素受体"。

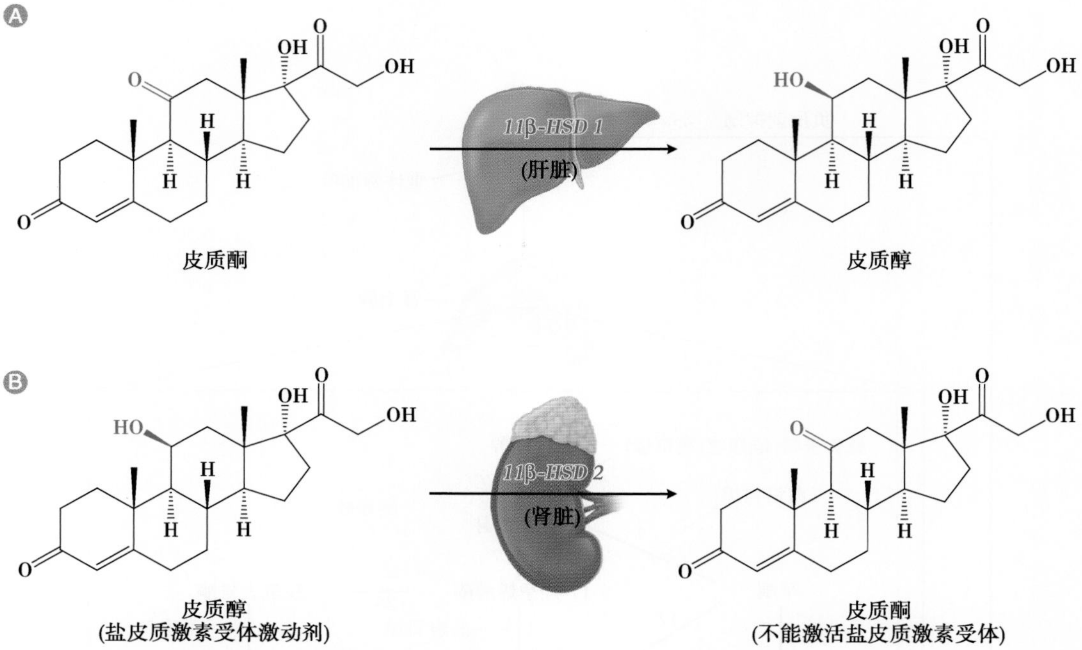

图 29-3 11β-羟基类固醇脱氢酶。11β-羟基类固醇脱氢酶（11β-HSD）有两种同分异构体，催化方向相反的两个反应。A. 在肝脏中，1 型 11β-羟基类固醇脱氢酶（11β-HSD1）将 11 位为酮基的糖皮质激素（如皮质酮）转化为 11 位为羟基的糖皮质激素（如皮质醇）。B. 在体外实验中，皮质醇是强效的盐皮质激素受体（MR）激动剂。然而，在肾脏中，2 型 11β-羟基类固醇脱氢酶（11β-HSD2）将皮质醇转化为没有活性的皮质酮，从而保护了 MR 免受皮质醇的激活。这种转化机制保证了生理水平的皮质醇不能产生盐皮质激素样的作用。但是大量的皮质醇如果超出了 11β-HSD2 的代谢能力，也可导致肾脏 MR 的激活

皮质醇与胞质中的受体结合后即形成激素-受体复合物，然后被转运至细胞核中。激素-受体复合物二聚体与基因中的启动子元件糖皮质激素反应元件（glucocorticoid response elements，GRE）结合，增强或抑制特定基因的表达。糖皮质激素受体还通过直接或间接与协同激活分子相互作用调控转录的过程。据估计 10% 的人类基因中含有 GRE，因此皮质醇广泛地影响各种 mRNA 的表达。由于 GRE 的激活能够影响众多基因的表达，皮质醇在大多数组织中都发挥重要的生理作用，主要分为代谢效应和抗炎效应两大类。

皮质醇的代谢效应是升高血中葡萄糖、氨基酸和甘油三酯水平，增加营养物质的供给。皮质醇通过拮抗胰岛素的作用以及增加空腹状态下的糖异生来升高血糖。皮质醇也能增加肌肉中蛋白质的分解，升高血中的氨基酸水平。肝脏摄取血中的氨基酸，经糖异生生成葡萄糖。皮质醇能增强生长激素对脂肪细胞的作用，提高激素敏感的脂肪酶活性，使游离脂肪酸的释放增加（脂解作用增强）。游离脂肪酸的增加进一步加重了胰岛素抵抗。体内皮质醇水平升高是机体应激反应的一部分，在剧烈运动、生理压力、急性创伤、手术、恐惧、严重感染、低血糖以及疼痛等多种因素刺激的情况下都能发生。糖皮质激素的生理效应是升高血糖水平，以维持应激状态下的能量代谢稳态水平，确保重要器官（如大脑）的持续营养供应。

皮质醇还有多种抗炎作用。皮质醇通过抑制核因子 κB（nuclear factor-κB，NF-κB）来抑制免疫细胞释放细胞因子，调节免疫反应和炎症反应的程度。反过来，IL-1、IL-2、IL-6、TNF-α 等细胞因子能够促进下丘脑 CRH 的释放，CRH 又能促进 ACTH 和皮质醇的释放。这些促进和抑制效应形成了一个负反馈循环，使炎症性细胞因子和皮质醇的作用相互协调，调控免疫和炎症反应（图 29-4）。糖皮质激素介导的免疫反应抑制对器官移植、风湿性关节炎、哮喘等疾病的治疗有重要的意义。从引言部分的病例分析中可以看出糖皮质激素是治疗哮喘的有效药物。糖皮质激素减轻哮喘症状的确切机制尚不明确，但可能与糖皮质激素降低气道炎症反应有关（见下文及第 48 章）。

## 调节

皮质醇的合成受到下丘脑垂体单元的共同调节（概要参见第 27 章）。中枢的生理节律以及应激促进下丘脑室旁核神经元合成并分泌一种肽类激素——促肾上腺皮质激素释放激素（CRH）。CRH 在下丘脑-垂体门脉系统中运行，与垂体前叶产生促肾上腺皮质激素的细胞表面的 G 蛋白耦联受体结合，促进促肾上腺皮质细胞合成阿黑皮素原（proopiomelanocortin，POMC）。POMC 是一种前体多肽，可以被裂解为 ACTH 等多种肽类激素。在应激反应中，室旁核神经元还能合成和分泌精氨酸血管加压素。精氨酸血管加压素与 CRH 一起被释放到下丘脑-垂体门脉系统，协同 CRH 作用，增加垂体前叶 ACTH 的释放。有意思的是，下丘脑室旁核存在着两种分泌血管加压素的细胞。在应激反应中起作用的是神经内分泌小细胞分泌 CRH 和血管加压素至下丘脑垂体门脉系统起作用，而对渗透压敏感的神经内分泌大细胞合成血管加压素并转运

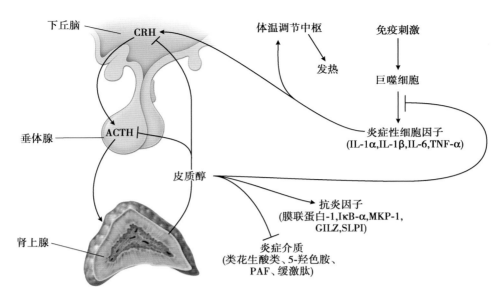

**图 29-4　免疫系统-肾上腺轴**。皮质醇有广泛的免疫抑制作用。皮质醇可抑制多种炎症介质[二十碳烯酸类、5-羟色胺、血小板活化因子(PAF)、缓激肽]的作用。皮质醇还能够抑制巨噬细胞释放 IL-1α、IL-1β、IL-6、TNF-α 等相关的细胞因子。这些细胞因子的产生又可以促进下丘脑释放 CRH，从而提高血清皮质醇水平。有人认为应激状态下皮质醇生成增加，起到限制免疫反应程度的作用

至垂体后叶腺(见第 27 章)。

除 ACTH 外，POMC 水解还产生 γ-促黑素细胞激素(γ-melanocyte-stimulating hormone，MSH)、促脂素、以及 β-内啡肽。MSH 与皮肤黑色素细胞表面的受体结合促进黑素生成和皮肤黑素沉着。由于 ACTH 与 MSH 的多肽序列有相似性，高浓度的 ACTH 也能够结合并激活 MSH 受体。这种作用在原发性肾上腺功能减退症(见下文)患者中表现尤为明显，ACTH 水平的增加使患者皮肤色素沉着颜色加深。促脂素在体内的生理作用不详，可能与脂解作用的调控有关。β-内啡肽是内源性的阿片类物质，对于调节痛觉感受和生殖系统功能有重要意义。

类固醇激素能够自由通过细胞膜，肾上腺贮存的皮质醇也很少，所以 ACTH 通过促进皮质醇的合成来调节激素的生成。ACTH 也具有促进肾上腺束状带和网状带增生的作用，ACTH 水平长期升高会导致皮质的增生肥大。

与其他内分泌轴相同，皮质醇负反馈调节下丘脑和垂体前叶的激素分泌。皮质醇水平升高能够降低 CRH 和 ACTH 的合成和释放。由于 ACTH 对肾上腺皮质具有营养作用，ACTH 缺乏会导致产生皮质醇的束状带和产生雄激素的网状带萎缩。醛固酮的产生受血管紧张素 Ⅱ 和血钾水平的调控，所以产生醛固酮的球状带不受 ACTH 缺乏的影响。

## 病理生理学

体内糖皮质激素异常分为激素缺乏和激素增多两种情况。艾迪生病是典型的肾上腺皮质功能不全引起的疾病，而库欣综合征则是经典的皮质醇过多引起的疾病。

### 肾上腺功能不全

艾迪生病是**原发性肾上腺功能不全**的一种，通常是 T 细胞介导的自体免疫反应选择性破坏肾上腺皮质造成，也可能由感染、浸润、肿瘤和出血导致。肾上腺皮质的损坏导致肾上腺皮质所有激素的合成都减少。与此不同，**继发性肾上腺功能不全**是由下丘脑或垂体功能紊乱或者长期使用外源性糖皮质激素造成的。继发性肾上腺功能不全患者体内的 ACTH 水平降低，性激素以及皮质醇的合成也随之减少，而醛固酮的合成不受影响(见上文)。

不论是何种病因引起，肾上腺功能不全都会对机体造成严重的损害。在应激状态下，肾上腺功能不全如果未得到及时的处理会危及患者的生命。肾上腺功能不全的患者常常会感觉疲劳、食欲缺乏、体重减轻、直立性头晕以及恶心。在原发性肾上腺皮质功能不全的患者，由于醛固酮的缺乏会引起高血钾症。如果肾上腺功能不全是由大剂量长期应用外源性糖皮质激素引起的，则应逐渐减少糖皮质激素的用量直至下丘脑-垂体-肾上腺(hypothalamic-pituitary-adrenal，HPA)轴的功能完全恢复。然而，即使停止了外源性糖皮质激素治疗，HPA 轴的功能可能也需要长达一年的时间才能恢复。

在引言部分所诉的病例中，Johnny 的治疗方案从口服糖皮质激素更换为吸入型糖皮质激素，这种给药方式吸收到体内的激素量比口服剂型低得多。持续两年服用高剂量的泼尼松导致了肾上腺皮质的萎缩，肾上腺无法产生足够的皮质醇以应对呼吸道感染引起的应激反应。这就是为什么 Johnny 到急诊室就诊时有肾上腺功能不全的症状并需要静脉输注生理盐水和氢化可的松。

## 糖皮质激素分泌过多

库欣综合征的发病过程中有许多病理生理因素的参与，最终导致皮质醇合成增加。另一种疾病名称"库欣病"则专用于分泌 ACTH 的垂体腺瘤使皮质醇合成增加的情况(图 27-5C)。其他导致库欣综合征的因素包括 ACTH 的异位分泌和 CRH 的异位分泌。ACTH 的异位分泌通常见于小细胞肺癌(图 27-5D)，CRH 的异位分泌则非常罕见。分泌皮质醇的肾上腺皮质肿瘤(腺癌或上皮细胞癌)也能导致库欣综合征(图 27-5B)。然而，继发于外源性糖皮质激素治疗的医源性库欣综合征才是库欣综合征最为常见的病因。

库欣综合征的各项临床表现均是由内源性或外源性糖皮质激素长期过度作用于靶器官造成的。这些临床表现包括向心性肥胖、高血压、近端肢体肌病、骨质疏松、免疫抑制以及糖尿病等，是糖皮质激素在各种目标靶组织正常生理作用放大形成的。内源性库欣氏综合征中皮质醇介导的、盐皮质激素受体激活会导致体液容量增加、高血压和低血钾。

# 药理学分类和药物

## 皮质醇及糖皮质激素类似物

糖皮质激素的药物治疗主要有两类适应证。一类是用于肾上腺皮质功能不全症的**替代治疗**。治疗的目的是使用外源性糖皮质激素来维持体内糖皮质激素的生理浓度，以缓解肾上腺皮质功能不全产生的各种症状。除此之外，糖皮质激素更为常见的用途是使用**药理学**治疗剂量来抑制炎症和免疫反应，用于哮喘、类风湿性关节炎的治疗以及器官移植后排斥反应的预防。

药理学治疗剂量的糖皮质激素全身应用总是会引起严重的不良反应，为了最大限度地减轻这些不良反应，临床上经常采用糖皮质激素局部给药的策略。药物的全身暴露量减少，HPA 轴抑制以及其他医源性库欣综合征的症状都可以减轻甚至完全避免。糖皮质激素局部应用的实例有吸入用糖皮质激素用于哮喘的治疗，局部外用于炎症性皮肤病的治疗，关节腔注射用于关节炎的治疗等等。

人工合成的糖皮质激素类似物有很多种。下文着重讨论几种常用皮质醇类似物泼尼松、泼尼松龙、氟氢可的松和地塞米松，通过与氢化可的松进行比较探讨它们结构、药效、作用时间的不同。

## 结构与药效

依据 11-碳位上取代基团结构的不同，糖皮质激素类药物可以两类。11 位为羟基(—OH)的化合物，如氢化可的松，本身具有糖皮质激素活性。11 碳上为羰基(=O)的化合物，如可的松，本身不具有糖皮质激素活性，需在肝脏 11β-HSD1 作用下还原为其 11-羟同系物才具有活性(图 29-3)。也就是说，**可的松是无活性的前药，在肝脏转化为有活性的氢化可的松后才起作用**。皮肤组织内几乎不含有 11β-HSD1(见下

文)，因此，外用的糖皮质激素类药物必须本身具有糖皮质激素活性。另外，患有肝功能不全的患者可能存在前药转化为活性形式的障碍，因此，只要实际情况允许，活性糖皮质激素类药物的选择要优于无活性的前药。

皮质醇的基本"骨架"结构对糖皮质激素的活性是必需的，因此，**所有人工合成的糖皮质激素类药物都是内源性糖皮质激素皮质醇的类似物**(图 29-5)。例如，皮质醇碳 1 和碳 2 之间引入双键便形成了泼尼松龙(图 29-6)，它的抗炎效应是氢化可的松的 4~5 倍。在泼尼松龙 6 位碳原子上再引入取代基团 α-甲基(α 指侧链基团与化合物平面呈直立位，β 指侧链基团与化合物平面呈平伏状)就形成甲泼尼龙，其抗炎作用是氢化可的松的 5~6 倍。

尽管泼尼松龙和甲泼尼龙的药理活性比皮质醇强得多，它们对盐皮质激素受体的活性却比皮质醇小得多。在皮质醇 9 位碳原子引入 α-氟原子(F)却能同时增强所得化合物的糖皮质激素和盐皮质激素样药理活性，所得化合物即氟氢可的松(图 29-6)。由于盐皮质激素样活性的显著增强，氟氢可的松在伴有盐皮质激素缺乏的疾病治疗中有重要的地位(见下文)。

地塞米松含有两种上述对皮质醇骨架的化学修饰(1,2 双键，9α-氟)并在 16 为碳原子引入 α-甲基(图 29-6)。它的糖皮质激素活性是氢化可的松的 18 倍，但基本上不具有盐皮质激素活性。

虽然在人工合成的糖皮质激素类药物中还有其他对皮质醇骨架进行的结构修饰，但是上面介绍的都是最常见的合成糖皮质激素类药物结构和效应之间的关系。**在临床上，了解每种药物相对于氢化可的松的作用强度是非常重要的，从一种药物更换为糖皮质激素/盐皮质激素相对活性不同的另一种药物时，这方面的知识尤其重要。**一般来说，治疗剂量的糖

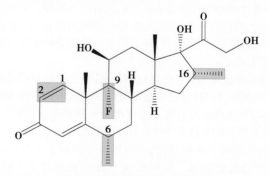

**图 29-5 对皮质醇骨架进行的化学修饰。**糖皮质激素类药物的人工合成通常是通过四种方式对皮质醇的骨架进行化学修饰。在 1-2 位引入双键(最左边方框)，在 6 位或 16 位碳原子上引入甲基，都能增强化合物的糖皮质激素活性。在 9 位碳原子引入氟原子作为取代基增强化合物的糖皮质激素活性的同时也显著的增加化合物的盐皮质激素样活性。在 9 位氟化的同时将 16 位甲基化能够减弱 9 位氟化导致的盐皮质激素样活性增强。同时在 1-2 位引入双键，16 位引入甲基，并在 9 位加入氟原子就形成了地塞米松。地塞米松有强烈的糖皮质激素活性，但基本不具有盐皮质激素活性

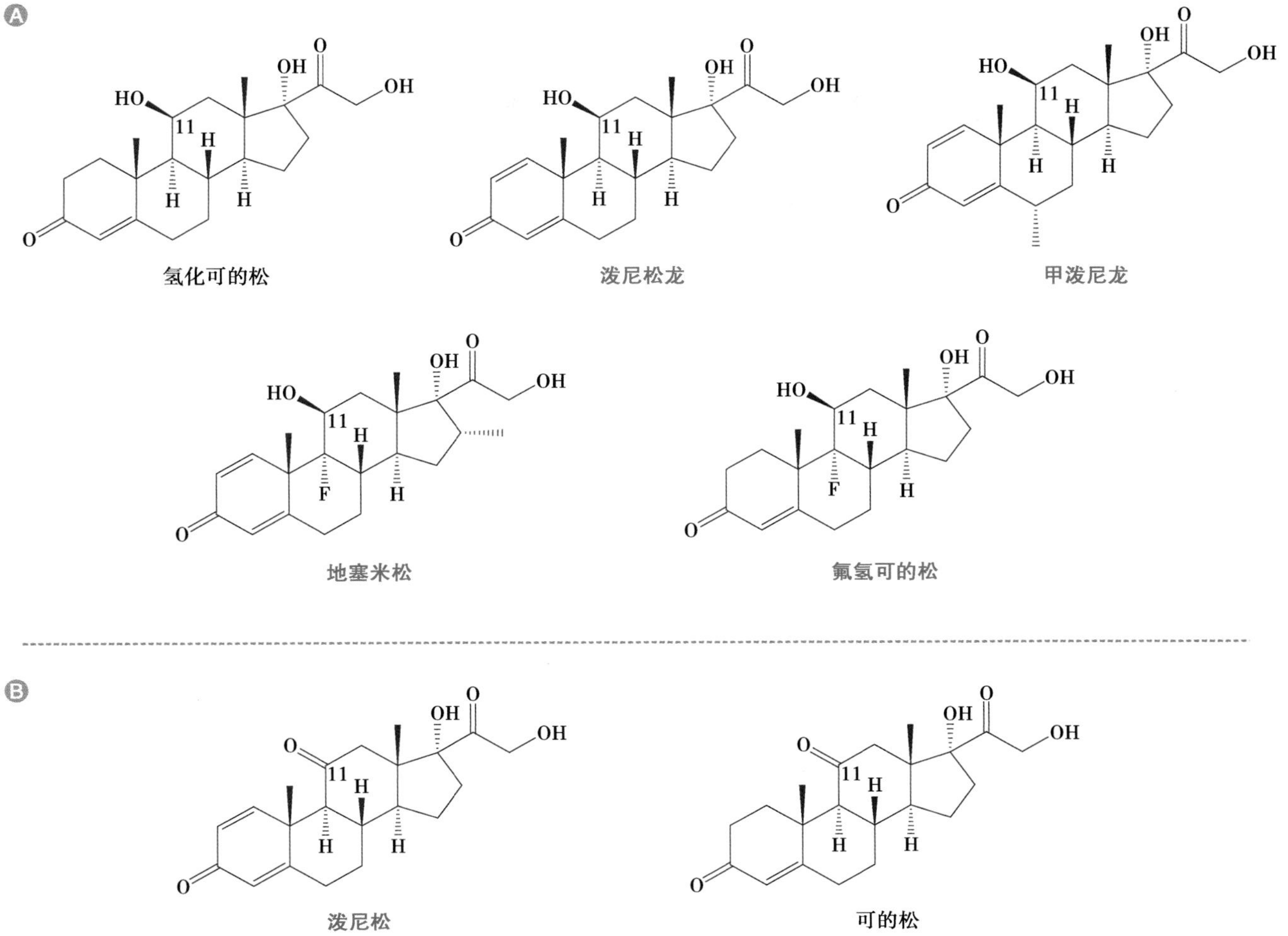

图 29-6 **糖皮质激素类似物。A** 图中的化合物为 11-羟糖皮质激素类药物,**B** 图中为 11-酮同系物。注意 A 中的药物本身即具有活性,而 B 中的药物是前药,需经 11β-HSD1 作用转化为相应活性化合物。糖皮质激素类似物在结构上属于哪一类化合物是临床确定治疗方案重要的参考指标。例如,由于皮肤缺少明确的 11β-HSD1 活性,在外用的糖皮质激素膏剂中只能使用 11-羟糖皮质激素类药物。HSD,羟基类固醇脱氢酶

皮质激素应尽量选择盐皮质激素活性低的类似物,以避免盐皮质激素活性带来的不良影响(如低血钾、体液容量增加、高血压)。表 29-1 对几种常见的糖皮质激素类似物的糖皮质激素相对效能和盐皮质激素相对活性进行了总结。

**表 29-1 糖皮质激素类似物代表药物的相对作用强度以及作用时间**

| 药物 | 糖皮质激素相对效能 | 盐皮质激素相对活性 | 作用时间 |
|---|---|---|---|
| 氢化可的松(皮质醇) | 1 | 1 | 短 |
| 泼尼松龙 | 4~5 | 0.25 | 短 |
| 甲泼尼龙 | 5~6 | 0.25 | 短 |
| 地塞米松 | 18 | <0.01 | 长 |

作用时间短的药物在组织中的半衰期少于 12 小时,作用时间长的药物半衰期长达 48 小时以上。

## 作用时间

糖皮质激素类药物的作用时间是复杂的药代动力学参数,它的长短取决于以下几种因素:

1. 药物与血浆蛋白结合的量。循环中的皮质醇 90% 以上与蛋白相结合,其中大部分与 CBG 结合,小部分与清蛋白结合。与此相反,糖皮质激素类似物与 CBG 的亲和力通常比较低,因此,对于常见的糖皮质激素类似物而言,在血液循环中近 2/3 的药物与清蛋白结合,其余部分则以游离类固醇分子的形式存在。只有游离的类固醇分子可以被代谢,所以药物与血浆蛋白结合的程度可以决定药物的作用时间。

2. 药物对 11β-HSD2 的亲和力。糖皮质激素类药物与 11β-HSD2 的亲和力越低,药物被酶转化为无活性代谢产物的速度就越慢,因此药物在血浆中的半衰期就越长。

3. 药物的脂溶性。药物的脂溶性增强能增加药物自循环进入脂肪储库的量,经代谢和排泄损失的药量因而减少,药物在血浆中的半衰期也随之延长。

4. 药物与糖皮质激素受体的亲和力。糖皮质激素类似

物与糖皮质激素受体的亲和力增强能够增加药物的作用时间,这是由于药物分子能够一直与受体结合发挥作用,直到药物-受体复合物解离。

总而言之,这四种因素共同决定了每种糖皮质激素类似物的作用时间。表 29-1 总结了几种代表药物的作用时间,将它们归纳为"长"或"短"两类。**一般来说,糖皮质激素类药物的抗炎作用(糖皮质激素样作用)越强,那么药物的作用时间也越长。**

## 替代治疗

原发性肾上腺皮质功能不全的治疗主要是补足生理水平的糖皮质激素量,维持正常的糖皮质激素和盐皮质激素活性。口服氢化可的松是首选的糖皮质激素类药物。由于患者必须终生服用糖皮质激素进行替代治疗,治疗过程中应使用最小的糖皮质激素有效剂量以尽可能减少长期糖皮质激素应用产生的不良反应。患有原发性肾上腺皮质功能不全的患者也需要盐皮质激素的替代治疗,如下文所述。继发性肾上腺皮质功能不全的患者盐皮质激素的分泌因受肾素-血管紧张素系统的调节而不受影响,因此仅需要糖皮质激素的替代治疗(参见第 21 章)。

## 药理学治疗作用给药

**在治疗剂量水平产生的药理作用**　糖皮质激素是应激反应中的重要介质,负责调节血糖平衡和免疫系统功能。由于在免疫和炎症反应的过程中有广泛的调节作用,糖皮质激素作为抗炎药物在临床上有着广泛的应用。治疗剂量的糖皮质激素能够抑制细胞因子释放,从而减弱 IL-1、IL-2、IL-6 以及 TNF-α 的作用(图 29-4)。炎症局部细胞因子的释放对白细胞的募集和激活过程是非常关键的,干扰这个过程中的信号传递能够广泛地抑制免疫功能。另外,糖皮质激素也可以通过抑制磷脂酶 $A_2$ 的作用阻断花生四烯酸各种代谢产物的生成。花生四烯酸的代谢产物如血栓素、前列腺素、白三烯等物质介导了炎症早期许多事件的发生,例如血管渗透性增加、血小板的聚集、血管收缩,在第 43 章类花生酸物质药理学中有介绍。通过阻断这些物质的生成,糖皮质激素能显著降低炎症反应的程度。

糖皮质激素在炎症过程中所起的这些调节作用使它成为治疗一系列炎症性和自体免疫性疾病的有效药物,这些疾病包括哮喘、类风湿性关节炎、克罗恩病、结节性多动脉炎、颞动脉炎以及器官移植后的免疫排斥反应等。然而,值得注意的是,**糖皮质激素的治疗作用并不能从病因上改变疾病过程,它所起的作用只是减轻炎症反应的后果**。因此,长期服用糖皮质激素的患者如果疾病没有自发缓解或用其他方式进行治疗,停用糖皮质激素经常会导致炎症症状的反复。

内源性的糖皮质激素在许多代谢过程中起重要的调节作用,治疗量的外源性糖皮质激素应用会放大糖皮质激素的这些作用。因此,不良反应总是出现在过长时间应用治疗量的糖皮质激素以后。**感染易感性**是长期服用外源性糖皮质激素的潜在不良反应,是机体免疫反应长期受到抑制的结果。糖皮质激素通过拮抗胰岛素的作用和促进糖异生升高**血糖**水平,而治疗

量的糖皮质激素应用使这些生理作用被放大。胰岛素抵抗以及血中葡萄糖浓度的增加促进胰岛 β 细胞分泌更多的胰岛素以降低血糖水平。因此,**糖尿病**是长期应用糖皮质激素最常见的并发症,伴有胰岛 β 细胞数量减少的患者尤易发生。

治疗剂量的糖皮质激素能够抑制维生素 D 介导的钙吸收,导致**继发性甲状旁腺功能亢进**,骨的重吸收作用增强。糖皮质激素也可以直接抑制成骨细胞和骨细胞活性。糖皮质激素这两方面的作用都会导致骨质的丢失,因此长期的糖皮质激素治疗通常会导致**骨质疏松症**的发生。类固醇激素引起的骨质重吸收可以通过服用双膦酸盐进行预防。双膦酸盐能够抑制破骨细胞功能,减缓骨质的丢失(参见第 32 章)。儿童长时间应用糖皮质激素也能够延缓**骨骼的线性生长**,从而导致发育迟缓。就是因为这样,Johnny 的主治医生才会在约翰尼口服泼尼松的时候密切预测他的生长情况。

糖皮质激素在治疗剂量下能够引起选择性的快动肌纤维萎缩,主要导致肢体近端肌肉的分解代谢增强以及肌无力。糖皮质激素还会引起特征性的脂肪重分布,亦即外周体脂贮存逐渐减少以及向心性肥胖。大量的脂肪贮存在项背部(水牛背)和面部(满月脸)。

在考虑糖皮质激素治疗可能带来的不良反应时要明确各种不良反应的高危人群。并非所有接受糖皮质激素治疗的患者都会发生同样的不良反应,基因和环境的变异使不同的患者产生的后遗症亦不同。例如,患有临界糖尿病的患者接受糖皮质激素治疗后很可能会进展为显性糖尿病,而体内仍有大量胰岛 β 细胞储备的患者可能就不会经历这种不良反应。**仔细分析患者的危险因素能够预测患者更容易罹患哪种不良反应。**

**糖皮质激素治疗的终止**　糖皮质激素长期治疗后停用会带来一系列问题。长期的治疗剂量糖皮质激素使用,血浆糖皮质激素水平升高抑制 CRH 和 ACTH 激素的释放,导致肾上腺皮质的萎缩。由于下丘脑-垂体-肾上腺轴需要数月的时间才能重新激活,糖皮质激素治疗的突然中断会导致**急性肾上腺功能不全**的发生。即使在 ACTH 的分泌恢复正常后,肾上腺皮质也要再过几个月才能恢复生理水平的皮质醇分泌。因此,**长期应用糖皮质激素治疗患者必须尽可能地逐渐减少药物剂量以实现缓慢停药**。在这种情况下,下丘脑、垂体前叶以及肾上腺能够有足够的时间恢复正常的生理功能,避免肾上腺功能不全的发生,同时,临床医师也希望通过这种停药方式避免炎症性病变的恶化。

## 给药途径

不同的药物传递方式允许糖皮质激素靶向性地作用于特定组织。也就是说,**在需要治疗的组织局部给药,糖皮质激素的剂量可以高于正常血浆浓度的数倍,同时,还能最大限度地减轻非期望的全身不良反应**。糖皮质激素的这种用药方式包括吸入给药、皮肤外用给药以及储库型制剂给药。胎盘通过代谢作用在母体与胎儿之间形成一层屏障,妊娠期的糖皮质激素应用也属于一种选择性的靶向给药方式。

**吸入型糖皮质激素类药物**　吸入型糖皮质激素类药物是哮喘长期治疗过程中的首选药物。这类药物通过抑制气道的炎症反应,尤其是嗜酸性粒细胞介导的炎症反应,从而减轻哮

喘的各种症状。糖皮质激素类药物确切的抗炎机制并不明确，但是，认为与其抑制细胞因子的释放以及细胞因子介导的炎症级联反应有关（见第 48 章）。由于糖皮质激素类药物全身应用会带来许多严重的不良反应，吸入型糖皮质激素类药物应运而生。它具有口服生物利用度低的特点，因此可以直接将高剂量的药物传递至气道黏膜，同时减少体内其他组织器官的药物分布。吸入型糖皮质激素类药物治疗的目标是最大限度地提高局部和全身药物浓度的比值。与在体循环中起作用的药物不同，吸入的药物可以直接作用于发生炎症的组织器官，因此，控制气道炎症反应需要的吸入型糖皮质激素类药物剂量比口服药物要少得多。这种给药途径使糖皮质激素的长期治疗更加安全有效，对于必须接受糖皮质激素治疗的儿童更为适用。现在常用的糖皮质激素类药物吸入剂是由药物微晶粉末和控制剂量的吸入装置组成的，使用如倍氯米松、环索奈德、氟尼缩松、氟替卡松、莫米松以及曲安奈德等强效糖皮质激素（图 29-7）。

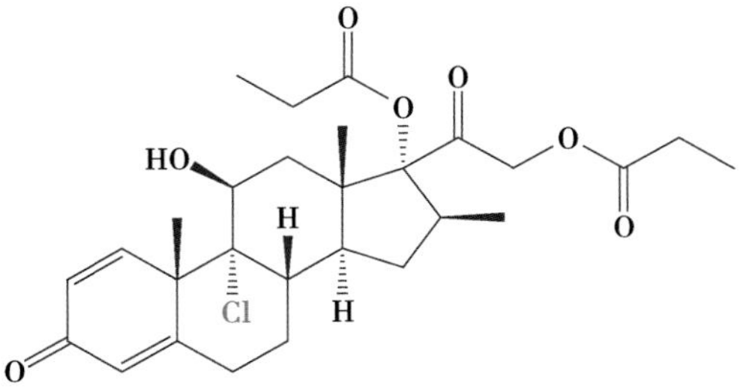

倍氯米松双丙酸酯

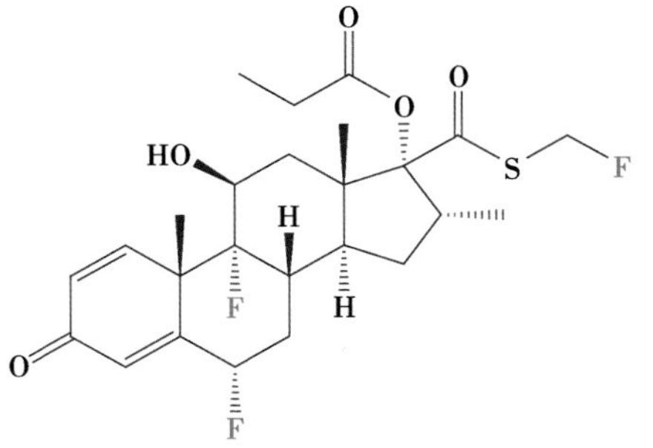

氟替卡松丙酸酯

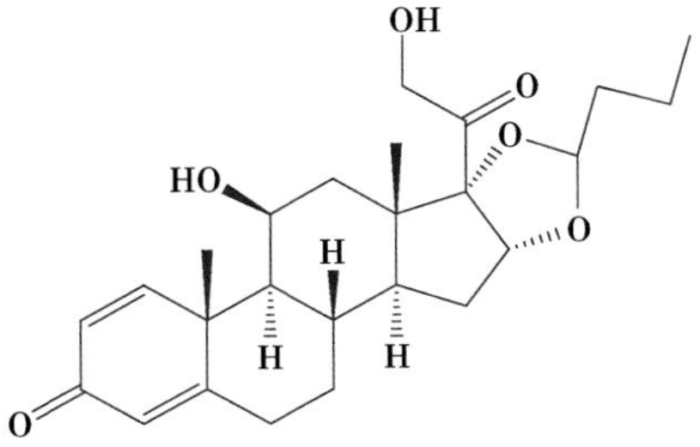

布地奈德

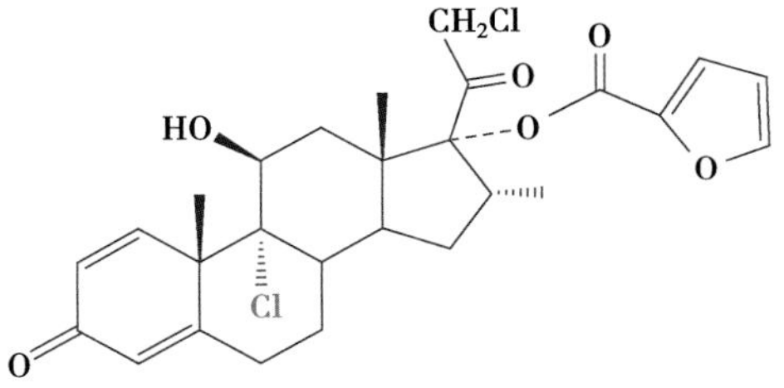

莫米松糠酸酯

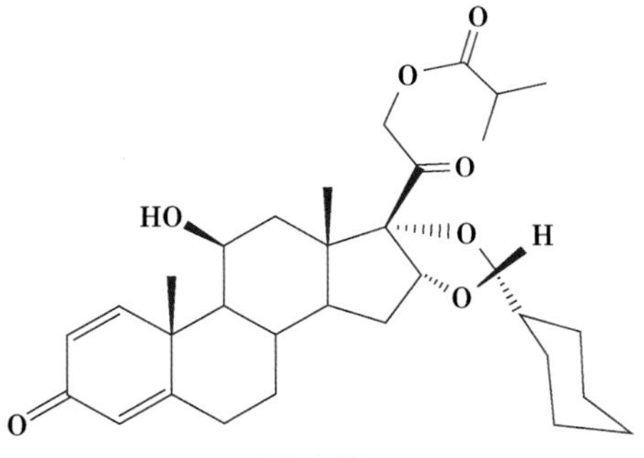

环索奈德

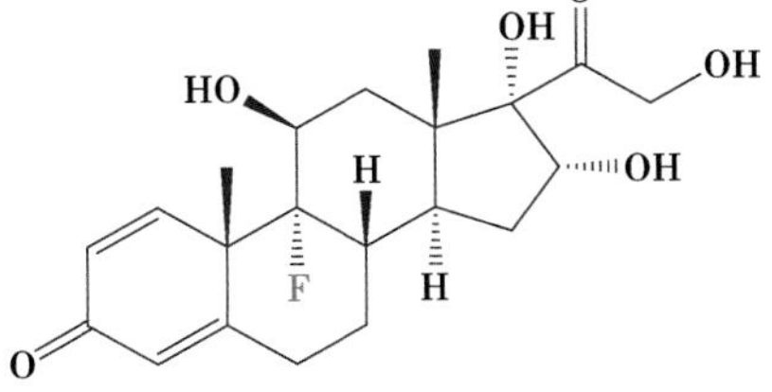

曲安奈德

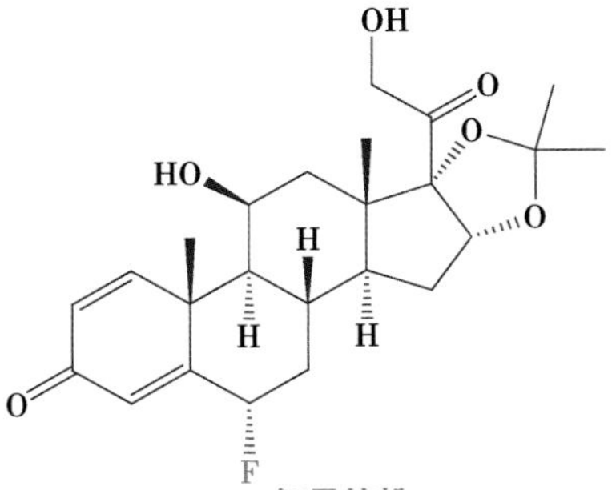

氟尼缩松

**图 29-7 常用吸入型糖皮质激素的结构。**大部分吸入型糖皮质激素类药物都是可的松的卤化衍生物，糖皮质激素样作用强而盐皮质激素活性低（卤原子以蓝色标示显示）。选用强效的糖皮质激素类似物可以减少吸入的剂量，有效抑制哮喘病理生理过程的关键环节，即局部炎症反应。另外，这些药物有近乎完全的肝脏首过效应，不经意被吞咽下去的吸入药物（总剂量的 80%左右），被代谢失活从而不能在身体其他各组织器官起作用。吸入到达肺部的部分药物最终被吸收进入体循环

如果长期服用糖皮质激素类药物的患者要改换为吸入型糖皮质激素类药物治疗，那么需要注意的是这类药物的全身应用是不能立即停止的。在引言的病例分析中，Johnny 产生急性肾上腺功能的症状是由于突然将口服泼尼松转换为吸入型糖皮质激素治疗所致。一般说来，吸入型制剂只能将药物剂量的 20% 左右传递至肺中，而其他 80% 的药物则被吞咽到消化系统了。然而，吸入配方的糖皮质激素（见上文）在肝脏的代谢作用下呈现出明显的首过效应，吞咽下去的那部分糖皮质激素大部分被肝脏转化为代谢产物而失去活性。例如，吞咽下去的氟替卡松仅有 1% 的量能吸收入体循环。因此，Johnny 突然将口服的糖皮质激素类药物改为吸入的剂型便导致了急性肾上腺功能不全的发生。急性肾上腺功能不全的发生可能会危及患者生命，应立即静脉给予大剂量糖皮质激素治疗。正因如此，Johnny 也接受了静脉注射氢化可的松治疗。最后，在重新更换为口服泼尼松治疗后，Johnny 的服药剂量被逐渐减少，在下丘脑-垂体-肾上腺轴的功能恢复后，就可以单独应用吸入糖皮质激素治疗了。

**口咽念珠菌病**是吸入型糖皮质激素治疗的一类潜在局部并发症。吸入的一部分药物作用于口咽部的黏膜，抑制局部组织的免疫反应，产生微生物的机会性感染。每次应用雾化的糖皮质激素类药物后用水漱口有助于预防口咽念珠菌病，也可以使用含有抗真菌药物的漱口水。

糖皮质激素类药物的鼻腔内给药可以有效治疗过敏性鼻炎。糖皮质激素能够广泛抑制局部嗜酸性粒细胞介导的免疫反应，因此，较之使用抗组胺类药物治疗过敏性鼻炎，糖皮质激素类药物的疗效更好。

**皮肤外用给药的糖皮质激素类药物** 局部应用的糖皮质激素制剂适用于很多皮肤病的治疗，例如：银屑病、扁平苔藓以及特应性皮炎。皮肤给药到达全身的糖皮质激素的量微少，因此，局部外敷的糖皮质激素类药物剂量可以是全身安全应用的最大剂量的很多倍。外用于皮肤的糖皮质激素必须是有生物活性的，这是由于皮肤本身只有极少量的（甚至可能不含有）11β-HSD1 酶，不能将糖皮质激素前药转化为活性化合物。氢化可的松，甲泼尼龙和地塞米松都是有效的可以皮肤外用给药的类固醇激素。

**储库型糖皮质激素类药物**。肌肉注射用的储库型糖皮质激素类似物作用可以维持数日甚至数周，因此可以替代每日或隔日口服糖皮质激素的疗法来治疗炎症性疾病。虽然储库型制剂免去了每天服用药物的繁琐，这些制剂却很少被应用于治疗，这是由于使用这类药物不能频繁地调整剂量。甲泼尼龙悬于聚乙二醇中的储库型制剂很常用，但只用于关节腔内注射。这种给药方式适用于局限于关节部位的炎症疾病的治疗给药，例如风湿性关节炎和痛风。糖皮质激素关节腔内注射对于秋水仙碱或吲哚美辛治疗无效的痛风急性发作仍有良好的疗效。关节组织缺少羟化并活化 11-酮糖皮质激素的 11β-HSD1 酶，所以关节腔和关节囊内注射必需使用有活性的糖皮质激素类药物。

## 孕期给药

糖皮质激素的选择性靶向作用也体现在母体-胎盘屏障中。在妊娠期间，胎盘通过代谢在母体和胎儿之间形成一层屏障。因此，孕期的母亲可以应用泼尼松而不会对胎儿产生不良反应。母体的肝脏可以将泼尼松转化为有活性的泼尼松龙，但是胎盘的 11β-HSD2 能够将泼尼松龙重新转化为没有活性的泼尼松。胎儿期的肝脏还没有生理功能，因此，**泼尼松不能在胎儿体内活化**。因此，孕期应用泼尼松并不会**将有活性的糖皮质激素传递到胎儿体内**。

糖皮质激素还能够促进胎儿肺脏的发育。糖皮质激素可以用于促进胎儿肺成熟的治疗中，通常在这些治疗中会对母体使用地塞米松。胎盘 11β-HSD2 对地塞米松的灭活作用很弱，因此以活性形式从母体循环转移到胎儿循环中，刺激胎儿肺脏的成熟。使用地塞米松的剂量必须十分谨慎以避免过量糖皮质激素对胎儿发育造成的一系列不良影响。

## 肾上腺皮质激素合成抑制剂

一些化合物可以抑制肾上腺皮质激素的生物合成。每种药物对其抑制的激素合成酶有一定的选择性（表 29-2），然而没有一种药物可以只影响某一种激素的合成而不影响其他激素的产生。由于合成肾上腺激素的酶都属于 P450 酶系，激素合成抑制剂的使用也有可能会影响肝 P450 酶系的功能而产生毒性反应。一般来说，肾上腺皮质激素合成抑制剂可以分为在早期阶段和在晚期阶段抑制激素合成的药物。抑制早期合成反应的药物作用广泛，而抑制晚期合成反应的药物作用更有选择性。

米托坦是 DDT（一种强效杀虫剂）的结构类似物，对肾上腺皮质中的线粒体有毒性作用，因此能抑制各种肾上腺类固醇激素的合成。尽管很少在临床上被应用，米托坦可用于药物性严重库欣氏病或肾上腺皮质癌症切除术的患者。由于米托坦同时也能抑制胆固醇氧化酶，服用米托坦的患者通常会发生高胆固醇血症。

**表 29-2 肾上腺激素合成抑制剂的作用位点和通路**

| 抑制剂 | 作用位点 | 影响的肾上腺类固醇激素合成的通路 |
|---|---|---|
| 米托坦 | 线粒体 | 全部 |
| 氨鲁米特 | 侧链裂解酶 | 全部（包括卵巢芳香化酶） |
| 酮康唑 | 主要作用于 17，20-裂解酶 | 低浓度：雄激素合成↓<br>高浓度：所有肾上腺和性腺类固醇激素的合成↓ |
| 甲吡酮 | 类固醇 11β-羟化酶 | 皮质醇以及醛固酮的合成 |
| 曲洛司坦 | 3β-羟基类固醇脱氢酶 | 全部（主要是皮质醇以及醛固酮的合成） |

氨鲁米特能够抑制侧链裂解酶的活性(图 29-2),同时氨鲁米特还能抑制芳香化酶,能够抑制雄激素转化为雌激素。由于氨鲁米特具有抑制芳香化酶的特性,也能有效治疗乳腺癌。然而,它并不用于这类疾病的治疗,因为有其他作用更为特异的芳香酶抑制剂(见第 30 章)。

酮康唑一种抗真菌药物,通过抑制真菌细胞内的 P450 酶而发挥抗真菌作用(见第 36 章)。由于介导肾上腺和性腺激素合成的酶也是 P450 酶家族的成员,高剂量的酮康唑也可以抑制这些腺体中醇类激素的合成。酮康唑主要抑制 17,20-裂解酶(在肾上腺雄激素的合成中起重要作用)活性,大剂量时也可以抑制侧链裂解酶,抑制胆固醇转化为孕烯醇酮。孕烯醇酮是所有肾上腺激素合成必需的前体物质,因此,大剂量的酮康唑对肾上腺多种激素的合成都有抑制作用。

甲吡酮以及曲洛司坦对肾上腺激素合成的影响有较多的选择性。甲吡酮能够抑制 11β 位的羟化反应,使皮质醇和醛固酮的合成减少(图 29-2)。甲吡酮被批准用于检测下丘脑和垂体对循环中皮质醇水平反应性的诊断性药物。曲洛司坦是 3β-羟基类固醇脱氢酶的可逆性抑制剂。这种药物的应用可以导致肾上腺皮质中皮质醇的生成下降,用于狗库欣氏病的治疗。曲洛司坦未被批准用于人类。

### 糖皮质激素受体拮抗剂

米非司酮(RU-486)是孕酮受体拮抗剂,用于终止早期妊娠(见第 30 章)。米非司酮在较高剂量下也能阻断糖皮质激素受体。米非司酮已被批准用于库欣综合征导致的高血糖的治疗。米非司酮对于异位 ACTH 综合征等疾病导致的危及患者生命的血中糖皮质激素水平上升可能有效,然而米非司酮的这种用途还没有得到充分的研究证明。

# 盐皮质激素

## 生理学

### 合成

像皮质醇一样,醛固酮也是来源于胆固醇的 21-碳类固醇激素。特异合成醛固酮的酶只在球状带中表达,它的分泌受血管紧张素 Ⅱ、血钾浓度和 ACTH 的调节(图 29-1)。

### 代谢

循环中的醛固酮与皮质激素转运蛋白、白蛋白以及一种特异的醛固酮结合蛋白结合。循环中大约只有 50% ~ 60% 的醛固酮与转运蛋白结合,这使得醛固酮的清除半衰期很短(20 分钟)。口服的醛固酮在体内还有很强的肝脏首过效应,大约 75% 的药物在经过肝脏时被代谢为无活性的代谢产物。所以,肾上腺功能不全的替代治疗不能使用口服的醛固酮。

### 生理作用

盐皮质激素对于肾脏、结肠、汗腺、唾液腺等器官中钠的重吸收有重要作用。循环中的醛固酮穿过细胞膜扩散至细胞内与胞质中的盐皮质激素受体(亦即 Ⅰ 型糖皮质激素受体)结合。醛固酮:盐皮质激素受体复合物随后被转运至细胞核中,作用于特异基因的启动子序列,与转录复合体相互作用,与激素反应元件 DNA 结合域结合,上调或下调特异基因的表达。除了上述的转录效应,醛固酮还能快速对细胞内信号转导途径产生作用。这种非基因组作用可能是激素与细胞表面醛固酮受体结合介导的。目前盐皮质激素如何通过第二种信号转导途径发挥作用是研究的热点。

醛固酮能够增加血清和糖皮质激素诱导的蛋白激酶 1 (glucocorticoid-induced kinase 1,SGK1)转录。SGK1 能够增加肾脏远端肾单位细胞基底外侧膜上 $Na^+/K^+$ ATP 酶的活性,诱导远端肾单位细胞膜端侧 $Na^+$ 通道的开放使肾小管上皮细胞重吸收更多的钠并分泌的更多的钾(见第 21 章)。在醛固酮的作用下,钠的重吸收、钾的分泌以及 $H^+$ 的分泌都得到增强。钠潴留增加伴随着水潴留的增加,因此,细胞外液的容量增加。过量的醛固酮可以导致低钾血症性碱中毒和高血压,而醛固酮不足则会导致高钾血症性酸中毒和低血压。

盐皮质激素受体在不参与钠重吸收的细胞中也有表达,如内皮细胞、血管平滑肌细胞、心肌细胞、脂肪细胞、神经细胞和炎症细胞。临床前研究表明,盐皮质激素受体在血管损伤、动脉粥样硬化、心脏疾病、肾脏疾病及脑卒中的病理生理过程中发挥着作用。盐皮质激素受体的激活增强了氧化应激,促进炎症反应,调节脂肪细胞的分化,降低胰岛素敏感性。在人类,盐皮质激素受体水平作用的醛固酮拮抗剂,如螺内酯和伊普利酮,能够降低心衰的致残和致死率,改善血管功能,减轻心脏肥厚和蛋白尿。盐皮质激素受体阻断所带来的收益与血压水平的变化似乎关系不大。

### 调节

三个系统共同调节醛固酮的合成:肾素-血管紧张素系统、血浆钾水平以及 ACTH。

肾素-血管紧张素-醛固酮系统在细胞外液容量的调节中起主要作用。细胞外液容量下降使肾小球旁动脉的灌注压下降,球旁动脉作为压力感受器刺激球旁细胞分泌肾素。肾素是一种蛋白酶,能够将激素前体血管紧张素原裂解为血管紧张素 Ⅰ。血管紧张素 Ⅰ 在血管紧张素转化酶的作用下转化为血管紧张素 Ⅱ。血管紧张素转化酶在肺毛细血管内皮细胞中高水平表达。血管紧张素 Ⅱ 有直接增加小动脉压力的作用,同时还通过结合并激活肾上腺皮质球状带细胞表面的 G 蛋白耦联受体刺激醛固酮的合成。通过负反馈循环,血管紧张素 Ⅱ 也能够抑制肾素分泌。

钾负荷增加不依赖肾素活性就能增加醛固酮的合成。由于醛固酮对远端肾单位的作用促进钾的排泄,这种调控机制也有助于体内钾平衡的维持。

最后,ACTH 可以使球状带中醛固酮的合成急剧增加。ACTH 水平的改变与醛固酮的生理节律以及低血糖等应激反应中醛固酮水平增加有关。与皮质醇不同,醛固酮不会负反馈调节 ACTH 的分泌。

## 病理生理学

### 醛固酮减少症

醛固酮减少症(醛固酮缺乏症)可以由原发性的醛固酮合成减少或活性降低引起,也可以继发于诸如血管紧张素Ⅱ等调节醛固酮合成的因子活性降低。醛固酮缺乏症中大多数病例都是醛固酮合成减少造成的。合成醛固酮和糖皮质激素过程中重要的酶类固醇21-羟化酶的编码基因缺陷会导致先天性肾上腺增生症(在下面肾上腺雄激素病理生理学中有讨论)以及因醛固酮功能下降带来的电解质流失。在艾迪生病或原发性肾上腺功能不全中,醛固酮缺乏是继发于肾上腺球状带的损坏。艾迪生病多是由自体免疫性肾上腺炎症反应引起的,其他导致肾上腺皮质破坏的病因还包括结核病、转移性癌以及出血等。在这些疾病状态下,醛固酮减少引起电解质的流失、循环容量衰竭、高钾血症以及酸中毒。醛固酮缺乏症也可以由肾素生成减少(即所谓的低肾素血症性醛固酮缺乏症,常见于糖尿病性肾功能不全)造成。盐皮质激素受体水平的醛固酮抵抗或肾单元皮质集合小管中受醛固酮调节的上皮细胞钠通道(ENaC)的失活突变都能造成临床醛固酮缺乏症,并且在这些情况下血醛固酮水平为正常甚至升高的。

### 醛固酮增多症

原发性醛固酮增多症是由肾上腺皮质醛固酮合成过多造成。双侧肾上腺球状带增生以及生成醛固酮的腺瘤是最常见的两种病因。醛固酮合成增加会导致钠潴留,细胞外液量增加,抑制血中肾素活性,导致钾的流失和低钾血症,以及高血压。除了对血压的影响,原发性醛固酮增多症还能对心血管系统产生不良的影响,使内皮细胞功能紊乱,内膜中膜增厚,血管硬化和左心室壁肥厚。原发性醛固酮增多症也是导致胰岛素抵抗的原因之一。原发性醛固酮增多症的流行比之前认为的要多得多,在高血压患者大约有 5%~10%,在顽固性高血压患者中最高能达到 25%。

## 药理学分类和药物

### 盐皮质激素受体激动剂

导致醛固酮缺乏症的各种病理生理状态需要生理剂量的盐皮质激素替代治疗。直接应用醛固酮作为治疗药物是不可能的,这是由于肝脏的首过效应将 75% 的口服醛固酮转化为无活性的代谢产物。相反,皮质醇的类似物氟氢可的松在肝脏的首过效应弱而且有很高的盐皮质激素糖皮质激素效能比值,因而用于醛固酮缺乏症的治疗。氟氢可的松治疗的不良反应都与药物能造成与盐皮质激素过多类似的病症有关,如高血压、低钾血症等,甚至还有造成心力衰竭的可能。在接受氟氢可的松治疗的过程中必须同时密切监测患者血钾浓度以及血压水平以确保药物在合理的剂量范围内。

### 盐皮质激素受体拮抗剂

螺内酯(另见第 21、30 章)是盐皮质激素受体的竞争性拮抗剂。然而,螺内酯也能同雄激素以及孕激素受体结合并抑制它们的激活。这种作用导致了诸如男性乳腺女性化等不良反应的发生,限制了螺内酯在某些患者中的应用。依普利酮是另一种盐皮质激素受体拮抗剂,它与盐皮质激素受体的结合有选择性,使得它的男性乳腺女性化的不良反应发生率较螺内酯低。两种药物都可以用作抗高血压药物,都被批准用于心力衰竭患者的治疗。

对盐皮质激素受体的拮抗作用可以导致显著的高钾血症。许多心力衰竭的患者都服用螺内酯或依普利酮的一种并同时联用一种血管紧张素转化酶抑制剂(也能够升高血钾浓度),对于这些患者血钾浓度的密切监测也是很重要。

# 肾上腺雄激素

## 生理学

肾上腺皮质产生的性激素,主要是脱氢表雄酮(dehydroepiandrosterone, DHEA),在人体内的生理作用不明。DHEA 似是一种激素前体,在外周被转化为作用更强的雄激素,主要是睾酮。肾上腺皮质产生的雄激素是女性体内睾酮的重要来源。青春期时肾上腺雄激素的分泌被激活(肾上腺功能初现),对青春期女性腋毛及阴毛的发育是必需的。

## 病理生理学

先天性肾上腺增生症(congenital adrenal hyperplasia, CAH)和多囊卵巢综合征(polycystic ovarian syndrome, PCOS)是与肾上腺皮质雄激素合成密切相关的两种疾病。**先天性肾上腺增生症**是一系列遗传性肾上腺皮质酶缺陷的统称。酶缺陷导致的肾上腺皮质雄激素合成的增加可引起女性男性化以及多毛症。多囊卵巢综合征(见第 30 章),在一部分患者中可能由先天性肾上腺肥大症导致的。

最常见的先天性肾上腺增生症的病因是**类固醇 21-羟化酶缺陷**。21-羟化酶缺陷使肾上腺皮质细胞合成醛固酮和皮质醇的功能都出现障碍(图 29-8)。皮质醇是垂体 ACTH 释放的主要负反馈调节物质,21-羟化酶缺陷导致的皮质醇合成降低失去对 ACTH 释放的抑制作用。ACTH 释放量增加恢复了只有部分酶缺陷患者体内的皮质醇水平,然而,还有部分前体化合物被分流入没有障碍的雄激素合成通路,使 DHEA 和雄烯二酮的合成增加。随后,这些化合物在肝脏中被转化为睾酮。严重的 21-羟化酶缺陷使女性胎儿在发育阶段产生男性化特征。因此,带有 21-羟化酶缺陷的女性新生儿通常都有男性化的特征或模糊不清的外生殖器。但是,肾上腺雄激素的增加对男性产生的影响很小,或者说没有任何可被发现的表型特征。带有 21-羟化酶缺陷的婴儿由于不能合成醛固酮和皮质醇,通常在婴儿期就出现严重的急性电解质流失而被

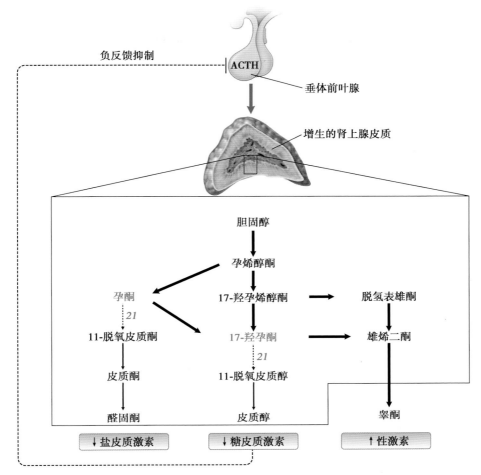

**图 29-8 先天性肾上腺增生症。**类固醇 21-羟化酶缺陷是先天性肾上腺增生症最常见的病因,能够导致醛固酮和皮质醇的生物合成受损(虚线)。因此,肾上腺类固醇激素的合成向性激素的合成方向分流(粗实线)。皮质醇的缺乏使其对垂体腺前叶促皮质细胞的负反馈作用下降(虚线),使 ACTH 的释放增加(图片最上方粗实线箭头)。ACTH 水平升高促进肾上腺组织增生,而后刺激性激素的合成。这种分流通路可以通过应用外源性皮质醇被阻断。缺陷的类固醇 21-羟化酶以数字 21 表示

诊断出来。轻微的 21-羟化酶缺陷可能会在婴儿期以后才表现出来,如年轻女性在初潮后出现多毛症、痤疮、月经过少的症状。

严重酶缺陷导致的先天性肾上腺增生症的治疗主要是糖皮质激素和盐皮质激素替代治疗。带有轻微酶缺陷的先天性肾上腺增生症的治疗也包括应用外源性糖皮质激素以抑制下丘脑和垂体过多的 CRH 以及 ACTH 释放,也能使肾上腺雄激素的合成降低。

## 药理学分类和药物

肾上腺合成的雄激素可以看作是激素前体。DHEA 或雄烯二酮并没有已知的特异性受体,它们在外周组织转化为睾酮随后再转化为二氢睾酮后才能发挥活性作用。如前所述,过量的肾上腺雄激素在女性可导致一系列的综合征;药物减少雄激素活性在第 30 章中详述。

DHEA 并不受美国食品药品监督管理局(FDA)的管理,是一种非处方药。人群横断面研究表明体内 DHEA 水平随年龄升高下降,并与心血管疾病以及癌症的风险性之间存在负相关的关系。DHEA 替代治疗适用于有 DHEA 绝对不足的艾迪生病的治疗。外源性 DHEA 可以在肝脏转化为睾酮,因此,DHEA 常因其促进合成代谢的作用被滥用。

### 结论与展望

醛固酮、皮质醇以及肾上腺雄激素在体内许多基本的稳态调节中发挥着重要的作用。醛固酮促进钠的吸收和体液的潴留,调节细胞外液的容量。皮质醇调节体内多种生理过程,主要是能量稳态的维持和炎症反应。肾上腺雄激素的生理作用并不明确,然而,病理生理状态导致的肾上腺雄激素合成增加在女性可导致显著的男性化。醛固酮拮抗剂目前作为抗高血压药物和改善心衰预后在临床使用。然而,越来越多的证

据表明醛固酮受体的特异性拮抗剂也有可能成为治疗心衰导致的心血管和肾血管疾病的重要药物。醛固酮合成酶抑制剂的研发正在进行中,在将来可能被用于减少醛固酮的合成。糖皮质激素药理学涉及的内容广泛,这主要是由于糖皮质激素用在许多疾病中抑制炎症反应。长期应用糖皮质激素可带来一系列可预测的不良反应。进一步的研究正试图在维持有效的抗炎作用的同时尽可能减少糖皮质激素治疗带来的不良反应。这些研究包括开发组织特异性的糖皮质激素类激动剂和拮抗剂(选择性雌激素受体调节剂类似物),以及进一步完善药物传递的方法,如氢化可的松的缓释制剂以模仿皮质醇的昼夜生理节律用于艾迪生病的治疗。肾上腺雄激素药理学需要更多研究充实,这样才能确定 DHEA 治疗(如果存在的话)的适应证。

(徐蓓 译　周伟勤　侯碧玉 审)

### 推荐读物

Barnes PJ. Glucocorticosteroids: current and future directions. *Br J Pharmacol* 2011;163:29–43. (*Reviews mechanisms mediating the anti-inflammatory effects of glucocorticoids, mechanisms of glucocorticoid resistance, and therapeutic implications.*)

Charmandari E, Nicolaides NC, Chrousos GP. Adrenal insufficiency. *Lancet* 2014;383:2152–2167. (*Discusses the pathophysiology, clinical presentation, diagnosis, and management of adrenal insufficiency.*)

Kolkhof P, Borden SA. Molecular pharmacology of the mineralocorticoid receptor: prospects for novel therapeutics. *Mol Cell Endocrinol* 2012;350: 310–317. (*Reviews the pharmacology of steroidal and non-steroidal mineralo-corticoid receptor antagonists and potential for tissue-specific drugs.*)

**药物汇总表：第 29 章 肾上腺皮质药理学**

| 药物 | 临床应用 | 严重和常见的不良反应 | 禁忌证 | 注意事项 |
|---|---|---|---|---|
| **糖皮质激素受体激动剂** | | | | |
| **机制——通过激活糖皮质激素受体模拟皮质醇功能** | | | | |
| 泼尼松<br>泼尼松龙<br>甲泼尼龙<br>地塞米松<br>氢化可的松<br>氟替卡松<br>倍氯米松<br>氟尼缩松<br>曲安奈德<br>布地奈德 | 各个器官的炎症性疾病；自体免疫性疾病；原发性以及继发性肾上腺功能不全的替代治疗（只用氢化可的松） | 库欣综合征，肺毒性，感染风险增加（共有不良反应）；创伤修复受损，精神性疾病（仅泼尼松、泼尼松龙、地塞米松、氢化可的松、曲安奈德、心脏毒性、癫痫、肌肉萎缩（仅泼尼松、泼尼松龙、甲泼尼龙、地塞米松、氢化可的松）；机体生长速度降低（仅泼尼松、甲泼尼龙、地塞米松、曲安奈德）电解质失衡（仅泼尼松龙和甲泼尼龙）；高血糖（仅泼尼松龙、甲泼尼龙、地塞米松、曲安奈德）；眼毒性（仅地塞米松、氟替卡松、倍氯米松、曲安奈德、布地奈德）；血栓性疾病，骨无菌性坏死（仅泼尼松）；高血压，水肿，体重增加，骨质疏松，情绪障碍，头痛 | 共有禁忌证：药物过敏，全身真菌感染；地塞米松：眼部感染，青光眼，晶状体后囊损伤；与利巴韦林同用 | 见表 29-1，每种药物的相对效能和作用时间。糖皮质激素治疗并不能消除引起疾病病因，只能限制其症状反应的程度。长期糖皮质激素治疗需缓慢停药，全身性糖皮质激素治疗的突然停药会导致急性肾上腺功能不全。糖皮质激素鼻腔给药或吸入型给药可以大幅降低糖皮质激素全身不良反应的发生。不要突然将大剂量的口服药物转换为吸入型糖皮质激素。皮肤 11β-HSD1 的含量甚微，因而糖皮质激素类药物的内在活性对药物的局部应用尤其重要。抗炎作用的强糖皮质激素类药物通常作用时间也比较长。吸入型糖皮质激素包括氟替卡松、倍氯米松、氟尼缩松、曲安奈德以及布地奈德 |
| **糖皮质激素受体拮抗剂** | | | | |
| **机制——在糖皮质激素受体水平竞争性拮抗皮质醇的作用** | | | | |
| 米非司酮（RU-486） | 库欣综合征高血糖的治疗；流产（孕期 70 天内） | QT 间期延长，出血时间延长，细菌感染，败血症；高血压，外周水肿，低血钾症，恶心，呕吐，腹泻，痉挛，头晕，阴道异常流血，头痛，疲劳，皮质醇水平正常升高仍有高糖皮质激素功能不足 | 米非司酮过敏；慢性肾上腺功能衰竭，异位妊娠，出血性疾病，抗凝治疗，遗传性卟啉病，子宫内节育器，未确诊的子宫附件肿块；与辛伐他汀、洛伐他汀或其他治疗浓度范围窄的 CYP3A 酶底物同用 | 米非司酮是孕酮受体拮抗剂，用于在早期妊娠中引发流产；大剂量的米非司酮也能阻断糖皮质激素受体；后者可用于治疗内源性库欣综合征的治疗 |

| 药物 | 临床应用 | 严重和常见的不良反应 | 禁忌证 | 注意事项 |
|---|---|---|---|---|
| **糖皮质激素合成抑制剂** | | | | |
| 机制——抑制糖皮质激素生物合成各个阶段的反应 | | | | |
| 米托坦 | 严重库欣综合征或肾上腺皮质癌，施行肾上腺切除术后 | 肾上腺皮质功能不全、出血时间延长、神经功能障碍、毒性视网膜病、出血性膀胱炎、皮疹、胃肠不适、头晕、嗜睡、胶辇 | 米托坦过敏 | DDT的结构类似物，对肾上腺皮质线粒体有毒性作用。高胆固醇血症可能由胆固醇氧化酶的抑制引起 |
| 氨鲁米特 | 库欣综合征 | 中性粒细胞缺乏、再生障碍性贫血、皮质醇缺乏、皮疹、食欲缺乏、恶心、头晕、失眠 | 格鲁米特或氨鲁米特过敏 | 氨鲁米特抑制侧链裂解酶及芳香化酶活性，抑制雄激素转化为雌激素 |
| 甲吡酮 | 下丘脑-垂体-肾上腺轴的诊断应用 | 皮质醇功能不全、高血压 | 甲吡酮过敏、肾上腺皮质功能不全 | 抑制11β位的羟化反应，导致皮质醇受损。甲吡酮治疗也可能导致皮质醇对ACTH释放的抑制作用消失，用于检测ACTH储备能力 |
| 曲洛司坦 | 狗库欣综合征 | 艾迪生病危象、体位性低血压、低血糖症、恶心 | 肾上腺皮质功能不全、肝肾功能不良 | 曲洛司坦是3β-羟基类固醇脱氢酶的可逆性抑制剂，减少肾上腺皮质醛固酮和皮质醇的合成。曲洛司坦未批准用于人类。 |
| 酮康唑 | 见药物汇总表第36章 真菌感染药理学 | | | |
| **盐皮质激素受体激动剂** | | | | |
| 机制——激活盐皮质激素受体 | | | | |
| 氟氢可的松 | 醛固酮缺乏症 | 心力衰竭、高血压、低钾血症、血栓性静脉炎、继发性皮质醇缺乏症、机体生长速度降低、颅内压升高、水肿、皮肤淤青、创伤修复困难、皮疹、肌病、高血糖、月经不调、头痛、胶辇 | 氟氢可的松过敏、全身性真菌感染 | 氟氢可的松可能的松治疗的不良反应与药物功能模拟盐皮质激素过多的症状有关，包括高血压、低血钾、心力衰竭，低血钾应密切监测血钾浓度和血压 |
| **盐皮质激素受体拮抗剂** | | | | |
| 机制-醛固酮受体的竞争性拮抗剂，拮抗醛固酮的作用 | | | | |
| 螺内酯 | 见药物汇总表第21章 容量调节药理学 | | | |
| 依普利酮 | | | | |
| **肾上腺性激素** | | | | |
| 机制-DHEA是激素前体，在外周被转化为睾酮 | | | | |
| 脱氢表雄酮(DHEA) | 研究中 | 痤疮、肝炎、多毛症、男性化 | 脱氢表雄酮过敏、乳腺癌、卵巢癌、前列腺癌、妊娠 | 可能用于伴有DHEA缺乏的艾迪生病的替代治疗；DHEA常因其具有促进合成代谢的作用而被滥用 |

# 第30章

# 生殖药理学

Ehrin J. Armstrong and Robert L. Barbieri

## 概述

　　本章介绍与男性和女性生殖相关的内分泌药理学。虽然男性和女性体内激素水平不同,但雄性激素和雌性激素均受垂体前叶促性腺激素(gonadotropins)、黄体生成素(luteinizing hormone,LH)和卵泡刺激素(follicle-stimulating hormone,FSH)的控制,最终受下丘脑释放的促性腺激素释放激素(gonadotropin releasing hormone,GnRH)调节。女性激素分泌模式在时间上比男性更复杂,也更具有周期性:月经周期的激素调控是性激素如何融入复杂生理系统的一个例证,了解月经周期也为了解避孕药理学提供了基础。

　　药物通过调控生殖激素水平治疗许多疾病,这些疾病包括不孕不育症、子宫内膜异位症、乳腺癌和前列腺癌。本章的主要内容包括:①雌激素与脑垂体之间的相互作用;②GnRH释放频率对促性腺激素释放的影响;③雌激素受体激动剂和拮抗剂的组织选择性;④用于拮抗内源性性激素影响的各种策略,从抑制下丘脑-垂体-性腺轴对靶组织受体的拮抗

作用。

### ■ 病　例

　　Amy J 在青少年时期开始注意到她的头发变得稀疏了。J 小姐头发脱落的同时脸上的毛发却过度生长,以至于她时常要刮掉脸上多余的毛发。24 岁时,她去看了医生,向医生诉说她的毛发生长异常以及月经周期不规律的情况。医生了解到她的月经周期间隔最长时有 6 个月,最短仅 22 天,经血量多,而且持续时间长于她原来平均 5 天的时间。15 岁左右时,她的脸上、四肢、腹部以及胸部毛发就开始异常生长。从高中开始,她的体重开始超重,尽管她中学时期一直坚持足球、曲棍球和游泳运动。医生对她进行了多项检查,发现她体内游离睾酮和总睾酮水平轻度升高,血浆中黄体生成素与卵泡刺激素的比值也有所增高。

　　基于这些检查结果,医生说她可能患有多囊卵巢综合征(polycystic ovarian syndrome,PCOS)。医生建议她口服联合避孕药以调节她的月经周期,另外应用螺内酯以缓解她的脱发

症状和其他部位毛发的异常生长。

# 思　考　题

□ 1. 多囊卵巢综合征中毛发过度生长和不孕的病理生理学联系是什么？
□ 2. 螺内酯为什么可以缓解 J 小姐的毛发生长问题？
□ 3. 口服避孕药如何发挥作用以及口服避孕药是如何调控 J 小姐的月经周期的？

# 生殖激素生理学

## 孕激素、雄激素和雌激素的合成

孕激素、雄激素和雌激素的合成是密切相关的，三者都是胆固醇代谢过程中产生的类固醇激素。这些激素的合成类似于肾上腺性激素的合成，这在第 29 章肾上腺皮质药理学中讨论过。

术语孕激素、雄激素和雌激素表示每组中的一系列相关激素，而不是单个分子（图 30-1）。孕激素包括孕酮（progesterone）以及一些以治疗为目的人工合成的孕酮衍生物（图 29-2），孕酮是睾酮和雌激素合成的常见前体。孕激素一般通过促进女性子宫内膜分泌而不是增殖，对子宫内膜发挥抗增殖作用（见下文）。孕酮也是维持妊娠所必需的。雄激素（androgens）具有雄性化特征，包括脱氢表雄酮（dehydroepiandrosterone, DHEA）、雄烯二酮（androstenedione）、睾酮（testosterone）和双氢睾酮（dihydrotestosterone, DHT），其中睾酮被认为是典型的循环雄激素，DHT 被认为是典型的细胞内雄激素。雄激素是在发育过程中表现男性表型和男性性成熟所必需的。雌激素（estrogens）是指具有女性化的活性物质，17β-雌二醇（17β-estradiol）是最有效的天然雌激素，而雌三醇和雌酮的作用较弱。

注意，**所有雌激素均来源于前体雄激素的芳构化**（图 30-1）。卵巢和胎盘合成芳香酶（aromatase）的功能最强，芳香酶将雄激素转化成雌激素。但是其他非生殖组织比如脂肪组织、下丘脑神经元及肌肉也能将雄激素芳香化成为雌激素。绝经后，体内大部分雌激素来源于脂肪组织。这也是男性体内雌激素的主要来源。

## 激素的作用及代谢

孕激素、雄激素和雌激素都是与核激素受体相关超家族结合的激素；糖皮质激素、盐皮质激素、维生素 D 和甲状腺激素也与同一超家族的受体结合。这些激素一旦合成，就会扩散到血浆中，与载体蛋白紧密结合，如性激素结合球蛋白（sex hormone-binding globulin, SHBG）和白蛋白，只有在血浆中未与载体蛋白结合的激素才能够分散到细胞内，并与细胞内受体结合。有趣的是，**睾酮本质上是一种前体激素**，与雄激素受体结合，但亲和度不高。因此，睾酮只有适度的雄激素活性。相反，睾酮在靶组织中转化为更活跃的双氢睾酮（dihydrotestosterone, DHT）（图 30-2），与雄激素受体结合，其亲和力比睾酮高 10 倍。睾酮经 5α-还原酶（5α-reductase）催化形成双氢睾酮，体内至少存在两种 5α-还原酶亚型。这些酶在不同组织的差异表达使得 5α-还原酶受体抑制剂具有了某些药理学特性。双氢睾酮作为活性最强的雄激素，在遗传性 5α-还原酶缺失的个体中尤为重要。男性缺失这种酶就会表现出女性性征，因为他们不能将睾酮转化为双氢睾酮，从而无法激活发育过程中男性性征的形成。

雌激素受体（estrogen receptor, ER）是研究最全面的性激素受体，并被作为三种性激素受体（雌激素受体、雄激素受体和孕酮受体）类型的一个范例。由于孕酮，雄激素和雌激素是亲脂性甾体激素，未与血浆蛋白结合的那部分激素可以穿过细胞膜进入细胞质。一旦进入细胞内，激素配体特异性结合细胞内受体，并进一步二聚化。举例来说，雌激素与其受体结合导致两个雌激素-雌激素受体复合物的二聚化，二聚体进一步结合于 DNA 启动子区的雌激素应答元件（estrogen response elements, ERE）。这种与 ERE 的结合，以及共激活因子或共阻遏子的募集，增强或抑制特定基因的转录，从而引起激素的生理作用。

雌激素受体有两种亚型——ERα 和 ERβ。此外，人们认识到许多雌激素受体的作用涉及受体与其他转录辅因子的相互联系。换句话说，雌激素受体的二聚化和随后二聚体与 ERE 的结合不足以解释雌激素在不同组织中作用的复杂性和多变性。**雌激素受体募集的特定转录因子似乎是组织依赖和配体依赖性的，而且可能与雌激素作用靶点特异性相关。**尽管雄激素和孕酮受体的亚型和它们之间的相互作用还没有雌激素受体研究得那么深入，但是这些受体可能具有相同的复杂性。调控转录因子与不同的雌激素受体结合能够改变雌激素的作用，这一认识开启了未来药理学研究的一个新领域，正如药学研究人员一直在寻找具有组织特异性的受体激动剂和拮抗剂。选择性雌激素受体调节剂（selective estrogen receptor modulators, SERM）是基于性激素受体功能组织选择性的第一批药物。

在一些细胞中，膜结合的 G 蛋白偶联雌激素受体（G protein-coupled estrogen receptor, GPER）可被雌二醇激活，从而激活腺苷酸环化酶（Gαs 效应）、动员细胞内钙（Gβγ 效应），并激活表皮生长因子受体（Gβγ 效应）。GPER 活化在雌激素的生理和病理生理学中的作用是一个热门的研究领域。

## 下丘脑-垂体-性腺轴

下丘脑-垂体-性腺轴调节性激素的合成。促性腺激素释放激素（GnRH）位于该三级结构的顶端。下丘脑以脉冲形式分泌 GnRH（图 30-3）。GnRH 通过下丘脑-垂体门脉系统刺激垂体前叶的促性腺细胞。促性腺细胞通过细胞表面的 G 蛋白偶联受体感受 GnRH 的刺激，从而增加 LH 和 FSH 的合成和分泌，LH 和 FSH 共同称为促性腺激素。

虽然促性腺细胞同时产生 LH 和 FSH，但这两种激素的合成和释放是独立调控的。目前的研究表明 GnRH 的分泌速

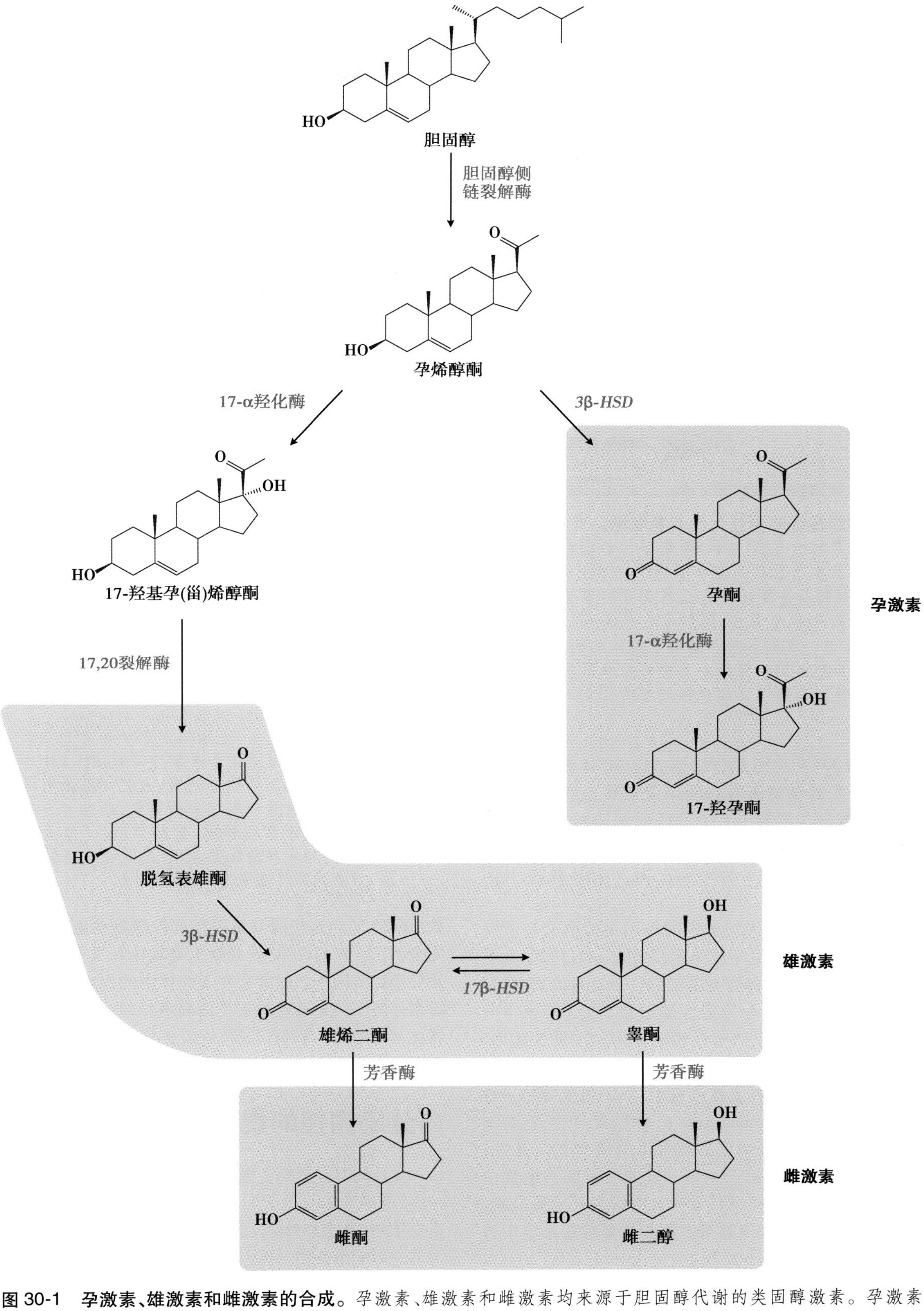

图 30-1　孕激素、雄激素和雌激素的合成。孕激素、雄激素和雌激素均来源于胆固醇代谢的类固醇激素。孕激素包括孕酮和 17-α 羟孕酮。雄激素包括脱氢表雄酮（DHEA）、雄烯二酮和睾酮。雌激素包括雌酮和雌二醇。雌激素是雄激素的共轭芳香化形式：雄烯二酮芳香化为雌酮，睾酮芳香化为雌二醇。雌二醇和雌酮均代谢为雌三醇，一种弱的雌激素（未显示）。为了清楚起见，省略了激素之间的一些前体产物关系（图 29-2）。HSD，羟基类固醇脱氢酶

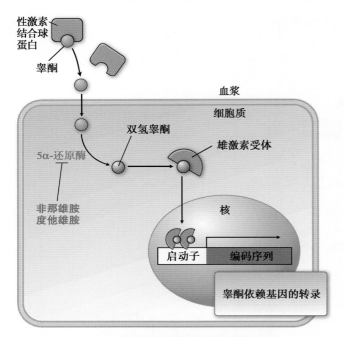

**图 30-2　睾酮在细胞内转化为双氢睾酮。** 睾酮在血浆中与性激素结合球蛋白和/或白蛋白（未显示）结合。游离的睾酮通过细胞膜扩散进入胞质。在靶组织中，5α-还原酶将睾酮转化为活性更强的双氢睾酮，双氢睾酮以高亲和力结合于雄激素受体，形成复合物，转运入核内。双氢睾酮和雄激素受体的同源二聚体启动睾酮依赖基因的转录。非那雄胺和度他雄胺，用于治疗良性前列腺增生和男性脱发的药物，可抑制5α-还原酶

率可能优先改变 LH 和 FSH 的分泌模式。GnRH 的脉冲分泌对下丘脑-垂体-性腺轴的正常功能至关重要。当持续给予 GnRH 时，促性腺激素释放 LH 和 FSH 受到抑制而非刺激。这种效应具有重要的药理学效应，外源性 GnRH 脉冲给药刺激促性腺激素释放，而持续给药则抑制 LH 和 FSH 释放，从而阻断靶细胞功能。

LH 和 FSH 在女性和男性体内的作用相似但又有所差异。男性相关靶细胞为睾丸间质细胞（leydig cells）和睾丸支持细胞（sertoli cells），女性的卵巢鞘细胞（thecal cells）和卵巢粒层细胞（granulosa cells）介导促性腺激素功能（图 30-4）。在体内，协调双细胞系统以调节性激素作用。在男性体内，LH 刺激睾丸间质细胞增加睾酮的合成，然后睾酮扩散到邻近的睾丸支持细胞中。在睾丸支持细胞中，FSH 刺激增加了雄激素结合蛋白（androgen binding protein, ABP）的产生，这对于维持精子形成所必需的高浓度睾酮是非常重要的。此外，FSH 还可刺激睾丸支持细胞产生精子成熟所需的其他蛋白质。在女性体内，LH 刺激卵巢鞘细胞合成雄激素雄烯二酮，然后在 FSH 的作用下，雄激素雄烯二酮在卵巢粒层细胞中芳香化为雌酮和雌二醇。

睾丸支持细胞和卵巢粒层细胞均能够合成和分泌调节蛋白抑制素 A（inhibins A）、抑制素 B 和激活素（activin）。性腺分泌的抑制素作用于垂体前叶，抑制 FSH 的释放，而激活素刺激 FSH 释放。抑制素和激活素均不影响垂体前叶 LH 的释

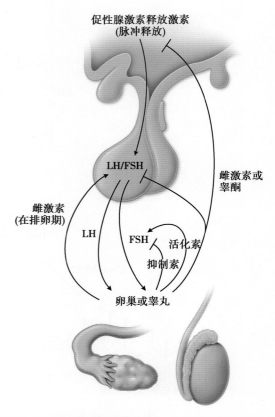

**图 30-3　下丘脑-垂体-性腺轴。** 下丘脑以脉冲形式向下丘脑-垂体门脉系统中分泌促性腺激素释放激素（GnRH）。GnRH 刺激垂体前叶的促性腺细胞合成和释放黄体生成素（LH）和卵泡刺激素（FSH）。这两种激素合称促性腺激素，能够促进卵巢和睾丸分别合成雌激素和睾酮。雌激素和睾酮抑制 GnRH、LH 和 FSH 的释放。根据月经周期的时间、血浆中雌激素的浓度以及血浆中雌激素浓度增加的速度，雌激素还可以刺激垂体促性腺激素的释放（如排卵期）。卵巢和睾丸均可分泌抑制素和活化素，前者选择性地抑制 FSH 的分泌，后者选择性地促进 FSH 的分泌

放（图 30-3）。这些调节蛋白在调控激素功能中的作用尚未完全明了。在男性体内，睾酮也是垂体和下丘脑激素释放的重要负调节因子。雌激素在女性体内的作用更为复杂，依据激素环境不同会表现为正反馈和负反馈两种作用，这一内容将在月经周期一节中讨论。在女性体内，雌二醇和孕酮通过下丘脑和脑垂体协同抑制 GnRH、LH 和 FSH 的分泌。

## 内分泌调控的集成：月经周期

女性的月经周期受激素分泌周期调控，其周期约为 28 天（正常范围为 24~35 天）。这个周期从青春期开始，一直持续至更年期（怀孕除外）（图 30-5）。月经周期的第一天被定义为月经周期的开始。排卵发生在每次月经周期的中段（大约第 14 天）。排卵前的一段时期被称为卵泡期（follicular phase）或者增殖期（proliferative phase）；在此期间，发育中的**卵泡**产生的大多数性激素，刺激子宫内膜的细胞**增殖**。排卵后，黄体（corpus luteum）产生孕酮，子宫内膜的细胞开始由

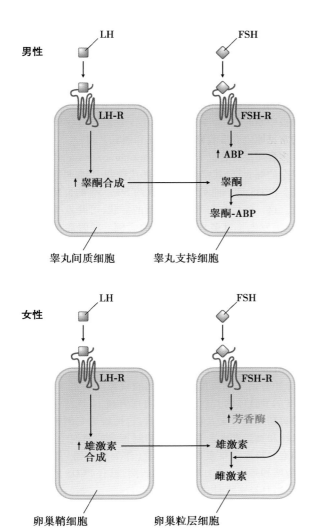

**图 30-4　性腺激素作用的双细胞系统。** 在男性中，LH 与其受体的结合激活了睾丸间质细胞合成睾酮。睾酮扩散进入临近的睾丸支持细胞，在那里 FSH 与其受体的结合增加雄激素结合蛋白（ABP）的水平。ABP 稳定睾酮的高浓度水平，与其他在睾丸支持细胞中 FSH 诱导合成的蛋白一起，促进周围的胚上皮（未显示）产生精子。在女性中，LH 以类似的方式促进卵巢鞘细胞中雄激素（雄烯二酮）的合成。然后雄激素扩散进入临近的卵巢粒层细胞，芳香酶将雄烯二酮转化为雌酮，雌酮再还原为具有生物活性的雌激素雌二醇。FSH 增加卵巢粒层细胞芳香酶的活性，促进雄激素向雌激素的转化。注意双氢睾酮不是芳香酶的底物

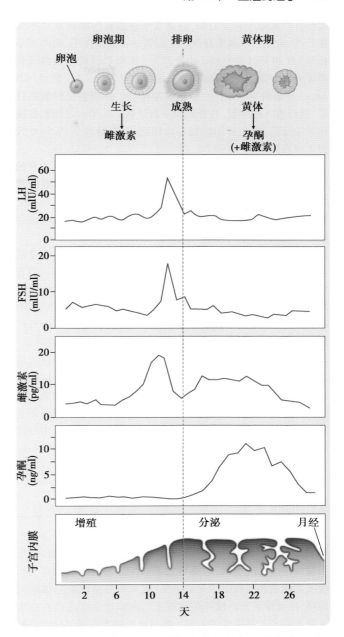

**图 30-5　月经周期。** 月经周期分为卵泡期和黄体期。排卵期是这两个阶段之间的过渡期。在卵泡期，垂体前叶促性腺细胞在 GnRH 的脉冲刺激下分泌 LH 和 FSH。LH 和 FSH 促进卵巢卵泡的生长和成熟。发育中的卵泡分泌更多的雌激素。起初，雌激素对促性腺激素的释放有抑制作用，然而就在月经周期的中点之前，雌激素对 LH 和 FSH 的释放表现出一个短暂的正反馈作用。接着是卵泡破裂，卵子进入输卵管。在周期的后半段，黄体同时分泌雌激素和孕酮。孕酮诱导子宫内膜由增生状态向分泌状态转变。如果在排卵后 14 天内未发生受精和囊胚着床，黄体萎缩，雌激素和孕酮分泌下降，就会发生月经，并开始一个新的周期

增殖状态转化为分泌状态。因而，月经周期的后半阶段常依据卵巢或子宫内膜的状态被定义为黄体期（luteal phase）或分泌期（secretory phase）。

在月经周期开始时，雌激素和抑制素 A 的分泌量较低，导致垂体前叶 FSH 和 LH 的分泌量增加。这些激素刺激 4~6 个卵泡的成熟，每个卵泡包含一个在减数分裂第一阶段被抑制的卵细胞。成熟卵泡分泌越来越多的雌激素、抑制素 A 和抑制素 B。雌激素导致卵巢鞘细胞和卵巢粒层细胞上 LH 和 FSH 受体表达增加。受体上调增强了卵泡对垂体促性腺激素的反应，并允许一个卵泡分泌越来越多的雌激素。血浆雌激素和抑制素

水平升高，部分抑制垂体 LH 和 FSH 的释放。反过来，促性腺激素水平的降低导致其他卵泡闭锁，因此通常只有一个卵泡成熟。同时，雌激素水平升高刺激子宫内膜快速增殖。

当优势卵泡继续生长时，它会持续分泌大量的雌激素。

虽然其机制尚不完全清楚,但高水平雌激素与雌激素水平快速升高,对促性腺激素释放产生短暂的正反馈作用,刺激而非抑制 LH 和 FSH 的释放。由此产生 LH 和 FSH 的中期激增刺激优势卵泡膨胀,并增加其蛋白水解酶的活性。LH 激增(LH surge)开始约 40 小时后,卵泡破裂排卵。卵细胞被释放到腹腔,然后进入输卵管,并开始向子宫迁移。如果卵母细胞在输卵管中受精,它在排卵后约 4 天到达子宫,排卵后约 5~6 天植入子宫内膜。

破裂的卵泡细胞残余变成黄体。黄体细胞分泌雌激素的同时也分泌孕酮。在月经周期后半段,孕酮的存在导致子宫内膜由增殖状态转化为分泌状态。子宫内膜开始合成植入受精卵所需的蛋白质,如果随后怀孕,子宫内膜的血液供应也会增加,以提供更多的营养。

黄体的寿命约为 14 天。如果在排卵后 14 天内没有受精和植入活胚泡,黄体就会闭锁,停止产生雌激素和孕酮。没有雌激素和孕酮的营养作用,子宫内膜脱落,月经开始。在缺乏雌激素和孕酮的情况下,对促性腺激素的抑制作用消失,FSH 和 LH 的产生增加。这刺激了新的卵泡的发育和另一个月经周期的开始。

如果发生受精,受精卵植入子宫内膜会导致囊胚分泌人绒毛膜促性腺激素(human chorionic gonadotropin,hCG)。hCG 的存在刺激黄体保持活力并继续分泌孕酮。由于 hCG 是胚胎最早产生的蛋白之一,是妊娠所独有的蛋白,因此妊娠试验即是基于 hCG 的分析试验。怀孕 10~12 周后,胎盘开始自主分泌孕酮,hCG 的生成下降。妊娠期间的用药注意事项知识框 6-1。

# 病理生理学

生殖系统的病理生理过程包括以下三种不同的调节异常机制(表 30-1)。第一种是下丘脑-垂体-性腺轴的中断,它会引发一些潜在的疾病,最终导致不孕。第二种是雌激素依赖性或睾酮依赖性的组织异常生长,这可能导致乳腺癌或前列腺癌,以及像子宫内膜异位症或子宫内膜增生症这样在临床上严重而实际是良性的疾病。第三种是雌激素分泌减少或雄激素分泌减少,前者如绝经期,后者如某些老年男性,常常会发生一些相关的疾病。

**表 30-1　生殖系统疾病的普遍机制以及相应的治疗药物**

| 机制 | 举例 |
| --- | --- |
| 下丘脑-垂体-性腺轴的中断 | 多囊卵巢综合征<br>催乳素瘤 |
| 激素依赖的组织异常生长 | 乳腺癌<br>前列腺增生,前列腺癌<br>子宫内膜异位症,子宫内膜增生<br>子宫平滑肌瘤(子宫肌瘤) |
| 雌激素或雄激素分泌降低 | 性腺功能减退症<br>绝经 |

# 下丘脑-垂体-性腺轴的中断

下丘脑-垂体-性腺轴通常通过激素活性的反馈抑制或刺激而受到严格的调节,最终维持每月正常的月经周期。当这个轴被中断时,就会导致不孕。由于性激素分泌中断导致不孕的常见原因有多囊卵巢综合征和催乳素瘤。

多囊卵巢综合征(polycystic ovarian syndrome,PCOS)是一种复杂的综合征,其特征是无排卵或排卵少,血浆雄激素水平增高。PCOS 是一种常见疾病,大约 3%~5% 的育龄妇女被其困扰。这一疾病在临床上有典型的症状,可并发少排卵和多毛症(毛发生长过多),如 Ms. J 的病例。尽管多种病因都与 PCOS 相关,但是所有的病因都会导致雄激素的过度分泌和正常排卵周期的抑制。就像 Ms. J 一样,过度的雄激素分泌导致雄性化、男性化脱发以及面部毛发异常。许多患有 PCOS 的女性应用雌激素-孕激素联合避孕以抑制卵巢产生睾酮,或者应用抗雄性激素,比如螺内酯(见下文),抑制睾酮增加导致的男性化特征。

PCOS 的发生有三种主要的假说。第一种为 LH 假说(LH hypothesis),其基于观察到许多患有 PCOS 的女性垂体 LH 脉冲的频率和幅度有所增加的现象。事实上,90% 患有 PCOS 的女性体内 LH 的水平都有所升高。LH 活性的升高刺激卵巢鞘细胞合成大量的雄激素,包括雄烯二酮和睾酮。另外,LH 和雄激素水平的升高可抑制正常的卵泡生长,进而抑制卵泡分泌大量雌激素。雌激素(作为触发器)的缺失阻止 LH 激增和排卵。正如概述中的病例,患有 PCOS 的患者月经紊乱,当月经来潮时其经血量很大。

第二种假说被称为胰岛素理论(insulin theory),其依据是观察到许多患有 PCOS 的女性存在肥胖、胰岛素抵抗和胰岛素分泌增加的现象。胰岛素的增加会减少性激素结合球蛋白(SHBG)的产生,从而导致游离睾酮浓度升高,对周围组织产生更大的雄激素效应。也有研究发现,胰岛素可直接与 LH 协同作用,增加卵巢鞘细胞产生雄激素。有趣的是,在患有 PCOS 的女性中,使用胰岛素抵抗药物,比如二甲双胍,能够使月经排卵正常以及睾酮水平趋于正常。

第三种假说是卵巢理论(ovarian theory)。这一理论认为 PCOS 是由卵巢鞘细胞调控的性激素合成障碍造成的。例如,负责雄激素合成的氧化酶活性异常增高可能导致卵巢鞘细胞合成更多雄激素。需要说明的是,这些假说不是互相排斥的,而且 PCOS 可能源于某两种或三种机制的共同作用。如果能够更好地阐明这种疾病的细胞机制,就可以开发新的药物疗法来治疗疾病的病因,而不是症状。

催乳素瘤(prolactinomas)是育龄期妇女不孕症的另一个常见病因。这些位于脑垂体前叶泌乳细胞的无性系良性肿瘤能够通过两条平行的途径导致不孕。首先,催乳素水平的升高通过拮抗 GnRH 的下丘脑释放和降低促性腺激素对 GnRH 的敏感性来抑制雌激素的合成。这种拮抗作用降低 LH 和 FSH 的释放,从而减少下丘脑-垂体-性腺轴对终末器官的激活。第二种机制是一种排挤效应或质量效应,该机制在所有的垂体腺肿瘤中都是常见的。由于垂体被包裹在蝶鞍骨中,垂体前叶泌乳细胞的增殖导致其他类型细胞的拥挤，从而抑制临近的促性腺细胞功能。催乳素瘤对多巴胺激动剂的抑制作用具有持续的反应性。在许多情况下，多巴胺激动剂比如卡麦角林（cabergoline）或溴隐亭（bromocriptine）的长期应用可以抑制催乳素分泌，并导致肿瘤细胞萎缩，从而使肿瘤体积变小，恢复促性腺细胞的功能和排卵。

## 激素依赖性组织的异常生长

乳房组织细胞的生长依赖许多激素，包括雌激素、孕酮、雄激素、催乳素以及胰岛素样生长因子。许多（但不是所有）乳腺癌表达雌激素受体（ER），这些肿瘤的生长通常被内源的雌激素激活，被抗雌激素物质抑制。当发现乳腺癌（breast carcinoma）表达 ER 时，雌激素受体拮抗剂[完全的拮抗剂比如氟维司群（fulvestrant）或选择性的雌激素受体调节剂如他莫昔芬（tamoxifen）]，或者雌激素合成抑制剂[芳香酶抑制剂比如阿纳托唑（anastrozole）、来曲唑（letrozole）、依西美坦（exemestane）和氟美坦（formestane）]常被用于减慢肿瘤生长。前列腺生长依赖雄激素，并且需要通过前列腺基质细胞中的 II 型 5-α 还原酶将睾酮局部转化为双氢睾酮。酶的抑制剂[非那雄胺（finasteride）和度他雄胺（dutasteride）]和受体拮抗剂[氟他胺（flutamide）、比卡鲁胺（bicalutamide）、尼鲁米特（nilutamide）和恩杂鲁胺（enzalutamide）]均可被用于治疗前列腺组织生长失调的情况，比如良性前列腺增生（benign prostatic hyperplasia，BPH）和转移性前列腺癌（prostate cancer）（见下文）。

子宫内膜异位（endometriosis）是子宫内膜组织在子宫外的生长。子宫内膜异位通常发生于输卵管周围区域（卵巢、直肠阴道隔和子宫韧带），这些发现引出了一种假说，即子宫内膜异位症可能是月经期间子宫内膜组织通过输卵管逆行迁移的结果。然而，其他病因也是可能的，包括腹膜上的化生组织生长或子宫内膜细胞经淋巴管向子宫外的扩散。还有证据表明这些患者的子宫内膜组织中的芳香酶活性增加。由于子宫内膜异位病灶能够对雌激素刺激发生反应，子宫内膜异位症随着月经周期增长和消化。这会引起严重的疼痛、异常流血以及腹膜腔粘连。反过来，粘连可导致不孕。由于子宫内膜异位通常是雌激素依赖的，所以应用半衰期长的 GnRH 激动剂能够缓解该疾病。

## 雄激素或雌激素分泌下降

性激素分泌减少对患者的影响，与出现症状时的年龄有关。如果青春期前性激素分泌受损，就会导致性腺功能减退症（hypogonadism）。性腺功能减退症患者不会有性成熟，但在许多情况下，适当的激素替代可以促使第二性征的出现。

绝经（menopause）是卵泡耗竭的正常生理反应。在一个女性生命历程中，卵泡阻滞于减数分裂。只有一少部分卵泡在月经周期中成熟，其余最终都被闭锁。当所有的卵泡从卵巢中排出后月经周期终止。卵泡排出导致雌激素和抑制素下降（因为发育中的卵泡是绝经前妇女产生雌激素和抑制素的

主要来源），以及 LH 和 FSH 的增加（雌激素和抑制素抑制促性腺激素的释放）。绝经后，雄烯二酮继续被芳香酶在外周组织尤其是脂肪组织转化为雌酮，雌酮是一种比雌二醇弱的雌激素，是此时血液中主要的雌激素。由于绝经后雌激素相对缺乏，许多女性会出现潮热、阴道干燥和性欲下降。绝经后妇女也有患骨质疏松症的风险。雌激素在维持骨量中的作用将在第 32 章中进一步详细讨论。

男性性激素水平不会像女性绝经期（更年期）那样突然下降，但是雄激素分泌也会随着年龄增长而下降。尽管雄激素在正常老年男性中的治疗作用目前尚存在争议，但是对睾酮水平低下以及出现性腺功能减退的成年男性，雄激素替代疗法已有述及。

# 药理学分类和药物

针对性腺生理学和病理生理学已开发出相应的药物。相关药物包括垂体前叶促性腺激素活性调节剂和外周激素功能的特异性拮抗剂。另外，性激素经常被用于替代疗法或者调节促性腺激素的释放（图 30-6）

## 性激素抑制剂

### 合成抑制剂

#### GnRH 激动剂和拮抗剂

在生理状态下，下丘脑以脉冲方式释放 GnRH。GnRH 释放的频率调控垂体前叶 LH 和 FSH 的释放。相反，持续给予 GnRH 会抑制而非增强垂体促性腺激素的活性。通过持续给予 GnRH 激动剂[醋酸亮丙瑞林（leuprolide）、戈舍瑞林（goserelin）、那法瑞林（nafarelin）、布舍瑞林（buserelin）和曲普瑞林（triptorelin）]，或者通过给予一种 GnRH 受体拮抗剂[西曲瑞克（cetrorelix）、加尼瑞克（ganirelix）和地加瑞克（degarelix）]可以抑制下丘脑-垂体-性腺轴。持续给予一种 GnRH 激动剂常用于治疗激素依赖性肿瘤，如前列腺癌和部分乳腺癌。个体化治疗的药物已在第 27 章下丘脑及垂体药理学中详细讨论。目前可使用的 GnRH 类似物是多肽类，通过注射或鼻喷雾等非口服途径给药。噁拉戈利（elagolix），一种非肽类口服 GnRH 拮抗剂，正在进行治疗子宫内膜异位引起的盆腔疼痛的后期临床试验。

#### 5-α 还原酶抑制剂

非那雄胺（finasteride）和度他雄胺（dutasteride）是 5-α 还原酶的一种抑制剂，这种酶能够转化睾酮为双氢睾酮。非那雄胺是前列腺高度表达的 II 型 5-α 还原酶的选择性抑制剂。度他雄胺在皮肤和前列腺表达，对 II 型和 I 型还原酶都有抑制作用。回想一下，双氢睾酮对雄激素受体的亲和力高于睾酮。**阻断局部组织中睾酮向双氢睾酮的转化，能够有效抑制睾酮的局部作用。**前列腺细胞的存活依赖于雄激素的活化，

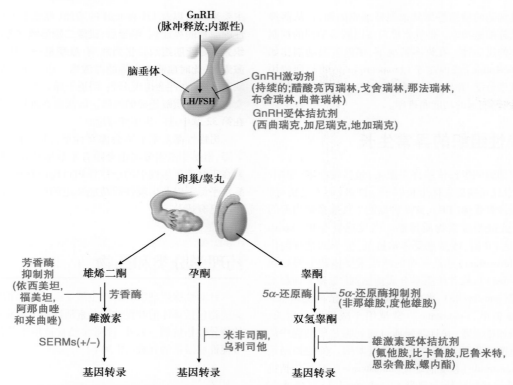

图 30-6    **性激素作用的药理学调节。** 性激素作用的药理学调节包括激素合成抑制剂和激素受体拮抗剂。持续给予 GnRH 能够抑制垂体释放 LH 和 FSH,从而抑制性激素的合成。GnRH 受体拮抗剂(西曲瑞克、加尼瑞克、地加瑞克)也可用于这一目的。非那雄胺和度他雄胺抑制 5α-还原酶,抑制睾酮向活性更强的双氢睾酮转化。芳香酶抑制剂(依西美坦、福美坦、阿那曲唑和来曲唑)抑制雄激素生成雌激素。许多激素受体拮抗剂和调节剂可阻止内源性雌激素(一些选择性雌激素受体调节剂)、雄激素(氟他胺、比卡鲁胺、尼鲁米特、恩杂鲁胺和螺内酯)和孕酮(米非司酮、乌利司他)的作用

给予还原酶抑制剂能够减慢前列腺组织的生长。非那雄胺和度他雄胺用于治疗良性前列腺增生引起的排尿量减少和排尿困难的症状。这些药物是经尿道前列腺切除术(transurethral resection of the prostate,TURP)的潜在替代品,TURP 是一种常见的前列腺增生症状的外科治疗方法。一年的治疗可以使前列腺缩小 25%。这些药物对前列腺肥大的患者最有效,因为在已经明显肥大的前列腺中可以观察到最大的临床变化。不良反应包括性欲减退和勃起功能障碍。

## 芳香酶抑制剂

由于雌激素是芳香酶催化雄激素合成的,因此抑制芳香酶能够有效降低雌激素的生成。这一方法常用于抑制雌激素依赖性肿瘤的生长,比如雌激素受体阳性乳腺癌。许多高选择性芳香化酶抑制剂已在临床应用。阿纳托唑(anastrozole)和来曲唑(letrozole)是芳香酶的竞争性抑制剂,而依西美坦(exemestane)和福美坦(formestane)通过共价键与芳香酶结合。这些药物目前主要用于手术治疗或放疗的转移性乳腺癌的治疗和预防复发。近来临床试验表明芳香化酶抑制剂治疗乳腺癌比雌激素受体拮抗剂更有效,比如他莫昔芬。然而,芳香酶抑制剂会抑制雌激素的作用,雌激素也是骨密度的主要调节因子,所以,服用芳香酶抑制剂的女性更易患骨质疏松性骨折。大约 20% 的乳腺癌发生在绝经前的女性中。在这些患者中,GnRH 激动剂(抑制卵巢激素产生)和芳香酶抑制剂(抑制雌激素形成)联用显著降低远端肿瘤复发的风险。

## 受体拮抗剂

### 选择性雌激素受体调节剂

选择性雌激素受体调节剂(SERM)的定义是某些抗雌激素药物,并不是完全的拮抗剂,而是混合的激动/拮抗剂(表30-2)。这些药物在一些组织具有抑制雌激素的作用,而在另一些组织具有雌激素的作用。组织选择性的基础包括以下几种机制:首先,ERα 和 ERβ 这两种雌激素受体亚型的表达是组织特异性的。其次,雌激素受体与其他转录辅因子(共激活子或共阻遏子)相互作用的能力依赖于和受体结合的配体结构。

举例说明如图 30-7。假定 17β-雌二醇(图中称雌激素)与雌激素受体的结合引起受体的构象改变,X 和 Y 两种转录辅因子也能结合于这个受体。这一复合物可以激活三种基因:X 依赖性基因,Y 依赖性基因,依赖于 X 和 Y 的基因。相反,某种 SERM 与雌激素受体结合引起受体的另一种构象改变,只有转录因子 X 能够与该构象结合,而转录因子 Y 不能结合。因而,SERM-受体-X 复合物可激活 X 依赖性基因,但不能激活 Y 依赖性基因以及(X+Y)依赖性基因。

**表 30-2** 选择性雌激素受体调节剂的组织特异性激动剂和拮抗剂活性

| | 乳房 | 子宫内膜 | 骨 |
|---|---|---|---|
| 雌激素 | +++ | +++ | +++ |
| 他莫昔芬 | − | + | + |
| 雷诺昔芬 | − | − | ++ |
| 巴多昔芬 | − | − − | + |

　　雌激素是一种生理激素,对乳房、子宫内膜和骨骼均有刺激作用。他莫昔芬是乳腺组织中的拮抗剂,因此用于治疗雌激素受体阳性的乳腺癌。雷诺昔芬是骨骼中的激动剂,但在乳房和子宫内膜中是拮抗剂,被批准用于预防和治疗绝经后妇女的骨质疏松症和预防乳腺癌。巴多昔芬是乳房和子宫内膜的拮抗剂,是骨骼中的激动剂,被批准用于治疗潮热和预防绝经后骨质疏松症。氯米芬(未在表中显示)是一种选择性雌激素受体调节剂,在下丘脑和垂体前叶中起雌激素受体拮抗剂的作用,在临床上用于增加 FSH 分泌,从而诱导排卵。

　　另外,假定转录因子 X 和 Y 在骨细胞都有表达,而在乳房细胞只表达转录因子 Y。在乳房组织中,这一选择性雌激素受体调节剂(SERM)作为拮抗剂发挥作用。原因有二:①Y 因子不能与 SERM-雌激素受体复合物结合,从而抑制了 SERM 对雌激素依赖效应的激活;②SERM 与雌激素受体的结合竞争性地抑制内源性雌激素与其受体的结合。然而在骨组织,这一 SERM 作为部分激动剂发挥作用,因为它可以激活 X 依赖而非 Y 依赖的基因。

　　这些组织特异性 SERM 无论是其正效应还是副作用都具有重要意义。如果设计一个 SERM 来抑制雌激素依赖的乳腺癌的生长而不引起雌激素诱导子宫内膜增生,那么他莫昔芬的副作用(见下文)就会降低。目前有几种 SERM 正在被研发,而且 SERM 的特异性有所提高,在不久的将来,这将对骨质疏松症、乳腺癌或许还有心血管疾病的治疗具有重要的意

**A** 骨:X、Y辅助因子均表达

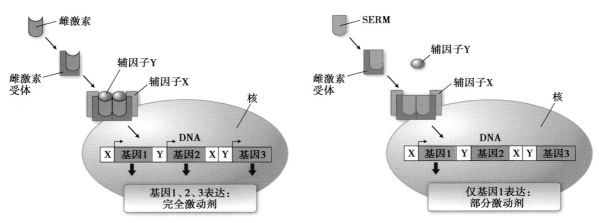

**B** 乳房:仅辅因子Y表达

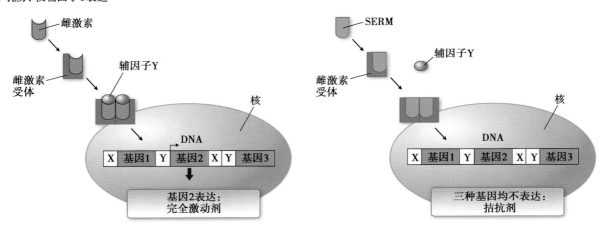

**图 30-7　SERM 作用的组织特异性模型。** 选择性雌激素受体调节剂(SERM)表现为组织特异性受体拮抗剂或部分激动剂活性。这种组织特异性活性可以解释如下:①转录共激活子和/或共阻遏子以组织特异性方式表达;②SERM-雌激素受体(ER)复合物可与某些共激活因子或共阻遏子结合,但与其他共激活因子或辅助抑制因子无关;③SERM-ER 与不同的共激活子或共阻遏子结合能够激活或者抑制基因表达。在所示的实例中,假设骨细胞表达共激活因子(辅因子)X 和 Y,而乳房细胞仅表达共激活因子 Y。雌激素-ER 复合物可与 X 和 Y 结合,而 SERM-ER 复合物仅与 X 结合。A. 在骨细胞中,与 ER 结合的雌激素和共激活因子 X 和 Y 的募集诱导基因 1、2 和 3 的表达,SERM-ER 复合物不能结合共激活因子 Y,并且 SERM-ER-辅因子 X 复合物只诱导基因 1 的表达。那么在骨组织,雌激素是一个完全激动剂,而 SERM 是一个部分激动剂。B. 在乳房细胞,雌激素结合于 ER,共激活子 Y 的募集诱导基因 2 的表达,但是 SERM 不能促进任何基因的表达。那么在乳房中,SERM 发挥拮抗剂作用。为了使模型简单易懂,只显示了共激活子,实际上共阻遏子也参与了 SERM 的调控作用

义。目前临床上使用的六种 SERM 分别是他莫昔芬、雷洛昔芬、托雷米芬、巴多昔芬、奥普米芬和氯米芬。

他莫昔芬(tamoxifen)是目前唯一一种被临床上认可用于乳腺癌预防和治疗的药物,已被用于转移性乳腺癌的保守治疗以及肿瘤切除术后的辅助治疗。**他莫昔芬是乳房组织的一种雌激素受体拮抗剂,但却是子宫内膜和骨组织的部分激动剂。**这些药效学作用抑制雌激素依赖的乳腺癌的生长,但同时也激活子宫内膜的生长。由于后一作用,他莫昔芬导致子宫内膜癌发生率增加 4~6 倍。所以,为了降低医源性子宫内膜癌发生的概率,连续应用他莫昔芬不得超过 5 年。

雷洛昔芬(raloxifene)是一种新的 SERM,**在骨组织具有雌激素受体激动剂活性,但是在乳房组织和子宫内膜组织具有拮抗剂的活性。**它的作用机制如图 30-7 所示,分子结构如图 30-8 所示,作用效果与组织特异性相一致,雷洛昔芬不会增加子宫内膜癌的患病风险。雷洛昔芬在骨组织的激动剂活性可降低骨的重吸收,因而抑制绝经后妇女患骨质疏松(第 32 章中将详细讨论)。雷洛昔芬用于预防乳腺癌以及预防和治疗骨质疏松症。在一项大型临床试验中观察到雷洛昔芬和他莫昔芬均使侵袭性乳腺癌的发生率降低了 50%。与雷洛昔芬相比,他莫昔芬与子宫内膜增生、子宫内膜癌、白内障和深静脉血栓形成关系更深,然而他莫昔芬预防非侵袭性乳腺癌的作用优于雷洛昔芬。

托瑞米芬(toremifene)是乳房组织中的雌激素受体拮抗剂,它被批准用于治疗绝经后妇女的转移性乳腺癌。巴多昔芬(bazedoxifene)是一种独特的 SERM,可阻断雌激素诱导的子宫内膜增生。在更年期妇女中,雌激素和巴多昔芬联合使用被批准用于治疗潮热。巴多昔芬也被批准用于预防绝经后骨质疏松症。奥培米芬(ospemifene)是阴道组织中的雌激素受体激动剂,可改善绝经后妇女的外阴阴道萎缩,被批准用于治疗女性绝经后,性生活中的重度疼痛。

氯米芬(clomiphene)是一种用于诱导排卵的 SERM。**该药在下丘脑和垂体前叶作为雌激素受体拮抗剂,在卵巢起部分激动剂作用。**在患有 PCOS 的女性中,氯米芬在下丘脑和垂体前叶中的拮抗作用可缓解内源性雌激素的负反馈抑制作用,并导致 GnRH 和促性腺激素释放增加。FSH 水平升高刺激卵泡生长,导致雌激素触发信号,LH 激增和排卵。氯米芬的主要副作用是能引起多个卵泡的生长,导致卵巢增大。然而,与使用外源性 FSH 不同(第 27 章),氯米芬极少导致卵巢过度刺激综合征。芳香酶抑制剂来曲唑可以减弱雌激素对下丘脑和垂体的负反馈,并诱导多囊卵巢综合征妇女排卵。在患有 PCOS 的肥胖女性中,来曲唑在诱导排卵和妊娠方面比氯米芬更有效。

## 雄激素受体拮抗剂

雄激素受体拮抗剂竞争性地抑制内源性雄激素与雄激素受体的结合。通过这一机制,受体拮抗剂阻断睾酮和双氢睾酮对靶组织的作用。雄激素受体拮抗剂包括氟他胺(flutamide)、比卡鲁胺(bicalutamide)、尼鲁米特(nilutamide)和恩杂鲁胺(enzalutamide),这些药物仅被批准用于转移性前列腺癌的治疗,但氟他胺也可用于治疗良性前列腺增生。螺内酯

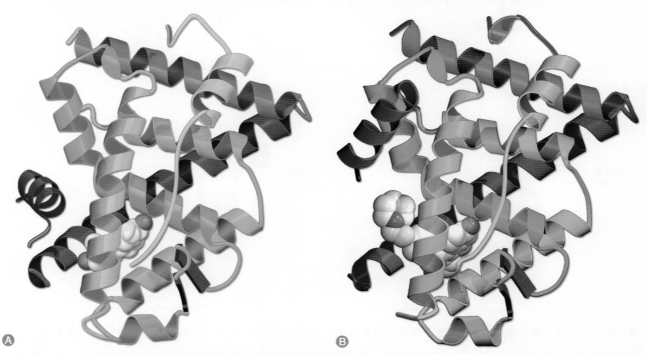

Ⓐ　　　　　　　　　　　　　　Ⓑ

**图 30-8　雌激素(自然配基)和雷洛昔芬(SERM)与雌激素受体结合的结构比较。**人雌激素受体 α-配体结合域呈带状显示,从黄褐色的 N-端到深蓝色的 C-端。自然配体 17β-雌二醇(雌激素)和选择性雌激素受体调节剂(SERM)雷洛昔芬用空间折叠的形式表示。**A.** 在雌激素结合的结构体中,橙色螺旋(H12)是激动剂受体的构象,它结合共激活因子从而调节雌激素调控基因的转录(图 30-7)。**B.** 在雷洛昔芬结合的结构中,雷洛昔芬的庞大侧链破坏受体激动剂构象(注意螺旋 H12 基本上被置换),在这种构象中,受体只能结合部分共激活因子(图 30-7)

图 30-9 合成雌激素的结构。炔雌醇和炔雌醇甲醚的雌激素-孕激素联合避孕疗法

（spironolactone），最初被批准作为醛固酮受体拮抗剂（第 21 章），同时对雄激素受体也具有显著的拮抗活性。与其他雄激素受体拮抗剂一样，螺内酯可用作睾酮的竞争性抑制剂。Ms. J 接受螺内酯治疗，以对抗过度刺激其毛囊的雄激素，从而减轻她的多毛症。螺内酯的衍生物屈螺酮（drospirenone）具有促孕和抗雄激素的作用，在雌激素-孕激素避孕药中被用作孕激素。

### 选择性孕酮受体调节剂

米非司酮（mifepristone，RU-486）是一种选择性孕酮受体调节剂（selective progesterone receptor modulator，SPRM），用于诱导妊娠 70 天以内的流产。如上所述，孕酮对于维持怀孕期间子宫内膜的功能非常重要，可稳定子宫内膜，促进血管生长和蜕膜分泌活性。作为抑制剂，米非司酮通过竞争性地结合孕酮受体抑制孕酮的活性，导致蜕膜的衰退和死亡。蜕膜营养供应的缺失引起囊胚泡死亡并从子宫分离，因此囊泡不再分泌 hCG，黄体退化，从而使孕酮的合成和分泌下降。

米非司酮通常与前列腺素类似物米索前列醇（misoprostol）联合使用（第 43 章）。米索前列醇可刺激子宫收缩及孕酮拮抗，终止早期妊娠有效率达 95% 以上。米非司酮单独用药时，与孕酮拮抗有关的不良反应很少。相反，并发症可能导致流产及阴道出血过多。此外，配伍米索前列醇可引起恶心呕吐。

乌利司他（ulipristal）是第二种 SPRM 避孕药，已获批用于紧急避孕（见下文）。Asoprisnil 是一种在研孕激素受体调节剂，不会引起流产，但会抑制子宫内膜和肌层组织的生长。初步研究表明，乌利司他和 Asoprisnil 可有效治疗子宫内膜异位症和子宫平滑肌瘤。米非司酮、乌利司他和 Asoprisnil 的组织特异性的差异，可能取决于它们对转录辅助因子与孕酮受体复合物的影响。

## 激素和激素类似物：避孕

安全有效的女性避孕药使得性行为发生了革命性的变化。两类广泛使用的口服避孕药是雌激素-孕激素联合避孕法（estrogen-progestin combinations）和单用孕激素避孕法（progestin-only contraception）。男性避孕的发展是一个活跃的研究领域，目前的治疗方法也在讨论中，在本节末尾简要介绍。

### 雌激素-孕激素联合避孕

雌激素-孕激素联合避孕法抑制 GnRH、LH 和 FSH 分泌以及卵泡的发育，从而抑制排卵。雌激素和孕激素的联合给药是已知最有效的抑制 GnRH，LH 和 FSH 分泌的方法。雌激素和孕激素的联合使用还可能通过一些继发性机制抑制妊娠，包括输卵管蠕动、子宫内膜容受性和宫颈黏液分泌。即使发生了排卵，后一种作用也能够抑制精子和卵子的正常运输。**总之，这即是联合口服避孕药可达 95% 疗效的原因。**

在雌激素-孕激素联合避孕中应用的雌激素有炔雌醇（ethinyl estradiol）或炔雌醇甲醚（mestranol）（图 30-9）。单独使用雌激素会促进子宫内膜生长，早期关于以雌激素为主的避孕药的研究表明，这些药物增加子宫内膜癌的风险。基于这一点，雌激素通常与孕激素合用以抑制子宫内膜生长。

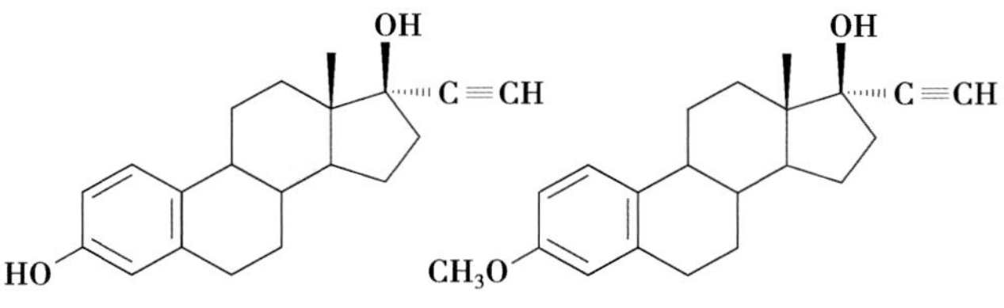

很多孕激素（图 30-10、30-11）被用于雌激素-孕激素联合避孕，均是有效的孕酮受体激动剂。理想状态下，孕激素只在孕酮受体上具有活性，但是目前应用的孕激素均具有某些雄激素交叉反应性。不同孕激素其雄激素活性不同。以摩尔计，炔诺孕酮（norgestrel）和左炔诺孕酮（levonorgestrel）的雄激素活性最高，而炔诺酮（norethindrone）和醋酸炔诺酮（图 30-10）的雄激素活性较低，第三代孕激素炔诺醇（Ethynodiol）、诺孕酯（norgestimate）、孕二烯酮（gestodene）和去氧孕烯（desogestrel）（图 30-11）的雄激素受体交叉反应活性更低。屈螺酮（drospirenone）是一种独特的合成孕激素，具有抗雄激素活性。

雌激素-孕激素联合避孕药有三种给药系统：阴道环、透皮贴剂和口服片剂。阴道环由填充有炔雌醇、孕激素和依托孕烯（etonogestrel）的硅橡胶圆柱体组成。这些类固醇以零

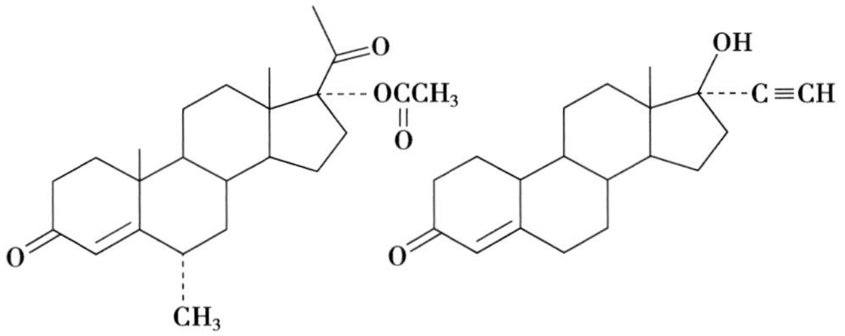

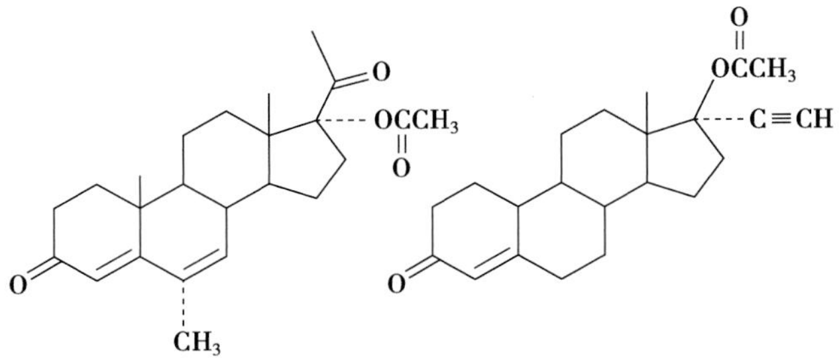

图 30-10 合成孕激素的结构。醋酸甲羟孕酮通常与雌激素联合应用于绝经后妇女的激素疗法。醋酸甲地孕酮被用于治疗子宫内膜癌。炔诺酮是目前合成的第一个批量生产的雌激素-孕激素复合避孕药。醋酸炔诺酮是常用的避孕药，在体内被代谢为其母体化合物炔诺酮而发挥作用

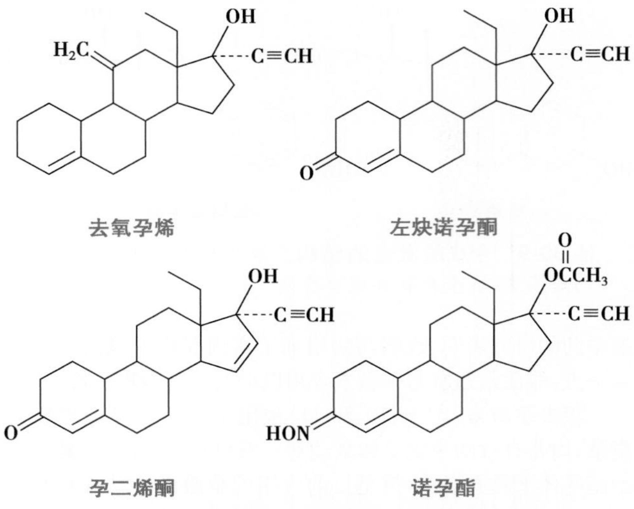

**图 30-11　口服避孕药中常用的孕激素结构。**左炔诺孕酮是常用孕激素中雄激素含量最高的一种。孕二烯酮、诺孕酯和去氧孕烯的雄激素活性低于左炔诺孕酮

级动力学过程释放（第 3 章，药物代谢动力学）。阴道环可持续放入阴道内 21 天，然后取出，7 天后，置入一个新环。在取出后的 7 天里，月经可能发生（见下文）。避孕透皮贴剂由基质组成，持续释放炔雌醇和合成孕激素诺孕曲明（norelgestromin）。这种贴剂需要每周换一次，持续三周。在第四周内，不使用贴剂，月经可能会发生。

传统的联合口服避孕药方案包括 21 天的药物治疗和 7 天的安慰剂。为期 7 天的安慰剂期消除了外源性激素的刺激，导致子宫内膜脱落和停药性出血。因为在整个周期中使用孕激素会抑制子宫内膜的增殖，所以大多数女性在服用联合口服避孕药时月经周期较短，但月经周期往往会变得更有规律。这种 21-7 循环方式意在模拟一个 28 天的循环周期，但是相对来说比较随意。通过长周期疗法组合给药，42 片活性激素药丸加 7 天停药，或 63 片活性激素药丸加 7 天停药。长周期疗法减少月经出血的频率，但可能增加不规则、计划外出血的频率，即所谓的突破性出血。一种更长周期的配方是炔雌醇和左炔诺孕酮联合用药 84 天，安慰剂 7 天。该配方的避孕效果与传统方案相当，并将每年的月经周期减少到 4 次。还有 24 天的激素药物加 4 天安慰剂配方，这种配方的一个优点是，如果女性在 3 或 4 天内忘记开始新的药物周期，排卵也不大可能发生。

联合口服避孕药包括单相和三相激素给药方案。大多数妇女使用的标准配方是持续 21 天单独服用雌激素和孕激素。三相制剂包括恒定剂量的雌激素，以及 21 天周期中，每周都在增加的孕激素。**三相给药的主要优点是每月孕激素给药总量减少。**事实上，近年来的普遍趋势是将雌激素和孕激素的量减少到抑制排卵所需的最小量。然而，无论是在副作用还是临床疗效方面，单相与三相治疗都没有明显的差异。总的来说，最低有效剂量的炔雌醇是首选的，因为低剂量的雌激素可以降低深静脉血栓形成的风险（见下文）。

人们已经进行了一些研究，以评估长期使用避孕药的不利影响。这些研究表明，联合口服避孕药可增加深静脉血栓（deep vein thrombosis）和肺栓塞（pulmonary embolism）的发生率。但是这些并发症发生率较低，不良事件的绝对数量也很低。值得注意的是，与使用含雌激素的避孕药相比，怀孕的深静脉血栓和肺栓塞的风险更大。研究表明这与乳腺癌没有任何关系。口服避孕药的使用与胆囊疾病（gallbladder disease）的增加有关，相对于胆汁盐，雌激素增加了胆固醇的胆汁浓度，降低了胆固醇的溶解度，导致胆结石的形成。**35 岁以上吸烟的妇女不应服用口服避孕药，因为这一人群服用避孕药会增加血栓性心血管事件。**

最近的研究集中在口服避孕药的益处而不是副作用。现代联合口服避孕药可以**降低子宫内膜癌的风险**，可能是因为持续服用孕激素会抑制子宫内膜生长。另外，外源性雌激素-孕激素联合用药可能通过降低促性腺激素的循环水平来降低卵巢癌的风险。**总的来说，人们的共识是口服避孕药的利大于弊。**

## 单用孕激素避孕

在某些女性中，可能禁忌使用雌激素，此时可以持续低剂量口服孕激素。在美国，有两种只含孕激素的口服避孕药，通常被称为**迷你避孕药**，是炔诺酮（norethindrone）和去氧孕烯（desogestrel）。

单用孕激素能够抑制 70% ~ 80% 的排卵时间，因为孕激素改变 GnRH 脉冲释放的频率以及降低垂体前叶对 GnRH 的反应性。尽管排卵频率相对较高，但这种避孕方式的有效率为 96% ~ 98%，这表明诸如宫颈黏液改变、子宫内膜容受性和输卵管蠕动等继发性机制也在发挥作用。因为孕激素抑制子宫内膜增生并促进其分泌，所以也可能是由于卵子无法植入持续暴露于孕激素的子宫内膜。服用这些药物的患者通常不会来月经，但在用药的第一年，通常会出现突破性的点滴出血、月经不规律和月经周期短的情况。

单用孕激素避孕也可以通过注射或植入给药。醋酸甲羟孕酮（medroxyprogesterone acetate）（皮下注射 104mg，肌肉注射 150mg）可每 3 个月给药一次（图 30-10）。这种剂型对那些难以记住每天（药片）或每周（贴片）服用的妇女特别有效。硅橡胶植入物也可用于释放依托孕烯（etonogestrel），有效期 3 年。植入物通常插入前臂的背侧。

## 紧急（事后）避孕

紧急避孕是指在避孕措施失效（避孕套破裂）或最近未采取保护措施的性交（包括性侵犯）后，为防止怀孕而服用的药物。左炔诺孕酮（levonorgestrel）（一种强效孕激素）和乌利司他（ulipristal）（一种 SPRM）均被批准为紧急避孕药。紧急激素避孕在接触后 120 小时内最有效。左炔诺孕酮和乌利司他均可通过干扰排卵来预防妊娠。

## 男性避孕

男性避孕的目标是可逆性地抑制内源性精子的产生，在不抑制性欲或勃起功能的情况下产生无精状态（射精中没有

精子）。抑制精子产生是一项艰难的工作，因为即使精子生成减少99%，其余精子的数量也足以受精。男性避孕的初步研究集中在肠胃外给予睾酮酯，如庚酸睾酮或十一酸睾酮。作为下丘脑-垂体-性腺轴的终产物，睾酮显著抑制促性腺激素的释放。LH和FSH的循环水平降低，不能刺激睾丸支持细胞功能，精子发生率降低。在一项大规模临床试验中，这种方法产生的避孕失败率为1%。

最近的临床试验表明，雄激素和孕激素联合使用可能比单独使用雄激素更能抑制精子发生，因为联合使用更能完全抑制GnRH的分泌和促性腺激素的释放。下述组合已被证明是有效的、可逆的男性避孕药：静脉注射庚酸睾酮（testosterone enanthate）加上每日口服左炔诺孕酮；肠外给药十一酸睾酮（testosterone undecanoate）加注射醋酸甲羟孕酮（Nestorone®）。这种方法存在一个主要的问题，抑制精子产生的程度在人群中变异性很大（平均大约60%的男性会形成无精子状态），以及痤疮、体重增加、红细胞增多及潜在的前列腺增大的副作用。

## 激素和激素类似物：替代疗法

雌激素、孕激素和雄激素常作为激素缺乏的替代疗法药物。

### 雌激素和孕激素

由于女性绝经期雌激素缺失具有有害影响，导致了围绝经期和绝经后的激素替代疗法的发展（见第32章）。这种治疗的主要指征是抑制潮热和治疗泌尿生殖组织萎缩，可表现为阴道干燥。

对于有子宫的女性，雌激素必须与孕激素联合使用预防子宫内膜癌的发生。对于没有子宫的女性，通常只使用雌激素进行激素治疗。妇女健康倡议（Women's Health Initiative，WHI）是一项评估绝经后妇女接受激素治疗的健康益处和风险的大型临床试验。独立的临床试验对没有子宫的妇女单独使用雌激素和安慰剂，对有子宫的妇女连续使用雌激素-孕激素。研究结果以激素治疗与安慰剂治疗各终点的相对风险表示，如表30-3所示。雌激素治疗没有增加冠心病或乳腺癌的风险，但它确实增加了脑卒中的风险，并降低了骨质疏松性骨折的风险。雌激素-孕激素的连续应用增加了脑卒中、肺栓塞和乳腺癌的风险，并降低了骨质疏松性骨折的风险（见第32章）。鉴于风险和受益的平衡，目前对绝经后妇女的建议是仅使用激素疗法来治疗诸如血管舒缩症状或阴道干燥等令人烦恼的症状，并在最短的时间内使用尽可能低剂量的激素疗法。WHI试验结果于2002年发表后，使用雌激素-孕激素治疗的绝经期妇女数量显著减少，同时诊断出乳腺癌的病例数量也相应减少。

许多合成孕激素可用于更年期妇女的激素治疗。最近的流行病学研究报告显示，与其他常用的合成孕激素如醋酸甲羟孕酮相比，微粉化孕激素可能与较低的乳腺癌风险相关。微粉化是合成具有纳米范围直径的孕激素晶体的过程，因此当口服给药时更易吸收。

**表30-3　妇女健康倡议（WHI）调查结果摘要**

| | 雌激素单独应用 | 持续雌激素-孕激素联合应用 |
|---|---|---|
| 样本数 | 10 739 | 16 608 |
| 平均年龄 | 63 岁 | 63 岁 |
| 激素应用持续时间 | 6.8 年 | 5.2 年 |
| 冠心病 | 0.91（0.75~1.12） | 1.29（1.02~1.63） |
| 乳癌 | 0.77（0.59~1.01） | 1.26（1.00~1.59） |
| 脑卒中 | 1.39（1.10~1.77） | 1.41（1.07~1.85） |
| 肺动脉栓塞 | 1.34（0.87~2.06） | 2.13（1.39~3.25） |
| 骨质疏松性髋骨折 | 0.61（0.41~0.91） | 0.67（0.47~0.96） |
| 骨质疏松性椎骨骨折 | 0.62（0.42~0.93） | 0.65（0.46~0.92） |

*数据代表激素治疗或安慰剂治疗期间各种事件的风险比（95%置信区间）。超过1.00的置信区间在统计学上不显著（P>0.05）。*

与避孕药一样，激素疗法也有口服片剂、经皮贴剂、阴道环和片剂。阴道环以可控的剂量率洗脱雌二醇（见第55章）提供局部雌激素给药和最小的药物全身吸收。阴道环是治疗绝经后阴道干燥和萎缩的有效方法。

### 雄激素

雄激素替代疗法是治疗性腺功能减退症的有效方法。口服睾酮是无效的，因为肝脏的高一级代谢，两种睾酮酯庚酸睾酮（testosterone enanthate）和环戊丙酸睾酮（testosterone cypionate），可肌肉注射。每2~4周注射这两种制剂中的一种，可使性腺功能低下男性的血浆睾酮浓度增加到生理水平。经皮睾酮贴剂也已开发出来，这种药物输送系统的优点是血浆睾酮水平保持相对稳定，绕过肝脏的首次代谢。睾酮也有局部凝胶制剂，该制剂一天一次，血浆睾酮水平逐渐增加，应用1个月后达到生理替代水平。睾酮也可以作为一种药片，附着在口腔黏膜上，药物可快速吸收分布至全身。

老年男性有时会出现性腺功能减退的症状和体征，如活力下降、性欲减退、男性乳房发育、肌肉质量下降和面部毛发生长。最近的研究指南建议，雄激素替代疗法仅适用于性腺功能减退和血浆睾酮水平（<3.0μg/L）较低且症状和体征一致的男性。睾酮禁用于前列腺癌患者，它能刺激肿瘤的生长。使用氟他胺将肠外睾酮替代与雄激素受体阻滞相联合是一种新治疗方法，即使在雄激素受体阻断的情况下，睾酮的替代也会刺激肌肉质量的增加。同时，氟他胺确实能阻止睾酮激素替代引起的前列腺肿大。

一些运动员在超治疗水平下滥用雄激素。雄激素已被证明可以增加肌肉量和无脂量。在一项调查中，大约5%的高中运动员声称他们服用过雄激素补充剂。几乎所有类型的雄激素都曾被滥用以提高运动能力,包括肾上腺激素前体雄烯二酮和脱氢表雄酮。隐密的实验室不断研发未被认可的新合成雄激素。这些"设计"出来的雄性激素主要目的是提高运动成绩,并且能不被运动监管部门发现。雄激素的药理剂量抑制下丘脑-垂体-性腺轴,从而抑制睾丸功能,降低精子产量,降低生育能力。由于许多雄激素可以通过芳香酶转化为雌激素,因此雄激素的药理剂量也会引起血浆雌激素的增加,从而导致男性乳房发育。此外,血浆中雄激素水平高与红细胞增多、严重痤疮和脂质代谢紊乱(低密度脂蛋白 LDL 升高,高密度脂蛋白 HDL 降低)有关。一些运动员最近开始注射 hCG 来刺激内源性间质细胞产生睾酮,以期避免被体育当局发现。SERM 和芳香酶抑制剂也被运动员用于增加内源性 LH 的分泌和间质细胞睾酮的产生。

## 结论与展望

雄激素和雌激素的作用机制有显著的重叠性。雄激素、雌激素和孕激素均是类固醇激素,它们通过与细胞内受体结合,转运到细胞核,改变基因转录而发挥生理作用。最近的证据表明,雌激素也可作用于膜受体以介导非基因组效应。生殖激素生理效应的紊乱包括下丘脑-垂体-性腺轴的破坏,激素依赖组织的异常生长,或者性腺激素在靶组织的活性下降。目前可用的药物可以改变内分泌轴(例如 GnRH 激动剂),抑制活性激素的合成(例如,5-还原酶抑制剂、芳香酶抑制剂),或抑制受体水平的内源性作用(例如 SERM、SPRM、抗雄激素)。口服避孕药,如雌激素-孕激素组合和仅孕激素避孕,会破坏月经周期的精密循环,从而抑制排卵。研制有效的男性避孕药遇到了一些障碍,但应是今后药理学研究的重点。在设计各种具有组织特异性的 SERM 方面,也正在取得令人兴奋的进展,这项研究可能会产生预防乳腺癌和治疗绝经后骨质疏松症的新药物。

(庞晓斌 译  王喆 杜冠华 审)

## 推荐读物

Borst SE, Yarrow JG, Conover CF, et al. Musculoskeletal and prostate effects of combined testosterone and finasteride administration in older hypogonadal men: a randomized controlled trial. *Am J Physiol Endocrinol Metab* 2014;306:E433–E442. (*Example of combining testosterone and finasteride.*)

Legro RS, Arslanian SA, Ehrmann DA, et al. Diagnosis and treatment of polycystic ovary syndrome: an Endocrine Society clinical practice guideline. *J Clin Endocrinol Metab* 2013;98:4565–4592. (*Recent clinical recommendations regarding treatment of polycystic ovarian syndrome.*)

Legro RS, Brzyski RG, Diamond MP, et al. Letrozole versus clomiphene for infertility in the polycystic ovary syndrome. *N Engl J Med* 2014;371:119–129. (*Clinical trial that demonstrated improved fertility rates using letrozole among patients with polycystic ovarian syndrome.*)

Manson JE, Chlebowski RT, Stefanick ML, et al. Menopausal hormone therapy and health outcomes during the intervention and extended post-stopping phases of the Women's Health Initiative randomized trials. *JAMA* 2013;310:1353–1368. (*Integrated overview of long-term health benefits and risks with menopausal hormone therapy.*)

Pagani O, Regan MM, Walley BA, et al. Adjuvant exemestane with ovarian suppression in premenopausal breast cancer. *N Engl J Med* 2014;371:107–118. (*Clinical trial that demonstrated reduced rates of recurrent breast cancer with exemestane.*)

Winikoff B, Dzuba IG, Chong E, et al. Extending outpatient medical abortion services through 70 days of gestational age. *Obstet Gynecol* 2012;120:1070–1076. (*Clinical trial of medication pregnancy termination through day 70 of pregnancy.*)

**药物汇总表：第 30 章　生殖药理学**

| 药物 | 临床应用 | 严重和常见的不良反应 | 禁忌证 | 注意事项 |
|---|---|---|---|---|
| **促性腺激素释放激素（GnRH）激动剂** | | | | |
| **机制——持续作用：抑制 LH 和 FSH 释放；脉冲作用：刺激 LH 和 FSH 释放** | | | | |
| 戈那瑞林<br>戈舍瑞林<br>组氨瑞林<br>亮丙瑞林<br>那法瑞林<br>布舍瑞林<br>曲普瑞林 | 见药物汇总表：第 27 章　下丘脑及垂体药理学 | | | |
| **促性腺激素释放激素（GnRH）拮抗剂** | | | | |
| **机制——GnRH 受体拮抗剂** | | | | |
| 西曲瑞克<br>加尼瑞克<br>地加瑞克 | 见药物汇总表：第 27 章　下丘脑及垂体药理学 | | | |
| **外周睾酮转化为 DHT 的抑制剂** | | | | |
| **机制——选择性抑制 II 型 5α-还原酶（在前列腺、肝脏和皮肤将睾酮转化为去氢睾酮）** | | | | |
| 非那雄胺<br>度他雄胺 | 良性前列腺增生（共同应用）；雄激素性脱发（仅限非那雄胺） | 前列腺癌（共同的不良反应）；过敏反应，血管神经性水肿（仅限他雄胺）；乳房触痛，性欲下降，勃起功能障碍，射精障碍 | 共同禁忌证：对药物过敏，已知或疑似怀孕；仅限度他雄胺：用于妇女和儿童 | 改善尿流量减少的症状；经尿道前列腺电切术（TURP）的潜在替代方案。一年的治疗可以使前列腺大小减少25%。非那雄胺对前列腺肥大患者最有效。女性不应该使用非那雄胺或度他雄胺片剂 |
| **芳香酶的抑制剂** | | | | |
| **机制——阿那曲唑和来曲唑是芳香酶的竞争性抑制剂，芳香酶是催化雄激素前体形成雌激素的酶。依西美坦和福美坦是芳香酶的不可逆（共价）抑制剂** | | | | |
| 阿那曲唑<br>来曲唑<br>依西美坦<br>福美坦 | 治疗和预防雌激素受体阳性的早期的，局部扩散的，转移的乳腺癌 | 血栓性静脉炎，骨质疏松性骨折（共有的不良反应）；肝炎（仅限阿那曲唑和依西美坦）；史-约综合征，大量阴道出血，肿瘤风险增加（仅限阿那曲唑）；全血细胞减少症，胸腔积液（仅来曲唑）；高血压，外周性水肿，皮疹，胃肠不适，关节痛，骨痛，虚弱，失眠，头痛，抑郁，呼吸困难（共有的不良反应）；出汗过多（仅来曲唑）；脱发（仅依西美坦） | 药物过敏；怀孕（阿那曲唑，来曲唑和依西美坦）；绝经前妇女（仅限依西美坦） | 芳香酶抑制剂用于治疗雌激素依赖性肿瘤。芳香酶抑制剂治疗乳腺癌可能比唯激素受体拮抗剂或 SERM 更有效。由于对雌激素作用的显著抑制，服用芳香酶抑制剂的女性患骨质疏松性骨折的风险较大 |

续表

| 药物 | 临床应用 | 严重和常见的不良反应 | 禁忌证 | 注意事项 |
|---|---|---|---|---|
| **选择性雌激素受体调节剂（SERM）** 机制——在某些组织的雌激素拮抗作用在另一些组织的雌激素激动作用。组织选择性可能与雌激素受体亚型表达的组织特异性，以及配体受体复合物募集转录共激活子和转录共阻遏子的不同有关 | | | | |
| 他莫昔芬 | 乳腺癌的预防；转移性乳腺癌的姑息治疗；乳腺癌原发切除术后的辅助治疗（肿块切除术） | 史-约综合征，对侧乳腺癌，血栓栓塞症，子宫内膜癌，间质性肺炎；潮热，月经异常，阴道分泌物增多 | 他莫西芬过敏；预防乳腺癌或原位导管癌有深静脉血栓形成或肺栓塞病史；对于浸润性乳腺癌患者，他莫西芬的益处大于血栓栓塞性病复发的风险；孕妇 | 乳腺组织中的雌激素受体拮抗剂和子宫内膜和骨骼中的部分激动剂。因为他莫西芬刺激子宫内膜生长，所以他莫西芬给药与子宫内膜发病率增加4至6倍有关。通常连续用药不超过5年，以尽量减少医源性子宫内膜癌的风险 |
| 雷洛昔芬 | 见药物汇总表：第32章 骨矿物质稳态药理学 | | | |
| 巴多昔芬 | 更年期潮热；预防绝经后骨质疏松症 | | | 可与马雌激素联合使用。巴多昔芬可以替代孕激素。巴多昔芬可预防雌激素诱导的子宫内膜增生 |
| 奥培米芬 | 中度至重度失眠 | 血栓栓塞性疾病；潮热，阴道分泌物增多 | 动脉血栓栓塞性疾病，雌激素依赖性肿瘤，生殖器出血，孕妇 | 口服 SERM 用于改善性功能和减少外阴阴道萎缩症状 |
| 氯米芬 | 排卵障碍导致的女性不孕 | 腹膜炎，视力减退，精神病，卵巢过度刺激或卵巢癌，血管舒缩症状，腹部不适，头痛，乳房疼痛。 | 氯米芬过敏，孕妇，不受控制的甲状腺或肾上腺功能障碍，肝脏疾病，子宫内膜癌，卵巢囊肿，器质性颅内病变，子宫异常出血 | 下丘脑和垂体前叶中的雌激素受体拮抗剂，抑制 GnRH 释放，和卵巢中的部分激动剂。导致 LH 和 FSH 水平升高；FSH 的增加刺激激卵泡生长，导致雌激素触发信号，LH 激增利排卵；与外源性 FSH 不同，氯米芬的使用与卵巢过度刺激综合征无关 |
| **雌激素受体拮抗剂** 机制——竞争性地抑制雌激素与受体的结合，阻断雌激素对靶组织的作用 | | | | |
| 氟维司群 | 绝经后，雌激素受体阳性转移性乳腺癌的抗雌激素治疗。 | 血栓栓塞性疾病，肝功能衰竭，过敏反应，血管水肿；胃肠不适，乏力，骨痛，血管扩张（潮热）头痛 | 氟维司群过敏，孕妇 | 无激动剂活性的纯雌激素受体拮抗剂；结合雌激素受体，防止受体二聚，增加受体降解；有时被称为第一类选择性雌激素受体下调剂（SERD） |

| 药物 | 临床应用 | 严重和常见的不良反应 | 禁忌证 | 注意事项 |
|---|---|---|---|---|
| **雄激素受体拮抗剂**<br>**机制——竞争性抑制双氢睾酮和睾酮对靶组织的作用** | | | | |
| 氟他胺<br>比卡鲁胺<br>尼鲁米特<br>恩杂鲁胺 | 转移性前列腺癌(共同应用)<br>良性前列腺增生(仅限于非那雄胺) | 肝毒性,造血系统紊乱,间质性肺炎<br>潮热,腹泻,恶心,皮疹(共同的不良反应);癫痫发作(仅限恩杂鲁胺) | 氟他胺,比卡鲁胺,尼鲁米特和恩杂鲁胺过敏<br>严重的肝功能不全者<br>孕妇 | 雄激素受体拮抗剂治疗前列腺癌优于竞丙瑞林单药治疗;<br>与药物或外科手术联合使用效果更佳 |
| 螺内酯 | 高血压<br>心力衰竭性水肿,肝硬化(有或没有腹水)或肾病综合征<br>低钾血症<br>原发性醛固酮增多症 | 史-约综合征,中毒性表皮坏死松解症,高钾代谢性酸中毒,胃肠道出血,粒细胞缺乏症,系统性红斑狼疮,乳腺癌(未确定)<br>男性乳房发育,胃肠不适,嗜睡,月经失调,阳痿 | 无尿,高钾血症,急性肾功能不全;与依普利酮联合使用。 | 醛固酮受体拮抗剂,对雄激素受体也具有显著的拮抗活性。用作睾酮和双氢睾酮与雄激素受体结合的竞争性抑制剂。屈螺酮(衍生自螺内酯)具有促孕和抗雄激素作用;它被用作一些雌激素-孕激素避孕药中的孕激素 |
| **选择性孕酮受体调节剂**<br>**机制——抑制孕酮与受体的结合;米非司酮,乌利司他酮和 Asoprisnil 的组织特异性差异可能是由于它们在影响转录共激活因子和辅阻遏物与孕酮受体复合物结合方面的差异** | | | | |
| 米非司酮(RU-486) | 堕胎(怀孕 70 天内)<br>库欣病。 | QT 间期延长,贫血,危及生命的感染<br>高血压,外周性水肿,低钾血症,胃肠不适,阴道异常出血,头痛,头晕,子宫痉挛,子宫内膜肥大,疲劳 | 对米非司酮,米索前列腺素过敏者<br>慢性肾上腺衰竭<br>宫外孕<br>出血性疾病<br>抗凝治疗<br>遗传性卟啉病<br>宫内节育器<br>未确诊附件包块,皮质类固醇治疗<br>子宫内膜增生或子宫内膜癌 | 米非司酮(RU-486)是一种用于诱导流产的孕酮受体拮抗剂。孕酮作用的阻断导致蜕膜的脱落和坏死,并且蜕膜缺乏营养导致胚胎坏死并从子宫分离。米非司酮通常与米索前列醇一起给药,米索前列醇是一种刺激子宫收缩的前列腺素类似物;米索前列醇的共同给药可引起恶心和呕吐。2000 年,FDA 批准了米非司酮-米索前列醇用于终止妊娠的 49 天妊娠限量。自 2000 年以来,已积累证据支持使用这些药物终止妊娠 70 天。在较高浓度下,米非司酮还可以阻断糖皮质激素受体,这使其可用于治疗与生命危害升高的糖皮质激素水平相关的病症,如异位 ACTH 综合征 |

续表

| 药物 | 临床应用 | 严重和常见的不良反应 | 禁忌证 | 注意事项 |
|---|---|---|---|---|
| 乌利司他 | 紧急避孕 | 头痛、腹痛、恶心、痛经、乏力、头晕 | 已知或疑似怀孕者 | 通过干扰排卵来预防怀孕。紧急避孕的接触后120小时内有效 |
| Asoprisnil | 用于治疗子宫内膜异位症和子宫肌瘤 | 在调查中 | 在调查中 | 一种孕酮受体拮抗剂,可抑制源自子宫内膜和子宫肌层组织的生长。初步研究表明,Asoprisnil 可能有效治疗子宫内膜异位症和子宫平滑肌瘤(子宫肌瘤) |

**雌激素-孕激素联合避孕**

机制——抑制 GnRH,LH 和 FSH 的分泌以及卵泡的发育,从而抑制排卵;其他机制包括改变输卵管蠕动,子宫内膜受性以及宫颈黏液的分泌特性,从而共同干扰卵子和精子的正常运送

| 药物 | 临床应用 | 严重和常见的不良反应 | 禁忌证 | 注意事项 |
|---|---|---|---|---|
| **雌激素:** | 避孕(共同应用) | 血栓栓塞性疾病,胆囊疾病,高血压,肿瘤风险增加(共有的不良反应);异位妊娠(仅左炔诺孕酮和醋酸炔诺酮);盆腔炎,子宫穿孔(仅左炔诺孕酮);视神经炎(仅醋酸炔诺酮);月经异常,突破性出血,乳房胀痛,腹胀,偏头痛,体重增加 | 共同禁忌证:药物过敏者,乳腺癌,子宫内膜癌或其他雌激素依赖性肿瘤,脑血管或冠状动脉疾病,妊娠期胆汁淤积性黄疸或既往使用激素避孕的黄疸,良性或恶性肝肿瘤,严重高血压,长时间不能活动者,孕妇,35 岁以上的女性吸烟者,血栓性疾病,仅左炔诺孕酮:宫颈炎,阴道炎或盆腔炎 | 由于单独应用雌激素增加患子宫内膜癌的机率,通常雌激素与其他激素联用。孕激素的雌激素活性各不相同。甲基炔诺酮和左炔诺酮具有最高的雌激素活性;炔诺酮和醋酸炔诺酮具有中等的雌激素活性;炔诺醇,诺孕酯,孕二烯酮和去氧孕烯具有低雌激素活性,也具有抗雄激素活性。氧孕烯具有低雄激素活性;屈螺酮是一种合成孕激素,也具有孕激素交叉反应活性。雌激素-孕激素联合避孕药有口服片,阴道环和透皮贴片。三相口服避孕药每月的孕激素使用量较低。优选低有效剂量的炔雌醇以降低深静脉血栓形成的风险。左炔诺孕酮也用于紧急情况(事后)避孕 |
| 炔雌醇 | 功能失调性子宫出血(左炔诺孕酮和醋酸炔诺酮) | | | |
| 炔雌醇甲醚 | 子宫内膜异位症(仅醋酸炔诺酮) | | | |
| **孕激素:** | | | | |
| 甲基炔诺酮 | | | | |
| 左炔诺孕酮 | | | | |
| 炔诺酮 | | | | |
| 醋酸炔诺酮 | | | | |
| 炔诺醇 | | | | |
| 诺孕酯 | | | | |
| 孕二烯酮 | | | | |
| 去氧孕烯 | | | | |
| 屈螺酮 | | | | |

续表

**单用孕激素避孕**

机制——改变 GnRH 脉冲释放的频率以及降低垂体前叶对 GnRH 的反应性。其他机制包括改变宫颈黏液、内膜感受性以及输卵管蠕动，从而共同干扰精子和卵子的转运

| 药物 | 临床应用 | 严重和常见的不良反应 | 禁忌证 | 注意事项 |
| --- | --- | --- | --- | --- |
| 去氧孕烯 | 避孕（共同应用） | 异位妊娠、过敏反应、骨密度降低、血栓栓塞症 | 共同禁忌证：对药物过敏者、急性肝病、良性或恶性肝肿瘤、已知或疑似乳腺癌、孕妇、未确诊的生殖器出血。 | 应用一年期间，会发生突发性点滴状出血以及月经周期不规则。 |
| 炔诺酮 | 子宫异常出血（仅醋酸甲羟孕酮） | 月经周期不规律，乳房压痛、恶心、头晕、头痛（共有不良反应）； | 醋酸甲羟孕酮和依托孕烯：血栓栓塞性疾病 | 醋酸甲羟孕酮可每3个月胃肠外给药。 |
| 醋酸甲羟孕酮（可注射） | 激素疗法（仅醋酸甲羟孕酮） | 体重增加（仅醋酸甲羟孕酮） | | 硅橡胶植入物释放依托孕烯有效期为3年 |
| 依托孕烯（硅橡胶植入物） | | | | |

**雄激素替代疗法**

机制——睾酮替代疗法用于产生雄激素效应，包括前列腺、精囊、阴茎以及阴囊的生长和成熟，男性毛发分布，喉头增大，声带增粗，以及身体肌肉和脂肪分布的改变

| 药物 | 临床应用 | 严重和常见的不良反应 | 禁忌证 | 注意事项 |
| --- | --- | --- | --- | --- |
| 庚酸睾酮 | 性腺功能减退 | 肿瘤风险增加、胆汁淤积性黄疸综合征、良性前列腺增生症、血栓栓塞症、肝炎、红细胞增多症 | 对药物过敏者 | 睾酮替代疗法已开发出多种给药途径：睾酮替代可以肌内注射、透皮和通过局部凝胶制剂给药；透皮给药系统的优点是血浆睾酮水平保持相对稳定，并且避免肝脏首 |
| 环戊丙酸睾酮 | 青春发育迟缓 | 闭经、男性化、痤疮、男子女性型乳房、口腔频部刺激、透皮给药刺激、头痛、嗅觉改变、上呼吸道感染 | 男性乳腺癌 | 过效应；睾酮也可以口腔黏膜片剂形式给药。 |
| 睾酮透皮凝胶或贴片 | 转移性乳腺癌 | | 前列腺癌 | 雄激素替代疗法只能应用于具有性腺功能减退的症状和体征以及血浆睾酮水平低下（<3.0μg/L）的男性；睾酮不能用于前列腺癌患者； |
| | | | 心脏病 | 许多运动员通过自服滥用雄激素 |
| | | | 肝病或肾病 | |
| | | | 孕妇 | |

# 第31章
# 内分泌胰腺和血糖稳态药理学

Giulio R. Romeo and Steven E. Shoelson

## 概述

　　本章介绍了胰岛素、胰高血糖素及其他调节糖代谢的主要激素的生理和药理作用。糖尿病是临床最常见的内分泌疾病,本章主要探讨胰岛素的生理和药理作用。1 型糖尿病是由于胰岛素分泌的绝对缺乏,2 型糖尿病是由于要克服靶组织胰岛素抵抗而出现的胰岛素分泌不足(或功能障碍)而引起的。医学生们可能注意到了一名四年级的加拿大医学生,Charles Best 在胰岛素的发现过程中起了非常重要的作用。Best 与他的导师 Frederick Banting 一起,分离到能降低

糖尿病狗和人血糖的狗胰腺提取物。尽管 1923 年的诺贝尔医学或生理学奖授予了外科医生 Frederick Banting 和生理学家 J. J. R. Macleod,但 Banting 与他的学生 Best 分享了这份荣誉。

## 病　　例

　　S 太太在 55 岁年度体检时,向医生抱怨道乏力、多尿且夜间小便次数增加,同时由于口渴而大量饮水(烦渴)。在过去的两年,这些症状加重了,且与同一时期内体重增加了6.8kg 是相关的。她现在的身体质量指数(是用体重公斤数

除以身高米数的平方)是 32,符合第 I 类肥胖的标准。她在控制体重和保持例行的体力活动中被"挫败"了。她否认有其他的尿路症状,肾功能基本正常。她既往的病史是过去 10 年的高脂血症。她的父母在 60 多岁时死于冠心病。

体检时发现,S 太太有轻度肥胖,但看上去正常。可以检测到尿中葡萄糖,但检测不到尿中蛋白质和酮类。血液学检查可见明显的血糖升高(11.67mmol/L)、总胆固醇升高(8.8mmol/L)和 HbA1c 升高(葡萄糖与血红蛋白共价结合的一项指标;8.2%)。医生对 S 太太解释说,她很可能患有 2 型糖尿病。在这种疾病中,身体缺乏对胰岛素的正常响应(胰岛素抵抗),不能产生足量的胰岛素来克服这种抵抗。

医生讨论到,生活方式干预(坚持饮食的平衡来控制总卡路里的摄入量,并增加她的运动量)是糖尿病治疗的基石。医生还和 S 太太讨论了抗糖尿病药物的益处及风险,并开处了二甲双胍(一种双胍类药物)治疗她的糖尿病。

# 思　考　题

□ 1. 胰岛素的细胞和分子作用是什么?

□ 2. 糖尿病的病因是什么? 1 型糖尿病和 2 型糖尿病的区别是什么?

□ 3. 除了减轻 S 太太多尿、多饮的症状外,为什么控制 S 太太糖尿病的病情很重要(例如会出现什么急性和慢性的并发症)?

□ 4. S 太太的血糖和糖化血红蛋白水平预示了什么? 存在一个值升高而另一个值正常的情况吗?

□ 5. 抗糖尿病药物对体重的影响是什么? 为什么 S 太太的医生选择二甲双胍来治疗她的糖尿病?

# 生化与生理学

## 胰腺解剖

胰腺是一种包括外分泌和内分泌的腺体器官,其中外分泌占总体积的 99%,分泌的碳酸氢钠和消化酶进入胃肠道。大约有 100 万个能直接释放激素入血的内分泌小岛散在分布在外分泌腺中。这些小岛称为胰岛(又称朗格汉斯岛),它包括能分泌不同激素的不同细胞亚型:α 细胞释放胰高血糖素;β 细胞释放胰岛素和胰淀素;δ 细胞释放生长抑素和胃泌素;PP 细胞释放胰腺多肽。

## 能量平衡

在禁食状态下,机体通过释放已有的营养储备入血来持续提供细胞所需的营养。许多激素参与调控营养物质的摄取、利用、储存及释放。胰岛素促进葡萄糖及其他小分子能量物质的摄取和储存。其中"抗调节激素"可对抗胰岛素的作用并促进葡萄糖的释放(表 31-1)。这些激素有:①胰高血糖素(α 细胞所分泌);②儿茶酚胺类的肾上腺素及去甲肾上腺素(自交感神经系统和肾上腺髓质);③糖皮质激素类的氢化可的松(来自肾上腺皮质);④生长激素(垂体分泌)。来自胃肠道的胰高血糖素样肽-1(glucagon-like peptide-1, GLP-1)通过促进胰岛素的释放来应对进食后的血糖波动,而胰淀素抑制肝脏的内源性葡萄糖产生。

从生理角度看,胰岛素和胰高血糖素是调控葡萄糖稳态最重要的两种激素。胰岛素促进能量储存于靶组织。胰高血

**表 31-1　部分激素对能量平衡的影响**

| 激素 | 来源 | 靶组织 | 作用 |
|---|---|---|---|
| 胰高血糖素 | α 细胞(胰腺) | 肝脏(脂肪、骨骼肌) | 促进肝脏的糖原分解和糖异生 |
| 胰岛素 | β 细胞(胰腺) | 肝脏(脂肪、骨骼肌) | 促进葡萄糖、氨基酸和脂肪酸从血中进入细胞,储存为糖原、蛋白和甘油三酯 |
| 胰淀素 | β 细胞(胰腺) | 中枢神经系统 | 抑制胰高血糖素释放<br>延缓胃排空<br>减少食物摄取 |
| 生长抑素 | δ 细胞(胰腺)<br>胃肠道<br>下丘脑 | 其他胰岛细胞、胃肠道、脑和脑垂体 | 减少胰岛素和胰高血糖素的释放<br>减少胃肠活动和激素释放<br>减少生长激素释放 |
| 肾上腺素 | 肾上腺髓质 | 许多 | 促进肝脏的糖原分解<br>通过激活激素敏感脂肪酶促脂肪分解 |
| 皮质醇 | 肾上腺皮质 | 许多 | 在靶组织拮抗胰岛素的作用<br>在肝脏促进糖异生,和骨骼肌的蛋白降解 |
| 胰高血糖素样肽-1 | 回肠 | 胰腺内分泌、胃、脑、心 | 增加 β 细胞质量和胰岛素分泌<br>延缓胃排空<br>减少食物摄取和胰高血糖素分泌 |
| 瘦素 | 脂肪细胞 | 中枢神经系统(基底内侧部) | 机体能量储备充足的信号<br>减少食物摄入<br>允许能量加强的神经内分泌功能 |

糖素、肾上腺素、皮质醇和生长激素这些"抗调节激素"，能升高血糖，对抗胰岛素的作用。作为脂肪传感器的瘦素，是机体能量储存的信号，能够调控长期能量平衡。

血糖值易于测定，并能提供一个评价胰岛素和抗调节激素之间平衡的精确指标。即使刚进食不久，正常情况下这种平衡也能将血糖控制在一个较小的范围内（3.9~6.7mmol/L）。糖尿病患者的血糖会飙升至很高，若控制不良，甚至高于22mmol/L。用于治疗糖尿病的药物，特别是胰岛素和促胰岛素分泌剂（磺酰脲类和格列奈类）能将血糖值降低至正常范围3.9mmol/L以下。严重低血糖症被定义为患者需要额外给予葡萄糖或胰高血糖素以恢复正常血糖水平。低血糖对机体器官是危险的——尤其是脑组织，因为脑组织需要持续的血糖供应来维持其功能。相反，长期的高血糖对许多细胞和组织也是有毒性的。

## 能量补充与进食状态

进餐后，复杂的碳水化合物在胃肠道分解为单糖成分（如葡萄糖、半乳糖和果糖），经胃肠道上皮细胞表面的主动及被动运载体跨膜转入细胞内，胃肠道上皮细胞基底面的运载体将胞质内的糖分又转入细胞间隙，然后由此进入血液循环。升高的血糖浓度是胰腺 β 细胞释放胰岛素的信号，释放出的胰岛素最终进入门静脉。因此肝脏会同时面临高浓度的胰岛素和从消化道吸收的营养物质。肝脏和其他的能量储存组织，例如骨骼肌和脂肪组织，是胰岛素的主要靶组织（图 31-1）。胰岛素也可抑制

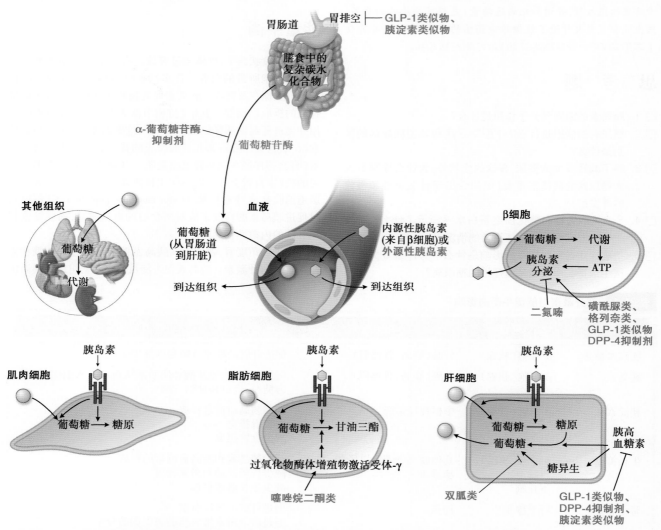

**图 31-1　血糖稳态的生理和药理性调节。**食物中复杂的碳水化合物在肠道葡萄糖苷酶的作用下分解为单糖，单糖经胃肠道上皮细胞吸收，转运到血中。葡萄糖被机体代谢活性组织所摄取。在胰腺 β 细胞，葡萄糖代谢增加胞内三磷酸腺苷（ATP），刺激胰岛素的分泌。然后，胰岛素与靶组织（肌肉、肝脏、脂肪）细胞膜上的胰岛素受体结合，促进葡萄糖的摄入，并将葡萄糖以糖原和甘油三酯的形式储存起来。葡萄糖也可被其他的细胞和组织摄取以进行能量代谢。在肌肉和肝脏，胰岛素促进葡萄糖储存为糖原。在脂肪细胞，胰岛素促进葡萄糖转变为甘油三酯，脂肪细胞中的过氧化物酶体增殖物激活受体-γ（peroxisome proliferator activated receptor-γ，PPARγ）也参与此过程。胰高血糖素促进糖异生和糖原再次分解为葡萄糖，来自糖异生或糖原的葡萄糖进入血液。值得注意的是，来自食物中复杂碳水化合物的葡萄糖，以及胰腺 β 细胞分泌的胰岛素都以高浓度的形式，通过门静脉循环进入肝脏（未显示）。降低血糖的药物干预包括：用 GLP-1 类似物或胰淀素类似物来延缓胃排空；抑制 α-葡萄糖苷酶；给予外源性胰岛素；用磺酰脲类、格列奈类或肠促胰岛素来增加 β 细胞分泌胰岛素；用双胍类或噻唑烷二酮类来增强胰岛素在肝脏或脂肪细胞的作用；用肠促胰岛素、胰淀素类似物或双胍类来抑制胰高血糖素和糖异生；用 TZD 来增强胰岛素在脂肪细胞的作用。二氮嗪抑制 β 细胞分泌胰岛素来治疗高胰岛素所致的低血糖

胰腺 α 细胞释放胰高血糖素。

瘦素(leptin)虽不直接参与营养的调节,但在长期的能量平衡及机体对于能量储备的神经内分泌反应的调节中发挥重要作用。瘦素由脂肪细胞分泌,在下丘脑可检测到其受体的存在。其在血浆中的浓度与整个脂肪组织的体积成正比。**因此,瘦素向中枢神经系统传送着机体在脂肪组织储存的能量总和的信号。**同时瘦素也抑制食欲,进而启动机体从能量储备状态向能量消耗的转换。这种转换也可引发生长和再生功能的转换,当在饥饿状态下机体缺乏瘦素时,会引起食欲持续增加,并抑制耗能活动。

PPARγ 在能量储备中起关键作用,也是脂肪细胞分化的关键转录因子之一,并在脂代谢中发挥重要作用。PPARγ 被激活后,血清游离脂肪酸水平降低,脂肪组织的脂肪生成增加,进而增加脂肪酸在脂肪组织的储存。脂肪组织中脂肪酸的堆积使其他组织(如肝脏)脂肪含量降低,葡萄糖生成减少,胰岛素敏感性增加。PPARγ 主要在脂肪细胞中表达,在胰腺 β 细胞、血管内皮、淋巴细胞、骨髓及肝脏中低表达。PPARγ 是噻唑烷二酮类抗糖尿病药物的作用靶点。

和许多亲水性小分子一样,葡萄糖在肾小球处被自由滤过,但通常情况下,通过钠-葡萄糖共转运体 2(sodium-glucose co-transporter 2,SGLT-2)在近曲小管中几乎完全被重吸收,因此葡萄糖在尿液中的含量通常检测不到。然而,SGLT-2 在葡萄糖浓度为 $10 \sim 11.1 mmol/L$ 时,达到最大转运(the transport maximum,$T_{max}$),因此糖尿病患者的血糖水平超过 $11.1 mmol/L$ 时,SGLT-2 的转运能力达到饱和,尿液中就检测出了葡萄糖(在指尖末梢血糖仪大量使用之前,糖尿病患者的血糖监控是通过尿糖试纸来完成的)。SGLT-2 选择性抑制剂的出现是尿液排出葡萄糖的原理被充分利用的结果,即足够多的葡萄糖留在尿液中,而血糖降低、HbA1c 水平降低,甚至体重也下降。

## 禁食与饥饿

当血糖浓度下降时,胰腺 α 细胞释放的胰高血糖素逐渐增加,而胰腺 β 细胞释放的胰岛素逐渐减少。与进食状态下胰岛素促进细胞摄取葡萄糖相反,胰高血糖素通过刺激糖异生和糖原分解来促进肝脏释放葡萄糖。禁食状态下,儿茶酚胺和糖皮质激素的水平也会升高,来促进脂肪组织释放脂肪酸及肌肉中蛋白质分解为氨基酸。

在低能量[低三磷酸腺苷(adenosine triphosphate,ATP)]状态下,单磷酸腺苷活化蛋白激酶(adenosine 5′-monophosphate-activated protein kinase,AMPK)也能启动机体从合成代谢向分解代谢状态的转变。AMPK 在所有组织中均表达,能在细胞及器官水平调节能量代谢。运动能激活 AMPK,增加肌肉摄取葡萄糖,活化的 AMPK 也能减少肝脏的葡萄糖生成及脂肪、蛋白质的合成。尽管进行了深入的研究,但二甲双胍及其他双胍类药物的药理作用还未被完全阐明,目前这些药物的作用可归纳为 AMPK 依赖性和非 AMPK 依赖性的机制。

# 胰岛素

## 生化

胰岛素是由两条多肽链通过二硫键相连的蛋白质,含有 51 个氨基酸残基。其命名来自拉丁文 *insula*("岛"的意思,指郎格罕氏岛)。人类胰腺中大约含有 8mg 胰岛素,其中每天分泌 $0.5 \sim 1.0 mg$(通过不断合成而更新)。胰岛素最初在胰腺 β 细胞中合成为前胰岛素原的形式,先被加工为胰岛素原,最后被加工为胰岛素和游离 C 肽(图 31-2)。

## 分泌

静息状态下,胰腺 β 细胞随时准备释放胰岛素,储存胰岛素的分泌囊泡靠近细胞膜。当 β 细胞受到葡萄糖刺激后,原本较低的胰岛素基础分泌率会急剧升高。

血浆中葡萄糖在 β 细胞膜上特异的葡萄糖运载体 2(glucose transporter 2,GLUT2)作用下进入 β 细胞。在血糖水平较高时(如进食状态),更多的葡萄糖进入细胞内,之后被己糖激酶磷酸化为 6-磷酸-葡萄糖,进入糖酵解途径及三羧酸循环。这个过程产生 ATP、消耗 ADP,β 细胞内 ATP/ADP 的比值增加。ATP/ADP 比值调节跨膜 ATP 敏感的 $K^+$ 通道的活性。**通道打开时,$K^+$/ATP 通道通过允许 $K^+$ 外流而使细胞超极化,抑制胰岛素释放。当关闭时,细胞去极化,胰岛素释放。**因为 ATP 抑制此通道而 ADP 激活此通道,细胞内 ATP/ADP 较高时,$K^+$/ATP 通道关闭。β 细胞的去极化引起电压门控性 $Ca^{2+}$ 通道被激活,导致胞外 $Ca^{2+}$ 内流,含胰岛素的囊泡与细胞膜融合而增加胰岛素释放进入循环(图 31-3)。

胰腺 β 细胞的 $K^+$/ATP 通道是由 4 个 Kir6.2 亚基和 4 个 SUR1 亚基组成的八聚体。Kir6.2 的四聚物形成 $K^+$/ATP 通道的孔道,与之相连的 SUR1 来调节通道对 ADP 及药物(包括磺酰脲类及相关的胰岛素促分泌药物)的敏感性。Kir6.2 或 SUR1 的突变可导致高胰岛素血症性低血糖,因为即使细胞间的葡萄糖浓度及细胞内的 ATP/ADP 比值低时,$K^+$/ATP 通道也会处于关闭状态,导致 β 细胞持续去极化。

除了血糖,G 蛋白介导的途径,副交感神经活性与胃肠激素 GLP-1 及葡萄糖依赖性胰岛素释放多肽(glucose-dependent insulinotropic polypeptide,GIP)也抑制 $K^+$/ATP 通道活性,刺激胰岛素分泌。β 细胞暴露于能量分子除了促进胰岛素分泌外,还启动了胰岛素的转录、翻译、加工及包装。

## 在靶组织的作用

胰岛素与靶细胞上的受体结合后发挥作用。虽然所有组织都表达胰岛素受体,但能量储存组织(肝脏、肌肉和脂肪)表达的水平最高,构成了胰岛素的主要靶组织。胰岛素受体(图 31-4)是一种通过二硫键相连的由四个亚基组成的糖蛋白及两个胞内区的酪氨酸激酶结构域。胰岛素与其受体的胞外部分结合后,激活胞内的酪氨酸激酶,导致其自身及胰岛素受体底物(insulin receptor substrate,IRS)蛋白的磷酸化。酪氨酸磷酸化后的 IRS-1 可募集含有磷酸化酪氨酸结合位点的 src 同源 2(src homology 2,SH2)结构域的第二信使蛋白,其中 I A 型磷脂酰肌醇-3 激酶就是这样一类含有 SH2 结构域的蛋白,能产生与胰岛素活性相关的重要第二信使。

尽管胰岛素受体的第二信使与胰岛素代谢效应之间联系的细节还未完全阐明,但胰岛素的代谢效应已很明确,即**胰岛素是典型的合成代谢(能量储备)激素**(图 31-1)。胰岛素在

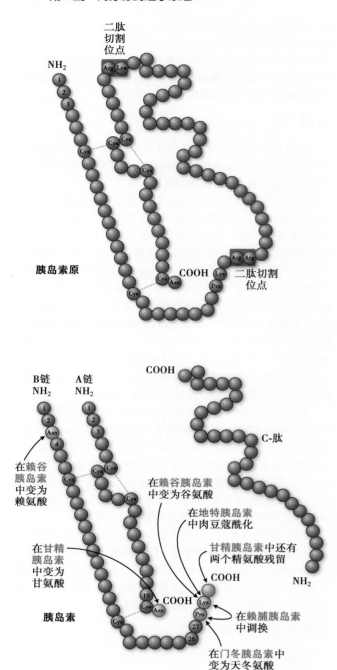

**图 31-2 人胰岛素的加工。**前胰岛素原被合成并运送到内质网后切除信号肽(未显示),而产生胰岛素原(上图)。分子内的二硫键辅助胰岛素原的正确折叠。胰岛素原被转运到分泌性囊泡中后,经胰岛素原转化酶去除部分肽段后形成胰岛素和连接肽(C 肽)。两个二硫键辅助将胰岛素的 A 链和 B 链捆绑起来。胰岛素和 C 肽一起从胰腺 β 细胞分泌出来(下图)。对胰岛素氨基酸序列进行修饰可使多种胰岛素类似物的药代动力学发生改变;赖脯胰岛素、门冬胰岛素和赖谷胰岛素是速效胰岛素,而甘精胰岛素和地特胰岛素的吸收较慢。氨基酸的取代如下:赖脯胰岛素是 ProB28 和 LysB29 调换;门冬胰岛素的 ProB28 被天门冬氨酸取代;赖谷胰岛素是赖氨酸取代了 AsnB3,谷氨酸取代了 LysB29;甘精胰岛素是 AsnA21 被甘氨酸取代,而在B 链的 C-端又加上了两个精氨酸;地特胰岛素是 LysB29 的 ω-氨基与脂肪酸(豆蔻酸)发生酯化

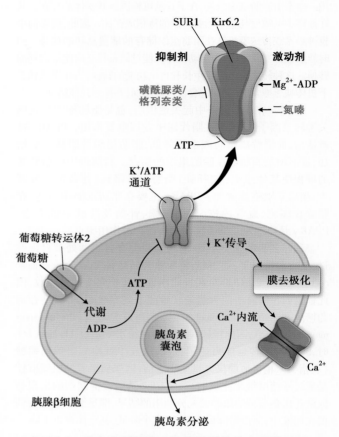

**图 31-3 胰岛素从胰腺 β 细胞释放的生理和药理性调节。**基础状态下,$K^+/ATP$ 通道开放,胰岛素释放很少;当 $K^+/ATP$ 通道关闭时,胰岛素释放增多。基础状态下,β 细胞膜是超极化的,胰岛素的释放率低。当有葡萄糖可用时,葡萄糖可通过膜上的 GLUT2 转运至细胞内,并在细胞内被代谢产生 ATP。ATP 结合并抑制 $K^+/ATP$ 通道,降低细胞膜对 $K^+$ 的传导率,引起细胞去极化进而激活电压门控性 $Ca^{2+}$ 通道,导致胞外 $Ca^{2+}$ 内流,胞内 $Ca^{2+}$ 浓度增高刺激了胰岛素囊泡的外排。$K^+/ATP$ 通道是由 Kir6.2 亚基和 SUR1 亚基组成的八聚体,是几个生理和药理性调节物的靶点。ATP 结合并抑制 Kir6.2,而磺酰脲类和格列奈类药物结合并抑制 SUR1;所有这三类药物都使胰岛素分泌增加。艾塞那肽是 GLP-1 类似物,作用于胰腺 β 细胞膜上 G 蛋白偶联的 GLP-1 受体,引起葡萄糖依赖的胰岛素释放。艾塞那肽的作用可能通过增加细胞内的 cAMP,间接作用于 $K^+/ATP$ 通道(未显示)。$Mg^{2+}$-ADP 和二氮嗪结合并激活 SUR1 亚基,从而抑制胰岛素分泌(为更清楚显示,只画出了 $K^+/ATP$ 通道 8 个亚基中的4 个)

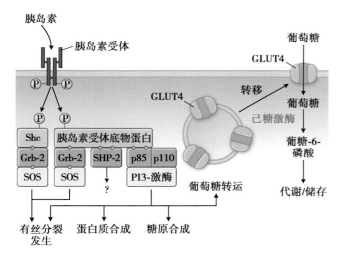

图 31-4 **胰岛素受体激活后的下游作用。**胰岛素与其受体的胞外部分结合后,激活细胞内的酪氨酸激酶域,导致受体"自磷酸化"和细胞质底物蛋白(包括 SHC 和 IRS 蛋白)的酪氨酸磷酸化。SHC 磷酸化促进有丝分裂。磷酸化 IRS 蛋白与其他信号蛋白(GRB-2、SHP-2、p85 和 p110)相互作用,以影响细胞的功能。IRS 与 p85 和 p110 相互作用招募磷脂酰肌醇 3-激酶(PI3 激酶)。PI3 激酶激活信号级联,控制细胞胰岛素作用的许多方面,包括葡萄糖转运(通过 GLUT4 葡萄糖转运子转移到细胞表面)、蛋白质合成和糖原合成。进入细胞的葡萄糖被己糖激酶迅速磷酸化,随后用于代谢或作为糖原或甘油三酯储存在细胞中

肝脏增加葡萄糖激酶的活性,介导肝细胞中葡萄糖的捕获及磷酸化,进而激活糖原的合成、糖酵解和脂肪酸合成。

胰岛素在骨骼肌和脂肪组织刺激胰岛素敏感的葡萄糖转运体 4(GLUT4)从胞质囊泡向细胞表面转位。GLUT4 的转位可促进葡萄糖进入细胞内(图 31-4)。胰岛素在肌肉也增加氨基酸的摄取,刺激核糖体的蛋白合成,增加糖原合成酶活性进而增加糖原储存。胰岛素使脂肪组织脂蛋白脂肪酶的表达增加,脂蛋白脂肪酶能使甘油三酯从循环中的脂蛋白上水解下来,从而利于脂肪细胞摄取甘油三酯。葡萄糖和游离脂肪酸一旦进入脂肪细胞就优先以甘油三酯的形式储存起来。这一过程因激素敏感脂肪酶的失活而增强,该酶可降解细胞内的甘油三酯。胰岛素在肝脏和肾脏中迅速降解,其循环半衰期为 6 分钟。

## 胰高血糖素

胰高血糖素是由 29 个氨基酸组成的单链多肽,是胰腺 α 细胞分泌的分解代谢(能量释放)激素。当血糖水平低时,胰高血糖素动员储存的葡萄糖、脂肪和蛋白质作为能量来源。刺激胰高血糖素分泌的因素,除了低血糖和高胰岛素外,还有交感神经系统活性、应激、运动和血浆高氨基酸水平(因为后者暗示饥饿状态)。胰高血糖素与靶细胞膜上的 G 蛋白偶联受体结合,增加胞内 cAMP,并激活 PKA(一种丝/苏氨基酸激酶)。胰高血糖素作用的主要部位为肝脏,增加糖原分解和糖异生(图 31-1)。胰高血糖素也可增加脂肪组织的脂肪分

解。胰高血糖素和胰岛素一样,在肝脏和肾脏降解,其循环半衰期约为 6 分钟。

## 胰淀素

胰淀素是由 37 个氨基酸组成的蛋白,与胰岛素一起储存在 β 细胞的分泌囊泡中。进食后胰淀素与胰岛素一起分泌出来,其受体在中枢神经系统中分布,辅助胰岛素对血糖的调节,尤其是胰淀素抑制胰高血糖素,减缓胃排空及抑制摄食。总之,这些作用均有助于餐后葡萄糖逐渐进入血液循环。胰淀素通过肾清除,其半衰期约为 10 分钟。

## 生长抑素

生长抑素是由 14 个氨基酸和 28 个氨基酸组成的两种形式多肽,由胰腺 δ 细胞、胃肠道和下丘脑选择性地生成。生长抑素主要产生以下几种效应:①抑制垂体生长激素和甲状腺刺激激素的释放(参见第 27 章);②抑制胰岛素和胰高血糖素的分泌;③抑制胃肠道动力及多种胃肠激素的释放。刺激胰腺生长抑素释放的因素与刺激胰岛素分泌的因素相似(如高血糖、氨基酸和脂肪酸水平)。生长抑素的局部释放可通过旁分泌的方式起作用。其循环半衰期仅有 2 分钟。

## 肠促胰岛素

GLP-1 和胰高血糖素都是胰高血糖素基因编码的,远端小肠的内分泌细胞(L 细胞)和胰腺 α 细胞中对其 mRNA 剪接的差异而分别出现的两种激素。有生物活性的 GLP-1 含 29 或 30 个氨基酸。非进食状态下,机体的 GLP-1 水平很低,餐后升高。GLP-1 作用于胰腺 α、β 细胞、中枢及外周神经系统、心、肾、肺及胃肠道等处的 G 蛋白偶联受体。**口服葡萄糖负荷后,血中升高的 GLP-1 可刺激胰腺 β 细胞分泌胰岛素(即 GLP-1 的"肠促胰岛素"效应)。**GLP-1 也抑制胰腺 α 细胞分泌胰高血糖素。GLP-1 可引起胃排空延迟,作用于下丘脑减少食欲。GLP-1 在二肽基肽酶-4(dipeptidyl peptidase-4,DPP-4))作用下迅速降解,因此在循环中的半衰期较短(1~2 分钟)。

# 病理生理学

## 糖尿病

早在公元 200 年,希腊内科医生 Aretaeus 就观察到有些患者会出现烦渴和多尿,并将其命名为 diabetes,希腊语中为"排出"。后来内科医生在病名后加上"mellitus"(拉丁语中指"甜的"),来注明这些患者的尿中含糖。糖尿病(diabetes mellitus)的名称也将其与尿崩症(diabetes insipidus)(参见第 27 章)区分开。尿崩症是由于抗利尿激素(antidiuretic hormone,ADH)的分泌或肾脏对于 ADH 作用的反应失调,使水

没有在肾集合管中被重吸收而产生大量的稀释尿液。

糖尿病综合征会引起以高血糖为特征的不同种类的代谢紊乱（表 31-2）。主要分为 1 型糖尿病和 2 型糖尿病：1 型糖尿病是由于胰岛素的绝对缺乏而引起；2 型糖尿病是由于胰岛素抵抗导致的胰岛素分泌相对不足而引起。这两种类型糖尿病都可引起高血糖。怀孕期间或由其他原因（如胰腺炎）诱发的糖尿病的病理生理学超出了本章所讨论的范围。

## 1 型糖尿病

胰腺 β 细胞自身免疫损伤而引起的 1 型糖尿病约占美国糖尿病的 5%。当缺乏 β 细胞时，没有胰岛素产生，循环中的胰岛素水平约为零。**当无胰岛素时，即使循环中能量物质的浓度很高，胰岛素的效应组织也不能摄取和储存葡萄糖、氨基酸和脂肪。**抗调节性激素无节制地引起机体的细胞和组织出现类似饥饿的反应。因此即使血糖浓度很高时，肝脏也在无节制地进行糖原分解和糖异生并向循环系统中输送葡萄糖；肌肉分解蛋白质释放氨基酸，输送到肝脏进行糖异生；脂肪组织分解使甘油三酯释放到循环中。

此外，肝脏分解脂肪酸作为糖异生的底物，并输出酮体为大脑供能。这些酮体包括羟基丁酸和乙酰乙酸。这些过高的"酮酸"可耗竭血浆中的碳酸氢盐，最终导致高阴离子间隙的代谢性酸中毒，称为糖尿病性酮症酸中毒（diabetic ketoacidosis，DKA）。DKA 是一种严重的、致命的急症，需要立即进行积极的治疗。DKA 通常是儿童期或青少年期 1 型糖尿病的初始表现。

还有 β 细胞残存的患者会经历一段短暂的"蜜月期"，持续数周至数月，在胰岛素生成的最终完全缺失前，这期间内源性胰岛素的产生是足够的。自身免疫性 β 细胞破坏以"阴燃"方式进展的患者，通常在成人期才被诊断，其临床表现可

参考**成人隐匿性免疫性糖尿病**（latent autoimmune diabetes in adults，LADA）。

1 型糖尿病的遗传易感性图谱与 6 号染色体上的某些等位基因关系密切。这些等位基因编码人类白细胞抗原（human leukocyte antigens，HLA），也称**主要组织相容性复合物**（major histocompatibility complex，MHC），其参与免疫系统的抗原呈递。其他的基因座位参与 1 型糖尿病进展的可能性很低。在许多 1 型糖尿病患者中，可监测到 β 细胞自身抗体。同样，环境因素也影响着疾病的发展，若双胞胎中有一个发病，则另一个的发病率约为 50%。

由于 1 型糖尿病患者产生很少或不产生内源性胰岛素，因此多用外源性胰岛素进行替代治疗。

## 2 型糖尿病

在美国 2 型糖尿病占总糖尿病的比例大于 90%，历史上一直被认为是"成人发病的糖尿病"。2 型糖尿病的患病率在过去 30 年内急剧上升，且目前也影响到了青少年。肥胖是 2 型糖尿病最主要的危险因素，80% 的 2 型糖尿病患者属肥胖范畴。典型的 2 型糖尿病的发病是渐进式的，最初无明显的症状。通常在常规体检中发现血糖水平升高，或者病情严重到出现症状之后才被诊断。

一般认为 2 型糖尿病的进程开始于胰岛素抵抗。随着年龄的增大和体重的增加，原本敏感的组织对胰岛素的作用出现了相对的抵抗，因此需要增加胰岛素水平才能达到合适的作用。目前对胰岛素抵抗的病程研究多集中在两个机制：①异位的脂肪堆积进入肝脏和肌肉；②肥胖介导的炎症反应。越来越多的证据表明免疫系统在胰岛素抵抗中起重要作用，尽管细节还有待于进一步阐明。在许多病例中，最初胰岛素抵抗可通过胰腺 β 细胞增加胰岛素的产生来代偿。的确，许

**表 31-2　1 型和 2 型糖尿病**

| | 1 型 | 2 型 |
|---|---|---|
| 病因学 | 胰腺 β 细胞的自身免疫性破坏 | 胰岛素抵抗，伴 β 细胞功能代偿不足 |
| 胰岛素水平 | 缺失或极少 | 通常高于正常水平 |
| 胰岛素作用 | 缺失或极少 | 下降 |
| 胰岛素抵抗 | 不是综合征的一部分，但可存在（如在肥胖患者） | 有 |
| 发病年龄 | 通常<30 岁 | 通常>40 岁 |
| 急性并发症 | 酮症酸中毒 | 高血糖高渗综合征（能引起癫痫发作和昏迷） |
| | 消瘦 | |
| 慢性并发症 | 神经病变 | 同 1 型 |
| | 视网膜病变 | |
| | 肾脏病变 | |
| | 动脉粥样硬化性心血管疾病（包括脑卒中、外周动脉疾病和冠状动脉疾病） | |
| 药物干预 | 胰岛素 | 大约 10 种药物可选，包括其他治疗无效时选用的胰岛素 |

多肥胖和胰岛素抵抗患者,由于 β 细胞功能代偿,不会发展为明显的糖尿病。然而对于 S 太太这样的患者,β 细胞最终会失去代偿能力。

尽管 2 型糖尿病患者的血胰岛素水平通常很高,但这样高的水平也不足以使靶组织克服胰岛素抵抗。最终由于 β 细胞凋亡(程序性细胞死亡)增加或 β 细胞再生减少,使 β 细胞缺失而出现失代偿。

2 型糖尿病是一个复杂的、多基因疾病,意味着许多基因多态性参与整体的发病风险,尽管每个多态性所赋予的风险程度往往特别小。现在,很多这样的基因已经被鉴定出来,其中大多数影响胰腺 β 细胞,而少数 2 型糖尿病基因可能导致肥胖或胰岛素抵抗。而且,消瘦、胰岛素敏感的 2 型糖尿病患者更易出现 β 细胞功能衰竭。多数相对罕见的家族性糖尿病,单基因是由于遗传性损伤而影响 β 细胞功能。易感个体的轻度或早期 2 型糖尿病可由于突然发生胰岛素抵抗而暴露出来,这些诱因包括糖皮质激素的治疗(参见第 29 章)或怀孕(妊娠性糖尿病)。

2 型糖尿病患者(如 S 太太)还有产生胰岛素的能力,表明这些患者还可以口服如下的药物来治疗:增加靶组织对胰岛素的敏感性(如二甲双胍、TZD 类)或增加 β 细胞的胰岛素分泌(磺酰脲类及其他的胰岛素促分泌剂)。通过减缓胃肠道对糖分的吸收(如阿卡波糖)来降低血糖水平的药物相对使用较少。大部分 β 细胞功能缺失的 2 型糖尿病或经口服降糖药控制无效的患者最终需要外源性胰岛素的治疗。

1 型和 2 型糖尿病的血糖水平都会升高,但这两种疾病是由不同的病理生理过程引起的。1 型糖尿病是继发于胰腺 β 细胞自身免疫损伤,而出现的胰岛素的绝对缺乏。2 型糖尿病的病因不是很明确,似乎与受损的胰岛素敏感性和代偿性胰岛素分泌的不足或胰腺 β 细胞分泌异常有关。尽管 1 型和 2 型糖尿病的急性并发症不同(见文中),但它们的慢性并发症相同。胰岛素是 1 型糖尿病主要的药物干预措施,而 2 型糖尿病可用许多不同的药物来治疗。

## 发病率和病死率

1 型和 2 型糖尿病与类型特异的急性发病率和常见的慢性并发症有关。在未控制的 1 型糖尿病中,缺乏胰岛素及抗调节激素无节制的作用引起"代谢风暴",包括脂肪组织中激素敏感脂肪酶的活化,甘油三酯分解成甘油和脂肪酸,以及脂肪酸进入肝脏线粒体增加,从而促进酮体生成。酮症性酸中毒在 2 型糖尿病中较少见,因为这些患者一般会产生内源性胰岛素。但失控的 2 型糖尿病会导致高血糖高渗综合征,引起精神状况的改变,并可能发展为惊厥、昏迷和死亡。

1 型和 2 型糖尿病都有长期的血管病理改变。这些慢性并发症包括**动脉粥样硬化性心血管疾病**(accelerated atherosclerotic cardiovascular disease,ASCVD)、**视网膜病变**、**肾病**和**神经病变**。这些并发症似乎是多年的高血糖、高血脂和炎症信号增强的结果,但确切机制还不清楚。治疗 S 太太糖尿病的目的不仅是纠正她的高血糖以及相关的症状(例如多饮),

而且还要预防其出现这些严重的慢性并发症。大约 80% 糖尿病患者死于 ASCVD。因此,除了降低这些患者的血糖外,控制伴随的心血管危险因素,如高血压和动脉粥样硬化血脂异常,也是至关重要的。

两项大型、多中心、随机临床试验,其中糖尿病控制与并发症研究(Diabetes Control and Complications Trial,DCCT)或糖尿病干预与并发症研究(Epidemiology of Diabetes Interventions and Complications,EDIC)纳入了 1 型糖尿病患者,另一项纳入了新诊断 2 型糖尿病的英国前瞻性糖尿病研究,结果表明强化糖尿病管理显著降低发病率(初级预防)和延缓**视网膜病变、肾病变和神经病变**这些微血管并发症的进展(二级预防)。这些试验还表明,在诊断后早期开始的强化血糖控制能减少长期的 ASCVD。然而,在已确诊为糖尿病的患者中血糖控制与 ASCVD 风险之间的因果关系尚不清楚。

自我监测血糖是对"严密"控制血糖的确认及指导饮食、运动和药物治疗方案进行调整的关键。指尖末梢血糖仪是用少量的末梢血样来测定血糖的仪器。此外,糖化血红蛋白(glycohemoglobin,HbA1c)水平可以评估过去 8~12 周的平均血糖水平的变化。HbA1c 是红细胞中血红蛋白非酶糖基化的结果。它与血糖的平均水平和红细胞的寿命(约 120 天)成正比。HbA1c 和血糖水平通常平行上升,尽管在给定实例中可能会出现一位 HbA1c 升高但同时血糖水平正常的患者,说明虽然即时血糖正常,但近几个月血糖是长期升高的。**HbA1c 水平可作为平均血糖控制的标志物**。由于 HbA1c 大于 7.5% 的患者出现慢性糖尿病并发症的概率明显增加,因此 S 太太的 HbA1c 水平是 8.2%,就需要密切关注。红细胞半衰期缩短(如溶血性贫血患者)或怀孕的患者可能导致 HbA1c 水平低。

## 低血糖

高胰岛素血症是引起低血糖的几种情况之一。由于大脑需要持续的葡萄糖供应,且不能像外周组织那样容易地改变能量的供应,因此低血糖对大脑的影响最大。导致高胰岛素血症的因素很多,其中最常见的是医源性高胰岛素血症(例如在 1 型或 2 型糖尿病的胰岛素治疗过程中使用了过量的外源性胰岛素)。在(1 型或 2 型)糖尿病的治疗中,主要的挑战是适当地控制血糖正常,同时避免过度治疗和引起低血糖。其他引起低血糖的更罕见因素包括胰岛素瘤(胰腺 β 细胞分泌胰岛素的肿瘤)及 β 细胞上 $K^+$/ATP 通道的突变(例如 Kir6.2 或 SUR1 的突变可导致结构性的去极化,见前文)。

# 药理学分类和治疗药物

## 糖尿病治疗

治疗糖尿病的药物针对多个环节来调节正常的葡萄糖稳态。目前可用的药物类别包括:①外源性胰岛素制剂;

②二甲双胍；③胰岛素促分泌剂（磺酰脲类、D-苯丙氨酸衍生物以及格列奈类）；④肠促胰岛素（GLP-1 受体激动剂和DPP-4 抑制剂）；⑤肾脏葡萄糖重吸收抑制剂（SGLT-2 抑制剂）；⑥PPARγ 激动剂（噻唑烷二酮类）；⑦胰淀素类似物；⑧胆汁酸螯合剂；⑨肠葡萄糖吸收抑制剂和⑩多巴胺受体激动剂（溴隐亭）。

糖尿病药物治疗的主要目标是使血糖及其他代谢指标达到正常，以减少慢性并发症的发生率。生活方式干预是 1 型糖尿病和 2 型糖尿病治疗的基石，所有的糖尿病患者都应接受个性化的糖尿病治疗教育，其重点是改善饮食和运动。对 1 型糖尿病患者而言，药物治疗策略是注射足够的外源胰岛素以达到正常血糖水平，而又不出现低血糖。1 型糖尿病患者的适当治疗不仅能使血糖水平恢复正常，还能逆转由于抗调节激素无节制作用而引起的代谢性饥饿，如胰岛素治疗能逆转肌肉的氨基酸分解和肝脏的酮体生成。

2 型糖尿病的治疗是多方面的，但几乎始终包含富含纤维且高血糖指数碳水化合物及饱和脂肪含量低（<7%）的均衡饮食，逐步进行体育锻炼，包括每周 150 分钟的有氧、耐力和柔韧性训练。在临床案例中，S 太太在体重逐渐增加后被诊断为 2 型糖尿病，这可能加重了她的胰岛素抵抗。运动与减重可以显著改善她的血糖水平。

如果患者不能或不愿做必要的生活方式改变，通常可以加用一种或多种药物。目前可用的药物应该具有提供糖尿病个性化治疗的潜力，药物的选择依赖于以年龄、预期寿命、并发症及患者的期望为导向的血糖指标（即 HbA1c 水平）。给药方案的选择应考虑给药频度、效能、使用的方便性、不良反应和患者的能力和偏好（表 31-3）。严密控制血糖（HbA1c≤

**表 31-3　糖尿病治疗药物处方的估计频率**

| 药物种类 | 至少使用一种药物的患者比例 | 所有糖尿病治疗中所占比例 |
| --- | --- | --- |
| 二甲双胍 | 65 | 32 |
| 磺酰脲类 | 41 | 21 |
| 胰岛素 | 29 | 22 |
| 噻唑烷二酮类 | 20 | 12 |
| DDP-4 抑制剂 | 12 | 4 |
| 肠促胰岛素类似物 | 3 | 2 |
| 格列奈类 | 2 | 1 |
| α-葡萄糖苷酶抑制剂 | 0.5 | 0.2 |
| 胰淀素类似物 | 0.4 | 0.2 |

估计数基于 Medco Health Solutions，Inc.，2009 年数据库中 450 万成人患者至少使用了一种糖尿病药物，总计 4 100 万种药物。中间一列的总和超过 100%，因为有些患者被开了多种药物。右栏合计不到100%，因为大约 5% 的使用是固定剂量组合疗法，特别是磺酰脲/二甲双胍和 DPP-4 抑制剂/二甲双胍组合。这些结果是对所有糖尿病患者进行的汇总，不区分 1 型糖尿病和 2 型糖尿病。

6.5%）可能对于预期寿命长且低血糖风险较低的患者是合适的，但对于有严重低血糖和显著的 CVD 病史的老年患者可能是有害的。一致认为双胍类药物二甲双胍是对于没有禁忌证的 2 型糖尿病的首选。目前，在美国约 70% 的 2 型糖尿病患者单独服用二甲双胍或与其他药物合用。

## 胰岛素替代品：外源性胰岛素

胰岛素不仅用于 1 型糖尿病的治疗，如果 2 型糖尿病患者在饮食或其他治疗不能有效地控制高血糖时，也需要使用胰岛素。最初的胰岛素制剂来源于猪或牛，随着重组 DNA 技术在生产人源胰岛素中的使用，使得人源胰岛素在临床的使用越来越普遍。

理想的胰岛素输送系统将模拟正常 β 细胞胰岛素进入门静脉循环的过程，这使得肝脏比其他外周组织暴露于更高浓度的胰岛素。由于胰岛素属于蛋白质，在胃肠道快速降解，因此其口服制剂无效。胰岛素多采取胃肠外给药的方式，通常经微细针头皮下注射，这样在注射部位只有很少的胰岛素积存。这种给药方式意味着肝脏和其他靶组织暴露在类似的胰岛素浓度，这是非自然状态的，因为暴露于肝脏的胰岛素量太少而其他靶组织太多。

胰岛素被吸收的速率取决于多种因素，包括胰岛素制剂的溶解性、局部的血液循环、淋巴管密度以及潜在的循环或皮下因素（例如脂肪萎缩或脂肪肥大）。所有其他的因素相同，吸收越快通常起效也越快，但注射用胰岛素的作用概况和吸收率会因个体和注射部位的不同而差异很大。

表 31-4 将最常见的胰岛素制剂分为 2 类：餐时胰岛素和基础胰岛素。使用胰岛素的患者通常需要使用更长效的基础胰岛素和速效的餐时胰岛素来共同达到理想的血糖控制效果。其他治疗选择也是可用的（例如胰岛素泵）。

餐时胰岛素模拟进食后 β 细胞释放胰岛素，因此起效快，作用时间相对短。常规胰岛素是传统的餐时胰岛素制剂，与内源性胰岛素在结构上相同，但加入锌离子能增加其稳定性。常规胰岛素易于聚合成六聚体，六聚体分裂为单体是胰岛素吸收的限速步骤。皮下注射后 30 分钟，常规胰岛素才能到达血液循环，故常规胰岛素应在餐前 30 分钟注射。

几种设计的"速效"胰岛素制剂比常规胰岛素更快进入血循环，故可在餐前数分钟给药。这些胰岛素类似物与常规胰岛素的结果类似，但进行了微小的修饰，更利于六聚体分裂为单体（表 31-2）。这些类似物的名称中都体现了这些修饰：赖脯胰岛素在 B28 和 B29 的脯氨酸和赖氨酸被调换；门冬胰岛素是天门冬氨酸取代了 B28 的脯氨酸；赖谷胰岛素是赖氨酸取代了 B3 的天门冬酰胺，谷氨酸取代了 B29 的赖氨酸。2014 年，美国食品和药品管理局（Food and Drug Administration，FDA）批准了一种吸入式人胰岛素制剂（Afrezza®），它具有与"速效"可注射的胰岛素类似物相似的动力学：两者起效时间均为 10~30 分钟，作用高峰在 30 到 90 分钟之间，以及总的有效时间是 3~5 小时。由于用药后有支气管痉挛的危险，吸入式胰岛素不能用于慢性肺病的患者，如哮喘或慢性阻塞性肺疾病（chronic obstructive pulmonary disease，COPD）。

| 表 31-4 | 常用的胰岛素制剂 |

| 类型和制剂 | 成分 | 作用简况/h | | | 用法 |
|---|---|---|---|---|---|
| | | 起效 | 达峰 | 时程 | |
| **餐时** | | | | | |
| 常规 | 未修饰的胰岛素 | 0.5～1 | 2～3 | 6～8 | 餐时或急性高血糖时 |
| 赖脯胰岛素 | 修饰过的胰岛素 | 0.1～0.25 | 0.5～3 | 4 | 餐时或急性高血糖时 |
| 门冬胰岛素 | 修饰过的胰岛素 | 0.1～0.25 | 0.5～3 | 4 | 餐时或急性高血糖时 |
| 赖谷胰岛素 | 修饰过的胰岛素 | 0.1～0.25 | 0.5～3 | 4 | 餐时或急性高血糖时 |
| **基础** | | | | | |
| 中性鱼精蛋白锌胰岛素 | 修饰过的胰岛素，鱼精蛋白 | 2～4 | 4～10 | 12～18 | 基础胰岛素；妊娠时选用的胰岛素 |
| 甘精胰岛素 | 修饰过的胰岛素 | 2～4 | 无 | 20～24 | 基础胰岛素 |
| 地特胰岛素 | 修饰过的胰岛素 | 2～4 | 无 | 20～23 | 基础胰岛素 |

对天然人源胰岛素的修饰包括：①改变分子的氨基酸序列；②改变分子的物理形式。这些变化影响着胰岛素的吸收速率和胰岛素的作用时间概况。氨基酸序列的改变决定了胰岛素聚集的倾向。例如，赖脯胰岛素的修饰减少聚集，导致吸收更快、作用更快。相反，像甘精胰岛素这样的中性制剂会增加聚集，延缓胰岛素从皮下注射部位吸收的速率，可用作长效制剂。

　　基础的"长效"胰岛素可提供更持续的低水平的胰岛素释放，他们每日只需给药一次或两次。中性鱼精蛋白锌胰岛素是临床上仍在广泛使用的最早的基础胰岛素，是常规胰岛素在锌离子的混悬液中与鱼精蛋白结合，鱼精蛋白是从鱼精液中分离的富含精氨酸的蛋白。鱼精蛋白能与胰岛素保持结合直到蛋白水解酶将其从胰岛素上水解下来，因此鱼精蛋白能延长胰岛素吸收所需的时间。中性鱼精蛋白锌（neutral protamine hagedorn，NPH）胰岛素在使用前需轻轻摇匀，且其活性的变异性较大，在注射后的 4～10 小时出现最大效应，这种作用峰值的变异导致其发生低血糖的风险加大。U-500 胰岛素在瓶中及最初注射部位的浓度是常规（U-100）胰岛素的五倍，促进了六聚体的形成并延缓其吸收。这使得它的作用是介于常规（U-100）胰岛素和 NPH 胰岛素之间形成一种"混合"，因此 U-500 胰岛素在 2～5 小时达峰，持续 12 小时。U-500 胰岛素最常用于每日需用大剂量（>200 单位）的患者，其给药方式为餐前使用，每天 2～3 次。

　　还有两种改造过的"长效"胰岛素制剂。甘精胰岛素是常规胰岛素 A21 的门冬酰胺被甘氨酸取代，而在 B30 又加上了两个精氨酸。这种修饰使胰岛素的 $pK_a$ 更趋中性，降低其溶解性，并延缓其从注射部位吸收入血。地特胰岛素是将常规胰岛素的 B29 的赖氨酸上附上一段 14 碳饱和脂肪酸（豆蔻酸），这段脂肪酸链可将胰岛素类似物吸附在血清和组织的白蛋白上，从而延缓胰岛素的吸收、起效和清除。与 NPH 比，改造过的长效胰岛素制剂能更平缓地维持血中胰岛素水平（几小时），提供更基础的胰岛素覆盖，出现夜间低血糖的危险性更低。

　　经典的方案是长效胰岛素（每日 1～2 次）结合餐前的速效胰岛素。有关胰岛素治疗方案还在不断改进。预混的胰岛素制剂包括 25%～30% 短效和 70%～75% 长效的胰岛素类似物。通常每日两次注射，由于注射次数少而更方便。胰岛素泵因为可以提供连续、可变速率的胰岛素输注而越来越流行，尤其在 1 型糖尿病患者中。胰岛素泵允许以连续速率进行程序化给药以模拟基础胰岛素分泌及与餐后血糖波动相匹配的峰值分泌。这种给药方式更灵活，从而避免了多次注射，但也需要患者的高度理解力和参与度。

　　**胰岛素治疗的主要危险是在没有足够的碳水化合物摄入的情况下可引起低血糖**。严密控制血糖的目标在于使血糖正常，减少糖尿病并发症的发生率，但同时也增加了出现低血糖的可能性，尤其是在注射了餐时胰岛素后。胰岛素剂量与碳水化合物摄入量的合理匹配是糖尿病治疗的主要目标。

　　像 S 太太这种情况的 2 型糖尿病患者，肌肉和肝脏的胰岛素抵抗要比脂肪细胞严重。因此，胰岛素更倾向于把能量物质蓄积在脂肪组织（尤其是那些已经肥胖的患者，如 S 太太），常会导致体重增加。

## 二甲双胍

　　2 型糖尿病患者的肝糖生成往往异常的升高。二甲双胍在肝脏能降低葡萄糖的产生、脂肪酸合成与胆固醇合成，可能是通过 AMPK 依赖性和非 AMPK 依赖性机制。二甲双胍也能改善外周肌肉组织的糖摄取，但其分子机制还未被完全阐明。二甲双胍还可增加胰岛素的信号传导，尤其是在肥胖和胰岛素抵抗的 2 型糖尿病患者的降糖作用明显。双胍类也可超出适应证（off-label）范围，用于与胰岛素抵抗和高胰岛素血症相关的状态，如多囊卵巢综合征和非酒精性脂肪肝。

　　二甲双胍最常见的不良反应是轻度胃肠不适，此反应通常是暂时的，通过缓慢滴定剂量而减少不良反应。更危险的潜在不良反应是乳酸性酸中毒。由于双胍类能减少进入糖异生的代谢性酸性物质，乳酸堆积到一定水平时就会危害患者。二甲双胍也是目前在美国市场上唯一的双胍类药物，其发生乳酸性酸中毒的可能性低且可预见（而苯乙双胍已在美国撤市)。有出现代谢性酸中毒倾向的患者使用二甲双胍时,通常易发生乳酸性酸中毒。因此二甲双胍不应用于肝病、心衰、败血症、酒精滥用或肾病的患者(后者双胍类药物通过肾脏排泄)。目前的指南建议,在肾小球滤过率(glomerular filtration rate,GFR)<45ml/min 时减少二甲双胍的剂量,当 GFR<30ml/min 时,停用二甲双胍。双胍类不直接影响胰岛素的分泌,因此不会出现低血糖。与胰岛素和胰岛素促分泌剂不同的是,双胍类药物能引起体重的轻度下降或不变。

## 胰岛素促分泌剂:磺酰脲类和格列奈类

从 20 世纪 50 年代开始,在美国磺酰脲类(sulfonylureas,SFU)就已成为治疗 2 型糖尿病的口服药物。磺酰脲类刺激胰腺 β 细胞释放胰岛素,使血中胰岛素水平升高至足以克服胰岛素抵抗。**其分子机制是,SFU 与 SFU 受体上的 SUR1 亚基结合,抑制 β 细胞膜上的 $K^+$/ATP 通道**(图 31-3)。治疗 2 型糖尿病的 SFU 与 SUR1 的亲和力高于 SUR2 亚基,因此药物对 β 细胞有特异作用。抑制 $K^+$/ATP 通道的 SFU 在功能上能模拟生理条件进食后分子水平的改变,即葡萄糖代谢引起 β 细胞内 ATP 的堆积、膜去极化、钙离子内流、胰岛素囊泡的胞吐及胰岛素分泌(见前文)。

磺酰脲类口服后经肝脏代谢。这类药物较安全,其主要不良反应是胰岛素过量分泌而引起低血糖。对那些不能正确判断低血糖或正确防范低血糖反应(如年老者)以及肝功能或肾功能下降而对药物的清除受损的患者要慎用此类药物。格列本脲是否具有特别高的低血糖风险是有争议的,但是美国老年医学会建议在老年患者中避免使用格列本脲。虽然磺酰脲类通常是有效的、安全且价廉的通用药物,与二甲双胍一起,作为 2 型糖尿病的主要治疗手段,但这种主流方案由于两个原因正在减少。其一是由于不同于一些效力稳定的抗糖尿病药物,磺酰脲类已经显示出,随着时间的延长而失去效力;此外,由于此类药物的作用机制,磺酰脲类和格列奈类被认为随着时间的推移,是削弱而不是保护 β 细胞功能。磺酰脲类还可增加脂肪组织的胰岛素活性而导致继发的体重增加。研究表明磺酰脲类能轻度降低血脂。这类药物使胰岛素在脂肪组织的活性增强,而增加体重,在 S 太太这样的肥胖患者使用此类药物是起反作用的。因此,磺酰脲类最好用于非肥胖的患者。

和磺酰脲类一样,美格列脲和 D-苯丙氨酸衍生物,通常统称为格列奈类,它们与 SUR1 结合、抑制 β 细胞的 $K^+$/ATP 通道刺激胰岛素释放。虽然它们在结构上是不同的,但是磺酰脲类和格列奈类两者都结合 SUR1 亚基,只是结合于 SUR1 亚基分子上的区域不同。与磺酰脲类类似,格列奈类起效迅速,半衰期短暂,因此对于饮食不规则,或者餐后低血糖倾向的患者有吸引力。与磺酰脲类类似,格列奈类也增加体重。

## 基于 GLP-1 的肠促胰岛素治疗:GLP-1 受体激动剂和 DPP-4 抑制剂

艾塞那肽是从大毒蜥唾液腺中得到的激素,发挥与 GLP-1 受体激动剂(GLP-1 receptor agonists,GLP-1Ra)相似的作用,可完全激动人类的 GLP-1 受体。2005 年,艾塞那肽在美国用

于 2 型糖尿病治疗。此药采取皮下注射,可以每日两次或用每周一次给药的缓释制剂。利拉鲁肽是 GLP-1 在赖氨酸上结合了棕榈酸的一种长效形式,像地特胰岛素一样,可结合到血清和组织的白蛋白。这种改变将其循环半衰期从 1~2 分钟增加到 12 小时,适于每日注射一次。阿必鲁肽是一种与人白蛋白融合的 GLP-1 二聚体,其半衰期为 4~7 天,因此可以每周注射一次。这些 GLP-1Ra 可以与其他抗糖尿病药物联合使用,但不能与 DPP-4 抑制剂合用,因为与后者组合可增加胰腺炎的风险。

GLP-1 受体激动剂有几种作用机制,包括葡萄糖依赖的 β 细胞分泌胰岛素增加,抑制 α 细胞分泌胰高血糖素,减缓胃排空(阻碍营养物质进入血液循环)和降低食欲。最常见不良反应是恶心和呕吐(20%~30%),这个不良反应经常随着使用时间的延长而改善,但也是不能耐受最常见的原因(5% 的患者)。

用 GLP-1 受体激动剂治疗在啮齿类动物中观察到髓质甲状腺癌,但在人类中没有观察到。GLP-1 受体激动剂携带着这种预示着潜在风险的"黑匣子",有关急性胰腺炎和胰腺癌的风险一直有争论。FDA 最近发布了一份新闻稿,声明已有的数据不能确定地支持肠促胰岛素和胰腺病理学两者之间的因果联系,但也推荐通过对上市后临床试验的评价来持续监控。因为 GLP-1 受体激动剂增强葡萄糖依赖的胰岛素分泌,它们不会引起低血糖,除非与其他药物联合使用,如磺酰脲类。GLP-1 受体激动剂可引起 10%~40% 患者的体重减轻。也正是如此,在 2014 年末利拉鲁肽被批准用于治疗肥胖症,其剂量高于常规用于治疗糖尿病的剂量。

DPP-4 是一种内源酶,可切割并灭活 GLP-1。DPP-4 抑制剂通过抑制 DPP-4 来延长内源性 GLP-1 的半衰期。这些药物可增加循环中 GLP-1 及胰岛素的浓度,并减少胰高血糖素的浓度。尽管 DPP-4 抑制剂能单独使用,但最常见的是与二甲双胍合用(见前文)。目前批准的 DPP-4 抑制剂包括西他列汀、沙格列汀、利拉利汀和阿格列汀,每天口服一次,通常将 HbA1c 水平降低 0.5%~0.7%。与二甲双胍、普兰林肽和 GLP-1 激动剂一样,DPP-4 抑制剂与磺酰脲类合用时有增加低血糖风险的趋势,但其单用不会引起低血糖。DPP-4 抑制剂的耐受性良好,且对体重的影响较小。

## 肾脏葡萄糖重吸收抑制剂:SGLT-2 抑制剂

尿液中的葡萄糖排泄代表在肾小球滤过的葡萄糖与经近曲小管中低亲和力、高容量的 SGLT-2 转运体而重吸收的葡萄糖之间的净差异。近曲小管细胞中跨管腔膜的钠离子梯度驱动葡萄糖重吸收。通过转运蛋白 GLUT2,细胞内葡萄糖扩散到血液中。当血糖浓度为 10~11.1mmol/L 时,SGLT-2 容量饱和,葡萄糖的转运达到最大值。糖尿病时,血糖高于此阈值,葡萄糖经尿液排出。

当发现 SGLT-2 非特异性抑制剂根皮苷在糖尿病实验模型中可降低血糖时,SGLT-2 的抑制作为一种潜在的治疗靶标引起了人们的兴趣。而胃肠道不良反应及生物利用度低,阻碍了根皮苷在人类的使用,目前特异的 SGLT-2 抑制剂卡格列净、恩格列净和达格列净已被批准用于治疗 2 型糖尿病患者。

作为一种辅助治疗,SGLT-2 抑制剂可将 HbA1c 水平从约 8% 的基线水平降低 0.7% ~ 1.0%。重要的是,SGLT-2 抑制剂的作用机制是独立于胰岛素分泌和胰岛素作用之外的,是区别于其他抗糖尿病药物的治疗方法。SGLT-2 抑制剂的效力在 GFR 降低(30~60ml/min)的患者中减弱,这也是与它们的作用机制一致的。SGLT-2 抑制剂出现低血糖的风险很低,因为在低血糖浓度下,尿液中的葡萄糖可忽略不计。主要不良反应包括尿路感染、龟头炎和外阴阴道炎,这在女性中更常见,这可能与尿中葡萄糖有关。SGLT-2 抑制剂促进葡萄糖从尿中排泄可导致体重减轻。值得注意的是,SGLT-2 抑制剂未被批准用于治疗 1 型糖尿病,与血糖正常的 DKA 病例有关。尤其是在那些刚开始使用 SGLT-2 抑制剂而快速减少胰岛素用量的患者,这种风险尤其高,似乎是胰高血糖素分泌增加的结果。

## 噻唑烷二酮类

噻唑烷二酮类(thiazolidinediones,TZD)药物通过增强胰岛素在靶组织的作用而使胰岛素“增敏”。TZD 是 PPARγ 的合成激动剂,影响脂肪细胞的分化和脂肪代谢。TZD 主要启动了脂肪组织,而不是肌肉和肝脏,对游离脂肪酸的摄取,使得肌肉和肝脏中脂肪含量下降,进而增强这些组织对胰岛素的敏感性,并抑制肝糖生成。与双胍类一样,TZD 也可通过刺激能量调节的 AMPK,而增加骨骼肌和肝脏的胰岛素敏感性。

罗格列酮与吡格列酮是目前临床可用的 TZD。除了干预脂肪、肌肉和肝脏的脂肪重分布的作用外,TZD 还有抗炎作用。不良反应包括使体重增加 2~4kg、液体潴留(水肿)、心衰、骨折的危险性增加。罗格列酮与心肌梗死风险增加相关,因此 FDA 给出了一个特别的警示,但最近 FDA 重新评估数据并暂停该警示。

## 胰淀素类似物:普兰林肽

普兰林肽是人胰淀素的类似物,是与胰岛素一起由 β 细胞分泌的激素。1 型糖尿病缺乏内源性的胰淀素,2 型糖尿病相对缺乏胰淀素,因此普兰林肽可用于 1 型糖尿病及需要使用胰岛素的 2 型糖尿病患者。普兰林肽的结构与胰淀素相似,不同之处在于 3 个氨基酸取代(3 个脯氨酸取代了 1 个丙氨酸和 2 个丝氨酸),有利于改善溶解性和稳定性。普兰林肽可减缓胃排空,减少餐后的胰高血糖素和葡萄糖的释放,增加饱胀感,通常餐前皮下注射。最常见的不良反应是恶心,会影响其使用,但有些患者延长使用时间,此不良反应会减轻。普兰林肽除非与其他药物合用,一般不会出现低血糖。普兰林肽常会引起适度的体重减轻。

## 胆酸螯合剂

除了具有显著的降胆固醇作用外,考来维仑能显著降低 2 型糖尿病患者的 HbA1c 水平。考来维仑在肠道与胆汁酸结合,导致胆汁酸经粪便的排泄量增加并减少这些酸的肠肝再摄取。这促进了胆固醇转化为胆汁酸,导致肝脏对 LDL 胆固醇吸收,使得血清 LDL 胆固醇减少。然而,考来维仑也增加了约 50% 的患者甘油三酯的水平。

考来维仑的降糖机制可能是与胆汁酸结合有关。这可能会改变 G 蛋白偶联受体 TGR5 的活性来增加 GLP-1 或其他肠促胰岛素的分泌及抑制肝糖原的分解。作为一种辅助治疗,考来维仑可降低 0.3% ~ 0.5% 的 HbA1c 水平。禁止用于肠梗阻或严重的高甘油三酯血症的患者。其主要不良反应包括便秘、恶心和消化不良。

## 肠道葡萄糖吸收抑制剂

α-葡萄糖苷酶抑制剂是碳水化合物的类似物,通过抑制小肠刷状缘的 α-葡萄糖苷酶来延缓食物中的碳水化合物吸收,而抑制复杂的碳水化合物水解为葡萄糖的速率。因此,α-葡萄糖苷酶抑制剂能降低餐后出现的血糖高峰。α-葡萄糖苷酶抑制剂在进餐时服用有效,而在其他时间服用无效。

α-葡萄糖苷酶抑制剂可单独使用或作为辅助治疗。这些药物无低血糖的风险,多用于餐后血糖升高的患者和血糖轻度升高的新发病患者。肠胃胀气、腹胀、腹部不适和腹泻等胃肠道反应是最常见的不良反应。这些不良反应是由于未消化的碳水化合物到达大肠后,被细菌发酵后释放气体所致,因此,炎症性肠病患者禁用这类药物。在治疗时,这些药物会引起剂量依赖性的转氨酶升高,停药后可恢复。此外,这些药物不会影响体重。

## 多巴胺受体激动剂

甲磺酸溴隐亭是一种非选择性多巴胺受体激动剂,已用于治疗高催乳素血症数十年,其抗糖尿病作用机制还不完全清楚。越来越多的动物体内研究证据表明其通过调节下丘脑-肝回路,而对肝糖生成有抑制作用。溴隐亭不增加胰岛素分泌或外周组织的胰岛素敏感性。每天给药,在睡醒后 2 小时内服用,溴隐亭在经饮食控制但效果不佳的 2 型糖尿病患者中,单用或与另一种药物合用可降低 HbA1c 水平约 0.5%。作为单一疗法,溴隐亭不影响体重或轻度增加体重(在最初的 6 个月增加 0.5~1kg)。

## 药物管理策略

如上所述,1 型糖尿病患者需要胰岛素治疗。部分 2 型糖尿病患者也要使用胰岛素,这两类患者都可在使用速效和长效胰岛素制剂的组合进行个体优化的治疗中受益。然而,2 型糖尿病患者很少接受胰岛素作为初始治疗。根据疾病严重程度,2 型糖尿病患者可能首先会接受改变生活方式的建议,如控制饮食和锻炼。如果这些治疗效果不好,就应该开始使用口服降糖药物,一般是以二甲双胍开始,前提是它可以被耐受,而且无禁忌。就 S 太太而言,除了建议她改变生活方式外,大多数医生会开处二甲双胍,因为它安全有效,不会导致体重增加;S 太太也没有肾脏疾病或其他禁忌证。从 8.2% 的 HbA1c 水平开始,生活方式改变和二甲双胍治疗可能使 HbA1c 水平降到低于 7% 的目标。若单药治疗未达到 HbA1c 水平的控制目标,则可考虑联合治疗。现有证据不支持作为辅助二甲双胍治疗的其他口服降糖药物和非胰岛素类的注射剂中存在着“优先顺序”。决定哪些药物与二甲双胍联合使

| 表 31-5 | 使用 10 年以上的不良反应:几种单独治疗 2 型糖尿病药物的比较 | | |
|---|---|---|---|
| 药物 | 体重增加(与单用饮食治疗比较)/kg | 严重低血糖/%* | 有症状的低血糖/%** |
| 胰岛素 | 4.0 | 2.3 | 36 |
| 磺酰脲类 | 2.2 | 0.5 | 14 |
| 双胍类 | 0 | 0 | 4 |

因为糖尿病是一种慢性疾病,长期治疗所面临的问题很重要。胰岛素和磺酰脲类都能将血糖降至危险水平,而双胍类无此不良反应。此外,双胍类也不会增加体重,而使用胰岛素和磺酰脲类的患者有体重增加的倾向。

\* 严重低血糖指需要入院治疗或其他干预的低血糖。

\*\* 有症状的低血糖指不需要入院治疗的低血糖。

用的基础是药物的易用性、成本、不良反应情况以及患者依从性。一般来说,**联合治疗多选用影响不同分子靶点以及有不同作用机制的药物,在改善血糖控制的同时,降低各药物的剂量从而减少不良反应**。表 31-5 比较了长期使用几种不同方案治疗 2 型糖尿病的不良反应。

## 高胰岛素血症的治疗

胰岛素瘤最终的治疗手段是手术切除,术前常用来改善低血糖的药物是二氮嗪和奥曲肽,有时也用依维莫司。二氮嗪与胰腺 β 细胞上的 $K^+/ATP$ 通道上的 SUR1 亚基结合,稳定 ATP 结合(开启)状态,使 β 细胞维持超极化,释放的胰岛素更少。二氮嗪对含 SUR1 或 SUR2 亚基的通道都有结合作用,因此不仅能减少 β 细胞的胰岛素分泌,也能通过使表达 SUR2 亚基的心肌和骨骼肌细胞稳定在更松弛的状态,而使这些细胞超极化。在遗传性高胰岛素血症性低血糖症的一种罕见类型中,SUR1 亚基的突变对 $Mg^{2+}$-ADP 相对不敏感,但对二氮嗪有反应;然而在这种疾病的多数类型中,突变的通道不会转运到细胞表面,因此二氮嗪无作用。

**奥曲肽是一种生长抑素类似物**,作用时间比内源性的生长抑素长。与内源性生长抑素一样,这种药物能阻断如胰岛素瘤、胰高血糖素瘤和促甲状腺素释放性垂体腺瘤等这样的内分泌系统肿瘤的激素释放。奥曲肽还有其他的几个临床适应证(参见第 27 章)。

哺乳动物雷帕霉素靶蛋白(mammalian target of rapamycin,mTOR)抑制剂依维莫司是 FDA 批准用于胰腺源性神经内分泌肿瘤的治疗药物。依维莫司可延长包括胰岛素瘤在内的不可切除的局部晚期或转移性胰腺的神经内分泌肿瘤患者的无进展生存期。

## 胰高血糖素作为治疗药物

当口服或注射葡萄糖都不可能时,胰高血糖素可用于治疗严重的低血糖。与胰岛素一样,胰高血糖素需经皮下注射给药。胰高血糖素升高血糖的作用是暂时的,要求有足够的肝糖原储备。胰高血糖素也可作为胃肠道松弛剂,用于胃肠道 X 光线成像术或磁共振成像(magnetic resonance imaging,MRI)。胰高血糖素引起肠道松弛的机制尚不明确。

### 结论与展望

胰腺激素(胰岛素、胰高血糖素、胰淀素、生长抑素)及胃肠激素(GLP-1 和 GIP)均参与能量代谢。当这些激素的水平出现病理性改变时,机体会出现高血糖(如糖尿病)或低血糖。许多作用在不同细胞和分子部位的药物能使血糖水平恢复正常。外源性胰岛素、磺酰脲类、格列奈类及肠促胰岛素能增加胰岛素水平,而二氮嗪减少胰岛素水平。二甲双胍和噻唑烷二酮类增加靶组织的胰岛素敏感性。SGLT-2 抑制剂抑制葡萄糖在肾脏近曲小管的重吸收。α-葡萄糖苷酶抑制剂能延缓肠道吸收碳水化合物。胰淀素类似物延缓胃排空。合成的生长抑素奥曲肽,对于激素的分泌有广泛的抑制作用。外源性胰高血糖素能增加血糖水平。

对早期 1 型糖尿病治疗的新药物研究包括努力开发免疫调节疗法,以逆转 β 细胞衰竭。对于 2 型糖尿病,药物将发展为对糖原合成和糖原分解相关的酶进行抑制来控制肝糖生成(如抑制 GSK-3 来启动糖原合成;抑制肝糖原磷酸化酶来抑制糖原分解);直接或间接地调节微生物群;或通过靶向于炎症的小分子抗炎药物或选择性生物制剂来阻断某些细胞因子的作用。

（宋光明　申竹芳　译　张丹参　申竹芳　审）

### 推荐读物

Drucker DJ. The biology of incretin hormones. *Cell Metab* 2006;3:153–165. (*Reviews basic physiology of GLP-1 and related hormones.*)

Garber AJ, Abrahamson MJ, Barzilay JI, et al. AACE comprehensive diabetes management algorithm 2013. *Endocr Pract* 2013;19:327–336. (*Reviews principles of management of diabetes, including strategies to escalate pharmacologic treatment through combination therapy.*)

Hardie DG, Ross FA, Hawley SA. AMPK: a nutrient and energy sensor that maintains energy homeostasis. *Nat Rev Mol Cell Biol* 2012;13:251–262. (*Reviews function and mechanism of action of potential metformin target.*)

Inzucchi SE, Bergenstal RM, Buse JB, et al. Management of hyperglycemia in type 2 diabetes: a patient-centered approach. *Diabetes Care* 2012;35:1364–1379. (*Clinically oriented approach to treatment of type 2 diabetes, including diet, exercise, insulin and other injectables, oral agents, and combination therapy.*)

Rena G, Pearson ER, Sakamoto K. Molecular mechanism of action of metformin: old or new insights? *Diabetologia* 2013;56:1898–1906. (*Thorough review of mechanism of action of metformin and its relationship with antidiabetic effects.*)

**药物汇总表：第 31 章　内分泌胰腺和血糖稳态药理学**

| 药物 | 临床应用 | 严重和常见的不良反应 | 禁忌证 | 注意事项 |
|---|---|---|---|---|
| **外源性胰岛素**<br>机制——传统的合成代谢激素，胰岛素促进碳水化合物的代谢，使葡萄糖、氨基酸和甘油三酯进入和储存于肝脏、心肌、骨骼肌及脂肪组织 | | | | |
| **餐时胰岛素：**<br>常规胰岛素<br>赖脯胰岛素<br>门冬胰岛素<br>赖谷胰岛素<br>吸入性胰岛素<br><br>**基础"长效"胰岛素：**<br>NPH 胰岛素<br>甘精胰岛素<br>地特胰岛素 | 1 型糖尿病<br>2 型糖尿病 | 低血糖、过敏反应、低钾血症（共同的不良反应）；癫痫发作（仅限于谷赖胰岛素）注射部位反应，脂肪营养不良（共同的不良反应）；上呼吸道感染（仅适用于地特胰岛素） | 共有禁忌证：药物过敏症；吸入人人体胰岛素：慢性阻塞性肺疾病与哮喘 | 皮下给药最常见；吸入性胰岛素也可选用。"速效"类似物赖脯胰岛素、门冬胰岛素和谷赖胰岛素的使用更灵活和方便，可在进餐前几分钟注射。<br>常规胰岛素是短效制剂，须进餐前 30 分钟给药。<br>吸入性胰岛素含 4 或 8 个单元，连接到一个哨子大小的吸入器；应在餐前几分钟或用餐时吸入。<br>NPH 是中效制剂，通常每日给药 2 次。<br>甘精胰岛素和地特胰岛素的优势在于作用时间长，且稳定释放无峰出现（模拟"基础"胰岛素分泌），通常每日给药 1 次（地特胰岛素在某些患者一天可以给药两次）。<br>胰岛素治疗的主要危险是在没有足够的碳水化合物摄入的情况下可引起低血糖 |
| **胰岛素增敏剂：双胍类**<br>机制——激活 AMP 依赖的蛋白激酶（AMPK），而阻断脂肪酸的分解；抑制肝脏的糖异生和糖原分解 | | | | |
| 二甲双胍<br>二甲双胍-ER | 2 型糖尿病 | 乳酸性酸中毒<br>腹泻、消化不良、气胀、恶心、呕吐、维生素 $B_{12}$ 缺乏 | 对二甲双胍过敏<br>如果怀疑有肾功能的急性改变，使用碘造影剂时，可引起乳酸性酸中毒、代谢性酸中毒 | 二甲双胍引起的胃肠不适通常是暂时的，逐渐增加剂量能使该反应最小化。<br>发生乳酸性酸中毒的可能性低且可预见；有倾向出现代谢性酸中毒的患者使用时，通常易发生乳酸性酸中毒。<br>不会出现低血糖。<br>降低血脂，减轻体重 |

续表

| 药物 | 临床应用 | 严重和常见的不良反应 | 禁忌证 | 注意事项 |
|---|---|---|---|---|
| **非肠促胰岛素促分泌剂：磺酰脲类和格列奈类（D-苯丙氨酸衍生物及美格列脲）**<br>**机制——磺酰脲类和格列奈类通过与 SUR1 亚基结合而抑制 β 细胞膜 K⁺/ATP 通道，刺激胰腺 β 细胞释放胰岛素，使血胰岛素水平升高到足以克服胰岛素抵抗** | | | | |
| 第一代磺酰脲类：<br>醋磺己脲<br>氯磺丙脲<br>妥拉磺脲<br>甲苯磺丁脲<br><br>第二、三代磺酰脲类：<br>格列美脲<br>格列吡嗪、格列吡嗪 ER<br>优降糖（格列本脲）<br>微粉化优降糖<br>格列齐特 | 2 型糖尿病（共同适应证）；胰腺肿瘤的诊断（仅甲苯磺丁脲） | 低血糖（共同不良反应）；溶血性贫血（仅氯磺丙脲，格列吡嗪和格列本脲）；史-约综合征（仅格列美脲和格列吡嗪）；肠胃不适，头晕，乏力，头痛 | 共同禁忌证：药物过敏，糖尿病酮症酸中毒，1 型糖尿病列本脲：与波生坦联用时 | 磺酰脲类是治疗 2 型糖尿病最主要的药物。在不同的磺酰脲类中经肝脏和（或）肾脏的代谢有变化。主要不良反应是胰岛素分泌量过多而引起的低血糖。因此对那些不能正确判断低血糖或正确防范低血糖的患者要慎用能增加体重，继发于使得胰岛素在脂肪组织的活性增强；因此，最好用于非肥胖的患者 |
| 格列奈类：<br>瑞格列奈<br>D-苯丙氨酸衍生物：<br>那格列奈 | 2 型糖尿病 | 低血糖（共同的不良反应）；心律失常（仅瑞格列奈）；上呼吸道感染（共同的不良反应）；腹泻，关节痛，头痛（仅瑞格列奈） | 共同禁忌证：药物过敏，糖尿病酮症酸中毒，1 型糖尿病（仅限瑞格列奈：与吉非贝齐联用时 | 格列奈类与磺酰脲类类似 |
| **肠促胰岛素：GLP-1 受体激动剂和 DPP-4 抑制剂**<br>**机制——作用于 GLP-1 受体（GLP-1 类似物）或延长 GLP-1 作用（DDP-4 抑制剂），产生葡糖依赖的促胰岛素分泌、抑制胰高血糖素分泌、延缓胃排空** | | | | |
| GLP-1 拟似物：<br>艾塞那肽<br>艾塞那肽-ER<br>利拉鲁肽<br>阿必鲁肽 | 2 型糖尿病。 | 胰腺炎，肾衰竭（共同不良反应）；过敏反应（仅艾塞那肽和阿必鲁肽）；甲状腺增生或甲状腺癌（仅利拉鲁肽和阿必鲁肽）；ALT/SGPT 水平升高（仅阿必鲁肽）<br>低血糖，恶心，呕吐，腹泻（共同不良反应）；注射部位反应（仅限于艾塞那肽和阿必鲁肽）；头痛（仅限于艾塞那肽）；上呼吸道感染（仅限于阿必鲁肽） | 药物过敏甲状腺髓样腺癌的个人病史或家庭史 | 皮下注射。通常与除 DPP-4 抑制剂外的其他抗糖尿病药物联合使用，因为与 DPP-4 抑制剂的合用可能增加胰腺炎的风险；肠促胰岛素与胰腺炎和胰腺癌之间关联性正在接受 FDA 的关注，并受到积极的监控 |

续表

| 药物 | 临床应用 | 严重和常见的不良反应 | 禁忌证 | 注意事项 |
|---|---|---|---|---|
| DDP-4 抑制剂：<br>西他列汀<br>沙格列汀<br>利格列汀<br>阿格列汀 | 2 型糖尿病 | 胰腺炎（共同不良反应）；过敏反应（仅西他列汀、沙格列汀及阿格列汀）；史-约综合征（仅西他列汀和阿格列汀）；横纹肌溶解症，肾衰竭（仅西他列汀）；骨折（仅限于沙格列汀）；低血糖，上呼吸道感染，鼻咽炎，头痛 | 药物过敏 | 中度或重度肾病的患者应调整剂量（除外利格列汀）。与磺脲类和胰岛素合用时可引起低血糖。同时用地高辛和西他列汀的患者应监控地高辛的水平。与诱导抑制 CYP3A4 的药物相互作用 |

**钠-葡萄糖共转运体 2（SGLT-2）抑制剂**
**机制——抑制肾脏近曲小管中葡萄糖的再吸收，从而增加尿液中葡萄糖的排泄**

| 药物 | 临床应用 | 严重和常见的不良反应 | 禁忌证 | 注意事项 |
|---|---|---|---|---|
| 卡格列净<br>达格列净<br>恩格列净 | 2 型糖尿病 | 低血糖（共同不良反应）；低血容量，过敏反应，肾损害（仅卡格列净和达格列净）；高钾血症，胰腺炎（仅卡格列净）；多尿，尿路感染，外阴阴道炎，龟头炎 | 药物过敏，肾损害 | 低血糖风险适中。尿路感染史的患者不推荐使用。可作为单一治疗或与其他药物联合使用。与胰岛素释放或外周血无关的作用，但需要合适的肾小球滤过率。对心血管终点的影响尚未确定 |

**胰岛素增敏剂：噻唑烷二酮类（TZD）**
**机制——结合并激活 PPARγ，因此增加脂肪组织、肝脏和肌肉的胰岛素敏感性**

| 药物 | 临床应用 | 严重和常见的不良反应 | 禁忌证 | 注意事项 |
|---|---|---|---|---|
| 吡格列酮<br>罗格列酮 | 2 型糖尿病 | 心衰，毒性，糖尿病性黄斑水肿，肺毒性（共同不良反应）；恶性膀胱肿瘤，贫血，骨折（仅吡格列酮）；水肿，体重增加（共同不良反应）；肌痛，上呼吸道感染（仅吡格列酮） | 药物过敏，心衰 | TZD 不会增加胰岛素的水平，因此也不会引起低血糖。新的 TZD 几乎无肝毒性。近几年，罗格列酮由于担心增加心血管疾病风险而被限制使用；最近，FDA 解除这些限制并积极地监测药物对高危人群的影响 |

**胰淀素类似物**
**机制——与胰岛素一起从 β 细胞共释放；作用在 CNS 的受体，从而减缓胃排空，减少餐后高血糖素和葡萄糖的释放及抑制摄食**

| 药物 | 临床应用 | 严重和常见的不良反应 | 禁忌证 | 注意事项 |
|---|---|---|---|---|
| 普兰林肽 | 1 型糖尿病<br>2 型糖尿病 | 低血糖，食欲缺乏，恶心 | 对普兰林肽过敏，低血糖，胃轻瘫 | 餐前注射给药。与胰岛素一起给予。用普兰林肽时，胰岛素的用量减少 30% ~50% |

续表

| 药物 | 临床应用 | 严重和常见的不良反应 | 禁忌证 | 注意事项 |
| --- | --- | --- | --- | --- |
| **胆酸螯合剂** 机制——结合胆汁酸并增加 GLP-1 释放，可能通过激活 TGR5 受体；胆酸螯合剂还通过上调肝细胞的 LDL 受体来提高 LDL-胆固醇的清除 | | | | |
| 考来维仑 | 2型糖尿病、高胆固醇血症 | 心脏病、胰腺炎、便秘、消化不良、恶心、鼻咽炎 | 肠梗阻史、严重高甘油三酯血症、高甘油三酯-诱导胰腺炎病史 | 低血糖的风险很低。可能与多种药物发生相互作用，包括格列本脲、左旋甲状腺素和口服避孕药 |
| **α葡萄糖苷酶抑制剂** 机制——碳水化合物的一种类似物，能与小肠刷状缘上的 α-葡萄糖苷酶的有力结合，延缓了淀粉、糊精和双糖这样的碳水化合物的分解和吸收 | | | | |
| 阿卡波糖 米格列醇 | 2型糖尿病 | 肠梗阻、腹痛腹泻、气胀（共同不良反应）；转氨酶升高（仅米格列醇） | 对药物过敏、硬化、糖尿病性酮症酸中毒、肠道疾病、严重消化性疾病、炎症性肠病、肠梗阻 | 低血糖风险很低。多用于餐后血糖升高的患者和糖尿病新发病者。随着 α-葡萄糖苷酶抑制剂的持续使用，胃肠不适通常会减轻。治疗时应监测血清转氨酶水平。血甘油三酯水平轻度升高 |
| **多巴胺受体激动剂** 机制——不太清楚；可能影响下丘脑-肝脏回路，对肝糖生成有有抑制作用；对胰岛素释放无影响 | | | | |
| 甲磺酸溴隐亭 | 肢端肥大症、高催乳素血症、帕金森病、2型糖尿病 | 冠状动脉血栓形成、胃十二指肠溃疡、脑卒中、惊厥、精神失常、胸腔积液、肺纤维化、便秘、恶心、乏力、头晕、头痛 | 对甲磺酸溴隐亭过敏、控制不佳的高血压、母乳喂养、晕厥、偏头痛、有严重心血管疾病史的产后妇女 | 低血糖风险适中。应作为与其他药物合用的抗糖尿病药物。初步证据表明通过尚未明确的机制，对心血管终点有获益 |
| **二氮嗪** 机制——胰腺β细胞上的 $K^+$/ATP 通道上的 SUR1 亚基结合，稳定 ATP-结合（开启）状态，使β细胞维持超极化；减少β细胞的胰岛素分泌 | | | | |
| 二氮嗪 | 高胰岛素血症引起的低血糖、恶性高血压 | 心搏骤停、充血性心力衰竭、尿病性酮症酸中毒、胰腺炎、血小板减少、视神经梗死、经梗死、低血压、高血糖、恶心、呕吐、虚弱、头晕 | 对二氮嗪过敏、功能性低血糖症 | 二氮嗪使心肌和骨骼肌细胞中含 SUR2 亚基的通道超极化，可超适应证用于降低高血压危象时的血压 |

续表

| 药物 | 临床应用 | 严重和常见的不良反应 | 禁忌证 | 注意事项 |
|---|---|---|---|---|
| **依维莫司**<br>机制——抑制 mTOR 激酶，刺激细胞生长和血管生成 | | | | |
| 依维莫司 | 胰岛素瘤引起的低血糖症<br>晚期肾癌<br>肾血管肌脂瘤或室管膜下巨细胞性星形细胞瘤伴结节性硬化<br>肾细胞癌<br>晚期乳腺癌，HER2 阴性<br>肝或肾移植排斥反应<br>胰腺神经内分泌肿瘤 | 贫血、白细胞减少、血栓形成、传染性疾病、败血症、癫痫、肾衰竭、间质性肺病、胸腔积液、高血压、周围水肿、痤疮、湿疹、血脂异常、低蛋白血症、低磷血症、高血糖、便秘、腹泻、恶心、呕吐、肝功能测试增加、伤口愈合延迟、乏力、闭经、咳嗽、呼吸困难、疲劳 | 对依维莫司过敏 | FDA 批准的不可切除的神经内分泌肿瘤患者；改善无进展生存率和与肿瘤分泌有关的体征症状，包括胰岛素瘤患者的低血糖。 |
| **生长抑素类似物**<br>机制——抑制生长激素释放激素的释放 | | | | |
| 奥曲肽 | 见药物汇总表：第 27 章　下丘脑及垂体药理学 | | | |
| **外源性胰高血糖素**<br>机制——由胰腺中胰岛中 α 细胞分泌的一种多肽类激素，刺激肝脏的糖异生和糖原分解，导致血糖升高 | | | | |
| 胰高血糖素 | 低血糖，胃肠道 X 光线造影前的肠道松弛剂 | 皮疹、恶心、呕吐 | 对胰高血糖素过敏、嗜铬细胞瘤、胰岛素瘤 | 当口服或注射葡萄糖都不可能时，可用于治疗严重的低血糖；升高血糖的作用是暂时的，要求有足够的肝糖原储备 |

# 第32章

# 骨矿物质稳态药理学

David M. Slovik and Ehrin J. Armstrong

## 概述

　　众所周知,人体由 206 块骨骼组成,这些骨骼不是人们所想象的那样,是无生命的支架结构,而是始终处于重塑过程。骨骼除了具有支撑和保护内脏器官的功能外,还具有造血和贮存矿物质的功能。本章着重介绍骨质平衡、骨的重塑和调节,以及骨平衡和重塑过程异常所产生的疾病及其药物治疗。本章所讨论的关于药物治疗的一个关键概念是分清骨吸收抑制剂和促骨合成剂,骨吸收抑制剂可以减缓骨质流失,促骨合成剂可全面增加骨质。

## ■ 病　例

　　RS 是一位 60 岁的白人女性。在一次意外跌倒后时常感到自己的腰部疼痛,身体其他部位都一直良好,也没有骨折病史。

　　RS 在 54 岁时绝经,几乎没有绝经后症状,也没有使用激素替代治疗。她于 11 岁时月经初潮,38 岁时分娩。她的母亲 55 岁时死于乳腺癌,她 58 岁的妹妹也被诊断为乳腺癌。RS 患有乳糖不耐受症,平时不饮用乳制品,也没有服用钙或维生素 D 补充剂,并且日常活动中很少接触到阳光,也没有骨质疏松家族史。她的父亲和姑妈在 60 多岁时死于冠心病。

　　体检发现,RS 腰椎 $L_1$ 处有压痛,其他无明显异常。体重为 61kg，身高为 163cm，一年来身高有所下降。临床前检查结果表明 25-OH 维生素 D 的水平较低，其他指标均正常。脊柱侧位 X 线片显示，在 $L_1$ 处有压缩性骨折及普遍的骨质减少。脊柱及髋骨的骨密度比健康女性峰值低 2.6 个标准差。医生诊断她为绝经后骨质疏松症及腰椎 $L_1$ 压缩性骨折。RS 咨询医生是否有可行的治疗方案及每种治疗方案的利与弊。

## 思　考　题

□ 1. 如何排除 RS 骨质疏松的可逆性原因？
□ 2. RS 发生骨质疏松高风险的原因？
□ 3. 根据其家族史，RS 患乳腺癌及心血管疾病的风险增加。在选择治疗药物时应注意哪些问题？
□ 4. RS 的治疗方案有哪些？每种方案的利与弊是什么？
□ 5. RS 除服用其他治疗药物外，是否需要补充钙和维生素 D？

# 骨矿物质稳态生理学

　　体内有两种骨细胞，分别是成骨细胞和破骨细胞，这两种细胞在外界机械力、体内激素及旁分泌因子的共同作用下，对骨骼不断进行重塑。甲状旁腺激素和维生素 D 调控骨代谢过程，以维持机体钙稳态。其他激素如糖皮质激素、甲状腺激素、性激素以及成纤维细胞生长因子 23（fibroblast growth factor 23，FGF-23）对骨的完整性也具有重要作用。本节主要从细胞和分子水平来介绍骨形成和骨吸收的机制，以及激素（尤其是甲状旁腺激素和维生素 D）维持体内钙离子稳态的机制。

## 骨的结构

　　骨由 25% 的有机物和 75% 的无机物组成。有机物包括细胞（成骨细胞、破骨细胞、骨细胞、骨衬细胞和骨间质细胞）和类骨质（一种由 I 型胶原纤维和少量低丰度蛋白组成的基质）。无机物主要包括结晶的磷酸钙盐，主要是羟磷灰石。羟磷灰石的化学式为 $(Ca)_5(PO_4)_3OH$，人体内 99% 的钙以羟磷灰石的形式储存在骨骼中。图 32-1 展示了长骨的结构。

## 矿物质的平衡

　　钙在小肠吸收有两种机制：一种是小肠内的易化转运，另一种是十二指肠内的钙依赖性主动转运。正常情况下，人体每日摄入的钙量为 1 000mg，其中约 300mg 经由小肠吸收（图 32-2）。当钙摄入量低时，肠道钙吸收效率会代偿性提高；反之，当钙摄入量高时，肠道吸收钙的效率则相应降低。这些调节机制对维持体内钙稳态具有重要作用。骨化三醇（维生素 D 的活化形式）浓度较高时，肠道吸收的钙量可以达到如下所述的 600mg/d。正常情况下，小肠吸收的钙量与肾脏钙排泄（约 200mg/d）、唾液和胆汁钙分泌（约 100mg/d；图 32-2）相

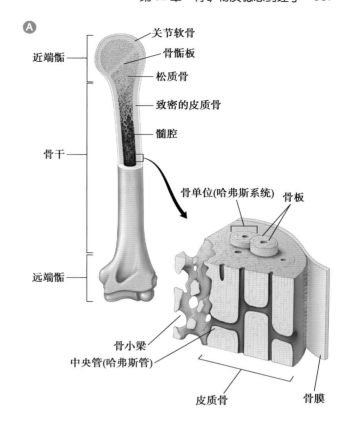

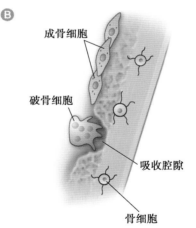

图 32-1　骨的构造。A. 上图描述的是长骨的结构（以肱骨为例）。可以看到骨干外面包裹着致密的骨皮质层。而在骨骺处，骨皮质较薄，包裹着骨小梁和骨髓；椎体和骨盆中也含有骨小梁。B. 下图描绘的是骨的细微结构。骨的重塑是由成骨细胞介导的合成代谢与破骨细胞介导的分解代谢之间的动态平衡。成骨细胞和破骨细胞存在于所有内骨表面，包括皮质骨的骨内膜和骨小梁表面。骨重塑过程主要发生在骨小梁。因此，任何能够干扰骨重塑和/或骨矿化过程的因素都会影响骨小梁的密度和强度，如骨质疏松引起的骨折常发生在以骨小梁为主的椎体

关。与钙吸收相比，肠道对无机磷酸盐的吸收不受体内稳态的调节，无论膳食摄入量如何，其吸收量通常为摄入的三分之二。

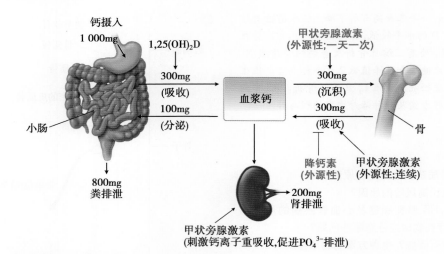

**图 32-2　人体每日的钙平衡。** 机体处于钙平衡时,胃肠道摄取的钙量与肾脏排出的钙量相同,均为 200mg/d。骨化三醇[1,25-(OH)₂D]可增强胃肠道对钙的吸收。甲状旁腺激素(PTH)可增加骨形成和骨吸收,并刺激肾小管对钙的重吸收,提高血钙浓度。持续给予 PTH 还可促进肾脏清除无机磷酸盐(PO₄)。相反,每天单次注射 PTH(蓝色标记)对骨形成的作用强于骨吸收,对肾脏清除钙磷的影响较小。外源性降钙素(CT)可以抑制骨吸收

## 骨重塑的调节

破骨细胞是骨吸收的主要功能细胞(分解代谢)。成骨细胞是骨形成的主要功能细胞(合成代谢)。这两种细胞受机械作用力、内分泌及旁分泌的调控,并决定了骨形成和骨吸收之间的平衡(见下文)。

破骨细胞分化因子配体(receptor activator of NF-κB ligand,RANKL;即 NF-κB 受体激活蛋白配体)和巨噬细胞集落刺激因子(macrophage colony stimulating factor,M-CSF)是破骨细胞成熟的必需因子。RANKL 是肿瘤坏死因子超家族(tumor necrosis factor,TNF)的一员,由成骨细胞和成骨细胞前体合成,并且这两种细胞的细胞膜表面也表达 RANKL。RANKL 可识别破骨细胞及其前体细胞膜上的破骨细胞分化因子受体 RANK 并与之结合,形成的 RANKL-RANK 复合物可促进破骨细胞前体分化为成熟的破骨细胞(图 32-3)。RANKL 还可与骨保护素(osteoprotegerin,OPG)结合,从而抑制破骨细胞的分化与成熟。OPG 是一种由成骨细胞合成和分泌的可溶性胞外蛋白。RANKL 和 OPG 结合后不引起破骨细胞分化,并可阻止 RANKL 与 RANK 的结合,因此 OPG 又被称为"诱饵受体"。遗传性 RANKL 或 RANK 缺乏可导致骨硬化症(表现为骨吸收减少和骨质增加)。遗传性 OPG 缺乏可引起骨吸收增加和骨质疏松。

为维持持久力量及对生理应激的适应性反应,人体骨骼始终处于重吸收和重形成的过程,这个过程称为骨的重塑。由于骨小梁具有较大的表面积,所以成年人每年约有 25% 的骨小梁可以得到重塑,相比较而言,只有 3% 的骨皮质可以重塑。**在骨重塑受损的病理状态下,首先影响骨小梁含量较多的骨骼(如椎体)**,因此这种骨重塑差异是非常重要的。

骨的重塑是由大量的基础多细胞单位(basic multicellular units,BMU)协同完成的。这些细胞单位包括成骨细胞和破骨

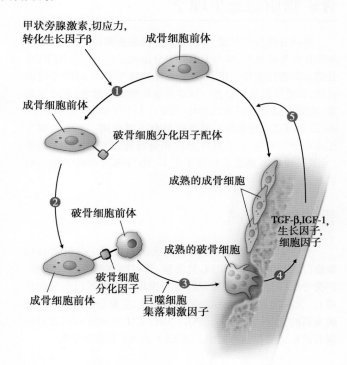

**图 32-3　骨重塑中成骨细胞与破骨细胞间的相互作用。** 骨形成与骨吸收是成骨细胞和破骨细胞相互作用的结果。①甲状旁腺激素、切应力、转化生长因子 β(TGF-β)可引起成骨细胞前体细胞表达破骨细胞分化因子配体(RANKL);②RANKL 与 RANK 结合,RANK 是表达于破骨细胞前体细胞上的一种受体;③RANKL-RANK 复合物与其他因子如 M-CSF 相互作用,促进破骨细胞前体分化成为成熟的破骨细胞;④随着成熟的破骨细胞对骨进行重吸收,骨基质上结合的 TGF-β、胰岛素样生长因子 1(IGF-1)及其他生长因子和细胞因子被释放出来;⑤释放的因子刺激成骨细胞前体向成熟的成骨细胞分化,并填补由破骨细胞吸收骨质形成的小窝

细胞。当物理和/或化学信号招募破骨细胞,使其与骨表面形成紧密的环状封锁带,并将绒毛突起向封锁带表面延伸时,骨开始进行吸收。这些绒毛可以分泌乳酸、碳酸和柠檬酸,同时绒毛内的碳酸酐酶和 $H^+$-ATP 酶还在骨表面生成并泵出质子(缺乏这种碳酸酐酶的人和实验动物患有骨硬化病)。这种紧密的封锁带可在破骨细胞内形成一个封闭的环形微环境,在此环境中分泌的有机酸和质子可消耗骨表面的氢氧化物并溶解羟磷灰石。羟磷灰石的溶解可用下面的反应式来表示:

$$(Ca)_5(PO_4)_3OH \longrightarrow 5Ca^{2+}+3PO_4^{3-}+OH^-$$

反应式 32-1

　　根据 Le Chatelier 原理,$OH^-$ 的消耗可促使上述反应向右发生,增加羟磷灰石的溶解,这是破骨细胞吸收骨矿物质的重要机制。

　　去矿化的骨基质可被破骨细胞内绒毛状物质分泌的组织蛋白酶 K、胶原酶等多种蛋白酶水解。在这一过程中,大部分骨基质被降解,没有被完全水解的 I 型胶原多肽释放入血。因此,血液或尿液中的 I 型胶原代谢产物(如 NTX、CTX)可以作为骨重塑的指标,它反映了 I 型胶原分解和全身骨吸收的情况。由于骨具有较大的羟磷灰石覆盖的表面积,使其可以从外周环境吸收各种非骨性蛋白和多肽,如 IGF-1 和 TGF-β。去矿化作用使得这些被吸附的生长因子暴露于破骨细胞绒分泌的蛋白水解酶中,但也有部分生长因子可逃脱蛋白酶的水解,从而影响邻近破骨细胞、成骨细胞和骨细胞的活性。

　　经过约 3 周的骨质吸收,细胞因子、生长因子、激素及其他因子(见下文)从基质中释放出来,从而刺激成骨细胞的增殖和分化并减少其凋亡(程序性细胞死亡)。这些成骨细胞取代骨吸收小窝(陷窝)处的破骨细胞,并开始以非矿化有机基质(类骨质)的骨皮质或骨板重新填充骨小窝(图 32-3)。当成骨细胞在骨小窝内形成新的类骨质时,也会分泌碱性磷酸酶。碱性磷酸酶可以水解多种磷酸酯类物质,包括焦磷酸酯(骨矿化的抑制剂)。焦磷酸酯水解后可以升高局部无机磷酸盐的浓度。简言之,碱性磷酸酶催化焦磷酸酯水解,从而释放无机磷酸盐促进磷酸钙结晶和骨基质矿化。

　　随着骨基质的沉积,成骨细胞逐渐被包埋于骨基质中,最终退化为**骨细胞**(图 32-1)。骨细胞是骨组织中数量最多的一类细胞,占总骨细胞的 90%~95%。骨细胞通过分泌骨硬化蛋白(一种抑制骨形成的蛋白)及其他因子共同应对外界的机械压力刺激,调节骨代谢稳态。采用基因突变的方法,敲除或灭活骨硬化蛋白可增加骨形成但不影响骨吸收,这一解偶联作用可显著增加人和实验动物的骨质量和骨强度。因此,通过制备骨硬化蛋白的单克隆抗体干扰其表达,从而增加骨质量和骨强度,已经成为治疗骨质疏松症的新亮点。在生理条件下,成熟的骨细胞可调节骨硬化蛋白的分泌以适应不同的应力负荷。因此,骨硬化蛋白在骨骼应对外界负荷(如重力)并做出适应性反应的过程中发挥了重要作用。

## 钙磷调节激素

　　钙在人体的生理过程中起重要作用,如神经递质释放、肌肉收缩及血液凝固。细胞外钙离子浓度的微小变化都会引起严重的后果。因此,血浆钙水平受机体的严格调控。血浆内磷酸盐的浓度会影响钙离子的水平,因此对其进行调控也是极为重要的(见下文)。有三种激素共同调控钙磷稳态,即 PTH、维生素 D 和 FGF-23。除此之外,降钙素、糖皮质激素、甲状腺激素和性激素对钙磷稳态也有一定的作用。表 32-1 总结了这些激素调节钙磷平衡的作用及机制。

### 甲状旁腺激素

　　甲状旁腺激素是调节钙稳态最重要的内分泌因子,由 84 个氨基酸组成并由甲状旁腺分泌。PTH 的分泌主要受血浆钙水平的影响。甲状旁腺在细胞膜上有钙感应受体,当细胞外钙离子与受体结合后,G 蛋白偶联受体介导的细胞内游离钙的浓度升高,从而减少 PTH 的分泌。根据这一机制可知,**高浓度的血浆钙可以抑制 PTH 的分泌,而低浓度则可刺激 PTH 的产生**。(注:对大部分内分泌器官而言,细胞内钙浓度的升高可增加激素的分泌。因此,甲状旁腺主细胞对细胞内钙浓度变化的响应是与众不同的。)

　　PTH 主要通过三个器官来提高血浆内的钙离子浓度:它可以直接作用于肾脏和骨骼,并间接地作用于胃肠道(图 32-4)。PTH 首先产生的生理效应是增加肾小管对钙的重吸收,减少肾小管对无机磷酸盐的重吸收。这种作用方式降低了尿液中钙离子的浓度,升高了尿液中磷的浓度,因此起到一个保钙排磷的作用。

　　PTH 直接作用于骨细胞提高血浆钙浓度的方式,尽管速度缓慢但很重要。PTH 在正常生理水平下可以激活成骨细胞膜上的 PTH 受体,增加破骨细胞分化因子 RANKL 的表达(图 32-3)并减少其拮抗剂 OPG 的表达,促使前破骨细胞分化为成熟的破骨细胞,使骨吸收增强,从而升高循环系统中的钙磷水平。PTH 还可通过诱导骨髓间质细胞分泌白介素(interleukin,IL)-6 等细胞因子,促进破骨细胞增殖和骨质吸收。

　　PTH 通过间接作用于小肠来提高血钙浓度。PTH 作用于肾脏不仅能够直接增加钙的重吸收,降低磷的再吸收,而且能够促进 25-OH 维生素 D 转化为有生物活性的 1,25-$(OH)_2$ 维生素 D(骨化三醇),此羟基化反应发生在近曲小管细胞处。生成的骨化三醇可提高小肠对钙和少量无机磷的重吸收(见下文)。

　　虽然骨钙和无机磷酸盐的释放被认为是分解代谢,但 PTH 也可通过加速成骨细胞前体向成熟的成骨细胞分化和提高成骨细胞的存活率而促进新骨的形成。PTH 与成熟的成骨细胞膜上的 PTH 受体相互作用并激活 $G\alpha_s$,增加 cAMP 的活性,升高细胞内 cAMP 的浓度,从而抑制成骨细胞的凋亡。此外,cAMP 还可以促进成骨细胞释放 IGF-1,进而诱导骨髓内成骨细胞前体分化为成熟的成骨细胞(图 32-3)。

　　PTH 对骨吸收和骨合成之间的平衡调节取决于 PTH 作用于成骨细胞膜上 PTH 受体时间的长短。具体来说,细胞外 PTH 的间歇性短暂升高(1~3 小时)对骨合成的增加超过骨吸收的增加,全身骨量也相应增加。因此,每日注射一次或通过其他方式间歇使用 PTH,利用其短时作用可增加骨量、骨密度、骨强度及骨基质的产生(见下文)。反之,细胞外 PTH 的持续升高对骨吸收的增加作用强于骨生成,从而导致原发性或继发性甲状旁腺功能亢进患者的骨量减少。

表 32-1　钙磷稳态的内分泌调控总结

| 激素 | 靶器官 | 机制 | 净作用 |
|---|---|---|---|
| PTH | 胃肠道 | 通过维生素 D 作用吸收 $Ca^{2+}$↑,$P_i$↑ | ↑[$Ca^{2+}$] ↑[$P_i$] |
| | 肾小管 | 重吸收 $Ca^{2+}$↑;重吸收 $P_i$↓ | ↑[$Ca^{2+}$] ↓[$P_i$] |
| | 骨 | 破骨细胞活性↑(24h/d) | ↑[$Ca^{2+}$]↑[$P_i$]骨量↓ |
| | | 成骨细胞活性↑(3~5h/d) | ↓[$Ca^{2+}$]↓[$P_i$]骨量↑ |
| 维生素 D | 胃肠道 | $Ca^{2+}$ 和 $P_i$ 的吸收↑ | ↑[$Ca^{2+}$]↑[$P_i$] |
| | 骨 | 破骨细胞数量和活性↑ | ↑[$Ca^{2+}$]↑[$P_i$] |
| | 甲状旁腺 | PTH 的合成↓ | |
| FGF-23 | 肾小管 | 重吸收 $P_i$↓;骨化三醇分泌↓ | ↓[$P_i$] |
| | 胃肠道 | 骨化三醇分泌↓→吸收 $Ca^{2+}$↓,$P_i$↓ | ↓[$Ca^{2+}$]↓[$P_i$] |
| | 骨 | 骨基质矿化↓ | |
| 降钙素 | 骨 | 破骨细胞活性↓ | ↓[$Ca^{2+}$] |
| | 肾小管 | 重吸收 $Ca^{2+}$↓(治疗剂量) | ↓[$Ca^{2+}$] |
| 糖皮质激素 | 胃肠道 | $Ca^{2+}$吸收↓ | ↓[$Ca^{2+}$]↓[$P_i$] |
| | 肾小管 | $Ca^{2+}$ 和 $P_i$ 的再吸收↓(治疗剂量) | ↓[$Ca^{2+}$]↓[$P_i$] |
| | 骨 | 成骨细胞凋亡↑成骨细胞活性↓ | 骨量↓ |
| | | 破骨细胞凋亡↑ | 骨量↓ |
| 甲状腺激素 | 骨 | 骨吸收↑>骨形成↑ | ↑[$Ca^{2+}$]骨量↓ |
| 性腺类固醇 | 骨 | 破骨细胞活性↓ | ↓[$Ca^{2+}$]↓[$P_i$] |
| | | 破骨细胞凋亡↑ | 骨吸收↓ |
| | | 成骨细胞凋亡↓ | |

FGF-23,成纤维细胞生长因子 23;$P_i$,无机磷酸盐;PTH,甲状旁腺激素。

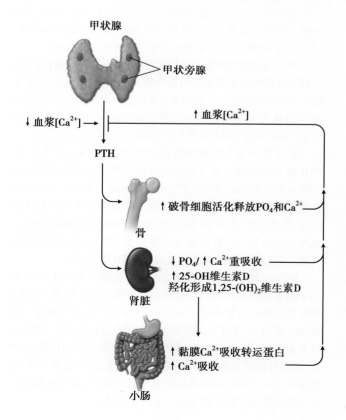

图 32-4　**PTH 对骨、肾脏及肠道的作用总结。**血浆钙离子含量降低是刺激甲状旁腺分泌 PTH 最主要的因素。PTH 通过作用于骨、肾脏及肠道来提高血浆 $Ca^{2+}$ 水平。在骨组织中,PTH 可以促进破骨细胞前体分化成为成熟的破骨细胞。破骨细胞吸收骨的过程中,无机 $PO_4$ 和 $Ca^{2+}$ 释放至血浆中。在肾脏中,PTH 可以提高肾小管对 $Ca^{2+}$ 的重吸收,降低近曲小管对 $PO_4$ 的重吸收。此外,PTH 还可刺激近曲小管细胞羟化 25-OH 维生素 D 形成 1,25-($OH$)₂ 维生素 D,后者可刺激肠道黏膜表达 $Ca^{2+}$ 吸收转运蛋白,从而提高肠道对 $Ca^{2+}$ 的重吸收。由此可知,PTH 通过增加肾脏中活性维生素 D 的合成,间接影响其对肠道的作用。在这种严格的负反馈调节中,血浆 $Ca^{2+}$ 升高抑制甲状旁腺分泌 PTH

甲状腺

甲状旁腺

↓血浆[$Ca^{2+}$] →

↑血浆[$Ca^{2+}$]

PTH

↑破骨细胞活化释放$PO_4$和$Ca^{2+}$

骨

↓$PO_4$/↑$Ca^{2+}$重吸收
↑25-OH 维生素 D
羟化形成1,25-($OH$)₂维生素 D

肾脏

↑黏膜$Ca^{2+}$吸收转运蛋白
↑$Ca^{2+}$吸收

小肠

## 维生素 D

维生素 $D_3$ 可在皮肤中合成产生。当人体接触充足的阳光照射时可以产生足量的维生素 $D_3$，不需要从食物中摄取。由于维生素 $D_3$ 是机体自身合成产生的，并且通过血液运输到远端的靶器官而发挥作用，因此认为维生素 $D_3$ 是一种激素。维生素 D 以两种形式存在：胆钙化醇和麦角钙化醇。当 7-脱氢胆固醇吸收短紫外线光子（UV-B）时，皮肤会产生非酶促的胆钙化醇（维生素 $D_3$）。麦角钙化醇（维生素 $D_2$）主要由植物中的麦角固醇吸收紫外线中的光子生成（图 32-5）。维生素 $D_2$ 和 $D_3$ 均可作为膳食补充剂添加到乳制品和食物中，也可作为处方药大剂量使用。维生素 $D_2$、$D_3$ 具有相同的生物学活性，下面提到"维生素 D"即指激素 $D_2$ 及 $D_3$ 形式。

无论是皮肤合成的内源性维生素 D，还是从食物中摄取的外源性维生素 D，都要输送至肝脏储存或是在肝脏内经第一步酶羟化反应形成骨化二醇[25-OH 维生素 D 或 25(OH)D]。第二步酶羟化反应是将骨化二醇转化成维生素 D 的活性形式骨化三醇[$1\alpha$,25-OH 维生素 D 或 1,25-$(OH)_2$D]，这一过程主要发生在 PTH 依赖的肾脏近曲小管，许多组织也具有这样的功能。小肠由于缺乏第二步羟化反应所需的 $1\alpha$-羟化酶而不能生成有活性的维生素 D。**骨化三醇的主要作用是提高小肠对膳食钙的吸收从而调节钙平衡**。骨化三醇通过作用于肠上皮细胞中的核受体，上调编码刷状缘蛋白基因的表达，从而增加钙离子的吸收。骨化三醇还可诱导产生三种蛋白以促进钙离子转运至肠上皮细胞内。这三种蛋白是：钙泵蛋白（位于肠上皮细胞腔表面）、钙结合蛋白（细胞内与钙离子结合）和 ATP 依赖的钙泵（将钙离子从肠上皮细胞转移至周围的毛细血管内）。由于肠上皮细胞不表达 $1\alpha$-羟化酶（骨化二醇转化为骨化三醇的必须酶），所以其对钙离子的吸收受血液中骨化三醇水平的调节，骨化三醇的含量又取决于肾小管功能和 PTH 水平。

骨化三醇对甲状旁腺、骨骼、肾脏和免疫系统等也具有重要作用。骨化三醇可与甲状旁腺细胞核受体结合，抑制 PTH 的合成和释放。在骨骼中，骨化三醇能够增加破骨细胞的数量和活性，增强骨质吸收。血中高浓度的骨化三醇或低浓度的骨化三醇类似物还可促进骨的形成。骨化三醇可增强肾脏远曲小管对钙磷的重吸收。在免疫系统中，骨化三醇由巨噬细胞产生，并在局部抑制获得性免疫细胞的活性，因此可以用骨化三醇及其类似物治疗牛皮癣。

## 成纤维细胞生长因子 23 和磷调素

对于正常人和甲状旁腺功能减退的患者和动物，高磷饮食可增加肾脏对无机磷的清除，低磷饮食则可减少肾脏对无机磷的清除。研究表明成纤维细胞生长因子 23（FGF-23）参与了这一稳态调节过程。FGF-23 是由 251 个氨基酸组成的蛋白。注射 FGF-23 可快速改变肾小管磷酸钠共转运子 NaPi-2a 和 NaPi-2c 的活性，**从而增加肾脏对无机磷的清除率**。FGF-23 也可通过下调肾小管 25-OH 维生素 D-$1\alpha$ 羟化酶的活性，上调 25-OH 维生素 D-24 羟化酶的活性，减少 1,25-$(OH)_2$D 的分泌。血液中 1,25-$(OH)_2$D 浓度的降低可减少钙磷的肠道

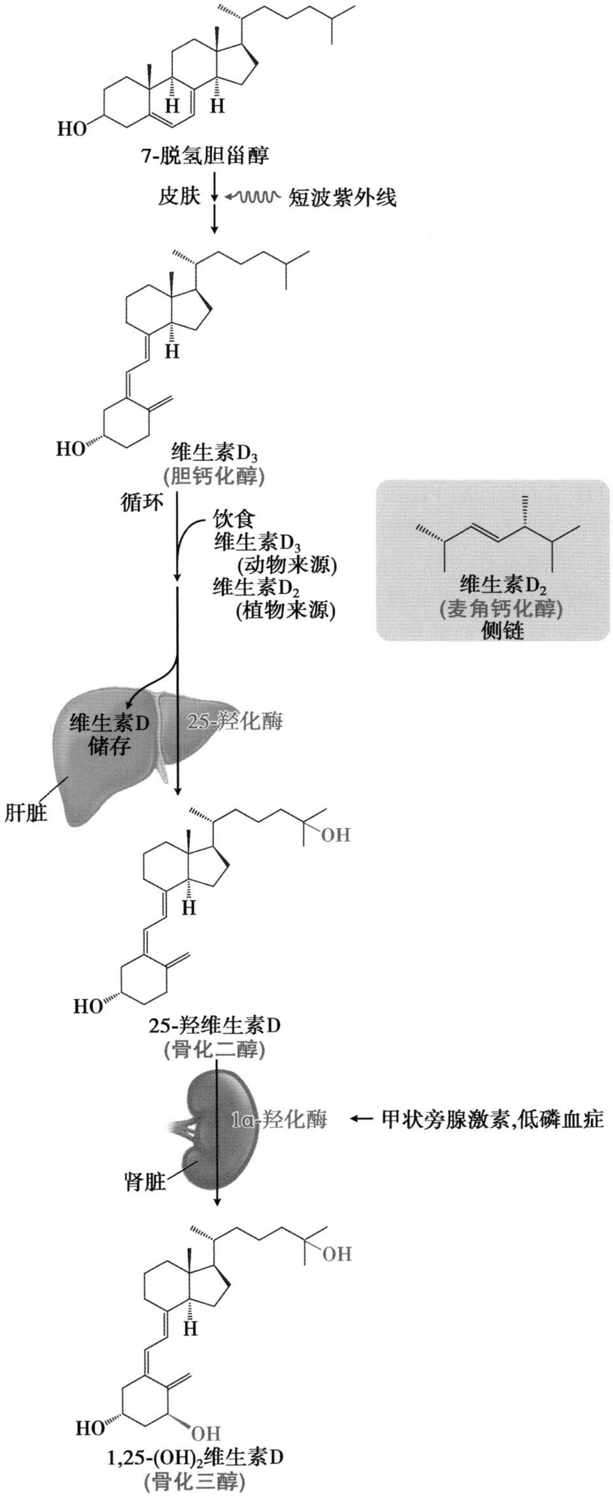

图 32-5 **维生素 D 的光生物合成与活化**。内源性和外源性维生素 D 在肝脏内转化为 25-OH 维生素 D，然后在肾脏内转化成骨化三醇。骨化三醇是维生素 D 的活性代谢产物。内源性维生素 $D_3$ 是由皮肤内的 7-脱氢胆固醇在紫外线催化下合成的。外源性维生素 D 由动物来源的维生素 $D_3$ 及植物来源的维生素 $D_2$ 组成，它们具有相同的生物活性。PTH 可以提高肾脏内的 $1\alpha$-羟化酶活性，促进 25-OH 维生素 D 转化为骨化三醇，并引起低磷血症

转运,还可直接或间接地增加甲状旁腺激素的分泌。与FGF-23作用相似的蛋白包括FGF-7、分泌型卷曲相关蛋白(secreted frizzled-related proteins,FRP-4)和细胞外基质磷酸化糖蛋白(matrix extracellular phosphoglycoprotein,MEPE)(不抑制肾1,25-(OH)₂D的分泌)。上述蛋白和FGF-23统称为磷调素。

FGF-23在骨细胞等多种细胞内均有表达。骨细胞内FGF-23表达增加可明显升高人和模型动物肾脏无机磷的清除率,表现为1,25(OH)₂D血药浓度低或异常、低磷血症以及骨基质矿化受损。这些研究表明骨细胞是血液循环中FGF-23的重要来源。具有蛋白水解抗性的FGF-23突变可使人和小鼠表现出几乎一样的症状[例如人常染色体显性低磷性佝偻病(autosomal dominant hypophosphatemic rickets,ADHR)]。人体内FGF-23和/或磷调素过表达引起的常见遗传病为X连锁低磷性佝偻病(X-linked hypophosphatemic rickets,XLH)。XLH是由内肽酶PHEX基因突变导致的。PHEX突变导致血液中FGF-23和/或磷调素水平升高的分子机理仍存在争议。

低磷血症常常伴随着肾脏磷酸盐清除率升高、血液1,25(OH)₂D水平低或异常及骨基质矿化受损,其非遗传性因素包括多次静脉注射含糖氧化铁(升高血液中FGF-23水平)和罕见的良性分泌磷调素间质瘤[血液FGF-23和/或磷调素水平升高,又称为肿瘤源性骨软化症]。停止使用含糖氧化铁或切除间质瘤可快速逆转上述低磷血综合征。

慢性肾功能不全并长期透析的患者血液中FGF-23水平明显升高。FGF-23与死亡率、心脏肥大和内皮功能障碍具有独立相关性,但目前尚不清楚降低或中和这类患者血液中的FGF-23是否可以延长其寿命。

FGF-23对机体的钙磷稳态具有重要的调节作用。敲除FGF-23基因的小鼠表现为高磷血症、高1,25-(OH)₂D血症,并伴有骨化三醇中毒(高血钙引起的肾衰竭)、骨外磷酸钙沉积(异位钙化,严重时可引起肿瘤性钙质沉着和骨质矿化受损)。饮食调节或基因操作可预防模型小鼠的骨化三醇中毒,表明FGF-23的缺失可使小鼠肾脏清除磷酸盐的能力受损,无法应对高磷或低磷饮食引起的血磷波动。其他基因操作,如干扰FGF-23糖基化或使FGF-23受体失活均可使小鼠出现相似的症状。

如上所述,高磷或低磷饮食对人体肾脏的磷酸盐清除率有很大的影响。但磷摄入量对血液中FGF-23的浓度影响很小,某些情况下甚至没有作用。这种变化的不一致性表明:可能还有其他的磷调素或调控机制参与了磷稳态的调节,并且无机磷也可能参与了FGF-23的分泌或代谢过程。虽然1,25-(OH)₂D可促进FGF-23的分泌并升高FGF-23的水平,但由于两者血清浓度的变化没有明显的相关性,因此可能还有其他更重要的调节机制影响了血清FGF-23水平。

### 降钙素、糖皮质激素、甲状腺激素和性激素

尽管PTH、维生素D和FGF-23是调节钙磷稳态的主要激素,但是其他内源性激素对骨矿物质代谢同样具有重要作用。这些激素包括降钙素、糖皮质激素、甲状腺激素、雌激素和雄激素。

对某些动物而言,降钙素是重要的钙稳态调节激素,而对于人体的钙平衡调节,降钙素处于较次要的地位。降钙素由32个氨基酸残基组成,当体内钙离子浓度升高时由甲状腺滤泡旁C细胞产生和释放。降钙素直接与破骨细胞上的受体结合,抑制破骨细胞的吸收活性,从而减少骨吸收,降低血浆钙浓度。对于成年人而言,内源性降钙素对血浆钙水平的影响较小,甲状腺切除术后,降钙素分泌的消失一般不会引起血浆钙水平的显著变化。然而,外源性降钙素可用于某些高钙血症的紧急治疗。

糖皮质激素可以促进破骨细胞和成骨细胞的凋亡,抑制成骨细胞的成熟与活化。虽然糖皮质激素在一定程度上可以减少骨吸收,但总体结果是减少骨形成。长期服用糖皮质激素会引起医源性骨量减少,增加骨质疏松和骨折的发生风险。像RS这类患者,应确定其是否长期服用过糖皮质激素。糖皮质激素还可降低肠道对钙的吸收;大剂量使用时可减少肾小管对钙的重吸收,降低血钙水平。其实,糖皮质激素并不会引起低钙血症或血液PTH浓度的改变,其原因可能是在糖皮质激素诱导骨量减少过程中,骨完整性被破坏,释放出的骨钙代偿性地弥补了肠道和肾脏对钙重吸收的减少,从而使血钙浓度维持在正常范围内。

过量的甲状腺激素也会增加骨转换。长期高水平的甲状腺激素会使骨吸收大于骨形成,导致骨量减少,而骨量减少又是甲亢的常见临床表现。因此,诊断RS的骨质疏松症时应检测其甲状腺激素和TSH水平,以排除甲亢(参见第28章)。

雄激素和雌激素通过降低破骨细胞的活性来减缓骨转换和骨流失的速率。性激素可抑制免疫细胞产生RANKL及成骨细胞产生IL-6等细胞因子,从而抑制破骨细胞的募集与活化。雌激素还可促进破骨细胞凋亡,抑制成骨细胞和骨细胞凋亡。雌激素主要是通过与雌激素受体(estrogen receptor,ER)结合而发挥作用(参见第30章)。ER是一种核转录因子,雌激素与其结合后,使ER发生二聚化形成雌激素-ER复合物,招募共激活因子或共抑制因子,并结合在靶基因的启动子上,调节靶基因(如在骨转换中发挥重要作用的细胞因子)的转录活性。

## 病理生理学

骨转换包括骨吸收和骨形成,以维持骨骼的完整性。骨质疏松和慢性肾病是骨矿物质稳态失衡的常见疾病。骨质疏松时,骨转换被破坏,骨吸收大于骨形成。慢性肾病的病理生理学过程涉及骨矿物质吸收减少和继发性甲状旁腺功能亢进之间的复杂相互作用。表32-2总结了骨矿物质稳态失衡所引起的疾病、发病机制、临床特征及治疗措施。

## 骨质疏松

骨质疏松是由骨形成减少和/或骨吸收增加引起的以骨量减少和骨组织内部结构退化为特征的疾病。当骨量减少和骨结构退化时,骨脆性就会增加,即使是极小的创伤也容易造成骨折。RS的症状很典型,即轻微的创伤和突然的扭动导致腰椎压缩性骨折,进而引起背部疼痛。

**表 32-2**　骨质平衡紊乱常见病的发病机制、临床特征及治疗

| 疾病 | 机制 | 临床特征 | 治疗 |
|---|---|---|---|
| 雌激素缺乏引起的骨质减少 | 骨吸收>骨形成 | 骨量减少<br>骨强度减弱 | 钙<br>维生素 D<br>选择性雌激素受体调节剂<br>雌激素<br>双膦酸盐<br>RANKL 拮抗剂<br>降钙素 |
| 骨质疏松症 | 骨吸收>骨形成 | 骨量减少<br>骨强度减弱<br>脆性骨 | 钙<br>维生素 D<br>SERM<br>雌激素<br>双膦酸盐<br>RANKL 拮抗剂<br>PTH（每天皮下注射）<br>组织蛋白酶 K 抑制剂（研发中）<br>骨硬化蛋白抗体（研发中） |
| 慢性肾病 | ↓磷酸盐排泄<br>↓1,25-$(OH)_2$D 分泌<br>继发性↑PTH | 异位钙化、低钙血症、骨软化症、囊性纤维性骨炎 | 磷酸盐饮食控制<br>磷酸盐结合剂<br>骨化三醇及其类似物<br>钙类似物 |
| 高磷血-骨肥厚综合征，肿瘤样钙质沉着引起的高磷血症 | FGF-23、GALNT3 或 Klotho 基因突变<br>↓磷酸盐排泄 | 皮肤/关节周围异位钙化；骨肥厚 | 磷酸钙饮食控制<br>磷酸盐结合剂 |
| 维生素 D 缺乏症 | 光照或饮食不足 | 儿童:骨骼畸形、脆化、骨痛<br>成年人:骨痛、骨脆化 | 钙<br>维生素 D |
| Ⅰ型维生素 D 依赖佝偻病 | 1-羟化酶基因突变 | 低钙血症、佝偻病 | 骨化三醇 |
| Ⅱ型维生素 D 依赖佝偻病 | 骨化三醇受体突变 | 低钙血症、佝偻病、秃发 | 骨化三醇（大剂量）<br>钙（静脉注射） |
| 肿瘤源性骨软化症 | FGF-23 过度分泌 | ↑血 FGF-23<br>↓1,25-$(OH)_2$D 分泌 | 切除过度分泌 FGF-23 的肿瘤 |
| 含糖氧化铁诱导的低磷血症 | 医源性 FGF-23 过度分泌 | ↑血 FGF-23<br>↓1,25-$(OH)_2$D 分泌 | 停用含糖氧化铁 |
| X-连锁低磷血症（XLH） | PHEX 蛋白突变 | 佝偻病<br>低磷血症<br>↑血 FGF-23<br>↓1,25-$(OH)_2$D 分泌 | 中性磷酸钾<br>骨化三醇<br>钙类似物（研发中） |
| 常染色体显性低血磷佝偻病（ADHR） | FGF-23 基因突变（降解抗性） | 佝偻病<br>低磷血症<br>↑血 FGF-23<br>↓1,25-$(OH)_2$D 分泌 | 中性磷酸钾<br>骨化三醇<br>钙类似物（研发中） |
| 常染色体隐性低磷血症（ARHP） | DMP-1 突变 | 佝偻病<br>低磷血症<br>↑血 FGF-23<br>↓1,25-$(OH)_2$D 分泌<br>牙冠髓异常增大 | 中性磷酸钾<br>骨化三醇<br>钙类似物（研发中） |

| 疾病 | 机制 | 临床特征 | 治疗 |
|---|---|---|---|
| 伴发高钙血症的低磷血-佝偻病（HHRH） | NaPi2c 磷酸盐转运体或 DMP-1 突变 | 佝偻病<br>低磷血症<br>高钙尿症<br>↑血 FGF-23<br>↑1,25-$(OH)_2$D 分泌<br>正常或低 PTH 水平 | 中性磷酸钾 |
| 原发性甲状旁腺功能亢进症 | 甲状腺肿瘤<br>甲状腺增生 | 高钙血症<br>骨量减少<br>骨痛<br>骨脆性<br>肾结石 | 双膦酸盐（减少骨质流失）<br>外科摘除<br>钙类似物（研发中） |
| 家族性低钙尿性高钙血症（FHH） | 钙敏感受体突变或活性降低 | 高钙血症<br>低钙尿症<br>低镁血症 | 无 |
| 1 型假性甲状旁腺功能减退症 | $G\alpha_s$ 突变；对 PTH 的反应受损 | 低钙血症<br>癫痫,手足抽搐<br>身材短小<br>掌骨/跗骨短小 | 钙<br>维生素 D（大剂量） |
| 钙敏感受体（CaSR）功能异常引发的甲状旁腺功能减退症 | 钙敏感受体突变或活性升高 | 低血 PTH 浓度<br>低钙血症<br>癫痫<br>手足抽搐 | 骨化三醇+氯噻酮 |
| 甲状旁腺功能减退症 | 甲状旁腺活性降低或缺失 | 低钙血症<br>癫痫<br>手足抽搐 | 骨化三醇+氯噻酮<br>皮下注射 PTH |
| Paget 病 | ↑局部骨转换 | 局部骨痛和脆化<br>听觉受损<br>高输出量性心力衰竭 | 双膦酸盐化合物<br>降钙素（较少使用） |

骨密度值是衡量骨折风险的金指标。骨密度值越低，骨折的风险就越大。骨矿物质含量可以通过双能量 X 射线吸收法检测，即计算测定部位对 X 光的吸收总量除以测定部位的二维面积，其结果称为骨面密度（areal bone mineral density, aBMD）。同一部位不同区域的 aBMD 值有所不同，为消除这一差异，aBMD 值通常表示为平均值±标准差的形式。与健康年轻人平均 aBMD 的比值称为"T 值"，与同龄人平均 aBMD 的比值称为"Z 值"。大量研究结果表明，55 岁及以上女性的 T 值每减少 1.0 个标准差，其骨折的发生率将增加一倍。同样，aBMD、T 值和 Z 值还可预测切除骨对体外破坏性测试的耐受力。正常 aBMD 值为健康年轻人平均 aBMD 值±1.0 个标准差。aBMD 值低于健康年轻人平均值 1.0~2.5 个标准差为骨质缺乏，低于健康年轻人平均值 2.5 个标准差以上为骨质疏松。

骨量在青年时期达到峰值，并受多种因素的影响，包括膳食钙、青春期发育的不同阶段、性激素水平、体育锻炼及遗传因素的相互作用。**骨量达到峰值后，在成年中后期将以非常缓慢的速度逐渐减少**。这种减少可能是因为骨重塑过程存在缺陷：成骨细胞介导的骨形成与破骨细胞介导的骨吸收不完全同步。而且，随着年龄的增长，成骨细胞的增殖能力、合成有机骨基质的能力以及对生长因子的反应性都有所降低，导致骨量平均每年约丢失 0.7%，而且在绝经期前后流失速度更快（图 32-6）。

围绝经期女性骨重塑速率明显加快，但在绝经 3 个月或更长时间（围绝经后期）后骨流失速率才会改变。雌激素水平降低可增加破骨细胞活性和骨转换速率，导致骨形成和骨吸收失衡。在缺乏雌激素的条件下，破骨细胞的生命周期延长（凋亡减少），使其可以长时间作用于骨小梁，形成深窝，使骨小梁变薄、间距变大，且减少骨小梁之间的相互连接。对于绝经的女性来说，这些重塑的骨小梁与那些结构完好致密的骨小梁相比，应力负荷承受能力较弱。在皮质骨，深窝会聚结形成多孔结构。

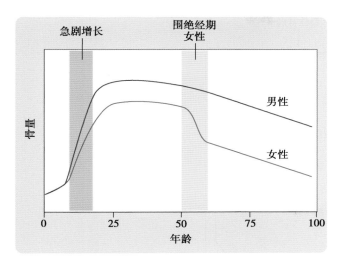

图 32-6　骨量随年龄的变化。男性和女性的骨量都随着年龄的增长而增加,在青年时期达到峰值。此后,骨量约以每年 0.7% 的速度逐渐减少。与男性相比,女性的身体发育和骨量达到峰值的时间均早于男性。在女性中,雌激素分泌减少会增加骨吸收,所以月经频率的降低常伴随着骨量的急剧下降。随着年龄的增长,骨量逐渐减少,骨骼也变得非常脆弱,轻微的创伤都会导致骨折。骨吸收抑制剂可减缓或阻止骨质流失。相反,骨合成代谢剂可逆转骨质流失,恢复骨量,维持骨结构的完整性

雌激素缺乏会增加成骨细胞的凋亡,使其无法与破骨细胞作用同步,同时也会促进骨细胞的凋亡,破坏微损伤反应和修复所依赖的应力感受网络。闭经后,骨质流失会以相同的速率持续数年,之后骨质流失速率大约减少 50%。然而,骨吸收的增加和微小创伤的积累可增加骨脆性。例如,患者 RS 在绝经 6 年后被诊断为骨质疏松。总之,**绝经后和围绝经后期女性的骨质特点为:破骨细胞活性升高,骨吸收窝增大,成骨细胞活性增加但仍不足,骨细胞应力感受网络受损**(图 32-7)。

如上所述,骨小梁的重塑程度高于骨密质。由于四肢骨骼仅在其干骺端含有骨小梁,而中轴骨(如脊柱和骨盆)所有部位均含有骨小梁,因此中轴骨骼比四肢骨骼更易发生骨质疏松性骨折。闭经后 25~35 年内,女性皮质骨的骨损失量大约为 35%,而骨小梁的骨减少量则高达 50%。知识框 32-1 讨论了骨质疏松治疗的注意事项。

某些系统性疾病和药物会诱发继发性骨质疏松。常见诱因包括甲状腺功能亢进、甲状旁腺功能亢进、大剂量糖皮质激素、芳香化酶抑制剂治疗女性乳腺癌、雄激素剥夺治疗男性前列腺癌、吸烟、酗酒、肠道吸收不良和消化不良综合征、肝硬化及骨髓异常等。针对其诱发因素进行干预是治疗继发性骨质疏松症的最佳方案。

## 慢性肾病

慢性肾病会引发继发性甲状旁腺功能亢进(骨吸收和骨形成增加)、骨软化症(非矿化类骨基质过多)和纤维囊性骨

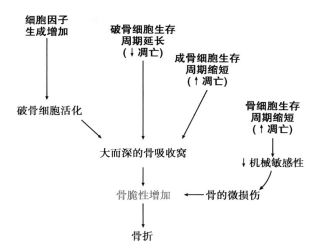

图 32-7　**骨质疏松的病理生理基础。** 多种因素相互作用导致了骨质疏松的发生发展。这些因素的激活多是由于围绝经期女性雌激素减少所致。细胞因子和其他调节分子的增加可激活破骨细胞。雌激素减少可延长破骨细胞的生存周期,但雌激素的缺乏会促进成骨细胞和骨细胞的凋亡。这种成骨细胞和破骨细胞活性的失衡最终会形成大而深的骨吸收窝,使骨脆性增加,易发生骨折。骨细胞的相对缺乏损伤了骨微损伤修复所依赖的应力感受网络。微损伤的积累也易增加骨脆性,最终导致骨折的发生。雌激素和雷洛昔芬可减弱细胞因子的产生,促进破骨细胞的凋亡,抑制成骨细胞和骨细胞的凋亡,最终逆转骨质疏松的病理生理过程

---

**知识框 32-1　骨质疏松治疗的注意事项**

骨质疏松症的治疗包括非药物治疗(补钙、补充维生素 D、补充营养、加强锻炼和预防跌伤)和药物治疗。进行药物治疗的依据包括骨密度值、骨折史、骨折风险以及其他因素(如长期使用糖皮质激素或芳香化酶抑制剂等可增加骨质疏松风险的药物)。几年前,世界卫生组织(WHO)创建了骨折风险评估工具(FRAX),将临床风险因素与股颈骨的骨密度值相结合,预测未经治疗的患者10年内发生髋骨骨折及严重骨质疏松性骨折的概率。临床风险因素包括年龄、体重指数、既往骨折史、父母有无髋骨骨折、糖皮质激素治疗、吸烟、饮酒、类风湿关节炎和继发性骨质疏松。

美国国家骨质疏松基金会也发布了 50 岁及以上人群骨质疏松症的治疗指南,包括:

1. 髋部或椎骨骨折。

2. 脊柱、股骨颈或全髋的 T 值低于-2.5。

3. T 值在-2.5 到-1.0 之间(处于低骨量或骨质减少的范围)以及使用 FRAX 工具预测 10 年内高骨折风险(若 10 年内髋骨骨折风险为 3% 或更高,或者骨质疏松性骨折风险为 20% 或更高,则需进行治疗)。

4. 患者的偏好可能会影响 10 年骨折风险在这些水平上下的人群的治疗。

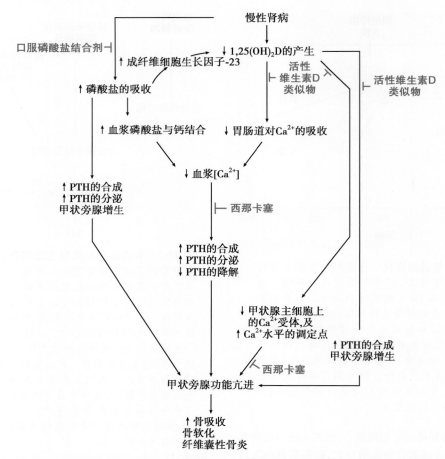

**图 32-8 慢性肾病性骨软化症和纤维囊性骨炎的病理生理基础。** 在慢性肾病中,肾功能减退可减少 $1,25-(OH)_2D$ 合成及磷酸盐排泄。$1,25-(OH)_2D$ 含量的降低将减弱胃肠道对 $Ca^{2+}$ 的吸收,而磷酸盐潴留会引起血浆磷酸盐水平升高,并与 $Ca^{2+}$ 结合。通过上述两种机制,慢性肾病可引起低钙血症,刺激 PTH 的分泌。$1,25-(OH)_2D$ 水平降低可刺激 PTH 合成和甲状腺增生,导致甲状腺主细胞上 $Ca^{2+}$ 受体数量减少,提高 $Ca^{2+}$ 水平调定点。高磷血症也会直接刺激并增加 PTH 的合成和分泌,升高 FGF-23 水平,从而降低 $1,25-(OH)_2D$ 水平。这种复杂的联合调控机制可诱发甲状旁腺功能亢进、骨吸收增加、非矿化类骨基质增多及纤维囊性骨炎。口服磷酸盐结合剂可减少膳食磷酸盐的吸收,从而降低血浆磷酸盐水平。活性维生素 D 类似物不受慢性肾病患者肾脏中 $1\alpha$-羟化酶活性的影响。钙类似物(西那卡塞)能够调节主细胞上 $Ca^{2+}$ 敏感受体的活性,降低激活该受体所需的血浆 $Ca^{2+}$ 浓度

炎(破骨细胞骨吸收和成骨细胞骨形成增加,骨髓基质细胞代替造血细胞)。**慢性肾病继发性甲状旁腺功能亢进是多种因素相互作用的结果,包括高磷血症、血液 FGF-23 水平升高、$1,25-(OH)_2$ 维生素 D 生成减少及低钙血症**(图 32-8)。这些因素都源于肾功能减退,其表现为肾脏合成能力[主要是 $1,25-(OH)_2D$ 合成过程中的 $1\alpha$ 羟化]降低和肾小管功能(磷酸盐排泄)损伤。

$1,25-(OH)_2D$ 缺乏会减少肠道对钙的吸收,由此产生的低钙血症会刺激甲状旁腺细胞中 PTH 的合成和分泌,抑制PTH 的降解。$1,25-(OH)_2D$ 不足也会导致甲状旁腺主细胞内钙受体的合成减少。钙受体数量的减少可提高钙离子调控的调定点水平,因此需要更高的钙浓度来抑制 PTH 的分泌。在这种调控机制下,甲状旁腺功能亢进和高钙血症可以共存。此外,有证据表明 $1,25-(OH)_2D$ 通常能够抑制甲状旁腺生长

及 PTH 基因转录。因此,慢性肾病中 $1,25-(OH)_2D$ 缺乏可通过多种机制引起继发性甲状旁腺功能亢进。针对致病机制开发的慢性肾病后遗症治疗药物包括:活性维生素 D 类似物(不受肾脏 $1\alpha$-羟化酶活性的影响)和钙类似物西那卡塞(调节甲状旁腺主细胞上钙敏感受体的敏感性)(见下文)。

肾脏磷酸盐排泄减少可导致高磷血症,并进一步加重慢性肾病引起的高钙血症。高磷血症通过改变羟磷灰石的形成和溶解平衡诱发低钙血症,如反应式 32-1 所示。高磷血症还可促进有毒的磷酸钙沉积于其他非骨组织,如肿瘤样钙质沉着。此外,在慢性肾病中,高磷血症也可增加 FGF-23 的分泌,升高血液中 FGF-23 的含量,从而抑制肾脏 $1,25-(OH)_2D$ 的分泌,产生心血管毒性。有趣的是,由于骨基质不能正常矿化,骨软化症和磷酸钙的异位沉积可以同时存在。除了慢性肾病引起的代谢性酸中毒外,还有其他未知因素也参与了骨

矿化的抑制过程,还需进一步研究阐明。

# 药理学分类和药物

近年来,骨质疏松和慢性肾病的治疗有了长足的进步。治疗骨质疏松的药物,从药理学角度主要分为两大类:抑制骨吸收的药物(骨吸收抑制剂)和刺激骨形成的药物(骨合成代谢剂)。抑制骨吸收的药物包括激素替代疗法(hormone replacement therapy,HRT)、选择性雌激素受体调节剂(selective estrogen receptor modulators,SERM)、双膦酸盐、RANKL 拮抗剂、降钙素和正在开发的组织蛋白酶 K 抑制剂;而骨合成代谢药物包括氟化物和甲状旁腺激素。对于慢性肾病,相关的药物包括**降低血浆磷酸盐水平的药物**(口服磷酸盐结合剂)及**抑制甲状旁腺激素合成和分泌的药物**(维生素 D、维生素 D 类似物和钙类似物)。口服钙和维生素 D 对预防和治疗骨质疏松、佝偻病和甲状旁腺功能减退具有十分重要的作用。

## 骨吸收抑制剂

骨吸收抑制剂通过抑制破骨细胞的骨吸收来防止或阻止骨质丢失。然而,由于骨吸收和骨形成是紧密结合的过程,因此一种作用的降低势必会引起另一种作用的减弱,其分子机制仍待阐明。虽然 HRT、SERM、双膦酸盐(bisphosphonates,BP)、RANKL 拮抗剂和降钙素可以阻止骨质的大量流失,但几乎不会增加骨量。在骨吸收抑制剂治疗的初始阶段(12~18 个月),骨密度有所增加,这种增加被认为是先前过度吸收所形成的小窝重新矿化的标志。因此,骨密度的增加是由骨质沉积(二次骨矿化)引起的,是骨吸收被抑制的结果。治疗12~18 个月后,骨密度增加速度减缓,表明新骨正在缓慢的形成和矿化。正在研发的组织蛋白酶 K 抑制剂是一种新型的骨吸收抑制剂,其抑制破骨细胞骨吸收的同时不影响骨的形成,因而具有更广阔的应用前景。

## 激素替代疗法

雌激素通过抑制 RANKL 和 IL-6 的基因转录从而抑制骨的重吸收。IL-6 具有诱导破骨细胞增殖、分化和活化的作用。雌激素还可以促进破骨细胞的凋亡,抑制成骨细胞和骨细胞的凋亡。雌激素可减少骨形成,但效果不如骨吸收抑制剂。雌激素通常与孕激素一起使用,以降低女性患子宫内膜癌的风险(参见第 30 章)。雌激素还可以减轻女性绝经后的一些症状,如潮热和阴道干燥。雌激素的主要适应证是治疗明显的更年期综合征。

雌激素的副作用(如阴道出血和乳房触痛)可导致患者终止治疗。由于雌激素能够增加肝脏凝血因子的合成,因此 HRT 还会增加静脉栓塞的风险。对于大多数女性来说,最为关心的是长期使用 HRT 会增加乳腺癌的发病率,尽管概率很小但具有统计学差异。HRT 曾被普遍用于绝经后骨质疏松症的治疗,但在 2002 年,一项由美国政府资助的大型研究表明,HRT 用于治疗骨和其他组织时所引成的乳腺癌和脑卒中发生率增加超过了其潜在的治疗益处。由于 RS 有两个患有乳腺癌的近亲,因此她应慎重考虑用替代 HRT 的方法来治疗骨质疏松。

## 选择性雌激素受体调节剂

选择性雌激素受体调节剂(SERM)是一组能够与雌激素受体(ER)结合并对雌激素靶器官具有组织选择性的化合物。SERM-ER 复合物选择性与组织特异性激素反应元件和/或组织选择性转录共激活因子和共抑制因子相结合。因此对于不同的组织,SERM 发挥激动或拮抗雌激素的作用(第 30 章)。

研发 SREM 的目的是维持雌激素对某个或某些组织的有益作用,并消除对其他组织的副作用。如雷洛昔芬,在骨中是雌激素激动剂,但在子宫内膜和乳房却是雌激素拮抗剂(图32-9;又见图 30-7)。雷洛昔芬可增加椎骨和非椎骨的骨密度,降低椎骨骨折风险,已被批准用于骨质疏松的预防和治疗。雷洛昔芬还可降低绝经后女性患浸润性乳腺癌的风险。雷洛昔芬可轻微降低低密度脂蛋白水平,但对绝后女性的心脏病发病率并没有明显的影响。同雌激素一样,雷洛昔芬有增加静脉血栓和肺栓塞的风险。**雷洛昔芬可能是治疗患有乳腺癌及有乳腺癌家族史女性骨质疏松的首选疗法。**由于 RS 有乳腺癌家族史,所以可以使用雷洛昔芬进行治疗。但目前研究显示,雷洛昔芬并不能降低非椎骨骨折的风险,而 RS 已患有椎骨骨折且在未来 3~5 年内发生髋骨和非椎骨骨折的几率很高,因此雷洛昔芬可能不足以有效的治疗她的骨质疏松。

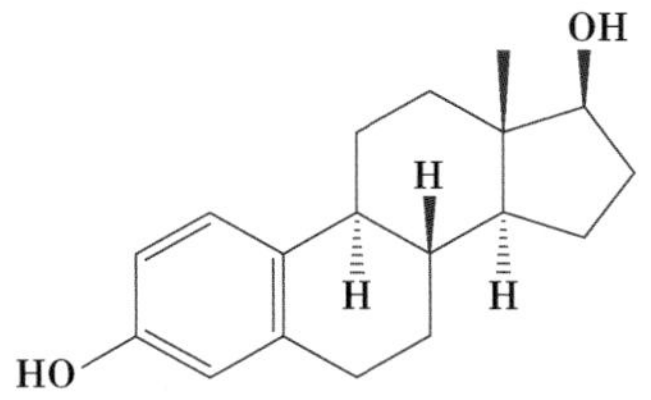

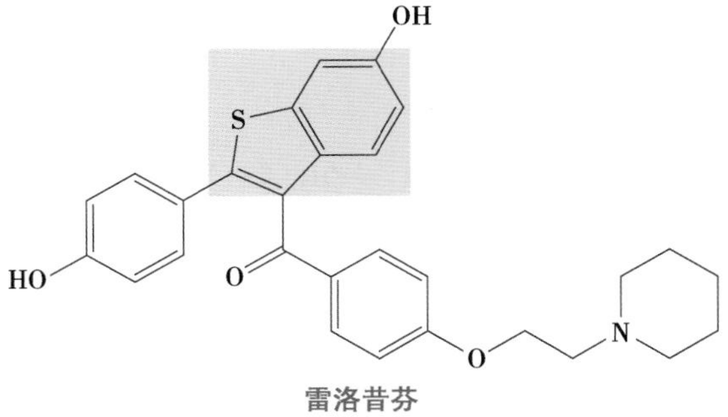

图 32-9 **17β-雌二醇和雷洛昔芬的化学结构。**尽管雷洛昔芬不是甾体类分子,但其结构构象却与 17β-雌二醇相似。雷洛昔芬与雌激素受体结合的配体结合域结合,使其在某些组织(如骨)中激动雌激素,而在其他组织(如子宫内膜和乳腺)中发挥拮抗雌激素的作用。这种选择性作用是因为雷洛昔芬-雌激素受体复合物可以以组织特异性方式招募转录共激活因子和/或转录共抑制因子(参见第 30 章)。蓝框中标出了雷洛昔芬的苯并噻吩核

## 双膦酸盐

双膦酸盐（biphosphonates，BP）是目前使用最广泛的骨吸收抑制药物，它是焦磷酸盐的类似物，其中易水解的 P-O-P 键被非水解键 P-C-P 所取代。有五种广泛使用的 BP（也称作氨基双膦酸盐）：阿仑膦酸钠、利塞膦酸钠、伊班膦酸钠、帕米膦酸钠及唑来膦酸钠，在侧链上保留含氮氨基、吡啶或咪唑基团，极大地提高了它们的抗吸收活性（图 32-10）。

由于磷酸基团中的氧原子能够与二价阳离子（如钙离子）络合，所以 BP 会集中在骨矿化组织中并与矿物质结合，使其不被代谢，保持其生物活性。骨吸收过程开始后，破骨细胞分泌的酸性物质将骨矿物质与 BP 分离，然后 BP 被排出或沉积在骨骼的其他地方，或者被破骨细胞内化。双膦酸盐可阻断甲戊酸钠通路，导致某些脂质（法尼酰基和香叶基香叶基的部分）与多种蛋白（包括细胞内的调节蛋白，如 GTPase）的共价结合减少，继而损害破骨细胞的功能（如 $H^+$-ATPase 的活性），最终引起破骨细胞的凋亡。BP 仅在破骨细胞内抑制甲羟戊酸通路，其原因可能是破骨细胞的骨吸收功能大

大增加了细胞周围的 BP 浓度，也可能是因为活性破骨细胞的酸性环境有利于 BP 的质子化并促进其扩散进入破骨细胞。

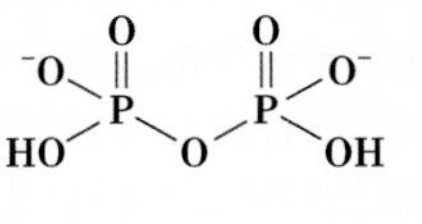

静脉注射帕米膦酸钠和唑来膦酸钠可快速抑制破骨细胞过度活化引起的骨吸收增加，可用于治疗与恶性肿瘤相关的高钙血症，包括骨髓瘤、骨转移瘤和分泌甲状旁腺激素或甲状旁腺相关肽（parathyroid hormone-related peptide，PTHrP）的恶性肿瘤。PTHrP 在结构和功能上与 PTH 类似，能够通过与 PTH 相同的作用机制引发高钙血症。BP 对小肠过度吸收钙或肾脏钙排泄受损引起的高钙血症无效（知识框 32-2）。某些恶性肿瘤（如某些淋巴瘤和乳腺癌）通过分泌大量的骨化三醇而引起高钙血症。恶性肿瘤相关的高钙血症是由于膳食钙的吸收增加以及骨吸收增加所致，在这种情况下，静脉注射 BP 的效果较差。前瞻性的随机双盲临床试验显示：虽然每天或每周单次口服阿仑膦酸钠可增加轻度原发性甲亢患者的骨密度，减少骨质流失，但并不能降低他们的血钙水平。

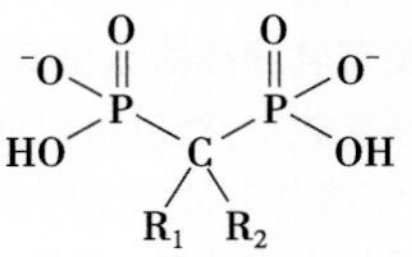

虽然目前还没有口服或注射 BP 被批准用于治疗非恶性高钙血症，但静脉注射 BP 对骨吸收增加引起的高钙血症具有一定的治疗效果（如长期固定或瘫痪引起的骨吸收增加、维生素 A 中毒、甲亢、低钙饮食引起的原发性甲亢）。虽然静脉注射伊班膦酸钠未被批准用于高钙血症的治疗，但一些前瞻性随机双盲临床试验显示该药可纠正骨吸收增加引起的恶性或非恶性高钙血症。

对于由骨转移灶或多发性骨骼瘤引起的骨质溶解患者，静脉注射帕米膦酸钠和唑来膦酸钠已被批准用于治疗其骨骼并发症（骨痛、骨折等）。静脉注射 BP 也已广泛用于治疗其他骨髓瘤（如白血病和淋巴瘤）引起的骨骼并发症，但尚未获批。

对于 Paget 病，口服阿仑膦酸钠或利塞膦酸钠，或是静脉注射帕米膦酸钠或唑来膦酸钠具有降低骨转换速率和减轻骨痛的作用，同时可加快溶解骨和皮质骨的损伤修复，减缓骨变形的进程。以上四种药物均被批准用于 Paget 病的预防和治疗。Paget 病与血清碱性磷酸酶水平相关，其并发症包括骨折、瘫痪、心力衰竭。Paget 病伴随着严重的骨质溶解和/或极高的血清碱性磷酸酶水平时，需要静脉注射唑来膦酸钠进行治疗。轻度 Paget 病患者使用以上任意一种 BP 均可较好的控制病情。

前瞻性随机双盲临床试验也表明 BP 可以减少骨吸收，预防或阻止甲亢、截瘫、四肢瘫痪、偏瘫、格林-巴利综合征等患者固定骨骼区域的骨丢失，但还没有 BP 被批准用于此类用途。

在临床试验中，无论是口服阿仑膦酸钠、利塞膦酸钠或伊班膦酸钠，还是静脉注射伊班膦酸钠或唑来膦酸钠均可抑制绝经后女性的骨质吸收，减少骨量损失，并轻度增加脊柱和髋骨的骨密度。以上药物均被批准用于骨质疏松的预防和治疗。这四种 BP 都能够降低绝经后女性的椎骨骨折风险。除伊班膦酸钠外，其余三种 BP 在临床常用剂量下还可降低她们发生非椎骨和髋骨骨折的风险。因此，RS 可以使用除伊班膦酸钠（有明显的非椎体骨折风险）以外的其余三种 BP，其中阿仑膦酸钠成本较低，是最为经济的选择。

| 双膦酸盐 | $R_1$ | $R_2$ |
|---|---|---|
| 依替膦酸钠 | —OH | —CH₃ |
| 帕米膦酸钠 | —OH | —CH₂—CH₂—NH₂ |
| 阿仑膦酸钠 | —OH | —CH₂—CH₂—CH₂—NH₂ |
| 伊班膦酸钠 | —OH | —CH₂—CH₂—N(CH₃)(CH₂)₄—CH₃ |
| 利塞膦酸钠 | —OH | —CH₂—（吡啶基） |
| 唑来膦酸钠 | —OH | —CH₂—（咪唑基） |
| 替鲁膦酸钠 | H | —S—（苯基）—Cl |

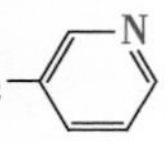

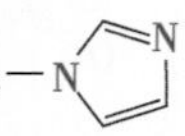

焦磷酸盐　　双膦酸盐

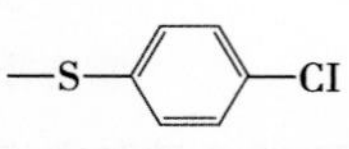

**图 32-10　焦磷酸盐和各种双膦酸盐的化学结构。**焦磷酸盐中的 P-O-P 结构被双膦酸盐中的 P-C-P 取代。市售的双膦酸盐均含有 P-C-P 结构。不同的双膦酸盐具有不同的 $R_1$ 和 $R_2$ 基团。含有氮原子取代基的双膦酸盐效果更好。$R_1$ 位以羟基取代氢原子可增加双膦酸盐在骨组织中的作用时间

知识框 32-2　高钙血症和低钙血症的治疗

**高钙血症及其治疗**

高钙血症通常采用以下三种方法中的一种或几种进行治疗:减少肠道的钙吸收,增加肾脏的钙排泄,抑制骨吸收。

对于重度高钙血症,一线治疗采用盐类利尿法。使用这种治疗方法,在静脉输注生理盐水的同时要给予增加肾脏钙排泄的髓袢利尿药(如呋塞米)。肾脏中钙的重吸收有一部分是被动的,是由钠重吸收相关的电化学梯度引起的。髓袢利尿药通过抑制钠的重吸收来减少钙的重吸收,从而增加肾脏的钙排泄。使用盐类利尿法可以快速降低升高的血浆钙水平,输注生理盐水还可以给患者补充水分,并保证充足的肾小球滤过量。降钙素也可用于高钙血症的治疗。正如文中所述,这种药物通过抑制破骨细胞的活性来降低血钙水平。降钙素起效快,但在数天内会产生快速耐药反应而使该药不能持续使用。合用糖皮质激素可短暂延缓速发型过敏反应的发生。

肉芽肿病,如肺结核和肉状瘤病,可引起高钙血症,这是因为单核细胞活化生成过多的异位骨化三醇。口服膦酸盐可以缓解骨化三醇引起的胃肠道钙吸收增加。口服膦酸盐能够与膳食钙形成难溶性的复合物,从而减少钙的吸收。糖皮质激素(最常见的是泼尼松)能有效地减少骨化三醇的异位产生,并加速其分解代谢。一些恶性肿瘤(尤其是某些淋巴瘤)由于产生过量的异位骨化三醇而引起高钙血症,也可使用此治疗方法。

大多数恶性肿瘤(如骨髓瘤或骨转移性肿瘤)引起的高钙血症通常采用增加肾脏钙排泄和抑制骨吸收的方法进行治疗。使用双膦酸盐可以长期控制高钙血症。这类药物与降钙素一样,也是通过抑制破骨细胞的活性来降低血钙水平。但与降钙素不同的是,双膦酸盐不会引起快速耐药反应。虽然多种双膦酸盐药物都可有效地治疗高钙血症,但是帕米膦酸钠和唑来膦酸钠是临床上最常用的药物。严重的或急性的高钙血症(血浆钙>12mg/dl)通常采用上述三种方法联合治疗,即呋塞米、降钙素和双膦酸盐联合使用。前两种药物在 24 小时内非常有效,而双膦酸盐使用三天以上效果显著。

**低钙血症及其治疗**

低钙血症的治疗取决于病因和症状的严重程度。有以下症状的患者应静脉注射葡萄糖酸钙:①有严重症状(如心痉挛、手足抽搐、QT 间隔时间延长);②血浆钙水平急剧下降的无症状患者;③纠正后血钙水平在 1.9mmol/L 以下的患者。有轻微症状(如刺痛或口周围感觉异常)的患者可以服用钙和维生素 D。由靶器官对 PTH 的耐药及 PTH 分泌减少导致的低镁血症(通常是由于严重的胃肠道或肾脏镁丢失)可引起低钙血症。改善低钙血症的前提是血浆镁水平恢复正常。症状轻微或无症状的患者可口服镁制剂(如氧化镁或缓释氯化镁),但腹泻是限制其使用的一个因素。对于有严重症状[如手足抽搐、心律失常和/或癫痫]或血浆镁浓度很低的患者,需要静脉注射硫酸镁。最终,随着血浆镁水平的增加,血浆钙水平也随之增加。当血浆镁浓度恢复正常后(前提是明确了低镁血症的潜在病因),低钙血症的治疗主要包括口服钙和维生素 D(骨化三醇或麦角钙化醇),必要时补充氯噻酮以降低肾脏清除钙的速率。

---

对于患有性腺功能减退的女性(如由化疗或芳香酶抑制剂导致的医源性雌激素缺乏以及垂体功能减退症),BP 也可抑制其骨质吸收和骨量减少,并轻度增加脊柱和髋骨的骨密度,但这一适应证尚未获得批准。对于自发性或因性腺功能减退引起骨密度低下的男性患者,口服阿仑膦酸钠或静脉注射唑来膦酸钠已被批准用于治疗其骨吸收增加和骨量减少,并可适度增加其脊骨和髋骨的骨密度。伊班膦酸钠或利塞膦酸钠尚未被批准用于预防或治疗男性骨量减少。对于每日服用相当于泼尼松龙 7.5mg 以上糖皮质激素的男性或女性,口服阿仑膦酸钠或利塞膦酸钠,或静脉注射唑来磷酸钠已被批准用于预防和治疗其骨量减少。

由于 BP 口服生物利用度低,患者应在早上醒来或空腹时用水送服,且在服药后的 30~60 分钟内,不能进食除水以外的任何食物。服药 60 分钟后才能服用其他药物、流食或食物。口服 BP 可引起局部食管炎和食管糜烂,因此应以大量水(至少 250ml)送服,且在服药后保持 30~60 分钟的站立姿势。胃排空延迟患者禁用 BP。静脉注射 BP,特别是帕米膦酸钠和唑来膦酸钠,可导致急性肾功能衰竭或肝炎,但这类副作用较为罕见。与短时(5 分钟)输注相比,缓慢输注 BP(超过 15 分钟)对肾脏的损伤较小。输注时间拉长至 2~3 个小时能否完全消除 BP 导致的肾毒性还需要进一步证实。所有的 BP 药物都经由肾小球滤过排出体外。因此,当患者肾功能受损时,必须减量或禁用 BP。目前,尚无 BP 类药物适用于肾小球滤过率小于 30~35ml/min 的患者。血浆 $Ca^{2+}$ 水平(血浆清蛋白浓度换算值)偏低的患者禁用所有的 BP。

BP 用于治疗 Paget 病已有 20 多年的历史,用于骨质疏松症的治疗也已超过 17 年,较少出现严重的不良反应。但 BP 不能被机体代谢,长期治疗会引起 BP 的骨骼蓄积。目前尚不明确这一蓄积作用对于服用 BP 的患者是利是弊。长期抑制骨转换会阻碍骨微裂纹的正常修复,这些未及时修复的微裂纹逐渐增多并汇聚成大裂纹,可减少长期服用 BP 患者的骨硬度,并增加骨折的风险。因此,间歇停药或服用 5~10 年后停药可能会避免 BP 蓄积的副作用。但这一假说已被证明不成立,因为间断服用阿屈膦酸钠或治疗 5 年后停药的女性患者,在停药后的 5 年时间内,脊骨骨折发生率不降反增。但是,停药 10 年后,对患者的骨折发生率无明显影响。

少数长期服用 BP 的患者出现骨吸收被过度抑制(骨胶原分解量低于正常值)或新骨形成被完全抑制(骨骼活检无四环素标记)等不良反应,后者常见于未愈的应力骨折或非典型的股骨干骨折患者。这些患者通常也长期服用糖皮质激素治疗其他疾病。因此,这些病例究竟是 BP 过量使用引起的个别现象,还是由 BP 本身引起的副作用还有待于证实。

目前的研究发现一些患有牙科疾病和进行过口腔手术的患者在使用 BP 后出现颚骨组织坏死,这类患者通常为了控制高钙血症或其他恶性肿瘤引起的骨并发症而长期使用 BP。这一现象在骨质疏松患者中较少发生。采用 BP 治疗癌症相关骨病的剂量通常是其治疗骨质疏松剂量的 9～10 倍。由于化疗、食物摄入减少和机体抵抗力下降等原因，服用 BP 的癌症患者出现感染的概率较高。

## 核因子 κB 受体活化因子配体拮抗剂

地舒单抗是合成的人源化核因子 κB 受体活化因子配体（RANKL）单克隆抗体，可减少骨质疏松患者和模型动物的破骨细胞数量和骨质吸收。地舒单抗抑制骨吸收，阻止骨质流失，还可轻度增加脊骨和髋骨的骨密度。临床试验表明，地舒单抗对于闭经后骨质疏松或芳香酶抑制剂导致医源性雌激素缺乏的女性患者，以及由于性腺发育不良或前列腺癌手术导致性腺功能减退的男性骨质疏松患者均有较好的治疗效果。

每 6 个月皮下注射 60mg 地舒单抗，这一给药方案已被批准使用。此种治疗方案可用于①治疗绝经后高骨折风险的骨质疏松患者；②增加骨质疏松患者的骨量；③增加非转移性前列腺癌患者的骨量；④接受芳香化酶抑制剂辅助治疗的高骨折风险的乳腺癌患者。

地舒单抗可减少骨/骨髓转移瘤患者的骨质吸收及骨并发症。采用 4 周使用 120mg 地舒单抗的给药方案，可预防实体瘤骨转移患者的骨相关并发症。地舒单抗也可减少类风湿性关节炎患者的骨吸收，但还未充分证实其对该类患者骨质量或骨并发症的改善作用。地舒单抗对高钙血症、Paget 病和颌骨坏死的作用尚不明确。近期研究发现地舒单抗可导致颌骨坏死和非典型股骨骨折，但这些不良反应极为罕见。

## 降钙素

如上所述，降钙素通过结合并激活破骨细胞上的 G 蛋白偶联受体来降低这类细胞的吸收活性。由于其这一特性，外源性给予降钙素可治疗以破骨细胞活性增高为特征的疾病，如某些高钙血症、Paget 病和绝经后女性的骨质疏松症。

鲑鱼体内的降钙素与人类的降钙素受体具有较高的亲和力且它在人体内有较长的半衰期，所以临床使用的降钙素是从鲑鱼中提取的。作为一种多肽，无法通过口服的方式给予降钙素，因此临床多采用皮下注射（高钙血症和 Paget 病）或鼻腔喷雾（绝经后骨质疏松）的方式给药。每天皮下注射两次鲑鱼降钙素可快速有效的治疗重度高钙血症（知识框 32-2）。长期给予降钙素可使其受体信号通路脱敏而导致机体快速耐受。对于高钙血症的治疗，短期给予糖皮质激素可以延缓速发型休克的发生。临床试验显示，每天单次皮下注射鲑鱼降钙素可降低 Paget 病患者的骨转化速率，减轻骨痛，加速溶解骨的修复。尽管如此，对于重症 Paget 病患者而言，双膦酸盐仍然是最有效的治疗药物。

在临床实验中，每天单次鼻内给予鲑鱼降钙素可以延缓绝经 5 年内女性的脊骨骨质流失。对于闭经后患有骨质疏松的老年人，鲑鱼降钙素可降低她们的脊骨骨折风险，并具有一定的止痛活性，但对其非脊骨骨折的发生没有影响。

由于鼻内给予鲑鱼降钙素的药效较弱，因此并不是治疗 RS 的最佳方案。尽管降钙素的药效低于雷洛昔芬、雌激素、双膦酸盐、RANKL 抑制剂或特立帕肽，但它可以作为一种替代药物应用于绝经 5 年以上无法使用或者不愿使用上述药物的患者。然而，有报道表明使用降钙素会增加癌症的发病率。

# 促骨合成代谢的药物

骨吸收抑制剂虽然可以减慢骨质流失的速度，但并不能促进新骨的生成。对于那些已经发生大量骨质流失（BMD 低于正常值 3.0 个标准差）或是发生过一次及多次骨质疏松性骨折的患者，骨吸收抑制剂是不适用的。基于这一原因，研究人员研发了促骨形成药物，该类药物不仅可以阻止骨质流失，还可以增加骨质量和骨强度。

## 氟化物

氟化物是第一个成功研发的促骨形成药物。临床研究证明，当氟化物的浓度高于正常氟化饮水系统中的浓度时，可诱导成骨细胞的分裂，进而增加骨小梁的密度，但同时也会加速皮质骨流失。氟化物可以使羟磷灰石转化为氟磷灰石，而氟磷灰石的密度虽高，其脆性也会随之增加。氟化物是否可以避免椎骨或非椎骨骨折的发生目前还不确定。迄今为止，这方面的研究还没有形成一致的结论。因此，氟化物没有被批准用于治疗骨质疏松。

## 甲状旁腺激素

如上所述，血浆中 PTH 的水平持续升高（如甲亢患者），可导致伴有骨吸收效应超过骨形成效应的骨重塑增加，使骨组织变得脆弱并容易发生骨折和纤维性囊性骨炎。相反，间歇性给予 PTH 同样可以引起骨重塑增加，但新骨的生成效应要超过旧骨的吸收效应。因此，**每天单次皮下给予 PTH 有利于骨的合成代谢，而高频率地给予 PTH 有利于骨的分解代谢**。

天然的 PTH 是一条由 84 个氨基酸组成的多肽，但其氨基末端前 31～34 个氨基酸保留了天然肽所有的重要功能特性。临床实验证明氨基端 1～34 个氨基酸组成的肽段具有显著的促骨组织合成代谢作用。PTH（1-34）作为一种多肽，其口服的生物利用度几乎为零。因此，目前主要通过皮下注射的方式给药，替代剂型（如经皮给药）还处于临床开发阶段。

临床实践证明商品名为特立帕肽的人源化 PTH（1-34）对绝经后骨质疏松的女性患者、原发性或性腺功能减退引发骨质疏松的男性患者、糖皮质激素诱发的骨质疏松患者均有显著疗效。特立帕肽可用于预防绝经后骨折风险较高的骨质疏松女性患者脊骨和非脊骨骨折。在一些国家和地区，全长的人源化 PTH（1-34）已被批准用于临床治疗，但其常用剂量可引发高钙血症，因此还未通过美国 FDA 认证。该类药物已被批准并在临床使用超过 12 年，目前还没有证据表明 PTH 会导致人类骨肉瘤的发生，但长期给予 PTH（1-34）或 PTH（1-84）可诱发啮齿类动物骨骼的过度生长并引发骨肉瘤，因此特立帕肽只能用于骨折风险较高的患者。特立帕肽若与阿屈膦酸钠同服，会减弱其促骨合成作用。特立帕肽与其他双膦酸盐联合使用的作用还不明确。

# 慢性肾病继发性甲状旁腺功能亢进症的治疗

目前,有三种药理学方法可以预防或改善慢性肾病代谢后遗症的发生与发展——口服磷酸盐结合剂、骨化三醇及其类似物、钙敏感受体调节剂。

## 口服磷酸盐结合剂

在慢性肾病或高磷血症患者体内,血浆中增加的磷酸盐可以与循环中的钙形成复合物,导致血中钙离子减少进而诱发甲状旁腺功能亢进,钙磷复合物的异位沉积还可损伤其他组织和器官的功能。限制磷酸盐饮食并使用磷酸盐结合剂可以减少慢性肾病和高磷血症的发生。

氢氧化铝是治疗高磷血症的首选药物之一。铝在胃肠道中与磷酸盐络合,使其沉淀并形成不可吸收的复合物。但在降低血中磷酸盐浓度的同时,该药物也存在着一个显著的副作用,即引起铝中毒。使用含铝离子的磷酸盐结合剂可引起慢性贫血、骨软化症和神经毒性等不良反应。因此,铝除了用于顽固性高磷血症的治疗外,基本不用于其他疾病的治疗。

口服碳酸钙和醋酸钙可降低血浆磷酸盐浓度。这些制剂可与膳食中的磷酸盐结合,从而抑制其吸收。但是在磷酸盐结合所需的剂量下,这些制剂可导致医源性高钙血症,也可能增加血管钙化的风险。

司维拉姆是一种可以结合肠内磷酸盐的非吸收性阳离子交换树脂,可以减少膳食磷酸盐的吸收。司维拉姆也可与胆汁酸结合,导致肝肠循环中断,从而降低胆固醇吸收。其主要缺点是价格昂贵。司维拉姆可治疗慢性肾病引发的高磷血症,以及 FGF-23 分泌和功能失调诱发的高磷血症-骨质增生综合征(又称为肿瘤样钙沉着症)(表 32-2)。

## 骨化三醇及其类似物

1α-维生素 D 衍生物的合成受损是导致长期肾病继发性甲状旁腺功能亢进的一个主要内源性病因,因此可通过补充维生素 D 进行治疗。活性维生素 D 的同源物(如 1α-OH 维生素 D)可用于治疗继发性甲状旁腺功能亢进症。**所有这些化合物都避开了肾脏对 1α-羟基化酶的需要,因此对棘手的肾衰骨病有较好的治疗效果**。活性维生素 D 可增加膳食钙的吸收,从而增加血浆钙含量,并抑制甲状旁腺主细胞分泌 PTH。另外,这些化合物结合并活化主细胞上的维生素 D 受体,从而抑制 PTH 基因转录和甲状旁腺增生。在服用任何一种活性维生素 D 同源物时,应注意避免高钙血症的发生。

骨化三醇[1,25-(OH)$_2$D$_3$]是维生素 D$_3$ 的双羟基形式。骨化三醇可以口服,也可以静脉注射;临床数据表明静脉注射剂型对血液透析的患者效果更好。骨化三醇可增加血浆钙和磷酸盐的浓度,因此对于慢性肾病患者,必须通过饮食或药物控制其高磷血症后方可使用。

帕立骨化醇[19-nor-1,25-(OH)$_2$D$_2$]是人工合成的维生素 D 类似物。去骨化醇[1α-(OH)D$_2$]是维生素 D$_2$ 的 1α 羟基形式,同时也可以在肝脏中完全活化成 1,25-双羟基形式。

帕立骨化醇和去骨化醇均可在不显著增加血浆钙浓度的情况下,降低血浆 PTH 的含量。

## 钙类似物

虽然维生素 D 及其类似物可以有效地治疗继发性甲状旁腺功能亢进症,但也会导致高钙血症和高磷血症等副作用。所谓的钙类似物,是能够调节主细胞钙敏感受体活性的药物,该类药物不仅可以有效地治疗继发性甲状旁腺功能亢进,还不产生上述副作用。西那卡塞(第一个被 FDA 批准的钙敏感受体激动剂)结合到钙敏感受体的跨膜区域,从而通过增加受体对钙的敏感性来调节其活性。低浓度的钙可激活西那卡塞结合受体,抑制 PTH 的合成和释放,如图 32-8 所示,这些效应阻断了慢性肾病到继发性甲状旁腺功能亢进的一系列病理生理过程。西那卡塞已被批准用于慢性肾病继发性甲状旁腺功能亢进、甲状旁腺癌伴发的高钙血症以及不能进行手术治疗的原发性甲状旁腺功能亢进伴重度高钙血症的治疗,但却不能阻止或逆转上述患者的骨质流失,原因尚不明确。

# 钙、无机磷酸盐和维生素 D

## 钙

口服钙既有预防作用也有治疗作用。它可用于治疗与维生素 D 依赖性佝偻病和甲状旁腺功能减退等疾病相关的低钙血症。在低钙血症极度严重时,可以通过静脉注射进行补充。经常使用的钙制剂包括葡萄糖酸钙和氯化钙。葡萄糖酸钙对静脉的刺激较小,常常是首选。

口服钙盐制剂可用于预防骨质疏松或轻度低钙血症,如柠檬酸钙和碳酸钙。柠檬酸钙是最容易被吸收的形式,但碳酸钙价格低廉,可用性强并具有抗酸特性,因此是应用最广的钙制剂(如:补钙咀嚼片®)。由于碳酸钙需要胃酸才能被吸收,所以碳酸钙应随餐服用。而柠檬酸钙则不需要,因此接受质子泵抑制剂治疗的患者应使用柠檬酸钙。临床研究显示,膳食补钙可以一定程度地减少绝经后女性的椎骨损失,但对其骨折的预防作用还不是很明确。病例中,如果 RS 在绝经后和围绝经晚期有规律的服用钙制剂,可能会减缓其椎骨丢失速率,降低脊骨骨折的风险。所以应建议她每日补充钙(和维生素 D),作为其骨质疏松治疗方案的一部分。50 岁以上的女性,每日摄入的钙总量(食品和补充剂)不宜超过 1 100~1 200mg。

## 无机磷酸盐

无机磷酸盐主要用于治疗由肾脏磷酸盐清除率过高、小肠磷酸盐吸收不良、骨矿化过快和脓毒症等疾病引发的低磷血症。常见的制剂形式为中性钾盐和钠盐。因为钠盐可扩大细胞外液量,增加肾脏磷酸盐的清除率而影响药效的发挥,所以钾盐的使用更为普遍。临床应用的无机磷酸盐水溶液 pH 均为中性(酸性磷酸盐将增加治疗复杂性)。不同形式磷酸盐的磷含量不同,因此应以摩尔浓度为单位,不能以质量浓度计算。对于严重的低磷血症患者,可在严格监控血钙水平的前提下,静脉输注磷酸钾或磷酸钠进行治疗。口服过量的磷酸盐可引起腹泻,静脉注射过量可导致低钙血症等不良反应。

## 维生素 D

维生素 D 制剂包括胆钙化醇(维生素 $D_3$)、麦角钙化醇(维生素 $D_2$)、骨化二醇和骨化三醇(图 32-5)。一些合成的维生素 D 类似物也已应用于临床,见前文(骨化三醇及其类似物)。

维生素 D 可治疗甲亢、佝偻病、骨软化症、骨质疏松及慢性肾病。当需要紧急救治时,骨化三醇是首选,因为这种维生素 D 的活性形式可以在 12 小时内快速起效和消除,并可在 72~96 小时到达血药稳态浓度。由于维生素 D 可同时增加血浆钙和磷酸盐的浓度,所以应严格监测血浆中这些矿物质的含量。

当**甲状旁腺功能减退**时,服用骨化三醇可增加肠道对钙的吸收,配以噻唑类利尿剂(首选长效利尿剂氯噻酮)可同步降低肾脏对钙的清除率。通常在血钙水平恢复正常后,肾脏磷酸盐清除率将代偿性升高并使血浆无机磷酸盐水平降至正常。如果代偿机制不足以降低血磷至正常水平,则需要口服磷酸盐结合剂配合治疗。血钙和血磷水平恢复正常后,还须检测尿液中的钙浓度,防止高尿钙症的发生。

对于 **Ⅰ 型维生素 D 依赖性佝偻病**(表 32-2),可以使用骨化三醇进行治疗。Ⅱ 型维生素 D 依赖性佝偻病(表 32-2)对于常规的骨化三醇治疗具有耐受性,需使用大剂量的骨化三醇才可较好地控制病情。

对于**营养性佝偻病**,小剂量维生素 D 可作为预防给药,而大剂量维生素 D 可用于治疗。对伴有低磷血症和维生素 D 抵抗的佝偻病,可同时口服中性磷酸钾和骨化三醇进行治疗。

维生素 D 和膳食钙补充剂联合使用可以预防和治疗**骨质疏松**,其原因可能是老年人对钙的摄取不足,维生素 D 缺乏,尤其是缺乏光照。虽然建议使用的维生素 D 补充量存在差异,但通常接受的范围是每天 800~1 000IU,有些专家认为也可使用更高的剂量。钙和维生素 D 联合治疗对脊骨、非脊骨以及髋骨骨折的预防作用尚存争议,可能是由于这些研究没有筛查 25-OH 维生素 D-1α-羟化酶缺乏的患者(需补充骨化三醇而非维生素 D),从而影响了结果的一致性。建议 RS 每天至少补充 1 000IU 的维生素 D。

## 结论与展望

骨由有机物和无机物组成。有机物包括细胞(成骨细胞、破骨细胞及骨细胞)和类骨质(主要是 Ⅰ 型胶原)。无机物主要包括以磷酸钙为主的羟磷灰石。骨的动态结构取决于合成代谢和吸收过程之间的相对平衡以及钙和磷酸盐稳态的生理调节。

甲状旁腺激素(PTH)、骨化三醇和 FGF-23 对骨重塑和骨矿物质稳态具有重要的调节作用。这些激素可通过作用于骨、肾脏和胃肠道维持骨矿物质的稳态,有时可能会破坏骨骼的完整性。诱发骨代谢紊乱的主要原因包括:激素水平的异常(如甲状旁腺功能亢进引起的 PTH 升高,营养性佝偻病引

起的维生素 D 降低以及低磷血性佝偻病和骨软化症导致的 FGF-23 升高),骨重塑速率加快(骨质疏松症中骨吸收紊乱和 Paget 病骨形成紊乱)或维持矿物质平衡的器官功能受损(如慢性肾病)。骨代谢紊乱常会导致骨架结构弱化,其原因是:①骨吸收增加或骨形成减少引起的骨量流失;②骨重塑过快(编织骨)以及骨矿化受损(佝偻病和骨软化症)导致不完整骨的形成。骨骼结构的弱化又易引起骨折或畸形。

骨代谢紊乱可通过纠正激素和骨质稳态的失衡(如维生素 D 和钙),或通过调节骨重塑过程(如 SREM、双膦酸盐、RANKL 拮抗剂)进行治疗。在骨重塑过程中,药理学干预主要分为两类:骨吸收抑制剂和促骨合成剂。目前治疗骨质疏松的药物主要是骨吸收抑制剂。这些药物通过抑制破骨细胞的骨吸收,从而减缓骨质流失。然而,这些药物无法刺激新骨的再生,也**无法增加骨量(骨基质和骨矿物质)**。因此,骨吸收抑制剂对于骨量严重流失的患者并不是最佳的治疗药物。目前 FDA 唯一批准的促骨合成制剂是 PTH。每日单次皮下注射 PTH 可以促进骨的形成,对骨量严重流失的患者是最有效的药物。天然激素类似物或 PTH 类似物对模型动物也有相似的作用。临床试验表明,PTHrP 类似物可增加患者的骨量,但其上市还需进一步临床研究。大多数减少骨吸收的药物也会减少骨合成,而目前正在临床试验的两种骨吸收抑制剂与此不同:一种是可中和骨硬化蛋白(来源于骨细胞的糖蛋白并可抑制成骨细胞的活性)的人源化单克隆抗体,另一种是口服的组织蛋白酶 K(破骨细胞中表达的有助于降解骨基质的蛋白酶)抑制剂。前者可增加骨形成而不影响骨吸收,后者可降低骨吸收但不减少骨形成。这些药物的作用表明,骨吸收-骨形成的解耦联作用可使这两种药物更有效地治疗骨质疏松症。

(曹慧 申竹芳 译 王月华 宋俊科 审)

### ■ 推荐读物

Andress DL. Vitamin D treatment in chronic kidney disease. *Semin Dial* 2005;18:315–321. (*Reviews progression of chronic kidney disease and indications for vitamin D therapy.*)

Bergwitz C, Juppner H. Disorders of phosphate homeostasis and tissue mineralisation. *Endocr Dev* 2009;16:133–156. (*Current understanding of the pathophysiology, diagnosis, and treatment of abnormal phosphate homeostasis and tissue mineralization.*)

Ebeling PR. Osteoporosis in men. *N Engl J Med* 2008;358:1474–1482. (*Review of an underappreciated public health problem.*)

Lobo RA. Where are we 10 years after the Women's Health Initiative? *J Clin Endocrinol Metab* 2013;98:1771–1780. (*Discussion that updates many of the issues noted in the Women's Health Initiative.*)

Maclean C, Newberry S, Maglione M, et al. Systematic review: comparative effectiveness of treatments to prevent fractures in men and women with low bone density or osteoporosis. *Ann Intern Med* 2008;148:197–213, 423–425, 884–887. (*Excellent overview of the comparative effectiveness of various agents for the treatment of osteoporosis.*)

National Osteoporosis Foundation. *Clinician's guide to prevention and treatment of osteoporosis.* Washington, DC: National Osteoporosis Foundation; 2013. (*An excellent review of evaluating, preventing, and managing osteoporosis.*)

Querfeld U. The therapeutic potential of novel phosphate binders. *Pediatr Nephrol* 2005;20:389–392. (*Review of agents used to lower plasma phosphate levels.*)

Raisz LG. Pathogenesis of osteoporosis: concepts, conflicts, and prospects. *J Clin Invest* 2005;115:3318–3325. (*Current understanding of osteoporosis pathophysiology.*)

Rosen CJ. Postmenopausal osteoporosis. *N Engl J Med* 2005;353:595–603. (*Succinct overview of the clinical management of osteoporosis.*)

Rosen CJ. Vitamin D insufficiency. *N Engl J Med* 2011;364:248–254. (*Discusses current understanding and uncertainties about vitamin D levels and supplementation.*)

Seeman E, Martin TJ. Co-administration of antiresorptive and anabolic agents: a missed opportunity. *J Bone Miner Res* 2015;30:753–764. (*Discussion of potentially combining agents to stimulate bone formation and block bone resorption.*)

Steddon SJ, Cunningham J. Calcimimetics and calcilytics—fooling the calcium receptor. *Lancet* 2005;365:2237–2239. (*New approaches to pharmacologic modulation of the calcium-sensing receptor.*)

Watts NB, Bilezikian JP, Camacho PM, et al. American Association of Clinical Endocrinologists medical guidelines for clinical practice for the diagnosis and treatment of postmenopausal osteoporosis. *Endocr Pract* 2010;16:1–37. (*Detailed and extensive review with a large reference list.*)

**药物汇总表：第 32 章　骨质稳态药理学**

| 药物 | 临床应用 | 严重及常见不良反应 | 禁忌证 | 注意事项 |
|---|---|---|---|---|
| **激素替代治疗**　机制——减少破骨细胞的骨吸收 | | | | |
| 雌激素＋孕酮 | 见药物汇总表：第 30 章　生殖药理学 | | | |
| **选择性雌激素受体调节剂（SERM）**　机制——激动骨内雌激素受体，抑制子宫内膜和乳房内雌激素受体 | | | | |
| 雷洛昔芬 | 骨质疏松症的预防和治疗浸润性乳腺癌的预防 | 视网膜血管闭合、静脉血栓热潮红、腿痛性痉挛 | 妊娠、存在或有静脉血栓史 | 降低乳腺癌发病率 |
| **双膦酸盐化合物**　机制——减少破骨细胞的骨吸收 | | | | |
| 阿仑膦酸钠利塞膦酸钠伊班膦酸钠帕米膦酸钠唑来膦酸钠 | 骨质疏松的预防和治疗（阿仑膦酸钠、利塞膦酸钠、伊班膦酸钠、唑来膦酸钠）Paget 病（阿仑膦酸钠、利塞膦酸钠、帕米膦酸钠、唑来膦酸钠）多发性骨髓瘤和乳腺癌引起的溶骨性病变（帕米膦酸钠、唑来膦酸钠）恶性肿瘤高钙血症（帕米膦酸钠、唑来膦酸钠） | 关节痛、肌痛、外耳道骨坏死（罕见）、颌骨坏死以癌症患者为主（罕见）、非典型股骨骨折（共有的不良反应）；过敏反应（阿仑膦酸钠和利塞膦酸钠）；食管贵疡（阿仑膦酸钠、利塞膦酸钠、伊班膦酸钠、利塞膦酸钠）；肾毒性、电解质紊乱（利塞膦酸钠和帕米膦酸钠）；心力衰竭（阿仑膦酸钠）；心律失常、外周水肿、眼毒性、良性前列腺增生（利塞膦酸钠）肠胃不适（共有的不良反应）；背痛（利塞膦酸钠）；上呼吸道感染（伊班膦酸钠）；咳嗽、呼吸困难、疲劳（帕米膦酸钠） | 共有的禁忌证：药物过敏、低钙血症；阿仑膦酸钠、利塞膦酸钠和伊班膦酸钠的禁忌证：食管疾病、口服药物 30min 后无力站起 | 广泛的骨骼外效应过量服用剂量尚不明确帕米膦酸钠和唑来膦酸钠只能静脉注射给药静脉注射可在数天内纠正红高钙血症伊班膦酸钠不能预防男性骨质流失 |
| **RANKL 拮抗剂**　机制——减少破骨细胞的骨吸收 | | | | |
| 地诺单抗 | 骨质疏松症的预防和治疗骨转移瘤 | 心内膜炎、蜂窝组织炎、电解质紊乱、胰腺炎、过敏反应、肿瘤患者颌骨坏死（罕见）、非典型股骨骨折（罕见）肠胃不适、乏力、上呼吸道感染、呼吸困难、疲劳 | 对地诺单抗过敏低钙血症妊娠 | 每半年（骨质疏松）或每月（恶性肿瘤）皮下注射一次 |

续表

| 药物 | 临床应用 | 严重及常见不良反应 | 禁忌证 | 注意事项 |
|---|---|---|---|---|
| **降钙素**<br>机制——减少破骨细胞的骨吸收 | | | | |
| 鲑鱼降钙素 | 高钙血症<br>骨质疏松症<br>Paget 病 | 低钙血症、过敏反应、癫痫、癌症<br>热潮红、恶心 | 对鲑鱼降钙素过敏 | 鼻喷雾或皮下注射<br>皮下注射可在数小时内降低血钙 |
| **骨合成代谢剂**<br>机制——增加骨质形成 | | | | |
| hPTH 1-34（特立帕肽） | 严重的骨质疏松症 | 心绞痛<br>低血压、皮疹、出汗、高尿酸血症、胃肠不适、乏力、头晕、咳嗽、鼻炎 | 对特立帕肽过敏、开放性骨骺、Paget 病、骨癌、放射治疗病史、高钙血症 | 长期给药可诱导大鼠骨硬化和骨肉瘤 |
| hPTH 1-84 | 甲状旁腺功能减退 | 高钙血症<br>恶心、腹泻、知觉异常 | 开放性骨骺、骨骼的放射治疗、Paget 病、高钙血症 | 长期给药可诱导大鼠骨硬化和骨肉瘤 |
| **口服磷酸盐结合剂**<br>机制——减少胃肠道对磷酸盐的吸收 | | | | |
| 氢氧化铝 | 慢性肾脏疾病<br>肿瘤样钙质沉着<br>高磷血-骨肥厚综合征 | 脑病、骨软化症 | 无 | 由于铝蓄积副作用很少使用 |
| 碳酸钙<br>醋酸钙 | 钙缺乏（碳酸钙）<br>终末期肾病（醋酸钙） | 心肌梗死、肾结石、前列腺癌、乳碱综合征（碳酸钙）、高钙血症<br>便秘、氟中毒（碳酸钙） | 高钙血症 | 碳酸钙需要酸性环境才能被吸收 |
| 司维拉姆 | 终末期肾病<br>高磷血-骨肥厚综合征 | 肠梗阻、腹膜炎<br>肠梗阻、胃肠不适 | 肠梗阻 | 通过结合胆汁酸可降低血清中胆固醇水平 |
| **维生素 D 及其类似物**<br>机制——增加胃肠道对钙的吸收并降低 PTH 基因的转录 | | | | |
| 维生素 $D_3$<br>维生素 $D_2$<br>骨化二醇[25(OH)$D_3$]<br>骨化三醇[1,25-(OH)$_2D_3$]<br>去骨化二醇[1α-(OH)$D_2$]<br>帕立骨化醇[19-nor-1,25-(OH)$_2D_2$] | 维生素 D 缺乏症<br>甲状旁腺功能减退<br>佝偻病<br>骨软化症<br>骨质疏松症<br>继发性甲状旁腺功能亢进 | 维生素 D 过多、高钙血症、低磷血症、高钙尿症、胃肠出血、血管性水肿<br>血脂异常、胃肠不适、水肿、头痛 | 对药物过敏<br>高钙血症<br>维生素 D 过多症<br>吸收障碍综合征 | 骨化三醇起效和消除较快(12h)，且达到稳态的时间也较短(72~96h)，所以通常是首选药物<br>与骨化醇或去骨化二醇相比，骨化三醇可能更易导致高钙血症 |

续表

| 药物 | 临床应用 | 严重及常见不良反应 | 禁忌证 | 注意事项 |
| --- | --- | --- | --- | --- |
| **钙类似物**<br>机制——增加甲状旁腺主细胞中钙敏感受体对钙的敏感性，减少 PTH 的分泌 | | | | |
| 西那卡塞 | 甲状旁腺功能亢进<br>甲状旁腺瘤引起的高钙血症 | 心律失常、心力衰竭、癫痫发作、电解质紊乱、贫血、骨折<br>知觉异常、胃肠不适、关节痛、肌痛、乏力、头痛、抑郁、脱水、疲劳 | 低钙血症 | 有时可用于治疗其他类型的继发性甲状旁腺功能亢进症 |
| **钙**<br>机制——骨矿化作用的重要因素 | | | | |
| 葡萄糖酸钙（静脉注射）<br>氯化钙（静脉注射）<br>碳酸钙（口服）<br>枸橼酸-苹果酸复合钙（口服） | 缺钙 | 肾结石、前列腺癌<br>胃肠不适 | 高钙血症（共有的禁忌证）；心室颤动（葡萄糖酸钙） | 患者胃酸分泌异常时，碳酸钙必须与食物同服<br>患者服用质子泵抑制剂时，首选枸橼酸钙<br>静脉注射葡萄糖酸钙较氯化钙毒性小 |
| **无机磷酸盐**<br>机制——骨矿化作用的重要因素 | | | | |
| 磷酸钾（pH 7） | 严重的低磷血症 | 肾毒性<br>腹泻 | 高钾血症<br>高磷血症<br>低钙血症 | 首选磷酸钾以避免钠盐引起的肾磷酸盐清除增加，并纠正伴发的低钾血症 |

# 第 V 篇
# 化学疗法原理

第 V 篇
生殖系统疾病

# 第33章

# 抗微生物药和抗肿瘤药的药理学原理

Donald M. Coen, Vidyasagar Koduri, and David E. Golan

## 概述

　　尽管感染性疾病和癌症有着不同的病原学基础，但从药理学角度看，总的治疗原则是相似的。这些药理学策略共同点之一是**以微生物或癌细胞与正常宿主细胞之间的选择性差异为靶点**。另一个共同点是**以完全抑制微生物或癌细胞的生长为治疗目标**。因为微生物和癌细胞都可以产生对药物治疗的耐药性，因此，新疗法的开发也是一个不断发展的过程。

　　感染性疾病和癌症是困扰人类社会的最致命的疾病之一。世界卫生组织（the World Health Organization，WHO）估计，2012 年在全球 5 600 万死亡人口中，感染性疾病占 23%，恶性肿瘤占 14.7%。在全球范围内最常见的导致死亡的感染

性疾病包括：下呼吸道感染（5.5%）、腹泻（2.7%）、人类免疫缺陷病毒（human immunodeficiency virus，HIV）感染/艾滋病（2.8%）、肺结核（1.7%）及疟疾（1.2%）。在发达国家中，癌症（以及心脏病和脑卒中）是一种比传染病更严重的死亡原因。目前，美国最致命的癌症包括肺癌（2014 年死亡人数约为 159 260 人）、结肠癌（50 310 人）、乳腺癌（40 430 人）、胰腺癌（39 590 人）和前列腺癌（29 480 人）。随着越来越有效的治疗和预防措施的开发和应用，感染性疾病和肿瘤病的模式可能会发生变化。

　　本章重点介绍抗微生物药及抗肿瘤药的药理学原理，但也有许多重要且有效的非药物策略可以对抗微生物和癌症，这些策略包括公共卫生措施、疫苗接种和筛查。大多数公共卫生和疫苗接种旨在预防感染，而不是治疗现有感染。例如通过积极接种疫苗，天花于 1977 年在世界范围内被根除，尽

管有人担心这种病毒可能被用作生物恐怖剂。类似地,根除脊髓灰质炎的行动也正在进行。减少吸烟和环境中其他致癌物质对癌症死亡率产生了重大影响。通过定期的乳房 X 线检查、结肠镜检查和其他检查,癌症筛查被广泛用于发现处于早期和可治疗阶段的癌症。由于 Papanicolaou 细胞学检查(巴氏涂片)广泛应用于宫颈癌早期检测,美国宫颈癌的死亡率下降了三分之二以上,已经从导致女性癌症死亡的首要原因下降至第 15 位。人类乳头状瘤病毒是宫颈癌最常见的病原体,通过针对特定类型的人类乳头状瘤病毒进行广泛的疫苗接种有望进一步降低这种癌症的致死率。

针对疾病的有效策略(包括药物治疗),也取决于社会经济因素。在富裕国家,抗菌药物的广泛使用以及卫生营养方面的改善显著降低了感染性疾病的死亡率。在发展中国家这方面的进步才刚刚开始,在这些地区其他可治疗的感染性疾病仍然是导致死亡的主要原因。自 2012 年以来,越来越多的研究支持使用联合疗法作为暴露前预防(preexposure prophylaxis,PrEP)以阻止 HIV 感染。2014 年 5 月,美国疾病控制和预防中心(the Centers for Disease Control and Prevention,CDC)发布了关于使用替诺福韦-恩曲他滨预防高危人群感染艾滋病病毒的新指南,这些高危人群包括男同性恋者、异性恋男性、伴侣已感染的女性以及静脉注射吸毒者。尽管公共卫生措施,疫苗接种和筛查很重要,但药物治疗对于治疗感染性疾病和癌症仍然至关重要。鉴于耐药机制不断发展,了解抗菌和抗肿瘤药理学的一般原理和机制对于安全有效地使用现有药物和发现新药至关重要。

## ■ 病 例

1935 年在德国伍珀塔尔,11 岁的 Hildegard Domagk 因被绣花针意外刺伤感染了链球菌而病重。无奈之下,她的父亲 Gerhard Domagk 博士给她注射了一种他正在实验室试验的红色染料百浪多息后,她奇迹般地康复了。

这个故事其实早在 3 年前就开始了,当时 Domagk 博士观察到百浪多息可以保护小鼠和兔子免受致命剂量的葡萄球菌和链球菌的侵害。他通过筛选数千种染料(实际上是与蛋白质结合的化学物质)的抗菌活性发现了百浪多息。但当他的女儿生病时,Domagk 还不确定百浪多息在小鼠体内产生的抗菌活性是否可以用于人类的感染。他一直对自己的药物测试结果保密,直到其他医生的数据表明该药已经成功治愈了其他患者的感染。1939 年,Gerhard Domagk 因发现了百浪多息的疗效而被授予诺贝尔生理学或医学奖。

## 思 考 题

□ 1. 百浪多息抗菌作用的机制是什么?
□ 2. 为什么百浪多息杀死细菌而不会杀死人体细胞?
□ 3. 过去 75 年来,什么原因导致了药物(如百浪多息)的效果下降?
□ 4. 为什么百浪多息的同类药物现在与其他抗菌药物联合使用?

## 选择性靶向的机制

抗微生物和抗肿瘤药治疗的目标是选择性毒性:抑制对病原体或癌细胞生存和复制至关重要的通路或靶点,且药物浓度低于影响关键宿主通路所需的浓度。选择性可以通过攻击以下靶点来实现:①宿主中不存在,病原体或癌细胞特有的靶点;②病原体或癌细胞中与宿主相似但不相同的靶点;③病原体或癌细胞与宿主共有的靶点,甚至可以是宿主而非病原体的基因产物,但对病原体和宿主之间的重要性不同,从而赋予选择性(表 33-1)。药物选择性靶向针对的差异可以大到病原体特有的结构,如细菌的肽聚糖细胞壁,小到信号蛋白中的单个氨基酸突变。这种差异在癌细胞和正常细胞中很常见,例如在某些肺癌中表皮生长因子受体(epidermal growth factor receptor,EGFR)获得突变后被激活。原则上,药物靶向特异性差异时,它们对宿主的毒性最小,而当它们靶向共同通路时,毒性最大。对于一个药物,中毒剂量与治疗剂量的比值被称为治疗指数(therapeutic index,TI)(见第 2 章),反映了药物产生预期效果时的选择性如何。高选择性药物如青霉素,作用于细菌特有的肽聚糖细胞壁,因其治疗浓度和毒性浓度之间存在很大差异,故可安全地使用。其他药物如厄洛替尼可抑制突变的 EGFR,但不能完全区分野生型和突变型受体,治疗指数较低,不良反应发生率较高。

随着我们对病原体和肿瘤细胞生物学的了解越来越多,研发中的选择性药物也越来越多。例如,伊马替尼是一种高选择性的抗癌药,靶向作用于基因重排产生的新融合蛋白的激酶结构域。这个融合蛋白激酶在慢性髓性白血病细胞中组成性激活并高度表达,并对慢性髓性白血病细胞的生长和存活十分重要。相反,正常细胞中未重排的蛋白激酶活性较低,表达较少,对细胞生长和存活的影响较小,因此该药对正常细胞的作用相对较小(见第 1 章)。话虽如此,重要的是要认识到,因为存在诸如预期外的副作用、药代动力学特性不理想或与试验药物相关成本过高等问题,许多看起来有吸引力的潜在靶点仍未得到开发。

在下一节中,我们将讨论抗菌和抗肿瘤药物靶点的例子,以说明选择性毒性的原理。

**表 33-1　化学治疗药物选择性靶向的机制**

| 靶点类型 | 机制 | 例子 |
|---|---|---|
| 特异性的 | 药物作用于病原体特有的遗传或生化途径 | 细菌细胞壁合成抑制剂 |
| 选择性的 | 药物作用于病原体或癌细胞特有的蛋白质亚型 | 二氢叶酸还原酶抑制剂 |
| 共同的 | 药物靶向对病原体或癌细胞比对宿主细胞更重要的宿主蛋白或通路 | 5-氟尿嘧啶 |

## 特异性药物靶点

特异性药物靶点包括在病原体或癌细胞中存在但在宿主中不存在的代谢通路、酶或其他基因产物。抗菌药物的一个有吸引力的靶点是细菌肽聚糖细胞壁合成的生化途径（见第35章），这种结构不仅有生物化学特异性，而且对繁殖中细菌的生存至关重要。青霉素和其他β-内酰胺类抗生素抑制转肽酶活性，该酶催化肽聚糖合成过程的最后一步——交联。没有肽聚糖，细菌细胞壁的合成就无法完成。青霉素因其对细菌转肽酶蛋白的特异性，对宿主的毒性极小，过敏性超敏反应是其主要的不良反应。

真菌也存在目前临床抗真菌药物可利用的特异性靶点。与细菌细胞壁一样，真菌细胞壁也具有生物化学上的特异性，且是生存所必需的。棘白菌素抑制真菌细胞壁必需成分β-(1,3)-D-葡聚糖的合成，破坏真菌细胞壁完整性导致真菌细胞裂解。与其他抗真菌药物相比，棘白菌素具有良好的耐受性，其不良反应与对靶点的抑制无关，但口服生物利用度不足限制了它的使用。因此，作用于特异性靶点的药物通常具有高选择性，并且治疗指数高。

## 选择性抑制相似靶点

许多致病微生物和癌细胞的代谢途径与正常人类细胞相似，但由于进化趋异或突变，它们在序列和结构上具有与正常人类细胞不同的酶或受体亚型。药物可以利用这些差异，即使它们有时很微小。然而，由此导致治疗指数通常小于作用于特异性靶点的药物。这种靶向策略的例子包括B-Raf蛋白激酶抑制剂和细菌蛋白合成抑制剂。B-Raf是细胞表面受体下游信号通路的一部分。单个氨基酸替换的B-Raf突变形式常在黑素瘤皮肤癌中表达。尽管这种蛋白激酶上的差异非常微小，但药物维罗非尼对突变B-Raf的抑制作用比对正常B-Raf更强。由于突变激酶是许多黑色素瘤生长和存活所必需的，维罗非尼治疗在可接受毒性范围内的疗效非常显著。

蛋白质合成在人类和细菌中是一个多步骤过程，涉及tRNA和mRNA与核糖体的结合、mRNA的解码、肽键的合成、tRNA相对于mRNA易位、多肽链的出现以及从核糖体中释放多肽。细菌蛋白质合成机制与人类的不同之处在于其使用一组不同的核糖体RNA和蛋白质，核糖体也相应地有所区别。有几类药物，包括大环内酯类和氨基糖苷类，利用这些差异选择性地抑制细菌蛋白质合成（见第34章）。如红霉素等大环内酯类抗生素可与细菌核糖体50S亚基结合阻断tRNA和多肽的易位，从而阻止核糖体合成多肽并终止翻译。氨基糖苷类抗生素，如链霉素和庆大霉素，可与细菌核糖体30S亚基结合并使mRNA的解码中断。一般来说，细菌蛋白质合成抑制剂包括多种机制不同的药物，这些药物的选择性和剂量限制性毒性通常是种类特异性和/或药物特异性的。例如，大环内酯类药物很少引起严重的不良反应，而某些氨基糖苷类药物具有剂量限制的耳毒性和肾毒性。除了细菌核糖体外，药物与人线粒体核糖体的结合似乎也会引起一些不良反应。因此，选择性抑制相似靶点，如突变B-Raf抑制剂和蛋白合成抑制剂，根据所选择的药物或药物类别，可产生治疗指数从低到高为特征的效应。

## 共同靶点

通常情况下，宿主和病原体或癌症都有共同靶点。当抑制这些靶点使病原体或癌细胞比宿主更易受影响时，可以实现选择性毒性。一个典型的例子是人趋化因子受体CCR5。这种蛋白质对于某些HIV病毒株进入细胞是必需的，但对人类健康却是非必需的。多个病例研究显示，CCR5基因缺失者尽管多次接触HIV病毒，但他们仍未受感染。因此，与CCR5结合并阻止HIV进入细胞的抗病毒药物马拉韦罗可以帮助抑制HIV的复制，并且对患者的毒性极小（见第38章）。

共同靶点最常见的范例是抗肿瘤药物。因为肿瘤细胞是从正常细胞转化产生的，因此它们几乎共享所有生长和复制所需的细胞机制。然而，肿瘤细胞可能比正常细胞更依赖某些通路，因此对抑制这些通路更敏感。此外，与正常细胞相比，癌细胞中的某些通路对造成细胞应激的药物（如破坏DNA）可能更敏感，这些差异可能是细微的，试图利用这些差异的抗癌药物的治疗指数范围通常很窄。因此，选择性抑制癌细胞的生长仍然是一项重大挑战。

最近的研究已经确定了一些在癌细胞中突变或过表达的蛋白质，这些蛋白质的选择性抑制剂在临床的使用率也越来越高（见第40章以及上文关于维罗非尼的讨论）。尽管如此，目前使用的许多抗肿瘤药物的选择性仍然不是基于特异的突变蛋白靶点，而是基于癌细胞生长行为的变化和癌细胞对诱导凋亡或衰老的敏感性增加。癌症作为一种细胞持续增殖的疾病，需要持续的细胞分裂，因此作用于DNA合成、有丝分裂和细胞周期进程的细胞毒类药物可能会优先杀死快速分裂的癌细胞而不是正常细胞。（与此相关的一个重要结论是，许多化疗策略对快速生长的癌症比对缓慢生长的癌症更有效。）抗代谢药如5-氟尿嘧啶（5-fluorouracil，5-FU）在细胞分裂时抑制DNA合成（见第39章）。5-FU抑制胸苷酸合酶，该酶负责催化dUMP转换为dTMP（dTMP是DNA的嘧啶结构单元）。作为嘧啶类似物，5-FU也被掺入到延伸中的RNA或DNA链，从而中断这些链的合成。5-FU通过造成DNA损伤，诱导细胞激活凋亡通路，最后导致细胞程序性死亡。5-FU对所有正在进行DNA合成的人类细胞都是有毒的，因此对快速分裂的肿瘤细胞（治疗作用）和增殖快的宿主组织具有毒性，如骨髓和胃肠道黏膜（不良反应）。

这些例子说明了研究微生物和癌细胞的细胞生物学、分子生物学和生物化学，从而发现可选择性抑制的特异性靶点的重要性。从临床观点看，对药物机制和药物选择性基础的认识有助于解释治疗指数的宽窄，从而影响药物的使用剂量和治疗策略。了解药物对靶点的选择性对于对抗药物的耐药性也很重要。因此，包括药物-受体相互作用、治疗作用与不良反应，以及药物耐药性在内的基本药理学原理构成了抗微生物和抗肿瘤药物治疗中选择性靶向的基础。

# 病原体、肿瘤细胞生物学和药物种类

药理学干预针对的是宿主与病原微生物或癌细胞之间的特定差异。本节探讨了生物进化赋予微生物的一些独特特性,以及靶向作用于宿主细胞、病原体和癌细胞之间的分子差异的主要药物种类。

## 细菌

细菌是一类通常有特异性药物干预靶点的微生物。其中一些药物靶点在前面已经讨论过,如图 33-1 所示。目前临床应用的药物可以阻断细菌 DNA 的复制和修复(本章和第 34 章)、转录和翻译(第 34 章)以及细胞壁合成(第 35 章)。

根据药物靶点在细菌生理中的作用,抗菌药物可产生抑菌或杀菌作用。抑制病原体生长而不引起细菌死亡的药物称为抑菌剂。这些药物作用于对细菌生长所必需的代谢途径,而不是细菌存活所必需的代谢途径。大多数蛋白质合成抑制剂都有抑菌作用(氨基糖苷类是一个重要的例外)。这些药物的临床疗效依赖于完整的宿主免疫系统来清除非增殖(但存活)的细菌。与此相反,杀菌剂会杀死细菌。例如,当细菌在高渗或低渗环境中生长时,细胞壁合成抑制剂如青霉素和头孢菌素会导致细菌裂解。免疫功能正常的宿主,细菌感染通常可以用抑菌剂治疗,而免疫功能低下宿主的细菌感染,通常需要用杀菌剂治疗。

当联合使用抗生素时,必须考虑抑菌作用和杀菌作用(见第 41 章)。**抑菌药物与杀菌药物联合使用可引起拮抗作用**。例如,抑菌剂四环素抑制蛋白质合成,从而延缓细胞生长和分裂。该药物的作用会拮抗细胞壁合成抑制剂如青霉素的作用,因青霉素需要细菌繁殖才能起效。相反,**两种杀菌剂的联合使用可以产生协同作用**;也就是说,联合用药的效果大于单独用药的效果之和(两种药的使用剂量相同)。例如,青霉素-氨基糖苷类联合使用可以产生协同作用,因为青霉素抑制细菌细胞壁的合成可以促进氨基糖苷类抗生素的进入。两种抑菌药物的联合使用也可产生协同作用(见下文 DHFR 抑制剂和磺胺类药物的协同作用部分)。

## 真菌和寄生虫

真核生物比细菌更复杂,包括病原真菌(酵母和霉菌)和寄生虫(原虫和蠕虫)以及所有多细胞生物。这些生物的细胞含有一个细胞核、细胞膜内的细胞器以及细胞膜。真核细

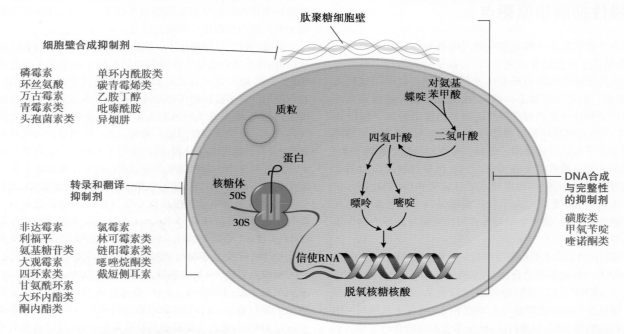

**图 33-1　不同种类抗菌药的作用靶点。** 抗菌药物通常分为三大类。第一类药物抑制与 DNA 合成和完整性有关的特定酶:磺胺类药物和甲氧苄啶抑制核苷酸合成所必需的叶酸化合物的形成或利用;喹诺酮类药物抑制细菌的 II 型拓扑异构酶。第二类药物以转录和翻译为靶点,抑制细菌中介导 RNA 和蛋白质合成的过程:非达霉素抑制细菌的 DNA 依赖的 RNA 聚合酶,从而抑制 RNA 合成的起始;利福平则抑制该酶介导的 RNA 链延伸;氨基糖苷类、大观霉素、四环素类和甘氨酰环素类抑制细菌核糖体 30S 亚基;大环内酯类、酮内酯类、氯霉素、林可霉素类、链阳霉素类、噁唑烷酮类和截短侧耳素类抑制细菌核糖体 50S 亚基。第三类药物,抑制细菌细胞壁合成过程中的特定步骤:磷霉素和环丝氨酸抑制肽聚糖单体合成的早期过程;万古霉素与肽聚糖中间体结合,抑制其聚合反应;青霉素类、头孢菌素类、单环内酰胺类和碳青霉烯类药物抑制肽聚糖的交联;乙胺丁醇、吡嗪酰胺和异烟肼抑制结核分枝杆菌合成细胞壁和外膜所必需的过程。还有几种临床上有效的抗菌药不属于上述三类药物,达托霉素是新近的一个例子。耐药性的产生是所有抗菌药物面临的难题。许多细菌携带质粒(小的环状 DNA 片段),这些质粒带有对一种或一类抗菌药产生抗性的基因。

胞通过有丝分裂而不是二分裂来繁殖。由于人类、真菌和寄生虫细胞之间的相似性，与细菌感染相比，治疗真菌和寄生虫引起的感染更困难。然而，这些微生物感染造成的疾病负担是巨大的。全世界约 30 亿人罹患原虫或蠕虫引起的寄生虫感染，特别是在欠发达国家，感染后果可能是毁灭性的。全世界无论发达国家还是欠发达国家，因受艾滋病、癌症化疗、器官移植和老龄化的影响，免疫功能低下的人数正在增加。这些患者特别容易受到真菌和寄生虫感染，此类感染正变得更加突出，今后需要更多地关注。

目前应用的抗真菌药物可分为四大类，分别是选择性作用于真菌细胞膜上麦角固醇的多烯类（如两性霉素、制霉菌素）和唑类（如咪康唑、氟康唑），抑制真菌细胞壁中 β-(1,3)-D-葡聚糖合成的棘白菌素类（如卡泊芬净、米卡芬净）和抑制 DNA 合成的嘧啶类（如 5-氟胞嘧啶）。其余的抗真菌药大多是酸，因为有不可接受的全身性毒性，仅供局部使用。与抗细菌药一样，抗真菌药可以是抑菌剂或杀菌剂，这种区别通常是凭经验确定的。例如，唑类干扰真菌细胞色素 P450 介导的麦角固醇代谢。许多唑类药物（如伊曲康唑和氟康唑）是抑真菌剂。较新的唑类药物（如伏立康唑和雷夫康唑）可能对某些真菌有杀灭作用。与抑真菌剂相比，杀真菌剂更有效、起效更快，用药方案更好。抗真菌药物在第 36 章：真菌感染药理学中有更详细的讨论。

寄生虫表现出多样而复杂的生命周期和代谢途径，治疗寄生虫感染需使用多种药物（第 37 章）。疟疾是一种重要的原虫感染，由雌性按蚊向人的血液中注入疟原虫孢子而传播。疟原虫离开血液循环，在肝脏中发育为组织裂殖体。组织裂殖体破裂后释放裂殖子，裂殖子进入血液循环后感染红细胞，在红细胞中发育成滋养体，最后成为成熟的裂殖体。成熟裂殖体在红细胞破裂时释放到血液中，引起疟疾相关的典型周期性发热。抗疟药物作用于疟原虫生命周期的不同阶段。氨基喹啉类药物（如以前的一线药物氯喹）可抑制红细胞内亚铁血红素的聚合，非聚合的亚铁血红素对红细胞内疟原虫有毒性。青蒿素也会干扰疟原虫体内的亚铁血红素代谢。二氢叶酸还原酶抑制剂、蛋白质合成抑制剂和其他种类的药物也用于治疗疟疾。抗疟药的选择通常取决于当地的疟原虫耐药模式。疟原虫对氯喹的耐药性现已很普遍，并且对大多数抗疟药的耐药性都有所增加，因此世卫组织建议在疟疾的一线治疗中不要采用任何单一药物治疗方案。联合治疗代替单药治疗是现在推荐的一线治疗方法。目前已经观察到疟原虫对青蒿素及其衍生物的耐药性，因此世卫组织建议采用以青蒿素为基础的联合治疗，这样既可提高治疗效果，又可减少耐药性疟疾的传播。推荐使用青蒿素类药物与阿莫地喹、甲氟喹或磺胺多辛-乙胺嘧啶的组合。疟疾是复杂寄生虫的一个很好的例子，虽然理论上疟原虫对许多种类的药物敏感，但对许多目前有效的疗法正在产生耐药性。

## 病毒

病毒是非细胞生物，通常以 RNA 或 DNA 为核酸核心，包裹在蛋白质衣壳中组成。一些病毒还具有从宿主细胞衍生的含有病毒蛋白的脂质膜。病毒缺乏自身合成蛋白质的能力，只能依赖于宿主的细胞工厂。然而，大多数病毒也编码不同的甚至独特的蛋白质，人类细胞在正常情况下不会产生这些蛋白质。许多这些蛋白质参与病毒的生命周期，介导病毒吸附和进入宿主细胞、脱衣壳、表达病毒基因、复制病毒基因组、病毒颗粒的组装与成熟，以及子代病毒从宿主细胞中释放。病毒的这些特异性过程通常可作为抗病毒药物的靶点。图 33-2 介绍了病毒的一般生命周期，用以说明抗病毒药物可以靶向的病毒复制阶段。由于这些靶点只存在于活跃的病毒复制过程中，所以目前任何抗病毒药物都无法治愈具有潜伏期的病毒。

HIV 蛋白酶是病毒蛋白作为药物开发有效靶点的一个很好的例子，以 HIV 蛋白酶为靶点已成功开发多个新药。HIV 蛋白酶剪切病毒前体蛋白，生成病毒成熟所必需的结构蛋白和酶。如果没有 HIV 蛋白酶，则只会产生不成熟的和非感染性的病毒粒子（单个病毒颗粒）。HIV 蛋白酶抑制剂在结构上模拟蛋白酶的天然底物，但含有一个不可切割的化学键。这些药物在酶的活性位点发挥竞争性抑制作用（见第 38 章）。蛋白酶抑制剂与其他类别的抗 HIV 药物联合使用，彻底改变了 HIV/AIDS 患者的治疗方法，将一种几乎完全致命的疾病转变为慢性疾病。

流感病毒提供了靶向其他类型蛋白质的成功例子。扎那米韦和奥司他韦作用于病毒神经氨酸酶，神经氨酸酶对病毒粒子从宿主细胞中释放至关重要。金刚烷胺和金刚乙胺作用于流感病毒 M2 膜蛋白（一个质子通道）以抑制病毒脱壳，这些抗流感药物是它们作用靶点的有效抑制剂。由于免疫系统通常会在不到一周的时间内清除流感病毒感染（至少是部分原因），因此抗流感药物没有像抗 HIV 药物那样对临床产生显著影响，这个例子说明，即使是治疗指数很高的选择性抑制剂也不一定是临床上的高效药物。

目前，最重要的一类抗病毒药物是聚合酶抑制剂。大多数病毒使用病毒聚合酶（RNA 或 DNA 聚合酶）来复制其遗传物质。聚合酶抑制剂对人疱疹病毒、人类免疫缺陷病毒、乙型肝炎病毒和丙型肝炎病毒特别有效。聚合酶抑制剂有两种类型，一种是核苷类似物，另一种是非核苷聚合酶抑制剂。核苷类似物（如阿昔洛韦、齐多夫定和索非布韦）磷酸化后被病毒或细胞激酶（磷酸化酶）激活，随后竞争性抑制病毒聚合酶，且在某些情况下还被掺入到延伸中的 DNA 链。核苷类似物的选择性取决于对病毒、细胞激酶和聚合酶的相对亲和力，以及酶催化药物磷酸化或将其掺入 DNA 的能力。非核苷聚合酶抑制剂（如依法韦仑）可抑制病毒聚合酶（在此为 HIV 逆转录酶）以阻止 DNA 复制，但与核苷类似物结合的位点不同。病毒聚合酶基因突变是病毒对聚合酶抑制剂产生耐药性的主要机制，这些耐药性突变是否影响病毒的复制能力（适应性），在决定治疗的有效性方面发挥重要作用。第 38 章详细讨论了抗病毒药物的药理作用。

## 癌细胞

癌症是一种细胞增殖疾病，正常细胞转化为生长异常的

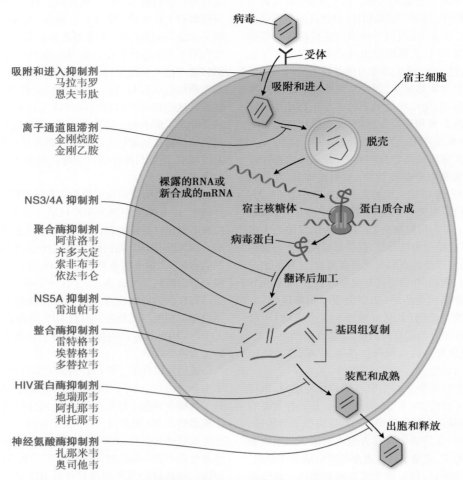

**图 33-2　以病毒生命周期不同阶段为靶点的抗病毒药物类别**。病毒的生命周期从病毒结合到宿主细胞受体并进入细胞内开始。之后病毒脱去衣壳,有时是脱去核内体层。裸露的病毒核酸可以在宿主核糖体上直接翻译成蛋白质,也可以进行转录(RNA 合成),新合成的 mRNA 被翻译为蛋白质,蛋白质在翻译后进行加工,然后复制病毒基因组(DNA 或 RNA)。复制后的病毒基因组和病毒蛋白重新组装成病毒颗粒,然后从宿主细胞释放。病毒粒子的组装和/或释放过程通常伴随着病毒的成熟,使其成为一种能够在新的宿主细胞中重复这一生命周期的感染性物质。不同病毒的生命周期各个阶段的顺序可能与图中一般模型所示的顺序不同。抗 HIV 药物马拉韦罗和恩夫韦肽(T-20)阻断 HIV 吸附和进入宿主细胞。离子通道阻断剂金刚烷胺和金刚乙胺抑制流感病毒脱壳。抗丙肝病毒(HCV)的 NS3/4A 蛋白酶抑制剂通过阻止病毒聚合蛋白的翻译后加工来阻断病毒基因表达。聚合酶抑制剂是抗病毒药物中的一个大类,包括阿昔洛韦、索非布韦和依法韦仑等,这些药物通过干扰病毒 DNA 聚合酶(阿昔洛韦)、病毒 RNA 聚合酶(索非布韦)和逆转录酶(依法韦仑)来抑制病毒基因组的复制。抗 HCV 药物雷迪帕韦通过干扰病毒 NS5A 蛋白抑制病毒基因组复制。抗 HIV 药物雷特格韦、埃替格韦和多替拉韦通过干扰病毒整合酶抑制病毒基因组复制。抗 HIV 蛋白酶抑制剂,如地瑞那韦、阿扎那韦和利托那韦,可抑制病毒成熟。神经氨酸酶抑制剂阻止流感病毒颗粒从宿主细胞释放

细胞。肿瘤细胞与正常细胞竞争能量和营养,导致正常器官功能恶化。癌症也会通过其占位效应压迫重要器官。下文对癌症药理学的概述讨论了肿瘤发生、化学治疗及肿瘤消退的对数细胞杀伤模型。阅读第 39 章和第 40 章时应牢记这些原则,第 41 章提供了抗肿瘤药物联合化疗在临床应用的综合实例。

## 癌变和细胞增殖

癌症的发生有三个主要步骤:转化、增殖和转移。转化是指细胞从正常生长调控的表型转变为异常生长的表型。非致死性遗传变异(突变)可通过生殖细胞遗传、可以自发发生,也可以由化学物质、辐射或病毒等环境因素引起。如果突变

未得到修复,突变的基因(例如,参与生长调节和 DNA 修复的基因)就会表达变异的基因产物,使细胞异常生长和增殖。突变造成的其他作用包括激活促生长基因、使生长抑制基因失活、改变凋亡调节基因、使细胞永生化,以及使 DNA 修复基因失活。另外,还可以通过某些不改变 DNA 序列的可遗传变化(即表观遗传变化)而改变这些基因的表达,例如 DNA 甲基化的改变或修饰包装染色体 DNA 的组蛋白。这种表观遗传变化也可以促进癌变。

变异基因产物的表达和/或正常基因调控的丧失可导致细胞生长异常。大多数癌症最初是克隆性的(即在遗传上与单个前体细胞相同),但新突变和表观遗传变化增加了子代细胞之间的差异,逐渐演变为异质性。当生存能力更高的子代细胞占优势后,细胞增殖随之增加,肿瘤的异质性也越来越大,因此癌变(即从正常细胞发展为恶性肿瘤)是一个多步骤的过程,通常需要多个改变的累积。随着对致癌分子基础的进一步了解,正常细胞与癌细胞的这些差异可作为选择性药物治疗的靶点。

转化细胞生长成为肿瘤,需要经过增殖以增加细胞数量。人类细胞的分裂增殖需要经历一个由不同阶段组成的细胞周期(或称为有丝分裂周期)。细胞周期中的两个关键事件是 S 期的 DNA 合成和在有丝分裂期(M 期)母细胞分裂为两个子细胞。细胞分裂和 DNA 合成之间的阶段称为 G1 期,DNA 合成和有丝分裂之间的阶段称为 G2 期。**细胞周期蛋白和细胞周期蛋白依赖性激酶**(cyclin-dependent kinases,CDK)控制着细胞周期各个阶段的进展。细胞周期蛋白和/或 CDK 基因的突变可引起致瘤性转化,失去了正常的细胞周期调控,导致遗传不稳定,增强了转化表型。

癌细胞分裂后,子细胞有四种可能的命运:进入静止期(G0)而处于静止状态;进入细胞周期并增殖;进入称为衰老的细胞周期阻滞状态;或者死亡。肿瘤中处于增殖状态的细胞数目与肿瘤细胞总数的比值称为生长分数。肿瘤的平均生长分数约为 20%,因为在任何给定的时间内,只有五分之一的细胞进入到细胞周期中。许多抗肿瘤药物是靶向增殖细胞的细胞毒性药物。因此,静止状态(G0)的肿瘤细胞,例如处于大肿瘤中心缺乏营养的细胞,不易被细胞毒性化疗杀死。与大肿瘤相比,小型或快速生长的恶性肿瘤(即有高生长分数的癌症,例如白血病)通常对细胞毒性化疗的反应更好。遗憾的是,以高生长分数为特征的正常组织的细胞(如骨髓和胃肠黏膜),也会被细胞毒性抗肿瘤药物杀死,导致剂量限制性毒性。

细胞自主过程(癌细胞本身的过程)作为肿瘤细胞增殖表型的驱动因素是众所周知的,而非细胞自主过程在肿瘤的维持和生长中也起着重要的作用。转化后的癌细胞分泌并诱导多种化学介质,建立了一个特殊的局部微环境。这些化学介质包括表皮生长因子(epidermal growth factor,EGF)等生长因子,目前生长因子信号传导抑制剂作为癌症的靶向化疗药物已用于临床。有些肿瘤会形成保护性纤维结缔组织基质,例如乳腺癌,这种特性使乳腺癌结节可以被扪及。大多数实体肿瘤还需要诱导血管生成以将营养物质输送到肿瘤中心,因此血管生成抑制剂也是一类有价值的抗肿瘤药物。

癌细胞可能获得侵袭组织和全身转移的能力。为了实现转移,肿瘤细胞需获得突变或表观遗传改变,使其能够侵入组织和血管、在体腔内播散、通过淋巴或血管传播,并在新环境中生长。具有侵袭性、生长迅速的原发肿瘤通常比惰性、生长缓慢的肿瘤更容易转移。在肿瘤转移过程中,肿瘤细胞还可以进化出不同的受体表达模式和药物敏感性,甚至可以“去分化”或改变细胞类型(例如,从表皮样到间充质样转变)。通常情况下,虽然原发肿瘤可能对化疗反应良好,但转移的肿瘤细胞对化疗反应较差。因此,转移性扩散通常是不良预后的信号。

## 细胞毒性化学治疗

当一个典型的实体瘤临床表现明显时,它至少含有 $10^9$ 个细胞,已具有了显著的遗传异质性,并已形成明显的周围基质,肿瘤可能已从原发部位转移到一个或多个继发部位,这些因素导致癌症的药物治疗变得困难。许多细胞毒性(传统的)化疗药物会干扰细胞增殖,通过靶向快速增殖细胞和/或促进细胞凋亡来实现对癌细胞的相对选择性(图 33-3),这是因为当肿瘤快速生长并通过细胞周期时,它们对细胞毒性化学治疗最敏感。**这些代谢活跃的细胞容易受到干扰细胞生长和分裂的药物的影响**(有丝分裂毒性假说)。许多细胞毒性抗肿瘤药只干扰细胞周期的特定阶段,这些药物被称为细胞周期特异性药物。其他细胞毒性抗肿瘤药的作用与细胞周期无关,被称为细胞周期非特异性药物(图 33-4)。DNA 合成抑制剂是 S 期特异性的,如抗代谢药。抗微管药物如紫杉烷类和长春碱类,干扰 M 期纺锤体的形成。破坏 DNA 和其他细胞大分子的烷化剂在细胞周期的所有阶段均起作用,这些不同类型的药物可以联合使用,以细胞周期特异性药物靶向增殖状态的肿瘤细胞,而细胞周期非特异性药物同时杀死增殖和静止的肿瘤细胞(见第 41 章)。

然而,细胞毒性癌症治疗的有丝分裂毒性假说仍有一些未解之谜。尽管细胞毒性化疗通常对骨髓、胃肠道黏膜和毛囊有毒性,但这些组织通常会恢复,而(在成功的治疗中)具有相似生长动力学的癌症会被根除。**现在已经确定几乎所有的化疗药物均会引起癌细胞凋亡。**通常由诸如 p53 之类的分子感知 DNA 损伤,并中止细胞周期以便有时间修复损伤。如果损伤不能修复,则会触发一系列生化反应,导致细胞凋亡(程序性细胞死亡),因此,DNA 修复能力有缺陷的癌细胞会发生凋亡,而正常细胞可以修复 DNA 损伤并恢复正常。表达野生型 p53 的恶性肿瘤,如大多数白血病、淋巴瘤和睾丸癌,通常对化疗高度敏感。相比之下,p53 发生突变的癌症(包括许多胰腺癌,肺癌和结肠癌)通常对 DNA 损伤药物不敏感,甚至耐药,因为 DNA 损伤不会引发这些肿瘤细胞的凋亡。

在过去的几十年里,癌细胞生物学的进步导致开发出了更多类型的治疗药物,这些药物可以更选择性地靶向导致癌细胞生长失调的分子途径。特定的癌症可能会“依赖”特定的生长因子或信号转导通路以维持其生存(与增殖率无关),因此选择性作用于这些通路可以为选择性杀死癌细胞提供基

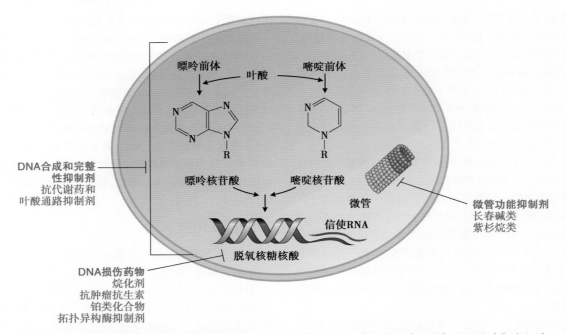

**图33-3 细胞毒抗肿瘤药物的分类。**许多癌细胞的分裂频率比正常细胞更高,通常可以通过靶向细胞生长和分裂的三个关键过程来优先杀死癌细胞。DNA损伤药物改变DNA的结构,从而促进细胞凋亡。这些药物包括烷化剂(将烷基基团共价偶联到DNA上的亲核位点)、抗肿瘤抗生素(导致DNA自由基损伤)、铂类化合物(使DNA交联)和拓扑异构酶抑制剂(通过稳定拓扑异构酶诱导的链断裂引起DNA损伤)。DNA合成和完整性抑制剂阻断DNA合成的中间步骤,这些药物包括抗代谢药和叶酸通路抑制剂(抑制嘌呤和嘧啶代谢)。微管功能抑制剂干扰细胞分裂所必需的有丝分裂纺锤体。这类药物包括抑制微管聚合的长春碱类和稳定聚合微管的紫杉烷类。靶向抗肿瘤药物未列出,如生长因子受体和信号转导拮抗剂、蛋白酶体抑制剂、血管生成抑制剂、肿瘤特异性单克隆抗体和激素(见第40章)

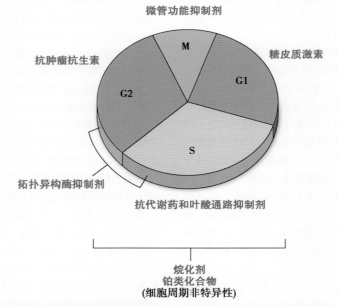

**图33-4 细胞毒抗肿瘤药物的细胞周期特异性。**细胞周期分为四个阶段。在有丝分裂期(M期),细胞分裂为两个相同的子细胞。之后细胞进入G1期,其特征是细胞代谢很活跃,但不合成DNA。在合成期(S期)细胞复制其DNA。S期完成后,细胞进入G2期为有丝分裂做准备。一些细胞毒抗肿瘤药对细胞周期的不同阶段表现出特异性,这取决于它们的作用机制。微管功能抑制剂影响M期细胞;糖皮质激素影响G1期细胞;抗代谢药和叶酸通路抑制剂影响S期细胞;抗肿瘤抗生素影响G2期细胞;拓扑异构酶抑制剂影响S期和G2期的细胞。烷化剂和铂类化合物在所有阶段都可影响细胞的功能,因此是细胞周期非特异性的。不同种类的药物对细胞周期特异性存在差异,因此也可将这些药物联用以作用于不同的细胞群。例如,细胞周期特异性药物可用于靶向正在积极复制的肿瘤细胞,而细胞周期非特异性药物可用于靶向静止的(不复制的)肿瘤细胞。靶向抗肿瘤药物未列出,如生长因子受体和信号转导拮抗剂、蛋白酶体抑制剂、血管生成抑制剂、肿瘤特异性单克隆抗体和激素(见第40章)

础,这一概念和已开发的多种靶向抗肿瘤药物,包括生长因子受体和信号转导拮抗剂、蛋白酶体抑制剂、血管生成抑制剂和肿瘤特异性单克隆抗体,将在第40章中讨论。

## 对数细胞杀伤模型

对数细胞杀伤模型是以实验观察到的化学治疗反应下肿瘤生长率和肿瘤消退率之比为基础。肿瘤生长呈典型的指数增长,其倍增时间(即癌细胞总数增长一倍所需的时间)取决于癌症的类型。例如,睾丸癌的倍增时间常小于一个月,而结肠癌倾向于每三个月倍增一次。对于实体瘤,肿瘤可能一直呈指数生长直到肿瘤的大小达到临床可观察到的程度。**对数细胞杀伤模型表明细胞毒性癌症化疗引起的细胞破坏符合一级动力学**,即化疗药每个剂量都杀死恒定比例的肿瘤细胞。如果化疗开始时有 $10^{12}$ 个肿瘤细胞,杀死 99.99% 的细胞,则还存活 $10^8$ 个恶性细胞。下一剂量的化疗杀死 99.99% 的余下细胞,依此类推。与抗菌药不同,抗菌药通常可以连续大剂量使用直到细菌被清除,而大多数细胞毒性抗肿瘤药必须间歇性使用,以降低毒副反应。间歇给药可使正常细胞部分恢复,但也为癌细胞重新生长和耐药性的产生提供了时间。如图 33-5 所示,细胞毒性化疗间歇性周期给药,直到所有癌细胞被杀死或肿瘤产生耐药性。尽管仍在用药,耐药细胞却继续呈指数增长,最终导致宿主死亡。改善细胞毒药物对恶性

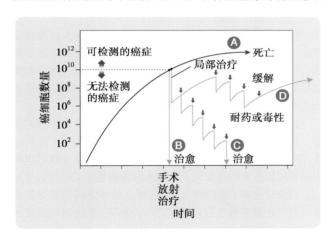

**图 33-5　肿瘤生长和消退的对数细胞杀伤模型。**预测细胞毒抗肿瘤化学治疗效果的对数细胞杀伤模型符合一级动力学过程。即一定剂量的药物杀死一定比例的肿瘤细胞,杀死的细胞数量依剩余细胞总数而定。四条曲线(A~D)代表抗肿瘤治疗的四个可能结果。曲线 A 是未经治疗的肿瘤生长曲线。肿瘤随着时间继续生长,最终导致患者死亡。曲线 B 代表恶性肿瘤转移扩散之前可治愈的局部治疗[外科手术和/或放射治疗]。曲线 C 代表对原发肿瘤先进行局部治疗,随后立即进行周期性全身细胞毒性化疗(向下箭头)以清除剩余的转移癌细胞。请注意,每个周期的化疗减少癌细胞数量的百分比是恒定的(此处约两个对数或约 99%),在细胞毒化疗的间隔内,正常组织得到恢复的同时也会有一些癌细胞生长。曲线 D 代表局部治疗后,随后进行的全身性化疗因肿瘤产生耐药性或患者无法耐受毒副作用而失败。注意,通常必须存在 $10^9 \sim 10^{10}$ 个癌细胞才能检测到肿瘤。因此,即使没有可检测到的肿瘤残留,也需要进行多次化疗才能根除癌症

细胞的清除率可能需要更高剂量的药物(受毒性的限制)或在肿瘤细胞较少时开始治疗(这通常意味着要更早发现肿瘤)。(与之相反的是,对于某些靶向抗肿瘤药物,当抑制靶点的药物剂量达到足够高时,再增大剂量并不会进一步提高疗效。)辅助治疗如手术和放疗是另外的重要治疗方式,用于在开始化疗前减少肿瘤细胞数量。

# 药物的耐药机制

耐药是所有抗微生物药和抗肿瘤药药理学的一个主要问题。尽管对当前药物疗法出现耐药性相对很快,然而新药(尤其是抗微生物药物)的引进速度相对较慢。由于耐药性的产生,以前可治愈的急性疾病如淋病和伤寒正变得更难以治疗,而慢性疾病或地方性感染如结核病或疟疾的耐药性在全世界范围内正在增加。在中国的一些地区,高达 99% 的淋病隔离群是多重耐药的。在美国有 60% 的医院获得性感染是耐药革兰氏阳性菌感染造成的。结核病是全球第四大感染性疾病死因,目前估计其总体多药耐受(multidrug resistance, MDR)率约为 5%。尽管在一些亚洲国家(如阿塞拜疆、白俄罗斯、爱沙尼亚、哈萨克斯坦、吉尔吉斯斯坦、俄罗斯联邦和乌兹别克斯坦)新发结核病例中多药耐药率高达 20%~30%。美国出现的多药耐药结核病由于该病菌可通过空气传播而受到了特别关注。尽管耐药性趋势堪忧,在过去 40 年中也只有几类新型抗生素进入临床,如新型转录抑制剂类(非达霉素)、甘氨酰环素类(替加环素)、链阳霉素类(奎奴普丁/达福普丁)、噁唑烷酮类(利奈唑胺)、截短侧耳素类(瑞他帕林)和脂肽类(达托霉素),并且其中一些药物的临床效果有限。耐药微生物迅速出现的大量例子表明耐药这一问题必须得到迅速应对。

由于病原体和癌细胞在适应压力下会迅速进化,所以使用任何一种抗微生物药或抗肿瘤药最终都会出现耐药性。只有携带促进复制的遗传变异的微生物群或癌细胞群才能在化疗药作用下存活。细胞数多、生长速率快和突变率高都有利于通过突变逃逸获得耐药性,从而促进异质细胞群的增长。此外,当多点突变中有耐药性突变(靶点大小)或这些耐药突变不会显著降低复制能力(适应性)时,会进一步加重耐药性。由于药物的使用会固有地选择那些能在高浓度药物下生存的病原体或癌细胞,所以如果治疗足够多的患者,必然会出现耐药;如果药物连续使用的时间足够长,出现耐药也很常见。在许多情况下,耐药的出现妨碍了治疗的有效性。

## 耐药性的遗传原因

从定义上说,耐药性意味着生物体发生了遗传变化。最近抗菌药耐药性的激增既有遗传原因,也有非遗传原因。耐药的遗传机制可能来自染色体或染色体外(游离基因)的突变以及遗传物质的交换。微生物对药物缺乏敏感性(如支原体因为没有细胞壁,故对青霉素类药物不敏感)或通过其他机制降低对药物敏感性(在不发生遗传改变的情况下进行适应,比如形成生物膜),这两者与遗传变异获得的耐药性在概念上易混淆,应予以区分。表 33-2 列出了染色体突变或遗传物质交换引起耐药的主要机制。

**表 33-2** 遗传耐药的机制

| 机制 | 示例:抗微生物药 | 示例:抗肿瘤药 |
|---|---|---|
| **降低细胞内药物浓度** | | |
| 使药物失活 | β-内酰胺酶使 β-内酰胺类抗生素失活 | 脱氨酶使抗代谢药失活 |
| 阻止药物摄取 | 改变膜孔蛋白阻止氨基糖苷类药物进入细胞 | 通过降低还原型叶酸转运体的表达,以减少甲氨蝶呤进入细胞 |
| 促进药物外排 | 通过多药耐药(MDR)细胞膜外排泵外排多种药物 | 通过 p170(MDR1)细胞膜外排泵外排多种药物 |
| **基于靶点的机制** | | |
| 改变药物靶点 | 表达结构改变的肽聚糖,不与万古霉素结合 | 表达不与甲氨蝶呤结合的 DHFR 突变体 |
| 过表达药物靶点 | 过表达二氢蝶酸合成酶或二氢叶酸还原酶(DHFR) | 过表达 DHFR、胸苷合成酶或拓扑异构酶 |
| 过量合成内源性配体或底物 | 过量合成底物对氨基苯甲酸导致对磺胺类药物耐药 | 过量合成底物天冬酰胺和/或谷氨酰胺导致对 L-天冬酰胺酶耐药(正在研究中) |
| 绕过对靶点的代谢需求 | 不抑制宿主激酶避开了对病毒激酶的需求,导致对研究中的抗病毒药物马立巴韦耐药 | 黑色素瘤中激活替代性信号传导途径导致对维罗非尼耐药 |
| **对细胞凋亡不敏感** | 不适用 | p53 突变或丢失 |

染色体突变通常发生在编码药物靶点的基因或编码药物转运或代谢系统的基因。这些突变可以遗传给子细胞(垂直传播),从而产生耐药的病原体或癌细胞。细菌也可以通过从其他细菌中获得遗传物质而获得耐药性(水平传播)。例如耐甲氧西林金黄色葡萄球菌(methicillin-resistant Staphylococcus aureus,MRSA)和耐万古霉素肠球菌(vancomycin-resistant enterococcus,VRE),这些细菌由于获得了耐药基因可引起令人们高度恐惧的医院内感染。细菌通过三个主要的机制获得遗传物质:结合、转导和转化。在结合过程中,染色体或质粒 DNA 直接在细菌之间传递。DNA 也可以通过细菌病毒或噬菌体从一个细胞传递到另一个细胞,这个过程被称为转导。转化是指细菌直接吸收周围环境中的裸露 DNA。

**细菌的耐药性通常是由质粒转移引起的,质粒是染色体外含耐药基因的 DNA 链。** DNA 质粒的转导对耐药性尤其重要,因为这一机制在细菌种内和种间的发生率都很高,而且可以同时传递多种耐药基因。

## 细胞内药物浓度降低

药物要起效必须到达其作用靶点。微生物和癌细胞都已进化出了在药物到达靶点之前降低药物浓度的机制。一个主要的机制是使**药物失活**。许多细菌通过表达一种可以打开 β-内酰胺环的水解酶(β-内酰胺酶),使 β-内酰胺类抗生素(如青霉素类、头孢菌素类和碳青霉烯类)失去活性,从而对 β-内酰胺类抗生素耐药。单个 β-内酰胺酶每秒可以水解 $10^3$ 个青霉素分子,显著降低了细胞内有效药物的浓度。再比如,过表达脱氨酶的癌细胞可以迅速灭活嘌呤或嘧啶类似物如 5-FU,降低这些药物的药效。

病原体和癌细胞也会发生突变,**阻止药物进入细胞**或者阻止药物接近靶分子。例如,叶酸转运系统发生突变的癌细胞会对甲氨蝶呤等叶酸类似物产生耐药性,因为这些叶酸类似物需要通过主动转运进入细胞以抑制二氢叶酸还原酶(dihydrofolate reductase,DHFR)。

最后,细菌和癌细胞均可获得使**药物主动排出**细胞的能力。细菌特有的膜泵可将亲脂性分子或两性分子(如抗生素)泵入或泵出细胞。过表达这些膜蛋白或其突变体可以使主动外排抗生素的速度大于其进入细胞的速度。尽管抗生素的血药浓度达到了治疗浓度,但这种主动外排机制可导致细菌内的药物浓度低于有效浓度。与此相似,多药耐药癌症的出现常和癌细胞过表达一些膜蛋白有关,如 P-糖蛋白(p170 或 MDR1),它们能将抗肿瘤药物主动泵出细胞。这些外排泵特别重要,因为它们能够泵出多种类型的药物,从而使病原体或癌细胞对不同类型的许多药物产生抗药性。

值得注意的是,遗传变异并不是导致细胞内药物浓度降低的唯一机制。例如,大脑受到**血-脑脊液屏障**的保护,其作用是排除病原体和毒素,但它也排除了许多抗生素和化疗药物,这使得治疗中枢神经系统感染和脑癌更加困难。某些感染会形成特征性脓肿,而脓肿的硬壁也可以起到排斥抗生素的作用。

## 基于靶点的耐药机制

病原体和癌细胞可以改变或过度表达药物靶点,或产生其他与药物靶点相关的变化,从而导致耐药性。形成耐药性的一个常见机制是**药物靶点改变**。在耐万古霉素肠球菌中,vanHAX 基因编码的一种新型酶促反应,可以改变细菌表面肽聚糖的合成，使其序列终止于 D-丙氨酸-D-乳酸而不是正常的 D-丙氨酸-D-丙氨酸。这种替代不会影响细菌细胞壁合成中的肽聚糖交联，因此不会改变细胞壁的完整性，但却使万古霉素对双肽的结合亲和力降低了 1 000 倍。

几乎所有抗病毒药物耐药的例子都是由于编码药物靶点的基因发生突变从而改变了药物靶点。例如，抗疱疹病毒药物阿昔洛韦的耐药性是由于病毒胸苷激酶基因（编码活化药物的酶）突变或病毒 DNA 聚合酶基因（药物的三磷酸盐抑制该基因编码的酶）的突变产生的（见图 38-7）。在细菌和癌细胞中，细胞毒抗肿瘤药物的靶点酶（如 DHFR、胸苷酸合成酶和拓扑异构酶）改变和**过表达**均可减少与药物结合的靶点比例，从而降低药效并产生耐药性。

耐药的其他机制还包括：**过量产生与药物竞争靶点的内源性配体或底物**，如细菌对磺胺的耐药（见下文叶酸代谢抑制剂部分）；改变靶点、配体或底物，使靶点与配体结合更紧密从而更有效地处理底物；减少微生物或癌细胞的生长生存对药物靶点的依赖。例如，突变改变了 HIV 蛋白酶的剪切位点，使蛋白剪切更容易进行，从而导致对蛋白酶抑制剂耐药。另一种基于靶点的机制是**绕过对靶点的代谢需求**，这种机制在靶向抗癌药的耐药性中越来越重要。例如，如上所述黑素瘤的生长和存活通常依赖 B-Raf 蛋白激酶突变体的非正常信号转导，而维罗非尼等作用于对该突变激酶的抑制剂能使肿瘤显著消退，但容易出现耐药。一种耐药机制是通过激活完全不同的信号转导通路来促进黑色素瘤细胞的增殖。

### 对凋亡不敏感

癌细胞可通过染色体或染色体外的突变，或者表观遗传的改变而获得耐药性，耐药性遗传给子细胞后形成耐药肿瘤。虽然抗癌药物作用于多种分子靶点，但绝大多数通过诱导凋亡使癌细胞最终死亡。总的来说，药物造成的分子损伤可导致细胞周期停止、修复过程激活、衰老或凋亡。控制细胞凋亡相关的关键蛋白如 p53 和 Bcl-2 的突变使得 DNA 损伤诱导的凋亡反应失败，从而降低肿瘤细胞对许多抗癌药物的敏感性。如上所述，具有野生型 p53 的肿瘤如许多白血病、淋巴瘤和睾丸癌，通常对化疗高度敏感。相反，许多胰腺癌、肺癌和结肠癌的 p53 突变发生率很高，因此对化疗的反应性极低。

因此，药物耐药的原因包括染色体 DNA 或游离 DNA 的改变、表观遗传改变和获得外源性遗传物质。药物的失活、摄取减少、外排增加、药物靶点或通路的改变或过表达、绕开对药物靶点的依赖、修复药物诱导的损伤、凋亡敏感性降低等机制均可导致耐药性。**耐药性可能是有效治疗感染和癌症的一个主要限制因素**。药物治疗是一种动态平衡，是新药设计和耐药性突变之间的"进化军备竞赛"。

### 促进耐药性的做法

造成耐药的最重要原因之一是无临床应用指征地滥用抗菌药物。抗菌药滥用问题不仅出现在人类，治疗和预防动物感染也存在滥用问题。抗菌药的广泛使用促进了耐药性，

然后可通过上文讨论的机制将其从一种微生物传递给另一种微生物。体内药物浓度不足可允许微生物或癌细胞进行多个周期的复制并筛选耐药变异体，因此患者依从性低、部分发展中国家（甚至发达国家的一些社区）药品供应不稳定均会促进耐药。跨国旅行促进了全球疾病共同体的形成，使得在俄罗斯或秘鲁出现的多药耐药肺结核病最终将在美国的医院出现。最后由于人口结构变化和其他趋势形成了大量易感染人群，如免疫功能低下的癌症患者、艾滋病患者和老年人群。

## 治疗方法

### 联合化学治疗

耐药性的发展取决于治疗前微生物或癌细胞的数量、繁殖率或"传代时间"、固有突变率、耐药突变的靶点大小等因素，以及耐药微生物或癌细胞的复制能力（适应性）。与单药治疗相比，联合用药可显著降低耐药发生的可能性。联合化疗是结核病、艾滋病以及大多数抗肿瘤药物的标准治疗方案。尽管联合用药存在增加毒性和治疗成本的潜在或实际缺点，在联合化疗方案中同时使用多种药物有几个主要原因，其基本原理将在第 41 章中进一步详细讨论。首先，使用不同作用机制的多种药物针对微生物或癌细胞生长的多个步骤，可以实现治疗效果的最大化。其次，如果对一种药物的耐药性不会引起对组合中其他药物也耐药，则联合用药可增加形成耐药性的难度，因为针对一种药物产生耐药突变的可能性相对较大，而同时产生针对几种不同药物的耐药突变的可能性较小。对多种药物耐药的概率是联合用药中单个药物耐药概率的乘积。例如，如果对每种药物耐药的概率是 $10^{-3}$（很高的耐药率），则对三种药物同时耐药的概率为 $10^{-9}$。第三，具有协同效应的药物以较低剂量联合使用可减少药物相关的不良反应。这在抗微生物化疗中尤为重要，因为联合用药的协同作用已得到充分证实。第四，由于许多细胞毒抗肿瘤药物具有明显的剂量限制性不良反应（毒性），因此通常以每种药物的最大耐受剂量联合用药，从而增加对癌细胞的总杀伤率。最后，随着新治疗方法的出现，联合化疗的概念正在被重新定义。在未来，免疫疗法、激素疗法和生物疗法将越来越多地整合到联合化疗方案中（见第 54 章）。

### 预防性化学疗法

在大多数情况下，抗微生物和抗肿瘤药物被用于治疗明显的疾病。这些药物也可用于预防疾病的发生（化学预防），既可在潜在的暴露之前，也可在已知的暴露之后。应始终权衡化学预防的潜在益处与产生耐药病原体或癌细胞的风险以及化学预防药物的潜在毒性之间的利弊。抗微生物药化学预防法常用于高危人群以预防感染。例如，前往疟疾流行地区的旅行者经常预防性服用抗疟药如甲氟喹（见第 37 章）。化学预防也用于某些类型的外科手术以防止伤口感染。在可能

释放细菌到伤口部位的手术过程中,例如结肠切除手术,通常会预防性使用抗生素。在某些情况下,免疫缺陷患者需要预防性地服用抗菌药、抗真菌药、抗病毒药和/或抗寄生虫药,以预防机会性感染。例如,有单纯疱疹病毒感染史的免疫缺陷患者预防性给予阿昔洛韦,可防止潜伏性单纯疱疹病毒的重新激活引起的疾病。

健康人在暴露于某些病原体后,也可采用化学预防或预先治疗。在确认或怀疑暴露于淋病、梅毒、细菌性脑膜炎、HIV 或其他感染后,进行预防性治疗往往可以阻止疾病发生。被暴露于 HIV 感染血液的单个针头扎过后的血清转化风险约为 0.3%[95% 置信区间(CI) = 0.2−0.5%]。虽然关于预防性治疗降低感染风险的研究数据很有限,但美国疾病预防和控制中心目前推荐的 HIV 暴露后处理是使用三药联合抗逆转录病毒方案治疗 4 周[例如,雷特格韦、替诺福韦(tenofovir,TDF)和恩曲他滨(emtricitabine,FTC)]。几种抗逆转录病毒药物的联用,如齐多夫定+拉米夫定和 TDF+FTC,能够减少 HIV 的母婴传播,代表了对胎儿的化学预防(见第 38 章)。

# 叶酸代谢抑制剂:选择性靶向及药物协同作用实例

叶酸是一种参与多种酶促反应的维生素,与一碳单位的传递有关。这些反应对 DNA 和 RNA 前体、氨基酸(甘氨酸、甲硫氨酸和谷氨酸)、甲酰甲硫氨酰起始 tRNA 和其他必需代谢物的生物合成至关重要。鉴于叶酸代谢在细胞生物化学中的重要性,抑制叶酸生物合成和干扰叶酸循环的药物被广泛用于治疗细菌感染、寄生虫感染和癌症也就不奇怪了,这类药物为化学治疗原理提供了很好的例子。

## 叶酸代谢

叶酸的结构包含三个化学基团(图 33-6A):蝶啶环基团、对氨基苯甲酸(para-aminobenzoic acid,PABA)和谷氨酸。(由于 PABA 具有吸收紫外线的能力,PABA 是许多外用防晒剂中的活性成分。)对人类来说,叶酸是一种必须完全由饮食提供的必需维生素。然而在细菌和某些原虫中,叶酸是通过前体物质合成的,如图 33-7 所示。

饮食摄入的叶酸与通过前体物质合成的和叶酸都进入叶酸循环(图 33-7)。在该循环中,二氢叶酸还原酶(dihydrofolate reductase,DHFR)将二氢叶酸还原为四氢叶酸,然后四氢叶酸参与许多和一碳单位转移相关的代谢转化。例如,四氢叶酸在肌苷酸(inosine monophosphate,IMP)的合成[IMP 为腺苷酸(AMP)和鸟苷酸(GMP)的前体]及脱氧尿苷酸(deoxyuridine monophosphate,dUMP)到脱氧胸苷酸(deoxythymidine monophosphate,dTMP)的转化过程中都是碳原子的必需供体(见图 39-2)。在所有这些反应中,四氢叶酸提供一个碳原子,并在此过程中被氧化为二氢叶酸。为进一步进行一碳转移,必须通过 DHFR 将二氢叶酸还原为四氢叶酸。

**A** 叶酸

**B** PABA类似物

磺胺　　磺胺嘧啶　　磺胺甲噁唑

**C** 叶酸类似物

甲氨蝶呤

甲氧苄啶　　乙胺嘧啶

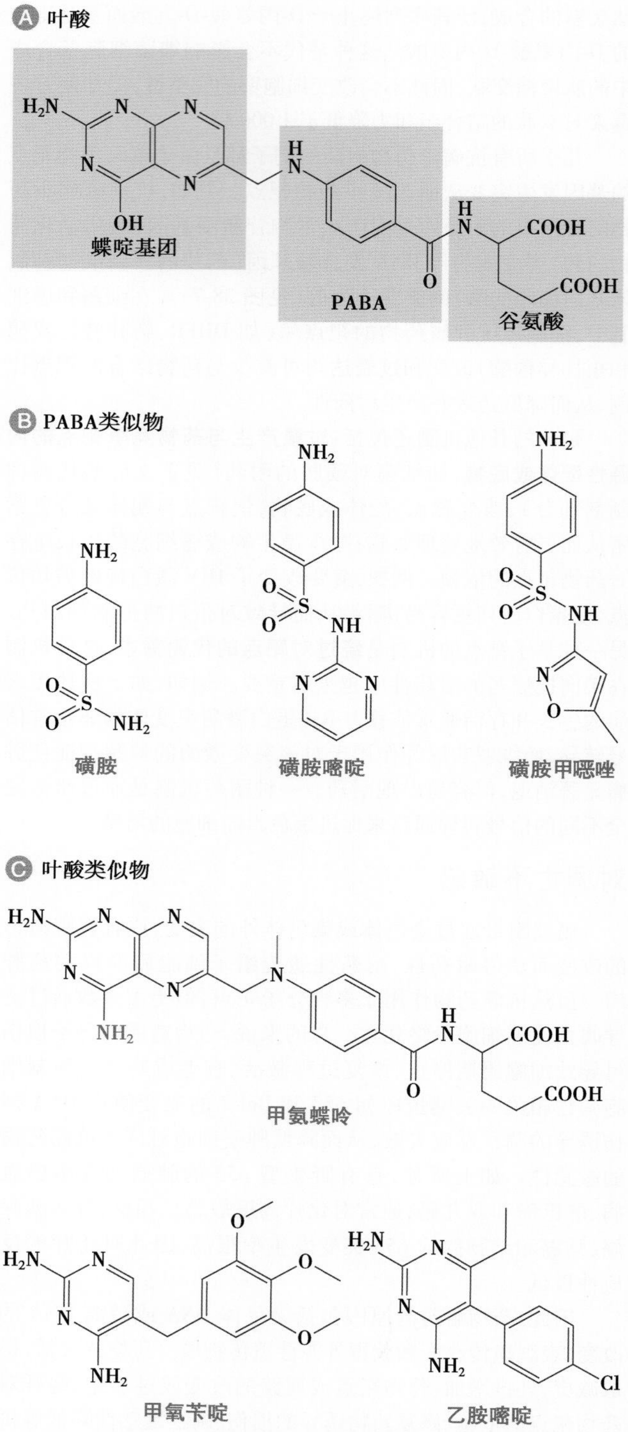

**图 33-6　叶酸、PABA 类似物(磺胺类药)和叶酸类似物(二氢叶酸还原酶抑制剂)的结构。** A. 叶酸由蝶呤、对氨基苯甲酸(PABA)和谷氨酸缩合而成(图 33-7)。叶酸盐是叶酸的脱质子形式。B. PABA 类似物(磺胺类药)结构与 PABA 相似,这类药物抑制催化从 PABA 和蝶呤生成二氢蝶酸的二氢蝶酸合酶(图 33-7)。C. 叶酸类似物(二氢叶酸还原酶抑制剂)结构与叶酸相似,这类药物抑制将二氢叶酸转化为四氢叶酸的二氢叶酸还原酶

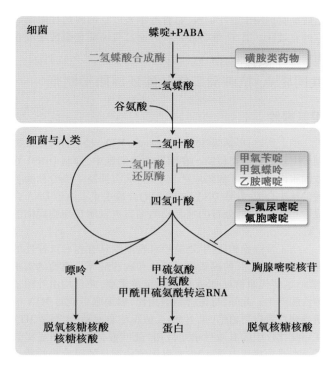

**图33-7 叶酸的合成与功能。** 叶酸的合成从蝶啶和对氨基苯甲酸（PABA）生成二氢蝶酸开始，该反应由二氢蝶酸合成酶催化。谷氨酸和二氢蝶酸缩合成二氢叶酸（DHF），DHF被二氢叶酸还原酶（DHFR）还原成四氢叶酸（THF）。THF及其同系物（图中未列举）作为一碳单位供体参与DNA、RNA和蛋白质生物合成所需的许多反应。在每个反应中，还原型叶酸（THF）被氧化成DHF，随后必须通过DHFR还原来再次生成THF。叶酸代谢抑制剂作用于叶酸通路的三个步骤：磺胺类药物抑制二氢蝶酸合成酶；甲氧苄啶、甲氨蝶呤和乙胺嘧啶抑制DHFR；5-氟尿嘧啶（5-FU）和氟胞嘧啶抑制胸苷酸合成酶（图39-4）。请注意，细菌和某些寄生虫可以利用蝶啶和PABA从头合成叶酸，而人类需要从饮食中获得叶酸

# 叶酸代谢抑制剂

抗代谢药是抑制核苷酸和DNA合成的药物（见第39章）。本章以叶酸代谢抑制剂这类抗代谢药物为例，说明抗菌药或抗肿瘤药依据药物靶点的特异性实现选择性靶向的原理。如前所述，实现选择性可通过以下形式①病原体或癌细胞特有的蛋白质或生化途径；②病原体或癌细胞蛋白质的特殊结构（亚型）；③病原体或癌细胞生长繁殖所依赖的特定宿主蛋白或信号通路。下面相关之处的讨论进一步说明了每种治疗药物的选择性原理。

叶酸代谢抑制剂包括二氢蝶酸合酶抑制剂和二氢叶酸还原酶抑制剂。这两类酶抑制剂是在结构上类似于酶的生理底物的药物。

## 特异性药物靶点：抗微生物二氢蝶酸合酶抑制剂

细菌和某些原虫不能从环境中摄取叶酸，因此必须通过

二氢蝶酸合酶从PABA、蝶啶和谷氨酸中从头合成叶酸（图33-7）。相反，哺乳动物细胞利用胃肠道上皮细胞膜的叶酸受体和叶酸转运体摄取完整的叶酸。病原体和宿主细胞之间的这一代谢差异使二氢蝶酸合酶成为一个理想的抗菌治疗靶点。磺胺类药物如磺胺甲噁唑和磺胺嘧啶，是一种PABA类似物，可竞争性地抑制二氢蝶酸合酶，从而阻止病原体合成叶酸。叶酸缺乏继而阻止嘌呤、嘧啶和一些氨基酸的合成，最终导致病原体停止生长。磺胺类药物通常是抑菌剂（即它们通常阻止细菌生长，但不杀死细菌）。但在一些缺乏胸腺嘧啶的情况下（例如在尿液中），磺胺类药物有杀菌作用（胸腺嘧啶缺陷致死）。磺胺类药物有两种结构类型：磺胺类和砜类。

### 磺胺类药物和砜类药物

正如Hildegard Domagk的案例所述，磺胺类药物是第一个用于治疗细菌感染的现代药物（百浪多息是磺胺类药物的前体）。图33-6显示了PABA与磺胺类似物磺胺、磺胺嘧啶和磺胺甲噁唑在结构上的相似性。磺胺类药物对二氢蝶酸合酶具有高度选择性。由于二氢蝶酸合酶的活性是细菌生长所必需的，并且这种酶在哺乳动物细胞中不表达，所以这类药物的不良反应非常少（除了新生儿的特殊情况，如下所述）。

尽管磺胺类药物的选择性很高，但药物耐药性的发展导致了其应用减少。磺胺类药物耐药的最常见原因有①过量产生内源性底物PABA；或②二氢蝶酸合酶上PABA结合位点突变，导致该酶对磺胺类药物的亲和力降低。一些耐药链球菌产生的PABA水平比正常值高出70倍。

由于细菌和寄生虫对磺胺类药物耐药的发生率很高，这些药物很少单独使用。它们通常与具有协同作用的药物如甲氧苄啶或乙胺嘧啶联合使用，如下文所述。

磺胺类药物可与胆红素竞争人血白蛋白的结合位点，并引起新生儿核黄疸。核黄疸以新生儿血液中未结合（游离）胆红素浓度显著升高为特征，可导致严重的脑损伤。因此，新生儿不得使用磺胺类药物治疗。

氨苯砜是砜类二氢蝶酸合酶抑制剂的成员之一，用于治疗麻风病，并作为预防肺孢子虫肺炎（pneumocystis jiroveci pneumonia，PCP）的二线药物。氨苯砜的作用机制与磺胺类药物相同，氨苯砜与甲氧苄啶或乙胺嘧啶也可联合用药发挥协同作用（见下文）。由于氨苯砜是一种氧化剂，约5%的患者用药后出现高铁血红蛋白血症。容易出现高铁血红蛋白血症的患者通常缺乏红细胞酶葡萄糖-6-磷酸脱氢酶，该酶参与内源性和外源性氧化剂的解毒。

## 选择性抑制相似靶点：抗微生物二氢叶酸还原酶抑制剂

二氢叶酸还原酶（DHFR）是所有生物体用来将二氢叶酸（dihydrofolate，DHF）还原为四氢叶酸（tetrahydrofolate，THF）的酶。包括甲氧苄啶、乙胺嘧啶和甲氨蝶呤在内的几种药物均为叶酸类似物，能够竞争性抑制DHFR并阻止从DHF再生THF（图33-6和33-7）。通过抑制DHFR，这些药物可以阻断嘌呤核苷酸的合成以及dUMP甲基化生成dTMP（见上文）。药理学抑制DHFR在感染治疗和癌症化疗中都有应用。

目前已开发了许多 DHFR 抑制剂。如表 33-3 所示，甲氨蝶呤是 DHFR 的强效抑制剂（次纳摩尔级的），然而它对哺乳动物、细菌和原虫的 DHFR 亚型几乎没有选择性。相反，结构与叶酸差异更大的 DHFR 抑制剂，如甲氧苄啶和乙胺嘧啶（图 33-6），对不同的 DHFR 亚型具有较高的选择性。甲氧苄啶是一种有效的选择性抗菌药，乙胺嘧啶是一种有效的选择性抗原虫药，而甲氨蝶呤是一种抗肿瘤药，用于治疗多种恶性肿瘤。

为什么甲氧苄啶和乙胺嘧啶对 DHFR 的特定亚型有选择性，而甲氨蝶呤没有？例如，当甲氧苄啶浓度为 $0.007\,\mu mol/L$ 时，细菌 DHFR 的活性可降低 50%，而对人 DHFR 产生类似抑制作用需要的甲氧苄啶浓度为 $350\,\mu mol/L$（表 33-3）。甲氨蝶呤对 DHFR 亚型选择性低的部分原因可能是甲氨蝶呤与 DHFR 的正常底物二氢叶酸非常相似。虽然细菌、原虫和人类之间的 DHFR 氨基酸序列差异很大，但这些酶亚型在进化过程中受限于要保留将 DHF 转化为 THF 的酶活性，因此对类似于酶底物的 MTX 等药物仍然敏感。相反，与酶底物相似性较低的药物如甲氧苄啶和乙胺嘧啶，能够将这些序列差异转化为结构差异，更有选择性地作用于特定亚型。因此，选择性的基础在于酶结构的差异，这些差异不影响酶与天然底物的结合，但在酶与类似物（药物）的结合中起重要作用。深入了解抑制 DHFR 的结构基础可能会促进开发选择性更高的新药。

### 甲氧苄啶

甲氧苄啶是选择性抑制细菌 DHFR 的叶酸类似物（图 33-6C，表 33-3），可阻止 DHF 转化成 THF。与磺胺类药物一样，甲氧苄啶通常是一种抑菌剂，但在某些情况下会导致缺乏胸腺嘧啶的细菌死亡。由于甲氧苄啶以原形从尿液中排出，因此可单独治疗不严重的尿路感染。然而对于大多数感染，甲氧苄啶需与磺胺甲噁唑联合使用。下文介绍了这种联合抗菌化疗的基本原理。

### 乙胺嘧啶

乙胺嘧啶是一种叶酸类似物，选择性地抑制寄生虫的 DHFR（图 33-6C，表 33-3）。乙胺嘧啶是目前唯一有效的抗弓形虫病化疗药物，常与磺胺嘧啶联合用于弓形虫病的治疗。

**表 33-3** 三种二氢叶酸还原酶抑制剂的 IC$_{50}$ 值

| DHFR 抑制剂 | DHFR 亚型 | | |
| --- | --- | --- | --- |
| | 大肠杆菌 DHFR | 疟原虫 DHFR | 哺乳动物 DHFR |
| 甲氧苄啶 | 7 | 1 800 | 350 000 |
| 乙胺嘧啶 | 2 500 | 0.5 | 1 800 |
| 甲氨蝶呤 | 0.1 | 0.7 | 0.2 |

IC$_{50}$ 是酶活性被抑制 50% 时所需的药物浓度。所有数值均以 nmol/L（$10^{-9}$ mol/L）为单位表示。黑体表示药物治疗作用发生的 DHFR 亚型。甲氧苄啶和乙胺嘧啶分别是大肠杆菌和疟原虫的 DHFR 亚型的选择性抑制剂。相反的，甲氨蝶呤是所有三种 DHFR 亚型的非选择性抑制剂。DHFR，二氢叶酸还原酶。

乙胺嘧啶也用于治疗疟疾，尽管近年来广泛的耐药性限制了它的有效性。第 37 章将进一步讨论乙胺嘧啶和磺胺嘧啶在治疗中的应用。

## 共同靶点：抗肿瘤二氢叶酸还原酶抑制剂

### 甲氨蝶呤

如上所述，甲氨蝶呤（methotrexate，MTX）是一种可逆性抑制 DHFR 的叶酸类似物。在哺乳动物细胞中，抑制 DHFR 导致细胞内的四氢叶酸供应严重不足，从而抑制了嘌呤和胸苷酸的从头合成，导致 DNA 和 RNA 的合成中止。由于 DNA 合成中止，甲氨蝶呤处理的哺乳动物细胞被阻滞在细胞周期的 S 期。

与正常细胞相比，甲氨蝶呤对癌细胞具有相对选择性的原理是：快速生长的癌细胞对嘌呤和胸苷酸等代谢物的需求增加，这些代谢物对 DNA 的合成至关重要，并且均由叶酸依赖性酶产生。此外，与正常细胞相比，癌细胞可能对 MTX 的诱导凋亡效应更敏感（见下文）。值得注意的是，大剂量 MTX 在癌症化疗中的有效性由于应用"亚叶酸拯救"而明显提高了。在这项疗法中，给予患者服用致死剂量的甲氨蝶呤数小时后，再给予亚叶酸（N-5 甲酰四氢叶酸，也称为甲酰四氢叶酸）。该疗法的原理为选择性地杀死癌细胞，而正常细胞被亚叶酸"拯救"。亚叶酸拯救的分子机制尚不清楚。一种假说认为，正常（非恶性）细胞能够富集亚叶酸（因此可保护自身免受 MTX 作用），而癌细胞对亚叶酸的转运速率降低（因此优先被高剂量 MTX 杀伤）。另一种假说认为，高剂量 MTX 诱导癌细胞凋亡，而使正常细胞的细胞周期停止。随后，正常细胞能在使用亚叶酸后恢复生长和分裂，而癌细胞则已经开始了程序性细胞死亡。

MTX 被用于治疗多种类型的肿瘤，包括乳腺癌、肺癌、头颈部癌、急性淋巴细胞白血病和绒毛膜癌。MTX 也用于治疗银屑病和某些自身免疫性疾病，如类风湿关节炎。甲氨蝶呤的毒性主要表现在对快速分裂的宿主细胞造成损伤，如胃肠道黏膜和骨髓。这些损伤通常是可逆的，治疗停止后可恢复。MTX 对胎儿毒性极大，因为叶酸对胎儿细胞的正常分化和神经管的闭合至关重要。MTX 单用或与前列腺素类似物米索前列醇联用作为流产诱导药已进行了临床试验。MTX 有时会超说明书用药，用于终止早期异位妊娠。

## DHFR 抑制剂和磺胺类药物的协同作用

甲氧苄啶和乙胺嘧啶均可与磺胺类药物联用以阻断四氢叶酸生物合成途径中的连续步骤（图 33-7）。这种称为"序贯阻断"的联合化疗可有效治疗某些寄生虫感染（乙胺嘧啶和磺胺嘧啶）和细菌感染（甲氧苄啶和磺胺甲噁唑）。DHFR 抑制剂和磺胺类药物联合使用的一个基本原理是这两类药物之间有显著的协同作用（见第 41 章）。

磺胺类药可降低细胞内二氢叶酸的浓度，从而增强了与二氢叶酸竞争结合 DHFR 的 DHFR 抑制剂的药效。磺胺类药/DHFR 抑制剂联用还可以有效地治疗对 DHFR 抑制剂单药耐药的细菌或寄生虫。通常，这种耐药型是由表达了一种结构改变的 DHFR 引起的,这种 DHFR 对抑制剂的亲和力较低。对于细菌或寄生虫来说,这种结构变异的 DHFR 对天然配体二氢叶酸的亲和力也较低,磺胺类药物处理可降低细胞内二氢叶酸的浓度,使得结构变异的 DHFR 不能满足细胞的代谢需求。

联合用药(如甲氧苄啶和磺胺甲噁唑)的另一个重要的理论依据是:甲氧苄啶或磺胺甲噁唑单独使用的耐药性发展非常快,而对药物联合使用的耐药性发展则慢得多。正如本章前面所讨论的,由于这两种药物作用于不同的酶,细菌对药物联用产生耐药性需要同时发生两种不同的突变,而两种突变同时发生的可能性远低于发生一个突变的可能性(见第 41 章)。

### 结论与展望

感染性疾病与癌症的许多药物治疗原则是相似的。感染和癌症的药物治疗都依赖于选择性抑制病原体或癌细胞以阻止其生长或存活,同时尽量减小可能妨碍宿主功能的副作用。原则上理想的治疗方法是选择性抑制特异靶点如细菌细胞壁,然而往往必须使用一些选择性较低的疗法,作用于病原体或癌细胞与宿主之间相似甚至相同的分子或通路。如果微生物或癌细胞发生突变而产生耐药性,即使是作用于完全特异的靶点的高选择性药物也会失效。微生物和癌细胞都生长迅速,拥有进化或产生突变以获得耐药性的能力。内科医生试图通过尽早开始治疗、使用最大耐受剂量的药物以及联合使用多种药物来避免产生耐药性。尽管采取了这些策略,但耐药性仍然是成功治疗的主要障碍。随着人们对微生物和癌细胞的生物学了解越深入,发现了更多的特异性靶点,药物治疗有望变得更具选择性、毒性更低、更不易产生耐药性。

以抗代谢为基础的疗法如抑制叶酸代谢,有着悠久而传奇的历史,教会了我们许多关于感染和癌症治疗的选择性毒性原理。尽管作用于新发现的促肿瘤突变、转录因子或免疫调节因子的新型抗癌疗法已经出现了,但是抗代谢疗法仍然是当前癌症治疗的基石和积极研究的主题。例如,最近对肿瘤及相应正常组织样本的代谢酶表达模式分析表明,肿瘤组织过表达 TSTA3、PYCR1 和 MTHFD2。这些酶分别在岩藻糖基化、脯氨酸合成和线粒体一碳代谢中发挥重要作用,这些代谢过程目前在癌症病理生理学中尚未得到重视。亚甲基四氢叶酸脱氢酶 2(methylenetetrahydrofolate dehydrogenase 2,MTHFD2)是一种线粒体旁系同源酶(依赖 NADP$^+$ 发挥作用),在一碳转移中起重要作用。在线粒体中,MTHFD2 产生甲酸(可能通过甘氨酸的分解代谢)并输出到细胞质中,甲酸通过胞质的旁系同源物 MTHFD1 与 THF 结合,然后提供一碳单位用于核苷酸合成。这一发现增加了我们对于叶酸代谢复杂性的认识,特别是对线粒体和叶酸依赖性酶的线粒体旁系同源物在核苷酸合成中的作用的认识。尽管还需要做更多的工作,但 TSTA3、PYCR1 和 MTHFD2 可能共同代表癌症治疗的新代谢靶点,MTHFD2 的例子加深了我们对叶酸代谢的了解并为开发新药打开了大门。Gerhard Domagk 于 80 年前开始的工作还在继续产生新知识,为新疗法的出现带来希望。

## 致谢

感谢 Heidi Harbison、Harris S. Rose 和 Quentin J. Baca 在本书第 1 版、第 2 版和第 3 版中对本章做出的宝贵贡献。

(黄中麟　杜冠华 译　冯章英　曹慧 审)

### 推荐读物

American Cancer Society Statistics. http://www.cancer.org/docroot/STT/stt_0.asp. (*Source of cancer statistics provided in this chapter.*)

Antimicrobial Resistance Prevention Initiative: proceedings of an expert panel on resistance. *Am J Med* 2006;119(6 Suppl 1):S1–S76. (*Series of seven articles and discussion on mechanisms of antimicrobial drug resistance.*)

Bennett JE, Dolin R, Blaser MJ, eds. *Mandell, Douglas, and Bennett's principles and practice of infectious diseases.* 8th ed. Philadelphia: Churchill Livingstone; 2014. (*Authoritative textbook on clinical management of infectious diseases.*)

Coen DM, Richman DD. Antiviral agents. In: Knipe DM, Howley PM, Cohen JI, et al., eds. *Fields virology.* 6th ed. Philadelphia: Lippincott Williams & Wilkins; 2013:338–373. (*Detailed review of the mechanisms and uses of antiviral drugs.*)

Fischbach MA, Walsh CT. Antibiotics for emerging pathogens. *Science* 2009;325:1089–1093. (*Overview of the need for new antibiotics to treat infections with multidrug-resistant organisms and discussion of approaches to identifying novel classes of antibiotics.*)

Kuhar DT, Henderson DK, Struble KA, et al. Updated US Public Health Service guidelines for the management of occupational exposures to human immunodeficiency virus and recommendations for postexposure prophylaxis. *Infect Control Hosp Epidemiol* 2013;34:875–892. (*Comprehensive guidelines for postexposure prophylaxis for the prevention of HIV infection, including an extensive reference list.*)

LaFemina R, ed. *Antiviral research: strategies in antiviral drug discovery.* Washington, DC: ASM Press; 2009. (*Review of strategies used to discover antiviral drugs.*)

Moscow JA, Schneider E, Sikic BI, et al. Drug resistance and its clinical circumvention. In: Hong WK, Bast RC Jr, Hait W, et al., eds. *Holland-Frei cancer medicine.* 8th ed. Hamilton, Ontario, Canada: BC Decker and American Association for Cancer Research; 2009:597–610. (*Discusses mechanisms of resistance to antineoplastic agents.*)

Nilsson R, Jain M, Madhusudhan N, et al. Metabolic enzyme expression highlights a key role for MTHFD2 and the mitochondrial folate pathway in cancer. *Nat Commun* 2014;5:3128–3133. (*Demonstrates role of MTHFD2 in cancer.*)

US Public Health Service. Preexposure prophylaxis for the prevention of HIV infection in the United States – 2014: a clinical practice guideline. www.cdc.gov/hiv/pdf/PrEPguidelines2014.pdf. (*Comprehensive guidelines for preexposure prophylaxis for the prevention of HIV infection, including an extensive reference list.*)

Vousden KH, Prives C. Blinded by the light: the growing complexity of p53. *Cell* 2009;137:413–431. (*Review of p53 mechanisms, functions, and pharmacology.*)

Walsh CT. *Antibiotics: actions, origins, resistance.* Washington, DC: ASM Press; 2003. (*Reviews structural and chemical basis of antibiotic action and resistance.*)

WHO Statistical Information System. http://www.who.int/whosis/. (*Source of world health statistics provided in this chapter.*)

**药物汇总表：第 33 章** 抗微生物药和抗肿瘤药的药理学原理

| 药物 | 临床应用 | 严重和常见的不良反应 | 禁忌证 | 注意事项 |
|---|---|---|---|---|
| **抗微生物的二氢蝶酸合酶抑制剂** | | | | |
| 机制——PABA 类似物，可竞争性地抑制微生物二氢蝶酸合酶，从而阻止叶酸合成 | | | | |
| **磺胺类：**<br>磺胺嘧啶<br>磺胺甲噁唑<br>磺胺多辛（第 36 章）<br>磺胺林（第 36 章） | 敏感的阴道感染（磺胺）；弓形虫病、流感嗜血杆菌、软下疳、包涵体结膜炎、球菌性脑膜炎、诺卡菌病、复发性风湿热、沙眼（磺胺嘧啶）<br>非典型分枝杆菌感染、软下疳（磺胺甲噁唑）；肺孢子虫肺炎、志贺菌病、旅行者腹泻、尿路感染、腹股沟肉芽肿、急性中耳炎（磺胺甲噁唑/甲氧苄啶） | 新生儿核黄疸、弓形综合征、粒细胞缺乏症、再生障碍性贫血、肝衰竭、胃肠道紊乱、皮疹 | 对磺胺类药物过敏、2 个月以下婴儿、足月孕妇、哺乳期妇女、叶酸缺乏引起的巨幼细胞贫血 | 由于磺胺类耐药发生率很高，磺胺类通常与增效药（如甲氧苄啶或乙胺嘧啶）合用。磺胺类药物与胆红素竞争人血白蛋白结合位点，可引起新生儿核黄疸。避免与二氢蝶酸合酶的天然底物 PABA 合用 |
| **砜类：**<br>氨苯砜 | 寻常痤疮、麻风、疱疹性皮炎 | 溶血性贫血、高铁血红蛋白血症、再生障碍性贫血、粒细胞缺乏症、中毒性表皮坏死松解症、胰腺炎、中毒性肝炎、自杀倾向 | 对氨苯砜过敏、葡萄糖-6-磷酸脱氢酶（G6PD）缺乏 | 氨苯砜和甲氧苄啶或乙胺嘧啶联合用药可发挥协同作用。易发生溶血性贫血和高铁血红蛋白血症的患者通常缺乏红细胞酶 G6PD |
| **抗微生物的二氢叶酸还原酶抑制剂** | | | | |
| 机制——叶酸类似物，竞争性抑制微生物二氢叶酸还原酶（DHFR），从而阻止从二氢叶酸再生四氢叶酸 | | | | |
| 甲氧苄啶 | 尿路感染<br>见前文中磺胺甲噁唑/甲氧苄啶联合疗法的应用 | 史-约综合征、多形红斑、过敏反应、巨幼红细胞贫血、皮疹、瘙痒 | 甲氧苄啶过敏、叶酸缺乏引起的巨幼红细胞贫血 | 选择性抑制细菌 DHFR。甲氧苄啶具有抑菌作用，单药可用于治疗单纯性尿路感染。通常与磺胺甲噁唑联合使用 |
| 乙胺嘧啶（第 36 章） | 弓形虫病<br>疟疾 | 史-约综合征、白细胞减少症、巨幼红细胞性贫血、过敏反应、皮疹 | 乙胺嘧啶过敏、叶酸缺乏引起的巨幼红细胞贫血 | 选择性抑制寄生虫 DHFR。通常与磺胺嘧啶联合用于治疗弓形虫病。叶酸可会影响乙胺嘧啶的疗效 |

续表

**抗肿瘤二氢叶酸还原酶抑制剂**

机制——叶酸类似物，竞争性抑制哺乳动物 DHFR，从而阻止从二氢叶酸再生四氢叶酸

| 药物 | 临床应用 | 严重和常见的不良反应 | 禁忌证 | 注意事项 |
|---|---|---|---|---|
| 甲氨蝶呤 | 许多肿瘤类型，包括乳腺癌、肺癌、头颈癌；急性淋巴细胞白血病；绒毛膜癌<br><br>自身免疫性疾病，包括银屑病、类风湿性关节炎 | 血栓性疾病、多形红斑、史-约综合征、骨髓抑制、肝毒性、肾病、癫痫、恶性肺疾病、脑白质病变<br><br>性淋巴瘤、机会性感染<br>胃肠道功能紊乱、口腔炎、脱发、光敏性、皮疹、头痛、支气管炎、鼻咽炎 | 对甲氨蝶呤过敏<br>孕妇<br>哺乳期妇女<br>兼有酒精中毒、酒精性肝病、慢性肝病、血液恶液质病既往史或有免疫缺陷综合征的实验室证据的银屑病或类风湿关节炎患者 | 亚叶酸解救的应用，扩大了大剂量甲氨蝶呤在癌症化疗中的应用。<br>停止治疗后，甲氨蝶呤对胃肠黏膜和骨髓的毒性通常是可逆的。<br>对胎儿有极大的毒性，因为叶酸对胎儿的细胞分化和神经管闭合至关重要。<br>接受甲氨蝶呤化疗的免疫抑制患者应避免接种脊髓灰质炎疫苗。<br>避免饮酒。<br>有偶发的死亡病例报告，与萘普生和保泰松联合使用时要格外谨慎。<br>与甲氧苄啶联用可能会导致严重的甲氨蝶呤毒性。<br>在服用含有巴龙霉素、新霉素、制霉菌素和万古霉素的抗生素合剂的患者中，甲氨蝶呤的口服吸收可减少高达50% |

# 第34章

# 细菌感染药理学：DNA的复制、转录和翻译

Alexander J. McAdam and Donald M. Coen

## 概述

遗传学的中心法则过程，即 DNA 的复制、转录和翻译，在细菌和人类中大体相似。都是 DNA 复制并转录成 RNA，信使 RNA 再翻译成蛋白质的过程。不过二者的中心法则过程在生物化学方面还存在着一些重要差异，可以开发利用这些差异来研制抗生素，并将之应用于临床治疗。

目前临床所应用的抗菌化学治疗药物即是利用上述差异发挥效用的，这些药物主要针对以下三类靶标：①拓扑异构酶，此酶调节 DNA 超螺旋并介导已复制 DNA 链的分离；②RNA 聚合酶，此酶将 DNA 转录成 RNA；③核糖体，作用是将信使 RNA（messenger RNA，mRNA）翻译成蛋白质。

本章简要回顾细菌中心法则过程中的生物化学，探讨细菌与人类中心法则过程中存在的差异，并在此基础上，讨论药物干扰细菌 DNA 复制、转录和翻译的作用机制。

### ■ 病　例

1976 年夏，从费城参加美国退伍军人大会归来的参会者患上了一种神秘肺炎，病情严重。疫情主要集中在 Bellevue Stratford 酒店，该店住客有 150 人染病，另有 32 名感染者曾路过该处。此病最终造成 29 人死亡，因此被命名为"军团病"

（legionnaires' disease）。然而，常规痰染色、细菌培养甚至尸检标本中，均未检出一致的病原体。对一种未知流行病的恐慌，引发了关于毒气、饮用水污染、恐怖袭击和致命病毒等方面的谣言和新闻报道。

几个月后，来自美国疾病预防和控制中心（Centers for Disease Control and Prevention，CDC）的团队，通过实验室和实地研究，鉴定出此病是由一种需氧革兰氏阳性菌感染所致，并将该菌命名为嗜肺军团菌（legionella pneumophila）。在治疗该菌所引发感染的过程中，人们发现红霉素（一种大环内酯类抗生素）和四环素的治疗效果优于其他药物。如今，新的大环内酯类药物（如阿奇霉素）和氟喹诺酮类药物常被用于治疗军团菌病以及多种衣原体、链状球菌和葡萄球菌所致的感染。

### 思　考　题

□ 1. 为什么有些抗生素是杀菌剂，如喹诺酮类和氨基糖苷类，而另一些抗生素如四环素类和大环内酯类却是抑菌剂？

□ 2. 四环素类和大环内酯类抗生素分别阻断翻译过程中的哪些步骤？

□ 3. 细菌是如何对大环内酯类和氟喹诺酮类抗生素产生耐药性的？它们是否需要获得外源性 DNA 才能对这些抗生素产生耐药性？

# 细菌 DNA 复制、转录和翻译的生物化学

分子生物学的中心法则，要从 DNA 的结构说起，DNA 是细胞中携带遗传信息的生物大分子。亲代细胞要把遗传信息传递给子细胞中，其 DNA 须被完整复制，复制出的两套 DNA 还须相互分离，再分别传递给两个子细胞。要表达 DNA 中含有的基因，包含基因信息的特定 DNA 片段需先被复制（转录）成 RNA。随后某些 RNA(mRNA)会被蛋白质合成机器读出（翻译），并生成蛋白质。另一些 RNA，如转运 RNA（transfer RNA，tRNA）和核糖体 RNA（ribosomal RNA，rRNA），则执行着蛋白质合成过程中所必需的复杂功能。需要注意的是：下文讨论时，已将细菌的中心法则过程大大简化，以突出那些可被抗生素抑制的步骤。

## DNA 的结构

DNA 由两股聚合的脱氧核糖核苷酸链组成，两股链互相盘绕形成"双螺旋"结构。每个核苷酸的脱氧核糖环的 3′-羟基通过一个磷酸基与下一个核苷酸的 5′-羟基端结合，组成双螺旋"梯"两边的磷酸二酯骨架（图 34-1、34-2）。与脱氧核糖

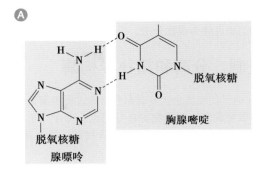

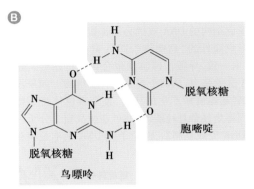

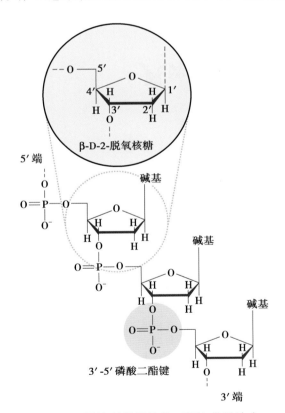

图 34-1　DNA 的骨架结构。DNA 是通过磷酸二酯键将相邻核苷酸的 2′-脱氧核糖两两相连组成的核苷酸聚合物。磷酸二酯键连接着每个脱氧核糖的 3′-OH 和下一个脱氧核糖的 5′-OH，形成 DNA 双链的骨架

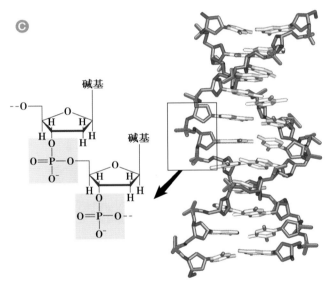

图 34-2　DNA 双链间的氢键。A 和 B. 虚线表示 DNA 双链之间连接互补碱基对的氢键。腺嘌呤(A)和胸腺嘧啶(T)通过两个氢键相连，鸟嘌呤(G)和胞嘧啶(C)通过三个氢键相连。C. A-T 和 G-C 碱基对共同组成了 DNA 双螺旋"梯"的"梯级"。注意脱氧核糖部分和磷酸二酯键位于 DNA 双螺旋结构的外部，嘌呤和嘧啶碱基对堆叠在 DNA 分子的中间部位。

环通过共价键相连接的嘌呤和嘧啶，即腺嘌呤（adenine，A）和鸟嘌呤（guanine，G），胸腺嘧啶（thymine，T）和胞嘧啶（cytosine，C），通过氢键彼此配对（A 对 T，G 对 C），组成梯子的"梯级"（图 34-2）。细胞的遗传信息就编码在由这些碱基组成的线性序列中。怎样从核苷酸前体合成这些碱基，在第 39 章中进行了概述。细菌和真核生物的 DNA 结构在本质上没有区

别,但细菌的染色体通常是环状 DNA 聚合物,而包括人类在内的真核生物的染色体为线性分子。

# DNA 的复制、分离和拓扑异构酶

细菌 DNA 向子代细胞忠实复制和分离的过程步骤繁多,其中有多个步骤可成为抗菌药物的良好靶点。迄今为止,在这一过程中药物靶向最成功的酶是拓扑异构酶。这类酶在 DNA 复制和分离过程中发挥多种功能。

细菌和真核生物的 DNA 在复制时,互补的 DNA 链双向合成,形成两个所谓的复制叉(replication forks)。为启动这一过程,组成双螺旋结构的 DNA 双链必须解旋并分离开来。此时 DNA 链会形成额外的"超螺旋",DNA 链的旋转方向和双螺旋的旋转方向一致,导致该螺旋状聚合物过度扭转。超螺旋增加了 DNA 链的张力,从而干扰其进一步解旋。如果没有一道工序来减轻超螺旋所产生的压力,整个染色体将不得不旋转;这个过程将是复杂且耗能的,并可能搅乱整个分子。

此外,当 DNA 完成复制后,两个子代 DNA 副本是相互环绕着的。由于细菌的染色体是环状的,相互交织的子代副本会组成连锁环(catenanes)。这些缠绕在一起的环必须分离(分解)开,才能分配到子细胞中去。

拓扑异构酶执行两种功能——在 DNA 复制过程中去掉多余的 DNA 超螺旋,及分离相互缠绕的子代 DNA 副本。**拓扑异构酶通过断开、旋转和重新封闭 DNA 链来催化这些活动。**拓扑异构酶可分为两种类型,Ⅰ型拓扑异构酶催化 DNA 单链形成并重新封闭缺口以减少正超螺旋(图 34-3)。Ⅱ型拓扑异构酶催化 DNA 双链形成和重新封闭缺口功能(图 34-4)。两类拓扑异构酶都能在 DNA 复制过程中去除过多的 DNA 超螺旋。但只有Ⅱ型拓扑异构酶可分解相互缠结的 DNA 双链副本,从而允许 DNA 分离进入子细胞中。Ⅱ型拓扑异构酶比Ⅰ型拓扑异构酶的结构更复杂、功能更多样,因此Ⅱ型酶常被当作化学治疗药物的分子靶点。

Ⅱ型拓扑异构酶的作用机制分两步进行。第一步,酶和 DNA 片段结合并与每条链的磷酸根形成共价键,从而切开 DNA 双链。第二步,酶催化被切割的 DNA 分子通过缺口重新伸展,从而解除超螺旋(图 34-4)。双链 DNA 通过双链断裂

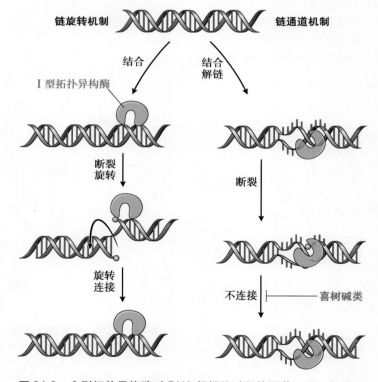

图 34-3 Ⅰ型拓扑异构酶对 DNA 超螺旋过程的调节。现已提出两种Ⅰ型拓扑异构酶作用机制。在链旋转模型中,Ⅰ型拓扑异构酶和 DNA 双螺旋结构中相对的双链相结合。之后拓扑异构酶切开一条链且仍和切口处链的末端之一相结合(实心的绿色环)。未被结合的链末端解开一圈或更多圈后与其父链相结合(重接)。在链通道模型中,Ⅰ型拓扑异构酶和 DNA 双螺旋结构相结合使 DNA 双链解链(分离)。结合 DNA 的拓扑异构酶引入一个缺口到其中一条链中,同时仍和断裂 DNA 链的两个断端相连(实心的绿色环)。之后断开的 DNA 链穿过螺旋并结合(重接),形成一个完全解链的 DNA。肿瘤化学治疗中使用的喜树碱类(见第 39 章),在链传递后抑制断开 DNA 链的重新连接

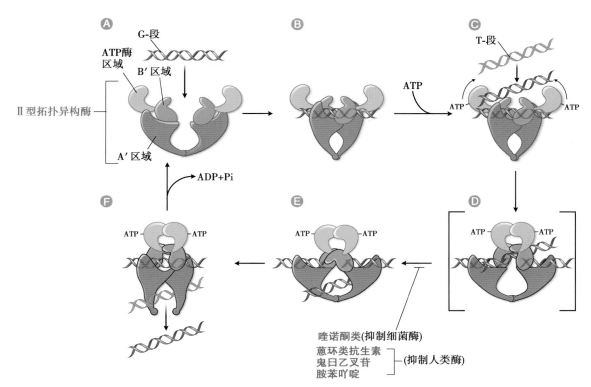

图 34-4　Ⅱ型拓扑异构酶对 DNA 超螺旋过程的调节。A. Ⅱ型拓扑异构酶由 A′、B′及 ATP 酶 3 个区域组成。A′区域和 B′区域连接 DNA 双螺旋的一部分(G 段)。B. 与 G 段的相互作用导致Ⅱ型拓扑异构酶发生构象变化,使之"锁"在 G 段周围。C. ATP 与拓扑异构酶中的 ATP 酶区相结合,DNA 双螺旋的第二个部分进入并"锁定"到 B′区域中。D. 酶一旦同时结合到 DNA 的这两个区域,拓扑异构酶会将 G 段 DNA 的两条链都切断。E. G 段上的双链缺口允许 T 段穿过 G 段到达拓扑异构酶的另一边。F. T 段从拓扑异构酶中释放出来,而 G 段的缺口重接。ATP 被水解成 ADP,ADP 从拓扑异构酶上解离,循环重新开始。每个循环的结果是将 DNA 的螺旋解开一圈,或当包含两个分开的环状 DNA 分子时解开 DNA 链。喹诺酮类抗生素抑制细菌Ⅱ型拓扑异构酶催化的 T 段穿过及缺口 G 段的重接。喹诺酮类达到治疗浓度时,也能促使拓扑异构酶亚基分离,导致 DNA 双链破裂,从而杀死细菌。部分肿瘤化学治疗药物,如蒽环类抗生素、鬼臼乙叉苷和胺苯吖啶,抑制人类Ⅱ型拓扑异构酶催化的 T 段穿过及缺口 G 段的重接,从而导致 DNA 双链破裂并诱导癌细胞凋亡(见第 39 章)

这一过程,使复制之后缠结的 DNA 副本得以分离,从而允许 DNA 分离进入子代细胞。

细菌Ⅱ型拓扑异构酶主要有两种。DNA 旋转酶(又称回旋酶,促旋酶)是第一种被发现的细菌Ⅱ型拓扑异构酶,其特别之处在于,它可在 DNA 分离前引进负超螺旋,使之与 DNA 链解聚时形成的正超螺旋中和。第二种主要的Ⅱ型拓扑异构酶是拓扑异构酶Ⅳ。在某些细菌中,DNA 回旋酶是 DNA 分离过程中的关键酶,而在另一些细菌中,拓扑异构酶Ⅳ才是其关键酶。

由于形成超螺旋结构对转录和分离过程都很重要,拓扑异构酶也影响着转录这一中心法则过程。拓扑异构酶具有多种功能并与 DNA 结合,使其成为重要的药物作用靶点。这类酶不仅是抗菌药作用的重要靶点,也是肿瘤化学治疗的重要靶点(见第 39 章)。

## 细菌的转录

基因表达从转录开始,转录是指从 DNA 模板合成单链 RNA 转录物的过程,该过程经由 RNA 聚合酶催化。细菌的 RNA 聚合酶由五个亚基(2 个 α、1 个 β、1 个 β′和 1 个 δ)聚合组成。如下文所述,δ 亚基是启动转录的工具,而 RNA 聚合酶的其余部分—也称为**核心酶**,含有催化 RNA 合成的装置。

**转录过程分为三个阶段:起始、延伸和终止**(图 34-5)。在起始阶段,RNA 聚合酶全酶在其 δ 亚基识别出一个上游位点后,即与一小段双螺旋 DNA 链结合并将双链分离。一旦双螺旋解开并形成单链模板,RNA 聚合酶便会在 DNA 的起始位点启动 RNA 的合成。启动过程中,酶的构象发生变化,使之在 DNA 周围打开或闭合,并与未解开的 DNA 及新生 RNA 之间发生适当的接触。在延伸过程中,RNA 聚合酶将磷酸二酯键连接的三磷酸核苷连接在一起,合成一条 RNA 互补链。在此过程中,δ 亚基从全酶中解离。RNA 的合成从 5′→3′方向进行,新生 RNA 在酶的出口通道中出现,直到到达一个终止序列。

细菌的 RNA 聚合酶与人类不同,故细菌 RNA 聚合酶可作为抗菌药的选择性靶点之一。在细菌中,细胞中所有的

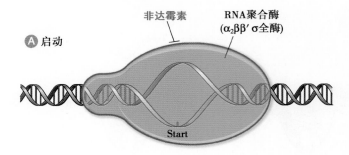

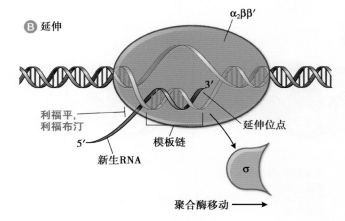

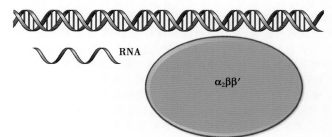

图 34-5 细菌的转录。A. 在启动阶段，RNA 聚合酶全酶（α2ββ'δ）寻找并识别 DNA 的启动子序列。随后全酶开始分离双螺旋的 DNA 链，暴露出转录的起始位点。非达霉素可以阻断这一阶段的转录。B. 在延伸阶段，核心酶（无 δ 亚基）以展开的 DNA 链为模板，从 5'→3' 方向合成新生 RNA 链。RNA 聚合酶沿模板链移动时解开 DNA 双螺旋链，转录物的 5' 末端在酶后面随之平移。利福平通过和 RNA 聚合酶的 β 亚基络合而阻断延伸过程（未显示）。C. 到达终止序列后 DNA、核心酶和新合成的 RNA 彼此分离

RNA 都由同一种 RNA 聚合酶合成（由引物酶产生的 DNA 复制所需的短 RNA 引物除外），且细菌 RNA 聚合酶仅由五个亚基组成。相比之下，真核生物却可表达三种不同的核 RNA 聚合酶，而且每种酶的亚基结构也都比细菌中相对应的亚基结构复杂得多。

## 细菌蛋白质的合成

信使 RNA（mRNA）转录物一旦被合成，细菌的翻译装置便开始翻译这些转录物。尽管细菌和高等生物之间的整个翻译过程相似，但在作用机制的细节上仍有许多药理学上可开发利用的差异。特别是细菌和人类的核糖体在 rRNA 分子的组成上存在差异。因此，细菌核糖体也可作为抗生素的选择性作用靶点。

大肠杆菌是一种典型的细菌，其核糖体由一个 30S 核糖体亚基和一个 50S 核糖体亚基组成，并有着 70S 核糖体的沉降系数。30S 核糖体亚基含有一个 16S rRNA 分子和 21 种不同的蛋白质，而 50S 核糖体亚基则含有 23S rRNA 和 5S rRNA 两个 rRNA 分子和超过 30 种不同的蛋白质。**重要的是，核糖体的关键活性，即解码 mRNA、连接氨基酸和转运翻译机器，主要是由其中的 rRNA 成分而非蛋白质成分决定的。**在翻译过程中，70S 核糖体含有三个结合 tRNA 的位点："氨酰"位点或 A 位点（也叫"接受"位点），该位点与携带各种氨基酸进来的 tRNA 分子相结合；"肽酰"位点或 P 位点，该位点容纳生长中的肽链；"出口"位点或 E 位点，该位点与翻译过程中使用过的 tRNA 结合，随后由核糖体将之排出（图 34-6）。

和转录一样，翻译也可分为三个步骤（图 34-7）。在起始过程中，翻译系统的组成部分在被称为启动因子的蛋白质的帮助下聚集在一起。首先，mRNA 和细菌核糖体中的 30S 亚基结合，同时一个特殊的 tRNA 与甲酰甲硫氨酸（formylated methionine, fMet）相结合，此种氨基酸是所有细菌 mRNA 编码的第一个氨基酸。随后甲酰甲硫氨酰 tRNA（fMet-tRNA）和细

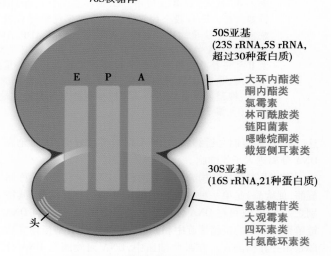

图 34-6 细菌的 70S 核糖体。细菌的 70S 核糖体由一个 30S 亚基和一个 50S 亚基组成，其中 30S 亚基具有被称为"头部"的结构特征。每个亚基由核糖体 RNA（rRNA）和大量蛋白质组成。rRNA 主要负责核糖体的大部分重要活动，是抑制转录的抗菌药物的靶点。氨基糖苷类、大观霉素、四环素类和甘氨酰环素类与 30S 亚基中的 16S rRNA 结合。大环内酯类、酮内酯类、氯霉素、林可酰胺类、链阳菌素、噁唑烷酮类和截短侧耳素类与 50S 亚基中的 23S rRNA 结合。A，氨酰位（氨酰 tRNA 的结合位点）；P，肽酰位（与延伸的肽链共价结合的 tRNA 结合位点）；E，出口位点（易位过程中从 P 位点排出的 tRNA 结合位点）

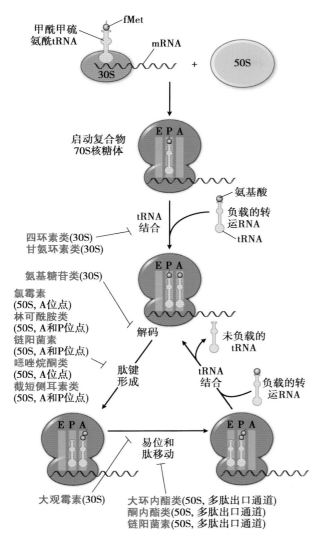

图 34-7 **细菌的翻译。**细菌的翻译起始于包含一个 30S 核糖体亚基、mRNA、甲酰甲硫氨酰结合的 tRNA（fMet-tRNA）和一个 50S 核糖体亚基的复合物的组装。这一组装步骤依赖于 fMet-tRNA 与 mRNA 中起始密码子的结合。组装好的 70S 核糖体含有氨酰基位点（A）、肽基位点（P）和出口位点（E）。A 位点包含一个 mRNA 的三联密码子，并允许连接着氨基酸的 tRNA（如负载的 tRNA）的对应反密码子与之相结合。16S rRNA 的解码功能可确保 mRNA 密码子结合到正确的 tRNA 上，从而发生构象变化，使占据 A 位点的 tRNA 上的氨基酸与占据 50S 亚基中 23S rRNA 肽酰转移酶中心的 tRNA 上的氨基酸位置接近。在那里，占据 A 位点的氨基酸和 P 位点上新生肽的羧基末端之间会形成肽键。而肽键一旦形成，tRNA-mRNA 复合物即从 A 位点转移到 P 位点，占据 P 位点的 tRNA 分子转移到 E 位点，并从 E 位点上解离，延长的多肽链通过出口通道向外移动。A 位点空了，下一个负载的 tRNA 分子引入 A 位点完成这个循环。翻译继续进行，直到 mRNA 遇到一个终止密码子，核糖体便在该位置将新合成的蛋白质释放出来。

抑制翻译的药物会干扰细菌核糖体的活性。氨基糖苷类在 30S 亚基上与 16S rRNA 结合，干扰解码，导致含有错误氨基酸的蛋白质合成；四环素类和甘氨环素类阻断氨酰基 tRNA 与 A 位点的结合；氯霉素、林可酰胺类、链阳菌素、噁唑烷酮类和截短侧耳素类抑制 50S 亚基的肽键形成活性；大观霉素抑制易位，大环内酯类、酮内酯类和链阳菌素抑制肽从核糖体出口通道中移出

菌 mRNA 中的起始密码子（AUG）结合，接下来 50S 亚基与 30S 亚基结合形成完整的 70S 核糖体，然后 fMet-tRNA 占据 70S 核糖体的 P 位点。

在延伸过程中，在延伸因子的帮助下，核糖体从被翻译 mRNA 的 5′-末端移动到 3′-末端，并不断将氨基酸结合到增长肽链的羧基末端上。tRNA 分子携带特定氨基酸（氨酰基 tRNA）进入核糖体的 A 位点，其三个反密码子碱基与 mRNA 上的互补密码子形成碱基对。使用正确的 tRNA，不仅需要 tRNA 和 mRNA 之间的反密码子-密码子相互识别，还需要主要由 30S 核糖体亚基解码中心内的 16S rRNA 所提供的解码功能。在 A 位点将正确的 tRNA 与其密码子结合，会导致多处构象变化——解码中心内的 16S rRNA 中，进入解码中心的 50S 亚基中的 23S rRNA 区域，A 位点 tRNA 中，以及蛋白质延伸因子中。这些活动在 A 位点上的氨基酸与 tRNA 相结合就位的过程中达到顶峰，从而使之在 50S 亚基中一个叫做肽酰转移酶中心的区域，与 fMet（在 P 位点 tRNA 上）相接近。肽酰转移酶中心主要由 23S rRNA 组成，催化 fMet 与下一个氨基酸之间形成肽键。连接 fMet 与下一个氨基酸的肽键一旦形成，由于这个氨基酸同时与 A 位点上的 tRNA 相连，A 位点上的 tRNA 便是"接受"fMet 了。

肽键形成后，核糖体会经历更多的构象变化，包括 30S 亚基相对于 50S 亚基的旋转（棘轮效应），以及 30S 亚基"头部"的旋转运动，这样两种亚基都会向 mRNA 的 3′-末端推进三个核苷酸的位置。在这个多步骤的过程中，原先与 fMet 相连的 tRNAf 从 P 位点排出，结合到 E 位点上，连接两个氨基酸的 tRNA 便从 A 位点转移到空的 P 位点，A 位点就空了出来。这便是易位的过程。易位发生后，新生多肽开始通过核糖体的出口通道移动。以这种方式，经过多个周期的氨酰基 tRNA 与 A 位点结合、肽键形成和转位，多肽链得到了延伸。

在终止过程中，叫做释放因子的蛋白质识别 A 位点上的终止密码子，激活新合成蛋白质的释放和核糖体-mRNA 复合物的解离，同时 70S 核糖体分离成其 50S 和 30S 亚基。

细菌的翻译过程有三点值得注意。首先，**两个核糖体亚基执行分离功能**：30S 亚基负责将 mRNA 包含的信息准确解码，而 50S 亚基负责催化形成肽键。但两个亚基似乎都参与了易位过程。其次，**这些功能主要由核糖体中的 RNA 执行**；第三，**蛋白质合成抑制剂可在不同阶段影响翻译过程，并在很大程度上帮助阻断这些步骤**。

# 药理学分类和药物

以细菌 DNA 的复制、转录和翻译过程为靶点的药物主要有三大类：①以 Ⅱ 型拓扑异构酶为作用靶点的药物；②以 RNA 聚合酶为作用靶点的药物；③以细菌核糖体为作用靶点的药物。喹诺酮类抗生素是广谱抗菌药，不仅能抑制某些拓扑异构酶也可将这些酶转化成 DNA 损伤剂。非达霉素和利福霉素衍生物结合并抑制细菌 RNA 聚合酶。非达霉素用于治疗梭状芽孢杆菌引起的结肠炎，而利福霉素的衍生物利福平是结核治疗的中坚力量。多种药物均可结合细菌的核糖

体,从而抑制蛋白质的合成。确切来说,氨基糖苷类、大观霉素和四环素类结合 30S 核糖体亚基,而大环内酯类、氯霉素、林可酰胺类、链阳菌素、噁唑烷酮类和截短侧耳素类以 50S 核糖体亚基为靶点。这些蛋白质合成抑制剂通常对革兰氏阳性和阴性菌都有效,因此广泛应用于临床(见第 35 章)。

　　下文所述药物作用机制的阐明,主要取决于细菌遗传学领域的发展。具体来说,抗生素的分子靶点通过以下途径得到了证实:①分离出了对特定抗生素(如利福平)耐药的细菌;②靶分子(如 RNA 聚合酶)表现出对抗生素的生化抗性;③阐明抗药突变存在于编码靶点的基因中(如编码 RNA 聚合酶 β 亚基的基因)。近年来,利用核磁共振波谱和 X 射线晶体学方法进一步阐明了靶点的结构,以及各种药物与靶点相互作用的分子机制。实际上,核糖体及其与某些抗生素相结合时的晶体衍射分析荣获了 2009 年的诺贝尔化学奖。

## 拓扑异构酶抑制剂:喹诺酮类

　　喹诺酮类通过抑制细菌的 II 型拓扑异构酶起作用,是杀菌性抗生素中的一个主要类别。萘啶酮酸是最早进入临床使用的喹诺酮类药物之一(图 34-8),喹诺酮类药物的作用机制主要是通过研究此药而阐明的。

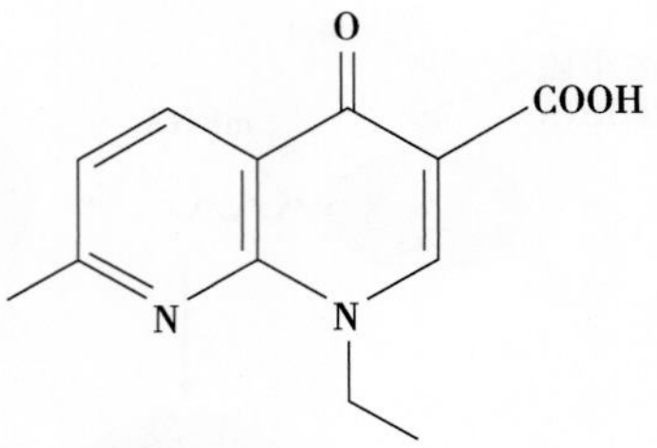

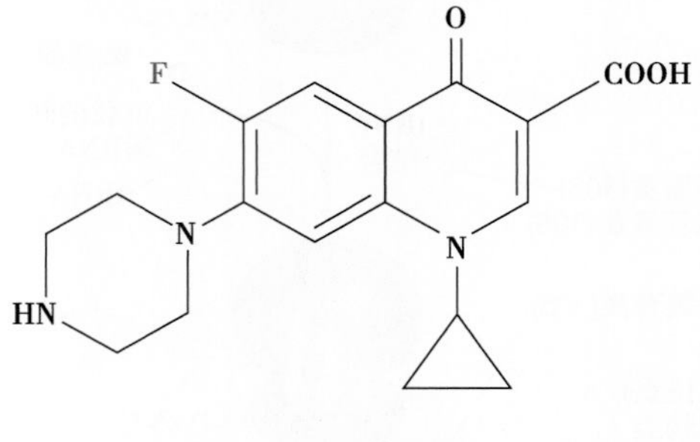

　　氟喹诺酮类(都以“-floxacin”结尾),其 6 号位都含有一个氟原子(图 34-8),从而使这类药物与萘啶酮酸相比,增加了杀菌效力,并扩大了杀菌谱系。老式氟喹诺酮类药物,如环丙沙星、诺氟沙星和氧氟沙星,用于治疗大肠杆菌、肺炎克雷伯菌、空肠弯曲杆菌、肠杆菌、沙门氏菌和志贺氏杆菌等革兰氏阴性菌属引起的尿路感染和胃肠道感染。新型氟喹诺酮类药物,包括吉米沙星、莫西沙星和左氧氟沙星,对这些革兰氏阴性菌仍保持活性,且对肺炎链球菌以及引起非典型肺炎的细菌(肺炎支原体、肺炎衣原体及嗜肺军团菌)也有活性,故此类药物常用于治疗细菌性肺炎。左氧氟沙星和莫西沙星对结核分枝杆菌有一定的抗菌活性,故有时与其他抗结核药物联用,用于治疗肺结核。氟喹诺酮类耐药在葡萄球菌中很常见,故常使用其他抗生素来治疗此种细菌导致的感染。细菌对喹诺酮类药物产生耐药性的典型原因如下:细菌中编码 II 型拓扑异构酶基因的染色体发生了突变,或是决定细菌内药物水平的膜孔蛋白和外排泵的表达发生了变化。喹诺酮类的副作用不常见,但可能会出现恶心、呕吐和腹泻,偶见肌腱炎、肌腱断裂和周围神经病变。

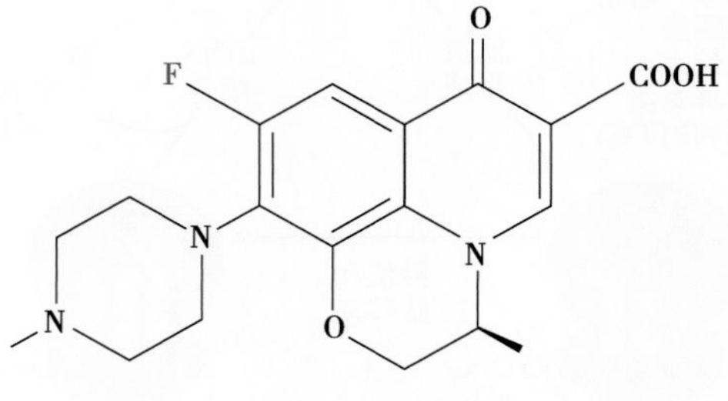

　　喹诺酮类通过抑制两种 II 型拓扑异构酶中的一种或两种,即抑制 DNA 促旋酶(拓扑异构酶 II)和/或拓扑异构酶 IV,在敏感菌中起效。对细菌拓扑异构酶抑制作用的选择性,来自于细菌和真核生物的这些酶在结构上的差异。喹诺酮类主要抑制革兰氏阴性菌的 DNA 回旋酶和革兰氏阳性菌的拓扑异构酶 IV,如金黄色葡萄球菌。

　　喹诺酮类的作用机制包括破坏细菌 II 型拓扑异构酶的功能。通常 II 型拓扑异构酶结合并打开 DNA 分子的双链,允许同一分子再伸展一圈以穿过双螺旋 DNA 的缺口(图 34-4)。喹诺酮类在 DNA 的第二部分穿过缺口前抑制这些酶,因此可将分子稳定在 DNA 聚合物已破裂的络合物形式上。低浓度

**图 34-8　以细菌拓扑异构酶为靶点的抗菌药物结构。** 萘啶酸、环丙沙星和左氧氟沙星是抑制细菌 II 型拓扑异构酶的喹诺酮类抗生素

的喹诺酮类可逆地抑制 II 型拓扑异构酶,起抑菌作用。然而,更高浓度的喹诺酮类(这很容易在患者体内达到)通过刺激酶亚基从破裂的 DNA 中脱离而破坏拓扑异构酶,使之成为 DNA 受损物质。双链破裂的 DNA 无法被复制(除非破裂处得以修复),转录进程在破裂处无法继续推进。双链破裂本身和/或细菌对双链破裂发生的反应,最终会导致细胞死亡。因此,喹诺酮类抗生素在治疗浓度下具有杀菌作用。

## 转录抑制剂:非达霉素和利福霉素衍生物

　　非达霉素是一种含有 18 元大内酯环的大环抗生素(图 34-9)。该药仅限于治疗梭状芽孢杆菌结肠炎。在对该病的初始治疗中,非达霉素与标准疗法口服万古霉素的疗效相似,且用非达霉素治疗的患者,在初始治疗 4 周内复发该病的可能性会更小。非达霉素的选择性源于其对梭状芽孢杆菌具有高效杀菌作用;其对组成理想肠道菌群的革兰氏阴性菌的杀菌效能要低得多。

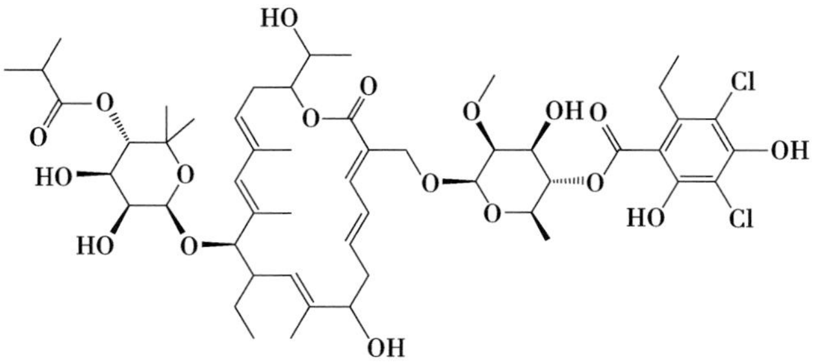

**图 34-9 以细菌 RNA 聚合酶为靶点的抗菌药物结构。** 非达霉素在启动阶段抑制 DNA 依赖的 RNA 聚合酶,而利福平和利福布汀(利福霉素 B 衍生物)在延伸阶段起抑制作用。利福平和利福布汀的利福霉素 B 骨架结构以蓝色标注

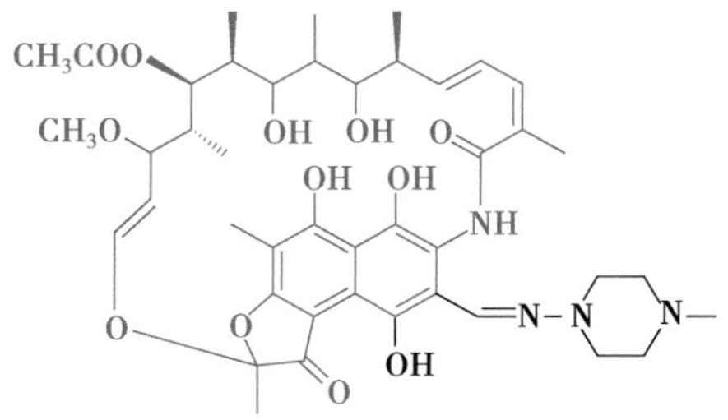

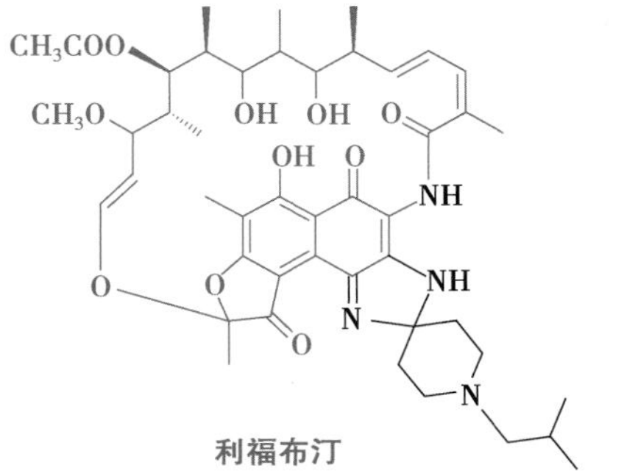

非达霉素抑制转录的确切机制尚不清楚,但其作用机制不同于利福霉素衍生物(见下文)。非达霉素作用于 RNA 合成的起始阶段,在 RNA 聚合酶与 DNA 结合之后,DNA 双螺旋结构链分离之前(图 34-5)。非达霉素的耐药突变发生在酶的一个区域中,该区域基因发生突变,导致编码产生的氨基酸发生变化,致使酶在转录起始阶段发生构象变化;此区域也与松解的 DNA 及新生的 RNA 接触。对非达霉素耐药的细菌仍对利福平敏感,这与两种药物通过不同机制产生作用这一结论相一致。

因非达霉素极少从胃肠道吸收,故口服给药浓度可大大超过结肠中杀死梭状芽孢杆菌所需的药物浓度。非达霉素一般耐受性良好,但副作用包括恶心、呕吐、腹部疼痛、胃肠道出血、中性粒细胞减少和贫血等。偶有非达霉素引起急性过敏反应的报道。

利福平及其结构类似物利福布汀是天然抗生素利福霉素 B 的两个半合成衍生物(图 34-9)。尽管利福平可用于预防脑膜炎球菌感染以及治疗一些其他细菌感染,但其主要用途是治疗结核病和其他的分枝杆菌感染。利福平对已被吞噬体吞噬的分枝杆菌有特效,因为它对细胞内和细胞外的细菌都有杀菌作用。此外,利福平可增加异烟肼的体外活性,异烟肼是另一种用于结核病联合治疗的一线药物(第 35、41 章)。

利福霉素类衍生物通过与依赖 DNA 的 RNA 聚合酶形成一个高度稳定的复合物,从而抑制 RNA 合成,来发挥其对分枝杆菌的杀菌活性。该药靶向细菌 RNA 聚合酶的 β 亚基。利福平允许转录启动但一旦新生 RNA 达到 2~3 个核苷酸的长度即阻断 RNA 链的延伸。此现象在利福霉素类衍生物和所有细菌的 RNA 聚合酶中出现的确切机制尚不明确。然而已有晶体衍射证据表明,利福平通过封闭新生 RNA 从酶中流出的出口通道,从而抑制某种细菌的 RNA 聚合酶。利福平对细菌具有高选择性,因为哺乳动物的聚合酶(甚至被认为和细菌聚合酶类似的线粒体聚合酶)只有在更高浓度下才会被利福平抑制。因此,利福平通常具有良好的耐受性,不良反应(通常是皮疹、发热、恶心、呕吐和黄疸)的发生率很低。

由于利福平单独用于治疗结核时,会迅速出现耐药,不仅使治疗无效还可能适得其反,故利福平须与其他抗结核药物联用。体外试验表明,每 $10^6 \sim 10^8$ 个结核杆菌中有 1 个可以通过一步突变过程对利福平产生耐药性,该过程可能会影响药物在聚合酶上的结合位点。尽管如此,作为多药疗法中的一员,利福平可显著降低潜伏结核的复发率(见第 41 章)。

## 翻译抑制剂

应用细菌翻译抑制剂主要有三点考虑。第一,**翻译抑制剂以细菌核糖体的 30S 或 50S 亚基为作用靶点**。下文通过对比抗菌药抑制 30S 或 50S 亚基的作用机制,对翻译抑制剂加以讨论(表 34-1)。

第二,考虑涉及药物作用的选择性。**蛋白质合成抑制剂除可抑制细菌的核糖体外,还对哺乳动物线粒体的核糖体、细胞质核糖体或对两者都有影响**。对宿主核糖体的抑制是这些药物产生副作用的一个普遍机制。对于某些抗生素如氯霉素来说,其对哺乳动物核糖体的抑制作用是其主要缺点,可导致严重的甚至致死性的副作用。四环素类在体外也可抑制哺乳动物核糖体,但幸运的是,此类药物在细菌细胞中会选择性浓集。几类其他的翻译抑制剂在临床相关浓度,对哺乳动物核糖体表现出很少或没有抑制作用;这些药物的剂量限制性毒性是由其他机制造成的。如大多数可口服的广谱抗生素,其胃肠道副作用是由于消除正常肠道菌群引起的。

20 世纪 90 年代,在选择性问题上,出现了一个有趣的扭转。人们发现某些氨基糖苷类、大环内酯类和林可酰胺类抗生素对真核微生物(如原虫)有一定的抑制作用,而这些真核微生物可导致艾滋病患者和其他免疫缺陷患者发生机会性感染。在这些微生物中,抗生素的活性归因于其对微生物中细胞器蛋白合成的抑制作用(见第 37 章)。

第三点考虑是,**完全抑制蛋白质合成并不足以杀死细菌**。细菌可对生长抑制治疗产生许多反应,以使自身维持休眠状态直到停止治疗。这些反应之一是完全抑制蛋白质合成后细菌仍然可以存活。因此,大多数蛋白质合成抑制剂是抑菌剂。氨基糖苷类是这一规则的主要例外。

**表 34-1**　抗菌翻译抑制剂作用位点及作用机制

| 药物或药物分类 | 作用位点 | 作用机制 |
| --- | --- | --- |
| **以 30S 核糖体亚基为作用靶点的药物** | | |
| 氨基糖苷类 | 16S rRNA | 诱导误读；达到更高浓度时可阻断蛋白质的合成 |
| 大观霉素 | 16S rRNA | 通过阻止 30S 核糖体亚基头部的旋转，从而抑制易位 |
| 四环素类和甘氨环素类 | 16S rRNA | 阻断氨酰 tRNA 与 A 位点结合 |
| **以 50S 核糖体亚基为作用靶点的药物** | | |
| 大环内酯和酮内酯类 | 23S rRNA | 通过阻断生长中多肽链的出口通道来抑制易位 |
| 氯霉素 | 23S rRNA | 通过干扰氨酰基在肽酰转移酶中心 A 位点的位置，抑制肽键的形成 |
| 林可酰胺类 | 23S rRNA | 通过与肽酰转移酶中心的 A 位点（也可能包括 P 位点）结合，抑制肽键形成 |
| 链阳菌素 | 23S rRNA | 通过与肽酰转移酶中心的 A 位点和 P 位点结合，以及阻断多肽的出口通道，抑制肽键的形成 |
| 噁唑烷酮类 | 23S rRNA | 通过阻断肽酰转移酶中心 A 位点氨酰基部分的生产性结合，抑制肽键的形成 |
| 截短侧耳素类 | 23S rRNA | 通过与肽酰转移酶中心的 A 位点和 P 位点结合，抑制肽键的形成 |

## 以 30S 核糖体亚基为靶点的抗菌药物

### 氨基糖苷类

　　氨基糖苷类抗生素主要用于治疗革兰氏阴性菌引起的感染，也可与其他药物协同使用，治疗一些严重的革兰氏阳性细菌感染。此类抗生素对专性厌氧菌不敏感。由于这些药物都是带电的分子，口服生物利用度不高，此类药必须注射给药。氨基糖苷类包括链霉素（第一个氨基糖苷类，发现于 1944 年）、新霉素、卡那霉素、妥布霉素、巴龙霉素、庆大霉素、奈替米星和阿米卡星（图 34-10）。在这些药物中，庆大霉素、妥布霉素和阿米卡星是使用最广泛的药物，原因是它们毒性较低，且靶向的微生物覆盖范围较广。

　　在低浓度下，氨基糖苷类与 30S 亚基中的 16S rRNA 结合。低浓度的氨基糖苷类在延伸过程中诱导核糖体误读mRNA，致使其合成含有错误氨基酸的蛋白质。由此推测氨基糖苷类干扰 30S 亚基的 mRNA 解码功能是合乎逻辑的。30S 氨基糖苷复合物的晶体结构大大帮助了我们对解码过程的理解。氨基糖苷类如何影响解码过程，主要是通过研究巴龙霉素的结构来探究的。巴龙霉素与 30S 亚基结合并诱导误读，目前有两种模型可以解释。一种模型是，巴龙霉素与 30S 亚基结合后，导致 16S rRNA 中监控密码子与反密码子相互作用的特定核苷酸发生了构象发生变化，该变化模拟了 A 位点中正确的（同源的）tRNA 反密码子结合到 mRNA 密码子后的构象变化。这些构象变化可引发随后的构象变化并导致肽键形成，即使 A 位点上出现的 tRNA 不正确也能发生这样的构象变化。（与这一模型相符，链霉素也能诱导误读，它会在不同但邻近的位点结合，使 30S 亚基呈现一种与正确 tRNA 结合时类似的稳定状态。）第二个模型源于对 70S 核糖体晶体结构的观察，70S 核糖体与正确的或错误的 tRNA 结合后，都会呈现出相同的导致肽键形成的构象变化。当巴龙霉素结合到

这些核糖体中时，会诱发 16S 中的一个核苷酸发生构象变化，进而促使 23S rRNA 中突出到解码中心的区域发生移动。这个模型假设 23S rRNA 的构象变化，使错误的 tRNA 滞留在 A 位点上，从而导致肽键形成，发生误读。

　　在更高浓度下，氨基糖苷类完全抑制蛋白质的合成。尽管在体外实验中有证据表明某些氨基糖苷类可抑制易位过程，实际上是激发 tRNA 向相反的方向移动（反向易位），但这一现象的确切机制还不明确。某些氨基糖苷可以在高浓度下与 50S 亚基的 23S rRNA 结合，并在翻译终止后阻止 70S 核糖体解离成单个亚基。细菌被处理后，不仅会发生误读，核糖体也会被封闭在 mRNA 的 AUG 起始密码子处。最终，尽管药物不再与核糖体结合，翻译仍会停止。

　　与其他蛋白质合成抑制剂不同，氨基糖苷类是杀菌药物。在治疗严重感染时，这一特征很重要。虽然其杀菌活性的确切机制还不明确，但最近 Bernard Davis 提出了一个有吸引力的模型，该模型有一定的合理性（图 34-11）。Davis 模型勾勒出了在氨基糖苷类浓度依赖性的效应下细胞死亡的过程。当药物首次进入细胞时，药物很难转运通过细菌膜。在初始低浓度下，误读发生，导致异常蛋白合成。一些这样的蛋白质插入膜中造成膜孔形成，这些膜孔允许氨基糖苷类流入细胞并彻底阻断蛋白质的合成。结果，膜的损伤无法修复，离子及随后更大分子的漏出导致细胞死亡。另一种模型也将误读和蛋白质错误折叠作为杀菌作用的关键步骤，但该模型假设错误折叠的蛋白激活了应激反应传感器，导致膜损伤和 DNA 损伤，从而导致细胞死亡。

　　氨基糖苷类活性的另一个重要方面是这些药物与抑制肽聚糖合成的药物（如 β-内酰胺类和糖肽抗生素）有协同作用。因此，氨基糖苷类和 β-内酰胺类常联合使用（见第 41 章）。这种协同作用最常见的解释是抑制细胞壁合成可增加氨基糖苷类进入细菌。氨基糖苷类和 β-内酰胺类之间的协同作用与下文中讨论的 β-内酰胺类和抑菌性蛋白质合成抑制剂之间的拮抗作用形成鲜明对比。

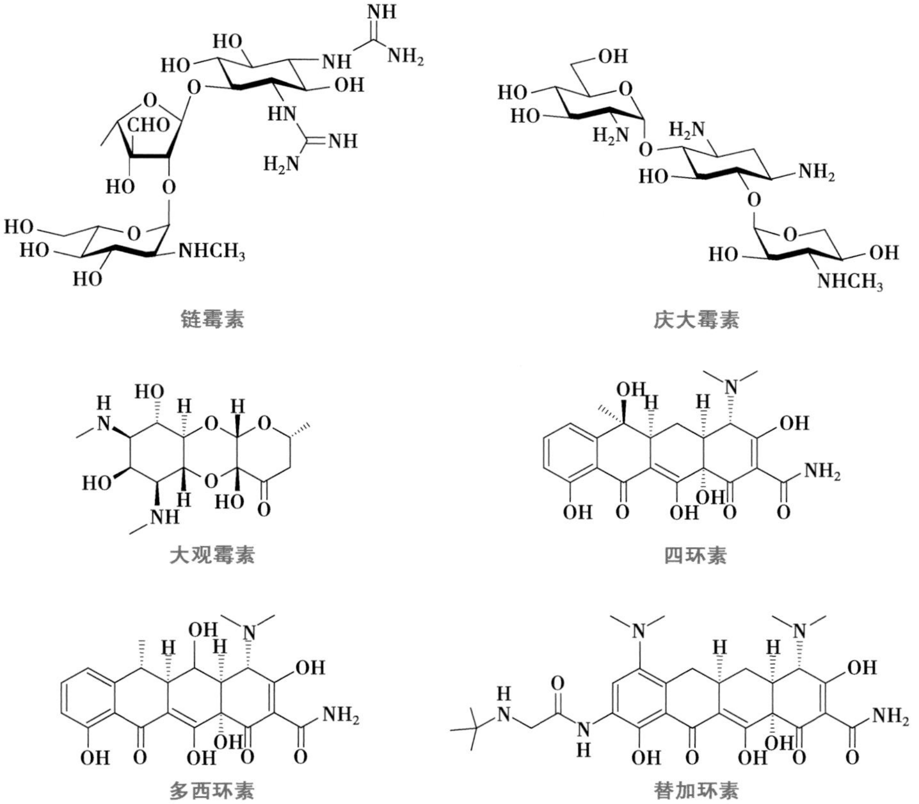

链霉素

庆大霉素

大观霉素

四环素

多西环素

替加环素

**图 34-10　以 30S 核糖体亚基为靶点的抗菌药物结构。**链霉素和庆大霉素是氨基糖苷类。大观霉素是氨基糖苷类的结构类似物。四环素和多西环素是四环素类。替加环素是甘氨酰环素类

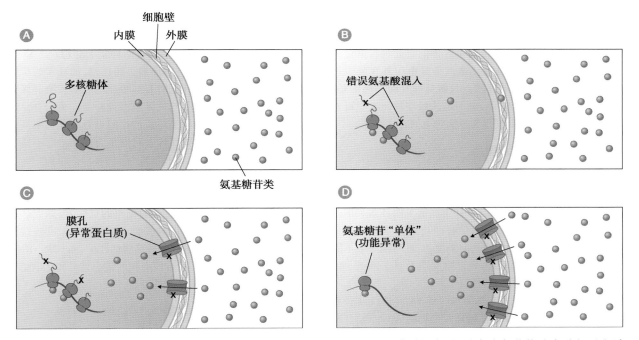

**图 34-11　氨基糖苷类杀菌活性的 Davis 模型。**氨基糖苷类作用的 Davis 模型提出,低浓度的氨基糖苷类引起蛋白质错译,而错译的(异常)蛋白质允许更高浓度的氨基糖苷类进入细胞并阻断蛋白质的合成。**A.** 最初,由于药物分子穿过细菌细胞膜的能力较差,尽管氨基糖苷类在细菌细胞外浓度已达到了治疗(高)浓度,药物仍以低浓度出现在细菌细胞中。**B.** 细胞内低浓度的氨基糖苷类与细菌核糖体结合,并导致错误的氨基酸(错译)混入新生的多肽中。**C.** 异常蛋白质插入细菌细胞膜中,形成孔道并导致膜损伤。**D.** 受损的膜允许更多的氨基糖苷分子流入细胞,导致核糖体活性的完全抑制。这个作用是不可逆的,或许是由于药物截留在细胞内("笼锁")。因为不能合成新的蛋白质,细菌细胞膜的损伤无法修复,随后细胞死亡

现已确定对氨基糖苷类产生抗药性的三个主要机制。第一，也是临床最常见的，是酶编码质粒的产生，这里的酶指的是一种转移酶或一种通过腺苷酰化、乙酰化或磷酸化而使氨基糖苷类失活的酶。第二，进入细胞的药物可能被破坏，或许是因为改变或消除参与药物转运过程的膜通道蛋白或其他蛋白质。第三，位于 30S 核糖体亚基上的靶点通过编码质粒的酶的突变或活动，而与之结合的药物产生抗性。

除了几种常见的毒性如超敏反应和药源性发热外，氨基糖苷类还可导致三种特殊的副作用：耳毒性、肾毒性和神经肌肉阻滞。在这些毒性当中，耳毒性（表现为听力受损或前庭损伤）是导致氨基糖苷类使用受限的最重要因素。氨基糖苷类在内耳的外淋巴和内淋巴中聚集并在高浓度时损伤毛细胞。来自人类遗传学研究的充足证据表明，耳毒性至少部分是由于氨基糖苷类抑制宿主线粒体核糖体导致的。另一观点是基于氨基糖苷类结合细胞膜上的磷脂和铁。药物与铁结合产生自由基，这可能是内耳损伤的原因。

氨基糖苷类还可引起急性肾衰竭，通常是可逆的。在肾近曲小管细胞中，氨基糖苷类药物的浓度可以达到较高水平，这是通过网格蛋白包被小窝中的一种称为 megalin 的特异性受体所介导的内吞作用实现的。这种毒性的生物化学机制目前还不明确，尽管线粒体毒性和质膜受扰都受到过怀疑。在极高浓度时氨基糖苷类可产生可逆的非去极化神经肌肉阻滞，有可能导致呼吸麻痹。这种效应是因为药物在突触前位点与钙竞争，导致乙酰胆碱释放减少、突触后终板去极化失败及肌肉麻痹。

## 大观霉素

大观霉素（图 34-10）也与 30S 核糖体亚基的 16S rRNA 结合，但其位置与氨基糖苷类结合的位置不同。大观霉素允许 70S 复合物形成，但抑制其易位。这似乎是由于其在易位过程中抑制了 30S 亚基头部的旋转。与氨基糖苷类不同的是，大观霉素不会引起密码子错译，也不是杀菌性的。大观霉素由非肠道方式给药，临床上仅作为淋病感染的替代治疗。

## 四环素类和甘氨酰环素类

四环素类已在临床应用多年。在美国有四种可用的四环素类药物：四环素、地美环素、多西环素和米诺环素。它们都是结构类似物，可归为一类（图 34-10 中显示了四环素和多西环素）。虽然临床疗效差异较小，但多西环素和米诺环素是最常用的，因其与四环素相比给药间隔更短，且与四环素不同的是，这两种药的吸收不会因为与食物同服而显著降低。四环素类是使用广泛的广谱、抑菌性抗生素。

四环素类与 30S 核糖体亚基的 16S rRNA 可逆性结合并通过阻断氨酰 tRNA 与 mRNA 核糖体复合物的 A 位点结合而抑制蛋白质的合成。这一作用阻止更多的氨基酸加入新生肽链中。然而，抑制蛋白质的合成并不是四环素类高抗菌选择性的全部原因，因为这些药物也可以在不高于抑制细菌蛋白合成所需浓度的情况下阻止体外真核生物蛋白质的合成。**相反，四环素类的高选择性来自这些药物在细菌中的活性积累，而不是在哺乳动物细胞中**。四环素类通过外膜上的膜孔蛋白被动扩散进入革兰氏阴性菌，随后主动运输（能量依赖的）进入内层细胞质膜。药物摄入革兰氏阳性菌也是通过一个类似的能量依赖的主动运输过程。相反，哺乳动物细胞缺乏这样的可在易感菌中找到的主动运输系统。

由于四环素类对细菌的选择性来自药物浓集机制，那么药物的抗药性可来自药物外流增加或药物内流减少。实际上，质粒编码的外排泵代表了四环素耐药微生物采用的最广泛的机制。第二种形式的耐药性来自干扰四环素类与核糖体相结合的蛋白质的产生。而第三种耐药性机制涉及催化四环素类酶的失活。

四环素类的一个重要的药物代谢动力学特征是，这类药物与食物以及含二价和三价阳离子的口服药物会发生相互作用。如果与食物（特别是富含钙的乳制品）同服，口服四环素的吸收大约会被抑制一半左右，所以四环素应该在空腹时服用。相反，多西环素和米诺环素可与食物同服。所有四环素类药物的肠道吸收都会被含有二价和三价阳离子的药物如抗酸药所抑制。其与离子，特别是钙离子间的这种相互作用，可导致该类药物在骨骼和牙齿发育过程中螯合，并可能导致儿童骨骼生长减缓，牙齿发生永久性棕色变色。胃肠道刺激和肾毒性是四环素类最常见的两种副作用。恶心、呕吐和腹泻在所有四环素类药物中均可见，但较之多西环素和米诺环素，其在四环素中更常见（因四环素须空腹服用）。所有四环素类都经尿液和胆汁排泄。随尿排泄是四环素排泄的主要途径，故该药在慢性肾功能衰竭患者中会出现肾毒性。多西环素和米诺环素经由肾脏消除的比例较低，使用这两种药物对肾脏疾病的患者更安全。最后，一些服用四环素类的患者，皮肤暴露在阳光下（光过敏）后会出现红疹。

替加环素是一种新型抗生素——甘氨酰环素类中的第一个成员。替加环素的四环结构与四环素类相似（图 34-10），作用机制也与之相似。与四环素类相比，替加环素的抗菌谱更广，已被批准通过静脉注射方式治疗严重的皮肤和腹部感染，以及易感微生物引起的社区获得性肺炎。美国食品药品监督管理局警告，由于替加环素治疗的患者的死亡率高于其他抗生素治疗的患者，替加环素只应作为其他治疗不适宜时的替代药物。

# 以 50S 核糖体亚基为靶点的抗菌药物

临床所应用的以 50S 亚基为靶点的抗生素，即大环内酯类、酮内酯类、氯霉素、林可酰胺类、链阳菌素类、噁唑烷酮类和截短侧耳素类，与靠近肽酰转移酶活性中心的 23S rRNA 的一小部分相结合。它们结合位点间的微小差异和化学结构的差异导致了其具体作用机制的差异。

## 大环内酯类和酮内酯类

大环内酯类药物得名于其结构中的大内酯环。与这些环相连的是一个或多个脱氧糖。红霉素（图 34-12）是这类药物中最知名的成员。红霉素的两个半合成衍生物阿奇霉素和克拉霉素比红霉素抗菌谱更广、耐受性更强，因而其应用也越来越多。正如案例中所描述的，大环内酯类已被证明在肺部感染包括军团病的治疗中特别重要。这类药物表现出极好的肺

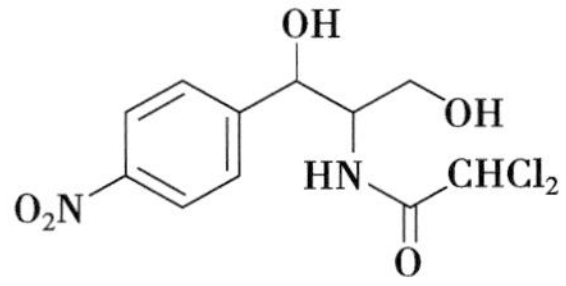

氯霉素

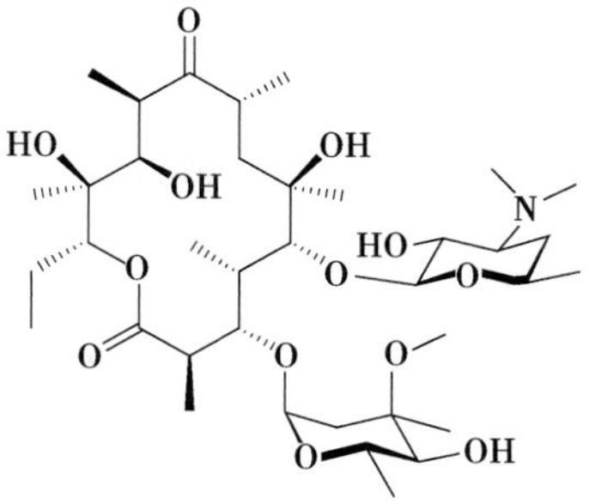

红霉素

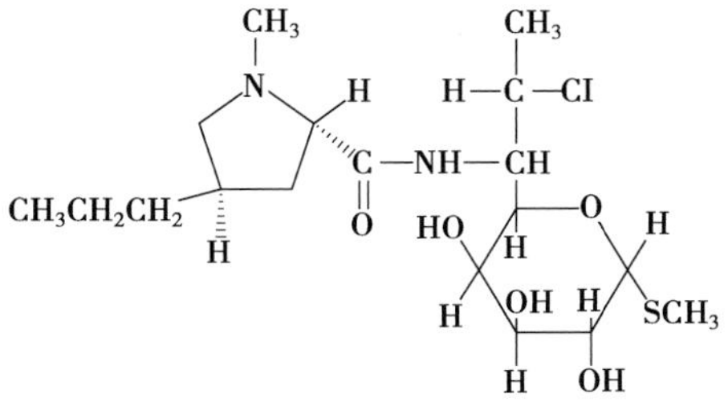

克林霉素

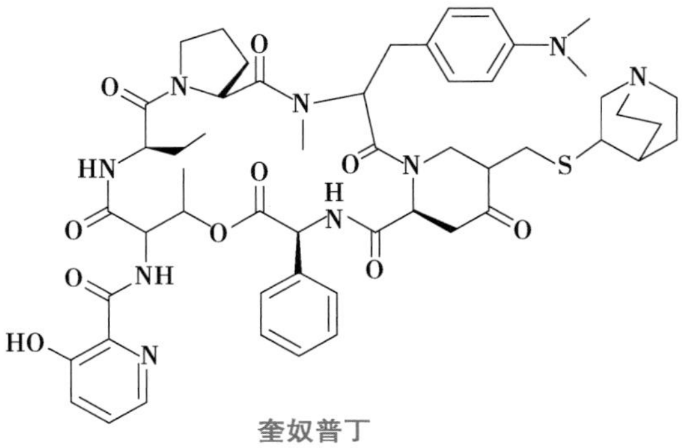

奎奴普丁

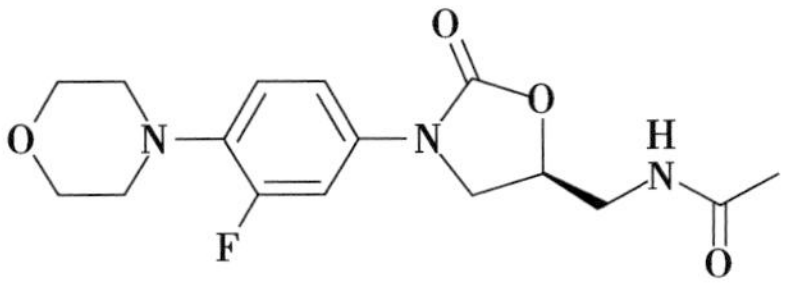

利奈唑胺

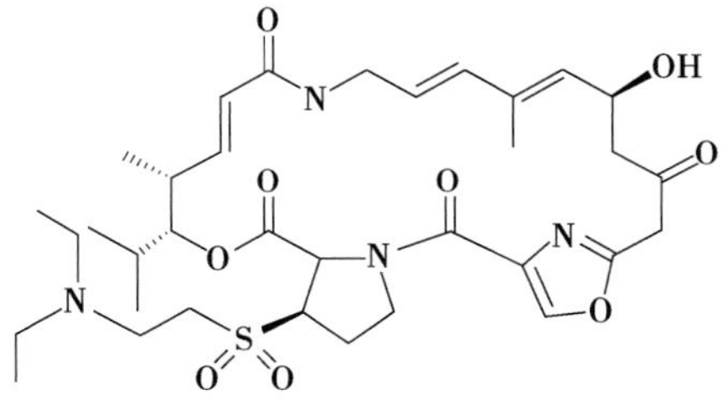

达福普汀

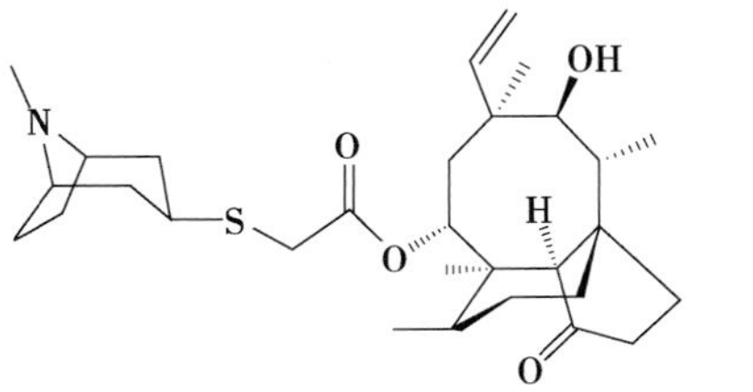

瑞他莫林

**图 34-12　以 50S 核糖体亚基为靶点的抗菌药物结构。**氯霉素、红霉素（一种大环内酯类药）、克林霉素（一种林可酰胺类药）、和奎奴普丁（一种链阳菌素药）、达福普汀（一种链阳菌素药）、利奈唑胺（一种噁唑烷酮类药）和瑞他莫林（一种截短侧耳素类药）各自通过靶向 50S 核糖体亚基抑制细菌的翻译

部组织穿透力，同样重要的是它们有对抗军团菌的细胞内活性。

大环内酯类与 23S rRNA 的一个特殊部分结合，是一类抑菌性抗生素。它们通过阻断新生肽出现的出口通道，在蛋白质合成的延伸阶段发挥作用，红霉素与 50S 亚基相结合的晶体结构清楚阐述了这一过程（图 34-13A）。因此，短的新生肽合成后（类似于在利福霉素衍生物存在下，由细菌 RNA 聚合酶合成的短的新生转录物），翻译过程终止。然而有趣的是，

某些蛋白质即使在大环内酯类存在的情况下也能被合成。显然，这类药物并不能完全阻断出口通道，一些多肽仍可以"滑"出去。

大环内酯类的使用因其耐药性问题变得复杂，而耐药性问题通常是质粒编码的产生。一些耐药的肠杆菌科发生耐药性的机制是产生了可修改大环内酯类药物的酯酶或磷酸转移酶。而染色体突变导致的核糖体结合位点的变化是产生耐药性的第二个机制。有些细菌通过减少其膜对大环内酯类的渗

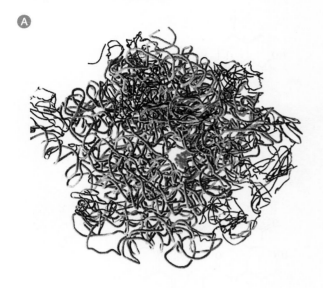

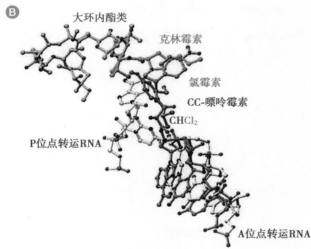

图 34-13 晶体图谱分析所揭示的红霉素、克林霉素和氯霉素与 50S 核糖体亚基相结合时的作用机制。A. 红霉素(红色)结合到 23S rRNA 上的特定部位并阻断新生肽的出口通道。B. 克林霉素和大环内酯在 50S 核糖体亚基上有部分重叠的结合位点,克林霉素和氯霉素也是如此。图中也显示了 A 位点 tRNA 和 P 位点 tRNA 的位置。不同种类药物结合核糖体的晶体结构不同,药物的确切结合位点和构象也不同

（图中标注：大环内酯类、克林霉素、氯霉素、CC-嘌呤霉素、CHCl₂、P位点转运RNA、A位点转运RNA）

透性或(更普遍)增加药物的主动外排。甲基化酶产物改变大环内酯类与 23S rRNA 结合的靶点,导致药物结合减少,是革兰氏阳性菌对大环内酯类产生耐药性的主要原因。甲基化酶的组成产物也对结构上不相关的化合物如克林霉素和链阳菌素 B 产生耐药性,它们在大环内酯靶点附近与 23S rRNA 相结合(见下文)。

红霉素的副反应通常包括胃肠道或肝脏毒性。胃肠道不耐受是停用红霉素的最常见原因,因为这种药物可直接刺激肠道蠕动而导致恶心、呕吐、腹泻,有时还包括食欲减退。红霉素也能造成急性胆汁淤积性肝炎(伴随发热、黄疸和肝功能受损),可能是一种超敏反应。红霉素的代谢产物可以抑制肝脏中某些细胞色素 P450 异构酶,从而增加也由这些肝脏

酶代谢的多种药物的血浆浓度。阿奇霉素和克拉霉素的耐受性通常很好,但这些药物也可引起肝损伤。

替利霉素是第三个红霉素半合成衍生物,于 2004 年由 FDA 批准上市。该药在形式上作为一种酮内酯类而不是大环内酯类被认识,其活性机制与大环内酯类相似,但由于这种药能结合 23S rRNA 上的一个附加位点,其对 50S 核糖体亚基的亲和力更高。这种更高的亲和力且缺乏介导耐药基因表达的诱导,允许替利霉素用于治疗一些对大环内酯类耐药的革兰氏阳性球菌引发的感染。替利霉素对某些革兰氏阳性细菌也有杀菌作用,但原因尚不清楚。替利霉素可能参与多种药物-药物相互作用,且与此药有关的爆发性肝坏死的稀有病例也有报道。重症肌无力患者禁用替利霉素,因为它会使肌无力加剧,并可能导致患者呼吸乏力。

### 氯霉素

氯霉素(图 34-12)是一种抑菌性的广谱抗生素,可有效对抗需氧和厌氧的革兰氏阳性和阴性微生物。敏感性最高的微生物包括流感(嗜血)杆菌、奈瑟菌脑膜炎和一些类杆菌属菌株。尽管如此,潜在的严重毒性限制了氯霉素的全身性用药。这种药在治疗伤寒发热、细菌性脑膜炎和立克次体疾病时仍被偶尔使用,但仅仅是在更安全的药物因耐药或严重过敏而无法使用时才可使用。

氯霉素与 23S rRNA 相结合并抑制肽键形成,显然是通过占领一个干扰 A 位点上的 tRNA 的氨酰基成分适当定位的位点而达成的(图 34-13B)。微生物主要通过两个主要的机制对氯霉素产生耐药性。低水平的耐药通过选择对药物渗透性降低的突变体出现于大量对氯霉素易感的人群。临床上更显著的氯霉素耐药性类型产生于特殊的编码质粒的乙酰基转移酶(已被鉴定的至少有三种类型)的传播,从而使药物失活。

氯霉素毒性的基本机制似乎包括使线粒体蛋白质合成受到抑制。这种毒性的一种表现是灰婴综合征,此症出现于使用高剂量氯霉素的新生婴儿中。由于新生儿缺乏一种可使氯霉素降解和去毒的有效的葡萄糖醛酸结合机制,该药可积蓄到毒性水平并导致呕吐、肌肉松弛、体温过低、皮肤变灰、呼吸窘迫和代谢性酸中毒。更为常见的是,氯霉素导致剂量相关性的、可逆的红细胞生成减少和胃肠道刺激(恶心、呕吐和腹泻)。再生障碍性贫血时一种罕见但可能致死的毒性疾病,其发病机制与剂量无关。

特别值得注意的是氯霉素与其他药物联用时可能引起的不良反应。和大环内酯类一样,氯霉素通过抑制代谢某些药物如苯妥英和华法林的细胞色素 P450 酶来增加这些药物的半衰期。氯霉素也能拮抗青霉素类和氨基糖苷类的杀菌作用,这和其他抑菌性的微生物蛋白质合成抑制剂一样。

### 林可酰胺类

临床使用的林可酰胺类药物主要是克林霉素(图 34-12)。克林霉素阻断肽键形成,显然是通过与 A 位点的相互作用(与氯霉素一样)实现的(图 34-13B),也有可能通过与 P 位点的相互作用。

克林霉素最重要的适应证是治疗类杆菌属造成的严重的

厌氧菌感染以及包括其他厌氧菌在内的混合感染。克林霉素是梭状芽孢杆菌过度生长而引发伪膜性结肠炎的原因之一。梭状芽孢杆菌作为正常粪便菌丛中的一个不常见成员，其在克林霉素或其他广谱口服抗生素给药过程中不敏感。梭状芽孢杆菌产生的一种毒素可导致以形成黏膜溃疡、严重腹泻和发热为特征的大肠炎。这些严重的副作用是影响克林霉素口服的主要因素。

## 链阳菌素类

1999 年 FDA 批准了蛋白质合成抑制剂链阳菌素类中的第一个药物。该药由两种截然不同的化合物混合而成：达福普汀，一种 A 组链阳菌素和奎奴普丁，一种 B 组链阳菌素（图 34-12）。达福普汀/奎奴普丁被批准用于治疗对万古霉素耐药的粪肠球菌或化脓性链球菌引起的严重的或威胁生命的感染。达福普汀/奎奴普丁常见的不良反应包括胆红素升高、注射痛和关节肌肉疼痛。

链阳菌素通过与细菌 23S rRNA 的肽酰转移酶中心结合来抑制蛋白质合成。突变或修饰影响这一区域可导致耐药性。在体外实验中，A 组分通过与肽酰转移酶中心的 A 位点和 P 位点重叠的位置相结合，从而抑制肽酰转移酶。B 组分的结合位点与大环内酯类的结合位点相重叠，人们认为，和大环内酯类相似，奎奴普丁阻断核糖体新生肽的产生。达福普汀与核糖体结合后，核糖体发生构象变化，使之与奎奴普丁亲和力提高，两种链阳菌素组分之间的协同作用便是这样产生的。

链阳菌素类在 50S 抗生素中是个例外，因为它们对多数但不是全部敏感菌属是杀菌性的。对这一现象还没有明确的解释；目前的假说是，与其他 50S 抗生素不同，链阳菌素诱导核糖体的构象发生一种改变，而这种改变只有在亚基分离后才是可逆的。

## 噁唑烷酮类

2000 年 FDA 批准了利奈唑胺（图 34-12），这是噁唑烷酮类抗菌药中的第一个药物。2014 年，特地唑胺的前药磷酸特地唑胺成为第二个获批的噁唑烷酮类药物。这两种药均可口服，对包括耐甲氧西林的 S 金黄色葡萄球菌（methicillin-resistant S. aureus，MRSA）、耐青霉素链球菌和耐万古霉素肠球菌（vancomycin-resistant enterococcus，VRE）在内的耐药革兰氏阳性菌具有极好的活性，但对革兰氏阴性菌活性极低。尽管对噁唑烷酮类起效的确切机制从一开始就存在争议，但晶体分析已明确利奈唑胺的结合位点位于 A 位点的一个口袋中，该位置是氨酰基 tRNA 中氨基酸成分通常结合的部位。此外，23S rRNA 上的突变可能导致耐药性。这些结果及相关的生化研究表明，噁唑烷酮类药物阻断氨酰基 tRNAs 与肽酰转移酶中心 A 位点之间的生产性相互作用。利奈唑胺偶有严重的不良反应，包括骨髓抑制和神经病变，但特地唑胺的不良反应发生率较低。

## 截短侧耳素类

2007 年 FDA 批准了瑞他莫林，这是截短侧耳素类抗生素中的第一个药物（图 34-12）。该药用于局部治疗轻微细菌性皮肤感染（脓疱病），其作用机制相对较明确。和利奈唑胺一样，截短侧耳素类与肽酰转移酶活性中心 A 位点上的一个口袋相结合，该位置是氨酰 tRNA 常用的结合位点。与利奈唑胺不同的是，截短侧耳素类的结合位点还延伸至 P 位点。因此，截短侧耳素与 A 组链阳菌素的结合位点相似。这个结合位点若发生突变，细菌便会出现对截短侧耳素类药物的抗药性。截短侧耳素类阻止肽键形成，然而一旦延伸过程开始，且 A 位点和 P 位点都被占据，这类化合物便会失效。瑞他莫林的不良反应较轻，主要限于使用部位的局部刺激和瘙痒。

最新开发的三种核糖体抑制剂类抗生素，通过事实强调了以核糖体这种复杂结构作为新药开发靶点的持续价值。人们一直在努力寻找新的蛋白质合成抑制剂，而明确核糖体与药物结合时的结构有助于推进这项工作。

## 📋 结论与展望

多类抗生素均以与细菌的中心法则有关的机制为作用靶点，并在多个步骤干扰这些过程。大多数这类药物与细菌酶或 RNA 选择性结合，因而副作用相对较小。尽管如此，所有药物都有不同程度的毒性，有些药物（如氯霉素）由于具有危及生命的副作用，所以在临床使用受限。在这些抗生素中，有几类是杀菌性的，如喹诺酮类、利福霉素衍生物和几类蛋白质合成抑制剂，但大多数蛋白质合成抑制剂是抑菌性的。对于所有这些药物来说，耐药性都是一个持续且严重的问题。尽管耐药性的出现是使用抗生素类药物的必然后果，然而通过合理的给药方式、多药联合治疗并不断发展新的抗菌药，可对抗耐药的出现。非达霉素以及新型细菌核糖体抑制剂的开发在寻找有效对抗耐药菌过程中是一个重要的进步。进一步阐明这些药物的作用机制将为基础生物学提供新的依据，并为药物干预提供新的生物化学靶点。

（王海娣 译 毕明刚 曹慧 审）

## 📋 推荐读物

Kannan K, Vazquez-Laslop N, Mankin AS. Selective protein synthesis by ribosomes with a drug-obstructed exit tunnel. *Cell* 2012;151:508–520. (*This report changed thinking about the mechanisms of macrolide and ketolide antibiotics by showing that they permit the synthesis of subsets of bacterial proteins despite blocking the polypeptide exit tunnel.*)

Louie TJ, Miller MA, Mullane KM, et al. Fidaxomicin versus vancomycin for *Clostridium difficile* infection. *New Engl J Med* 2011;364:422–431. (*Clinical trial evaluating use of fidaxomicin for C. difficile infection.*)

Walsh CT. *Antibiotics: actions, origins, resistance.* Washington, DC: ASM Press; 2003. (*Reviews antibiotic synthesis, action, and mechanisms of resistance.*)

Wilson DN. Ribosome-targeting antibiotics and mechanisms of bacterial resistance. *Nat Rev Microbiol* 2014;12:35–48. (*Reviews molecular mechanisms of action of and resistance to these antibiotics.*)

**药物汇总表:第 34 章 细菌感染药理学:DNA 的复制、转录和翻译**

| 药物 | 临床应用 | 严重和常见的不良反应 | 禁忌证 | 注意事项 |
|---|---|---|---|---|
| **拓扑异构酶抑制剂:喹诺酮类** | | | | |
| **机制——抑制细菌Ⅱ型拓扑异构酶。在治疗浓度,喹诺酮类可使拓扑异构酶从切口 DNA 中分离,从而导致 DNA 双链断裂、细胞死亡,从而发挥杀菌效果** | | | | |
| 环丙沙星<br>吉米沙星<br>左氧氟沙星<br>莫西沙星<br>诺氟沙星<br>氧氟沙星 | 呼吸道感染(仅环丙沙星、吉米沙星、左氧氟沙星、莫西沙星和氧氟沙星)<br>胃肠道感染(仅环丙沙星、左氧氟沙星和氧氟沙星)<br>皮肤及皮下组织感染(仅环丙沙星、左氧氟沙星、莫西沙星和氧氟沙星)<br>尿路感染(仅环丙沙星、左氧氟沙星、诺氟沙星和氧氟沙星)<br>眼部感染(仅环丙沙星、左氧氟沙星和氧氟沙星)<br>骨骼感染(仅环丙沙星)<br>耳部感染(仅氧氟沙星) | QT 间期延长、重症肌无力加重、软骨损伤、肌腱断裂、周围神经病变(共同不良反应);严重过敏性、肾毒性、视网膜脱落(仅环丙沙星、左氧氟沙星、莫西沙星、诺氟沙星和氧氟沙星;难治性梭状芽孢杆菌腹泻(仅环丙沙星、左氧氟沙星和氧氟沙星);癫痫发作(仅环丙沙星);颅内压增高、腹泻、精神障碍(仅左氧氟沙星和氧氟沙星);维体外系疾病(仅氧氟沙星);皮疹、胃肠道紊乱(共同副作用);眼部灼烧感(仅氧氟沙星) | 共有禁忌:对喹诺酮类过敏者<br>仅环丙沙星:与替扎尼定合用 | 细菌通过编码Ⅱ型拓扑异构酶的基因的染色体突变或改变细菌内药物水平的膜孔蛋白和外排泵表达的改变而产生耐药性。<br>避免与可使 QT 间期延长的药物联用,否则会增加出现心脏毒性的风险。<br>18 岁以下少年儿童慎用,因在动物实验中可见少年儿童出现关节病变,儿科患者中出现关节及其周围组织(如肌腱)受损作用的病例也在增多 |
| 紫啶酸 | 尿路感染 | QT 间期延长、卟啉症、代谢酸中毒、麻痹性肠梗阻、溶血性贫血、血小板减少、过敏反应、软骨损伤、肌腱断裂、颅内压增高、周围神经病变、癫痫发作、精神障碍 | 对萘啶酸过敏者、与化疗治疗药物、烷化剂同时使用、癫痫发作史、哺乳期妇女、3 个月以下的婴儿、卟啉症 | 最早应用于临床的喹诺酮类药物之一萘啶酸已在美国退市 |
| **转录抑制剂:非达霉素和利福霉素衍生物** | | | | |
| **机制——与细菌的 DNA-依赖的 RNA 聚合酶形成一个稳定的复合物,从而抑制 RNA 合成** | | | | |
| 非达霉素 | 治疗梭状芽孢杆菌相关的腹泻 | 肠阻塞、胃肠道出血、中性粒细胞减少、贫血、胃肠不适 | 对非达霉素过敏者 | 初治疗效与标准治疗相似,使用非达霉素复发率更低 |
| 利福布汀<br>利福平 | 分枝杆菌感染,包括结核分枝杆菌(共有指征)<br>预防脑膜球菌感染所致疾病(利福平) | 粒细胞减少症、过敏反应(共同不良反应);肝脏毒性、肾脏毒性(仅利福平);皮疹、肠胃不适、肝功能测试值升高、唾液、泪液、汗液及尿液变色(仅利福平) | 共有禁忌:<br>对药物过敏者<br>与利福平同用(仅利福平):<br>与阿扎那韦、达芦那韦、膦沙那韦、沙奎那韦或替拉那韦同用 | 利福平不可单用,否则会快速发生耐药。<br>利福平可降低环孢素的浓度及效能。<br>利福布汀勿与克拉霉素同用,因克拉霉素会增加利福布汀的血药浓度,而利福布汀会降低克拉霉素的血药浓度 |

续表

| 药物 | 临床应用 | 严重和常见的不良反应 | 禁忌证 | 注意事项 |
|---|---|---|---|---|
| **以 30S 核糖体亚基为靶点的抗生素**<br>机制——与 30S 核糖体的 16S rRNA 结合并对蛋白质合成引发出浓度依赖性的效应。氨基糖苷类并插入膜中，形成膜孔，最终导致细胞死亡。其他药物则是抑菌性的 | | | | |
| **氨基糖苷类：**<br>阿米卡星<br>庆大霉素<br>卡那霉素<br>新霉素<br>奈替米星<br>巴龙霉素<br>链霉素<br>妥布霉素 | 严重革兰氏阴性菌感染 | 呼吸麻痹（共有不良反应）；肾毒性（共有不良反应，但妥布霉素除外）；耳毒性（仅阿米卡星、庆大霉素、卡那霉素、新霉素、奈替米星和妥布霉素）；神经肌肉阻滞（仅阿米卡星、庆大霉素、卡那霉素、新霉素和奈替米星）；胃肠不适，皮疹 | 共有禁忌：对氨基糖苷类过敏者<br>仅新霉素和巴龙霉素：胃肠道疾病 | 与 β-内酰胺类抗生素协同作用。可能通过三种机制产生耐药：①产生编码质粒的转移酶或使氨基糖苷通道受损，可能是由被改变或消除所致；②药物进入细胞通道受损，可能是由被改变或消除所致；③30S 核糖体亚基上药物靶的突变 |
| **大观霉素** | 淋病（备选治疗方案） | | 对大观霉素过敏者 | |
| **四环素类：**<br>地美环素（又称去甲金霉素）<br>多西环素（又称强力霉素）<br>米诺环素（又称二甲胺四环素）<br>四环素 | 用于治疗多种感染，特别是由于立克次体、伯氏疏螺旋体、幽门螺杆菌、肺炎支原体和衣原体等病原体所致的感染（共同指征）<br>预防疟疾（仅多西环素） | 注射部位疼痛，恶心，眩晕，失眠（地美环素和四环素）；过敏反应；难治性梭状芽孢杆菌腹泻；肝毒性（假膜性肠炎，假膜性肠瘤（仅多西霉素、米诺环素和四环素）<br>光敏反应，肠胃不适，牙齿变色，头痛（共有副作用） | 共有禁忌：对药物过敏者<br>仅四环素：处于妊娠后半期的孕妇；婴儿，8 岁以下儿童 | 允许 70S 复合物形成但阻止其易位<br>四环素类拮抗青霉素的杀菌作用，这种拮抗作用可能发生在抑制蛋白质合成抑制剂和 β-内酰胺剂或氨基糖苷类药物的任何组合中。<br>四环素类主动转运进入细菌细胞内。通过质粒编码的蛋白质外排泵，会干扰四环素类药物的产生，或四环素类的酶失活，产生耐药性。<br>因钙制品可干扰四环素类物质吸收，应避免与阿维他汀联合使用。<br>应避免与阿维他汀他汀联合使用，因会增加颅内压升高的风险 |
| **甘氨酰环素类：**<br>替加环素 | 复杂的皮肤或皮下组织感染<br>复杂的腹部感染<br>社区获得性细菌性肺炎 | 感染性休克，难治性梭状芽孢杆菌腹泻，胰腺炎，肝毒性，假膜性<br>胃肠不适 | 对替加环素过敏者 | 结构与四环素类似 |
| **以 50S 核糖体亚基为靶点的抗生素**<br>机制——在肽酰转移酶活性中心附近，与 50S 核糖体亚基的 23S rRNA 中的一小块区域相结合。除链阳菌素类是杀菌剂外，该类药物都是抑菌剂 | | | | |
| **大环内酯类和酮内酯类：**<br>阿奇霉素<br>克拉霉素<br>红霉素<br>替利霉素 | 红霉素用于治疗多种感染，特别是棒状杆菌、梭状芽孢杆菌、嗜肺军团病杆菌、肺炎支原体、苍白密螺旋体（梅毒）和衣原体所致的感染<br>克拉霉素对流感嗜血杆菌属有较强活性<br>阿奇霉素对流感嗜血杆菌和黏膜炎莫拉菌活性较高 | QT 间期延长，肝毒性，超敏反应（共同副作用）；加重重症肌无力（仅阿奇霉素和替利霉素；兰伯特-伊顿综合征，角膜侵蚀（仅阿奇霉素）；难治性梭状芽孢杆菌腹泻（仅克拉霉素和红霉素）；胰腺炎，惊厥，耳毒性，间质性肾炎（仅红霉素）；呼吸衰竭（仅替利霉素）<br>胃肠道紊乱 | 共同禁忌：药物过敏，肝功能异常<br>仅克拉霉素和替利霉素：QT 间期延长或室性心律失常；与匹莫齐特合用<br>仅克拉霉素：与通过 CYP3A4 代谢的 HMG-CoA 还原酶抑制剂合用<br>仅替利霉素：重症肌无力患者 | 耐药性的出现可能是由于染色体发生突变导致 50S 核糖体亚基结合位点发生变化，产生的甲基化酶改变了 50S 核糖体亚基的结合位点或是产生了可降解大环内酯类和酮内酯类的酯酶。大环内酯类和酮内酯类抑制环孢菌素、卡马西平、华法林和胆素碱的肝脏代谢，可导致这些药物达到中毒浓度。大环内酯类消除某种可使地高辛中毒失活的肠道菌属，因此可使地高辛某些患者口服地高辛后药物的吸收增加 |

续表

| 药物 | 临床应用 | 严重和常见的不良反应 | 禁忌证 | 注意事项 |
|---|---|---|---|---|
| 氯霉素 | 广谱抗生素,对多种细菌(特别是厌氧菌)和立克次体有效 | 再生障碍性或低再生障碍性贫血、白血病、血小板减少、肝毒性、超敏反应、视神经萎缩、阵发性睡眠性血红蛋白尿症、灰婴综合征 | 对氯霉素过敏者 | 大部分不良反应是由于线粒体功能受到抑制所致。抑制华法林、苯妥因、苯妥英、甲苯磺丁脲和氯磺丙脲等药物在肝脏中的代谢,使这些药物效用增强 |
| 林可酰胺类:克林霉素 | 厌氧菌感染 | 多形红斑、难治性梭状芽孢杆菌腹泻、粒细胞缺乏症、肝功能检测值升高、黄疸、胃肠不适、皮疹 | 对克林霉素过敏者 | 克林霉素可导致梭状芽孢杆菌过度生长,从而导致伪膜性肠炎 |
| 链阳菌素:达福普汀/奎奴普丁 | 万古霉素耐药肠球菌(VREF)感染;葡萄球菌或链球菌所致的皮肤和皮下组织感染 | 注射部位炎症、胃肠道紊乱、高胆红素血、关节痛、肌痛、头痛 | 对达福普汀/奎奴普丁过敏者 | 不应与选择性血清素再摄取抑制剂(SSRIs)合用,有发生血清素综合征的风险。应避免与匹莫齐特合用,可能会增加出现心脏毒性(QT间期延长、尖端扭转型室性心动过速、心脏停搏)的风险 |
| 噁唑烷酮类:利奈唑胺 磷酸特地唑胺 | 仅利奈唑胺:革兰氏阳性菌感染,特别是耐万古霉素肠球菌、耐甲氧西林金黄色葡萄球菌、无乳链球菌、肺炎链球菌(包括耐药菌株)和化脓性链球菌;医院获得性肺炎;合并糖尿病足感染 仅磷酸特地唑胺:革兰氏阳性球菌导致的皮肤或皮下组织感染 | 梭状芽孢杆菌腹泻、周围神经病变、视神经障碍(共同的副作用);乳酸中毒、骨髓抑制、肝毒性、血清素综合征(仅利奈唑胺);中性粒细胞减少症(仅磷酸特地唑胺);胃肠不适、头痛 | 共有禁忌:药物过敏;仅利奈唑胺:与单胺氧化酶抑制剂(MAOI)合用 | 有口服制剂,也有静脉注射制剂。磷酸特地唑胺于2014年批准上市 |
| 截短侧耳素类:瑞他莫林 | MSSA或链球菌所致的脓疱病 | 超敏反应、注射部位刺激 | 无特殊禁忌 | 细菌性皮肤感染局部用药 |

# 第35章

# 细菌和分枝杆菌感染药理学：细胞壁合成

David W. Kubiak, Ramy A. Arnaout, and Sarah P. Hammond

## 概述

1928年，亚历山大·弗莱明偶然发现了一种彻底改变细菌感染治疗的方法，他观察到某些霉菌会产生抑制细菌生长的化合物。他分离出的化合物是青霉素(penicillin)，这是一系列抗生素中的第一个，它通过抑制肽聚糖(细菌细胞壁的主要成分)的生物合成起作用。肽聚糖的独特化学和结构特性使其成为抗菌化学治疗的引人注目的靶标。然而由于细胞壁合成抑制剂抗生素抗性的出现和扩散，使其临床应用变得越来越复杂。本章回顾了肽聚糖合成的生物化学，并阐述作用机制，以及干扰这种途径的抗生素的局限性。这些局限性重点包括耐药性、毒性和药物相互作用。本章还讨论了靶向细菌细胞壁其他基本成分的抗生素。

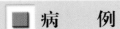

　Samantha T，女，50岁。因左大腿内侧有一块区域疼痛而来到急救中心。她告诉医生她先在当地健身房的健身器材上刮伤大腿(她通常在那里每周锻炼6天)，在接下来的4天里，这个区域慢慢变红、发热、变软。在过去的24小时里，她一直感觉疼痛区域"快要裂开了"。医生检查发现，她左大腿有一个直径2cm左右的圆形、波动区域，周围环绕6~7cm直径的红斑。在急症室中，医生切开脓肿并将脓性物质送去培养，随后培养出对甲氧西林敏感的金黄色葡萄球菌(MSSA)。她被给予双氯西林治疗。

　10天后，T女士又回到急诊室，报告说左大腿的伤口几乎完全愈合了，但她现在有严重的腹泻和发热，站立时有头晕。她诉说她一直和年迈的父亲住在一起，她的父亲患有数种慢性疾病，最近接受了艰难梭状芽孢杆菌感染的治疗。T女士被转到当地的急诊室给与静脉输液治疗脱水。因粪便样本艰难梭菌毒素呈阳性，T女士接受了口服万古霉素治疗。经过一周的一疗程治疗后，她的腹泻症状缓解。

## 思 考 题

□ 1. 在获得培养结果之前，哪种测试可以帮助确定T女士皮肤和软组织感染的原因?

□ 2. 双氯西林是什么类型的抗生素,其作用机制是什么?
□ 3. 双氯西林是治疗 MSSA 皮肤感染的合适药物吗?
□ 4. 万古霉素的作用机制是什么?
□ 5. 为什么用万古霉素口服而不是静脉注射来治疗艰难梭菌感染?

# 细菌细胞壁合成的生物化学

## 细胞壁结构与功能

肽聚糖以其肽和糖的组成而得名,是肽交联的糖聚合物的三维网状结构,它围绕着细菌细胞的胞质膜外(图 35-1)。肽聚糖也被称为胞壁质(murein),以拉丁语 murus(壁)命名。几乎所有临床上重要的细菌都产生肽聚糖。主要的例外是可引起非典型性肺炎的肺炎支原体,以及可引起性传播感染的沙眼衣原体的细胞内形式(或所谓"网状体")。肽聚糖对于细菌的生存至关重要,能根据环境的不同,发生较大的渗透压波动。肽聚糖网状结构包裹在细胞周围,可提供承受高膨胀压力所需的拉伸强度,否则会导致质膜破裂。由于肽聚糖对细菌的生存至关重要,其生物合成是抗生素的主要靶标。使用最广泛的一类细菌细胞壁合成抑制剂是 β-内酰胺类抗生素,可以通过抑制肽基转移酶从而抑制交联肽的形成。

细菌根据用有机溶剂(如丙酮)洗涤后,是否保留革兰氏染色龙胆紫成分的紫色,通常将其分为两类:革兰氏阳性和革兰氏阴性。革兰氏阳性细菌会保留该污点并呈现紫色,而革兰氏阴性细菌会因随后施加的番红花复染而失去该污点并呈现粉红色。革兰氏染色通常用于帮助识别存在于体液样本中的细菌,例如尿液、痰液或脓液。革兰氏染色是急诊临床医生用来确定在介绍病例中导致 T 女士皮肤脓肿和蜂窝织炎的生物类型的一种检测方法。革兰氏染色的区别是由两种细胞细胞壁结构的不同性质产生(图 35-1)。首先,革兰氏阴性菌具有外膜,即不对称双层,其中外小叶由脂多糖组成。这种结构

异常的膜形成了渗透屏障,该屏障排除了多种分子并限制了革兰氏染料的渗透进入周质,即肽聚糖层所在的内膜和外膜之间的空间。其次,革兰氏阳性细菌的胞壁质非常厚,而革兰氏阴性细菌只有很薄的层。由于革兰氏染色剂可以与肽聚糖结合,并且革兰氏阳性菌的厚胞壁质的结合能力和可及性比革兰氏阴性菌大得多,因此革兰氏阳性菌会染成紫色。

革兰氏阴性细菌的外膜不仅限制了革兰氏染色进入周质,而且还阻止了许多其他分子的渗透,包括靶向肽聚糖合成的抗生素,如万古霉素和杆菌肽。因此,尽管革兰氏阴性生物表达这些抗生素的分子靶标,但它们不易受影响。为了提高对亲水性营养素的摄取及亲水性代谢废物的排泄,革兰阴性菌的外膜上横嵌着许多由蛋白质组成的小孔,称为细胞外膜孔道蛋白,它们穿过外膜并允许某些分子进出(见图 35-1)。这类孔道蛋白在药理学上十分重要,因为通过这些孔隙,大多数具有抗革兰氏阴性生物活性的亲水性抗生素可以进入胞壁质层及其下面的结构。在药理学上同样重要的是脂多糖(lipopolysaccharides,LPS),其组成革兰氏阴性细菌外膜的外小叶。脂多糖是两亲性分子,能够保护细菌免受有毒的亲水性宿主分子如胆汁盐的影响。脂多糖对细菌黏附宿主细胞和逃避宿主免疫应答也很重要。多黏菌素是一种局部使用的抗生素,通过与 LPS 结合并破坏外膜的完整性来促进其自身进入周质。一旦进入周质,多黏菌素使内膜透化,释放膜电位,使细菌细胞不再产生生存所需的能量。尽管多黏菌素对人体的全身使用毒性太大,但其作用机制表明,可能开发出破坏外膜的毒性较小的分子,并允许抗生素通过革兰氏阴性菌的分子靶。

革兰氏阳性细菌不具有外膜,因此,与可以穿透革兰氏阴性生物的抗生素相比,参与细胞壁合成的细胞外酶可以获得更广泛的抗生素。然而,革兰氏阳性生物的细胞壁不仅仅是由肽聚糖组成,还有一组其他细胞壁聚合物在黏附宿主组织和致病性的其他方面起重要作用。包括脂磷壁酸和壁磷壁酸,阴离子聚合物通常由用 D-丙氨酸和环状糖如葡萄糖官能化的无环糖-磷酸酯重复序列组成。脂磷壁酸锚定在细菌膜中并延伸到肽聚糖层中。壁磷壁酸与肽聚糖共价连接并延伸

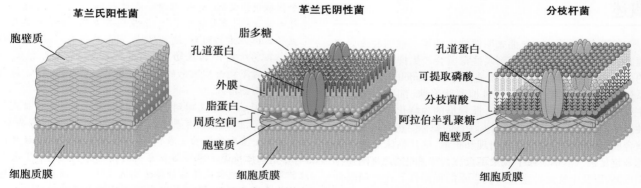

**图 35-1　细菌细胞壁结构。**在革兰氏阳性菌(左图)中,细胞壁由一层厚厚的胞壁质组成,营养物质、代谢废物和抗生素可以通过它扩散。细胞质膜外小叶中的脂磷壁酸质类通过细胞壁插入到革兰氏阳性细菌的外表面(未显示);这些分子的亲水性侧链与细菌黏附、营养物质的摄取和宿主免疫系统逃逸均有关。在革兰氏阴性菌(中图)中,胞壁质层较薄,它被第二个外部脂质双层膜包围。亲水分子通过通道穿过外膜,通道是由孔蛋白(孔道蛋白)的圆柱形排列形成的。革兰氏阴性细菌的外膜中有脂多糖(LPS);LPS 是对革兰氏阴性生物体免疫应答的主要抗原。分枝杆菌(右图)包括结核病(结核分枝杆菌)病原体和麻风病(麻风分枝杆菌)病原体的细胞壁,与革兰氏阴性菌类似。分枝杆菌的表面结构与革兰氏阴性细菌的表面结构之间的主要区别在于胞壁质外部的脂质结构。在分枝杆菌中,外膜包含阿拉伯半乳聚糖连接的分枝菌酸,可提取的磷脂和其他脂质成分。一种用于分枝杆菌外膜组织的简化模型被展示

通过其最外层并超出其最外层。这些聚合物对于宿主的细菌感染很重要,并且磷壁酸生物合成的途径是抗生素的潜在目标。在金黄色葡萄球菌等一些革兰氏阳性生物中,肽聚糖层也与致病所需的蛋白质功能化。这些蛋白质通过一种叫做分选酶的酶共价连接到肽聚糖中的未交联肽上。分选酶也被认为是抗生素的可能靶标。

革兰氏阴性菌和革兰氏阳性菌细胞壁结构上的这些重要差异导致抗生素对细胞靶点的获取存在差异,也为新抗生素的开发提供了不同的机遇。尽管如此,在革兰氏阴性和革兰氏阳性生物中保守的肽聚糖生物合成仍然是最重要的抗菌细胞包膜靶点。事实上,肽聚糖生物合成途径是细菌病原体中

存在的为数不多的广谱抗菌靶点之一。其他的广谱目标包括DNA 合成、RNA 合成和蛋白质合成(见第 34 章)。在这些过程中,只有肽聚糖的生物合成是细菌所特有的。

## 肽聚糖的生物合成

细胞壁生物合成有三个主要阶段。第一阶段是氨基酸和糖合成胞壁质单体;第二阶段和第三阶段涉及将这些胞壁质单体输出至内膜表面,然后将其聚合成线性肽聚糖聚合物,并将其交联成二维晶格和三维基质(图 35-2)。细胞壁合成的具体步骤十分复杂,我们只需记住三个重要过程:**单体合成、**

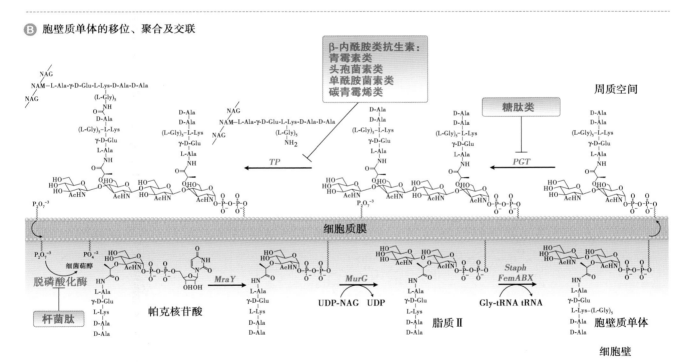

**图 35-2　细菌细胞的生物合成及其药理学抑制剂。**细菌细胞壁生物合成可分为三个阶段。A.在胞壁质单体合成过程中,葡萄糖经过酰化及磷酸化成为 1-磷酸葡萄糖胺(图中未显示)。1-磷酸葡萄糖胺乙酰化后与 UDP 结合,在 GlmU 作用的形成 UDP-NAG。接着经过烯醇式丙酮酸转移酶 MurA 催化,与磷酸烯醇式丙酮酸(PEP)作用,再经过 MurB 的还原,最终形成 UDP-NAM。磷霉素及膦胺霉素可以选择性抑制烯醇式丙酮酸转移酶。NAG 和 NAM 将参与接下来细胞壁的合成。紧接着,在 MurD、MurD、MurE 作用下,氨基酸 L-丙氨酸(A)、D-谷氨酸(DE)、L-赖氨酸(K)与 UDP-NAM 结合。对某些细菌来说,会用 DAP 取代 L-赖氨酸。丙氨酸消旋酶将 L-丙氨酸变为 D-丙氨酸,并且在 D-Ala-D-Ala 合成酶的作用下形成二肽 D-Ala-D-Ala。这个二肽将在 MurF 参与下与三肽 A-DE-K(或 A-DE-DAP)结合,使得 UDP-NAM 分子与五个氨基酸连接。环丝氨酸可以同时抑制丙氨酸消旋酶及 D-Ala-D-Ala 合成酶,阻止丙氨酸残基增长肽链。B.在酶 MraY 作用下,UDP 通过脂质载体细菌萜醇(BP)被转移形成 NAM-五肽,通过 MurG,NAG 与 UDP 结合形成 UDP-NAG。在某些细菌中,一到五个氨基酸可以加到 K 或 DAP 上形成一个肽聚糖侧链;这些氨基酸来自于氨基酰胺 tRNA(举例来说,五个甘氨酸(G)残基来自甘氨酰-tRNA)

**单体聚合**及我们接下来要讨论的**聚合物交联过程**。理论上，肽聚糖生物合成中的任何生化步骤都可以作为抗生素的靶标；但是实际上，临床上使用的抗生素仅针对这些阶段中的几个步骤。我们现有的抗生素由于耐药性的产生而导致治疗的失败，由土壤和海洋微生物产生的大量次生代谢产物也阻碍了肽聚糖的生物合成，为结构和功能新颖的化合物的临床开发提供了可能。

在胞壁质单体移位与聚合过程中，BP-肽聚糖复合物从内

膜转移到周质空间。在那里，糖基转移酶将胞壁质单体与正在生成的肽聚糖链相连。同时，BP 被释放去催化下一轮的胞壁质单体移位。通过去磷酸化酶将二磷酸 BP 去磷酸化为 BP 磷酸盐，再生可以与帕克核苷酸反应的脂质载体的形式。

在细胞壁生物合成的最后一步中，邻近的糖基聚合体在细菌肽基转移酶催化下相互交联。例如，在一个肽基转移酶的作用下，一个肽聚糖链的甘氨酸五肽端 D-Ala 残基末端在反应中被取代，如图 35-3 中详细所示。

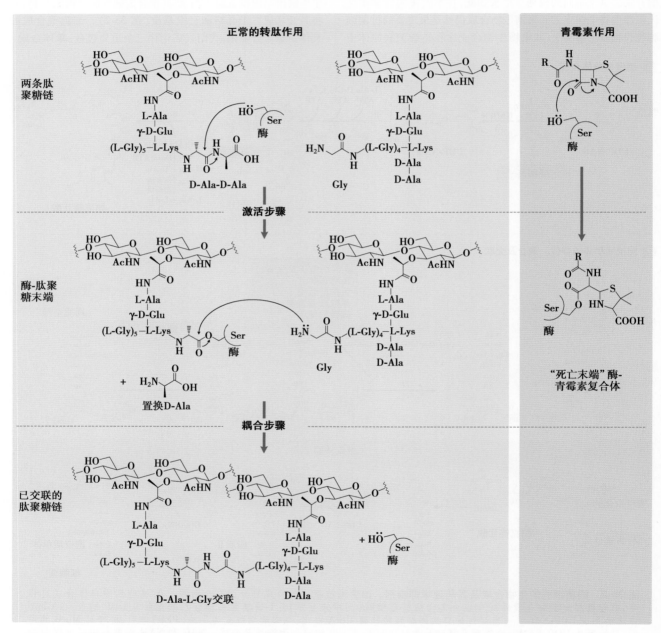

**图 35-3 肽基转移酶的作用及青霉素对其抑制作用。**左侧显示的是肽基转移酶催化转肽反应的机制，这个反应发生在细菌细胞，而不是哺乳细胞。肽基转移酶上的亲核基团与肽聚糖链上五肽末端的两个 D-Ala 残基之间的肽键相连（最上行）。D-Ala 残基末端从肽聚糖链上置换出来，形成酶-D-丙氨酸肽聚糖复合体。这个中间体与一个肽聚糖五肽的氨基末端作用，将羧基末端与邻近肽聚糖链的 L-赖氨酸或 DAP 相连（图 35-2）（中间行）。酶从中间体释放后，一条肽聚糖链的甘氨酸残基末端与邻近的肽聚糖链酶活性 D-Ala 残基末端之间形成了新的肽链（交联）。游离的酶接着可以催化另外一个转肽反应（底行）。右边的图显示了青霉素影响转肽作用的机制。转肽作用形成了一个青霉素-酶的"死亡末端复合体"。以这种形式，该酶不能催化进一步的转肽作用（交联）反应

　　杆菌肽可以抑制细菌萜醇的脱磷酸化过程,从而阻断胞壁质单体的移位。万古霉素,特拉万星,达巴万星和奥利万星结合可以与 BP 结合胞壁质单体复合物中的 D-Ala-D-Ala 末端连接,从而阻止糖基转移酶介导胞壁质单体与肽聚糖链结合。β-内酰胺类抗生素(青霉素类、头孢菌素类、单酰胺菌素类、碳青霉烯类)可以抑制使邻近肽聚糖多体交联的肽基转移酶。

## 胞壁质单体的合成

　　胞壁质单体是包含 N-乙酰氨基葡糖的二糖,该 N-乙酰氨基葡糖通过 β 键连接至 N-乙酰基尿酸的 C4 羟基,其在 C3 乳酸酯部分上被肽官能化(图 35-2)。肽聚糖合成的第一阶段发生在细胞质中,涉及将 UDP-N-乙酰氨基葡萄糖(UDP-NAG),一种在许多细胞壁聚合物中用作构建基团的核苷酸糖,转化为 UDP-N-乙酰基尿酸五肽(UDP-NAM-肽,也称为帕克核苷酸)。此过程中的前两种酶 MurA 和 MurB 将 NAG 的 C3 羟基转化为乳酸。MurA,也称为烯醇式丙酮酸转移酶,将烯醇丙酮酸从磷酸烯醇丙酮酸(phosphoenolpyruvate,PEP)转移至 UDP-NAG,以形成 UDP-NAG 烯醇式丙酮酸(知识框 35-1)。然后,黄素酶 MurB(也称为 UDP-NAG-烯醇式丙酮酸还原酶)还原双键以产生 UDP-NAM,该 UDP-NAM 具有游离的羧酸盐作为肽链的手柄。UDP-NAM 是细菌特有的糖,因此其生物合成为选择性抗生素提供了机会。磷霉素(fosfomycin)是一种临床上使用的能阻止 UDP-NAM 生物合成的抗生素,它是一种抑制 MurA 的 PEP 类似物。

　　UDP-NAM-肽的肽组分通过一系列 ATP 依赖性连接酶从氨基酸和二肽组装到 C3 乳酸上。MurC、MurD 和 MurE 依次将 L-丙氨酸、D-谷氨酸和一种二氨基酸[L-赖氨酸或二氨基庚二酸(diaminopimelic acid,DAP)中的一种]添加到 UDP-NAM 中。DAP 与赖氨酸的不同之处在于 DAP 在侧链上具有羧基和胺。大多数革兰氏阳性细菌使用 L-赖氨酸,而少数革兰氏阳性细菌和所有已知的革兰氏阴性细菌都使用 DAP。值得注意的是在人体中并未发现 m-DAP,这为将来的药物开发提供了独特的靶标。

　　成肽反应是将 D-丙氨酰-D-丙氨酸加到生长的链上。这个二肽是由两分子的 L-丙氨酸经由两步反应所得。由于氨基酸在哺乳动物蛋白质中一般均为 L 构型,因此第一步反应要求两分子要由 L-丙氨酸转变为 D-丙氨酸构象。这步反应是在丙氨酸消旋酶的催化下进行的。(类似地,谷氨酸消旋酶将 L-谷氨酸转化为 D-谷氨酸,以提供肽链中第二个氨基酸的结构单元。)在第二步反应中,一个 ATP 依赖性酶,称为

D-Ala-D-Ala 合成酶[D-Ala-D-Ala 连接酶 B(D-Ala-D-Ala ligase B,DdlB)]将两个 D-丙氨酸结合在一起,形成 AMP-酯。在 MurF 酶催化下,该 D-丙氨酰-D-丙氨酸二肽与 UDP-NAM 结合形成 UDP-NAM-L-Ala-D-Glu-L-Lys(或 m-DAP-)D-Ala-D-Ala,也就是帕克核苷酸(图 35-2A)。

　　肽聚糖合成的第二阶段发生在细胞质膜的内表面上,并且开始于 UDP-NAM-肽转移到嵌入膜中的磷脂载体(图 35-2B)。这种载体被称为细菌萜醇,或者是十一碳烯酸磷酸酯,因为它是由 11 个五碳异戊二烯单元组装而成的。细菌萜醇(bactoprenol phosphate,BP)之所以被称为载体,是因为胞质壁单体和许多其他细胞壁前体被组装在其上,由其传递至质膜表面,然后在一个过程中释放,该过程中载体再生,以进行进一步的反应循环和前体转运。UDP-NAM-肽固定在载体脂质上的反应是由一种称为 MraY 的整合膜蛋白介导的。这种酶催化二磷酸交换反应,之所以如此称呼,是因为在图 35-2B 所示的化学交换反应中,与 NAM-肽连接的尿苷二磷酸键被十一碳烯酚二磷酸键取代。这个反应在热力学上是中性的,因为产物中含有与起始物质相同类型的键,而且 MraY 是很容易可逆的酶。一旦 NAM-肽被固定在细胞膜胞质表面的载体脂质上,膜相关酶 MurG 就会催化 N-乙酰氨基葡萄糖转移到 NAM 糖的 C4 羟基上,产生一种脂质锚定的 NAM-NAG 双糖,俗称脂质Ⅱ。最后,在一些革兰氏阳性菌中,包括金黄色葡萄球菌,通常由五个甘氨酸残基构成的一个连接多肽与赖氨酸(或 DAP)结合。分支肽中的额外氨基酸不像主肽链中的氨基酸那样以同样的方式加入。这些氨基酸不是作为 AMP-酯被活化以供亲核胺攻击,而是通过与 tRNA 分子的酯键被活化。

　　在金黄色葡萄球菌中,三种不同的酶(FemA、FemB 和 FemX)从带适当电荷的 tRNA 中组装甘氨酸五肽分支。连接第一个甘氨酸的 FemX 对存活至关重要。FemA 和 FemB(其中添加下四个甘氨酸)对存活不是必需的,但它们的缺失会影响交联和细胞壁的完整性,从而影响生物体的生存能力。因此,这些酶是抗生素开发的潜在靶点。在革兰氏阴性细菌中,胞壁质单体通常是直接交联的,不需要分支肽。

　　这些步骤完成了胞壁质单体的合成。在细胞壁合成的最后阶段发生之前,胞壁质单体必须从细胞质膜的内表面转移到外表面。其如何实现是一个活跃的研究领域,并可能成为新的抗菌药物研发的潜在目标。

## 聚糖聚合反应

　　位于细胞质膜外表面的胞壁质单体经过多轮糖基化聚合,

---

**知识框 35-1　细胞壁生物合成中的酶**

　　就和大多数酶一样,细胞壁生物合成中的酶有多种叫法。为了表示方便,本书采用 Mur 式的叫法,但是这些酶还有如下的名称:

GlmU　二氨基 N-乙酰基转移酶
MurA　烯醇式丙酮酸转移酶
MurB　UDP-NAG 烯醇式丙酮酸还原酶
MurC　UDP-NAM-L-Ala 合成酶

MurD　UDP-NAM-L-Ala-D-Glu 合成酶
MurE　UDP-NAM-L-Ala-D-Glu-2,6-二氨基丙烷合成酶
MurF　UDP-NAM-三肽-D-Ala-D-Ala 合成酶
MurY　UDP-NAM-五肽:十一碳烯酸磷酸酯转移酶
MurG　十一碳烯酸二磷酸-NAM-五肽:NAG 转移酶
注意:十一碳烯酸磷酸酯是细菌萜醇的另一个叫法。

形成较长的糖链。聚合是由多糖基转移酶（peptidoglycan gly-cosyltransferases，PGT）催化的。这些酶在不释放双糖亚基的情况下，通过向生长的聚合物的还原端添加双糖亚基来催化延伸。随着每一个糖基化反应，二磷酸细菌萜醇被释放并返回到细胞质膜的内表面，失去一个磷酸基，这个步骤是由去磷酸化酶催化的。磷酸细菌萜醇现在可以接受另一个帕克核苷酸（图35-2B）。

PGT常作为N-端催化结构域存在于双功能蛋白中，同时也具有C-端转运结构域；同时，也可以作为单功能PGT（即MGT）。大多数细菌都有许多结构相关的PGT，有些是双功能的，有些是单功能的。它们的酶活性在体外是相似的，但在细胞中扮演不同的角色。例如，在杆状生物中，一些PGT致力于侧壁肽聚糖的合成，而另一些则致力于中断肽聚糖的合成。然而，这些酶可以部分替代彼此，使对它们特定作用的详细理解变得复杂。理解这种生物学复杂性的一种可能方法是，细菌已经进化为具有多个重叠系统，以确保在单个机器中出现特定问题时能够生存。从抗生素治疗的角度来看，这种部分冗余可能是一个缺点。

### 聚合物交联过程

在细胞壁合成的最后一步中，胞壁质链在转肽酶（transpeptidases，TP）作用下相互交联。由于肽基转移酶首先被定义为青霉素作用的分子靶点，因此又被称作青霉素结合蛋白（penicillin-binding proteins，PBP）。PGT域对单体进行偶联产生聚糖链。转化反应分为两个步骤：活化和耦合。然后，这些寡糖链必须通过其主干肽进行交联，以产生在细菌细胞壁中发现的胞壁质。在激活步骤中，TP酶活性位点上的丝氨酸羟基攻击其中在聚糖聚合物上的D-Ala-D-Ala酰胺键，形成共价酶-肽聚糖介导并释放丙氨酸。在耦合过程中，游离的氨基酸在肽桥的末端氨基酸（革兰氏阳性菌一般为甘氨酸）或DAP（革兰氏阴性菌）上与中间产物作用，形成交联（图35-2B、35-3）。青霉素（penicillin），一种β-内酰胺，显然模仿了末端D-Ala-D-Ala底物：它与TP活性位点结合，然后与亲核丝氨酸反应形成共价的青霉素复合物（图35-3）。这种修饰使酶失活，从而使细胞壁交联程度降低；反过来，这会损害细胞壁的完整性，并最终导致细胞裂解（见下文）。

细菌通常包含几种不同的肽基转移酶，但特异性重叠。如以上针对PGT所述，这些酶的不同亚型都用于构建细菌的不同部位。比如，大肠杆菌有六种肽基转移酶，一些用于构建棒状杆菌的圆柱体中间部分；另一些构建半圆形尾端。交联链的不同长度与交联数目的不同决定了不同类型细菌的特有形状、大小及细胞壁不同的特性与厚度。与此一致，已经发现，转肽酶的互补物因物种而异，尤其是在杆状菌，如大肠杆菌和产气荚膜梭菌和球形球菌，如链球菌和葡萄球菌之间是不同的。

据认为，在某些情况下，细菌会在临床中利用多种TP来发展抗生素耐药性。当菌株获得即使在暴露于β-内酰胺甲氧西林的情况下也能够交联肽聚糖的抗性TP时，金黄色葡萄球菌会形成主要的抗性，这通常会以类似于青霉素的方式使TP失活（见下文）。在药物存在下由耐甲氧西林金黄色葡

萄球菌（MRSA）产生的细胞壁具有比不存在药物时更低的交联水平，这被认为是由于抗性TP的低效率。克服MRSA的一种可能策略是进一步削弱这种抗性TP的交联能力。

## 分枝杆菌细胞壁合成

以上对此胞壁结构的描述适用于临床上大多数的细菌，包括革兰氏阳性球菌如链球菌和葡萄球菌，革兰氏阴性杆菌如大肠杆菌和绿脓杆菌，及革兰氏阳性杆菌如产气荚膜杆菌。但是，如果不提及棒状杆菌的异常细胞包膜，对细胞壁结构的讨论将是不完整的，棒状细菌是包括重要的病原体结核分枝杆菌和麻风分枝杆菌的一组细菌。这些细菌被分类为高G+C（即在其DNA中鸟嘌呤和胞嘧啶含量高）革兰氏阳性菌，但它们的细胞包膜具有革兰氏阳性菌和革兰氏阴性菌的特征。

与其他革兰氏阳性菌不同，分枝杆菌具有外膜。围绕细胞质（内）膜的肽聚糖层中的NAM糖已共价连接了NAG-阿拉伯半乳聚糖聚合物，并附有霉菌酸。霉菌酸具有包含多达90个碳的长烷基链，这些烷基链形成蜡状层，使细菌能够抵抗酸脱色（耐酸）。霉菌酸对于外膜的组装是必不可少的，但组织细节尚不清楚。除分枝菌酸外，分枝杆菌的外膜还含有分泌的磷脂，称为可提取脂类（图35-1）。分枝杆菌具有外膜孔蛋白，但其结构与革兰氏阴性细菌中孔蛋白的结构不同。

NAG-阿拉伯半乳多糖合成的第一步是一分子的NAG磷酸盐从UDP-NAG转移至磷酸分枝杆菌细菌萜醇。接着，在几分子的半乳糖与阿拉伯糖结合后，加上一分子的鼠李糖就形成了阿拉伯半乳多糖。这步反应是由阿拉伯糖转移酶催化的。霉菌酸是一种长且复杂的分支脂肪酸。以乙酰辅酶A为载体的二碳基团合成了饱和烃长链，作为合成初始材料。脂肪酸合成酶-1（fatty acid synthetase 1，FAS1）参与了饱和烃链的形成，而脂肪酸合成酶-2（FAS2）催化了链的连接过程。连接产物经过几次酶促反应最终成为霉菌酸。霉菌酸最后与NAG-阿拉伯半乳多糖相连，与NAM一起组成了分枝杆菌外膜内侧结构（图35-1、35-4）。理论上说，以上任何步骤对于药理性介入都很敏感。下面会讨论到，标准的抗分枝杆菌治疗方法包括的抗生素治疗是以NAG-阿拉伯半乳多糖和早期霉菌酸合成反应为靶标。

## 自溶素和细胞壁降解

尽管细胞壁具有稳定性，但它是动态结构。可通过合成和降解酶对其进行连续对其进行调节以使囊泡生长和分裂而无需裂解。为使细菌生长，细菌细胞壁必须扩展。为了发生扩展，必须将新的胞壁质单元整合到现有的细胞壁中。这很难在"完成了的"细胞壁中完成，该细胞壁由特定长度的聚糖聚合物和特定程度的交联干肽组成。另外，为了使细菌分裂，必须在某些时候打破其细胞壁，以使两个子代细胞分离。细菌通过使用高度调控的自溶素来解决这些问题。这些酶在细胞壁上打出小孔，以进行重塑和扩增。不同的自溶素显示出对壁粘连蛋白中不同键的偏好。与合成酶类似，许多酶在功能上是多余的，但在细胞中起必要的作用。例如，在大肠杆菌

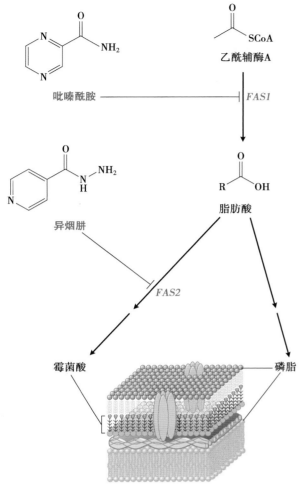

**图 35-4　霉菌酸合成及抗霉菌酸药物作用。** 乙酰辅酶 A 形成交联的脂肪酸链进而产生霉菌酸。本简图中的箭头,均表示多个合成步骤。其中两种脂肪酸合成酶(FAS1、FAS2),是重要的药物靶点。吡嗪酰胺可以抑制 FAS1,而异烟肼可以抑制 FAS2

置,而没有进行合成,从而导致降解的发生。本章中讨论的许多 β-内酰胺会干扰细胞壁合成与降解之间的平衡。

## 药理学分类和药物

我们将会按照以上介绍细胞壁生成的顺序来讨论抑制细菌细胞壁生成的药物药理学分类(图 35-2)。尽管药物被根据其抑制细胞壁生物合成的多个阶段进行了分类,但目前临床上最重要的生化靶点是聚合物交联阶段(即转肽过程)。由于这个原因,我们讨论的重点放在抑制肽聚糖交联作用的药物上。

## 胞壁质单体合成抑制剂

### 磷霉素

磷霉素(fosfomycin,也写作 phosphomycin)是一种 PEP 类似物,通过改变酶活性位点的共价键抑制细菌烯醇式丙酮酸转移酶(即 MurA)。PEP 是糖代谢的一个关键中间产物,它可能不会影响到人体细胞正常的碳水化合物代谢,这可能是由作用于 PEP 的酶在哺乳动物细胞及细菌细胞中的结构差异引起的。因此,磷霉素不会对人体烯醇化酶、丙酮酸激酶、羧基化激酶产生影响,且药物是相对无毒的。

磷霉素通过甘油磷酸酯或 6-磷酸葡萄糖的转运蛋白进入细胞,细菌通常使用磷酸转运蛋白从环境中吸收这些营养素。磷霉素对于革兰氏阴性菌引起的尿路感染有特别作用,包括大肠杆菌,因为它以原型在尿中排泄。在尿路感染的治疗中,单一剂量的口服 3g 磷霉素的效果与几倍量的其他同类型治疗药相当。通常,磷霉素对革兰氏阳性菌的效果不大,因为革兰氏阳性菌对磷酸甘油及 6-磷酸葡萄糖的运载体选择性不高,尽管它通常对粪肠球菌有活性。尽管阻断作用主要是由于运载体的突变,但是发现了一种温度敏感性的大肠杆菌产生了烯醇式丙酮酸转移酶变异,导致酶对 PEP 及磷霉素的活性下降。磷霉素的副作用并不常见。1%~10% 的患者会有头痛、腹泻、恶心等症状。有显著意义的药物相互作用是很少见的。与促胃炎药(如甲氧氯普胺)合用可减少口服磷霉素的吸收,丙磺舒可降低药物的肾脏清除率。静脉磷霉素钠[未经美国食品和药物管理局(FDA)批准在美国使用]已显示出与 β-内酰胺类、氨基糖苷类和氟喹诺酮类药物具有体外抗菌协同作用。

### 环丝氨酸

环丝氨酸(cycloserine)是一种 D-丙氨酸的结构类似物,是一种治疗多重耐药性 M. 结核菌感染的二线药物(图 35-5)。环丝氨酸能够同时抑制将 L-丙氨酸转换为 D-丙氨酸的 D-丙氨酸消旋酶与能够将两个 D-丙氨酸连接成为 D-丙氨酸-D-丙氨酸的 D-丙氨酸-D-丙氨酸合成酶(图 35-2A)。环丝氨酸是这些酶的不可逆性抑制剂,事实上,环丝氨酸与这些酶的连接比其与天然底物 D-丙氨酸的结合还要牢固。环丝氨酸耐药性是由多重复合机制引起的,其中有些机制目前仍不是很清

中,三个叫做 NAM-L-丙氨酸脱酰胺酶的自溶酶会在细胞分裂过程中从壁蛋白中裂解出肽,以促进子代细胞分离。这三种酰胺酶的缺失会导致细胞分裂的明显缺陷,而缺失一种则通常几乎没有影响。

新胞壁质的合成与自溶素介导的降解必须维持平衡才能保证细菌的生存。实际上,已有研究显示,单纯阻碍胞壁质生成(例如,通过青霉素之类的药物)会导致自溶素介导的自溶作用及细胞死亡。参与起始自溶作用的分子机制至今还未研究清楚。目前的观点是,只有在细胞装配完负责细胞壁合成的装置后,特定的蛋白质才募集降解装置。这种有序的募集工作确保,降解过程只在制造新的细胞壁时发生。头孢氨苄是一种第一代头孢菌素,其杀菌作用已被证明涉及通过特异性抑制细胞壁合成的转肽步骤,并破坏这种调节装置来靶向合成机制(见下文)。头孢氨苄不会干扰合成装置的正常组装,而只是通过抑制转肽酶来简单地使这种复合物失活。显然,细胞的调节机制只能确定是否存在用于新细胞壁合成的装置,而不能确定其是否起作用。于是,细胞募集了降解装

图 35-5 环丝氨酸的结构。环丝氨酸是一种 D-丙氨酸的结构类似物,能够通过抑制丙氨酸消旋酶从而抑制 L-丙氨酸与 D-丙氨酸消旋体的相互转化。环丝氨酸同时也可以抑制 D-丙氨酸-D-丙氨酸合成酶的活性,这种酶催化形成的二肽 D-丙氨酸-D-丙氨酸能够紧接着被利用合成胞壁质(见图 35-2A)

楚;已知的机制包括丙氨酸消旋酶的过表达及丙氨酸摄取系统的突变。不良反应包括癫痫发作、精神病和神经系统综合征,例如周围神经病。患有神经精神疾病、酒精中毒和慢性肾脏疾病的患者应避免使用该药物。酒精、异烟肼和乙硫酰胺可增强其毒性;吡哆醇可减轻环丝氨酸引起的周围神经病变。环丝氨酸同样可以抑制肝脏对苯妥英的代谢。

## 杆菌肽

之所以这样命名是因为它首先被发现于一类杆菌中。杆菌肽是一种肽类抗生素,可以干扰焦磷酸细菌萜醇的脱磷酸作用,使脂质载体失去作用从而阻碍胞壁质单体的合成和移位(图 35-2B)。杆菌肽在阻碍细胞壁合成的药物中引人注目的是它以脂质作靶点,而不是蛋白质或肽类。它能够形成一种复杂的焦磷酸细菌萜醇,这种物质包含了杆菌肽的咪唑环与噻唑啉环,从而抑制脱磷酸作用。这种相互作用需要一种二价的金属离子,通常是 $Zn^{2+}$ 或 $Mg^{2+}$。因此,具有金属螯合剂作用的药物能够干扰杆菌肽的活性。由于具有显著的肾、神经与骨髓毒性,杆菌肽没有被全身性地使用,而是主要用于表面真皮或眼科感染。由于口服时杆菌肽不能被吸收,抗生素残留在肠腔内,因此在结直肠手术前偶尔用于肠道净化。

# 胞壁质聚合物合成抑制剂

## 万古霉素、特拉万星、达巴万星和奥利万星

万古霉素(vancomycin)是一种用于治疗艰难梭菌感染的药物,对革兰氏阳性菌和革兰氏阳性球菌具有杀菌活性的糖肽。特拉万星(telavancin),达巴万星(dalbavancin)和奥利万星(oritavancin)是相关的脂多糖肽,具有相似的作用谱。革兰氏阴性杆菌对这些药物具有耐药性。这些制剂通过与胞壁质单体的 D-Ala-D-Ala 端紧密结合,抑制肽聚糖聚合,从而阻断胞壁质加入肽聚糖聚合),进而阻断细胞壁合成。除了 D-Ala-D-Ala 结合部分之外,特拉万星和奥利万星还具有与细菌细胞膜相互作用的脂质侧链;这种脂质锚定既增强了药物与 D-Ala-D-Ala 末端的结合,又影响了细菌膜的去极化,使其抗菌能力高于万古霉素。

达巴万星由天然糖肽合成。肽羧基的酰胺化可增强对葡萄球菌的活性,包括凝血酶阴性葡萄球菌(CoNS)。此外,达巴万星中乙酰葡糖胺基团的缺乏可以提高抗耐药性肠球菌的

活性。奥利万星来源于天然存在的糖肽。在二糖上加入 N-烷基-对氯苯基苄基取代基,可提高对肠球菌的活性。达巴万星和奥利万星消除半衰期长,可每周给药一次。

静脉注射万古霉素常用于治疗由耐甲氧西林金黄色葡萄球菌(MRSA)引起的严重感染,如肺炎、败血症和心内膜炎(见下文)。静脉注射特拉万星用于治疗葡萄球菌(包括 MRSA)和链球菌引起的严重皮肤感染和肺炎。达巴万星和奥利万星用于治疗由易感染的葡萄球菌(包括 MRSA)和链球菌引起的严重皮肤和软组织感染。两种药物也可用于治疗肠球菌感染。口服万古霉素通常用于治疗艰难梭菌引起的胃肠道感染,口服吸收不良,因此保留在胃肠道内。

万古霉素的不良反应包括皮肤潮红或皮疹,即所谓的红人综合征,这是由于组胺的释放,这种现象可以通过降低静脉输注的速率或预先服用抗组胺剂避免。万古霉素还具有肾毒性与耳毒性,特别是当它与其他具有肾毒性或耳毒性的药物(如庆大霉素)合用时更加明显。有潜在肾功能不全的患者在用药时需减少剂量,控制好药物浓度以防止进一步产生的肾毒性。也有可能会产生药物热、超敏反应引发的红疹及药物诱发的中性粒细胞减少。特拉万星似乎具有与万古霉素类似的毒性特征,其与输液相关反应的风险略低,但肾毒性的发生率较高。达巴万星似乎不会引起输液相关反应或肾毒性,它在临床试验中最常见的不良反应是轻度胃肠道不适。奥利万星与万古霉素的毒性相似,但其肾毒性明显低于万古霉素。在一些抗凝血测定中,特拉万星和奥利万星可结合人造磷脂表面,从而错误地延长凝血酶原(PT)、活化部分凝血活酶时间(aPTT)和活化凝血时间(ACT)。这也导致国际标准化比率(INR)错误地提高。为了尽量减少这种干扰,这些试验的抽血时间应在特拉万星或奥利万星的血浆浓度低时间附近进行。

对万古霉素、特拉万星、达巴万星和奥利万星的抗药性最常见地是通过获得催化 D-丙氨酸-D-乳酸,而不是 D-丙氨酸-D-丙氨酸形成的 DNA 编码酶而实现的。与 D-丙氨酸-D-丙氨酸一样,D-丙氨酸-D-乳酸能够融入胞壁质单体并且迅速参与肽基转移酶的反应。但是,D-丙氨酸-D-乳酸这种二肽不会与万古霉素以及相关的糖肽连接。有两种酶介导了 D-丙氨酸-D-乳酸的合成:VanH 是一种脱氢酶,能从丙酮酸合成 D-乳酸;VanA 则是连接酶,将 D-丙氨酸与 D-乳酸连接。编码 VanH 与 VanA 的转位因子均存在于细菌染色体或染色体外的质粒中。这种因子同样能够编码酶,并降解 D-丙氨酸-D-丙氨酸,从而移除任何可能为万古霉素靶点的残余物质。在临床上,对万古霉素产生耐药的细菌[例如耐万古霉素的肠球菌(VRE)]一般都对其他大部分抗菌药有耐药的现象,因此,由质粒介导的万古霉素耐药性的传播会产生一系列的医学问题。据报道,由于肠球菌耐药基因的获得,出现了几例耐万古霉素的金黄色葡萄球菌(VRSA)。万古霉素-中级金黄色葡萄球菌(VISA)通常被认为胞壁质较厚,因而会产生较多的游离 D-丙氨酸-D-丙氨酸成为万古霉素的诱饵靶标。达巴万星和奥利万星在抵抗葡萄球菌和链球菌产生耐药方面的比万古霉素和特拉万星更稳定。奥利万星可能对其他糖肽表现出耐药性的肠球菌菌株具有活性。

# 聚合体交联作用抑制剂

## β-内酰胺类抗生素：概述

包括原始应用的青霉素（penicillin）和双氯西林（diclox-acillin）在内，现在已经有 30 多种此类型的药物在使用，这使得 β-内酰胺类抗生素成为抑制细菌细胞壁合成的抗生素中用量最大使用最广泛的一类经典抗生素。这些药物的不同主要在于其不同的化学结构（图 35-6），因而也具有不同的活性。但是，它们的抗菌作用机制都是**抑制细菌胞壁质聚合体的交联作用**。

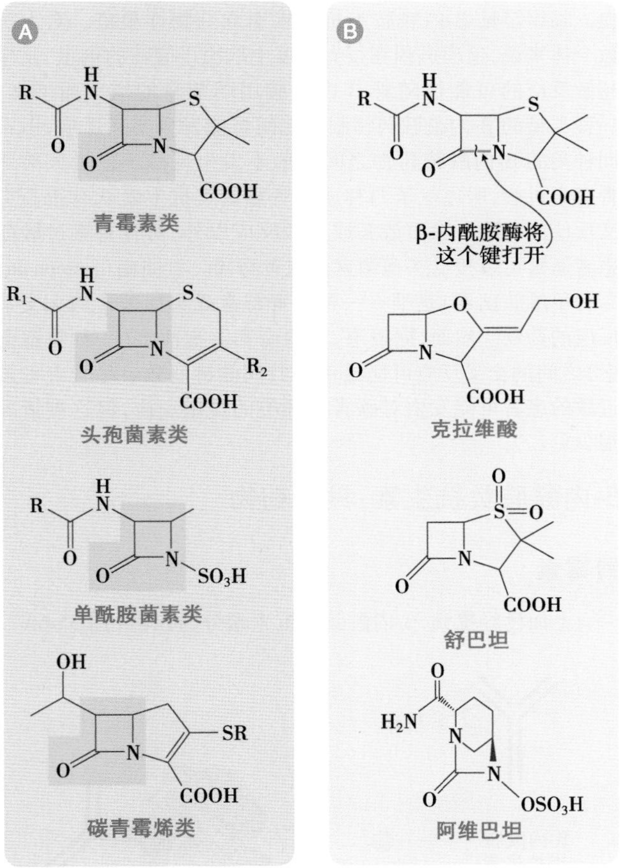

**图 35-6　β-内酰胺类抗生素与 β-内酰胺酶抑制剂的结构特点。**A. β-内酰胺家族成员（青霉素、头孢菌素、单酰胺菌素与碳青霉烯类）与另一类以其他骨架为基础的药物不同。而这种分类下的各个药物的 R 取代基团也有不同之处。β-内酰胺家族中的四个药物结构中都有一个 β-内酰胺环（蓝色画框部分）。正是这个环使得这些药物具有中断转肽反应的能力（并以此命名）。B. 细菌表达的 β-内酰胺酶能够将内酰胺类抗生素的一个键（蓝线）打开，使 β-内酰胺类丧失抗菌能力。内酰胺酶抑制剂克拉维酸与舒巴坦能够诱导 β-内酰胺酶与之结合（从而抑制酶作用）。注意 β-内酰胺酶抑制剂与内酰胺类抗生素结构上的相似之处

从化学的角度来说，这类抗生素活性机制的关键是结构上的一个四元 β-内酰胺环（图 35-6）。该环使每个 β-内酰胺都成为 Park 核苷酸末端 D-Ala-D-Ala 二肽的结构类似物，使其成为一种或多种细菌肽基转移酶的作用底物。药物与帕克核苷酸结合后，β-内酰胺能够与肽基转移酶共价结合从而形成一种酰基酶的中间体。但是，与帕克核苷酸的结合在正常情况下与底物反应不同，β-内酰胺环使得羧基末端成为 β-内酰胺从而不能够被接下来的分子裂环。因此，新进来的邻近多肽的氨基酸末端不能与酰基酶相连、过渡，最终使得肽基转移酶成为一个"死末端"复合物（图 35-3）。这种不可逆酶的抑制作用有时也称为自杀底物抑制作用。如果细胞继续生长，肽基转移酶的抑制作用会产生自溶素介导的自溶与细胞死亡。因此，就这样，β-内酰胺有效地分割细菌以达到杀菌目的。

不同亚型的 β-内酰胺类药物主要分为 4 类：青霉素（penicillins）、头孢菌素（cephalosporins）（又可以进一步分为五代）、单酰胺菌素（monobactams）与碳青霉烯（carbapenems）。每种亚型主要在于与 β-内酰胺环连接的结构不同（图 35-6）。大体来说，这些家族的开发都是药理学家在实验室里不断改进青霉素抗菌活性谱的结果，以使得抗菌谱的扩大超前于抗生素耐药性的传播。回想一下，作用范围是指对抗生素显示出杀菌或抑菌活性的细菌种类的数量和种类。因此，广谱 β-内酰胺通常对革兰氏阴性和革兰氏阳性细菌具有活性，而窄谱 β-内酰胺通常仅对革兰氏阳性菌有效。

细菌的肽基转移酶位于细胞壁与细胞质膜的周质空间中。因此，内酰胺类抗生素必须穿过细胞壁，而对革兰氏阴性菌来说，必须穿过外膜，才能发挥作用。因此，一个 β-内酰胺类药物的抗菌谱主要取决于两点：该药可以渗入外膜与细胞壁的能力，以及一旦进入周质空间后，其抑制特定肽基转移酶的能力。对于第一点，亲水性与疏水性（程度较小）药物均可弥散透过厚的革兰氏阳性细胞壁质层，但是对革兰氏阴性菌来说，亲水性药物比疏水性药物能够更容易地通过外膜。正因如此，亲水性药物如氨苄西林（ampicillin）、阿莫西林（amox-icillin），特别是哌拉西林（piperacillin）、替卡西林（ticarcillin）具有较广的抗菌谱，而疏水性药物如苯唑西林（oxacillin）、氯唑西林（cloxacillin）、双氯西林（dicloxacillin）、萘夫西林（naf-cillin）、甲氧西林（methicillin）及青霉素 G（penicillin G）具有较窄的抗菌谱（见下文）。这就意味着，一些革兰氏阴性菌由于其外膜呈现渗透屏障，使其内在对 β-内酰胺类窄谱青霉素有耐药性［类似地，胞内细菌即寄生在人体细胞中的细菌（如衣原体），对内酰胺类抗生素有天然的耐药性的主要原因是，哺乳动物的细胞缺乏 β-内酰胺摄取机制，以及这些细菌没有单一的细胞壁构造或者完全不具备细胞壁］。

第二个决定 β-内酰胺类抗生素活性范围的因素是药物与周质空间相连后，抑制一种特定的肽基转移酶。在很大程度上，这是由 β-内酰胺药物与肽基转移酶的亲和力决定的。如上所述，细菌几种主要肽基转移酶的底物特异性与交联活性均不相同。这些不同之处在杆菌与球菌上尤为明显。大部分 β-内酰胺类药物对不同的肽基转移酶有选择性，其他的如用于对抗金黄色葡萄球菌的青霉素类似物甲氧西林，仅是一种特例。

抗生素抗性可以由染色体(内源)或获得性(外源)基因编码。对于β-内酰胺类来说,革兰氏阳性细菌中的染色体耐药性,最常见的原因是转肽酶编码基因中的染色体编码突变,消除了与特定β-内酰胺结合的能力,或获得了与β-内酰胺具有较低亲和力的编码转肽酶的基因。该机制是如上所述的金黄色葡萄球菌对甲氧西林耐药的原因,也是肺炎球菌获得对青霉素耐药的机制。但是,基因改变的转肽酶对β-内酰胺类的耐药性是例外情况,而不是常见的,因为大多数β-内酰胺类都具有对抗多种转肽酶的活性,而这一切都需要通过突变来实现,进而减弱药物的治疗作用。

大部分细菌对β-内酰胺类的抗药性是由一种叫做β-内酰胺酶的蛋白质引起的,这种蛋白质由染色体或染色体外DNA质粒编码。正如其名字所提示的β-内酰胺酶可以通过裂解(水解)β-内酰胺环使β-内酰胺药物失活。目前已经鉴定出了100多种不同的β-内酰胺酶,每种都针对其特定的一种或一类β-内酰胺环。β-内酰胺酶在革兰氏阳性细菌中分泌;在革兰氏阴性细菌中,这些酶保留在细胞壁与外膜之间的周质空间中。革兰氏阴性细菌产生的β-内酰胺酶比革兰氏阳性细菌少得多,但是,因为革兰氏阴性菌会在周质空间中将β-内酰胺酶集中在需要的地方,所以β-内酰胺酶在赋予抗性方面更有效。这种浓缩作用,加上细菌外膜对青霉素的强渗透性屏障,使得革兰氏阴性菌对青霉素治疗有很强的抵抗性。

许多β-内酰胺酶由质粒编码,这在临床上有重要的意义。由于质粒很容易通过结合在细菌与细菌间传递,因此质粒产生的耐药性能够快速地在细菌群中传播。更甚者,质粒能够跨种群传播,使耐药性从一种细菌传递到另一种。某些有机体,如肺炎克雷伯菌和大肠杆菌,能够产生超广谱β-内酰胺酶(extended-spectrum β-lactamases, ESBL)和碳青霉烯酶(carbapenemases),这使得这些细菌对大部分β-内酰胺类抗生素产生耐药性,包括青霉素和头孢菌素及单酰胺菌素类的氨曲南(aztreonam)和碳青霉烯。其他细菌,如肠道菌类,可通过过表达一种染色体上DNA编码的β-内酰胺酶,能够对β-内酰胺产生类似的广谱耐药性。

药理学家以两种方式应对β-内酰胺酶的挑战。首先,如上所述,已经开发出新的β-内酰胺家族,具有不易被现有的β-内酰胺酶裂解的结构。其次,β-内酰胺酶抑制剂被开发与β-内酰胺类药物联合服用。β-内酰胺酶抑制剂是β-内酰胺类药物的类似物,其能够结合β-内酰胺酶的活性位点,从而阻断β-内酰胺酶降解与之共同服用的药物。β-内酰胺酶抑制剂的四个例子包括克拉维酸(clavulanic acid, clavulanate)、舒巴坦(sulbactam)、他佐巴坦(tazobactam)和阿维巴坦(avibactam)(图35-6)。阿维巴坦是一种新型的β-内酰胺酶抑制剂,最近被开发用于与头孢他啶组合使用,以增强抗革兰氏阴性细菌的活性。

β-内酰胺能够与氨基糖苷类(aminoglycosides)协同作用,抑制蛋白合成的杀菌剂我们在第34章中讨论(参见第41章)。氨基糖苷类抗生素通过与细胞质中的30S核糖体亚基相连,抑制蛋白质的合成。药物要先被动扩散通过细胞壁,再转运跨过细胞膜到达细胞质中。可以认为,对于一些细胞壁

很难渗透的细菌,如肠球菌来说,使用单一的药物很难达到目的。由于β-内酰胺能够增加细胞壁的通透性,同时服用β-内酰胺类药物能够增加氨基糖苷类的摄取,从而达到增加其药效的目的。

最常见的β-内酰胺治疗副作用就是超敏反应。作为一类小分子物质,β-内酰胺是自身并不会刺激免疫反应,实际上也是如此。但是,β-内酰胺环可以与蛋白质的氨基基团反应,产生一种半抗原-载体复合物(图35-7)。这种β-内酰胺-蛋白质结合物可以接着激发超敏反应。这些反应中最可怕的就是过敏反应,这种反应一般在用药后一个小时发生,导致支气管痉挛、血管性水肿和/或心血管性虚脱。也有可能产生荨麻疹、麻疹样皮疹、血清病及药物热。血红细胞表面的蛋白质同样能够被青霉素修饰,导致药物造成的自身免疫性溶血性贫血。临床罕见β-内酰胺类抗生素引起药物性狼疮。对大多数个体来说,反应进程在很大程度上取决于服药的剂量,发生超敏反应的可能性随着β-内酰胺用药剂量的增大而增加。一种类型的β-内酰胺药物制剂之间可能发生交叉反应,但不同种类的β-内酰胺药物之间一般不发生反应。患者如果对青霉素过敏,服用氨苄西林或碳青霉烯类抗生素就有很高交叉反应的风险。除血清病或过敏反应以外,对青霉素过敏的患者通常可以接受头孢菌素或碳青霉烯。氨曲南(aztreonam,一种单酰胺菌素)是唯一一种对青霉素或头孢菌素均无交叉反应的药物。然而,据报道,氨曲南和头孢他啶(一种头孢菌素)之间的交叉反应可能是由于共同侧链所致。尽管青霉素过敏的患者可能发生对碳青霉烯类的过敏反应,但这种情况很少见。

## β-内酰胺类抗生素:具体药物

### 青霉素

上面已经提到,β-内酰胺类抗生素分为四种(图35-6A)。

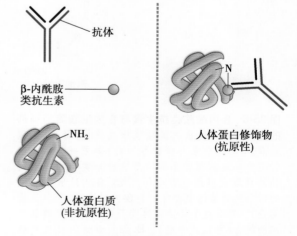

**图35-7 β-内酰胺类抗生素毒性。** 在没有修饰的情况下,人蛋白质通常是非抗原性的。β-内酰胺可以修饰人类蛋白质上的氨基,从而产生具有免疫原性的β-内酰胺半抗原。宿主免疫系统的抗体可以将该新的抗原决定簇识别为"非自身"

第一种青霉素根据其活性谱进一步分为五种类型。

第一种类型青霉素包括静脉注射用的青霉素 G(penicillin G)及青霉素 V(penicillin V),其胃酸稳定的口服对应物。青霉素 V 用于治疗牙齿感染并预防风湿热的复发和淋巴水肿患者的复发性链球菌蜂窝组织炎。青霉素 G 用于治疗严重感染,包括革兰氏阳性细菌:如引发的肺炎球菌和化脓性链球菌(各有部分菌株)、革兰氏阴性双球菌:如奈瑟氏球菌(生产青霉素酶的淋病奈瑟氏球菌除外)、梭菌属和放线菌属的革兰氏阳性杆菌、螺旋体:如梅毒和钩端螺旋体。除了已经提到的超敏反应和皮疹,高剂量青霉素 G 可能引起癫痫发作。所有青霉素均可引起急性间质性肾炎。药物与药物的相互作用较罕见,但是连续使用青霉素会使华法林产生抗凝效应。

第二类包括了抗葡萄球菌的青霉素(antistaphylococcal penicillins),其中又包含苯唑西林(oxacillin)、氯唑西林(cloxacillin)、双氯西林(dicloxacillin)、萘夫西林(nafcillin)及甲氧西林(methicillin)。这些药物在结构上对抗葡萄球菌的 β-内酰胺酶,这些酶在大部分临床隔离群中都是由质粒基因编码的。但是,由于它们的疏水性,抗葡萄球菌类青霉素缺乏抗革兰氏阴性活性(注意甲氧苯青霉素只能与一种肽基转移酶相连)。因此,口服抗葡萄球菌青霉素主要用于皮肤和软组织感染,静脉注射抗葡萄球菌青霉素主要用于对甲氧西林敏感的金黄色葡萄球菌引起的皮肤和软组织感染或其他严重感染,例如菌血症、心内膜炎或骨髓炎。口服抗葡萄球菌青霉素(氯沙西林和双氯西林)的使用在一定程度上受到其胃肠道不良反应(恶心与抗生素有关的腹泻)的限制,偶尔受到艰难梭菌引起的继发性感染的限制。静脉给予萘夫西林的副作用包括注射部位产生静脉炎,粒性白细胞缺乏症以及发生急性间质肾炎的概率要高于其他青霉素。苯唑西林是肝同工酶 CYP3A4 的诱导剂,可以降低作为 CYP3A4 底物的药物的血浆水平。奥沙西林可引起肝中毒,停药后可逆转。抗葡萄球菌青霉素在治疗金黄色葡萄球菌中的效用已被 MRSA 菌株的出现所损害。患有 MRSA 感染的患者通常用万古霉素或非细胞壁活性剂治疗,如甲氧苄啶、磺胺甲基异噁唑、多西环素、利奈唑胺或泰替唑酯。

氨苄西林(ampicillin)与阿莫西林(amoxicillin)属于第三类青霉素,氨基青霉素(amino penicillins),它们侧链上有一个带正电荷的氨基集团(见图 35-6A)。正是这个基团增强了药物穿过细胞膜外孔道蛋白的渗透性,但是不会阻断 β-内酰胺酶。这类药物对于许多革兰氏阳性球菌、革兰氏阴性球菌,如淋病奈瑟氏球菌和脑膜炎奈瑟氏球菌,以及革兰氏阴性杆菌,例如大肠杆菌和流感嗜血杆菌有效,但是由于其对大部分 β-内酰胺酶敏感而限制了抗菌谱。静脉给予氨苄西林通常用于治疗侵入性肠球菌与脑膜炎李斯特菌的感染。口服阿莫西林一般用于治疗一些不复杂的耳鼻及咽喉感染,在高危患者进行牙科工作如进行幽门螺旋杆菌复合型治疗时,要防止心内膜炎。非荨麻疹性红斑是最常见的副作用。当两者与 β-内酰胺酶抑制剂如克拉维酸(阿莫西林)或舒巴坦(氨苄西林)联合使用时,抗菌谱会增宽,可用于抵抗产生 β-内酰胺酶的细菌,如金黄色葡萄球菌、流感嗜血杆菌、大肠杆菌、克雷伯氏菌和厌氧菌。舒巴坦本身对不动杆菌有活性。

第四类青霉素是羧基青霉素(carboxy penicillins),同样也是广谱抗生素。侧链的羧基基团提供的负电荷能够抵一些 β-内酰胺,但是相对于带有正电荷的氨基基团,在增加细胞膜外孔道蛋白的扩散性方面效果较弱。因此,需要使用高剂量的药物来克服这一缺陷。羧基青霉素的抗菌谱还包括了抗染色体编码 β-内酰胺酶的肠道细菌与假单胞菌。这类青霉素包括替卡西林(ticarcillin)。

第五类青霉素是脲基青霉素(ureido penicillins),其代表是哌拉西林(piperacillin)。这类药物在侧链上同时具有正和负电荷,且作用比羧基青霉素更强。这类药物的抗菌谱活性与羧基青霉素相仿。此外,脲基青霉素还具有抗克雷伯菌和肠球菌的活性。哌拉西林目前仅可与 β-内酰胺酶抑制剂他唑巴坦联合使用。

## 头孢菌素

头孢菌素类在结构上与青霉素的不同在于头孢菌素是六元环而不是五元环与 β-内酰胺相连(图 35-6A)。

第一代头孢菌素头孢唑啉(cefazolin)、头孢氨苄(cephalexin)和头孢羟氨苄(cefadroxil)对革兰氏阳性菌以及革兰氏阴性棒杆菌,变形杆菌和大肠杆菌均具有活性,两者均引起尿路感染,肺炎克雷伯菌也引起肺炎和尿路感染。这些药物对许多 β-内酰胺酶敏感,但是对肺炎杆菌内由染色体编码的 β-内酰胺酶和一般葡萄球菌的 β-内酰胺酶有抗性。头孢氨苄和头孢羟氨苄都是口服的,用于治疗皮肤和软组织感染以及链球菌性咽炎。静脉注射制剂头孢唑林也用于治疗严重的皮肤和软组织感染,并用于外科预防和治疗无法服用抗葡萄球菌青霉素的人由于 MSSA 引起的严重感染。

第二代头孢菌素可以分为两类。以头孢呋辛(cefuroxime)为代表的第一类药物与第一代头孢相比具有更强的抗流感嗜血菌活性。以头孢替坦(cefotetan)与头孢西丁(cefoxitin)为代表的第二类药物已证实具有更强的抗拟杆菌活性。同时,第二代头孢菌素比第一代具有更强的内酰胺酶抵抗力。因此,头孢呋辛常用于治疗社会获得性肺炎,而头孢替坦常用于治疗腹内及盆骨感染包括盆腔炎。这类药物的副作用包括腹泻、肝药酶浓度轻微升高及过敏反应,临床较罕见有粒性白细胞缺乏症或间质肾炎发生。

第三代头孢菌素头孢曲松(ceftriaxone)、头孢噻肟(cefotaxime)和头孢泊肟(cefpodoxime)能抵抗许多 β-内酰胺酶,因此有很强的抗肠杆菌(大肠杆菌、吲哚阳性变形菌、克雷伯菌、肠杆菌、沙雷氏菌和柠檬酸菌)、抗奈瑟菌与流感嗜血菌活性。第三代头孢菌素药物抗革兰氏阳性菌的活性比第一代药物弱。尽管如此,它们抗肺炎球菌的活性很高(但是可能会产生头孢菌素耐药性)。通常用于治疗初级呼吸道感染、肺炎球菌引发的后天免疫性群体脑膜炎、不复杂的淋球菌感染、培养阴性的心内膜炎及并发的莱姆病。除了已经提到的副作用之外,头孢曲松可导致淤胆型肝炎。头孢他啶(ceftazidime)是最后一种使用较普遍的第三代头孢菌素。它的抗菌谱与其他试剂的不同之处在于它对铜绿假单胞菌有显著的活性,对革兰氏阳性菌的活性最低。头孢他啶主要用于治疗医院获得性革兰氏阴性菌感染和有记载的铜绿假单胞杆菌感染以及作为经验疗法治疗患有发热的中性白细胞减少症患者。革兰氏阴性菌有更广阔的 β-内酰胺酶活性谱,因此对第三代头孢菌素容易产生耐药性。

头孢吡肟(cefepime)是目前唯一可使用的第四代头孢菌素。与头孢曲松类似,它对肠杆菌、奈瑟菌、流感嗜血菌与革兰氏阳性有机体有显著作用。此外,这种药物与头孢他啶一样具有抗铜绿假单胞杆菌活性。头孢吡肟对染色体编码的 β-内酰胺酶的抵抗力相对于第三代头孢菌素更强。但是,不同于头孢他啶,头孢吡肟并没有证明对脑膜炎有治疗作用。一种不常见的副作用是会产生抗红细胞抗原的自身抗体,主要不会伴有明显的溶血。此外,头孢吡肟很少会引起神经毒性,包括肌阵挛和脑病,尤其是在老年人和肾功能受损的患者中。对于后一种患者,抗生素需要调整剂量。

头孢洛林酯(ceftaroline)是第五代头孢菌素。该药的独特之处在于对耐多药金黄色葡萄球菌具有抗菌活性-包括耐甲氧西林,耐万古霉素的金黄色葡萄球菌和耐万古霉素的菌株以及肺炎链球菌和呼吸道革兰氏阴性病原体,例如卡他莫拉菌和流感嗜血杆菌,包括表达 β-内酰胺酶的菌株。头孢洛林只能静脉注射,并被批准用于治疗社区获得性肺炎和皮肤感染。

Ceftolozane 是一种新型静脉注射头孢菌素,目前可与 β-内酰胺酶抑制剂他唑巴坦联合使用。它被 FDA 批准用于治疗复杂的尿路感染和复杂的腹腔内感染。Ceftolozane 在结构上类似于头孢他啶,但在 3-位侧链具有更多取代的吡唑,与头孢他啶相比,其赋予产生 β-内酰胺酶的铜绿假单胞菌更高的稳定性。它对许多革兰氏阴性需氧菌,产 β-内酰胺酶的肠杆菌科和铜绿假单胞菌具有抗菌活性。它缺乏对产生碳青霉烯酶的肺炎克雷伯菌的活性。虽然它对大多数链球菌具有活性,但它对葡萄球菌的活性有限。他唑巴坦的加入增强了 Ceftolozane 对各种厌氧菌的活性,如拟杆菌属和普氏菌属,但不是梭菌属。

上面提到,头孢菌素类药物主要用于对青霉素产生无生命威胁变态反应患者的治疗。尽管如此,头孢菌素本身还是可以引起过敏反应,因此应对头孢菌素过敏患者避免使用此类药物。有趣的是,由于头孢替坦(cefotetan)与头孢哌酮(cefoperazone,另一个第三代头孢菌素)具有 N-甲基硫四氮唑(NMTT)侧链,能够引起两种独特的副作用。第一种是乙醇不耐受综合征即双硫仑样反应(双硫仑是一种抑制乙醇代谢的药物;见第 19 章,药物滥用药理学)。第二种效应主要是影响维生素 K 代谢,并且导致维生素 K 依赖性凝血因子合成的降低。因此,在服用华法林和潜在凝血功能异常的患者中,应谨慎使用头孢替坦和头孢哌酮头孢菌素(第 23 章)。头孢替坦与大部分头孢菌素相似,可以引起抗体介导的溶血。

### 单酰胺菌素与碳青霉烯类

唯一可用的单酰胺菌素,氨曲南(aztreonam),具有抗大部分革兰氏阴性菌的作用,包括铜绿假单胞杆菌,但它对革兰氏阳性菌没有活性。氨曲南在严重青霉素过敏的患者中特别有用,这些患者因耐药革兰氏阴性菌而感染,因为它与青霉素缺乏交叉致敏性。但是,具有广谱 β-内酰胺酶的革兰氏阴性细

菌对该药具有抗性。它可以静脉注射用于治疗全身感染,也可以吸入形式用于预防通常以铜绿假单胞菌定植的囊性纤维化患者的肺部恶化。

临床上有四种主要的碳青霉烯类药物:亚胺培南(imipenem)、美罗培南(meropenem)、多尼培南(doripenem)和艾他培南(ertapenem)。这四种都是广谱抗生素,对抗大部分革兰氏阳性、革兰氏阴性与厌氧有机体。但是没有一种具有抗甲氧西林耐药金黄色葡萄球菌、万古霉素耐药肠球菌或军团杆菌活性。并且,带有碳青霉烯酶的革兰氏阳性菌(尤其是肺炎杆菌)对这些药物表现出耐药性。重要的是,艾他培南对铜绿色假单胞杆菌与不动杆菌的活性要比其他三种弱很多;但艾他培南的优点在于它只需要每日服用一次。由于亚胺培南会被肾脱氢肽酶 I 灭活,因此它一般都会与脱氢肽酶抑制剂西司他丁(cilastatin)同时服用。美罗培南、多尼培南和艾他培南都不会被肾酶水解。这四种药物通常都是静脉给药,但厄他培南和亚胺培南也可以肌肉给药。目前没有口服碳青霉烯类药物,所有碳青霉烯类药物均可引起超敏反应和静脉部位静脉炎。在高血浆药物水平下,亚胺培南和美罗培南可引起癫痫。丙磺舒能够增加美罗培南水平,而所有碳青霉烯类均可降低丙戊酸水平。

## 细胞膜稳定性抑制剂

达托霉素(daptomycin)是一种环状脂肽类抗生素。其确切的作用机制尚不清楚,但达托霉素似乎可以融入革兰氏阳性细菌细胞膜中。达托霉素的寡聚化可能导致形成孔隙,导致钾离子外流,细胞膜去极化,从而引起细胞死亡。达托霉素静脉注射用于治疗复杂的皮肤感染和金黄色葡萄球菌引起的菌血症(包括右心内膜炎引起的菌血症)。达托霉素在革兰氏阳性细菌感染的治疗中也具有治疗功效,特别是在耐甲氧西林金黄色葡萄球菌和耐万古霉素肠球菌感染中可能具有活性。不良反应包括肌病和嗜酸性粒细胞性肺炎。由于与肌病有关,将他汀类药物与达托霉素合用时应格外小心。达托霉素可以结合在某些市售抗凝剂的人工磷脂表面,从而导致 PT 和 aPTT 错误延长。为了使这种干扰最小化,应该在达托霉素的谷血浆浓度附近抽取用于这些测定的血液。

## 抗肺结核药物

### 乙胺丁醇、吡嗪酰胺和异烟肼

乙胺丁醇(ethambutol)、吡嗪酰胺(pyrazinamide)和异烟肼(isoniazid,INH)是抗结核五种一线药中的三种(另外两种为利福平和链霉素;参见第 34 章)。对于无先期治疗史的活动性结核患者,根据当地异烟肼耐药性调查,若高于 4% 则开始时同时服用 4 种药物,若很低则同时服用除乙胺丁醇外的其他三种药物(参见第 41 章)。

乙胺丁醇,一种抗菌药,通过抑制阿拉伯糖转移酶增加阿拉伯糖单位以增加阿拉伯半乳聚糖来降低内酰胺的合成。吡嗪酰胺和异烟肼抑制结核环酯酸合成。吡嗪酰胺是前体药

物,它必须被分枝杆菌的吡嗪酰胺酶代谢为具抗菌活性的吡嗪酸。吡嗪酸抑制合成结核环酯酸脂肪酸前体的酶 FAS1。异烟肼和相关二线药物乙硫异烟胺(ethionamide)作用于 FAS2 复合物杀死细菌,但其明确的作用机制尚不清楚。这两类抗分枝杆菌药物的靶点详见图 35-4。

活动性结核需要联合药物治疗。抗分枝杆菌药物耐药性通常由突变引起,支持这一论点的一个很有力的证据就是基于耐受突变频率和临床感染的细菌数目。每一个肺部结核可包含 $10^8$ 个细菌。任意单一抗分枝杆菌药物耐药突变率为 $1/10^6$ 细菌。这个频率意味着,每十个结核中就有平均 100 个细菌甚至在给药以前就具有了抗分枝杆菌药物耐药性。两种药物联合治疗仅将耐药性发生的可能性减低为 $1/10^{12}$ 细菌;而使用 4 种药物则使概率降为 $1/10^{24}$ 细菌(参见第 41 章)。

抗分枝杆菌药物可以引起一系列不良反应。乙胺丁醇可引起视神经炎;表现为视力下降、视野缩小和/或中枢和外周暗点。通常在治疗一个月后产生症状并具有可逆性。然而,也有突发性不可逆失明的病例报道。因此服用乙胺丁醇的患者必须每月检查视力和颜色辨别能力。吡嗪酰胺通常伴随关节疼痛和高尿酸血症(通常无症状);更重要的是,它通常具有严重及不可逆的肝毒性。INH 引起的轻度肝毒性可以再次给药而吡嗪酰胺引起的肝毒性不可以再次给药。异烟肼除了具有肝毒性外还易导致外周神经病。INH 诱导的肝毒性轻微时,显示只有次要肝酶升高而不需要停药(发病率 10%~20%),严重时,导致具有症候的肝炎(发病率 0.1%,有肝病史且同时服用利福平的老年人高发)。INH 的神经毒性包括感觉异常、外周神经病和共济失调;主要是由于 INH 竞争性抑制吡哆醛神经递质合成,可以通过补充给予吡哆醇减低毒性。异烟肼也可以抑制或降低细胞色素 P450 酶,借此与多种药物相互作用,包括利福平,抗癫痫药卡马西平和苯妥英,吡咯类抗真菌药及乙醇等。异烟肼是一种弱单胺氧化酶抑制剂;与羟色胺类药物如甲哌啶或氟西汀一起服用,可能会引起血清素综合征。

这些药物及大部分抗分枝杆菌药物的耐药性产生,都是染色体突变导致的。乙胺丁醇耐药性主要是阿拉伯糖转移酶基因突变造成的,其中一些引起靶酶的过表达。异烟肼耐受主要是分枝杆菌过氧化氢-过氧化物酶基因失活突变造成的,该酶的作用是将异烟肼转化为其抗分枝杆菌形式。分枝菌酸合成需要的 INHA 基因突变,也能造成 INH 耐药。吡嗪酰胺耐药性通常归因于吡嗪酰胺酶基因突变,使前体药物无法转换为活性形式。

### 结论与展望

细菌细胞壁具有独特的抗菌靶标。该结构由称为胞壁质的三维交联肽糖聚合物的三维垫组成,并通过三个阶段进行合成:①胞壁质单体的合成;②单体聚合成胞壁质聚合物;以及③交联连接聚合物以完成细胞壁的形成。

抗菌剂在细胞壁合成的所有三个阶段中起作用:磷霉素和环丝氨酸在第一阶段中起作用,万古霉素、特拉万星、达巴万星、奥利万星和杆菌肽在第二阶段中起作用;而 β-内酰胺类药物是最大最重要的一组,其作用于第三阶段。β-内酰胺(包括青霉素、头孢菌素和碳青霉烯)具有杀菌作用;自溶性死亡很可能是由于对称为自溶素的壁重塑蛋白的无抵抗作用导致的。β-内酰胺之间的结构和化学差异决定了它们对具有不同细胞壁结构的细菌的活性谱。

内酰胺类药物耐药性通常由质粒编码的内酰胺酶介导。其机制阐明使得药理学家通过如下途径来克服耐药作用:①开发新型 β-内酰胺类药物,如第二代和第三代头孢菌素类药物;②同时服用 β-内酰胺类药物"诱饵",例如克拉维酸和舒巴坦等 β-内酰胺酶抑制剂。由于 β-内酰胺类药物能在质粒上被编码,其耐药性能通过细菌或人群高速传播,故抗生素的研究开发已经变成了一场"军备竞赛"。

抗分枝杆菌药通过阻断分枝杆菌细胞壁特有的分子合成过程中的各个步骤(例如分枝酸和阿拉伯半乳聚糖)起作用,对这些药物的耐药性通常源于染色体突变,联合用药治疗可以有效地避免突变耐受的发生。未来的创新药物可能包括针对细菌细胞壁的其他独特生化分子靶标的新药开发。

(宋俊科 译　杨秀颖　贺晓丽 审)

### 推荐读物

Bush K. Alarming β-lactamase-mediated resistance in multidrug-resistant Enterobacteriaceae. *Curr Opin Microbiol* 2010;13:558–564. (*Reviews β-lactam resistance in Gram-negative bacteria, focusing on recent reports of ESBL- and carbapenemase-mediated resistance.*)

Drawz SM, Papp-Wallace KM, Bonomo RA. New β-lactamase inhibitors: a therapeutic renaissance in an MDR world. *Antimicrob Agents Chemother* 2014;58:1835–1846. (*Reviews approved and investigational drugs for the treatment of extended-spectrum β-lactamase-producing organisms.*)

El Zoeiby A, Sanschagrin F, Levesque RC. Structure and function of the Mur enzymes: development of novel inhibitors. *Mol Microbiol* 2003;47:1–12. (*Reviews the structure, catalytic action, and inhibition of MurA–MurF.*)

Favrot L, Ronning DR. Targeting the mycobacterial envelope for tuberculosis drug development. *Expert Rev Anti Infect Ther* 2012;10:1023–1036. (*Reviews the structure of the mycobacterial cell wall and its potential targets for drug development.*)

Gale EF, Cundliffe E, Reynolds PE, Richmond MH, Waring MJ. *The molecular basis of antibiotic action.* 2nd ed. London: John Wiley; 1981. (*Classic treatise on antibiotics that describes the experiments leading to the determination of many of the mechanisms of action discussed in this chapter.*)

Guskey MT, Tsuji BT. A comparative review of the lipoglycopeptides: oritavancin, dalbavancin, and telavancin. *Pharmacotherapy* 2010;30:80–94. (*Discusses glycopeptide agents recently approved for use in the United States*)

Howden BP, Davies JK, Johnson PD, Stinear TP, Grayson ML. Reduced vancomycin susceptibility in *Staphylococcus aureus*: resistance mechanisms, laboratory detection, and clinical implications. *Clin Microbiol Rev* 2010;23: 99–139. (*Reviews VISA and VRSA, including definitions, risk factors, and mechanisms of resistance.*)

Jacoby GA, Munoz-Price LS. The new beta-lactamases. *N Engl J Med* 2005; 352:380–391. (*Reviews the pharmacology of β-lactamases.*)

Mdluli K, Kaneko T, Upton A. The tuberculosis drug discovery and development pipeline and emerging drug targets. *Cold Spring Harb Perspect Med* 2015;5:a021154. (*Reviews approved and investigational drugs for the treatment of tuberculosis.*)

Rattan A, Kalia A, Ahmad N. Multidrug-resistant *Mycobacterium tuberculosis*: molecular perspectives. *Emerg Infect Dis* 1998;4:195–209. (*Discusses the problem of resistance in tuberculosis.*)

Shahid M, Sobia F, Singh A, et al. Beta-lactams and beta-lactamase-inhibitors in current- or potential-clinical practice: a comprehensive update. *Crit Rev Microbiol* 2009;35:81–108. (*Discusses novel beta-lactamase inhibitors and their combinations with beta-lactams.*)

Terico AT, Gallagher JC. Beta-lactam hypersensitivity and cross-reactivity. *J Pharm Pract* 2014;27:530–544. (*Reviews hypersensitivity and cross-reactivity of β-lactams.*)

**药物汇总表:第 35 章　细菌和分枝杆菌感染药理学:细胞壁合成**

| 药物 | 临床应用 | 严重和常见的不良反应 | 禁忌证 | 注意事项 |
|---|---|---|---|---|
| **抑制胞壁质单体形成的药物**<br>**机制——见特殊药物** | | | | |
| 磷霉素(PO) | 由 E coli,大肠埃希菌、粪肠球菌引起的尿路感染 | 头痛、腹泻、恶心 | 磷霉素过敏 | 磷酸烯醇式丙酮酸(PEP)类似物通过共价修饰酶的活性部位抑制细菌烯醇丙酮酸转移酶(MurA),从而抑制从 UDP-NAG 合成 UDP-NAM。<br>静脉内制剂(仅在美国以外地区可用)显示出与 β-内酰胺、氨基糖苷和氟喹诺酮类药物的协同作用。<br>与增加胃蠕动的药物(如甲氧氯普胺)合用时吸收减少 |
| 环丝氨酸(PO) | 结核病 | 癫痫<br>神志不清、头晕、头痛、嗜睡 | 环丝氨酸过敏、癫痫、抑郁、焦虑、精神病、严重肾功能不全、滥用酒精 | 抑制丙氨酸消旋酶和 D-Ala-D-Ala 连接酶。<br>酒精,异烟肼和乙硫酰胺会增强环丝氨酸的毒性。<br>吡哆醇可以预防环丝氨酸引起的周围神经病变。<br>阿糖胞苷抑制苯妥英钠的肝代谢 |
| 杆菌肽(PO 和局部使用) | 皮肤和眼部感染(仅局部使用)<br>皮肤浅表菌感染 | 肾毒性(如果发生全身吸收)<br>接触性皮炎(仅局部使用) | 杆菌素过敏 | 抑制二磷酸杆菌胞去磷酸化 |
| **胞壁质聚合物合成抑制剂**<br>**机制——与 D-丙氨酸-D-丙氨酸末端紧密相连,抑制转糖苷酶,因此阻断胞壁质单体结合到生长中的聚合物链上** | | | | |
| 万古霉素(IV;PO 仅用于艰难梭菌感染)<br>特拉万星(IV)<br>达巴万星(IV)<br>奥利万星(IV) | 共同的适应证:<br>耐甲氧西林的金黄色葡萄球菌感染(IV)<br>严重的皮肤感染、涉及葡萄球菌和链球菌(IV)<br>仅万古霉素和替拉万星:医院内肺炎包括呼吸机相关性肺炎;(仅万古霉素:<br>艰难梭菌小肠结肠炎、感染性心内膜炎和菌血症 | 过敏反应(共同不良反应);肾毒性(仅万古霉素和特拉万星);艰难梭菌腹泻(万古霉素、达巴万星和奥利万星);心脏骤停,低血压,骨髓抑制,耳毒性(仅万古霉素,骨髓炎);QT 间期延长,出血风险,骨髓炎(仅奥利万星)胃肠不适 | 共同禁忌证:对药物过敏;仅奥利万星:普通肝素钠在 48 小时内使用 | 与氨基糖苷类一起给药时肾毒性增加。<br>通过减慢输注速度或预先给予抗组胺药可以避免红人综合征。<br>对万古霉素的抗性最常见的是通过求得编码的酶改变 D-Ala-D-乳酸形成的 DNA。<br>催化 D-Ala-D-乳酸的肾毒性略高于万古霉素。<br>特拉万星的肾毒性和奥利万星可能导致凝血测试的错误增加 |

续表

**胞壁质聚合物合成抑制剂**

机制——β-内酰胺类药物通过酰基酶介导形成共价键（即"死亡末端"）抑制肽基转移酶。青霉素的 β-内酰胺环上有一个五元辅助环

| 药物 | 临床应用 | 严重和常见的不良反应 | 禁忌证 | 注意事项 |
|---|---|---|---|---|
| 青霉素 G（IV）苄星青霉素（IM）青霉素 V（PO） | 青霉素敏感的金黄色葡萄球菌和化脓性链球菌，口腔厌氧菌，脑膜炎奈瑟氏菌，梭状芽孢杆菌，梅毒，雅司病，钩端螺旋体病，风湿热的预防，牙齿感染 | 过敏反应（共同不良反应）；充血性心力衰竭、电解质紊乱、昏迷、癫痫发作（仅青霉素 G）；艰难梭菌感染（仅青霉素 V）；皮疹、发热、注射部位反应，胃肠道不适，梅毒治疗反应（Jarisch-Herxheimer 反应） | 对青霉素过敏 | 联合使用青霉素会使华法林产生抗凝效应；对 β-内酰胺酶敏感 |
| 苯唑西林（IV）氯唑西林（PO）双氯唑西林（PO）萘夫西林（IV） | 产生 β-内酰胺酶的甲氧西林敏感金黄色葡萄球菌引起的皮肤和软组织感染或全身感染 | 过敏反应、艰难梭菌感染（氯唑西林、纳福西林和双氯唑西林）；肾毒性（双氯唑西林和纳福西林单独）；肝毒性（仅双氯唑西林）；低钾血症、骨髓抑制（仅纳福西林）；胃肠道不适（共同不良反应）；皮疹（仅苯唑西林） | 对青霉素过敏 | 耐 β-内酰胺酶。窄谱抗菌活性：主要用于治疗皮肤和软组织感染。染色对甲氧西林敏感的金黄色葡萄球菌感染。萘夫西林是肝脏 CYP3A4 酶的诱导剂，可降低 CYP3A4 底物的血浆浓度 |
| 氨苄西林（IV/PO）阿莫西林（PO）阿莫西林/克拉维酸（PO）氨苄西林/舒巴坦（IV） | 氨苄西林：侵袭性肠球菌感染；泌尿生殖系统的传染病；呼吸道感染。阿莫西林：单纯耳、鼻、喉部感染。阿莫西林/舒巴坦：β-内酰胺酶产生菌，例如金黄色葡萄球菌，流感嗜血杆菌，大肠杆菌，克雷伯菌，不动杆菌，肠杆菌，厌氧菌。阿莫西林/克拉维酸和氨苄西林/舒巴坦：泌尿生殖系统感染的治疗，组成部分，皮肤软组织感染，下呼吸道感染，幽门螺杆菌感染联合治疗的 | 多形红斑、史-约综合征、中毒性表皮坏死溶解、过敏反应、艰难梭菌感染（共同不良反应）；粒细胞减少症、血小板减少症（仅氨苄西林）；皮疹、腹泻 | 对青霉素过敏 | 具有广谱抗生素活性。氨苄西林与阿莫西林作为单一药物时对 β-内酰胺酶敏感；克拉维酸与舒巴坦是 β-内酰胺酶抑制剂。侧链上有一个带正电荷的氨基基团以增加革兰阴性菌细胞膜外孔道蛋白的渗透性 |
| 哌拉西林/他唑巴坦（IV） | 主要用于治疗铜绿假单胞菌感染、腹膜炎和耐药革兰氏阴性菌引起的医院获得性肺炎 | 多形红斑、史-约综合征、中毒性表皮坏死溶解、艰难梭菌感染、过敏反应；皮疹、肠胃不适 | 对青霉素过敏 | 具有广谱抗生素活性，但主要用于抗铜绿假单胞菌。普遍对 β-内酰胺酶敏感 |

续表

聚合物交联抑制剂:头孢菌素
机制——β-内酰胺通过形成共价("死端")酰基酶中间体来抑制转肽酶。头孢菌素具有一个连接到β-内酰胺环上的六元辅助环

| 药物 | 临床应用 | 严重和常见的不良反应 | 禁忌证 | 注意事项 |
|---|---|---|---|---|
| 头孢唑林(IV)<br>头孢氨苄(PO)<br>头孢羟氨苄(PO) | 变形杆菌、大肠杆菌、肺炎克雷伯菌<br>皮肤和软组织感染<br>手术预防 | 史-约综合征、艰难梭菌感染、过敏反应(共同不良反应);肝毒性(仅头孢唑林和头孢羟氨苄);肾毒性(仅头孢氨苄);白细胞减少症、脑病、癫痫发作(仅头孢唑林);血小板减少症(仅头孢羟氨苄);皮疹(仅头孢唑林) | 头孢菌素过敏 | 第1代头孢菌素。较好抗抗革兰阳性菌(葡萄球菌种和链球菌种)活性。对多数β-内酰胺酶敏感 |
| 头孢呋辛(IV)<br>头孢替坦(IV)<br>头孢西丁(IV) | 共同适应证:<br>流感嗜血杆菌;<br>仅头孢替坦和头孢西丁:肠杆菌属、类杆菌属、奇异变形杆菌、大肠杆菌、肺炎克雷伯菌 | 史-约综合征、中毒表皮坏死、过敏反应、艰难梭菌感染(共同不良反应);癫痫发作(仅限头孢替坦和头孢西丁);溶血性贫血(仅头孢替坦) | 头孢菌素过敏 | 第2代头孢菌素。比第一代更广的抗革兰阴性菌谱。较第一代β-内酰胺酶抗性强。头孢呋辛主要用于社区获得性肺炎。头孢替坦和头孢西丁主要用于腹腔和盆腔感染以及手术预防 |
| 头孢噻肟(IV)<br>头孢泊肟(PO)<br>头孢曲松(IV/IM)<br>头孢哌酮(IV/IM)<br>头孢他啶(IV) | 仅头孢噻肟:流感嗜血杆菌;<br>仅头孢曲松钠:淋病奈瑟氏球菌、伯氏疏螺旋体、流感嗜血杆菌大多数肠杆菌科;<br>仅头孢他啶:铜绿假单胞菌 | 心律失常、多形性红斑、史蒂文斯-约翰逊综合征、中毒性表皮坏死、过敏反应、艰难梭菌感染(共同不良反应);粒细胞减少症(仅头孢泊肟);溶血性贫血、肺毒性(仅头孢曲松);肾毒性、急性肾衰竭、肺毒性(仅头孢曲松);胃肠道出血(仅头孢他啶)、胃肠道出血(仅头孢哌酮)、扑翼样震颤、昏迷、脑病、肌阵挛、癫痫发作(仅头孢他啶)、注射部位疼痛(仅静脉注射制剂);皮疹、肠胃不适 | 共有禁忌证:对头孢菌素过敏;仅头孢曲松钠:在新生儿中同时服用含钙的静脉输液,由于肺和肾中致命钙盐沉淀的风险;高胆红素血症新生儿,由于增加丁黄疸的风险 | 第3代头孢菌素。中枢神经系统穿透性最高的头孢菌素。耐受很多β-内酰胺酶。对阴性菌活性强,但对革兰阳性菌作用弱于第一代 |
| 头孢吡肟(IV) | 肠杆菌科、奈瑟菌、流感嗜血杆菌、铜绿假单胞菌、革兰氏阳性菌 | 史-约综合征、中毒性表皮坏死溶解、艰难梭菌感染、过敏反应、脑病、肌阵挛、癫痫发作 | 对头孢菌素过敏 | 第4代头孢菌素。耐受很多β-内酰胺酶 |
| 头孢洛林(IV) | 耐甲氧西林的金黄色葡萄球菌感染、耐万古霉素的金黄色葡萄球菌、肺炎链球菌、卡他莫拉菌、流感嗜血杆菌 | 与头孢唑啉相同,除头孢唑啉可引起药物性溶血性贫血,并可能导致白细胞减少或中性粒细胞减少 | 对头孢菌素过敏(少与青霉素交叉反应) | 第5代头孢菌素。头孢吡普是接近完成临床试验的第5代头孢菌素,具有相似的作用范围 |

续表

| 药物 | 临床应用 | 严重和常见的不良反应 | 禁忌证 | 注意事项 |
|---|---|---|---|---|
| **聚合物交联抑制剂:单酰胺菌素类/碳青霉烯类**<br>**机制——β-内酰胺通过形成共价("死端")酰基酶中间体来抑制转肽酶** | | | | |
| 氨曲南(IV) | 革兰氏阴性菌<br>青霉素过敏患者 | 艰难梭菌感染、消化道出血、中性粒细胞减少、耳毒性、肾毒性 | 对氨曲南过敏 | 一种单酰胺菌素。<br>对革兰氏阴性菌无效。 |
| 亚胺培南/西司他丁(IV/IM)<br>美罗培南(IV)<br>多尼培南(IV)<br>厄他培南(IV/IM) | 除了 MRSA、VRE 和军团菌外的革兰氏阳性和革兰氏阴性细菌(厄他培南对铜绿假单胞菌或不动杆菌没有效) | 过敏反应(仅亚胺培南/西司他丁和厄他培南;美罗培南和多尼培南:艰难梭菌感染、黄疸(仅美罗培南);史-约综合征、中毒性表皮坏死、癫痫发作、间质性肺炎(仅多尼培南) | 共有禁忌证:对药物过敏<br>胺培南/西司他丁和厄他培南:胺培南局麻药过敏;仅亚胺培南/西司他丁:严重休克或心脏传导阻滞;仅美罗培南类抗生素过敏培南:<br>对 β-内酰胺类抗生素过敏 | 西司他丁抑制肾脏脱氢肽酶 I,否则会灭活亚胺培南。<br>丙磺舒可能会增加美罗培南的水平。<br>丙戊酸和所有四种药物均降低丙戊酸盐水平。 |
| **细胞膜稳定性抑制剂**<br>**机制——达托霉素融入革兰氏阴性细菌细胞膜,导致细胞膜上孔道的产生、钾离子外流、嗜酸性细胞粒细胞性细胞去极化,进而导致细胞死亡** | | | | |
| 达托霉素(IV) | 复杂的皮肤感染<br>金黄色葡萄球菌菌血症或右心心内膜炎 | 横纹肌溶解、肺炎<br>腹泻、呕吐 | 对达托霉素过敏 | 达托霉素不宜与其他汀类药物联合应用,由于能增加肌病的风险 |
| **抗分枝杆菌药物**<br>**机制——详见药物** | | | | |
| 乙胺丁醇(PO) | 分枝杆菌属 | 视神经炎、失明、周围神经病、中性粒细胞减少症、血小板减少症、高尿酸血症、躁狂、恶心、呕吐 | 已知的视神经炎<br>患者无法报告视觉变化的,例如儿童<br>视神经炎 | 通过抑制阿拉伯糖基转移酶将阿拉伯糖单元添加到正在生长的阿拉伯半乳聚糖链中的来减少阿拉伯半乳聚糖的合成。<br>可与其他抗菌药联合使用,包括利福平和链霉素 |
| 吡嗪酰胺(PO) | 分枝杆菌属 | 贫血、肝毒性<br>恶心、呕吐、高尿酸血症、关节痛 | 对吡嗪酰胺过敏、急性痛风、严重肝功能不全 | 吡嗪酰胺是一种前体药物,它必须在体内转化为有活性的吡嗪酸,从而抑制脂肪酸合成酶 1(FAS1)。<br>可与其他抗菌药联合使用,包括利福平和链霉素 |
| 异烟肼(IV/IM/PO)<br>乙硫酰胺(PO) | 分枝杆菌属 | 肝毒性(共同不良反应);<br>神经毒性(症状、周围神经病变、共济失调);系统性红斑狼疮、癫痫、血液学异常、横纹肌溶解(仅乙硫酰胺)、异烟肼;胃肠不适(仅乙硫酰胺) | 共有的禁忌证:对药物过敏、活动性肝病(仅异烟肼):与异烟肼能药物同时使用 | 通过抑制脂肪酸合成酶 2(FAS2)抑制分枝酸合成。<br>能抑制或诱导细胞色素 P450,从而与其他药物(卡马西平、来苯妥英)、抗癫痫药和乙醇等。唑类抗真菌药和乙醇等。<br>可与其他抗菌药合用,包括利福平和链霉素。<br>补充吡哆醇可以预防异烟肼神经毒性。 |

# 第36章

# 真菌感染药理学

Chelsea Ma and April W. Armstrong

## 概述

真菌是自主生长的微生物,以酵母菌(单细胞,圆型),霉菌(多细胞型丝状菌),或两者结合(称为双态性真菌)的形式存在。所有真菌皆为真核生物。由于进化的相似性,真菌和人类在能量生产、蛋白合成和细胞分裂方面具有同源的代谢途径。**因此,相对于选择性抗细菌药物,开发选择性抗真菌药物具有更大难度。**许多成功的抗细菌药物是以细菌特异性分子为靶点,由此可见寻找真菌特异性作用靶点的重要性。

某些患者为真菌易感人群(真菌病),如外科和监护病房(intensive care unit, ICU)患者、修复术患者、免疫缺陷患者。在过去的三四十年里广谱抗生素、长时程静脉导管的广泛应用,艾滋病病毒感染的增加,都与机会性和系统性真菌病发病率的增加紧密相关。另外,器官移植、免疫抑制治疗和癌症化疗使患慢性免疫抑制的患者增多,而这些患者极易感染真菌。

一般来讲,真菌感染的诊断依赖于细胞培养以及显微镜下的直接观察。但真菌生长缓慢往往使培养效率过低,而直接的显微镜观察往往不够精确可靠。这些不足对临床具有重要影响,因为治疗的效果往往与确诊所用时间密切相关。因此人们越来越关注发展快速、方便、准确的诊断方法。新的诊断技术手段有聚合酶链反应(polymerase chain reaction, PCR),蛋白印迹,抗原检测及真菌代谢产物鉴定。因为有些新技术

还处于研究阶段,因此仍要与传统的细胞培养诊断手段结合使用。

人们一度认为对于机会性和系统性真菌感染的治疗受到一定局限。但是现在有了改善。抗真菌药物的开发方向包括核酸合成、真菌的有丝分裂、细胞膜的合成和稳定。传统的抗真菌药物,如唑类和聚烯,直接作用于参与真菌细胞膜的合成和稳定性的分子靶点。棘白菌素类是一种相对较新的抗真菌药物,作用于真菌细胞壁合成。随着真菌耐药性的提高,新的抗真菌药物的开发以及新的作用靶点的确证成为迫切的问题。

## ■ 病 例

James F,男,31 岁,HIV 阳性。他告诉医生,自他从南加州旅游回来后,发热 3 周,伴有咳嗽、胸痛。患者曾经有过静脉注射用药史。临床诊断和胸部 X 线透视发现肺左下叶浸润、气管周围腺肿大。唾液细胞培养显示粗球孢子菌阳性,血液检测亦呈阳性,医生初步诊断为肺部真菌病,开了两性霉素 B 的治疗处方。

在接下来的几天里,F 先生的病情并没有改善。由于发热、寒冷、出汗、咳嗽、乏力、头疼,他又去了急诊室,体温 100°F(37.8℃),但没有脑膜炎或外周腺病的临床证据。肺检显示左肺呼、吸均呈现弥散性的喘息。纤维支气管镜检查显

示从左主支气管到中段气管有黏膜肉芽肿所致的气管内腔狭窄。真菌培养长出了粗球孢子菌,最终诊断为慢性肺球孢子菌病。支气管镜下摘除肉芽肿,继续服用两性霉素 B,1 周后 F 先生的症状消退,遂停用两性霉素 B,改用氟康唑。

## 思　考　题

□ 1. 什么因素使得 F 先生易患真菌感染?
□ 2. 两性霉素 B 和氟康唑的作用机制是什么?
□ 3. 采用两性霉素 B 和氟康唑治疗有什么副作用?

## 真菌细胞膜及细胞壁生物化学

　　尽管真菌的细胞超微结构与动物细胞相似,在进行抗真菌药物开发的时候仍发现若干与动物细胞的生化差异可作为靶点。迄今为止,最重要的生化差异在于用来维持细胞膜结构和功能所需要的甾醇,哺乳动物采用胆固醇,而真菌细胞采用麦角甾醇(ergosterol)。麦角甾醇的生化合成需要几步,其中有两步为已有抗真菌药物的靶点(图 36-1)。催化麦角甾醇合成的酶位于真菌微粒体,包含一个电子转运体系,与哺乳动物肝微粒体中所发现的颇为相似。靶点作用的第一步,角鲨烯(squalene)转化成羊毛甾醇,由角鲨烯环氧化酶催化,此酶为烯丙胺类和苄胺类抗真菌药物的分子靶点。真菌特异性的细胞色素 P450 酶——14α-甾醇脱甲基酶,介导羊毛甾醇到麦角甾醇的转化,咪唑类和三唑类药物抑制该酶。因此,烯丙胺类、苄胺类、咪唑类和三唑类抗真菌药物均抑制麦角甾醇的生物合成。麦角甾醇对于维持真菌细胞膜结构和功能非常重要,麦角甾醇合成抑制剂可以破坏真菌细胞膜完整性。麦角甾醇合成抑制剂在多数情况下抑制真菌细胞生长(抑菌作用),有时会导致真菌死亡(杀菌作用)。

　　真菌细胞由细胞壁包围,呈刚性结构,其被作为抗真菌的新的重要靶点进行了重点研究。它的主要成分为甲壳素、β-(1,3)-D-葡聚糖、β-(1,6)-D-葡聚糖和细胞壁糖蛋白(含有复杂的甘露糖链的特殊蛋白质,即甘露糖蛋白)。甲壳素为直链多糖类,包含 2 000 多个 N-乙酰氨基葡萄糖单位,由 β-(1,4)键连接而成,形成细胞壁骨架。β-(1,3)-D-葡聚糖和 β-(1,6)-D-葡聚糖,分别是由 β-(1,3)和 β-(1,6)糖苷键连接而成,在细胞壁中含量最丰富。这些葡聚糖多聚体共价地与甲壳素支架相连接。细胞壁糖蛋白由不同组分的蛋白组成,这些蛋白非共价地与其他细胞壁成分相连或共价地与甲壳素、葡聚糖或其他细胞壁蛋白连接。由于哺乳动物细胞没有细胞壁,药物直接作用于细胞壁会有更好的治疗效果。棘白菌素抗真菌剂的靶点为 β-(1,3)-D-葡聚糖合成酶,即将葡萄糖残基由供体分子 UDP-葡萄糖加到多糖链上的酶。通过抑制细胞壁的生物合成,棘白菌素干扰细胞壁的完整性。它通常有杀菌作用,但在某些情况下只是抑菌(推荐读物)。

　　第三个抗真菌药物靶点为真菌附着。真菌与宿主细胞附着是由真菌粘着物质与宿主细胞受体结合介导的。比如在酵母中,天冬氨酸蛋白酶与磷酸二酯酶介导了这种附着。阻断

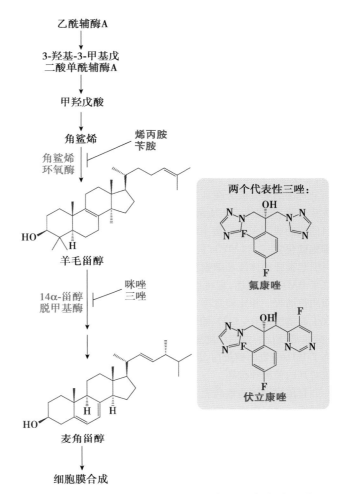

**图 36-1　麦角甾醇合成通路。**麦角甾醇在真菌细胞中由乙酰辅酶 A 开始合成。中间物之一为角鲨烯,由角鲨烯环氧化酶转化为羊毛甾醇。烯丙胺类和苄胺类抑制角鲨烯环氧化酶。14α-甾醇脱甲基酶,一种在哺乳动物中没有表达的细胞色素 P450 酶,催化羊毛甾醇转化为真菌麦角甾醇。咪唑和三唑类抑制 14α-甾醇脱甲基酶,阻断真菌细胞膜重要成分——麦角甾醇的合成。三唑类代表药物:氟康唑、伏立康唑

真菌细胞与宿主细胞附着的化合物目前正在研发中。

## 真菌感染病理学

　　霉菌病(真菌感染)可以分为表面、皮肤、皮下、全身感染或者原生、机会性感染。大多数真菌在具有免疫能力的宿主中很难引发严重感染,但是在免疫缺陷宿主中,一些在正常个体不构成病原的真菌会导致宿主出现严重的全身感染。在上述病例中(问题 1),由于 F 先生携带 HIV 病毒,使其感染粗球孢子菌的风险增加。因此,真菌感染的病理学是基于宿主的免疫系统和真菌的致病能力。多形核白细胞,细胞免疫应答和体液免疫反应均是宿主免疫抵制真菌感染的重要部分。

　　真菌感染的病理机制尚没有完全搞清楚,不同真菌的毒性因子也不同。黏附只是感染早期的初始步骤。黏附和定位

可以发生在皮肤、黏膜、修复术部位表面。例如,念珠菌属类可通过特异的配体——受体相互作用附着于不同宿主表面,也可以通过非特异性的范德华力和静电力来作用。毒性病原体随后入侵到宿主表面,并繁殖进入内部组织,有时会到达体循环。局部损伤,如由癌症化疗、脑缺血、或修复装置所导致的损伤会促进病原在系统的扩散繁殖。另外,有些病原体会分泌细胞溶解酶促进其入侵。孢子菌可通过产生碱性蛋白酶消化肺组织的结构蛋白来破坏循环系统的黏膜,孢子菌还产生一个 36kDa 的细胞外蛋白酶能够降解人的弹性蛋白,胶原质、免疫球蛋白和血红蛋白。

真菌细胞壁成分在真菌感染中起重要作用。病原体如皮炎芽生菌、荚膜组织胞质菌、巴西酿母菌调节其细胞壁中糖蛋白的辅助成分来应答宿主的免疫反应。比如,皮炎芽生菌的细胞壁包含一个 120kDa 的糖蛋白,BAD-1(曾用名 WI-1),它可引起很强的体液和细胞免疫反应。皮炎芽生菌无毒菌株提高了 BAD-1 的表达,它可由宿主免疫系统识别,并通过吞噬作用被消灭。相比较之下,皮炎芽生菌毒性菌株的细胞壁包含了高浓度的 α-(1,3)-葡聚糖,它与细胞表面检测到的 BAD-1 数量成反比。推测细胞壁中增加的 α-(1,3)-葡聚糖有效掩饰了 BAD-1 表面糖蛋白,从而使毒性菌株可躲避宿主免疫系统对其的侦测和破坏。

真菌病原体的致病能力由一种表型转变为另一种称为表型转换。通过微环境的变化,念珠菌属能够进行酵母到菌丝的转化。菌丝形成假丝酵母属,拥有“触觉”,这使他们可生长在裂缝和孔洞中,因此提高了他们的浸润能力。再如皮炎芽生菌经历了从分生孢子(小的,无性生殖结构)到大的酵母的转化过程。这种大的形式使其具有生存优势,能够抵抗免疫细胞吞噬作用。

# 药理学分类和药物

理想的抗真菌药物具有四个特征:广谱,低毒,可多途径给药,可进入脑脊液、尿和骨。随着近年来对抗真菌药物新靶点的研发,针对表皮和深度真菌感染的治疗得以改善和提高。有些抗真菌药物既可用来治疗表面和也可治疗深度感染,而有一些则有限制。在这一部分,我们对现有的抗真菌药物按照其分子靶点和作用机制进行了分类。抗真菌药物的主要分子靶标包括酶以及其他参与真菌 DNA 合成,有丝分裂,细胞膜、细胞壁合成的分子(图 36-2)。由于临床对于新药的试验过去常常排除妇女、儿童(见第 52 章),有些新的抗真菌药物安全性没有得到精确的检测,医生开处方时必须考虑此方面因素。

## 真菌核酸合成抑制剂:氟胞嘧啶

氟胞嘧啶是氟化嘧啶,5-氟胞嘧啶。氟胞嘧啶通过仅在真菌细胞膜表达的胞嘧啶特异性通透酶作用于真菌细胞,因此哺乳动物细胞不会受到损伤。在真菌细胞内,胞嘧啶脱氨酶将氟胞嘧啶转化为 5-氟尿嘧啶(5-FU)。(5-FU 本身是一个

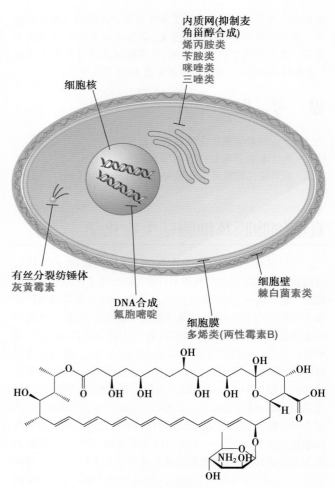

图 36-2 **抗真菌药物的分子靶点。** 现有的抗真菌药物具有多种分子靶点。氟胞嘧啶抑制真菌 DNA 合成。灰黄霉素通过破坏纺锤体抑制真菌有丝分裂。烯丙胺类、苄胺类、咪唑类和三唑类抑制内质网麦角甾醇合成通路。多烯与麦角甾醇结合从而干扰细胞膜的完整性,代表药物为两性霉素 B。棘白菌素类抑制真菌细胞壁的合成

用在癌症化疗中的抗代谢物,见第 39 章。)5-FU 继而转变为 5-氟-2-脱氧尿嘧啶核苷酸(5-FdUMP),它是胸苷酸合成酶抑制剂。胸苷酸合成酶的抑制导致了 DNA 合成和细胞分化的抑制(图 36-3)。氟胞嘧啶大多情况下作为抑菌剂。虽然哺乳动物细胞缺乏胞嘧啶特异性通透酶和胞嘧啶脱氨酶,但是肠中的真菌和细菌可以将氟胞嘧啶转化为 5-氟尿嘧啶,这对宿主细胞可造成副作用。

氟胞嘧啶与两性霉素 B 合用治疗深部真菌感染。若单独使用,通透酶和脱氨酶变异的耐药菌株会很快出现。氟胞嘧啶是不具有抗曲霉菌活性的,但实验显示与两性霉素 B 联合使用时具有杀伤曲霉素的作用。这种协同作用的机制可能是两性霉素 B 诱导的真菌细胞膜的破坏,造成的真菌对氟胞嘧啶的摄取增加。氟胞嘧啶单独应用仅限于白色念珠菌病、隐球菌病及着色霉菌病,在治疗艾滋病毒感染者急性隐球菌脑膜炎时需与两性霉素 B 合用。氟胞嘧啶药代动力学优点为分

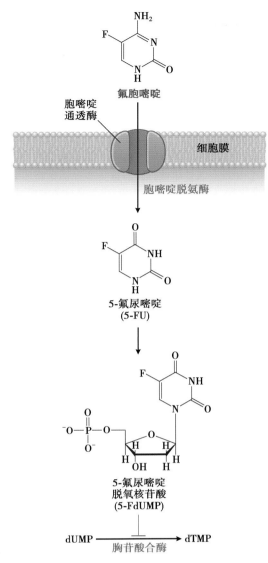

**图 36-3 氟胞嘧啶作用机制。** 氟胞嘧啶通过跨膜胞嘧啶通透酶进入真菌细胞。在细胞内部,胞嘧啶脱氨酶将氟胞嘧啶转化为 5-氟尿嘧啶(5-FU),随后它转化成 5-氟-2-脱氧尿嘧啶核苷酸(5-FdUMP)。5-FdUMP 抑制胸苷酸合成酶,因此阻断了脱氧尿苷酸(dUMP)转化为脱氧胸苷酸(dTMP)。没有 dTMP 存在时,DNA 合成是受抑制的

布容积大,可以极好的进入中枢神经系统,眼睛,尿路。剂量依赖性副反应包括骨髓抑制导致的白细胞减少症、血小板减少症、恶心、呕吐、腹泻及肝衰竭。怀孕阶段,禁止使用氟胞嘧啶。

## 真菌有丝分裂抑制剂: 灰黄霉素

灰黄霉素是 20 世纪 50 年代从灰黄青霉菌中分离的抗真菌药物,该药通过结合到微管蛋白和微管相关蛋白,干扰纺锤体的装配来抑制真菌有丝分裂。也有报道称此药可抑制真菌 RNA 和 DNA 合成。灰黄霉素积聚在角蛋白前体细胞,与分化的细胞中的角蛋白紧紧结合。这种结合使新生皮肤、头发

或指甲不会受到感染。大多数情况下灰黄霉素是一种抑菌剂。

由于局部抗真菌药物及其他副作用较少的口服抗真菌药物的出现,口服灰黄霉素应用具有一定的局限性。它可用来治疗皮肤、头发及指甲毛癣菌、小孢子菌、表皮癣菌感染。而灰黄霉素对于治疗酵母菌(如糠疹癣菌)感染和双态性真菌无效。由于灰黄霉素在血液中浓度会发生改变,因此它的剂量为每 6 小时服用一次,且与高脂肪食物一起服用会提高吸收水平。该药物需要持续服用,直到感染的皮肤、头发、指甲完全正常。

灰黄霉素没有高发严重副反应。相对较常见(最多 15%)的副作用是头痛,随着治疗的进行可消失。其他神经系统副作用包括瞌睡、晕眩、视力下降;酒精可加重这些副作用。偶尔会观察到肝毒性或非肾功能不全的蛋白尿。血液学副作用包括白细胞减少、中性粒细胞减少以及单核白细胞增多,通常出现在治疗的第一个月。血清病、血管性水肿、剥脱性皮炎、以及毒性表皮坏死松解症是极少出现但可危及生命的副作用。长期服药有时会导致粪便原卟啉提高。与巴比妥类同时服用会降低灰黄霉素胃肠吸收。灰黄霉素可诱导肝微粒体 P450 酶,提高华法林阻凝剂的代谢,极大地降低雌激素口服避孕药的药效。怀孕期间应避免服用灰黄霉素,曾有致畸的报道。

## 麦角甾醇合成通路抑制剂

### 角鲨烯环氧化酶抑制剂:烯丙胺类和苄胺类

在图 36-1 所示的麦角甾醇合成通路中,鲨烯由角鲨烯环氧化酶转化为羊毛甾醇,角鲨烯环氧化酶抑制剂阻断了羊毛甾醇的形成,而羊毛甾醇为麦角甾醇的前体。这些药物也促进真菌细胞中有毒的鲨烯代谢物的积聚,使其在大多情况下起到杀菌的作用。抑制角鲨烯环氧化酶的抗真菌药物根据结构可分为烯丙胺类和苄胺类。特比萘芬和萘替芬为烯丙胺类,而布替萘芬为苄胺类。

特比萘芬既可口服也可局部给药。口服时,药物 99% 为蛋白结合型,在肝脏中进行首过代谢。由于首过效应,其口服生物利用度为 40%。由于特比萘芬极大地积聚在皮肤、指甲和脂肪,其药物清除半衰期特别长,约为 300 小时。其口服剂型用来治疗甲真菌病、体癣、股癣、脚癣及头癣等。特比萘芬不能用于肝、肾衰竭患者和怀孕妇女。比较罕见的副作用有肝脏毒性、史-约综合征、银屑病及亚急性皮肤型红斑狼疮。治疗过程中应监测肝功能酶。与西咪替丁(CYP450 抑制剂)合用会升高血药浓度,与利福平(CYP450 诱导剂)合用可降低血药浓度。外用特比萘芬为膏剂或喷射剂,用于体癣、股癣、手足癣。

与特比萘芬类似,萘替芬也是具有广谱抗真菌活性的角鲨烯环氧化酶抑制剂。萘替芬仅可以膏或胶状作为外用,对于甲真菌病,体癣,股癣等有效。

布替萘芬是苄胺类外用抗真菌剂,有与烯丙胺类类似的抗菌谱和作用机制。外用烯丙胺类和苄胺类较唑类在皮肤真

菌病尤其是脚癣上更为有效。但外用特比萘芬，布替萘芬对于假丝酵母属皮肤感染没有唑类有效（见下文）。

## 14α-甾醇脱甲基酶抑制剂：咪唑和三唑类

在麦角甾醇合成通路中另一个重要的分子作用靶点是 **14α-甾醇脱甲基酶**，它是一种微粒体细胞色素 P450 酶，它将羊毛甾醇转化为麦角甾醇。唑类抗真菌剂抑制 14α-甾醇脱甲基酶，进而减少麦角甾醇合成和 14α-甲基甾醇累积，最终干扰真菌细胞膜中磷脂酰基链的紧密排列。真菌膜的不稳定性导致了膜相关酶的功能衰竭，包括那些电子传递链中的酶，最终可导致细胞死亡。唑类对于真菌 P450 酶并非特异性，它们也可抑制肝 P450 酶。而唑类药物对于肝脏 P450 酶的抑制作用是不同的，药物相互作用在开具处方时是必须要考虑的重要因素。比如环孢素是一个免疫抑制药物，过去常用来制止异体肾、肝、心脏移植的免疫排斥问题。它由肝 P450 酶代谢，在胆汁排泄。为了使环孢素相关的肾毒性和肝脏毒性最小化，患者应尽量使用低剂量唑类抗真菌药物。

唑类有较宽的抑菌谱和活性，临床用来对抗皮炎芽生菌、新型隐球菌、组织包浆菌、球孢子菌、白色念珠菌及皮肤真菌等。唑类对于镰刀菌、孢子丝菌属、尖端赛多孢子菌有中等的活性。唑类对病原体介导接合菌病（即由接合菌引起的侵袭性真菌感染）以及克柔假丝酵母菌无效。唑类通常是抑菌剂而不是杀菌剂。

唑类抗真菌剂可分为两大类别，咪唑和三唑类。他们具有同样的机制和相似的抗菌谱。由于三唑类较咪唑类对人体甾醇合成的作用弱，所以最近的药物研究主要集中于三唑类。

咪唑类抗真菌包括酮康唑、克霉唑、卢立康唑、咪康唑、益康唑、布康唑、奥昔康唑、舍他康唑、硫康唑、噻康唑等。酮康唑于 1977 年用于临床，是该类药物中的典型代表，可以口服和外用。其抗菌谱宽，包括孢子菌、新型隐球菌、白色念珠菌及多种皮肤真菌等。酮康唑的动力学和副作用限制了它的应用。（事实上，口服酮康唑已经被伊曲康唑取代，用于治疗许多霉菌病。可见下文讨论）。口服酮康唑时，药物需要在胃酸环境下转化为盐才可被胃肠吸收。如果患者有胃酸不足，或服用碳酸氢盐、抗酸剂、H2 受体阻断剂或质子泵抑制剂，否则不能服用。酮康唑只能微量的进入中枢和尿液，这也限制了它的临床应用。将近 20% 的患者会出现恶心、呕吐、厌食，1%～2% 的患者出现肝功能障碍。

酮康唑潜在抑制肝 P450 酶，由此而影响许多其他药物的代谢。在治疗剂量下，酮康唑抑制肾上腺和生殖腺中 17,20-裂解酶和侧链切断酶，进而降低甾体激素的合成。酮康唑治疗也可能导致持续性肾上腺功能不足。在高剂量下，酮康唑抑制雄激素合成，最终导致阳痿和男子女性型乳房。有些临床医生对这种剂量依赖性副作用的治疗价值进行研究，发现酮康唑能够抑制肾上腺癌症晚期患者的肾上腺皮质激素合成和前列腺癌症晚期患者的雄激素产生。

外用酮康唑广泛用来治疗皮肤癣菌感染和脂溢性皮炎。外用酮康唑具有与氢化可的松相似的抗炎作用。膏剂含有亚硫酸盐，因此对于亚硫酸盐过敏的患者应该避免用此药。

克霉唑、卢立康唑、咪康唑、益康唑、布康唑、奥昔康唑、舍

他康唑、硫康唑及噻康唑等为外用咪唑类抗真菌药物，通常用来治疗表皮真菌感染。这些药物的效果相似。除了抑制 14α-甾醇脱甲基酶，咪康唑也影响脂肪酸的合成，抑制过氧化物酶和真菌氧化。现有的外用唑类通常对于头发和指甲真菌感染无效，并且不能用于治疗皮下及系统性真菌病。外用唑类药物也可以用于皮肤和阴道，而特定药物的选择应考虑其价格和是否易于买到。这些药物的副作用较少，一般为痒、灼烧感及致敏性。

三唑类抗真菌药物包括伊曲康唑、氟康唑、伏立康唑、特康唑、泊沙康唑和艾沙康唑，另外，雷乌康唑正在临床试验阶段。伊曲康唑口服和静脉给药均可，由于其抗菌谱广，正在逐渐取代酮康唑。在酸性胃液环境中，伊曲康唑口服吸收达到最大。但是，由于伊曲康唑在口服时生物利用度不可预测，所以有时更偏好静脉给药。伊曲康唑在肝中被氧化，激活为代谢型羟基伊曲康唑，多于 90% 与血浆蛋白结合。羟基伊曲康唑抑制真菌 14α-甾醇脱甲基酶。与酮康唑、氟康唑相比，伊曲康唑在治疗曲霉菌、着色芽生菌、组织胞质菌中具有更大的抑制活性。伊曲康唑不能进入脑脊液、尿液、唾液，但是可用于某些脑膜真菌感染，这是因为伊曲康唑在脑膜中能够达到很高的药物水平。伊曲康唑治疗的主要副作用是肝毒性。其他的副作用包括恶心、呕吐、腹痛、腹泻、脱发等。

**泊沙康唑**是一种口服三唑，由伊曲康唑开发而来。泊沙康唑能够抑制大多数念珠菌、隐球菌、毛孢子菌及部分镰孢菌。它对多药耐药的曲霉菌、念珠菌及接合菌也有抑制作用。帕沙康唑主要用于预防和治疗侵袭性真菌感染。其最为普遍的副作用为恶心、呕吐、腹泻、皮疹、低血压、血小板减少及肝功能异常。与西咪替丁、利福布汀及苯妥英合用时会产生相互作用，应避免同时使用。另外，服用帕沙康唑的患者在服用环孢素、他克莫司、咪达唑仑时应降低剂量。

**氟康唑**是目前应用最广泛的抗真菌药物。氟康唑是亲水的三唑，可口服、静脉给药，口服生物利用度近乎 100%。与酮康唑和伊曲康唑不同，其吸收不受胃 pH 的影响。一旦吸收，氟康唑可进入脑脊液、尿液、唾液。它主要经肾脏排泄。

它的相对低的副作用（见下文）和良好的进入脑脊液的特点使其可用于系统性白色念珠菌感染和隐球菌性脑膜炎治疗。除了两性霉素 B，氟康唑也是治疗脑膜炎的首选药物。同时，其可用于治疗芽生菌病、组织胞质菌病以及孢子丝菌病，但不如伊曲康唑有效。氟康唑对曲霉菌无效。

真菌对于氟康唑的抗药性已经出现，念珠菌是最明显的耐药菌属（例如光滑假丝酵母）。耐药机制包括真菌 P450 酶的突变，和多药耐药转运体蛋白的过度表达。

已经发现，氟康唑与多种药物产生相互作用。例如，氟康唑可以增加阿米替林、环孢素、苯妥英、华法林的血药浓度水平；而氟康唑的水平和作用可以被卡马西平、异烟肼、苯巴比妥所降低。10% 的患者服用氟康唑会出现恶心、呕吐、腹痛、腹泻等副作用，而长期口服患者会出现可逆性脱发。极少患者出现史-约综合征和肝衰竭。

**雷乌康唑**为氟康唑的衍生物，目前处在临床试验阶段，离体试验表明其对多种真菌具有更宽的抗菌谱，包括曲霉属以及耐药性的念珠菌克柔假丝酵母和光滑假丝酵母。

**伏立康唑**是三唑类抗真菌药物,以口服和肠外形式给药。它能够治疗非侵袭性曲霉病以及其他霉菌如镰孢菌等。伏立康唑作为抑菌剂可对抗所有种属的曲霉菌以及念珠菌(包括克柔丝假丝酵母和光滑假丝酵母),对一些新出现的真菌也有效。但是它对接合菌无效。与两性霉素相比,伏立康唑有更好的效果,特别是对于难以治疗病症,如骨髓移植受体患者、中枢感染患者、以及弥散性感染患者。伏立康唑抑制肝脏P450 酶,当环孢素或他克莫司与其同用时需降低剂量。不能与利托那韦、利福平、利福布汀联用。伏立康唑的静脉给药不能用于肾衰竭患者,因为环糊精赋形剂的积累可导致中枢神经系统毒性。常见副作用为肝脏毒性,但通常可以降低剂量加以控制。在伏立康唑的峰值血浆浓度时,会出现不太常见的视觉综合征(如畏光和颜色选择性畏光),一般这种症状会持续 30~60min。

**艾沙康唑**是一种三唑类抗真菌药物,于 2015 年 3 月被美国 FDA 批准用于治疗侵袭性的曲霉菌病和毛霉病。它既可口服亦可肠外给药,二者具有等效的生物利用度。

**特康唑**是一种外用三唑类药物,通常用来治疗阴道念珠菌病。它的作用机制和抗菌谱与其他外用唑类药物类似。特康唑剂型为阴道栓剂,入睡时置入。

## 真菌细胞膜稳定性抑制剂:多烯类

两性霉素 B、制霉菌素和那他霉素为多烯大环内酯抗真菌药物,这类药物通过与麦角甾醇结合干扰细胞膜的稳定性。这三个药物均为天然产物,来源于链霉菌属。几十年来,两性霉素 B 是唯一对系统性真菌病如念珠菌、隐球菌脑膜炎、侵袭性曲霉菌等有治疗效果的药物。它的治疗效果和毒性均与它与细胞膜甾醇的结合有关。幸运的是,两性霉素 B 对麦角甾醇的结合力是它与胆固醇结合力的 500 倍。两性霉素 B 与麦角甾醇的结合可产生通道和孔洞,改变真菌细胞膜的通透性,使细胞成分发生泄漏,最终导致细胞死亡。真菌细胞膜结合麦角甾醇的浓度决定了两性霉素 B 是杀菌或抑菌性的。对于两性霉素 B 的抗药性归因于真菌细胞膜上麦角甾醇浓度的降低,但这种抗药性发生率要低于其他抗真菌药物的抗药性。另外,除了它在细胞膜上"打洞"的活性,两性霉素 B 还通过产生毒性自由基干扰真菌细胞膜的稳定性。

由于两性霉素 B 是高度不溶性的,它作为脱氧胆酸盐胶状混悬液使用。这种混悬液很难从胃肠道吸收,必须静脉给药,一旦进入血流,大于 90% 的药物快速与组织部位结合,而遗留部分与血浆蛋白结合,两性霉素 B 进入脑脊液的部分特别低(2%~4%),因此鞘内给药对于治疗严重的脑膜病是很必要的。此外,该药很难进入玻璃体及羊水。

两性霉素 B 的毒性限制了它的临床应用,其副作用分为三个部分:快速的全身反应,肾脏反应和血液反应。全身反应包括"细胞激素风暴",两性霉素 B 引发肿瘤坏死因子 α(TNF-α)以及白介素-1(IL-1)自宿主免疫系统释放,继而在服药后几个小时里,TNF-α 和 IL-1 导致发热、寒冷、低血压。这些反应可通过降低服药频率或预先给以解热药物(如对乙酰氨基酚,非甾体抗炎药,或氢化可的松)使之最小化。

两性霉素 B 的肾毒性是一个严重副作用,其机制未知,但可能与两性霉素 B 介导的入球小动脉的血管收缩使肾脏缺血相关。这对于两性霉素 B 临床应用是一个限制因素,如果血浆尿素氮(BUN)超过 17.7mmol/L 或血清肌酐酸超过 265μmol/L,需要考虑停止使用药物。一旦出现肾小管酸中毒、管型尿或低血钾,就要及时补充电解质。这就是在前面所列举的病例中,F 先生的急性症状一旦得到控制便停用两性霉素 B 的原因——避免肾脏毒性。

两性霉素的血液毒性也较常见,贫血可能是促红细胞生成素降低的次要因素。两性霉素的肾脏和血液毒性是蓄积、剂量相关的。降低这些毒性的治疗手段包括避免使用其他肾脏毒性药物,维持等量体液提供足够的肾灌流。

为了降低肾毒性,两性霉素的脂质剂型得到了发展,具体策略是将两性霉素 B 包进脂质小体或其他脂质携带中,以制止高浓度药物与近端小管接触。Amphotec®、Abelcet®、AmBisome® 是美国 FDA 批准使用的两性霉素 B 的脂质体制剂。它们在功效上彼此相同,且与脱氧胆酸盐胶状混悬状态的两性霉素 B 等效。这种制剂降低了毒性,同时也提高了药物的价格。

**制霉菌素**是两性霉素 B 的结构类似物,为多烯类抗真菌药物,通过与麦角甾醇结合导致真菌细胞膜孔洞的形成。这个药物为外用局部给药剂型,治疗皮肤、阴道黏膜、口腔黏膜感染。制菌霉素不能通过皮肤、阴道或胃肠道达到全身吸收的目的。

**纳他霉素**是另一种多烯类抗真菌药物,能够与真菌细胞膜上的麦角甾醇相结合,主要用于曲霉菌或镰刀菌角膜感染的治疗。它也被用于眼睑炎和结膜炎的治疗。纳他霉素在角膜基质而非眼内液体中积聚,在低浓度时有效。

## 真菌细胞壁合成抑制剂:棘白菌素类

真菌细胞壁的主要成分为甲壳素 β-(1,3)-D-葡聚糖,β-(1,6)-D-葡聚糖和细胞壁糖蛋白,由于人类细胞没有细胞壁,真菌的细胞壁成分便成了极有效的代表性的药物作用靶点,这种作用相对没有毒性。**棘白菌素类**为新型的通过非竞争性抑制 β-(1,3)-葡聚糖的合成而作用于真菌细胞壁的抗真菌药物。对细胞壁完整性的干扰导致了渗透压应激,真菌细胞裂解,最后死亡。棘白菌素类有三个药物:卡泊芬净、米卡芬净和阿尼芬净。它们均来源于天然产物,为半合成药物。棘白菌素类能够在体内体外实验中呈现抗念珠菌和曲霉属的活性。这三种棘白菌素药物都具有杀灭念珠菌包括克柔丝假丝酵母和光滑假丝酵母,和抑制曲霉属的作用,但对接合菌无效。三种药物仅能以肠外的形式给药,因其口服剂型生物利用度不够。

**卡泊芬净**为首个被批准的棘白菌素类药物。该药物主要用来治疗食道念珠菌病和念珠菌血症,并作为曲霉属感染的抢救治疗手段,以及发热性中性粒细胞减少症的经验疗法。与其他棘白菌素类药物类似,卡泊芬净在血液中具有极高血浆蛋白结合率(97%);它通过肽键水解和 N-乙酰化在肝脏代谢;很少能进入脑脊液(尽管有动物数据表明卡泊芬净在 CNS

中具有一定的活性)。对于肾功能不足患者不需调整卡泊芬净的剂量,但对中度肝功能不足患者需要调整剂量。因为与环孢素合用会大大提高泊芬净的血浆水平,提高肝功能酶,所以不推荐这个药物组合,除非治疗效果大于由此所带来的危险性。相似地,与他克莫司联用也会显著提高他克莫司的血药浓度。为达到治疗血浆浓度,可能对于那些同时接受奈非那韦、依法韦仑、苯妥英、利福平、卡马西平、地塞米松治疗的患者需要提高剂量。

**米卡芬净**是被批准用于食道念珠菌感染治疗和接受造血干细胞移植的患者真菌病防治的药物。它在念珠菌血症和肺曲霉菌病中也有效。**阿尼芬净**用于治疗食道念珠菌病和念珠菌血症。有几个病例报道棘白菌素类与两性霉素 B、氟康唑、伊曲康唑或伏立康唑联用来治疗顽固性真菌感染。**氨基康定**是一种正在被研究的棘白菌素类药物,它的抗真菌活性与其他同类药物相似。它的半衰期是其他同类药物的 3～4 倍,因此用药次数可以下降。

棘白菌素类通常具有良好的耐受性,其不良反应与氟康唑类似。由于它具有一个肽支柱,可观察到组胺释放(见推荐读物)。其他副作用包括头痛、发热(卡泊芬净更为常见)、皮疹、肝功能失常以及较少见的溶血现象。

# 多价阳离子螯合剂：环匹罗司

**环匹罗司**是一种合成的羟基吡啶酮类抗真菌剂,其作用机制不清。在实验中,该药物螯合了多价阳离子 $Fe^{+3}$ 和 $Al^{+3}$。这些离子的螯合抑制了许多负责电子传递的金属依赖性酶、DNA 和 RNA 合成、能量生成、过氧化氢酶活性,以及真菌细胞内的过氧化物的降解。环匹罗司也表现出轻微的抗炎症特性,这可能是由于它对 5-脂氧合酶和环氧化酶的抑制。

环匹罗司被批准用于治疗脂溢性皮炎、花斑癣、体癣、足癣、皮肤念珠菌病和甲癣。它可以外用乳霜、凝胶、乳液、洗发水或漆的形式使用。外用环匹罗司并未见严重不良反应。常见的不良反应包括灼烧感、瘙痒和接触性皮炎。

## 结论与展望

自两性霉素 B 出现以来抗真菌药物已得到极大的发展。由于免疫缺陷患者数量的增加,不能使用传统抗真菌治疗方法的机会性真菌感染给临床工作者和研究者们提出了新的挑战。比如,接合菌病急需新式抗真菌治疗方法。对于指甲、头发、皮肤这些表皮真菌感染,口服药物的副作用如肝毒性给患者带来一定的风险,因此急需有效的外用药物。蛋白酶抑制剂和磷脂酶抑制剂的发展分别为念珠菌及隐球菌的治疗带来新希望。随着新的、特异的抗真菌病原体分子靶点的确立,人们会研发出更为有效的抗真菌药物以最大限度地降低基于机制的毒副作用,同时扩大抗菌谱。

（袁天翊 译　唐琴　方莲花 审）

## 推荐读物

Gauwerky K, Borelli C, Korting HC. Targeting virulence: a new paradigm for antifungals. *Drug Discov Today* 2009;14:214–222. (*Discusses virulence factors of fungi and their inhibitors, with an emphasis on new options for antifungal development, including inhibitors of the secreted aspartyl protease of C. albicans.*)

Miceli MH, Kauffman CA. Isavuconazole: a new broad-spectrum triazole antifungal agent. *Clin Infect Dis* 2015;61:1558–1565. (*Discusses the use of this recently approved agent.*)

Naeger-Murphy N, Pile JC. Clinical indications for newer antifungal agents. *J Hosp Med* 2008;4:102–111. (*Discusses the use of echinocandins and triazoles in several common and/or important clinical situations.*)

Ostrosky-Zeichner L, Casadevall A, Galgiani JN, Odds FC, Rex JH. An insight into the antifungal pipeline: selected new molecules and beyond. *Nat Rev Drug Discov* 2010;9:719–727. (*Discusses development of polyenes, azoles, echinocandins, and investigational antifungal drugs, including vaccines and antibody-based immunotherapy.*)

Patterson TF. Advances and challenges in management of invasive mycosis. *Lancet* 2005;366:1013–1025. (*Focused discussion of fungal pathogens that occur in immunocompromised hosts and management strategies for these opportunistic pathogens.*)

Ruiz-Herrera J, Elorza MV, Valentin E, Sentandreu R. Molecular organization of the cell wall of *Candida albicans* and its relation to pathogenicity. *FEMS Yeast Res* 2006;6:14–29. (*Comprehensive review of the fungal cell wall.*)

Scher RK, Nakamura N, Tavakkol A. Luliconazole: a review of a new antifungal agent for the topical treatment of onychomycosis. *Mycoses* 2014;57:389–393. (*Discusses the development and therapeutic potential of luliconazole, the latest FDA-approved antifungal agent.*)

**药物汇总表:第 36 章　真菌感染药理学**

| 药物 | 临床应用 | 严重及常见的不良反应 | 禁忌证 | 注意事项 |
|---|---|---|---|---|
| **真菌核酸合成抑制剂:氟胞嘧啶**<br>**机制——氟胞嘧啶经几个步骤转化为 5-FdUMP,抑制了胸苷酸合成酶,干扰 DNA 合成** | | | | |
| 氟胞嘧啶 | 念珠菌病<br>隐球菌病 | 心脏毒性,骨髓抑制(白细胞减少,血小板减少),肾衰竭;<br>胃肠道紊乱,精神病,头痛 | 对氟胞嘧啶过敏 | 胞嘧啶通透酶,脱氨基酶的突变导致抗药性的产生;<br>氟胞嘧啶与两性霉素 B 的合用,协同杀灭曲霉菌;<br>对肾损伤患者需小心使用 |
| **真菌有丝分裂抑制剂:灰黄霉素**<br>**机制——与微管蛋白和微管相关蛋白结合,从而干扰有丝分裂纺锤体组装** | | | | |
| 灰黄霉素 | 毛癣菌,小孢子菌,表皮癣菌感染的皮肤,头发,指甲 | 肝毒性,蛋白尿,白细胞减少,单核白细胞增多,血清病性,神经血管性水肿,中毒性表皮坏死松解症;<br>头痛,嗜睡,晕眩,视力模糊,便原卟啉,光敏,红斑狼疮恶化 | 孕期<br>卟啉症和肝脏衰竭<br>对灰黄霉素过敏 | 需持续治疗,直到感染的皮肤,头发指甲恢复正常;<br>同时给予巴比妥类安眠药降低灰黄霉素胃肠道吸收;诱导肝 P450 酶,导致华法林代谢提高,口服雌激素避孕药药效降低 |
| **角鲨烯环氧化酶抑制剂:烯丙胺类,苄胺类**<br>**机制——抑制角鲨烯环氧化酶,阻断角鲨烯转化为羊毛甾醇** | | | | |
| 特比萘芬 | 甲癣(体癣)股癣(均可使用) | 肝毒性,听力受损,发热性脓疱病,史-约综合征,中毒性表皮坏死解症,中性粒细胞减少(共有副作用);牛皮癣或亚急性皮肤型红斑狼疮加重(仅口服特比萘芬);粒细胞缺乏(仅萘替芬)<br>头痛,鼻咽炎,胃肠道功能紊乱(共有副作用);味觉和嗅觉的变化或丧失,抑郁(仅特比萘芬);灼烧感和皮肤局部刺激(仅局部用药) | 对特比萘芬,萘替芬或布替萘芬过敏 | 特比萘芬,萘替芬为烯丙胺类,布替萘芬为苄胺类。<br>与西咪替丁同服用,特比萘芬血浆水平提高;<br>与利福平通用血浆水平降低。<br>萘替芬只有外用和局部给药乳胶剂型。烯丙胺类,苄胺类局部外用药对于常见的皮肤真菌感染,特别是脚癣较唑类更有效 |
| 萘替芬 | 头癣,皮肤霉菌病(仅特比萘芬) | | | |
| 布替萘芬 | 脚癣(萘替芬和布替萘芬)<br>花斑糠疹(仅布替萘芬) | | | |

| 药物 | 临床应用 | 严重及常见的不良反应 | 禁忌证 | 注意事项 |
|---|---|---|---|---|
| **14α-留醇脱甲基酶抑制剂：咪唑和三唑类**<br>机制——通过抑制 14α-留醇脱甲基酶阻断羊毛留醇转化成麦角留醇的第一步酶促反应；麦角留醇合成减少，14α-甲基留醇累积，干扰了真菌细胞膜中麻脂酰基链的紧密排列 | | | | |
| **咪唑类：**<br>酮康唑<br>布康唑<br>克霉唑<br>益康唑<br>卢立康唑<br>霉康唑<br>奥昔康唑<br>舍他康唑<br>硫康唑<br>噻康唑 | 粗球孢子菌、新生隐球菌、念珠菌、组织胞质菌、芽生皮炎，以及各种皮癣菌（仅酮康唑）；浅表角质菌，鳞状上皮和角膜真菌感染（仅布康唑、克霉唑、益康唑、卢立康唑、霉康唑、奥昔康唑、舍他康唑、硫康唑、噻康唑） | QT 间期延长、室性心动过速、室颤动、尖端扭转型室速性（仅酮康唑）<br>胃肠道功能紊乱（仅布康唑、克霉唑、益康唑、卢立康唑、霉康唑、奥昔康唑、噻康唑、舍他康唑、硫康唑）<br>瘙痒和灼热（仅布康唑、克霉唑、益康唑、卢立康唑、霉康唑、奥昔康唑、噻康唑） | 对酮康唑、布康唑、克霉唑、益康唑、卢立康唑、霉康唑、奥昔康唑、舍他康唑、硫康唑、霉康唑或噻康唑过敏；<br>正在使用阿普唑仑、秋水仙碱、依普利酮、麦角生物碱、非洛地平、伊立替康、卢拉西酮、口服咪达唑仑、尼索地平、托伐普坦或口服三唑仑（仅酮康唑）；<br>正在使用 CYP3A4 代谢 HMG-CoA 还原酶抑制剂（例如，洛伐他汀、辛伐他汀）（仅酮康唑）；<br>正在使用丙吡胺、多非利特、决奈达隆、美沙酮、匹莫齐特、奎尼丁或雷诺嗪（仅酮康唑）；<br>肝病（仅酮康唑）；<br>对牛奶蛋白过敏（仅酮康唑） | 酮康唑口服和局部给药都可以；它能够抑制 CYP3A4，因此可以提高诸多药物如华法林、甲糖宁、苯妥英、环孢素、H1-抗组胺药等的血药浓度；降低胃酸的药物可以干扰酮康唑的吸收。布康唑、克霉唑、益康唑、卢立康唑、霉康唑、奥昔康唑、舍他康唑、硫康唑、霉康唑为局部用药。局部使用应每天 2 次用于患处，持续 3～6 周；而阴道剂制剂应每天 1 次，睡时使用，持续 1～7 天 |
| **三唑类：**<br>氟康唑<br>伊曲康唑<br>泊沙康唑<br>特立康唑<br>伏立康唑<br>艾沙沙康唑 | 曲菌病、芽生菌、组织胞质菌病甲癣（仅伊曲康唑）；念珠菌、隐球菌胸膜炎（仅氟康唑）；曲霉菌、念珠菌、镰刀菌、单孢子菌（仅立康唑）；念珠菌性阴道炎（仅特康唑）；曲霉菌、念珠菌的预防和治疗（仅泊沙康唑和伏立康唑）；侵袭性曲霉菌病、侵袭性毛霉菌病（仅艾沙沙康唑） | 肝毒性、史-约综合征、中毒性表皮坏死松解症、粒细胞减少、癫痫（共有副作用）<br>QT 间期延长、尖端扭转型室速（仅氟康唑和泊沙康唑）<br>心衰、胰腺炎、肺水肿（仅伊曲康唑）；<br>中毒性脑病、视盘水肿、视神经炎、肾衰竭、恶性黑色素瘤、鳞状细胞癌（仅伏立康唑）<br>胃肠道紊乱（仅伊曲康唑和艾沙康唑）<br>水肿、鼻炎（仅伊曲康唑）；<br>头痛（仅伊曲康唑、泊沙康唑和特康唑）<br>低钾血症（仅泊沙康唑）<br>热（仅泊沙康唑）<br>视觉障碍（仅伏立康唑）<br>低钾血症、呼吸困难、咳嗽、水肿、背痛（仅艾沙沙康唑） | 怀孕（共有禁忌证）<br>对药物过敏<br>同时使用多非利特、口服达沙唑仑、匹莫齐特、左乙酰基美沙醇、奎尼丁、洛伐他汀、辛伐他汀或三唑仑（仅伊曲康唑和伏立康唑）；<br>同时使用由 CYP3A4 代谢的麦角生物碱，如二氢麦角胺、麦角新碱和甲基麦角新碱、伏立康唑和艾沙康唑（仅泊沙康唑、伏立康唑和艾沙康唑）；<br>心力衰竭史（仅伊曲康唑）；<br>同时使用利用 P-糖蛋白小肠胃肠道吸收的药物（仅伊曲康唑）；<br>同时使用依法韦仑、念珠菌病、发 400 毫克/天或更高时（仅伏立康唑）；<br>家族性短 QT 综合征（仅艾沙沙康唑） | 伊曲康唑和氟康唑抑制 CYP3A4；一般使用 0.4%特康唑软膏 7 天，治疗念珠菌性阴道炎时使用 0.8%软膏 3 天。雷乌康唑处在临床试验阶段。 |

续表

| 药物 | 临床应用 | 严重及常见的不良反应 | 禁忌证 | 注意事项 |
|---|---|---|---|---|
| **真菌细胞膜稳定性抑制剂:多烯类**<br>**机制——与麦角留醇结合形成孔洞从而改变真菌细胞膜的通透性和稳定性** | | | | |
| 两性霉素 B | 潜在的威胁生命的曲霉菌、隐球菌、北美芽生菌、全身性念珠菌、球孢子菌、组织胞质菌、接合菌、美洲黏膜皮肤利什曼病、maduromycosis、毛霉、毛霉菌病、孢子丝菌病 | 肾毒性(肾小管性酸中毒、管型尿、低钾血)、细胞因子风暴(发热、低钾血、低血压)、贫血、心搏骤停、心律失常、心室颤动、史-约综合征、中毒性表皮坏死松解征、粒细胞缺乏症、脑病、癫痫发作、体重减轻、胃肠紊乱、关节痛、肌痛、头痛、心神不安 | 对两性霉素 B 过敏 | 两性霉素 B 以脱氧胆酸胶体混悬液形式使用,必须静脉给药;严重脑膜疾病可以使用鞘内疗法。两性霉素 B 脂质体制剂可以降低药物对近端小管的刺激,降低肾毒性。amphotec®,abelcet®,amBisome® 是美国 FDA 批准使用的两性霉素 B 的脂质体制剂。与氟胞嘧啶合用用于治疗 HIV 感染患者的隐球菌脑膜炎 |
| 制霉菌素 | 黏膜念珠菌感染 | 史-约综合征<br>极少见的接触性皮炎 | 对制霉素过敏 | 制霉菌素不能通过皮肤、阴道或胃肠道到全身吸收的目的。为外用局部给药剂型,治疗皮肤、阴道黏膜、口腔黏膜念珠菌感。 |
| 纳他霉素 | 由曲霉菌、念珠菌、头孢菌、镰刀菌和青霉引起的角膜炎、结膜炎、睑膜炎 | 眼部刺激 | 对纳他霉素过敏 | 仅限眼科使用 |
| **真菌细胞壁合成抑制剂:棘白菌素类**<br>**机制——非竞争性抑制 β-(1,3)-D-葡聚糖的合成从而破坏细胞壁完整性** | | | | |
| 卡泊芬净<br>米卡芬净<br>阿尼芬净 | 食管念珠菌、念珠菌血症、曲霉菌感染抢救治疗、发热性中性粒细胞减少经验性疗法(仅卡泊芬净);食管念珠菌、造血干细胞移植患者真菌病预防、念珠菌血症(仅米卡芬净);食管念珠菌、念珠菌血症(仅阿尼芬净) | 史-约综合征、胰腺炎、肝坏死、肝功能衰竭、败血症、肾毒性、胸腔积液、呼吸衰竭、血管性水肿(仅卡泊芬净)；心房颤动、心搏骤停、心肌梗死、心包积液、溶血性贫血、肝功能衰竭、脑病、颅内出血、癫痫发作、肾功能衰竭(仅米卡芬净)、肝坏死、肝(仅阿尼芬)、深静脉血栓形成、低钾血症、癫痫发作、胃肠道紊乱、肝酶水平增高、血栓性静脉炎、头痛、发热 | 对药物过敏 | 这三种棘白菌素类药物对于念珠菌类包括克柔念珠菌和光滑念珠菌具有杀菌作用,对曲霉菌具有抑菌作用。环孢菌素与卡泊芬净联合使用可明显增高卡泊芬净血药浓度并且增高肝功能酶。与他克莫司合用可增高他克莫司血药浓度。卡泊芬净使用剂量应根据患者肝功能情况而定 |
| **多价阳离子螯合剂:环匹罗司**<br>**机制——螯合多价阳离子离子,从而抑制真菌细胞内参与电子传递、DNA 修复、能量产生和氧化物降解的酶活性** | | | | |
| 环匹罗司 | 花斑癣、体癣、胸癣、甲真菌病、皮肤念珠菌病、脂溢性皮炎 | 接触性皮炎、瘙痒、烧灼感 | 对环匹罗司过敏 | 环匹罗司不用于眼科,阴道内或口服;哺乳期妇女谨慎使用,因为尚不清楚环匹罗司是否在母乳中分泌 |

# 第37章

# 寄生虫感染药理学

Louise C. Ivers and Edward T. Ryan

## 概述

全世界约有 10 亿人感染寄生虫。具有重要医学意义的寄生虫包括：原虫（如导致疟疾(Malaria)、弓形体病、蓝氏贾第鞭毛虫病、阿米巴病、利什曼病和锥虫病的生物体）和蠕虫。其中，能感染人类的蠕虫包括：绦虫（扁虫或带虫，如导致绦虫病的肠虫）、线虫（蛔虫等蠕虫，可导致丝虫病、粪类圆线虫病和蛔虫病等）和吸虫（如导致血吸虫病的蠕虫）。

理论上，抗寄生虫药(Antiparasitic drugs)以寄生虫特有的结构为靶点，或选择性地干扰寄生虫的生化通路。但是，目前很多抗寄生虫药的作用机制尚不清楚，或者知之甚少。本章节重点讨论那些研究较为深入的药物，如对疟原虫(Plasmodia)类（致疟疾）、溶组织内阿米巴虫（致阿米巴病）和旋盘尾线虫（一种丝虫，感染后可引起盘尾丝虫病，又称"河盲症"）

有效的驱虫药等。在本章的病例中，抗寄生虫药干扰寄生虫必需的代谢过程：如疟原虫的亚铁血红素代谢，腔道内寄生虫的特殊发酵通路，以及蠕虫的神经肌肉活性。这三种机制不能涵盖所有驱虫药的作用基础，但需要强调的是可以基于寄生虫特有的代谢过程设计及应用驱虫药。

## 疟原虫疟疾

全球每年有 90 多个国家约 2 亿人感染疟疾，其中超过 50 万死亡。疟疾是人类最重大的寄生虫病，也是最重大的人类传染病之一。引起人类疟疾的疟原虫有五种：恶性疟原虫(Plasmodium falciparum)、间日疟原虫(P. vivax)、卵形疟原虫(P. ovale)、三日疟原虫(P. malariae)和诺氏疟原虫(P. knowlesi)。其中，以恶性疟原虫感染导致的疟疾最为严重。

## 病例 1

　　Binata 是一个住在非洲中部偏远地区的 3 岁女孩。一天，原本健康的她突然发热、出汗和周期性寒战，并且厌食，伴有间歇性精神迟钝和昏睡。几天后，症状加重，出现癫痫发作和昏迷。Binata 的父母立即将她送往当地医疗诊所。到达诊所时，这个失去知觉的孩子颈部发紫，却发热达 103℉（约 39.4℃），肺部听诊正常，无皮疹。镜检外周血涂片发现，约 10% 的红细胞存在恶性疟原虫的环状体。用当时临床上仅有的两种抗疟药氯喹和磺胺多辛/乙胺嘧啶复方制剂治疗后，Binata 的情况仍然未得到改善，并于 24 小时内死亡。

## 思　考　题

□ 1. Binata 为何而亡？
□ 2. 为何 Binata 在接受抗寄生虫药治疗后仍未得到改善？
□ 3. 儿童死于疟疾的概率有多大？

## 病例 2

　　G 先生是印度人，现年 36 岁，已婚，是一名软件工程师。在他来到美国的头 6 个月身体完全健康，之后出现了发热、头痛、身体痛等症状。一周后，他求助于医生。医生通过血涂片检查，认定 G 先生患了疟疾，并用氯喹进行治疗。氯喹完全解除了 G 先生的症状。然而，3 个月后他再度发热，先前的症状也重新出现，因此不得不再次就诊。

## 思　考　题

□ 4. G 先生再度发热作何解释？
□ 5. 如何改进对 G 先生的治疗，以免再次患病？

## 疟原虫生理学

### 生活史

　　疟原虫生活史（life cycle）的三个阶段是：寄生虫体、传播媒介蚊子、宿主人类（图 37-1）。按蚊（Anopheles）在吸食疟原虫感染者的血液时，也吸入了疟原虫（配子体）。雌雄配子在按蚊体内结合成为合子。发育成熟后，子孢子（sporozoites）从卵囊中释放，并迁移到按蚊的唾液腺。当按蚊叮咬下一个人时，子孢子即通过血液进入人体。进入人体后，子孢子可离开血液，在肝细胞中增殖，形成组织型裂殖体（tissue schizonts），这一阶段无外在症状，称为红细胞外期。在典型的恶性疟原虫感染中，按蚊叮咬感染 1~12 周后，肝细胞开始向血液中释放裂殖子（merozoites）。一个子孢子可产生 3 万多个裂殖子。裂殖子侵入肝细胞，进行裂体增殖，形成血液裂殖体（blood schizonts），这一阶段称为红细胞内期。被感染的红细胞最终

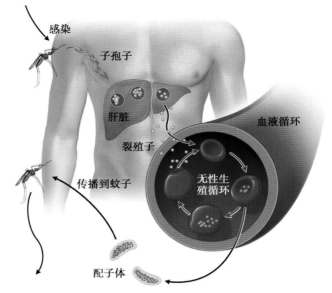

**图 37-1　疟原虫生活史。** 疟原虫生活史复杂，需要人与按蚊的参与。按蚊叮咬患者时将配子体摄入体内。雌雄配子体在蚊子胃里形成合子，并在胃的外壁发育成熟为子孢子体（图中未标出），并移行至唾液腺。当蚊子再次叮咬人时，子孢子体中释放出的疟原虫的子孢子进入宿主血液，并侵入肝细胞。子孢子在肝细胞中增殖，被感染的肝细胞破裂后，向血液释放裂殖子。裂殖子侵染红细胞，进入感染和裂解红细胞的无性生殖循环。一些裂殖子分化成为配子体，可被蚊子吸食而再度传播感染。间日疟原虫和卵型疟原虫能形成休眠状态的休眠合子，可在被感染的肝细胞内潜伏数月至数年，之后再释放入血液循环（图中未标出）

破裂，释放下一代裂殖子，重复其红细胞内期的裂体增殖过程；也有极少量的裂殖子成熟为配子体。按蚊叮咬时摄入这些配子体，完成疟原虫的生活史。疟疾的临床表现主要是显著的发热症状，这是由血管内红细胞破裂并向血液释放裂殖子引起的。Binata 和 G 先生的发热症状都与发生溶血有关。不幸的是，Binata 由于感染的是恶性疟原虫，最后发展为脑型疟（cerebral malaria）。

　　被恶性疟原虫感染的红细胞膜上出现"结节"，含宿主和寄生虫的蛋白质。一类寄生虫蛋白是蛋白质家族 PfEMP-1 的成员，该家族包括 100~150 个基因的产物，介导被感染的红细胞与内皮细胞膜受体的结合，这些膜受体包括 CD36、ICAM-1、ELAM-1 和硫酸软骨素等。这种血管内的结合反应只在恶性疟疾中出现，可导致红细胞在血管内的"沉积"。这是因为，内皮黏附减少了红细胞全身循环的时间，从而降低了脾细胞清除这些红细胞的可能。红细胞沉积是恶性疟疾病理过程的重要因素，可损伤包括脑、肺、肾等在内的所有器官；继而引起组织缺氧、局部坏疽、出血。Binata 的病例中，病变累及脑部（因此称为"脑型疟"）。

　　若不进行治疗，脑型疟患者必死无疑；即使得到最好的治疗，也有超过 20% 的死亡率。Binata 使用的两种药曾经在疟疾治疗中发挥过重要作用，但很遗憾，当今世界上许多地方已

经出现了抗药的恶性疟原虫,使这两种药物的效果大打折扣。由于氯喹和磺胺多辛/乙胺嘧啶复方制剂价格便宜,易于获取,因此在许多发展中地区,被广泛用于治疗对疟疾具备部分免疫力的年长儿童和成人患者;然而,这些药对 Binata 这样无免疫力的患者而言,几乎没有临床作用。现在,由于这些老药渐渐失效,撒哈拉以南非洲地区推荐将青蒿素衍生物与其他药物联合使用治疗疟疾(见下文)。

不幸的是,类似 Binata 的情况非常普遍。全球平均每75秒就有一名儿童死于疟疾;其中90%以上发生在撒哈拉以南非洲国家,90%以上为5岁以下幼儿,95%以上由恶性疟原虫感染引起。目前已经证明,疟疾患者体内,PfEMP-1 介导感染的红细胞与内皮细胞黏附,但还没有开发出以 PfEMP-1 为靶点的药物。

G 先生外周血涂片的结果表明,他的红细胞内存在间日疟原虫。由于恶性疟原虫和三日疟原虫的生活史中,只发生一次肝细胞感染,因此使用药物将红细胞内的疟原虫清除后足以完全消除感染。然而,间日疟原虫和卵型疟原虫的主要肝内形态休眠子(hypnozoites)能在数月甚至1~2年的休眠期后再度释放裂殖子。因此,治疗感染了间日疟原虫或卵型疟原虫的患者时,使用的药物不仅要能杀灭红细胞内期的疟原虫,还必须能杀灭红细胞外期的疟原虫(见下文)。由于氯喹对红细胞外期的间日疟原虫和卵型疟原虫无效,因此,G 先生由间日疟原虫感染引起的疟疾再度复发。

## 血红素代谢

疟原虫从头合成氨基酸的能力有限,主要通过消化宿主细胞的血红蛋白(hemoglobin)获取氨基酸。在红细胞中,疟原虫通过一种叫食物泡的酸性溶酶体降解血红蛋白(图37-2)。血红蛋白被原生质液中的天冬氨酸酶(plasmepins)、半胱氨酸蛋白酶(falcipain)、金属蛋白酶(falcilysin)逐渐降解成氨基酸。这一过程释放质子化的碱性氨基酸和一种有毒的血红素代谢物高铁血红素Ⅸ。疟原虫将高铁血红素Ⅸ聚合成晶体状的疟色素,从而解毒。如果高铁血红素Ⅸ不能聚合,则会破坏溶酶体膜,毒害疟原虫自身。喹啉类抗疟原虫药(见下文)的原理即是阻止血红素聚合,从而造成针对红细胞内疟原虫的毒性环境。

## 电子传递链

疟原虫的线粒体有一个6kb左右的小基因组,只能编码3种细胞色素(cytochromes)(一种参与电子传递和氧化磷酸化的大蛋白复合物)。这些细胞色素与疟原虫细胞核基因组编码的其他线粒体蛋白作为基本组成成分,构成了与哺乳动物相似的电子传递链(图37-3)。在传递链中,线粒体内膜的整合蛋白先被还原,再被氧化,从而将电子从一种蛋白传递给下一种蛋白。电子传递所释放的能量用于将质子跨线粒体膜泵出,以质子梯度形式存储能量,驱动 ATP 合成。电子传递链最后的电子接受体是氧,最终结果是氧被还原成水。

疟原虫主要的 ATP 来源为糖酵解,因此,电子传递链并非主要的能量来源。但是,疟原虫在核苷酸合成中所需关键酶的氧化过程必须依赖电子传递来完成。例如,二氢乳清酸脱氢酶(dihydroorotate dehydrogenase,DHOD)是嘧啶合成早期必需的酶(见第39章),用于催化二氢乳清酸氧化生成乳清酸。作为反应的一部分,DHOD 必须先被还原,随后必须重新氧化以参与下一次催化反应。泛醌(ubiquinone,又称辅酶Q)是位于电子传递链前端的一种整合膜蛋白,接受还原型 DHOD 传递的电子,从而使 DHOD 重新转化为嘧啶合成必需的氧化形式。由于疟原虫的 DNA 复制依赖嘧啶的从头合成,因此,干扰泛醌氧化 DHOD 的过程,可使疟原虫 DNA 复制受阻(见下文)。

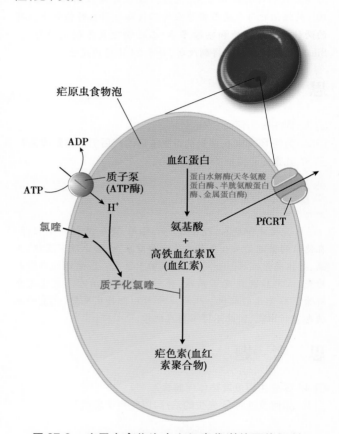

**图37-2 疟原虫食物泡内血红素代谢的可能机制。** 疟原虫含一个特殊的食物泡,食物泡内的酸性内环境是通过泡膜上的质子 ATP 泵的作用来维持的。疟原虫在食物泡内,将人类血红蛋白作为食物来源。血红蛋白被蛋白水解酶(包括天冬氨酸酶蛋白酶、半胱氨酸蛋白酶、金属蛋白酶等)降解为氨基酸,氨基酸通过 PfCRT 转运出食物泡。血红蛋白的降解过程还生成血红素(高铁血红素Ⅸ)。游离型的高铁血红素Ⅸ能与氧反应,生成超氧阴离子($O_2^-$)。疟原虫的抗氧化酶,如超氧化物歧化酶和过氧化氢酶,能将具有潜在细胞毒性的超氧化物转化为 $H_2O$(图中未标出)。疟原虫将高铁血红素Ⅸ聚合成无毒的疟色素,这一过程需要富含组氨酸的带正电的蛋白的参与(图中未标出)。伴随着 $H_2O_2$ 的生成,高铁血红素Ⅸ中的 $Fe^{2+}$ 转化为 $Fe^{3+}$。很多抗疟药通过干扰疟原虫的血红素代谢起作用,推测其作用机制有:抑制血红素多聚化、加重氧化损伤、与血红素反应生成细胞毒性代谢物等。图中所示的是质子化的氯喹抑制高铁血红素Ⅸ多聚化

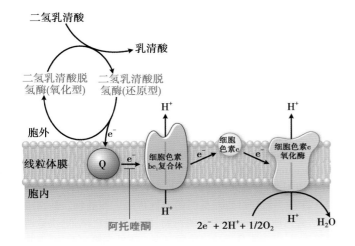

**图 37-3　疟原虫线粒体的电子传递链。**电子传递链通过一系列氧化/还原步骤，最终将电子传递给氧，生成水。在疟原虫体内，电子传递链接受还原型二氢乳清酸脱氢酶（DHOD）的电子。DHOD 是疟原虫嘧啶合成必需的酶。在这个级联反应中，还原型的泛醌将电子传递给细胞色素 $bc_1$ 复合体，再传给细胞色素 c，并最终传递给细胞色素 c 氧化酶。在氧分子的 4 电子还原反应（图中所示为半反应）中，细胞色素 c 氧化酶将电子传递给氧生成水。电子传递链通过细胞色素 $bc_1$ 复合体和细胞色素 c 氧化酶的作用将质子泵出线粒体膜，形成的质子电化学梯度用于合成 ATP（图中未标出）。阿托喹酮阻碍泛醌与细胞色素 $bc_1$ 复合体之间的电子传递，从而抑制氧化型 DHOD 生成，干扰疟原虫嘧啶合成

## 抗疟药药理

目前可得的抗疟药（antimalarial agents）分别以疟原虫的四个生理过程为靶点：血红素代谢（如氯喹、奎宁、甲氟喹和青蒿素）、电子传递（如伯氨喹、阿托喹酮）、蛋白翻译（如多西环素、四环素、克林霉素）、叶酸代谢（如磺胺多辛/乙胺嘧啶、氯胍）。以下章节将讨论这几类药物。

临床上，抗疟药可以分为预防性用药（使在疟疾流行区居住或旅游的人避免患病），治疗急性血液期疟疾患者用药，以及减少肝期休眠子感染用药等。总而言之，预防性药物要求耐受性好，给药方便。

### 血红素代谢抑制剂

长期以来，干扰红细胞内疟原虫的药物是治疗疟疾的基本药物，大多数这类药物是喹啉类化合物，因此人们也认为这些药物有着相似的作用和作用机制。本章最后讨论的青蒿素，尽管结构与喹啉类（quinolines）完全不同，也被认为是通过抑制血红素的代谢起作用的。

#### 氯喹

在过去的两千年中，人们用常山（*Dichroa febrifuga*）的根，或绣球属（hydrangea）植物的叶治疗疟疾患者。后来，人们发现金鸡纳（cinchona）树的树皮更为有效。在所有这些植物中，喹啉（quinoline）是具有抗疟疾药理作用的活性化合物。氯喹（chloroquine），即 4-氨基喹啉，从 1935 年起用于治疗疟疾。氯喹是一种弱碱，中性形式时可经自由扩散通过寄生虫的食物泡膜。而在食物泡的酸性环境中，氯喹迅速被质子化，从而无法再透出食物泡膜。质子化的氯喹在食物泡里蓄积到较高浓度，并与血红素代谢物高铁血红素 IX 结合，阻止其聚合。游离的高铁血红素 IX 蓄积，可导致膜氧化损伤，毒害原虫。因此，氯喹毒害原虫的机制在于阻止了一种有毒血红蛋白分解产物的解毒过程（图 37-2）。

氯喹在被疟原虫感染的红细胞中蓄积，达到的浓度是在未感染红细胞中的 100 倍。另外，由于使哺乳动物细胞溶酶体碱化所需的氯喹的浓度远远高于使疟原虫食物泡 pH 值升高所需的浓度，因此，相对而言，氯喹对人类是无毒的；只是对于含黑色素较多的人，氯喹通常会引起瘙痒症，或使银屑病和卟啉症加剧。另外，高剂量下，氯喹会引起呕吐、视网膜病变、精神错乱甚至死亡。事实上，全球每年都有人用氯喹自杀（主要因为氯喹价格低廉，易于获得，且高剂量有毒）。幼儿误食氯喹也是致命的。

起初，氯喹是治疗所有类型疟疾的一线药物；然而，现在它对非洲、亚洲和南美洲的绝大多数恶性疟原虫株已失效。研究发现，对氯喹耐药的疟原虫在食物泡中积累的氯喹量少于对氯喹敏感的疟原虫，这可能是造成耐药性（resistance）的机制所在。原虫降解血红蛋白产生的质子化氨基酸在食物泡里积累。质子化氨基酸能通过跨膜蛋白 PfCRT 转运出溶酶体，PfCRT 由恶性疟原虫 7 号染色体上的基因 pfcrt 编码。PfCRT 突变也与氯喹耐药相关，例如，76 位苏氨酸置换为赖氨酸（K76T）与氯喹耐药高度相关，可能是由于这种突变的 PfCRT 将质子化的氯喹泵出了食物泡。当然，蛋白泵作用的改变对寄生虫自身也是有害的，原因可能是因为氨基酸输出的变化，或是食物泡内 pH 的改变。pfcr 突变的恶性疟原虫往往还伴随 pfmdr1 基因的突变，pfmdr1 编码 Pgh1，后者是与 pH 值调节相关的一种食物泡膜蛋白。据推测，pfmdr1 基因的突变可能为 pfcr 基因突变提供了"更正"作用，使抗氯喹的恶性疟原虫得以继续生长。

在巴布亚新几内亚、印度尼西亚以及大洋洲和拉丁美洲的部分地区，抗氯喹的间日疟原虫株不断增多，但是这种对氯喹敏感性降低的机制尚未知晓。虽然耐药性日益增加，氯喹依然是用于治疗间日疟原虫、三日疟原虫、卵型疟原虫、诺氏疟原虫和对氯喹敏感的恶性疟原虫的首选药物。它还可用于预防对氯喹敏感的疟原虫所引起的疟疾。

#### 奎宁和奎尼丁

奎宁（quinine）是一种生物碱，其化学结构是由仲醇碳桥连接一个喹啉环和一个奎宁环。奎尼丁（quinidine）是奎宁的光学异构体，药物作用与后者相同。由于奎宁的化学结构与其他喹啉类抗疟药相似，因此推测其攻击疟原虫的机制与上文所述大致相同。奎宁还能通过氢键插入 DNA，从而抑制 DNA 双链解离、转录、翻译。最终结果是使红内期疟原虫生

长、繁殖受阻。奎宁和奎尼丁用于治疗急性红内期疟疾,但不能用于预防。奎宁可引起金鸡纳反应(cinchonism),即一种出现耳鸣、耳聋、头痛、恶心、呕吐以及视觉障碍等症状的综合征。奎宁和奎尼丁还可能导致 QT 间期延长(见第 24 章)。

## 甲氟喹

甲氟喹(mefloquine)是一种喹啉化合物,其结构与其他抗疟药相似。与奎宁不同的是,甲氟喹不能与 DNA 结合。甲氟喹的确切作用机制尚未知晓,据推测,可能是干扰了红细胞内的疟原虫生成血红素的聚合反应。甲氟喹可引起一系列不良反应,包括:恶心、心脏传导异常(心搏徐缓、QT 间期延长、心律不齐等)、神经精神症状(生动的梦/噩梦、失眠、焦虑、抑郁、幻觉、癫痫等,极少情况下,还引起精神病发作),其机制未知。甲氟喹能用于预防和治疗疟疾。2013 年,美国食品药品监督管理局发布了这些神经和精神不良反应的黑框警告。目前,东南亚已经出现了同时抗氯喹和甲氟喹的恶性疟原虫。

## 青蒿素

现在,青蒿素(artemisinin)衍生物已成为治疗恶性疟原虫感染的一线药物。青蒿素是倍半萜内酯,也是一种环状内过氧化物,可被游离或与血红素结合的铁离子激活,形成以碳原子为中心的自由基化合物(图 37-4)。这种自由基能烷基化血红素等多种蛋白质。青蒿素选择性作用于疟原虫感染的红细胞的机制尚不清楚——两种相关因素是:青蒿素需要血红素辅助才能形成自由基;青蒿素优先在疟原虫中沉积。其药物作用可能与疟原虫食物泡中自由基的产生及对 PfATP6 的抑制有关,寄生虫 $Ca^{2+}$ ATP 酶与哺乳动物 SERCA 钙泵同源

(见第 25 章)。给予青蒿素及其衍生物(青蒿琥酯、蒿甲醚、双氢青蒿素),能迅速减少患者血液中疟原虫的数量,并迅速缓解红内期患者的症状。但是,青蒿素不能作为预防性药物使用。

由于青蒿素半衰期短,后期有疟疾复发的危险,为了减少耐药性的发生,世界卫生组织(WHO)强烈反对青蒿素单一疗法。作用迅速的青蒿素常与另一种半衰期较长的药物联合使用[成为青蒿素联合疗法(ACT)]。联合药物包括:蒿甲醚-苯芴醇(lumefantrine),青蒿琥酯-甲氟喹,青蒿琥酯-阿莫地喹(amodiaquine),双氢青蒿素-哌嗪(piperazine)。给药途径包括:口服制剂、胃肠外给药制剂、肛门栓剂等。WHO 现在建议 ACT 作为治疗对氯喹耐药的恶性疟的一线药物。与奎宁相比,青蒿琥酯是一种更好的药物,能降低死亡率,更快地清除寄生虫,减少不良反应发生的概率。体外实验表明,对青蒿琥酯耐药主要与寄生虫钙泵 PfATP6 的突变相关(见上文)。尽管青蒿素联合疗法临床反应依然可行,但很遗憾,据报道在一些东南亚国家青蒿素耐药持续增强。

综上所述,青蒿素及其衍生物比其他抗疟疾药物的耐受性好。动物实验表明,肌内注射青蒿素的油制剂可导致脑干神经病变;尚未在人体观察到这种可能的致死效应。研究表明,青蒿素可能与听觉损伤等神经毒性反应相关。与奎宁疗法相比,青蒿素治疗发生低血糖症的概率较低。孕妇安全性还有待评价。

## 电子传递抑制剂

虽然电子传递链在真核细胞中普遍存在,但目前开发出的两种抗疟药物可选择性作用于疟原虫电子传递链。这种选

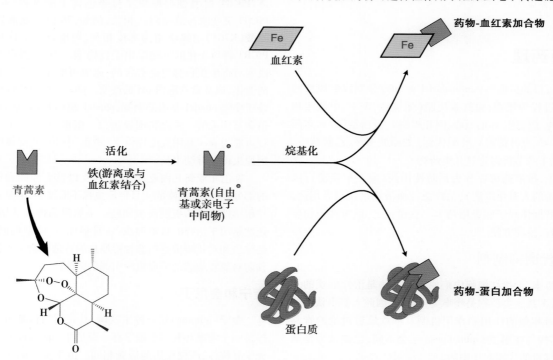

**图 37-4 青蒿素作用的可能机制。** 青蒿素是一种环状内过氧化物,目前作用机制尚未明确,可能是被铁离子激活后生成自由基,这种自由基能烷基化血红素和蛋白质等大分子,形成的青蒿素-血红素加合物或蛋白质-血红素加合物对疟原虫有毒。其中一种加合物包含 PfATP6,一种寄生虫 $Ca^{2+}$ ATP 酶

择性是由于同一生化靶点存在不同分子结构,而并非疟原虫体内存在特异代谢通路(见第 33 章)。

## 伯氨喹

伯氨喹(primaquine)于 1952 年起被批准治疗疟疾患者。由于它攻击红外期的间日疟原虫和卵型疟原虫,因此可预防疟疾复发,并且也是具备这一功能的唯一标准药物。在 G 先生的病例中,伯氨喹用于清除肝型疟原虫,并预防复发症状。伯氨喹严重破坏疟原虫线粒体的代谢通路,其抗疟活性可能与其代谢产物苯醌(quinone)有关,苯醌能干扰泛醌(ubiquinone)作为电子载体在呼吸链中的作用。伯氨喹的代谢产物还有可能产生对疟原虫线粒体的非特异性氧化损伤,从而起到抗疟作用。

伯氨喹主要用于清除间日疟原虫和卵型疟原虫的肝内休眠子。不同的间日疟原虫对伯氨喹的敏感性存在差异,例如:Chesson 疟原虫最早于 19 世纪 40 年代从一名驻巴布亚新几内亚的士兵体内分离出,它对伯氨喹的敏感性低于其他虫株。由于这些差异的存在,现在伯氨喹的标准治疗剂量已较以往有所增加。伯氨喹还可用于疟疾的预防。

葡萄糖-6-磷酸脱氢酶缺陷(glucose-6-phosphate dehydrogenase,G6PD)患者的红细胞对抗氧化损伤的能力很弱。G6PD 将 NADP$^+$ 还原为 NADPH,后者使氧化型谷胱甘肽(glutathione)转化为还原型谷胱甘肽。还原型谷胱甘肽催化毒性氧化物分解,从而保护真核细胞。给予伯氨喹产生多种氧化物,产生严重的氧化压力,对于缺少 G6PD 的患者,能引起严重甚至致命的溶血(hemolysis)。因此,给予伯氨喹前必须先判断患者的红细胞是否有 G6PD 活性。伯氨喹绝不能用于孕妇,因为它能通过胎盘,不论母体是否含有 G6PD,都将引起胎儿红细胞溶血。伯氨喹还能引起胃肠道功能紊乱、高铁血红蛋白血症,极少情况下,还会引起嗜中性白细胞减少症、高血压、心律不齐和神经综合征。

## 阿托喹酮

阿托喹酮(atovaquone)是泛醌的同系物,泛醌是电子传递链中的穿梭蛋白。生理条件下,还原型泛醌将两个电子传递给细胞色素 bc$_1$ 复合物,成为氧化型泛醌(图 37-3)。阿托喹酮抑制还原型泛醌和细胞色素 bc$_1$ 的相互作用,从而干扰电子传递。由于疟原虫依靠电子传递链获取氧化型二氢乳清酸还原酶,因此给予阿托喹酮可干扰嘧啶合成,从而抑制疟原虫的 DNA 复制。电子传递链的抑制还可能干扰中间代谢通路的其他步骤,这些步骤都有赖于蛋白的氧化/还原循环。

细胞色素 bc$_1$ 复合物普遍存在于真核生物中。阿托喹酮对疟原虫有选择性,其原因是人类和疟原虫在泛醌-细胞色素 bc$_1$ 结合部位的氨基酸序列不同。阿托喹酮抑制疟原虫细胞色素 bc$_1$ 活性的能力是抑制人细胞色素 bc$_1$ 的 100 倍。但是,这种选择性不稳定,由于细胞色素 bc$_1$ 复合体上的一个点突变就可引起抗阿托喹酮的耐药性,因此,阿托喹酮不单独使用,而与多西环素(doxycycline),一种蛋白合成抑制剂联合使用;也可与氯胍(proguanil),一种二氢叶酸还原酶抑制剂,作为固定搭配使用(见下文)。氯胍和阿托喹酮的抗疟疾活性

具有协同作用。有趣的是,这种协同作用与氯胍的抗叶酸作用无关,因为其他抑制二氢叶酸还原酶的药物不能与阿托喹酮产生协同作用,而是因为与阿托喹酮同时使用时,氯胍游离于细胞膜中,可增强阿托喹酮介导的线粒体去极化。

阿托喹酮耐受性总体来说较好,使用时伴随有轻微的胃肠道反应,偶尔出现皮疹。阿托喹酮与另一种抗疟药联合使用,可用于预防或治疗疟疾。

## 翻译抑制剂

### 多西环素、四环素和克林霉素

干扰寄生虫蛋白质合成的药物包括:多西环素(doxycycline)、四环素(tetracycline)和克林霉素(clindamycin)。多西环素是四环素的结构类似物,可由氧四环素和甲烯土霉素半合成而来。多西环素通过与核糖体的 30S 亚基结合,抑制氨基酰-tRNA 与 mRNA 结合,从而抑制寄生虫蛋白合成(见第 34 章,细菌感染药理学:DNA 复制、转录和翻译)。由于亲脂性强,多西环素容易进入人体组织,因此分布容积大;由于在肾小管和胃肠道重吸收,因而具有较长的半衰期。由于口服生物利用度高,半衰期长,因此多西环素是一种治疗抗氯喹的恶性疟有效药物(与青蒿琥酯或奎宁合用)。多西环素不能单独用于治疗疟疾。其不良反应有:皮肤光敏感、儿童牙齿变色、阴道念珠菌病等,其引起的胃肠道不适(恶心、腹泻、消化不良)通常较为轻微,较少发生食道溃疡。

四环素和多西环素有相似的药理作用,但是四环素需每天给药四次。四环素与奎宁联合使用时,用于治疗罹患抗氯喹性恶性疟的患者,但不能用于疟疾的化学预防。

克林霉素结合核糖体 50S 亚基,抑制蛋白合成(第 34章)。克林霉素与青蒿琥酯或奎宁联合使用时,用于治疗不能使用多西环素和四环素的疟疾患者(如孕妇和 8 岁以下儿童)。克林霉素通常有较好的耐受性,尤其适用于儿童。其主要的不良反应包括:易导致抗生素相关的腹泻和难辨梭状芽孢杆菌引起的大肠炎。此外,克林霉素不能用于疟疾的化学预防。

## 叶酸代谢抑制剂

叶酸是参与一碳单位转化的维生素,作用于多种生物合成通路,如 DNA 和 RNA 前体的合成、某些氨基酸的合成等(见第 33 章)。对于人类而言,叶酸是必需维生素,需要从食物中摄取。而在寄生虫和细菌中,叶酸可以通过从头合成的方式获得,因此,成为选择性药物作用的靶点之一。抑制叶酸代谢,可有效治疗寄生虫感染(parasitic infections)。在抗疟领域,抗叶酸药作用于寄生虫特有的二氢蝶酸合成酶和二氢叶酸还原酶。历史上联合疗法指的是同时使用磺胺类药物和乙胺嘧啶,目前有两种:磺胺多辛/乙胺嘧啶(sulfadoxine-pyrimethamine),以及较少使用的磺胺林/乙胺嘧啶(Sulfalene pyrimethamine)。

### 磺胺多辛/乙胺嘧啶

磺胺多辛(sulfadoxine)是对氨基苯甲酸(PABA)的结构类

似物,可竞争性地抑制叶酸合成必需的二氢蝶酸合成酶。乙胺嘧啶(pyrimethamine)是叶酸类似物,竞争性地抑制寄生虫的二氢叶酸还原酶,阻止二氢叶酸转化为四氢叶酸(图 33-6、33-7)。联合使用时,磺胺多辛和乙胺嘧啶具有协同作用,抑制疟原虫生长。

磺胺多辛/乙胺嘧啶合剂最初对恶性疟原虫的红内期裂殖体作用显著,但是对配子体无效,对其他疟疾作用较弱。两种药物与蛋白的亲和力都很强,因此半衰期较长,这在疟疾流行区造成了选择压,易产生耐药性;而耐药性的增加又使合剂在世界多数地区的预防和治疗效力降低。

磺胺多辛/乙胺嘧啶合剂只需一次给药即可治疗对其敏感的疟疾。最严重的药物反应是对合剂中的磺胺成分过敏,目前报道的严重皮肤反应包括史-约综合征、多形红斑等;单次给药通常不发生以上不良反应。血液不良反应包括:巨幼红细胞贫血、白细胞减少症、血小板减少症等。磺胺多辛/乙胺嘧啶合剂不能作为疟疾的预防性化学药物使用。

### 氯胍

氯胍(proguanil)是一种嘧啶衍生物,与乙胺嘧啶一样,也是二氢叶酸还原酶的抑制剂。氯胍作用于恶性疟原虫和间日疟原虫的红外期和红前期,在尚未对氯喹产生耐药性的地区,与氯喹联合,预防疟疾。由于其他预防性药物更为有效,因此应该尽量避免使用该合剂。氯胍还可与阿托喹酮协同用于预防和治疗疟疾(见上文)。氯胍通常耐受性较好,但是与口腔溃疡、全血细胞减少症、血小板减少症和粒细胞缺乏症等疾病相关。

## 抗疟药耐药性

抗疟药耐药性对疟疾患者的治疗产生严重影响,从而成为一个重要的公共卫生问题。由于缺乏有效的预防工作、缺乏政治意愿和社会经济因素,从 20 世纪 80 年代到 21 世纪初,抗疟药物疗效的减弱导致全球疟疾发病率和死亡率的增加。

自 1946 年引进以来,氯喹一直是治疗疟疾的标准疗法。19 世纪 50 年代出现第一例对氯喹的耐药的病例后,耐药性现象持续增加。目前,除了伊斯帕尼奥拉岛、中美洲、南美洲和亚洲的部分地区之外,均有氯喹耐药性的报道。最近,海地发现了抗氯喹的恶性疟原虫,但尚无临床耐药的报道。19 世纪 80 年代和 90 年代间,由于对氯喹和磺胺多辛/乙胺嘧啶产生耐药性的疟原虫增加,东部和南部非洲的儿童死亡率翻倍;在这期间,氯喹的耐药性还与全球儿童死亡率全面加倍相关,有些地区的儿童死亡率甚至因此增加了 11 倍。间日疟原虫对氯喹的耐药性在 1989 年才被发现,而现在已在印度尼西亚和巴布亚新几内亚普遍存在,南美洲、巴西、缅甸和印度也有相关报道。

1971 年,磺胺多辛/乙胺嘧啶合剂开始作为二线药物治疗耐氯喹的恶性疟。之后,疟原虫产生对这种合剂的耐药性。最先是东南亚,现在在南美也广为流传,整个非洲地区也都有加重传播的趋势。

恶性疟原虫对甲氟喹的耐药性是在 19 世纪 80 年代东南亚广泛使用这种药物后发现的。由于对甲氟喹未被用作治疗疟疾患者的常规药物,因此出现耐药性的范围较为局限。

柬埔寨首次发现对青蒿素耐药性增强的恶性疟原虫,在越南、缅甸和泰国也相继发现。

很多因素与疟原虫耐药性的产生有关,包括药物使用不当或滥用、不能持续获得药物、由于副作用及其他因素未能坚持治疗、药物生产质量不稳定、假药掺入、药物成本过高等。长期以来,在肺结核、麻风病、HIV 感染等患者的治疗中,常使用联合策略对抗耐药性的产生,在疟疾治疗中也应该使用这种方法。例如,世界卫生组织(WHO)要求停止生产单一的青蒿素产品,转而生产含固定比例的青蒿素和另一种抗疟药物的联合制剂。虽然青蒿素的每个疗程都能使疟原虫迅速减少至万分之一,从而快速清除血液循环中的疟原虫;但由于青蒿素半衰期短,疟疾容易复发并产生耐药性。为解决这一问题,WHO 建议将青蒿素与另一种能缓慢消灭红内期裂殖体的药物合用。

### ■ 病例3

S 先生是一名 29 岁的美国记者,刚结束东南亚的旅行回国。回国最初 5 周,他身体健康,但之后出现了轻微腹泻、腹绞痛、身体不适等症状。由于回家后身体状况良好,S 先生并未将罹病归咎于旅游;且他的妻子在旅途中的进食和饮水与他无异,却并未有任何不适症状。于是,S 先生并未将身体不适放在心上,直到一周后,症状仍未自行减轻,他才求助于医生。检查中发现,S 先生腹部右上部压痛;验血后发现肝酶升高;CT 检查的结果是肝脓肿;此外,还在粪便中发现了血红素和溶组织内阿米巴包囊。医生给他开了 10 天的甲硝唑,之后继续服用数周的巴龙霉素。后期检查表明,S 先生的肝脓肿症状有所改善。

## 思 考 题

□ 6. 为何 S 先生的妻子无症状?

□ 7. 甲硝唑可能引起的不良反应是什么?

□ 8. 为何 S 先生在服用一段时间的甲硝唑后要服用巴龙霉素?

## 其他原虫

除了疟原虫,其他重要的医学原虫还包括:导致阿米巴病(amebiasis)的溶组织内阿米巴(entamoeba histolytica);导致蓝氏贾第鞭毛虫病的蓝氏贾第鞭毛虫;导致隐孢子虫病的隐孢子虫;导致非洲昏睡病的布氏冈比亚锥虫和布氏罗德西亚锥虫;导致恰加斯病的克氏锥虫;导致利什曼病的利什曼原虫等。由于对溶组织内阿米巴的了解最多,下文的生理学部分主要讨论这种原虫。其中,药理学部分除了讨论能有效治疗阿米巴病的药物外,还包括了对非洲昏睡病、恰加斯病和利什曼病有效的药物。

## 腔道内寄生原虫生理学

肠道原虫溶组织内阿米巴和迪斯帕内阿米巴能用特异性的单克隆抗体区别开来,但形态上难以区分。迪斯帕内阿米巴原虫无致病性(即不侵染肠壁),而溶组织内阿米巴则可导致无症状携带状态,或传染性大肠炎,甚至"晚期感染"(通常是肝脏肿)。

在发展中国家,有 5%~10% 的贫困人口经血清学诊断为早期溶组织内阿米巴感染。估计每年由这种原虫导致的痢疾有 50 000 000 例,并引起成千上万人死亡。由于 S 先生的妻子吃的东西与他一样,因而很有可能也被原虫感染,只是由于未知的原因,她在无外在症状的情况下将原虫排泄出,而 S 先生则发展为传染病。

### 溶组织内阿米巴生活史

结肠感染阿米巴,是因为通过粪便-口途径摄入了原虫包囊,例如,饮用了被原虫污染的水。是否发生肠道感染取决于摄入的包囊的数量、原虫虫株、宿主胃肠道活动性、是否存在适于滋养原虫的肠道菌等因素。活性的滋养体侵入肠上皮,产生感染;之后滋养体通过门静脉入肝,引起继发感染(图 37-5)。虫如其名,溶组织内阿米巴溶解破坏人体组织。滋养体在肠壁浅表与黏膜肌层之间繁殖,随后传播开。原虫也可能进入机体更深层的部位,有时导致肠壁穿孔并在局部传播。肝脏传播也很常见。在 S 先生的病例中,CT 检查显示原虫感染引起了肝肿胀。

溶组织内阿米巴以两种形式存在:无活性但有传染性的包囊(cysts of entamoeba histolytica),和有活性的滋养体(trophozoites)。包囊随着被污染的食物或水进入人体,虫体在小肠内脱囊而出,发展为成熟的滋养体。滋养体能侵染宿主组织,在人体内,滋养体利用伪足移动,摄取细菌、其他原虫和宿主红细胞。原虫滋养体经二分裂增殖成为双核包囊,随后成熟为四核包囊。四核包囊能通过结肠排出,但不能侵入黏膜(图 37-5)。

阿米巴引起的症状包括:腹泻、腹绞痛、暴发性痢疾、肝肿胀等。大约不到 40% 的阿米巴痢疾患者会有发热症状,粪便检查发现中性粒细胞减少。感染阿米巴后,潜伏期从几天到一年不等,也可能一直不出现症状。S 先生的症状直到感染后一个月多才出现,因此他并没有将罹病与旅行联系起来。

### 酵解通路

溶组织内阿米巴和其他腔道内寄生虫是一类能特异地适应其厌氧小生境的真核生物。比如,溶组织内阿米巴缺少酵母及其他真核生物所含的酵解酶(如乳酸还原酶和丙酮酸脱羧酶),以及氧化磷酸化相关的酶,如三羧酸循环中的酶和丙酮酸脱氢酶。取而代之,阿米巴原虫(以及许多厌氧生物)利用特殊的酶为代谢中的电子传递提供能量。

阿米巴原虫是葡萄糖转化为乙醇的专性发酵罐(图 37-6),含有许多人、酵母以及大多数真细菌中不存在的发酵酶。很

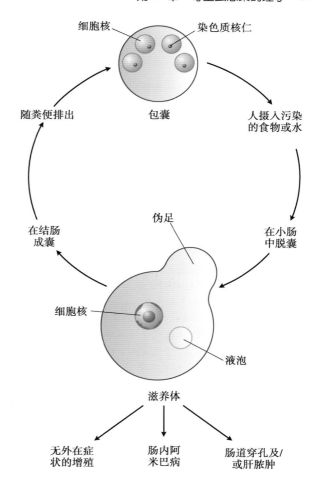

图 37-5 **阿米巴病的表现症状。** 人体摄取溶组织内阿米巴的包囊,可导致从无症状排泄包囊到罹患感染性疾病等不同程度的临床症状。摄入的包囊在小肠脱囊成熟为滋养体,不侵染小肠黏膜时,感染无外在症状。滋养体在结肠成囊,并随粪便排出。当活性滋养体侵入小肠上皮时,产生感染性疾病。包括:无症状增殖、肠内阿米巴病(阿米巴痢疾,其特征为腹泻或腹部急结)或肠道穿孔等。滋养体通过肝门静脉传播可引起肝脓肿

多这些酵解酶具有铁-硫中心,称为铁氧化还原蛋白(ferredoxins),在强还原条件(厌氧)下传递电子。这与在氧化条件(需氧)下利用铁原子中心结构传递电子的血红素和细胞色素不同。丙酮酸:铁氧化还原蛋白酶(pyruvate-ferredoxin oxidoreductase, PFOR)含一个铁氧化还原蛋白结构域,催化丙酮酸转化为乙酰 CoA、生成 $CO_2$ 的脱羧反应。PROR 还原铁氧化还原蛋白,后者将质子还原为氢气,或者将 $NADP^+$ 还原为 NADPH。乙酰 CoA 由乙醇脱氢酶 E(ADHE)还原为乙醇,并生成两分子 $NAD^+$ 辅基。厌氧细菌(如螺杆菌、梭菌等)与腔内原虫一样,表达 PFOR、铁氧化还原蛋白和 ADHE。事实上,系统发生学的分析结果显示,编码原虫发酵酶的基因,以及绝大多数编码原虫主要能量代谢过程所需酶的基因,均起源于厌氧细菌。尽管进化后期细菌间基因传递异常频繁,但由于高等真核生物的配子总是存在于无菌环境中(与细菌共生的溶组织内阿米巴除外),因此细菌与高等真核生物之间极少发生基因交换。

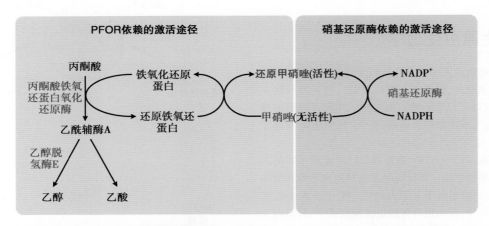

**图 37-6 厌氧生物的发酵酶及甲硝唑的活化机制。**厌氧生物代谢丙酮酸为乙酰辅酶a,这种转化是由丙酮酸铁氧还蛋白氧化还原酶(PFOR)催化的。然后乙酰辅酶A被乙醇脱氢酶E(ADHE)水解为乙酸或氧化为乙醇。甲硝唑是一种前药,它含有一个硝基,必须被还原才能发挥作用。还原甲硝唑对厌氧菌非常有效,可能是因为形成了细胞毒性中间产物,导致 DNA、蛋白质和膜损伤。厌氧代谢的两个方面为硝基的选择性还原提供了机会。首先,PFOR 催化反应导致铁氧还蛋白的还原,还原的铁还蛋白可以将其电子转移到甲硝唑上,从而产生还原(活性)甲硝唑和再氧化的铁还蛋白。其次,许多厌氧生物表达硝化还原酶,选择性地还原甲硝唑,在这个过程中,将 NADPH 氧化为 NADP$^+$

# 抗原虫药药理学

## 甲硝唑

甲硝唑(metronidazole)保持非活化状态直到在具有大量负极还原性电位的宿主或微生物细胞内被还原,这种氧化还原电位主要存在于厌氧生物或微嗜氧性腔道寄生虫中。甲硝唑通过与还原型的铁氧化还原蛋白或特殊的硝基还原酶相互作用而被活化(图 37-6)。活化后的甲硝唑形成还原型的细胞毒性化合物,能与靶细胞中蛋白质、膜、DNA 等结合,导致严重的损伤。

**甲硝唑的敏感性与 PFOR 的活性直接相关。**大多数真核生物和真细菌缺少 PFOR,因此不能活化甲硝唑。然而,在含氧量较少的脓肿部位,甲硝唑可被活化。由于 PFOR 在原虫中表达,而哺乳生物体内却缺少与之相似的物质,甲硝唑对阿米巴虫和厌氧生物有选择性毒性作用。

甲硝唑的广泛应用可引起幽门螺杆菌(一种导致胃炎和胃溃疡的常见细菌)的耐药性(见第 47 章,一般炎症药理学:消化性溃疡疾病)。耐药性由 rdxA 基因的无效突变引起,rdxA 基因编码一种对氧不敏感的 NADPH 硝基还原酶。对甲硝唑的低水平耐药也见于一些厌氧原虫,如:毛滴虫(由铁氧化还原蛋白表达量降低所致)、蓝氏贾第鞭毛虫(由PFOR 活性降低,药物通透性减少所致)、和阿米巴虫(由超氧化物歧化酶(superoxide dismutase)表达量增加所致)。尽管如此,腔道寄生虫对甲硝唑的耐药性目前尚无重大临床意义。

腔道寄生虫对甲硝唑的耐药性发展较慢,主要有三个原因。首先,腔道寄生虫多为二倍体,单条染色体突变未必导致耐药。而单倍体的细菌,以及恶性疟原虫的单倍体期,则可以很快产生耐药性。其次,腔道寄生虫的代谢通路中几乎不存在 PFOR 的替代物。最后,甲硝唑亲水,因此,即使 P-糖蛋白的表达和修饰水平增高,也只作用于疏水性药物,不能促进甲硝唑排出细胞。

甲硝唑的不良反应包括:胃肠道不适、头痛、偶发神经病变、口中金属味、恶心等。同时摄取甲硝唑与酒精会引起面部潮红、恶心呕吐等反应(称为"戒酒硫样作用",由乙醇代谢抑制引起)。甲硝唑对溶组织内阿米巴有效,但是对肠腔内阿米巴作用较差(主要原因是,药物主要在胃肠道上部吸收,因而在阿米巴寄居的结肠内腔,药物浓度较低)。因此,感染了阿米巴的患者通常先用甲硝唑治疗(消灭可侵入人体组织的滋养体),然后再使用第二种可杀灭腔道寄生虫的药物,如双碘喹啉(odoquinol)和巴龙霉素(paromomycin)。这两种药物杀死阿米巴的机制未知,由于它们几乎不能被胃肠道吸收,因此在结肠内腔浓度很高。

## 替硝唑

替硝唑是与甲硝唑有关的第二代硝基咪唑类药物,对许多原虫也有效,被批准用于治疗贾第虫病、阿米巴病和阴道滴虫病。其作用机制尚未清楚,可能跟甲硝唑类似,由具有细胞毒性的自由基化合物积聚引起。替硝唑的优点是,发挥治疗作用所需时长短于甲硝唑,而且耐受性更好。但是,与甲硝唑相似,对肠腔内阿米巴无效。替硝唑的不良反应少而轻微,主要包括胃肠道不适、偶发口中金属味等。另外,妊娠前三个月的孕妇、哺乳期妇女以及三岁以下儿童不能使用该药。

## 硝唑尼特

硝唑尼特(nitazoxanide)是一种硝基噻唑-水杨酰胺衍生物,结构与甲硝唑相似。硝唑尼特具有广谱药效,对原虫、厌氧细菌和蠕虫均有效。在美国,硝唑尼特用于治疗患有蓝氏贾第鞭毛虫病的儿童和患有隐孢子虫病的成人与儿童。作为硫胺焦磷酸盐的结构类似物,硝唑尼特抑制原虫和厌氧细菌的 PFOR 活性,使丙酮酸不能转化为乙酰 CoA(图 37-6)。其抗蠕虫的机制未知。口服后,硝唑尼特迅速水解为活性代谢物替唑尼特(tizoxanide),这种代谢物随尿、胆汁和粪便排出。硝唑尼特通常耐受性好,不良反应少。

## 其他抗原虫药物

喷他脒(pentamidine)可用于治疗早期非洲锥虫病(非洲睡眠病),这种病由布氏冈比亚锥虫(*Trypanosoma brucei gambiense*)和布氏罗德西亚锥虫(*Trypanosoma brucei rhodesiense*)的部分虫株引起,早期的锥虫病不影响中枢神经系统(CNS)。喷他脒抑制 DNA、RNA、蛋白质及磷脂合成;它与动力体(一种存在于某些原虫体内的含 DNA 的器官)中的 DNA 亲和力强,可抑制动力体复制和作用。含动力体的原虫有锥虫和利什曼原虫等。喷他脒也能抑制二氢叶酸还原酶(DHFR)。喷他脒对一些锥虫株具有选择性,原因是这些虫株含对喷他脒亲和力较高的摄取系统。喷他脒可引起疲劳、头晕、高血压、胰腺炎、肾损伤等不良反应。目前,主要作为治疗艾滋病患者卡氏肺孢子虫肺炎[*Pneumocystis jiroveci*(*P. carinii*)pneumonia,PCP]的二线药物。

苏拉明(suramin)是另一种治疗早期非洲锥虫病的药物。它与许多大分子反应,可抑制多种酶,其中包括能量代谢通路中的酶(如:磷酸甘油醛脱氢酶)。也能抑制 RNA 聚合酶,从而干扰寄生虫的复制过程。苏拉明可引起瘙痒症、感觉异常、呕吐、恶心等不良反应。苏拉明对非洲锥虫病具有相对选择性,其生化机制尚未了解。

美拉胂醇(melarsoprol)是治疗晚期非洲锥虫病的一线药物(如:涉及 CNS 的病变)。它是由重金属螯合剂二巯基丙醇与三价砷的蜜胺基苯胂酸氧化物结合而成。美拉胂醇不溶于水,但溶于丙二醇。血液中的锥虫没有三羧酸循环系统,完全依靠糖酵解提供 ATP。美拉胂醇抑制锥虫的丙酮酸激酶,从而抑制糖酵解、降低 ATP 产量,使锥虫迅速丧失活动能力甚至溶解。美拉胂醇还抑制锥虫的转运系统摄取腺嘌呤和腺苷。由于哺乳动物细胞对该药的通透性较差,因此美拉胂醇具有部分选择性。不幸的是,美拉胂醇对人类仍然有毒性作用(致死率为 4%~6%),经静脉注射可导致严重静脉炎。美拉胂醇还腐蚀塑料,为储存和给药造成不便。此外,5%~10% 的晚期非洲锥虫病患者在美拉胂醇给药后产生严重的脑部炎症反应("反应性脑病"),这种综合征导致的死亡率高于 50%,同时使用皮质类固醇可降低发生反应性脑病的概率。使用美拉胂醇引起多神经病的概率为 10%,同时使用硫胺可降低发病率。

依氟鸟氨酸(eflornithine)(α-二氟甲基鸟氨酸)主要用于治疗布氏冈比亚锥虫所致的非洲睡眠病(西非睡眠病),是美拉胂醇的低毒性替代物。依氟鸟氨酸对早期和晚期的西非睡眠病疗效好,但对布氏罗德西亚锥虫感染所致的东非锥虫病无效。依氟鸟氨酸是鸟氨酸脱羧酶(ornithine decarboxylase inhibitors)的选择性不可逆抑制剂,因此可抑制多胺合成。鸟氨酸脱羧酶将鸟氨酸转化为腐胺,这是腐胺、精胺、亚精胺合成中的限速步。多胺在核酸合成和蛋白合成的调节中起作用。布氏冈比亚锥虫对依氟鸟氨酸敏感,可能是由于鸟氨酸脱羧酶在虫体中的转换速度慢;而布氏罗德西亚锥虫的鸟氨酸脱羧酶转换速度快(与人体细胞相似),因此敏感性低。

硝呋替莫(nifurtimox)用于治疗由克氏锥虫(*Trypanosoma cruzi*)引起的美洲锥虫病(Chagas' disease)。药物在寄生虫体内经还原产生有毒的胞内氧自由基。它首先形成硝基苯自由基等还原性中间产物,随后这些自由基可被氧化,得到超氧阴离子(superoxide anions),超氧阴离子与水作用,可生成具有细胞毒性的过氧化氢。锥虫等寄生虫,由于缺少过氧化氢酶(catalase)等降解过氧化氢的酶,因此对硝基芳香族药物的毒性敏感。哺乳动物细胞则含有过氧化氢酶、谷胱甘肽过氧化氢酶、超氧化物歧化酶等抗氧化酶,因此受到保护。硝呋替莫可引起厌食、呕吐、失忆、睡眠障碍和痉挛等不良反应。

葡萄糖酸锑钠(sodium stibogluconate)和锑酸甲葡胺(meglumine antimonate)用于治疗感染了利什曼原虫的利什曼病患者。这些药物含五价锑,作用机制未知,有可能是抑制了对中间代谢至关重要的糖酵解通路和脂肪酸氧化通路。五价锑还具有许多非特异性作用,如修饰巯基等。这些药物可引起骨髓抑制、QT 间期延长、胰腺炎、皮疹等不良反应。

利什曼原虫对含锑化合物的耐药性越来越强,尤其在南非。替代药物有两性霉素(amphotericin)和米替福新(miltefosine)等。米替福新的作用机制未知,它是一种合成的磷脂醚类似物,与天然的细胞膜磷脂具有相似的化学结构。米替福新有抗肿瘤、免疫调节、抗原虫等活性。它能抑制细胞膜上的酶系(如蛋白激酶 C),抑制磷脂酰胆碱的生物代谢,从而抑制细胞生长,产生细胞毒作用。米替福新也可能抑制血小板活化因子诱导的反应和磷酸肌醇的合成。其免疫调节功能包括:T 细胞活化、γ-干扰素合成、白介素-2 受体上调、HLA-DR 表达等。该药在 2014 年获得 FDA 批准上市,可口服,还可用于治疗内脏利什曼病。米替福新使用可能与临床晚期利什曼原虫复发有关。

# 蠕虫

肠道蠕虫是具备消化系统、排泄系统、神经系统和生殖系统的多细胞蠕虫。寄生性蠕虫可以人为宿主,感染肝脏、血液、肠等组织。临床上有重要意义的蠕虫可分为三个纲:线虫(nematodes 或 roundworms)、吸虫(trematodes 或 flukes)、绦虫(cestodes 或 tapeworms)。肠虫未发育成熟的神经系统为驱肠虫药的设计提供一系列潜在的靶点。对导致盘尾丝虫病("河盲症")的盘尾线虫(*Onchocerca volvulus*)生理的研究,是很好的一例。下文的讨论焦点是与盘尾丝虫相关的生理学和药理学,此外也提及一些其他的驱肠虫药。

## ■ 病例4

　　刚果男孩 Thumbi 常喜欢在村边的河里捉鱼。13 岁时,他随家人移民到美国。此后不久,他开始剧烈的抓挠四肢。6 个月后,他妈妈带他去看皮肤科医生。检查发现,他的手臂和腿部的皮肤有斑点、表皮脱落等现象,还有一些皮下结节。外周血检验则发现高度嗜酸性粒细胞增多。病理学家通过检验其中一个结节,得出诊断结果。之后,用伊维菌素治疗Thumbi,但是他第二天又因发热就诊,且发痒比以往更甚。

## 思 考 题

□ 9. 病理学家在结节中发现了什么?
□ 10. 为什么 Thumbi 在用伊维菌素治疗后反而病情迅速恶化呢?

## 蠕虫生理

　　人们进食被蠕虫虫卵或幼虫污染的食物或水时,就会感染蠕虫病。此外,土壤中的蠕虫幼虫能侵入人类皮肤,昆虫也能通过叮咬将幼虫传染给人。当人类是终末宿主时,虫卵和幼虫能发育成为成虫,在组织间移行,并进入有性生殖阶段。在有性生殖阶段,成虫产下的卵或幼虫可通过胃肠道或泌尿系统排出体外。昆虫叮咬被感染的人体时摄入蠕虫幼虫。在体外环境中或在中间宿主体内,虫卵或幼虫发育成为易感染人类的虫体,重新开始循环。

### 盘尾丝虫生活史

　　盘尾丝虫病是八种最主要的人类丝虫病(一种特殊的线虫感染)之一。在上述病例中,Thumbi 在非洲时被携带有盘尾丝虫幼虫的蚋叮咬,幼虫随之进入体内,并在皮下组织发育为成虫。雌雄成虫寄生在皮下结节中,并进行交配(图 37-7)。成虫较大(长 3~80cm),看似细面条,可存活 10~15 年。这种结节具有特殊的外观,因而易被认出。在这些结节(皮肤下根瘤)中,怀孕的雌性成虫释放数以百万计的微丝蚴。微丝蚴能自由通过皮肤和角膜;如被蚋摄入,则进一步发育成熟,延续其生活史。盘尾丝虫病的诊断方式是,镜检皮肤切片而不是检查皮下结节,观察是否存在微丝蚴,而不是检查皮下结节。微丝蚴很小(200~400μm),变性或死亡时可导致局部感染、瘙痒、皮炎,并最终留下疤痕。当微丝蚴在角膜中死亡时,引起点状上皮角膜炎,数年后结疤,并导致失明。盘尾丝虫对眼睛的损害使之成为全球感染性失明的第二大原因(第一大原因是沙眼);盘尾丝虫所致的失明称为"河盲症"(携带幼虫的蚋通常栖息于有河流的区域,如 Thumbi 钓鱼的地方)。全球因感染盘尾丝虫而失明或损伤视力的约有几十万人,如果不接受治疗,Thumbi 也将成为其中一员。

### 神经肌肉活性

　　线虫纵肌的角质下肌层能被谷氨酸盐及 γ-氨基丁酸

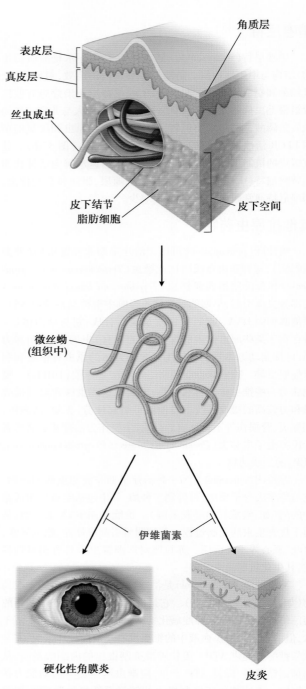

图 37-7　盘尾丝虫生活史。盘尾丝虫的成虫在人皮肤皮下结节交配,释放微丝蚴。微丝蚴穿过皮肤和皮下组织时,死后引起皮炎和皮肤瘙痒;移至眼部则使眼部发炎,而后形成角膜瘢痕甚至导致失明("河盲")。伊维菌素是用于治疗盘尾丝虫感染的药物,只对微丝蚴有效,而不能杀死丝虫成虫

(gamma-aminobutyric acid, GABA)抑制,被乙酰胆碱(acetylcholine, ACh)兴奋。无脊椎动物的运动神经元没有髓鞘,因此,与人类有髓鞘的运动神经元相比,对神经毒素更为敏感(更多关于人类神经系统的内容,见第 9 章,神经系统生理学和药理学原理)。许多抗蠕虫药通过增强抑制性信号,对抗兴

奋性信号(非去极化抑制),或者强烈刺激兴奋性信号(去极化抑制)调节线虫的神经肌肉活性。

# 抗蠕虫药药理学

## 干扰神经肌肉活性的药物

### 伊维菌素

伊维菌素是一种半合成的大环内酯类药物,广泛作用于蠕虫和节肢动物,是最重要的治疗和控制盘尾丝虫病的药物。伊维菌素的确切作用机制尚未知晓,但是,对秀丽广杆线虫(一种土壤线虫,作为简单的模式生物,广泛用于真核生物的研究)的研究提示,其作用机制可能是直接或间接地活化了线虫细胞膜上的谷氨酸门控的氯离子通道(glutamate-gated chloride channels),从而导致虫体神经肌肉细胞超极化,以及咽部麻痹(注意线虫中谷氨酸门控的氯离子通道介导**抑制性**神经传递,而非人类中**兴奋性**谷氨酸门控的阳离子通道)。伊维菌素还可能促进突触前膜释放抑制性神经递质 γ 氨基丁酸(gamma-aminobutyric acid,GABA),同时直接活化 GABA 受体,并增强 GABA 与受体的结合。这些因素都增强 GABA 在外周神经的信号传导,导致超极化。实验现象根据线虫模型系统的不同有所差别,但**最后的结果是神经肌肉传递受阻,虫体麻痹**。

盘尾丝虫咽部麻痹阻碍了养分的摄取,从而使发育中的幼虫(微丝蚴)死亡。虽然伊维菌素无法杀死线虫成虫,但是它能杀死雌性成虫子宫中的微丝蚴,阻止新生微丝蚴从母体中排出,疗效长达至少 6 个月。因此,伊维菌素可用于预防微丝蚴引起的眼部损伤,并降低人类和中间宿主之间传播的概率(这是因为微丝蚴可感染蚋);但不能治愈被盘尾丝虫感染的人。由于伊维菌素是非治疗性药物,因此,在成虫存活期(5~10 年),感染者通常每隔 6~12 个月用药一次。

伊维菌素虽然与脊椎动物的 GABA 受体相互作用,但其与无脊椎动物 GABA 受体的作用强度则要高出约 100 倍。绦虫和吸虫缺少伊维菌素的高亲和力受体,这可能是这些生物耐药的原因。人类的 GABA 受体主要存在于中枢神经系统,但是由于伊维菌素不能通过血-脑脊液屏障,因而具有较好的耐受性。罹患脑膜炎等疾病的患者,血-脑脊液屏障通透性高,因此伊维菌素对其有较高的毒性,并能导致头痛、共济失调、甚至昏迷。伊维菌素的不良反应主要是因为微丝蚴死亡而导致炎症反应或过敏反应("主要存在于中枢型反应"),包括头痛、头晕、虚弱、皮疹、瘙痒、浮肿、腹部疼痛、高血压和发热等症状。这就是 Thumbi 在治疗初期,不适感反而增加的原因。

伊维菌素广泛用于治疗被线虫感染的动物;迄今已发现对其具有耐药性的家畜寄生虫,耐药性的确切机制尚未明了,可能包含 P-糖蛋白的作用。研究小鼠时发现,干扰编码膜转运蛋白 P-糖蛋白的 mdrla 基因,可引起对伊维菌素高度敏感。另外,捻转血矛线虫(一种有重大兽医学意义的 nematode)的 P-糖蛋白的 cDNA,与小鼠和人类的 P-糖蛋白/多药耐药(MDR)蛋白的序列有 65% 的同源性。比起无选择性的寄生虫,具有伊维菌素选择性的捻转血矛线虫表达 P-糖蛋白 mRNA 的量更高;维拉帕米可阻断 P-糖蛋白通道,从而对抗多药耐药,增强伊维菌素的效能。幸运的是,具有临床意义的人类耐药性尚未有报道。

除了盘尾丝虫病,伊维菌素还用于治疗粪类圆线虫病和皮肤幼虫移行症(均由线虫感染所致),以及疥疮(体外寄生虫感染所致)。

### 哌嗪和双羟萘酸噻嘧啶

哌嗪(piperazine)和双羟萘酸噻嘧啶(pyrantel pamoate)都是早期用于治疗蠕虫病的药物。详细介绍见药物汇总表。

### 其他抗蠕虫药物

阿苯达唑(albendazole)、甲苯达唑(mebendazole)和噻苯达唑(thiabendazole)通过结合 β-微管蛋白,抑制微管聚合。有证据表明,这些药物选择性作用于线虫的 β-微管蛋白,从而对宿主的毒性作用较小。抑制微管聚合,可干扰线虫的运动能力和 DNA 复制(第 39 章),引起虫体壁细胞和肠细胞退化,最终导致线虫僵化、死亡。药物治疗组织内非运动形式的绦虫导致的疾病(如囊虫蚴病、棘球蚴病等)的原理尚未清晰,但可能也与 β-微管蛋白聚合相关。在这个病例中,药物干扰了幼虫头节体壁的完整性,使之不能发育为成虫的"头部"。噻苯达唑在治疗剂量就可引起严重的恶心、呕吐、厌食等症状,因此使用较少。甲苯达唑和阿苯达唑耐受性较好,其中,阿苯达唑口服后的生物利用度最高。

吡喹酮(praziquantel)是用于治疗绦虫成虫和吸虫成虫感染的药物,尤其是血吸虫病。血吸虫是一种吸虫,分布于全球,感染后发病率和死亡率高。吡喹酮确切的作用机制尚未明了,可能是使寄生虫细胞膜对钙离子的通透性增加,从而引起虫体麻痹。吡喹酮主要的不良反应包括恶心、头痛以及腹部不适等。

乙胺嗪(diethylcarbamazine,DEC)是一种哌嗪衍生物,也是治疗某些线虫感染的药物,如淋巴血吸虫病等。但是,乙胺嗪已不再用于治疗盘尾丝虫病,而是用伊维菌素所取代(主要原因是伊维菌素耐受性好,易于给药)。与伊维菌素不同,DEC 可以杀死线虫成虫,因此是一种治疗性药物。DEC 的作用机制尚未知晓,目前的猜想包括:DEC 可激活天然免疫系统,抑制微管聚合,抑制花生四烯酸代谢等。低剂量时,DEC 耐受性很好,主要的不良反应有:厌食、头痛、恶心等。但对于体内含大量微丝蚴的人,DEC 给药后可引起突发的 Mazzotti 反应,这种反应可致命,缓慢增加 DEC 的给药剂量能使这种反应最小化。DEC 由肾排出,因此肾功能不全的患者需要调整用药剂量。

抗菌药也可用于治疗某些蠕虫病,如盘尾丝虫含一种专性共生物(Wolbachia 属共生菌),是其维持生殖能力所必需的。使用多西环素,能减弱盘尾丝虫的生殖能力、胚胎发生及成活力。

## 结论与展望

为了开发新型抗寄生虫药,需要继续研究寄生虫和宿主在分子水平和代谢水平的差异。近年来,随着分子生物学和基因工程在真核寄生虫研究中的应用,以及对寄生虫、中间宿主、终末宿主的基因组、转录组、蛋白质组的深度认知,将有利于开发选择性更高、效果更好的抗寄生虫药。然而,耐药性寄生虫的出现越来越值得关注,尤其是疟原虫和利什曼原虫。这就要求更为明智地使用现有的药物,并积极开发新药,包括抗寄生虫的疫苗。

虽然长期以来,人们为有效治疗疟疾付出了巨大的努力,但是疟疾仍然是全球人口发病和死亡的重要原因。疟疾疫苗的发展可能有助于解决这一难题。然而,研发有效的疫苗需要解决一系列科学难题,包括:寄生虫生命形式的多样性、寄生虫的胞内定位、恶性疟原虫抗原表位变异的能力等。由于经济因素的限制,疫苗的开发更加受阻。不幸的是,寄生虫的复杂性以及它们与宿主的紧密联系将使抗寄生虫疫苗(尤其是抗疟疾疫苗)的研发困难重重。

（侯碧玉　王喆 译　李婉　宫丽丽 审）

## 推荐读物

Babokhov P, Sanyaolu AO, Oyibo WA, Fagbenro-Beyioku AF, Iriemenam NC. A current analysis of chemotherapy strategies for the treatment of human African trypanosomiasis. *Pathog Glob Health* 2013;107:242–252. (*Reviews treatment options and strategies for treating human African trypanosomiasis ["sleeping sickness"].*)

Dorlo TP, Balasegaram M, Beijnen JH, de Vries PJ. Miltefosine: a review of its pharmacology and therapeutic efficacy in the treatment of leishmaniasis. *J Antimicrob Chemother* 2012;67:2576–2597. (*Reviews use of miltefosine in patients with leishmaniasis.*)

Fairhurst RM, Nayyar GM, Breman JG, et al. Artemisinin-resistant malaria: research challenges, opportunities, and public health implications. *Am J Trop Med Hyg* 2012;87:231–241. (*Discusses implications of increasing artemisinin resistance among malaria-causing Plasmodium falciparum.*)

González P, González FA, Ueno K. Ivermectin in human medicine, an overview of the current status of its clinical applications. *Curr Pharm Biotechnol* 2012;13:1103–1109. (*Reviews current uses of this important antiparasitic agent.*)

Martin C, Gavotte L. The bacteria Wolbachia in filariae, a biological Russian dolls' system: new trends in antifilarial treatments. *Parasite* 2010;17:79–89. (*Discusses the potential of using drugs that target bacteria [Wolbachia] within parasites to treat patients with parasitic infections*).

**药物汇总表：第 37 章　寄生虫感染药理学**

**抗疟药：血红素代谢抑制剂**
**机制——抑制有毒血红素产物的代谢和/或转移，增加对疟原虫的毒性**

| 药物 | 临床应用 | 严重和常见的不良反应 | 禁忌证 | 注意事项 |
|---|---|---|---|---|
| 氯喹 | 各种疟疾 | 房室传导阻滞、心力衰竭、QT 间期延长、史-约综合征、中性粒细胞减少症、锥体外系疾病、癫痫发作、视网膜病变 | 视野改变、对 4-氨基喹啉化合物过敏 | 质子化的氯喹在疟原虫的食物泡中沉积，与高铁血红素 IX（血红素）结合，抑制其聚合，游离的高铁血红素 IX 可引起膜的氧化损伤；非洲、亚洲和南美的大多数恶性疟原虫株对氯喹具有耐药性；只能杀灭疟原虫红细胞内期裂殖体；用于疟疾的治疗和预防 |
| 奎宁<br>奎尼丁（第 23 章） | 各种疟疾，尤其恶性疟 | PR 间期延长、QT 间期延长、尖端扭转型室性心动过速、宽 QRS 波群、粒细胞缺乏症、血小板减少症、弥散性血管内凝血、溶血、血小板减少性紫癜、肝毒性、耳毒性、肾功能衰竭、金鸡纳反应 | 葡萄糖-6-磷酸脱氢酶（G6PD）缺陷、重症肌无力、对甲氟喹、奎尼丁或奎宁过敏、视神经炎、QT 间期延长 | 与氯喹机制相似；此外，奎宁还能插入 DNA；用于治疗急性红内期疟疾，不能用于疾病的预防 |
| 甲氟喹 | 抗氯喹的疟疾感染 | QT 间期延长、癫痫发作、自杀意念、肺炎、胃肠道紊乱、头晕、梦紊乱、头痛、失眠、嗜睡、焦虑 | 抑郁症、广泛性焦虑症、精神错乱、精神分裂症、癫痫症、对甲氟喹过敏 | 干扰疟原虫红细胞内的血红素聚合成疟色素的过程；用于疟疾的治疗和预防 |
| 青蒿素<br>青蒿琥酯<br>蒿甲醚<br>双氢青蒿素 | 各种疟疾 | 溶血性贫血、心搏徐缓、神经毒性 | 青蒿素及其衍生物过敏 | 形成以碳原子为中心的自由基，烷基化血红素；在非洲和亚洲，与另一种抗疟药联合使用，作为治疗非重症疟疾和重症疟疾的一线药物；不能用作预防；美国售卖口服复方蒿甲醚/苯芴醇片，用于治疗简单的疟疾；青蒿琥酯注射剂可通过疾病预防控制中心恶性疟新药研发项目获取 |

续表

| 药物 | 临床应用 | 严重和常见的不良反应 | 禁忌证 | 注意事项 |
|---|---|---|---|---|
| **抗疟药：电子传递抑制剂**<br>**机制——抑制疟原虫特有的电子传递链的分子结构** | | | | |
| 伯氨喹 | 间日疟<br>卵型疟 | 溶血性贫血，高铁血红蛋白血症，白细胞减少症<br>胃肠功能紊乱 | 葡萄糖-6-磷酸脱氢酶（G6PD）缺陷<br>同时服用导致骨髓抑制的药物<br>风湿性关节炎<br>红斑狼疮 | 干扰疟原虫线粒体功能，很可能是抑制了通过非特异的氧化损伤破坏泛醌的功能<br>用于杀灭间日疟原虫和卵型疟原虫的休眠子，有时也用作预防所有疟疾的首选药物<br>杀灭红外期和红内期的疟原虫 |
| 阿托喹酮 | 卡氏肺孢子虫(jiroveci)肺炎 | 史-约综合征，高铁血红蛋白血症，肝功能衰竭<br>皮疹，肠胃不适，头痛，虚弱，头痛，失眠，咳嗽，呼吸困难，鼻炎，发热 | 阿托喹酮过敏 | 阻碍还原型泛醌与细胞色素 $bc_1$ 复合物之间的反应<br>与氯胍或多西环素联合使用 |
| **抗疟药：翻译抑制剂**<br>**机制——通过与30S（多西环素，四环素）或50S（克林霉素）核糖体亚基结合，抑制蛋白合成** | | | | |
| 多西环素<br>四环素<br>克林霉素 | 各种疟疾（其他适应证见第34章） | 史-约综合征，中毒性表皮坏死松解，核状芽孢杆菌腹泻，肝毒性（并发不良反应）（仅多西环素和四环素）；光毒性，酸中毒，氮血症，血清尿素氮升高，囟门隆起，颅内压升高（仅限四环素）光敏性，胃肠道紊乱，鼻咽炎，牙齿变色 | 多西环素，四环素或克林霉素过敏<br>怀孕后期，8岁以下儿童 | 奎宁，多西环素和四环素联合使用，治疗对氯喹耐药的恶性疟<br>多西环素与四环素禁忌使用，将克林霉素与奎宁联合使用（例如，用于孕妇及8岁以下儿童） |
| **抗疟药：叶酸合成抑制剂**<br>**机制——见个药** | | | | |
| 磺胺多辛/乙胺嘧啶<br>磺胺林/乙胺嘧啶 | 恶性疟 | 史-约综合征，巨幼红细胞贫血，血小板减少症，肝炎，肾毒性<br>胃肠不适，荨麻疹，头痛 | 血质不调<br>2月以下婴儿<br>孕妇或哺乳期妇女<br>严重肝肾疾病<br>对乙胺嘧啶或磺胺过敏 | 磺胺多辛和磺胺林是对氨基苯甲酸（PABA）的结构类似物，能竞争性抑制二氢蝶酸合成酶；乙胺嘧啶是叶酸结构类似物，能竞争性抑制疟原虫的二氢叶酸还原酶<br>对恶性疟原虫红内期裂殖体有效，但对配子体无效<br>磺胺多辛/乙胺嘧啶单次注射即可，但遍及全球的耐药性限制了这种合剂的效用 |

续表

| 药物 | 临床应用 | 严重和常见的不良反应 | 禁忌证 | 注意事项 |
|---|---|---|---|---|
| 氯胍 | 各种疟疾 | 全血细胞减少症、血小板减少症、粒细胞缺乏症、口腔溃疡、胃肠痛、瘙痒症、头痛 | 严重肾损伤患者的恶性疟疾预防 | 嘧啶衍生物，能抑制疟原虫二氢叶酸还原酶；主要抑制对恶性疟原虫和间日疟原虫的红外期和红前期；与氯喹联合，用于预防治尚未对氯喹产生耐药的地区的疟疾；与阿托喹酮联用，用于疟疾的治疗和预防 |
| **抗原虫药——机制见个药** | | | | |
| 甲硝唑 替硝唑 | 厌氧菌、阿米巴病、蓝氏贾第鞭毛虫病、滴虫病、红斑痤疮 | 史-约综合征、中毒性表皮、坏死松解、白细胞减少、无菌性脑膜炎、脑病、周围神经病变、癫痫发作、视神经紊乱、耳毒性、溶血性尿毒症综合征、胃肠道紊乱、头痛、金属味、阴道炎 | 并发禁忌证：甲硝唑及其他硝基咪唑类药物过敏；苯甲酸酯类过敏（凝胶剂）；妊娠前三个月的孕妇；与酒精共用产生"戒酒硫样"反应；仅替硝唑：哺乳期 | 甲硝唑被寄生虫的酶还原激活，形成细胞毒性化合物，破坏微生物蛋白质、膜及 DNA；对容组织内阿米巴的滋养体有强杀灭作用，但对腔内阿米巴作用差；对感染了阿米巴的患者通常先用甲硝唑，再用碘化奎宁或巴龙霉素治疗；甲硝唑类似物替硝唑是第二代硝基咪唑类药物；与甲硝唑相比，耐受性好、疗程短 |
| 硝唑尼特 | 蓝氏贾第鞭毛虫病、隐孢子虫病 | 胃肠不适、头痛 | 硝唑尼特过敏 | 甲硝唑的结构类似物；抑制原虫和厌氧菌中将丙酮酸盐转化为乙酰 CoA 的丙酮酸：铁氧化还原蛋白酶（PFOR）；抑制蠕虫的机制未知 |
| 喷他脒 | 人源卡氏肺孢子虫肺炎、早期非洲锥虫病 | 胰腺炎、毒性肾损伤、心律失常、高血压、低血糖症、白细胞减少症、血小板减少症、肾毒性、支气管痉挛、皮疹、胃肠不适、肝酶异常 | 喷他脒过敏 | 抑制 DNA、RNA、蛋白质及脂质合成、抑制二磷酸还原酶活性；与动力体 DNA 亲和力强，抑制动力体的复制和功能；通常用作治疗人源卡氏肺孢子虫肺炎的二线药物 |
| 苏拉明 | 早期非洲锥虫病 | 瘙痒症、感觉异常、呕吐、恶心、反应性脑病、死亡 | 苏拉明过敏 | 抑制 RNA 聚合酶和磷酸甘油醛脱氢酶 |
| 美拉胂醇 | 晚期非洲锥虫病 | 发热、静脉炎、神经病变 | 美拉胂醇过敏 | 晚期非洲锥虫病（可导致中枢神经系统病变）的一线药物；美拉胂醇抑制锥虫的丙酮酸激酶，较少 ATP 生成，从而抑制锥虫摄取葡萄糖；此外，还抑制腺嘌呤和腺苷的转运系统；导致 4%~6% 的死亡率；同时使用皮质类固醇可减少发生反应性脑病的概率；同时使用硫胺（维生素 $B_1$）能降低发生多神经病变的概率 |

续表

| 药物 | 临床应用 | 严重和常见的不良反应 | 禁忌证 | 注意事项 |
| --- | --- | --- | --- | --- |
| 依氟鸟氨酸 | 西非锥虫病(静注用药) 脱毛(局部用药) | 骨髓抑制,血小板减少症,癫痫发作,耳毒性 痉挛,皮肤刺痛 | 依氟鸟氨酸过敏 | 对早期和晚期的西非锥虫病(由布氏冈比亚锥虫感染所致)均有效,但对东非锥虫病(由布氏罗德西亚锥虫感染所致)无效 依氟鸟氨酸是鸟氨酸脱羧酶的选择性不可逆抑制剂;布氏冈比亚锥虫的器官之所以对其敏感可能是由于该原虫与鸟氨酸脱羧酶转换率低的缘故 在美国,局部用药用于脱毛 |
| 硝呋替莫 | 美洲锥虫病(恰加斯病) | 全血细胞减少症,神经病变,癫痫发作 呕吐,厌食,失忆,睡眠障碍 | 硝呋替莫过敏 | 在寄生虫体内产生毒性氧自由基;而哺乳动物的细胞则在抗氧化酶如过氧化氢酶·谷胱甘肽过氧化物酶·超氧化酶歧化酶的保护下解毒 |
| 葡萄糖酸锑钠 锑酸甲葡胺 | 利什曼病 | 骨髓抑制,化学性胰腺炎,QT间期延长,肾功能不全 皮疹 | 葡萄糖酸锑钠 或锑酸甲葡胺 过敏 | 含五价锑,作用机制未知;可能通过抑制精醇解和磷脂防酸氧化起作用 |
| 米替福新 | 内脏利什曼病(口服) 皮肤利什曼病 | 史-约综合征,白细胞增多症,血小板增多症 胃肠不适,头晕,头痛,瘙痒症,皮疹 | 含格伦-拉尔森(Sjögren-Larson)综合征 哺乳 怀孕 对米替福新过敏 | 是一种合成的磷脂醚类似物,与天然的细胞膜磷脂结构相似 具有抗肿瘤,免疫调节,抗原虫等活性 可能抑制与原生质膜关联的酶(如蛋白激酶C)的活性,抑制磷脂酰胆碱的生物合成 也可能抑制血小板活化因子诱导的反应和磷酸肌醇合成 免疫调节,包括:T细胞活化,γ-干扰素合成,白介素-2受体上调,HLA-DR表达 FDA于2014年批准 |

**抗肠道蠕虫药**
**机制——麻痹和杀死虫体,具体机制见个药**

| 药物 | 临床应用 | 严重和常见的不良反应 | 禁忌证 | 注意事项 |
| --- | --- | --- | --- | --- |
| 伊维菌素 | 盘尾丝虫病 肠道类圆线虫病 头虱病 | 癫痫发作 炎症或对死亡的微丝蚴过敏(Mazzotti反应),包括瘙痒,发热,胶痛,头痛等 | 伊维菌素过敏 | 不仅增加线虫细胞膜上谷氨酸门控的氯离子通道开放,而且促进突触前膜释放γ-氨基丁酸(GABA)→神经肌细胞超极化,引起虫体麻痹 不能杀死成熟丝虫,因此对人感染成虫无疗效 不能通过血-脑脊液屏障,但当脑膜炎等病理情况下,血-脑脊液屏障通透性增强时,药物能增加中枢神经系统(CNS)毒性(表现为头痛,共济失调,昏迷等) 已经发现以家畜为宿主的寄生虫具有对伊维菌素的耐药性,但在人宿主身上至今尚未发现,家畜寄生虫对药可能与P-糖蛋白的作用有关 |

续表

| 药物 | 临床应用 | 严重和常见的不良反应 | 禁忌证 | 注意事项 |
|---|---|---|---|---|
| 阿苯达唑<br>甲苯达唑<br>噻苯达唑 | 囊虫病(并发适应证);棘球蚴病(仅阿苯达唑);钩虫病、蛔虫病、蛲虫病、鞭虫病(仅甲苯咪唑) | 史-约综合征、粒细胞缺乏症、白细胞减少症、全血细胞减少、血小板减少症、肝毒性、急性衰竭(并发不良反应);癫痫发作(仅甲苯咪唑)<br>胃肠道紊乱,头痛 | 阿苯达唑、甲苯达唑或噻苯达唑过敏 | 通过结合 β-微管蛋白抑制微管蛋白聚合→导致蠕虫体壁细胞和肠细胞退行性变<br>噻苯达唑在治疗剂量下即可引起严重恶心、呕吐、厌食,因此较少使用<br>甲苯达唑和阿苯达唑的耐受性优于噻苯达唑;<br>在三种药物中,阿苯达唑的口服生物利用度最高<br>肾功能不全的患者需要减少给药剂量 |
| 吡喹酮 | 血吸虫病<br>肝吸虫病感染 | 心律失常,癫痫发作<br>头痛,胃肠功能紊乱 | 吡喹酮过敏 | 增加寄生虫细胞膜对钙离子的通透性→虫体收缩、麻痹 |
| 乙胺嗪 | 丝虫病 | 含较多微丝蚴的人发生 Mazzotti 反应<br>厌食,头痛,恶心 | 乙胺嗪过敏 | 作用机制未知;推测能兴奋先天免疫系统,抑制微管聚合,抑制花生四烯酸代谢<br>能杀死线虫成虫,因而花生四烯被认为是一种治疗剂<br>经肾排泄,因此肾功能低下的患者需要调整使用剂量 |
| 双羟萘酸噻嘧啶 | 蛲虫感染 | 胃肠功能紊乱,眩晕,头痛,嗜睡 | 双羟萘酸噻嘧啶过敏 | 导致乙酰胆碱持续释放→虫体 N 型乙酰胆碱受体持续激活→强直麻痹<br>已经被更为有效、耐受性更好的药物所取代 |
| 哌嗪 | 蛔虫感染 | 癫痫发作<br>胃肠功能紊乱,瘙痒症 | 哌嗪过敏,癫痫史 | GABA 促效剂→弛缓性麻痹<br>极少使用 |

# 第38章
# 病毒感染药理学

Jonathan Z. Li and Donald M. Coen

## 概述

　　病毒感染是全世界疾病发生和导致死亡的主要原因之一。尽管抗病毒药物的研发已取得许多进展，但公共卫生措施及疫苗接种仍是社会控制病毒传播的主要手段。获得性免疫缺陷综合征（acquired immunodeficiency syndrome，AIDS）的持续流行恰好说明了这一问题。尽管抗人类免疫缺陷病毒（human immunodeficiency virus，HIV）的药物治疗已取得长足进步，但 AIDS 仍是死亡的常见病因，尤其在一些非洲国家，每四个成人中就有一人感染 HIV。在抗 HIV 药物过于昂贵和医疗保健服务体系过于分散的情况下，HIV 大规模的流行在很大程度上要归咎于公共卫生措施的失败和有效 HIV 疫苗的缺乏。

　　尽管统计数据不容乐观，但一系列抗病毒药物已成为挽救数百万病毒感染患者的生命、提高其生活质量的重要工具。

本章介绍病毒复制的生理学以及目前针对病毒生命周期不同阶段所开发的抗病毒药物。本章所涉及的重要概念包括：①病毒利用宿主细胞进行胞内复制；②尽管病毒是胞内复制模式，已有多个靶点用于抗病毒药物治疗；③当前的抗病毒药物，利用病毒与人类蛋白结构和功能之间的差异，实现抗病毒作用的选择性。

## ■ 病　例

　　1993 年，M 先生 26 岁，他向他的主治医师 Rose 博士叙述过去几周一直感觉咽喉痛、发热和疲劳所带来的困扰。检查后，Rose 博士指出，双侧颈部淋巴结病，与患者的"流感样症状"相一致。Rose 博士认为 M 先生可能有感染，可能是单纯的"感冒""流感"或链球菌性咽喉炎。因为 M 先生有单核细胞增多样症状，Rose 博士在她的鉴别诊断书中还包含了人巨细胞病毒（human cytomegalovirus，HCMV）、EB 病毒（Epstein-

Barr virus,EBV)、弓形体病(toxoplasmosis)以及艾滋病病毒(HIV)等检测指标。链球菌、HCMV、EBV、弓形虫以及 HIV 的实验室抗体检测结果均为阴性。M 先生担心感染 HIV 的可能性以及缺乏真正有效的艾滋病治疗方法,尽管他否认有任何无保护措施的性行为、静脉注射(IV)药物或其他潜在的暴露于病毒的风险。Rose 博士告诉 M 先生,他的症状很可能会因休整而逐渐消失,但建议他 6 个月内回来进行随访。她向 M 先生解释说,如果他最近感染了艾滋病毒,他的身体还不能产生足够的抗体,使得在抗 HIV 抗体测试中无法检测出来。

五年之后,M 先生再次找到 Rose 博士。在此期间,他没看过任何医生,但现在他的身体出现了新的症状。他的嘴唇和口腔有多处溃烂,生殖器周围也有类似的症状。HIV 抗体的 ELISA 试验检测结果为阳性,病毒载量(viral load)检测结果显示,他的血液中有很高的 HIV RNA 含量。M 先生的 CD4 计数为 100/m³(正常范围是 800~1 200/m³)。Rose 博士立即为 M 先生开了齐多夫定(zidovudine,AZT)、拉米夫定(lamivudine,3TC)和利托那韦(ritonavir)的药物治疗方案,并向 M 先生解释道,联合使用抗 HIV 药物是减少病毒载量和预防更严重疾病的最佳选择。此外,Rose 博士还为 M 先生开了口服药伐昔洛韦(valacyclovir)(阿昔洛韦的前药)用于治疗 M 先生口腔和生殖器上的疱疹。

在接下来的三年里,M 先生的 HIV 病毒载量下降至检测线以下,并且他的病情也有所改善。疱疹感染也得到很好的控制。直到今天,M 先生健康状况良好,他遵守医嘱,坚持每日服用含有依非韦伦、恩曲他滨和替诺福韦的药丸。

## 思　考　题

□ 1. 阿昔洛韦(acyclovir)的作用机制是什么?

□ 2. 为什么阿昔洛韦通常不会引起人体明显的毒性,而齐多夫定则会引起明显的毒性?

□ 3. 1998 年,Rose 博士开的三种抗 HIV 药物的作用机制是什么? M 先生现在每天一次服用的药物的作用机制是什么?

□ 4. 为了有效地治疗艾滋病病毒感染,需要联合使用抗病毒逆转录药物,这是为什么?

□ 5. M 先生长期服用利托那韦,会有什么潜在的副作用?

## 病毒复制生理学

病毒复制必须借助宿主细胞代谢的功能。基于这一事实,有人可能认为,用于药物开发的病毒与其宿主之间的蛋白差异会比细菌与宿主之间的差异少。然而,病毒编码的所有蛋白与其对应的宿主蛋白本质上是不同的。另外,某些宿主蛋白对病毒复制的作用比对人类健康更为重要。原则上讲,抗病毒药物可以靶向许多这类蛋白。然而,实际上到目前为止,只有较少的病毒蛋白以及更少的宿主蛋白被当作有效的治疗靶点。此外,与抗菌药物靶向的蛋白相比,更多的病毒蛋白用于抗病毒药物的开发,这一事实正是抗病毒药物研发取

得显著进展的有力证据。尽管如此,大多数抗病毒药物仅对一种或几种病毒有效,而大多数抗菌药物则对多种细菌有效。产生这种差异的原因是病毒是一组异质的感染源,而大多数细菌都有一个共同的细胞壁结构和独特的 DNA 复制、转录和翻译器。

## 病毒的生命周期

病毒以所谓的病毒粒子(virions)存在。病毒由核酸基因组组成,它被病毒编码的蛋白质外壳即所谓的衣壳(capsid)所包裹。在一些病毒中,衣壳被包膜环绕,包膜是一种脂质双层膜,是病毒编码的包膜蛋白。病毒基因组可以由 DNA 或 RNA 组成,可以是单链或双链。

几乎所有的病毒均具有相同的生命复制周期(图 38-1),但略有不同。图 38-2 说明了 HIV 特定的生命周期,作为一种逆转录病毒,其包含的 RNA 可以复制为 DNA。病毒感染的第一步是病毒吸附在宿主细胞上。这种吸附受到病毒表面特异蛋白与宿主细胞膜上特定成分的相互结合的介导。例如,HIV 病毒包膜含有糖蛋白 gp120,它是一个跨膜蛋白,介导病毒结合和吸附到宿主细胞表达的 CD4 和趋化因子受体,如 CCR5 或 CXCR4 受体(图 38-2)。随后,病毒粒子穿过细胞膜进入宿主细胞。对于 HIV 而言,进入细胞膜的过程依赖于 gp41,gp41 是病毒包膜蛋白,可以将 HIV 膜与靶细胞融合在一起。

随后,病毒粒子丢失大量的衣壳蛋白——脱壳阶段——这时其核酸可用于基因表达。(对于逆转录病毒,脱壳不会直接导致基因表达;相反,它允许病毒 RNA 基因组逆转录成 DNA——如下文所述,这是基因组复制的一个步骤。)病毒基因表达需要将病毒基因组转录成 mRNA,将 mRNA 翻译成细胞核糖体上的蛋白质,加上各种加工事件,包括 mRNA 前体的剪接和病毒多聚蛋白的蛋白水解分裂转变成各自的蛋白质单位。对于许多病毒来说,基因表达始于转录。但对于某些 RNA 病毒,如丙型肝炎病毒(HCV),基因表达的第一步是翻译病毒 RNA。许多病毒编码的蛋白用于执行或辅助某些步骤中的基因表达,这些蛋白可以作为药物靶点用于新药发现或疾病治疗。

基因组复制是病毒复制周期的下一个阶段。这一阶段需要为 RNA 病毒提供核苷三磷酸,为 DNA 病毒提供脱氧核苷三磷酸。对于 DNA 病毒来说,这些脱氧核苷三磷酸的产生有两条途径——利用药理相关酶胸苷激酶的补救途径和包括胸苷酸激酶在内的从头合成途径。核苷三磷酸通过病毒或细胞聚合酶被整入新的病毒基因组(见第 39 章)。对于单纯疱疹病毒 1 和 2(统称为 HSV),脱氧核糖核苷三磷酸的产生途径需要通过病毒胸苷激酶的补救途径使核苷酸化;然后,病毒 DNA 聚合酶将脱氧核糖核苷三磷酸添加到不断生长的 DNA 基因组中。利用这两个步骤,现已开发了一些最有效、最安全的抗病毒药物,因为**人类与病毒的激酶和聚合酶之间的差异,允许药物在同一途径中利用两个不同的步骤发挥作用**。对于许多病毒来说,基因组复制还需要其他种类的蛋白。HCV NS5A 蛋白就是一个例子。

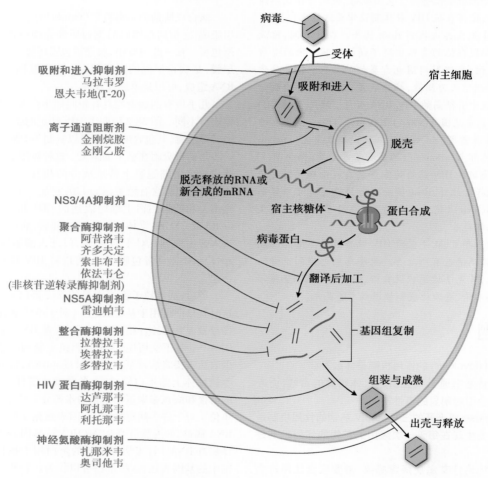

**图 38-1　病毒生命周期与药物干预。**病毒生命周期可以分为几个阶段,每一阶段都可能是药物干预的潜在靶点。图中显示的是病毒在细胞中的一般复制周期,旁边列出了药物类型及各类代表药物。目前批准上市的许多抗病毒药物是核苷类似物或非核苷化合物,通过抑制病毒 DNA 聚合酶或逆转录酶的活性来抑制基因组复制。其他几个类型的药物靶向病毒生命周期的其他阶段,包括吸附和进入,脱壳,基因表达,组装和成熟以及出壳与释放。值得注意的是,对于不同类型的病毒,病毒复制的个别特征因病毒种类的不同而有所差异,这种差异通常是药物干预和药物开发独特的靶点(图 33-2)

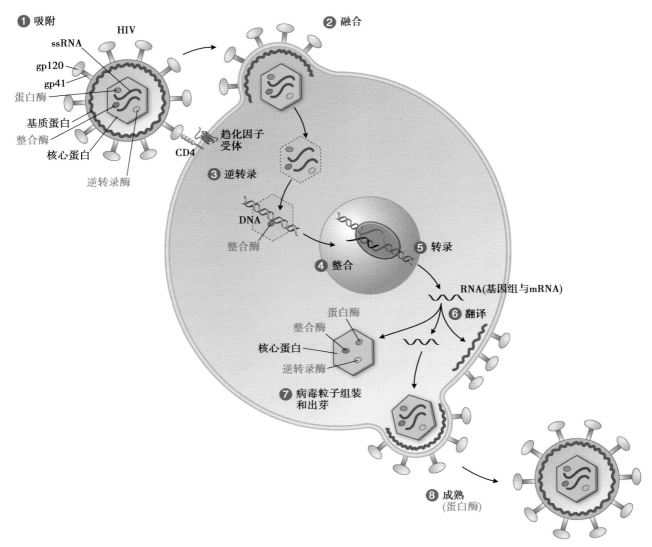

**图 38-2　HIV 生命周期。** HIV 是一种感染 CD4 细胞的反转录病毒。①病毒吸附依赖于病毒的 gp41 和 gp120 蛋白与宿主细胞上的 CD4 和某些趋化因子受体之间相结合所产生的相互作用;②病毒膜(包膜)与宿主细胞质膜的融合使 HIV 基因组与某些病毒粒子蛋白整合之后进入宿主细胞;③脱壳使单链 RNA(ssRNA)HIV 基因组通过反转录酶复制或双链 DNA;④依赖 HIV 编码的整合酶的生化反应,HIV DNA 被整合到宿主细胞基因组中。⑤基因转录和经由宿主细胞酶的转录后加工产生基因组 HIV RNA 和病毒 mRNA;⑥病毒 mRNA 在宿主细胞核糖体上被翻译为蛋白;⑦蛋白组装到未成熟的病毒粒子中,并从宿主细胞膜出芽;⑧病毒粒子经过蛋白水解切割,发育成熟,成为具有感染性的病毒粒子。目前被批准的抗 HIV 药物主要是作用于病毒吸附和融合、逆转录、整合与成熟的各个阶段。针对 HIV 生命周期中某一阶段(如两个或更多逆转录酶抑制剂)或一个以上阶段(如逆转录酶抑制剂与蛋白酶抑制剂)的联合用药可显著延缓耐药性的发生

在细胞内合成的病毒蛋白与宿主细胞内的病毒基因结合的过程称为组装。对于许多病毒来说,组装之后便是病毒成熟的过程,它是新病毒粒子变成具有感染性粒子必不可少的过程。这个过程通常涉及蛋白酶对病毒多聚蛋白的分解。对于某些病毒来讲,成熟过程发生在宿主细胞内;对于其他病毒,如 HIV,成熟过程则发生在宿主细胞外。病毒通过细胞膜裂解或通过细胞膜出芽而逸出。对于流感病毒,新形成的病毒粒子需要额外的一个步骤,即从宿主细胞膜的细胞表面释放。

总之,几乎所有的病毒都通过以下几个阶段进行复制——吸附、进入、脱壳、基因表达、基因组复制、组装和出壳。某些病毒还需要经过其他阶段,如成熟和释放。逆转录病毒感染的阶段与大多数其他病毒的感染阶段顺序不同,并且其生命周期需要有额外的步骤和阶段。例如,HIV 基因组复制需要额外的整合步骤,在这一步骤中病毒基因组被整入宿主基因组中(图 38-2)。这些阶段中的每一个阶段都涉及特定的宿主和/或病毒蛋白。在这些阶段中,病毒蛋白与宿主蛋白之间的差异可以作为抗病毒治疗的靶点。

不同的病毒有着截然不同的基因阵列。有些病毒,如乙型肝炎病毒(HBV),仅有可以编码外壳蛋白和一些蛋白的致密基因组,它们主要用于基因表达与基因组复制。其他一些病毒,如疱疹病毒,编码了许多不同功能的蛋白。尽管在病毒生命周期的不同阶段有多种其他功能蛋白也可以作为抗病毒药物靶点,但最常用的抗病毒药物靶点是参与病毒基因组复制的酶。

# 药理学分类与药物

本节将综述靶向病毒生命周期不同阶段的抗病毒药物的机制。了解抗病毒药物的机制,很大程度上依赖于这些药物对病毒耐药性的研究。对抗病毒药物的耐药性,通常意味着该药物至少部分通过直接干扰病毒特异过程发挥作用,而不是通过使宿主细胞丧失功能而起作用。而且,在大多数情况下,突变使得病毒对抗病毒药物产生耐药性,从而影响该药物的作用靶点,并提示该药物应选择性地拮抗该靶点。因此,将耐药突变映射到病毒基因,并证明药物与病毒基因产物的相互作用,以解释药物的作用机制,已成为下文阐明药物作用机制的主要方法。

## 抑制病毒吸附和进入

所有病毒必须感染细胞后才能复制。因此,抑制最初阶段的病毒吸附和进入,从理论上为预防病毒感染提供措施。作用于这一阶段的药物,不需要进入细胞内,这是一个优势。两个抗艾滋病药物,马拉韦罗和恩夫韦地,就是在这个阶段发挥作用。这两种药物都有不同寻常的抗病毒药物特征——马拉韦罗靶向宿主蛋白而不是病毒蛋白,而恩夫韦地则是一种肽。

### 马拉韦罗

马拉韦罗(maraviroc)靶向趋化因子受体 CCR5,该受体是宿主细胞膜蛋白。马拉韦罗的临床开发源于受到不断暴露于 HIV 但没有发展为艾滋病感染者的启发。研究发现,其中有些人的 CCR5 基因缺失。CCR5 基因的缺失,防止了个体之间最常见的 HIV 毒株的传播与感染。这种缺失也会增加临床罹患西尼罗病(West Nile disease)的风险,但除此之外,似乎对人体健康几乎没有负面影响。随后,制药公司进行了化合物筛选,以发现可以阻止趋化因子与 CCR5 结合的化合物,并对主要候选化合物进行结构修饰,以优化其药效学和药代动力学性质。(这种基于靶点的药物筛选,在抗 HIV 非核苷逆转录酶抑制剂的开发中早已取得了成功;见知识框 38-1。)马拉韦罗是这一开发过程的最终成果,它利用

CCR5 阻断了 HIV 毒株的吸附和进入(图 38-3)。然而,马拉韦罗对通过 CXCR4 受体吸附和进入的 HIV 毒株无活性。该药被批准与其他抗 HIV 药物联合用药,用于可通过 CXCR4 吸附的病毒且检测不到 CXCR4 表达水平的患者(这需要病毒取向基因型或表型的诊断测试)。

### 恩夫韦地

恩夫韦地(enfuvirtide),也被称为 T-20,是一个结构上类似于 gp41 片段的肽,而 gp41 是一种介导膜融合的 HIV 蛋白。Gp41 介导的膜融合以及 T-20 作用机制如图 38-3 所示。在天然的病毒粒子中,gp41 的构象可阻止其融合膜或结合 T-20。若将 HIV 吸附在其细胞受体上,会触发 gp41 构象的改变,该构象的改变暴露出一个可以插入细胞膜的片段(融合肽),一个是 heptad 重复区(HR1),另一个是由 T-2 模拟的第二个 heptad 重复区(HR2)。然后 gp41 重新折叠,以便 HR2 片段直接结合到 HR1 片段。如果重新折叠使得病毒膜和细胞膜靠近,从而发生膜融合(其机制尚未完全明了)。然而,当 T-20 出现时,该药物与暴露的 HR1 片段结合,并阻止再折叠的过程,从而阻止 HIV 包膜与宿主细胞膜的融合。

恩夫韦地被批准与其他抗 HIV 药物联合使用,用于那些尚未通过一线抗 HIV 药物得到控制的 HIV 感染患者。恩夫韦地临床应用不多,因为它需要每天皮下注射两次。在注射部位常出现局部刺激性反应,这与细菌性肺炎和过敏反应有关。对于可检测到病毒血症的患者,尽管可以使用恩夫韦地治疗,但似乎很快会出现耐药性突变。

## 抑制病毒脱壳

金刚烷胺类药物,金刚烷胺与金刚乙胺(结构见图 38-4)是病毒脱壳抑制剂,它们特异地作用于甲型流感病毒(对乙型或丙型流感病毒无作用)。在美国,流感病毒(特别是甲型流感病毒)每年导致 5 000 万人患病和数万至数十万患者住院。由于新的流感病毒毒株的快速变异,目前的流感疫苗通常不能完全有效,而且接种一次疫苗的有效期通常只有一年。因此,长期以来,人们对抗流感药物的需求量一直相当大。

---

**知识框 38-1　非核苷反转录酶抑制剂和 CCR5 拮抗剂的开发**

采用基于靶点的高通量筛选方法,发现了非核苷逆转录酶抑制剂(non-nucleoside reverse transcriptase inhibitors, NNRTI)。基因编码的 HIV-RT 在大肠杆菌中过表达,大量的 RT 被纯化,并用于建立 RT 活性检测方法,这种方法易于开展自动化检测分析。利用这种方法,可以筛选成千上万种化合物,以发现具有抑制 RT 活性的化合物。然后,通过检测候选化合物对其他不相关聚合酶的抑制能力,来评价其特异性。活性化合物经过化学修饰,以改善其稳定性、药代动力学和毒性特征。这一过程最终获得了高度特异性的 NNRTI,其在低浓度下仍具有抑制 HIV-1 RT 活性,而对于密

切相关的 HIV-2 病毒却没有 RT 抑制作用。

CCR5 拮抗剂马拉韦罗(maraviroc)就是通过应用基于靶点的高通量筛选方法开发的。在这种情况下,实验设计旨在发现先导化合物,以阻止内源性配体(趋化因子)结合到 CCR5。随着 NNRTI 的开发,特异性抑制 CCR5 的先导化合物被检测出来,并通过化学结构修饰,优化其效力、抗病毒活性、药代动力学特征和毒性得以优化。最终的研发成果即为马拉韦罗,它是一种选择性 CCR5 拮抗剂,被用于抗逆转录病毒药物的联合用药,治疗感染 CCR5-tropic HIV-1 的成人患者。

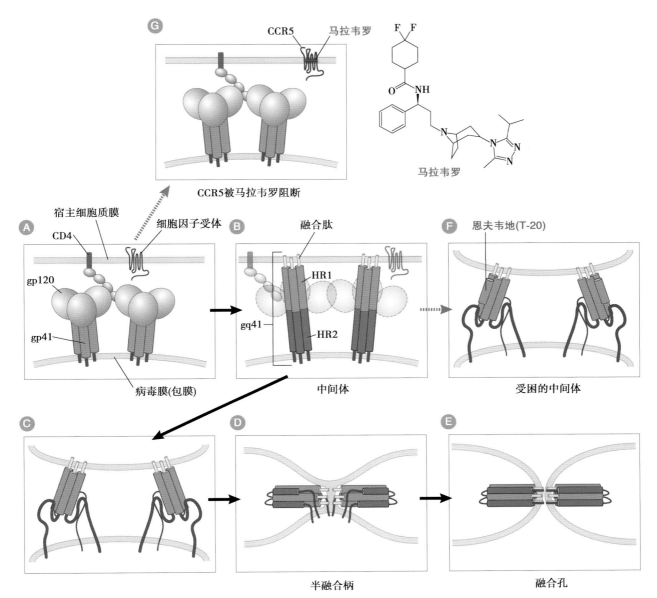

图 38-3　HIV gp41 介导的融合模型以及马拉韦罗和恩夫韦地(T-20)的作用。**A.** HIV 糖蛋白以三聚体的形式存在于病毒膜(包膜)中。每个 gp120 分子被描述为以非共价键形式吸附于 gp41 的一个球。**B.** gp120 和 CD4 与宿主胞质膜中某些趋化因子受体结合，引起 gp41 构象的改变，从而暴露了融合肽，第一个 heptad 重复区(HR1)和第二个 heptad 重复区(HR2)。融合肽插入宿主细胞质膜。**C.** gp41 构象进一步改变，主要表现为 HR2 重复序列的展开与再折叠。**D.** HR 区域完成重折叠，形成半融合柄，病毒的外叶与宿主细胞膜融合。**E.** 完整的融合孔的形成，可以让病毒进入宿主细胞。**F.** 恩夫韦地(T-20)是一个模拟 HR2 的合成肽，与 HR1 结合，并阻止 HR2-HR1 相互作用(虚线箭头)。因此，该药物在吸附阶段，中断病毒与宿主细胞的相互作用，并防止膜融合和病毒进入。**G.** 马拉韦罗是 CCR5 趋化因子受体的小分子拮抗剂；该药物阻断了 HIV 毒株利用 CCR5 吸附和进入宿主细胞感染的途径(虚线箭头)。图中显示了马拉韦罗的结构

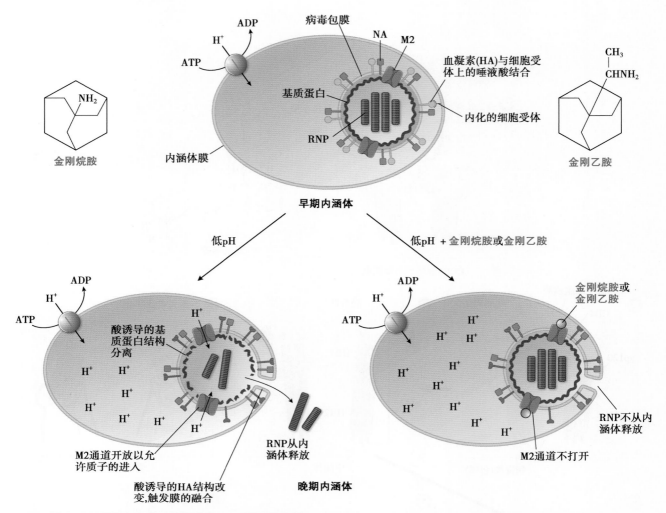

**图 38-4 流感病毒脱壳及金刚烷胺和金刚乙胺的作用。** 图中显示了金刚烷胺或金刚乙胺的结构。流感病毒通过受体介导的内吞作用进入宿主细胞(未显示),包含在早期的内涵体中。早期的内涵体中含有 H⁺-ATP 酶,它通过胞液泵出质子进入内涵体,使内涵体酸化,从而使低 pH 依赖的病毒表面血凝素蛋白的构象发生改变,触发了病毒膜与内涵体膜的融合。然而,单纯的融合并不足以导致病毒脱壳。此外,来自低 pH 内涵体的质子必须通过病毒表面的 M2-pH 门控质子通道进入病毒,M2 的开放是酸化的反馈。质子通过病毒包膜进入病毒粒子,导致基质蛋白与流感病毒核蛋白(RNP)的分离,释放出 RNP,从而使病毒的遗传物质进入宿主细胞液。金刚烷胺和金刚乙胺具有阻断 M2 离子通道的功能,从而抑制了病毒粒子内部的酸化、基质蛋白的解离和脱壳。注意,该药物显示为"堵塞"通道。NA,神经氨酸酶

图 38-4 给出了金刚烷胺类药物作用机制的一个良好的支持模型。流感病毒粒子通过受体介导的内吞作用进入细胞,并被内化为内涵体(见第 1 章)。因为内涵体质子泵的作用,使内涵体酸化,进而发生了两个事件。首先,病毒表面蛋白血凝素的构象发生了剧烈的变化,其构象的改变使流感病毒表面蛋白与内涵体膜融合(见上文关于 HIV 介导的膜融合的讨论)。这一作用本身可以释放病毒核糖核蛋白(包括病毒粒子的 RNA 基因组),但还不足以使其转录,这时就需要依赖病毒粒子内第二个 pH 依赖性事件——质子通过病毒包膜中的 M2 质子通道流入病毒粒子,从而使得病毒粒子基质蛋白与核糖核蛋白的其余部分分离。金刚烷胺与金刚乙胺抑制质子通过 M2 流入病毒粒子,其一端带有正电荷的疏水性分子,作用类似于细胞离子通道的阻断剂(见第 12、24 章)。事实上,金刚烷胺类药物似乎只具有"阻塞"(物理上阻塞)通道的作用。

金刚烷胺会引起轻度头痛和精力不集中,这些不良反应

可能是由于它对宿主离子通道的影响。事实上,金刚烷胺对宿主通道意外的作用,可以解释该药的其他治疗用途—帕金森病的治疗(见第 14 章)。金刚乙胺是金刚烷胺的类似物,与金刚烷胺相比,金刚乙胺具有相似的抗病毒机制和较少的不良反应,尤其是在老年人群中对神经系统的副作用较少。然而,金刚烷胺类药物使用后很快会出现耐药性,耐药病毒保留了几乎全部的复制能力(适应性)和致病性。事实上,金刚烷胺类药物,由于其高度的耐药性,美国不再推荐临床使用,它们已被神经氨酸酶抑制剂所取代(见下文"抑制病毒释放"部分)。

## 抑制病毒基因表达

在美国,丙型肝炎病毒(HCV)会导致严重的肝病,比 HIV 引起更多的死亡。在 HCV 进入细胞并在内涵体中脱壳后,HCV 基因表达的第一步是病毒基因组的翻译。翻译的产物是

一种所谓的多聚蛋白,其中包含病毒多个基因表达的蛋白。下一步,也是 HCV 基因表达的关键步骤,是将多聚蛋白裂解成单个蛋白(图 38-5A)。然后,其中一些单个蛋白质用于复制 HCV RNA,产生新的基因组,被翻译成蛋白并被裂解。其他的病毒蛋白用于组装含有 RNA 的病毒粒子,然后从细胞中释放出来。丙型肝炎病毒编码一种所谓的 NS3/4A 蛋白酶,它对多聚蛋白的裂解是必不可少的。此外,这种酶在对抗宿主先天免疫反应,特别是干扰素 α 诱导的免疫反应中可能发挥作用。

鉴于靶向 HIV 生命周期的成熟步骤所必需的蛋白酶的药物开发取得了成功(见"病毒成熟的抑制作用"),因此对于靶向 HCV NS3/4A 蛋白酶的药物开发引起了人们极大的兴趣。2011 年,两种药物特拉匹韦(已退市)和波西匹韦(图

38-5A)是美国食品药品监督管理局(FDA)批准的第一批直接抗 HCV(直接作用的抗病毒药物,DAA)的药物。2013 年和 2014 年,FDA 分别批准了 NS3/4A 抑制剂西咪匹韦和帕利瑞韦(图 38-5B),该抑制剂每天服用一次。这里的四种药物的发现与发现 HIV 蛋白酶抑制剂的迭代方法相似(见下文和图 38-11),当然也存在区别,特拉匹韦和波西匹韦均通过酮酰胺基与它们的靶点发生共价反应,而抗艾滋病药物则通过非共价相互作用紧密结合。西咪匹韦和帕利瑞韦是具有大环结构的非共价抑制剂,通过减少熵效应来增加结合的亲和力。这四种药物对 HCV NS3/4A 蛋白酶的抑制效力均高于人的蛋白酶抑制效力。

NS3/4A 抑制剂均未被批准用于单一疗法。特拉匹韦、波

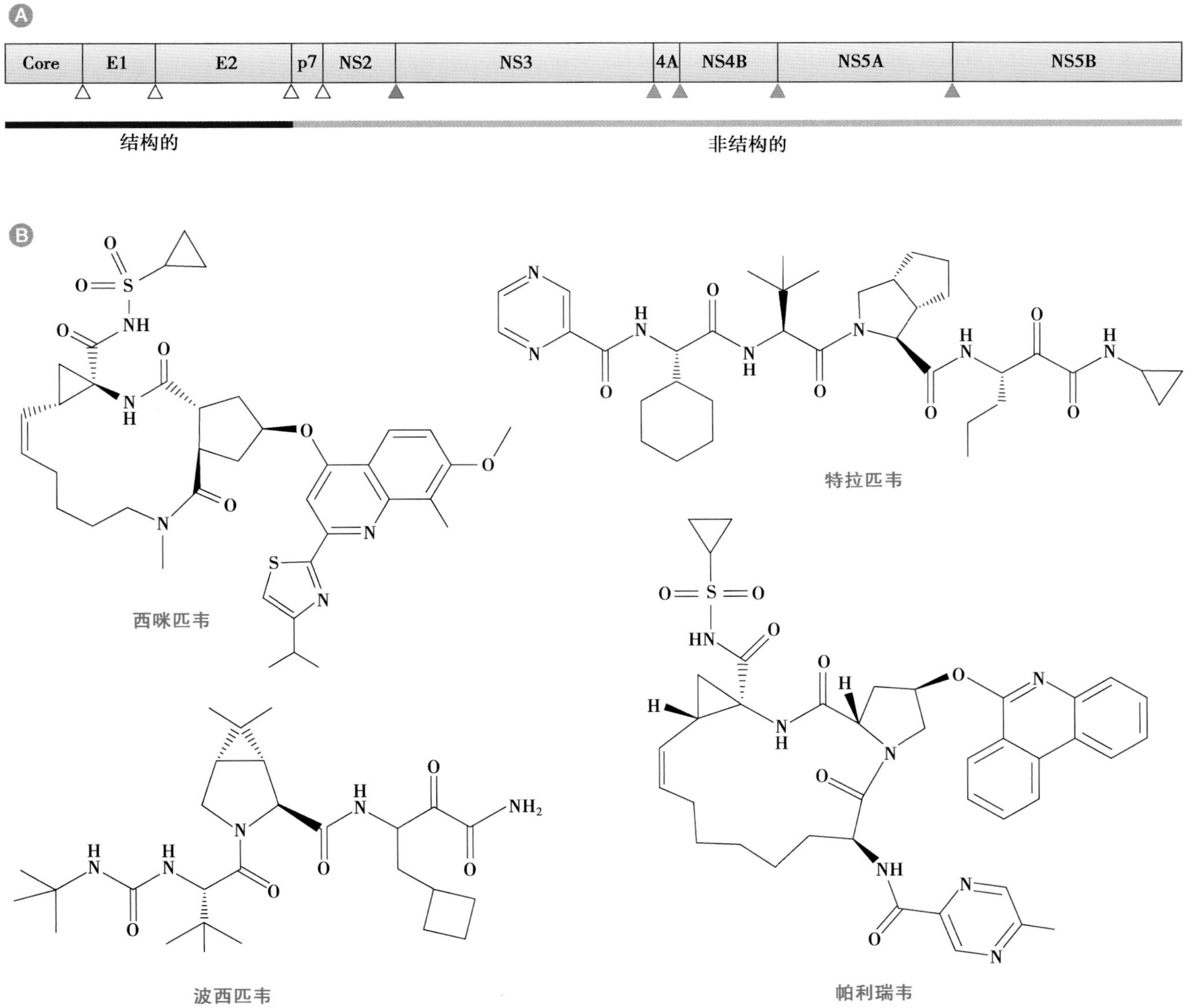

**A**

| Core | E1 | E2 | p7 | NS2 | NS3 | 4A | NS4B | NS5A | NS5B |

结构的　　　　　　　　　　　　非结构的

**B**

西咪匹韦　　　特拉匹韦　　　波西匹韦　　　帕利瑞韦

图 38-5　丙型肝炎病毒多聚蛋白和抗丙型肝炎病毒蛋白酶抑制剂。A. 将 HCV RNA 基因组翻译为一个多聚蛋白,该多聚蛋白显示为一个长矩形,其片段与所示的各个病毒蛋白相对应。然后,通过宿主肽酶(裂解位点用未填充的三角形表示)、病毒 NS2 蛋白酶(位点用绿色三角形表示)和病毒 NS3/4A 蛋白酶(位点用蓝色三角形表示)将多聚蛋白裂解成单个蛋白质。(Modified from Ray SC, Bailey JR, Thomas DL. Hepatitis C virus. In: Knipe DM, Howley PM, Cohen JI, et al, eds. Fields virology. 6th ed. Philadelphia: Lippincott Williams & Wilkins; 2013: 795-824.) B. 图中显示了特拉匹韦、波西匹韦、西咪匹韦和帕利瑞韦的结构。特拉匹韦和波西匹韦通过酮酰胺基与靶点发生共价反应,而西咪匹韦和帕利瑞韦是具有大环结构的非共价抑制剂。这些药物只能与其他抗 HCV 疗法联合使用

西匹韦和西咪匹韦被批准用于干扰素 α（经聚乙二醇修饰，减少了给药次数）和利巴韦林（有关这两种药物的更多信息，见下文）的联合用药，后者是 HCV 治疗的早期护理标准。蛋白酶抑制剂的加入使"持续病毒学应答"的发生率大大提高，相当于治疗丙型肝炎病毒感染。然而，这些基于干扰素的组合需要 6 个月或更长的疗程，并且受到限制，包括某些患者受耐药性发展的限制，受注射干扰素 α 要求的限制以及受干扰素 α 和利巴韦林的主要不良反应的限制。相对于特拉匹韦和波西匹韦，西咪匹韦和帕利瑞韦代只需要每天给药一次，并且副作用更少，而且也被批准与抑制 HCV 基因组复制（见下文）的特定 DAA 联合用药——索非布韦（sofosbuvir）和帕利瑞韦；帕利瑞韦与奥比他韦和达沙布韦（dasabuvir）的联合用药治疗方案不需要干扰素 α，而且多数情况下，仅需 3 个月的疗程。然而，每一种蛋白酶抑制剂仅被批准用于某些 HCV 基因型，并可能产生耐药性。事实上，建议在使用西咪匹韦之前进行耐药性测试。帕利瑞韦与抗 HIV 蛋白酶抑制剂利托那韦（见下文）一起配制的药物，后者通过阻断帕利瑞韦的肝代谢来提高血清水平，不建议用于患有失代偿性肝病的患者。根据丙型肝炎病毒亚型的不同，含有帕利瑞韦的 DAA 组合可与利巴韦林联合用药，利巴韦林有自身的毒性。更新的 NS3/4A 蛋白酶抑制剂正在开发之中。

# 抑制病毒基因组复制——聚合酶抑制剂

绝大多数抑制病毒基因组复制的药物是聚合酶抑制剂。大多数病毒编码自身的聚合酶。这些酶是病毒基因组复制所必需的，与人类聚合酶之间的各种差异，使得它们成为抗病毒药物的杰出靶点。FDA 批准靶向病毒所表达的聚合酶药物，包括抗某些人类疱疹病毒、抗 HIV、抗 HBV 和抗 HCV 的药物。这些药物大多是所谓的核苷类似物（图 38-6）。如下文所述，有几种药物是聚合酶的非核苷抑制剂。后者在结构上与生理功能核苷并不相似。

所有核苷类似物必须通过磷酸化激活，通常以三磷酸的形式发挥其作用。这些药物以磷酸化形式模拟聚合酶的天然底物核苷三磷酸。**核苷类似物通过与天然三磷酸底物竞争，来抑制聚合酶的活性；这些类似物通常也被整合到不断生长的 DNA 或 RNA 链中，从而终止 DNA 或 RNA 链的延伸。**对于酶的抑制作用和并入 DNA 或 RNA 链，这两种或其中一种作用，对于抗病毒活性都很重要。

细胞酶磷酸化核苷类似物的效能越高，其磷酸化形式对细胞酶的抑制作用也越强，核苷类似物的毒性也就越强。因此，选择性取决于病毒酶比细胞酶更有效地磷酸化药物的程度，以及比抑制类似的细胞功能更有力和抑制病毒的 DNA 合成更有效的程度。设计核苷类似物的挑战是使药物结构与天然核苷足够相似，这样它们可以被激活，其三磷酸化抑制病毒聚合酶的活性，但还不能像天然核苷那样抑制细胞的生物过程。所有的核苷类似物均利用这方面的变化，以实现不同程度的选择性。

## 抗疱疹病毒的核苷与核苷（酸）类似物

尽管由疱疹病毒引起的疾病对于大多数免疫力强的人来说并不会危及生命，但有些疾病，如由疱疹病毒（HSV）引起的眼部感染和生殖器疱疹，以及由水痘带状疱疹病毒（VZV）再激活引起的带状疱疹，可能会产生很严重的后果。对于 M 先生这种免疫力下降的患者，疱疹病毒引起的疾病，如 HSV 食管炎和 HCMV 视网膜炎或神经系统疾病，可能是毁灭性的甚至是致命的。疱疹病毒还具有潜伏期，在潜伏期内，病毒基因组位于细胞内，并大量表达，从而逃避了免疫监视。病毒可以在初次感染很长一段时间后重新被激活，并引发疾病。目前还没有针对潜伏期病毒的抗病毒药物；相反，现有的药物只对主动复制的病毒有效。

疱疹病毒复制过程的大致示意图参见图 38-1。所有疱疹病毒都含有可编码参与 DNA 复制的多种蛋白的双链 DNA。这些蛋白被分为两组，第一组蛋白，包括病毒 DNA 聚合酶，直接参与 DNA 复制，且对病毒复制至关重要；第二组蛋白，通过辅助合成 DNA 复制所必需的脱氧核糖核苷三磷酸，从而间接参与 DNA 复制。对于某些疱疹病毒，包括 HSV 和 VZV，其中一种蛋白是病毒胸苷激酶（thymidine kinase，TK）。包括 HCMV 在内的某些病毒并不编码 TK，而是编码一种蛋白激酶，这种蛋白激酶诱导用于合成脱氧核糖核苷三磷酸的细胞酶的表达，第二组中的蛋白在细胞培养或哺乳动物的某些宿主细胞中对于病毒复制不是必需的，因为细胞酶可以取代它们的活性。疱疹病毒 DNA 聚合酶和胸苷激酶与细胞的同类酶差异都很大，因此可以开发选择性抗病毒核苷类似物。

### 阿昔洛韦

阿昔洛韦（acyclovir，ACV）是用于抗 HSV 和 VZV 的药物。阿昔洛韦阐明了核苷类似物的基本作用机理，正是这种药物使医学界相信抗病毒药物是安全有效的。阿昔洛韦是在抗 HSV 复制的化合物活性筛选中发现的。由于其高选择性，表现出很高的治疗指数（毒性剂量/有效剂量）。只有在感染非常严重或肾功能不全的情况下，高剂量静脉注射阿昔洛韦，其毒性才是一个问题。

阿昔洛韦的结构由鸟嘌呤碱及一个断裂的（无环的）结构不完整的糖环组成（图 38-6）。尽管缺乏完整的糖环，HSV 和 VZV TK 可以比任何哺乳动物酶更有效地磷酸化阿昔洛韦。因此，HSV 和 VZV 感染的细胞比未感染的细胞含有更多的磷酸化阿昔洛韦；这一发现解释了阿昔洛韦抗病毒的选择性。

ACV 的磷酸化产生化合物 ACV 一磷酸。之后该化合物通过细胞酶转化为 ACV 二磷酸和 ACV 三磷酸（图 38-7A）。ACV 三磷酸抑制疱疹病毒 DNA 聚合酶的活性；而且，它对病毒 DNA 聚合酶的抑制作用比对细胞 DNA 聚合酶的抑制作用更强。体外抑制 HSV DNA 聚合酶的过程由三个步骤组成。第一步，ACV 三磷酸竞争性地抑制脱氧三磷酸（dGTP）的整合（注意高浓度的 dGTP 在这一步骤早期可以逆转抑制作用）。第二步，ACV 三磷酸作为底物被整入正在生长的 DNA 链，与碱基胞嘧啶 C 残基相对应。聚合酶转位到模板的下一个位置，但不能增加新的脱氧核糖核苷三磷酸，因为 ACV 三磷酸上没有 3'-羟基；因此，ACV 三磷酸是一个必要的链终止剂。最后一步，如果存在下一个脱氧核糖核苷三磷酸，病毒聚合酶将冻结在"死端复合物"（dead-end complex）中，从

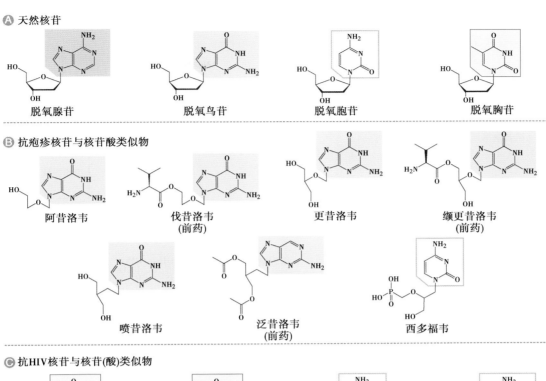

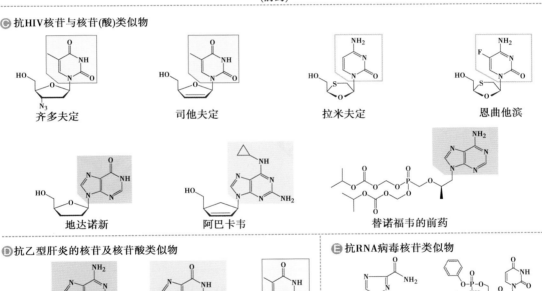

图 38-6　抗病毒核苷与核苷(酸)类似物。A. 核苷作为 DNA 合成的前体,在其反式构象中曾有描述。每个核苷由一个嘌呤(腺嘌呤和鸟嘌呤)或嘧啶(胞嘧啶和胸腺嘧啶)碱基连接一个脱氧核糖组成。这些脱氧核苷被逐步磷酸化为三磷酸形式(图中未显示),用于核酸合成。B. 除西多福韦外,抗疱疹病毒核苷及核苷类似物是脱氧鸟苷的结构类似物。如阿昔洛韦由鸟嘌呤碱基连接一个无环糖。西多福韦模拟脱氧核糖核苷酸脱氧胞苷一磷酸,使用磷酸(C—P)键来模拟天然核苷酸的生理结构 P—O 键。伐昔洛韦、泛西洛韦以及缬更昔洛韦分别是口服药物阿昔洛韦、喷昔洛维和更昔洛维的前药。C. 抗 HIV 核苷和核苷酸类似物模拟各种内源性核苷和核苷酸,不仅所含糖基有变化,所含碱基也有变化。例如,AZT 是一种脱氧胸苷类似物,其 3'-叠氮基团取代了天然 3'-OH 基。司他夫定和拉米夫定也含有与天然碱基相连被修饰的糖基。替诺福韦(图中显示的是其前药)是脱氧腺苷一磷酸的磷酸盐类似物。在含有修饰的碱基部位的类似物中,地达诺新模拟脱氧肌苷,并转化为双脱氧腺苷,而恩曲他滨含有氟修饰的胞嘧啶,阿巴卡韦含有环丙基修饰的鸟嘌呤。D. 替比夫定是胸苷的 L-立体异构体,阿德福韦是内源性核苷酸脱氧腺苷一磷酸的磷酸盐类似物,而恩替卡韦是一种脱氧鸟苷类似物,由一个不寻常的基因取代了脱氧核糖。这三种化合物与拉米夫定和替诺福韦(见 C 组)一起被批准用于乙肝病毒(HBV)感染的治疗。E. 索非布韦,含有尿嘧啶,尿嘧啶与磷酰胺相连,磷酰胺被修饰以增加肝细胞的摄取。索非布韦被批准用于对抗 RNA 病毒丙肝病毒(HCV)。利巴韦林,结构含有一个嘌呤类似物与核糖相连,被批准用于抗 RNA 病毒丙肝病毒和呼吸道合胞病毒(RSV)

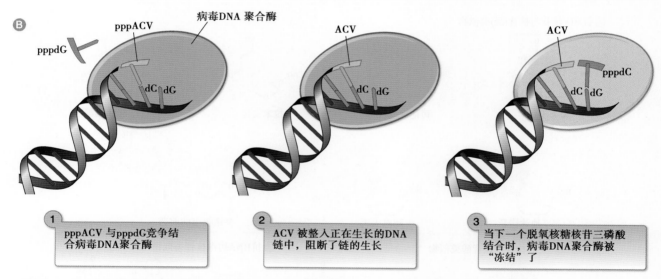

图38-7 阿昔洛韦的作用机制。A. 阿昔洛韦是一种核苷类似物,被 HSV 或 VZV 胸苷激酶选择性磷酸化,以产生阿昔洛韦一磷酸。宿主细胞酶随后依次磷酸化阿昔洛韦一磷酸为其二磷酸和三磷酸(pppACV)。B. 阿昔洛韦三磷酸具有体外抑制疱疹病毒 DNA 聚合酶活性的三步机制(three-step mechanism):①作为 dGTP(pppdG)结合的竞争性抑制剂;②作为底物,在模板链中与 dC 碱基配对,整入正在生长的 DNA 链中,从而导致链终止;③当下一个脱氧核苷三磷酸(此处显示的是 dCTP 或 pppdC)结合时,在 ACV 终结的 DNA 链,诱捕聚合酶,终止链的生长

而导致酶的显著失活(图38-7B)。(聚合酶冻结机理尚未完全阐明)。有趣的是,细胞 DNA 聚合酶 α 不会对死端复合物失活。目前对于是体内灭活步骤重要,还是 ACV 的整入及链终止对于有效抑制病毒复制重要尚不清楚。

ACV 耐药性很少发生在免疫力强的患者的治疗期,包括冷疮(cold sores)、生殖器感染疱疹的患者。但是,它一般(5%~10%患者)发生在免疫力强的患者的眼部 HSV 感染和免疫力弱的各种疱疹性疾病中。

伐昔洛韦是阿昔洛韦的前药,其口服生物利用度大约是阿昔洛韦的 5 倍(图38-6)。该化合物中的阿昔洛韦结构共价连接一个缬氨酸,口服后迅速转化为阿昔洛韦。

## 泛昔洛韦和喷昔洛韦

泛昔洛韦(图38-6)是喷昔洛韦的二乙酰 6-脱氧类似物,其中喷昔洛韦是药物的活性形式。泛昔洛韦口服吸收良好,随后经酯酶和氧化酶修饰变成喷昔洛韦。在人体内,其口服生物利用度大约 70%。正如阿昔洛韦,喷昔洛韦的结构中含有鸟嘌呤,连接一个非环类糖分子,结构中没有 2'位,但保留了 3'位,并具有取代醚氧的 CH2 基团。

喷昔洛韦的作用机制与阿昔洛韦相似(图38-7),但在适应证上存在一定的差异。泛昔洛韦用于治疗单纯疱疹病毒(HSV)感染和带状疱疹的治疗,喷昔洛韦软膏用于治疗单纯

疱疹病毒引起的唇疱疹。

## 更昔洛韦

与 HSV 和 VZV 相比，HCMV 对于阿昔洛韦的敏感性要低得多，主要是由于 HCMV 感染的细胞中积聚的磷酸化阿昔洛韦比 HSV 或 VZV 感染的细胞中要少。更昔洛韦（ganciclovir）是一种核苷类似物，最初是作为阿昔洛韦的衍生物来合成的，目的是开发另一个抗 HSV 药物，但事实证明它的毒性太大而不能用于该适应证。然而，研究结果表明，更昔洛韦比阿昔洛韦对抗 HCMV 更有效，因此更昔洛韦是第一个被批准用于抗 HCMV 的抗病毒药物。

与喷昔洛韦一样，更昔洛韦也含有一种鸟嘌呤，这种鸟嘌呤与一种无环糖类分子相连，且这种无环糖类分子没有 2' 位基团，并保留了阿昔洛韦中缺失的 3' CHOH 基团（图 38-6），但与喷昔洛韦不同的是，更昔洛韦保留了乙醚氧。因此，更昔洛韦更接近于天然化合物脱氧鸟苷的结构，这可能是其毒性更大的原因（事实上，更昔洛韦毒性如此之大，仅用于治疗严重的病毒感染）。

如前所述，HCMV 不编码 HSV TK 的同源蛋白（HSV TK 非常有效地磷酸化更昔洛韦），而是编码诱导宿主细胞酶表达的病毒蛋白激酶。值得注意的是，这种代号为 UL97 的病毒蛋白激酶直接磷酸化更昔洛韦，导致感染细胞中磷酸化更昔洛韦的数量比未感染细胞增加 30 倍。更昔洛韦三磷酸抑制 HCMV DNA 聚合酶活性强于细胞 DNA 聚合酶。尽管更昔洛韦不是一种必需的链终止剂，但它的整入确实会导致在下一个核苷酸整入后链的终止。链终止的机制涉及病毒 DNA 聚合酶的核酸外切酶活性，该酶可快速切除此后整入的任何核苷酸。

因此，正如阿昔洛韦抗 HSV 的作用机制，更昔洛韦在磷酸化和 DNA 聚合两个步骤中对 HCMV 具有选择性。然而，两个步骤中它对 HCMV 的选择性不如阿昔洛韦对 HSV 的选择性，因此，更昔洛韦的毒性大于阿昔洛韦。其毒性通常表现为骨髓抑制，尤其是中性粒细胞减少。由于 UL97 和 DNA 聚合酶基因两者或两者之一的基因突变引起更昔洛韦耐药性，这是大多数患者面临的临床问题。

缬更昔洛韦是更昔洛韦的前药，其口服生物利用度高于更昔洛韦。缬更昔洛韦是更昔洛韦的缬氨酸酯，使得缬更昔洛韦与更昔洛韦之间的关系类似于伐昔洛韦与阿昔洛韦之间的关系（图 38-6）。

## 西多福韦

这种含磷酸盐的无环胞嘧啶类似物代表抗疱疹病毒核苷类似物作用机制是一种扭曲。事实上，西多福韦可以被认为是核苷酸类似物而不是核苷类似物。由于其磷酸化基团，西多福韦（cidofovir）模拟脱氧胞苷-磷酸（dCMP）；因此，实际上，它已经被磷酸化（图 38-6）。西多福韦不需要病毒激酶的磷酸化，所以它对更昔洛韦耐药的 UL97-突变病毒具有活性。正如对磷酸化化合物类似物所预测的那样，西多福韦不能口服给药，而是通过静脉注射给药。尽管如此，这种药物可以在合适的机会进入细胞。它被细胞酶进一步磷酸化（两次），产生 dCTP 的类似物，它对疱疹病毒 DNA 聚合酶的抑制作用强于对细胞 DNA 聚合酶的作用。与更昔洛韦一样，西多福韦不是一种必要的链终止剂，但它可以诱导链的终止。西多福韦

被批准用于 HIV/AIDS 患者的 HCMV 视网膜炎的治疗。西多福韦的二磷酸使其具有较长的细胞内半衰期，因此，其给药周期也更长（每周仅一次或更少）。由于其肾脏清除的机制，西多福韦必须与丙磺舒联合用药（丙磺舒抑制近端小管的阴离子转运体，从而减少了西多福韦的排泄）。肾毒性是该药的一个主要问题，使用时必须特别小心。

## 其他抗疱疹病毒的核苷类似物

还有几种具有抗疱疹活性的核苷类似物，在阿昔洛韦开发前开发并获批准。但这些药物比阿昔洛韦毒性更大，因此未被广泛使用，但均被列入药物汇总表中。

# 抗 HIV 的核苷与核苷酸类似物

HIV 是一种逆转录病毒。所有的逆转录病毒都包含一个 RNA 基因组，其外壳被布满糖蛋白的脂质包膜所包裹。从药理学角度来看，该衣壳还含有特别重要的三个酶：逆转录酶、整合酶和蛋白酶。它们对于 HIV 复制均是至关重要的（图 38-2）。逆转录酶（Reverse transcriptase, RT）是一种能同时复制 DNA 和 RNA 的 DNA 聚合酶。当病毒进入细胞后，RT 将 RNA 逆转录病毒基因复制为双链 DNA。然后通过病毒整合酶的作用，将病毒 DNA 整合到宿主基因组中（见下文）。随后，细胞的 RNA 聚合酶将整合后的病毒 DNA 复制回 RNA，使病毒 RNA 全长基因组和编码各种病毒蛋白的 mRNA 同时产生。结构蛋白被聚集到全长基因组的 RNA 上，随后，通过细胞膜出芽并成熟，成为能够感染新细胞的病毒。在装配和成熟阶段，蛋白酶分解病毒蛋白（见下文）。若没有这些分解步骤，形成的病毒粒子其在功能上仍不成熟，且不具感染性。

与疱疹病毒相似，HIV 在人体内形成潜伏性感染，在病毒的潜伏期，还没有可用的抗病毒药物攻击 HIV。相反，现有的药物仅针对正在复制的病毒起作用。

## 齐多夫定

齐多夫定（zidovudine, AZT）是 FDA 批准的第一个抗艾滋病药物。尽管它在很大程度上被更新、更高效、更低毒且有更好药代动力学性质的核苷类似物所取代，但 AZT 说明了抗 HIV 核苷类似物的许多重要原理。与上述抗疱疹病毒核苷类似物一样，AZT 的糖基也发生了改变。具体来说，AZT 含有一个胸腺嘧啶碱基，该碱基与一个糖相连，其中正常的 3'-羟基已转变为叠氮基团（图 38-6）。因此，正如阿昔洛韦，AZT 是一个强制性的链终止剂。

AZT 是细胞胸苷激酶的底物，它被磷酸化为 AZT 一磷酸（与疱疹病毒不同，HIV 不编码自己的激酶）。然后，AZT 一磷酸通过细胞胸苷激酶转化为二磷酸，再通过细胞胸苷激酶转化为三磷酸。但是，与阿昔洛韦和更昔洛韦不同，在活化阶段，磷酸化的 AZT 没有选择性，**磷酸化的 AZT 不仅仅积聚在被感染细胞中，而是几乎在体内所有的分裂细胞中都有积聚**。与阿昔洛韦等药物相比，几乎所有分裂细胞中均有磷酸化 AZT 的积聚，这在很大程度上解释了 AZT 毒性增强的现象。

AZT 三磷酸靶向 HIV 逆转录酶（RT），是目前已检测发现的比对人类 DNA 聚合酶更有效的 HIV RT 抑制剂。AZT 抑制 RT 的机制尚未完全明确，但将 AZT 三磷酸整合到生长中的

DNA 链这一步显然是非常重要的。

　　当 AZT 作为一种单一疗法时,患者对 AZT 不可避免地产生了耐药性。高度耐药性通常与编码 HIV RT 的基因的若干突变的叠加有关。与所有聚合酶一样,HIV RT 不仅催化正向反应,而且还催化反向反应,两个连接的磷酸盐(焦磷酸盐)在整合过程中从核苷三磷酸或药物三磷酸上裂解下来,可与新扩展的引物模板结合,从再生三磷酸和原始引物模板。对于 HIV RT,这种"切除"反应既能得到 ATP 的支持,也能得到焦磷酸盐的支持。对 AZT 和其他一些核苷类似物产生耐药性的 HIV RT 许多突变,有利于这种 ATP 依赖的切除反应。

　　因此,可以将 AZT 与阿昔洛韦和更昔洛韦进行比较(表38-1)。阿昔洛韦是这些药物中最有选择性的药物,因为它在激酶活化和聚合酶抑制两个阶段均具有高度的选择性。AZT 可能是这三种药物中选择性最差的药物,因为它在激活阶段是无选择性的。尽管 AZT 在抑制阶段具有相对选择性,但磷酸化的 AZT 抑制了重要的细胞酶活性。例如,AZT 一磷酸既是细胞胸苷酸激酶的底物同时还是其抑制剂,该激酶对于细胞复制是必不可少的。在选择性方面,更昔洛韦介于两者之中,在活化和抑制两个步骤均有适度的选择性。

　　AZT 的毒性是一个非常严重的临床问题,导致其临床用

**表 38-1　抗病毒核苷类似物的选择性作用取决于对病毒、细胞激酶和聚合酶的特异性**

| 药物 | 激酶特异性 | 聚合酶特异性 |
|---|---|---|
| 阿昔洛韦 | 病毒 TK≫细胞激酶 | 病毒 DNA 聚合酶≫细胞 DNA 聚合酶 |
| 更昔洛韦 | 病毒 UL97>细胞激酶 | 病毒 DNA 聚合酶>细胞 DNA 聚合酶 |
| 齐多夫定(AZT) | 细胞 TK | 病毒 RT≫细胞 DNA 聚合酶 |

　　药物介绍的顺序是按照其作用的选择性大小作为依据的:≫表示特异性具有较大的差异;>表示特异性具有中等差异。TK,胸苷激酶;RT,逆转录酶。

药物剂量低于达到最大疗效的剂量。尤其是,AZT 会引起骨髓抑制,最常见的表现是中性白细胞减少症和贫血症。AZT 毒性不仅源于 AZT 三磷酸对细胞聚合酶的作用,同时也与 AZT 一磷酸抑制细胞胸苷酸激酶的作用有关(见上文)。AZT 有限的临床疗效及其毒性和耐药性问题,推动了其他抗 HIV 药物的开发,并采取 HIV 的联合化疗的策略(知识框 38-2)。

---

**知识框 38-2　HIV 治疗的联合抗病毒疗法**

　　当首次使用 AZT 时,单独使用这一药物治疗,可延缓 HIV 感染者疾病的进程,延长晚期 AIDS 患者的生存时间。在 20 世纪 80 年代末和 90 年代初,这是治疗领域的重大进步。然而,与此同时,AZT 作为单一疗法的缺点也得到了更好的认识。AZT 会引起相当大的毒性,包括贫血、恶心、头痛、失眠、关节痛,以及少见的乳酸酸中毒,而且它使血浆中 HIV 病毒载量产生适度下降(3~10 倍)或暂时下降。大多数接受 AZT 单一药物治疗的患者,都不可避免地发展为 AIDS。在大多数这类患者中,均能检测到抵抗 AZT 的耐药病毒,并且普遍认为这些 AZT 耐药变异病毒导致了 AZT 单一疗法的长期低效。

　　大多数其他抗 HIV 药物用作单一疗法时也遇到了类似的问题。当使用 3TC,NNRTI 类药物或蛋白酶抑制剂单一药物时,尽管最初的抗病毒效果大于 AZT(血浆中 HIV 的浓度降低至 1/30),但仍然没有完全清除,并且耐药性比 AZT 发展得更快。毒性、不良的药代动力学性质以及药物-药物相互作用,也是许多现有药物存在的重要问题。

　　由于这些缺点,联合化疗(即使用药物鸡尾酒疗法;见第 41 章)已成为 HIV 感染患者的标准治疗方法。鸡尾酒疗法比单一药物疗法更有效,能使 HIV 病毒的载量大幅下降。联合化疗也降低了耐药性的出现,这是因为病毒的复制得到更加有效的抑制,因此在复制过程中发生突变的机会减少了,而且因为需要多重突变才能对鸡尾酒疗法中所有药物产生耐药性。理论上,联合化疗可以使每种药物在较低剂量下使用,从而降低了毒性。现在人们普遍认为,被诊断为 HIV 感染的患者应该立即采用联合用药疗法而不是单一药物疗法。事实上,现在所有新的抗 HIV 药物均被 FDA 批准为仅用于联合用药,并且某些药物的组合被合并成单一药丸。2006 年,第一个联合处方方案替诺福韦、恩曲他滨和

依法韦仑被批准,每天使用一次。从那时起,其他几种每日一丸的联合处方方案已经获得批准,并且已证明其可以减小患者服药负担,改善药物依从性和临床效果。

　　在抗菌和抗肿瘤联合化疗中,通常只将作用于不同靶点的药物联合使用(见第 41 章)。然而,在抗 HIV 联合化疗中,将两种或甚至三种 RT 抑制剂(如替诺福韦,恩曲他滨和依法韦仑)联合使用,已产生明显的临床收益。这种疗法成功的第一个因素可能是由于每个药物单独使用的疗效不能够完全发挥;联合后可以产生更大的疗效。(特别是这些药物具有不同的毒性特征,因此可以在不显著增加总毒性的情况下,联合使用)。第二个因素是由于病毒对一种药物产生耐药性的突变,通常不会同时对其他药物产生耐药性。例如,对 AZT 和大多数其他核苷类似物的耐药突变体对 3TC 或 FTC 和 NNRTI 类药物仍是敏感的。第三个可能的因素是由于病毒对某一种药物产生耐药性突变可以抑制其对另一药物产生耐药性突变,尽管这一发现的临床意义存在争议。第四个可能的因素,也许是最重要的,许多耐药突变降低了病毒的"适应性"(fitness),也就是说,它降低了在患者体内的复制能力。因此,在某些情况下,甚至在联合治疗方案中,加入病毒对之有耐药性的一种药物,以维持适应性小的耐药病毒的选择性压力,这可能是有益的。

　　在许多经历抗 HIV 联合用药治疗[通常被称为高效抗逆转录病毒治疗(highly active antiretroviral therapy(HAART)]的患者中,血液中的病毒浓度低于检测限(在标准测试中,HIV RNA 拷贝数<20~50/ml)。然而,抗 HIV 药物与抗疱疹病毒药物一样,只攻击正在复制的病毒而不是潜伏性病毒,最好的证据是 HAART 需要终身维持。尽管有这些局限性,HAART 仍然是一个惊人的成功故事,它拯救了全世界数百万人的生命,防止了无数的额外感染。

### 其他抗 HIV 核苷类似物,其耐药机制与 AZT 相似

除拉米夫定和恩曲他滨(见下文)外,大多数抗 HIV 核苷类似物的作用机制和耐药机制与 AZT 类似(图 38-6 和药物汇总表)。大多数都表现出毒性,至少部分被认为是由于药物三磷酸对线粒体 DNA 聚合酶的抑制作用所引起的,但这些毒性因药而异。其中一些药物在有效剂量下使用,其毒性比 AZT 小得多。替诺福韦(tenofovir,TDF)含有磷酸基团,如同抗 HCMV 药物西多福韦,被制成口服前药替诺福韦酯(tenofovir disoproxil)(图 38-6);该前药每天只服用一次。替诺福韦与其他具有不同耐药机制的药物联合使用,每天也仅服用一次,相比于原来的抗 HIV 联合治疗方案,这样更简单。

### 拉米夫定和恩曲他滨

两种核苷类似物——拉米夫定(lamivudine,或称 3TC)和恩曲他滨(emtricitabine,或称 FTC),其在结构和耐药机制上不同于其他抗 HIV 核苷类似物。这些药物是 L 型立体异构体,而不是生物核苷和其他抗 HIV 核苷类似物的标准 D 型立体异构体,并且在它们的五元环中含有一个硫原子(图 38-6)。与 AZT 和其他抗 HIV 核苷类似物一样,3TC 和 FTC 是必需的链终止剂。然而,病毒对这些化合物的耐药性通常不是由与其他抗 HIV 核苷类似物的耐药性相同的突变所造成的。相反,单一氨基酸残基的改变大大减少了这些化合物与不断生长的引物模板结合。因此,3TC 或 FTC 经常与另一种抗 HIV 核苷类似物组合,因为对某一种化合物的耐药性通常不会导致对另一种化合物的耐药性(知识框 38-2)。此外,3TC 和 FTC 被生物转化为相对较弱的线粒体 DNA 聚合酶抑制剂。FTC 每天仅服用一次,且经常与其他每天一次的抗艾滋病药物联合使用。

## 抗 HBV 的核苷与核苷酸类似物

除用于治疗 HIV 感染之外,3TC/FTC 和替诺福韦还可用于病毒复制周期活跃的慢性 HBV 感染患者。(FTC 不是 FDA 批准用于治疗 HBV 的药物,但通常用于 HIV 和 HBV 合并感染的患者。)另外三种核苷类似物也被批准用于对抗 HBV:阿德福韦,与西多福韦和替诺福韦相似,是一种磷酸核苷;替比夫定,简称 L-胸腺嘧啶;以及恩替卡韦,是一种不同寻常的脱氧鸟苷类似物(图 38-6)。

HBV 是一种与众不同的 DNA 病毒。在 HBV 病毒粒子中,含有部分双链 DNA 的基因组和具有 RT 功能的病毒 DNA 聚合酶。当进入细胞核以后,该聚合酶负责完成病毒 DNA 的合成。产生的 DNA 通常并不整合;更准确地讲,它作为游离基因模板通过细胞 RNA 聚合酶进行转录,将其复制为 RNA,生成全长基因组的 RNA 以及编码各种病毒蛋白的 mRNA。然后,结构蛋白,包括病毒聚合酶在内,组装到全长基因组 RNA 上。在新产生的粒子(仍在感染细胞内)中,聚合酶将 RNA 复制成部分双链 DNA。最后,病毒粒子从细胞中萌芽出来,形成脂质包膜。五种不同核苷类似物的三磷酸是很强的 HBV 聚合酶抑制剂;它们被整入不断增长的 DNA 链中,并导致链终止(尽管有些药物不是必需的链终止剂)。

药物耐药性是治疗 HBV 药物的重要考虑因素。病毒对 3TC/FTC 和替比夫定的耐药性发展相对较快,因为其基因突变与 HIV 对 3TC 和 FTC 耐药性突变相似。对恩替卡韦的耐药性需要多重突变,这可能是患者对该药产生耐药性发展的相对缓慢的原因。有趣的是,这些突变中,有些并不产生耐药性,似乎在其他突变存在的情况下增加了适应性。阿德福韦、替比夫定和恩替卡韦均具有相对较好的耐受性。线粒体毒性是使用这些药物共同存在的风险。替比夫定有肌病和周围神经病变的不良反应报道,所有抗 HBV 核苷类似物均有乳酸酸中毒的不良反应报道。

## 抗 HCV 的核苷与核苷酸类似物

RNA 病毒 HCV 编码一种 RNA 依赖的 RNA 聚合酶。基于病毒 DNA 聚合酶核苷类似物抑制剂的成功研制,对其进行了大量的研究。第一个被批准的药物是索非布韦(图 38-6),它含有尿嘧啶。这不禁让人想起尿嘧啶是尿苷的碱基,尿苷是 RNA 的正常核苷前体。尽管索非布韦是一种 RNA 聚合酶抑制剂,但它在糖的 2' 个位不含羟基。相反,这个位置被氟和甲基所修饰。与西多福韦、替诺福韦和阿德福韦的结构相似,索非布韦含有磷酸盐模拟物,是一种磷酰胺,而不可以被细胞酶进一步磷酸化为一种细胞半衰期长的三磷酸盐模拟物。磷酰胺被其他基团进一步修饰,该基团在肝细胞中被切除;即索非布韦是前药。在低毒性或没有细胞毒性(包括线粒体毒性)的浓度下,索非布韦在抑制 HCV RNA 聚合酶和基因组复制方面效果显著。

虽然在编码病毒 RNA 聚合酶的基因中,某些突变可以对索非布韦产生耐药性,但这些突变在药物治疗期间并不容易出现,显然是因为它们降低了病毒的适应性。据推测,这种酶需要改变其活性位点才能产生耐药性,而这种改变可能会损害酶的功效。因此,FDA 第一次批准在不使用 α 干扰素(但使用利巴韦林)的全口服用药方案中,用于治疗某些 HCV 基因型,索非布韦改变了 HCV 的治疗方案。随后又批准不使用利巴韦林,与蛋白酶抑制剂西咪匹韦(simeprevir)(见上文)或 NS5A 抑制剂雷迪帕韦(ledipasvir)(见下文)联合用药,以对抗某些 HCV 基因型。在许多情况下,治愈这种疾病只需 2~3 个月的联合抗病毒疗程。索非布韦一般耐受性良好,严重不良反应较少。

## 非核苷 DNA 聚合酶抑制剂

核苷类似物可以同时抑制细胞酶和病毒酶的活性。因此,人们已在为发现具有不同结构并更有选择性地靶向病毒酶的化合物而努力。临床上首次使用的这类化合物是膦甲酸(phosphonoformic acid,PFA;图 38-8)。膦甲酸具有相对广谱的体外活性(包括抗 HIV),但临床上,它用于治疗某些严重的 HSV 和 HCMV 感染,在这些感染中,使用阿昔洛韦和更昔洛韦治疗还没有成功(比如,因为耐药性)。从机制上讲,膦甲酸不同于核苷类似物,因它不需要细胞酶或病毒酶的激活——相反,膦甲酸直接通过模拟 DNA 聚合的焦磷酸产物,抑制病毒 DNA 聚合酶活性。此外,晶体结构表明,膦甲酸被整入的脱氧核苷酸上占据两个磷酸位置,从而使聚合酶停滞

不前。选择性是由于病毒 DNA 聚合酶相对于细胞聚合酶对磷脂的选择性增加所致。正如人们对一种与天然化合物(焦磷酸盐)非常相似的化合物所预期的那样,膦甲酸的选择性不如阿昔洛韦的高;其抑制细胞分裂的浓度不高于有效抗疱疹病毒的浓度。使用膦甲酸的主要不足包括口服生物利用度差和水溶性差;肾损伤是它的主要剂量限制毒性(dose-limiting toxicity)。

### 非核苷逆转录酶抑制剂

利用基于靶点的高通量筛选方法,已成功研发了非核苷逆转录酶抑制剂(NNRTI)依法韦仑、奈韦拉平、地拉夫定、依曲韦林和利匹韦林(知识框 38-1 和图 38-8)。事实上,NNRTI 是采用目前被广泛使用的新药发现方法获得的首批成功案例之一。与核苷类似物不同,这些药物直接抑制其靶点,无需进行化学修饰。X-衍射晶体学研究表明,NNRTI 在 RT 的催化位点附近结合。NNRTI 允许 RT 结合核苷三磷酸和引物模板,但抑制两者的结合。NNRTI 口服生物利用度高,它们的不良反应(最常见的是皮疹)通常比膦甲酸和大多数核苷类似物的要轻。NNRTI 使用的主要限制是其耐药性的迅速发展;仅仅一个阻止药物结合的突变就足以产生高度的耐药性,且不需要太多的适应性。这一限制要求这些药物必须与其他抗 HIV 药物联合使用(知识框 38-2)。

依法韦仑,一种 NNRTI,是第一个每日一次的抗 HIV 药物。2006 年,FDA 批准了由依法韦仑、替诺福韦和 FTC 组成的药丸,每日一次。此后,含有利匹韦林、替诺福韦和 FTC 的三合一药丸也开始上市。虽然含有依法韦仑的治疗通常与神经精神不良反应相关,但对于病毒 RNA 载量<100 000 拷贝数/ml 和 CD4 计数>200 个细胞/mm³ 的 HIV-1 感染者,推荐使用以利匹韦林为基础的治疗方案为一线治疗方案。

### 抗 HCV 非核苷 RNA 聚合酶抑制剂

许多公司采用了一种类似于发现 NNRTI 的策略,发现了以 HCV RNA 聚合酶为靶点的非核苷抑制剂。达沙布韦是这些抑制剂中第一个获得 FDA 批准的药物(2014 年)(图 38-8)。达沙布韦与聚合酶的结合被认为可以抑制丙型肝炎病毒 RNA 合成的启动。这种药物对某些 HCV 基因型的复制有很强的抑制作用(nM 范围),但是当它作为单一疗法用药时,耐药性会迅速出现。因此,达沙布韦仅被准许与 HCV 蛋白酶抑制剂帕利瑞韦(见上文)和 NS5A 抑制剂奥比他韦(ombitasvir)(见下文)联合使用。这一类的其他抑制剂在不久的将来有望进入临床实践。

## 抑制病毒基因组复制——其他机制

### 抗 HCV NS5A 抑制剂

作为基于靶点的筛选和发现 NNRTI(知识框 38-1)及 HCV RNA 聚合酶的非核苷抑制剂的补充,许多公司已经开展了基于细胞的筛选以寻找新的病毒复制抑制剂。这些筛选通常通过检测病毒基因组编码的外源基因产物(报告基因产物)

的活性来分析病毒的复制。这些检测分析方法已经实现自动化,以便在相对较短的时间内对大型化合物库进行活性化合物的筛选。这种筛选方法的优点是没有靶点的生化分析也可以识别其抑制剂。一种新的药物类型--抗 HCV NS5A 抑制剂就是应用这种筛选方法的一个成功的例子。FDA(2014 年)批准的第一批抑制剂是雷迪帕韦(与索非布韦联合用药)和奥比他韦(与帕利瑞韦和达沙布韦联合用药)(图 38-8)。

NS5A 是一种有些神秘的病毒蛋白,对抗病毒基因组复制至关重要。有证据表明,这种蛋白有助于 NS5B RNA 聚合酶合成长链 RNA。NS5A 也被认为可以改变宿主的细胞环境,以促进病毒 RNA 合成,并在感染后期发挥作用。该蛋白是一种二聚体,而 NS5A 抑制剂同样显示大概(雷迪帕韦)或完全(奥比他韦)的结构对称性。这种结构促进药物分子的每一半与一个 NS5A 单体紧密结合。此外,似乎药物与感染细胞中 NS5A 分子的一小部分结合,就足以抑制 HCV 复制。在某些情况下,50%的抑制浓度(IC$_{50}$)在皮摩尔范围甚至亚皮摩尔范围内,这些特性就可以对 HCV 基因组复制产生显著抑制。NS5A 抑制剂通常对多种 HCV 基因型有效,并且几乎没有副作用。然而,病毒对这些抑制剂的耐药性出现迅速,因此需要将其用于联合治疗。雷迪帕韦-索非布韦的组合用药通常耐受性良好。雷迪帕韦和索非布韦都是 P-糖蛋白药物转运体的底物;同时服用雷迪帕韦-索非布韦和肠道 P-糖蛋白诱导剂(如利福平、苯妥英钠、替普拉那韦/利托那韦)可能会降低药物水平,不建议采用这种用药方式(见第 5 章)。雷迪帕韦-索非布韦在某些情况下可能会增加替诺福韦的血清水平,因此对于 HCV 和 HIV 同时感染的患者应慎重给药。

### HIV 整合酶抑制剂

整合酶是实现 HIV 基因组整合的酶,是 HIV 基因组复制的重要酶。整合酶组装在 HIV DNA 末端的序列上,从每个 3' 链上剪切两个核苷酸,并将这些链转移到靶(细胞)DNA 上,并将 HIV DNA 共价连接到靶 DNA 上(图 38-9A)。科学家建立了一种抑制整合酶的 DNA 链转移反应的检测方法,并用于筛选活性化合物。三个这种口服药已经成功开发并被 FDA 批准——拉替拉韦(同类中的第一种)、埃替拉韦和多替拉韦(结构见图 38-9B)。拉替拉韦或埃替拉韦的结构,与一个 HIV 整合酶密切相关的酶结合,与病毒 DNA 末端形成复合物,揭示了药物的一种新作用机制。拉替拉韦和埃替拉韦不仅与蛋白质的氨基酸残基结合,而且通过酸性活性位点残基(DDE)与镁离子螯合,并与 DNA 结合。有趣的是,药物的一部分占据了一个空间位置,使得病毒 DNA 的 3'-羟基偏离活性位点,从而阻止链的转移(图 38-9C)。

这三种药物的批准与其他抗艾滋病药物一起用于艾滋病毒感染者,包括那些以前没有接受过抗逆转录病毒药物治疗的人(治疗初期)。值得注意的是,拉替拉韦被批准用于儿科患者,埃替拉韦被配制成每日一次的药丸,其中还含有恩曲他滨、替诺福韦和细胞色素 P450 酶抑制剂埃替拉韦(cobicstat)。与拉替拉韦和埃替拉韦相比,多替拉韦具有更高的遗传抗性屏障,并且多替拉韦对其他两种整合酶抑制剂耐药的病毒仍具有活性。多替拉韦与阿巴卡韦和拉米夫定联合配成一个片剂。

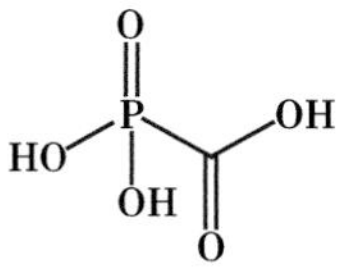

膦甲酸

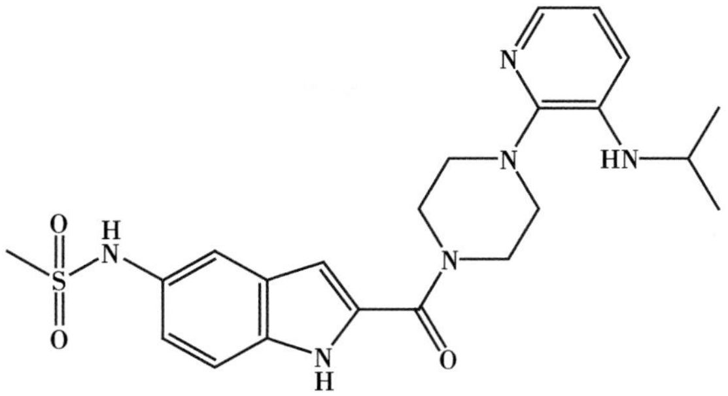

地拉夫定

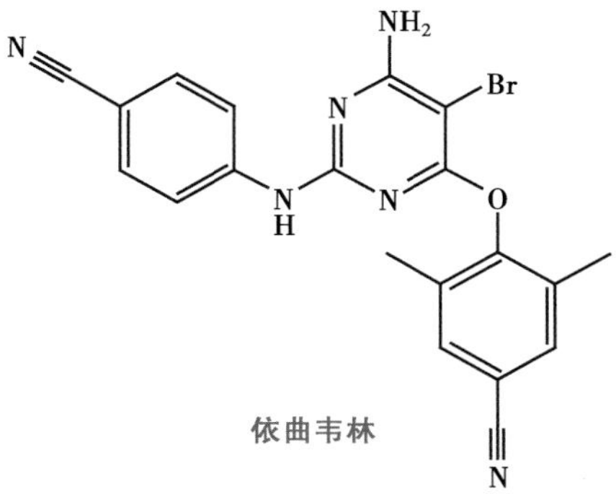

依曲韦林

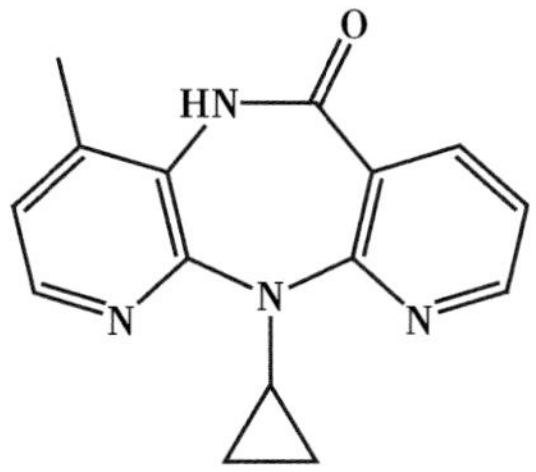

奈韦拉平

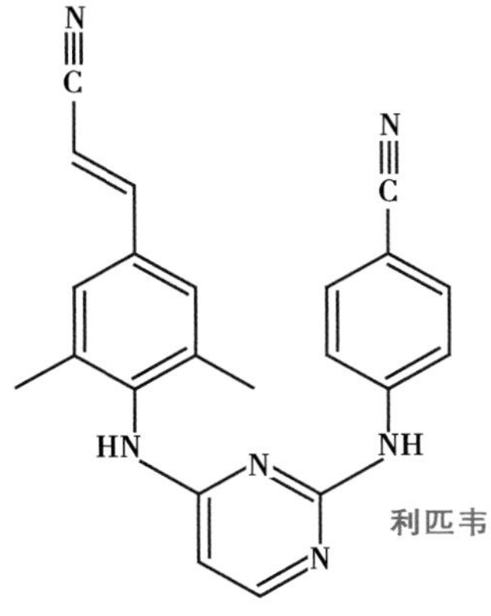

利匹韦林

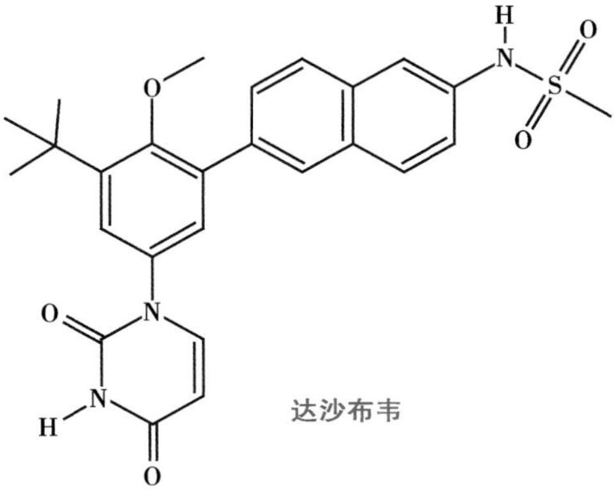

达沙布韦

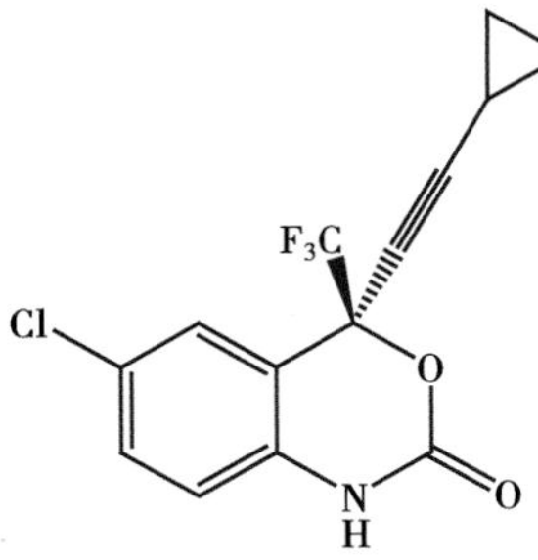

依法韦仑

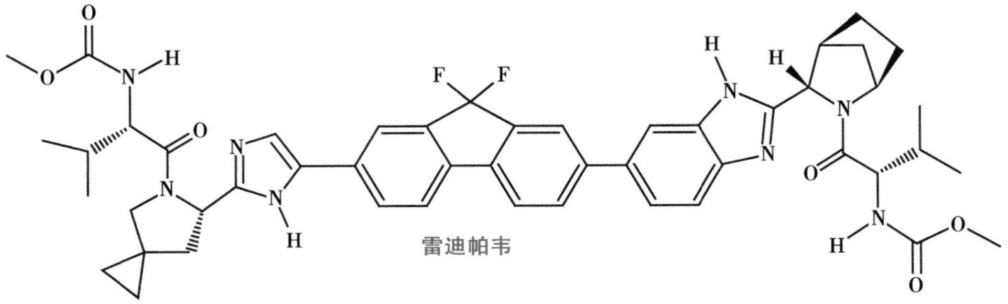

雷迪帕韦

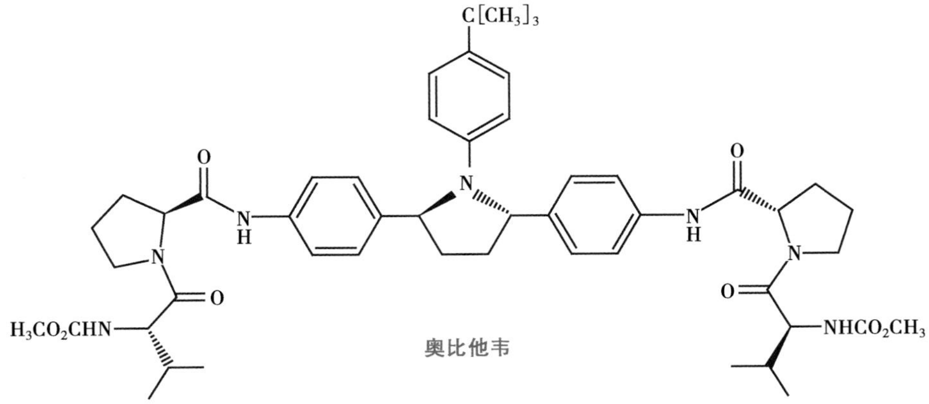

奥比他韦

**图 38-8 非核苷 DNA 聚合酶和逆转录酶抑制剂及 NS5A 抑制剂。**膦甲酸是一种焦磷酸类似物，抑制病毒 DNA 和 RNA 聚合酶的活性。膦甲酸被批准用于对抗疱疹病毒核苷类似物有耐药性的 HSV 和 CMV 感染的治疗。非核苷逆转录酶抑制剂(NNRTI)地拉夫定，依法韦仑，奈韦拉平，利匹韦林和依法韦仑具有抑制 HIV-1 逆转录酶的活性。NNRTI 被批准与其他抗逆转录病毒药物联合用药以治疗 HIV-1 感染。注意，NNRTI 的结构与抗 HIV 核苷和核苷酸类似物的结构明显不同(与图 38-6 对比)。达沙布韦可以抑制丙型肝炎病毒 RNA 聚合酶活性。抗 HCV NS5A 抑制剂，雷迪帕韦和奥比沙韦具有双重对称结构，能够与二聚体 NS5A 蛋白紧密结合。这些化合物被批准与其他抗 HCV 药物联合用药，以治疗 HCV 疾病

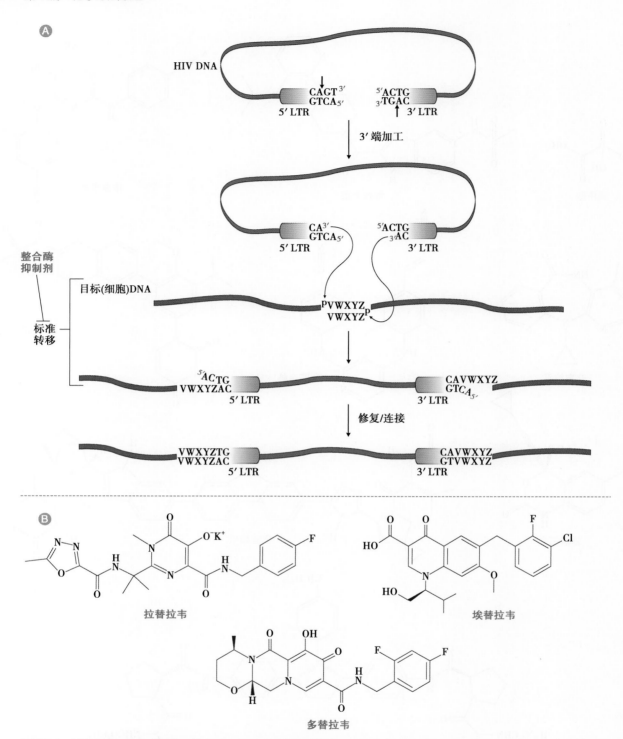

**图 38-9　HIV DNA 与细胞 DNA 的整合及抗 HIV 整合酶抑制剂的作用。A.** HIV 整合酶作用示意图。双链 HIV DNA 是由逆转录产生的,它是一个钝端线性分子,两端有重复序列,称为长末端重复序列(LTR)。5'LTR 包含 HIV 转录的启动子/增强子,3'LTR 包含多聚腺苷酸化信号。两个 LTR 的末端,都是四个碱基对的相同序列。在整合的第一步(3'端加工),HIV 整合酶从病毒 DNA 两端的 3'链上移除两个末端核苷酸,导致两个碱基(AC)在 5'端孤悬。在第二步(链转移)中,整合酶促成宿主 DNA 的交错分裂,然后催化病毒 DNA 的 3'羟基末端攻击宿主 DNA 中的磷酸二酯键,从而在病毒基因组的两端形成连接宿主和病毒 DNA 的新磷酸二酯键。病毒 DNA 的 AC 孤悬没有连接,而且这个过程也导致病毒基因组每一侧的宿主 DNA 出现单链缺口。这导致了第三步(修复/连接),即 AC 孤悬被移除,填补宿主 DNA 中的缺口被填补,从而在整合的病毒 DNA 的任一侧产生宿主序列的短复制。整合酶抑制剂拉替拉韦、埃替拉韦和多替拉韦能抑制链的转移反应。**B.** 拉替拉韦、埃替拉韦和多替拉韦的分子结构

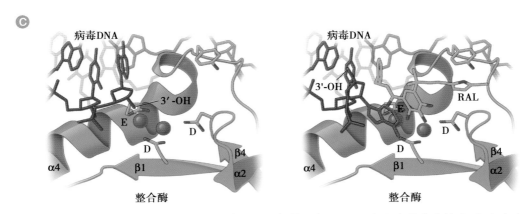

**图 38-9(续)**　C.拉替拉韦抑制 HIV 整合酶的分子机制。左图显示,在没有药物的情况下,与病毒 DNA 结合的逆转录病毒整合酶的活性位点,而右图显示,在拉替拉韦存在的情况下,相同的活性位点。整合酶蛋白呈绿色,α 螺旋显示为螺旋带,β 链显示为箭头。协调镁离子、病毒 DNA 和拉替拉韦的 Asp 和 Glu 残基显示为棒状模型,镁离子显示为灰色球体。病毒 DNA 的 3′-羟基在没有药物的情况下与镁离子相邻(左图),但当与拉替拉韦结合时(右图),偏离了镁离子(C 图由 Peter Cherepanov 提供)

## 抑制病毒成熟

对于包括 HIV 在内的许多病毒来说,将蛋白与核酸组装成病毒微粒并不足以产生有感染力的病毒粒子;更确切地讲,还需要一个额外的步骤,即所谓的成熟。在大多数情况下,病毒(包括 HIV)编码的蛋白酶对于病毒的成熟是至关重要的。HIV 蛋白酶要裂解 gag 和 gag-pol 多聚蛋白,产生功能性衣壳蛋白和病毒酶。从开发 HIV 蛋白酶抑制剂中吸取经验,对开发 HCV NS3/4A 蛋白酶抑制剂有非常重要价值(见上文)。已批准和已上市的靶向 HIV 蛋白酶的抗病毒药物——沙奎那韦、利托那韦、福沙那韦、印地那韦、那非那韦、洛匹那韦、阿扎那韦、替拉那韦以及达芦那韦(图 38-10)是理性药物设计的成功实例(知识框 38-3,图 38-11)。

基于多种原因,使得 HIV 蛋白酶成为(并且仍然是)有吸引力的药物干预靶点。第一,它对 HIV 的复制至关重要。第二,点突变足以使酶失活,提示小分子成功地抑制其活性具有可能性。第三,由于 HIV 蛋白酶分解功能的序列是保守的,并有些不同寻常,提示其结构的特异性并成为药物设计的出发点。第四,HIV 不同于与之密切相关的人类蛋白酶,是由两个相同亚基组成的对称二聚体,每个亚基对活性位点都有贡献,再次表明其结构的特异性和药物设计的出发点。第五,该酶易于过表达和检测,其晶体结构已被解析。所有这些因素都为药物的成功发现增加了可能性。

HIV 蛋白酶抑制剂利托那韦(ritonavir)为理性药物设计提供了一个范例。利托那韦是一个肽类药物(即它模拟肽的结构;见知识框 38-3 和图 38-11)。它的设计始于 HIV 蛋白酶的一个天然底物的鉴定,该酶在一个位点将较长的蛋白裂解成逆转录酶,该位点不常见,因为它含有苯丙氨酸-脯氨酸(Phe-Pro)键(图 38-11A);哺乳动物的酶很少在这种位点裂解。为了利用 HIV 蛋白酶的对称二聚体结构特征,人们设计了相应的结构对称的抑制剂,用 Phe 替代 Pro。此外,为了模拟蛋白酶催化的过渡态,使用 CHOH 替代天然肽键的 C═O,蛋白酶催化的过渡态是与酶结合最紧密的催化中间体(图 38-11);所设计的抑制剂与原肽和天然过渡态不同,不能被酶分解。欲了解这些对称抑制剂是如何演变成利托那韦的,见知识框 38-3 和图 38-11)。

---

**知识框 38-3　利托那韦的开发**

利托那韦(ritonavir)的开发是一个基于结构("理性")药物设计的范例。科学家们首先建立了一个过渡状态的模型,这种过渡状态是在 HIV 蛋白酶裂解底物时形成的(图 38-11)。仅利用裂解位点每侧的一个氨基酸残基设计了一个过渡态的类似物。由于已知 HIV 蛋白酶是一个结构对称二聚体,科学家们选择在裂解位点的两侧使用相同的氨基酸残基即苯丙氨酸 CHOH 基团作为对称中心,模拟过渡态。设计合成的 A-74702 分子是一个活性非常弱的 HIV 蛋白酶抑制剂,但在两端添加对称基团以后形成的 A-74704(图 38-11,其中 Val 为缬氨酸,Cbz 为碳苄氧基),其效力增加了 4 万倍以上($IC_{50}$ = 5nM)。对 A-74704 结构进行的所有修饰,均为提高其水溶性,但同时也降低了其效力。尽管如此,经修饰得到的有效抑制剂 A-75925,其对称中心是两个 CHOH 基团之间的 C—C 键,成为进一步修饰的骨架结构。分子两端对称变化之后,得到了可溶且高效的抑制剂 A-77003。然而,这个化合物口服生物利用度很差。经进一步结构修饰,去除了中心的一个羟基,并改变了分子两端的其他基团,最终得到了化合物利托那韦,它可溶性差,但抗病毒活性得到提高且口服生物利用度良好。治疗上利托那韦可达到的血浆浓度大大超过了抗病毒活性所需的浓度。在基于结构的药物设计过程中,对这些分子的连续修饰,得益于 HIV 蛋白酶与每个抑制剂复合物的 X 射线结构。通过认真考察这些结构,科学家们对加上或减去哪些特定化学基团,可以作出有依据的推测。新药研发最终获得了有治疗作用的艾滋病毒蛋白酶抑制剂利托那韦。

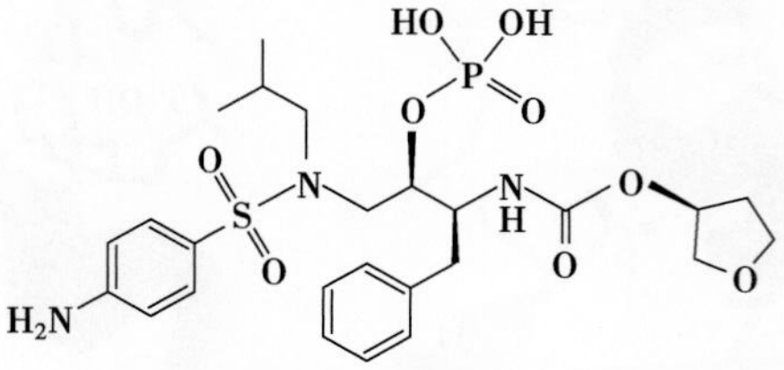

福沙那韦

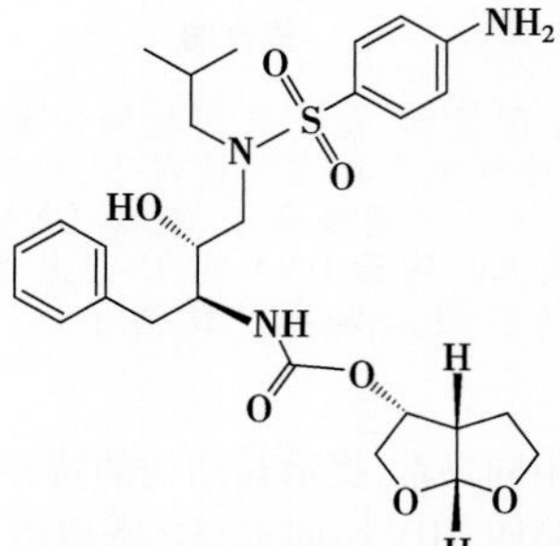

达芦那韦

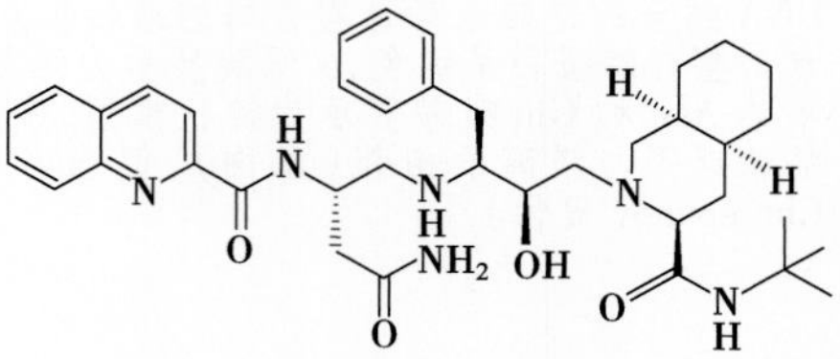

沙奎那韦

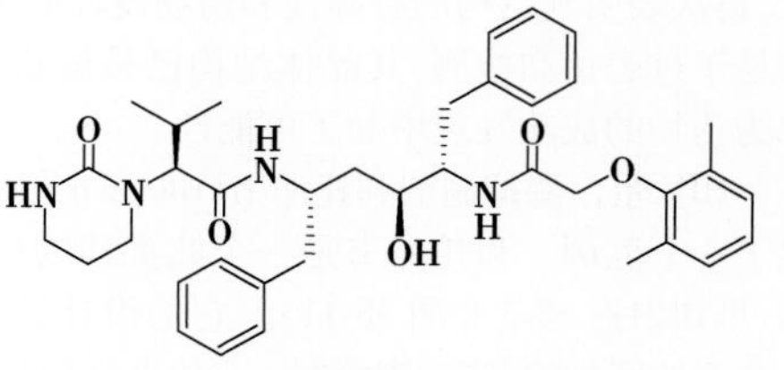

洛匹那韦

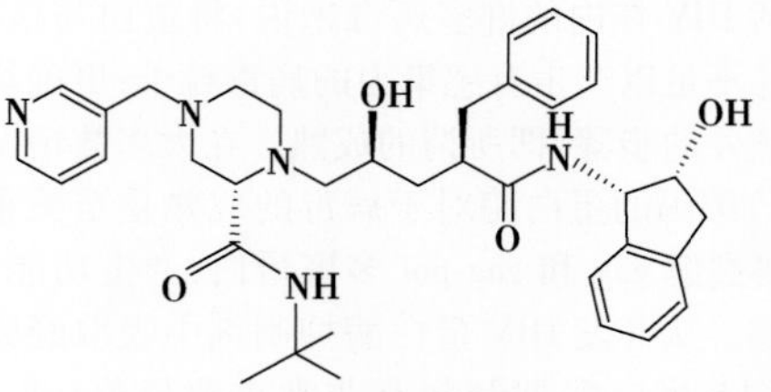

印地那韦

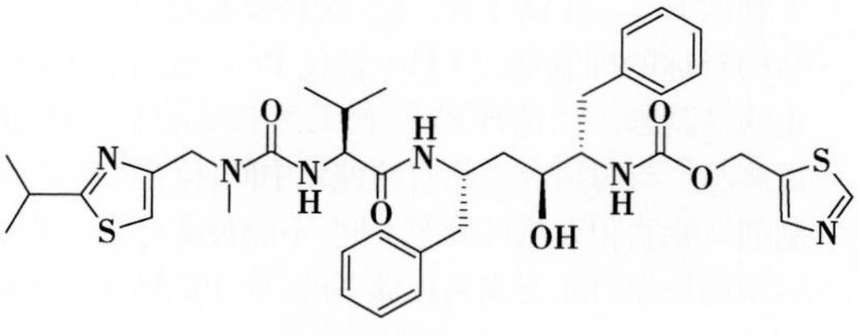

利托那韦

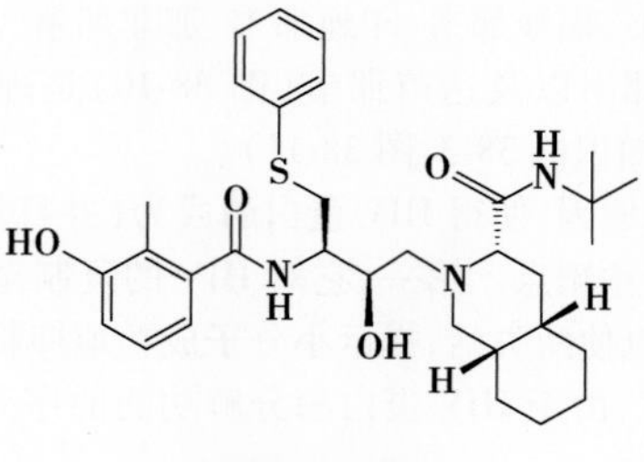

那非那韦

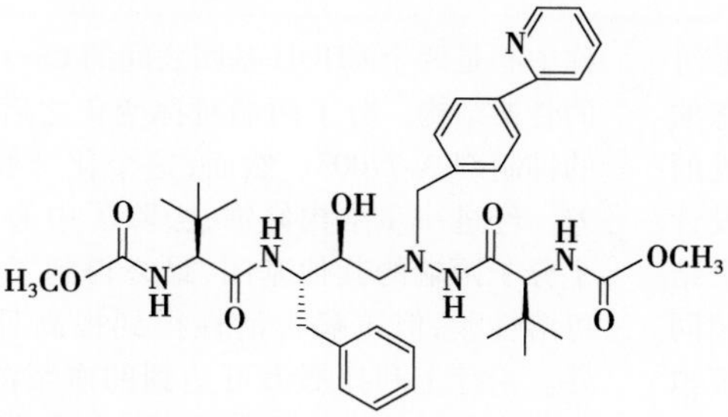

阿扎那韦

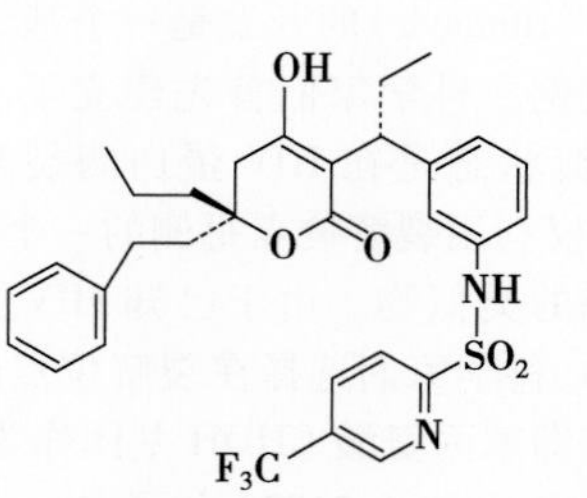

替拉那韦

**图 38-10 抗 HIV 蛋白酶抑制剂。**图中所示的结构分别为抗 HIV 蛋白酶抑制剂福沙那韦(fosamprenavir)、达芦那韦(darunavir)、沙奎那韦(saquinavir)、洛匹那韦(lopinavir)、印地那韦(indinavir)、利托那韦(ritonavir)、那非那韦(nelfinavir)、阿扎那韦(atazanavir)和替拉那韦(tipranavir)的分子结构。这些化合物模拟肽的结构(肽模拟物),除替拉那韦外,其余均含有肽键

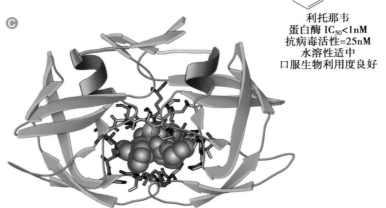

图 38-11 利托那韦(ritonavir)演变的过程。A. HIVpol 基因产物具有苯丙氨酸(Phe)-脯氨酸(Pro)序列,作为人类蛋白酶的裂解位点是不常见的。HIV 蛋白酶会裂解这种 Phe-Pro 键。蛋白酶反应的过渡态包含对称旋转轴。B. 基于结构的选择性 HIV 蛋白酶抑制剂的开发始于一个化合物(代号为 A-74702),其中含有两个苯丙氨酸类似物及它们之间的 CHOH 基团。该化合物抑制活性较弱,因此进行了结构修饰,使其抗蛋白酶活性最大化,同时也使其抗病毒活性、水溶性和口服生物利用度最大化。抗蛋白酶活性的最大化被量化为 IC$_{50}$ 的逐渐降低,IC$_{50}$ 即抑制 50% 的酶活性所需的药物浓度。详细信息参见知识框 38-3。C. 与 HIV 蛋白酶结合的利托那韦(空间填充结构)的结构,β 链以绿色箭头表示,α 螺旋呈紫色,与利托那韦结合的氨基酸以棒状结构显示

虽然巧妙的设计并不能保证药物以预期的作用机制对抗病毒,但蛋白酶抑制剂确实达到预期的效果(有趣的是,达芦那韦不仅抑制蛋白酶的活性,而且还抑制其二聚体化)。这些化合物在细胞培养试验中就显示其很有效,尽管其体外抗病毒复制的作用通常不如体外对酶活性的抑制作用强。正如预期的那样,暴露于蛋白酶抑制剂的 HIV 感染细胞继续表达病毒蛋白,但这些蛋白没有被有效地加工。病毒粒子从受感染的细胞中出芽,但这些粒子即不成熟也不具感染性。

蛋白酶抑制剂与其他抗 HIV 药物联合使用,对 AIDS 治疗具有重大影响(知识框 38-2)。目前,比利托那韦药效更强的阿扎那韦和达芦那韦是两个蛋白酶抑制剂,被推荐为一线治疗药物的成分。阿扎那韦的主要不良反应是间接的高胆红素血症和黄疸。达芦那韦含有磺胺类结构,其主要不良反应是皮疹。所有的蛋白酶抑制剂也会改变脂肪分布,引起代谢异常,因此限制了它们的使用。这些不良反应的机制知之甚少。

## 抑制病毒释放

合理的药物设计也促进了流感病毒神经氨酸酶抑制剂的成功开发。这些抑制剂阻断了病毒从宿主细胞释放,其基本原理来自病毒吸附与释放的机制。流感病毒通过血凝素(病毒包膜上的一种蛋白质)和唾液酸(存在于许多细胞表面糖蛋白上)之间的相互作用附着到细胞上。当流感病毒在一个复制周期结束从细胞排出时,新生病毒粒子上的血凝素再次与唾液酸结合,从而将病毒粒子束缚在细胞表面上,并阻止病毒释放。

为了克服这一问题,流感病毒编码一种被称为神经氨酸酶的包膜结合酶,它将唾液酸从胞膜糖蛋白中裂解出来,从而允许病毒的释放。没有神经氨酸酶,病毒仍然被束缚,不能扩散到其他细胞。1992 年,神经氨酸酶-唾液酸复合物的结构得到解析。结构表明,唾液酸占据了酶上三个形状完好的口袋中的两个。基于这种结构,设计了一个新的唾液酸类似物,以最大限度地发挥与所有三个潜在结合口袋的能量优势(图 38-12)。该化合物现在被称为扎那米韦,以大约 0.1nM 的 Ki 值抑制神经氨酸酶的活性。扎那米韦对于甲型和乙型流感病毒均有活性,其效力约为 30nM。然而,由于扎那米韦口服生物利用度低,必须借助吸入器给药。

为改善扎那米韦的药代动力学性质,开展了大量工作,推动了新药的研发。奥司他韦(图 38-12),其口服有效性约 75%。奥司他韦与神经氨酸酶的三个结合口袋中的两个结合良好。当采取预防措施时,奥司他韦可减少易感人群(如养老院老人)的流感病例数量。奥司他韦与扎那米韦均能缩短大多数已感染病毒患者的流感症状的持续时间。然而,缩短的时间平均只有 1 天,且即使是这种轻微的影响(尽管它对"流感"患者很有意义),也需要在症状出现后两天之内服用药物。奥司他韦还用于治疗严重感染的高危患者(如免疫功能低下的患者)或已经严重感染的患者。基于对 H5N1 禽流感(bird flu)或 2009 年 H1N1 猪流感(swine flu)大流行病毒株的担忧,导致奥司他韦的囤积。虽然病毒对神经氨酸酶抑制剂产生耐药性的突变会降低病毒的适应度,并且在接受治疗

的患者中已有多年未检测到这种突变,但流感病毒株自那时起已经进化出其它突变来弥补适应度的损失。无论如何,神经氨酸酶抑制剂代表了理性药物设计的胜利。

## 作用机制不明确的抗病毒药物

尽管理性药物设计的成功率不断提高,但一些抗病毒药物的作用机制仍然未知或仅部分了解。

### 二十二烷醇

正二十二烷醇是一个具有 22 个饱和碳原子的醇,对 HSV 和某些其他包膜病毒有抑制活性。虽然短链饱和醇长期以来一直被认为能灭活病毒粒子的传染性,但也显示具有细胞毒性。据报道,二十二烷醇(docosanol)没有明显的细胞毒性。细胞培养研究表明,二十二烷醇至少在单纯疱疹病毒(HSV)吸附和病毒蛋白翻译两个阶段之间起部分作用,在一定剂量下对病毒的进入有一些影响。细胞必须用二十二烷醇预处理数小时才能显示出抗病毒效果。有证据显示,在此期间,二十二烷醇被代谢并进入宿主细胞膜。然而,其抗病毒作用的选择性有何依据(如果有的话)目前尚不清楚。目前还没有关于其耐药性突变体的报道,而突变体可以阐明该药的作用机制。二十二烷醇是 FDA 批准的非处方局部用药,用于治疗复发性口腔-面部 HSV 发作(唇疱疹),尽管其临床疗效存在争议,但任何此类疗效与抗病毒效果的关系也是如此。

### 利巴韦林

利巴韦林(ribavirin)在体外对许多病毒都有活性。然而,在患者中,FDA 仅批准利巴韦林以几种方式给药:①以气雾剂形式(实际上,局部应用于肺部)用于严重的呼吸道合胞病毒(RSV)感染,②以口服形式,联合干扰素 α、索非布韦,或联合帕利瑞韦-奥比他韦和达沙布韦的 DAA 用于慢性 HCV 感染。它还被用于治疗其他病毒感染,如拉沙热病毒(lassa fever virus)引起的危及生命的感染。

从结构上讲,利巴韦林不同于图 38-6 中的其他核苷类似物,因为它有一个天然糖基(核糖),连接到最类似嘌呤(腺嘌呤或鸟嘌呤)的非天然类碱基。利巴韦林通过细胞酶转化为一磷酸、二磷酸和三磷酸形式。利巴韦林的磷酸化可抑制各种宿主和病毒的酶,三磷酸衍生物也可通过病毒 RNA 聚合酶整入 RNA 中,并诱导有害突变。有证据表明,利巴韦林可以增强免疫反应。在这些机制中,哪些与该药对人类病毒感染的治疗效果相关尚不明确。事实上,对于丙型肝炎病毒而言,利巴韦林本身对治疗患者的病毒水平几乎没有影响。此外,利巴韦林具有严重的毒性,包括贫血。无论如何,更多地了解利巴韦林的作用机制,可能有利于改进抗病毒治疗方案。

## 调节免疫系统的药物

明确利用宿主免疫过程用于治疗病毒感染的药物有三类,包括免疫接种(immunization)、干扰素(interferons)以及咪喹莫特(imiquimod)。对于免疫系统的背景知识见第 42 章。

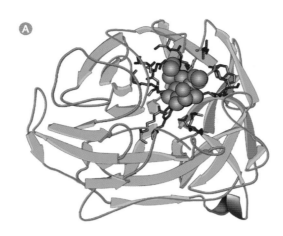

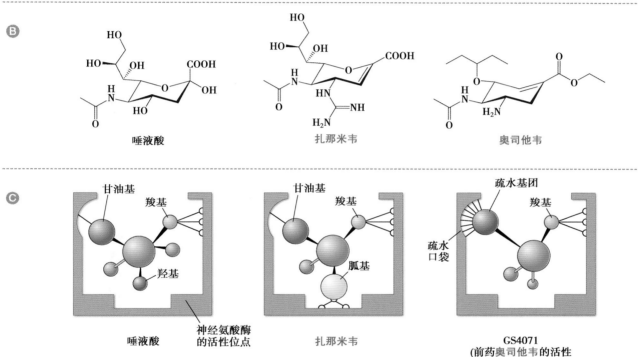

**图 38-12 基于结构的神经氨酸酶抑制剂的设计。A.** 图中所示为唾液酸（空间填充结构）与病毒神经氨酸酶结合的模型，其中结合唾液酸的氨基酸以棒状结构显示。这种结构被用于设计比唾液酸更紧密地与神经氨酸酶结合的过渡态类似物，从而产生有效的酶抑制剂。**B.** 唾液酸和神经氨酸酶抑制剂扎那米韦和奥司他韦的结构。**C.** 流感病毒神经氨酸酶活性部位示意图，描述了唾液酸、扎那米韦和 GS4071 与活性位点几种不同的结合特征（奥司他韦是 GS4071 的乙酯化前药）

主动免疫和被动免疫通过提供病毒表面蛋白的抗体来抑制病毒的感染；然后，这些抗体阻止病毒粒子的吸附和进入细胞，并增强病毒粒子的清除能力。有些抗体对病毒有直接杀伤作用，在病毒与其靶细胞上的受体相互作用之前，破坏病毒粒子或使其灭活。当然，有许多疫苗是主动免疫对抗病毒的例子（如，麻疹、腮腺炎、风疹、乙型肝炎，其中大多数疫苗用于预防）。疫苗用于治疗的例子是狂犬病疫苗，它可以挽救已感染狂犬病病毒的感染者的生命。被动免疫的例子是预防性使用具有抗 RSV 活性的人类免疫球蛋白或人源化单克隆抗体帕利珠单抗来预防高危儿童的 RSV 感染。

干扰素和咪喹莫特利用先天的免疫反应（见第 42 章），并不直接靶向病毒基因产物。干扰素是最早被公认的对抗病毒感染产生免疫反应的蛋白质，并可以抑制相同病毒或其他不同病毒的复制。干扰素主要有两种类型：I 型干扰素包括干扰素 α 和干扰素 β，它们由多种细胞类型产生并与同一细胞表面受体相互作用；II 型干扰素包括干扰素 γ，它通常由免疫系统的细胞尤其是 T 细胞产生，并与不同的受体相互作用。干扰素与其受体的相互作用诱导一系列信号，这些信号激活和/或诱导对抗病毒感染的蛋白质表达。有关这种蛋白的相对较好理解的一个例子是蛋白激酶，称为 PKR，由双链 RNA 激活（双链 RNA 通常在病毒感染时产生）。PKR 磷酸化是宿主翻译机制的一个组成部分，因此关掉此蛋白的合成功能，从而阻断受感染细胞中新病毒的产生。

干扰素 α 被用作 HCV、HBV、尖锐湿疣（condyloma acuminate）[由某些人乳头状瘤病毒引起]和卡波西肉瘤（Kaposi's sarcoma）[由卡波西肉瘤相关的疱疹病毒引起,也称为**人类疱疹病毒 8 型**]的治疗药物。干扰素 α 通常以聚乙二醇（聚乙二醇化）修饰的形式给药,以改善注射后的药代动力学特征,虽然干扰素抑制某些病毒复制的机制已经被合理的理解（例如,通过诱导 PKR）,但干扰素对抗丙型肝炎病毒（HCV）、乙型肝炎病毒（HBV）、人乳头状瘤病毒（HPV）和卡波西肉瘤相关的疱疹病毒（KSHV）的作用机制仍然难以理解。有趣的是,所有这些病毒编码的蛋白均具有抑制干扰素的作用。了解这种抑制作用机制可能有助于了解干扰素在病毒复制中的作用。这是一个活跃的研究领域。

此外,干扰素 α 也用于治疗某些相对罕见的恶性肿瘤,而干扰素 β 则用于治疗多发性硬化（multiple sclerosis）。同样,在这些临床应用中,干扰素发挥治疗作用的机制尚不清楚。对于多发性硬化症,有证据表明,在增强先天免疫反应的同时,Ⅰ型干扰素也可以抑制某些炎症反应。

咪喹莫特被批准用于治疗某些由 HPV 引起的疾病。咪喹莫特与 Toll 样受体 TLR7 和 TLR8 相互作用,增强了先天性免疫,包括干扰素的分泌。Toll 样受体是识别病原体相关分子模式的膜蛋白。Toll 样受体的激活诱导了胞内信号事件,这对于防御病原体至关重要。就咪喹莫特而言,这种刺激如何使得药物有效治疗 HPV 引发的疾病,尚不十分明确。

## 结论与展望

病毒生命周期的各个阶段,为理解现有抗病毒药物的作用机制和开发新的抗病毒疗法提供了信息基础。目前,现有的绝大多数抗病毒药物,利用病毒聚合酶和宿主聚合酶之间的结构和功能差异,在基因组复制阶段抑制病毒复制。此外,马拉韦罗和恩夫韦地（T-20）抑制 HIV 的吸附和进入,金刚烷胺抑制甲型流感病毒的脱壳,蛋白酶抑制剂抑制病毒的基因表达（HCV）和病毒的成熟（HIV）,神经氨酸酶抑制剂抑制流感病毒的释放。然而,这些药物中的许多药物只抑制一种病毒（如艾滋病毒）,而且在某些情况下,只抑制这种病毒中的

一种亚型（如 HIV-1,而不是 HIV-2）。只能对引起人类疾病的病毒感染的一小部分有效治疗。尽管如此,我们在抗病毒感染领域取得了长足的进步。在这篇文章撰写过程中,FDA 也正在审批新的抗病毒药物,包括小分子、抗体和其他类型的药物,如通过 RNA 干扰阻断病毒基因表达的寡核苷酸,也正在研究之中。一种以反义 DNA 为基础的阻断 HCMV 复制的寡核苷酸已经被 FDA 批准[福米韦生（fomivirsen）],但它已不再上市,并且它是否通过阻断病毒基因表达发挥作用还没有定论。在 M 先生的案例中,联合用药治疗 HIV 可以将病毒载量降低到检测限水平以下,并将艾滋病的发展推迟很多年。虽然抗病毒治疗还不能代表对这种疾病的预防或治疗,但这种治疗已经降低了数百万艾滋病毒感染者/艾滋病患者的发病和死亡,从本质上讲,将艾滋病毒感染从死刑转变为了可控制的慢性病。

（刘艾林 译 王庆利 宫丽丽 审）

## 推荐读物

Coen DM, Richman DD. Antiviral agents. In: Knipe DM, Howley PM, Cohen JI, et al., eds. *Fields virology*. 6th ed. Philadelphia: Lippincott Williams & Wilkins; 2013. (*Detailed review of the general and specific aspects of the mechanisms and uses of antiviral drugs.*)

Dorr P, Westby M, Dobbs S, et al. Maraviroc (UK-427,857), a potent, orally available, and selective small-molecule inhibitor of chemokine receptor CCR5 with broad-spectrum anti-human immunodeficiency virus type 1 activity. *Antimicrob Agents Chemother* 2005;49:4721–4732. (*Describes the development of an antiviral drug, maraviroc, that acts by blocking a host target.*)

Hare S, Gupta SS, Valkov E, Engelman A, Cherepanov P. Retroviral intasome assembly and inhibition of strand transfer. *Nature* 2010;464:232–236. (*Presents the crystal structure of a retroviral integrase bound to viral DNA and integrase inhibitors, thereby elucidating mechanisms of integrase action and drug inhibition.*)

Hay AJ, Wolstenholme AJ, Skehel JJ, Smith MH. The molecular basis of the specific anti-influenza inhibition of amantadine. *EMBO J* 1985;4: 3021–3024. (*This classic paper illustrates how viral genetics can be used to identify a drug target.*)

Sofia MJ, Bao D, Chang W, et al. Discovery of a β-D-2′-deoxy-2′-α-fluoro-2′-β-C-methyluridine nucleotide prodrug (PSI-7977) for the treatment of hepatitis C virus. *J Med Chem* 2010;53:7202–7218. (*Describes the iterative process undertaken to discover sofosbuvir.*)

von Itzstein M, Wu WY, Kok GB, et al. Rational design of potent sialidase-based inhibitors of influenza virus replication. *Nature* 1993;363:418–423. (*Describes the structure-based design of zanamivir.*)

**药物汇总表：第 38 章 病毒感染药理学**

### 病毒吸附和进入的抑制剂

作用机制——马拉韦罗（maraviroc）可阻断趋化因子受体 CCR5。恩夫韦地（enfuvirtide）通过抑制 gp41 介导的 HIV 包膜与宿主质膜的融合，阻断 HIV 的吸附和进入

| 药物 | 临床应用 | 严重和常见的不良反应 | 禁忌证 | 注意事项 |
| --- | --- | --- | --- | --- |
| 马拉韦罗 | 人类免疫缺陷病毒（HIV） | 肝毒性、心肌梗死/心肌缺血、免疫建重综合征、感染风险、严重过敏反应 皮疹、头晕、上呼吸道感染、发热、胃轻瘫 | 对马拉韦罗过敏 肾损伤 同时使用有效的 CYP3A 抑制剂或诱导剂治疗 | 马拉韦罗可阻止 HIV 毒株通过 CCR5 受体进行吸附和进入细胞，但对通过 CXCR4 受体吸附和进入细胞的 HIV 毒株并没有作用 |
| 恩夫韦地 | HIV | 吉兰-巴雷综合征、肾功能不全、血小板减少（症）、中性粒细胞减少症、嗜酸性粒细胞增多、细菌性肺炎 周围神经病变、第六对脑神经麻痹、结膜炎、注射部位反应 | 对恩夫韦地过敏 | 恩夫韦地是一种必须经肠外注射的肽，每天给药两次。 与其他抗 HIV 药物联合使用，用于其他抗 HIV 药物未能控制的 HIV 患者 |

### 病毒脱壳抑制剂

作用机制——通过阻断 M2 蛋白（可使病毒内部酸化的质子通道）来抑制甲型流感病毒脱壳；酸化是病毒基质蛋白与病毒核糖核蛋白分离所必需的

| 药物 | 临床应用 | 严重和常见的不良反应 | 禁忌证 | 注意事项 |
| --- | --- | --- | --- | --- |
| 金刚烷胺 金刚乙胺 | 共同的适应证：甲型流感 仅金刚烷胺：帕金森病 | 抗精神病药恶性综合征、精神障碍加重、过敏反应 直立性低血压、外周性水肿、胃肠道紊乱、精神错乱头晕、失眠、易怒、幻觉 | 对金刚烷胺或金刚乙胺过敏 | 与金刚乙胺相比，金刚烷胺对神经系统的影响较小。 这些药物的使用已在很大程度上被神经氨酸酶抑制剂所取代 |

### 病毒基因表达抑制剂

作用机制——通过抑制病毒的 NS3/4A 蛋白酶，抑制丙型肝炎病毒（HCV）的基因表达。这种蛋白酶的功能是裂解丙型肝炎病毒 RNA 的主要翻译产物即多聚蛋白，从而允许功能性病毒蛋白的表达

| 药物 | 临床应用 | 严重和常见的不良反应 | 禁忌证 | 注意事项 |
| --- | --- | --- | --- | --- |
| 特拉匹韦 波西匹韦 西咪匹韦 帕利瑞韦 | 慢性丙型肝炎，基因型 1 | 光敏性、皮疹、恶心、高胆红素血症、头痛、疲劳 | 具体禁忌证尚未确定 | 与其他抗 HCV 药物联合用药。 特拉匹韦的生产商于 2014 年主动停产，波西 匹韦的生产商于 2015 年主动停产 |

续表

抗疱疹病毒的核苷和核苷酸类似物

作用机制——病毒激酶对药物的磷酸化机制，导致病毒所感染的细胞中 DNA 合成受到抑制。阿昔洛韦、伐昔洛韦、喷西洛韦、泛昔洛韦、更昔洛韦以及缬更昔洛韦被病毒激酶磷酸化后抑制病毒 DNA 聚合酶的活性。西多福韦被细胞酶磷酸化后抑制 HCMV DNA 聚合酶的活性

| 药物 | 临床应用 | 严重和常见的不良反应 | 禁忌证 | 注意事项 |
| --- | --- | --- | --- | --- |
| 阿昔洛韦<br>伐昔洛韦 | 单纯疱疹病毒（HSV）<br>水痘带状疱疹病毒（VZV） | 肾衰竭（静脉注射），免疫功能低下患者的血栓性血小板减少性紫癜、溶血性尿毒症综合征（共同不良反应）；无菌性脑膜炎、脑病、癫痫（仅限于伐昔洛韦）胃肠道紊乱、皮疹、头痛、疲劳 | 对阿昔洛韦或伐昔洛韦过敏 | 伐昔洛韦是阿昔洛韦的前药，有较好的口服生物利用度 |
| 喷西洛韦<br>泛昔洛韦 | HSV | 多形红斑（仅限泛昔洛韦）头痛（共有不良反应）；胃肠道紊乱、痛经（仅限泛昔洛韦） | 对喷西洛韦或泛昔洛韦过敏 | 泛昔洛韦是喷西洛韦的二乙酰 6-脱氧类似物，是药物的活性形式 |
| 更昔洛韦<br>缬更昔洛韦 | 人巨细胞病毒（HCMV）<br>仅限于更昔洛韦：单纯疱疹性角膜炎 | 心搏骤停、史-约氏综合征、胃肠穿孔、胰腺炎、肝毒性、过敏反应、横纹肌溶解症、视网膜脱离、肾毒性（仅限更昔洛韦）胃肠道紊乱、中性粒细胞减少、血小板减少、发热、眼部感染（共有不良反应）；皮疹（仅更昔洛韦）；贫血、震颤、上呼吸道感染（仅更昔洛韦） | 共同禁忌证：药物过敏；缬更昔洛韦：严重的中性粒细胞减少。更昔洛韦：严重的血小板减少 | 缬更昔洛韦是更昔洛韦的前药，具有较好的口服生物利用度 |
| 西多福韦 | HCMV 视网膜炎 | 肾毒性、贫血、中性粒细胞减少、严重代谢性酸中毒、眼压降低、严重感染 头痛、皮疹、脱发、口腔念珠菌感染 | 药物过敏<br>肾功能不全<br>伴随肾毒性药物 | 必须与丙磺舒联合用药。半衰期长，每周给药一次 |
| 阿糖腺苷<br>疱疹净<br>三氟尿苷 | HSV 角膜炎 | 眼部刺激、流泪、光线不耐受 | 对阿糖腺苷、疱疹净或三氟尿苷过敏 | 早期的抗 HSV 药物，与其他药物相比，有相对较强的毒性。美国已停止使用阿糖腺苷。 |

续表

| 药物 | 临床应用 | 严重和常见的不良反应 | 禁忌证 | 注意事项 |
|---|---|---|---|---|
| **抗 HIV 核苷和核苷酸类似物**<br>**作用机制——抗 HIV 核苷和核苷酸类似物被细胞激酶磷酸化后抑制病毒逆转录酶的活性** | | | | |
| 齐多夫定<br>司他夫定<br>拉米夫定<br>恩曲他滨<br>地达诺辛<br>阿巴卡韦 | HIV（3TC 和 FTC 也用于 HBV；见下文） | 中性粒细胞减少症、贫血、胰腺炎，乳酸酸中毒，肝肿大伴脂肪变性，周围神经病变（共有不良反应）；心肌梗死，致命性超敏反应（仅地达诺辛和阿巴卡韦）；横纹肌溶解症，视神经炎、肾毒性（仅地达诺辛）；胃肠道紊乱，头痛，皮疹，不适 | 共同禁忌证：对齐多夫定、司他夫定、拉米夫定、恩曲他滨、地达诺辛或阿巴卡韦过敏；仅适用于地达诺辛：同时使用别嘌呤醇或利巴韦林；仅阿巴卡韦：肝损害 | 此类药物均与其他抗艾滋病药物联合使用。大多数毒性是由于药物三磷酸对线粒体 DNA 聚合酶的抑制作用产生的。拉米夫定毒性较小，可能由于其 L-立体异构体结构所致。恩曲他滨每日一次 |
| 替诺福韦 | HIV | 乳酸酸中毒，肝毒性，肾毒性 | 对替诺福韦过敏 | 每日一次 |
| **抗 HBV 核苷和核苷酸类似物**<br>**作用机制——抗 HBV 核苷和核苷酸类似物被细胞酶磷酸化后抑制 HBV DNA 聚合酶的活性** | | | | |
| 拉米夫定<br>恩曲他滨<br>替比夫定<br>阿德福韦<br>恩替卡韦 | HBV（3TC 和 FTC 也用于 HIV；见上文）；FTC 不是 FDA 批准的抗 HBV 药物，但通常用于 HIV-HBV 共感染患者 | 乳酸酸中毒，肝毒性（共同不良反应）；横纹肌溶解（仅替比夫定）；肾毒性（仅阿德福韦）；皮疹，胃肠道紊乱，疲劳，咳嗽 | 共同禁忌证：药物过敏（共同禁忌证）；比夫定：同时使用聚乙二醇化干扰素 α-2a | 患者耐药性发展速度差异可能会产生不同的治疗后果。针对中度肾功能不全的患者，恩替卡韦的用药剂量应该进行调整 |
| **抗 HCV 核苷和核苷酸类似物**<br>**作用机制——抗 HCV 核苷和核苷酸类似物被细胞酶磷酸化后抑制 HCV RNA 聚合酶的活性** | | | | |
| 索非布韦 | 慢性丙型肝炎 | 全血细胞减少症，自杀意念；腹泻，贫血，头痛，失眠，疲劳 | 合并使用利巴韦林或聚乙二醇干扰素 α 的孕妇或可能怀孕的女性，以及有怀孕性伴侣的男性 | 与其他抗 HCV 药物联合使用 |
| **非核苷 DNA 聚合酶抑制剂**<br>**作用机制——模拟 DNA 聚合反应的焦磷酸产物，直接抑制病毒 DNA 聚合酶的活性** | | | | |
| 膦甲酸 | HSV<br>HCMV | 肾损伤、电解质失衡、癫痫、胰腺炎；贫血，发热，胃肠道紊乱，头痛 | 对膦甲酸过敏；同时给予三氧化二砷、苯普地尔、左美沙醇、美索达嗪、匹莫齐特、普罗布考、甲硫达嗪、齐拉西酮，静脉注射喷他脒 | 肾功能受损是主要的剂量限制性毒性 |

续表

| 药物 | 临床应用 | 严重和常见的不良反应 | 禁忌证 | 注意事项 |
|---|---|---|---|---|
| **非核苷逆转录酶抑制剂(NNRTIs)**<br>作用机制——在逆转录酶的催化部位附近结合,从而破坏脱氧核糖核苷酸与引物模板链的连接 | | | | |
| 依法韦仑<br>奈韦拉平<br>地拉夫定<br>依曲韦林<br>利匹韦林 | HIV | 过敏反应(共同不良反应);肝毒性(仅限依法韦仑、奈韦拉平和依曲韦林);延长 QT 间期(仅限依法韦仑);精神障碍、自杀意念(仅限依法韦仑和利匹韦林;横纹肌溶解症(仅限奈韦拉平和依曲韦林);胃毒性(仅限利匹韦林);皮疹、头晕、失眠、胃肠不适(共有不良反应);血脂异常(仅限依法韦仑、奈韦拉平和依曲韦林) | 共同禁忌证:药物过敏;禁止同时服用经 CYP3A4 代谢的药物,对于所有的 NNRTI 药物,在开始 NNRTI 处方药之前,必须知道认用药物的代谢情况;(仅奈韦拉平:肝损伤 | 耐药性迅速发展,需要与其他抗 HIV 药物联合使用 |
| **抗丙型肝炎病毒(HCV)非核苷 RNA 聚合酶抑制剂**<br>作用机制——直接抑制丙型肝炎病毒 RNA 聚合酶的活性 | | | | |
| 达沙布韦 | 丙型肝炎 | 肝毒性;皮疹、胃肠道紊乱、贫血、乏力、失眠、疲劳 | 达沙布韦过敏;同时使用含炔雌醇的产品;同时使用有效的 CYP2C8 抑制剂 | 与其他抗 HCV 药物联合使用 |
| **抗 HCV NS5A 抑制剂**<br>作用机制——抑制 NS5A 的活性。NS5A 是 HCV 基因组复制所需的病毒蛋白,在病毒生命周期的后期某个阶段发挥作用 | | | | |
| 雷迪帕韦<br>奥比他韦 | 丙型肝炎(慢性,1 型) | 腹泻、恶心、血清脂肪酶和胆红素升高,头痛,失眠,疲劳 | 具体禁忌证尚未确定 | 与其他抗 HCV 药物联合使用。NS5A 抑制剂具有较低的抗药性屏障 |
| **病毒整合抑制剂**<br>作用机制——抑制整合酶活性。该病毒酶可促进 HIV 整合到细胞基因组中 | | | | |
| 拉替拉韦<br>埃替拉韦<br>多替拉韦 | HIV | 过敏反应、肾衰竭(共同不良反应);自杀意念、横纹肌溶解症(仅限拉替拉韦和埃替拉韦);肝毒性(仅限多替拉韦);失眠、恶心、头痛、疲劳、胃肠道紊乱、血脂异常 | 共同禁忌证:药物过敏;多替拉韦:与多非来德同时使用 | 仅批准与其他抗 HIV 药物联合使用。埃替拉韦与替诺福韦和恩曲他滨共一起配制成丸剂,每日一次。多替拉韦对其他两种和制剂耐药的某些 HIV 突变体具有活性 |

续表

| 药物 | 临床应用 | 严重和常见的不良反应 | 禁忌证 | 注意事项 |
|---|---|---|---|---|
| **病毒成熟抑制剂** | | | | |
| **作用机制——抑制病毒成熟所需的 HIV 蛋白酶活性；HIV 病毒粒子复制并从细胞中发芽，但这些粒子是非感染性的** | | | | |
| 沙奎那韦<br>利托那韦<br>福沙那韦<br>印地那韦<br>那非那韦<br>洛匹那韦<br>阿扎那韦<br>替拉那韦<br>地瑞那韦 | HIV | 心脏传导阻滞、史-约综合征、溶血性贫血、全血细胞减少症、胰腺炎、精神病、自杀意念、肝毒性（共同不良反应）；肝毒性（仅替拉那韦）<br>出血、血脂异常（↑胆固醇、↑甘油三酯）、脂肪营养不良、高血糖、胃肠道紊乱 | 药物过敏、严重肝损伤；同时服用治疗指数窄的 CYP3A4 底物，包括麦角衍生物、哌迷清、咪达唑仑、三唑仑；<br>QT 间期延长<br>难治性低钾血症或低镁血症<br>当福沙那韦与利托那韦联合使用时，同时使用 flecanide 或 propafenone | 与其他抗艾滋病药物联合使用。<br>洛匹那韦与利托那韦联合用药；利托那韦抑制 CYP3A4，从而增加洛匹那韦的血浆水平。<br>许多蛋白酶抑制剂是 P450 酶尤其是 CYP3A4 的诱导剂或抑制剂，产生动力学上的药物-药物相互作用。<br>福沙那韦是安泼那韦的前药 |
| **病毒释放抑制剂** | | | | |
| **作用机制——抑制流感病毒神经氨酸酶活性，使新合成的病毒子继续附着在宿主细胞上** | | | | |
| 扎那米韦<br>奥司他韦 | 甲型流感<br>乙型流感 | 心律失常、支气管痉挛、呼吸抑制、癫痫、谵妄（共有不良反应）；多形红斑、胃肠出血、肝炎（仅限奥司他韦）<br>咳嗽、头痛、鼻溶症状（仅限扎那米韦）；胃肠道紊乱（仅限奥司他韦） | 对扎那米韦或奥司他韦过敏 | 抑制甲、乙型流感。<br>扎那米韦用吸入器给药。<br>奥司他韦被批准用于流感预防与治疗；而扎那米韦仅用于流感治疗。<br>奥司他韦用于治疗 H5N1（禽流感）和 H1N1（猪流感）引起的重症疾病 |
| **作用机制未知的抗病毒药物** | | | | |
| **作用机制——见具体药物** | | | | |
| 福米韦生 | CMV 视网膜炎（second-line） | 眼部炎症、眼内压暂时性升高 | 对福米韦生过敏<br>静脉注射或玻璃体内注射西多福韦 2~4 周内，因其有加重眼眼炎症的风险 | 福米韦生被设计为一种玻璃体内注射的反义核苷酸，但其实际作用机制尚不明确。生产商已停止生产福米韦生 |
| 利巴韦林 | 呼吸道合胞体病毒（RSV）<br>丙型肝炎病毒（与其他抗 HCV 疗法联合使用） | 缓慢性心律失常、低血压、胰腺炎、溶血性贫血、血栓性血小板减少、细菌感染、自杀、皮疹、胃肠道紊乱、头痛、结膜炎、疲劳 | 与地那唑（didanosine）合用<br>怀孕的或有生育潜力的女性<br>肌酐清除率小于 50mL/min（口服）<br>严重心脏病、血红蛋白病、自身免疫性肝炎（与聚乙二醇干扰素 α-2a 联合用药）<br>严重的肝功能失代偿 | 利巴韦林可抑制宿主和/或病毒酶的活性，可破坏病毒 RNA，诱导其有害突变，和/或可增强宿主免疫反应。以气雾剂给药治疗 RSV |
| 二十二烷醇 | 单纯疱疹病毒（HSV） | 用药部位反应 | 对二十二烷醇过敏 | 二十二烷醇缺乏明显的细胞毒性。局部给药 |

续表

| 药物 | 临床应用 | 严重和常见的不良反应 | 禁忌证 | 注意事项 |
|---|---|---|---|---|
| **调节免疫系统的抗病毒药物** | | | | |
| 作用机制——干扰素激活信号级联放大，导致产生抗病毒蛋白，包括蛋白激酶 R，其具有关闭病毒感染宿主细胞中的翻译机器的作用。咪喹莫特与 Toll 样受体相互作用，可以增强先天免疫功能，包括干扰素的分泌 | | | | |
| 干扰素-α | 丙型肝炎病毒(HCV)<br>乙型肝炎病毒(HBV)<br>卡波西肉瘤(Kaposi's sarcoma) | 胃出血、再生障碍性贫血、中性粒细胞减少、血小板减少、肝酶活性增强、自身免疫性疾病、精神病、抑郁、精神状态改变、流感样症状 | 对干扰素-α过敏 | 与利巴韦林和/或口服抗病毒药物联合使用对抗病毒。<br>用聚乙二醇(聚乙二醇化)进行结构修饰，以改善药代动力学性质。<br>也用于治疗慢性粒细胞白血病、毛细胞白血病、恶性黑色素瘤和肾细胞癌 |
| 咪喹莫特 | 人乳头状瘤病毒(HPV) | 心脏心律失常、过敏性紫癜、多形性红斑、特发性血小板减少性紫癜、脑卒中、血管性水肿、皮肤刺激性，包括红斑、表面腐蚀和结痂，灼热刺痛的感觉 | 对咪喹莫特过敏 | 用药前和用药后要洗手。<br>也用于治疗基底细胞癌和光化性角化病 |

# 第39章

# 肿瘤药理学：基因组的合成、稳定及维护

David A. Barbie and David A. Frank

## 概述

肿瘤治疗传统上是基于肿瘤细胞迅速增殖的细胞周期的原理,因此,肿瘤细胞对于 DNA 合成和有丝分裂的干预会比正常细胞更敏感。事实上,抗代谢物(antimetabolites)是抑制核苷酸合成酶的内源性叶酸盐、嘌呤和嘧啶类似物的一类药物,属于最早作为化学治疗剂进行试验的药物之一。20 世纪40 年代末,Sidney Farber 和其同事们通过使用叶酸拮抗剂氨基蝶呤(aminopterin)治疗急性白血病患者时发现,有超过半数患者的症状暂时减轻。

由于肿瘤细胞快速生长和分裂,因此人们认为肿瘤细胞对 DNA 损伤药物的作用会比正常细胞更敏感。同样在 20 世纪 40 年代末,人们发现暴露于某些军用毒剂可导致骨髓抑制,作为这些药物的衍生物氮芥(nitrogen mustards)用于淋巴瘤和白血病患者试验,显示其可以减轻症状。

这些发现曾一度引起多种抗肿瘤药的研发,通过干扰DNA 合成和有丝分裂,或者使 DNA 损伤和染色体不稳定,从而促进细胞毒性和细胞程序性死亡(凋亡)。但令人遗憾的是,这些药物的治疗窗口都较窄,因为胃肠道和骨髓等组织中正常进行细胞分裂的正常细胞也容易受到这些药物作用的影响。尽管如此,癌细胞通常比正常细胞更容易被诱导发生凋亡,这就提供了一定程度的选择性。不同种类化疗药物的联合应用有助于增强功效的同时,也使重叠的剂量依赖性毒性

667

降到最低,但对于大多数晚期癌症患者的疗效仍然有限。在某种程度上,这种药效的局限是由于多种耐药(resistance)机制的形成,包括肿瘤细胞受到 DNA 损伤或应激时不发生细胞凋亡。此外,越来越肯定的是肿瘤干细胞(cancer stem cells)可能是由于其低增殖率和其他性质,使得它们可耐受化学治疗的细胞毒作用。

## ■ 病　例

一名平素身体健康的 23 岁研究生 J. L. 有一天在淋浴时发现他的左侧睾丸有一个硬块。结合他的症状,J. L. 的医生为他做了一次超声检查。检查结果显示为实质性病变,提示为癌。外科手术将睾丸摘除;病理学检查证实睾丸癌的诊断。胸部 X 线显示几个肺小结节,表明有肿瘤转移扩散的迹象。J. L. 接受了几个周期的联合化疗,包括博来霉素、鬼臼乙叉苷、顺铂。几个疗程后,肺小结节完全消失。一年以后,J. L. 能够继续他的学业,而且没有癌症复发的迹象。尽管如此,在后来的每次随访中,J. L. 的医生还是会询问他是否有呼吸急促的倾向。

## 思　考　题

- □ 1. 在 J. L. 的联合化疗方案中每个药物分子的靶点是什么?
- □ 2. 博来霉素、鬼臼乙叉苷、顺铂通过什么机制协同作用对抗 J. L. 的睾丸癌?
- □ 3. 为什么在每次随访中,J. L. 的医生都会询问他是否有呼吸急促的倾向?
- □ 4. 最有效的抗睾丸癌药物顺铂是怎么偶然发现的?

## 基因组合成、稳定性及维护的生物化学

分子生物学的中心法则表明 DNA 包含所有编码细胞大分子所必需的信息——特别是将 DNA 转录成 RNA,再将 RNA 翻译成蛋白质。抗代谢药抑制 DNA 和 RNA 构成单元核苷酸的合成。图 39-1A 为核苷酸合成示意图;图 39-1B 列出了本章讨论的一些药物抑制核苷酸代谢的过程。

## 核苷酸合成

DNA 和 RNA 是由核苷酸组成的,包括嘌呤核苷酸和嘧啶核苷酸。嘌呤和嘧啶是决定 DNA 和 RNA 内化学编码的碱基。其中嘌呤类包括腺嘌呤和鸟嘌呤;嘧啶包括胞嘧啶、胸腺嘧啶和尿嘧啶。核苷是嘌呤和嘧啶与核糖或脱氧核糖结合后的衍生物。核苷酸是指相应核苷的一磷酸酯、二磷酸酯和三磷酸酯。例如,一个腺嘌呤碱基与一个核糖和一个二磷酸酯共价连接成腺苷二磷酸(adenosine diphosphate,ADP)。各种嘌呤碱基、嘧啶碱基、核苷和核苷酸见表 39-1。

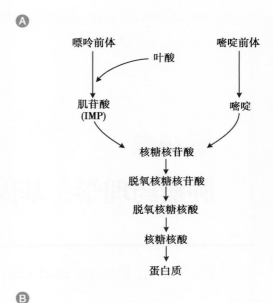

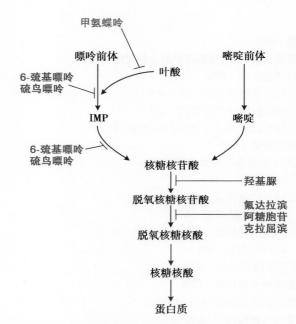

**图 39-1　核苷酸从头生物合成概览。A.** 在肌苷酸(IMP)合成中叶酸是重要的辅助因子,所有的嘌呤核苷酸都来自 IMP。虽然脱氧尿苷酸(dUMP)转化成脱氧胸苷酸(dTMP)需要叶酸,但是嘧啶合成不需要叶酸(图 39-2)。核苷酸含有一个与核糖磷酸盐连接的嘌呤碱基或嘧啶碱基。随后在核糖 2′位置上被还原成脱氧核苷酸。脱氧核苷聚合成 DNA,同时核苷酸还可用来合成 RNA(未标示)。分子生物学的中心法则表明 DNA 密码决定了 RNA 序列(转录),随后 RNA 被翻译成蛋白质。**B.** 甲氨蝶呤抑制二氢叶酸还原酶(DHFR),从而阻断嘌呤核苷酸和 dTMP 合成过程中利用叶酸。6-巯基嘌呤和硫鸟嘌呤抑制嘌呤核苷酸的形成。羟基脲抑制将核糖核苷酸转化成脱氧核糖核苷酸的酶。氟达拉滨、阿糖胞苷和克拉屈滨为嘌呤和嘧啶类似物,抑制 DNA 合成的嘌呤和嘧啶类似物。5-氟尿嘧啶抑制将 dUMP 转化成 dTMP 的酶(图中未显示)。磺胺类药物在第 33 章中讨论

**表 39-1** 嘌呤和嘧啶衍生物:碱基、核苷和核苷酸

| | 碱基 | 核糖核苷 | 核糖核苷酸 | 脱氧核糖核苷 | 脱氧核糖核苷酸 |
|---|---|---|---|---|---|
| 嘌呤 | 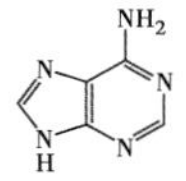 腺嘌呤(A) | 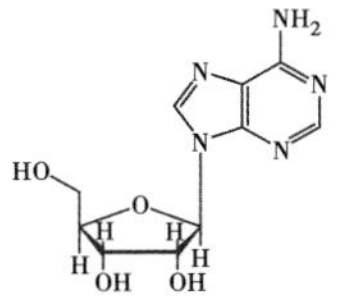 腺苷 | 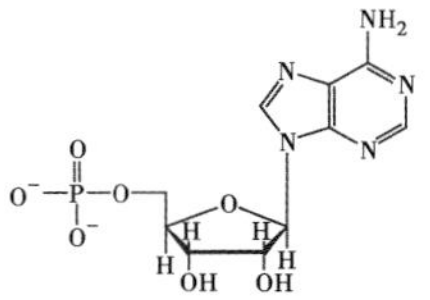 腺苷酸(AMP) | 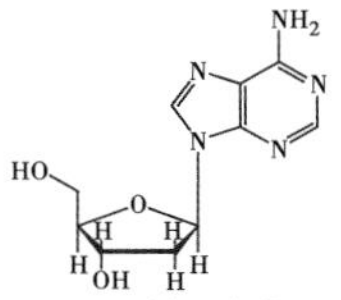 脱氧腺苷 | 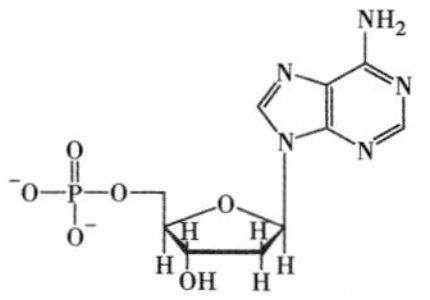 脱氧腺苷酸(dAMP) |
| | 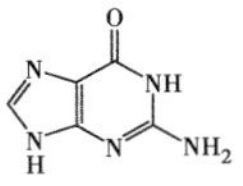 鸟嘌呤(G) | 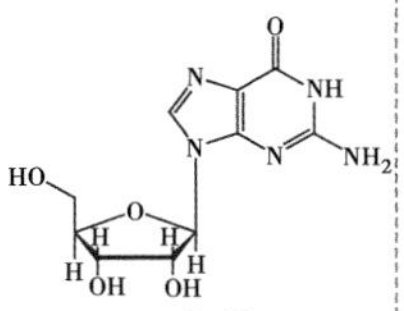 鸟苷 | 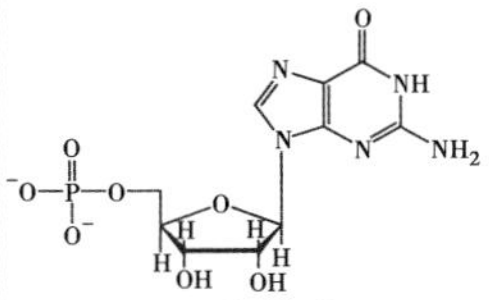 鸟苷酸 | 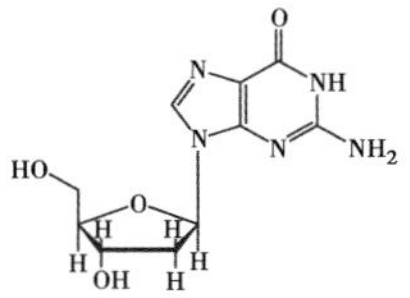 脱氧鸟苷 | 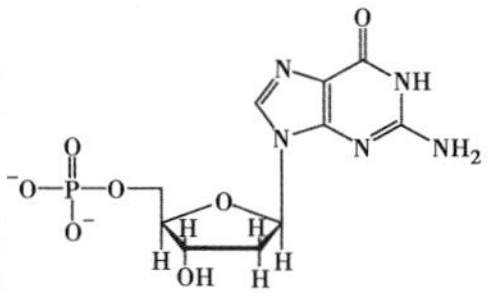 脱氧鸟苷酸(dGMP) |
| 嘧啶 | 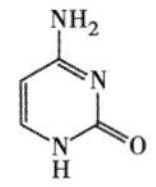 胞嘧啶(C) | 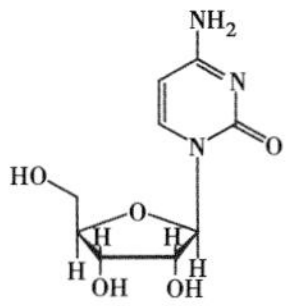 胞苷 | 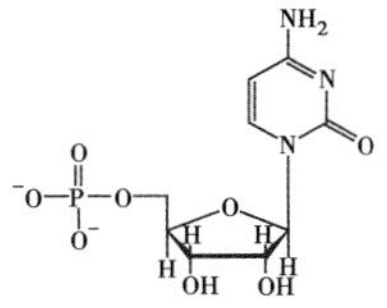 胞苷酸(CMP) | 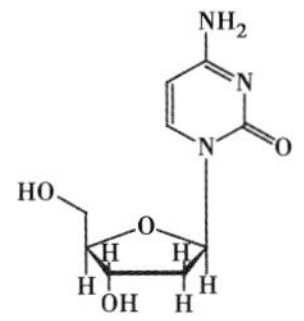 脱氧胞苷 | 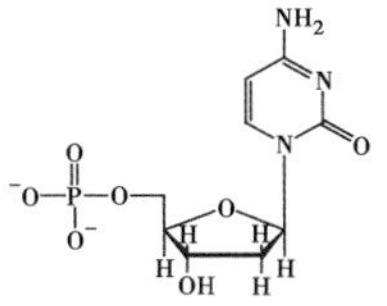 脱氧胞苷酸(dCMP) |
| | 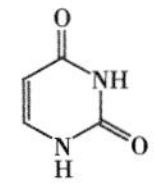 尿嘧啶(U) | 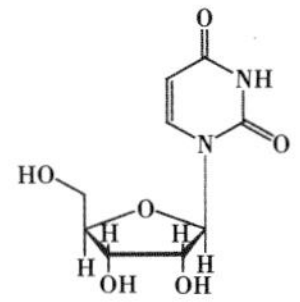 尿苷 | 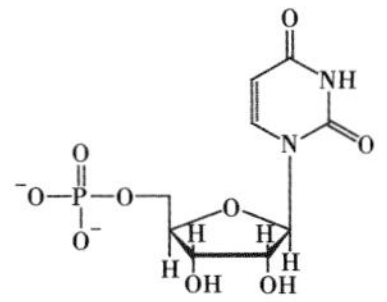 尿苷酸(UMP) | 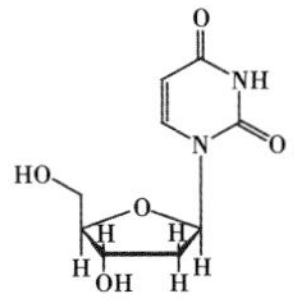 脱氧尿苷 | 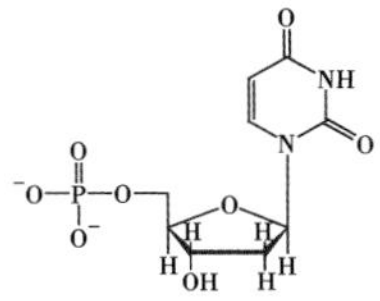 脱氧尿苷酸(dUMP) |
| | 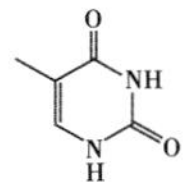 胸腺嘧啶(T) | 无 | 无 | 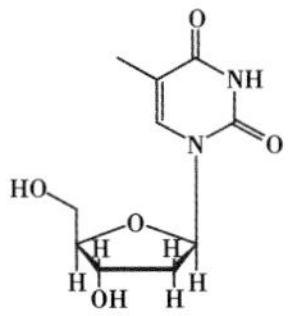 脱氧胸苷 | 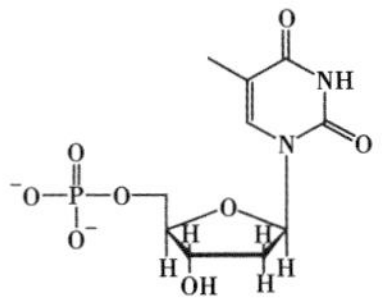 脱氧胸苷酸(dTMP) |

核苷酸合成包括三个基本的连续反应:①核糖核苷酸的合成;②核糖核苷酸还原成脱氧核糖核苷酸;③脱氧尿苷酸(dUMP)转化成脱氧胸苷酸(dTMP)(图 39-2)。核糖核苷酸的合成与嘌呤和嘧啶有所不同;因此,本书将会对每一类分子的合成分别进行讨论。所有的核糖核苷酸均由核糖核苷酸还原成脱氧核糖核苷酸。由核糖核苷酸和 dUMP 生成的脱氧核糖核苷酸可用来合成 DNA。由于叶酸是嘌呤核糖核苷酸和 dTMP 合成的基本辅助因子,因此本书对叶酸代谢进行单独讨论(参见第 33 章)。

## 嘌呤核糖核苷酸合成

如表 39-1 中所示,腺嘌呤和鸟嘌呤是用于合成核糖核苷酸(用于 RNA 合成)和脱氧核糖核苷酸(用于 DNA 合成)的基本单元。腺嘌呤和鸟嘌呤的衍生物,包括 ATP(腺苷三磷酸)、GTP(鸟苷三磷酸)、cAMP(环腺苷酸)和 cGMP(环鸟苷酸),也可用于能量贮存和细胞信号传导。嘌呤合成从肌苷酸(inosinate,IMP)组装开始。肌苷酸来自核糖磷酸,部分来

源于甘氨酸,天冬氨酸和谷氨酰胺,以及四氢叶酸(tetrahydrofolate,THF)催化的单碳转移(图 39-2)。由于 THF 在嘌呤合成中的中心作用,一个重要的化疗策略就是减少细胞中可用的 THF 量来抑制嘌呤的合成。

图 39-3 显示了 IMP 在嘌呤合成中的核心作用。IMP 可以被氨基化成 AMP 或氧化成 GMP。AMP 和 GMP 也能依次分别转化为 ATP 和 GTP,然后合成 RNA,或分别还原成 dAMP 和 dGMP,如下所述。

嘌呤碱基、核苷、核苷酸可以通过细胞内的多种酶互相转变。在这样一个反应中,腺苷脱氨酶(adenosine deaminase,ADA)催化腺苷或 2'-脱氧腺苷发生不可逆反应,使其分别转化为肌苷或 2'-脱氧肌苷。抑制 ADA 使腺苷或 2'-脱氧腺苷在细胞内储存量高于其他嘌呤,从而最终导致对细胞有毒性的代谢效应(见下文关于喷司他丁的讨论)。

## 嘧啶核糖核苷酸合成

嘧啶核糖核苷酸通过图 39-4 所示的代谢途径合成。基

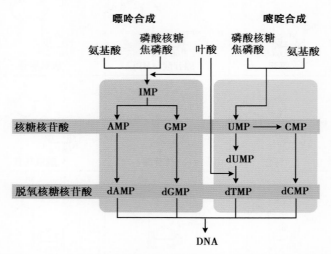

**图 39-2 核苷酸合成。** 嘌呤合成（**左**）从氨基酸、磷酸核糖焦磷酸（PRPP）和叶酸形成肌苷酸（IMP）开始。IMP 被氨基化成腺苷酸（AMP）或被氧化成鸟苷酸（GMP）。核糖核苷酸 AMP 和 GMP 分别被还原成脱氧核糖核苷酸脱氧腺苷酸（dAMP）和脱氧鸟苷酸（dGMP）。（核糖核苷酸转化成脱氧核糖核苷酸实际上发生在对应的二磷酸和三磷酸水平上，如 ADP→dADP 和 ATP→dATP）。嘧啶合成（**右**）从天冬氨酸和氨甲酰磷酸合成乳清酸开始（图 39-4）。乳清酸被核糖基化和脱羧生成尿苷酸（UMP）；UMP 氨基化生成胞苷酸（CMP）。（UMP 转化成 CMP 实际上发生在对应的三磷酸水平上，即 UTP→CTP）。核糖核苷酸 UMP 和 CMP 被还原成脱氧核糖核苷酸脱氧尿苷酸（dUMP）和脱氧胞苷酸（dCMP）。dUMP 在叶酸依赖性反应中被转化成脱氧胸苷酸（dTMP）。在对应的三磷酸水平上（未标示），脱氧核糖核苷酸合成 DNA，核糖核苷酸合成 RNA（未标示）。值得指出的是，在嘌呤核苷酸和 dTMP 的合成中，叶酸作为重要辅助因子发挥核心作用

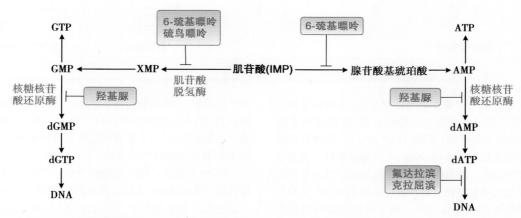

**图 39-3 嘌呤合成示意图。** 肌苷酸（IMP）在嘌呤核苷酸合成中占据核心地位。IMP 被 IMP 脱氢酶（IMPDH）氧化成黄苷酸（XMP），后者被转化成鸟苷酸（GMP）。GMP 可转变为脱氧鸟苷三磷酸（dGTP）或者鸟苷三磷酸（GTP）分别合成 DNA 或 RNA。此外，IMP 还可通过腺苷酸基琥珀酸中间体被氨基化成腺苷酸（AMP）。AMP 转变为脱氧腺苷三磷酸（dATP）或者腺苷三磷酸（ATP）分别合成 DNA 或 RNA。6-巯基嘌呤和硫代鸟嘌呤通过抑制 IMPDH 干扰 GMP 合成。6-巯基嘌呤还可抑制 IMP 转化成腺苷酸基琥珀酸干扰 AMP 合成。羟基脲抑制核糖核苷酸还原酶，从而抑制 DNA 合成所需的脱氧核糖核苷酸的生成。氟达拉滨和克拉屈滨是卤化腺苷类似物，抑制 DNA 合成

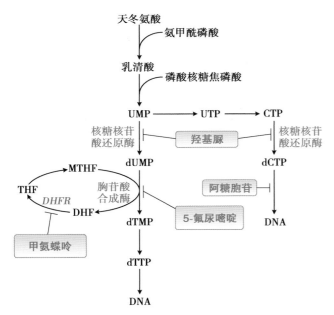

**图 39-4　嘧啶合成示意图。** 天冬氨酸（氨基酸）和氨甲酰磷酸结合形成乳清酸，然后与磷酸核糖焦磷酸（PRPP）结合形成尿苷一磷酸（UMP）。UMP 在嘧啶核苷酸合成中占据重要的位置。UMP 能被连续磷酸化形成尿苷三磷酸（UTP）。UTP 合成 RNA（未显示）或被氨基化形成胞苷三磷酸（CTP）。CTP 合成 RNA（未显示）或被核糖核苷酸还原酶还原成脱氧胞苷三磷酸（dCTP），后者合成 DNA。此外，UMP 还可被还原成脱氧尿苷（dUMP）。胸苷酸合成酶能在叶酸依赖性反应中将 dUMP 转化成脱氧胸苷（dTMP）。dTMP 被磷酸化形成脱氧胸苷三磷酸（dTTP），后者合成 DNA。羟基脲通过抑制脱氧核糖核苷酸的生成抑制 DNA 合成。胞嘧啶类似物阿糖胞苷抑制 DNA 合成。5-氟尿嘧啶通过抑制胸苷酸合成酶抑制 dTMP 合成。甲氨蝶呤抑制二氢叶酸还原酶（DHFR），此酶能使 DHF 产生四氢叶酸（THF）。甲氨蝶呤通过抑制 DHF 还原酶，抑制亚甲基四氢叶酸（MTHF）的形成，MTHF 是 dTMP 合成所必需的叶酸化合物

本的嘧啶环即乳清酸，是由氨甲酰磷酸和天冬氨酸合成的。然后乳清酸与核糖磷酸盐作用；这个反应的脱羧产物是尿苷酸（uridylate，UMP）。和嘌呤合成中的 IMP 一样，UMP 在嘧啶合成中起核心作用。UMP 除本身是 RNA 的核苷酸组成部分外，还是 RNA 和 DNA 构成部分胞苷酸（CMP）、脱氧胞苷酸（dCMP）和脱氧胸苷酸（dTMP）的共同的前体。CTP 由 UTP 的氨基化而形成。

### 核糖核苷酸还原和胸苷酸合成

RNA 合成所需要的核糖核苷酸 ATP、GTP、UTP 和 CTP，在 DNA 模板上积聚，然后链接形成 RNA。或者，核糖核苷酸在核糖的 2' 位置被还原形成脱氧核糖核苷酸 dATP、dGTP、dUTP 和 dCTP。核糖核苷酸由核糖核苷酸还原酶催化转化为脱氧核糖核苷酸（事实上，核糖核苷酸还原酶以四种核糖核苷酸的二磷酸形式作为底物生成 dADP、dGDP、dUDP 和 dCDP；并且核苷酸很容易能够在其一磷酸、二磷酸和三磷酸形式间转化）。

值得注意的是，图 39-2 至图 39-4 中，核糖核苷酸还原酶能够催化 DNA 前体 dATP、dGTP 和 dCTP 的形成。但是，DNA

的前体 dTTP 不是由核糖核苷酸还原酶直接合成。准确地说，dUMP 必须经过修饰形成 dTMP。如表 39-1 中所示，dTMP 是 dUMP 甲基化作用的产物。dUMP 至 dTMP 的甲基化作用过程是由亚甲基四氢叶酸（MTHF）提供甲基团，并由胸苷酸合成酶（thymidylate synthase）催化而成（图 39-4）。当 MTHF 提供甲基团时，dUMP 被氧化成为二氢叶酸（DHF）。为了在另一个 dTMP 合成循环中作为辅助因子，DHF 必须被二氢叶酸还原酶（dihydrofolate reductase，DHFR）还原成 THF，然后转化成 MTHF。抑制 DHFR 能够阻止四氢叶酸的再生，因而抑制 dUMP 向 dTMP 的转化，最后导致 DNA 复制所需的 dTMP 在细胞水平的不足。

## 核酸合成

如果有足够的核苷酸可以利用，DNA 和 RNA 就可以合成，然后合成蛋白质，细胞增长和细胞分裂都可以发生。许多药物，包括在本章讨论的抗代谢药，都能抑制 DNA 和 RNA 的合成。为了避免重复，DNA 和 RNA 合成的详细过程见第 34 章。本节的目的是让读者了解 RNA 和 DNA 分别是由核糖核苷酸和脱氧核糖核苷酸聚合而成。RNA 聚合物由 RNA 聚合酶（RNA polymerase）延伸，DNA 由 DNA 聚合酶（DNA polymerase）延伸。抗代谢药物主要抑制介导核苷酸合成的酶，一些抗代谢药还可以抑制 DNA 和 RNA 聚合酶（见下文）。

## DNA 修复和染色体维护

突变和其他的 DNA 损伤能够自发产生，或者由接触损伤 DNA 的化学试剂或辐射产生。对于这些损伤，一般有以下几种修复途径，包括对 DNA 复制错误的错配修复（mismatch repair，MMR）、对小碱基修饰和单链断裂的碱基切除修复（base excision repair，BER）、对加合物切除的核苷酸切除修复（nucleotide excision repair，NER）和对双链断裂的同源重组或非同源末端连接（图 39-5）。DNA 的修复途径非常重要，不仅因为它们能改变化疗的作用，而且因为通常缺少这些途径可以损伤基因组的完整性，并且有利于致癌基因和肿瘤抑制基因突变，从而导致肿瘤的发展。覆盖染色体末端的重复序列——端粒（telomeres），也在基因组稳定性和抑制染色体融合上发挥重要作用。防止癌细胞端粒缩短的端粒酶（telomerase），在无限增殖化和致癌性转化过程中是一个关键组分。

### 错配修复

DNA 复制期间，像单碱基错配和微卫星重复序列插入或缺失（微卫星不稳定性）等错误，能够被错配修复（MMR）系统中的蛋白质识别和修复。对于单碱基错配，识别过程涉及 MSH2 和 MSH6 之间的异源二聚体形成，而对于插入和缺失环，MSH2 也可以和 MSH3 结合（图 39-6）。这些复合物招募蛋白质 MLH1 和 PMS2（对于插入/缺失环还有 MLH3），继而招募核酸外切酶和 DNA 复制复合体中的组分，以切除和修复损伤。在 MLH1、PMS2、MSH2 或 MSH6 上的种系突变与 70%~80% 遗传性非息肉病性结肠癌病相关。另外，在 15%~25% 的散发性结直肠癌中研究发现了 MMR 缺陷标志微卫星不稳定性。

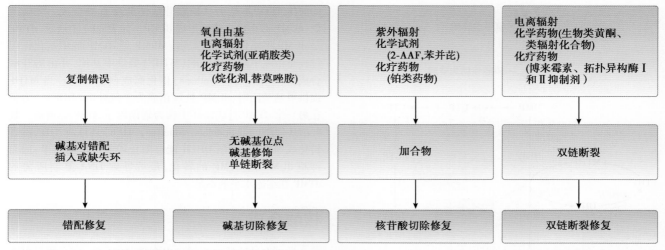

**图 39-5    DNA 损伤和修复机制。**通常有几种调控修复 DNA 损伤的基本途径响应 DNA 损伤。复制错误通常会引起碱基对错配或微卫星 DNA 重复区插入或缺失环;这些损伤可以通过错配修复(MMR)途径修复。氧自由基、电离辐射、多种化学试剂和化疗药物能够引起无碱基位点形成、碱基修饰和单链断裂,这些损伤可通过碱基切除修复(BER)途径修复。紫外(UV)照射和某些 DNA-修饰化学试剂及化疗药物能引起加合物的形成,这些损伤可通过核苷酸切除修复(NER)途径切除和修复。电离辐射、类辐射化合物、博来霉素和天然的(生物类黄酮)及化疗药物拓扑异构酶抑制剂(喜树碱、蒽环类抗生素、表鬼白毒素类药物)能导致双链 DNA 断裂,并通过双链断裂(DSB)修复途径启动修复。2-AAF,二乙酰氨基芴

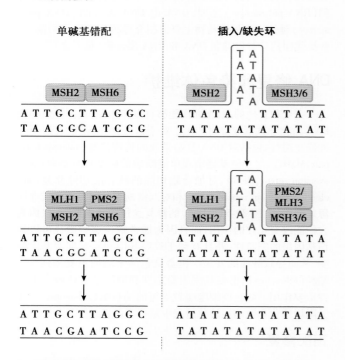

**图 39-6    错配修复途径。**复制错误可以导致单碱基错配或微卫星重复区插入或缺失环,其中后者是链内碱基互补配对的结果。单碱基错配可被 MSH2/MSH6 异源二聚体识别,插入或缺失环可被异源二聚体 MSH2/MSH3 或 MSH2/MSH6 识别。然后,招募错配修复复合体其他组分,包括针对单碱基错配的 MLH1/PMS2,或针对插入/缺失环的 MLH1/PMS2 或 MLH1/MLH3。随后,招募核酸外切酶和 DNA 复制复合体组分,从而切除和修复损伤

## 碱基切除修复

DNA 单链断裂,可能是由于电离辐射直接导致,或者间接由于 DNA 糖基化酶酶切修饰的碱基,激活多聚(ADP-核糖)聚合酶 1[poly(ADP-ribose)polymerase 1, PARP1](图 39-7)。在断裂位点,PARP1 将 ADP-核糖等份地从 NAD 中转移到参与 DNA 和染色质及其自身代谢的大量蛋白质上。带负电荷的 ADP-核糖低聚物的共价相加作用改变了这些蛋白质与 DNA 和与其他蛋白质的相互作用。PARP1 添加了 BER 蛋白质 XRCC1;XRCC1 与 DNA 聚合酶 β(DNA polymerase β)和 DNA 连接酶Ⅲ(DNA ligase Ⅲ)共同促进损伤修复。与细胞死亡途径、染色质结构修饰、转录调控和有丝分裂结构功能一样,在 DNA 双链断裂识别和 DSB 修复时(见下文)DNA 依赖型蛋白激酶(DNA-dependent protein kinase)的添补中也应用到 PARP1。

## 核苷酸切除修复

作为对引起 DNA 双链螺旋变形大量加合物形成的反应,如被紫外线照射和损伤 DNA 的化疗药物诱导的加合物,一组复杂的蛋白质通过核苷酸切除修复(nucleotide excision repair, NER)识别和发起损伤修复。DNA 修复包括损伤部位周围双螺旋的局部打开、损伤两侧的受损链切割、包含损伤的低聚核苷酸的切补等。最后,DNA 修复合成和连接。该过程相关蛋白质得到确认,并从临床综合征 DNA 修复酶缺乏病着色性干皮病和科凯恩综合征获得命名。当这些综合征在 NER 表现缺陷时很少出现光敏感性紊乱。

## 双链断裂修复

作为对双链断裂的反应,共济失调毛细血管扩张症突变(ataxia telangiectasia mutated, ATM)蛋白激酶激活,导致断裂部位产生磷酸化组蛋白 γ-H2AX。γ-H2AX 与蛋白质 MDC1 共同为 DNA 损伤部位添补一个复合物(MRN),包括蛋白质 Mre11、Rad50 和奈梅亨染色体断裂综合征基因 1(Nijmegen

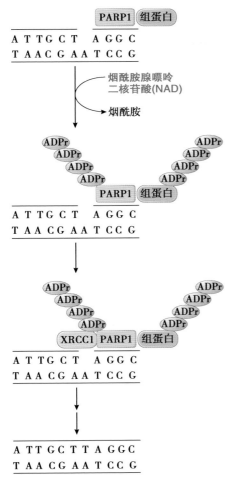

**图 39-7 碱基切除修复途径。**多聚(ADP-核糖)聚合酶1(PARP1)被招募到由于电离辐射或者碱基损伤切除产生的单链断裂部位。PARP1 聚-ADP 核糖基化(ADPr)损伤部位的一类靶点,包括其本身和组蛋白。然后 ADPr 修饰的蛋白质补充附加蛋白质,例如XRCC1;反过来,通过补充 DNA 聚合酶 β 和 DNA 连接酶Ⅲ 来修复损伤

breakage syndrome gene 1,NBS1)(图 39-8)。乳腺癌和卵巢癌易感基因产物 BRCA1 在反应双链断裂时也被激酶 ATM、ATR、CHK2 磷酸化,并且磷酸化的 BRCA1、RAD51 和 BRCA2也被添补到断裂位点。序列修复要么被同源重组(图 39-8)

**图 39-8 双链断裂修复途径。**共济失调性毛细血管扩张症突变(ATM)蛋白激酶识别并与双链 DNA 断裂位点结合。激活后,ATM 激酶通过产生磷酸化的组蛋白 γ-H2AX标记该位点。γ-H2AX 和蛋白质 MDC1 为损伤部位招募Mre11/Rad50/奈梅亨染色体断裂综合征基因 1(NBS1)复合物(MRN)。在补充完 RAD52 和核酸酶介导 DNA 切补后,BRCA1 被补充到该位点,然后被 ATM、ATR 和 CHK2 激酶磷酸化。和 RAD51 与 BRCA2 一起,磷酸化的 BRCA1 通过同源重组(图表中所描述)或者非同源末端连接促进双链断裂的修复(NHEJ;未标示)

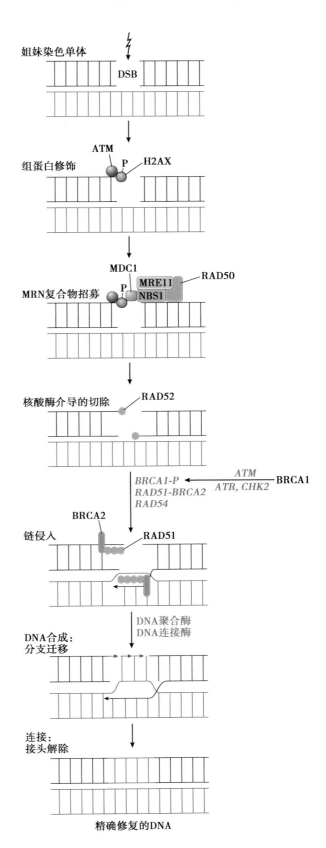

调节——通过霍利迪连接体形成和溶解，要么被非同源末端连接（non-homologous end-joining，NHEJ）调节——其 DNA 依蛋白激酶和包括 XRCC4 在内的蛋白质复合物，通过 DNA 连接酶Ⅳ，催化该水解过程，中止连接。通过同源重组的 DNA 修复比 NHEJ 介导的修复更精确。

## 端粒生物学

人类端粒由简单的重复序列 TTAGGG 组成。这些重复序列被一个蛋白质复合物成形、折叠、组合形成一个称为"t-环"的唯一结构（图 39-9）。在 t-环结构中，位于 DNA 3' 末端的一个长单链悬突侵入邻近的双链 DNA 部分；TRF1、TRF2 和其他蛋白质因子可促进此过程。目前认为 t-环和其相关的蛋白质复合物在帽化和保护染色体末端以及保护端粒免于被 DNA 损伤检查点机械识别方面发挥了重要作用。

因为 DNA 聚合酶不能完全复制线性染色体，所以在正常细胞中，每一次分裂都会使端粒缩短。端粒缩短最终导致端粒覆盖层端粒帽分裂，DNA 检查点被激活，从而使之处于细胞衰老周期的静止相（图 39-10）。当细胞通过肿瘤抑制蛋白 p53 的失活而绕开检查点时，DNA 的损伤导致细胞周期调整至停止或凋亡，此时可以观察到染色体融合。目前认为端粒随着年龄增长而逐渐缩短会促进基因的不稳定性和导致肿瘤生成。尽管如此，在这些条件下细胞也可能死亡。端粒酶是一个用 RNA 模板合成 TTAGGG 重复序列的反转录酶，其激活作用可使细胞恢复端粒长度和无限分裂。端粒酶的激活作用可以在正常生殖谱系细胞和一些干细胞群中观察到，并且已

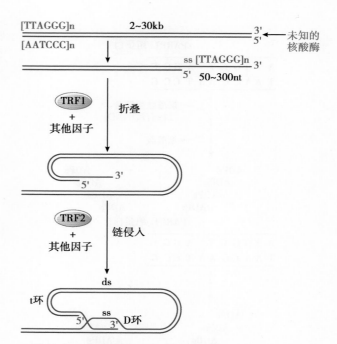

**图 39-9　端粒结构。**人类的端粒长 2~30 千碱基（kb），由简单的序列重复 TTAGGG 组成。3'端 50~300 个核苷酸（nt）的单链悬突由一个目前尚未鉴定的核酸酶产生。端粒结合蛋白 TRF1、TRF2 和其他因子通过单链悬突促进双链末端着丝粒 DNA 折叠和向邻近侵入，从而形成一个稳定的"t 环"结构。这个结构在帽化和保护染色体末端方面发挥重要作用

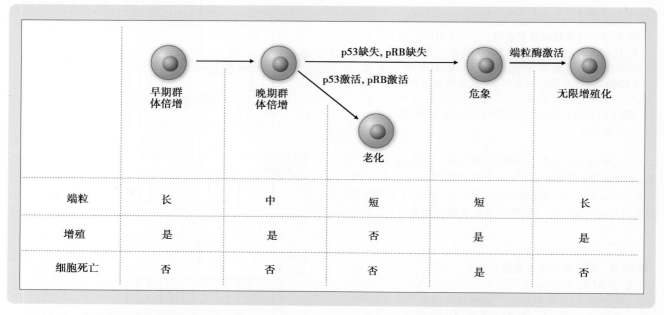

| | 早期群体倍增 | 晚期群体倍增 | 危象 | 无限增殖化 |
|---|---|---|---|---|
| 端粒 | 长 | 中 | 短 | 短 | 长 |
| 增殖 | 是 | 是 | 否 | 是 | 是 |
| 细胞死亡 | 否 | 否 | 否 | 是 | 否 |

**图 39-10　染色体维护及其与永生化的关系。**当原代细胞经历了数量上的倍增后，由于 DNA 聚合酶不能复制线性染色体的末端端粒，从而使端粒进行性地缩短。最后，一个由蛋白质 p53 和 pRB 调节的检查点被激发，从而使细胞处于生长停滞状态，称为细胞衰老。另外可通过使 p53 和 pRB 失活绕开细胞衰老相；但是到最后，足够短的端粒可使细胞进入一种称为危机的状态，并导致死亡。激活端粒酶可使细胞维持适当的端粒长度和无限分裂，导致无限增殖化。值得注意的是在原代细胞中，仅仅只需端粒酶外源性表达就足以使这些细胞绕开老化而永生化

经表明它能维持正常细胞 3' 端悬突的存在。与端粒酶激活作用相关的无限增殖化过程,对于肿瘤的形成和维持也是必要的。在少数肿瘤细胞中,一种端粒替代延长(ALT)途径被激活。

## 微管和有丝分裂

细胞一经完成其 DNA 复制,就将准备进行有丝分裂。在这个过程中,一个单一的细胞分裂为两个完全相同的子细胞。从 DNA 复制(S 期)到 G2 期,再到有丝分裂(M 期),这一细胞周期转换过程是复杂的,并且需要依靠大量所谓的周期素依赖性蛋白激酶(cyclin-dependent kinase,CDK;见第 33 章)的协调作用。许多肿瘤细胞表现出细胞周期时间失调。在 DNA 复制和有丝分裂起始反应期内,细胞周期过渡的生物化学控制是癌症研究的一个活性区;希望在不久的将来,细胞周期调节蛋白会变成抗瘤剂化学治疗的药理靶点。然而,当前微管是唯一在有丝分裂过程中被定位的药理相关结构。

微管是由微管蛋白聚合成的圆柱状的中空纤维,是一种由 α 微管蛋白和 β 微管蛋白亚单位组成的一种异二聚体蛋白质(图 39-11)。虽然 α 微管蛋白和 β 微管蛋白由各自的基因编码,但是它们有相似的三维结构。α-微管蛋白和 β 微管

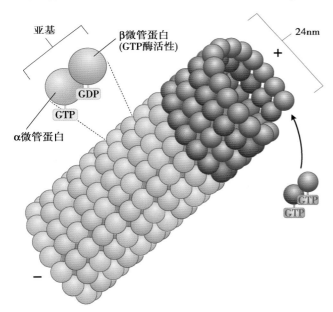

图 39-11　微管结构。微管是微管蛋白亚基聚合的中空圆柱状导管。每个微管蛋白亚基是由 α-微管蛋白(紫阴影)和 β-微管蛋白(蓝阴影)组成的异源二聚体。α-微管蛋白和 β-微管蛋白都与 GTP(紫色和蓝色的深阴影)结合;在微管蛋白亚基添加到微管末端后,β-微管蛋白将 GTP 还原成 GDP(紫色和蓝色的较亮阴影),微管是纵向生长和收缩的动态结构;圆柱状微管由 13 个亚基中心排列组成,直径为 24nm。注意,微管本身结构具有不对称性。微管的一端被 α-微管蛋白限定,其所代表的是(−)端(负端);相对的另一端被 β-微管蛋白限定,其所代表的是(+)端(正端)

蛋白都与 GTP 结合;而且,β 微管蛋白(不是 α 微管蛋白)能将 GTP 水解成 GDP。微管起源于一个重要的微管构成中心(中心体包括两个中心粒和相关的蛋白质)。在该中心 γ-微管蛋白(γ-tubulin)(一种与 α 微管蛋白和 β 微管蛋白同源的蛋白质)使微管蛋白聚合成核。新生的微管聚集成原丝,这些是由微管蛋白亚基形成的纵向聚合体。每一个原丝与两侧的原丝相互作用形成直径为 24nm 空核管。空核管由 13 个原丝同心地排列而成。因为微管蛋白是异源二聚体,这种微管具有内在的不对称性。微管靠中心体的一端以 α-微管蛋白为边缘,称为(−)端(负端),另一端以 β-微管蛋白为边缘,称为(+)端(正端)(图 39-11)。微管蛋白单元以不同的速度添加到(+)端和(−)端,通常(+)端增长(增加微管蛋白)的速度是(−)端的二倍。

微管蛋白不是静态结构,因此它具有动态不稳定的固有特性。微管蛋白异源二聚体依靠 GTP 与 α-微管蛋白和 β-微管蛋白亚基结合来增加微管极性。当微管形成后,微管蛋白异源二聚体的 β-微管蛋白将 GTP 水解成 GDP。这种不稳定性的确切机制还不清楚,但可能与侧丝间相互作用强度的下降和原丝由直线型微管转换成"曲线型"的趋势增强有关。

因此,微管的稳定性由微管聚合速率与 β-微管蛋白水解 GTP 速率的比率决定。如果微管聚合微管蛋白的速率比 β-微管蛋白水解 GTP 生成 GDP 更快,那么在稳定的状态下,微管的(+)端会出现一个 GTP 结合 β-微管蛋白帽。这个 GTP 帽提供微管结构的稳定性,允许微管进一步聚合。相反,如果微管蛋白聚合过程比 β-微管蛋白水解 GTP 生成 GDP 更慢,那么在稳定的状态下,微管的(+)端会富集 GTP 结合的 β-微管蛋白。该 GTP 结合的 β-微管蛋白构象不稳定,容易引起微管的迅速解聚。微管迅速积聚和解聚的能力具有许多很重要的生理学作用。药物通过阻止微管蛋白聚合成微管或稳定现存的微管(因而阻止微管的解聚)来干扰微管的功能。

微管在有丝分裂、胞内蛋白运输、囊泡运动和细胞结构与形状上都有重要的生理作用。有丝分裂在药理学上具有靶点的生理学作用;然而,干扰微管功能的其他生理学作用却又预示了许多的药物不良反应。

微管由中心体聚集成核,中心体由中心粒和其他相关蛋白质组成。在有丝分裂中,两个中心体在细胞相反的两端排成一行。微管在 M 期相当活跃,它们在 M 期增长和收缩的速率远远高于细胞周期的其他时期。这种在 M 期期间增加的动态不稳定性允许微管定位并附加到染色体上。微管源自与着丝点结合的每个中心体。着丝点是附加到中心体中心粒上的蛋白质。每个染色体的着丝点一旦与微管相连,那么微管结合的蛋白质作为发动机将着丝点结合的染色体在细胞的赤道位置(由两个染色体的中点确定)上排成一行。当每个染色体都排列在赤道上时,微管将会缩短,并将一个二倍体染色体分散至细胞的每一半。最后,胞质分裂(细胞质分裂)发生,两个子细胞形成。尽管在有丝分裂的调控中涉及大量的其他蛋白质,但是微管在此过程中发挥至关重要的作用。微管功能的扰乱使 M 期的细胞凝固,最终导致激活程序性细胞死亡(凋亡)。

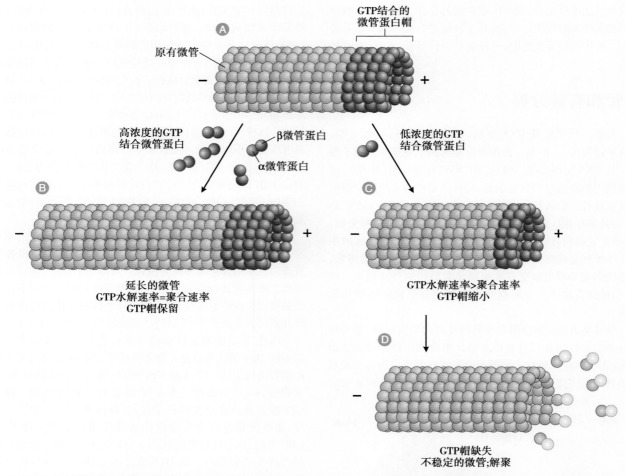

**图 39-12　微管的动态不稳定性。A.** 微管的前体以微管亚基为特征,主要是将β-微管蛋白上 GTP 水解成为 GDP(**浅紫色和浅蓝色**)。然而最近研究却表明当β-微管蛋白亚基结合在微管上后就不能水解 GTP(**深紫色和深蓝色**)。在微管的(+)端与 GTP 结合的微管蛋白亚基形成 GTP 微管蛋白亚基帽。**B.** 在高浓度无 GTP 结合的微管蛋白亚基出现位置,新的 GTP 结合微管蛋白亚基以相同或比β-微管蛋白水解 GTP 更快的速度整合到微管(+)端。维持 GTP 结合微管蛋白亚基帽有助于形成稳定的微管。**C.** 在低浓度无 GTP 结合的微管蛋白亚基出现位置,新的 GTP 结合微管蛋白亚基以比β-微管蛋白水解 GTP 更低的速度整合到微管(+)端。从而导致 GTP 结合微管蛋白亚基帽缩短。**D.** 缺少 GTP 亚基帽的微管是不稳定的,并且容易产生解聚

## 药理学分类和药物

传统的化学疗法使用的抗肿瘤药可以分成以下几大类。抗代谢药是通过抑制核苷酸合成和代谢相关的酶,或者作为类似物整合到 DNA 后,导致 DNA 链终止或链断裂的一类化合物。这些药物主要作用在细胞周期中细胞进行 DNA 复制的 S 期。另一广谱类抗肿瘤药物通过 DNA 结构修饰和产生 DNA 损伤而诱导细胞毒性,包括烷化药物、铂类化合物、博来霉素和拓扑异构酶抑制剂。这些药物在细胞周期的多个时期发挥作用。最后一类药物通过抑制微管积聚或解聚合作用,分裂有丝分裂的纺锤体和干扰有丝分裂。化疗药物主要分类及其特异性细胞周期和主要毒性见表 41-2(参见第 41 章)。

## 胸苷酸合成酶抑制剂

胸苷酸(dTMP)由 2'-脱氧尿苷酸(dUMP)通过甲基化作用合成,这个由胸苷酸合成酶催化的反应需要 MTHF 作为辅助因子(图 39-4)。5-氟尿嘧啶(5-fluorouracil,5-FU;图 39-13)主要通过干扰胸苷酸的生物合成来抑制 DNA 的合成。首先通过尿嘧啶转化成 dUMP 共同途径,将 5-FU 转化成 5-氟-2'-脱氧尿苷(FdUMP),然后 FdUMP 与 MTHF 一起,通过形成一种稳定、共价的酶-底物-辅助因子三元复合物来抑制胸苷酸合成酶。在一段足够长的时间内,被夺去 dTMP 的细胞经历了所谓的"缺胸腺嘧啶死亡"。5-FU 也能被代谢成氟尿苷三磷酸(FUTP),FUTP 能被掺入 mRNA 代替尿苷酸,从而干扰RNA 过程。无论是 FdUMP 对胸苷酸合成酶的抑制作用,还是 FUTP 干扰 RNA 过程,或者是两种机制的结合都可以解释5-FU 对细胞的毒性效应。然而,最近的证据表明某种 5-FU 同源物,抑制胸苷酸合成酶但不被掺入 RNA,表现出与 5-FU相似的抗肿瘤活性。这个发现指出了胸苷酸合成酶抑制剂的5-FU 作用的显性机制。

5-FU 作为一种抗肿瘤药物,主要用于治疗乳腺癌和胃肠道癌。5-FU 也已被用于皮肤恶化前的角化病和多发型表皮

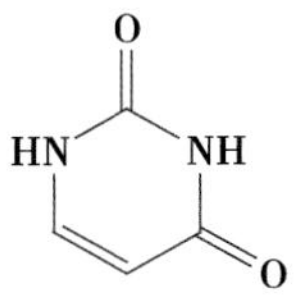

图 39-13　尿嘧啶和 5-氟尿嘧啶的结构。由图所示尿嘧啶和氟尿嘧啶的结构非常相似。尿嘧啶为一磷酸脱氧尿苷碱基,它是胸苷酸合酶内源性底物(见图 39-4)。5-氟尿嘧啶代谢形成 fdUMP,后者是一种不可逆的胸苷酸合酶抑制剂

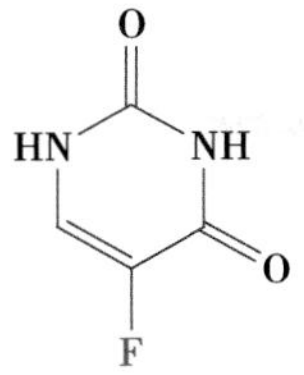

基底细胞癌的局部治疗。由于 5-FU 减少癌细胞胸苷酸的同时,也减少正常细胞的胸苷酸,因此这种药物有高毒性,应用时必须慎重。

卡培他滨是一种口服有效的 5-FU 前药,通过胃肠道黏膜吸收并通过三个连续的酶反应后转化成 5-FU。卡培他滨已批准用于治疗转移的结肠直肠癌和二线治疗转移的乳腺癌。临床试验表明口服卡培他滨与静脉注射 5-FU 效果相似。

5-FU 作用机制的阐明使 5-FU/亚叶酸(甲酰四氢叶酸)联合作为一线化疗药用于结肠直肠癌。因为 5-FU 抑制胸苷酸合成酶是通过形成一种包括酶(胸苷酸合成酶)、底物(5-FdUMP)和辅助因子 MTHF 在内的三元复合物来抑制胸苷酸合成酶。有人假想提高 MTHF 的水平将会增强 5-FU 的活性。临床试验证明了这个假想是正确的——应用联合疗法功效比单独使用 5-FU 的功效更强。这是一个应用机制方面的知识提高药物临床疗效的重要例子。

培美曲塞是一种与内源性叶酸酯和二氢叶酸还原酶(DHFR)抑制剂甲氨蝶呤(参见第 33 章)相似的叶酸酯类似物,通过减少叶酸酯内源载体以及通过细胞内的多聚谷酰胺合成酶聚谷氨酸化转运至细胞内。聚谷氨酸化的培美曲塞是胸苷酸合成酶有效的抑制剂和 DHFR 较弱的抑制剂;与 5-FU 相似,它的毒性效应很可能是由于"胸腺嘧啶缺陷"诱导细胞死亡[注意:5-FU 衍生物 5-FdUMP 通过与酶的 dUMP(底物)位点结合抑制胸苷酸合成酶,而培美曲塞是通过与酶的 MTHF(辅助因子)位点结合抑制胸苷酸合成酶]。培美曲塞被批准作为单一制剂用于二线治疗非小细胞肺癌,和与顺铂(见下文)合用治疗恶性胸膜间皮瘤。为了降低对正常细胞毒性作用,使用培美曲塞治疗的患者还需补充叶酸和维生素 $B_{12}$。

## 嘌呤代谢抑制剂

6-巯基嘌呤(6-mercaptopurine,6-MP)在组织中通过非酶转化成 6-MP 的前体药物硫唑嘌呤(azathioprine,AZA),是抑制嘌呤核苷酸之间相互转化的肌苷类似物(图 39-14)。

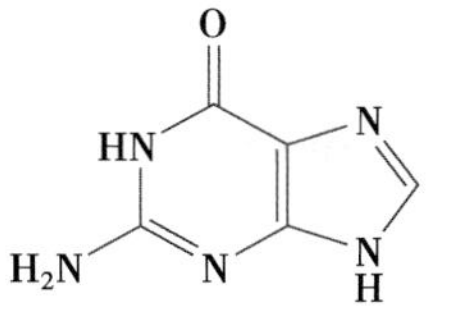

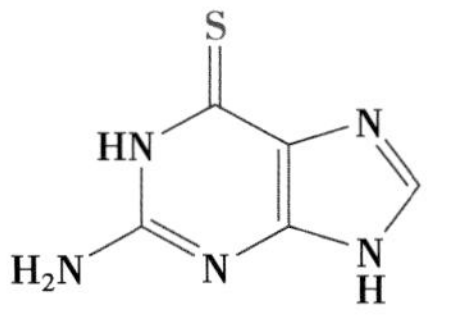

图 39-14　鸟嘌呤、硫鸟嘌呤、硫唑嘌呤、巯基嘌呤的结构。硫鸟嘌呤、硫唑嘌呤、巯基嘌呤都是嘌呤类似物。硫鸟嘌呤与鸟嘌呤类似,能够与内源性核苷酸并联被核糖基化和磷酸化。硫鸟嘌呤的核苷酸形式不可逆的抑制 IMPDH(见图 39-3),同时,与 DNA 结合,抑制 DNA 复制。硫唑嘌呤是 6-巯基嘌呤的前体药,硫唑嘌呤与巯基复合物在肝脏中(如谷胱甘肽)共同作用释放巯基嘌呤。巯基嘌呤、6-巯基嘌呤苷-5'-磷酸(T-IMP)的核苷酸形式抑制酶将 IMP 转化成 AMP 和 GMP(见图 39-3)。T-IMP 还能抑制嘌呤核苷酸合成的第一步关键反应

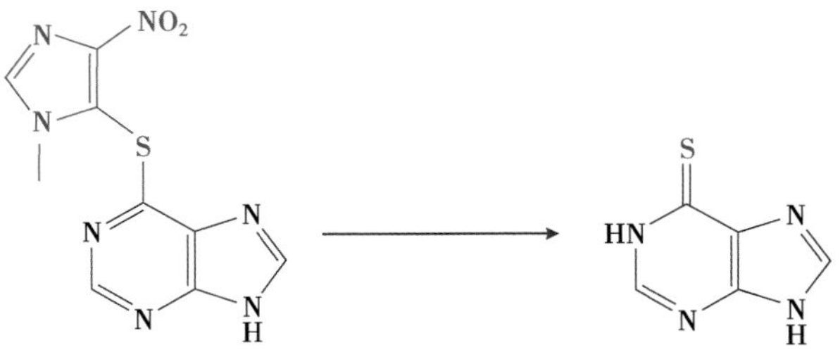

6-巯基嘌呤包含一个 S 原子取代嘌呤环上 C-6 位的酮基。进入细胞之后,巯基嘌呤被次黄嘌呤鸟嘌呤磷酸核糖基转移酶(hypoxanthine-guanine phosphoribosyl transferase,HGPRT,见第 49 章)转化成核苷酸形式 6-硫肌苷-5'-单磷酸(T-IMP)。T-IMP 被认为是通过几种作用机制共同抑制嘌呤核苷酸代谢。第一,T-IMP 抑制将 IMP 转化成 AMP 和 GMP 的酶,包括肌苷一磷酸脱氢酶(IMPDH)(图 39-3)。第二,T-IMP(与 AMP 和 GMP 一起)是合成磷酸核糖胺的酶的"反馈"抑制剂,即嘌呤核苷酸合成的第一步。这两种机制都会导致 AMP 和 GMP 在细胞水平上显著减少。AMP 和 GMP 是 DNA 合成、RNA 合成、能量贮存、细胞信号传递和其他功能的基本代谢产物。6-MP 可能通过尚未完全阐明的作用机制抑制 DNA 和 RNA 的合成。

6-MP 临床主要用于急性成淋巴细胞的非白血性白血病(ALL),特别用于延长期联合化疗法的维持期。6-MP 对于正常的淋巴细胞也有抵制作用,可用作免疫抑制剂。由于未知原因,前体药物 AZA 是比 6-MP 更优的免疫抑制剂,而且是该应用可选择的典型药物。AZA 在第 46 章"免疫抑制药理学"中详细讨论。

别嘌呤醇可增强 6-MP 的疗效和毒性。别嘌呤醇可抑制黄嘌呤氧化酶,因此可以防止 6-MP 氧化成其非活性代谢物

6-硫脲酸(事实上,别嘌呤醇是在黄嘌呤氧化酶抑制 6-MP 代谢研究中发现的)。别嘌呤醇和 6-MP 同时服用可将 6-MP 的剂量减少三分之二(尽管毒性也会相应的增加)。别嘌呤醇经常作为单一制剂防治高尿酸血症,原因可能是由于化疗药物破坏癌细胞所致(肿瘤溶解综合征)。别嘌呤醇在治疗痛风中的应用见第 49 章。

喷司他丁(图 39-15)是腺苷脱氨酶(adenosine deaminase, ADA)选择性抑制剂。该药是 ADA 催化反应的中间体结构类似物,且与该酶结合有高亲和力。ADA 的抑制作用可引起细胞内腺苷和 2'-脱氧腺苷水平的升高,增加的腺苷和 2'-脱氧腺苷对嘌呤核苷酸代谢有多重作用。值得注意的是,2'-脱氧腺苷不可逆地抑制 S-腺苷高半胱氨酸水解酶,结果使细胞内 S-腺苷高半胱氨酸增加,对淋巴细胞产生毒性。这个作用可解释喷司他丁抗一些白血病和淋巴瘤的作用。喷司他丁对毛细胞性白血病特别有效。

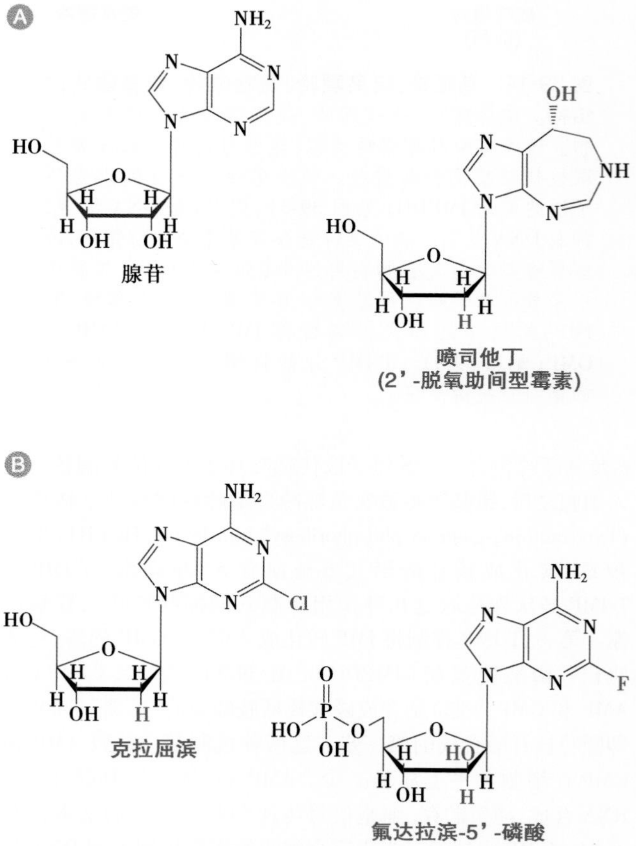

**图 39-15    腺苷、喷司他丁、克拉屈滨和氟达拉滨的结构。** A. 喷司他丁抑制腺苷脱氨酶(ADA),此酶能够将腺苷和 2'-脱氧腺苷分别转化为次黄苷和 2'-脱氧次黄苷,喷司他丁与 2'-脱氧腺苷有非常高的亲和力( $K_d$ $=2.5\times10^{-12}$ mol/L),因为在此酶的催化反应中 ADA 的结构与中间态(过渡态)相似。B. 克拉屈滨、氟达拉滨-5'-磷酸盐也是腺苷类似物。克拉屈滨是嘌呤氯化类似物,能够整合到 DNA 内引起 DNA 链的断裂。氟达拉滨磷酸盐是嘌呤氟化类似物,能够整合到 DNA 和 RNA 中,抑制 DNA 聚合酶和核糖核苷酸还原酶

## 核糖核苷酸还原酶抑制剂

羟基脲通过清除酶活性部位的酪氨酰基抑制核苷酸还原酶。如果缺少该自由基,核苷酸还原酶不能将核苷酸转化成脱氧核苷酸,从而抑制 DNA 合成。

羟基脲被批准用来治疗成人镰状红细胞病和某些肿瘤疾病。羟基脲治疗镰状红细胞病的作用机制可能与核苷酸还原酶的抑制作用有关,也可能无关。其中一种作用机制已表明羟基脲能增加胎儿血红蛋白(HbF)对碘氧基苯甲醚的表达,HbF 能抑制镰珠蛋白(HbS)的聚合,因此能减少缺氧状态下红细胞的镰状化。羟基脲能显著降低镰状红细胞病患者疼痛(血管闭塞)危象的发病率。羟基脲通过何种机制增加 HbF 产量仍然是未知的。羟基脲治疗镰刀形红细胞贫血症的作用在第 45 章中深入讨论。

羟基脲是目前治疗骨髓增殖性疾病应用最广泛的一个药物,如真性红细胞增多症、原发性血小板增多症,或者急性髓性白血病姑息性控制血细胞计数。在骨髓增殖性疾病中,羟基脲可被用作单一制剂或与其他药物合用抑制骨髓中骨髓细胞的过度增长。如果考虑到长期使用羟基脲可能会引起白血病,那么羟基脲对于这些适应证的应用应受到一定的限制;这就是某些抗肿瘤药物也能引发癌症的例子。

## 整合到 DNA 中的嘌呤和嘧啶类似物

许多抗代谢药物通过充当"卧底"核苷酸发挥其主要治疗作用。这些药物是核苷酸代谢不同途径的底物,包括核糖基化、核苷酸还原作用、核苷和核苷酸磷酸化作用。随后这些药物的糖-三磷酸形式可以整合到 DNA 中。一旦整合到 DNA,这些化合物就会破坏 DNA 的结构,导致 DNA 链终止、DNA 链断裂和抑制细胞生长。硫鸟嘌呤是鸟嘌呤的类似物,其中 S 原子取代了嘌呤环上 C-6 位的 O 原子的位置(图 39-14)。在巯基嘌呤存在的条件下,巯基嘌呤被 HGPRT 转化成其核苷酸形式 6-巯基鸟苷-5'-单磷酸(6-thioGMP)。与 T-IMP 不同,巯基嘌呤的核苷酸形式 6-thioGMP 是鸟苷酰激酶催化 GMP 转化成 GTP 的良好底物。通过这种机制,6-thio-GMP 被转化成 6-thioGTP,后者整合到 DNA 中。在 DNA 的结构中,6-thioGTP 扰乱 RNA 的转录和 DNA 的复制,导致细胞死亡。6-thioGMP 也不可逆地抑制 IMPDH,从而减少 GMP 的细胞池(图 39-3)。硫鸟嘌呤用来治疗急性粒细胞性白血病。硫鸟嘌呤的主要不良反应包括骨髓抑制和胃肠道损伤。

5'-磷酸氟达拉滨(图 39-15)是结构上与抗病毒药物阿糖腺苷(参见第 38 章)相近的氟化嘌呤核苷类似物。氟达拉滨以三磷酸形式整合到 DNA 和 RNA 中,导致 DNA 链终止。三磷酸氟达拉滨也抑制 DNA 聚合酶和核糖核苷酸还原酶,从而减少细胞内核苷酸和核酸的合成。在调节药物的细胞毒性时,这些作用的相对重要性仍然需要阐明。磷酸氟达拉滨用来治疗淋巴增生性障碍,特别是慢性淋巴细胞白血病(chronic lymphocytic leukemia,CLL)和轻度的 B-细胞淋巴瘤。

克拉屈滨是结构上与 5'-磷酸氟达拉滨相近的氯化嘌呤

核苷酸类似物(图 39-15)。磷酸克拉屈滨整合到 DNA 中，引起链断裂。克拉屈滨也能减少自发的嘌呤代谢产物 NAD 和 ATP 的细胞池。克拉屈滨经批准用来治疗毛细胞性白血病，并且已经实验式地用来治疗白血病和淋巴瘤。

阿糖胞苷(cytarabine，araC)可以代谢成 araCTP 的胞嘧类似物(图 39-16)。AraCTP 与 CTP 竞争 DNA 聚合酶，进而 araCTP 整合到 DNA 中，导致链终止和细胞死亡(图 39-4)。目前已经注意到阿糖胞苷和环磷酰胺之间的协同作用，推测原因可能是减少由阿糖胞苷对 DNA 聚合酶的抑制作用引起的 DNA 修复。阿糖胞苷主要用于减轻和维持急性粒细胞性白血病；当与蒽环类抗生素联合应用时，对于此种适应证特别有效(见下文)。

5-氮杂胞苷是一种胞嘧类似物，其三磷酸代谢物可以整合到 DNA 和 RNA 中(图 39-16)。一旦整合到 DNA 中，5-氮杂胞嘧啶核苷就会干扰嘧啶的甲基化作用，改变基因的表达并促进细胞的分化。5-氮杂胞嘧啶核苷及其 2' 脱氧衍生物地西他滨(5-氮杂-2'-脱氧胞嘧啶核苷)目前已被批准用来治疗脊髓发育不良性疾病。

吉西他滨是一种氟化的胞嘧类似物，其中在脱氧胞苷酸 2'-C 位置上的 H 原子被氟原子取代。吉西他滨的二磷酸形式抑制核糖核苷酸还原酶；吉西他滨的三磷酸形式被整合到 DNA 中，干扰 DNA 复制导致细胞死亡。吉西他滨在几种实体瘤中是有活性的，包括胰腺癌、乳腺癌、膀胱癌和非小细胞肺癌，同时还应用于血液恶性肿瘤化疗方案中，如霍奇金病。

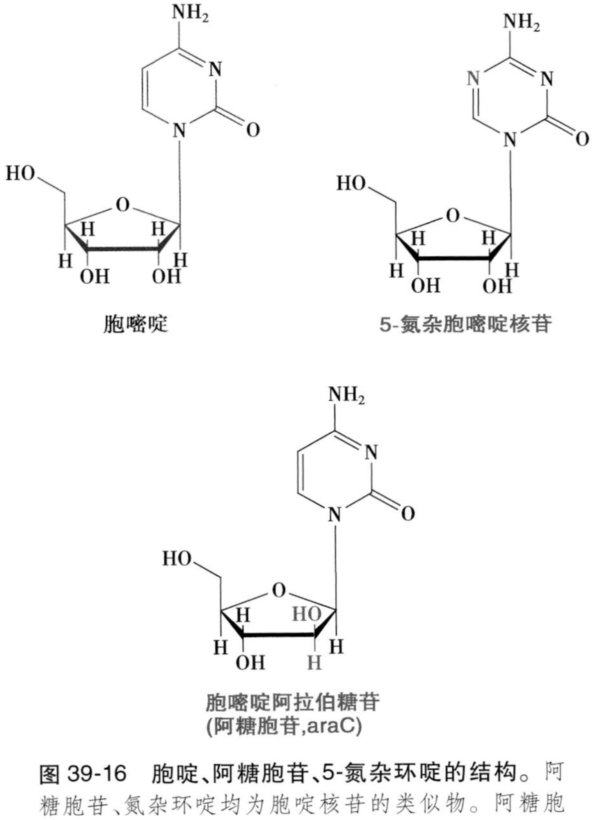

# 直接修饰 DNA 结构的药物

## 烷化剂

现代化学治疗的起源可以追溯到 19 世纪 40 年代，当时首次注意到高反应性的烷化剂可以减轻被认为是不治之症的恶性肿瘤。这些药物的临床应用受到氮芥研究的启发，后者是可致造血细胞显著抑制的军用毒剂的衍生物。研究发现氮芥对血液恶性肿瘤如白血病和淋巴瘤有治疗作用。此后不久，研究发现烷化剂对上皮细胞肿瘤、间充质细胞肿瘤、癌和肉瘤也有很明显的治疗作用；事实上，今天烷化剂通常被用来治疗所有这些疾病。

烷化剂-如环磷酰胺、苯达莫司汀、氮芥、美法仑、苯丁酸氮芥和噻替派是亲电子分子，攻击 DNA 分子的亲核位点，导致烷基基团与亲核位点共价连接。依靠特定的药物，烷基化可以发生在碱基、磷酸盐骨架或 DNA 相关蛋白质的氮原子或氧原子上。鸟嘌呤碱基的 N-7 和 O-6 原子对烷基化特别敏感。烷化剂有两个典型的离去基团(图 39-17)。该结构赋予烷化剂双烷基化(bis-alkylate，进行两次烷基化反应)能力，使它们既能够交联 DNA 分子和其自身，如连接两个鸟嘌呤残基，也能够交联 DNA 分子和蛋白质。双烷基化(交联)可能是致细胞毒的主要机制(图 39-18A)。鸟嘌呤残基的烷基化也能通过在烷基化鸟嘌呤和胸腺嘧啶之间异常的碱基配对，或者脱嘌呤作用(如鸟嘌呤残基切补)，导致鸟嘌呤咪唑环分裂(图 39-18B-D)。环裂使 DNA 的分子结构断裂；异常的 DNA 碱基配对引起错编和突变；脱嘌呤作用导致核糖-磷酸-DNA 主链断裂。重要的是，这些过程引起的突变可增加新发癌症的风险。

尽管所有的氮芥类药物相对来说都有活性，但是各个药物与亲核基团反应的速率不同；这对于它们的临床应用有非常重要的影响。高度不稳定的化合物如氮芥，不能通过口服

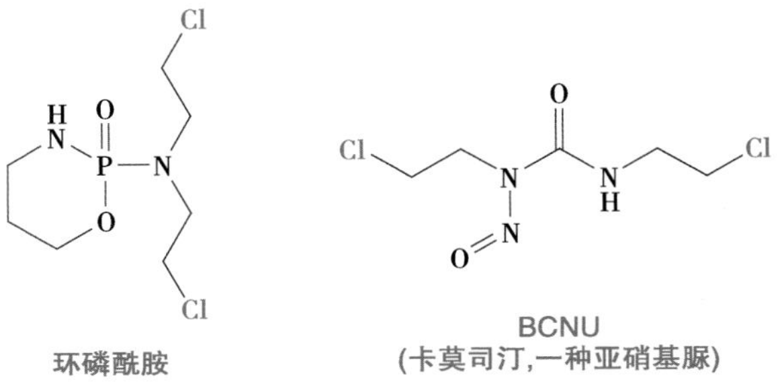

胞嘧啶　　5-氮杂胞嘧啶核苷

胞嘧啶阿拉伯糖苷
(阿糖胞苷，araC)

**图 39-16　胞嘧、阿糖胞苷、5-氮杂环啶的结构。**阿糖胞苷、氮杂环啶均为胞嘧核苷的类似物。阿糖胞苷分子上的核糖被阿拉伯糖取代(注意：手性羟基被蓝色突出显示)。由于被阿拉伯糖取代的 2'-脱氧核糖中断了链的延伸，整合到 DNA 中的三磷酸阿糖胞苷(araCTP)抑制核酸合成物。5-氮杂环啶的嘧啶环内含有叠氮基(蓝色)，该药整合到核酸内干扰胞嘧啶基甲基化

环磷酰胺　　　　　　BCNU
(卡莫司汀，一种亚硝基脲)

**图 39-17　环磷酰胺和双氯乙基亚硝基脲的结构。**环磷酰胺和双氯乙基亚硝基脲均有两个氯化的离去基团。这两种离去基团的存在使烷化剂双烷基化，从而交联成大分子，比如 DNA。交联 DNA 的能力是这些烷化剂破坏 DNA 的关键因素

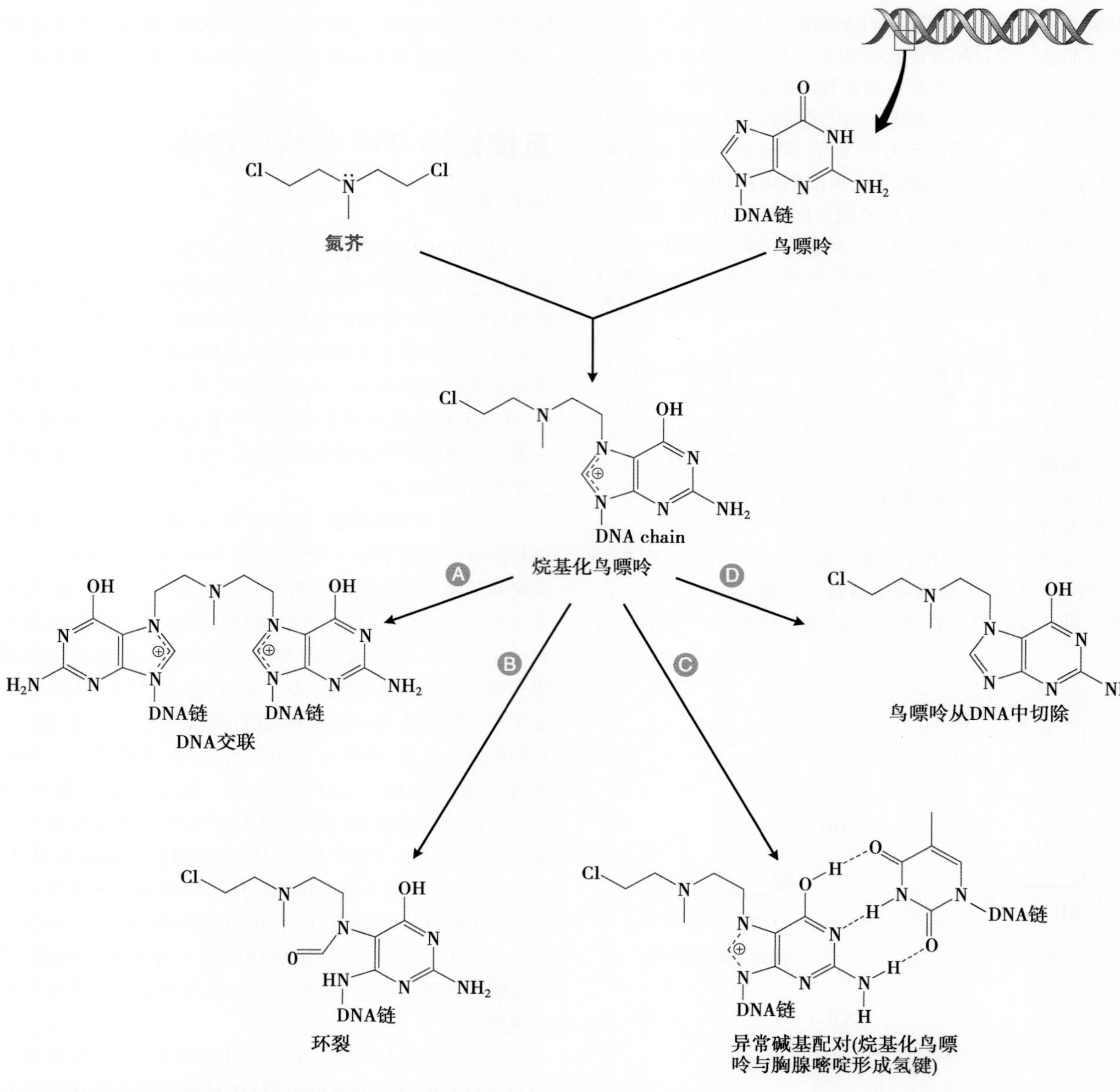

**图 39-18　鸟嘌呤烷基化的生化产物。** 以此处所述与氮芥反应为例,鸟嘌呤烷基化合物可以导致几类 DNA 损伤。氮芥中的氮原子与它自身的一个 β 碳进行亲核攻击,形成不稳定的具有高亲电子性过渡中间体(未标示)。鸟嘌呤中亲核性 N-7 与该不稳定的中间过渡体反应,形成一个烷基化的鸟嘌呤。该初始烷基化反应可以产生四种潜在产物,所有这些产物均可以导致 DNA 结构的破坏。A. 该烷基化过程是可以通过与第二个具有亲核基团作用的鸟嘌呤反应重复的。DNA 的这种交联结果揭示了烷化剂破坏 DNA 的主要作用机制。B. 咪唑环的断裂破坏了鸟嘌呤碱基的结构。C. 烷基化的鸟嘌呤通过氢键与胸腺嘧啶结合,而不是胞嘧啶,从而导致 DNA 突变。D. 烷基鸟嘌呤残基切补形成脱嘌呤 DNA 链

给药,因为这些药物对靶点分子的烷基化作用在数秒钟至数分钟内就完成了。由于这种高反应性,这些分子具有高腐蚀性(引起大水疱),一旦它们渗出到血管外,可能引起皮肤和软组织严重损伤。利用烷化剂的快速反应性,可以通过直接将药物注射到肿瘤部位进行开发。例如,噻替派可被滴入膀胱治疗浅表膀胱癌。与氮芥和噻替派相比,苯丁酸氮芥和美法仑的反应活性要小得多,可以口服给药。环磷酰胺是一个特别有效的药物,因为它是一个需要肝细胞色素 P450 系统激活的无活性前药;该药物既可以口服给药,也可以静脉给药

(图 39-19)。

亚硝基脲,如苯达莫司汀和 BCNU(卡莫司汀;图 39-17),作用于 DNA 的方式与环磷酰胺及其他烷化剂非常相似。和环磷酰胺一样,这些化合物需要生物活化。然而,亚硝基脲和大多数烷化剂不同的是还能同时将氨甲酰基团与其 DNA 相关靶点相连。氨甲酰基是否也对亚硝基脲的活性有重要影响尚不清楚。然而,在惰性 B 细胞非霍奇金淋巴瘤(NHL)时,无论这种作用机制如何,与传统基于环磷酰胺的治疗方案相比,苯达莫司汀联合利妥昔单抗(第 46 章)治疗方案的生存

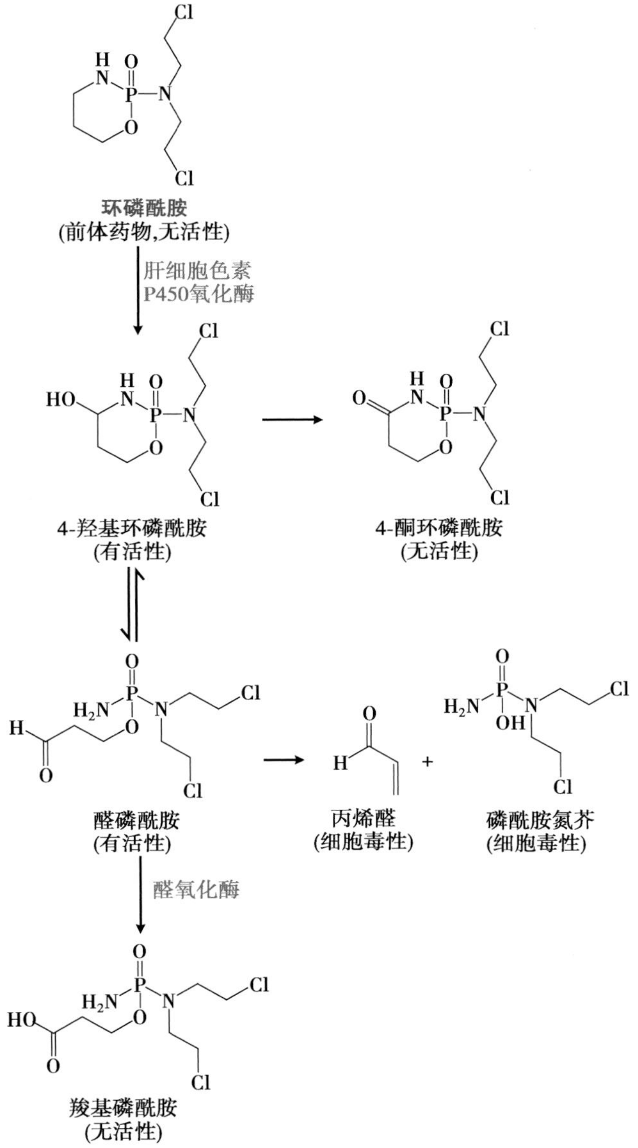

环磷酰胺
(前体药物,无活性)

↓ 肝细胞色素
P450氧化酶

4-羟基环磷酰胺
(有活性)　→　4-酮环磷酰胺
(无活性)

⇅

醛磷酰胺
(有活性)　→　丙烯醛
(细胞毒性)　+　磷酰胺氮芥
(细胞毒性)

↓ 醛氧化酶

羧基磷酰胺
(无活性)

**图 39-19　环磷酰胺的激活与代谢。** 环磷酰胺是一个前药,需要在肝脏中被 P450 酶氧化后才具有药理活性。羟基化可以使环磷酰胺转化成 4-羟基环磷酰胺,这种代谢产物进一步被氧化成 4-酮环磷酰胺;或环断裂成具有代谢活性的醛磷酰胺。醛磷酰胺可进一步被醛氧化酶氧化为没有活性的羧基磷酰胺或转化成高毒性代谢物丙烯醛和磷酰胺氮芥。丙烯醛在膀胱中的蓄积可以导致出血性膀胱炎;环磷酰胺与美司钠联合用药可以改善其不良反应,巯基化合物可以使丙烯醛钝化(未标示)

率更高。

　　某些烷化剂比其他药物优越是因为它们以特定的肿瘤细胞为靶点。例如,亚硝基脲治疗脑瘤有效,高脂溶性使其能够穿过血-脑脊液屏障。类似地,烷化抗生素丝裂霉素以含氧量低的肿瘤细胞为靶点,如在实体瘤中心细胞,由于这些细胞需要生物还原性激活,而其在低氧环境中更容易被激活。

　　还需提出的是作为临床用药的几种非典型的烷化剂。第一种是达卡巴嗪。它是一类合成化合物,作为潜在治疗霍奇金病的联合化疗法中的一个组分。达卡巴嗪在治疗黑素瘤和肉瘤上也有一定疗效。甲基苄肼是一种口服抗霍奇金病的活性药物。甲基苄肼的代谢产物以单胺氧化酶抑制剂的形式发挥功效,同时可能发生与活性相关的毒副作用,如酪胺高敏、高血压和口干。替莫唑胺是一种口服烷化剂,它是达卡巴嗪的一个咪唑四嗪衍生物。替莫唑胺广泛应用于治疗胶质瘤,特别是多形性胶质母细胞瘤,与放疗有协同作用,并且在治疗胶质母细胞瘤与放疗联合应用时能够增加存活。最后一种是治疗顽固性卵巢癌有效的六甲蜜胺。尽管它在结构上与三亚胺嗪类(如噻替派)烷化剂类似,但是该药物的作用机制是否与 DNA 烷基化有关仍有争议。

　　肿瘤细胞通过自然选择能对单一制剂产生耐药,也能对同一类其他药物产生交叉耐药。目前已有几种耐药机制被报道。高反应性药物能被细胞内的亲核物质如谷胱甘肽灭活。细胞可选择性地通过减少药物的摄取或加速 DNA 修复形成耐药。$O^6$-甲基鸟嘌呤-DNA 甲基转移酶($O^6$-methylguanine-DNA methyltransferase, MGMT)通过在 DNA 交联形成前将烷基转移到鸟嘌呤 $O^6$ 位置,来预防持续的 DNA 损伤。肿瘤细胞中该酶表达增加与烷化剂耐药有关。相反,MGMT 基因沉默则预示替莫唑胺治疗胶质母细胞瘤临床有效。

　　烷化剂的毒性具有剂量依赖性,并且可能出现严重的毒性。目前认为这些不良反应是由于对正常细胞的 DNA 损伤造成的。三类细胞最易受烷化剂的作用。首先,典型的毒性反应发生在快速增殖的组织中,如骨髓、胃肠道和生殖泌尿道的上皮组织和毛囊。可导致出现骨髓抑制、胃肠道不适和脱毛症(脱发)。第二,器官的特异毒性由该组织中 DNA 损伤修复途径的低活性所致。第三,组织可能由于毒性化合物的蓄积而优先受到影响;例如,丙烯醛(环磷酰胺的活性副产物或者其类似物异环磷酰胺)由于在膀胱中积聚和富集,可能导致出现出血性膀胱炎(图 39-19)。该毒性可以用含巯基的分子美司钠来处理;美司钠也能在尿液中富集从而使丙烯醛迅速失活。

　　免疫反应依赖于淋巴细胞的快速增殖;而免疫反应可使淋巴细胞特别容易遭受烷化剂的损伤。因此,除了抗癌活性外,烷化剂如环磷酰胺也具有免疫抑制作用。这种"毒性"已被应用到临床中:当其给药剂量低于抗肿瘤治疗所需的剂量时,烷化剂可用来治疗自身免疫疾病和器官排斥(第 46 章)。

　　限制毒性的一种方法就是开发出能优先在肿瘤细胞内部积聚的药物。这类药物的一个例子是美法仑或者苯丙氨酸氮芥:该药以黑素瘤细胞为靶标。黑素瘤细胞可为黑色素的生物合成积聚苯丙氨酸。另一个例子是雌莫司汀,其中氮芥成分与雌激素络合;该药以表达雌激素受体的乳腺癌细胞为靶点。值得注意的是,无论是美法仑还是雌莫司汀,虽然它们都有各自的临床应用范围,但是这些作用都不是预期的;其发挥作用的机制仍然很难解释。美法仑对骨髓瘤有活性,而雌莫司汀被用于治疗前列腺癌。

## 铂类化合物

顺铂在 1 970s 应用于临床后,将早前顽固性肿瘤如睾丸癌转变为可治的肿瘤。和烷化剂发现相似,顺铂的抗癌活性也是通过一个偶然的观察发现的。在研究电流对细菌的作用时,发现铂电极的一个产物能够抑制微生物 DNA 的合成。这个化合物经纯化后被证实为顺铂。它由一个铂原子和两个胺原子和氯原子以顺式构象结合。这个偶然的发现成就了顺铂的临床应用,它是目前治疗睾丸癌最有效的药物(见 J.L. 的病例)。作为一种抗癌药,顺铂在鸟嘌呤(N-7 和 O-6)、腺嘌呤(N-1 和 N-3)、胞嘧啶(N-3)中以亲核中心为靶点的作用方式与双烷化剂相似(例如烷化剂有两个离去基团)。

顺铂的顺式构象(图 39-20)使得药物在邻近的鸟嘌呤残基上形成链间交联,从而导致 DNA 损伤(图 39-21B)。这种结构特征对顺铂的活性至关重要;虽然反异构体有与 DNA 共价结合的能力,但是几乎没有抗肿瘤活性。肿瘤细胞通过增强 DNA 损伤修复能力、减少药物的摄入,或通过上调亲核物质的合成加速药物的失效(如谷胱甘肽),从而对顺铂产生耐药。

正如 J.L. 的病例所证实,顺铂治疗生殖泌尿的癌症是有效的,包括睾丸癌、膀胱癌和卵巢癌。顺铂和相关的卡铂(图 39-20)也位列抗癌最有效的药物中。与许多化疗药物一样,顺铂和卡铂治疗某些特定类型的肿瘤疗效优于其他类型的原理尚不清楚。

顺铂可静脉给药,但当其直接与肿瘤细胞接触时,仍然有疗效。典型例子就是治疗卵巢癌。卵巢癌可沿着腹膜腔内膜扩散。治疗卵巢癌时,可直接将顺铂注入腹膜腔中使药物在局部达到高浓度,从而降低全身的毒性。

J.L. 的肿瘤科医师在慎重考虑顺铂的毒性后确定了给药剂量和联合疗法的其他的药物。由于顺铂、博来霉素和依托泊苷的剂量限制性毒性互不相同,因此每种药物均可使用最大耐受量(第 41 章)。顺铂的剂量限制性毒性是肾毒性。如恶心和呕吐等胃肠道症状也很常见;值得注意的是长期呕吐引起的脱水会加剧顺铂导致的肾损伤,以及不可逆的肾衰竭。神经毒性主要表现为手足感觉异常,听力丧失也经常发

生。含有巯基的化合物,如氨磷汀,能在不减少抗肿瘤活性的同时改善顺铂的肾毒性。卡铂,引起更少毒性的顺铂类似物,在许多化疗方案中已经取代了顺铂。奥沙利铂,第三个铂类化合物,对结肠直肠癌有治疗作用。和顺铂一样,奥沙利铂能引起蓄积性神经毒性;奥沙利铂在低温时能加剧并诱发特异性急性神经毒性。

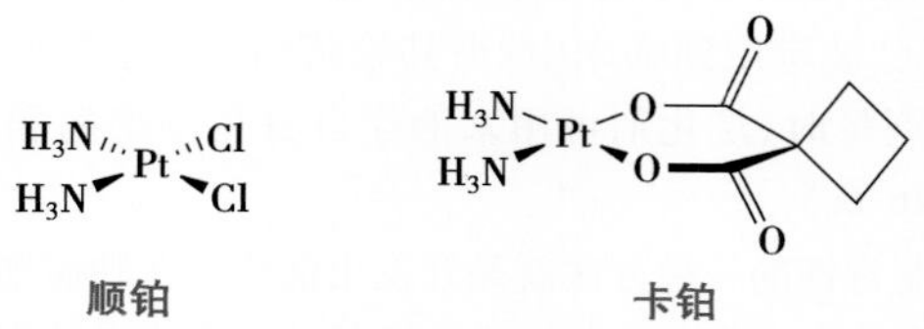

## 博来霉素

博来霉素类药物(bleomycins),由链霉菌属合成的天然糖肽类家族,有显著的细胞毒素活性。仅仅是侧链不同的几个糖肽类复合物已在临床得到应用(图 39-21A)。博来霉素与 DNA 及螯合的铁离子 II 结合,导致自由基形成,从而引起单链和双链 DNA 断裂。当和许多化疗药合用时,多药耐药机制(如加速药物从肿瘤细胞中的排出)能降低肿瘤细胞对博来霉素的敏感性。

在螯合的铁离子中,博来霉素形成一个亚铁血红素样环。螯合复合物从邻近的嘧啶残基的 4' 位置捕捉一个氢自由基(胸腺嘧啶或阿糖胞苷)。这个不稳定的中间体在氧存在的条件下,可在 DNA 一个或两个链上形成一个捕捉的嘧啶和一个游离的磷酸二酯(图 39-21A)。

与其他 DNA 损伤药相比,博来霉素引起的骨髓抑制毒性更低。但是由于它与氧反应,博来霉素引起的最常见问题以及剂量依赖性毒性是肺纤维化。博来霉素对肺功能的影响是蓄积且不可逆转的。因此,在联合疗法治疗睾丸癌和霍奇金病时,该药物被极大地限制使用。在 J.L. 的病例中,出于对肺毒性的考虑使他的主治医师在整个治疗过程中都严格监视他的肺功能,并且在每一次复诊中询问他是否感觉呼吸困难。如果出现肺功能恶化将需调整 J.L. 治疗方案。

# 拓扑异构酶抑制剂

一些化疗药物通过利用拓扑异构酶的天然核酸酶/连接酶功能损伤 DNA。其基本的生理学作用在第 34 章讨论。抗肿瘤药喜树碱,蒽环类抗生素,依托泊苷和安吖啶通过该途径发挥作用。这些化合物妨碍拓扑异构酶的正常功能,使细胞内拓扑异构酶参与到破坏 DNA 的过程中。

## 喜树碱

喜树碱是来源于喜树科植物生物碱提取物的半合成分子。喜树碱以拓扑异构酶 I (topoismerase I)为靶点,引起 DNA 链损伤。

拓扑异构酶 I 通过与 DNA 形成复合物和切割双链中的一条链来调节超螺旋(图 33-3)。喜树碱通过稳定上述被切割的 DNA 复合物和阻止拓扑异构酶 I 重接修复断裂链而发挥作用。然后其他的复制酶与喜树碱-DNA-拓扑异构酶复合物结合,将单链 DNA 损伤转化成双链断裂。而肿瘤细胞经常不能修复喜树碱造成的损伤。

两种喜树碱衍生物,伊立替康和拓扑替康都有临床疗效。

**图 39-20　顺铂和卡铂的结构。**顺铂和卡铂为铂配位复合物(Pt)。这些分子的顺式结构(即分子的同一侧有两个离去基团,不是对角)给它们提供与相同 DNA 链上邻近鸟嘌呤交联的能力(链间交联),极少数在 DNA 互补链上(链内交联)。反式构象类似化合物不能与邻近鸟嘌呤有效地交联

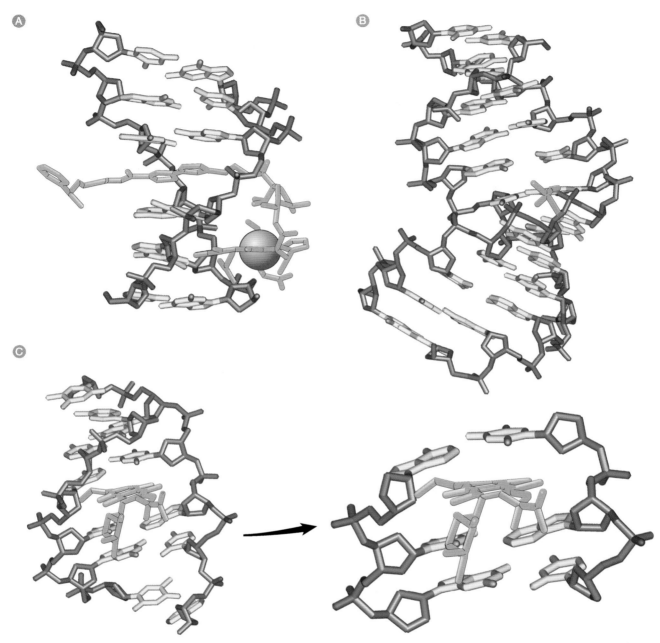

图 39-21　博来霉素，铂类化合物和蒽环类抗生素与 DNA 的相互作用。A. 博来霉素（黄色部分）与 DNA 双螺旋结合，因此使 DNA 中的核苷酸与复合在博来霉素上的铁离子Ⅱ（红色球）相结合。在分子氧存在下，铁-博来霉素复合物产生活性氧簇，通过自由基机制引起 DNA 单链和双链断裂。B. 铂类化合物（黄色部分）邻近的鸟嘌呤残基上的 N-原子交联形成 DNA 链间交联。C. 柔红霉素，一种蒽环类抗生素（黄色部分），嵌入 DNA 结构中（见右边的放大图），抑制Ⅱ型拓扑异构酶催化循环中的部分步骤——链横越和重接修复（图 34-4）。蒽环类抗生素可能也是通过自由基机制破坏 DNA

伊立替康最初被用于治疗晚期结肠癌，尽管它可能对于其他类型肿瘤也有疗效。伊立替康是一种水溶性的前药，可以被羧酸酯酶分解，从而释放出水溶性的代谢产物 SN-38。虽然 SN-38 抑制拓扑异构酶 I 的活性大概是伊立替康的 1 000 倍，但是它比伊立替康蛋白结合力更强、在体内的半衰期更短。因此，SN-38 对伊立替康抗癌作用的相对贡献大小是不明确

的。由于严重的胃肠道毒性可导致出现危及生命的腹泻，从而使伊立替康的使用受到限制。当与其他化疗药物一同应用时，伊立替康也可引起剂量依赖性的骨髓抑制。SN-38 由葡糖醛酸基转移酶（UGT）-A1 代谢，该酶异常的患者（如 Gilbert 综合征）对伊立替康的毒性高度易感，提示 SN-38 是伊立替康发挥作用的重要成分。

拓扑替康用于治疗转移性卵巢癌、小细胞肺癌和其他的肿瘤。值得一提的是，这个药物已经表现出对顺铂产生耐药的卵巢肿瘤有疗效。

## 蒽环类抗生素

蒽环类抗生素，为一类从真菌链霉菌属中分离出来的天然抗肿瘤抗生素，是目前临床最有效的细胞毒性肿瘤化疗药物之一。尽管目前认为有几种机制可能与它们的活性相关，但蒽环类抗生素损伤 DNA 的能力最有可能是由于它们嵌入到 DNA 中所致（图 39-21C）。这种嵌入过程可干扰拓扑异构酶 II 的作用，导致如链断裂等 DNA 损伤，并且最终导致细胞死亡（图 34-4）。

当与许多其他的抗肿瘤药合用时，蒽环类抗生素可产生骨髓抑制和脱毛症。蒽环类抗生素排泄代谢进入胆汁，对于肝功能不全的患者要降低给药剂量。这些药物是治疗各种恶性肿瘤，特别是血液系统肿瘤（如白血病和淋巴瘤）和乳腺肿瘤化疗方案的主要组成部分。

柔红霉素是一种蒽环类药物，常用于治疗急性髓系白血病和急性淋巴细胞白血病。这一类药物中最广为人知的药物是多柔比星（doxorubicin；又名羟基柔红霉素或阿霉素®，hydroxydaunorubicin 或 Adriamycin®）。虽然它比柔红霉素具有更高的胃肠毒性风险，并且和心力衰竭（heart failure）相关，但仍是治疗淋巴瘤和乳腺癌方案的关键组成部分。目前认为多比柔星能使心肌膜产生过多的自由基，因而破坏心脏细胞膜。心脏毒性与阿霉素血浆峰浓度及蓄积的量有关。同时服用右丙亚胺可降低心脏毒性。右丙亚胺通过与细胞内离子螯合和阻止离子介导的自由基产生来抑制自由基的形成。脂质体阿霉素（doxil®）是一种特殊的配方，通过增强药物进入细胞膜中的渗透性来抑制肿瘤。此外，脂质体阿霉素可以通过减少细胞膜的脂质过氧化作用和自由基形成抑制心脏毒性。

## 鬼臼毒素类

和蒽环类抗生素相似，鬼臼毒素类药物可能主要是通过抑制拓扑异构酶 II 介导的双链 DNA 断裂的重接修复来发挥作用（图 33-4）。抗肿瘤药物依托泊苷（VP-16）和替尼泊苷（VM-26），是一种从鬼臼属植物中分离出来的化合物的半合成衍生物。这些药物与拓扑异构酶 II 和 DNA 结合，在其断裂状态下捕捉复合物。肿瘤细胞经常通过增加对 P-糖蛋白的表达产生对依托泊苷耐药。正常情况下，这种蛋白质作为流出泵清除有毒性分子的细胞，如天然代谢的副产物，但是它也能在那些来自天然产物的化疗药物产生毒性效应之前清除它们。依托泊苷是有效的治疗睾丸癌、肺癌和白血病的药物，而依托泊苷和替尼泊苷都被用来治疗各种淋巴瘤。骨髓抑制是这两种鬼臼乙叉苷类临床应用的主要毒性不良反应。

将直接损伤 DNA 的药物如顺铂和博来霉素，与抑制拓扑异构酶 II 的药物联合使用，如依托泊苷，能产生强有力的协同抗癌活性。这种协同作用可能与在修复 DNA 损伤时拓扑异构酶的作用有关，也可能与为了诱导足够的 DNA 损伤而触发程序性细胞死亡的这些药物的结合能力有关。实际上，在许多成功的抗肿瘤方法中，这些药物都同时服用。正如 J. L. 的案例所证明，依托泊苷、博来霉素和顺铂的合并使用能治疗大多数的转移性睾丸癌。

## 安吖啶

安吖啶是另一种主要通过抑制拓扑异构酶 II 介导的双链 DNA 断裂的重接修复来发挥作用的化疗药物。这些化合物以 DNA 为靶点，通过嵌入碱基对中间、扭曲双链螺旋结构、产生 DNA-蛋白质交联和产生既有单链又有双链的 DNA 损伤等途径发挥作用。它的临床应用主要限制于治疗复发性白血病和卵巢癌。

# 微管抑制剂

微管的生理功能依赖于它的动态不稳定性。如果失去迅速改变长度的能力，微管除了给以静止细胞结构支持外几乎一无所用。尽管微管在细胞周期的许多方面都发挥重要作用，但是抑制微管功能的药物对 M 期细胞优先有毒性。长春花生物碱抑制微管聚合，而紫杉烷类抑制微管解聚合。其他的两个微管聚合抑制剂，灰黄霉素和秋水仙素，分别在第 36 章和第 49 章讨论。

## 微管聚合抑制剂：长春花生物碱

长春花生物碱长春碱和长春新碱最初是从长春花属植物中分离出来的天然产物。在与 GTP-结合域重叠段的分子上，长春花生物碱与 β-微管蛋白结合（图 39-22）。长春花生物碱在微管（+）端与 β-微管蛋白结合，抑制微管蛋白聚合，从而阻止微管延伸。因为微管必须不断地加入微管蛋白才能维持稳定性（例如，它们必须保留一个 GTP-结合微管蛋白帽），微管增加的抑制作用最后使得现存的微管解聚合（图 39-22）。

长春碱用于治疗特定的淋巴瘤，并且作为联合给药疗法（与博来霉素和顺铂一起）的一组分来治疗转移性睾丸癌。其药理学剂量可引起恶心和呕吐。骨髓抑制是长春碱的剂量限制性毒性。

长春新碱在治疗儿童白血病方面起到重要作用。它也作为治疗霍奇金病和一些非霍奇金淋巴瘤的化疗方案的一组分。长春新碱的药理学剂量可引起恶心和呕吐。长春新碱能引起某种骨髓抑制，但与长春碱不同等级。周围神经病变是长春新碱在限制剂量下的主要不良反应；这种毒性可能与从脊髓延伸到四肢末端的外周神经上的微管运输功能被抑制有关。

艾日布林是来源于一种 Halichondria 属软海绵类生物的天然产物衍生物。它与微管的（+）端结合，从而抑制微管的动力学，已于 2010 年批准用于治疗转移性乳腺癌。

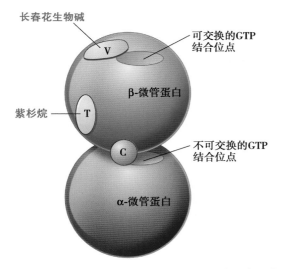

长春花生物碱

可交换的GTP
结合位点

β-微管蛋白

紫杉烷

不可交换的GTP
结合位点

α-微管蛋白

**图 39-22　微管抑制类药物的微管蛋白结合位点。** 微管蛋白异源二聚体是由 α-微管蛋白（紫色）和 β-微管蛋白（蓝色）组成的。α-微管蛋白和 β-微管蛋白都与 GTP 结合。与 α-微管蛋白结合的 GTP 不能水解；由于此原因，GTP 与 α-微管蛋白结合位点被认为是 GTP 不可更换位点。β-微管蛋白将 GTP 水解为 GDP；因此，β-微管蛋白和 GTP 的结合位点被认为是 GTP 可更换位点。这两类抗癌微管蛋白抑制剂结合于微管蛋白异源二聚体的不同位置。长春新碱，抑制微管蛋白聚合，结合于 β-微管蛋白位于 GTP 可更换结合位点附近（V）。长春新碱优先结合于微管蛋白的（+）端，于是抑制了新的微管蛋白亚单位添加到微管蛋白上。紫杉烷对微管蛋白聚合起到稳定作用，其结合于 β-微管蛋白（T）的不同位置。紫杉烷可能既使微管亚单位间的相互作用趋于稳定，也可使微管原丝的形状保持不变。秋水仙碱结合于 α-微管蛋白和 β-微管蛋白（C）的连接处。秋水仙碱不用于肿瘤的化疗，但用于治疗痛风（第 49 章）

## 微管解聚合抑制剂：紫杉烷类

紫杉烷类，包括紫杉醇、多西他赛和卡巴他赛，最初来源于西方紫杉水松树皮的天然产物。紫杉烷类在一个不同于长春花生物碱接合位点与 β-微管蛋白亚基结合（图 39-22）。研究已表明紫杉醇与微管的内部结合。和长春花生物碱不同，紫杉烷类可以促进微管聚合并抑制解聚合。聚合状态下微管的稳定作用可以阻止细胞的有丝分裂，并最终导致细胞凋亡。

对于紫杉烷类明显的微管稳定作用特性目前有两个主流假说。第一，紫杉烷类能加强微管原丝之间的侧向相互作用。增加的侧向相互作用能降低原丝从微管圆筒中"被剥离"的倾向。第二，紫杉烷类能将每个原丝拉直。当 β-微管蛋白将 GTP 水解成 GDP 时，原丝就有"卷曲"的趋势，从而在微管圆筒体上造成牵张过度。通过拉直原丝，紫杉烷类能够降低原丝从完整的微管体中被分离的趋势。在体内，这两种机制对于紫杉烷类介导的微管稳定性作用可能都很重要；也有可能存在替代机制。

紫杉醇作为抗肿瘤药物用于治疗许多实体肿瘤，特别是乳腺癌、卵巢癌和非小细胞肺癌。紫杉醇有许多重要的不良反应。紫杉醇通常会发生急性超敏反应，或更可能发生在溶剂型紫杉醇的介质上；在使用紫杉醇之前服用地塞米松（糖皮质激素受体激动剂）和组胺 H1 拮抗剂可以减少该反应。许多患者服用紫杉醇时患有肌痛和骨髓抑制，大剂量时还可导致肺毒性。周围神经病变，典型的表现为肢体末端的"袜套和手套"感觉障碍，可以限制药物的蓄积量，从而做到安全用药。

白蛋白结合型紫杉醇 Abraxane® 是一种白蛋白结合形式紫杉醇，微粒的平均直径为 130 纳米。白蛋白结合的紫杉醇纳米微粒不会引起超敏反应，不需要前驱给药法；与传统溶剂型紫杉醇相比，它引起的骨髓抑制更少。转移性乳腺癌的初步研究也表明这种紫杉醇的形式，与溶剂型紫杉醇相比可能有更强的抗肿瘤活性。Abraxane® 目前已批准用于治疗转移性乳腺癌，并正在进行抑制其他类型肿瘤活性的试验。

多西他赛是目前治疗乳腺癌、非小细胞肺癌和前列腺癌最常用的药物。和紫杉醇一样，多西他赛可以通过预先服用糖皮质激素减少其引起的急性超敏反应。多西他赛偶尔会出现药物特异性不良反应体液潴留，后者很有可能由毛细管渗透性增加引起。和紫杉醇不同的是，多西他赛不会频繁地引起神经病变。然而，多西他赛引起的骨髓抑制比较严重，通常需要限制剂量。卡巴他赛是最近批准用于治疗此前多西他赛治疗失败的激素难治性前列腺癌的第三个紫杉萜。同样，该药也会增加中性粒细胞减少症的发生。

## 结论与展望

在本章中讨论的抗肿瘤药物，通过阻止 DNA 复制，引起 DNA 损伤和干扰有丝分裂，发挥它们对基因的作用。由于许多正常细胞也和癌细胞一样经历细胞周期，这些药物与多种剂量依赖性毒性有关。此外，尽管癌症细胞对 DNA 损伤敏感，但是，在某些情况下，关键检查点蛋白质如 p53 的突变能阻止程序性细胞死亡，否则可被这些药物所诱导产生抗瘤效应。

目前正在开发以 DNA 损伤为靶点的特异性更强的新方法。缺乏 PARP1 的小鼠通过将单链断裂转化为双链断裂，然后通过 DSB 修复途径修复 DNA 的方法，能够克服单链断裂重接修复障碍。此外，用 PARP1 抑制剂培育的人正常细胞具备进行正常细胞分裂的能力，尽管这些细胞作为有缺陷的单链断裂修复序列，但没有表现出对 DNA 损伤更高的敏感性。相比之下，在 DSB 修复相关蛋白 BRCA1 或 BRCA2 缺陷的细胞，用 PARP1 抑制剂干预时可杀死这些细胞；与正常细胞相比，BRCA1− 或 BRCA2− 细胞对 PARP1 抑制剂的敏感性可达到正常细胞的 1 000 倍。BRCA1− 或 BRCA2− 细胞的高敏感性可能是由于单链断裂和 DSB 修复途径都有损伤，从而导致 DNA 损伤致命性的蓄积作用。基于这些发现，PARP1 抑制剂是目前认为代表治疗 BRCA 缺陷乳腺癌和卵巢癌有希望的新药，而且可能对治疗其他 DNA 损伤反应缺陷的肿瘤有疗效。在研的 PARP1 抑制剂奥拉帕尼总体效果好坏参半,但对 BRCA 突变的肿瘤可能有特殊的活性。

端粒酶在大多数癌细胞中表达并且对于其永生化至关重要,这个发现使这种酶成为未来癌症治疗的重要靶点。尽管端粒酶一定程度上在干细胞和正常周期中表达,但是大多数正常细胞缺少端粒酶表达。因此,永生化肿瘤细胞的这种特点使得端粒酶抑制剂具有令人满意的治疗指数。然而,有效的药物有待进一步开发,一个令人关注的问题是端粒长度缩短到对细胞存活至关重要的水平可能需要多次细胞分裂。另外,端粒酶抑制剂与传统细胞毒药物或者以新的分子为靶点的疗法联合使用可能会产生协同作用。这些策略,以及第 40 章"肿瘤药理学:信号传导"中所描述的策略,将有助于通过跳出一般的细胞毒性方法,将治疗重点放在促进肿瘤发生的分子异常上,从而推进癌症治疗。

（周伟勤 译 富炜琦 王守宝 审）

### ■ 推荐读物

Bishr M, Saad F. Overview of the latest treatments for castration-resistant prostate cancer. *Nat Rev Urol* 2013;10:522–528. (*Discusses recent advances in the treatment of prostate cancer, including a review of cabazitaxel.*)

Brody LC. Treating cancer by targeting a weakness. *N Engl J Med* 2005;353:949–950. (*Discusses advances in targeted cancer therapy.*)

Gazdar A. DNA repair and survival in lung cancer. *N Engl J Med* 2007;356:771–773. (*Discusses DNA repair pathway status in relationship to survival and chemotherapy responsiveness.*)

O'Sullivan Coyne G, Chen A, Kummar S. Delivering on the promise: poly ADP ribose polymerase inhibition as targeted anticancer therapy. *Curr Opin Oncol* 2015;27:475–481. (*Reviews the development and clinical activity of PARP inhibitors as anticancer drugs.*)

Peltomaki P. Role of DNA mismatch repair defects in the pathogenesis of human cancer. *J Clin Oncol* 2003;21:1174–1179. (*Reviews the pathophysiology of DNA repair mechanisms.*)

Van der Jagt R. Bendamustine for indolent non-Hodgkin lymphoma in the front-line or relapsed setting: a review of pharmacokinetics and clinical trial outcomes. *Exp Rev Hematol* 2013;6:525–537. (*Reviews the pharmacology of bendamustine.*)

**药物汇总表：第 39 章　肿瘤药理学：基因组的合成、稳定及维护**

| 药物 | 临床应用 | 严重和常见的不良反应 | 禁忌证 | 注意事项 |
|---|---|---|---|---|
| **胸苷酸合成酶抑制剂**<br>机制——抑制胸苷酸合成酶，从而降低细胞 tTMP 的有效度，导致"缺少胸腺嘧啶"的细胞的死亡 | | | | |
| 5-氟尿嘧啶（5-FU） | 乳腺癌<br>胃肠癌<br>皮肤癌（局部应用） | 心脏毒性，冠状动脉粥样硬化，血栓性静脉炎，胃肠炎，视力改变，骨髓抑制，胃肠道反应，免疫抑制，小脑综合征，视觉变化，泪腺系统狭窄，脱发，皮疹，光过敏，胃肠功能紊乱，口腔炎，头痛 | 对氟尿嘧啶或卡培他滨过敏，严重的骨髓抑制，营养状况不良，重度感染，双氢嘧啶丁脱氢酶缺乏，妊娠期 | 5-FU 是一种尿嘧啶类似物，经细胞内修饰后，通过与胸苷酸合成酶上的脱氧尿苷酸（底物）位点结合，抑制胸苷酸合成酶。除抑制胸苷酸合成酶外，5-FU 代谢产物三磷酸氟尿嘧啶（FUTP）插入到信使 RNA 后，5-FU 具有干扰蛋白质合成的作用。甲酰四氢叶酸常用于增强 5-FU 的疗效 |
| 卡培他滨 | 转移的结肠直肠癌<br>乳腺癌 | 同 5-氟尿嘧啶<br>此外：Stevens-Johnson 综合征，中毒性表皮坏死松解，高胆红素血症，水肿 | 对氟尿嘧啶或卡培他滨过敏，双氢嘧啶丁脱氢酶缺乏，严重肾损伤 | 相当于口服 5-FU 的前药 |
| 培美曲塞 | 非小细胞肺癌<br>恶性胸膜间皮瘤（与顺铂合用） | Stevens-Johnson 综合征，中毒性表皮坏死松解，胃肠道便阻，骨髓抑制，心绞痛，心肌梗死，脑卒中，血栓（性）静脉炎，肝损伤，皮肤大疱疹，恶心，呕吐，腹泻，口腔炎 | 对培美曲塞超敏，严重肾损伤 | 培美曲塞是一种叶酸盐类似物，经细胞内修饰后，通过与胸苷酸合成酶上的亚甲基四氢叶酸酯（辅助因子）位点结合，阻止胸核苷酸合成酶。同时服用叶酸和维生素 $B_{12}$ 可以降低血液和胃肠毒性 |
| **嘌呤代谢抑制剂**<br>机制——药物代谢产物抑制 IMPDH 和其他合成酶，从而干扰 AMP 和 GMP 合成 | | | | |
| 6-巯基嘌呤（6-MP）<br>硫唑嘌呤 | 6-巯基嘌呤：急性淋巴白血病；硫唑嘌呤：肾移植的免疫抑制、风湿性关节炎 | 胰腺炎，骨髓抑制，肝毒性，增加感染或恶性肿瘤的风险（共同的不良反应）；高尿酸血症（6-巯基嘌呤）；心包炎，白质脑病（硫唑嘌呤）；胃肠不适（共同的不良反应）；皮疹（6-巯基嘌呤） | 共同的禁忌证：妊娠期，对硫唑嘌呤或 6-巯基嘌呤过敏；硫唑嘌呤：先前接受受烷基化剂治疗相关的类风湿性关节炎 | 功效和毒性随着别嘌呤醇而增加。硫唑嘌呤是 6-巯基嘌呤的低毒性前药。硫唑嘌呤用于自身免疫病的免疫抑制 |
| 喷司他丁 | 多毛细胞白血病 | 低钠血症，骨髓抑制，肾功能衰竭，神经毒性，免疫高敏反应，皮疹，寒战，胃肠道不适，肌痛，乏力，上呼吸道感染，头痛，发热，疲劳（共同的不良反应） | 对喷司他丁超敏 | 选择性腺苷脱氢酶（ADA）抑制剂 |

| 药物 | 临床应用 | 严重和常见的不良反应 | 禁忌证 | 注意事项 |
|---|---|---|---|---|
| **核糖核苷还原酶抑制剂**<br>**机制——抑制核糖核苷核酸还原酶，该酶可使核糖核苷酸转化成脱氧核糖核苷酸** | | | | |
| 羟基脲 | 血液恶性肿瘤<br>头与颈部的肿瘤<br>宫颈癌<br>卵巢癌<br>非霍奇金氏淋巴瘤<br>镰刀形红细胞病 | 环孢病、皮瘤病，抑制骨髓，长期使用易患继发性白血病 | 对羟基脲超敏<br>严重的骨髓抑制 | 通过清除核糖核酸还原酶活性部位的一种必需的酪氨酸基来抑制核糖核酸还原酶<br>治疗镰刀形红细胞病时，通过增加 F 型血红蛋白发挥作用 |
| **整合到 DNA 中的嘌呤和嘧啶类似物**<br>**机制——药物整合到 DNA 和 RNA 中可抑制 DNA 聚合酶，从而引起细胞死亡** | | | | |
| 硫鸟嘌呤 | 急性髓细胞性白血病 | 骨髓抑制，高尿酸血症，肠穿孔，肝毒性，感染<br>胃肠不适，口腔炎 | 对硫鸟嘌呤或 6-巯基嘌呤耐药 | 鸟嘌呤类似物 |
| 氟达拉滨 5'-磷酸盐 | B 细胞慢性淋巴细胞白血病 | 自身免疫溶血性贫血，骨髓抑制，神经毒性，白质发育不全，肺毒性，移植物抗宿主病，肿瘤溶解综合征，胃肠不适，乏力，皮肤感觉异常，疲劳，感染，寒战 | 对氟达拉滨超敏 | 嘌呤核苷酸类似物 |
| 克拉屈滨 | 多毛细胞性白血病 | Stevens-Johnson 综合征、中毒性表皮死死松解、发热性中性粒细胞减少症、骨髓抑制、神经毒性、感染、皮疹、感染部位反应、恶心、头痛、疲劳 | 对克拉屈滨有超敏 | 腺苷类似物 |
| 阿糖胞苷（araC） | 急性淋巴细胞白血病<br>急性髓细胞白血病<br>慢性髓细胞白血病<br>脑膜白血病 | 骨髓抑制，神经病变，肾脏疾病，感染，血栓性静脉炎，皮疹，高尿酸血症，胃肠功能紊乱，口腔溃疡或肛门溃疡 | 对阿糖胞苷超敏 | 胞嘧啶类似物 |
| 5-氮胞苷 地西他滨 | 骨髓增生异常综合征 | 骨髓抑制（共同的不良反应）；肾衰竭（5-氮胞苷）；心房颤动、心衰、Sweet 综合征、感染、颅内出血、胸腔积液、肺水肿（地西他滨）；外周性水肿、皮疹、胃肠不适、电解质紊乱、失眠、关节痛、乏力、头晕、头疼、寒战、疲乏、嗜睡、咳嗽、感染 | 对 5-氮胞苷或者地西他滨超敏 | 胞嘧啶类似物 |

续表

| 药物 | 临床应用 | 严重和常见的不良反应 | 禁忌证 | 注意事项 |
|---|---|---|---|---|
| 吉西他滨 | 胰腺癌<br>非小细胞肺癌<br>乳腺癌<br>卵巢癌 | 毛细血管渗漏综合征、大疱疹、骨髓抑制、发热性中性粒细胞减少症、肺毒性、肝毒性、白质脑病、溶血尿毒症综合征、肾衰、感染、水肿、皮疹、脱发、胃肠不适、高血糖、口腔炎、低镁血症、感觉错乱、发热 | 对吉西他滨超敏、妊娠期 | 胞嘧啶类似物 |

**直接修饰 DNA 结构的药物：烷化剂**
机制——和 DNA 共价结合，通常与 DNA 或相关的蛋白质交联

| 药物 | 临床应用 | 严重和常见的不良反应 | 禁忌证 | 注意事项 |
|---|---|---|---|---|
| 环磷酰胺 | 自身免疫疾病、白血病和淋巴瘤、晚期蕈样肉芽肿、神经母细胞瘤、卵巢癌、视网膜母细胞瘤、乳腺癌、恶性组织细胞增多症、多发性骨髓瘤 | 心脏毒性、中毒性表皮坏死松解、Stevens-Johnson 综合征、骨髓抑制、出血性膀胱炎、无精子症、少精症、间质性肺炎、重症多形红斑、感染、恶性肿瘤风险升高、脱发、皮疹、胃肠不适、白细胞减少、闭经 | 对环磷酰胺超敏、尿路硬阻 | 丙烯醛，环磷酰胺的代谢产物，可引起出血膀胱炎；与美司钠同服可以预防该不良反应 |
| 苯达莫司汀<br>氮芥<br>苯丙氨酸氮芥<br>苯丁酸氮芥<br>丝裂霉素<br>噻替派<br>卡莫司汀<br>达卡巴嗪<br>甲基苄肼<br>替莫唑胺<br>六甲密胺<br>异环磷酰胺 | 苯达莫司汀：惰性淋巴瘤、慢性淋巴细胞白血病；氮芥：白血病和霍奇金氏病、淋巴瘤、真性红细胞增多症、支气管鳞状细胞癌、卵巢癌；氨酸氮芥：多发性骨髓瘤、前列腺癌；丁酸氮芥：白血病、淋巴瘤、真菌病；丝裂霉素：胃腺癌、胰腺癌、乳腺癌、膀胱癌、卵巢癌、卡莫司汀：脑肿瘤、胶质瘤、多发性骨髓瘤、霍奇金氏病、甲基苄肼：霍奇金氏病、间变性星形细胞瘤和多形性胶质母细胞瘤、六甲密胺：卵巢癌、异环磷酰胺：生殖细胞睾丸癌 | 同环磷酰胺 | 共同的禁忌证：对此类药物超敏；已知现有的传染病；氮芥：活动期血栓性静脉炎或凝血性障碍；丝裂霉素：凝血功能障碍，妊娠期；噻替派：肝、肾或骨髓功能障碍；甲基苄肼：严重的骨髓功能抑制；六甲密胺：异环磷酰胺：尿路硬阻 | 与传统的环磷酰胺治疗方案相比，未达莫司汀联合利妥昔单抗治疗惰性 B 细胞淋巴瘤的生存率显著提高。噻替派直接作用膀胱滴注；卡莫司汀是一个亚硝基脲化合物，可将氨基甲酰基连接到靶蛋白上；异环磷酰胺和美司钠通常合用 |

续表

| 药物 | 临床应用 | 严重和常见的不良反应 | 禁忌证 | 注意事项 |
|---|---|---|---|---|
| **直接修饰 DNA 结构的药物：铂类化合物**<br>**机制——与鸟嘌呤碱基链间交联** | | | | |
| 顺铂<br>卡铂 | 生殖泌尿系肿瘤<br>肺癌 | 骨髓抑制（共同的不良反应）；神经毒性，白质脑病，周围神经病变，耳毒性，肾毒性（顺铂）；视觉错乱（卡铂）；脱发，电解质失衡，胃肠不适，肝功能异常（卡铂） | 共同的禁忌证：对顺铂或卡铂超敏，严重的骨髓抑制；顺铂：肾和听力障碍；卡铂：明显的出血 | 顺铂可直接入腹部治疗卵巢癌<br>同时服用顺铂和阿米斯丁可以减轻肾毒性 |
| 奥沙利铂 | 结肠直肠癌 | 代谢性酸中毒，神经毒性，咽喉部感觉障碍，骨髓抑制，结肠炎，肠梗阻，胰腺炎，肝功能不全，短暂视力丧失，听力丧失，溶血性尿毒症综合征，间质性肾炎，肺纤维化，血管水肿，胃肠道紊乱，肝功能异常，背痛，感觉异常，咳嗽，发热，疲劳 | 对奥沙利铂超敏 | 低温可加剧急性神经毒性 |
| **直接修饰 DNA 结构的药物：博来霉素**<br>**机制——与氧和螯合铁离子于 II 结合；通过中间氧化产物和 DNA 结合并导致链断裂** | | | | |
| 博来霉素 | 睾丸癌<br>霍奇金氏病<br>非霍奇金氏淋巴瘤<br>扁平细胞癌 | 肺纤维化，血管病变，心肌梗死，脑卒中，雷诺氏症，坏疽，脑水肿，肝毒性，肾毒性，肺纤维化，角化过度，色素沉着，口炎，发热 | 对博来霉素超敏反应 | 对肺功能的影响受剂量限制并且不可逆性 |
| **拓扑异构酶抑制剂**<br>**机制——抑制拓扑异构酶 I 或拓扑异构酶 II，导致 DNA 链断裂** | | | | |
| 伊立替康<br>拓扑替康 | 伊立替康：结肠直肠癌<br>拓扑替康：小细胞肺癌，宫颈癌，卵巢癌 | 危及生命的腹泻，胃肠穿孔，骨髓抑制，发热性中性粒细胞减少症，间质性肺病，脱发，体重减轻，胃肠不适，嗜酸性粒细胞增多症，胆红素升高，乏力，头晕，头痛，咳嗽，感染 | 共同的禁忌证：对伊立替康超敏，拓扑替康或拓扑替康超敏，先前存在的严重的骨髓抑制 | 伊立替康和拓扑替康是一种醋酸喜树碱，能够抑制拓扑异构酶 I<br>拓扑替康对细胞周期 S 期细胞有特异性 |
| 多柔比星<br>柔红霉素<br>表柔比星 | 多柔比星和柔红霉素：白血病、淋巴瘤；多柔比星和表柔比星：乳腺癌；多柔比星：艾滋病相关卡波西肉瘤，卵巢癌，甲状腺癌，胃肠道癌，肾母细胞瘤，骨肉瘤，非小细胞和小细胞肺癌 | 心衰（尤其是多柔比星），骨髓抑制，严重的粒细胞减少症（共同的不良反应）；肝功能不全，放射性肺炎，肿瘤溶解综合征（柔红霉素）；脓毒血症（柔比星）；脱发，胃肠功能紊乱（共同的不良反应）；皮疹，嗜睡，结膜炎，角膜炎（表柔比星） | 共同的禁忌证：对多柔比星，柔红霉素或表柔比星超敏，先前存在的心力衰竭；多柔比星和表柔比星：严重的骨髓抑制；多柔比星：严重的肝功能异常；表柔比星：蒽环类药物先前累积最大剂量 | 多柔比星，柔红霉素和表柔比星是蒽环类抗生素，能够抑制拓扑异构酶 II 在胆汁中的分泌（对有肝功能异常的患者应降低剂量）对细胞周期 G2 期细胞有特异性<br>脂质体多柔比星可提高药物在肿瘤的释放率，降低心脏毒性 |

续表

| 药物 | 临床应用 | 严重和常见的不良反应 | 禁忌证 | 注意事项 |
|---|---|---|---|---|
| 依托泊苷 替尼泊苷 | 依托泊苷:睾丸和肺癌、肺小细胞癌; 替尼泊苷:急性淋巴细胞白血病 | 同多柔比星 | 对依托泊苷或替尼泊苷超敏 | 依托泊苷或替尼泊苷为鬼白乙叉甙类化合物，能够抑制拓扑异构酶 II 对细胞周期 S 和 G2 期细胞有特异性 |
| 安吖啶 | 复发性白血病，卵巢癌 | 包括 QT 段延长的心电图改变、麻痹性肠梗阻、骨髓抑制、抽搐、无精子症、肝毒性、脱发、胃肠功能紊乱 | 对安吖啶超敏 | 抑制拓扑异构酶 II |
| **抑制微管聚合的药物** 机制——与微管亚基结合抑制微管聚合 | | | | |
| 长春碱 | 转移性睾丸癌 淋巴瘤 艾滋病相关的卡波西肉瘤 乳腺癌 绒毛膜癌 恶性组织细胞病 类真菌病 | 骨髓抑制、脑卒中、神经毒性、急性呼吸窘迫综合征、高血压、脱发、骨疼、胃肠不适 | 细菌感染 严重的粒细胞缺乏 | 剂量限制性骨髓抑制 |
| 长春新碱 | 白血病 霍奇金氏病 非霍奇金氏淋巴瘤 套细胞淋巴瘤 横纹肌肉瘤 肾母细胞瘤 类真菌病 | 抗利尿激素分泌异常综合征(SI-ADH)、神经毒性、麻痹、声带麻痹、视力丧失、耳毒性、胃肠道紊乱 | 对长春新碱超敏 夏-马-图三氏综合征:进行性神经性肌萎缩 鞘内注射 | 剂量限制性外周神经病 |
| 艾日布林 | 至少接受过 2 种化疗方案(含一种蒽环类和一种紫杉类化疗药物)的转移性乳腺癌患者 | 骨髓抑制、周围神经病、QT 间期延长、脱发、胃肠道功能异常、肝功能异常、肌痛、乏力、头痛、疲劳、发热 | 先天性 Q-T 间期延长综合征 | 剂量限制性外周神经病和骨髓抑制 |

续表

| 药物 | 临床应用 | 严重和常见的不良反应 | 禁忌证 | 注意事项 |
|---|---|---|---|---|
| **抑制微管解聚的药物**<br>**机制——与聚合微管结合并抑制微管解聚** | | | | |
| 紫杉醇<br>Abraxane®<br>（白蛋白结合型紫杉醇） | 共同的适应证：乳腺癌、非小细胞肺癌；紫杉醇：艾滋病相关的卡波西肉瘤；Abraxane®：胰腺癌 | 心搏骤停、脑卒中、骨髓抑制、肺毒性、气胸、肺栓塞、严重超敏反应、中性粒细胞减少性败血症、周围神经病变、声带麻痹、水肿、脱发、皮疹、胃肠不适、肝功能异常、关节痛、肌痛、视力障碍、疲劳、感染 | 对紫杉醇或 Abraxane® 超敏、重度中性粒细胞减少症 | 剂量限制性外周神经病 |
| 多烯紫杉醇<br>卡巴他赛 | 共同的适应证：前列腺癌、多烯紫杉醇：乳腺癌、头颈部癌、胃癌、非小细胞肺癌 | 骨髓抑制、肾衰竭、结肠炎（共同的副作用）；Stevens-Johnson 综合征、中毒性表皮坏死松解、间质性肺炎、肺栓塞（多烯紫杉醇）；胃肠梗阻（卡巴他赛）；脱发、胃肠不适、乏力、周围神经病变、感染（共同的副作用）；水肿、皮疹、口炎、肝功能异常、闭经（多烯紫杉醇）；血尿、咳嗽、疲劳（卡巴他赛） | 对多烯紫杉醇或卡巴他赛超敏、重度中性粒细胞减少症 | 剂量限制性骨髓抑制 |

# 第40章

# 肿瘤药理学：信号传导

David A. Barbie and David A. Frank

## 概述

　　传统的抗肿瘤药物疗法主要采用针对 DNA 复制和细胞分裂的药物。这些药物在一定程度上具有选择性，因为肿瘤细胞具有更高的生长比率，并且在某些情况下对 DNA 损伤比正常细胞更为敏感。但由于这些药物对正常干细胞的毒性以及对血液和胃肠道的副作用，使得其治疗窗都较窄。近几十年来肿瘤生物学研究的飞速发展以及多个癌基因和抑癌基因的确认，使以调控肿瘤细胞异常增生的特异性分子通路作为靶点进行药物研发成为可能。选择性雌激素受体调节他莫昔芬（tamoxifen）是早期发现的该类药物之一（见第 30 章）。他莫昔芬仍然是治疗激素受体阳性乳腺癌最有效的药物之一，其不良反应相对较轻。近年来，甲磺酸伊马替尼（imatinib mesylate）在慢性粒细胞性白血病治疗中的巨大成功说明，在某些情况下，肿瘤细胞存活依靠 BCR-Abl 等癌基因。和他莫昔芬一样，伊马替尼现在仍被广泛使用。本章将以靶向肿瘤治疗的基本原则和药物为重点，详细讨论其最新进展以及未来的发展方向。

## 细胞间和细胞内信号传导的生物化学

### 生长因子和生长因子受体

　　细胞外信号通过生长因子与特定细胞表面受体的相互作调节细胞生长和增殖。典型生长因子受体结构包含细胞外配体结合区、疏水跨膜区和具有内在酪氨酸激酶活性，或者与胞内的酪氨酸激酶偶联（图 40-1）。通常与生长因子结合会使受体形成寡聚体，受体胞内区构型改变，激活酪氨酸激酶。细胞内目标分子随即磷酸化，传递最终调节细胞周期和细胞增殖的信号。

　　表皮生长因子受体（epidermal growth factor receptor，EGFR）是受体型酪氨酸激酶之一，具有内在的酪氨酸激酶活性。EGFR 属于 ErbB 蛋白家庭的成员，这一家族还包括 EGFR（ErbBl）、HER-2/neu（ErbB2）、ErbB3 和 ErbB4。内皮生长因

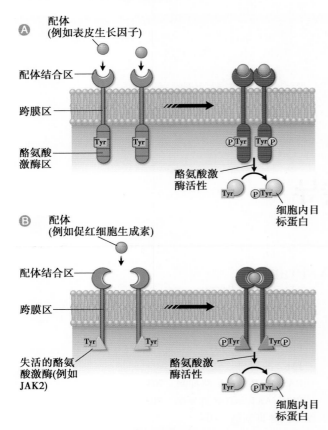

**图 40-1　生长因子受体的结构和功能。** A. 以表皮生长因子受体为典型的生长因子受体（例如 EGF），由细胞外配体结合区、疏水跨膜区和具有内在酪氨酸激酶活性的胞内区构成。与配体结合后，受体发生同源二聚化（或者与同家族的其他蛋白异源二聚化），激活酪氨酸激酶活性，使受体酪氨酸（Tyr）位点发生自磷酸化，同时使细胞内目标蛋白磷酸化。B. 以 I 型细胞因子受体[例如促红细胞生成素（EPO）受体]为典型的生长因子受体缺乏内在酪氨酸激酶活性。这些受体与细胞内酪氨酸激酶（例如 JAK2）作用。配体诱导受体形成二聚体，激活相关的激酶酪氨酸残基发生自磷酸化，募集细胞内的目标蛋白质并使其磷酸化

子（EGF）或转换生长因子（TGF-α）与 EGFR 结合使受体形成同源二聚体传递生长信号。另外，该家族成员之间也能形成异源二聚体，产生更加多样化的信号传递。ErhB 受体在上皮细胞表达，通常在多种肿瘤组织中激活或者过表达（例如非小细胞肺癌中的 EGFR 和乳腺癌中的 HER-2/neu）。

## ■ 病　　例

MW 是一名 65 岁的女性，患有转移性非小细胞肺癌。患者不吸烟，原发肿瘤为具有细支气管肺泡特征的腺癌。她的肿瘤医生考虑采用顺铂（carboplatin）和培美曲塞（pemetrexed）进行治疗，但同时对她的肿瘤进行 EGFR 基因和 ALK、ROS1 和 RET 基因重排检测。结果表明她的肿瘤在 EFGR 激酶区密码子 858 处具有激活突变，导致精氨酸被替换为亮氨酸（L858R）。因此 MW 开始口服表皮生长因子（EGFR）抑制

剂埃罗替尼（erlotinib）进行治疗。除皮疹和呕吐外，她对药物耐受性良好。两个月后 CT 扫描提示其肿瘤负荷明显减轻，而六个月后已经没有肿瘤存在了。不幸的是，MW 肿瘤不久后复发了。活组织检查表明肿瘤有 MET 受体型酪氨酸激酶的过表达。她决定参加 MET 抑制剂的临床试验治疗复发的非小细胞肺癌。

## 思　考　题

□ 1. EGFR 传导的信号是如何促进细胞生长存活的？

□ 2. 埃罗替尼抑制 EGFR 和肿瘤细胞生长的机制是什么？

□ 3. 为什么尽管在埃罗替尼治疗下，MET 过表达仍然会导致肿瘤复发？

□ 4. EGFR 酪氨酸激酶抑制剂最常见的耐药机制是什么？要如何克服？

其他受体酪氨酸激酶包括血小板衍生生长因子受体（platelet derived growth factor receptor，PDGFR）、成纤维细胞生长因子受体（fi broblast growth factor receptor，FGFR）、胰岛素样生长因子 1 受体（insulin-like growth factor receptor 1，IGF1R）、C-KIT、FMS 样赖氨酸激酶（FMS-like tyrosine kinase，FLT-3）、间变性淋巴瘤激酶（anaplastic lymphoma kinase，ALK）、ROS1、RET 和 MET。这些受体传导的信号刺激某些造血和骨髓间质组织的生长，因此其功能失调常见于某些骨髓增生性紊乱、白血病、肉瘤和内皮肿瘤（表 40-1）。

其他造血受体依靠与细胞内相关的酪氨酸激酶的作用完成生长信息的传递。例如，促红细胞生成素受体（EpoR）、血小板生成素受体（TpoR）和 G-CSF 受体（GCSFR）等 I 型生长因子受体，与配体结合后形成同源二聚体，激活相关的酪氨酸激酶 JAK2 以进行下游信号传导，实现细胞生长的调控。受体（如 EpoR）自身的激活突变与某些疾病状态有关，例如先天性红细胞增多症。JAK2 的一种常见激活突变，617 位缬氨酸被替换为苯丙氨酸（V617F），出现在大多数骨髓增生性疾病

**表 40-1　与受体酪氨酸激酶有关的癌症**

| 受体酪氨酸激酶 | 恶性肿瘤或者骨髓增生性疾病 |
| --- | --- |
| EGFR（ErbB1） | 非小细胞性肺癌、头颈癌、结肠癌、胰腺癌、胶质母细胞瘤 |
| HER-2/neu（ErbB2） | 乳腺癌、卵巢癌、头颈癌 |
| PDGFR | 高嗜酸性粒细胞综合征、肥大细胞症、皮肤成纤维瘤、胃肠道间质瘤 |
| FGFR3 | 多发性骨髓瘤、膀胱癌 |
| c-KIT | 胃肠道间质瘤、系统性肥大细胞增生 |
| FLT-3 | 急性髓系白血病 |
| RET | 2 型多发性内分泌腺瘤、家族性髓样甲状腺癌 |
| MET | 肝细胞肿瘤、黑色素瘤、胶质母细胞瘤、上皮性恶性肿瘤 |

真性红细胞增多症患者,以及很大一部分原发性血小板增多症和伴有骨髓纤维变性的髓样化生患者中。

路包括 RAS-MAP 激酶通路和磷脂酰肌-3-激酶(PI3K)-AKT通路(图 40-2)。

## 细胞内信号传导通路

生长因子受体的激活引发了一系列的细胞内信号传导,最终引发细胞内反应,如:进入细胞周期,促进蛋白翻译和细胞生长,增强细胞存活。由受体酪氨酸激酶激活的两大类通

Kirsten *ras* 基因最早作为大鼠的逆转录病毒癌基因被发现,随后发现了若干同源的人类基因,包括 K-ras、H-ras 和 N-ras。Ras 基因编码的蛋白 RAS 在法尼基转移酶作用下,羧基端与疏水的法尼基连接,使其定位于细胞内膜而靠近激活的受体酪氨酸激酶。细胞内的其他非受体酪氨酸激酶如 ABL 和 SRC,最初也被认为是原癌基因产物,也能激活通过 RAS 介导的信号传导。

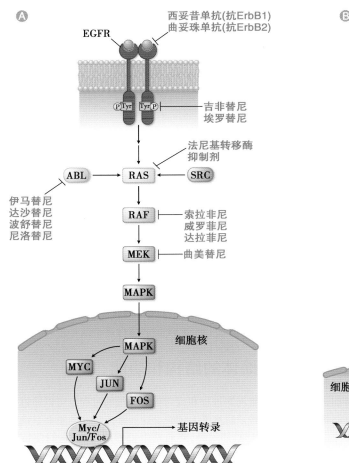

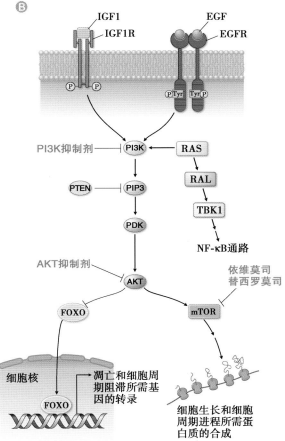

**图 40-2　细胞内信号传导通路。**A. RAS-MAP 激酶通路被多种生长因子受体和几种胞内酪氨酸激酶如 SRC 和 ABL 激活[这里以表皮生长因子受体(EGFR)为例]。RAS 通过法尼化作用聚集到细胞膜并通过结合 GTP 被激活。激活的 RAS 通过 RAF、MEK 和 ERK(MAP)激酶介导激活一系列磷酸化事件。被激活的 MAP 激酶(MAPK)转位到细胞核,激活 MYC、JUN 和 FOS 等蛋白质以促进细胞周期进程相关基因进行转录。西妥昔单抗(cetuximab)和曲妥珠单抗(trastuzumab)分别是 EGF 受体(ErbB 1)和 HER2 受体(ErbB2)拮抗剂。吉非替尼(gefitinib)和埃罗替尼(erlotinib)抑制酪氨酸激酶受体。法尼基转移酶抑制剂阻止 RAS 活化。伊马替尼(imatinib)、达沙替尼(dasatinib)、波舒替尼(bosutinib)和尼洛替尼(nilotinib)抑制 ABL 激酶;索拉非尼(sorafenib)、威罗菲尼(vemurafenib)和达拉菲尼(dabrafenib)抑制 RAF 激酶;曲美替尼(trametinib)抑制 MEK 激酶。B. PI3 激酶(PI3K)通路可以被 RAS 和多个生长因子受体激活(这里以胰岛素样生长因子 1[IGF1R]和 EGFR 为例)。PI3K 激活产生磷脂酰肌醇-3,4,5-三磷酸(PIP3),激活肌醇磷脂依赖激酶 1(PDK)。随后 PDK 使 AKT 磷酸化。PTEN 是内源性 AKT 激活抑制剂。磷酸化的 AKT 传导一系列的下游信号,包括激活哺乳动物雷帕霉素靶点(mTOR)和抑制 FOXO 家族转录因子。mTOR 活化促进细胞生长和细胞周期进程所需蛋白质的合成。FOXO 家族转录因子激活细胞周期阻滞、应激抵抗和凋亡相关基因的表达,因此抑制 FOXO 能够促进细胞增殖和抵抗凋亡。RAS 不仅如图 A 所示的激活 MAPK,而且激活 B 图中所示的 PI3K 同路和图 40-5B 所示的 NFκB。RAS 激活的 NFκB 通路涉及直接激活 RAL,RAL 激活丝氨酸/苏氨酸激酶 TBK1。依维莫司(everolimus)和替西罗莫司(temsirolimus)抑制 mTOR,PI3K 和 AKT 正在开发中

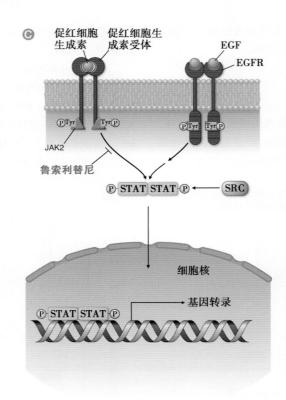

图 40-2(续)　C. STAT 通路可以被 SRC 和几种生长因子受体激活(这里以通过 JAK2 传导信号至 STAT 的促红细胞生成素受体[EPOR]和间接传导信号至 STAT 的 EGFR 为例)。STAT 的磷酸化导致 SH2 区域介导的同源二聚化,磷酸化的 STAT 二聚体转位到细胞核并且激活转录。鲁索利替尼 (ruxolitinib)抑制 JAK2,用于治疗骨髓纤维化。鲁索利替尼和其他 JAK2 抑制剂正在研究用于治疗真性红细胞增多症和原发性血小板增多症,这两种病症常具有 JAK2(V617F)激活突变。

与 GTP 结合激活后,RAS 通过 RAF、MEK 和 ERK(MAP 激酶)引发一系列磷酸化反应。这些激酶的靶标包括促进增殖相关基因激活的转录因子。例如,激活细胞周期蛋白 D 转录使其表达并结合其催化伴侣——周期蛋白依赖性蛋白激酶 4 和 6(CDK4 和 CDK6;图 40-3)。这些复合体引发成视网膜细胞瘤蛋白(retinoblastoma protein,pRB)的磷酸化,进而加强了 pRB 对转录因子 E2F 的抑制作用。E2F 调节 DNA 复制机器组分以及核苷酸合成所需的酶的表达。因此,由周期蛋白 D-CDK4/6 介导的 pRB 磷酸化,以及下游其他周期蛋白-CDK 复合体(如周期蛋白 E-CDK2)的激活导致细胞从 G1 期到 S 期的过渡并推进细胞周期。尽管此类信号级联似乎过于复杂,但它整合了不同的细胞外和细胞内信号,使多点反馈调控成为可能,对细胞增殖等重要事件实现严格控制。

除了激活 MAPK 和 PI3K 通路,RAS 也激活 RAL 通路 (RAL signaling,图 40-2B)。RAL 信号通路仍有待于进一步研究,但已明确的是其激活与先天免疫与囊泡追踪相关的特异性激酶。RAL 通路对于 RAS 介导的肿瘤生成也极为重要。

通过 I 型细胞因子受体进行的信号传导与 JAK-STAT 信号通路(JAK-STAT pathway)的激活有关(图 40-2C)。STAT 家族蛋白(STATs)穿梭于细胞质和细胞核直接调控转录。受体二聚化通过转磷酸作用激活 JAK 或即 Janus 激酶,从而使其 SH2 区域募集 STAT 蛋白。STAT 家族蛋白通过从胞质到核的穿梭直接调控转录。JAK 对 STAT 的磷酸化使其发生 SH2 区介导的 STAT 蛋白同源或异源二聚化,并转位入核并

调控转录。生长因子受体如 EGER 和细胞内酪氨酸激酶如 SRC,也能通过激活 STAT 家族蛋白进行信号传导。

## 蛋白酶体的结构和功能

细胞周期进程和凋亡等重要细胞过程也可以通过蛋白质降解在转录后水平上调控。这一调控涉及的主要系统是通过泛素-蛋白酶体通路,此通路由三种酶构成,它们使特定蛋白发生泛素化并被蛋白酶体降解(图 40-4A)。泛素是分子量为 9kDa 的蛋白质,因其在组织中的广泛分布和真核生物中的保守性得名。降解过程的第一个酶 El 通过 ATP 激活泛素。级联反应中第二个酶 E2 是泛素结合酶,短暂地运载泛素且与第三个酶——泛素连接酶 E3 结合,形成的聚泛素链被转移到目标蛋白质的赖氨酸残基上。

E1 是非特异性的,而且 E2 泛素结合酶中有很多种特异程度也很低。E3 泛素连接酶组件主要决定目标蛋白质的特异性。RING 家族 E3 连接酶含有标志性的 RING 指区,该区域具有保守的组氨酸和半胱氨酸残基及与之结合的 2 个中心 Zn2+构成。RING E3 连接酶可分为单亚基 E3 连接酶和多亚基复合物,如 Skpl-Cullin-F-box 蛋白质家族(SCF)E3 连接酶。在复合物中 RING 指组分 Rbx 与决定特异性的组分 F-box 蛋白不同。F-box 蛋白因其特征性结构域首先在周期蛋白 F 中发现而得名。蛋白质一旦发生选择性泛素化,就会成为 26S 蛋白酶体降解的目标。26S 蛋白酶体为圆柱形

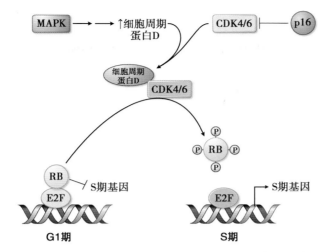

**图 40-3　G1-S 细胞周期过渡的调节。**MAP 激酶的活化导致 D 型周期蛋白表达上调。周期蛋白 D 与其催化伴侣细胞周期蛋白依赖性激酶 4 和 6(CDK4 和 CDK6)结合,使视网膜母细胞瘤蛋白(RB)磷酸化。RB 的磷酸化减轻了其对 S 期基因的转录抑制,使转录因子 E2F 激活进入 S 期所需基因的转录。这些基因包括周期蛋白 E、DNA 聚合酶以及核苷酸合成所需的酶。周期蛋白 E 与其催化伴侣 CDK2 结合,使 RB 进一步磷酸化,产生使细胞入 S 期的正反馈(图中未显示)。CDK2/CDK4/CDK6 系统被细胞周期蛋白依赖性激酶抑制剂(CDKI)所平衡,例如 p16 抑制 CDK4/6,p21 和 p27 抑制 CDK2(图中未显示)。另一个重要的细胞内信号路是由脂激酶 PI3K 控制的。刺激生长因子受体,如胰岛素或胰岛素样生长因子(IGF)通常会通过胰岛素受体底物蛋白(IRS)作用导致 PI3K 的激活。ErbB 家族成员也能通过磷脂酶 C-γ(PLC-γ)激活这条通路,RAS 也能促进 PI3K 通路的传导(图 40-2B)。PI3K 的活化使细胞膜上磷脂生成磷脂酰肌醇-3,4,5-三磷酸酯(PIP3),磷酸肌醇依赖性激酶 1(PDK-1)转位至细胞膜并被激活,并且促使 PDK-1 磷酸化 AKT 的。这一通路受降解 PIP3 的脂质磷酸酶 PTEN 的负性调节。AKT 的激活的下游效应包括通过哺乳动物雷帕霉素靶蛋白(mTOR)促进翻译和细胞生长。另外,AKT 磷酸化叉头家族转录因子(FOXO),使其转位出核,阻止了细胞周期停滞、应激抵抗以及凋亡相关基因的表达。因而,激活 PI3K-AKT 通路的净效应是促进细胞的存活。PI3K 催化亚基的激活突变(PI3KCA)和 PTEN 的失活突变常见局多种恶性肿瘤,包括乳腺癌、结肠癌、前列腺癌和胶质母细胞瘤

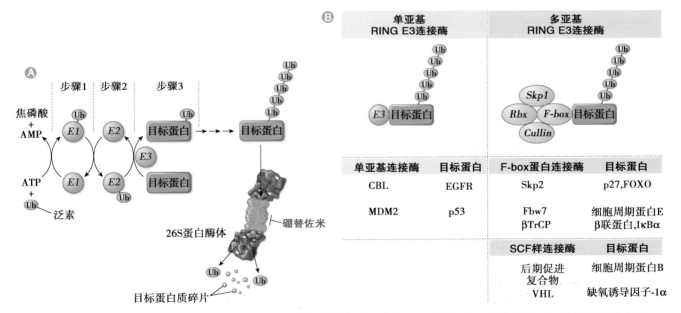

**图 40-4　泛素-蛋白酶体通路。**A. 泛素(Ub)ATP 依赖性地与通路中第一个酶 E1 结合并被激活,从 El 活性位点半胱氨酸转移到泛素结合酶 E2 的活性位点的半胱氨酸。E2 与泛素连接酶 E3 协同作用,使泛素与目标蛋白质结合。目标蛋白质的聚泛素化使其能够被 26S 蛋白酶体识别,其由 19S 的外层调节亚基和 20S 内部核心空室组成。蛋白酶体将目标蛋白质降解为短的肽片段。硼替佐米是被批准用于多发性骨髓瘤的蛋白酶体抑制剂,其对于其他恶性肿瘤的治疗作用正在研究中。B. RING 家族 E3 泛素连接酶由单亚基酶(左)和多亚基蛋白复合体(右)构成。单亚基连接酶包括降解 EGFR 的 CBL 和降解 p53 的 MDM2。多亚基的 RING E3 连接酶包括 SCF 和 SCF 样家族成员,这些蛋白以其 Skp1、Cullin 和 F-box 蛋白亚基命名。F-box 组分控制目标蛋白质特异性,例如 Skp2 调控 p27 和 FOXO 降解,Fbw7 调控周期蛋白 E 降解,而 βTrCP 调控 β 联蛋白和 IκBα 降解。SCF 样连接酶复合体包括降解 cyclin 周期蛋白 B 的后期促进复合物和降解缺氧诱导因子-1α 亚单位(HIF-1α)的 VHL

粒子,在细胞质和细胞核中均有分布。核心 20S 亚基是具有多个蛋白降解的位点的催化组分。19S 调控成分则介导与泛素结合蛋白的结合,具有参与蛋白解折叠及将其转运到 20S 核心颗粒的多种 ATP 酶。蛋白底物被逐渐切割,一个蛋白分子完全地被降解后,新的分子才能进入。释放出的平均长度为 6~10 氨基酸的肽段在胞质进一步被水解为单个氨基酸。

蛋白质降解的调节主要发生在 E3 泛素连接酶的水平,它掌控细胞周期、凋亡和其他重要细胞过程的关键因素(图 40-4B)。例如,CBL 是单一亚单位 RING E3 泛素连接酶,它参与降解磷酸化的 EGFR 家庭成员。另外,细胞周期蛋白和细胞周期蛋白依赖激酶(CDK)抑制剂也主要通过泛素介导的蛋白酶体降解。后期促进因子复合物是一个多亚基 RING-E3 连接酶,在有丝分裂晚期被磷酸化激活,使周期蛋白 B 降解,推动有丝分裂。G1-S 期过渡的调节与 CDK 抑制剂 p27 抑制周期蛋白 E/CDK2 和周期蛋白 A/CDK2 复合体有关。p27 的降解通过另一种 SCF E3 连接酶进行调节,该酶的 F-box 特异性组分 Skp2 与 p27 结合。因此,过表达的 Skp2 通过降解 p27 促进细胞周期进程,在这多种肿瘤类型中发现。降解 FOXO 是 Skp2 过表达可能促进肿瘤生成的第二个机制。而另一种 SCF E3 连接酶复合体通过 F-box 蛋白 Fbw7 的降解调控细胞周期蛋白 E 的活性。Fbw7 缺失被认为与高水平细胞周期蛋白 E 引发的肿瘤生成有关。

MDM2 是体现 E3 连接酶在调节细胞周期、凋亡中的重要作用的另一个例子。它是降解 p53 的单亚基 RING E3 连接酶。MDM2 激活降低 p53 含量,抑制凋亡并促进肿瘤生成。MDM2 被 p14$^{ARF}$ 蛋白抑制,该蛋白与 CDK4/6 抑制剂 p16 位于相同的基因座。这个基因位点的破坏是癌症中最普遍的分子事件,最终会导致 p53 和 pRB 失活。

泛素介导的蛋白酶体降解有关的其他关键的细胞通路包括 Wnt 和核素-κB(NFκB)通路。两条通路为识别磷酸化底物的 F-box 蛋白 βTrCP 下游(图 40-5)。Wnt 通路激活阻止了 β-连环蛋白的磷酸化,避免其被 βTrCP 识别而被 SCF E3 连接

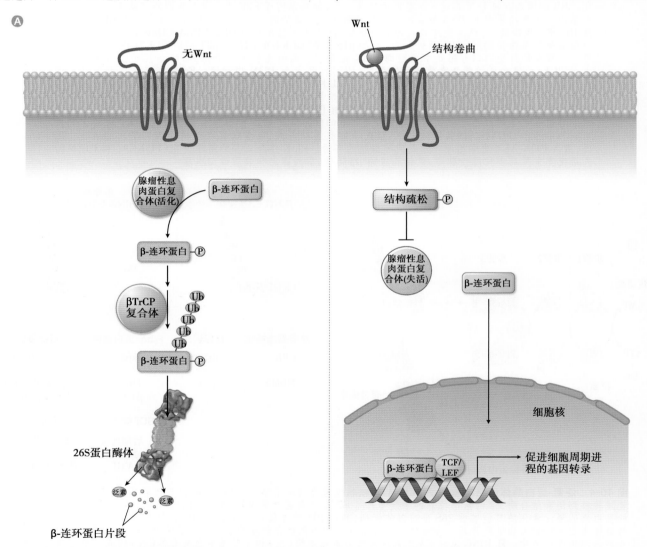

**图 40-5 WNT 信号传导和 NFκB 通路。A.** 在没有 Wnt 信号时,β-连环蛋白被腺瘤性息肉蛋白(APC)复合体磷酸化,被 βTrCP 识别而被泛素介导的蛋白酶体降解。Wnt 信号激活抑制 APC 功能,使 β-连环蛋白蓄积并转位入核。细胞核内 β-连环蛋白复合体与其伴侣 TCF/LEF 形成复合体,激活促进细胞周期进程的基因的转录。遗传性或者获得性 APC 缺失导致 β-连环蛋白蓄积,促进结肠癌的形成

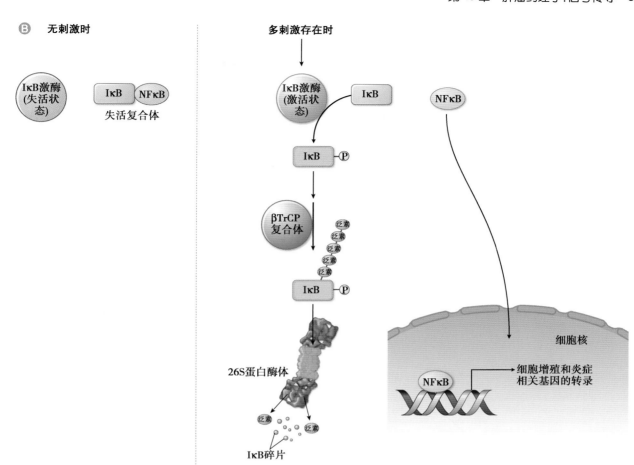

B. 无刺激时　　　　　　　　多刺激存在时

IκB激酶
(失活状
态)

IκB　NFκB

失活复合体

IκB激酶
(激活状
态)

IκB

NFκB

IκB ─P

βTrCP
复合体

泛素
泛素
泛素
泛素

IκB ─P

26S蛋白酶体

泛素　　泛素

IκB碎片

细胞核

NFκB

细胞增殖和炎症
相关基因的转录

图 40-5(续)　B. 类似的,IκB 蛋白通过 IκB 蛋白激酶发生磷酸化,被 βTrCP 的识别成为泛素介导的蛋白酶体降解的目标。在没有刺激因素时,IκB 结合并抑制 NFκB。在刺激物作用下,蛋白酶体降解 IκB 使 NFκB 转位入核,激活增殖和炎症相关基因的转录

酶泛素化。非磷酸化的 β-连环蛋白与其伴侣 TCF/LEF 共同转位入核,激活 myc 和周期蛋白 D1 等基因转录。这一通路同时受腺瘤性息肉蛋白(APC)基因调节。APC 是促进 β-连环蛋白磷酸化和降解的复合体的组成部分。结直肠细胞中,APC 缺失阻止 β-连环蛋白磷酸化,导致其堆积引发癌症。

　　F-box 蛋白 βTrCP 也通过与 NFκB 的抑制剂(IκB)结合调控其信号传导。IκB 激酶家族(IκB kinases,IKK)使 IκB 磷酸化与 βTrCP 结合,并激活蛋白酶体介导的降解作用。解除 IκB 的抑制作用使 NFκB 转位入核,激活炎症、增殖和存活相关的基因转录。特异性的 IKK 可能在肿瘤细胞中被异常激活,产生适于肿瘤细胞存活的环境。

## 血管生成

　　为了维持生长和低氧情况下的存活,实体瘤需要形成新生血管。肿瘤血管生成是涉及多种不同促血管生成和抗血管生成因子的复杂过程。血管内皮生长因子(VEGF)家族蛋白和受体是这个过程关键调节因素。VEGF 家族有七种配体,包括 VEGF-A、-B、-C、-D、-E 以及胎盘生长因子(placenta growth factor,PIGF)-1 和-2(表 40-2)。这些配体对主要的 VEGF 受体

**表 40-2　血管内皮生长因子受体**

| 受体 | 组织表达 | 共受体 | 配体 |
|---|---|---|---|
| VEGFR1 | 血管内皮 | 神经纤毛蛋白-1 | VEGF-A |
| | 造血细胞 | 神经纤毛蛋白-2 | VEGF-B |
| | 平滑肌细胞 | | PIGF-1 |
| | 破骨细胞 | | PIGF-2 |
| VEGFR2 | 血管内皮 | 神经纤毛蛋白-1 | VEGF-A |
| | 神经细胞 | 神经纤毛蛋白-2 | VEGF-E |
| VEGFR3 | 血管内皮 | 无 | VEGF-C |
| | 淋巴内皮 | | VEGF-D |
| | 单核和巨噬细胞 | | |

VEGFR,血管内皮生长因子受体;PIGF,胎盘生长因子。

VEGFR1（即 Flt-1）、VEGFR2（Flk-l/KDR）和 VEGFR3（Flt-4）的亲和力不同。VEGF 受体是受体型酪氨酸激酶。神经纤毛蛋白（NRP-1 和-2）是缺乏细胞内信号区域的共受体，能促进配体与 VEGFR1 和 VEGFR2 的结合。血管内皮表达的 VEGFRI 和 VEGFR2 在血管生成信号传导中起关键作用，而 VEGFR3 的信号传导主要在淋巴肿瘤生成（如新淋巴管的生成）中发挥作用。VEGFR2 作为被 VEGF-A 靶向的主要促进血管生成受体，一方面通过 RAF/MAP 激酶通路促进内皮细胞增殖，另一方面通过 PI3K/AKT 通路促进内皮细胞存活。VEGF 能够显著提高血管通透性，利用相似的信号通路促进跨内皮细胞多泡状细胞器形成，同时打开内皮细胞间的连接。基质金属蛋白酶和丝氨酸蛋白酶的激活和细胞内肌动蛋白的重新组装均能够促进内皮细胞入侵和迁移。

VEGF 的激活受缺氧等刺激因素、细胞因子、生长因子以及多种癌基因和抑癌基因等多种因素调节。缺氧反应由希佩尔-林道蛋白（von Hippel-Lindau，VHL）调节。VHL 是 SCF 样 RING E3 泛素连接酶复合体的组成部分，降解缺氧诱导因子 1α（hypoxia-inducible factor 1 alpha，HIF-1α）（图 40-6）。VHL 缺失是先天性 VHL 综合征的判断标准，并且在散发性肾透明细胞癌中普遍存在。

在正常供氧情况下，HIF-1 发生氧气依赖性羟基化，使其能够与 VHL 结合，在泛素介导下发生降解。缺氧情况下，HIF-1α 是非羟基化的，VHL 无法与其结合。因此 HIF-1α 原型能够转位入核与其伴侣 HIF-1β 结合，激活缺氧诱导基因的转录，如 VEGF、PDGF-β 和 TGF-α。缺氧或 VHL 缺失导致的 HIF-1 的异常激活就是以这种方式促进肿瘤血管生成的。

IL-1 和 IL-6 等细胞因子和 COX-2 激活产生的前列腺类产物，都能够刺激产生 VEGF。EGFR 家族成员、PDGFR 和胰岛素样生长因子 1-受体（IGF-1R）的信号传导也能够诱导 VEGF 表达。最终 RAS、SRC 和 BCR-ABL 等癌基因的激活，p53、PTEN 等抑癌基因的失活，导致产生 VEGF，并因此促进肿瘤血管生成和肿瘤维持。

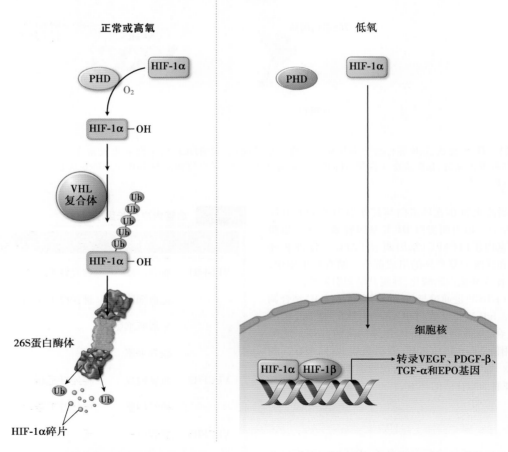

**图 40-6　对缺氧应答的调节。**左侧：在正常或高氧供应情况下，降解缺氧诱导因子 1α（HIF-1α）在脯氨酰羟化酶（PHD）作用下发生羟基化反应（该反应具有氧气依赖性）。羟基化的 HIF-1α 被 VHL 识别，经泛素介导的蛋白酶体降解。右侧：PHD 在低氧状态下失活，使 HIF-1α 累积并转位入核。在细胞核内，HIF-1α 与 HIF-1β 形成复合体，激活缺氧诱导基因的转录，例如 VEGF、PDGF-β，TGF-α 和促红细胞生成素（EPO）

# 药理学分类和药物

## 生长因子受体和信号传导拮抗剂

确认某一肿瘤中调节异常的具体信号通路,使得选择性以通路中重要组分作为靶点成为可能。尽管上述生长因子和信号传导通路在正常细胞生理活动中发挥重要作用,但是某些肿瘤的生长和存活可能特别依赖于某一条通路。相反地,在正常细胞中有其他的信号通路可以作为补偿,例如实验说明 EGFR 基因的失活的小鼠仅发生很小缺陷。因此,更新的靶向药物的可能比传统细胞毒性化疗治疗窗更宽,同时具有不同的有害作用。

### EGF 受体拮抗剂

#### 吉非替尼、埃罗替尼和阿法替尼

在很大一部分非小细胞肺癌(non-small cell lung cancers, NSCLC)中发生的上皮细胞 EGFR 的过表达和/或激活,促进了小分子 EGFR 酪氨酸激酶(TKI)抑制剂在 NSCLC 患者中的研究和临床试验。首先进行实验的药物是吉非替尼,其具有适于口服的生物利用度,与 ATP 竞争性结合 EGFR 胞质侧的酪氨酸激酶区,是酪氨酸激酶的可逆性抑制剂(图 40-2A)。在患有转移性 NSCLC 并曾接受多次化疗的患者中,美国的研究中患者对吉非替尼反应率为 10%,而在日本和欧洲则为 20%。研究中发现女性、非吸烟者、亚裔和具有腺癌组织学特征的患者反应性较好。

鉴于某些病例中疗效十分显著,研究者对这些患者肿瘤的 EGFR 基因进行了测序。激活突变普遍发生在 EGFR 的激酶区,包括 L858R 和 746 到 753 的框内缺失。这些突变增强了 EGF 对酪氨酸激酶的激活作用,增加了对吉非替尼的敏感性。突变的 EGFR 产生的信号激活 MAP 激酶、AKT 和 STAT 通路,促进了细胞存活。最新研究表明肺癌患者中 EGFR 突变的筛查能够在开始传统化疗之前确认 EGFR 抑制剂是否会对患者有效。

埃罗替尼是与吉非替尼相似的口服小分子 EGFR TKI(图 40-2A)。两种药物在 II 期临床研究中结果相似,不良反应相似,包括皮疹和腹泻。然而关键的 III 期随机临床研究表明,埃罗替尼对存活的改善具有统计学差异,而吉非替尼则没有(研究中患者没有根据 EGFR 突变进行分组)。因此,埃罗替尼被 FDA 批准作为转移性 NSCLC 治疗药物,而吉非替尼仍然在亚洲和欧洲使用。第二代 EFGR TKI 阿法替尼与 EGFR 共价结合,因此是不可逆抑制剂。阿法替尼最近被 FDA 批准专门治疗肺癌和 EGFR 突变的患者。

起初对埃罗替尼或吉非替尼产生反应,但随后发生耐药的患者中,发现了 EGFR 激酶区的次级突变 T790M。同时具有激活突变和 T790M 的 EGF 受体对埃罗替尼和吉非替尼的抑制作用敏感性降低。尽管以阿法替尼为代表的不可逆的第二代 EGFR 抑制剂与 EGFR 共价交联,它们仍然难以克服 T790M 突变引起的耐药,部分因为其对野生型激酶的抑制造成毒性。即将进入临床的第三代不可逆 EGFR TKIs 能选择性的与 T790M 突变结合,在获得性埃罗替尼或吉非替尼耐药患者中体现出可观的活性。近期研究发现肿瘤对 EGFR 抑制剂的耐药性可以放大受体酪氨酸激酶 MET。MET 在正常情况下由配体肝细胞生长因子(HGF)控制。MET 的扩增使得细胞内 EGFR 阻断的下游存活通路再次激活。目前 MET 抑制剂正在进行临床研究,联合使用 EGFR 拮抗剂和 MET 抑制剂有望克服获得性耐药。

埃罗替尼在其他多种过度表达 EGFR 的上皮性恶性肿瘤中作用较弱,如结肠癌、胰腺癌和头颈癌。在胶质母细胞瘤患者中频发出现 EGFR 放大、突变或者过表达,但对 EGFR 抑制剂反应率只有 10%～20%,晚期 NSCLC 患者中也是如此。在很大一部分胶质母细胞瘤患者具有 EGFR 基因组缺失变异 EGFRvIII。由于这种突变的受体依赖于 PI3K/AKT 信号传导,人们设想 PTEN 缺失可能间接激活了 AKT,破坏了对 EGFR 受体抑制剂的疗效(图 40-2B)。的确,EGFRvIII 和 PTEN 的共表达会影响胶质母细胞瘤对厄洛替尼的反应性。

## 西妥昔单抗、帕尼单抗、曲妥珠单抗和拉帕替尼

以 EGFR 家族成员信号传导为作用靶点也包括了对细胞外配体结合区具有高亲力的单克隆抗体。例如,鼠/人嵌合 IgG1 单克隆抗体西妥昔单抗,可以高特异性与 EGFR(ErbB1)结合,并且其亲和力高于天然配体 EGF 和 TGF-α(图 40-2A)。西妥昔单抗与伊立替康(irinotecan,)联合使用能够改善表达 EGFR 的结直肠癌的反应率。帕尼单抗是抗 EGFR 的人源 IgG2 单克隆抗体,在某些亚型的结直肠癌患者中具有活性。

西妥昔单抗和帕尼单抗的主要不良反应与小分子 EGFR 抑制剂相似,包括皮疹和腹泻。有趣的是,西妥昔单抗引发的皮疹与对肿瘤对其反应性相关,可能是其反映了药物对 EGFR 的阻断程度。西妥昔单抗单独用药可以增强局部晚期头颈癌肿放射治疗的作用,相比单独放疗而言改善局部区域肿瘤控制和整体存活情况。西妥昔单抗对于 NSCLC 作用不明显,在 NSCLC 中 EGFR 突变无法预测 NSCLC 对西妥昔单抗的反应性。

KRAS 激活突变与 EFGR 抑制剂耐药有关,很可能是因为 RAS 的持续激活能够规避对上游 EGFR 信号传导阻断(图 40-2A)。目前在肺癌和结肠癌等肿瘤中对 KRAS 突变的常规检测有助于预测 EGFR 抑制剂的敏感性。

曲妥珠单抗是靶向 ErbB2(HER-2)的另一种鼠/人嵌合 IgG 单克隆抗体(图 40-2A)。约 25%～30% 乳腺癌与 Her2/neu 放大与过度表达有关,这些肿瘤的侵略性更强。HER2 通过形成异源二聚体放大其他 ErbB 家族成员产生的信号。曲妥珠单抗下调 HER-2 从而破坏这一信号传导。在体内,曲妥珠单抗表现出诱导抗体依赖性的细胞毒性,并且抑制血管生成。

曲妥珠单抗对高水平 Her2 放大的乳腺癌具有显著活性。除了在晚期转移性乳腺癌中的固有活性,曲妥珠单抗用于辅助治疗(如手术切除肿瘤后)能够提高化疗疗效,使癌症复发率减少 50%。其主要不良作用是心脏毒性,特别是与蒽环类抗肿瘤药合用时。曲妥珠单抗不能通过血-脑脊液屏障,因此

可能发生乳腺癌在中枢神经系统的复发。

拉帕替尼是小分子 EGFR/HER2 双重抑制剂,已被批准用于 HER2 过表达的转移性乳腺癌的治疗。拉帕替尼能够通过血-脑脊液屏障,对脑转移具有活性。曲妥珠单抗-美坦新偶联物(T-DM1)是曲妥珠单抗与细胞毒性药物美登素形成的抗体-药物结合物,将细胞毒素特异性的转运到表达 HER2 的细胞。T-DM1 在曲妥珠单抗难治的乳腺癌中具有显著疗效。

## ALK/ROS1 抑制剂

### 克唑替尼和色瑞替尼

埃罗替尼在 EGFR 突变的肺癌中取得的成功促进了对癌症患者中其他生长因子受体突变的研究。研究者发现在患有腺癌的吸烟患者中具有 ALK 受体酪氨酸激酶的重排。据此,最初被认定为 MET 和 ALK TKI 的克里唑替尼被改用于这类患者的治疗,体现出相当高的活性,随后被 FDA 批准用于治疗。然而和 EGFR TKI 一样,克里唑替尼治疗会通过多种机制产生获得性的耐药。

最近第二代 ALK TKI 色瑞替尼因其能够克服克唑替尼耐药而被 FDA 批准使用。其他的抑制剂和药物联合治疗策略正在开发中。患肺腺癌的轻度吸烟者被进一步根据癌基因依赖的基因型进行分组,例如 ROS1 和 RET 重排。克唑替尼也抑制 ROS1,其在 ROS1 重排的肺癌亚组中具有活性。舒尼替尼和卡博替尼等多靶点激酶抑制剂用于 RET 重排等肺癌治疗正在研究中。

## BCR-Abl/C-KIT/PDGFR 抑制

### 伊马替尼

伊马替尼(imatinib)是小分子酪氨酸激酶抑制剂,最初作为具有 PDGFR 特异性的 2-苯基氨基嘧啶衍生物进行开发。随后发现伊马替尼是 ABL 激酶的有效抑制剂,包括慢性髓细胞性白血病(chronic myelogenous leukemia,CML)中由 t(9;22)染色体(即费城染色体)移位产生的 BCR-Abl 融合蛋白(图 40-2A)。伊马替尼对受体酪氨酸激酶也具有抑制作用。伊马替尼是一个经典的靶向治疗药物的例子,因为 BCR-Abl 在白血病细胞特异表达并且对其存活极为重要。

起初体外研究表明伊马替尼有效地特异性抑制表达 BCR-Abl 的细胞生长。随后证明小鼠口服伊马替尼能抑制人类 BCR-Abl 阳性肿瘤,而副反应很小。在 CML 患者中的早期临床研究结果令人振奋:95% 患者血液计数(血液学反应)恢复正常,41% 患者费城染色体细胞(细胞遗传学反应)显著减少。在 Ⅲ 期临床研究中,伊马替尼对于慢性期 CML 的患者疗效优于扰素联合阿糖胞苷(cytarabine)的传统治疗,血液学反应率为 95%,76% 患者出现完全细胞遗传学反应。该药对 CML 加速期或急变期患者治疗效果较差,但也有一定疗效。伊马替尼耐受性相对较好,主要不良作用为浅表水肿、恶心、肌肉痉挛、皮疹和腹泻。

干细胞因子(stem cell factor,SCF)受体 C-KIT 的突变多见于胃肠道间质瘤(gastrointestinal stromal tumor,GIST)和骨髓增生性疾病全身性肥大细胞增多症。在 GIST 中,C-KIT 突变和框内缺失通常发生在近膜结构域,导致无配体状态下酪氨酸激酶持续激活。相反的,在系统性肥大细胞增多症中,特征性的 C-KIT 激活突变 D816V 发生在酪氨酸激酶区。伊马替尼对晚期 GIST 显示出显著疗效,但是对系统性肥大细胞增多症基本无效。事实上,生化研究表明该药物无法有效识别 D816V 突变的 C-KIT 激酶。

特发性嗜酸细胞增多综合征和其他伴有嗜酸性粒细胞增多的系统性肥大细胞增生症一样,以表达 FIPL1-PDGFRA 融合蛋白为特征。这一蛋白的产生是由染色体缺失引起的,导致持续的 PDGFRA 信号传导。利用伊马替尼抑制 PDGFRA 对两种情况的治疗均有效。

### 达沙替尼、波舒替尼和尼洛替尼

采用伊马替尼治疗 CML 对多数患者都产生了持续缓解。但对一少部分患者中进行的 PT-PCR 等敏感性测试时发现了 BCR-Abl 转录,甚至在有完全细胞基因反应的病例中也是如此。另外,部分 CML 患者对伊马替尼产生耐药,BCR-Abl 的放大只是一小部分,更为常见的是获得了耐药突变。晶体研究表明,伊马替尼仅在激酶的活化循环关闭时能够作用于 ABL 的 ATP 结合位点,使蛋白质稳定在失活构象(图 1-2)。少数耐药突变直接干扰伊马替尼的结合,而大多数耐药突变影响 ABL 采用伊马替尼结合的封闭构象的能力。

第二类酪氨酸激酶抑制剂是 SRC-ABL 抑制剂,与 ABL 上的 ATP 结合位点结合,此位点与活化环中的构象状态无关。其中达沙替尼对野生型 BCR-Abl 的治疗作用明显高于伊马替尼。达沙替尼也抑制临床大多数伊马替尼耐药 BCR-Abl 亚型的活性,但对 T315I 突变无效(图 40-2A)。波舒替尼是另一种 SRC-ABL 抑制剂,抑制除 T315I 和 V299L 之外的大多数 BCR-Abl 等位基因。

另一种基于结构改进伊马替尼药效的方法是用其他的结合基团替换 N-甲基哌嗪基。尼洛替尼就是因此设计而成的。尼洛替尼对野生型 BCR-Abl 的亲和力明显高于伊马替尼,并且对除 T315I 外的多数伊马替尼耐药突变都有抑制作用(图 40-2A)。达沙替尼、波舒替尼和尼洛替尼均对产生伊马替尼耐药的 CML 患者有效,并且已经获得 FDA 批准。另一个强效的广谱抑制剂普纳替尼除 ABL、SRC 和其他激酶外,同时抑制 VEGFR 和 FGFR 家族成员,其对包括 T315I 的耐药人群中体现出了活性,但血管毒性也有增加。

## BTK 抑制剂

依鲁替尼(是具有一定选择性的 BTK 共价抑制剂。BTK 在 B 细胞中表达并促进 B 细胞受体信号传导和淋巴细胞存活。依鲁替尼在难治性 B 细胞恶性病变如套细胞淋巴瘤(mantle cell lymphoma,MCL)中体现出可观活性,最近被 FDA 批准用于慢性淋巴细胞白血病(chronic lymphocytic leukemia,CLL)。依鲁替尼被研究用于多种其他 B 细胞恶性病变的治疗,包括弥漫性大 B 细胞淋巴瘤和浆细胞恶液质,例如多发性骨髓瘤和瓦尔登斯特伦巨球蛋白血症。

## FLT3 抑制剂

急性髓细胞性白血病(acute myelogenous leukemia, AML)中最常见的突变之一是与受体酪氨酸激酶 FLT3 的胞质调节区内部重复串联相关,发生率约为 25%~30%。这些突变导致非配体依赖的二聚化和 RAS/MAPK 和 STAT 信号通路的激活。目前多种 FLT3 抑制剂正在开发中,在体外研究中显示出抗白血病细胞的活性。多靶点激酶抑制剂索拉非尼(sorafenib)最初被设计作用于 RAF,但同时体现出抑制 VEGFR(见下文)和 FLT3 的活性,在具有 FLT3 突变的复发/难治性 AML 患者中具有明显的作用。

## JAK2 抑制剂

尽管几十年前就已明确 BCR-Abl 在 CML 病变中具有重要的病理生理学意义,但其他主要骨髓增生性疾病(真性红细胞增多症、原发性血小板增多症和伴有骨髓纤维变性的骨髓化生)的基因学基础仍不够清楚。目前已确认 JAK2 常见的激活突变(V617F)会导致大多数病例中异常信号传导和细胞增殖,但单点突变如何导致这一系列异常仍有待研究(图 40-2C)。V617F 突变位于 JAK2 伪激酶区,破坏这一自身抑制区域从而导致激酶持续激活。体外实验中,特异性 JAK2 抑制剂对含有 JAK2 V617F 突变的细胞具有生长抑制和促进凋亡的作用;动物实验中,JAK2 抑制剂对 JAK2 V617F 诱导的血液病具有治疗作用。鲁索利替尼(ruxolitinib 因其对骨髓纤维化的活性成为首先被 FDA 批准的 JAK2 抑制剂。鲁索利替尼正在被研制用于治疗真性红细胞增多症和原发性血小板增多症,其他多种 JAK2 抑制剂如 momelotinib,也已经进入临床试验的后期阶段。这些药物和其他 JAK2 抑制剂目前被研究用于具有激酶信号通路异常激活的实体肿瘤的治疗。

## RAS/MAP 激酶通路抑制

癌基因 *ras* 的突变是恶性增殖中最常见的事件之一,发生在大约 30% 人类癌症中。K-*ras* 突变频繁出现于 NSCLC、结肠癌和胰腺癌中;H-*ras* 突变多发生于肾脏、膀胱和甲状腺癌中;N-*ras* 突变发生于黑色素瘤、肝细胞癌以及血液系统恶性肿瘤中。然而尽管这些突变频繁发生,对 RAS 的抑制仍然极为困难,在临床上鲜有成功。多数研究将 RAS 的法尼基化和对下游作用因子的抑制作为靶点。

RAS 的法尼基化对其与细胞膜结合以及随后的激活极其重要。多种法尼基转移酶抑制剂(farnesyl transferase inhibitors, FTI)被研究用于抑制 RAS 法尼基化(图 40-2A)。尽管这些抑制剂在体外具有抗 RAS 活性,有些 RAS 突变对其耐受。更重要的是,FTI 也可以抑制其他多个靶点的法尼基化,使其产生细胞毒作用。正在进行临床试验的 FTI 包括替比法尼和洛那法尼。替比法尼在复发/难治性 AML 中显示出活性,尽管这一疗效似乎不依赖于 *ras* 突变。FIT 治疗实体瘤的临床试验尚未取得进展。

RAS 的直接下游是丝氨酸或苏氨酸激酶 RAF,它磷酸化 MEK,而 MEK 进一步磷酸化 MAP 激酶,导致转录因子激活(见图 40-2A)。RAF 家族有三个成员:A-RAF、B-RAF 和 C-RAF。

B-RAF 激活突变发生在很大一部分恶性黑色素瘤中,并且在肺、结直肠、卵巢和甲状腺癌中以低一些的频率出现。索拉非尼(sorafenib)最初设计为 C-RAF 抑制剂,但是对 B-RAF 和其他激酶均有抑制。索拉非尼对含有活化 B-RAF 突变的黑色素瘤细胞系具有显著抑制作用,但临床效果差强人意。威罗菲尼(vemurafenib)是更强效且选择性更高的 B-RAF 抑制剂,以黑色素瘤中 B-RAF V600E 突变作为靶点。威罗菲尼在具有 B-RAF V600E 突变的黑色素瘤患者中具有很高的反应性,尽管会产生耐药,仍然被批准用于临床。达布拉芬尼是另一种有效的 B-RAF 抑制剂,在黑色素瘤患者中具有活性。

MEK 有两种类似物 MEK1 和 MEK2 作为 RAF 的直接下游,二者均有双重丝氨酸/苏氨酸激酶活性,能够磷酸化并激活 ERK1 和 ERK2。曲美替尼(trametinib)是一种高效的 MEK1 和 MEK2 双重抑制剂(图 40-2A)。因其对 B-RAF 突变的黑色素瘤的活性,曲美替尼被 FDA 批准用于此适应证。使用达拉非尼和曲美替尼对 RAF-MEK-ERK 通路的"垂直抑制"(序列性抑制)可以进一步增强 B-RAF 突变的黑色素瘤患者中的反应性并且延迟耐药的产生。这些抑制剂正在被研究用于具有 B-RAF 突变的肺癌。

目前正在研究 MEK 抑制剂作为 KRAS 驱动的癌症的下游靶向治疗方法。但目前处于临床阶段的 MEK 抑制剂如曲美替尼和司美替尼(selumetinib)单独使用对 KRAS 突变的肺癌和胰腺癌活性极为有限,这很可能因为 KRAS 同时参与了多条其他通路。MEK 抑制剂目前常与传统化疗同时使用以增强活性。另外,MEK 抑制剂也被尝试着与 RAS/PI3K/AKT/mTOR 或 RAS/RAL/细胞因子通路的下游因子的靶向抑制剂联合使用。评估 KRAS 驱动的肺癌和胃肠道癌的联合治疗策略的临床试验正在进行中。

## PI3K/AKT/mTOR 抑制剂

PI3K/AKT 通路的信号传导导致下游哺乳动物雷帕霉素靶蛋白(mammalian target of rapamycin, mTOR)的激活(图 40-2B)。mTOR 是丝氨酸/苏氨酸激酶,调控多种细胞功能,包括通过激活蛋白合成调节细胞生长和增殖。mTOR 的活性调节部分通过激活 40S 核糖体蛋白 S6 激酶(p70$^{S6K}$)和失活 4E 结合蛋白(4E-BP1)来完成,4E-BP1 调控某些 mRNA 的翻译。mTOR 活性失调在多种 PI3K 激活或 PTEN 缺失的恶性肿瘤中均有发现。另外,结节性硬化等错构瘤综合征也会导致 mTOR 激活。结节性硬化蛋白复合体(TSC1/2)是 AKT 和 mTOR 之间的中介:原型 TSC1/2 抑制 mTOR,而 AKT 激活使 TSC1/2 磷酸化,继而解除其对 mTOR 的抑制作用。

TOR 最初是在酵母中筛查抗雷帕霉素(rapamycin)突变时发现的,mTOR 则是随后发现的其在哺乳动物中的类似物。雷帕霉素(即西罗莫司)与 FK506 结合蛋白家族成员 FKBP12 结合,雷帕霉素-FKBP12 复合物与 mTOR 结合并且抑制其活性。除了免疫抑制活性,雷帕霉素通过阻断 mTOR 下游靶标如周期蛋白 D1、c-MYC、抗凋亡蛋白 BAD 和 HIF-lα 的翻译,促进细胞周期抑制、凋亡和血管生成。

包括替西罗莫司(temsirolimus)和依维莫司(everolimus)在内的多种雷帕霉素衍生物正在进行治疗多种恶性肿瘤的临

床试验。二者均为可溶性酯类雷帕霉素类似物,在体外均能够剂量依赖性抑制肿瘤生长。西罗莫司已被批准用于肾细胞癌的治疗,同时在乳腺癌和非霍奇金细胞淋巴瘤中也显示出疗效。依维莫司被批准用于肾细胞癌、乳腺癌和胰腺癌的治疗。雷帕霉素衍生物毒性反应包括皮疹、口腔黏膜炎、血小板减少和白血病。

mTOR 抑制剂可能特别适用于某些患者亚群,未来可以设计相应的临床试验。例如在肾细胞癌中 VHL 表达缺失导致的 HIF-$1\alpha$ 激活使细胞对 mTOR 抑制剂更为敏感,这可能是西罗莫司在某些患者亚群中临床显效的原因。对西罗莫司具有极高反应性的膀胱癌患者中,研究者发现了 mTOR 的激活突变,这可以在未来的研究中确定哪些患者群体将从这种药物中受益。依维莫司对 TSC 丢失引起的室管膜下巨细胞星形细胞瘤患者有效,因此被批准用于该适应证。另外,某些特定的信号通路,如雌激素受体和 EGFR 信号传导依赖于 PI3K/AKT/mTOR 通路(图 40-2B),雌激素受体或者 EGFR 拮抗剂与 mTOR 抑制剂的联合应用正在探索中。

目前有多种 PI3K 和 AKT 抑制剂正处于临床研究。因为雷帕霉素衍生物只抑制 mTOR 的部分功能,会引起 AKT 信号通路的反馈激活。第二代 mTOR 抑制剂正在临床试验中。此类药物是 mTOR 的竞争性抑制剂,与酶活性位点结合。此外,由于 PI3K/AKT 信号通路的反馈激活通常与 IGF1R 的参与有关,直接干预该受体的策略也正在临床研究中。

# 蛋白酶体抑制剂

鉴于泛素介导的蛋白酶体降解途径在调控细胞周期、凋亡以及其他恶性病变相关过程中的重要作用,人们考察了蛋白酶体抑制剂的体内外抗肿瘤活性。小分子化合物硼替佐米(bortezomib)是与硼酸基连接的二肽,能够高亲和力、高特异性结合蛋白酶体 20S 催化亚基活性位点 N 端苏氨酸残基(图 40-4A)。硼替佐米抑制肿瘤生长并诱导凋亡,而对正常细胞毒性作用相对较小。临床上硼替佐米的作用是可逆的,需要每周两次静脉给药。

硼替佐米在临床试验中对多发性骨髓瘤患者表现出相当好的疗效,其主要不良反应包括神经病变、血小板减少和中性粒细胞减少。鉴于不良反应相对轻微,硼替佐米也加入多发性骨髓瘤治的首选组合疗法中,这是迄今对这种疾病反应率最高的疗法。另外,硼替佐米单独使用或与化疗联合使用治疗多种恶性肿瘤的试验也正在进行中。

硼替佐米对多发性骨髓瘤疗效可能有多重机制。通过稳定 I$\kappa$B 而抑制 NF$\kappa$B 是其中之一(图 40-5B)。由于 NF$\kappa$B 能够在炎症或其他因素刺激下,激活促进增殖和抑制凋亡的基因的转录。硼替佐米对其激活的阻断可能导致生长抑制和凋亡。第二种机制涉及错误折叠的蛋白质累积导致的细胞死亡。与其来源浆细胞一样,多发性骨髓瘤细胞合成大量的免疫球蛋白。在这些细胞中,蛋白酶体对错误折叠的蛋白质的降解作用尤为重要。因此,硼替佐米抑制蛋白酶体功能对于细胞可能是致命的。硼替佐米也可能通过稳定 CDK 抑制因子和 p53 发挥作用。实际上,p53 突变与硼替佐米耐药有关。

硼替佐米耐药的另一个机制与热休克蛋白 27(HSP-27)表达增加有关。目前正在设计研究抑制热休克蛋白的药物,希望能够克服硼替佐米耐药并提高疗效。

卡非佐米是第二代蛋白酶体抑制剂,能够更牢固且不可逆地与蛋白酶体结合,可以克服硼替佐米耐药。卡非佐米和其他研究中的第二代蛋白酶体抑制剂有望进一步加强对多发性骨髓瘤和其他癌症的治疗。

# 血管生成抑制剂

VEGF 及其受体在肿瘤血管生成调节中的重要作用,使得阻断 VEGF 功能成为破坏肿瘤血管生成的策略。目前最成功的手段包括 VEGF 或 VEGFR 的中和抗体以及 VEGFR 酪氨酸激酶区域的小分子抑制剂。

## 抗 VEGF 和抗 VERFR 抗体

贝伐单抗是抗 VEGF-A 的重组人源化鼠 IgG1 单克隆抗体。VEGF-A 是 VEGF 家族促血管新生的主要成员之一(表 40-2)。在小鼠模型中,用单克隆抗体阻断 VEGF 能够抑制血管生成并抑制人类肿瘤移植物的生长。对贝伐单抗有效性的早期研究在转移性肾细胞癌患者中进行,由于 VHL 缺失及随后的 HIF-1 活化,大部分转移性肾细胞癌表达过量 VEGF。

贝伐单抗与经典化疗法联合应用对多种类型肿瘤的治疗获得了成功。转移性结肠癌的化疗中加入贝伐单抗能够显著改善反应率和存活。贝伐单抗联合卡铂和紫杉醇治疗转移性 NSCLC 也能够改善生存率。但该研究中为了避免肿瘤间出血可能导致致命的颅内出血或严重咯血,排除了具有脑转移、鳞状癌和中枢肿瘤的患者。贝伐单抗对转移性肾细胞癌和胶质母细胞瘤也具有显著疗效,并已被批准用于治疗。

贝伐单抗对细胞毒性化疗的增强以及其作为单一药物的中等活性,提示它的作用机制可能不只是使肿瘤缺氧和营养耗竭。VEGFR 信号传导的激活使血管通透性增加,造成肿瘤间质流体压力增高,阻止化疗药物以最佳方式转送至肿瘤。事实上,贝伐单抗对 VEGF 的抑制被证明使血管渗透性降低,降低肿瘤间质流体压力并改善药物向肿瘤转运。

贝伐单抗的不良作用包括蛋白尿、高血压、血栓形成或出血倾向、胃肠穿孔倾向和创伤愈合困难。与 VEGFR-2 结合的单克隆 IgG1 抗体雷莫芦单抗(ramucirumab)与贝伐单抗有相似的不良作用,这与抑制该信号轴的靶向毒性一致。雷莫芦单抗最近被 FDA 批准用于转移性胃癌和胃食管连接腺癌。

## VEGFR 抑制剂

抑制 VEGF 信号传导的其他策略包括开发 VEGFR 酪氨酸激酶活性的小分子抑制剂。VEGFR 小分子抑制剂被给予特殊的关注,因为这些药物能够抑制多种受体酪氨酸激酶(表 40-3)。例如,凡德他尼(vandetanib)抑制 VEGFR-1、VEGFR-2、VEGFR-3、RET 和 EGFR。RET 是原癌基因,倾向于导致 II 型多发性内分泌腺瘤(multiple endocrine neoplasia,MEN)疾病和甲状腺髓样癌。凡德他尼被 FDA 批准用于甲状腺髓样癌。卡博替尼(cabozantinib)抑制 VEGFR、C-KIT、RET、FLT3、MET 和其他激酶,同样能有效治疗转移性甲状腺髓样癌。

**表 40-3　血管内皮生长因子抑制剂**

| VEGFR 酪氨酸激酶抑制剂 | 靶点 |
|---|---|
| 舒尼替尼 | VEGFR-1，VEGFR-2，VEGFR-3，PDGFR　C-KIT，RET，FLT3，CSF-1R |
| 索拉非尼 | VEGFR-1，VEGFR-2，VEGFR-3，PDGFR　C-KIT，RET，FLT3，B-RAF |
| 帕唑帕尼 | VEGFR-1，VEGFR-2，VEGFR-3，PDGFR C-KIT，FGFR-1，FGFR-3，Itk，Lck，c-Fms |
| 阿西替尼 | VEGFR-1，VEGFR-2 |
| 瓦他拉尼（vatalanib） | VEGFR-1，VEGFR-2 |
| 凡德他尼（vandetanib） | VEGFR-1，VEGFR-2，VEGFR-3，EFGR RET |

肾透明细胞癌的治疗是体现该类药物广泛的应用范围的另一个例子。VHL 表达缺失和 HIF-1 激活使这类肿瘤细胞中很大一部分表达 VEGF、PDGF-β 和 TGF-α。单独使用贝伐单抗抑制 VEGF 只对转移性肾细胞癌只产生中等疗效。酪氨酸激酶抑制剂舒尼替尼（sunitinib）抑制 VEGFRs、PDGFR、C-KIT、RET 和 FLT3，索拉非尼（sorafenib）抑制 B-RAF、VEGFR、PDGFR、C-KIT、RET 和 FLT3，二者对转移性肾细胞癌均有更显著的疗效。帕唑帕尼（pazopanib）和阿西替尼（axitinib）是这种疾病中有效的另外两个多靶点 VEGFR TKI。鉴于肾细胞癌对传统化疗的难治性，基于肿瘤细胞生物学的更深入理解，这些新药的开发和使用使这类癌症的治疗取得了重大进展。

舒尼替尼、索拉非尼和其他多靶点 VEGFR 抑制剂还对多种其他实体瘤具有活性。例如，舒尼替尼可有效治疗伊马替尼难以治愈的 GIST，索拉非尼用于治疗肝细胞癌。另一种广谱 VEGFR 和酪氨酸激酶抑制剂瑞戈非尼（regorafenib）被批准用于转移性结直肠癌。

### 沙利度胺和来那度胺

沙利度胺（thalidomide）是合成的谷氨酸衍生物，具有镇静和止吐作用。50 年代中期曾经作为治疗为孕妇妊娠止吐的药物在欧洲使用。令人遗憾的是，沙利度胺被发现具有致畸作用，导致严重的发育畸形，包括短肢畸形（海豹肢畸形）。随后沙利度胺被发现具有免疫调节活性，能够抑制 TNF-α 合成，并在麻风性结节性红斑（erythema nodosum leprosum，ENL）的治疗中有效。曾有假说认为沙利度胺造成的肢体发育异常源于其抗血管生成特性，此后沙利度胺的确显示出抑制碱性成纤维细胞增长因子（bFGF）介导的血管生成的活性。沙利度胺同时具有对 T 细胞共激活活性。考虑到这些作用，沙利度胺现在被认定为免疫调节药物（immunomodulatory drug，IMiD）。

由于骨髓微血管密度增加与多发性骨髓瘤的不良预后相关，研究者首先测试了沙利度胺在晚期多发性骨髓瘤患者中的疗效，并且发现其显著的临床活性。沙利度胺和地塞米松的联合用药是目前多发性骨髓瘤的标准一线治疗方案，其主要不良反应包括血栓形成倾向、神经病变、便秘和嗜睡。尽管沙利度胺最初因其免疫调节以及抗血管生成活性被用于多发性骨髓瘤的治疗，但其抗肿瘤作用的确切机制仍不清楚。

来那度胺（lenalidomide）是沙利度胺的类似物，是第二代的合成 IMiD。该药物在保持沙利度胺的抗血管生成活性同时，显示出更高的抑制 TNF-α、共激活 T 细胞和直接诱导凋亡的抗肿瘤作用。来那度胺在沙利度胺难治的多发性骨髓瘤治疗中也显示出活性，当与硼替佐米（bortezomib）和地塞米松的联合使用时，对多发性骨髓瘤初步治疗的反应率极高。与沙利度胺相比，使用来那度胺的血栓发生率明显更低，并且神经病变、便秘和嗜睡的发生率降低。来那度胺在骨髓增生异常综合征治疗中也显示很高活性，尤其是具有 5 号染色体长臂（del 5q）缺失或者遗传学正常的细胞。来那度胺的主要不良反应包括骨髓抑制和血小板减少症。

最新研究在分子水平上明确了沙利度胺的作用机制。沙利度胺能够与多亚基 E3 连接酶 cereblon 结合（图 40-4）。来那度胺与 cereblon 的结合使其作用于 B 细胞转录因子 Ikaros 家族锌指蛋白 1 和 3（IKZF1 和 IKZF3），导致二者被蛋白酶体降解。这一发现不仅明确了该类药物在多发性骨髓瘤治疗中的特异活性，而且有望促进特异性更高疗效更好的第三代抑制剂用于骨髓瘤和其他疾病。

## 肿瘤特异性单克隆抗体

大多数血液系统恶性肿瘤表达特异性细胞表面标记物，因而可以用免疫组化或者流式细胞检测法对其进一步分类。对以若干标记物为抗原的嵌合单克隆抗体的研究，使得抗体靶向疗法在多种血液肿瘤中成为可能（表 54-1）。

尽管单克隆抗体的作用机制还没有完全研究清楚，但可能与诱导抗体依赖性细胞调节导的细胞毒性作用和凋亡有关。例如，B 细胞淋巴瘤特征性的表达 CD20 细胞表面抗原，CD20 在正常情况下几乎只在成熟的 B 细胞表达。抗 CD20 IgG1 单克隆抗体利妥昔单抗（rituximab）独立使用具有明显的活性，并且能够增强 B 细胞非霍奇金淋巴瘤（non-Hodgkin's lymphoma，NHL）的化疗效果，目前作为常规治疗加入该疾病的治疗。其主要不良作用有因靶向正常成熟的 B 细胞产生的免疫抑制和针对嵌合抗体这一特性产生的超敏反应。奥法木单抗（ofatumumab）是另一种人源化的 CD20 抗体，与利妥昔单抗相比具有更高的亲和力和更低的解离速度，目前在难治性 CLL 中显示出活性。

阿仑单抗（alemtuzumab）是泛白细胞抗原 CD52 的人源化单克隆抗体，被用于治疗 CLL 以及作为干细胞移植的预处理的组分。由于阿仑单抗同时诱导 T 细胞和 B 细胞的裂解，其主要不良反应为显著的免疫抑制,包括增加的肺孢子菌肺炎、真菌、巨细胞病毒和疱疹病毒感染风险。因此使用时需要预防机会性感染。

抗 CD20 抗体与放射性同位素的结合,如碘-131($^{131}$I)托西莫单抗(tositumomab)和钇-90($^{90}$Y)替伊莫单抗实现了 B 细胞 NHL 的靶向性放射免疫治疗。尤其是替伊莫单抗,已经被纳入难治性肿瘤的治疗方案。

除之前提到的曲妥珠单抗-美坦新偶联物外,抗体-毒素复合物的另外两个实例是蒂尼白介素-毒素连接物(denileukin-diftitox)和吉妥珠单抗奥唑米星(gemtuzumab-ozogamicin)。蒂尼白介素-毒素连接物是由白喉毒素和人 IL-2 片段构成的重组融合蛋白,靶向作用于 IL-2 受体的 CD25 组分,已证实对 T 细胞 NHL 有活性。吉妥珠单抗奥唑米星是抗肿瘤抗生素加利车霉素(calicheamicin)和 CD33 单克隆抗体的共轭结合物。CD33 在 80% 以上 AML 患者白血病细胞表面表达。

## 结论与展望

本章节阐明了调控正常细胞增殖的分子和生化通路,明确了导致肿瘤形成的重要突变,使得以这些异常的通路作为靶点成为可能。伊马替尼对 CML 治疗的成功说明肿瘤可能依赖 *BCR-Abl* 等癌基因,需要癌蛋白信号传导得以继续增殖存活。尽管酪氨酸激酶受体和胞内激酶抑制剂与传统抗肿瘤疗法相比具有更高的治疗指数,并且成功治疗了某些肿瘤,但是很多病例中,患者反应不够持久也不够完全。确认肿瘤亚型并明确被激活的特定通路(如 NSCLC 中出现的 EFGR 突变),有助于指导治疗并且提高反应率。癌基因芯片特征以及特异突变与靶向药物敏感性之间的相关性,将有助于以反应可能性最高的患者为研究对象的临床试验设计。第二代和第三代药物的疗效会进一步得到提高,具有更高靶标特异性并克服耐药突变。

然而,很明显,多种因素参与了肿瘤的发生发展,包括细胞周期进程、凋亡、蛋白酶体降解和血管生成等调控通路的下游突变。关于这些进程以及肿瘤细胞的侵入和转移潜能获得的生物学的深入研究能够为靶向治疗提供新的靶点。像联合化疗一样,未来成功的靶向治疗可能包括联合使用针对单个肿瘤缺陷的药物来抑制多种信号通路。另外,包括 RNA 干扰、基因或化合物筛选等在内的系统研究方法可能鉴定出与特定癌症基因型相关的先前未认识到的弱点,这一概念来自酵母中的"合成致死"筛选。与传统的联合抗肿瘤化疗相比,此类策略所固有的选择性提高可能使得他们具有更高的治疗指数,并有望获得更大的临床成功。

(杨帆 译　雷甜甜　王守宝　杜冠华 审)

## 推荐读物

Bartlett JB, Dredge K, Dalgleish AG. The evolution of thalidomide and its IMiD derivatives as anticancer agents. *Nat Rev Cancer* 2004;4:314–322. (*Historic and scientific overview of thalidomide and its derivatives.*)

Hanahan D, Weinberg RA. Hallmarks of cancer: the next generation. *Cell* 2011;144:646–674. (*Seminal overview of the characteristic genetic changes leading to oncogenesis.*)

Kaelin WG Jr. The concept of synthetic lethality in the context of anticancer therapy. *Nat Rev Cancer* 2005;5:689–698. (*Novel approaches to cancer genotype-guided drug development.*)

Krause DS, van Etten RA. Tyrosine kinases as targets for cancer therapy. *N Engl J Med* 2005;353:172–187. (*Overview of tyrosine kinase inhibition in cancer therapy.*)

Laplante M, Sabatini DM. mTOR signaling in growth control and disease. *Cell* 2012;149:274–293. (*Reviews the role of the mTOR pathway in health, disease, and aging, with a focus on treatments targeting this pathway.*)

Lu G, Middleton RE, Sun H, et al. The myeloma drug lenalidomide promotes the cereblon-dependent destruction of Ikaros proteins. *Science* 2014;343:305–309. (*Demonstrates the molecular mechanism of action of lenalidomide.*)

Mani A, Gelmann EP. The ubiquitin-proteasome pathway and its role in cancer. *J Clin Oncol* 2005;23:4776–4789. (*Biochemical details of ubiquitin pathways.*)

Shaw AT, Hsu PP, Awad MM, Engelman JA. Tyrosine kinase gene rearrangements in epithelial malignancies. *Nat Rev Cancer* 2013;13:772–787. (*Reviews the etiology, pathogenesis, clinical features, and targeted treatments for epithelial cancers with ALK, ROS1, and RET mutations.*)

Tan CS, Gilligan D, Pacey S. Treatment approaches for EGFR-inhibitor-resistant patients with non-small-cell lung cancer. *Lancet Oncol* 2015;16:e447–459. (*Overview of EGFR pathways and treatments in non-small cell lung cancer.*)

**药物一览表:第 40 章　肿瘤药理学:信号转导**

### EGFR(ErbB1)和 HER2/neu(ErbB2)抑制剂
机制——EGFR 和 HER2/neu 的小分子和单克隆抗体抑制剂;见特定药物

| 药物 | 临床应用 | 严重及常见的不良反应 | 禁忌证 | 注意事项 |
| --- | --- | --- | --- | --- |
| 吉非替尼 | 非小细胞肺癌 | 间质性肺病,肝毒性<br>皮疹,腹泻 | 对吉非替尼过敏 | EGFR(ErbB1)胞质侧酪氨酸激酶的可逆抑制剂;与 ATP 竞争结合激酶区 |
| 埃罗替尼 | 非小细胞肺癌<br>胰腺癌 | 心律失常,史-约综合征,中毒性表皮坏死松解症,胃肠穿孔,腹膜炎,深静脉血栓形成,贫血,脑卒中,角膜穿孔,间质性肺病,肝毒性,肾衰竭<br>水肿,脱发,皮疹,胃肠不适,感染,肌痛,头痛,结膜炎,焦虑,抑郁,咳嗽,疲劳 | 对埃罗替尼过敏 | 埃罗替尼是一种 EGFR(ErbB1)细胞质酪氨酸激酶结构域的可逆抑制剂;它与 ATP 竞争与激酶结构域的结合 |
| 阿法替尼 | 非小细胞肺癌 | 左心室功能受损,大疱疹,手足综合征,严重腹泻,肝毒性,间质性肺病<br>皮疹,食欲下降,口腔炎 | 无 | 第二代 EGFR 酪氨酸激酶抑制剂。<br>与 EGFR 共价结合,因此是一种不可逆的抑制剂 |
| 西妥昔单抗<br>帕尼单抗 | 结直肠癌<br>头颈癌 | 低镁血症,间质性肺病,肾衰竭(共同的不良反应);心搏骤停,白细胞减少症,中性粒细胞减少症,肺栓塞(仅西妥昔单抗);角膜炎(仅帕尼单抗)<br>皮疹,体重减少,胃肠道紊乱,虚弱,头痛,神经病,感染,疲劳 | 对西妥昔单抗或帕尼单抗过敏 | 与 EGFR 的细胞外结构域(ErbB1)结合的单克隆抗体。<br>西妥昔单抗与伊立替康联合使用能够改善表达 EGFR 的结直肠癌的反应率。<br>响应西妥昔单抗的皮疹形成可预测肿瘤反应 |
| 曲妥珠单抗 | HER2 过表达的乳腺癌或转移性胃癌 | 心脏毒性,中性粒细胞减少症,血小板减少症,贫血,血栓形成,肝毒性,肾病综合征,间质性肺病<br>水肿,皮疹,胃肠不适,口腔炎,感染,关节痛,肌痛,虚弱,头晕,疲劳,寒战 | 对曲妥珠单抗过敏 | 直接针对 ErbB2(HER2)的单克隆抗体。<br>在用药时曲妥珠单抗的治疗增强化疗的功效并降低复发率 |

续表

| 药物 | 临床应用 | 严重及常见的不良反应 | 禁忌证 | 注意事项 |
|---|---|---|---|---|
| 曲妥珠单抗-美坦新偶联物 | HER2过表达的乳腺癌 | 左心室功能不全、贫血、中性粒细胞减少症、血小板减少症、肝毒性、间质性肺病 胃肠不适、肌肉骨骼疼痛、头痛、疲劳 | 无 | 对之前用安珠单抗和紫杉醇治疗的HER2阳性乳腺癌有效 |
| 拉帕替尼 | HER2过表达的乳腺癌 | 左心室功能不全、QT间期延长、贫血、血小板减少症、肝毒性、间质性肺病 皮疹、肠胃不适、肝功能异常、头痛、失眠、疲劳 | 对拉帕替尼过敏 | 拉帕替尼是EGFR和ErbB2的可逆抑制剂。拉帕替尼可以延长QT间期 |

**ALK、ROS1和MET抑制剂**
机制——酪氨酸激酶(包括间变淋巴瘤激酶(ALK)、ROS1和MET)的小分子抑制剂

| 药物 | 临床应用 | 严重及常见的不良反应 | 禁忌证 | 注意事项 |
|---|---|---|---|---|
| 克唑替尼 色瑞替尼 | 非小细胞肺癌 | QT间期延长、肝毒性、间质性肺病(共同的不良反应);中性粒细胞减少症、肺栓塞(仅克里唑替尼);高血糖、癫痫、结核、恶病质、败血症(仅色瑞替尼) 胃肠道不适(共同的不良反应)、水肿、视觉障碍(仅克里唑替尼);贫血、疲劳(仅色瑞替尼) | 无 | 抑制促进癌症中基因表达、细胞增殖和细胞存活的致癌融合蛋白。靶向具有ALK中酪氨酸激酶重排的肺癌亚群色瑞替尼克服了对克里唑替尼的获得性耐药性。克唑替尼还抑制ROS1并且在具有ROS1重排的肺癌亚群中具有活性 |

**BCR-ABL、C-KIT和PDGFR的抑制剂**
机制——对ABL激酶(包括BCR-Abl融合蛋白)、C-KIT和PDGFR有活性的小分子酪氨酸激酶抑制剂

| 药物 | 临床应用 | 严重及常见的不良反应 | 禁忌证 | 注意事项 |
|---|---|---|---|---|
| 伊马替尼 | 表达费城染色体的慢性粒细胞白血病(CML)和急性淋巴细胞白血病(ALL) 表达C-Kit的胃肠道间质瘤(GIST)(CD117) 特发性嗜酸性粒细胞增多症 隆突性皮肤纤维肉瘤 骨髓增生异常综合征 骨髓增生性肿瘤 系统性肥大细胞病 | 心脏压塞、心力衰竭、史-约综合征、中毒性表皮坏死松解症、胃肠穿孔、胰腺炎、骨髓抑制、肝毒性、脑水肿、视盘水肿、肾盂积液、听力损失、肿瘤溶解综合征、继发恶性肿瘤疾病 水肿、夜间盗汗、皮疹、体重增加、肠胃不适、头痛、关节痛、肌痛、虚弱、头晕、头痛、失眠、感染、疲劳 | 对伊马替尼过敏 | 血液学和细胞遗传学反应(费城染色体消失)在大部分慢性期CML患者中可以观察到;分子反应(BCR-Abl消失)在一小部分中能观察到 |

续表

| 药物 | 临床应用 | 严重及常见不良反应 | 禁忌证 | 注意事项 |
|---|---|---|---|---|
| 达沙替尼 | 共同适应证：慢性粒细胞白血病 | QT 间期延长，胃肠道出血，骨髓抑制，肝毒性（共同的不良反应）；心包积液，胸腔积液，肺水肿（达沙替尼和波舒替尼）；脑出血（达沙替尼和尼洛替尼）；肿瘤溶解综合征（仅尼洛替尼和普纳替尼）；胰腺炎，肾衰竭（仅达沙舒替尼）；动脉血栓形成，青光眼，角膜炎（仅限普纳替尼） | 共同禁忌证：对药物过敏 | 达沙替尼和尼洛替尼在体外对野生型 BCR-Abl 的作用比伊马替尼更强，并且它们抑制伊马替尼耐药的除 T315I 突变以外的 BCR-Abl 亚型。 |
| 尼洛替尼 | 仅达沙替尼和普纳替尼：表达费城染色体的急性淋巴细胞白血病 | | 仅尼洛替尼：低钾血症，低镁血症，延长 QT 综合征 | 普纳替尼与严重的血管毒性有关（临床试验中 8% 使用普纳替尼治疗的患者表现出心血管、脑血管或外周血管血栓形成） |
| 波舒替尼 | | | | |
| 普纳替尼 | | 水肿，皮疹，脱发，夜间盗汗，肠胃不适，电解质紊乱，肌肉骨骼疼痛，头痛，疲劳，呼吸困难，感染 | | |

**BTK 抑制剂**

机制：布鲁顿酪氨酸激酶（BTK）的小分子抑制剂

| 药物 | 临床应用 | 严重及常见不良反应 | 禁忌证 | 注意事项 |
|---|---|---|---|---|
| 依鲁替尼 | 慢性淋巴细胞白血病，套细胞淋巴瘤 | 心房颤动，消化道出血，贫血，血小板减少，中性粒细胞减少，易感染，脑膜下血肿，肾脏衰竭和恶性肿瘤增加<br>外周水肿，皮疹，胃肠不适，关节痛，肌痛，头晕，疲劳 | 无 | 阻断 B 细胞受体信号传导。在评价其他 B 细胞恶性肿瘤治疗时，包括弥漫性大 B 细胞淋巴瘤和浆细胞恶液质 |

**JAK2 抑制剂**

机制——Janus 激酶（JAK）1 和 2 的小分子抑制剂，包括 JAK2（V617F）突变激酶

| 药物 | 临床应用 | 严重及常见不良反应 | 禁忌证 | 注意事项 |
|---|---|---|---|---|
| 鲁索利替尼 | 骨髓纤维化 | 贫血，中性粒细胞减少，血小板减少，白质脑病<br>头晕，头痛 | 无 | 正在评估用于治疗真性红细胞增多症和特发性血小板增多症 |

续表

| 药物 | 临床应用 | 严重和常见的不良反应 | 禁忌证 | 注意事项 |
|---|---|---|---|---|
| **RAS/MAP 激酶通路的抑制剂** | | | | |
| **机制——野生型和突变型 B-RAF 的小分子抑制剂（索拉非尼，威罗非尼，达拉菲尼），MEK1 和 2 的小分子抑制剂（曲美替尼）** | | | | |
| 索拉非尼<br>威罗非尼<br>达拉菲尼<br>曲美替尼 | 仅索拉非尼：肾细胞癌，肝细胞癌，甲状腺癌；<br>仅威罗非尼，达拉菲尼，曲美替尼：恶性黑色素瘤 | 心血管疾病，易患恶性肿瘤和感染（共同不良反应）；史-约综合征、中毒性表皮坏死松解症、胃肠道出血，肝炎，脑出血，白质脑病（仅索拉非尼和威罗菲尼）；间质性肺病（索拉非尼，威罗菲尼和曲美替尼）；贫血（达拉菲尼，曲美替尼）；胰腺炎，虹膜炎，葡萄膜炎，肾衰竭，肺栓塞（仅达拉菲尼）<br><br>脱发、皮疹、肠胃不适，疲劳（共同不良反应）；电解质失衡（索拉非尼和达拉菲尼）；高血压，淀粉酶和脂肪酶水平升高，血细胞数降低（仅索拉非尼）；外周水肿，盗汗，关节痛，肌痛，头痛（仅限达拉菲尼） | 共同禁忌证：对药物过敏；仅索拉非尼：与卡铂和紫杉醇合用于鳞状细胞肺癌的患者 | 威罗菲尼，达拉菲尼和曲美替尼对激活 B-RAF 突变的黑素瘤具有显著的活性。<br>索拉非尼还抑制 VEGFRs，PDGFR，和其他受体酪氨酸激酶。<br>达拉菲尼和曲美替尼合用对 B-RAF 突变黑素瘤的患者有更强的作用和延迟的耐药性 |
| **mTOR 抑制剂** | | | | |
| **机制——mTOR 是一种丝氨酸苏氨酸激酶，通过激活翻译来调节细胞生长和增殖；雷帕霉素及其类似物：雷帕霉素与 FKBP12 结合，药物-FKBP12 复合物与 mTOR 结合并抑制其活性** | | | | |
| 雷帕霉素（西罗莫司） | 预防肾移植排异反应 | 易感染或易发恶性肿瘤，血栓形成，各类血细胞减少症，淋巴囊肿，肾脏疾病，白质脑病，间质性肺病，肺栓塞，肺出血，血管神经性水肿<br><br>水肿，皮疹，高脂血症，肠胃不适，关节痛，头痛，感染 | 对雷帕霉素过敏 | 除抑制 mTOR 外，雷帕霉素还可阻断 mTOR 的下游靶点，如细胞周期蛋白 D1，c-MYC，抗凋亡蛋白 BAD 和 HIF-1。<br>避免与诱导或抑制 CYP3A4 的药物共同给药 |

续表

| 药物 | 临床应用 | 严重及常见的不良反应 | 禁忌证 | 注意事项 |
|---|---|---|---|---|
| 替西罗莫司<br>依维莫司 | 共同适应证:肾细胞癌;<br>仅依维莫司:肾血管平滑肌脂肪瘤、室管膜下巨细胞星形细胞瘤,乳腺癌,肝脏或肾脏移植排异反应,胰腺腺癌 | 肾衰竭、肺炎、间质性肺病、骨髓抑制(共同的不良反应)、史-约综合征、胃肠穿孔(仅替西罗莫司);血栓形成、癫痫(仅限依维莫司)水肿,皮疹,黏膜炎、电解质紊乱,虚弱,疲劳,感染(共同的不良反应);高脂血症,闭经,月经过多(仅依维莫司) | 共同禁忌证:对替西罗莫司或依维莫司过敏;<br>维莫司过敏;<br>仅替西罗莫司:胆红素升高 | 替西罗莫司和依维莫司是雷帕霉素的酯类似物 |

**蛋白酶抑制剂**
机制:抑制蛋白酶体的 20S 催化亚基内的活性位点 N-末端苏氨酸残基

| 药物 | 临床应用 | 严重及常见的不良反应 | 禁忌证 | 注意事项 |
|---|---|---|---|---|
| 硼替佐米<br>卡非佐米 | 共同适应证:多发性骨髓瘤;<br>仅硼替佐米:套细胞淋巴瘤 | 心力衰竭、中性粒细胞减少、血小板减少、肝脏病变,神经病变、肿瘤溶解综合征(共同不良反应);白质脑病、肺炎、血管神经性水肿,中毒性表皮坏死松解症(仅硼替佐米)贫血(仅卡非佐米)胃肠不适,感染,头痛(共同不良反应);低血压,皮疹,关节痛,肌痛,虚弱,头晕,失眠(仅硼替佐米);外周水肿,疲劳(仅卡非佐米) | 对硼替佐米、卡非佐米、硼或甘露醇过敏 | 由于其相对较小的副作用,硼替佐米用于多发性骨髓瘤的初级治疗的联合治疗方案,具有良好的反应率。卡非佐米对蛋白酶体具有很强且不可逆的结合,可以兑服硼替佐米耐药性 |

**血管生成抑制剂**
机制——针对 VEGF 或 VEGFR 的中和抗体以及 VEGFR 酪氨酸激酶结构域的小分子抑制剂;见特定药物

| 药物 | 临床应用 | 严重及常见的不良反应 | 禁忌证 | 注意事项 |
|---|---|---|---|---|
| 贝伐单抗<br>雷莫芦单抗 | 仅贝伐单抗:转移性结直肠癌、非小细胞肺癌,多形性胶质母细胞瘤,肾细胞癌;<br>仅雷莫芦单抗:转移性胃癌,胃食管连接部腺癌 | 动脉血栓、高血压危象、伤口愈合受损、胃肠穿孔、白质脑病(共同不良反应);膀胱、阴道、支气管胸膜或胆管瘘、心脏衰竭、肾病综合征(仅贝伐单抗)、血管性水肿、坏死性筋膜炎(仅雷莫芦单抗)高血压、头痛(共同不良反应);脱发、手足综合征、肠型不适、虚弱、头晕、感染(仅贝伐单抗);出血(仅贝伐单抗)、低钠血症,腹泻(仅雷莫芦单抗) | 对贝伐单抗和雷莫芦单抗过敏 | 贝伐单抗是针对 VEGF-A 的 IgG1 单克隆抗体。雷莫芦单抗是针对 VEGFR-2 的 IgG1 单克隆抗体 |

续表

| 药物 | 临床应用 | 严重及常见的不良反应 | 禁忌证 | 注意事项 |
|---|---|---|---|---|
| 舒尼替尼 | 肾细胞癌、胃肠道间质瘤、胰腺癌 | 左心室功能障碍，QT间期延长，组织坏死，胃肠穿孔，胰腺炎，出血、血小板减少、颌骨无菌性坏死、白质脑病、肺栓塞、肿瘤溶解综合征、皮疹、肠胃不适、甲状腺功能障碍、虚弱、疲劳 | 对舒尼替尼过敏 | 舒尼替尼抑制 VEGFR-1、VEGFR-2、PDGFR 和其他受体酪氨酸激酶 |
| 帕唑帕尼<br>凡德他尼<br>卡博替尼 | 仅帕唑帕尼：肾细胞癌、软组织肉瘤<br>仅凡德他尼、卡博替尼：甲状腺髓样癌 | 白质脑病、心脏毒性（共同不良反应）；出血、胰腺炎（帕唑帕尼和凡德他尼）；骨髓抑制（帕唑帕尼和卡博替尼）；肝毒性、动脉血栓、气胸、肺栓塞（仅帕唑帕尼）；史蒂芬-强森综合征、败血症、间质性肺病（仅凡德他尼）；胃肠穿孔、胃肠道瘘气管食管瘘、颌骨无菌性坏死、胃肠道坏死（仅帕唑帕尼和卡博替尼）；胃肠不适、头痛、疲劳（共同不良反应）；电解质失衡（帕唑帕尼和卡博替尼）；肌痛（仅帕唑帕尼）；甲状腺功能减退症（凡德他尼和卡博替尼） | 共同禁忌证：对帕唑帕尼、凡德他尼或卡博替尼过敏；仅凡德他尼：先天性长 QT 综合征 | 220/5 000<br>帕唑帕尼抑制 VEGFR-2、PDGFR-β、KIT 和其他受体酪氨酸激酶。凡德他尼和卡博替尼抑制 RET，易患甲状腺髓样癌的致癌基因。帕唑帕尼可以延长 QT 间期 |
| 沙利度胺 | 多发性骨髓瘤、结节性红斑狼疮 | 心律失常、史-约综合征、中毒性表皮坏死松解症、胃肠穿孔、血栓、中性粒细胞减少、癫痫、血管神经性水肿、肿瘤溶解综合征、水肿、皮疹、体重变化、低钙血症、胃肠不适、嗜睡、虚弱、疲劳、感染 | 对沙利度胺过敏；妊娠，能够怀孕的妇女，不使用乳胶安全套的男性 | 一种免疫调节药物，可抑制碱性成纤维细胞生长因子（bFGF）诱导的血管生成；同时也共刺激 T 细胞。沙利度胺与地塞米松合用是多发性骨髓瘤的标准治疗的一线治疗方案 |
| 来那度胺 | 多发性骨髓瘤、骨髓增生异常综合征、套细胞淋巴瘤 | 与沙利度胺相同，但血栓形成、胃肠道不适和嗜睡的发生率较低 | 妊娠，能够怀孕的妇女，不使用乳胶安全套的男性 | 沙利度胺的类似物，具有增强的 TNF-α 抑制和改善的 T 细胞共刺激活性，同时保持抗血管生成作用。来那度胺与硼替佐米和地塞米松的合用在多发性骨髓瘤中具有非常高的反应率 |

续表

| 药物 | 临床应用 | 严重和常见的不良反应 | 禁忌证 | 注意事项 |
|---|---|---|---|---|
| **肿瘤特异性单克隆抗体和其他重组蛋白**<br>**机制——见特定药物;见第 54 章　蛋白质疗法** | | | | |
| 利妥昔单抗<br>托西莫单抗<br>替伊莫单抗<br>阿仑单抗<br>地尼白介素<br>吉妥珠单抗<br>奥法木单抗 | 利妥昔单抗、托西莫单抗、替伊莫单抗和地尼白介素、阿仑单抗、奥法木单抗:淋巴瘤;<br>利妥昔单抗、阿仑单抗、奥法木单抗和吉妥珠单抗:白血病;<br>仅利妥昔单抗:溶血性贫血,埃文斯综合征、移植物抗宿主病、血小板减少性紫癜、微小病变、寻常型天疱疮、Sjögren 综合征、移植后淋巴组织增生性疾病、类风湿关节炎、系统性红斑狼疮、Waldenström 巨球蛋白血症 | 心律失常,骨髓增生异常综合征、显著的免疫抑制(包括增加机会性细菌、真菌和病毒感染的风险),超敏反应、与嵌合抗体相关的过敏反应(共同不良反应);<br>白质脑病(利妥昔单抗、阿仑单抗和奥法木单抗);肾毒性(仅利妥昔单抗和吉妥珠单抗;肠梗阻、妥昔单抗和阿仑单抗);中毒性表皮坏死松解征、肝脏衰竭、角膜炎、血管神经性水肿(仅利妥昔单抗);史-约综合征、肿瘤溶解综合征(奥法木单抗和替伊莫单抗)<br>皮疹、肠胃不适、感染、疲劳(共同不良反应)、低血压、水肿、神经病、肌肉骨骼疼痛、头痛、发抖(利妥昔单抗、托西莫单抗、替伊莫单抗、地尼白介素、阿仑单抗、吉妥珠单抗) | 对药物过敏 | 利妥昔单抗:抗 CD20 抗体。<br>托西莫单抗:抗 CD20 抗体。<br>替伊莫单抗:抗 CD20 抗体。<br>阿仑单抗:抗 CD52 抗体。<br>地尼白介素:白喉毒素和 IL-2 的融合蛋白。<br>吉妥珠单抗:白喉毒素奥唑米星;抗 CD33 抗体和加利车霉素(抗肿瘤抗生素)的结合物。由于批准后研究中出现的高致命毒性,2010 年自愿退出美国市场。<br>奥法木单抗:抗 CD20 抗体,其与利妥昔单抗相比具有更高的亲和力并且具有更慢的解离速率 |

Quentin J. Baca, Donald M. Coen, and David E. Golan

## 概述

许多感染疾病和一些恶性肿瘤可用单一药物治疗。然而，当病原体或肿瘤对化疗药物产生耐药性，或具有不同药物敏感性的多种病原体同时存在，或药物因其毒性剂量应用受限制时，这种单一药物疗法往往不能起效。在这种情况下，联合用药就呈现其绝对的优势。多药联用可以协同增强联合治疗的抗菌或抗肿瘤疗效，并可降低耐药性的产生。联合用药常用于病原体确定之前就必须开始的治疗，同时协同作用的联合用药可减少因个别治疗指数较低药物联用引起的毒性。尽管联合化疗为有效地消灭病原体或肿瘤开辟了新的途径，同时也导致了多种不良反应和药物相互作用。任何联合用药方案的目的都应该是有效地消灭致病病原体或肿瘤，而不引起宿主难以承受的毒性。

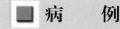

### 病　例

M 先生，27 岁，来自海地农村，因慢性咳嗽就诊。由于不能负担私人诊所的治疗费用，他到药店向药剂师寻求合适的药物。药剂师认为 M 先生可能患有肺结核，他卖给 M 先生 2 周量的异烟肼和利福平。M 先生仅同时服用了这两种药物数日，但因恶心反应，只有异烟肼坚持服用了 2 周，症状消退。

3 个月后，M 先生的咳嗽复发。这次他发现痰中带血、盗汗。他服用了此前 2 周剂量中余下的利福平，感觉症状有短暂的缓解。然而几天后，他的咳嗽、血痰和盗汗反复发作。因没有足够的钱继续购买药物，他去最近的公立医院寻求免费医治。医生取了三份痰标本，均为抗酸性杆菌阳性。医生还将痰标本送至实验室进行细菌培养，但因为肺结核分枝杆菌（结核病的病原体）生长缓慢，所以医生就开始对 M 先生进行异烟肼、利福平、吡嗪酰胺和乙胺丁醇 2 个月的联合治疗，随后用异烟肼和利福平治疗 4 个月。

几周后，细菌培养结果显示，M 先生的结核菌对异烟肼或利福平都不敏感。他的医生正在寻求新的治疗方案。

## 思 考 题

□ 1. 为什么公立医院医生为 M 先生开出 4 种不同的药物？
□ 2. 耐药性怎样从结核杆菌的一代传至下一代？其耐药性传代机制与青霉素耐药性传代机制相比如何？

3. 为什么 M 先生最初的治疗失败了? 用什么治疗方案能够避免 M 先生治疗失败?

4. M 先生有多种耐药菌结核病吗? 他应该继续使用包括异烟肼和利福平的 4 种药物疗法吗? 如果不这样,他的治疗该如何改进?

# 抗微生物药联合治疗

在治疗微生物感染中,联合用药可用于:①预防耐药性的产生;②增强药物治疗特殊感染的疗效(协同作用);③减少药物对宿主的毒性;④治疗多重感染(或称多种微生物感染);⑤在确定引起感染的病原体之前,经验性治疗致命感染。由于微生物同人类的基因相差较远,抗微生物药联合应用能够靶向微生物特定的一些分子靶点,从而减少宿主的不良反应。相反,抗肿瘤药联合应用往往受其不良反应限制(见下文)。接下来的章节将介绍不同类型抗微生物药相互作用的概况,并探讨抗微生物药联合治疗的具体实例。

## 最低抑菌浓度和最低杀菌浓度

具有抗致病菌、原虫或真菌微生物活性的抗微生物药,可通过药物-病原体对的最低抑菌浓度(minimum inhibitory concentration,MIC)和最低杀菌浓度(minimum bactericidal concentration,MBC)来表述。MIC 指能抑制在体外培养 18~24 小时的细菌生长的最低药物浓度。MBC 指能够杀死 99.9% 的体外培养 18~24 小时的细菌的最低药物浓度。一般而言,MBC 大于 MIC。参照 MIC、MBC 与临床上可达到的药物治疗浓度,可将药物大致分为两类:杀菌药和抑菌药(表 41-1;参见第 33 章)。如果抗微生物药 MIC 在药物治疗范围内,但其 MBC 不在其治疗范围内,则该药为抑菌药(如抑制细菌药,抑制真菌药);如果其 MBC 在药物治疗范围内,则该药为杀菌药(如杀细菌药、杀真菌药)。注意,MIC 和 MBC 是指特定条件下的特定药物-病原体对的两个概念。许多对有机体有活性的药物,在一种培养基中是抑菌的,而在另一种培养基中或在体外足够高浓度时是杀菌的。此外,对于任何特定的药物,MIC 和 MBC 可能在不同的微生物之间有所不同。事实上,一种药物可能对一种微生物是抑菌药,而对另一种微生物是杀菌药。作为定义原则,我们应该说明,在治疗浓度时,杀菌药杀灭微生物,而抑菌药仅可抑制微生物生长。在这个定义中,治疗浓度是指足以发挥药理作用(即杀死或阻止微生物生长)的血浆药物浓度,而不出现患者难以承受的毒性作用。例如,大多数细菌细胞壁合成抑制剂是杀菌药,而大多数细菌蛋白质合成抑制剂是抑菌药(参见第 34、35 章)。

如第 33 章所述,抑菌药和杀菌药的主要区别在于其临床应用。一般而言,成功地使用抑菌药治疗感染,需要一个完整的宿主免疫系统。这是因为抑菌药本身不能杀灭已经存在的微生物,而仅仅能抑制其繁殖。因此,这些药物依赖于宿主的免疫和炎症机制将微生物从体内有效地清除。这些药物在感染早期(即感染病症较轻)时应用更有效。此外,如果在免疫系统完全清除感染之前撤药,可能导致微生物生长繁殖,感染复发(图 41-1)。

表 41-1 杀菌和抑菌抗生素示例

| 抑菌性抗生素 | 杀菌性抗生素 | |
| --- | --- | --- |
| | 浓度依赖性 | 时间依赖性 |
| 氯霉素 | 氨基糖苷类 | β-内酰胺类 |
| 克林霉素 | 杆菌肽 | 异烟肼 |
| 乙胺丁醇 | 喹诺酮类 | 甲硝唑 |
| 大环内酯类 | | 吡嗪酰胺 |
| 磺胺类 | | 利福平 |
| 四环素类 | | 万古霉素 |
| 甲氧苄啶 | | |

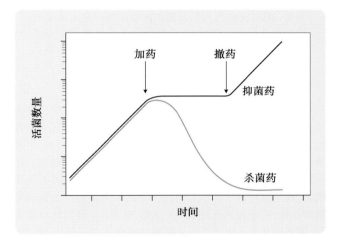

图 41-1 体外抑菌和杀菌药物对细菌生长动力学的影响比较。在没有药物的情况下,细菌以指数(一级)动力学生长。一种杀菌药物杀死靶生物,可通过活细菌数量的时间依赖性减少来证实。一种抗菌药物可以防止微生物生长而不杀死细菌。去除抑菌药物后,随着先前被抑制的细菌恢复生长,细菌数量呈指数增长。抑菌药物通过在足够长的时间内限制感染生物体的生长、使宿主免疫系统杀死细菌来消除感染

按照其细胞杀伤机制,杀菌药具有**时间依赖性**或**浓度依赖性**的特性(图 41-2)。如果药物浓度高于最低杀菌浓度(MBC),时间依赖型杀菌药呈现稳定的杀菌率,而与药物浓度无关。因此,此类药物临床应用优先考虑的不是其达到的绝对药物浓度,而是药物浓度在治疗范围内(定义为[药物]>MBC)的持续时间。相反的,浓度依赖型杀菌药的杀菌率随着[药物]>MBC 的药物浓度的增加而增加。此类药物,单次大剂量足以消除感染。

## 药物相互作用类型——协同、相加和拮抗

到目前为止,应用单一药物治疗一种微生物感染,只考虑

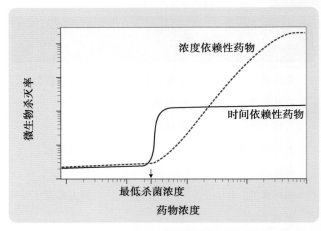

**图 41-2　时间依赖性和浓度依赖性杀菌药的杀菌率与药物浓度之间的关系。** 当药物浓度大于最低杀菌浓度（MBC）（实线）时，时间依赖性杀菌药具有恒定的微生物杀灭率。相反，浓度依赖型杀菌药的杀伤力随着药物浓度的增加（虚线）而增加。注意，浓度依赖性杀菌药的效力最终会趋于稳定，因为药物的有效浓度受到药物扩散到其分子靶点速率的限制

了其一般特性。当这些药物与其他药物联用时，效应可发生变化（增强或减弱）。事实上，有些药物单独应用时，对一种生物极少或几乎没有活性，而与另一种药物联合使用时，可表现出较高的活性。例如氨基糖苷类对粪肠球菌（一种革兰氏阳性菌）的治疗，显示敏感性极低。回顾氨基糖苷类的作用机制，就是通过诱导遗传编码的错译和缺陷蛋白质的翻译导致细胞损伤，进而杀死细菌（参见第 34 章）。以粪肠球菌为例，氨基糖苷类不能穿透细菌厚的细胞壁到达其靶点，即 30S 核糖体亚单位。然而，当与万古霉素或 β-内酰胺类抗生素等细胞壁合成抑制剂联合应用时，氨基糖苷类能够到达细菌核糖体并有效杀死细菌（参见第 35 章）。细胞壁合成抑制剂有效地增强氨基糖苷类的杀菌活性是药理学协同作用概念的重要范例。

通过这个例子，我们可能有这样一个疑问：针对特定的微生物，联合应用两种具有独特活性的药物是否都能得到疗效更强的结果。令人惊讶的是，事实证明很多联合用药并非如此。实际上，当对同一种病原体都有活性的两种药物联合应用时，这些药物相互作用，相对于单独用药，联合用药反而降低了药效（拮抗作用）。或者，药物间可能不发生相互作用，联合用药的效果只相当于两药单独使用时效应的总和（相叠加作用）。两种抗微生物药物之间的相互作用通常用以下方式量化：选择一个特定的终点（例如，抑制细菌生长），然后测量达到该终点的两种药物各种组合的疗效。当这些数据被测绘出来后，就能获得更多的信息（图 41-3）。X 轴和 Y 轴的截距分别对应于两种药物的 MIC，曲线的曲度表明两种药物相互作用的性质，向上是协同作用，向下是拮抗作用，线性是相加作用。下面将讨论这些关系的数学理论基础。

假设药物 A 和 B 能够抑制细菌生长所需的特定酶。在这种情况下，$[A]/MIC_A$ 比值表示药物 A 对细菌生长抑制率。

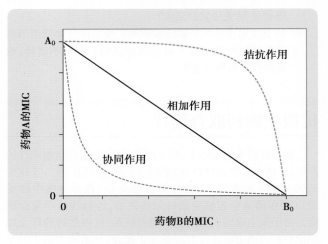

**图 41-3　药物的相加、协同和拮抗作用的量化。** 联合用药可呈现相加、协同和拮抗作用。这种相互作用的类型可通过观察每种药物对另一种药物的最低抑制浓度（MIC）的影响来说明。如果两种药物有相加作用，则随着 A 药中加入 B 药量的增加可使 A 药的 MIC 线性下降；此时，这两种药物是可互换的。如果两种药物有协同作用，则将 B 药加入 A 药中会显著降低 A 药的 MIC（即 A 药的效力增强）。如果两种药物有拮抗作用，在 A 药中加入 B 药不会显著降低 A 药的 MIC；在某些情况下（未图示），必须给每种药物更高剂量，以达到与单独使用每种药物相同的效果。$A_0$ 和 $B_0$ 分别是 A 药和 B 药单独用药时的 MIC

这被称为 A 的分级抑制浓度（fractional inhibitory concentration of A，$FIC_A$）。同样的，$FIC_B = [B]/MIC_B$ 是药物 B 的分级抑制浓度。现在，假如 A 药浓度的轻度降低，即 $-d[A]$，为补偿其生长抑制的减少（$dFIC_A = -d[A]/MIC_A$），就必须适量增加 B 的浓度 $+d[B]$。

对于相加作用的药物，$-d[A]/d[B]$ 比率（与图 41-3 中曲线的斜率相同）是一个常数，因为一个单位的 A 具有与 $MIC_A/MIC_B$ 单位 B 相同的活性。例如，A 和 B 能够结合到酶的各自独立的位点（即每个药物都不影响其他药物的结合）。

相反，如果 A 或 B 具有协同作用，需要补偿 A 减少（$-d[A]$）所需的 B（$d[B]$）的量，则取决于现有的 A 的量。由于药物 A 对药物 B 有增强作用，$d[B]$ 相对于高 $[A]$ 就更小（即 $d^2[A]/d[B]^2 > 0$，与图 41-3 中的曲线向上曲线相对应）。例如，A 的结合可以诱导酶的构象变化，从而增强 B 的结合。

进一步探讨，A 和 B 是拮抗性的，如果补偿少量降低的 A 的浓度所需 B 的量越大，则 $[A]$ 越高（即 $d^2[A]/d[B]^2 < 0$，与图 41-3 中的曲度向下曲线相对应）。例如，A 的结合可以诱导酶的构象变化，从而降低 B 的结合。

由于其直观性和简便性，上述数学模型通常用于定义协同作用、相加作用和拮抗作用。但是，对多种药物效应的实验测定和定量分析是一个复杂的课题，超出了本文探讨的范围。有兴趣的读者可参考 TC Chou 的著作（1984，2006），对这个领域有更详细的论述。

不同种类抗生素之间的药物相互作用的特点可归纳为几

方面。首先,许多抑菌药物(如四环素、红霉素、氯霉素)通过抑制细胞生长和/或阻碍杀菌药物发挥作用所需的细胞进程来对抗杀菌药物(如万古霉素、青霉素)的作用(见下文)。其次,两种杀菌药物联合作用通常是协同作用。这里概述一个典型的例外,利福平(RNA 聚合酶抑制剂,具杀菌作用)通过抑制细胞生长拮抗其他杀菌药的作用。最后,两种抑菌药物之间的相互作用通常是相加作用,但无法预测所有情况。

# 抗微生物药联合用药实例

## 结核病

结核病(tuberculosis,TB)的治疗阐明了联合用药的一个根本原因,即防止耐药性的产生。疾病的发生过程中,结核杆菌(也称为分枝杆菌)被肺泡巨噬细胞吸入并吞噬,其中杆菌在细胞的空泡内繁殖。T 细胞介导的淋巴细胞固有反应被激活,同时巨噬细胞和辅助 T 细胞形成大量的肉芽肿将感染部位隔离。活化的巨噬细胞通常能够通过杀死繁殖期杆菌来控制感染,但遗憾的是它不能完全根除感染。活化的巨噬细胞释放中性蛋白酶和活性氧中间产物引起组织损伤,最终导致肺结核性空洞内出现中心坏死。每一个空洞内,有 $10^8 \sim 10^9$ 个活的杆菌被巨噬细胞和辅助 T 细胞所包围。

结核病感染的成功治疗,通常需要联合应用多种具有抗分枝杆菌活性的药物。常用药物包括异烟肼、利福平、吡嗪酰胺和乙胺丁醇(参见第 35 章)。如 M 先生的病例所示,标准治疗方案组合包括 2 个月的异烟肼、利福平、吡嗪酰胺和乙胺丁醇,随后 4 个月的异烟肼和利福平。如果出现耐药性,卡那霉素和其他二线药物有时可以替代这个治疗方案中的 1~2 种药物。在此方案中,异烟肼和利福平因其能够杀死细胞内和细胞外的分枝杆菌,被列为首选药。

如第 35 章所述,抗分枝杆菌药物的耐药性主要是通过染色体突变产生的,对任一种药物产生耐药性的细菌概率约为 $1/10^6$。当细菌复制时,这些变异会传递给子细胞,从而形成一个耐药菌群。第 35 章提及一个结核空洞含有 $10^8 \sim 10^9$ 杆菌,而对单一药物产生耐药性的概率大约是 $1/10^6$ 杆菌。平均来说,在任何一种菌单独感染中,甚至在给药之前对每种药物已经有 100 个细菌耐药。况且,仅用一种药物治疗将导致对该药物产生耐药性的杆菌选择性生存。在 M 先生的病例中,他最初 2 周的异烟肼治疗可能杀死他体内所有异烟肼的易感杆菌,这也可解释他的症状在治疗 2 周后缓解。但是,那 100 个左右异烟肼耐药杆菌因为 M 先生选择单药疗法被选择性存活并成倍繁殖。如果他同时服用利福平和异烟肼,那么仅有 $1/10^{12}$ 杆菌可能对这两种药物都有耐药性,他可能已经根除了感染。

在 M 先生停用异烟肼的 3 个月后,留在他肺部的异烟肼耐药杆菌繁殖,导致他的症状复发。然后他开始服用利福平。在每个病灶中的 $10^8 \sim 10^9$ 个异烟肼耐药杆菌中,再次以 $1/10^6$ 的概率突变获得对利福平的耐药性。通过应用利福平 2 周,杀死了所有利福平敏感杆菌,但选择性保留了利福平耐药菌。故此,他留下的杆菌对异烟肼耐药菌和利福平双重耐药——

多重耐药结核菌的表型。

因此 M 先生需要一个新的 MDR-TB 药物治疗方案。理想的方案是,选择药敏实验中有效的药物组成。而且,至少在最初,他目前治疗计划中部分药物(即吡嗪酰胺和乙胺丁醇)应该避免使用,因为他体内的杆菌可能对这些药物产生了耐药性,当然也必须避免使用异烟肼和利福平。对 MDR-TB 的治疗应至少 4 种新药开始,这些新药已被证实 M 先生的结核杆菌有效。通常包括每日给药的肠外氨基糖苷类(卡那霉素或阿米卡星)或肽抗生素(卷曲霉素),联合用氟喹诺酮(左氧氟沙星或莫西沙星),至少 4~6 个月。在痰培养结核杆菌转阴后,3~5 种口服药物应与氨基糖苷和氟喹诺酮同时给药 18~24 个月。乙胺和氯法齐明是二线药物,可纳入方案。新药有利奈唑胺、贝达喹啉和德拉曼尼。值得注意的是,就整体而言,二线方案药物的毒性显然高于一线方案。如果从 M 先生的痰中分离出的杆菌被证明对吡嗪酰胺和/或乙胺丁醇敏感,这些药物可以替代一些毒性强的药物。

综上所述,要最大限度避免 MDR-TB。药物敏感的结核病患者应接受联合治疗,坚持联合用药有助于避免出现耐药菌。这一理论是世界卫生组织(WHO)推荐的结核病治疗策略——**直观短疗程治疗**(directly observed therapy short course,DOTS)的基础。DOTS 是一个公共卫生计划,包含以下 5 个内容:①结核病控制的政策制定和策略;②痰涂片显微镜检查确诊结核感染;③6~8 个月标准化治疗,至少前 2 个月由社区卫生工作者直接观察;④规律、不间断的药物治疗;⑤对每一患者的治疗情况和进展情况,向权威机构进行规范的记录和报告。在药物敏感性结核病中,DOTS 具有显著治愈率并能预防耐药性的发生。如上所述比起标准的 DOTS 方案,MDR-TB 的治疗需要更强效、更具攻击性、更多毒性药物,及用药持续时间更久。

由于耐药结核病(XDR-TB)的广泛流行,使得控制 MDR-TB 的重要性日益显著,从 2006 年开始受到世界的关注。XDR-TB 的治疗选择极其有限。根据定义,临床分离株显示 MDR-TB(对异烟肼和利福平耐药)的表型,也对氟喹诺酮耐药,且至少三种常用的非口服抗结核药物(卷曲霉素、卡那霉素和阿米卡星)中的一种也耐药。因为 XDR-TB 流行通常高发于资源贫乏的国家和人群,并往往与人类免疫缺陷病毒(HIV)感染共存。世界卫生组织最近强调,需要协调全球应对,以限制 XDR-TB 的传播。在药敏试验的指导下,XDR-TB 的治疗常常使用多达五种药物。

## 协同作用的联合用药

采用联合用药治疗的第二个原因是利用两种药物之间的协同作用。这一点对免疫功能受损患者的免疫防御尤为重要。在免疫功能强的患者中,抑菌和杀菌药物在消除感染方面通常都有效。然而,在免疫受损患者(例如 HIV/AIDS 患者、器官移植免疫抑制患者和中性粒细胞减少症患者)、血管内感染(例如细菌性心内膜炎)或脑膜炎的治疗中,杀菌药是绝对首选药。对于免疫功能低下患者,联合应用杀菌药物的原因显而易见,因为宿主没有足够量的功能性淋巴细胞和/或中性粒细胞来消除甚至是静止期的细菌群。至于心内膜炎,原因就复杂了。在这些病例中,虽然没有白细胞数量的绝对缺乏,但吞噬细胞不能有效地穿透厚厚的"赘生物"(由纤维蛋白网状组织、血小板和细菌产物组成)包裹着的细菌。治疗脑膜炎时常联合应用杀菌药物,通过脑膜免疫特殊部位的抗体和补体,最大限度抵抗细菌产生的调理素作用,特别是机体应答还没反应时(参见第 9 章)。

抗微生物药协同作用的一个例子,是使用青霉素和氨基糖苷类治疗亚急性细菌性心内膜炎的常见病菌,即草绿色链球菌。如上所述,协同作用的机制依赖于青霉素抑制细胞壁生物合成,使氨基糖苷类渗透到革兰氏阳性菌的厚肽聚糖层。

另外两种常见的协同作用的联合用药包括:①两性霉素 B 与氟尿嘧啶联合抗真菌;②磺胺和甲氧苄啶或乙胺嘧啶联合抗菌和抗原虫。这些经典的例子阐述了两种药物的主要作用机制,即一种药物可增强另一种药物的活性。与青霉素增强革兰氏阳性细菌对氨基糖苷类的吸收作用类似,两性霉素 B 通过破坏富含麦角固醇的真菌细胞膜(参见第 36 章)。只有穿透真菌膜,氟胞嘧啶才能被真菌特异性脱氨酶转化为其活性形式(5-氟尿嘧啶被转化为 5-FdUMP,一种不可逆的胸苷酸合成酶抑制剂)。两性霉素 B 单用时(因其肾毒性)治疗指数较低,但其与氟胞嘧啶的协同作用,可减少两性霉素 B 治疗系统性真菌感染(如隐球菌性脑膜炎)所需的剂量,毒性相应降低。

磺胺甲噁唑和甲氧苄啶(复方新诺明)常联合用药治疗肺孢子虫肺炎(艾滋病患者经常遇到的一种机会性感染),以及许多由革兰氏阴性肠道菌引起的尿路感染。类似的联合用药,磺胺多辛和乙嘧啶,用于治疗疟疾、弓形虫病和其他原虫感染。这些联合用药阐释了药物发挥协同作用的第二种机制。协同作用的机制是基于磺胺类药物抑制二氢叶酸的产生,而二氢叶酸与第二种药物竞争结合靶点二氢叶酸还原酶(参见第 33 章)。二氢叶酸还原酶的产物四氢叶酸既是嘌呤生物合成和许多一碳转移反应所需的底物,也是微生物 DNA 复制和细胞分裂所必需(参见图 33-7)。

### 青霉素类药与 β-内酰胺酶抑制剂联用

β-内酰胺类抗生素和 β-内酰胺酶抑制剂(如克拉维酸、舒巴坦、他佐巴坦)的联合用药,说明药物相互作用机制可以不是机制上协同(因为 β-内酰胺酶抑制剂本身没有抗菌活性),但却有与上述讨论的联合用药相似的协同作用。克拉维酸是一种 β-内酰胺酶抑制剂,许多抗 β-内酰胺的革兰氏阳性和革兰氏阴性菌的 β-内酰胺酶可使青霉素类药物失活(见第 35 章)。通过阻止青霉素类的水解和失活,克拉维酸(和其他 β-内酰胺酶抑制剂)大幅增加了青霉素类(和其他 β-内酰胺酶抑制剂)的效力,对表达 β-内酰胺酶的细菌具有抑制作用。这种联合用药治疗抗青霉素的肺炎链球菌(常引起婴儿中耳炎)感染有效。这种微生物常通过质粒编码 β-内酰胺酶获得对青霉素耐药性。

### 多重感染和致命感染

抗微生物药物的联合应用,不仅用于预防耐药性的发生及协同对抗一种特殊的已知病原体,也可用于治疗多种微生物感染和在引起感染的微生物被确定之前必须开始治疗的感染。设想一下,例如阑尾或结肠憩室穿孔,细菌渗漏到腹腔,形成腹腔内脓肿。这样的腹腔脓肿很可能包含广谱微生物,其范围太广,单一抗生素无法有效地发挥靶向作用。脓肿引流后,使用抗菌药物联合治疗可清除感染,如氟喹诺酮或 β-内酰胺类可杀灭需氧革兰氏阴性肠杆菌(如大肠杆菌),而克林霉素或甲硝唑可杀死厌氧菌(如脆弱拟杆菌)(见第 37 章)。(注意,有时需要用相互拮抗的药物联合应用治疗,以涵盖可能存在的微生物谱。)如果在确定致病微生物之前需要假定病原体治疗,则应在开始治疗前采集体液,如血液、痰液、尿液和脑脊液进行培养。然后,针对最有可能感染微生物或导致严重后果的微生物,采用具有抗上述微生物活性的药物联合用药。待细菌学鉴定结果及细菌的药物敏感性结果出来后,很可能会停用不必要的药物或实施特定的单一药物治疗。

## 联合用药的弊端

如前所述,相互拮抗的药物有时也可用于联合化疗方案,当然尽可能地避免这种情况。常见拮抗作用是抑菌药与杀菌药联合应用时。例如,四环素类是抑菌性抗菌药,可拮抗青霉素类药物的杀菌活性(参见第 34 章)。前述青霉素的杀菌活性取决于细菌的繁殖。青霉素类通过抑制与细菌细胞壁交联有关的转肽反应,导致细胞壁合成和自溶素介导的细胞壁降解之间失衡。如果细菌胞体继续生长,可形成球形细胞,最终导致渗透溶解。而如四环素等蛋白质合成抑制剂,可阻止细胞生长,因而拮抗 β-内酰胺类的作用。同样地,咪唑类和三唑类作为杀真菌的抑菌药,能拮抗两性霉素 B 的杀真菌活性(见第 36 章)。其拮抗机制如下:两性霉素 B 是通过结合麦角固醇并在真菌膜中形成孔隙而发挥杀菌作用,而咪唑类和三唑类药物则抑制微粒体细胞色素 P450 的依赖酶,14α-甾醇脱甲基酶(该酶参与麦角固醇的生物合成)。因此,咪唑类和三唑类通过降低两性霉素 B 的靶向浓度来对抗两性霉素 B 的作用。尽管有这些顾虑,在没有更好的选择之前,抑菌和杀菌药偶尔在临床联合应用。在这种情况下,可能需要增加一种或两种药物的剂量,以补偿药物-药物之间的拮抗作用。由此而导致治疗药物浓度的增加,可增加不良反应发生的可能性。

## 抗病毒药联合治疗

对于某些病毒,当单药物治疗时,没有哪种药物能提供长期的抑制作用。这主要是由于耐药性的产生,目前研究最多的是人类免疫缺陷病毒(HIV)。

病毒的生命周期对于理解单药治疗 HIV 不能长期抑制病毒复制的原因至关重要(见第 38 章、图 38-2)。在病毒附着、进入和脱壳后,病毒逆转录酶(reverse transcriptase,RT)从单链病毒 RNA 基因组合成双链 DNA。随后 DNA 整合到宿主细胞基因组中,并利用宿主细胞的转录装置反复转录。这些完整的基因转录子最终被包装进入病毒,感染新的细胞。然而,HIV-RT 相对不可靠,因此复制错误率相当高。此外,转录整合到 RNA 中的 DNA 也容易出错。因此,平均来说,每一个新的 HIV 粒子都含有和亲代病毒相关的变异。虽然错误率并没有高到病毒不能承受,但在感染、逆转录和转录的重复循环之后,足够数量的病毒编码抗 HIV 治疗靶点并因此获得耐药性,这种情况甚至发生早在治疗之前。

在高突变率的情况下,联合抗病毒治疗是有益的。联合 RT 抑制剂(如首次采用的齐多夫定和拉米夫定)用药比用一种 RT 抑制药更有效,部分原因可能是对一种核苷类似物的耐药并不一定产生对另一种核苷类似物的耐药。目前艾滋病毒感染的标准治疗方案是"三联疗法"。三联疗法可以使用多种联合用药,例如,两种核苷类似物 RT 抑制剂和一种非核苷逆转录酶抑制剂(non-nucleoside reverse transcriptase inhibitor,NNRTI)、两种核苷类似物和一种蛋白酶抑制剂,或两种核苷类似物和一种整合酶抑制剂。临床试验表明,这种联合治疗能够将病毒 RNA 血浆水平降低到检测限以下(通常为 50 拷贝数/ml)。在如此低的病毒复制水平下,任何一种药物产生耐药性的概率都大大降低。因此,已经证实联合用药比任何一种单一药物治疗疗效更持久。

虽然常用抗-HIV 疗法的联合制剂减少了"制药负担",简化了治疗,增加了依从性,但某些联合疗法的不良反应可导致依从性降低。尽管存在这些顾虑,随机临床试验的数据为联合抗逆转录病毒治疗提供了确凿的证据,而无须考虑疾病的分期。因此,无论 CD4 T 细胞计数如何,美国的治疗指南以及世卫组织目前制定的治疗指南都建议对所有艾滋病毒感染患者进行国际统一方案治疗。

联合化疗对于其他需要长期治疗且突变率高的病毒[如乙型肝炎病毒(HBV)和丙型肝炎病毒(HCV)]的治疗也很常见。对于 HIV、HBV 和 HCV 设计联合化疗方案的重要策略是尽可能不选择不适合耐药性突变体的药物。

# 抗肿瘤联合化疗

抗肿瘤化疗的实施面临着许多实际困难。癌细胞可以被认为是"自身修饰"细胞,它与正常细胞(非癌细胞)保持着相似性,因此药物很难选择性靶向癌细胞。而且,许多癌症化疗药物有严重的副作用,限制了药物的给药剂量和次数。尽管存在这些阻碍,联合化疗在癌症治疗方面仍然取得了显著进展,包括本节末讨论的霍奇金病和睾丸癌的例子。表 41-2 概述了目前应用的主要抗肿瘤药物类别,包括其作用机制、细胞周期特异性、主要耐药机制和剂量相关毒性。所有这些药物都分类在前述章节中进行了讨论;下面的讨论整合了临床环境中有关单个药物的相关信息。

**表 41-2　肿瘤化疗药物的分类及选择**

| 药物分类 | 作用机制 | 主要耐药机制 | 剂量限制性毒性 |
| --- | --- | --- | --- |
| **烷化剂** | | | |
| 　环磷酰胺 | DNA、RNA、蛋白质交联<br>(细胞周期非特异性) | ↑DNA 修复,↓药物摄取,↑药物灭活 | 骨髓 |
| **铂络合物** | | | |
| 　顺铂 | DNA 内链交联(G-G)<br>(细胞周期非特异性) | ↑DNA 修复,↓药物摄取,↑药物灭活 | 肾脏 |
| **抗代谢物** | | | |
| **叶酸代谢** | 干扰核苷酸合成、利用和结合<br>(细胞周期 S-期特异性) | ↓药物摄取,↓药物活化,↑药物灭活,↑或改变靶向酶,补救途径 | 骨髓 |
| 　甲氨蝶呤 | | | |
| **嘌呤类** | | | |
| 　巯基嘌呤 | | | |
| **嘧啶类** | | | |
| 　氟尿嘧啶 | | | |
| **替代尿素** | | | |
| 　羟基脲 | 抑制核苷还原酶<br>(细胞周期 S-期特异性) | ↑DNA 修复,↓药物摄取,↑药物灭活 | 骨髓 |
| **天然产物** | | | |
| 　博来霉素 | DNA 链断裂<br>(细胞周期 G2-期特异性) | ↑DNA 修复?,↓药物摄取?,↑药物灭活? ↑药物扩散? | 肺纤维化 |
| **喜树碱类** | 抑制拓扑异构酶 I | ↑药物扩散? | 骨髓 |
| 　喜树碱 | (细胞周期 S-期特异性) | | |
| **蒽环类抗生素** | DNA 插入,抑制拓扑异构酶 II,脂质 | ↑药物扩散 | 骨髓,心脏毒性 |
| 　阿霉素 | 过氧化作用<br>(细胞周期 G2-期特异性) | | |

续表

| 药物分类 | 作用机制 | 主要耐药机制 | 剂量限制性毒性 |
|---|---|---|---|
| **鬼臼毒素类**<br>鬼白乙叉苷 | 抑制拓扑异构酶Ⅱ<br>(细胞周期 S/G2-期特异性) | ↑药物扩散 | 骨髓,胃肠毒性(腹泻) |
| **长春花生物碱**<br>长春新碱 | 干扰微管组装<br>(细胞周期 M-期特异性) | ↑药物扩散 | 骨髓,神经病变 |
| **紫杉烷类**<br>紫杉醇 | 干扰微管解体<br>(细胞周期 M-期特异性) | ↑药物扩散 | 骨髓(轻度) |
| **分化剂**<br>维 A 酸 | 维 A 酸受体 α 激动剂(诱导癌细胞分化) | PML-RAR-α 融合基因突变 | 维 A 酸综合征 |
| **内源性途径修饰剂** | | | |
| **激素调节剂** | | | |
| 泼尼松 | 糖皮质激素受体激动剂 | 激素敏感性缺失(↑或靶受体改变) | 库欣综合征 |
| 他莫昔芬 | 雌激素受体拮抗剂/调节剂 | 雌激素依赖性生长丧失 | 子宫内膜癌,血栓形成 |
| 阿纳托(司)唑 | 芳香酶抑制剂 | 雌激素依赖性生长丧失 | 骨质疏松症 |
| 氟他胺 | 雄激素受体拮抗剂 | 雄激素依赖性生长丧失 | 肝毒性 |
| 亮脯利特 | GnRH 受体激动剂 | 雄激素依赖性生长丧失 | 骨质疏松症 |
| **免疫调节药物** | | | |
| α 干扰素 | 干扰素受体激动剂,机制未明 | | 骨髓,神经毒性,心脏毒性 |
| 白细胞介素 2 | IL-2 受体激动剂(刺激 T 细胞和 B 细胞增殖和分化) | | 低血压、肺水肿 |
| （更多示例见表 54-2) | | | |
| **化合物或蛋白质的靶向输送** | | | |
| **毒素结合物** | | | |
| 地尼白介素 | 将白喉毒素传递给表达 IL-2 受体的细胞 | 受体表达减少 | 严重水肿,流感样全身症状 |
| **小分子共轭物** | | | |
| 奥佐米星 | 将卡奇霉素传递给表达 CD33 的髓系白血病细胞 | 受体表达减少 | 肝毒性、输液反应 |
| **放疗结合物** | | | |
| 碘-131 托西莫单抗 | 将放射性碘传递给表达 CD20 的细胞 | 受体表达减少 | 过敏反应,骨髓 |
| （更多示例见表 54-5) | | | |
| **生长因子受体和信号转导拮抗剂** | | | |
| 西妥昔单抗<br>曲妥珠单抗 | 结合并抑制表皮生长因子受体(EGFR)<br>与 ErbB2(Her-2/neu)细胞表面受体结合并控制癌细胞生长 | EGFR 受体突变<br>调控信号通路,破坏结合位点 | 皮肤,胃肠毒性(腹泻)<br>心脏毒性 |
| BCR-Abl/C-KIT/PDGFR 抑制剂 | 抑制蛋白酪氨酸激酶域 | 靶酶突变（如 BCR-ABL 突变 BCR-AbL 突变) | 皮肤,胃道(腹泻),液体潴留 |
| （更多示例见第 40 章和表 54-4) | | | |
| **蛋白酶体抑制剂** | | | |
| 硼替佐米 | 蛋白酶体抑制蛋白质降解 | p53 突变,↑HSP-27 表达 | 神经毒性,骨髓 |
| **血管生成抑制剂** | | | |
| 贝伐单抗 | 结合并中和血管内皮生长因子(VEGF) | 多重自适应和/或内在机制来规避肿瘤血管生成的 VEGF 依赖性 | 肾脏(蛋白尿),高血压 |

# 一般注意事项

为认识癌症药物治疗所必须面临的挑战,研究肿瘤转化模型是非常必要的。正常的体细胞从一个小的再生干细胞群分化成熟而来。由于细胞在分化过程中失去分裂的能力,恶性肿瘤就出现在幼稚或未分化的细胞群中。在分子水平上,恶性转化过程涉及多个步骤,包括抑癌基因产物(如p53和Rb)的丢失,以及体细胞突变、DNA易位和基因扩增等过程激活原癌基因(如RAS和c-MYC)。恶性细胞通过调节细胞周期中细胞进程基因获得性改变,使其具有生长优势,在没有正常生长调节信号的情况下恶性细胞也会增殖。一些极具攻击性的变异细胞以每天两次分裂的速度增殖。按照这个速度,单个这样的细胞仅需15天就可达到临床上可检测的1克($10^9$个细胞)的重量,20天之内一个肿瘤可重达1kg($10^{12}$个细胞),这与正常生长速度差异甚远。

幸运的是,肿瘤生成的速度通常比这个缓慢——这一事实支撑了多种类型癌症(如宫颈癌、前列腺癌和结肠癌)进行筛查的理论。恶性细胞形成一个小的细胞群($10^6$个细胞)相当快,但由于氧气和营养物质的有限供应,进一步的生长受到限制。因为氧在组织中被动扩散的距离只有2~3毫米,肿瘤生长中心的细胞会缺氧,进入$G_0$(静止)阶段。因此,随着肿瘤大小的增加,分化活跃细胞的百分比(即肿瘤的生长分数)降低。此外,肿瘤边缘细胞的持续增殖导致肿瘤中心的$pO_2$进一步减少,缺氧的肿瘤细胞开始死亡(中心坏死)。因为边缘细胞分裂的速度超过中心性坏死区域,肿瘤仍以缓慢的速度持续生长。在某种程度上,低氧肿瘤细胞可以表达或诱导间质细胞表达血管生成因子[如血管内皮生长因子(vascular endothelial growth factor,VEGF)],进而诱导血管形成以给瘤供氧。当细胞脱离G0期进入细胞周期时,伴随着血管生成,肿瘤的生长分数会突然增加。

因为一个单个的恶性细胞能增生即可引起肿瘤,所以认为必须摧毁每一个恶性细胞,才能治愈癌症。该假设与"对数杀伤"假设(参见第33章)一起作为肿瘤细胞杀伤的理论,建议必须以最高可耐受剂量和最频繁可耐受间隔给予多个周期的化疗,以达到治愈的目的。抗肿瘤化疗通常遵循一级动力学(即每次化疗周期杀死恒定比例的肿瘤细胞)。这些肿瘤细胞杀伤动力学不同于许多抗菌药物的时间依赖性杀伤特性,后者遵循零级动力学(即每单位时间杀死固定数量的微生物)。

肿瘤经过多种遗传和表观遗传变化的积累,使得一个克隆来源的恶性细胞群发生变异,这种肿瘤的进展增加了癌症治愈的难度。当免疫监测或使用抗肿瘤药物治疗时,要选择针对具有相对非抗原性或耐药表型的亚克隆肿瘤细胞。耐药性突变尤其令人关注,因为许多已变异的细胞失去了修复DNA损伤的能力,其特征是基因组不稳定。因此,缺失、基因扩增、易位和点突变并非罕见事件,可通过表41-3所示的任一机制导致抗肿瘤药物耐药性产生。

除了最近开发的一些针对分子靶点(这些靶点是由细胞的恶性克隆选择性表达的)的抗肿瘤治疗方法外(例如,针对肿瘤细胞抗原的单克隆抗体或针对突变信号转导分子的酶抑

| 表41-3 | 肿瘤对细胞毒性化疗药物的耐药机制 |
|---|---|

| 肿瘤耐药机制 | 实例 |
|---|---|
| **药物代谢动力学机制** | |
| 药物蓄积不足 | |
| 　药物摄取不足 | 甲氨蝶呤 |
| 　药物从肿瘤细胞扩散(MDR表型) | 长春碱类、鬼臼乙叉苷、阿霉素 |
| **药物或前药代谢不良** | |
| 　前药激活不足 | 5-FU、6-MP、Ara-C、6-TG |
| 　药物灭活增加 | |
| 　　胞苷脱氨酶过表达 | Ara-C |
| 　　碱性磷酸酶过表达 | 6-TG、6-MP |
| 药效学机制 | |
| 靶分子的过度表达、改变或丢失* | |
| 　二氢叶酸还原酶 | 甲氨蝶呤 |
| 辅助因子浓度降低 | 5-FU |
| 　竞争性分子浓度增加 | Ara-C代谢产物(dCTP) |
| 药物引起的DNA、蛋白质或脂质(膜)损伤的修复增加 | 烷化剂 |
| 替代途径利用增加 | 抗代谢药 |
| 药物诱导的凋亡损失 | 大多数抗肿瘤药 |

*由于DNA突变、扩增、缺失或表观遗传变化,改变了转录或转录后加工,改变了翻译或翻译后的修饰,或改变了靶向稳定性。

制剂;参见第1章、第40章及第54章),抗肿瘤化疗的重点是快速分裂细胞和正常细胞之间的细胞周期差异。其中一些药物在细胞周期的所有阶段通过诱导DNA损伤和随后的凋亡发挥作用,而另一些药物在细胞周期的一个阶段选择性地发挥作用(参见第33章,特别是图33-4)。遗憾的是,这类药物也具有显著毒性,尤其是在细胞更新率很高的组织中(如骨髓、毛囊、肠上皮)中。因此,中性粒细胞减少、血小板减少、贫血、脱发、恶心,以及口腔和肠道溃疡是许多细胞毒性抗肿瘤药的常见副作用。

尽管许多快速生长的淋巴瘤和白血病似乎随着抗肿瘤化疗而消失,但更多不活跃的实体肿瘤常需用辅助(即化疗增强)放射治疗和/或手术治疗。当这些肿瘤引起临床关注时,很可能已经很大并且已有转移。在这种情况下,手术切除原发性肿瘤后,通常进行放射治疗和/或全身化疗,使能进入转移病灶部位组织(如脑、肝)的药物。

概括来说,癌症治疗必须消除体内的每一个恶性细胞,就需使用高剂量的化疗药物。(实际上,如果这些细胞具有足够的免疫原性,免疫机制可能能够清除少量剩余的癌细胞。提高癌细胞免疫原性的单克隆抗体疗法最近得到批准;这些"免疫检查点抑制剂"阻断了B7/CTLA-4和PD-1/PD-L1等免疫共调节途径。)然而,这些相对非选择性药物的毒性限制了它们的有效剂量。另外,也会产生对这些药物的耐药性。最

后,由于这些药物主要针对快速分裂的细胞,因此抗肿瘤药物对生长率低的大型实体瘤的疗效较差。这些都是治疗癌症的联合药物疗法所必须考虑到的。下面将讨论这种疗法的基本药理学原理。

## 联合化疗的理论基础

联合抗肿瘤药物方案通常包括作用于不同分子靶点、细胞周期的不同阶段以及具有不同剂量限制毒性的药物(表41-2)。该策略是针对不同分期的肿瘤细胞,减少耐药性的发生,允许每种药物给予其最高耐受剂量,最大限度地提高效率而无过多的毒性反应。在支持疗法的最新进展中,也增加了许多细胞毒性抗肿瘤药物的最大耐受剂量。例如,常规使用止吐药、自体骨髓移植、造血生长因子(如 GM-CSF、G-CSF、促红细胞生成素)和预防性广谱抗生素可减少骨髓抑制化疗药的并发症。同样,用别嘌呤醇治疗防止坏死肿瘤细胞(即肿瘤溶解综合征)嘌呤的释放和代谢引起的高尿酸血症,减少大剂量全身化疗相关疾病的发病率(参见第49章)。最后,所谓"甲酰四氢叶酸救援疗法"在大剂量甲氨蝶呤给药后,可选择性地使非恶性细胞免于因四氢叶酸耗尽而死亡(第33章)。

与细菌和病毒感染的治疗不同,细胞毒性癌症化疗药通常采用间歇给药策略。这种策略的主要依据是避免对正常细胞和组织的难以承受的毒性反应,例如,给予骨髓恢复的时间。间歇给药还具有将一些未分化细胞从细胞周期的 G0 阶段"拉出"的优势,使其对后续的周期化疗更敏感。该理论也用于某些联合化疗方案中加入的辅助放疗和细胞周期非特异药物;研究发现,这两种治疗方案均可增加肿瘤的生长比。此外,还应考虑连续给予细胞毒性化疗药在治疗慢性周期肿瘤(如多发性骨髓瘤),或在静脉输入明显较高的毒性药物(如蒽环类)的情况。用于癌症化疗的许多生长因子受体和信号转导拮耐药的毒性,明显低于老的细胞毒性抗肿瘤药。这些较低毒性的拮耐药可作为单一药物或与细胞毒性化学疗法联合应用。这种联合应用的一个例子是拉帕替尼(一种 EGFR 和 HER2 的抑制剂)和卡培他滨(氟尿嘧啶的前药形式一种前药形式)治疗 HER2 阳性转移性乳腺癌(第40章)。

最后,一些抗肿瘤药物联合治疗发挥已知的药物协同作用的优势。临床上一个重要的例子是 5-氟尿嘧啶(5-fluoro-racil,5-Fu)和甲氨蝶呤的相互作用,两者联合用于治疗许多腺癌,包括乳腺癌、结肠癌和前列腺癌。这两种药物都是 S 期特异性药物,具有共同的剂量限制性毒性(骨髓和肠道黏膜损伤),因此它们联合应用似乎令人不可思议(参见第33、39章)。其协同作用机制与甲氨蝶呤增强 5-Fu 活化的能力有关。回顾甲氨蝶呤抑制嘌呤生物合成过程,5-Fu 通过细胞补救途径被代谢,最终转化为具有活性的 5-FdUMP。5-Fu 激活的第一步需要 5-磷酸核糖基 1-焦磷酸(5-phosphoribosyl 1-pyrophosphate,PRPP),并由磷酸核糖基转移酶催化:5-Fu + PRPP→5-FdUMP+PPi。由于嘌呤合成途径中 PRPP 的利用率降低,甲氨蝶呤增加细胞中的 PRPP 水平。升高的 PRPP 水平有利于 5-Fu 转化为 5-FUMP,最终在核苷还原酶和其他酶的作用下转化为 5-FdUMP。

## 抗肿瘤联合化疗实例

### 霍奇金病

霍奇金病(Hodgkin's disease)的治疗证明了细胞毒性抗肿瘤药物联合用药的合理性。此病中里-施(Reed-Sternberg)细胞在高密度、反应性炎症细胞背景下克隆增殖。霍奇金病起源于单个淋巴结,连续累及邻近的淋巴组织。里-施细胞是肿瘤细胞,这个细胞可能起源于 B 细胞,形成真正的淋巴瘤。根据里-施细胞形态和周围反应性炎症变化的形式进行定义,经典霍奇金病的病理亚型包括结节硬化型、混合细胞型、富含淋巴细胞型和缺乏淋巴细胞型霍奇金病。

患者通常出现淋巴结肿大(颈、锁骨上、腋下或腹股沟)和/或全身症状,包括发热、不适、瘙痒、盗汗和体重减轻。治疗方案取决于疾病的进程:疾病早期(Ⅰ期和Ⅱ期)患者接受联合或不联合化疗的放射治疗,晚期疾病(Ⅲ期和Ⅳ期)患者需要联合化疗(表41-4)。

**表 41-4** 霍奇金病的 Cotswld/Ann-Arbor 分期系统*

| 分期 | 类型 | 次级分类 |
| --- | --- | --- |
| Ⅰ | 累及单个淋巴结或淋巴器官(如胸腺) | ⅠA:无全身症状 |
| | | ⅠB:全身症状(例如,发热,盗汗,体重减轻) |
| | | ⅠE:累及淋巴系统外单个器官的一个区域 |
| Ⅱ | 累及同侧横隔部位 2 个或多个淋巴结 | ⅡA:无全身症状 |
| | | ⅡB:全身症状 |
| | | ⅡE:从一个淋巴结区域到邻近器官的淋巴结外扩散 |
| Ⅲ | 累及横膈两侧淋巴结区域 | ⅢA:无全身症状 |
| | | ⅢB:全身症状 |
| | | ⅢS:累及脾脏 |
| | | ⅢE:淋巴结节外近处扩散 |
| Ⅳ | 涉及一个或多个淋巴外器官(如肝、骨髓、肺、脑脊液)的弥漫性或转移性疾病。 | ⅣA:无全身症状 |
| | | ⅣB:全身症状 |

*注:大体积疾病或巨大体积疾病(用在阶段中添加字母 X 表示)有时用于描述测量至少三分之一胸部直径或非胸部部位直径至少 10cm 的霍奇金瘤肿块。

在20世纪60年代中期引入烷化剂之前，单一药物治疗晚期霍奇金病，其生长期平均1年。随着氮芥、长春新碱、甲基苄肼和泼尼松 [ mechlorethamine, vincristine ( oncovin ), procarbazine, prednisone, MOPP ] 联合治疗方案的开发，半数患者得到了治愈。这是第一个抗肿瘤药物联合成功治疗霍奇金病的例子。然而，治疗仍然受到明显毒性的限制，包括早期胃肠道和神经系统并发症，以及晚期不育和继发性恶性肿瘤（骨髓增生异常综合征、急性非淋巴细胞白血病和非霍奇金淋巴瘤）。进一步的研究结果发现阿霉素、博来霉素、长春碱和达卡巴嗪 [ doxorubicin ( adriamycin ), bleomycin, vinblastine, dacarbazine, ABVD ] 联合用药毒性较低，且比 MOPP 更有效。目前，ABVD 是目前早期霍奇金病的标准疗法，也是晚期霍奇金病的首选治疗方案；新型联合疗法的试验也在进行中。ABVD 药物组合的基本原理是，其联合应用细胞周期选择性和非选择性药物，以及具有不同剂量限制毒性的药物。与 MOPP 相比，ABVD 显著减少血液学和性腺并发症、以及继发性恶性肿瘤的可能性。

## 睾丸癌

抗肿瘤联合化疗的原则在睾丸癌的治疗中也有体现。这种肿瘤起源于睾丸生精上皮，常在体检时发现睾丸肿块。肿瘤通过淋巴管转移到盆腔和主动脉周围淋巴结，然后通过血源性途径广泛转移。局部肿瘤（未证实转移的）的治疗包括手术切除累及的睾丸，联合或不联合盆腔放疗。晚期疾病需要联合用药的全身化疗。治疗方案的一个标准是博来霉素、依托泊苷和顺铂（bleomycin, etoposide, and cisplatin, BEP）（图41-4）。在该方案中常用的三种药物中，顺铂是一种细胞周期非特异性药物，可将静止期肿瘤细胞拽到活跃的细胞周期中，这样肿瘤细胞就对细胞周期特异性药物博来霉素和依托泊苷敏感。

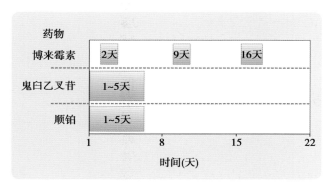

**图41-4 博莱霉素-依托泊苷-顺铂联合化疗方案治疗睾丸癌。**用于治疗睾丸癌的 BEP 方案包括博来霉素、鬼臼乙叉苷和铂化合物联合用药。顺铂是一种常用于该方案的铂化合物，是细胞周期非特异性药物；该药物可将非分化细胞吸引到细胞周期中，在细胞周期中可被 G2 相特异性药物博来霉素和 S/G2 相特异性药物依托泊苷杀死。间歇定量给药方案限制了药物的毒性，并给予骨髓从药物引起的骨髓抑制中恢复。显示的3周为一个周期，代表性给药方式通常连续给药4次（总共12周）

协同作用敏感。这种联合化疗的药物各有不同的分子靶点，作用于细胞周期的不同阶段，并具有不同的剂量限制毒性。间歇给药使得各受累器官（分别是肺、骨髓和肾）在两个周期之间恢复。这种疗法在手术切除原发肿瘤后用药常能治愈。

## 难治性或复发性疾病的治疗

虽然联合化疗大大提高了某些肿瘤患者的生存率，但也使许多肿瘤用标准联合化疗难以治愈。如果一个标准的化疗方案失败，可选择包括实验性药物治疗、姑息治疗，或治疗失败后使用新的药物。许多患者选择参加实验性临床试验，这一决定可能是基于一种希望，即研究药物可能是有效的，但也明白真正的益处可能只有未来的患者才能得到。姑息和临终关怀是晚期转移肿瘤患者继续药物治疗的替代方案。越来越多的具有新作用机制的药物，正被用于治疗其他不易治愈的疾病。许多药物选择性靶向肿瘤特异性抗原和信号转导途径，这在第40章和第54章讨论。其他药物正在设计和测试，以针对最近发现的使肿瘤改变细胞能量和逃避免疫破坏的途径（见上文）。优化这些和其他抗肿瘤药物的联合用药方案，提高疗效和安全性，是未来的重要挑战。

### 🔲 结论与展望

联合化疗强调了联合化疗在各种临床情况下的重要性。联合用药极大地提高了传染病和肿瘤疾病的疗效。相比单药疗法（单一疗法），多药方案具有的优势包括增加抗菌、抗病毒和抗肿瘤的有效性；降低总体药物抵抗力；降低宿主毒性；拓宽可疑病原菌的覆盖范围。这些优点体现在合理采用联合用药治疗结核分枝杆菌和艾滋病毒感染，以及肿瘤性疾病，如霍奇金病和睾丸癌。治疗耐多药微生物（如耐多药结核菌和耐多药艾滋病毒），以及具有低生长率的多基因变异的肿瘤（如肺癌、结肠癌、乳腺癌和前列腺癌），仍然是一个特殊的挑战。继续改进联合化疗方案，有赖于对微生物和肿瘤细胞分子靶点和代谢途径的进一步深入了解。

（张丹参 译 李莉 孔祥英 审）

### 🔲 推荐读物

Canellos GP, Anderson JR, Propert KJ, et al. Chemotherapy of advanced Hodgkin's disease with MOPP, ABVD, or MOPP alternating with ABVD. *N Engl J Med* 1992;327:1478–1484. (*ABVD remains a standard of care for advanced Hodgkin's disease.*)

Chou TC. Theoretical basis, experimental design, and computerized simulation of synergism and antagonism in drug combination studies. *Pharmacol Rev* 2006;58:621–681. (*Detailed analysis of models for synergistic, antagonistic, and additive drug combinations.*)

Chou TC, Talalay P. Quantitative analysis of dose-effect relationships: the combined effects of multiple drugs or enzyme inhibitors. *Adv Enzyme Regul* 1984;22:27–55. (*Detailed analysis of models for synergistic, antagonistic, and additive drug combinations.*)

Dancey JE, Chen HX. Strategies for optimizing combinations of molecular targeted anticancer agents. *Nat Rev Drug Discov* 2006;5:649–659. (*Discusses principles for determining combinations of antineoplastic agents that could be most promising to test in preclinical and clinical trials.*)

Edge SB, Byrd DR, Compton CC, Fritz AG, Greene FL, Trottie A III, eds. *AJCC cancer staging manual.* 7th ed. New York: Springer; 2010:607–611. (*Lists staging criteria for human cancers.*)

Gunthard HF, Aberg JA, Eron JJ, et al. Antiretroviral treatment of adult HIV infection: 2014 recommendations of the International Antiviral Society—USA Panel. *JAMA* 2014;312:410–425. (*Reviews combination therapies recommended for treatment of HIV.*)

Hanahan D, Weinberg RA. Hallmarks of cancer: the next generation. *Cell* 2011;144:646–674. (*Reviews hallmarks of cancer and discusses therapeutic targeting of pathways required for tumor growth and progression.*)

Harvey RJ. Synergism in the folate pathway. *Rev Infect Dis* 1982;4:255–260. (*Describes kinetics of synergism between trimethoprim and the sulfonamides.*)

Luo J, Solimini NL, Elledge SJ. Principles of cancer therapy: oncogene and non-oncogene addiction. *Cell* 2009;136:823–837. (*Reviews antineoplastic therapies targeting the hallmarks of cancer and proposes principles for developing new antineoplastic therapies and combinations.*)

Momtaz P, Postow MA. Immunologic checkpoints in cancer therapy: focus on the programmed death-1 (PD-1) receptor pathway. *Pharmgenomics Pers Med* 2014;7:357–365. (*Reviews pathways of immune evasion in cancer and therapeutic rationale for development of immune checkpoint inhibitors that block CTLA-4 and PD-1 pathways.*)

Paltiel AD, Walensky RP, Schackman BR, et al. Expanded HIV screening in the United States: effect on clinical outcomes, HIV transmission, and costs. *Ann Intern Med* 2006;145:797–806. (*Compares benefits, risks, and costs of screening for HIV.*)

Panel on Antiretroviral Guidelines for Adults and Adolescents. Guidelines for the use of antiretroviral agents in HIV-1-infected adults and adolescents. http://aidsinfo.nih.gov/contentfiles/lvguidelines/adultandadolescentgl.pdf. (*Reviews combination therapies recommended for treatment of HIV.*)

World Health Organization. *Guidelines for the programmatic management of drug-resistant tuberculosis: 2011 update.* Geneva, Switzerland: World Health Organization; 2011. http://www.ncbi.nlm.nih.gov/books/NBK148644/. (*Evaluates evidence and recommends treatment regimens for multidrug-resistant tuberculosis and extensively drug-resistant tuberculosis.*)

Zumla A, Raviglione M, Hafner R, von Reyn CF. Tuberculosis. *N Engl J Med* 2013;368:745–755. (*Reviews current recommendations for treatment and status of selected trials of treatment for latent tuberculosis infection, drug-sensitive active tuberculosis, and drug-resistant active tuberculosis.*)

# 第VI篇
# 炎症和免疫药理学原理

# 第42章

# 炎症和免疫系统原理

Eryn L. Royer and April W. Armstrong

## 概述

　　炎症和免疫系统关系错综复杂。炎症反应是由机体对组织损害和感染等刺激应答复杂网络组成的,典型体征为:发红、发热、肿胀、疼痛、功能丧失等。免疫系统由免疫细胞和可溶性因子组成,如调节炎症应答的抗体和补体蛋白;这些细胞和因子既能消除又能刺激炎症应激,启动免疫记忆。

　　正常的炎症应答是刺激物消除后反应消退的急性过程。不适当的炎症或当正常的炎症应答发展成为慢性炎症会导致免疫性和炎症疾病,慢性炎症是由于机体对刺激的长期不适反应(例如:变态反应),或者由于刺激物没有移除(例如,慢性感染、移植和自身免疫)而形成的。

　　目前两种药理策略以靶向免疫性疾病的病理生理过程。第一种策略涉及炎症过程信号转导介质的修饰或免疫系统成

分的抑制。调控类花生酸途径(参见第43章)、影响组织胺(参见第44章)和免疫系统细胞(参见第45、46章)的药物都是这种策略和原理。由于在相关途径方面依赖于对分子作用的理解,这种方法仍处于发展初期,但是在可预期的未来一定能够产生大量新药。

　　第二种药理学策略是针对疾病,例如消化性溃疡病(参见第47章)、哮喘(参见第48章)及痛风(参见第49章),药物发挥作用的原理涉及修饰潜在的病理生理刺激,这样可以消除炎症的起因。这两种策略之间的区别有时并不明显,并且随着在分子水平上更好地理解慢性炎症性疾病的病理生理学,它们将保持交叉重叠。

　　本章将提供炎症和免疫系统生理学足够的背景知识,以便于对书中本部分其他章节的理解。但我们会简化内容,重点放在免疫应答药理学相关的靶点。本章分为四部分:第一,对免疫系统进行一般概述;第二,介绍介导细胞交流和炎症的分子信号;第三,讨论免疫和炎症细胞在整合免疫应答中的作

用;第四,讨论慢性炎症——一种与自身免疫有关的病理状态。如果要获得关于本领域的更加详尽的最新进展,可参阅本章最后的参考读物。

## 病　例

Mark 很担心两周后的美国医师执业资格考试(USMLE),他刚开始复习,就将正常的生活习惯完全打乱了。一天晚上Mark 到微生物学实验室复习革兰氏染色的操作技术。在使用革兰氏染色中的龙胆紫时,Mark 在显微镜的边缘划伤了拇指。他没有时间清理拇指的伤口,继续拼命学习。在后来的5 个小时中,Mark 的拇指慢慢地红肿、变热、疼痛。然而,Mark仍然整晚集中复习。可是到了晚上,Mark 开始发热,拇指继续肿胀。第三天,伤口化脓。到第四天,使用药物后 Mark 的身体好转,红肿消除,体温下降。Mark 欣慰的是自己的拖延没有造成重大损失,继续复习并且考的很好,尤其他的伤口让他从根本上体会到了免疫学知识。

## 思　考　题

☐ 1. 哪种物质可能引起成 Mark 免疫系统激活以抵御伤口的细菌?

☐ 2. 哪些介质导致 Mark 发热?

☐ 3. 血管的哪些变化造成了 Mark 拇指的迅速肿胀?

☐ 4. 哪种化学信号介导了 Mark 拇指的炎症应答?

## 免疫系统概述

免疫系统的基本作用是分辨"自我"和"异己"。"异己"包括传染性的生物、移植的器官,或被误认为是外来物质的内源性组织。因为对抗感染是免疫系统的基本作用,术语"感染"和"传染源"被广泛作为免疫应答的刺激物。免疫系统被激活以对抗任何非自身因子。

皮肤和其他屏障组织组成抵抗所有感染的第一道防线(在概述的病例中,Mark 的感染发生在他把皮肤划破以后)。一旦入侵物透过这些屏障,免疫系统马上产生应答。免疫应答包括先天和适应性应答。先天应答是对刺激模式化的反应(例如组胺的释放、对细菌的吞噬作用)。有时,先天应答足以抵御入侵物。先天免疫系统的细胞,特别是抗原呈递细胞,可以把入侵物变成碎片,这也是激活适应性免疫系统的必需过程。适应性应答是对入侵物的中和反应(例如:抗体、细胞毒性 T 淋巴细胞)。一般而言,**先天免疫系统识别"异己"、并激活对入侵物的应答;而适应性免疫系统可产生特异性应答,以中和或杀伤这些入侵物。**

免疫系统涉及许多不同的细胞类型,这些细胞类型在复杂的信号传递和沟通网络中相互作用以产生整体应答。免疫系统的这些细胞来源于骨髓中的两种干细胞:髓样干细胞和淋巴样干细胞。淋巴样干细胞有时也叫普通淋巴样干细胞,因为它产生 B 细胞和 T 细胞。一般而言,髓样干细胞产生先天免疫系统的前体细胞,淋巴样干细胞产生适应性免疫系统的前体细胞。当然也存在少数例外。图 42-1 描述了髓样和淋巴样干细胞及来自它们的前体细胞分化的成熟细胞。这些细胞的分化过程在第 45 章中还会继续讨论。先天性免疫系统可看作整个物种的免疫记忆,该记忆在个体的一生中是不变的,并且在物种的个体之间通常相同。相反,适应性免疫系统根据个体是否暴露于病原体、疫苗或者其他免疫刺激物,建立个体相应的免疫记忆。因此,适应性免疫对每个个体来说都是相对独立的。

## 先天免疫

先天免疫系统的细胞是对侵入皮肤或其他屏障的入侵物的第一反应者(表 42-1)。先天免疫细胞执行三个重要任务。首先,这些细胞抵抗细菌和寄生虫感染,既通过分泌细胞毒素蛋白中和感染物,又对细菌和寄生虫有吞噬作用;其次,对入侵物的吞噬启动蛋白水解系统,将微生物的大分子蛋白水解成碎片(抗原),然后与主要组织相容性复合物一起存在于抗原呈递细胞的表面。反过来,这些抗原呈递细胞,包括巨噬细胞和树突细胞,激活了适应性免疫系统的细胞;最后,先天免疫系统分泌大量的细胞因子(见下文),以进一步放大免疫应答。先天免疫系统的主要细胞类型有:粒细胞(中性粒细胞、嗜酸性粒细胞和嗜碱性粒细胞)、肥大细胞和抗原呈递细胞(巨噬细胞和树突细胞)。一些免疫学家认为自然杀伤细胞(NK 细胞)和 γδT 细胞也具有先天免疫作用,这些类型的细胞生物学不在本文的讨论范围之内。

"粒细胞"一词是基于这类细胞细胞质颗粒形态的描述性术语。中性粒细胞是先天免疫系统中数目最多的细胞类型,是炎症中的"第一反应者",属于吞噬细胞,主要负责防御细菌感染。粒细胞将入侵的细菌包裹在吞噬囊泡内,并使用诸如髓过氧化物酶之类的内源性酶,破坏这些囊泡中的细菌。嗜酸性粒细胞是循环性粒细胞,主要参与抵御寄生虫感染。由于寄生虫通常很大而无法吞噬,因此嗜酸性粒细胞能附着于寄生虫外部,并直接再寄生虫上分泌细胞毒素。嗜碱性粒细胞(循环)和肥大细胞(组织驻留)都结合 IgE 抗体,在细胞表面表达该 IgE,当外源性抗原结合或交联 IgE 时,保持含组胺的颗粒。嗜碱性粒细胞和肥大细胞主要介导超敏反应。嗜酸性粒细胞与嗜碱性粒细胞的命名是由于用瑞氏吉姆萨复合染液染色时,它们分别表现出嗜酸和嗜碱的特性。

### 抗原呈递细胞

抗原呈递细胞(antigen-presenting cell, APC)处理入侵物的大分子(特别是蛋白质),以在其表面呈现加工过的片段。这些碎片以这种形式充当适应性免疫系统细胞识别入侵物的分子指纹。APC 是免疫应答的重要启动因子,因为 APC 除了向 T 细胞呈递"异己抗原"(见下文)外,还提供了 T 细胞活化所必需的共刺激信号。共刺激的概念,即需要两个单独的信号来启动对同一刺激的免疫反应,将会在下面具体讨论。

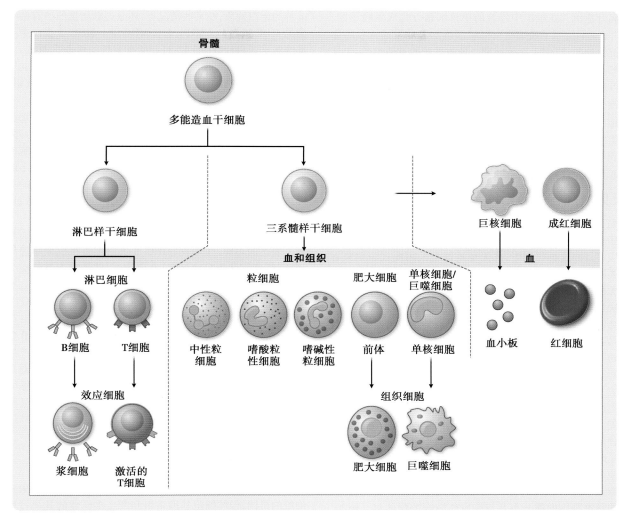

**图 42-1　免疫系统细胞的发育过程。**所有的造血细胞来源于多能造血干细胞。这种细胞产生淋巴样干细胞和三系髓样干细胞。淋巴样干细胞及其祖细胞(图中未显示)产生成熟淋巴细胞(B 细胞和 T 细胞),介导适应性免疫应答。遇到特异性抗原时,B 细胞分化成产生抗体的浆细胞,T 细胞呈现活化表型。髓样干细胞及其祖细胞,包括巨核细胞、成红细胞和髓样前体细胞(图中未显示),增殖并分化成为成熟的中性粒细胞、嗜酸性粒细胞、嗜碱性粒细胞、肥大细胞、单核细胞、血小板和红细胞。在组织中,单核细胞分化成巨噬细胞或树突细胞,肥大细胞前体分化成肥大细胞(图 45-1 描述了更多骨髓细胞谱系的分化详情)

**表 42-1　免疫系统的细胞**

| 细胞类型 | 功能 |
| --- | --- |
| **先天免疫** | |
| 巨噬细胞 | 源于单核细胞 |
| | 吞噬细胞内、外的碎片 |
| | 与慢性炎症相关 |
| | 抗原呈递细胞 |
| 树突状细胞 | 将抗原运输和呈递给淋巴结的 T 细胞 |
| | 抗原呈递细胞 |
| 中性粒细胞 | 吞噬和杀死入侵的病原体,特别是细菌 |
| 嗜酸性粒细胞 | 抗寄生虫感染 |
| 嗜碱性粒细胞/肥大细胞 | 当遇到抗原后释放组胺和白三烯等其他因子 |
| **适应性免疫** | |
| 杀伤(性)T 淋巴细胞 | 细胞适应性免疫效应器 |
| 辅助 T 细胞 | 控制适应性免疫应答 |
| B 细胞 | 合成和分泌抗体 |
| | 抗原呈递细胞 |

离开血流并在组织中停留的单核细胞分化成巨噬细胞。作为"专业的抗原呈递细胞",巨噬细胞加工并呈递入侵病原体的抗原片段,以供 T 细胞识别。免疫系统的其他组件,包括抗体和补体(介导调理作用)及细胞因子(增强杀伤能力),会增强巨噬细胞包裹和消灭病原体的能力。另外,巨噬细胞产生可改变免疫应答的细胞因子,如肿瘤坏死因子。树突状细胞是用于启动适应性免疫反应最重要的抗原呈递细胞。在非淋巴组织中,树突细胞吞噬并加工外来抗原。然后,树突细胞迁移到淋巴组织,在那里它们通过特定的分子相互作用将这些同源抗原呈递给 T 细胞。

## 先天免疫应答的激活

先天免疫细胞对许多入侵物[例如革兰氏阴性细菌外膜上的脂多糖(lipopolysaccharide,LPS)]中都存在的共同决定簇做出应答。在这种作用下,先天免疫细胞采用模式识别来吞噬一类感染源,而不是特异性的传染源。相反,如下所述,适应性免疫细胞针对特定抗原的三维构象产生特异性应答,即抗原决定簇。以目的论的角度来看,先天免疫提供一个宽的门控功能,试图以一种快速方式抵抗外来物的有害影响,并且决定是否需要适应性免疫进一步攻击传染源。而适应性免疫系统对特殊的传染源进行专门的应答。在个体中,先天免疫细胞对于相同媒介引起的重复感染它们以同样的方式和范围进行应答。相反,适应性免疫细胞对于重复出现的传染源会产生更快和更强的应答。

先天免疫细胞的模式识别功能是由多种机制介导的。其中一种重要的机制包括 Toll 样受体(toll-like receptor,TLR)。TLR 是跨膜蛋白,可以结合病原微生物的共有组分,例如革兰阴性菌表达的 LPS、真菌表达的甘露聚糖,以及病毒病原体表达的双链 RNA。人类具有 10 种不同类型的 TLR,每种具有特征性的免疫细胞中的分布及与病原体结合的配体集。例如,TLR4 表达于抗原呈递细胞,并与 LPS 结合。TLR 与其配体的结合激活了胞内信号传导级联反应,该级联集中于致炎细胞因子的表达,进而导致更多免疫细胞的募集和炎症应答的激活。先天免疫的基本作用之一是提供及时的"警报",使适应性免疫的因子募集。这种"警报"表明检测到与病原体相关的分子结构,并作为适应性免疫系统的预警系统启动炎症应答。当病原体相关抗原遇到 TLR 激动剂或其他先天免疫信号时被抑制。正在研究几种药物作为 TLR 信号调节剂。在第 38 章中讨论的咪喹莫特可能起着 TLR 激动剂的作用。

# 适应性免疫

适应性免疫的主要特征依赖于两个原则,对外来抗原特异,对自身抗原耐受。首先,必须有一种机制可以产生对外来抗原的特异应答。其次,适应性免疫细胞能够区分自身细胞及其可溶性因子和非自身细胞及其可溶性因子。第一个特性由主要组织相容性复合体蛋白连同 T 和 B 细胞自身基因重组得到,而第二个特性由先天免疫系统发出的信号,受调节的免疫细胞发育和共刺激提供的。

## 主要组织相容性复合物

MHC 蛋白是跨膜蛋白,可结合并在其表面呈递蛋白水解降解的蛋白片段,在某些情况下,还呈递糖脂抗原。有两类典型的 MHC 蛋白——MHC Ⅰ 和 MHC Ⅱ。MHC Ⅰ 蛋白主要呈递细胞质蛋白片段(图 42-2)。所有有核细胞表达 MHC Ⅰ 蛋白;MHC Ⅰ 蛋白呈递所有蛋白片段库为该细胞内表达的所有蛋白质提供了指纹谱。如果一个细胞表达的蛋白可被识别,那么它就不会受到免疫系统攻击。然而,如果细胞内产生外源蛋白(例如病毒),则这些病毒蛋白的水解片段将在细胞表面被 MHC Ⅰ 呈递,并且免疫系统将该细胞识别为病毒感染。MHC Ⅰ 蛋白呈递的抗原被带有表面蛋白 CD8 的 T 细胞的识别。(名称"CD"代表"分化簇或簇名称",是一种命名不断增长的细胞抗原的系统。每种抗原必须由至少两种不同的单克隆抗体确定来获得一个"CD"命名。CD 抗原现在有数百种,存在于白细胞和其他细胞类型上。)

MHC Ⅱ 蛋白呈递了来自内吞囊泡的蛋白片段。与有核细胞上表达的 MHC Ⅰ 不同,MHC Ⅱ 蛋白主要在抗原呈递细胞(如巨噬细胞和树突状细胞)上表达,一些情况下其他类型的细胞也可被诱导表达 MHC Ⅱ 蛋白。内吞囊泡含有来自感染源吞噬和蛋白水解后获得的抗原蛋白片段。因此,MHC Ⅱ 蛋白表达的蛋白片段通常能识别细胞外异物(如细菌)。如下所述,携带细胞表面蛋白 CD4 的 T 细胞识别由 MHC Ⅱ 蛋白呈递的抗原。在此过程中,T 细胞活化抗原呈递细胞产生可溶性因子,称为细胞因子和趋化因子,进而辅助 T 细胞对抗原作出应答。一般而言,MHC Ⅰ 结合蛋白片段识别被感染细胞,MHC Ⅱ 结合的片段识别感染因子。然而,由于交叉呈递的现象,一些细胞质产生的蛋白由 MHC Ⅱ 呈递给 CD4$^+$ T 细胞,一些吞噬抗原由 MHC Ⅰ 呈递给 CD8$^+$ T 细胞。

## 免疫多样性

虽然 MHC 蛋白提供了区分感染细胞和传染源与未感染细胞的机制,但体细胞基因重组和产生多样性的其他过程提供了一种产生对感染的特定性反应机制。通过重组,免疫球蛋白和 T 细胞受体基因半随机产生数百万个模块化的三维蛋白质结构,称为可变区。重组的可变区可以经历体细胞超突变,从而产生额外的多样性,总体上几乎可以识别任何结构。这是免疫系统产生惊人的免疫应答多样性的主要机制。

## 体液和细胞免疫

适应性免疫通常分为体液免疫和细胞免疫。在免疫系统的基本(简化)模型中,介导体液免疫的原代细胞是 B 细胞,介导细胞免疫的原代细胞是 T 细胞(表 42-1)。体液应答产生对某抗原特异的抗体。成熟 B 细胞的特征在于表达 CD19 和 CD20,并且它们可以分化成浆细胞。在抗原刺激下,浆细胞分泌抗细胞外感染因子(如细菌)的抗体。相反,细胞应答涉及识别特定抗原的 T 细胞的激活和克隆扩增。一些 T 细胞识别感染的细胞,然后通过称为穿孔素和颗粒酶的细胞毒性蛋白裂解这些细胞。因此,细胞免疫应答对许多细胞内感染因子(如病毒)是有效的。

除了在细胞免疫方面的作用,T 细胞还控制免疫应答的程度。每种 T 细胞进化到仅被一种特异性的 MHC:抗原复合物激活。所有的 T 细胞表达一种 MHC:抗原特异性 T 细胞受体。基于所表达的复合受体的类型和功能不同,将 T 细胞分为细胞毒性 T 细胞和辅助性 T 细胞(图 42-3)。

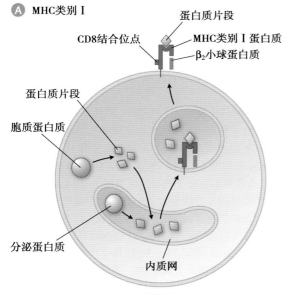

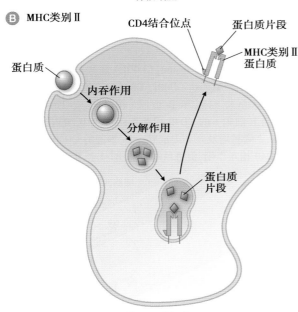

图 42-2　MHC Ⅰ和 MHC Ⅱ主要组织相容性复合物蛋白。A. A 代表细胞质蛋白部分水解进入胞质,蛋白片段被送到内质网。一部分分泌蛋白在内质网直接被降解。MHC Ⅰ蛋白与 $\beta_2$ 微球蛋白联合,在内质网结合被降解的细胞质或分泌蛋白片段。MHC Ⅰ蛋白:蛋白片段被输送到细胞表面,在那里被用作指纹图谱来表达不同蛋白的差异。CD8 在 MHC Ⅰ上的结合位点确保 MHC Ⅰ蛋白:抗原复合物只与表达 CD8 的细胞毒性 T 细胞相互作用。人类所有的有核细胞都表达 MHC Ⅰ蛋白。B. 抗原呈递细胞吞噬和降解细菌及其他外来因子,产生的蛋白片段在内质网与 MHC Ⅱ结合。MHC Ⅱ蛋白:蛋白片段复合物被送到细胞表面,在那里呈递所有被细胞摄入的潜在的非自身抗原。CD4 在 MHC Ⅱ上的结合位点确保 MHC Ⅱ蛋白:抗原复合物只与表达 CD4 的辅助 T 细胞结合。只有专业的抗原呈递细胞(B 细胞,巨噬细胞和树突状细胞)表达 MHC Ⅱ蛋白,但是在一些特殊情况下,其他细胞也可以被诱导表达 Ⅱ型蛋白呈递抗原

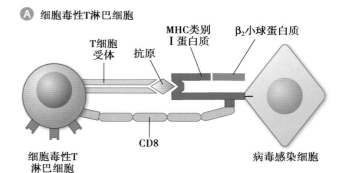

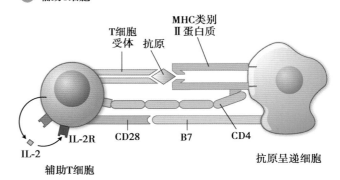

图 42-3　细胞毒性 T 细胞和辅助 T 细胞的活化。T 细胞介导和调整细胞免疫应答。A. 细胞毒性 T(Tc)细胞是细胞免疫的主要介导者。这些细胞表达 T 细胞受体(TCR)和 CD8。TCR 识别结合 MHC 蛋白的非自身抗原,而 CD8 确保 Tc 细胞只与表达 MHC Ⅰ蛋白的细胞相互作用。在示例中,Tc 细胞与病毒感染细胞的 MHC Ⅰ蛋白相互作用,导致 Tc 细胞活化,进而杀伤病毒感染细胞。B. 辅助 T(Th)细胞是细胞免疫的主要调节者。这些细胞表达 TCR 和 CD4。CD4 结合抗原呈递细胞(APC)上的 MHC Ⅱ蛋白。这种相互作用确保了 Th 细胞只与表达 MHC Ⅱ的蛋白相互作用。Th 细胞上的 CD28 与定位于 APC 上的 B7 蛋白相互作用进一步提高了特异性。Th 细胞的活化需要这种共刺激信号。在示例中,Th 细胞与抗原呈递细胞的 MHC Ⅱ蛋白和 B7 蛋白相互作用导致 Th 细胞的活化。活化的 Th 细胞分泌 IL-2,并表达 IL-2 受体(IL-2R);这种自分泌路径进一步刺激 Th 细胞增殖和活化。IL-2 与 Th 细胞分泌的其他细胞因子不仅活化 Th 细胞,而且活化 Tc 细胞和 B 细胞

Tc 细胞是细胞适应性免疫的介导者。这些细胞表达 CD8 共受体,识别 MHC Ⅰ类蛋白上恒定的(即独立抗原)结构域。这种共受体的功能允许 Tc 细胞上的抗原特异性 TCR 结合以足够高的亲和力结合特异性 MHC Ⅰ:抗原复合物,从而使 Tc 细胞被表达 MHC Ⅰ:抗原复合物的细胞激活。Tc 细胞的特异性激活引发一系列反应,包括分泌膜穿透性穿孔素和诱导凋亡的颗粒酶,导致呈递外来抗原的细胞死亡。

Th 细胞是主要的适应性免疫调节器。Th 细胞可通过其表达的 CD4 共受体鉴定,其能够识别 MHC Ⅱ蛋白的独立抗

原结构域。这种共受体功能允许 Th 细胞上的抗原特异性 TCR 能够以足够高的亲和力结合特异性的 MHC II:抗原复合物,从而使 Th 细胞被抗原呈递细胞激活。除了启动和强化免疫应答,Th 细胞还通过产生不同系列细胞因子来控制免疫应答的类型。根据产生的细胞因子不同,Th 细胞一般可分为 Th1、Th2 和 Th17 亚型。Th1 细胞以产生 IFN-γ 和 IL-2 为特征,这些细胞因子影响 CD8⁺ Tc 细胞和其他 CD4⁺ Th 细胞介导的免疫反应进展。IL-2 与活化 T 细胞上表达的受体 CD25 相互作用,介导 T 细胞活化的早期步骤。Th2 细胞的特点是产生 IL-4、IL-5 和 IL-10,这些细胞因子促进 B 细胞产生抗体。Th2 细胞亚型多与自身免疫相关(参见第 46 章)。Th17 细胞特征性地产生 IL-17、IL-21 和 IL-22。IL-17 亚型募集中性粒细胞并放大免疫应答。当这些细胞被 IL-23 刺激时,从 CD4⁺ 细胞分化成 Th17 细胞。阻断 Th17 细胞成熟或生长的药物将有可能应用于临床治疗某些自身免疫性疾病。

## 耐受和共刺激

免疫球蛋白和 T 细胞受体可变区的多样性,使这些分子中的一些分子能够识别和攻击天然蛋白,这种情况称为自身免疫。避免自身免疫的主要机制有两种。首先是克隆清除,当 T 细胞表达识别自身抗原的高亲和力的受体时,T 细胞在发育过程中死亡。其次是涉及耐受或无反应性的过程中,免疫系统的细胞在发育过程中经历一系列细微的调整步骤,以确保成熟的免疫细胞不识别天然蛋白。

共刺激需要多个同时发出的免疫应答信号——确保对单个免疫受体的刺激不会引发破坏性的免疫反应。信号 1 提供特异性,信号 2 确保免疫应答是适当的。调节共刺激分子是先天免疫系统调节免疫应答程度的机制。如果抗原的呈递没有同步的共刺激信号(即先天免疫没有激活),则可能产生无反应性,从而使细胞变得不活跃,并对进一步抗原刺激没有反应。导致无反应性的药物可能具有治疗前景,因为这类药物可长期接受器官移植,或限制自身免疫性疾病的进程。

对 T 细胞而言,MHC:抗原:TCR 相互作用介导信号 1。信号 2 主要由 T 细胞上的 CD28 与活化的抗原呈递细胞上的 B7-1(也称为 CD80)或 B7-2(CD86)相互作用而介导(图 42-4)。静息 T 细胞呈递 CD28,其可以结合 B7-1 或 B7-2。B7-1 和 B7-2 通常不存在于抗原呈递细胞上,但是在先天免疫系统针对病原体的免疫应答过程中它们的表达增加。在先天免疫应答缺乏的情况下,缺乏 B7 分子的表达可有助于限制不适当的适应性免疫应答。当 T 细胞同时收到信号 1 和信号 2 时,该 T 细胞被激活,表达白介素-2(IL-2),并且发生了针对该外源表位的 Th 细胞的克隆扩增。激活的 T 细胞最终下调 CD28 和上调 CTLA-4 表达。正如 CD28 一样,CTLA-4 结合 B7-1 和 B7-2,但其亲和力高于 CD28。与激活 CD28 的信号相反,CTLA-4 与 B7-1 或 B7-2 结合抑制 T 细胞增殖,这可能是免疫应答自限性的生理学机制。其他抑制性免疫检查点信号将在第 46 章讨论。

CD40 配体(CD40 ligand, CD40L)是共刺激的另一个介质。活化的 T 细胞表达 CD40L(CD154)。抗原呈递细胞表达 CD40,包括巨噬细胞和 B 细胞(图 42-5)。Th 细胞上的 CD40L 与 B 细胞上的 CD40 相互作用促进 B 细胞激活、同种型转换、克隆扩增及亲和力成熟。Th 细胞的 CD40L 与巨噬细胞的 CD40 相互作用,促进巨噬细胞 B7-1 和 B7-2 表达。如上

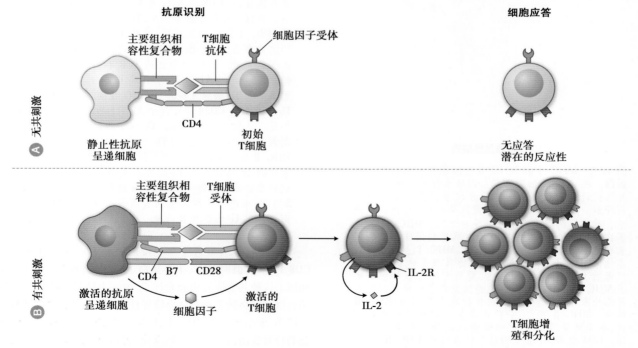

**图 42-4 T 细胞活化途径的共刺激。** T 细胞应答抗原的激活需要双信号刺激。A. 在缺少适当的共刺激信号时,抗原呈递细胞(APC)将抗原呈递给 T 细胞,T 细胞并不应答,可能变成无细胞免疫反应性。B. 如果抗原呈递细胞呈递抗原和辅刺激分子如 B7,在应答抗原刺激时 T 细胞增殖并分化。激活的抗原呈递细胞分泌细胞因子活化 T 细胞

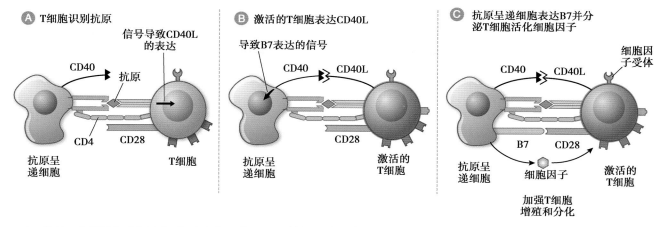

**图 42-5 共刺激和 CD40 与 CD40L 相互作用。** A. 抗原呈递细胞（APC）呈递 MHC Ⅱ 结合的抗原给 CD4⁺ T 细胞。T 细胞识别抗原，启动细胞内信号级联放大，导致 CD40L 在 T 细胞表面的表达。B. 活化 T 细胞表面的 CD40L 结合 APC 表面的 CD40。活化的 CD40 产生细胞内信号级联放大导致 APC 表面 B7 表达。C. MHC Ⅱ 抗原复合物（结合 T 细胞受体），CD40（结合 T 细胞的 CD40L）和 B7（结合 T 细胞 CD28）与 T 细胞共刺激促进 T 细胞分化与增殖。活化的 APC 分泌的细胞因子增加 T 细胞的增殖和分化

所述，这些分子对 T 细胞的共刺激是至关重要的。这一途径提供了正反馈机制，由此激活的 T 细胞能够促进更多 T 细胞活化。另外，巨噬细胞 B7-1 和 B7-2 表达的增加对于促进 CD8⁺ Tc 细胞的激活也很重要。

由于 CD40 与 CD40L 相互作用促进多种共刺激途径，阻断 CD40L 有可能产生耐受性。初步研究证实，在器官移植动物模型中，采用抗 CD40L 的抗体阻断 CD40L 确实能够产生耐受性和长期移植存活。

越来越多的实验证据表明，被称为调节性 T 细胞（regulatory T cells，Treg）的 T 细胞亚群维持外周耐受。这些细胞最显著的特征是具有 CD4⁺、CD25⁺，它们响应自身抗原而产生精准的抑制性细胞因子，从而限制了针对这些抗原的免疫应答。Treg 细胞的药理学诱导可应用于器官移植和自身免疫疾病，包括 1 型糖尿病。

# 炎症的化学介质

至此，讨论集中在免疫系统的细胞及其在产生免疫应答中的作用。与免疫细胞活性相关的分子介质也一样重要。下面重点讨论调节炎症过程的内源性分子。[请注意，尽管关于免疫和炎症的内源介质（特别是细胞因子）内容之间有部分重叠，免疫细胞的信号通路主要在第 46 章讨论。]炎症介质的列表很长（表 42-2），基本上这些信号系统都被作为潜在的药理学研究靶点，只有那些对于炎症特别重要和已经用于治疗的介质会在此详细讨论。

## 组胺

组胺是炎症应答的引发剂之一，在肥大细胞和嗜碱性粒细胞的颗粒中合成和存储。这些细胞不断地通过组织迁移。从物理创伤到微生物感染的任何伤害，均会刺激肥大细胞将

组胺释放到间质。组胺被称作"血管活性胺"，是因为其炎症作用主要发生在血管系统上：组胺刺激小动脉和毛细血管后微静脉扩张、静脉收缩与内皮细胞收缩。这些影响血流动力学和血管通透性的早期变化的原因，将在下面讨论。有几类药物可以改变组胺信号传导，这些药物在第 44 章讨论。

## 补体

补体是丝氨酸蛋白酶系统，是在损伤应答时首先被激活的先天机制之一。补体系统可以通过抗原-抗体相互作用（经典途径）、与侵入物表面的直接相互作用（旁路途径）或与某些复合碳水化合物相互作用（凝集素途径）来激活。在每种途径中，一系列蛋白水解反应将补体前体蛋白转化成其活性形式，由字母"C"后加一个数字（如 C3），或者用字母"a"或"b"表示（如 C3a 和 C3b，在这种情况下，这两种形式均是活化的）。这种途径的一般框架类似于凝血级联反应（参见第 23 章），前体蛋白水解为活性产物，从而促进了级联的作用。

激活后，补体通过两种机制触发炎症反应。首先，补体级联的几个分解产物是炎症有效的刺激物。例如，C3b 是重要的调理素，C3a 和 C5a 介导白细胞趋化作用。其次，补体激活的最后一步是攻膜复合物的组装。这种补体蛋白复合物在革兰氏阴性菌外膜表面产生大孔，导致细菌溶解。大量补体调节蛋白，无论是可溶的还是在细胞表面的，都能精细调控和定位于炎症部位的补体激活。补体激活抑制剂用于减轻不适当的炎症应答相关的组织损伤。（例如，阵发性睡眠性血红蛋白尿和非典型溶血性尿毒综合征）。

## 类花生酸

类花生酸是花生四烯酸的代谢产物，花生四烯酸是许多细胞类型的内膜等细胞膜中磷脂的脂肪酸成分。细胞因子和补体等炎症介质刺激花生四烯酸从质膜中酶促释放。随后发

**表 42-2** 炎症应答的化学介质

| 应答 | 介质 |
|------|------|
| 血管舒张 | 组胺 |
| | C3a、C5a(补体成分) |
| | 前列腺素(PG)、前列腺素Ⅰ2(前列环素)(PGI$_2$)、前列腺素 E1(PGE$_1$)、前列腺素 E2(PGE$_2$)、前列腺素 D2(PGD$_2$) |
| | 一氧化氮(NO) |
| | 缓激肽 |
| | 纤溶酶 |
| 增加血管渗透压 | 组胺 |
| | C3a、C5a |
| | 白细胞三烯(LT)、特殊白细胞三烯 C$_4$(LTC$_4$)、白细胞三烯 D$_4$(LTD$_4$)、白细胞三烯 E$_4$(LTE$_4$) |
| | 缓激肽 |
| | 血小板激活因子 |
| | P 物质 |
| | 降钙素基因相关肽(CGRP) |
| 趋化性和白细胞激活 | C3a、C5a |
| | 白细胞三烯 B$_4$(LTB$_4$)、脂氧素(LX)、脂氧素 A$_4$(LXA$_4$)、脂氧素 B$_4$(LXB$_4$) |
| | 血小板激活因子 |
| | 细菌产物 |
| 组织损伤 | NO |
| | 氧自由基 |
| | 中性粒细胞和巨噬细胞溶酶体产物 |
| 发热 | PGE$_2$、PGI$_2$、LTB$_4$、LXA$_4$、LXB$_4$ |
| | 白细胞介素-1(IL-1)、白细胞介素-6(IL-6)、肿瘤坏死因子(TNF) |
| 疼痛 | PGE$_2$、PGI$_2$、LTB$_4$ |
| | 缓激肽 |
| | P 物质 |
| | CGRP |

生多种生化反应,导致前列腺素、白细胞三烯和其他类花生酸的生成。值得注意的是,某些花生四烯酸衍生物具有促炎作用,而其他衍生物则起到抑制炎症的作用。这表明如下事实:急性炎症是一种自限性过程,病原体破坏与组织修复过程紧密相关。第 43 章将深入探讨类花生酸生理学、病理生理学和药理学。

## 细胞因子

细胞因子是以旁分泌方式调节白细胞活性的蛋白质。白细胞介素(interleukins,IL)和肿瘤坏死因子(tumor necrosis factor,TNF)家族成员主要由造血系细胞分泌的细胞因子。白细胞介素-1(IL-1)和肿瘤坏死因子(TNF-α)是参与急性炎症应答的细胞因子;这些细胞因子是导致 Mark 发热的两种介

质。TNF 家族的另一成员是 B 淋巴细胞刺激因子(BLyS),其促进 B 细胞存活和分化。位于 T 细胞和 B 细胞上的 TNF 受体含有膜糖蛋白 CD30,它在细胞增殖和存活中起着重要作用,并可作为药物靶点(参见第 46 章)。趋化因子是促进免疫细胞运输、迁移和定位到炎症部位的细胞因子的一个子集。例如,巨噬细胞趋化蛋白-1(MCP-1)促进单核细胞迁移和活化。其他值得重视的细胞因子包括造血生长因子、粒细胞-单核细胞集落刺激因子(GM-CSF)和粒细胞集落刺激因子(G-CSF)(参见第 45 章)。

由于细胞因子影响先天和适应性免疫应答调节细胞的增殖和功能,选择性抑制或者刺激细胞因子作用有可能调节免疫和炎症应答。细胞因子和抗细胞因子治疗的药理学用途分别在第 45 章和第 46 章中讨论。

## 其他因子

如表 42-2 所示,许多其他信号分子也协调免疫应答。这些包括激肽、血小板活化因子、NO、氧自由基及吞噬作用期间释放的其他白细胞和细菌产物。尽管已经开发出药物来调节这些通路,然而迄今还没有合适的抗炎药物能够专门阻断这些介质的作用。

## 炎症应答

免疫系统的细胞和可溶性介质相互作用产生炎症反应,通常分为 4 个有代表性的阶段。首先,损伤部位的血管应答以募集免疫系统的细胞;其次,血液中的免疫细胞从这些血管迁移到损伤组织,先天和适应性免疫机制(见前文)有助于中和及消除刺激;然后,修复和组织愈合的过程接踵而来,并终止急性炎症过程。如果急性炎症过程没有终止而是继续低烧,则可能发展为慢性炎症。

### 血管扩张

受伤几个小时后,在章首病例中提到的 Mark 的拇指出现了五种典型的发炎症状。最初,这些体征和症状是由伤口部位血管的血流动力学的改变引起的。组织的损伤导致炎症介质的释放(见前文),继而扩张小动脉和毛细血管后小静脉;反过来,血管舒张导致伤口部位血流量增加,引起发热、红肿的临床症状。炎症介质也会引起血管内皮细胞的收缩,导致毛细血管通透性增加,产生渗出物(如高蛋白含量的间质液);反过来,渗出物引起肿胀的临床表现。疼痛是由于组织压力增加和各种炎症介质作用而产生的。

### 细胞募集

血管通透性的增加也允许血液中的细胞进入间质。血液中的细胞迁移不是随机的;相反,白细胞募集是为了加速感染的清除和受损组织的局部修复(图 42-6)。在炎症反应的起

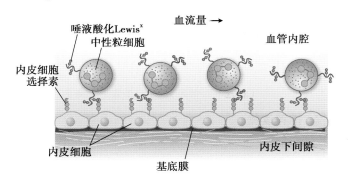
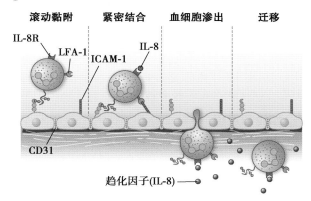

图 42-6　炎症反应概述。A. 血液中循环的粒细胞与血管内皮细胞表面表达的选择蛋白相互作用。没有炎症时,粒细胞和内皮细胞的相互作用很弱,粒细胞流过或者沿着内皮细胞滚动。粒细胞的滚动由内皮细胞选择素和中性粒细胞的路易斯寡糖(s-Le$^x$)间相互作用介导。B. 炎症反应时,内皮细胞上调细胞间黏附分子(ICAM)的表达。ICAM 表达增加了粒细胞与活化内皮细胞之间的结合力。例如,内皮细胞上的 ICAM-1 与中性粒细胞上的淋巴细胞功能相关抗原-1(LFA-1)紧密结合。增强的细胞间相互作用(滚动、激活和牢固的黏附)导致白细胞黏附于内皮细胞表面,并启动了白细胞从血管内迁移到血管外组织的渗出过程。粒细胞穿过损伤组织是对如 IL-8 等趋化因子的应答,这些趋化因子是由损伤细胞和已经到达损伤部位的其他免疫细胞释放的炎症介质

始,损伤部位的内皮细胞被激活,表达结合白细胞表达的特定受体的黏附分子。例如,由血管内皮细胞所表达的细胞间黏附分子(intercellular adhesion molecules,ICAM)和血管细胞黏附分子(vascular cell adhesion molecules,VCAM)与白细胞表面的整合素结合。这种相互作用造成白细胞紧密地黏附在损伤部位活化的内皮上,而通常白细胞通过松散的、短暂的结合相互作用沿着内皮表面滚动。然后黏附的白细胞结合其他内皮细胞受体,促进白细胞从血管系统向间质的迁移(渗出)。根据激活的内皮和各种类型的白细胞表达的黏附分子的模式来实现特定的免疫反应。例如,中性粒细胞在早期炎症应答中占主导地位,而单核细胞在 24 小时后起主要作用。

## 趋化作用

一旦免疫细胞穿过内皮屏障,它们就会通过间质迁移到特定的损伤或感染部位。免疫细胞靶向性是通过趋化作用或化学信号传导完成的。损伤部位释放的炎性介质,如细菌蛋白产生的 N-甲酰肽,或内源性介质,如 C5a 和白三烯(LTB4),产生白细胞应答的化学梯度,允许细胞优先到达炎性反应部位。

## 吞噬作用

一旦到达损伤和感染部位,中性粒细胞、巨噬细胞及免疫系统的其他细胞准备执行它们的功能。然而,这些细胞需要进一步的刺激来活化它们的杀伤机制。异物在被白细胞摄入(吞噬)之前必须被调理素包被。调理素是一种分子调节剂,能覆盖在异物的表面并向白细胞发信号攻击此颗粒。主要的调理素包括补体、免疫球蛋白(抗体)、胶原凝集素(结合某些微生物碳水化合物的血浆蛋白)组成。吞噬细胞与调理颗粒

间的相互作用启动了吞噬作用、破坏入侵物。这一步对于先天免疫和适应性免疫是至关重要的。抗原呈递细胞处理被吞噬的颗粒并将这些抗原呈递给 B 细胞和 T 细胞,然后对抗原产生应答。在概述的病例中,Mark 的伤口可能导致细菌穿过皮肤屏障,引发感染。这些细菌的存在启动了炎症反应,包括 APC 吞噬细菌、将细菌抗原呈递给 Th 细胞、激活和扩增 Th 细胞、APC 介导的吞噬作用进一步激活 Th 细胞、合成和分泌细菌特异性抗体。

## 炎症消退

组织修复和动态平衡重建是急性炎症反应的最后一步。激活炎症的介质也启动了一系列的组织修复;该过程由生长因子和细胞因子的释放介导,包括表皮生长因子(EGF)、血小板源性生长因子(PDGF)、碱性成纤维细胞生长因子-2(bFGF-2)、转化生长因子 β₁(TGF-β₁)、IL-1 和 TNF-α。这些因子作为内皮细胞和成纤维细胞的促分裂原,最终通过血管生成(新血管的形成)和肉芽组织的形成刺激愈合和瘢痕形成。在概述的病例中,肉芽组织和最终的瘢痕可能是病例中 Mark 急性炎症的唯一证据。众所周知,当血管生成与血管异常生长和肿瘤生长相关时,血管生成可能是一种病理状态,目前血管生成抑制剂用于治疗与老年性黄斑变性(异常的血管生长影响了视力)和作为抗肿瘤药物(参见第 40 章)。

## 慢性炎症

慢性炎症是一种病理状态,其特征在于免疫系统对炎症刺激连续的、不适当反应。慢性炎症是许多自身免疫疾病的症状,可能是器官移植排斥的主要原因。与以中性粒细胞为

主的急性炎症反应相比,慢性炎症的特征之一是巨噬细胞占优势。活化的巨噬细胞除了分泌炎症介质如蛋白酶和类花生酸外,还分泌胶原酶和生长因子。这些分泌产物启动和维护组织损伤和修复的循环,导致组织重塑。随着时间的推移,慢性炎症能造成严重的组织破坏。对慢性炎症有可能的治疗包括使用细胞因子抑制剂,它能中和持续慢性炎症的信号级联反应。这些药物会在第 46 章讨论。

## 结论与展望

免疫系统对组织损伤和感染的应答错综复杂。免疫学的完整论述不在本文的讨论范围之内。相反,本章中的讨论仅提供了广泛的免疫学概述,并突出了可以通过药理学解决的免疫因素。先天免疫机制对如细菌脂多糖或病毒 RNA 引起的感染有共享的应答模式。先天免疫系统也处理这些颗粒并将它们呈递给淋巴细胞,从而激活适应性免疫系统。适应性免疫系统对于感染或炎症刺激产生特异性应答。作为炎症应答的一部分,适应性免疫应答也介导和耐受区分"自我"和"非我"的机制,这些机制的失调会导致慢性炎症和自身免疫疾病。许多抗炎药物消耗先天或适应性免疫细胞,在第 46 章更详细的讨论。

炎症反应的化学介质包括组胺、补体、类花生酸和细胞因子,也是目前药物治疗的主要靶点。大分子药物在这些化学介质的调节中扮演越来越重要的作用;例如,抗细胞因子的抗体包括肿瘤坏死因子-α 抑制剂,已被开发用于治疗类风湿

性关节炎、银屑病关节炎和肠炎。调节炎症应答的第二种方法是针对启动免疫应答的细胞内信号级联反应。第 46 章讨论的环孢菌素就是这种药物的一个例子。随着可用于治疗免疫疾病的药物数量的增加,确定大分子制剂和小分子信号抑制剂是否可以组合使用,以靶向炎症中的多个步骤也很重要。

(杜冠华  何国荣 译  王霖  孔祥英 审)

## 推荐读物

Dinarello CA. Anti-inflammatory agents: present and future. *Cell* 2010; 140:935–950. (*A signaling-oriented overview of targets for development of new anti-inflammatory agents.*)

Ibelgaufts H. COPE: cytokines & cells online pathfinder encyclopedia. http://www.copewithcytokines.de/cope.cgi. (*Website that describes all known actions of cytokines.*)

Iwasaki A, Medzhitov R. Control of adaptive immunity by the innate immune system. *Nat Immunol* 2015;16:343–353. (*Advances in understanding interactions between the innate and adaptive immune systems.*)

Littman DR, Rudensky AY. Th17 and regulatory T cells in mediating and restraining inflammation. *Cell* 2010;140:845–858. (*Discusses advances in T cell subsets and regulatory T cell biology.*)

Matesanz-Isabel J, Sintes J, Llinas L, de Salort J, Lázaro A, Engel P. New B-cell CD molecules. *Immunol Lett* 2011;134:104–112. (*An updated classification of molecules with the CD designation.*)

Murphy KM, Travers P, Walport M. *Janeway's immunobiology.* 8th ed. New York: Garland Publishing; 2011. (*A general immunology textbook.*)

Pier GB, Lyczak JB, Wetzler L. *Immunology, infection and immunity.* Washington, DC: ASM Press; 2004. (*A detailed text with a focus on immunologic mechanisms.*)

# 第43章

# 类花生酸物质药理学

David M. Dudzinski and Charles N. Serhan

## 概述

　　自体有效物质（autacoids）是指在特殊刺激下迅速合成的物质，在合成位点迅速起作用，只在降解前的短时间内保持活性。类花生酸（eicosanoids）代表一类花生四烯酸衍生的自体有效物质的化学多样性家族。对类花生酸的研究表明它在炎症、肿瘤和心血管生理和病理过程中起重要作用。类花生酸途径中的大量药理学干预——包括非甾体抗炎药（nonsteroidal antiinflammatory drugs，NSAID）、环氧酶-2（cyclooxygenase-2，COX-2）抑制剂和白三烯抑制剂——目前在炎症、疼痛和发

热临床治疗中是有效的。由于类花生酸具有多种生物活性，将来对类花生酸的生理和药理学研究将为哮喘、炎症、自身免疫性疾病和血管球性肾炎、肿瘤、心血管疾病和其他临床状况提供新的治疗方法。

## ■ 病　例

　　G 女士，44 岁，美国印第安人。因为关节痛和慢性疲劳症去看医生。她的病史包括一般性的关节僵硬，疼痛持续 3 周，掌指关节和近端指间关节疼痛最严重，尤其在早晨较严重。医生建议 G 女士按需吃布洛芬，这种治疗有时可以减轻

其疼痛。

　　六个月后,G女士继续服用布洛芬,发现消化不良,呕吐物中出现咖啡渣样物质。医生推荐停用布洛芬并做胃肠道内窥镜检查,检查结果显示胃黏膜腐烂和出血。大夫也考虑到G女士近期出现关节硬化和疼痛,建议去风湿门诊。G女士告诉风湿病专家,其双脚、双手和腕部关节、双肘、部分颈椎骨和左肩部都出现疼痛。在过去的几个月里,她早晨感觉到持续几个小时的疼痛,很难做简单家务,不能做体力活动。在检测中,双手的手指和指连接处出现肿胀、软弱无力和发热。G女士还具有特征性的手指尺骨复位和"天鹅颈"畸形。在两个前臂伸展肌表面皮肤节结明显。试验测试表明红细胞沉积率增高,低血球容积和阳性风湿因子(关节处由IgM和IgG生成的免疫复合物)。滑膜穿刺抽取液显示显著的白细胞增多。手部X线检查显示侵蚀和骨质损失。

　　因为症状、检查、实验室检测和X线检查结果都符合风湿性关节炎诊断症状,所以G女士开始一个疗程的塞来昔布(一种COX-2选择性抑制剂)、依那西普(一种TNF-α拮抗剂)和泼尼松(一种糖皮质激素药物)治疗。在接下来的几个月中,G女士的关节疼痛、肿胀和敏感性显著降低,手关节功能恢复,可以重新从事一些体力活动。

## 思　考　题

☐ 1. 哪种类花生酸因子可能会引起G女士的关节疼痛?

☐ 2. 糖皮质激素(如泼尼松)通过什么作用机制影响类花生酸的水平和/或生物活性?

☐ 3. 布洛芬引起G女士胃溃疡和胃出血的机制是什么?

☐ 4. 长期使用塞来昔布需要考虑的注意事项是什么?

☐ 5. 依那西普通过什么作用机制影响类花生酸的水平和/或生物活性?

# 类花生酸物质代谢生理学

　　类花生酸与多种在炎症和细胞间信号转导中起作用的代谢途径密切相关。这些途径绝大多数都集中在花生四烯酸的代谢(图43-1)。下面的章节涉及花生四烯酸合成的生化步骤,然后讨论花生四烯酸代谢的环氧酶、脂氧酶和前列腺腺素代谢途径。类花生酸这个词来源于希腊语二十的词根,此术语表示来自花生四烯酸氧化生成的未分支的20-碳分子。类花生酸也广泛适用于多种其他的分子——如消退素、保护素和马雷辛——来自二十二碳六烯酸,一种22-碳前体。二十二烷有时也用于描述22-碳结构。

## 花生四烯酸和 ω-3 脂肪酸的产生

　　花生四烯酸(Arachidonic acid)是大多数类花生酸的常见前体(图43-1)。花生四烯酸必须由必要的脂肪酸前体亚油酸(Linoleic acid)生物合成,人类仅能从食物中获得。二十碳五烯酸(eicosapentaenoic acid,EPA)和二十二碳六烯酸(doco-

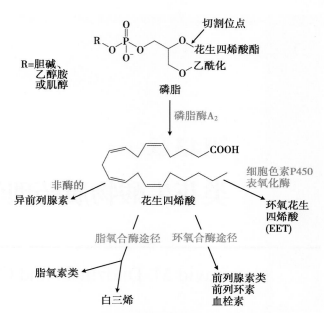

图 43-1　花生四烯酸在花生酸类途径中作用总览。磷脂酶A2作用于磷脂酰胆碱(PC)、磷脂酰乙醇胺(PE)和磷脂酰肌醇(PI)等磷脂释放花生四烯酸。磷脂酶A2裂解酯键(箭头所示的"裂解位置")以释放花生四烯酸。然后将未脂化的花生四烯酸作为环氧化酶、脂氧化酶和单氧化酶途径的底物。环氧合酶途径生成前列腺素、前列环素和血栓素。脂氧合酶途径生成白三烯类和脂氧素类。环氧合酶途径生成单氧化花生酸类(EET)。花生四烯酸的非酶过氧化产生异前列素

sahexaenoic acid,DHA)(是消退素、保护素和马雷辛的前体。人类可以从饮食或必须脂肪酸前体α-亚麻酸(alpha-linolenic acid)生物转化得到EPA和DHA。α-亚麻酸,EPA和DHA也称为ω-3脂肪酸(omega-3 fatty acids)因为它们分子末端ω的第3碳和第4碳之间都包含双键。

　　在细胞中,花生四烯酸不能作为一个游离脂肪酸存在,而是以膜磷脂sn2位点酯化存在,以磷脂酰胆碱和磷脂酰乙醇胺为主。花生四烯酸由磷脂酶 $A_2$(phospholipase $A_2$)作用于细胞的磷脂生成(图43-1),磷脂酶 $A_2$ 使乙酰脂酯键水解。这一重要反应,作为花生四烯酸级联反应的第一步,是整个花生四烯酸产生的限速步骤。

　　磷脂酶 $A_2$ 有膜结合型和可溶型两种异构体,分别称为分泌型(s$PLA_2$)和胞质型(c$PLA_2$)。众多的磷脂酶 $A_2$ 异构体根据分子量、pH敏感性、调节和抑制特点、钙离子依赖性以及底物专一性不同而分成多种类型。多重异构体的存在使此酶在不同组织中受到严格调控,从而实现活性反应的组织特异性。炎症相关的 $PLA_2$ 异构体可被细胞因子(如TNF-α、GM-CSF、IFN-γ 等)、生长因子(如内皮生长因子,MAP 激酶-蛋白激酶C级联反应)激活。尽管糖皮质激素一度被认为能够直接抑制 $PLA_2$ 的活性,但现研究证明这个过程是通过诱导脂皮质蛋白(lipocortins)的合成实现的,这种脂皮质蛋白属于 $PLA_2$ 调节蛋白家族。脂皮质蛋白中的一种,膜联蛋白-1(annexin 1),介导了一些糖皮质激素的抗炎作用(见下文)。

**表 43-1**　COX-1 和 COX-2 的比较

| 特点 | COX-1 | COX-2 |
|---|---|---|
| 表达 | 存在 | 诱导型,多数组织中一般不存在<br>部分神经系统中存在 |
| 组织分布 | 广泛表达 | 炎症和激活组织中表达 |
| 细胞内定位 | 内质网 | 内质网和核膜 |
| 底物选择性 | 花生四烯酸<br>二十碳五烯酸 | 花生四烯酸<br>γ-亚麻酸<br>α-亚麻酸<br>亚麻酸<br>二十碳五烯酸 |
| 作用 | 保护和维持功能 | 促炎和促有丝分裂 |
| 诱导 | 通常没有诱导性<br>hCG 可上调 COX-1 | 被脂多糖、肿瘤坏死因子-α、白介素-1、白介素-2、EGF、IFN-γ 所诱导<br>mRNA 在诱导条件下升高 20~80 倍<br>调节超过 1~3h |
| 抑制 | 药理性:非甾体抗炎药(低剂量阿司匹林) | 体内:抗炎糖皮质激素,白介素-1β,白介素-4,白介素-10,白介素-13<br>药理性:非甾体抗炎药,COX-2 选择性抑制剂 |

COX,环氧合酶;EGF,表皮生长因子;hCG,人绒毛膜促性腺激素;IFN,干扰素。

**表 43-2**　非选择性 COX 抑制剂和 COX-2 选择性抑制剂的主要不良反应

| 不良反应 | 非选择性 COX 抑制剂 | COX-2 选择性抑制剂 |
|---|---|---|
| 胃肠道反应 | 有 | 有 * |
| 抑制血小板功能 | 有 | 无 |
| 抑制引产 | 有 | 有 |
| 损伤肾功能 | 有 | 有 |
| 高敏性反应 | 有 | ? |

* COX-2 选择性抑制剂的胃肠道毒性比 COX 非选择性抑制剂轻,但是仍有一些毒性发生。

## 环氧合酶途径

非酯化的细胞内花生四烯酸被环氧化酶、脂氧化酶或包含细胞色素的表氧化酶类转化;特异性的酶在局部组织催化产生特异性的花生酸类产物。环氧合酶途径产生前列腺素( prostaglandins)、前列环素( prostacyclin)和凝血噁烷( thromboxanes);脂氧合酶途径产生白三烯( leukotrienes)和脂氧素(lipoxins);单氧化酶途径产生环氧二十碳四烯酸类(图 43-1)。

环氧合酶(也称前列腺素 H 合酶)是结合在细胞膜上的含血红素的糖基化酶,以同型二聚体形式存在,从无脊椎动物到人类的所有动物细胞中普遍存在。人细胞中发现了两种环氧合酶异构体,即 COX-1( cyclooxygenase-1,COX-1)和 COX-2

( cyclooxygenase-2,COX-2)。尽管 COX-1 和 COX-2 具有 60%的序列同源性,三维结构几乎一致,但两者的基因却位于不同的染色体上,且在细胞、遗传、生理、病理和药理条件下酶的表达有明显差异(表 43-1 和 43-2)。每种环氧合酶催化两个连续的反应。第一个反应是环氧合酶步骤,花生四烯酸对前列腺素 $G_2$( prostaglandin $G_2$,$PGG_2$)氧依赖性的环化作用;第二个反应是过氧化物酶作用,将前列腺素 $G_2$ 还原成前列腺素 $H_2$(图 43-2)。

由于细胞定位、调控特性、组织表达和底物特异性的差异,COX-1 和 COX-2 最终将催化生成参与不同途径和功能的类花生酸物质。COX-1 的组成性表达被认为发挥生理性或者说"看家"功能,如血管的稳定、肾及胃肠血流的维持、肾功能、小肠黏膜增殖、血小板功能和抗血栓形成。许多特殊的功能与 COX-2 的诱导激活有关,如炎症、发热、疼痛、疼痛刺激在脊髓中的传导、有丝分裂(尤其是消化道上皮)、肾应激适应、横纹骨的沉积、排卵、胎盘形成、分娩子宫收缩等。组成型 COX-2 表达在神经系统的某些区域如海马、视丘下部和扁桃体等的作用仍有待阐明。

蛋白动力学研究表明,环氧化酶可能存在第三种功能性异构体。假定的 COX-3 异构体可能是 COX-1 相同的基因编码产物但具有不同的蛋白特性,这可能是由于不同的 mRNA 剪切或翻译后修饰造成的。

## 前列腺素

前列腺素类是由具有强大和特殊生物学功能的结构类似物组成的一个大家族。家族名字的由来是因为这类物质最初在公羊生殖系统中被发现。前列腺素类都有一个化学结构,称为前列腺素( prostanoid),由以环戊烷环和 15-羟基为特征的 20-碳羧酸组成(图 43-3)。

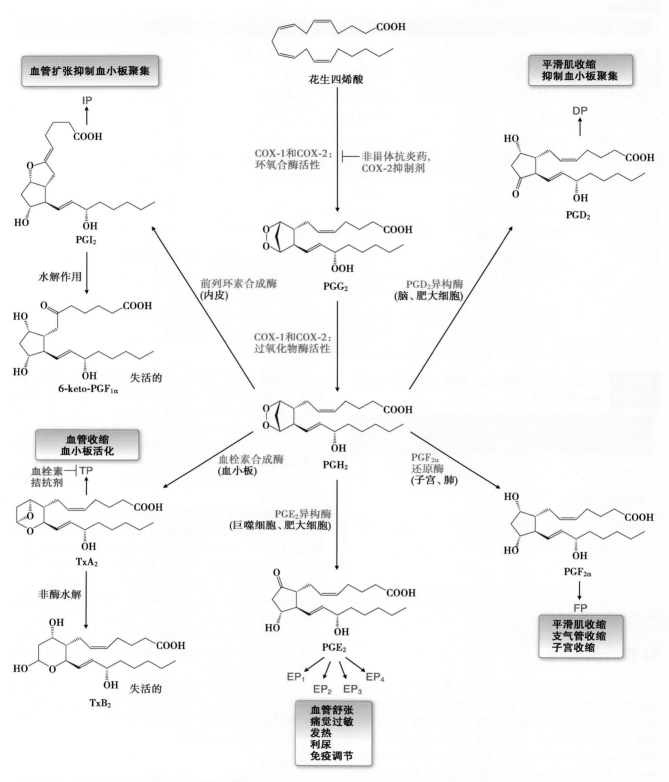

**图 43-2 前列腺素的生物合成,功能和药理学抑制。** 描述了从花生四烯酸到前列腺素,前列环素和凝血噁烷的合成途径。组织特异性酶的表达决定了组织中不同的 $PGH_2$-衍生物的生物合成。非甾体抗炎药和 COX-2 抑制剂是调节前列腺素产生的最重要的一类药物。COX,环氧合酶;PG,前列腺素;Tx,血栓烷;DP,$PGD_2$ 受体;EP,$PGE_2$ 受体;FP,$PGF_{2\alpha}$ 受体;IP,$PGI_2$ 受体;TP,$TxA_2$ 受体。DP、EP、FP、IP 和 TP 都是 G 蛋白偶联受体

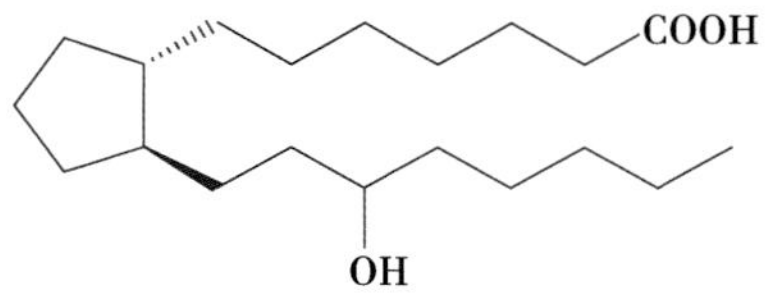

**图 43-3 前列腺素结构。** 典型的前列腺素结构是一个具有环戊烷环和一个 15-羟基的 20-碳羧酸。所有的前列腺素、血栓素和前列环素都基于这个共同的核心结构

前列腺素分为三个主要亚型：$PG_1$、$PG_2$ 和 $PG_3$。下标的数字表示分子中存在的双键数目。$PG_2$ 系列在人体内是最普遍的，因为它是花生四烯酸的直接衍生物，一种二十碳四烯酸（$C20:4$，表示脂肪酸中碳原子数和双键数的符号）。$PG_1$ 系列来自花生四烯酸前体二高-γ-亚麻酸（DHGLA），一种二十碳三烯酸，而 $PG_3$ 类来自一种二十碳五烯酸（EPA，$C20:5$）。（如前所述，保护素、D-系列消退素和马雷辛来源于二十二碳六烯酸，DHA，$C22:6$）前列腺素 $PGH_2$ 代表关键的环氧合酶下游结合位点（图 43-2），因为它是 $PGD_2$、$PGE_2$、$PGF_{2\alpha}$ 和凝血恶烷 $A_2$（$TxA_2$）和前列环素（$PGI_2$）的中间前体。这些类花生酸在不同组织中的分布由不同的前列腺素合成酶的表达模式决定的（如 PG 合成酶）（图 43-2）。

前列腺素类在许多生理过程中起重要作用，其中许多与炎症不直接相关。这些功能在表 43-3 中被列出。注意 $PGE_2$ 的特别重要管家功能，广泛提到的细胞保护作用（cytoprotective roles），例如在胃黏膜、心肌和肾实质通过 $PGE_2$ 介导的血管舒张和血流调节来保护不受缺血损伤。$PGE_2$ 也存在于炎症细胞活化过程中，$PGE_2$ 在具有发热作用的视丘下部附近的细胞中由 COX-2 和 $PGE_2$ 合成酶生物合成。

## 凝血恶烷和前列环素

血小板中凝血恶烷合成酶高水平表达，而不含前列环素合成酶。因此，$TxA_2$ 是血小板中的主要类花生酸产物。$TxA_2$ 半衰期仅有 10~20 秒，随后被非酶水解成无活性的 $TxB_2$。$TxA_2$ 通过 7-跨膜 G-偶联蛋白受体（GPCR）Gq 信号转导机制发挥强大的血管收缩和血小板黏附聚集的启动作用。相反，血管内皮缺乏凝血恶烷合成酶但表达前列环素合成酶。因此，**前列环素是血管内皮的主要的类花生酸产物。** 前列环素通过 Gs 信号转导机制发挥血管扩张、静脉舒张和抑制血小板聚集的功能。换句话说，前列环素是凝血恶烷的生理拮抗剂。前列环素的血管舒张作用如同 $PGE_2$ 的作用，也起着细胞保护作用。

局部 $TxA_2$ 和 $PGI_2$ 的平衡有助于调节动脉阻力和血栓形成。平衡的打破可能会导致高血压、缺血、血栓形成、凝血障碍、心肌梗死和脑卒中。北半球高纬度地区一些人群（包括因纽特人、格陵兰人、爱尔兰人和丹麦人）的心脏病、脑卒中和血栓栓塞的发病率比其他地区的人低。北纬度人饮食中富含鱼油，因此包含更大比例的海洋油类（包含 EPA 和 DHA）。与花生四烯酸转变成 $TxA_2$ 和 $PGI_2$ 相似，EPA 可以转变成 $TxA_3$ 和 $PGI_3$。重要的是，$TxA_3$ 的血管舒张和血小板聚集效应相对较弱。因此，凝血恶烷-前列环素之间的平衡倾向于血管舒张、血小板抑制和抗血栓形成作用。这是对于北部地区的人有更低的心脏病发生率的一个可能的解释，并且作为在饮食中增加鱼类摄入的一项依据。新海洋油类衍生物介质的强抗炎、易分解特性最近也被发现。（见下文介绍脂氧素类、消退素类、保护素类和马雷辛类）。

**表 43-3 前列腺素的产生、合成、受体和功能**

| 前列腺素 | 合成酶 | 表达合成酶的组织 | 受体类型和信号机制 | 功能 |
|---|---|---|---|---|
| 前列腺素 $D_2$ | 前列腺素 $D_2$ 异构酶 | 肥大细胞<br>神经元 | DP Gs | 支气管收缩（哮喘）<br>睡眠调节功能<br>阿尔茨海默病 |
| 前列腺素 $E_2$ | 前列腺素 $E_2$ 异构酶 | 包括巨噬细胞和肥大细胞的多数组织 | EP1 Gq<br>EP2 Gs<br>EP3 Gi<br>EP4 Gs<br>其他 | 痛刺激反应能力<br>血管舒张<br>支气管收缩<br>细胞保护：胃液分泌调节和<br>血管舒张<br>支气管收缩<br>炎症细胞活化<br>发热<br>黏液产生<br>可能的功能 |
| 前列腺素 $F_2$ | 前列腺素 $F_2$ 还原酶 | 血管平滑肌<br>子宫平滑肌<br>支气管平滑肌 | FP Gq | 血管张力生殖生理学<br>（堕胎药）<br>支气管收缩 |

前列腺素受体都是 G 蛋白偶联受体。DP，前列腺素 $D_2$ 受体；EP，前列腺素 $E_2$ 受体；FP，前列腺素 $F_2$ 受体 α。

# 脂氧合酶途径

除了环氧合酶途径之外,脂氧合酶途径是花生四烯酸的另一种主要代谢途径。这些途径形成白三烯和脂氧素。脂氧合酶是催化分子氧插入花生四烯酸内的一种酶,它用非血红素铁产生特殊的氢过氧化物。三种脂氧合酶,5-、12-和15-脂氧合酶(5-LOX)是人体内发现的主要的脂氧合酶异构体(表43-4)。脂氧合酶以催化分子氧插入花生四烯酸的碳的位置而命名。脂氧合酶反应的直接产物是羟过氧化花生四烯酸(hydroperoxyeicosatetraenoic acids, HPETE)。HPETE 可以被谷光甘肽过氧化物酶(GSH)还原成相应的羟花生四烯酸(hydroxyeicosatetraenoic acids, HETE)。由 5-LOX 催化形成的 5-HPETE 是 LTA4 的直接前体,它本身又是所有生物活性白介素的前体(图 43-4)。脂氧合酶还参与 15-HETE 和 LTA4 转变成脂氧素过程中(图 43-5)。

5-LOX 需要跨膜转位发生酶学活性。5-脂氧合酶活化蛋白(5-lipoxygenase-activating protein, FLAP)协助 5-LOX 转位到核膜,形成活性酶复合物,接受来自磷脂酶 A2 的花生四烯酸底物。

## 白三烯类

白三烯生物合成起始于 5-LOX 介导的 5-HPETE 转变为白三烯 A4(LTA4)。因此,**5-LOX 催化白三烯生物合成的最初两步**(图 43-4)。在这两个步骤中 5-HPETE 是否分布在 5-LOX 酶催化位点之外或两个反应中是否保持与相同的 5-LOX 结合还不清楚。

LTA4 下一步是转变成 LTB4 或 LTC4。LTA4 水解酶在中性粒细胞和红细胞中催化 LTA4 成 LTB4,而在肥大细胞、嗜酸性粒细胞、嗜碱性粒细胞和巨噬细胞中在谷胱甘肽的参与下转变中 LTC4。LTC4、LTD4、LTE4 和 LTF4 代表半胱氨酰白三烯(cysteinyl leukotrienes),通过 γ-谷胱氨酰半胱氨酰甘氨酸三肽移除氨基酸部分而相互转化(图 43-4)。

LTB4 通过 G-蛋白偶联受体 BLT1 和 BLT2 发挥作用。LTB4 与 BLT1 结合主要在机体防御和炎症反应(白细胞、胸腺、脾脏)组织中表达,引起促炎后遗症,最主要的有中性粒细胞趋化、聚集和穿过上皮细胞和内皮细胞进行迁移。LTB4 上调中性粒细胞溶菌酶功能和活性氧自由基产生,加强细胞因子产生和增强自然杀伤(NK)细胞的作用。近期研究发现 BLT2 结合 COX 生成 12-HHT(12-hydroxy-5,8,10-heptadecatrienoic acid, 12-HHT),激活白细胞的趋药性而在肿瘤再生中发挥。

半胱氨酰基白三烯(LTC4 和 LTD4)结合 CysLT1 受体产生血管收缩,支气管痉挛和血管渗透性增高的作用。半胱氨酰基白三烯可以提高哮喘、免疫反应和高敏过程中对刺激、通道和血管平滑肌收缩的敏感性。总之,白三烯途径(即 LTB4 和 LTC4/LTD4)的两个分支在牛皮癣、哮喘,关节炎和多种炎症反应中起关键作用,也是血管性疾病和动脉粥样硬化中的关键介质,可能在动脉粥样硬化和肥胖中起重要作用。

## 脂氧素类、消退素类、保护素类和马雷辛类

脂氧素(脂氧合酶相互作用产物)来自含有四个共价双键和三个羟基的花生四烯酸。两种主要的脂氧素是 LXA4 和 LXB4(图 43-5),平衡白三烯和细胞因子的促炎反应,因此在调节炎症反应中起重要作用。

在炎症位点,脂氧素和白三烯的在数量上存在相反的关系。根据这一发现提出了假说,脂氧素可能与白三烯起相反调节信号作用或称副调节作用。LXA4 受体分布于中性粒细胞,存在于肺、脾和血管。脂氧素抑制中性粒细胞趋化、黏附和穿过内皮细胞迁移(通过降低 P-选择素的表达),抑制嗜酸

**表 43-4** 脂氧合酶的组织表达和脂氧合酶作用产物

| 脂氧合酶 | 组织表达 | 产物 | 途径 | 附注 |
|---|---|---|---|---|
| 5-LOX | 中性粒细胞<br>巨噬细胞<br>肥大细胞<br>嗜曙红细胞 | 5-HPETE/5-HETE LTA4<br>环氧四烯酸 | 白三烯/脂氧素<br>脂氧素<br>脂氧素/阿司匹林触发的脂氧素 | 需要 FLAP 激活 |
| 12-LOX<br> 血小板型<br><br>表皮型<br>白细胞型 | <br>血小板<br>巨核细胞(肿瘤)<br>皮肤<br>巨噬细胞<br>胃肠道系统<br>脑 | 12-HPETE/12-HETE<br>环氧四烯酸 | 脂氧素 | |
| 15-LOX | 巨噬细胞<br>单核细胞<br>通道上皮 | 15-HPETE/15-HETE<br>环氧四烯酸 | 脂氧素 | |

FLAP,5-脂氧合酶活化蛋白;HETE,过氧二十碳五烯酸;LOX,脂氧合酶。

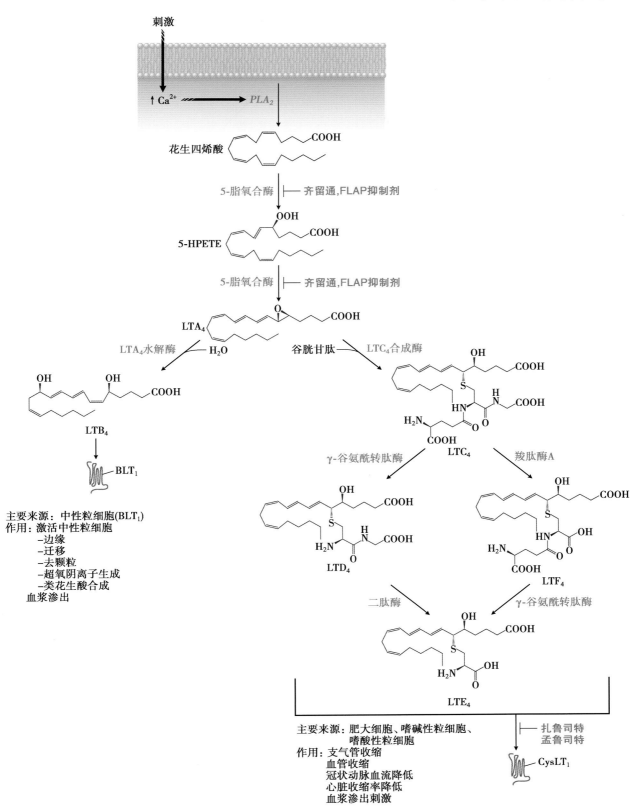

**图 43-4　白三烯生物合成、功能和药理学抑制。** 图示从花生四烯酸到白三烯生物合成途径。齐留通和 5-脂氧合酶激活蛋白(FLAP)抑制剂阻止花生四烯酸转变为 5-HPETE 和 LTA$_4$；齐留通已经用于长期治疗哮喘。扎鲁司特和孟鲁司特是 CysLT$_1$(所有半胱氨酰白三烯受体)拮抗剂；这些药物用于哮喘的慢性治疗。半胱氨酸白三烯也与 cyslt2 相互作用(未显示)。BTL$_1$ 和 BTL$_2$ 是 LTB$_4$ 相关的 G 蛋白偶联受体，BLT$_1$ 是主要的 LTB$_4$ 受体。BLT$_2$(未显示)是 12-hht(一种环氧合酶产品)的 G 蛋白偶联受体(见正文)

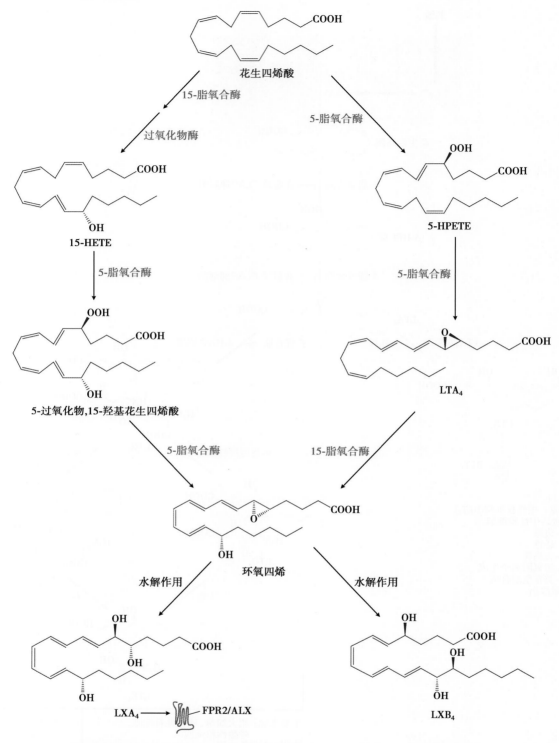

**图 43-5　脂氧素生物合成**。脂氧素的生物合成有两条主要途径。在每一条途径中都需要一系列脂氧合酶反应,随后被水解。脂氧素的直接前体是环氧四烯烃;环氧四烯烃水解产生脂氧素。**左边途径**:花生四烯酸通过 15-脂氧合酶和过氧化物酶的作用下转变为 15-HETE。15-HETE 在 5-脂氧合酶作用下转变为中间物 5-过氧氢和 15-过氧花生酸,5-脂氧合酶与此中间物作用形成过氧四烯烃。**右边途径**:花生四烯酸在 5-脂氧合酶作用下转化成 5-HPETE,5-HPETE 进一步在 5-脂氧合酶作用下转变成 LTA₄。LTA₄ 在 15-脂氧合酶作用下转变成环氧四烯烃。**共同途径**:环氧四烯烃二聚化生成活性脂氧素 LXA₄ 和 LXB₄。脂氧素具有抗炎和前分解作用,是白三烯反向调节剂,调节一些细胞因子和生长因子。LXA₄ 是一个 G-蛋白偶联受体 FPR2/ALX 的高度选择性的激动剂

性粒细胞动员,刺激血管舒张(通过诱导 $PGI_2$ 和 $PGE_2$ 合成),抑制 $LTC_4$ 和 $LTD_4$ 刺激的血管收缩,抑制 $LTB_4$ 炎症反应,抑制 NK 细胞功能。脂氧素刺激巨噬细胞摄取和清除凋亡中性粒细胞,因此介导炎症反应的消除。因为脂氧素的产生在炎症反应的消除中起重要作用,脂氧素-白三烯的稳态失衡是炎症疾病的发病的重要因素。例如,G 女士的慢性关节炎症可能与其关节处白三烯和脂氧素相对数量失衡有关。

代谢组学的方法已经识别 ω-3 衍生的介质的内源性家族,即消退素(resolvin)、保护素(protectin)和马雷辛(maresin),它们控制炎症的程度和持续时间(图 43-6)。与脂氧素一起,它们组成了一个专门的溶解性的调节剂(specialized pro-resolving mediators,SPM)种类。消退素、保护素和马雷辛由 ω-3 脂肪酸前体(尤其是 EPA 和 DHA)生物合成得到。

这些内源性炎症消除的环路图提供了新方法来探测一些广泛发生的炎症疾病的分子基础。每一个消退素、保护素和马雷辛在人类细胞和动物疾病模型中都具有多种效能和立体选择性作用。一般来说,这些特定的局部调节剂限制嗜中性粒细胞募集到炎症部位,刺激巨噬细胞在炎症部位吞噬并移除凋亡细胞。消退素和保护素不仅在炎症部位产生,并且在骨髓和脑中也存在并具有潜在的局部调节作用。重要的是,炎症发生期间功能性 SPM 生物合成的发现表明消除是一个活化的过程,这是认识上的一个重要的转变,之前人们一直都认为急性炎症在体内的抑制是一个被动的过程。有缺陷的消除机制可能构成了一些慢性炎症疾病的基础,并且给消除药理学的发展提供了一些启示。在未来,控制炎症的途径将会被刺激炎症消除关键内源性机制的新治疗方法进一步补充。

## 表氧合酶途径

微粒体细胞色素 P450 表氧合酶氧化花生四烯酸,生成环氧化花生酸(EET)和羟化花生四烯酸衍生物(图 43-1)。表氧化酶途径在不表达 COX 或 LOX 的组织(如肾脏的某些细胞)中很重要。花生四烯酸的表氧化产生四种不同的 EET,取决于花生四烯酸中哪个双键被修饰。由水解形成的 EET 双羟化衍生物通过抑制血管平滑肌细胞中的 $Na^+/K^+$-ATP 酶调节血管张力,通过调节离子吸收和分泌影响肾脏功能。未来的研究将揭露更多 EET 在人类生理学中的重要功能。

## 异前列腺素类

磷脂酯化的花生四烯酸易遭受自由基介导的过氧化损伤,这些由磷脂酶 A2 清除磷脂修饰的脂类导致异前列腺素类的生成(图 43-1)。在氧化应激过程中,异前列腺素类在血中的水平比环氧合酶产物高。两种异前列腺素类($8$-epi-$PGF_{2a}$ 和 $8$-epi-$PGE_2$)是强大的血管收缩剂。异前列腺素类可活化 NF-kB、磷脂酶 $C_γ$、蛋白激酶 C 和钙流动。**因为异前列腺素类形成速率依赖细胞内氧化状态,所以异前列腺素类的水平可以表示多种病理状态下的氧化应激水平。**尿中的异前列腺素类水平可用于作为缺血综合征、再灌损伤、动脉粥样硬化和肝炎的氧化应激生物标志物。

## 局部类花生酸的代谢失活

前列腺素、白三烯、凝血噁烷和脂氧素被羟化、β-氧化(导致丢失两个碳)或 ω-氧化(二碳氧化酸衍生物)而灭活。这些降解过程使分子亲水性增强并在尿中更易排泄。

## 系统性炎症反应

如上所述,类花生酸是通过多步复杂反应在局部产生的。不需记住每个介质,但是理解生物合成的整体框架非常重要。这一部分内容和表 43-5 简要概括了与炎症和宿主防御相关的花生酸类的生理功能。

急性炎症是由肿瘤、缺血、炎症物质或抗体反应等刺激因素引起的分子和细胞间复杂的相互作用产生的。急性的浅表性炎症产生局部疼痛、水肿、红斑和发热;黏膜性器官炎症具有类似的症状,并导致器官功能的严重损伤。

**白三烯、脂氧素、凝血噁烷、前列腺素和前列环素在炎症反应的产生、持续和调节和消除过程中至关重要。**炎症反应的级联起始于细胞的特殊区域暴露于外来物质或遭受损伤。损伤刺激局部细胞因子级联(包括白介素和肿瘤坏死因子)反应,使 COX-2 mRNA 和酶水平增高。COX-2 随后增强促炎因子和血管活性类花生酸的产生。

局部高浓度 $PGE_2$、$LTB_4$ 和半胱氨酰基白三烯通过增加血流和血管渗透性促进炎症细胞堆积和浸润。$LTB_4$ 和 $5$-HETE 也在捕获和激活中性粒细胞中起重要作用。在炎症位点被激活的中性粒细胞生物合成与释放的 $LTB_4$ 募集并激活更多的中性粒细胞和淋巴细胞,因此这些细胞黏附在内皮表面并穿透转移到间隙。增高的血管渗透性导致体液渗出和细胞的渗透,形成水肿。

**表 43-5　炎症反应中类花生酸的作用**

| 作用 | 参与的类花生酸 |
| --- | --- |
| 血管收缩 | $PGF_{2α}$,$TxA_2$,$LTC_4$,$LTD_4$,$LTE_4$ |
| 血管舒张(红斑) | $PGI_2$,$PGE_4$,$PGE_2$,$PGD_2$,$LXA_4$,$LXB_4$,$LTB_4$ |
| 水肿(肿胀) | $PGE_2$,$LTB_4$,$LTC_4$,$LTD_4$,$LTE_4$ |
| 趋化,白细胞黏附 | $LTB_4$,HETE,$LXA_4$,$LXB_4$ |
| 血管渗透性增高 | $LTC_4$,$LTD_4$,$LTE_4$ |
| 疼痛和痛觉过敏 | $PGE_2$,$PGI_2$,$LTB_4$ |
| 局部发热和系统性发热 | $PGE_2$,$PGI_2$,$LXA_4$ |
| 炎症的消退 | 脂蛋白、消退素、保护素、马雷辛 |

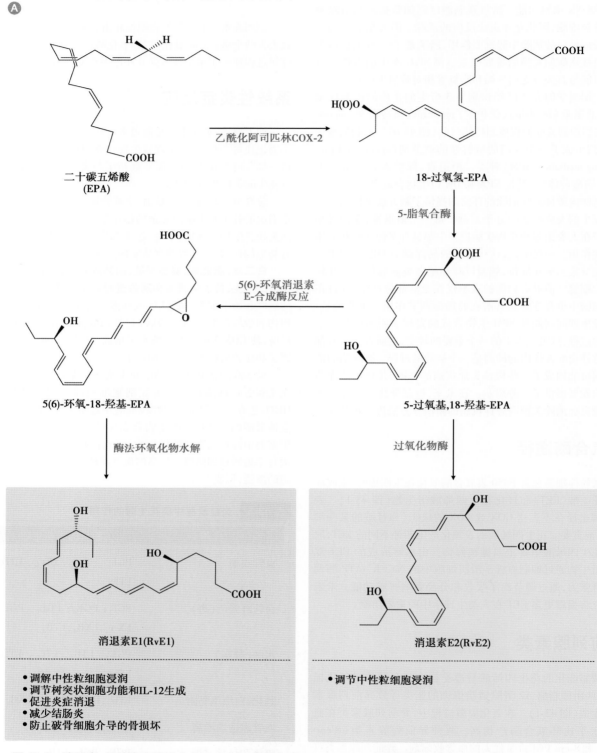

图 43-6 消退素、保护素和马雷辛(maresin):生物合成和 ω-3 衍生介质新家族的作用。A. EPA 是 E-系列消退素的前体。B 和 C. DHA 是 D-系列消退素类、保护素类和马雷辛的前体。一些主要的内源性抗炎和促溶解功能在下表中被列出。此外,消退素 D1 调节中性粒细胞浸润,消退素 D2 增强微生物的吞噬作用和清除作用

图 43-6(续)

Ⓒ

二十二碳六烯酸
(DHA)

脂氧合酶

17-过氧氢-DHA

酶环氧化

二十二碳六烯酸
(DHA)

12/15-脂氧合酶

14-过氧氢-DHA

酶环氧化

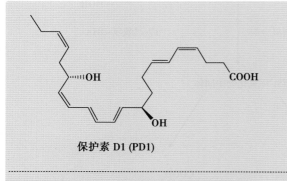

保护素 D1 (PD1)

- 调解中性粒细胞和T细胞浸润
- 调节TNF和干扰素产生
- 促进炎症消退
- 减少腹膜炎和气道炎
- 保护脑缺血再灌注损伤
- 减轻肾缺血损伤

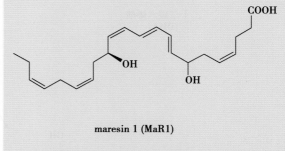

maresin 1 (MaR1)

- 调节中性粒细胞浸润
- 促进炎症消退

图 43-6( 续 )

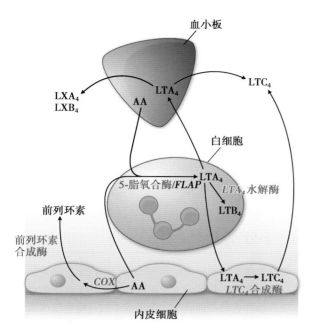

**图 43-7 跨细胞生物合成举例。**跨细胞生物合成用于局部产生脂氧素类和半胱氨酰白三烯类。此例显示，白细胞（中性粒细胞）从血小板获得花生四烯酸，利用花生四烯酸合成白三烯 $A_4$（$LTA_4$）和白三烯 $B_4$（$LTB_4$）。$LTA_4$ 从血小板迁移到血小板和内皮细胞，合成和分泌白三烯 $C_4$（$LTC_4$）。血小板还从 $LTA_4$ 合成脂氧素类（$LXA_4$，$LXB_4$），内皮细胞利用内源花生四烯酸合成前列环素。注意每种细胞中花生酸类合成由其内酶催化指令决定：例如，中性粒细胞首先合成 $LTA_4$ 和 $LTB_4$，因为它表达 5-脂氧合酶和 $LTA_4$ 水解酶，而在内皮细胞中则生物合成前列环素和 $LTC_4$ 因为它表达 COX-1、COX-2，前列环素和 $LTC_4$ 合成酶

随着大量炎症细胞的聚集，跨细胞生物合成路径生成类花生酸（图 43-7）。在跨细胞生物合成中，类花生酸中间产物被从一种类型细胞转移到其他类细胞来产生更多种类的局部化学介质。这证明了细胞炎症和免疫反应中细胞黏附和细胞间相互作用的重要性。

反馈机制确保避免免疫炎症反应的发生不受抑制。脂氧素有助于抑制炎症反应，促进组织和器官恢复到稳态。COX-2 产生的类花生酸在伤口愈合和恢复中起作用。因此，反应发生的时间顺序对于有组织的炎症反应过程非常关键。$PGE_2$ 抑制 B 和 T 淋巴细胞和 NK 细胞的功能，而 $LTB_4$ 和半胱氨酸白三烯调节 T-淋巴细胞增殖。$PGE_2$ 和 $PGI_2$ 是强大的痛觉敏化剂，而脂氧素减少疼痛。这些因子共同介导和调节从急性炎症向慢性炎症转变（图 43-2、43-4 和图 43-6）。

# 类花生酸物质病理生理学

炎症和免疫反应是机体抵抗外来侵袭和**损伤**的机制，能够消除兴奋性刺激和阻止组织损伤。某些情况下，反应机制本身导致局部组织损伤，如活化的中性粒细胞将有害的蛋白

酶和活性氧物质释放到局部环境。其他情况下，如果炎症反应持续太久或免疫系统识别自身的成分为异物，这些错误的免疫反应将导致严重的慢性组织损伤。

下面我们选择了一些与花生四烯酸密切相关的疾病，如哮喘、炎症性肠病、风湿性关节炎、肾小球肾炎和肿瘤进行阐述。其他的疾病未在此处讨论，也可能与花生酸类参与的炎症反应相关，包括某些皮肤病、再灌损伤、阿尔茨海默病和成人型呼吸窘迫综合征。

## 哮喘

哮喘是一种以间歇性呼吸困难、咳嗽和喘息为特征的气道炎症疾病。这些症状是由慢性气管炎症、高反应性、收缩和阻塞引起的。哮喘时，肺中的抗原刺激细胞因子级联反应生成前列腺素（如 $PGD_2$）和白三烯，$LTB_4$ 吸引炎症细胞和促进细胞聚集。$LTB_4$ 特异性地作用于 B 淋巴细胞，使其活化、增殖和分化。$LTB_4$ 还促进肥大细胞和嗜碱性粒细胞上的 $FC\varepsilon R\,II$ 受体（如 IgE 抗体的 Fc 段受体）表达；这些受体结合抗原激活的 B 淋巴细胞释放的 IgE。$LTC_4$ 和 $LTD_4$ 是极强大的支气管收缩物质［以前被称作过敏性慢反应物质（slow reaction substance of anaphy-laxis，SRSA）］，比组胺强大 1 000 倍。这些半胱氨酰白三烯也导致支气管上皮分泌黏液，通过抑制支气管上皮纤毛摆动阻碍黏液清除。中性粒细胞和嗜曙红细胞加重黏液分泌，成为支气管炎症性流出物凝集块的成分。$LTD_4$ 和 $LTE_4$ 也吸引嗜曙红细胞到哮喘气道；嗜曙红细胞整合来自 T 淋巴细胞的信号，活化后释放损伤支气管上皮的因子，并加重局部支气管炎症反应。

在 5-LOX 或 $CysLT_1$ 基因敲除哮喘小鼠模型上，观察到气道高反应性降低和白细胞浸润。这一结果强调白三烯在哮喘病理过程中的重要性。下面讨论白三烯抑制剂在哮喘治疗中的作用；其他的信息参考第 48 章。

## 炎症性肠病

克罗恩病和溃疡性结肠炎是两种自发的、慢性的、复发的、溃疡的和炎症性胃肠道疾病。虽然在生理和病理方面不同，但在两种情况下升高的 $LTB_4$ 产物都会导致异常的白细胞侵入实质。慢性炎症和白细胞侵入导致进行性黏膜损伤，并随时间发生明显的改变。克罗恩病以局部损伤，裂隙溃疡和肉芽肿为特征，而黏膜炎症和结肠扩张在结肠溃疡中被发现。两种疾病增加结肠癌的风险。脂氧素 A4 稳定的类似物在克罗恩病和肠炎的小鼠模型中是有效的治疗手段，在炎症性肠病的治疗中将是一个有发展前途的新药理途径。

## 风湿性关节炎

风湿性关节炎是一种慢性、系统性、自身免疫性炎症疾病，主要侵袭关节，也影响皮肤、心血管系统、肺和肌肉。风湿性关节炎在北美洲发病率高于 1.5%，女性比男性高 3 倍。正常关节蛋白作为自身免疫靶点导致炎症反应，局部释放细胞

因子、肿瘤坏死因子和白介素,所有这些因子诱导 COX-2 表达。COX-2 酶和 $PGE_2$ 水平在受侵袭关节的滑液中明显升高。其他的 COX-2 衍生的类花生酸和 5-LOX 衍生的白三烯激活周围的内皮来募集炎症细胞。巨噬细胞产生胶原酶和蛋白酶,而淋巴细胞活化形成免疫复合物;两个过程进一步损伤关节组织并提供加速慢性炎症的底物。常见的发现包括滑膜炎、白细胞增多、风湿性结节炎和风湿因子(一种对抗 IgG 的循环抗体)出现。

　　一名 50 岁的美国土著妇女,G 女士是风湿性关节炎的较高风险人群。她关节处的自身免疫损伤导致高红细胞沉降率(伴随慢性炎症)、滑膜白细胞增多、放射影像学发现骨丢失以及关节活动性和功能的逐渐丧失。风湿性关节炎的其他信息参考第 46 章的免疫抑制药理学。

## 肾小球肾炎

　　肾小球肾炎代表一大类由于肾血流动力学和肾小球滤过恶化而导致肾衰的炎症性肾病。局部的补体激活促进中性粒细胞和巨噬细胞迁移。肾小球的滤过是一个特征性的早期病理发现,与不正常的 $LTB_4$ 水平有关。$LTB_4$ 由肾小球膜上的 $LTA_4$ 水解酶催化合成,其加速中性粒细胞与肾小球膜和上皮细胞黏附。$LTA_4$ 还是 $LTC_4$ 和 $LTD_4$ 生物合成的底物。所有的半胱氨酰白三烯($LTC_4$、$LTD_4$、$LTE_4$ 和 $LTF_4$)促进内皮细胞和肾小球膜增殖。半胱氨酰白三烯还直接影响肾小球功能;尤其 $LTC_4$ 和 $LTD_4$ 通过收缩细动脉和收缩肾小球膜降低肾脏血流和肾小球滤过率。其抑制剂的研究已证实了白三烯在肾小球肾炎中的作用。在肾小球肾炎早期应用 LOX 抑制剂,可以阻止肾小球炎症并治疗结构损伤。LOX 抑制剂和 $LTD_4$ 受体拮抗剂,可提高肾小球滤过率和减少蛋白尿。

　　有趣的是,肾小球膜同时表达 LTA4 水解酶和 12-LOX,赋予其通过白细胞衍生物 $LTA_4$ 合成 $LTB_4$ 和 $LXA_4$ 的能力。在低浓度时,$LTA_4$ 主要用于合成 $LTB_4$;这种状况对应炎症的起始阶段。相反,$LTA_4$ 水平在长期炎症时相对较高,$LTA_4$ 大量转变成 $LXA_4$,这对炎症反应提供一种自身抑制,反向调节影响。在肾小球中,$LXA_4$ 通过血管扩张提高传入小动脉的流量,抵消白三烯的促炎反应与白三烯对 GFR 的效应。

## 癌症

　　长期流行病学调查显示,长期的 NSAID 治疗与结肠癌发病率降低相关。人类结肠直肠腺瘤和癌中大量表达 COX-2;类似结果在胃癌和乳腺癌中也出现。在这些组织中,COX-2 产生 PGE2 和其他促进肿瘤生长的类花生酸。COX-2 酶的核周定位提示在肿瘤发生中花生酸类在细胞内的重要功能。一些类花生酸衍生物可以与维 A 酸转录因子的受体家族同源物(RXR)结合,参与细胞生长和分化调节等多种功能。COX-2 过表达将生成掩盖 RXR 信号通路并提供过度生长刺激的类花生酸。一种 COX-2 抑制剂被用于家族性腺瘤息肉患者的预防治疗,这种治疗将会增加结肠癌的风险(见下文)。也有证据表示阿司匹林在结肠癌中可作为一种化学保护剂。

## 心血管疾病

　　血小板源性凝血噁烷 $A_2$ 是心肌梗死和其他心血管疾病凝血过程中的一种重要介质,COX 抑制剂阿司匹林在这些疾病的预防和治疗中是一种有效的抗血小板试剂(见下文和第 23 章)。在粥样斑块破裂时静脉注射白三烯产物被认为有助于缓解急性冠状动脉综合征的病理生理学。5-脂氧合酶、FLAP 和 $LTA_4$ 水解酶的遗传多态性可能与心肌梗死相关。

# 药理学分类及药物

　　类花生酸的生物合成的药理干预和作用于控制炎症和维持稳态特别有效。药理学干预可以针对上述步骤中的任一环节以达到选择性的预期效果。这里考虑的策略包括改变关键酶的表达、竞争和非竞争抑制特殊酶(如 $PGE_2$ 合成酶)活性、用外源受体激动剂活化受体和用外源受体拮抗剂阻断受体活化。通常情况下,治疗的益处必须与可能的不良反应相权衡。

## 磷脂酶抑制剂

　　磷脂酶 $A_2$ 的抑制阻止花生四烯酸从细胞磷脂的释放,其限速步骤是花生四烯酸的生成。在不存在花生四烯酸衍生的促炎介质的情况下,炎症会被限制。

　　糖皮质激素(glucocorticoids),也称为皮质甾醇类,包括泼尼松(prednisone),泼尼松龙(prednisolone)和地塞米松(dexamethasone)是治疗多种自身免疫和炎症疾病的主要药物。糖皮质激素诱导一种称为脂增上腺皮质激素(lipocortins)的钙和磷脂依赖的蛋白。脂质素干扰磷脂酶 $A_2$ 的作用,因而抑制花生四烯酸的生物利用度。膜联蛋白(annexin),如膜联蛋白-1 和膜联蛋白-1 衍生肽类,也被糖皮质激素诱导。强联蛋白作用在白细胞上 G-蛋白偶联受体阻断促炎反应和提高内源性抗炎机制;一种抗炎机制包括脂氧素 A4 受体的激活。糖皮质激素通过多种机制抑制 COX-2 的作用和前列腺素的形成:①抑制 COX-2 基因和酶的表达;②抑制激活 COX-2 的细胞因子的表达;③通过间接阻断磷脂酶 $A_2$ 限制 COX-2 底物(花生四烯酸)的利用。糖皮质激素还激活内源的抗炎途径。总体来说,这些机制达到了强大的抗炎效应。由于具有强大而广泛的免疫和炎症抑制作用,糖皮质激素可用于多种自身免疫疾病的治疗(见第 46 章)。

　　特异的小分子磷脂酶抑制剂正在研发中;这些化合物可能对于降低糖皮质激素的副作用具有一定潜力(第 29 章更深入地讨论了糖皮质激素的效应)。

## 环氧合酶抑制剂

　　环氧合酶途径抑制剂是药学中常用处方药物。非甾体抗炎药(NSAID)和乙酰氨基酚是这类中最常用的药物。

## 经典的非选择性抑制剂:非甾体抗炎药

NSAID 因具有抗炎、解热和镇痛特性而在临床上具有重要地位。大部分 NSAID 治疗的最终目标是抑制 COX 介导的促炎类花生酸的生成,限制炎症、发热和疼痛的进一步恶化。药物的解热作用可能与降低 $PGE_2$ 水平相关,尤其在视丘下部周围的脑区。**尽管目前 NSAID 具有一定的优点,这类药物仅能抑制潜在炎症反应的信号而不能逆转与消除炎症过程。**

20 世纪已经研制出大量的 NSAID,其中大部分是多环羧酸衍生物。除阿司匹林外,所有的 NSAID 都是环氧合酶可逆的、竞争性抑制剂(图 43-2)。这些药物阻断与底物花生四烯酸结合的环氧合酶的亲水性通道,因而阻断花生四烯酸接近酶的活性位点。传统的 NSAID 不同程度地抑制 COX-1 和 COX-2。由于对 COX-1 的抑制作用,长期 NSAID 治疗会带来副作用。COX-1 催化产生的类花生酸的细胞保护作用被消除,导致 NSAID 诱导的胃病(NSAID-induced gastropathy),包括厌食、胃毒性、上皮下损伤和出血、胃黏膜破坏、表面溃疡和胃黏膜坏死。正如 G 女士病例,患者胃出血流入胃中,当回流时血红蛋白消化产生一种咖啡渣样物质。血液流入肾脏的调节可能同样产生紊乱,GFR 降低并可能导致肾缺血、乳突坏死、间隙性肾炎和肾衰竭。关于 COX-2 抑制剂作用的研究结果(见下文)促使人们对 COX-1 抑制剂和传统非甾体抗炎药作用重新研究,研究发现这些药物类别也可能与心脏风险相关。美国食品药物监督管理局(FDA)要求非处方非甾体抗炎药制造商更新有关心血管风险的特定信息标签,并"提醒患者这些产品的有限剂量和治疗时间。"流行病学调查显示 60 岁以上住院患者中 20%~30% 出现 NSAID 使用并发症。

NSAID 的有机酸性质赋予这些药物的重要药动学特点,包括几乎全部在肠道吸收、与血浆白蛋白结合、在炎症部位的细胞中积累和有效的肾脏排泄。NSAID 可以分成短半衰期类(<6 小时)和长半衰期类(>10 小时)两类。长半衰期的 NSAID 包括奈普生(naproxen)、水杨酸盐(salicylates)、吡罗昔康(piroxicam)和保泰松(phenylbutazone)。

NSAID 的化学分类依据是每亚类药物的关键部位的结构(图 43-8)。下面讨论根据化学类别归类;对于指定临床症状的特异性 NSAID 的选择需要根据对每种药物的描述。

### 水杨酸类

水杨酸类包括阿司匹林(乙酰水杨酸)及其衍生物。阿司匹林是最早的 NSAID,并被广泛应用于中度-轻度疼痛、头痛、肌痛和关节痛。与其他 NSAID 不同,阿司匹林不可逆地乙酰化 COX-1 和 COX-2 活性位点的丝氨酸残基。COX-1 乙酰化破坏了环氧合酶的活性,阻止 COX-1 催化前列腺素、凝血噁烷和前列环素的生成。水杨酸(吲哚美辛、吡罗昔康和布洛芬)也通过降低 NADPH 氧化酶活性抑制中性粒细胞剧烈的氧化应激。

**每天低剂量的阿司匹林用于预防血栓形成与心肌梗死和脑卒中后的治疗。**因为阿司匹林不可逆抑制 COX,COX 阻止血小板生物合成 $TxA_2$,所以阿司匹林有抗血栓形成的作用。口服阿司匹林 1 小时内,存在于血小板中的 COX 活性被不可

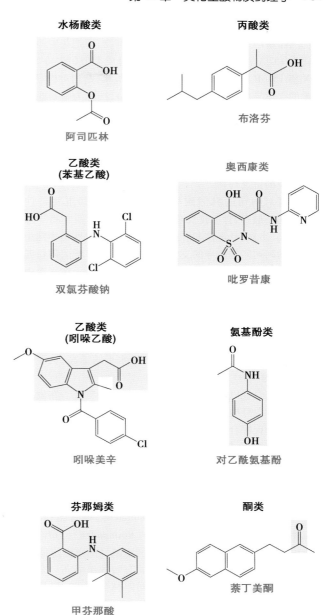

图 43-8 **非甾体抗炎药(NSAID)的结构类别。**NSAID 通常是亲水性分子,大部分具有羧酸基团。NSAID 分类根据结构中的一个或多个关键结构单元。每一类共有的结构单元由方框重点标出。此结构有助于测定特殊 NSAID 的药物效应动力学特征。注意:乙酰氨基酚实际上不是 NSAID,因为它只有微弱的抗炎活性;此药放在这里是因为其类似 NSAID,常常用于镇痛和解热

逆破坏。缺乏细胞核的血小板不能合成新的蛋白。因此,不可逆乙酰化 COX-1 不能被新合成蛋白代替,并且这些血小板被终生不可逆抑制(约 10 天)。虽然阿司匹林还不可逆抑制血管内皮细胞的 COX-1 和 COX-2,但内皮细胞能合成新的 COX,因而能快速恢复 $PGI_2$ 的合成。**单次使用阿司匹林能连续几天降低凝血噁烷水平,改变血管的 $TxA_2$-$PGI_2$ 的平衡,使其倾向于 $PGI_2$ 介导的血管舒张、血小板抑制和抗血栓形成。**

阿司匹林介导的 COX-2 抑制作用阻止前列腺素的生成。

与阿司匹林对 COX-1 完全失活不同,阿司匹林修饰的 COX-2 酶仍然保留部分催化活性,并产生新的产物,即把花生四烯酸转化为 15-(R)-HETE。与正常脂氧素合成类似(图 43-5),5-LOX 将 15-(R)-HETE 转化成 15-epi-脂氧素,是相对稳定的脂氧素的立体异构体(15 位碳差向异构体),统称为阿司匹林触发的脂氧素(aspirin-triggered lipoxins, ATL)。**15-表-脂氧素作为抗炎试剂与脂氧素功能相似**。15-表-脂氧素可能代表抗炎的另一种内源机制,其产物至少介导阿司匹林的部分抗炎作用。15-表-脂氧素类似物的开发将产生新的,无 COX-1 抑制不良反应的抗炎药物。

患者对阿司匹林的耐受性一般较好。其主要毒性是 NSAID 的一般胃、肾不良反应。长期使用阿司匹林将导致胃肠道溃疡、出血、肾毒性和肝损伤。两种特有毒性是哮喘患者中出现的阿司匹林诱导的支气管高反应性(即所谓**阿司匹林敏感性哮喘**)和瑞氏综合征(Reye's syndrome)。在哮喘患者中阿司匹林过敏反应发生率大约为 10%。这些患者接触阿司匹林会导致眼睛和鼻腔阻塞及严重的呼吸道阻塞。阿司匹林过敏患者也对其他 NSAID 敏感,包括吲哚美辛、奈普生、布洛酚、甲芬那酸和保泰松。哮喘患者对阿司匹林/NSAID 敏感的一个原因可能是这些药物导致白三烯水平的提高,从而引起哮喘发作(图 43-1)。

瑞氏综合征以幼儿肝性脑病和肝硬化为特征。在发热性病毒感染的治疗中,阿司匹林可能与肝脏损伤相关。尽管阿司匹林和瑞氏综合征之间的因果关系尚未明确,但由于担心引起瑞氏综合征,阿司匹林通常不用于儿童治疗。乙酰氨基酚通常代替阿司匹林应用于儿童治疗。

### 丙酸衍生物

丙酸类 NSAID 包括布洛芬(ibuprofen)、奈普生(naproxen)、酮洛芬(ketoprofen)和氟比洛芬(flurbiprofen)。布洛芬是用于风湿性关节炎(如在 D 女士病例中减轻间歇性疼痛)、骨关节炎、舌炎、脊椎炎、痛风和痛经的有效的镇痛药。奈普生具有长血浆半衰期,并且药效比阿司匹林强 20 倍,直接抑制白细胞功能,因而与阿司匹林相比产生更轻的不良反应。

### 乙酸衍生物

乙酸类 NSAID 包括吲哚乙酸类——吲哚美辛(indomethacin)、舒林酸(sulindac)和依托度酸(etodolac)——以及苯乙酸类双氯灭酸(diclofenac)和酮咯酸(ketorolac)(一种苯乙酸衍生物替代品)。除了抑制环氧合酶外,一些乙酸 NSAID 还促进未酯化的花生四烯酸结合形成甘油三酯,因而减少环氧合酶和脂氧合酶对底物的利用。吲哚美辛是一个中性粒细胞运动的直接抑制剂,但和布洛芬一样患者的耐受性差。双氯灭酸是一个比吲哚美辛和奈普生更强的抗炎药。双氯灭酸还通过改变细胞的脂肪酸转运而降低细胞内花生四烯酸浓度,在肾结石疼痛治疗中广泛应用。

乙酸类 NSAID 大部分用于风湿性关节炎骨关节炎、舌炎、脊椎炎和其他的骨骼肌疾病的长期治疗以减轻症状。乙酸类 NSAID 使用导致胃肠道溃疡,少量出现肝炎和黄疸。吲哚美辛还有一个特殊用途,通过抑制舒张血管的花生酸类

PGE$_2$ 和 PGI$_2$,以促进新生儿的开放性动脉导管闭合。

### 昔康衍生物

吡罗昔康(piroxicam)在风湿性关节炎和骨关节炎治疗中同阿司匹林、奈普生和布洛芬一样有效,但患者耐受性更好。此外,吡罗昔康还具有通过抑制胶原酶、蛋白多糖酶和活性氧产生而影响中性粒细胞调节功能的作用。因具有较长的半衰期,吡罗昔康每天给药一次。同其他的 NSAID 一样,吡罗昔康表现出胃肠道不良反应,因抗血小板作用而延长流血时间。

### 芬那酸衍生物

两个芬那酸类 NSAID 是甲芬那酸(mefenamate)和甲氯胺苯酸(meclofenamate)。它们不但抑制环氧合酶,还不同程度拮抗前列腺素受体。因为芬那酸与阿司匹林相比抗炎活性较轻而毒性较大,所以它们的使用没有优势。通常甲芬那酸仅用于痛经,而甲氯胺苯酸用于风湿性关节炎和骨关节炎的治疗。

### 酮类

萘丁美酮(nabumetone)是一个在体内被氧化成活性酸形式的酮类前药。与其他的非选择性 NSAID 比较,萘丁美酮具有更好的对抗 COX-2 活性。胃肠道不良反应发生率相对低些,但被报道有头痛和眩晕的副作用。

### 乙酰氨基酚

乙酰氨基酚(acetaminophen),虽有时被归为为 NSAID,但并不是严格意义上的 NSAID;乙酰氨基酚与阿司匹林具有类似的镇痛和解热作用,但由于抑制环氧合酶作用弱,其抗炎作用显得不重要。然而,乙酰氨基酚对部分患者的治疗仍具有价值,如治疗阿司匹林不良反应危象中的儿童。乙酰氨基酚最重要的不良反应是肝毒性,建议医生监测并降低乙酰氨基酚的剂量并结合其他的镇痛药来降低每日的乙酰氨基酚摄入。乙酰氨基酚被肝细胞色素 P450 酶修饰产生活性分子,通过与谷胱甘肽结合毒性减弱。乙酰氨基酚过量消耗谷胱甘肽储存,导致细胞氧化损伤,严重情况导致暴发性肝衰竭(见第 6 章)

### 合适的非甾体抗炎药的选择

NSAID 的抗炎、镇痛和解热作用在不同的药物中效果不同。尽管化学、组织选择性、酶敏感性、药效学和药动学不同,但效能的差异并没有临床意义。总之,NSAID 的基本原理和选择通常在治疗风湿性关节炎和骨关节炎方面没有实质性差异。然而,成功的 NSAID 治疗仍然被认为是一门艺术而不仅是一门科学,并且每位患者的治疗应该为达到预期的抗炎、镇痛和解热作用提供指导,同时降低不良反应。长期 NSAID 治疗的胃不良反应通过合用 H$_2$-受体阻断剂或质子泵抑制剂而降低(参考第 47 章)。

### COX-2 抑制剂

正如上面提到的,严重的胃肠道不良反应与长期 NSAID

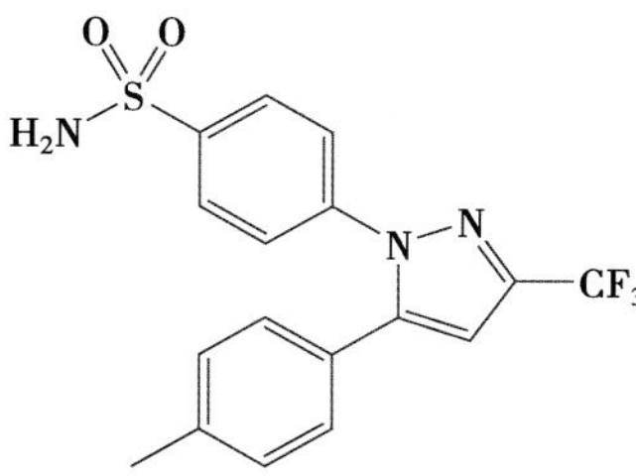

治疗引起的胃肠道的 COX-1 抑制有关。选择性抑制 COX-2 在维持 COX-1 活性产物的细胞保护效果上,对于抑制炎症反应的化学介质具有理论上的优势。

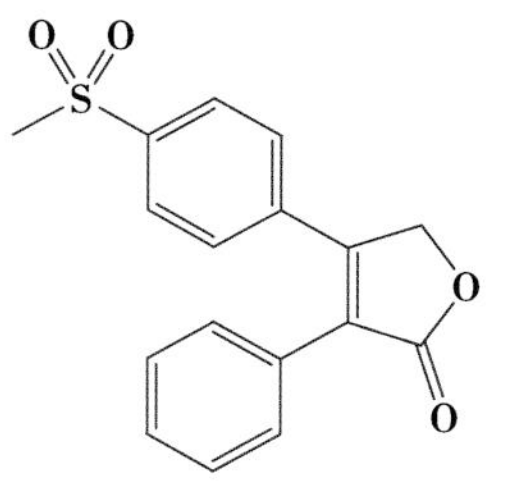

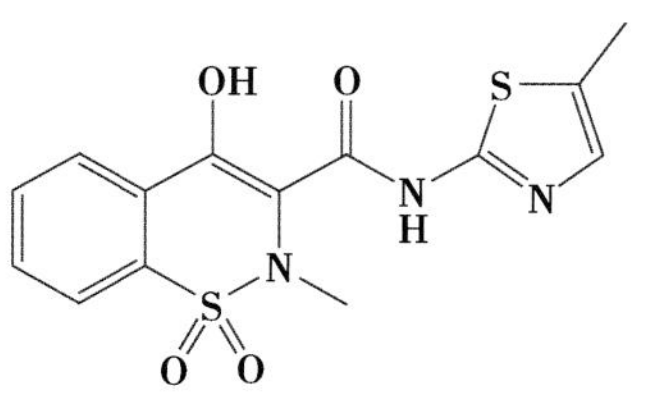

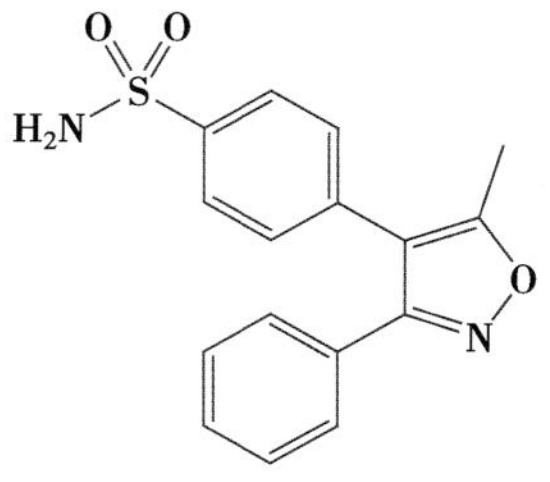

## COX-2 选择性抑制剂

虽然直到 20 世纪 90 年代才发现 COX-2,但集中的药物研发使 COX-2 选择性抑制剂快速进入了临床。与 COX-1 相比,COX-2 具有一个大的亲水性通道,通过此通道底物(花生四烯酸)进入活性位点。COX-1 和 COX-2 之间的微妙的结构差异有利于开发作用倾向于 COX-2 的药物。

COX-2 选择性抑制剂-塞来昔布(celecoxib)、罗非克西(rofecoxib)、伐地昔布(valdecoxib)和美洛昔康(meloxicam)(图 43-9)-是磺酸衍生物,对 COX-2 的选择性比 COX-1 强 100 倍。两种环氧合酶异构体在给定组织的相对抑制作用也是药物代谢、药效学和酶的多态性的一种功能。COX-2 选择性抑制剂类似于传统的 NSAID,具有抗炎、镇痛和解热作用,但没有 COX-1 抑制剂的抗血小板作用。多种昔布类药物已经用于成人骨关节炎、类风湿关节炎、急性疼痛和原发性痛经的治疗。但是,相对于其他的 NSAID,COX-2 选择性抑制剂的安全范围是不确定的。目前,只有塞来昔布在美国获得批准。罗非克西2004 年在全球范围内撤市,因为长时间应用会增加血栓形成,导致心肌缺血和脑卒中。伐地昔布随后也在 2005 年撤市。

临床应用中发现 COX-2 抑制剂引发的血栓形成增加可能是由于内皮细胞内 COX-2 长期抑制造成的,导致 PGI$_2$ 形成减少。此外,COX-2 抑制可能在伤口愈合、血管生成和炎症消除中产生一些问题。COX-2 选择性抑制剂价格比等剂量的一些 NSAID 贵得多,特别是阿司匹林和吲哚美辛。G 女士的医生试图从布洛芬换成一种 COX-2 抑制剂,是想利用 COX-2 选择性抑制剂相对的胃肠安全性,这部分是由于症状和内窥镜检查证明 NSAID 诱导胃病。但是,人们逐渐意识到,COX-2 抑制剂在降低胃病和胃肠道出血中并不比传统的 NSAID 具有明显的优势。如对罗非昔布的研究证明,与安慰剂组相比,试验组胃肠道上部出血增加到了 5 倍。此毒性的可能机制是 COX-2 抑制剂在治疗胃溃疡方面的副作用。

塞来昔布仍然是 FDA 批准的 COX-2 选择性抑制剂。目前批准的适应证包括骨关节炎、类风湿性关节炎、少年类风湿性关节炎(大于 2 岁)、强直性脊柱炎、成人急性疼痛和原发性痛经。塞来昔布还被认为可用于常规护理(例如,手术、内镜监测)减少家族性腺瘤性息肉病(familial adenomatous polyposis)患者的结肠直肠息肉。塞来昔布降低过氧化物酶增殖体激活受体 δ(PPARδ)的活性,PPARδ 是一个在生长调节中与 RXR 转录因子形成杂合二聚体的转录因子。COX-2 抑制剂是否直接结合 PPARδ 或它的反应导致生成其他的抑制 PPARδ 的分子仍不清楚。不论如何,PPARδ 的抑制通过 PPARδ 途径的阻止信号转导,因而传递强大的促有丝分裂刺激在结肠癌发病中起作用。

像其他昔布类一样,塞来昔布带有一个标志,警告增加,可能致命,可能剂量和持续时间依赖性心血管血栓事件(心肌缺血和脑卒中)。塞来昔布还增加高血压、水肿和心衰的风险,尤其在高剂量时更容易发生。塞来昔布在治疗与冠状

**图 43-9 COX-2 选择性抑制剂。** COX-2 选择性抑制剂是亲水性磺酸衍生物。同传统的 NSAID 一样,这些分子阻断环氧合酶活化位点的亲水性而抑制酶活性。注意 COX-2 选择性抑制剂分子通常比 NSAID 大。这些药物通常抑制 COX-2 优先于 COX-1,因为 COX-2 亲水性通道比 COX-1 大(即 COX-2 选择性抑制剂太大不能接近较小的 COX-1 亲水性通道)。COX-2 选择性抑制剂对 COX-2 的选择性与 COX-1 相比大约强 100 倍

动脉搭桥手术相关的疼痛是禁用的。

开处方用塞来昔布止痛时首先要考虑患者是否同时需要一种抗炎药治疗。如果患者首先需要镇痛,那么乙酰氨基酚足够,或许与辅助镇痛剂或辅助治疗(如关节病,考虑物理治疗或手术干预)。然而,如果有已经建立的慢性抗炎治疗处方,也有胃病的高风险因子(如溃疡病史,老年患者,同时使用抗血栓或抗凝血或糖皮质激素治疗),那么昔布类或 NSAID 和质子泵抑制剂联合应用时可以考虑。在任何情况下,在患有缺血性心脏病和脑血管疾病患者中,昔布类必须进行风险/利益分析。

目前研发中的第二代 COX-2 抑制剂,如帕瑞昔布(伐地昔布的前药)、依托昔布和罗美昔布,人们希望其对于 COX-2 比 COX-1 有更高的选择性,不会有现存的 COX-2 抑制剂的心血管不良反应。然而,这类药物仍没有被 FDA 批准,这类药物进一步的临床应用仍然是个问题。

## 细胞因子抑制剂

促炎因子 TNFα 和 IL-1 提高前列腺素生成并上调 COX-2 活性。新的分子技术提供了抑制这些细胞因子的方法,因而能够抑制损伤性刺激激活 COX-2 引发炎症反应的过程。五个基于抗体的 TNFα 拮抗剂目前正在使用:依那西普(etanercept)、英夫利昔单抗(infliximab)、阿达木单抗(adalimumab)、戈利木单抗(golimumab)和赛妥珠单抗聚乙二醇(certolizumab pegol)。依那西普含有与人 IgG1 偶联的 TNFα 受体的胞外结构域;英夫利昔单抗是人源化抗 TNFα 小鼠单克隆抗体;阿达

木单抗、戈利木单抗和赛妥珠单抗聚乙二醇是抗 TNFα 的人源化单克隆抗体或 Fab 抗体片段。

TNF-α 拮抗剂首先被批准治疗类风湿关节炎的治疗。不良反应较少,这些药物减少关节破坏和骨坏死、减轻疼痛、改善肿胀和保护关节,全面限制风湿性关节炎病情发展。抗 TNF 抗体药物被批准用于各种其他的自身免疫性疾病(见第 46 章),如强直性脊柱炎、银屑病关节炎、斑块牛皮癣、成年先天性关节炎(4 岁以上用阿达木单抗,2 岁以上依那西普)、克罗恩病(阿达木单抗、赛妥珠单抗聚乙二醇和英夫利昔单抗)和溃疡性结肠炎(英夫利昔单抗)。这类药物多年的使用经验表现出了严重增加的感染风险,包括散布的或肺外结核、攻击性的真菌感染(曲霉属真菌和地方性真菌如组织胞质菌)、乙肝病毒再活化和机会性感染。患者在开始治疗前需要常规检查潜在的结核,并且在治疗过程中要一直监测活性的结核。其他的不良反应包括:较小但可能增加的淋巴瘤风险,脱髓鞘病,心衰和各类血细胞减少症。

脂氧素、ATL 和脂氧素稳定剂类似物还阻断 TNFα 的作用,提供一个潜在有效治疗途径(见下文)。

阿那白滞素(anakinra)是一个大肠杆菌表达的人 IL-1 受体的重组蛋白;这个药物被批准用于风湿类药物无效的类风湿性关节炎的患者。卡那单抗(canakinumab)是 IL-1β 的重组单克隆抗体。其他的 IL-1 拮抗剂将研发用于炎症和自身免疫性疾病,这些药物的更多信息见第 46 章。

## 前列腺素受体类似物

一些前列腺素受体激动剂的应用列在本章末药物一览表中。

## 凝血噁烷拮抗剂

TxA$_2$ 受体拮抗剂和凝血噁烷合酶抑制剂理论上可以代表抑制血小板活性和阻止血栓形成和治疗血管性疾病的强大的并具有选择性的试剂。凝血噁烷拮抗剂可作为心血管疾病患者治疗中的"超强"血小板抑制剂。但与阿司匹林不同,TxA$_2$ 受体拮抗剂也能阻断异前列腺素的缩血管功能。化合物如达唑氧苯(dazoxiben)和吡吗格雷(pirmagrel)抑制凝血噁烷合成酶,而利多格雷(ridogrel)是 TxA$_2$ 受体拮抗剂。然而,这些凝血噁烷拮抗剂还没有在临床上应用,因为这些药物的临床价值并不比阿司匹林的高,而且价格上远比阿司匹林贵。另外,其他的拮抗血小板 ADP 受体 P2Y12 亚型的血小板聚集抑制剂在临床上已得到广泛的运用(参见第 23 章)。

## 白三烯抑制

### 脂氧合酶抑制

5-脂氧合酶抑制代表一种具有潜在价值的与白三烯介导的相关病理生理(包括哮喘、炎症性肠炎和风湿性关节炎)的治疗方法。脂氧合酶抑制是在这些疾病中是一种备受关注的

治疗途径,因为白三烯是作用强大的局部作用介质。

基于脂氧合酶的结构、功能和作用机制,可以有几种脂氧合酶抑制剂的设计策略。脂氧合酶的自杀性抑制剂(如三键代替双键的花生四烯酸衍生物)共价结合到酶的活性位点使其失活,已经研制出来但尚未进入临床应用。自由基清除剂如儿茶酚、丁基羟甲苯和维生素 E 捕获脂氧合酶催化反应中的自由基中间物,因而阻断酶的催化反应,但这些非特异性化合物不能在临床上作为脂氧合酶抑制剂使用。

破坏和改变脂氧合酶正常利用非血红素铁离子的药物也有望作为酶活性抑制剂。临床上唯一应用的脂氧合酶抑制剂是齐留通(zileuton)(图 43-10A),一种 N-羟基脲的苯并噻吩衍生物,通过螯合其非血红素铁来抑制 5-LOX。在哮喘治疗中,齐留通诱导支气管舒张,改善症状,发挥持久的肺功能改善作用。齐留通在治疗寒冷、药物和过敏原导致的哮喘有效。然而,由于其生物利用度低,效能低和明显的不良反应如肝毒性。齐留通没有像其他的抗白三烯哮喘药物一样被广泛应用(如下)。

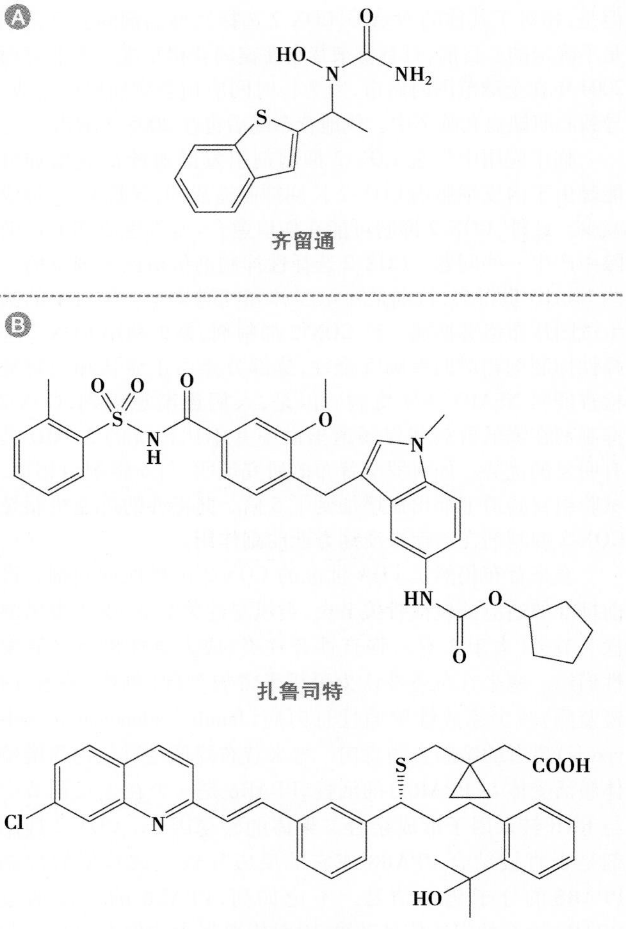

齐留通

扎鲁司特

孟鲁司特

图 43-10　白三烯途径抑制剂。A. 齐留通是 5-脂氧合酶抑制剂,阻断从花生四烯酸生物合成白三烯类。B. 扎鲁司特和孟鲁司特是白三烯受体拮抗剂。这三个药物已被证明在成人和小儿哮喘的预防和慢性治疗中有效。然而,这几个药物对急性哮喘发作的治疗无效

## 5-脂氧合酶活化蛋白（FLAP）抑制

干扰 FLAP 的作用可能是选择性抑制 5-LOX 活性和白三烯活性的有效的手段。在移位到核膜并定位于 FLAP 后，5-LOX 被激活；FLAP 也结合磷脂酶 $A_2$ 产生的花生四烯酸，并将其转运到 5-LOX 的活性位点。目前已经研制了一些 FLAP 抑制剂，能够阻止和逆转 LOX 与 FLAP 的结合，阻断花生四烯酸的结合位点，但目前仍没有 FLAP 抑制剂进入临床应用阶段。

## 白三烯合成抑制剂

除了齐留通，目前没有参与白三烯合成的酶的非特异性抑制剂用于临床。特异性 $LTA_4$ 水解酶抑制剂目前正在研发，可以阻断 $LTB_4$ 的生物合成。腺苷（adenosine）作用于中性粒细胞上的受体，通过调节花生四烯酸释放而抑制 $LTB_4$ 的生物合成，可能与其干预钙内流有关。而且，腺苷具有减轻炎症期间的细胞和组织损伤的作用。炎症位点的细胞产生高浓度的腺苷，其减少 $LTB_4$ 的生物合成，降低白三烯募集和激活。选择性的腺苷受体拮抗剂被认为可以发展成控制炎症的药物。

## 白三烯受体拮抗剂

白三烯受体拮抗剂代表一类以受体为机制的抑制白三烯介导的支气管和平滑肌收缩的药物。半胱氨酰白三烯受体（$CySLT_1$）拮抗剂可以有效地对抗抗原、运动、寒冷或阿司匹林诱导的哮喘。这些药物显著改善支气管张力、肺功能指标和哮喘症状。孟鲁司特（montelukast）和扎鲁司特（zafirlukast）（图 43-10B）是目前可用的半胱氨酰白三烯受体拮抗剂；这些拮抗剂的主要临床应用是治疗哮喘。

更强的 $CySLT_1$ 拮抗剂正在研发中，包括泊比司特、托鲁司特和维鲁司特。深入的研究将阐明 $CySLT_1$ 的亚型及他们各自的组织分布，为研制组织靶向的拮抗剂和应用组织特异性的拮抗剂提供可能，将用于其他的疾病如风湿性关节炎、炎症肠病和多种过敏疾病。

# 脂氧素、阿司匹林触发的脂氧素、消退素/保护素/马雷辛、脂氧素稳定类似物

脂氧素和 ALT 和 ω-3 起源的消退素、保护素和马雷辛都对拮抗白三烯和其他炎症介质的炎症反应，促进炎症的消除具有一定潜力。这些化合物稳定口服和肠外类似物可以代表治疗炎症的新方法，因为它们是内源性抗炎和促消除途径的激动剂而不是直接的酶抑制剂和受体拮抗剂。因为脂氧素是内源的调节因子，因此特异性强，副作用小。脂氧素和 ATL 的稳定类似物目前正在研究中，第二代脂氧素-稳定类似物在皮肤炎症和胃肠道炎症模型中显示出了抑制急性炎症重新发作的效应。最近发现肽聚糖-偶联的促溶解介质能够促进组织再生，并加速清除和杀死微生物。这种治疗炎症的方法在人体内仍有待确立。

## 结论与展望

类花生酸是稳态和多种病理生理过程的主要介质，尤其是涉及机体防御和炎症的过程。花生四烯酸是转变成前列腺素、凝血噁烷、前列环素、白三烯、脂氧素、异前列烷和环花生酸类的重要底物。前列腺素在血管张力调节、胃肠道调节、溃疡生理、疼痛和炎症中具有多种功能。前列环素和凝血噁烷协同控制血管张力、血小板活化和血栓形成。白三烯（$LTC_4$，$LTD_4$）是支气管收缩和气道高活性的主要介质；$LTB_4$ 是白细胞趋化和浸润的主要激活物。脂氧素拮抗白三烯作用，减轻炎症程度并激活消除途径。

在这些通路许多关键点的药理学干预对于控制炎症后遗症是非常有用的。糖皮质激素抑制花生酸产生过程中的多个环节，包括磷脂酶 $A_2$ 参与的限速步骤。然而，长期使用糖皮质激素会产生许多严重的不良反应，包括骨质疏松、肌肉萎缩和异常糖代谢。环氧合酶抑制剂阻断前列腺素类合成的第一步，抑制前列腺素类炎症介质的产生。脂氧合酶抑制剂、FLAP 抑制剂、白三烯合成抑制剂和白三烯受体拮抗剂抑制白三烯信号途径，因而限制炎症及其破坏作用。未来的药物研发将选择性的靶向涉及多种临床状况的类花生酸途径。

系统生物医学的研究揭露了炎症疾病机制并创造了新的消除药理学学科。必要的 ω-3 脂肪酸（尤其 EPA 和 DHA）是促消除和抗炎 SPM 的前体，在炎症的程序性溶解中发挥生理学作用（图 43-6）。

这些新的生物活性介质与它们各自的 ω-3 前体相比作用要强数倍，因此可以调节 ω-3 脂肪酸必要和有益的效应。在不久的将来，消退素和保护素可能会被发展成促进炎症消除的新的治疗药物。

（王月华 译 张雯 方莲花 审）

### 推荐读物

Brink C, Dahlen SE, Drazen J, et al. International Union of Pharmacology XXXVII. Nomenclature for leukotriene and lipoxin receptors. *Pharmacol Rev* 2003;55:195–227. (*International consensus report on eicosanoid receptors and their antagonists.*)

Buckley CD, Gilroy DW, Serhan CN. Proresolving lipid mediators and mechanisms in the resolution of acute inflammation. *Immunity* 2014;40:315–327. (*Reviews advances in the role of eicosanoid pathways and novel lipid mediators in resolution programs of inflammation.*)

Dalli J, Ramon S, Norris PC, et al. Novel proresolving and tissue regenerative resolvin and protectin sulfido-conjugated pathways. *FASEB J* 2015;29:2120–2136. (*Reports two new families of pro-resolving molecules involving sulfido-conjugates of protectins and maresins.*)

Psaty BM, Furberg CD. COX-2 inhibitors—lessons in drug safety. *N Engl J Med* 2005;352:1133–1135. (*Reviews issues surrounding withdrawal of COX-2 selective inhibitors.*)

Serhan CN. Pro-resolving lipid mediators are leads for resolution physiology. *Nature* 2014;510:92–101. (*Reviews the chemical entities and pathways involved in resolution of inflammation and homeostasis.*)

Serhan CN, Chiang N, Dalli J. The resolution code of acute inflammation: novel pro-resolving lipid mediators in resolution. *Semin Immunol* 2015;27:200–215. (*Reviews the chemical entities and pathways involved in resolution of inflammation and homeostasis.*)

Sostres C, Gargallo CJ, Lanas A. Aspirin, cyclooxygenase inhibition and colorectal cancer. *World J Gastrointest Pharmacol Ther* 2014;5:40–49. (*Reviews antitumor pharmacology of aspirin and clinical trials evidence of the effect of aspirin on colorectal cancer; discusses the concept of aspirin as a chemopreventive medication.*)

Vane JR, Bakhle YS, Botting RM. Cyclooxygenases 1 and 2. *Ann Rev Pharmacol Toxicol* 1998;38:97–120. (*Historic overview of prostaglandin research, including discussion of the pharmacologic manipulation of these pathways.*)

**药物汇总表：第43章 类花生酸物质药理学**

| 药物 | 临床应用 | 严重和常见的不良反应 | 禁忌证 | 注意事项 |
|---|---|---|---|---|
| **非甾体抗炎药(NSAID)** | | | | |
| **机制——抑制 COX-1 和 COX-2，减少下游类花生酸生物合成，因而限制炎症反应** | | | | |
| 阿司匹林 | 轻度和中度疼痛<br>头痛、肌痛、关节痛<br>脑卒中和心肌梗死的预防(抗血小板效应)<br>颈动脉内膜切除术<br>冠状动脉旁路移植术<br>经皮冠状动脉介入治疗<br>心绞痛<br>发热<br>心包炎 | 胃肠道溃疡、出血、瑞氏综合征、年龄相关性黄斑变性、支气管痉挛、血管性水肿<br>耳鸣、瘀斑、胃肠道紊乱 | 阿司匹林高敏性<br>哮喘，鼻炎和鼻腔息肉综合征<br>儿童和青少年由于 Reye 综合征出现水痘和流感症状 | 最老的 NSAID<br>广泛用于治疗轻度和中度疼痛、头痛、肌痛、关节痛<br>与其他的 NSAID 相比，阿司匹林不可逆乙酰化 COX-1 和 COX-2 丝氨酸位点<br>阿司匹林提高血浆浓度，导致中枢神经系统毒性<br>布洛芬抑制阿司匹林的抗血小板效应<br>有报道水杨酸可能增强甲氨蝶呤毒性<br>阿司匹林增加抗凝血患者的流血危险性 |
| **丙酸类：**<br>布洛芬<br>萘普生<br>酮洛芬<br>氟布洛芬<br>**乙酸类：**<br>吲哚美辛<br>舒林酸<br>依托度酸<br>双氯酚酸<br>酮咯酸<br>**昔康类：**<br>吡罗昔康<br>**芬那酸类：**<br>甲芬那酸<br>甲氯胺苯酸<br>**酮类：**<br>萘丁美酮 | 共同适应证：<br>轻度至中度疼痛、发热、关节炎、痛经；<br>仅萘普生适应证：<br>肌腱炎 | 充血性心力衰竭、心肌梗死、无菌性脑膜炎、脑卒中、弱视、听力损失、胃肠出血、溃疡、穿孔、肾毒性、肝衰竭、胆管消失综合征、粒细胞缺乏症、贫血、中性粒细胞减少症、血小板减少症、史-约综合征、中毒性表皮坏死松解(共用不良反应)；假膜性小肠病(仅萘普生)；胃肠道紊乱、耳鸣 | 胃肠道或颅内出血<br>服用非甾体抗炎药后出现凝血缺陷，哮喘，荨麻疹或过敏性反应，可能导致严重，甚至致命的过敏反应<br>严重的肾功能不全<br>严重的心力衰竭 | 萘普生半衰期较阿司匹林长，效能增加 20 倍，胃肠道不良反应较少。<br>酮咯酸用于术后患者的镇痛；疗程仅为 3~5 天。<br>吡罗昔康半衰期最长；一天一次给药<br>萘丁美酮对 COX-2 选择性最强<br>芬那酯已限制使用；与阿司匹林相比，具有较弱的抗炎活性和较高的毒性 |

续表

| 药物 | 临床应用 | 严重和常见的不良反应 | 禁忌证 | 注意事项 |
|---|---|---|---|---|
| **乙酰氨基酚** | | | | |
| 机制——外周环氧合酶弱抑制剂;主要作用可能是抑制 CNS 的 COX-3 活性 | | | | |
| 乙酰氨基酚 | 发热<br>轻度中度疼痛 | 急性泛发性发疹性脓疱病、史-约综合征、中毒性表皮坏死松解症,肝衰竭,肺炎<br>头痛,胃肠道紊乱 | 对乙酰氨基酚过敏<br>显著性肝功能障碍 | 虽然乙酰氨基酚的镇痛和解热作用与阿司匹林相似,但抗炎作用不明显因为外周环氧合酶抑制作用弱。外科和牙科患者安全使用。可能抑制 CNS 中的 COX-3 异构体。乙酰氨基酚过量是肝损伤的直接原因。乙酰氨基酚过量解毒剂是 N-乙酰半胱氨酸 |
| **COX-2 选择性抑制剂** | | | | |
| 机制——选择性抑制 COX-2 | | | | |
| 塞来昔布 | 骨关节炎(成人风湿性关节炎)<br>节炎,强直性关节炎)<br>原发性痛经<br>成人急性疼痛 | 心肌梗死,尖端扭转,心力衰竭,脑卒中,胃肠道出血,溃疡,穿孔,血栓形成,肾毒性,支气管痉挛,血管性水肿,史-约综合征,中毒性表皮坏死松解症<br>高血压,胃肠道紊乱,头痛 | 对磺胺胺醋酰胺高敏<br>对塞来昔布高敏<br>哮喘,风疹或服用 NSAISA 后过敏反应,由于严重至致命,过敏反应<br>与冠状动脉搭桥移植手术相关的疼痛 | 降低 ACE 抑制剂的功效。胃病和肾病发生率比 NSAID 低,但仍然显著。伐地昔布和罗非昔布近年来退出美国和欧洲市场,由于可能增加心血管死亡率。 |
| **糖皮质激素类** | | | | |
| 机制——通过诱导导脂皮素,活化内源抗炎途径和其他机制抑制 COX-2 作用和前列腺素生物合成 | | | | |
| 波尼松<br>波尼松龙<br>甲基泼尼松龙<br>地塞米松 | 见药物汇总表:第 29 章 肾上腺皮质药理学 | | | |
| **细胞因子拮抗剂** | | | | |
| 机制——依那西普、英利昔单抗、阿达木单抗、高利单抗、塞妥珠单抗抑制 TNF-α;阿那白滞素抑制 IL-1;卡那单抗抑制 IL-1β | | | | |
| 依那西普<br>英利昔单抗<br>阿达木单抗<br>阿达木单抗<br>塞妥珠单抗 | 见药物汇总表:第 46 章 免疫抑制药理学 | | | |

续表

| 药物 | 临床应用 | 严重和常见的不良反应 | 禁忌证 | 注意事项 |
|---|---|---|---|---|
| 阿那白滞素 | 见药物汇总表：第46章 免疫抑制药理学 | | | |
| 卡那单抗抑制 | | | | |
| **前列腺素类似物** | | | | |
| **机制——前列腺素受体拮抗剂；见特殊药物** | | | | |
| 前列地尔 | 导管未闭的维持；先天性囊袋动脉瘤；勃起障碍 | 心搏骤停，胃肠道阻塞，弥散性血管内凝血，婴儿骨皮质增生症，新生儿呼吸困难综合征，低血压，心动过速，心动过缓，潮红，发热，阴茎纤维化，阴茎不适 | 镰刀细胞贫血，白血病，骨髓瘤，新生儿呼吸困难综合征，阴茎异常，阴茎移植，佩罗尼病，对前列地尔地尔过敏 | 具有血管扩张特性的PGE1类似物。主要用于法洛四联症、艾森曼格肺动脉高压和主动脉瓣闭锁患者动脉导管未闭的维持 |
| 米索前列醇 | 抗长期NSAID治疗中的胃溃疡的细胞保护和抗分泌作用；堕胎 | 罕见贫血，罕见心律失常，胃肠道出血，子宫破裂，中毒性休克综合征，流产相关梭菌感染，胃肠道紊乱 | 怀孕，对前列腺素过敏 | 血管舒张特性的PGE1类似物；用于消化性溃疡病（第46章）；通过增加胃黏膜碳酸盐生成发挥细胞保护作用；通过抑制胃腔壁细胞基础和夜间胃酸分泌发挥抗分泌作用 |
| 卡前列素 | 妊娠中期阴胎；产后出血 | 肺水肿，过度子宫出血，胃肠道紊乱，腹泻，潮红，白细胞增多 | 急性盆腔炎症性疾病，心脏、肺、肾或肝脏疾病，卡波前列素过敏 | PGF 2类似物促子宫收缩的促进流产；黄体溶解活性控制生育能力 |
| 拉坦前列素 比马前列素 曲伏前列素 | 共同适应证：高眼压；仅拉坦前列素比马前列素、开角型青光眼；仅比马前列素：睫毛稀少 | 黄斑视网膜水肿（共有不良反应）；细菌性角膜炎和葡萄膜炎（仅曲伏前列素）；视物模糊，眼睛不适，结膜充血，眼睑色素沉着过多，虹膜色素沉着（共有不良反应）；毛发生长异常，眼睑红斑，上呼吸道感染（仅比马前列素） | 对拉坦前列素、比马前列素或曲伏前列素过敏 | 具有血管扩张特性的PGF 2类似物；眼部低血压药 |

续表

| 药物 | 临床应用 | 严重和常见的不良反应 | 禁忌证 | 注意事项 |
|---|---|---|---|---|
| 依前列醇<br>伊洛前列素<br>曲前列环素 | 肺动脉高压 | 出血、脾肿大、败血症（仅限依前列醇）；支气管痉挛（仅伊洛前列醇）；胃肠道出血、咯血、败血症、肺炎（仅曲前列环素）；心动过速、低血压、胸痛、潮红、胃肠道紊乱、肌肉骨骼疼痛、颌骨疼痛、关节痛、头晕、头痛、焦虑、流感样疾病（共同不良反应）；血管扩张、咳嗽（仅伊洛前列素和曲前列素） | 共同禁忌证：对环氧前列素、伊洛前列素或曲前列环素过敏；心力衰竭伴严重左心室功能缺陷；仅用于肺水肿患者；仅曲前列环素：严重肝功能不全 | 刺激肺动脉和全身动脉血管系统的血管扩张的前列环素类似物；也抑制血小板聚集。可采用静脉注射和吸入雾化形式 |
| **脂氧合酶抑制剂**<br>机制——抑制催化从花生四烯酸生成白三烯的 5-脂氧合酶活性 | | | | |
| 齐留通 | 哮喘 | 肝毒性、行为改变、幻觉、自杀意念 | 活动性肝病提高肝酶对齐留通的敏感性 | 避免同时使用二氢麦角胺、甲磺酸麦角醇、麦角新碱和甲基麦角新碱，因为麦角新碱会增加患麦角病的风险（恶心、呕吐、血管痉挛性缺血） |
| **白三烯受体拮抗剂**<br>机制——选择性拮抗半胱氨酰白三烯 1 型受体 | | | | |
| 孟鲁司特<br>扎鲁司特 | 共同适应证：<br>慢性哮喘（仅孟鲁司特）<br>常年性变应性鼻炎<br>季节性变应性鼻炎<br>运动性哮喘 | 变应性肉芽肿性血管炎、史-约综合征、中毒性表皮坏死、行为改变、自杀意念、自杀（共同反应）；肝炎、肝衰竭、幻觉（仅扎鲁司特）；头痛 | 对孟鲁司特或扎鲁司特过敏 | 孟鲁司特和扎鲁司特不适用于急性哮喘发作，一般不适合作为哮喘的单一疗法。两种药物都在母乳中排出 |

# 第44章

# 组胺药理学

Elizabeth A. Brezinski and April W. Armstrong

## 概述

　　组胺是存在于肥大细胞、嗜碱性粒细胞、淋巴细胞、神经元和胃肠嗜铬样细胞等多种组织中的生物胺。它是一种内泌素，即局部分泌的用以提高或降低邻近细胞活性的分子。组胺是过敏和炎症过程的主要介质，同时在胃酸分泌、神经传递和免疫调节中也发挥重要的作用。对组胺作用多样性的认识促进了多种用于调节病理状态下组胺效应的药物的研发，并在临床广泛应用。本章重点阐述 H₁-抗组胺药的药理作用；H₂-抗组胺药将在第 47 章进行讨论。

### ■ 病　例

　　Ellen 是一位 76 岁的老奶奶，健康状况一般，患有过敏性鼻炎。每年春天，她都会流涕、眼痒、打喷嚏，因而服用非处方药——抗组胺药苯海拉明以缓解症状。但每次服用这种抗过敏药她都会觉得嗜睡和口干，这些令人不快的不良反应使她很烦恼，于是 Ellen 决定去看医生。医生随后建议她服用氯雷他定。服用新的抗过敏药后，Ellen 的症状得到了缓解，并且没有嗜睡或其他不良反应。

### 思　考　题

□ 1. Ellen 为何会患有季节性鼻炎？
□ 2. 苯海拉明和氯雷他定的作用机制是什么？
□ 3. 为什么苯海拉明会引起嗜睡和口干，而氯雷他定不会？

## 组胺的生理学

### 组胺的合成、贮存和释放

　　组胺是由 L-组氨酸合成的，组氨酸脱羧酶催化组氨酸脱羧生成 2-(4-咪唑)乙胺，即组胺(图 44-1)。组胺的合成在免疫系统的肥大细胞、嗜碱性粒细胞、胃黏膜的肠嗜铬样(enterochromaffin-like, ECL)细胞及中枢神经系统(central nervous system, CNS)中以组胺为神经递质的神经元中进行。血液循环中的组胺在肝脏迅速氧化为无活性的代谢产物，其中一种主要的代谢产物——醋酸咪唑，能在尿中检测出来，因此常用于检测全身释放的组胺的数量。

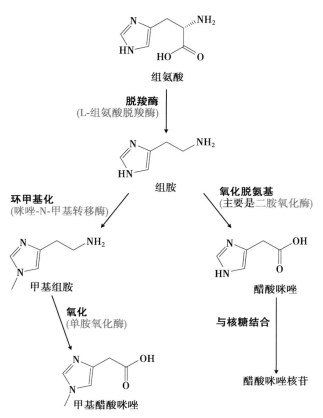

图 44-1 组胺的合成和降解。组胺是组氨酸经 L-组氨酸脱羧酶催化的脱羧反应合成的,在肝脏代谢为无活性的副产物。组胺可通过咪唑环甲基化或氧化脱氨基进行降解,这些降解产物又能进一步氧化或与核糖结合。二胺氧化酶也是组胺酶。ImAA,醋酸咪唑

| | 表 44-1 | 组胺主要的生理作用 | |
|---|---|---|---|
| 组织 | 组胺的效应 | 临床表现 | 受体亚型 |
| 肺 | 支气管收缩 | 哮喘样症状 | H_1 |
| 血管平滑肌 | 毛细血管后微静脉扩张<br>末梢小动脉扩张<br>静脉收缩 | 红斑 | H_1 |
| 血管内皮 | 内皮细胞的收缩和分离 | 水肿、风团反应 | H_1 |
| 外周神经 | 神经末梢增敏 | 瘙痒、疼痛 | H_1 |
| 心脏 | 轻微增加心肌收缩性和心率 | 轻微 | H_2 |
| 胃 | 增加胃酸分泌 | 胃溃疡、灼热 | H_2 |
| 中枢神经系统 | 神经递质 | 昼夜节律、觉醒 | H_3 |

组胺的合成和贮存可划分为两个"池":慢周转池和快周转池。慢周转池位于肥大细胞和嗜碱性粒细胞中,组胺贮存在这些炎症细胞中的大颗粒中,组胺的释放需要细胞完全脱粒。变态反应、过敏反应、创伤、寒冷或其他损伤引起的细胞破坏均可引发细胞脱颗粒。由于脱粒后常需要几周的时间才可将组胺的贮存补足,因此被称为慢周转池。快周转池位于胃黏膜的肠嗜铬样细胞和中枢神经系统组胺能神经元中,胃酸分泌和神经传递需要组胺时,这些细胞便分别进行组胺的合成和释放。与肥大细胞和嗜碱性粒细胞不同,肠嗜铬样细胞和组胺能神经元不贮存组胺,而是依靠生理刺激产生和释放组胺,例如,进食后消化道中的组氨酸脱羧酶被激活。

## 组胺的作用

组胺在许多器官和系统中都产生广泛的作用。了解组胺在各组织中的生理效应,有益于理解组胺的作用(表 44-1)。这些效应包括对支气管平滑肌、血管平滑肌、血管内皮、传入神经末梢、心脏、胃肠道及中枢神经系统的作用。

在平滑肌上,组胺能引起一些肌纤维收缩,另一些肌纤维舒张。在呼吸系统,组胺能引起支气管收缩(在其他物种中效应不同)。支气管平滑肌对组胺的敏感性存在个体差异。对于组胺介导的支气管收缩,哮喘患者比非哮喘患者敏感

1 000 倍。尽管组胺能引起肠、膀胱、虹膜、子宫等其他平滑肌收缩,但这些效应在生理上或者临床上并无很大意义。

在血管平滑肌中,组胺能扩张毛细血管后微静脉和末梢小动脉,但却使静脉收缩。**组胺对毛细血管后微静脉床的扩张效应是其对脉管系统最主要的作用**。在感染或损伤时,组胺诱导的微静脉扩张使局部的微血管充血,增加免疫细胞进入受损部位并启动修复过程。充血解释了炎症组织产生红斑的原因。

组胺也能引起血管内皮细胞的收缩。**组胺诱导的血管内皮细胞收缩使这些细胞彼此分离,导致血浆蛋白和浆液从毛细血管后微静脉溢出引起水肿**。因此,组胺是损伤部位局部炎症反应中主要的介质。

外周感觉神经末梢也能对组胺起反应,**组胺使传入神经末梢直接去极化**产生瘙痒和疼痛,例如昆虫咬伤后的痒和痛主要是这个原因。

组胺在皮肤释放后,会引起风团和潮红反应,这是组胺对血管平滑肌、血管内皮细胞和神经末梢联合作用的结果。内皮细胞收缩引起水肿性风团反应,而**血管扩张**和感觉神经刺激引起皮肤潮红并伴有疼痛。在鼻腔黏膜,组胺也可引起类似的反应。内皮细胞收缩、血管通透性增加、腺体高分泌和刺激性受体激活会引起黏膜水肿、流涕以及痒、打喷嚏等过敏性鼻炎的典型症状。

组胺对心脏的效应包括轻微增强心肌收缩力和增加心率。组胺促进 $Ca^{2+}$ 流入心肌细胞,增强心肌收缩力。窦房结细胞 4 相去极化速率增加,引起心率增加。

组胺在胃黏膜的主要作用是促进促胃泌素诱导的胃酸分泌。**组胺是刺激胃酸分泌的三种分子之一,其他两种是促胃泌素和乙酰胆碱**。胃中的组胺受体激活引起胃壁细胞内 $Ca^{2+}$ 增加,结果导致胃黏膜分泌盐酸增加。

最后,组胺也可在中枢神经系统作为神经递质发挥作用。

组胺能神经元起源于下丘脑的结节乳头核,弥散投射遍及脑和脊髓。组胺在中枢神经系统的作用尚未明确,普遍认为其在维持睡眠周期(昼夜节律)、认知过程(注意力、记忆力和学习能力)和饮食行为(抑制食欲)方面具有重要作用。

## 组胺受体

**组胺通过与四种受体亚型 $H_1$、$H_2$、$H_3$、$H_4$ 中的一种结合,发挥调节作用。** 四种受体都是七次跨膜的 G 蛋白偶联受体,均表现出不依赖于激动剂结合的构成性活性,但不同亚型的表达水平、第二信使通路和组织分布有所不同(表 44-2)。

$H_1$ 受体激活 G 蛋白介导的磷脂酰肌醇 4,5 二磷酸的水解,使细胞内三磷酸肌醇($IP_3$)和甘油二酯(DAG)水平增加。$IP_3$ 触发 $Ca^{2+}$ 从细胞内储库释放,使胞质内的 $Ca^{2+}$ 浓度升高,激活下游通路。DAG 激活蛋白激酶 C,引起胞质靶蛋白磷酸化。在支气管平滑肌等组织中,胞质内 $Ca^{2+}$ 增加,激活 $Ca^{2+}$-钙调蛋白介导的肌球蛋白轻链激酶,从而使肌球蛋白轻链磷酸化,引起平滑肌收缩。在其他组织尤其是毛细血管前微动脉括约肌和毛细血管后微静脉,胞质中 $Ca^{2+}$ 的增加诱导一氧化氮(NO)合成,从而引起平滑肌舒张(参见第 22 章)。$H_1$ 受体兴奋也能激活 NF-κB,NF-κB 是一个广泛存在的重要转录因子,能促进黏附分子和促炎细胞因子的表达。

$H_1$ 受体主要在血管内皮细胞和平滑肌细胞表达,调节炎症和变态反应。$H_1$ 受体兴奋产生的组织特异性反应包括:①水肿;②红斑;③支气管收缩;④主要的传入神经末梢增敏。$H_1$ 受体也在下丘脑结节乳头核、大脑皮质及边缘系统的突触后神经元表达,这些神经元可能参与控制昼夜节律、觉醒状态和能量代谢。

**$H_2$ 受体的主要作用是调节胃酸分泌。** 这类亚型的受体主要在胃黏膜的壁细胞表达,与促胃泌素和乙酰胆碱协同调节胃酸分泌(参见第 47 章)。$H_2$ 受体也在心肌细胞、一些免疫细胞和中枢神经系统特定的突触后神经元表达。胃壁细胞的 $H_2$ 受体激活 G 蛋白依赖的 cAMP 级联反应,促使质子在质子泵介导下更多地释放到胃液中。

**表 44-2　组胺受体亚型**

| 受体亚型 | 受体后信号传导机制 | 组织分布 |
|---|---|---|
| $H_1$ | $G_{q/11}$→增加 $IP_3$、DAG 和细胞内 $Ca^{2+}$,激活 NF-κB | 平滑肌、血管内皮、脑 |
| $H_2$ | Gs→增加 cAMP | 胃壁细胞、心肌、肥大细胞、脑 |
| $H_3$ | $G_{i/o}$→减少 cAMP | 中枢神经系统、胃黏膜 |
| $H_4$ | $G_{i/o}$→减少 cAMP,增加细胞内 $Ca^{2+}$ | 造血细胞 |

G,G 蛋白;cAMP,环磷酸腺苷;$IP_3$,三磷酸肌醇;DAG,甘油二酯;NF-κB,核因子 Kb。

鉴于 $H_1$、$H_2$ 受体亚型的特性已经很清楚,所以 $H_3$、$H_4$ 受体亚型和它们的下游效应是研究的热点。$H_3$ 受体主要分布在大脑皮质、基底神经节和下丘脑结节乳头核等中枢神经系统不同区域的突触前神经元中。$H_3$ 受体既是自身受体,又是异源受体,从而可以限制组胺和多巴胺、乙酰胆碱、去甲肾上腺素、GABA 和 5-羟色胺等神经递质的合成和释放。组胺与不同神经递质系统复杂的相互作用使组胺在中枢神经系统具有广泛的作用,包括觉醒、食欲和记忆等。$H_3$ 受体激活后的下游效应是通过 cAMP 减少介导的。

$H_4$ 受体主要存在于源于造血干细胞的细胞,包括肥大细胞、嗜酸性粒细胞、树突状细胞和嗜碱性粒细胞。$H_4$ 受体与 $H_3$ 受体具有 40% 的同源性,因此能与很多 $H_3$ 受体激动剂结合,但亲和力较低。$H_4$ 受体与 $G_{i/o}$ 偶联后,可通过减少 cAMP、激活磷脂酶 Cβ,以及一系列下游反应,引起细胞内 $Ca^{2+}$ 增加。$H_4$ 受体特别令人感兴趣,原因是它在炎症反应中发挥重要的作用;$H_4$ 受体激活后,导致组胺诱导的白三烯 $B_4$ 生成,黏附分子上调,肥大细胞、嗜酸性粒细胞和树突状细胞发生趋化反应。$H_4$ 受体也在调节瘙痒和疼痛中发挥作用。

## 病理生理学

组胺是一种重要的免疫和炎症反应的介质,在 IgE 介导的 Ⅰ 型超敏反应(也称为变态反应)中发挥突出的作用。在局部变态反应中,过敏原首先透过上皮表面(如皮肤、鼻黏膜);然后被运送至全身,如同青霉素的变态反应,在 T 辅助细胞($T_H$)的帮助下,刺激 B 淋巴细胞产生抗原特异的 IgE 抗体,然后 IgE 与肥大细胞和嗜碱性粒细胞上的 Fc 受体结合,从而致敏。一旦免疫细胞被 IgE 抗体"致敏",就能在以后再度暴露时,快速发现此过敏原并作出反应。此时过敏原结合 IgE/Fc 受体复合体并与其交联,触发细胞脱颗粒(图 44-2)。

肥大细胞和嗜碱性粒细胞释放的组胺与血管平滑肌细胞和血管内皮细胞上的 $H_1$ 受体结合。受体的激活使局部血流和血管通透性增加,完成炎症反应的起始阶段。延长炎症反应需要激活其他免疫细胞,组胺引发的局部血管扩张使这些免疫细胞进一步接近损伤部位,而血管通透性的增加则促进免疫细胞进入组织。

**在不发生体液免疫反应的情况下,肥大细胞也能在局部组织损伤时脱颗粒。** 例如,创伤或者化学损伤能破坏肥大细胞膜,从而启动细胞脱颗粒过程。组胺的释放能增加巨噬细胞或其他免疫细胞进入损伤部位并开始修复。

### 组胺病理生理学的临床表现

IgE 介导的超敏反应能引发特定的炎症性疾病,包括过敏性鼻炎和急性荨麻疹。在概述介绍的病例中,Ellen

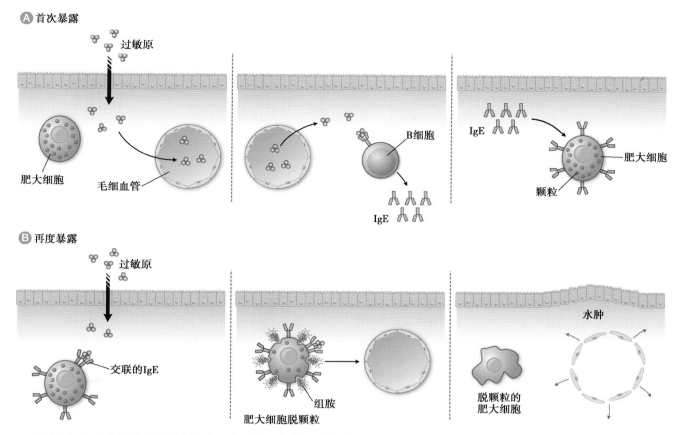

Ⓐ 首次暴露

过敏原

肥大细胞 毛细血管

B细胞

IgE

IgE 肥大细胞 颗粒

Ⓑ 再度暴露

过敏原

交联的IgE

组胺 肥大细胞脱颗粒

水肿

脱颗粒的 肥大细胞

**图 44-2 IgE 介导的超敏反应的病理生理学。**变应原诱导的肥大细胞脱颗粒需要肥大细胞两次分别暴露于过敏原。**A.** 首次暴露时,过敏原必须透过上皮表面以便与免疫系统的细胞相遇。免疫反应的激活促使 B 淋巴细胞分泌抗原特异性抗体 IgE,IgE 分子结合肥大细胞上的 Fc 受体,使肥大细胞致敏。**B.** 再度暴露时,多价抗原与肥大细胞表面的两个 IgE/Fc 受体复合体交联,使肥大细胞脱颗粒,局部组胺释放引起炎症反应,如图中所示的水肿

患有过敏性鼻炎,流涕、眼痒、打喷嚏。在过敏性鼻炎中,环境中的过敏原如花粉能透过鼻上皮进入皮下组织,在此与先前致敏的肥大细胞相遇,并与细胞表面的 IgE/Fc 受体复合体交联,从而使肥大细胞脱颗粒释放组胺。组胺与鼻黏膜和局部组织中的 $H_1$ 受体结合,使 $H_1$ 受体激活引起血管扩张,血管通透性增加,导致水肿。鼻黏膜肿胀是过敏性鼻炎时鼻充血症状的原因,伴随的瘙痒、喷嚏、流涕、流泪等症状是组胺和其他炎症介质如激肽、前列腺素、白三烯等共同作用的结果,这些介质引发过敏性鼻炎的高分泌和刺激特性。

急性荨麻疹时,也会激活肥大细胞。过敏原如青霉素进入机体,无论口服还是胃肠外给药,都可通过血液循环到达皮肤。组胺的释放会导致弥散性风团-潮红反应,皮肤瘙痒、水肿、出现红斑。

## 组胺和过敏反应

全身肥大细胞脱颗粒会引起过敏反应,这种状态甚至可能威胁生命。一般情况下,先前致敏的个体在昆虫咬伤、使用青霉素等抗生素或者摄入花生等特定的高致敏性食物时会发生超敏反应而引起过敏性休克。无论是经静脉注射还是通过吸收进入血液循环,过敏原都能分布至全身,刺激肥大细胞和

嗜碱性粒细胞释放大量组胺,遍及全身。组胺引起的全身血管扩张和血浆间质外渗导致严重低血压。大量组胺的释放还能诱发支气管收缩和会厌肿胀,如果不迅速使用肾上腺素治疗,几分钟就能致命。

## 药理学分类和药物

组胺药理学常采用三种方法抑制组胺的作用(表 44-3)。第一种也是最常用的方法是给予抗组胺药(antihistamines),一般是对 $H_1$、$H_2$、$H_3$、$H_4$ 受体具有选择性的反向激动剂或竞争性拮抗剂。$H_1$ 抗组胺药将在下文详述,其作用机制是稳定 $H_1$ 受体的无活性构象,从而减少可引起炎症反应的信号。第二种方法是阻止抗原结合肥大细胞上的 IgE/Fc 受体复合体诱发的肥大细胞脱颗粒,色甘酸(cromolyn)和奈多罗米(nedocromil)即应用此方法预防哮喘发作(见第48章);这些化合物能阻断透过肥大细胞膜的氯电流,而后者是脱颗粒过程的关键步骤。第三种方法是给予功能上可对抗组胺效应的药物,如肾上腺素(epinephrine),治疗过敏反应。肾上腺素是肾上腺素受体激动剂,能引起支气管扩张和血管收缩(见第11章),这些作用可对抗组胺在过敏性休克中引起的支气管收缩、血管扩张和低血压。

**表 44-3　组胺药理学的方法**

| 方法 | 代表药物 | 治疗疾病 |
| --- | --- | --- |
| 给予组胺受体的反向激动剂 | 苯海拉明、氯雷他定(loratadine) | 变态反应 |
| 防止肥大细胞脱颗粒 | 色甘酸、奈多罗米 | 哮喘 |
| 给予生理拮抗剂以对抗组胺的病理效应 | 肾上腺素 | 过敏反应 |

# H₁-抗组胺药

## 作用机制

H₁-抗组胺药原指 H₁ 受体拮抗剂，其依据是气管平滑肌实验中，药物可以诱导组胺的浓度-效应曲线平移(见第 2 章)；但最近的组胺药理学进展表明 **H₁-抗组胺药是反向激动剂而不是受体拮抗剂**。

H₁ 受体同时存在两种构象状态——无活性态和活性态，在无组胺或抗组胺药存在时，两种构象彼此保持平衡(图 44-3)。在基态，受体趋向于构成性活化。组胺是 H₁ 受体活性态构象的激动剂，与组胺结合使平衡向活性态移动。相反，抗组胺药是反向激动剂(inverse agonists)，优先结合 H₁ 受体的无活性态构象，使平衡向无活性态移动。因此即使无内源性组胺存在，反向激动剂也能减弱组成性受体的活性(见第 2 章)。

## 第一代和第二代 H₁-抗组胺药分类

组胺是超敏反应的主要介质，这一发现使 Bovet 和 Staub 在 1937 年发现了第一个 H₁-抗组胺药。20 世纪 40 年代，能够有效抑制组胺作用的药物开始在临床上出现。**目前，H₁-抗组胺药分为两类：第一代和第二代 H₁-抗组胺药**(H₁-抗组胺药分类详见药物汇总表)。

两个芳香环与一个取代的乙胺主链连接组成了第一代 H₁-抗组胺药的基本结构。根据取代的侧链不同，这些药物又可分为六种主要的亚类，包括乙醇胺类、乙二胺类、烷基胺类、哌嗪类、吩噻嗪类和哌啶类(图 44-4)。最常用的第一代 H₁-抗组胺药包括苯海拉明(diphenhydramine)、羟嗪(hydroxyzine)、氯苯那敏(chlorpheniramine)和异丙嗪(promethazine)等。第一代 H₁-抗组胺药在生理 pH 条件下是中性化合物，易透过血-脑脊液屏障，阻断中枢神经系统组胺能神经元的作用。与第二代 H₁-抗组胺药相比，第一代 H₁-抗组胺药对 H₁ 受体选择性低，在治疗剂量下还可与乙酰胆碱、α-肾上腺素和 5-羟色胺受体结合。

第二代 H₁-抗组胺药(second-generation H₁-antihistamines)根据结构可分成四种亚类，包括烷基胺类、哌嗪类、酞嗪类(phthalazinones)、哌啶类。常用的第二代 H₁-抗组胺药包括氯雷他定(loratadine)、西替利嗪(cetirizine)、非索非那定(fexofenadine)。新的第二代 H₁-抗组胺药包括左西替利嗪

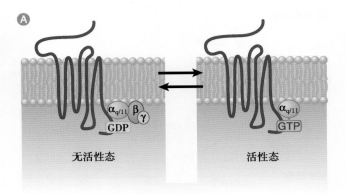
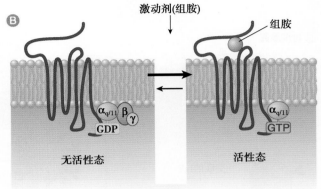
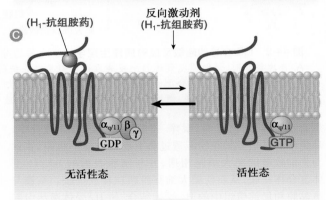

**图 44-3　H₁ 受体简化的二态模型。A.** H₁ 受体同时存在两种构象状态——无活性态和活性态，两种构象彼此保持平衡。**B.** 组胺是 H₁ 受体活性态构象的激动剂，组胺结合使平衡向活性态移动。**C.** 抗组胺药是反向激动剂，结合并稳定 H₁ 受体的无活性态构象，使平衡向无活性态移动

(levocetirizine)和地氯雷他定(desloratadine)，前者是西替利嗪的活性对映体，后者是氯雷他定的活性代谢物。第二代 H₁-抗组胺药在生理 pH 条件下解离，不易透过血-脑脊液屏障。第一代和第二代 H₁-抗组胺药由于亲脂性和选择性不同，不良反应不同，在中枢抑制(嗜睡)和口干(抗乙酰胆碱作用)方面尤其明显。

## 药理作用和临床应用

抗组胺药临床应用广泛，可用于治疗过敏、瘙痒、恶心、呕

炎、荨麻疹和瘙痒症的症状。H₁-抗组胺药能强有力地降低毛细血管通透性，从而缓解因此而导致的水肿和风团，因此预防使用比变态反应发生后使用更为有效。H₁-抗组胺药通过抑制 NF-κB 通路发挥抗炎作用，从而降低炎性细胞因子的转录、趋化和黏附分子表达。

第一代和第二代 H₁-抗组胺药治疗慢性荨麻疹和过敏性鼻炎疗效相当；但是长期临床应用中一般倾向于选择第二代 H₁-抗组胺药，原因是后者不良反应较少。虽然多数口服 H₁-抗组胺药不能明显缓解鼻充血症状，但鼻腔局部抗组胺药如奥洛他定(olopatadine)和氮䓬斯汀(azelastine)是有效果的，尤其是与糖皮质激素合用时更为明显。最近批准上市的治疗过敏性疾病的局部抗组胺药苯磺酸倍他司汀(bepotastine besilate)滴眼液，可以减轻过敏性结膜炎的眼部和非眼部症状。

## 瘙痒

羟嗪(hydroxyzine)和多塞平(doxepin)是有效的止痒药，临床疗效可能与显著的中枢神经系统效应有关。多塞平为三环类抗抑郁药，在抑郁患者中使用最好，因为小剂量的药物就能使非抑郁者产生意识混乱和定向障碍。与口服 H₁-抗组胺药相比，局部用药(包括鼻用和眼用制剂)起效更快，但需要每天多次给药。抗组胺的皮肤用制剂可用于治疗瘙痒性皮肤病，但可能引起过敏性皮炎。

## 恶心和晕动症

H₁-抗组胺药可用于治疗晕动病，以及化疗和偏头痛引起的恶心、呕吐。通过抑制组胺能信号从前庭神经核向髓质的呕吐中心传递，H₁-抗组胺药如茶苯海明(dimenhydrinate)、苯海拉明、美克洛嗪(meclizine)及异丙嗪等可用作止吐药。

## 失眠

由于第一代 H₁-抗组胺药如苯海拉明、多西拉敏(doxylamine)和美吡拉敏(pyrilamine)等有明显的中枢抑制作用，也可用于治疗失眠。第一代 H₁-抗组胺药虽然能有效地促进睡眠，但因其不良反应发生率高——例如可能导致次日的镇静状态，限制其临床使用。标准剂量的第一代 H₁-抗组胺药能引起警觉性的降低和精神运动性能的降低，其强度与社交饮酒相当。鉴于此，第一代 H₁-抗组胺药禁用于需保持警觉性或精确性的人群。

临床医生常开具的几种精神科药物包括曲唑酮(抗抑郁药)和喹硫平(抗精神病药)，因其在中枢神经系统具有抗组胺能的作用也常用于失眠的治疗。

## 限制使用：哮喘和过敏反应

H₁-抗组胺药对支气管哮喘疗效有限，不能单独用于哮喘的治疗。虽然 H₁-抗组胺药可抑制豚鼠的支气管平滑肌收缩，但对人的疗效并不显著，原因是其他介质如白三烯和5-羟色胺也在哮喘过程中起作用。

单独使用 H₁-抗组胺药治疗全身过敏反应或有咽部肿胀的严重血管性水肿通常无效。在这种情况下，其他介质的作用不受 H₁-抗组胺药的影响，肾上腺素仍然是治疗的首选

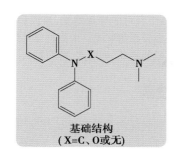

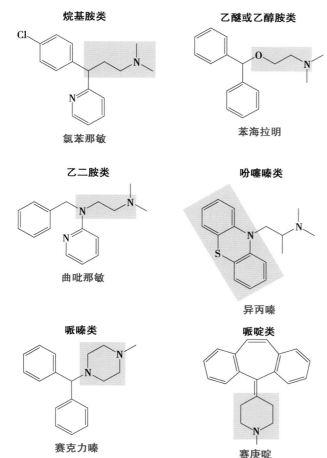

**图 44-4 第一代 H₁-抗组胺药的结构。** 第一代 H₁-抗组胺药的基本结构由含两个末端芳香环的取代乙胺主链组成(注意这些药的乙胺部分与图 44-1 所示组胺的乙胺侧链的相似性)，六种亚类都是在这种基本结构的基础上变化而来的。第一代 H₁-抗组胺药在生理 pH 条件下是中性化合物，易透过血-脑脊液屏障。相反，第二代 H₁-抗组胺药(如氯雷他定、西替利嗪、非索非那定)在生理 pH 条件下解离，不易透过血-脑脊液屏障(图中未显示)。这种透过血-脑脊液屏障能力的差异是使用一代和二代 H₁-抗组胺药时引起的镇静作用程度不同的原因

吐、晕动症、失眠等。虽然组胺能引起支气管收缩和过敏反应，但目前的抗组胺药在哮喘和过敏反应治疗中作用有限。

## 过敏疾病

H₁-抗组胺药最常用于治疗过敏性疾病，缓解鼻炎、结膜

药物。

## 药代动力学

口服 $H_1$-抗组胺药,药物从胃肠道吸收良好,在 2~3 小时内达到血浆峰浓度,不同药物的作用持续时间不同。由于多数 $H_1$-抗组胺药在肝脏代谢,因此严重肝病患者应考虑调整剂量。$H_1$-抗组胺药是肝脏细胞色素 P450 酶的抑制剂,能影响其他通过此酶系统代谢的药物。同时应用竞争相同代谢酶的药物会减少 $H_1$-抗组胺药的代谢,使其血浆药物浓度升高。

## 不良反应

$H_1$-抗组胺药主要的不良反应是中枢神经系统毒性、心脏毒性和抗胆碱能效应。第二代 $H_1$-抗组胺药的不良反应已经研究得很透彻;第一代 $H_1$-抗组胺药尽管已经使用了 60 多年,但仍缺乏长期安全性的研究。

第一代 $H_1$-抗组胺药由于亲脂性高,易透过血-脑脊液屏障。组胺与中枢神经系统(尤其是下丘脑)和外周组织中的 $H_1$ 受体结合产生的神经递质效应可被这些药物对抗。如前所述,这些药物进入中枢神经系统较多,可引起镇静作用。在概述介绍的病例中,Ellen 服用苯海拉明治疗过敏性鼻炎时,就产生了镇静作用。能增加中枢神经系统毒性风险的因素包括体重过低、严重肝肾功能障碍、合并使用能损伤中枢神经系统功能的药物如酒精。

第二代 $H_1$-抗组胺药进入中枢神经系统较少,归因于分子的两个特性:第一,如上所述,这些药物在生理 pH 条件下解离,不易扩散透过细胞膜;第二,与白蛋白和血管内皮腔表面上的 P-糖蛋白外排泵亲和力高,限制其分布进入中枢神经系统。第二代 $H_1$-抗组胺药由于镇静作用较弱,常可推荐用于更广泛的人群。氯雷他定、地氯雷他定及非索非那定是飞行员唯一允许使用的口服 $H_1$-抗组胺药。

$H_1$-抗组胺药能延长 QT 期,引起心脏毒性,尤其是已有心脏功能障碍的患者。一些早期开发的第二代 $H_1$-抗组胺药在血浆浓度较高时产生严重的心脏毒性,特非那定和阿司咪唑是其中的两个,因延长 QT 间期有时导致室性心律失常,被美国食品药品监督管理局(FDA)撤市。$H_1$ 抗组胺药延长 QT 间期的机制认为是抑制 $I_{kr}$ 电流,而不是阻断 $H_1$ 受体。人类 eag 相关基因($hERG$)编码调节 $I_{kr}$ 电流的钾离子通道的 α 亚基,现在可用 hERG 的变异基因进行体外实验,来评价药物是否具有抑制 $I_{kr}$ 电流的潜力。

第一代 $H_1$-抗组胺药比第二代 $H_1$-抗组胺药其抗胆碱能不良反应更大,包括瞳孔扩大、眼干、口干、尿潴留及排尿困难等。老年人对第一代 $H_1$-抗组胺药的抗胆碱能作用和镇静作用更为敏感,且由于合并用药较多,可能发生更多的药物-药物相互作用。部分第一代 $H_1$-抗组胺药的 α-肾上腺素阻断作用及随后引起的低血压容易导致老年人摔倒。

幼儿也易受到抗组胺药不良反应的影响,由于抗组胺药的不良反应且在幼儿中疗效证据有限,FDA 不建议 2 岁以下儿童使用含抗组胺药的咳嗽和感冒制剂。

第一代 $H_1$-抗组胺药过量能引起严重的中枢神经系统抑制,表现为嗜睡、共济失调、昏迷。在孩童和老年人中,反常刺激更为常见,急性中毒可能导致幻觉、烦躁和抽搐,然后发展为呼吸衰竭和心血管系统衰竭。中枢神经系统不良反应通常伴有明显的抗胆碱能症状,如脱水、瞳孔扩大、发热。

## 其他抗组胺药

竞争性拮抗剂和反向激动剂也已开发用于拮抗 $H_2$、$H_3$、$H_4$ 受体。抑制组胺诱导的胃酸分泌的选择性 $H_2$ 受体拮抗剂($H_2$ receptor antagonists)(参见第 47 章)的研发引起相当大的兴趣。与 $H_1$ 抗组胺药的结构不同,这些药物含有完整的五元环(而不是两个或更多的大的芳香环)和不带电的庞大的侧链(图 44-5、47-5)。此类药物是组胺与胃壁细胞上的 $H_2$ 受体结合时可逆的竞争性拮抗剂,因此可减少胃酸分泌。临床适应证包括反酸性胃病(胃灼热)和消化性溃疡病,许多药物还是治疗胃灼热症状的非处方药。西咪替丁(cimetidine)和雷尼替丁(ranitidine)是最常用的两种 $H_2$ 受体拮抗剂,前者重要的不良反应是抑制细胞色素 P450 介导的药物代谢,导致合并使用的特定药物的血药浓度升高。$H_2$ 受体也在中枢神经系统和心肌表达,但由于 $H_2$ 受体拮抗剂的治疗剂量很低,所以中枢神经系统和心血管的不良反应可以忽略不计。

$H_3$ 和 $H_4$ 受体的药理学是研究活跃的领域。迄今为止,还未有任何直接选择性拮抗 $H_3$ 和 $H_4$ 受体的药物用于临床。$H_3$ 受体可反馈抑制组胺在中枢神经系统和肠嗜铬样细胞上产生的特定效应。在动物实验中,$H_3$ 受体拮抗剂可诱导觉醒状态、提高注意力,这些效应现认为是通过皮质上 $H_1$ 受体的过度刺激进行调节的。$H_3$ 受体拮抗剂如硫丙咪胺(thioperamide)、clobenpropit、ciproxifan、proxyfan 已开发用于试验性

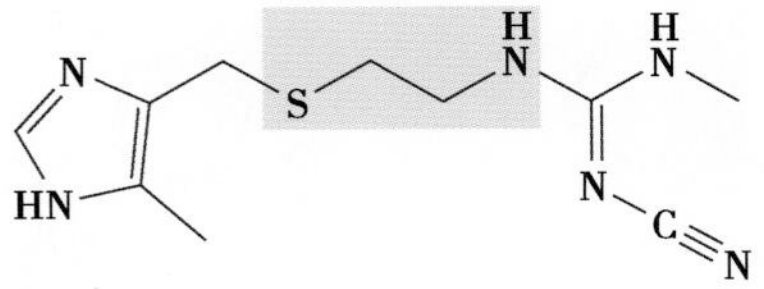

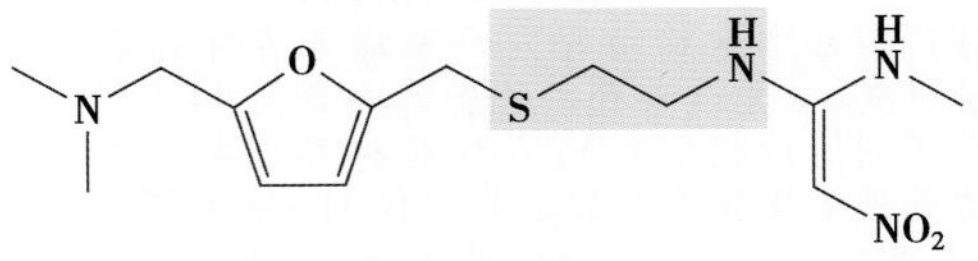

**图 44-5 $H_2$ 受体拮抗剂的结构。**$H_2$ 受体拮抗剂有疏乙胺主链,主链上的 N 被较大的侧链取代,主链末端还连有一个单独的五元环(将 $H_2$ 受体拮抗剂较大的 N 取代侧链与图 44-4 中 $H_1$ 抗组胺药简单的叔胺基进行比较,将 $H_2$ 受体拮抗剂较小的五元咪唑环或者呋喃环与 $H_1$ 抗组胺药一对较大的芳香环也进行比较)。这些结构上的差异使西咪替丁和雷尼替丁及其他的 $H_2$ 受体拮抗剂可以特异性结合胃黏膜上的 $H_2$ 受体,减少胃酸生成

使用。**替洛利生**(以前称为 tripolisant)是一种 $H_3$ 受体选择性反向激动剂,用于治疗嗜睡症,目前处于临床开发后期阶段。

与 $H_3$ 受体类似,$H_4$ 受体与 $G_{i/o}$ 偶联,降低细胞内 cAMP 浓度。由于 $H_4$ 受体可选择性地表达于造血干细胞源的细胞,如肥大细胞、嗜碱性粒细胞和嗜酸性粒细胞;所以阐明 $H_4$ 受体在炎症反应进程中的作用引起了较大的关注。在治疗肥大细胞和嗜酸性粒细胞相关的炎症性疾病药物开发领域,$H_4$ 受体拮抗剂具有良好前景。

## 结论与展望

组胺在过敏、炎症、神经传递和胃酸分泌等多种生理过程中发挥重要作用。靶向于 $H_1$、$H_2$ 受体的药物使过敏性疾病和消化性溃疡的治疗选择显著增加。虽然大多数 $H_1$-抗组胺药治疗过敏性鼻炎和荨麻疹的疗效相似,但第一代和第二代 $H_1$-抗组胺药不良反应方面差异显著。

最近,$H_3$ 和 $H_4$ 受体亚型得以阐明,组胺在中枢神经系统相关疾病中的作用引起了新的关注。靶向 $H_3$ 特异性受体为认知疾病、神经内分泌疾病和神经精神疾病等多种疾病的治疗提供了新的策略。目前 $H_3$ 受体拮抗剂正在进行多种临床和临床前研究,评价其在睡眠障碍(嗜睡和失眠)、神经精神疾病(阿尔茨海默病、多动症、痴呆、抑郁症和精神分裂症)、神经系统疾病(癫痫)、疼痛过程(神经性疼痛)、饮食和能量平衡(肥胖症和糖尿病)等病理过程中的作用。

$H_4$ 受体在肥大细胞和嗜酸性粒细胞相关的炎症性疾病中发挥重要的作用,因此也是药物研发中一个新兴的分子靶点。直接拮抗 $H_4$ 受体的药物将来可能用于治疗多种炎症性疾病,如哮喘、过敏性鼻炎、炎症性肠病和类风湿性关节炎等。

(赵艳 译　应剑　方莲花 审)

## 推荐读物

Bhowmik M, Khanam R, Vohora D. Histamine H3 receptor antagonists in relation to epilepsy and neurodegeneration: a systemic consideration of recent progress and perspectives. *Br J Pharmacol* 2012;167:1398–1414. (*Comprehensively reviews the current state of H₃ receptor antagonist research with a focus on epilepsy and neurodegenerative disorders.*)

Leurs R, Church MK, Taglialatela M. H₁-antihistamines: inverse agonism, anti-inflammatory actions and cardiac effects. *Clin Exp Allergy* 2002;32:489–498. (*Mechanism-based discussion of H₁-antihistamines as inverse agonists.*)

Nicolas JM. The metabolic profile of second-generation antihistamine. *Allergy* 2000;55:46–52. (*Discussion of differences among second-generation drugs.*)

Simons FE. Advances in H1-antihistamines. *N Engl J Med* 2004;351:2203–2217. (*Comprehensively summarizes the mechanism of action and clinical uses of H₁-antihistamines.*)

Thurmond RL, Gelfand EW, Dunford PJ. The role of histamine H1 and H4 receptors in allergic inflammation: the search for new antihistamines. *Nat Rev Drug Discov* 2008;7:41–53. (*Reviews the role of histamine in inflammation and immune modulation, with emphasis on the role of the H₄ receptor.*)

Zampeli E, Tiligada E. The role of histamine H4 receptor in immune and inflammatory disorders. *Br J Pharmacol* 2009;157:24–33. (*Reviews H₄ receptor biology and pharmacology.*)

**药物汇总表：第44章** 组胺药理学

| 药物 | 临床应用 | 严重和一般不良反应 | 禁忌证 | 注意事项 |
| --- | --- | --- | --- | --- |
| **第一代 H₁-抗组胺药** | | | | |
| 机制——反向激动剂优先结合 H₁ 受体的无活性态构象，使平衡向无活性态构象移动 | | | | |
| 乙醇胺类<br>苯海拉明<br>卡比沙明<br>氯马斯汀<br>茶苯海明 | 过敏性鼻炎<br>过敏反应<br>失眠<br>晕动症<br>帕金森综合征<br>荨麻疹 | 镇静,头晕,瞳孔扩大,眼干,口干,尿潴留,排尿困难 | 共同禁忌证：<br>药物过敏<br>2岁以下儿童<br>哺乳期妇女<br>仅限卡比沙明和氯马斯汀：<br>包括哮喘在内的下呼吸道症状<br>单胺氧化酶抑制剂(MAOI)治疗 | 通常,第一代 H₁-抗组胺药比第二代有更大的中枢神经系统和抗胆碱能不良反应<br>苯海拉明(商品名：可他敏)有口服固体,口服液体,肌内,静脉及局部用制剂<br>苯海拉明可增加硫利达嗪的血药浓度,因而增加心律失常的风险 |
| 乙二胺类<br>美吡拉敏<br>曲吡那敏 | 同苯海拉明 | 同苯海拉明 | 吡拉明或曲吡那敏那敏过敏<br>窄角型青光眼<br>狭窄性消化性溃疡<br>有症状的前列腺肥大<br>膀胱颈梗阻<br>幽门十二指肠梗阻<br>包括哮喘在内的下呼吸道症状<br>早产儿,新生儿,哺乳期妇女<br>单胺氧化酶抑制剂(MAOI)治疗 | 同苯海拉明 |
| 烷基胺类<br>氯苯那敏<br>溴苯那敏 | 共同适应证：<br>变应性鼻炎<br>仅限溴苯那敏：<br>过敏反应<br>荨麻疹 | 口干,胃肠不适,嗜睡 | 共同禁忌证：<br>氯苯那敏或溴苯那敏过敏<br>单胺氧化酶抑制剂(MAOI)治疗<br>仅限溴苯那敏：<br>局部中枢神经系统损伤 | 同苯海拉明 |
| 哌啶类<br>赛庚啶 | 同苯海拉明 | 同苯海拉明 | 赛庚啶过敏<br>早产儿,新生儿,哺乳期妇女<br>单胺氧化酶抑制剂(MAOI)治疗<br>闭角型青光眼<br>狭窄性消化性溃疡<br>幽门十二指肠梗阻<br>膀胱颈梗阻 | 同苯海拉明<br>赛庚啶有口服制剂 |

续表

| 药物 | 临床应用 | 严重和一般不良反应 | 禁忌证 | 注意事项 |
|---|---|---|---|---|
| 吩噻嗪<br>异丙嗪 | 过敏<br>晕动病<br>恶心呕吐<br>术后疼痛<br>镇静 | **QT间期延长、粒细胞缺乏、白细胞减少、血小板减少、黄疸、神经阻滞剂恶性综合征、呼吸抑制**<br>皮疹、胃肠不适、口干、头晕、锥体外系疾病、镇静 | 异丙嗪过敏<br>2岁以下儿童<br>昏迷状态<br>包括哮喘在内的下呼吸道症状 | 异丙嗪主要用于缓解术前紧张、减少术后恶心和呕吐<br>有片剂、皮下或动脉内注射剂、栓剂 |
| 哌嗪类<br>羟嗪<br>赛克力嗪<br>美克洛嗪 | 仅限羟嗪：<br>瘙痒、焦虑、呕吐<br>仅限赛克力嗪和美克洛嗪：<br>晕动病、眩晕 | 同苯海拉明 | 羟嗪、赛克力嗪、美克洛嗪过敏<br>仅限羟嗪：妊娠早期 | 羟嗪是治疗瘙痒的有效药 |
| 三环二苯氧䓬类<br>多塞平 | 焦虑、抑郁、瘙痒、失眠 | **室性心律失常、粒细胞缺乏、白细胞减少、血小板减少、自杀倾向、肾毒性**<br>低血压、胃肠不适、头晕、尿潴留、感染 | 多塞平过敏<br>单胺氧化酶抑制剂（MAOI）治疗<br>青光眼<br>尿潴留 | 多塞平为三环类抗抑郁药，在抑郁患者中使用最好，因为小剂量的药物就能使患者产生意识混乱和定向障碍 |

**第二代 H₁-抗组胺药**
**机制——反向激动剂优先结合 H₁ 受体的无活性态构象使平衡向无活性态移动**

| 药物 | 临床应用 | 严重和一般不良反应 | 禁忌证 | 注意事项 |
|---|---|---|---|---|
| 哌嗪类<br>西替利嗪<br>左西替利嗪 | 过敏性鼻炎<br>荨麻疹 | **眼球旋动危象**<br>口干、乏力、头痛、疲劳 | 西替利嗪或左西替利嗪过敏<br>仅限左西替利嗪：<br>终末期肾病、血液透析 | 通常，第二代 H₁-抗组胺药进入中枢神经系统较少，所以与第一代 H₁-抗组胺药相比，抗胆碱能效应和镇静作用较小 |
| 烷基胺类<br>阿伐斯汀 | 过敏性鼻炎 | 同西替利嗪 | 阿伐斯汀过敏<br>严重高血压<br>严重冠状动脉疾病<br>单胺氧化酶抑制剂（MAOI）治疗 | 同西替利嗪<br>阿伐斯汀仅有与伪麻黄碱合用的制剂 |
| 哌啶类<br>氯雷他定<br>地氯雷他定<br>依巴斯汀<br>咪唑斯汀<br>非索非那定<br>左卡巴斯汀<br>苯磺酸倍他司汀 | 共同适应证：<br>变应性鼻炎、荨麻疹<br>仅限左卡巴斯汀和苯磺酸倍他司汀：<br>过敏性结膜炎 | 口干、头痛、嗜睡、疲劳<br>（共同不良反应）；咽炎（仅地氯雷他定）；肌痛、痛经（仅地氯雷他定）；胃肠道不适（仅非索非那定）；味觉障碍、眼睛刺激（仅苯磺酸倍他司汀） | 药物过敏<br>仅限左卡巴斯汀：<br>软性隐形眼镜 | 同西替利嗪<br>左卡巴斯汀和苯磺酸倍他司汀为滴眼液给药 |

续表

| 药物 | 临床应用 | 严重和一般不良反应 | 禁忌证 | 注意事项 |
|---|---|---|---|---|
| 酞嗪类 | | | | |
| 氮䓬斯汀 | 过敏性鼻炎<br>血管运动性鼻炎<br>过敏性结膜炎 | 苦味、头痛、嗜睡、眼睛、眼睛<br>激、打喷嚏、疲劳 | 氮䓬斯汀过敏 | 同西替利嗪<br>鼻喷剂或滴眼液给药 |
| 三环三苯氧苯类 | | | | |
| 奥洛他定 | 过敏性鼻炎<br>过敏性结膜炎 | **鼻出血，鼻溃疡**<br>味觉改变、头痛、眼睛刺激、咽炎 | 奥洛他定过敏 | 鼻喷剂或滴眼液给药 |
| **H2受体拮抗剂** | | | | |
| 西咪替丁<br>法莫替丁<br>尼扎替丁<br>雷尼替丁 | 参见药物汇总表:第 47 章　一般炎症药理学:消化性溃疡疾病 | | | |

# 第45章
# 造血和免疫调节药理学

Andrew J. Wagner, Ramy A. Arnaout, and George D. Demetri

## 概述

　　临床上许多疾病表现为红细胞、白细胞和/或血小板等造血细胞数量减少。本章主要介绍了一些能够调节造血细胞生成的药物制剂以及与其同等重要的非药物替代疗法,如输血和骨髓移植。在生理学上,血细胞的生成受造血生长因子(hematopoietic growth factor, HGF)的调控,造血生长因子是由某种细胞信号刺激机体产生的一组功能相似的糖蛋白。例如,缺氧会刺激红系细胞生长因子-促红细胞生成素的产生,而促红细胞生成素又会反过来刺激红细胞的产生以缓解缺氧状态。在药理学上,刺激红细胞生长的主要疗法是服用一些外源性的生长因子或合成的生长因子类物。本章主要介绍了造血系统细胞及调节其生长的生长因子、促进血细胞生成的

药物制剂。此外,本章还概述了免疫调节剂在抗肿瘤中的应用。

## ■ 病　例

　　患者 M,女,52 岁,左侧乳房查出肿块。行乳房 X 线检查、核心活检和乳房肿瘤切除术,确诊为局限性但淋巴结阳性的浸润性导管癌。该患者开始用阿霉素联合环磷酰胺进行辅助化疗。第一个疗程结束后第 10 天检查,结果如预期——患者白细胞数减少。第 19 天,患者的白细胞数恢复到正常值。在化疗的第三个疗程期间,患者出现中度贫血,血细胞比容为 28%(正常为 37%~48%),并伴有严重疲劳感。在第四个疗程后的第 7 天,白细胞数突然下降到 $0.8 \times 10^9$ 个/L(正常 4~$10 \times 10^9$ 个/L),中性粒细胞绝对值为 $0.3 \times 10^9$ 个/L。患者出

现寒颤并发热,体温达 38.9℃。患者住院接收抗生素治疗 5 天,直至其中性粒细胞绝对值恢复至可接受水平。患者完成阿霉素和环磷酰胺化疗方案后,又接受了紫杉醇化疗,同时进行局部放射治疗。

两年后,患者 M 左腿有痛感。检查发现,肿瘤已扩散至左股骨和肝脏。她开始使用阿霉素和多西他赛进行化疗,但再次出现严重的中性粒细胞减少和发热症状,并且爬楼时出现呼吸困难,血细胞比容只有 27%。之后,化疗辅以聚乙二醇-重组人粒细胞集落刺激因子(PEG-非格司亭)和人促红细胞生成素类似物(达贝泊汀),未再出现中性粒细胞减少和高热症状。应用促红细胞生成素 4 周后,患者血细胞比容升至 34.5%,具有正常的运动耐量,化疗起到了非常好的治疗作用。一年后,患者病情稳定无复发,生活良好。

## 思 考 题

□ 1. G-CSF 和促红细胞生成素是多谱系生长因子还是特异谱系生长因子?

□ 2. 促红细胞生成素促进血液中红细胞生成的机制是什么?

□ 3. 促红细胞生成素类似物达贝泊汀和 PEG-非格司亭等与内源性"天然"红细胞生成素有什么不同?

□ 4. 促红细胞生成素严重的不良反应是什么?

## 造血系统生理学

造血系统的细胞具有多能性(表 45-1)。红细胞(erythrocytes)能够运输氧;粒细胞(granulocytes)、巨噬细胞(macrophages)和淋巴细胞(lymphocytes)等多种白细胞能够抗感染并协助机体对抗肿瘤;血小板(platelet)能够促进凝血。尽管如此,这些细胞有一个共同的特点:均由骨髓中一种常见的细胞——多能造血干细胞(pluripotent hematopoietic stem cell)分化而来(图 45-1)。造血干细胞通过与一种称为造血生长因子(hematopoietic growth factors)的糖蛋白相互作用,按照定向谱系分化成红细胞、白细胞和血小板。

## 造血生长因子的主要作用

造血生长因子和细胞因子共同组成了一组能够调节血细胞生成、成熟和功能的异质群体分子。目前已经确证了近 36 种生长因子,分子量为 9~90kDa 不等。生长因子的膜受体分属于至少 6 种受体超家族,在 11 种不同的染色体上都能找到编码这些生长因子的基因。理论上可以将这些生长因子分为两大类:多谱系生长因子(multilineage growth factors)又称普通生长因子(general growth factors)、早期生长因子(early-acting growth factors)或多效生长因子(pleiotropic growth factors),它能够刺激多种谱系的细胞生成;特异谱系生长因子(lineage-specifc growth factors)又称谱系优势生长因子(lineage-dominant growth factors)或后期生长因子(late-acting growth factors),刺激单一谱系细胞的分化和存活。很多生长因子与细胞因子相互协同作用,有时也有重叠作用。

### 表 45-1 血细胞、生长因子和生长因子类似物

| 细胞类型 | 主要功能 | 特异谱系生长因子 | 缺乏时表现 | 治疗药物 |
| --- | --- | --- | --- | --- |
| 红细胞 | 运输氧 | 促红细胞生成素(EPO) | 贫血 | 依泊汀 α、PEG-依泊汀 β、达比泊汀 α |
| 血小板(凝血细胞) | 止血 | 促血小板生成素(TPO) | 血小板减少症 | 艾曲波帕、罗米司亭、IL-11 |
| 单核细胞/巨噬细胞 | 吞噬细菌、细胞及生物碎片,刺激 T 淋巴细胞生成 | 单核细胞集落刺激因子(M-CSF) | — | — |
| 中性粒细胞 | 吞噬细菌,免疫应答 | 粒细胞集落刺激因子(G-CSF) | 中性粒细胞减少症 | 非格司亭、PEG-非格司亭、沙格司亭 |
| 嗜酸性粒细胞 | 抗寄生虫 | IL-5 | — | — |
| B 淋巴细胞 | 刺激 T 淋巴细胞生成,产生抗体 | 特异性白介素 | 多种免疫缺陷症状 | — |
| T 淋巴细胞 | 吞噬被病毒或细菌感染的细胞,控制免疫应答 | 特异性白介素 | 多种免疫缺陷症状 | rhIL-2 |
| NK 细胞 | 杀死癌细胞 | — | — | — |

NK 细胞,自然杀伤细胞;IL,白细胞介素;PEG,聚乙二醇;rhIL,人重组白细胞介素。

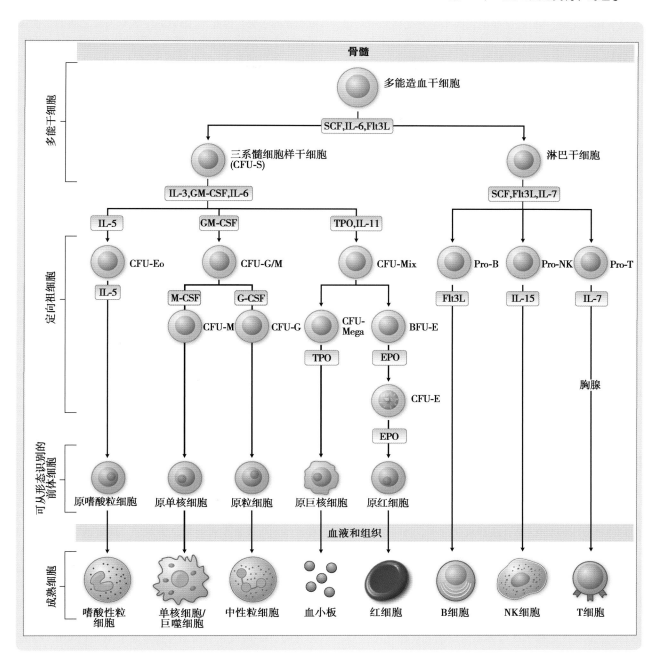

**图 45-1　造血系统细胞发育过程。** 造血系统的成熟细胞均由位于骨髓内的多能干细胞发育而来。成熟细胞发育的类型取决于细胞外环境以及干细胞和祖细胞接触的特异性生长因子。多能干细胞分化成一个三系髓细胞样干细胞（CFU-S）或一个淋巴干细胞。依据提呈的生长因子不同，CFU-S 细胞可以分化成粒细胞（嗜酸性粒细胞、单核细胞/巨噬细胞、中性粒细胞）、血小板或红细胞。淋巴干细胞可以分化成 B 细胞、自然杀伤（NK）细胞或 T 细胞。除原 T 淋巴细胞在胸腺中终末分化为成熟细胞外，所有造血干细胞、祖细胞、前体细胞分化均在骨髓中进行。此处所列生长因子 G-CSF，GM-CSF，促红细胞生成素（EPO）和 IL-11 目前已经作为治疗性药物应用。BFU，爆发集落形成单位；CFU，集落形成单位；CSF，集落刺激因子；IL，白介素；SCF，干细胞因子；TPO，促血小板生成素

## 多谱系生长因子

　　多谱系生长因子包括干细胞因子（stem cell factor，SCF）（也称 Steel 因子或 KIT 配体）、白介素-3（Interleukin-3，IL-3）、粒细胞-单核细胞集落刺激因子（granulocyte-monocyte colony-stimulating factor，GM-CSF）、胰岛素样生长因子、IL-9、IL-11

等。与个体造血干细胞的相关的生长因子将在后面讨论。根据相关药理学原则，多谱系生长因子可能更适合多谱系生长因子受到影响的疾病，比如全血细胞减少症（pancytopenia）。

　　多谱系生长因子之所以能够刺激多谱系细胞生长，在于他们的分子结构和细胞生理学的特征。第一，这些生长因子的受体在结构和模式上具有相关性；这些共性可以使其在某

些情况下相互交换。第二,这些生长因子与其受体结合后激发的信号转导级联反应,涉及一种常见的信号蛋白家族——JAK-STAT 蛋白。在真性红细胞增多症、原发性血小板增多症、髓样化生骨髓纤维化等骨髓增生性疾病中,JAK2 激酶功能域被单点突变激活,导致该基因编码的蛋白产物的一个氨基酸发生替换(V617F)。这些疾病均具有所有谱系集落增生的特点,进一步说明 JAK-STAT 途径在血细胞生成中的重要作用。药理学家对多谱系生长因子信号传导的共性进行了研究以期能设计合成具有新的作用特点的生长因子类似物(见下文)。

## 特异谱系生长因子

生长因子如果具有谱系特异性,则至少满足以下两个条件中的一个:①生长因子受体的表达只限于单个谱系的祖细胞或前体细胞;②能够诱导其他谱系细胞的抑制或凋亡信号。促红细胞生成素(erythropoietin(EPO)是特异谱系生长因子中的一种);另一种是只对血小板谱系有作用的促血小板生成素(thrombopoietin,TPO)。其他所谓的特异谱系生长因子除了对其特异的谱系发挥作用外,对其他谱系也有作用,所以对这类生长因子更合适的称谓应该是谱系选择性生长因子。这样的生长因子包括 G-CSF 和多种白介素,前者主要促进中性粒细胞的分化,后者对特定的骨髓系和淋巴系有选择性作用(见下文)。就药理学而言,特异性谱系生长因子可选择性治疗某一类细胞缺陷性疾病。有些生长因子对抗肿瘤有特效,可能是因为其有前分化和早熟的特点。

# 红细胞生成

红细胞是唯一能将氧气从肺运送到全身组织的细胞,其血红蛋白(hemoglobin)的浓度很高。血红蛋白可以根据血液和组织内氧分压的变化,结合或释放氧分子。每一个血红蛋白分子由 4 个相似的多肽链组成,每一条链都有氧分子的结合位点。成人血红蛋白包含两条 α 链和两条 β 链($\alpha_2\beta_2$),称为血红蛋白 A(HbA)。胎儿血红蛋白又称为血红蛋白 F(HbF),包含两条 α 链和两条 γ 链($\alpha_2\gamma_2$)。HbF 对胎儿出生前 6 个月的生长起着关键性的作用,与氧气的结合能力比 HbA 强,使得氧气更易于从母体输送给胎儿。胎儿出生后,DNA 甲基化使 γ 珠蛋白基因失活,而使 β 珠蛋白基因的表达增加。血红蛋白一个重要的特征是,α、β、γ 珠蛋白表达的调节机制是互相独立的,因此许多血红蛋白病(hemoglobinopathies)的发生可能是因为遗传变异导致 α 或 β 链表达异常或表达减少而造成的。镰状细胞贫血(sickle cell anemia)发生机制是 β 珠蛋白某个基因点突变产生了异常血红蛋白——血红蛋白 S(HbS)。HbS 在脱氧状态下相互聚集,形成多聚体脱氧聚合,造成红细胞形状"镰状化",最终导致溶血性贫血、疼痛性血管闭塞危象、严重的终末器官损伤。在美国,这种常染色体阴性病是十分常见的血液遗传病,患者超过 70 000 人。另一种常见的血红蛋白病是 β 地中海贫血(beta-thalassemia),其 β 链的结构和功能均正常但其表达减少。

正常的红细胞从骨髓释放后,在血液循环中的寿命约为 120 天。红细胞在骨髓组织中生成,由于细胞的破坏(溶血)

或出血而丢失。因此,红细胞的生成和丢失之间的平衡决定了血液中红细胞的数量。临床上用血红蛋白浓度(每升血液中血红蛋白的浓度)或血细胞比容(hematocrit)(血细胞在血液中所占的容积百分比)表示红细胞数量。正常血红蛋白浓度范围:男性 140~170g/L,女性 120~150g/L。正常血细胞比容范围:男性 42%~50%,女性 37%~48%。女性因生理原因(月经)血液不断丢失,男性因雄激素诱导红细胞增多(机制不明)使得血红蛋白浓度和血细胞比容的正常范围在男性和女性间有所差异。当血红蛋白浓度或血细胞比容低于正常值时即为贫血(anemia)。

## 促红细胞生成素

红细胞生成(erythropoiesis)是在一些生长因子控制下发生。影响红细胞生成的主要的生长因子是促红细胞生成素,促红细胞生成素是一种大分子糖基化蛋白质,胎儿期由肝脏产生,出生后由肾脏产生的。特异性谱系生长因子促红细胞生成素在临床上受到广泛关注,因为它只对除早期不定型细胞外的所有红细胞系统有激活作用,而对其他谱系无显著作用。在小鼠实验和人体疾病状态均显示了缺少促红细胞生成素可导致严重的贫血,证明了促红细胞生成素重要的生理学作用。此外,在家族先天性红细胞增多症患者体内已经检测出罕见的促红细胞生成素受体的激活突变,这种疾病表现为孤立的红细胞增多和对促红细胞生成素的反应增强。芬兰越野滑雪运动员 Eero Mantyranta 在 1964 年奥林匹克运动会上获得多枚金牌,但因检测出高水平的血细胞比容而被指控服用了血液兴奋剂(输红细胞以人为增加携氧能力)。30 年后,当科学家从他和他的家族中检测出促红细胞生成素受体的激活突变后,才证明他是无辜的。

鉴于促红细胞生成素在运输氧气中的作用,缺氧会刺激促红细胞生成素生成就不足为奇了。缺氧诱导因子 1α(hypoxia-inducible factor-1α,HIF-1α)可与促红细胞生成素基因的增强子元件结合并激活基因的转录(图 45-2),诱导促红细胞生成素的表达。细胞内 HIF-1α 的数量主要受局部氧分压的影响。正常或高氧状态下,HIF-1α 在 Fe(Ⅱ)依赖的双加氧酶作用下通过脯氨酰羟化酶(PHD)发生羟基化。脯氨酰羟基化的 HIF-1α 促使自身结合到希佩尔-林道(pVHL)E3 泛素连接酶络合物上,使靶蛋白 HIF-1α 降解。缺氧状态下,机体不表达脯氨酰羟基化的 HIF-1α,HIF-1α 不与 pVHL 结合而是被转移至细胞核内增强缺氧诱导基因的转录,进而增加促红细胞生成素生成。在罕见的常染色体隐性病家族性红细胞增多症 2(也称为楚瓦什红细胞增多症,在伏尔加河中部人群中首次发现)中,pVHL 生殖系拷贝发生突变,阻止了其与 HIF-1α 结合,既减少了 HIF-1α 的降解率又刺激了促红细胞生成素和其他靶基因的活化。

蛋白质转录和翻译后,含有 166 个氨基酸的促红细胞生成素蛋白发生糖基化,分子量由 18kDa 增至 34~39kDa,末端精氨酸断裂,蛋白质分泌并转移至骨髓组织内。在骨髓组织内,促红细胞生成素与 BFU-E 表面上的促红细胞生成素受体以及所有红系祖细胞和前体细胞,包括红细胞的前体细胞——网织红细胞(reticulocyte)结合,通过由 JASK-STAT 介

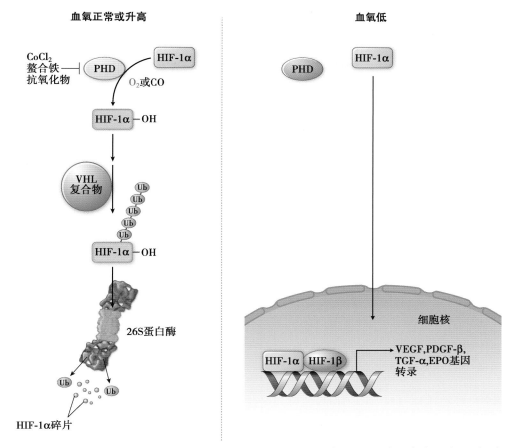

图 45-2　促红细胞生成素合成调节。由肾合成的促红细胞生成素(EPO),在血氧含量降低时,其合成增加;当血氧含量正常或升高时,其合成减少。生理学上 $O_2$ 感受器是一个铁依赖的双加氧酶—脯氨酰羟化酶(PHD)(体外氯化钴、螯合铁、抗氧化剂和一氧化碳实验表明 $O_2$ 感受器是一个含铁蛋白)。当 $O_2$ 含量正常或升高(左图)时,激活低氧诱导因子 1α(HIF-1α)上 PHD 羟基化脯氨酸残基。这种翻译后修饰可促进 HIF 1α 与泛素连接酶 pVHI(VHL 复合物)结合,从而导致 HIF-1α 被 26S 蛋白酶体泛素化(Ub)和水解降解。低氧条件下(右图)脯氨酰羟化酶失活,使得 HIF-1α 积聚、转移至细胞核,并诱导大量基因的表达,包括编码促红细胞生成素(EPO)的基因。病理条件下,如慢性肾病,肾中合成 EPO 的正常细胞受到损伤。这些损伤的细胞即使在低氧条件和继发性贫血的情况下,也不能合成足够的 EPO。给予外源的重组人源 EPO 可以增加损失的生长因子,从而治疗贫血。详见正文中对于贫血和慢性肾病患者应用 EPO 的利与弊的讨论

导的复杂的胞内信号级联反应,激活促红细胞生成素受体,促进红系谱细胞的增殖和分化,包括从网织红细胞到红细胞的终末分化。红细胞生成对于促红细胞生成素的产生是一个负反馈调节径,也就是说,当血液中的红细胞数越多即血红蛋白和血细胞比容浓度越高,血液运输氧的能力就越强。在没有心肺疾病的情况下,携氧能力的增强可以缓解缺氧症状并能消除对促红细胞生成素生成的影响。

表 45-2 列出了一些主要的促进或抑制红细胞生成的病理机制。

# 白细胞生成（骨髓细胞和淋巴细胞生成）

白细胞(leukocytes)是免疫系统中不可或缺的细胞。根据免疫系统的两个主要分支将白细胞分为两种主要类型。免疫系统天然免疫细胞包括粒细胞(中性粒细胞、嗜酸性粒细胞和嗜碱性粒细胞)、单核细胞、巨噬细胞和巨噬谱系细胞变异体。中性粒细胞吞噬细菌,嗜酸性粒细胞侵噬寄生虫,嗜碱性粒细胞则参与超敏反应。巨噬细胞也吞噬细菌,但巨噬细胞和巨噬细胞变异体[树突状细胞、郎格汉斯细胞、破骨细胞(osteoclasts)等]还有其他重要的功能。当机体发生感染和清除生物碎片时,巨噬细胞在刺激和调节免疫系统先天性和适应性两分支应答方面有重要作用。树突状细胞和郎格罕细胞对启动和刺激免疫应答有重要作用。这些细胞将抗原从接种地运送到淋巴结,同时调节淋巴细胞反应。破骨细胞对骨骼系统的重吸收有重要作用。免疫系统的获得性免疫细胞叫淋巴细胞(lymphocytes),淋巴细胞有两种:B 细胞,产生抗体;T 细胞,吞噬病毒感染的细胞和肿瘤细胞(及其他功能)。"获得性"指细胞可以识别特定的感染性物质或其他靶标物质并对其作出反应(见第 42 章)。

**表 45-2**　刺激或抑制红细胞生成的病理条件

| 病理条件 | 机制 |
| --- | --- |
| **促进红细胞生成** | |
| 失血 | 诱发组织缺氧 |
| 溶血 | |
| 高海拔 | |
| 肺部疾病 | |
| 骨髓增生障碍，JAK2 激活的突变 | 增加胞内 JASK-STAT 信号级联反应 |
| **抑制红细胞生成** | |
| 慢性肾病 | 减少肾脏合成促红细胞生成素 |
| 铁、叶酸、或维生素 B12 缺乏 | 减少幼红细胞的分化和红细胞生成 |
| 慢性炎症 | |
| 铁粒幼红细胞性贫血 | |
| 珠蛋白生成障碍性贫血 | |
| 骨髓组织的恶性浸润 | |
| 再生障碍性贫血，纯红细胞发育不全 | |
| 药源性骨髓毒性 | |

所有的白细胞都是由多能造血干细胞分化而来（图 45-1）。在生长因子的作用下，这些祖细胞分化成骨髓干细胞（myeloid stem cells）或淋巴干细胞（lymphoid stem cells）。骨髓干细胞进一步分化成免疫系统天然性免疫细胞（以及红细胞和血小板），而淋巴干细胞分化成获得性免疫细胞。调节分化途径的生长因子后面章节会提到。

## 粒细胞刺激因子

多能性造血干细胞分化成髓细胞样干细胞的过程受一些多谱系生长因子如干细胞因子和 IL-3 的影响。髓细胞样干细胞进一步分化成中性粒细胞和单核/巨噬细胞，由多谱系生长因子粒-巨噬细胞集落刺激因子（granulocyte-monocyte colony-stimulating factor，GM-CSF）和特异性谱系生长因子粒细胞集落刺激因子（granulocyte colony-stimulating factor，G-CSF）及单核细胞集落刺激因子（monocyte colony-stimulating factor，M-CSF）调节。而白介素-5（interleukin-5，IL-5）促进髓细胞样干细胞分化成嗜酸性粒细胞。

相对而言，GM-CSF 对骨髓谱系细胞的作用更为广泛。GM-CSF 是由巨噬细胞和 T 细胞产生的一组分子量为 18～28kDa 的糖蛋白，可以刺激骨髓祖细胞和干细胞分化为形态上可识别的嗜酸性粒细胞、单核/巨噬细胞和中性粒细胞。同时 GM-CSF 可提高白细胞突变体的活性，促进巨噬细胞分化成郎格汉斯细胞。一些 GM-CSF 的功能是间接的，例如，在中性粒细胞的生成和功效发挥上，GM-CSF 的作用不仅缘于 GM-CSF 对中性粒细胞的直接刺激，也来自 GM-CSF 刺激其他细胞产生的细胞因子，如 TNF 和 IL-1。

和其他生长因子一样，GM-CSF 的信号传导通过 JAK-STAT 信号通路。

比起 GM-CSF，G-CSF 的功能更具有谱系选择性。和 GM-CSF 一样，G-CSF 也是一种 18kDa 的糖蛋白，G-CSF 的信号传导也通过 JAK-STAT 信号通路。在机体感染时，G-CSF 由单核细胞、巨噬细胞、上皮细胞和成纤维细胞释放到血液循环中。在骨髓组织中，G-CSF 刺激中性粒细胞的生成，进而增强免疫系统（immune system）对抗感染的能力。局部释放的 G-CSF 可加强中性粒细胞介导的吞噬作用。

M-CSF 也被称作 CSF1，其功能只局限在单核/巨噬细胞及相关多种细胞（包括破骨细胞亚群）的分化。在正反馈途径中，也有一些细胞可以产生 M-CSF。M-CSF 存在于可选择性接合的 70～80kDa 和 40～50kDa 亚型中。色素绒毛结节性滑膜炎是一种罕见的良性肿瘤，最近已被证实与 CSF1 相关的基因易位。这种易位导致 CSF1 表达下调以及主要由增殖巨噬细胞和组织细胞组成的炎症团形成。

IL-5 由 T 辅助细胞亚群产生。这种生长因子选择性地促进嗜酸性细胞的分化、黏附、脱粒和存活。据此类推，IL-5 在变态反应和哮喘的病理生理学中发挥着重要作用。

## 淋巴细胞刺激因子

白介素是一种调节蛋白，控制着淋巴细胞的生成和活化。迄今，至少已确定了该蛋白家族中的 30 个成员，并按数字标记为 IL-1、IL-2 等。白介素不仅调节淋巴细胞的分化，而且在固有免疫应答和适应性免疫应答中也有多样性和重叠性作用，包括对 T 细胞和巨噬细胞的刺激等。上文将几种白介素称为粒细胞刺激因子；其他的在下文关于血小板生成中进行讨论。

IL-2 和 IL-7 两种白介素对白细胞分化有关键性作用。IL-2 是由 T 细胞产生的一种分子量为 45kDa 的蛋白质。IL-2 可促进 T 细胞和 B 细胞的增殖，曾被认为是潜在的免疫兴奋剂，因而受到广泛关注。但是，针对这一假设的研究结果显示，缺乏 IL-2 小鼠的表现是淋巴细胞增生而非淋巴细胞减少。这个意外的发现进一步凸显了生长因子和免疫细胞在体内功能多样性的特点，不仅包括上例中提到的调节、抑制（耐受性）细胞生长的作用，还包括刺激细胞活化的作用。这一研究还提示，如果细胞增殖没有得到正常调控，一些意外的分化就会发生，而这正是某些肿瘤发生的基础。IL-7 是一种多谱系淋巴细胞生长因子，由脾脏、胸腺和骨髓间质产生，可促进 B 细胞和 T 细胞的生长和分化。

干扰素（interferons）组成了调节蛋白的第二个家族，可以调节淋巴细胞的生长和活化。与白介素相似，这些蛋白可以刺激 T 细胞和巨噬细胞的活化。干扰素具有非常好的抗病毒活性，常用于乙肝和丙肝等感染性疾病的治疗（详见第 38 章，病毒感染药理学）。干扰素的其他功能包括促进淋巴细胞的终末分化，抑制细胞分裂（在某些情况下），及对处于应激状态下的细胞直接产生细胞毒作用。干扰素的三种类型分别是 IFN-α、IFN-β 和 IFN-γ，各具有不同的生物学作用。和其他生长因子一样，干扰素对细胞的作用由特定的细胞表面受体和 JAK-STAT 信号转导通路介导。

# 血小板生成（凝血细胞发生）

血小板（有时也称为凝血细胞）对血栓形成有重要作用。这种小细胞，无细胞核，不合成新蛋白质，在血液循环中的半衰期是 9~10 天。像造血系统的所有细胞的形成一样，血小板的生成受多谱系生长因子和特异性谱系生长因子的双重调控（图 45-3）。刺激血小板生成的最重要的多谱系生长因子是 IL-11、IL-3、GM-CSF、干细胞因子和 IL-6。因为血小板和红细胞来源于相同的前体细胞——CFU-Mix 细胞，所以这类生长因子也可以刺激红细胞的生成就不足为奇了。CFU-Mix 细胞是分化成血小板还是红细胞取决于其与何种特异性谱系生长因子接触。促红细胞生成素刺激 CFU-Mix 细胞分化成 BFU-E 和红谱系其他细胞。相对地，谱系特异生长因子促血小板生成素刺激 CFU-Mix 细胞向 CFU-Mega 细胞和巨核细胞（后期形成血小板）分化（图 45-1）。

## 促血小板生成素

促血小板生成素（thrombopoietin, TPO）主要由肝脏产生，少量由肾脏的近端小管产生。和促红细胞生成素一样，促血小板生成素是一种针对单一细胞系起作用的 35kD 的大分子糖基化蛋白质，而且这种作用也通过 JAK-STAT 信号通路介导。与促红细胞生成素不同的是，因为促血小板生成素是组成性表达，其活性不受基因表达水平的调节。相反，通过一个有趣的功能机制，血小板生成素的循环水平受血小板生成素受体（也称为 Mpl）调节，后者是 c-mpl 基因的蛋白质产物。

从结构和功能上而言，促血小板生成素受体类似于 IL-3、促红细胞生成素和 GM-CSF 受体。促血小板生成素受体分布于血小板前体细胞（CFU-S、CFU-Mix、CFU-Mega 和巨核细胞）和血小板上。但是，对于不同的细胞，促血小板生成素有不同的作用。对于血小板前体细胞，促血小板生成素与其受体结合促进细胞的生长和分化。相反，如果血小板供给足量，血小板上的受体会结合过量的促血小板生成素从而阻止血小板的

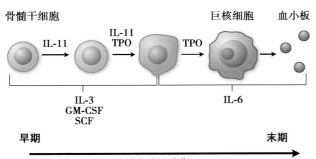

**图 45-3　血小板生成相关生长因子。**许多生长因子与血小板生成（巨核细胞生成）密切相关。IL-11 主要在早期发挥重要作用，刺激 GM-SCF 的生成，并和 IL-3 和干细胞因子（SCF）协同增加巨核祖细胞增殖和分化。IL-6 和 TPO（血小板生成素）在巨核细胞生成后期发挥主要作用。重组人源 IL-11（奥普瑞）和 TPO 受体激动剂（艾曲波帕和罗米司亭）均可用于增加血小板生成

过量增殖。促血小板生成素还可使这些细胞对凝血酶和胶原诱导的聚集作用更加敏感来增强血小板功能（详见第 23 章）。

# 药理学分类及治疗药物

临床上常将造血生长因子分为两类，第一类是重组或合成的生长因子类似物，常用于治疗各种造血细胞缺陷的患者。这一类生长因子包括患者 M 应用的 G-CSF 和促红细胞生成素。第二类是对多种恶性肿瘤有治疗作用的一些生长因子。

## 促红细胞生成药物

促红细胞生成素的作用具有红系细胞谱系特异性，使其成为临床治疗某些贫血的首选。导致贫血的原因有多种，可能由于正常的红细胞生成受到干扰或者红细胞成熟之前丢失，也可能由于成熟的红细胞遭到破坏等（表 45-2）。促红细胞生成素疗法的常见适应证是慢性肾病。慢性肾病中，肾组织功能丧失导致某些细胞的丢失，而这些细胞在正常生理条件下，可产生促红细胞生成素。促红细胞生成素疗法的另一个适应证是化疗导致的贫血。化疗可直接产生骨髓和肾脏毒性，也可诱导其对内源性红细胞生成素（可能涉及促炎细胞因子、氧化应激及抗红细胞生成素抗体）产生相对耐受性（肿瘤也可通过失血、营养不良和肿瘤侵袭骨髓组织导致贫血，这些诱因通常都可以明确诊断并得到有效治疗）。与化疗相关的贫血及相关症状如 M 夫人出现的疲劳，在某些情况下均可以用促红细胞生成素治疗。

### 促红细胞生成剂

在北美，目前临床使用的促红细胞生成剂（erythropoiesis-stimulating agents, ESA）主要有三种：重组人促红细胞生成素（recombinant human erythropoietin, rhEPO）（也称作依泊汀 α）、甲氧基聚乙二醇（PEG）-依泊汀 β 及达比泊汀 α[之前也称为新型红细胞生成刺激蛋白（NESP）]。和内源性促红细胞生成素一样，依泊汀 α、PEG-依泊汀 β 及达比泊汀 α 均通过刺激促红细胞生成素受体，诱导红细胞生成产生疗效。对于 1/2~3/4 贫血患者，rhEPO 至少可使血细胞比容提高 6%，其作用与贫血病因和 rhEFO 给药量相关。

rhEPO 和达比泊汀在结构上非常相似，事实上，这两种物质的差别仅仅是与蛋白连接的唾液酸（碳水化合物）的数目不同。研究表明促红细胞生成素的唾液酸数量越多，其效能越高，这一发现开启了对达比泊汀的研制。达比泊汀比促红细胞生成素多出的两个唾液酸基团使其半衰期延长了 3 倍，因此可减少用药次数。PEG-依泊汀 β 的聚乙二醇包衣使得其半衰期比达比泊汀及促红细胞生成素都长。这三种药物均为蛋白制剂，因此均不能口服。

促红细胞生成素除了对红细胞生成有确切疗效外，对伤害性刺激和缺血性脑损伤后胶质细胞和神经元细胞的存活也有作用。对促红细胞生成素的神经保护作用的临床研究正在

进行。

非贫血患者或轻度贫血患者服用促红细胞生成素会导致红细胞增多、血液黏稠、脑卒中或心肌梗死。在 20 世纪 80 年代的世界自行车职业赛中，18 名赛手在非法服用促红细胞生成素后猝死，死亡原因可能就是促红细胞生成素的那些副作用。在 1998—2003 年期间，重组人促红细胞生成素制剂暴露了另外一些严重的副作用。在接受一种促红细胞生成素治疗的患者中，超过 200 人出现了纯红细胞再生障碍并在体内检测出抗促红细胞生成素的中和抗体。引起这种免疫反应的确切原因至今不明。一种假说认为，促红细胞生成素在生成过程中发生部分变异而被机体识别为新抗原。促红细胞生成素和达比泊汀均可诱导高血压，因此，不受控制的高血压患者不能使用。目前，促红细胞生成素诱导高血压的发生机制尚不清楚。

最近的临床研究发现，同时患有贫血和慢性肾病的患者接受促红细胞生成药物治疗时，如果他们的血红蛋白浓度达到 110g/L 以及上时，他们死亡、发生严重心血管事件、脑卒中的概率会增大，产生这种后果的原因也是研究热点。现行的美国 FDA 指南建议，血红蛋白浓度在 10g/dl 以下的慢性肾病患者在使用促红细胞生成药物时要慎重，用药剂量需个体化以使用最低有效剂量的 ESA 降低输注红细胞的需求。

研究表明，对于乳腺癌、非小细胞肺癌、头颈癌、淋巴癌以及宫颈癌患者，促红细胞生成素虽然可以减缓化疗导致的贫血，却会增加肿瘤发展和复发的风险。对这些研究发现的机制和应用仍然存在争议。可能的原因包括一些癌细胞表达了促红细胞生成素受体；化放疗联合促红细胞生成素治疗具有叠加毒性；因促红细胞生成素治疗可引起血红蛋白浓度升高而导致血栓形成。这些观察结果使得美国 FDA 修改了适应证，以防止患者把这类药物用于治疗化疗导致的骨髓抑制。在这种情况下，医生就有必要明确告知患者使用促红细胞生成药物促进造血细胞生成的利弊。

## 促胎儿血红蛋白生成药物

镰状细胞病的标志是急性疼痛危象，对感染的易感性增加和重度溶血性贫血。红细胞中出现镰状血红蛋白（HbS）是疾病的根源，症状在患者幼年产生 HbS 后出现。患有镰状红细胞病的新生儿和胎儿则不表现症状，因为胎儿珠蛋白基因在胎儿出生数月后仍有表达，使得胎儿血红蛋白（fetal hemoglobin，HbF）浓度维持在较高水平。（镰状细胞病患者在 2 岁时，其典型的 HbF 最多占总血红蛋白的 15%，而在成年时则为 1%~2%）。与此一致的是，高表达 HbF 的成年患者比低表达 HbF 者疼痛频率减低，并且贫血症状缓和。这些结果使提高 HbF 水平成为诱人的治疗目标。

理论上，提高 HbF 的水平有两种途径：刺激成人 HbF 的表达；在患者幼年时阻止血红蛋白由胎儿型（HbF）向成人型（HbS）转变。目前的临床实践中，5-氮胞苷和羟基脲通过第一种途径升高 HbF 水平。目前仍处于临床试验阶段的丁酸盐，可能通过以上两种途径发挥作用。早期的研究显示，虽然促红细胞生成素因为能同时促进含有 HbS 和 HbF 的红细胞的生成，镰状细胞病患者应谨慎使用。但是，5-氮杂胞苷和羟

基脲可能与丁酸盐及促红细胞生成素发挥协同作用。

### 5-氮胞苷

5-氮胞苷（5-azacytidine）及其同系物 5-氮杂-2-脱氧胞苷（地西他滨）是一种 DNA 去甲基化药物，对于镰状细胞病或 β 珠蛋白生成障碍性贫血的患者，5-氮胞苷使 HbF 的浓度上升到总珠蛋白的 20% 以上。（理论研究表明 HbF 的浓度在 30%~40% 就可使患者不表现疾病症状。）研究认为，5-氮杂胞苷和地西他滨通过逆转 γ 球蛋白基因的甲基化发挥作用，但这一机制有待验证。因为不能明确药物的作用机制以及担心长期应用会增加肿瘤发生的风险（这些药物都会干扰正常的 DNA 合成，见第 39 章），限制了这些药物作为镰状细胞病预防药物在临床上的应用。

### 羟基脲

20 世纪 90 年代首次使用羟基脲（hydroxyurea）治疗镰状细胞病。羟基脲是一种生长抑制剂，通过抑制核糖核苷酸还原酶的作用而阻断细胞分裂。羟基脲曾被用于治疗克隆性造血系统疾病如慢性髓性白血病和真性红细胞增多症（见第 39 章）。因此，长期应用羟基脲治疗（即使是儿童）是相对安全的，其主要不良反应是骨髓白细胞和血小板抑制。与氮杂胞苷相比，羟基脲对 HbF 的诱导作用相对缓慢，但是临床证明，羟基脲对约 60% 的镰状细胞病患者有效。这些患者中，羟基脲可使这些患者的 HbF 含量升高至 20% 以上，同时疼痛危象发病率降低了 50% 以上（从每年 4.5 降低到 2.5），减少了每年发生 3 次或 3 次以上疼痛危象患者需要的输血量。但是，羟基脲不能阻止靶器官损伤或脑卒中的发生。1998 年，羟基脲经美国食品药品管理局（FDA）批准用于治疗镰状红细胞病。

尽管临床使用羟基脲已有很长的历史，但其治疗镰状细胞病的机制仍不明确。目前，有假说认为，羟基脲能够阻断表达 HbS 的红系前体细胞的分裂，在某种程度上使其逆转表达胎儿型血红蛋白，维持红细胞的生成。有趣的是，也有研究指出羟基脲增加 HbF 的表达与抑制核糖核苷酸还原酶是相对独立的。

### 丁酸盐

丁酸盐（butyrates）（例如丁酸精氨酸、丁酸苯酯）是短链脂肪酸，能够抑制组蛋白脱乙酰基酶的作用，脱乙酰基酶通过修饰 DNA 使其不能与转录因子相互作用。早期临床试验结果显示，虽然丁酸盐对 HbF 水平低于 1% 的患者无明显效果，但是却可以将 HbF 含量从 2% 提高到 20% 以上。动物实验表明丁酸盐抑制 HbF 转化为 HbS，糖尿病母亲（血中丁酸盐水平升高）生的小孩 HbF 水平较正常水平高。因此有人认为丁酸盐的作用机制是允许某些转录因子维持或恢复活性。虽然这个机制能够解释丁酸盐可刺激 HbF 的生成增加，但是不能解释丁酸盐选择性的升高镰状红细胞病患者 HbF 水平，使得 HbF 的表达高于 HbS。

## 促白细胞生成药物

当祖细胞增殖分化成成熟白细胞的过程受到干扰（骨髓

抑制）多会导致中性粒细胞计数减少又称中性粒细胞减少症（neutropenia）。中性粒细胞减少症常并发白血病和其他侵入骨髓组织的恶性肿瘤，是癌症化疗时的常见副作用。骨髓移植、先天性中性粒细胞减少症、HIV 或齐多夫定相关的中性粒细胞减少症是引起中性粒细胞减少的不常见因素。用于治疗肿瘤和化疗导致的中性粒细胞减少的药物有三种：重组人粒细胞集落刺激因子，其聚乙二醇化长效制剂 PEG-G-CSF，以及重组人 GM-CSF。

## 重组人 G-CSF（非格司亭和 PEG-非格司亭）和 GM-CSF（沙格司亭）

非格司亭和沙格司亭几乎和天然的生长因子 G-CSF 和 GM-CSF 分子相同，他们通过相同机制发挥内源性蛋白质的作用。虽然 GM-CSF 是多谱系生长因子，但 GM-CSF 和 G-CSF 在临床上主要用于升高绝对中性粒细胞计数，并且这种作用呈非剂量依赖性。（GM-CSF 也可剂量依赖性的升高嗜酸性粒细胞计数。）如上文所述，G-CSF 和 GM-CSF 不仅能促进中性粒细胞生成，还能提高其对微生物的抑制活性。例如，对于患者 M（见病例介绍），非格司亭不但促进了化疗后的中性粒细胞计数的恢复，还提高了中性粒细胞抗感染的能力。同时，G-CSF 和 GM-CSF 能诱发造血干细胞从骨髓组织进入外周循环，因此，临床经常在采集干细胞做移植前使用 G-CSF 和 GM-CSF 治疗。GM-CSF 的免疫激活作用引发了人们对其增强抗肿瘤免疫活性的研究。

非格司亭类似物与聚乙二醇（PEG）的结合物，与其原始母核相比，这种 PEG-非格司亭在体内的代谢过程较慢。因此，PEG-非格司亭日单次与非格司亭多次给药量产生的药效相同。

重组人 G-CSF 的主要副作用是骨痛，停药即可消退。理论上，G-CSF 有诱导急性单核细胞白血病（acute myelogenous leukemia，AML）或骨髓增生异常综合征（myelodysplastic syndrome，MDS）的风险，这一结论仍存在争议。一般而言，观察结果不足以支持上述风险会增加的结论，但是对一位接受化疗治疗的乳腺癌患者的研究却发现，接受 G-CSF 治疗的患者患 AML/MDS 的风险增加了 5 倍。同时也发现，与那些没有患 AML/MDS 的患者相比，这些患者还接受了更高剂量的环磷酰胺治疗。GM-CSF 与发热、关节痛、水肿、胸腔积液和心包积液的发病也存在相关性。G-CSF 和 GM-CSF 均是蛋白质，必须经注射途径给药，经典的给药方式是病程几周内连续每日注射给药。

# 促血小板生成药物

血小板计数降低或血小板减少症（thrombocytopenia）是许多肿瘤化疗药物的不良反应，在机体可耐受和安全的限定剂量范围内偶尔会出现。血小板减少症的并发症包括出血风险增加和需要输注血小板；而输注血小板又会增加感染、发热、和罕见的移植物抗宿主反应的风险。

对化疗导致的血小板减少症的药理学治疗研究集中在促血小板生成素类似物上，包括重组人促血小板生成素（recom-

binant human erythropoietin，rhEPO）和聚乙二醇重组人巨核细胞生长发育因子（pegylated recombinant human megakaryocyte growth and development factor，PEG-rHuMGDF）（见下文）。但是迄今为止，只有重组人 IL-11（recombinant human IL-11，rhIL-11）获得了 FDA 的批准。这些药物均具有剂量依赖性地增加巨核细胞生成（血小板生成）的潜在作用。虽然这些药物有刺激多能细胞和前体细胞的作用，但是却对血细胞比容和白细胞计数的增加无明显作用。值得注意的是，这些药物必须预防性给药，因为从药物应用到其发挥临床作用显著性地增加血小板计数大约需要 1~2 周。

## 促血小板生成素和药理类似物

1994 年，促血小板生成素基因的成功克隆促进了两种促血小板类似物的研发。第一种是 rhTPO，全长型糖基化类似物；第二种是 PEG-rHuMGDF（见下文），由促血小板生成素 N 端的 163 个氨基酸与聚乙二醇共轭而成。和天然的促血小板生成素相似，rhTPO 和 PEG-rHuMGDF 均与 Mpl（内源性促血小板生成素受体，因在鼠的骨髓增生性白血病中的作用而得名）结合。Mpl 的激活是这些药物发挥药效的基础。rhTPO 和 PEG-rHuMGDF 一直作为预防性药物进行实验，以确证其能否缓解化疗所致中性粒细胞减少症。结果显示，二者均可使血小板计数提高 2~10 倍。

一个值得警惕的问题是，如果新生成的血小板也被激活，那么刺激血小板生成可能会导致血栓。PEG-rHuMGDF 的一个小实验表明，虽然 AML 细胞也表达 TPO 受体，但是这类药物治疗与 AML 相关的血小板减少症也是安全的。经生物工程改动较大的天然 TPO 的衍生物最近撤出了临床研究（如 PEG-rHuMGDF），因为这些衍生物可能会增加抗-TPO 自身抗体的产生，而这些抗体能够抑制天然血小板的生成。对全长型 rhTPO 的研究仍在进行，到目前为止，还没有报道指出接受这类生物工程改动较小的药物治疗的患者体内有中和抗体的出现，这类药物与人体天然的 TPO 只存在糖基化方式的不同。

难治的免疫性血小板减少性紫癜（immune thrombocytopenic purpura，ITP）是一种自身免疫性疾病，是由于自身抗体直接攻击机体的血小板造成的。两个新的、用于治疗 ITP 导致的血小板减少的药物获得了 FDA 的批准，它们均为 TPO 受体激动剂，分别是艾曲波帕（eltrombopag）和罗米司亭（romiplostim）。艾曲波帕是一种小分子 TPO 受体激动剂，罗米司亭是一种重组的 IgG1 Fc-肽段融合蛋白，能够结合并激活 TPO 受体。通过激活 TPO 受体，这两种药物均能引起血小板计数的短暂升高。但是，停止使用这两种药物治疗后，病情可能会加重，骨髓毒性如骨髓纤维化等也有报道。

## 白介素-11

重组人 IL-11，也称奥普瑞（oprelvekin），是目前唯一被批准的用于预防化疗患者骨髓抑制后出现严重血小板减少症的药物。奥普瑞白介素由大肠杆菌产生，与天然 IL-11 的不同之处仅在于其缺乏 N 端脯氨酸残基。rhIL-11 可剂量依赖性地升高血小板计数和骨髓中巨核细胞的数量。应用奥普瑞白介素治疗的实用目的是使血小板计数保持在 $20×10^9/L$ 水平（正常范围是 $150～450×10^9/L$）以降低出血危及生命的风险。但是，rhIL-11 有严重的不良反应特别是疲劳和液体潴留，也观察到心房颤动的发生。所以，有潜在心脏病的患者需慎用。rhIL-11 发生严重副作用的原因可能是这类药物对造血系统外的受体产生的多效作用。这类药物的治疗效果与其引起的不良反应孰轻孰重还不能确定。

# 具有抗肿瘤作用的免疫调节剂

## 干扰素

临床调查结果将干扰素引入临床，用于治疗不同的恶性肿瘤，并获得了一定的成功。但是，这些蛋白作用的多效性和重叠性使得难以确定其对任何一种疾病的作用机制。推测这些药物对抗肿瘤免疫的诱导作用、终止肿瘤细胞增殖的作用以及直接的细胞毒作用都在治疗不同的恶性肿瘤中扮演着重要的角色。干扰素还可以治疗某些病毒感染，在第 38 章中会详细介绍。

## 左旋咪唑

在发现左旋咪唑有抗肿瘤作用前的几十年，左旋咪唑（levamisole）一直用做抗蠕虫药物。现在，临床上用左旋咪唑联合抗代谢药物 5-氟尿嘧啶（见第 38 章）治疗结肠癌。虽然这类药物的作用机制仍不清楚，但目前研究认为左旋咪唑能促进巨噬细胞和 T 细胞分泌抑制肿瘤生长的细胞因子（如 IL-1）和其他因子。

## 白介素-2

FDA 批准了白介素-2 用于黑色素瘤的治疗。但是，使用治疗剂量时，这类细胞因子药效相对较低，毒性相对较高（见第 45 章）。

## 维 A 酸

维 A 酸（tretinoin）或全反式维 A 酸（ATRA）是维 A 酸受体（RAR）的配体。ATRA 用于治疗急性早幼粒细胞白血病。这种疾病的特征是 t（15；17）基因易位。RARα 的部分基因和 PML 基因发生融合，由此产生的融合蛋白会导致细胞分化障碍，因而导致白血病的发生。ATRA 可刺激这些细胞分化成较正常的粒细胞。对某些患者而言，诱导细胞分化可刺激白细胞的过度生成而威胁生命。ATRA 还可引起维 A 酸综合征，主要表现为发热、急性呼吸窘迫并伴有肺浸润、水肿、体重增加和多器官功能障碍。高剂量的糖皮质激素可有效治疗 ATRA 综合征。

## ■ 结论与展望

造血系统细胞包括红血细胞（红细胞）、白细胞（中性粒细胞、单核细胞、淋巴细胞和其他种类细胞）和血小板。调节造血细胞生成的蛋白质称为生长因子和细胞因子。肿瘤化疗、骨髓组织受到恶性浸润和其他因素（贫血、中性粒细胞减少症和/或血小板细胞减少症）均可导致这些细胞总数的减少。目前，治疗这类疾病的药物主要是重组的天然生长因子类似物或者生长因子受体激动剂。比如，促红细胞生成素类似物 rhEPO 和达比泊汀可治疗贫血；G-CSF 和 GM-CSF 类似物非格司亭、PEG-非格司亭和沙格司亭可治疗中性粒细胞减少症；rhIL-11 和促血小板受体激动剂 rhTPO、艾曲波帕和罗米司亭可治疗血小板减少症。一些调节造血系统的药物也可用于治疗镰状细胞病，这是一种常见的由 β 珠蛋白点突变引起的常染色体隐性遗传病。羟基脲和 5-氮杂胞苷可以增加胎儿血红蛋白（HbF）的表达，从而使血红蛋白恢复正常的结构和功能。其他药物包括重组的具有免疫刺激作用的干扰素蛋白、左旋咪唑、维 A 酸可治疗某些癌症，尽管这些药物确切的作用机制还不明确。

对刺激血细胞生成的其他药物的研究仍在进行。临床前试验表明，每天注射促甲状旁腺激素类似物（PTH）可促进血细胞的生长，作用机制可能是激活了成骨细胞表面的兴奋受体，而成骨细胞与造血干细胞相邻。鉴于上述结果，开展了将 PTH 促进干细胞生成用于移植以及保护造血干细胞不受化疗影响的临床试验。一些研究旨在阐明那些对造血系统有调节作用蛋白的复杂功能，它们将会为以后的药物干预提供更多的选择。

（冯章英　译　孔令雷　强桂芬　审）

## ■ 推荐读物

Bennett CL, Djulbegovic B, Norris LB, Armitage JO. Colony-stimulating factors for febrile neutropenia during cancer therapy. *N Engl J Med* 2013;368:1131–1139. (*Reviews the clinical uses of G-CSF and GM-CSF in cancer therapy.*)

Hankins J, Aygun B. Pharmacotherapy in sickle cell disease—state of the art and future prospects. *Br J Haematol* 2009;145:296–308. (*Reviews use of hydroxyurea and decitabine.*)

Kaushansky K. Lineage-specific hematopoietic growth factors. *N Engl J Med* 2006;354:2034–2045. (*Reviews hematopoietic growth factors.*)

Kuter DJ. The biology of thrombopoietin and thrombopoietin receptor agonists. *Int J Hematol* 2013;98:10–23. (*Reviews treatment of thrombocytopenia, including use of romiplostim and eltrombopag.*)

Pfeffer MA, Burdmann EA, Chen CY, et al. A trial of darbepoetin alfa in type 2 diabetes and chronic kidney disease. *N Engl J Med* 2009;361:2019–2032. (*Clinical trials of erythropoiesis-stimulating agents in patients with anemia and chronic kidney disease.*)

Singh AK, Szczech L, Tang KL, et al. Correction of anemia with epoetin alfa in chronic kidney disease. *N Engl J Med* 2006;355:2085–2098. (*Investigates quality of life in patients with chronic kidney disease treated with epoetin alfa to target hemoglobin levels of 13.5 g/dL vs. 11.3 g/dL.*)

Smith TJ, Khatcheressian J, Lyman GH, et al. Update of recommendations for the use of white blood cell growth factors: an evidence-based clinical practice guideline. *J Clin Oncol* 2006;24:3187–3205. (*American Society of Clinical Oncology guidelines for the use of myeloid growth factors.*)

Xu J, Peng C, Sankaran VG, et al. Correction of sickle cell disease in adult mice by interference with fetal hemoglobin switching. *Science* 2011;334:993–996. (*Evidence that inactivation of BCL11A could represent a viable therapeutic strategy for sickle cell disease.*)

**药物概述表：第 45 章　血细胞生成和免疫调节药理学**

| 药物 | 临床应用 | 严重及常见的不良反应 | 禁忌证 | 注意事项 |
|---|---|---|---|---|
| **促红细胞生成的药物** | | | | |
| **机制——激活促红细胞生成素受体，刺激红细胞生成** | | | | |
| 促红细胞生成素（依泊汀 α） | 肿瘤相关的贫血 | 心律失常、心力衰竭、血栓、免疫超敏反应、高血压危象、肿瘤进展 | 药物过敏者、未控制的高血压患者、高血压病的婴儿、新生儿、孕妇及哺乳期妇女 | 达比泊汀含有的唾液酸基团较依泊汀 α 多，从而有较长时间的半衰期。 |
| 甲氧基 PEG-依泊汀 β | 化疗引起的贫血 | 水肿、皮疹、胃肠不适、头痛、关节痛、咳嗽、发热 | | PEG-依泊汀 β 的聚乙二醇包衣使得其半衰期较依泊汀 α 显著延长。 |
| 达比泊汀 | 慢性肾病性贫血 | | | 非贫血患者或轻度贫血患者注射依泊汀或达比泊汀会引起红细胞增多症、血粘度升高以及脑卒中或心肌梗死。 |
| | 手术时输注血液制品 | | | 血红蛋白浓度低于 10g/dL 的慢性肾病患者慎用。 |
| | | | | 骨髓抑制的化疗患者不适用 |
| | | | | 运动员可能滥用 |
| **促进胎儿血红蛋白升高的药物** | | | | |
| **机制——5-氮胞苷和地西他滨可能是逆转 α 珠蛋白基因的甲基化，使 HbF 表达增加；羟基脲可能是阻断表达 HbS 的红细胞前体细胞的分裂，导致 HbF 表达增加** | | | | |
| 5-氮胞苷 | 见第 39 章：肿瘤药理学：基因组合成、稳定和修复 | | | |
| 地西他滨 | 骨髓发育不良综合征 | 房颤、心力衰竭、心肌梗死、Sweet 综合征、贫血、发热、中性粒细胞减少、血小板减少、菌血症、颅内出血、胸腔积液、肺水肿、感染、外周水肿、心脏杂音、皮疹、高血糖、电解质紊乱、胃肠不适、白细胞减少、关节痛、虚弱、头晕、头痛 | 地西他滨过敏者 | 5-氮胞苷和地西他滨干扰正常 DNA 的合成，长时间用药可能会增加患肿瘤的风险 |
| 羟基脲 | 镰状细胞病、顽固性慢性髓细胞性白血病、头部和颈部肿瘤、恶性黑素瘤、卵巢癌 | 骨髓抑制、皮肤溃疡、长时间用药会出现继发性白血病 | 严重的骨髓抑制、有活力的轮状病毒疫苗 | 治疗癌症的机理与抑制核苷酸还原酶有关；治疗镰状细胞贫血的作用机理尚不明确 |

续表

| 药物 | 临床应用 | 严重及常见的不良反应 | 禁忌证 | 注意事项 |
|---|---|---|---|---|
| **刺激白细胞生成的药物**<br>**机制——刺激骨髓细胞生成的多谱系（GM-CSF）或谱系特异性（G-CSF）生长因子，GM-CSF和G-CSF的主要作用是增加嗜中性粒细胞计数；GM-CSF也增加嗜酸性粒细胞计数** | | | | |
| 非格司亭（rhG-CSF）<br>PEG-非格司亭 | 均可用于治疗中性粒细胞减少<br>仅非格司亭可用于外周造血干细胞富集 | 镰状红蛋白沉积危象，急性呼吸窘迫综合征，脾破裂（共有）；脉管炎，大出血，脊髓发育不良综合征（仅非格司亭）骨痛 | 对大肠杆菌来源的蛋白或非格司亭过敏者 | PEG-非格司亭是聚乙二醇形式，半衰期更长<br>GM-CSF和G-CSF除了能增加嗜中性粒细胞生成外还可增强其抑菌活性 |
| 沙格司亭（rhGM-CSF） | 中性粒细胞减少，外周造血干细胞富集，骨髓移植后骨髓重建 | 毛细血管渗漏综合征，心律失常，心包积液，脑出血，肾衰竭胸痛，皮疹，高胆固醇血症，低镁血症，体重减轻，胃肠不适，胆红素升高，关节痛，骨痛，肌痛，乏力，血尿素氮升高，咽炎，发热，身体僵硬便 | 对GM-CSF或酵母源产物过敏者，化疗或放疗（前后24小时内），血或骨髓内幼稚白细胞升高（>10%） | GM-CSF可剂量依赖性地使嗜酸粒细胞少量增加 |
| **刺激血小板生成药物**<br>**机制——见具体药物** | | | | |
| 艾曲波帕 | 对糖皮质激素、免疫球蛋白的特发性血小板减少性紫癜，脾切除。<br>慢性丙型肝炎引起的血小板减少 | 肝毒性，出血，血栓，急性肾衰竭<br>恶心，腹泻，贫血，发热，肌痛，疲劳，头痛 | 无 | 艾曲波帕是可口服的小分子TPO受体激动剂。<br>口服 |
| 罗米司亭 | 对糖皮质激素、免疫球蛋白的特发性血小板减少性紫癜，脾切除 | 急性髓性白血病，出血，血栓，骨髓纤维化<br>关节痛，肌痛，头痛，头晕，失眠，感觉异常，上呼吸道感染，疲劳 | 无 | 罗米司亭是重组的IgG1 Fc多肽融合蛋白，能够结合并激活TPO受体<br>每周皮下注射一次 |
| 奥普瑞端（rhIL-11） | 预防化疗诱导的严重的血小板减少 | 液体潴留，心律失常，发热，心脏肥大，低钾血症，过敏反应<br>皮疹，口腔念珠菌病，恶心，呕吐，头晕，疲劳，头痛，结膜充血，视力模糊，呼吸困难 | 对奥普瑞端过敏者 | 与天然的IL-11不同的是，它缺乏N端脯氨酸残基。<br>rhIL-11剂量依赖性地引起血小板计数增加和骨髓中巨核细胞升高 |

续表

**免疫调节剂在抗肿瘤中的应用 机制——见具体药物**

| 药物 | 临床应用 | 严重及常见的不良反应 | 禁忌证 | 注意事项 |
| --- | --- | --- | --- | --- |
| 干扰素 | 见药物汇总表:第 38 章 病毒感染药理学 | | | |
| 左旋咪唑 | 结肠癌（与 5-氟尿嘧啶联合应用） | 白细胞减少，中性粒细胞减少，血小板减少，癫痫发作，剥脱性皮炎；胃肠功能紊乱，关节痛，头晕 | 对左旋咪唑高敏者 | 目前认为促进巨噬细胞和 T 细胞分泌细胞因子（例如白介素-1）和其他细胞因子抑制肿瘤细胞生长 |
| IL-2 | 见药物汇总表:第 45 章 免疫抑制药理学 | | | |
| 维 A 酸 | 急性早幼粒细胞白血病，普通痤疮，局部面部细纹 | 心搏骤停，心脏肥大，心肌炎，心包炎，ATRA 综合征（发热，急性呼吸窘迫伴肺炎，水肿和体重增加，以及多器官衰竭），出血，弥漫性血管内凝血，白细胞增多，脑卒中，急性早幼粒细胞白血病综合征，感染，胸部不适，面部潮红，严重的皮肤和黏膜干燥，皮肤色素沉着，胃肠道不适，肝功能试验升高，骨痛，头晕，头痛，感觉异常，视觉障碍，眩晕，焦虑，寒战 | 对维 A 酸或对羟苯甲酸酯高敏者 | 维 A 酸是一个全反式维 A 酸（ATRA），可使早幼粒细胞分化为较正常的粒细胞；也被广泛用于中、重度痤疮的治疗 |

# 第46章
# 免疫抑制药理学

Elizabeth A. Brezinski, Lloyd B. Klickstein, and April W. Armstrong

## 概述

通常,患自身免疫疾病和已接受组织/器官移植的患者都需要使用免疫抑制剂类药物。从早期的皮质激素、抗代谢剂、烷化剂的应用开始,免疫抑制剂至今已经被使用了 50 余年。早期的免疫抑制剂有助于治疗以前不能治愈的(免疫)反应,但它们的低特异性引起了许多严重的副作用。在过去的 20 年中,对免疫抑制的研究已经转向能特异性地直接影响个别免疫通路的免疫抑制剂。这一研究转向的重要性,由新一代药物的高疗效及低毒性两方面所体现,并且随着对这些药物作用机制的探索,也提供了对于免疫系统运作的深入解读。

## 病理生理

### 移植

史上首例成功的器官移植是一例在同卵双胞胎间进行的肾移植。此次器官移植中,供体和受体两个个人在没有接受免疫抑制治疗的情况下恢复良好。目前,大多数器官移植都

**表 46-1** 免疫排斥反应的类型

| | 超急性排斥反应 | 急性排斥反应 | 慢性排斥反应 |
|---|---|---|---|
| 机制 | 已有的受体抗体与供体的抗原反应,激活补体 | 细胞免疫——供体抗原激活受体 T 细胞<br>体液免疫——供体抗原刺激受体产生抗体反应 | 未阐明,但被认为是由供体抗原激活的 T 细胞反应引起的慢性炎症引起的 |
| 进程 | 数分钟至数小时 | 数周至数月 | 数月至数年 |
| 如何抑制 | 供体与受体血型相匹配 | 免疫抑制治疗 | 目前还无法抑制 |

是在不相关的个体间进行的,也称作**同种异体移植**。供体和受体组织表达不同的主要组织相容性复合体(MHC)Ⅰ类分子,这类分子是一类同种抗原;由于此分子的表达,受体免疫细胞把移植组织视为异物,称为**同种异体免疫**(alloimmunity),当受体免疫系统攻击移植来的器官时,就会发生同种异体免疫反应。在骨髓和干细胞移植的病例中,**移植物抗宿主病**(graft-versus-host disease,GVHD)可能由于供体的淋巴细胞攻击受体组织所引发。

### 实体器官排斥反应

实体器官移植的排斥反应可以按发生时间分为三期。这三期即**超急性排斥反应**(hyperacute rejection)、**急性排斥反应**(acute rejection)和**慢性排斥反应**(chronic rejection);这三期由不同的机制引发,因此应当应用不同的治疗方案。以下三节逐一研究了三期排斥反应并在表 46-1 中概括了它们的差异。

### 超急性排斥反应

超急性排斥反应是由抗供体抗原的受体抗体介导的。因为这些抗体在器官移植的时候就已经存在,超急性排斥反应几乎会移植器官再灌注后立刻发生。实际上,手术者在器官恢复供血的数分钟内就能观察到这些变化。移植器官正常的、健康的、粉红色的表面迅速变得青紫、斑驳、松弛。这一快速变化是通过抗体结合移植器官内皮细胞激活补体导致血栓形成和缺血。通常,超急性排斥反应是由受体的抗体与供体的血型抗原发生反应引起的(例如,AB 型血供体与 O 型受体)。匹配供体与受体的血型可以预防急性排斥反应,因此,一般来说,对急性排斥反应进行药物治疗通常是不必要的。超急性排斥反应在异种移植也会发生(即不同种属间的器官移植,例如猪心移植给人),因为人类已有与表达于其他种属的抗原性蛋白和糖类发生反应的抗体存在。

### ■ 病 例

W 先生,59 岁,由于慢性肾衰竭导致的长期不可控的高血压,于 2000 年春接受了右肾移植。他的诱导免疫抑制治疗方案包括了使用抗胸腺免疫球蛋白。在此方案中,抗胸腺免疫球蛋白与糖皮质激素、抗组胺药和解热药联合使用。术后第 1 天,他的维持免疫抑制方案转为使用他克莫司、麦考酚酸酯和泼尼松。移植术后的前 2 个月一切正常,但随后 W 先生出现头痛,化验结果显示他的肌酐升高;在提高糖皮质激素剂量后,肌酐水平得到改善。

术后 3 个月,W 先生由于发热、尿量减少和移植物压痛而住院。化验结果再次显示血清肌酐含量增加,同时他克莫司血清含量在疗效范围内。感染性病原体检查呈阴性,肾脏超声未见梗阻。肾移植活检显示肾小管和内膜动脉有炎症,有急性细胞排斥反应的征象。他接受了高剂量糖皮质激素脉冲治疗,这带来了口中有金属味和腹部不适的副作用。W 先生在肾功能改善后出院了,他服用的激素剂量在接下来的几周内逐渐减少到维持量。

2010 年 12 月,W 先生的常规年度体检结果显示,通过接受他克莫司、麦考酚酸酯和泼尼松的维持免疫抑制方案,他的健康状况良好,并且肌酐水平每月都保持正常。自 2000 年以来未有证据显示排斥反应。肾脏超声显示了极正常的移植物结构,这可能是由于医生对他的高血压的控制。然而,常规化验显示他的血糖水平持续升高,提示了移植后新发糖尿病的可能性。由于他的新发糖尿病,给予 W 先生的他克莫司和泼尼松的剂量被减少,并开始服用控制糖尿病的口服药物。在接下来的两年,他的血糖和糖化血红蛋白保持在目标水平,他能够与家人享受人生了。

## 思 考 题

- □ 1. 此例中的每种药物是如何降低了排斥反应发生的可能性?
- □ 2. 为什么抗胸腺免疫球蛋白要与糖皮质激素、抗组胺药和解热药联合使用?
- □ 3. 为什么 W 先生的脉冲激素治疗剂量需要缓慢的降低至维持量水平?
- □ 4. W 先生新发糖尿病的可能病因是什么? 为什么要降低他克莫司和泼尼松的剂量?

### 急性排斥反应

急性排斥反应由细胞排斥反应和体液排斥反应构成。**急性细胞排斥反应**(acute cellular rejection)是由细胞毒性 T 细胞介导的,可造成间质性和血管性的损伤。急性细胞排斥反应主要发生于移植后的最初几个月。T 细胞免疫抑制可有效预防或限制移植器官激活受体的免疫系统,从而避免急性细胞性排斥反应。在**急性体液排斥反应**(acute humoral rejection)中,受体的 B 细胞被供体移植器官上的抗原致敏,并在 7~10 天后产生抗同种异体抗原的抗体。这些抗体反应是直接针对内皮细胞的,又称为**急性血管排斥反应**(acute vascular rejection)。与急性细胞性排斥反应相似,急性体液排斥反应一般能被移植后受体的免疫抑制治疗所预防。但即使应用了免疫抑制治疗,急性排斥反应现象也可能在移植后的数月或数年发生。经历急性排斥反应的移植受体通常没有症状,发热或不适等症状通常是非特异性的。

## 慢性排斥反应

慢性排斥反应被认为实质上是细胞和体液的双重排斥反应,直到移植后数月或数年才发生。因为超急性和急性排斥反应可以通过控制供体/受体的配型和免疫抑制治疗得到较好的控制,当前慢性排斥反应是最常见的与器官移植相关的可危及生命的病理反应。

慢性排斥反应被认为是由活化的T细胞对供体抗原的免疫反应造成的慢性炎症引起的,活化的T细胞释放细胞因子并吸引巨噬细胞到移植器官,巨噬细胞诱发慢性炎症并因此导致血管内膜增生和移植器官的瘢痕化。慢性排斥反应最终导致不可逆的器官衰竭。其他与此相关的非免疫性因素可能包括缺血再灌注损伤和感染。

目前缺乏有效的疗法可以消除慢性排斥反应。据认为,一些实验性治疗有可能减轻慢性排斥反应。特别是,当前正在研究的通过消除共刺激引起免疫耐受的疗法(见下文)。

## 移植物抗宿主病

白血病、原发性免疫缺陷和一些其他疾病可以通过骨髓或外周血干细胞移植来治疗。这一过程可以恢复被强化疗或放疗杀伤的患者骨髓的造血功能和免疫功能。移植物抗宿主病(GVHD)是同种异体骨髓移植或干细胞移植的主要合并症,是一种移植的免疫细胞攻击受体细胞时发生的同种异体免疫炎症反应。GVHD的严重程度可从轻微到危及生命,通常涉及皮肤(皮疹)、胃肠道(腹泻)、肺脏(肺炎)和肝脏(静脉闭塞性疾病)。GVHD通常可以在移植前从供体的骨髓中去除T细胞的方式减轻。轻度到中度的移植物抗宿主病也可以是有益的,因为可以使供体免疫细胞攻击受体化疗或放疗后残余的肿瘤细胞[在早幼粒细胞白血病中,这被称作**移植物抗白血病作用**(graft-versus-leukemia effect, GVL)]。因此,虽然从移植物中去除供体的T细胞降低了GVHD的危险性,但它在骨髓移植用于抗肿瘤治疗时,可能不是最好的方法。

# 自身免疫

当免疫系统将自身抗原误认为外来抗原,攻击自身组织

时,就会发生自身免疫病。典型的结果是,表达该抗原的组织发生慢性炎症。

自身免疫病最常见的原因是中枢和外周的自身耐受能力下降。**中枢耐受**(central tolerance)是指自身反应性T细胞和B细胞在胸腺(T细胞)和骨髓(B细胞)中,从前体细胞向成熟细胞发育过程中特异性的克隆清除。中枢耐受保证了大多数未成熟的自身反应性T细胞和B细胞不发展成自身反应性克隆。然而胸腺和骨髓不会表达体内的所有抗原,很多蛋白只在特定的组织表达。因此,**外周耐受**(peripheral tolerance)也很重要。外周耐受主要是由于Fas-Fas配体介导的凋亡引起自身反应性T细胞的缺失,抑制性T细胞活化或由缺乏共刺激的抗原提呈造成T细胞无能等所诱导。

虽然免疫耐受障碍是所有自身免疫性疾病的核心,但引起免疫耐受缺失的原因通常是未知的。遗传因素也许有一定作用,某种主要组织相容性复合体(MHC)亚型的存在可能容易引起T细胞自身耐受的缺失。例如,人白细胞抗原(HLA)-B27与多种类型自身免疫性脊柱炎有因果关系,某些自身免疫病与特定的HLA位点相关,即使不是因果关系,也可表明遗传易感性与自身免疫性的关联。**分子拟态**(molecular mimicry),来源于病原体的抗原决定簇与自身抗原相似,也能导致免疫耐受的障碍,这也可能是链球菌感染后肾小球肾炎基本机制。许多其他变化,包括T细胞凋亡不足、多克隆淋巴细胞活化、隐匿性自身抗原的暴露,都是引起自身免疫病的可能原因。这些机制的细节不在本书的范围,但每种机制的结果都是免疫耐受的缺失。

一旦自身免疫耐受受损,自身免疫病的特定表现会为三种基本形式中的一种(表46-2)。在某些疾病中,抗某种特异性抗原的自身抗体的产生,会引起靶器官发生抗体依赖的细胞调理作用,随后发生细胞毒作用。首先,肾小球肾炎-肺出血综合征就是一个自身免疫耐受受损的实例,它是由肾小球基底膜的抗IV型胶原的自身抗体引起。在某些自身免疫性脉管炎综合征,循环中的抗原-抗体复合物沉积于血管壁,产生炎症,损伤血管。其次,混合型原发性冷球蛋白血症和系统性红斑狼疮是两种典型的免疫复合物病。最后,细胞毒性T细胞与某一特定的自身抗原反应,导致表达该抗原的组织受损可引起T细胞相关疾病,如在1型糖尿病中,细胞毒性T细胞与胰腺β细胞的自身抗体发生反应。

**表46-2 按组织损伤分类的自身免疫病举例**

**抗体对自身抗原**

| 症状 | 自身抗原 | 结果 |
| --- | --- | --- |
| 急性风湿热 | 链球菌细胞壁抗原与心肌交叉反应 | 关节炎、心肌炎 |
| 自身免疫性溶血性贫血 | Rh血型抗原 | 红细胞受损 |
| 肺出血-肾炎综合征 | 肾小球基底膜IV型胶原 | 肾小球肾炎、肺出血 |
| 免疫性血小板减少性紫癜 | 血小板膜糖蛋白IIb:IIIa | 大出血 |
| 寻常型天疱疮 | 表皮钙黏蛋白 | 皮肤起水泡 |

续表

**免疫复合物病**

| 症状 | 自身抗原 | 结果 |
|---|---|---|
| 混合型原发性冷球蛋白血症 | 类风湿因子 IgG 复合物 | 系统性脉管炎 |
| 系统性红斑狼疮 | DNA、组蛋白、核糖体、snRNP、scRNP | 肾小球肾炎、脉管炎、关节炎 |

**T 细胞介导的疾病**

| 症状 | 自身抗原 | 结果 |
|---|---|---|
| 实验性自身免疫性脑炎,多发性硬化症 | 髓鞘基底蛋白、髓鞘蛋白、脂质蛋白 | CD4 阳性 T 细胞脑浸润,严重的 CNS 损伤 |
| 类风湿性关节炎 | 未知——可能是滑膜关节抗原 | 关节炎症和损伤 |
| 1 型糖尿病 | 胰腺 β 细胞抗原 | β 细胞受损,胰岛素依赖性糖尿病 |

Rh,恒猴因子;CNS,中枢神经系统;snRNP,核内小分子核糖核蛋白;scRNP,胞质小分子核糖核蛋白。

对自身免疫病的药物治疗还无法与有害生物过程的精妙特异性相匹配。目前大多数可用药物都会产生广泛的免疫抑制,并且不针对特定的病理生理过程。更好的理解自身免疫病发病的分子机制可以揭示新的药物靶点,并在疾病发生前特异性地抑制特异自身免疫反应。

# 药理学分类和药物

免疫抑制药物通过八种途径发挥作用(图 46-1):

1. 抑制基因表达,调节炎症反应;
2. 用细胞毒药物清除增殖的淋巴细胞;
3. 抑制淋巴细胞信号以阻断淋巴细胞的活化和增殖;
4. 中和介导免疫反应所必需的细胞因子;
5. 通过细胞特异性的抗体清除特定的免疫细胞;
6. 阻断共刺激诱导免疫耐受;
7. 阻断细胞黏附防止炎症细胞的迁移和归巢;
8. 抑制包括补体激活在内的先天免疫。

## 基因表达抑制剂

### 糖皮质激素

糖皮质激素(glucocorticoids)具有广泛的抗炎作用。可的松与免疫系统的密切关系将在第 29 章肾上腺皮质药理学中讨论。简而言之,糖皮质激素是类固醇激素,通过结合胞质糖皮质激素受体而发挥生理作用。糖皮质激素-糖皮质激素受体复合物转移到细胞核,与位于特定基因启动子区域的糖皮质激素反应元件(glucocorticoid response elements,GRE)结合,并上调或下调该基因的表达。

糖皮质对所有体细胞都有重要的代谢影响,并且在药理学剂量上,糖皮质激素抑制先天免疫细胞和获得性免疫细胞的活化和功能。糖皮质激素下调许多炎症介的表达,包括主要的细胞因子,如肿瘤坏死因子-α(TNF-α)、白细胞介素 1(IL-1)、IL-4。糖皮质激素抑制花生酸生物合成和信号的作用

在第 43 章中讨论。糖皮质激素的主要治疗效果是整体抗炎和免疫抑制,这也说明了糖皮质激素对多种炎症类疾病如类风湿性关节炎和移植排斥反应的治疗作用。

长期的糖皮质激素治疗有严重的不良反应。接受糖皮质激素治疗的患者必需严密监测糖尿病、抗感染能力低下、骨质疏松、白内障、食欲亢进导致体重增加、高血压及其后遗症的风险。糖皮质激素治疗的骤停可以导致急性肾上腺皮质功能不全,下丘脑和垂体需要数周至数月的时间重建充足的促肾上腺皮质激素生成。在此(停药)期间,由于免疫系统的抑制解除,原发疾病可能加重。为了预防继发的合并症,当治疗结束时,糖皮质激素的剂量应逐渐降低。这就是为什么在脉冲激素治疗急性细胞排斥反应后,W 先生的糖皮质激素剂量被缓慢降低的原因。

## 细胞毒类药物

细胞毒性药物常用作免疫抑制和抗肿瘤化学治疗。两种情况下的治疗目的都是清除致病细胞。两类细胞因子类药物,**抗代谢药物**(antimetabolites)和**烷化剂**(alkylating agents),一般用作免疫抑制药。抗代谢剂是能够抑制疾病代谢途径的天然产物的结构类似物。烷化剂通过 DNA 烷基化干预 DNA 的复制和基因表达。

### 抗代谢药

多年来,抗代谢药已经成为免疫抑制治疗的主体。它对免疫细胞强有效的抑制作用,也会由于其特异性不强伴发许多不良反应。传统抗代谢药,如硫唑嘌呤和甲氨蝶呤,影响所有快速分化的细胞,对胃肠道黏膜和骨髓有毒性作用。较新的抗代谢药如**麦考酚酸酯和来氟米特**的副作用较少。麦考酚酸酯对免疫细胞有相对强的选择性,因而降低它的了毒性。抗代谢药通常影响细胞免疫和体液免疫两者,相比那些只有其中之一受影响的患者,使用抗代谢药的患者更易于被感染。

抗代谢药广泛用于肿瘤的治疗,其作用机制的基本原理将在第 39 章中讨论。这里,我们聚焦于抗代谢药的免疫抑制并简要讨论一下其在抗炎方面的作用机制。

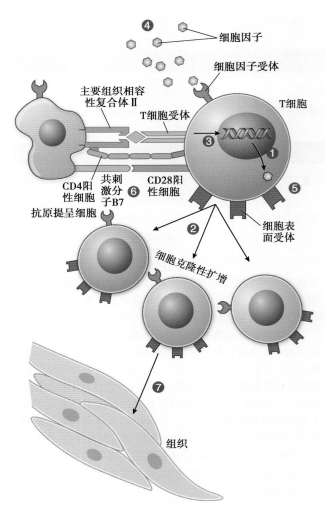

图 46-1　药物免疫抑制机制概述。免疫细胞激活的分子机制和功能为免疫抑制剂的药理干预提供了八条途径。T 细胞活化的阻断是通过以下途径实现的：①抑制基因表达；②对克隆性扩增淋巴细胞群体的选择性攻击；③抑制细胞内的信号传导；④中和 T 细胞刺激所需的细胞因子和细胞因子受体；⑤选择性耗竭 T 细胞（或其他免疫细胞）；⑥抗原提呈细胞抑制共刺激；⑦淋巴细胞-靶细胞相互作用的抑制。先天免疫细胞和补体激活的抑制也可能阻止免疫反应的启动（未显示）

## 硫唑嘌呤

硫唑嘌呤（azathioprine，AZA）是第一个用于器官移植后抑制免疫系统的药物，也一直是这方面的主要治疗药物。AZA 是嘌呤类似物 6 巯基嘌呤（6-MP）的前体药物，当 AZA 非酶依赖性的作用于巯基化合物如谷胱甘肽（图 46-2）时，6-MP 就缓慢释放出来。6-MP 从 AZA 的缓释有利于免疫抑制，尽管 AZA 延长了器官移植的存活率，但在改善肾脏同种异体移植的长期存活上，AZA 不如麦考酚酸酯有效。AZA 和 6-MP 也被用作免疫抑制剂应用于炎症性肠病、急性淋巴细胞白细胞和自身免疫性皮肤病。

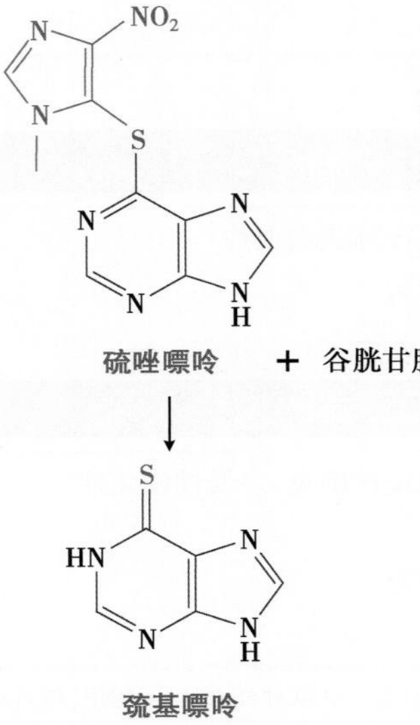

图 46-2　源于硫唑嘌呤的巯基嘌呤合成。硫唑嘌呤是抗代谢药 6-巯基嘌呤的一个前药。巯基嘌呤是由硫唑嘌呤与谷胱甘肽在一个非酶促反应中裂解形成的。虽然巯基嘌呤也可以直接作为细胞毒药物，硫唑嘌呤的作用时间更长，并比巯基嘌呤有更强的免疫抑制作用

## 甲氨蝶呤

甲氨蝶呤（methotrexate，MTX）是一种叶酸盐类似物，自 20 世纪 50 年代用作治疗恶性肿瘤。从那时起，MTX 就成为治疗免疫性疾病的一种广谱药物，包括类风湿性关节炎和银屑病。另外，MTX 也用作预防移植物抗宿主病。

MTX 发挥抗炎作用的机制尚不明确，尽管甲氨蝶呤抑制二氢叶酸合成酶的活性，甲氨蝶呤与低剂量叶酸联合用药与单用 MTX 在类风湿性关节炎治疗上作用相当（然而，高剂量叶酸会干扰甲氨蝶呤的疗效）。MTX 可以通过增加腺苷水平作为一种抗炎药。腺苷是一种潜在的内源性抗炎介质，抑制中性粒细胞黏附、吞噬和过氧化物的生成。MTX 可以引起活化的 CD4 和 CD8 T 细胞凋亡，但是对静息细胞无效。其他包括 5-氟尿嘧啶、6-巯基嘌呤、麦考酚酸在内的免疫抑制剂也能促进活化的 T 细胞的凋亡。由于它同时具有抗中性白细胞、抗 T 细胞和抗体液免疫的作用，MTX 可能是一种广谱药物。

## 麦考酚酸和麦考酚酸酯

麦考酚酸（mycophenolic acid，MPA）是一种次黄嘌呤核苷酸脱氢酶（IMPDH）的抑制剂，鸟嘌呤合成的限速酶（图 39-3）。因为 MPA 的生物利用度低，所以通常以它的钠盐或其前体麦考酚酸酯（mycophenolate mofetil，MMF）的形式给药，这两者都有更高的口服生物利用度（图 46-3）。由于其较高的特异性和对淋巴细胞的较强作用，MMF 越来越多用于免疫性疾病的治疗。

MPA 和 MMF 都主要作用于淋巴细胞。两个主要因素促成了这种特异性。首先，如 39 章所述，淋巴细胞依赖于嘌呤合成的全新途径，而大多数其他组织严重依赖补救途径。因为 IMPDH 是鸟嘌呤核苷全新合成所必需的，但对补救途径不是必需的，MPA 选择性地作用于依赖嘌呤合成全新途径的细

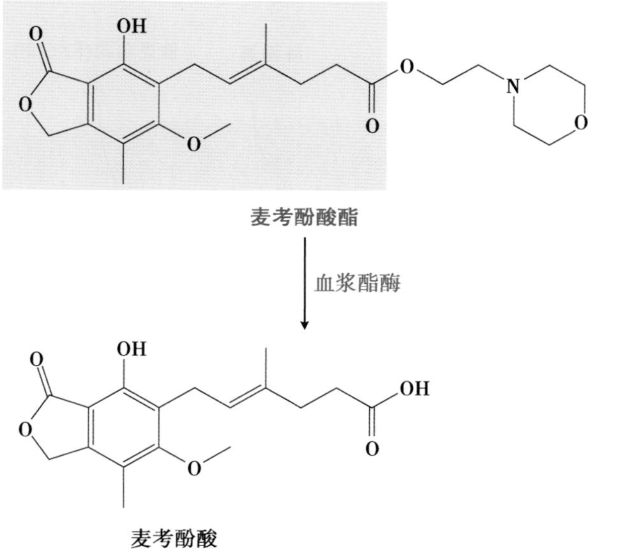

**麦考酚酸酯**

↓ 血浆酯酶

**麦考酚酸**

图 46-3 麦考酚酸和麦考酚酸酯。麦考酚酸酯（MMF）比麦考酚酸（MPA）的口服生物利用度更高。口服的麦考酚酸酯吸收入血液循环，血浆酯酶把与麦考酚酸结合的酯类快速切割。这两种药物都抑制 2 型次黄嘌呤脱氢酶，2 型次黄嘌呤脱氢酶是一种对鸟嘌呤再合成至关重要的酶。由于有较高的生物利用度，MMF 更为适用

胞如淋巴细胞。其次，IMPDH 以两个亚型表达，I 型和 II 型。MPA 优先抑制 II 型 IMPDH，该亚型主要表达于淋巴细胞。总而言之，这些因素促成了 MPA 和 MMF 对 T 细胞和 B 细胞的选择性，而对其他细胞的毒性较低。

MPA 对 IMPDH 的抑制降低了胞内的鸟嘌呤核苷水平，提高了胞内腺苷水平，对淋巴细胞的活化和活性伴有许多后续的影响。MPA 对淋巴细胞有细胞抑制作用，也能诱导活化 T 细胞的凋亡以去除增殖细胞的反应性克隆。因为鸟嘌呤是某些糖基化反应所必需的，鸟嘌呤核苷酸的减少导致黏附分子表达的降低，这些黏附分子对于炎症区域某些免疫细胞的募集是必需的。而且，因为鸟嘌呤是四氢生物蝶呤（BH4）的前体，BH4 可以调节诱生型一氧化氮合酶（iNOS），鸟嘌呤水平的降低导致了中性粒细胞 NO 的生成。内皮型一氧化氮合酶（eNOS）调控血管张力，它受 $Ca^{2+}$ 和钙调蛋白的调节，不受鸟嘌呤水平变化的影响，表明 MPA 有相当的特异性。

如上所述，对 MMF 和 AZA 的比较临床研究显示，MMF 可以更有效的预防急性肾移植排斥反应。动物实验显示，MMF 比 AZA 或环孢素 A 能更有效地减轻慢性排斥反应。MMF 治疗慢性排斥反应的作用可能与它抑制慢性排斥反应的淋巴细胞和平滑肌细胞增殖的作用有关。

在治疗自身免疫性疾病上，MMF 也是有效的。在类风湿性关节炎上，类风湿因子的水平、免疫球蛋白和 T 细胞的水平都被 MMF 治疗降低了，MMF 现在常用于狼疮肾炎的基础治疗。现在已经有 MMF 成功治疗重症肌无力、银屑病、自身免疫性溶血性贫血、炎症性肠病的个案报告。

MMF 最常见的不良反应是剂量依赖性的胃肠不适，包括恶心、腹泻、大便软、厌食和呕吐等。

## 来氟米特

活化的淋巴细胞增殖和合成大量的细胞因子和其他效应分子，这些过程需要增加 DNA 和 RNA 的合成。因此，降低细胞内核苷酸的药物对活化细胞有抑制作用。**来氟米特**（leflunomide）是嘧啶合成的抑制剂，通过抑制二清乳清酸脱氢酶（DHOD）特异性地阻断尿嘧啶（UMP）的合成。DHOD 是 UMP 合成的一个关键酶（图 46-4），UMP 是所有嘧啶合成所必需的（第 39 章）。实验显示，来氟米特减少 B 细胞数量是最有效的，对 T 细胞也有很显著的作用。

来氟米特已经被批准用于类风湿性关节炎治疗，它也显示出在其他免疫性疾病的治疗上的明显疗效，包括系统性红斑狼疮和重症肌无力。来氟米特对巨细胞病毒（CMV）有抗病毒活性，用于治疗耐药巨细胞病毒患者和移植患者的感染。来氟米特延长了移植存活率并限制了动物模型的 GVHD。

来氟米特最严重的不良反应是糖尿病和可逆性脱发。来氟米特经过肝肠循环，引起其药理作用的延长。如果要从患者体内快速清除来氟米特，可以口服考来烯胺。通过结合胆汁酸，考来烯胺中断了肝肠循环，导致来氟米特的清除。

## 烷化剂

### 环磷酰胺

**环磷酰胺**（cyclophosphamide，Cy）是一种烷化 DNA 的高毒性药物，Cy 的作用机制和使用已在第 39 章详细讨论；因此，这里的讨论仅限于 Cy 在治疗免疫系统疾病中的使用。因为 Cy 对 B 细胞增殖有较大的影响并能增强 T 细胞的反应，Cy 在免疫性疾病的使用限于体液免疫性疾病，特别是系统性红斑狼疮。Cy 的另一个正在研究的用途是抑制抗异种移植的抗体形成。Cy 的不良反应很严重并且广泛，包括白细胞减少、心脏毒性、肺毒性和由于致突变性导致肿瘤发生的危险性增加。由于 Cy 产生一种致癌的代谢产物**丙烯醛**（acrolein），丙烯醛在尿液中浓缩，膀胱癌的危险性尤其明显。当静脉注射高剂量的 Cy 时，丙烯醛可以通过同时给予**美司钠**（mesna）来解毒（一种可以中和丙烯醛活性基团的含巯基化合物）。

# 特异性淋巴细胞信号抑制剂

## 环孢素和他克莫司

1976 年，**环孢素**（也称作环孢素 A；cyclosporine，CsA）被发现是一种 T 细胞介导的特异性免疫抑制剂，它使得广泛的整体器官移植成为可能。实际上，环孢素 A 使心脏移植成为晚期心衰的一种合理的治疗选择。环孢素 A 是一种从土壤真菌多孔木霉中分离出来的十肽。

环孢素 A 抑制活化 T 细胞的 IL-2 的生成。IL-2 是一种以自分泌或旁分泌形式合成，可以引起 T 细胞增殖和活化的重要的细胞因子（图 46-5）。活化的 T 细胞通过一个开始于胞质转录因子去磷酸化的途径增加 IL-2 生成，这个转录因子就是 NFAT（活化 T 细胞核因子）。NFAT 是通过胞质磷酸酯

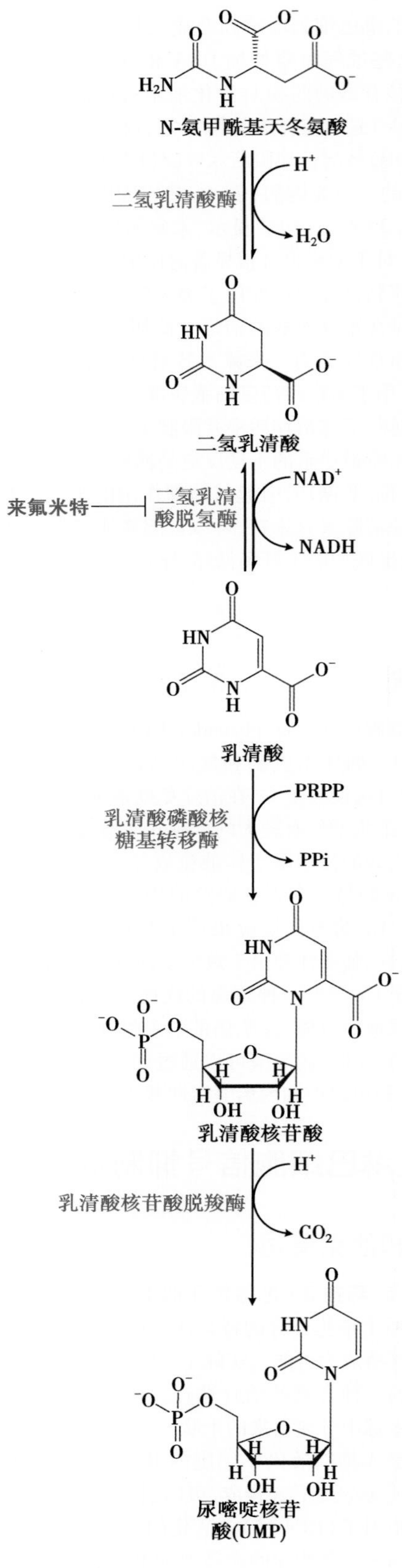

N-氨甲酰基天冬氨酸

$H^+$

二氢乳清酸酶

$H_2O$

二氢乳清酸

来氟米特 ⊣ 二氢乳清酸脱氢酶

$NAD^+$

NADH

乳清酸

乳清酸磷酸核糖基转移酶

PRPP

PPi

乳清酸核苷酸

乳清酸核苷酸脱羧酶

$H^+$

$CO_2$

尿嘧啶核苷酸(UMP)

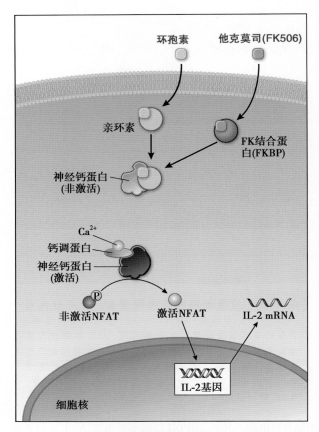

**图 46-5　环孢素和他克莫司的作用机制。**环孢素和他克莫司(又叫 FK506)的作用是由 T 细胞内的信号中断所介导。在正常的 T 细胞信号中(见图的下部),T 细胞受刺激引起了细胞内钙水平的增加,$Ca^{2+}$ 与钙调蛋白激活了神经钙蛋白介导的细胞质转录因子 NFAT 的去磷酸化。活化的 NFAT 转移至核内,诱导 IL-2 基因的转录。环孢素和他克莫司跨过细胞膜,分别结合到细胞质的亲免疫因子亲环素和 FK 结合蛋白(FKBP)(见图的上部)。环孢素-亲环素和他克莫司-FKBP 复合体都与神经钙蛋白结合,通过 $Ca^{2+}$-钙调蛋白阻断神经钙蛋白磷酸酶的活化

酶钙调磷酸酶去磷酸化的。去磷酸化后,NFAT 转移至细胞核,增强了 IL-2 基因的转录。环孢素 A 通过与亲环素结合发挥作用,环孢素 A-亲环素复合物结合到钙调磷酸酶,抑制其磷酸酶活性。通过抑制钙调磷酸酶介导的 NFAT 去磷酸化,环孢素 A 阻止 NFAT 移至细胞核,进而抑制 IL-2 的产生。

环孢素 A 被批准用于器官移植、银屑病、类风湿性关节炎。它偶尔也可用于治疗对其他免疫抑制剂不敏感的罕见的自身免疫病。环孢素 A 的眼科制剂被批准用于治疗慢性干眼症。

**图 46-4　来氟米特对嘧啶合成的抑制。**嘧啶的再合成依靠从二氢乳清酸到乳清酸的氧化作用,二氢乳清酸脱氢酶催化了这个过程。来氟米特抑制了二氢乳清酸脱氢酶,因而抑制了嘧啶的合成。因为免疫细胞活化后的淋巴细胞复制和克隆性增殖需要嘧啶的再合成,嘧啶池的耗尽抑制了淋巴细胞的增殖。从实验上看来,来氟米特优先抑制了 B 细胞的增殖,但是这种优先作用的原因还不清楚

环孢素 A 的使用受其严重的不良反应的制约,不良反应包括肾毒性、高血压、感染、神经毒性和肝毒性。环孢素 A 毒性机制是复杂的,但可能包括转化生长因子-β(TGF-β)生成的刺激。TGF-β 使细胞增加其胞外基质的生成,导致间质纤维化。

**他克莫司**(又称 FK506,tacrolimus)是一种比环孢素 A 更具潜力的免疫抑制药;虽然它的结构不同于环孢素 A,它通过与环孢素 A 相似的机制发挥作用(图 46-5)他克莫司是一种从土壤真菌筑波链霉菌分离出来的大环三烯。他克莫司与 KF-结合蛋白(FKBP)结合发挥作用,他克莫司-FKBP 复合物抑制钙调磷酸酶,在体外,他克莫司抑制 IL-3、IL-4、IFN-γ,and TNF-α 的生成,它可能只抑制细胞免疫而不抑制 B 细胞或自然杀伤(NK)细胞的功能。他克莫司的效价比环孢素 A 高 50~100 倍,同环孢素 A 一样,它有肾毒性。

他克莫司也可导致移植后患者新发糖尿病。在介绍案例中,他克莫司可能是 W 先生新发糖尿病的一个病因。这就是在 W 先生患糖尿病后降低他克莫司和泼尼松剂量的原因。

他克莫司被批准作为移植后的免疫抑制剂,外用制剂可以用来治疗异位性皮炎和其他湿疹性疾病。

## 雷帕霉素靶蛋白抑制剂

**西罗莫司**(sirolimus)又称为雷帕霉素,是从土壤真菌水链霉菌分离出的一种大环三烯。虽然与他克莫司结构类似,并且都用于防治器官排斥反应,但是它们的作用机理不同。都与 FKBP 结合,但是西罗莫司-FKBP 复合物并不抑制钙调磷酸酶;而是阻断了 T 细胞增殖所必需的 IL-2 受体信号(图 46-6)。西罗莫司-FKBP 复合物与雷帕霉素分子靶标(molecular target of rapamycin,mTOR)结合并抑制其活性,mTOR 是一种丝氨酸苏氨酸激酶,可使 p70 S6 蛋白激酶和 PHAS-1(在其他底物中)磷酸化,p70 S6 蛋白激酶和 PHAS-1 调节蛋白的翻译。前者通过在蛋白合成过程中使蛋白(包括核糖体 S6 蛋白)磷酸化,后者通过抑制翻译必需因子(eIF4E)的活性。通过抑制 mTOR,西罗莫司-FKBP 复合物抑制蛋白合成、在 G1 期阻断细胞分裂(图 46-6)。

西罗莫司最主要的不良反应包括高血压、间质性肺病和白细胞减少症。然而,值得注意的是,与环孢素 A 和他克莫司关系密切的肾毒性在西罗莫司中没有见到。

**依维莫司**(everolimus)和**佐他罗莫司**(zotarolimus)都是结构上与西罗莫司有关的 mTOR 抑制剂,依维莫司被批准用于预防肾移植排斥反应,治疗肾细胞癌、雌激素受体阳性人表皮生长因子受体 2 受体阴性乳腺癌、进行性胰腺源性神经内分泌肿瘤、肾血管平滑肌脂肪瘤和结节性硬化,而佐他罗莫司仅用于药物洗脱支架。最近的研究表明,西罗莫司、依维莫司和唑他罗莫司都抑制 mTOR 复合物 1,但对 mTOR 复合物 2 的抑制作用相对较弱;正在开发新的药物来抑制这两种复合物。

**西罗莫司洗脱支架、依维莫司洗脱支架和佐他罗莫司洗脱支架**已经被批准用于冠心病治疗。在这个独特的药物输送系统,支架放置后的最初几周,mTOR 抑制剂从支架上洗脱下来,在局部抑制冠状动脉平滑肌细胞增生,降低血管平滑肌内膜细胞增生支架再狭窄的概率。

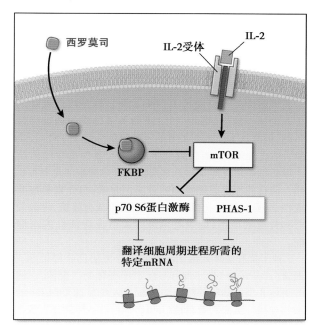

**图 46-6　西罗莫司(雷帕霉素)的作用机制。** IL-2 受体信号传导涉及一套复杂的蛋白-蛋白相互作用,这些作用可导致编码 T 细胞增殖必需蛋白的基因表达增加,尤其是 IL-2 受体活化启动了一个可导致雷帕霉素分子靶标(mTOR)磷酸化的细胞内信号级联反应。mTOR 是一种可引起磷酸化的蛋白激酶,因而调节 PHAS-1 和 p70 S6 蛋白激酶的活性。PHAS-1 抑制一种翻译必需的因子(eIF4E)的活性,p70 S6 蛋白激酶磷酸化某些蛋白,这些蛋白在蛋白合成过程中可涉及(未列出)。mTOR 活化的网络效应是增加蛋白的合成,因此促进了细胞周期从 G1 期向 S 期的转换。西罗莫司跨过细胞膜,结合到细胞内的 FK-结合蛋白(FKBP)。西罗莫司-FKBP 复合物抑制 mTOR,因此抑制了翻译,使 T 细胞停滞在 G1 期

# 细胞因子和细胞因子受体抑制剂

细胞因子是免疫功能关键的信号介质。细胞因子具有多效性,即它们依据靶细胞和细胞因子的整体环境而发挥不同的作用,因此,细胞因子和细胞因子抑制剂的药理用途难以预测。抗细胞因子治疗已在免疫性疾病的临床应用超过十年。被批准使用的第一个抗细胞因子制剂是**依那西普**(etanercept),一种为类风湿关节炎开发的抗肿瘤坏死因子药物。在最初的临床研究中,一些严重的药物难治性类风湿性关节炎患者在接受依那西普治疗后,能够从轮椅上站起来行走。这种惊人的疗效开创了一个自身免疫性疾病生物治疗的新时代,抑制促炎细胞因子的新药物数量继续快速增长。阻断炎性细胞因子作用的另一种方法是以细胞因子受体为靶点。

## TNF-α 抑制剂

**肿瘤坏死因子-α(TNF-α)**是炎症反应许多方面的细胞因子中心。巨噬细胞、肥大细胞和活化的 Th 细胞(特别是 Th1 细胞)都分泌 TNF-α 刺激巨噬细胞产生细胞毒性代谢产物,

进而增加吞噬细胞杀伤能力。TNF-α 刺激 c-反应蛋白的产生，TNF-α 有热原效应和抑制炎症反应区域。其中的某些效应是由 TNF-α 诱导的其他细胞因子直接作用或介导的。

　　TNF-α 已经应用于许多自身免疫性疾病。类风湿性关节炎、银屑病和克罗恩病是证实 TNF-α 有治疗作用的三个病种。类风湿性关节炎说明了 TNF-α 在自身免疫性疾病的病理生理的核心地位（图 46-7）。虽然关节炎症的始动因素尚有争论，但据认为是病变关节的巨噬细胞分泌了 TNF-α，TNF-α 激活内皮细胞，上调黏附分子的表达，募集炎症细胞至关节。单核细胞活化对 T 细胞和滑膜成纤维细胞活化有正反馈作用。活化的滑膜成纤维细胞分泌白介素，白介素募集其他的炎性细胞。随时间的延长，滑膜肥大形成血管翳，导致关节软骨和骨质的损伤，造成类风湿性关节炎特征性的畸形和疼痛。

　　5 种干扰肿瘤坏死因子活性的治疗方法已获得批准。**依那西普**（etanercept）是一种可溶性 TNF 受体的二聚体，它将人 TNF 受体 Ⅱ 型的细胞外配体结合域与人免疫球蛋白 G1 的功能域相连接。**英夫利昔单抗**（infliximab）是一种部分人源化小鼠抗人 TNF-α 抗体；**阿达木单抗**（adalimumab）是完全人源化抗 TNF-α 的 IgG1 单克隆抗体（图 46-8）。**塞妥珠单抗**（certoli-

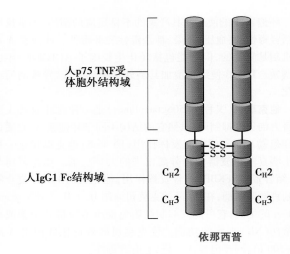

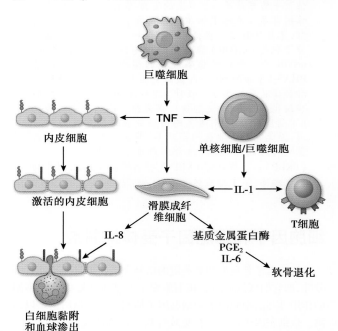

**图 46-7　肿瘤坏死因子在类风湿性关节炎中的可能作用。** 肿瘤坏死因子（TNF）由活化的巨噬细胞在受累的关节处分泌，这种细胞因子具有多种促炎效应。首先，TNF 活化内皮细胞，上调细胞表面黏附分子的表达（如内皮细胞上的突起所示）和其他促进白细胞黏附、渗出的表型变化。其次，TNF 对邻近的单核细胞和巨噬细胞有促进它们的细胞因子（如 IL-1）分泌的正反馈作用，反过来，IL-1 激活 T 细胞（在其他功能），IL-1 和 TNF 联合刺激滑膜成纤维细胞，增加基质金属蛋白酶、前列腺素（尤其是 PGE₂）和可降解关节软骨的细胞因子（如 IL-6）的表达，滑膜成纤维细胞也分泌 IL-8，IL-8 可促进中性粒细胞的渗出

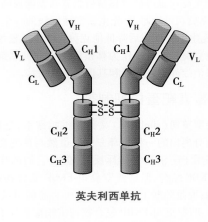

**图 46-8　抗肿瘤坏死因子药物。** 依那西普和英夫利西单抗的分子域构成如图所示。依那西普由人 TNF 受体的细胞外域融合到人 IgG1 的 Fc 段。这种诱饵受体在循环中结合 TNF-α 和 TNF-β，阻止细胞因子进入到相应靶组织。英夫利西单抗是一个部分人源化的抗 TNF-α 的单克隆抗体。可变区重链和可变区轻链都源于鼠抗人序列，而抗体的其他部分（恒定区，用 Cₕ 和 Cₗ 表示）由人的抗体序列组成。这个新的抗 TNF-α 鼠单克隆抗体的修饰缩短了抗英夫利西单抗的中和抗体的研发，阿达木单抗（未列出）是一种抗人 TNF-α 全人源化的抗体，最近已经研发出来

zumab pegol）是一种聚乙二醇化的缺乏 Fc 部分的抗肿瘤坏死因子单克隆抗体片段；因此，与英夫利昔单抗和阿达木单抗不同，certolizumab 在体外不会引起抗体依赖性细胞介导的细胞毒性或固定补体。**戈利木单抗**（golimumab）是一种完全人源化抗 TNF-α 的 IgG1 单克隆抗体，其半衰期比其他抗 TNF 的抗体长。

　　以单克隆抗体为基础的 TNF-α 抑制剂说明了用人源化或完全人源性抗体治疗的可取性，而不是用鼠源或其他非人源化的抗体。由于小鼠抗体是外源性的，用它们治疗可以诱导产生针对治疗的鼠源抗体特定区域的抗体。这些抗体的存在会在治疗抗体发挥疗效前将其隔离进而降低药效。为了解

决这个问题,一种方法是使**治疗抗体人源化**(humanized therapeutic antibodies)。在这种方法中,与抗原结合无关的抗体部分被改变为相应的人类序列。抗体可以部分或完全人源化,这取决于这些变化的程度。人源化限制了人产生抗治疗性抗体的可能性,提高了抗体的临床疗效,并允许长期使用。最近的一种制备治疗抗体的方法是在具有人类免疫系统的实验动物体内制备抗体,或使用体外人类抗体系统。这种方法可产生全人源化的抗体,不需要进一步的处理即可使其成为非免疫原。

尽管五种抗 TNF 药物都以 TNF-α 为靶点,但依那西普的选择性略低于其他抗 TNF 药物,因为它结合了 TNF-α 和 TNF-β。英夫利昔单抗、阿达木单抗、塞妥珠单抗和戈利木单抗对 TNF-α 具有选择性,不与 TNF-β 结合。就补体固定和与效应细胞 Fc 受体结合而言,英夫利昔单抗、阿达木单抗和戈利木单抗也可能具有特异性活性。这些药物的免疫作用可能与其作用机制有关,因为 TNF-α 在细胞表面,特别是巨噬细胞上表达,细胞表面被切割以产生可溶性细胞因子。抗 TNF 药和不与 Fc 受体结合和固定补体的药物可能在免疫效应功能上有所不同。

TNF 抑制剂的适应证最近已扩大到包括皮肤病、风湿病和胃肠病领域。依那西普被批准用于类风湿关节炎、青少年类风湿关节炎、斑片状银屑病、银屑病关节炎和强直性脊柱炎;英夫利昔单抗被批准用于类风湿性关节炎、克罗恩病、溃疡性结肠炎、斑块型银屑病、银屑病性关节炎和强直性脊柱炎;阿达木单抗被批准用于类风湿性关节炎和青少年类风湿关节炎、克罗恩病、溃疡性结肠炎、斑块型银屑病、银屑病性关节炎、强直性脊柱炎和化脓性汗腺炎;塞妥珠单抗被批准用于类风湿性关节炎、克罗恩病、银屑病关节炎和强直性脊柱炎;戈利木单抗被批准用于成人类风湿关节炎(与甲氨蝶呤合用)、溃疡性结肠炎、银屑病关节炎和强直性脊柱炎。

尽管高水平的 TNF-α 可能是潜在病理生理过程的中介物,使用抗 TNF 药物治疗通常可以改善症状,但不会逆转潜在的病理。因此,一旦停药,临床疗效的维持就不确定了。依那西普、英夫利昔单抗、阿达木单抗、塞妥珠单抗和戈利木单抗都是蛋白,必须非经肠给药。目前正在研究口服 TNF-α 活性抑制剂和 TNF-α 转化酶(TACE)抑制剂。

当服用 TNF 抑制剂时,必须考虑它的严重的不良反应。由于大大增加的潜伏期结核病复发的危险性,所有患者在开始治疗前应接受结核病筛查。采用 TNF-α 抑制剂治疗的感染患者应接受评价和积极的抗生素治疗。此外,被诊断为严重感染的患者建议暂时中断使用 TNF 抑制剂的治疗。流行病学监测也显示抗 TNF 治疗可能增加脱髓鞘病的危险性,尽管其因果关系尚未定论。

## IL-12/IL-23p40 细胞因子抑制剂

治疗 T 细胞相关疾病的新的生物疗法包括 IL-12 和 IL-23 抗体。IL-12 和 IL-23 是参与自然杀伤细胞激活和 CD4+ T 细胞分化和激活的细胞因子。IL-12 是一种由 p40 和 p35 亚单位组成的异二聚体,它将初始 T 细胞分化为分泌 IL-2、INFγ 和 TNF-α 的 $T_H1$ 细胞,IL-23 也是一种异二聚体,具有与 p19 亚单位以共价键连接的相同 p40 亚单位。IL-23 将初始 T 细胞分化为分泌 IL-17 和 IL22 的 $T_H17$ 细胞。**尤特克单抗**(ustekinumab)是一种高亲和力的人 IgG1 单克隆抗体,与 IL-12 和 IL-23 共有的 p40 亚单位结合。尤特克单抗被批准用于银屑病和银屑病关节炎,并在临床试验中用于治疗科恩氏病、结节病和多发性硬化症;副作用包括感染风险增加。

## IL-1 细胞因子和 IL-1 受体抑制剂

**白介素-1**(interleukin-1,IL-1)是一个古老的细胞因子,作为先天性免疫和获得性免疫的桥梁,在脊椎和无脊椎动物都有表达。IL-1 的两个亚型,IL-1α 和 IL-1β 由不同的基因编码。在人类中,IL-1β 主要起免疫作用,而 IL-1α 可能参与上皮细胞功能的维持。人类基因数据和对 IL-1β 拮抗剂的研究表明,IL-1β 作为炎症介质的作用并不是多余的。因此,在下文中,我们使用术语 IL-1 来表示 IL-1β。

大多数 IL-1 由活化的单核细胞产生。IL-1 刺激 IL-6 的产生,增加黏附分子的表达,刺激细胞增殖。IL-1 的体内活性调节部分是由内源性 IL-1 受体拮抗物(IL-1ra)完成的。

**阿那白滞素**(anakinra),IL-1ra 的一个重组形式,已被批准用于类风湿性关节炎。阿那白滞素对疼痛和肿胀有温和的作用,但明显减轻骨质侵蚀,可能因为它减少了破骨细胞的产生,阻断 IL-1 诱导滑膜细胞释放金属蛋白酶。许多罕见综合征部分原因是由 IL-1 升高介导的。总的来说,这些综合征被称为隐热蛋白相关周期综合征(cryopyrin-associated periodic syndromes,CAPS)。阿那白滞素被批准用于 CAPS 综合征的新生儿多系统炎症性疾病,CAPS 综合征的史-约综合征和冬眠热也被阿那白滞素有效治疗。阿那白滞素可能导致中性粒细胞减少,增加感染的易感性。这种小重组肽的快速清除及其竞争性结合机制可能解释了每日注射的必要性。

**列洛西普**(rilonacept)是一种重组可溶性白细胞介素-1 受体融合蛋白,已被批准用于 CAPS。列洛西普与 IL-1α 和 IL-1β 以及内源性 IL-1ra 结合。可能是因为它与内源性受体拮抗剂结合,每周注射一次列洛西普就足以有效治疗 CAPS。

**卡那单抗**(canakinumab)是一种针对 IL-1β 的人 IgG1 单克隆抗体,被批准用于 CAP 和系统性青少年特发性关节炎。也许是因为它对 IL-1β 的特异性,卡那单抗可能每月只给药一次,仍然显示出完全的疗效。目前还没有研究比较三种抗 IL-1β 疗法的疗效。

## IL-17 细胞因子和 IL-17 受体抑制剂

**白细胞介素-17**(IL-17,又称 IL17A,Interleukin-17)是一种主要由 IL-23 诱导 $T_H17$ 细胞产生的细胞因子。IL-17 通过刺激包括 IL-6、TNF-α 和 IL-1β 在内的关键炎症介质的产生在炎症中起着核心作用。角蛋白细胞、成纤维细胞、巨噬细胞和中性粒细胞是对 IL-17 诱导的促炎性细胞因子产生反应的几种细胞类型。IL-17 也刺激中性粒细胞、T 细胞和 B 细胞的增殖和存活。**碘克珠单抗**（ixekizumab）和**安司金单抗**（secukinumab）是两种针对 IL-17A 的全人源化单克隆抗体，目前正在进行银屑病和类风湿性关节炎治疗的后期临床试验。

IL-17 通过两种受体亚型，即 IL-17 受体 A（IL-17RA）和 IL-17 受体 C（IL-17RC），发挥其促炎作用。**布洛单抗**（brodalumab）是一种抗 IL-17 受体的单克隆抗体，它是 IL-17RA 亚单位的竞争性抑制剂。这种药物正在被积极研究治疗银屑病、类风湿性关节炎，以及克罗恩病。

### IL-6 受体抑制剂

细胞因子**白细胞介素-6**（interleukin-6，IL-6）最初被鉴定为一种将激活的 B 细胞分化为产生免疫球蛋白的因子。IL-6 是许多生理和病理过程中的关键介质，它影响急性期炎症反应、血管生成、中性粒细胞迁移、辅助 T 细胞分化、骨和软骨代谢、脂质代谢和癌症。淋巴细胞、单核细胞、成纤维细胞、角质形成细胞、内皮细胞、系膜细胞和脂肪细胞都产生 IL-6，而造血细胞则表达 IL-6 受体。

血清 IL-6 水平升高与许多自身免疫和炎症性疾病的发病机制有关。**托珠单抗**（tocilizumab）是一种针对 IL-6 受体的单克隆抗体，被批准用于多关节青少年特发性关节炎和全身青少年特发性关节炎以及对抗肿瘤坏死因子药物反应不足的类风湿关节炎患者。该药每 4 周静脉注射一次。

## 特定免疫细胞的清除

适当的靶向抗体会耗尽免疫系统的反应细胞，从而为自身免疫疾病和移植物排斥反应提供有效的治疗。当获得性免疫系统对一个抗原发生免疫应答时，由此产生的免疫反应包括抗该抗原的特异反应性细胞的克隆性扩增。用抗特异表达于活性免疫细胞表面分子的外源性抗体治疗能够优先清除这些免疫系统的反应细胞。针对免疫源性恶性细胞选择性表达的细胞表面受体的抗体将在第 40 章讨论。

### 多克隆抗体

#### 抗胸腺细胞球蛋白

**抗胸腺细胞球蛋白**（antithymocyte globulin，ATG）是用人的胸腺细胞注射给兔子或马制备的抗体，这些兔或马的抗体是多克隆的，有可能针对人 T 细胞上的许多抗原决定簇，因为 ATG 基本上针对所有 T 细胞，导致严重的淋巴细胞衰竭。ATG 治疗导致广泛的免疫抑制，免疫抑制易导致感染。ATG 被批准用于预防或治疗肾移植排斥反应，马源性材料也被批准用于治疗再生障碍性贫血。每天静脉注射一次 ATG，持续 28 天。

ATG 治疗常伴有发热和头痛，是**细胞因子释放综合征**（cytokine release）的突出表现。这种综合征是许多以淋巴细胞为靶点的抗体药物所共有的，它是 T 细胞活化和 T 细胞因子释放的结果，抗体包裹的 T 细胞在被巨噬细胞清除前会释放细胞因子。最初的小剂量 ATG 治疗后，细胞因子释放综合征通常都会发生，当 T 细胞被清除后，该综合征会消失。然而，连续给药的 ATG 剂量也可能会由于对给药免疫球蛋白的兔或马特异性抗原决定簇产生抗体而变得复杂。ATG 通常与糖皮质激素、抗组胺药和退热药联合使用，以减轻输液治疗。注意，W 先生在肾移植后开始诱导治疗时，接受了这三类药物的治疗。

### 单克隆抗体

#### OKT3

OKT3（莫罗单抗-CD3，抗 CD3）是一个鼠抗人 CD3 的单克隆抗体，也是一个对 T 细胞受体活化重要的细胞表面信号分子。CD3 特异地表达于 T 细胞（在 CD4 和 CD8 细胞）。OKT3 治疗通过抗体介导的补体活化和免疫细胞的清除耗尽了可用的 T 细胞池。由于 OKT3 针对所有 T 细胞，OKT3 治疗可能导致严重的免疫抑制；又由于 OKT3 与 CD3 结合，CD3 又对 T 细胞的活化非常重要，OKT3 治疗有时能广泛的激活 T 细胞，导致细胞因子释放综合征。另一个限制是 OKT3 是一个鼠抗人的抗体（同前）。OKT3 被批准用于急性肾移植排斥反应，但随后（2010 年）制造商自愿退出市场。

#### 抗 CD-20 单克隆抗体

**利妥昔单抗**（rituximab）是一种嵌合的、部分人源化的抗 CD20 的抗体。CD20 表达于所有成熟 B 细胞表面，利妥昔单抗治疗会造成严重的外周 B 细胞耗竭。最初被批准用于治疗 CD20$^+$ 非霍奇金淋巴瘤（见第 40 章），利妥昔单抗现在已被批准治疗对 TNF 不敏感的类风湿性关节炎、多血管肉芽肿和显微镜下多血管炎。一些额外的抗 CD20 抗体正在临床开发中。**奥法木单抗**（ofatumumab）和**奥滨尤妥珠单抗**（obinutuzumab）是全人源化的抗 CD20 单克隆抗体，可识别与利妥昔单抗结合的抗原决定簇不同的抗原决定簇。奥法木单抗和奥滨尤妥珠单抗经批准用于慢性淋巴细胞白血病。

#### 抗 CD25 单克隆抗体

**巴利昔单抗**（basiliximab）是抗 CD25 的单克隆抗体，IL-2 的高亲和力受体。IL-2 介导 T 细胞活化的早期。因为 CD25 仅表达于活化的 T 细胞，抗 CD25 抗体治疗选择性地针对 MHC 抗原激活的 T 细胞。

在肾移植中预防性地给予巴利昔单抗以抑制急性器官排斥反应。它也被用作器官移植后一般免疫抑制疗法的组成部分。巴利昔单抗通常以双剂量方案给药，第一次给药在移植手术前 2 小时，第二次给药在移植后 4 天。这种给药方案称为**诱导疗法**（induction therapy），在移植后立即给药一段时间。达利珠单抗是另一种具有相同作用机制的抗体，制造商于 2009 年大规模地从市场上撤下。

## 抗 CD52 单克隆抗体

campath-1(CD52)是一个表达于大多数成熟淋巴细胞和部分淋巴细胞前体细胞上的抗原。一种抗 CD52 的抗体最早在类风湿性关节炎中被检测到,并可引起长期持续的 T 细胞耗竭,经常持续数年,其原因不明。抗 CD52 单抗治疗的确改善了某些关节炎症状,但持续的淋巴细胞耗竭和与感染的关系阻碍了这种抗体在自身免疫条件下的进一步研究。抗 CD52 单抗的通用名是**阿仑单抗**(alemtuzumab),最近已经被批准作为 B 细胞慢性淋巴性白血病的一个辅助疗法,这种疗法需要持续抑制白血病细胞。然而,阿仑单抗已自愿退出美国和欧洲市场。

## LFA-3

LFA-3(又称作 CD58)是 CD2 的反受体,一种高表达于记忆效应 T 细胞表面的抗原。T 细胞上的 CD2 与抗原提呈细胞上的 LFA-3 相互作用促进了 T 细胞的增殖,增加了 T 细胞依赖的细胞毒作用。因为银屑病患者的记忆效应 T 细胞的数量是增加的,一种阻断 CD2 与 LFA-3 相互作用的药物被试用于银屑病。

**阿法赛特**(alefacept)是一种 LFA-3 与 Fc 的融合蛋白,它通过与 T 细胞上的 CD2 结合而干扰 CD2 与 LFA-3 信号,进而抑制 T 细胞活化。另外,阿法赛特的 Fc 段能够活化 NK 细胞来清空免疫系统的记忆效应 T 细胞。临床上,阿法赛特显著减轻了慢性银屑病的病情。由于 CD2 表达于其他获得性免疫细胞,阿法赛特的治疗也造成一种 CD4 和 CD8 细胞剂量依赖性数量降低。并且服用阿法赛特的患者患重症感染、恶性肿瘤、原发性皮肤癌的危险性增加,阿法赛特在 2011 年被生产商主动从市场退出。

## B 淋巴细胞刺激因子

**贝利单抗**(belimumab)是一种针对细胞因子 B 淋巴细胞刺激因子(BLyS)的人单克隆抗体。BLyS 与正常 B 细胞结合,激活信号级联,刺激细胞存活和细胞分化为抗体和自身抗体产生细胞。贝利单抗阻断了 BLyS 的正常功能,导致 B 细胞凋亡。如前所述,抗自身抗原的自身抗体是系统性红斑狼疮组织损伤和炎症的一种机制,减少循环 B 细胞的数量导致自身抗体产生的减少和疾病活性的降低。

## 抗体药物结合物

**维汀-布仑妥昔单抗**(brentuximab vedotin,BV)是一种针对 CD30 的嵌合人单克隆抗体药物结合物。CD30 是 TNF 受体家族中的一种膜糖蛋白,通过多种机制(包括 NFκB 途径)促进细胞增殖和存活。CD30 在活化的 CD4、CD8 T 细胞和 B 细胞上表达。在霍奇金淋巴瘤标志性的多核分叶状巨细胞和再生障碍性大细胞淋巴瘤细胞中也高度表达。CD30 在淋巴瘤发病机制中的特殊作用正在研究中。在 BV 中,抗 CD30 抗体通过缬氨酸-瓜氨酸二肽与抗核分裂药物一甲基金黄色葡萄球菌素 E(MMAE)相连。这种二肽连接体在靶点内吞后酶切,把 MMAE 释放到细胞质中。MMAE 可以阻止微管聚合,导致细胞周期停滞在 G2 到 M 期,随后表达 CD30 的细胞出现凋亡。BV 被批准用于治疗多药化疗失败或自体干细胞移植失败后复发的霍奇金淋巴瘤。在至少一种多药化疗方案失败后,它也被批准用于系统性间变性大细胞淋巴瘤。其他抗 CD30 单克隆抗体、双特异性抗体和抗体-药物结合物正在积极研究治疗霍奇金淋巴瘤。

# 共刺激抑制

**共刺激**(costimulation)是指免疫系统的细胞通常需要两个信号来激活(见第 42 章)。如果只有第一个信号,缺少第二个信号,靶细胞会无反应。因为诱导无能会导致器官移植的长期耐受或限制自身免疫病的病情,抑制共刺激是免疫抑制的可行策略。几种治疗药物通过阻断细胞活化所必需的第二信号抑制共刺激,更多类似的药物正在研发中。

## 阿巴西普

**阿巴西普**(abatacept)是由 CTLA-4 融合一个 IgG1 的恒定区组成的。阿巴西普与抗原提呈细胞表面的共刺激分子 B7 配合,当抗原提呈细胞与 T 细胞相互作用时,MHC-TCR 开始相互作用(信号 1),但是阿巴西普与 B7 复合物阻止了一个共刺激信号(信号 2)的传递,T 细胞变得无反应性或凋亡。通过这种机制,阿巴西普治疗是有效的下调某些特定的 T 细胞群体。

阿巴西普已经被批准用于 TNF-α 抑制剂甲氨蝶呤无效的类风湿性关节炎的治疗。临床上,阿巴西普明显改善甲氨蝶呤或 TNF-α 抑制剂治疗无效的类风湿性关节炎或者的症状。阿巴西普主要的不良反应是加重了原有阻塞性肺病患者的支气管炎,容易感染。阿巴西普不应该与 TNF-α 抑制剂或阿那白滞素同时服用,因为这样的合用会带来难以承受的感染的高风险。阿巴西普被批准用于治疗对甲氨蝶呤或肿瘤坏死因子抑制剂不敏感的青少年特发性关节炎和类风湿性关节炎。在临床上,阿塔西普显著改善了甲氨蝶呤或肿瘤坏死因子抑制剂无效的类风湿关节炎患者的症状。阿巴西普的主要副作用是加重先前存在的慢性阻塞性肺病和增加对感染的易感性。阿巴西普不应与 TNF 抑制剂同时使用,因为联合使用会带来不可接受的高感染风险。

## 贝拉西普

**贝拉西普**(belatacept)是一个阿巴西普的结构类似物,与 B7-1 和 B7-2 有更高的亲和力。在一项大型临床试验中,贝拉西普在抑制急性肾移植排斥反应上与环孢素 A 同样有效。对于 EB 病毒(EBV)血清阳性的患者,贝拉西普被批准为肾移植的免疫抑制剂。

# 阻断细胞黏附

炎性细胞在炎症区域的募集和聚集是大多数自身免疫病

的一个基本因素;唯一例外的是那些单纯体液免疫性的自身免疫病,例如重症肌无力。那些抑制细胞向炎症部位迁移的药物也能抑制抗原提呈和细胞毒作用,从而提供多个潜在的治疗作用机制。

### 那他珠单抗

$\alpha_4$ 整合素对免疫细胞的黏附和归巢是关键的,$\alpha_4\beta_1$ 整合素介导免疫细胞与表达血管细胞黏附分子(VCAM-1)的细胞的相互作用,而 $\alpha_4\beta_7$ 整合素介导免疫细胞与表达黏膜黏附分子1(MAdCAM-1)的细胞结合。**那他珠单抗**(natalizumab)是抗 $\alpha_4$ 整合素的单克隆抗体,$\alpha_4$ 整合素抑制免疫细胞与表达 VCAM-1 或 MAdCAM-1 细胞的相互作用。

那他珠单抗被批准用于复发性多发性硬化症的治疗。在该药的上市后检测过程中,一些用那他珠单抗治疗的患者发生了进行性多灶性白质脑病(PML),这是一种罕见的 JC 病毒感染引起的脱髓鞘病。这个发现导致了该药的自动召回。经过 FDA 的进一步调查,决定重新开始那他珠单抗的进一步试验,并在产品标签上增加一项其潜在的相关性的警告。那他珠单抗随后被重新批准用于多发性硬化症的治疗。

## 抑制补体激活

补体系统调节许多先天免疫反应(见第 42 章)。外源性蛋白质或糖类的识别引起补体蛋白的顺序激活,最终形成**膜攻击复合体**(membrane attack complex,MAC),一种能引起细胞溶解的多蛋白结构。阵发性睡眠性血红蛋白尿(PNH)患者在补体调节蛋白方面存在缺陷,导致补体激活不当和补体介导的红细胞溶解。

**依库丽单抗**(eculizumab)是人源化的抗 C5 的单克隆抗体,一种调节补体激活晚期阶段和启动膜攻击复合体组装的补体蛋白。在临床试验上,依库丽单抗被批准用于治疗 PNH;它能显著降低这种疾病患者的血红蛋白尿和红细胞转运。依库丽单抗也被批准用于治疗非典型溶血性尿毒症综合征。遗传证据表明,补体激活可能在年龄依赖性黄斑变性中起到非致死性作用,提示补体级联抑制剂可能是治疗该病的有效局部疗法。

## 抑制免疫检查点

如上文"共刺激抑制"部分所述,免疫系统利用共刺激信号激活抗原特异性免疫反应(见第 42 章)。免疫系统也使用**免疫检查点**(immune checkpoints)信号抑制这类免疫反应。抑制性的屏障分子包括淋巴细胞抗原4(CTLA-4),程序性细胞死亡蛋白1(PD-1)和一些其他的。一般来说,T 细胞的这些分子的连接抑制了免疫应答;介导这些抑制反应的信号通路是研究热点。一些肿瘤被发现能上调 PD-1 配体,从而抑制肿瘤的 T 细胞免疫监视。研究表明,CTLA-4 和/或 PD-1 的抑制可促进 T 细胞的活化、增殖和细胞因子的产生,并可用于增强抗肿瘤免疫反应。

### CTLA-4 阻断剂

伊匹木单抗是第一代检测点抑制剂。这种重组的人源化 IgG1 单克隆抗体结合 CTLA-4,阻断 CTLA-4 与其配体 B7-1 和 B7-2 的相互作用(第 42 章)。在临床研究中,伊匹木单抗对先前接受过一种或多种抗癌治疗的无法手术切除或转移性黑色素瘤患者的总生存率有利。伊普利单抗在 2011 年被批准用于无法手术切除或转移的晚期黑色素瘤。服用伊匹木单抗的患者应监测是否存在可能的免疫相关性肝毒性和内分泌疾病。

### PD-1 阻断剂

**纳武单抗**(nivolumab)和**派姆单抗**(pembrolizumab)是重组的人源化 IgG4 单克隆抗体,与 PD-1 结合,从而阻断 PD-1 与其配体 PD-L1 和 PD-L2 的相互作用。通过抑制由 PD-1 与 PD-L1 和 PD-L2 结合引起的 T 细胞增殖和细胞因子生成,纳武单抗和派姆单抗阻断了 PD-1 产生的 PD-1 途径介导的免疫反应抑制,包括抗肿瘤免疫反应。在适当的小鼠肿瘤模型中,阻断 PD-1 活性可降低肿瘤生长速度。纳武单抗和派姆单抗用于治疗无法手术切除或在用伊匹单抗(ipilimumab)治疗后病情进展的转移性黑色素瘤,如果肿瘤的 B-RAF V600 突变呈阳性,则使用 B-RAF 抑制剂。这些疗法也被批准用于表达 PD-L1、这些疗法也被批准用于表达 PD-L1、并在铂类药物化疗时或化疗后显示疾病进展的转移性非小细胞肺癌。对于具有 ALK 重排的敏化的 EGFR 突变的转移性非小细胞肺癌,在用纳武单抗和派姆单抗治疗前,应证明采用靶向这些基因组肿瘤突变治疗的患者存在疾病进展。

### ■ 结论与展望

有几种方法可用于药物抑制获得性免疫,从以糖皮质激素和细胞毒药物为代表的相对特异性较低的疗法到以细胞信号抑制剂和抗体为代表的有更高特异性的疗法。糖皮质激素抑制炎症反应和免疫系统的抑制,但是可导致许多副反应,保留糖皮质激素的抗炎作用又对代谢和骨矿物质平衡没有多少副作用的糖皮质激素受体调节剂正在研制中。针对 DNA 复制的细胞毒药物,虽然免疫细胞对这些药物高度敏感,其他正常细胞对这类药物也同样敏感,如胃肠道上皮细胞。细胞毒类药物麦考酚酸莫酯有高度特异性,这是因为淋巴细胞依赖于嘌呤的重合成,并且麦考酚酸优先针对表达于淋巴细胞的次黄嘌呤核苷酸脱氢酶的同工酶。淋巴细胞信号抑制剂——例如环孢素 A、他克莫司和西罗莫司,它们对于 T 细胞活化过程必需的细胞内信号转导途径的作用也是相当特异的。许多新的淋巴细胞内信号传导抑制剂正在研究中,抑制 Janus 激酶家族似乎特别有前景。

细胞因子抑制剂阻断介导免疫细胞活化的可溶性信号。TNF 抑制剂,如依那西普、英夫利昔单抗和阿达木单抗代表了这类正在扩增的药物。有希望的新靶点包括与 $T_H17$ 细胞相关的细胞因子途径,它是 IL-17A 抑制剂伊西贝单抗(ixekizumab)和苏金单抗(secukinumab)以及 IL-17 受体拮抗剂布罗达单抗(brodalumab)等的靶点。

预防免疫细胞活化的概念已经扩展到以阿巴西普和贝拉西普为代表的共刺激阻断剂。B 细胞的特异性耗竭是治疗淋巴瘤和类风湿性关节炎的一种成熟疗法:贝利单抗是抗关键 B 细胞生存因子的第一类抗体,用于治疗系统性红斑狼疮。

T 细胞的特异性耗竭在器官移植中可能是有益的:抗胸腺细胞球蛋白针对 T 细胞特异性抗原决定簇。有几种抗体疗法和小分子可以阻断免疫细胞的黏附和归巢,更多的这种药物正在开发中。免疫屏障抑制剂是一类新的令人兴奋的抗肿瘤治疗。

## 信息披露

Lloyd B. Klickstein 是诺华制药有限公司的雇员和股东,诺华制药有限公司生产或销售本章讨论的药物,包括环孢霉素、霉酚酸钠、依维莫司、卡那单抗和巴利昔单抗。April W. Armstrong 是艾伯维、安进、新基、杨森、礼来、默克、诺华和辉瑞等制药公司的研究员和/或顾问。

(毕明刚 译 杜立达 强桂芬 审)

## 推荐读物

Benedetti G, Miossec P. Interleukin 17 contributes to the chronicity of inflammatory diseases such as rheumatoid arthritis. *Eur J Immunol* 2014;44: 339–347. (*Discusses role that IL-17 may have in inflammatory diseases.*)

Intlekofer AM, Thompson CB. At the bench: preclinical rationale for CTLA-4 and PD-1 blockade as cancer immunotherapy. *J Leukoc Biol* 2013;94:25–39. (*Discusses the molecular mechanisms by which CTLA-4 and PD-1 function to turn off established immune responses.*)

Mahoney KM, Rennert PD, Freeman GJ. Combination cancer immunotherapy and new immunomodulatory targets. *Nat Rev Drug Discov* 2015;14:561–584. (*Discusses CTLA-4, PD-1, and other potential drug targets that mediate inhibition of the anti-tumor immune response.*)

Murphy K, Travers P, Walport M. *Janeway's immunobiology: the immune system in health and disease.* 8th ed. New York: Garland Publishing; 2012. (*Discussion of autoimmunity and transplantation immunity.*)

**药物汇总表：第 46 章　免疫抑制药理学**

| 药物 | 临床应用 | 严重和常见的不良反应 | 禁忌证 | 治疗 |
|---|---|---|---|---|
| **基因表达抑制剂**<br>机制——抑制 COX-2 表达；诱导脂皮素，活化内源性抗炎通路 | | | | |
| 泼尼松<br>泼尼松龙<br>甲泼尼龙<br>地塞米松 | 见药物汇总表：第 29 章　肾上腺皮质药理学 | | | |
| **细胞毒药物**<br>机制——见具体药物 | | | | |
| 麦考酚酸<br>麦考酚酸吗酯<br>麦考酚酸钠 | 实体器官移植 | 胃肠道出血，白细胞减少，骨髓抑制，中性粒细胞减少，感染或淋巴瘤风险增加，白细胞脑病，胸腔积液，肺纤维化<br>高血压，水肿，高胆固醇血症，电解质失衡，胃肠道紊乱，头痛，焦虑，乏力，感觉异常 | 对麦考酚酸，麦考酚酸莫酯，麦考酚酸钠过敏<br>对聚山梨酸酯 80 过敏（配方 4） | 肌苷单磷酸脱氢酶抑制剂（IMPDH），鸟嘌呤形成限制酶<br>避免同时口服铁剂，因为铁剂明显降低麦考酚酸酯的生物利用度 |
| 来氟米特 | 类风湿性关节炎 | 史-约综合征，中毒性表皮坏死松解，全血细胞减少性肝毒性，间质性肺病<br>脱发，腹泻，皮疹，口腔溃疡，头痛，感染 | 对来氟米特过敏，妊娠 | 抑制二氢乳清酸脱氢酶（DHOD），引起嘧啶合成的抑制<br>来氟米特具有显著的肠肝循环，从而延长药理作用<br>来氟米特对巨细胞病毒（CMV）具有抗病毒作用，可用于治疗服药的 CMV 和移植患者 CMV 感染 |
| 硫唑嘌呤<br>甲氨蝶呤<br>环磷酰胺 | 见药物汇总表：第 33 章抗菌药抗肿瘤药理学原理（甲氨蝶呤）和第 39 章　肿瘤药理学：基因的合成，稳定与修复（硫唑嘌呤和环磷酰胺） | | | |
| **特异的淋巴细胞信号抑制剂**<br>机制——见具体药物 | | | | |
| 环孢素 | 干燥性角结膜炎（外用环孢素） | 高钾血症，低镁血症，肾毒性，肝毒性，神经毒性，震颤<br>高血压，牙龈增生，多毛症，震颤，眼睛刺激，感染 | 环菌素肾功能异常过敏症，高血压失去失控，恶性肿瘤（类风湿性关节炎和银屑病患者），同时进行 PUVA 或 UVB 治疗，甲氨蝶呤免疫抑制剂，煤焦油，放射治疗（银屑病患者）<br>活动性眼部感染（外用环孢素） | 环孢素与亲环蛋白结合，该复合物抑制神经钙蛋白磷酸酶活性，一个调节 T 细胞活化的细胞信号蛋白<br>环孢素通过活化 T 细胞抑制 IL-2 的产生<br>达那唑和其他雄激素能提高血清环孢素水平<br>利福平和金丝桃草降低血清环孢素水平 |

续表

| 药物 | 临床应用 | 严重和常见的不良反应 | 禁忌证 | 治疗 |
|---|---|---|---|---|
| 他克莫司 | 实体器官移植；特应性皮炎（外用他克莫司） | QT间期延长、房颤、心力衰竭、糖尿病、高钾血症、低镁血症、胃肠穿孔、肝毒性、神经毒性、肾毒性、急性呼吸窘迫综合征、淋巴瘤或感染风险增加；水肿、脱发、皮疹、胃肠不适、贫血、白细胞增多、血小板减少、头痛、失眠、感觉异常、震颤 | 对他克莫司过敏，对氢化蓖麻油过敏（他克莫司配方4） | 他克莫司与FK结合蛋白结合（FKBP），他克莫司-FK-BP复合物抑制神经钙蛋白；外用他克莫司广泛用于治疗特应性皮炎和其他湿疹性皮炎；利福平和金丝桃草降低血清他克莫司水平 |
| 西罗莫司<br>依维莫司<br>佐他莫司 | 共有的适应证：冠状动脉疾病（心脏支架）；西罗莫司和依维莫司特有的适应证：预防肾移植排斥反应；依维莫司特有的适应证：肾细胞癌、乳腺癌、胰腺神经内分泌肿瘤、肾血管平滑肌脂肪瘤或室管膜下巨细胞星形细胞瘤、结节性硬化症 | 血栓形成、全血细胞减少、淋巴囊肿、神经毒性、肾病综合征、感染或心淋巴瘤风险增加、间质性肺病、心绞痛；水肿、高血压、皮疹、高脂血症、胃肠不适、关节痛、头痛、发热（共有不良反应）；电解质失衡、闭经、口腔炎（仅限依维莫司） | 对西罗莫司、依维莫司过敏；佐他莫司过敏 | 西罗莫司与FKBP结合，西罗莫司-FKBP复合物抑制mTOR，一个蛋白翻译调节子；依维莫司和佐他莫司的作用机制相似；避免西罗莫司或依维莫司与环孢素联合用药；避免依维莫司与P450 3A4酶的药物联合用药；避免依维莫司与环菌素联合用药 |

**肿瘤坏死因子-α抑制剂**

**机制——依那西普是可溶性TNF受体的二聚体，而英夫利昔单抗和阿达木单抗和戈利木单抗是抗TNF抗体**

| 药物 | 临床应用 | 严重和常见的不良反应 | 禁忌证 | 治疗 |
|---|---|---|---|---|
| 依那西普 | 类风湿性关节炎；青少年类风湿性关节炎；银屑病；银屑病性关节炎；强直性脊柱炎 | 心衰、骨髓抑制、坏死性筋膜炎、重症多形红斑、中毒性表皮坏死松解、肝毒性、视神经炎、肺结核复发、感染或恶性肿瘤风险增加、中枢神经系统脱髓鞘病；注射部位反应、上呼吸道感染、鼻炎 | 脓毒症 | 所有的患者在用TNF抑制剂治疗前，均应进行结核筛查，因为它有较大的引起结核复发的风险；所有用TNF抑制剂治疗的感染患者，均应进行疗效评价和强有效的抗生素治疗；依那西普与TNF-α和TNF-β都结合，而英夫利昔单抗、阿达木单抗、赛妥珠单抗和戈利木单抗是特异性结合TNF-α的单克隆抗体 |

续表

| 药物 | 临床应用 | 严重和常见的不良反应 | 禁忌证 | 治疗 |
|---|---|---|---|---|
| 英夫利昔单抗<br>阿达木单抗<br>赛妥珠单抗<br>戈利木单抗 | 共有的适应证:类风湿性关节炎、强直性脊柱炎、银屑病关节炎;<br>英夫利昔单抗、阿达木单抗和赛妥珠单抗特有的适应证:克罗恩病;<br>英夫利昔单抗、阿达木单抗和戈利木单抗特有的适应证:溃疡性结肠炎;<br>英夫利昔单抗、阿达木单抗特有的适应证:银屑病;<br>阿达木单抗特有的适应证:青少年类风湿性关节炎 | 与依那西普相似(此外还有胃肠不适(仅英夫利昔单抗)) | 对英夫利昔单抗过敏、中度到重度心衰(英夫利昔单抗剂量>5mg/kg) | 英夫利昔单抗是部分人源化的鼠抗人 TNF-α 抗体;阿达木单抗是完全人源化的抗 TNF-α 的 IgG1 抗体;赛妥珠单抗是一个聚乙二醇化的 TNF-α 抗体片段 |

**IL-12/23p40 抑制剂**

机制——尤特克单抗是一种人 IgG1 单克隆抗体,与 IL-12 和 IL-23 共有的 p40 蛋白亚单位结合,是参与 NK 细胞活化和 CD$_4$$^+$T 细胞分化和活化的细胞因子

| 药物 | 临床应用 | 严重和常见的不良反应 | 禁忌证 | 治疗 |
|---|---|---|---|---|
| 尤特克单抗 | 斑块状银屑病、银屑病关节炎 | 感染或恶性肿瘤、白质脑病、血管性水肿的风险增加、鼻咽炎、上呼吸道感染、头痛、疲劳 | 对尤特克单抗过敏 | 在初始剂量后,每 3 个月皮下注射一次尤特克单抗 |

**白细胞介素-1 抑制剂**

机制——阿那白滞素是一种重组 IL-1 受体拮抗剂,列洛西普是一种重组可溶性 IL-1 受体融合蛋白;卡纳津单抗是抗 IL-1β 的人 IgG1 单克隆抗体

| 药物 | 临床应用 | 严重和常见的不良反应 | 禁忌证 | 治疗 |
|---|---|---|---|---|
| 阿那白滞素 | 类风湿性关节炎隐热蛋白相关周期性综合征,包括新生儿多系统炎症性疾病 | 心搏骤停、中性粒细胞减少、感染或恶性肿瘤风险增加、注射部位反应 | 对阿那白滞素或大肠杆菌源性蛋白过敏 | 减轻骨质侵蚀,可能通过减少滑膜细胞的金属蛋白酶的释放发挥作用、避免接种活疫苗 |
| 列洛西普<br>卡纳津单抗 | 共有的适应证:隐热蛋白相关周期性综合征,包括家族性寒冷性自身炎症综合征、Muckle-Wells 综合征;卡纳津单抗特有的适应证:特发性关节炎 | 胃肠道出血(仅列洛西普);巨噬细胞活化综合征、再激活肺结核(仅卡纳津单抗);注射部位反应、上呼吸道感染(共同不良反应);胃肠道不适、骨骼肌肉疼痛、头痛、眩晕(仅卡纳津单抗) | 对列洛西普或过敏卡纳津单抗 | 避免对有活动性、复发性或慢性感染的患者用药。避免接种活疫苗 |

续表

| 药物 | 临床应用 | 严重和常见的不良反应 | 禁忌证 | 治疗 |
|---|---|---|---|---|
| **细胞因子受体拮抗剂**<br>机制——重组人抗 IL-6 受体的单克隆抗体 | | | | |
| 托珠单抗 | 类风湿湿性关节炎<br>多关节型青少年特发性关节炎<br>特发性关节炎 | 严重感染、胃肠穿孔、血小板减少、中性粒细胞减少、过敏、高血压、注射部位反应、胃肠不适、肝功能异常、头晕、头痛、鼻咽炎 | 对托珠单抗过敏 | 避免接种活疫苗。<br>由于潜在肺结核复发风险增加，所有患者在治疗前应接受肺结核筛查 |
| **特异性免疫细胞的清空药物**<br>机制——见具体药物 | | | | |
| 抗胸腺细胞球蛋白 | 肾移植<br>再生障碍性贫血 | 细胞因子释放综合征（发热、寒战、肌肉痛、头痛），高血压、贫血、白细胞减少、血小板减少、感染的风险增加 | 急性感染<br>免或马过敏史 | 抗人 T 细胞抗原决定簇的多克隆免疫或马抗体<br>ATG 治疗可引起广泛的免疫抑制而导致感染 |
| OKT3 | 不宜使用 | 不宜使用 | 不宜使用 | 鼠抗人 CD3 单克隆抗体，是一个对 T 细胞受体介导的细胞活化很重要的信号分子。<br>在 2010 年由生产商自愿退出市场 |
| 利妥昔单抗<br>奥法木单抗<br>阿托珠单抗 | 共有的适应证：慢性淋巴细胞白血病；利妥昔单抗特有的适应证：B 细胞非霍奇金淋巴瘤、类风湿性关节炎、肉芽肿伴多血管炎和显微镜下多血管炎 | 贫血、显著免疫抑制、白质脑病、肿瘤溶解综合征（共有不良反应）；肠梗阻、肝炎、输液反应（仅利妥昔单抗和奥法木单抗；心律失常、心力衰竭、史-约综合征、中毒性表皮坏死松解、角膜炎、肾毒性、肺纤维化、血管水肿（仅利妥昔单抗）；皮疹、发热、疲劳（共有不良反应）；胃肠道不适（仅利妥昔单抗和奥法木单抗）、盗汗、关节痛、肌痛、颤抖（仅利妥昔单抗） | 无 | 利妥昔单抗是部分人源化抗 CD20 抗体；奥法木单抗和阿托珠单抗是全人源化抗 CD20 抗体<br>避免接种活疫苗 |
| 巴利昔单抗 | 肾移植 | 与抗胸腺细胞球蛋白相同 | 对巴利昔单抗过敏 | 巴利昔单抗是一种嵌合人 IgG1 抗 CD25 的单克隆抗体，对 IL-2 受体有高亲和力 |
| 阿仑单抗 | 不宜使用 | 不宜使用 | 不宜使用 | 抗 Campath-1（CD25）抗体，一个表达于大多数成熟淋巴细胞和部分淋巴细胞前细胞的抗原。生产商自愿退出美国和欧洲市场 |

续表

| 药物 | 临床应用 | 严重和常见的不良反应 | 禁忌证 | 治疗 |
|---|---|---|---|---|
| 阿法赛特 | 不宜使用 | 不宜使用 | 不宜使用 | LFA-3/Fc 融合蛋白，通过与 T 细胞 CD2 结合阻断 CD2/LFA-3 信号，引起 T 细胞活化的抑制 在 2011 年由生产商自愿退出市场 |
| 贝利木单抗 | 系统性红斑狼疮 | 对感染或恶性肿瘤易感、输液反应、白质脑病、抑郁症 胃肠不适、鼻咽炎、发热 | 有贝利木单抗过敏史 | 抑制 B 淋巴细胞刺激因子（BLyS）的全人源化单克隆抗体，是 B 细胞存活所必需的因子 |
| 维汀-布仑妥昔单抗（brentuximab vedotin） | 霍奇金淋巴瘤 间变性大细胞淋巴瘤 | 室上性心律失常、史-约综合征 贫血、血小板减少、中性粒细胞减少、神经病变、白质脑病、肾盂解综合征 胸、肺栓塞、肺炎、肿瘤溶解综合征 皮疹、胃肠不适、上呼吸道感染、咳嗽、发热、疲劳 | 使用博莱霉素伴发的肺毒性 | 抗 CD30 嵌合人单克隆抗体药物结合物。CD30 表达于 CD4 和 CD8 T 细胞共达于 CD4 和 CD8 T 细胞和淋巴瘤细胞上。药物甲基澳瑞他汀 E（MMAE）通过连接抗体与抗体与细胞周期停滞和凋亡。MMAE 作为一种微管破坏剂，诱导细胞周期停滞和凋亡。MMAE 是细胞色素 P450 3A4/5 酶抑制剂 |

共刺激抑制剂
机制——阿巴西普和贝拉西普是融合到 IgG1 恒定区的 CTLA-4 类似物。通过与细胞表面 B7 分子形成复合物，药物可以阻止共刺激信号的传递，从而使 T 细胞无反应或发生凋亡

| 药物 | 临床应用 | 严重和常见的不良反应 | 禁忌证 | 治疗 |
|---|---|---|---|---|
| 阿巴西普 | 类风湿性关节炎 青少年特发性关节炎 | 蜂窝织炎、败血症、肾盂肾炎、肺炎、慢性阻塞性肺病急性加重、恶性肿瘤易感性 恶心、头痛、尿路感染、鼻咽炎、上呼吸道感染 | 无 | 由于增加感染的风险，阿巴西普不应与 TNF 抑制剂同时服用。避免接种活疫苗。所有患者在治疗前应应接受肺结核筛查 |
| 贝拉西普 | EB 病毒血清学阳性患者的肾移植 | 移植后淋巴增生性疾病、白质脑病、格林-巴利综合征、EB 病毒感染、贫血、白细胞减少、严重感染、高血压、水肿、电解质失衡、胃肠不适、咳嗽、头痛、发热 | EB 病毒血清学阴性患者 EB 血清学状态未知的患者 | 贝拉西普是阿巴西普的近似物，对 B7-1 和 B7-2 的亲和力增强 仅用于 EB 病毒血清学阳性的患者 避免接种活疫苗 |

阻断细胞黏附
机制——那他珠单抗是抗 α-4 免疫球蛋白的单克隆抗体，抑制免疫细胞与表达血管细胞黏附分子-1（VCAM-1）和黏膜地址素细胞黏附分子（MAdCAM-1）的细胞的相互作用

| 药物 | 临床应用 | 严重和常见的不良反应 | 禁忌证 | 治疗 |
|---|---|---|---|---|
| 那他珠单抗 | 多发性硬化症 复发型克罗恩病 | 进行性多灶性脑白质病、肠梗阻、肝毒性、疱疹性脑炎和脑膜炎、抑郁、自杀意念、肺炎 皮疹、胃肠不适、关节痛、头痛、尿路感染、呼吸道感染、疲劳 | 对那他珠单抗过敏，进行性多灶性脑白质病（PML）病史或现存 PML | 输液相关反应可能发生 |

续表

| 药物 | 临床应用 | 严重和常见的不良反应 | 禁忌证 | 治疗 |
|---|---|---|---|---|
| 依库珠单抗 | 阵发性夜间血红蛋白尿；非典型溶血性尿毒症毒症综合征 | 感染，白细胞减少症，贫血；高血压，胃肠不适，头痛，失眠，鼻咽炎，发热 | 对依库珠单抗过敏，脑膜炎奈瑟菌感染，未接种脑膜炎奈瑟菌疫苗 | 所有中止依库珠单抗的患者都需要监测血管内溶血的症状和体征，包括血清乳酸脱氢酶水平的评估 |
| 免疫屏障抑制 机制——伊匹单抗是抗CTLA-4人源化单克隆抗体，纳武单抗和派姆单抗是抗PD-1人源化单克隆抗体。通过抑制CTLA-4和PD-1与其配体B7-1/B7-2和PD-L1/PD-L2的相互作用，药物去除了免疫屏障障碍介导的对抗肿瘤免疫反应的抑制 | | | | |
| 伊匹单抗 | 不能手术切除的或转移性黑色素瘤 | 心包炎，内分泌紊乱，小肠结肠炎，嗜酸性粒细胞增多，贫血，肝毒性，心肌炎，脑炎，神经病变，肾衰竭，虹膜炎，葡萄膜炎，肺炎，皮疹，腹泻，疲劳 | 无 | 每3周静脉注射一次，共4次 |
| 纳武单抗 派姆单抗 | 伊匹单抗治疗不能手术切除的或转移性黑色素瘤，如有提示病情进展，可使用BRAF抑制剂；表达PD-L1的转移性非小细胞肺癌且含铂化疗前后显示疾病进展 | 免疫相关性肺炎，结肠炎，肝炎，内分泌疾病，肾炎，皮疹，脑炎；皮疹，疲劳，咳嗽，肌肉骨骼痛，食欲低下，便秘 | 无 | 对于具有ALK重排的EGFR突变的非小细胞肺癌，治疗前应论证这些基因组异常疾病进展的靶向治疗 |

# 第47章

# 一般炎症药理学：消化性溃疡疾病

## Dalia S. Nagel and Helen M. Shields

## 概述

消化性溃疡是胃（胃溃疡）或十二指肠（十二指肠溃疡）黏膜损伤。美国有 450 万人患有活动性消化性溃疡病，每年诊断出 50 万例新的消化性溃疡病。消化性溃疡病的终生患病率约为 10%，估计每年治疗费用超过 10 亿美元。

消化性溃疡病有几种病理生理机制，临床常见的多种药理学治疗策略。本章描述了胃酸分泌的生理学和形成消化性溃疡的病理生理学。然后讨论了用于治疗消化性溃疡疾病的药物，这些药物与病理生理学的关系。

## ■ 病例 1

Tom 是一个 24 岁的研究生。他身体健康，虽然他每天大约抽两包烟，喝五杯咖啡。由于计算机科学论文的截止日期即将到来，Tom 目前正处于压力之下。

在过去的两周里，Tom 注意到他的上腹在进食后 1~2 小时会出现灼痛。此外，疼痛经常在凌晨 3 点左右唤醒他。他的疼痛通常通过吃东西和服用非处方抗酸药来缓解。

当疼痛加剧时，Tom 决定去大学医疗服务中心看他的内科医生 Smith 博士。Smith 医生注意到腹部检查正常，但有上腹部压痛。Smith 医生与 Tom 讨论了诊断方案，包括上消化道 X 线系列和内镜检查。Tom 选择接受内镜检查。在检查过程中，在后壁十二指肠近端发现溃疡，直径为 0.5cm；为检测幽门螺杆菌进行了胃窦黏膜活检。

Tom 被诊断为十二指肠溃疡。Smith 医生给他开了一种质子泵抑制剂奥美拉唑。第二天，当病理报告显示存在幽门螺杆菌感染时，Smith 医生除了开质子泵抑制剂外，还开了铋、克拉霉素和阿莫西林的处方。Smith 医生还建议 Tom 戒烟和咖啡。

## 思　考　题

□ 1. Tom 患消化性溃疡病有哪些危险因素？幽门螺杆菌在这种疾病中的作用是什么？

□ 2. 为什么 Tom 用克拉霉素而不是甲硝唑治疗他的幽门螺杆菌感染?

□ 3. 为什么 Tom 也用质子泵抑制剂治疗?

##  病例 2

Marianne 是一家印刷厂的 54 岁管理员,每天打字 4~5 小时。她出现了腕管综合征,开始每天服用几片阿司匹林止痛。一个月后,Marianne 的上腹出现灼痛。在呕吐"咖啡渣"样物质并发现大便呈黑色后,她决定去当地医院的急诊室。当班的胃肠病学家对她进行内镜检查,确认 Marianne 胃溃疡新出血。胃肠病学家向 Marianne 解释说她得了消化性溃疡。Marianne 的呼吸测试对幽门螺杆菌呈阴性,她被告知最可能的原因是服用了阿司匹林。Marianne 接受了抗酸药和雷尼替丁(一种 H₂ 受体拮抗剂)的治疗,并被告知停止服用非甾体抗炎药(NSAID),包括阿司匹林。胃肠病学家与 Marianne 一起回顾了属于非甾体抗炎药的止痛药清单。两周过去了。Marianne 告诉她的胃肠科医生,手腕的疼痛已经令她无法忍受了,她必须继续服用阿司匹林,才能继续打字并保住工作。胃肠病学家告诉 Marianne,只要她把抗溃病药物从 H₂ 受体拮抗剂改为质子泵抑制剂,她就可以服用阿司匹林。

## 思 考 题

□ 4. 为什么医生给 Marianne 的溃疡开了 H₂ 拮抗剂? 为什么她坚持使用阿司匹林时,医生把她的药物换成质子泵抑制剂?

## 胃酸分泌的生理学

### 胃酸分泌的神经激素控制

盐酸由位于胃底和胃体的胃酸腺中的壁细胞分泌到胃中。壁细胞通过 H⁺/K⁺ ATP 酶(质子泵)主动运输 H⁺ 穿过顶端小管膜,将细胞内 H⁺ 和细胞外 K⁺ 交换。组胺、促胃泌素和乙酰胆碱(acetylcholine, Ach)三种神经激素分泌剂调节这一过程。这些分泌剂中的每一种都能结合并激活壁细胞基底外侧膜上特异性受体,进而启动了 H⁺ 主动转出细胞所需的生化过程。

组胺(histamine)由位于胃酸腺内及附近的肠嗜铬样(enterochromaffin-like, ECL)细胞和固有层中的肥大细胞释放,与壁细胞上的组胺 H₂ 受体结合。H₂ 受体激活刺激腺苷酸环化酶,增加细胞内环磷酸腺苷(cAMP)。反过来,cAMP 激活 cAMP 依赖性蛋白激酶(蛋白激酶 A, protein kinase A, PKA)。PKA 磷酸化并激活蛋白责将含有 H⁺/K⁺ ATP 酶的胞质囊泡运送到细胞顶膜。因为囊泡膜对 K⁺ 的通透性很低,所以 H⁺/K⁺ ATP 酶不泵 H⁺ 进入囊泡。囊泡与顶膜融合后,细胞外活性 K⁺ 允许 H⁺/K⁺ ATP 酶从壁细胞泵 H⁺ 进入胃腔。伴随着细胞质囊泡向顶膜的输送,细胞的活化激活了顶膜 K⁺ 通道。

此过程为 H⁺ 和 K⁺ 的交换供应了细胞外 K⁺(图 47-1)。

促胃泌素(gastrin)由胃窦中的 G 细胞分泌到血液中,乙酰胆碱由神经节后神经释放,细胞体位于黏膜下层(Meissner 丛)。这两种促分泌素都分别与壁细胞上各自 G 蛋白偶联受体结合,从而激活磷脂酶 C,并增加细胞内钙水平(Ca²⁺)(图 47-1)。除了磷脂酶 C 和细胞内 Ca²⁺ 的参与外,促胃泌素和乙酰胆碱刺激壁细胞导致 H⁺/K⁺ ATP 酶激活的信号通路仍有待充分阐明,可能与蛋白激酶 C 相关。除了促胃泌素在直接刺激壁细胞中的作用相对较小外,它在通过 ECL 细胞刺激组胺释放中起着重要作用(见下文)。

组胺、促胃泌素和乙酰胆碱通过壁细胞增加胃酸分泌,生长抑素分泌的 D 细胞和前列腺素限制胃酸分泌。生长抑素通过三种机制降低胃酸分泌:①通过旁分泌机制抑制 G 细胞释放促胃泌素;②抑制 ECL 细胞和肥大细胞释放组胺;③直接抑制壁细胞酸分泌。前列腺素 E2(PGE2)通过以下机制增强黏膜对组织损伤的抵抗力:①减少基础和刺激的胃酸分泌;②增强上皮细胞碳酸氢盐分泌、黏液生成、细胞更新和局部血流。

## 胃酸分泌时相

进食时,胃分泌物明显增加。胃酸分泌有三个阶段。

头相包括对视觉、味觉、嗅觉和食物思维的反应。"假饲"——一项咀嚼食物但不吞咽的实验,通过迷走神经刺激引起促胃泌素分泌增加。

胃的机械膨胀、氨基酸、肽的摄入刺激胃相。膨胀会激活胃壁上短神经和迷走神经相连的伸展受体。管腔营养素(如氨基酸)是促胃泌素释放的强烈刺激物。促胃泌素通过血液进入泌酸黏膜,刺激 ECL 细胞释放组胺。以上酸分泌过程的一个重要的负反馈是酸(pH<3)介导抑制胃窦 G 细胞释放促胃泌素。胃窦 D 细胞释放生长抑素也能抑制胃酸分泌。

肠相包括通过消化肠道中的蛋白质刺激胃酸分泌。促胃泌素在调节这一阶段中也起着重要作用。

## 保护因子

保护胃黏膜的因子包括胃黏液、前列腺素(参见上文和第 43 章)、胃和十二指肠碳酸氢盐、复原(修复)和血液流动。胃的上皮细胞分泌黏液,作为润滑剂保护黏膜细胞不受磨损。黏液层由黏性的亲水性糖蛋白组成,具有凝胶形成特性,使上皮管腔表面形成不间断的水层。黏液和水层共同减轻胃腔酸性环境造成的潜在损害。前列腺素刺激黏液分泌,而 NSAID 和抗胆碱药抑制黏液产生。此外,幽门螺杆菌破坏黏液层(见下文)。

碳酸氢盐通过中和胃酸来保护胃上皮。碳酸氢盐由胃黏膜管腔表面、胃凹和十二指肠黏膜管腔表面的上皮细胞分泌。十二指肠中的碳酸氢盐分泌可中和胃酸进入肠道。

复原是指胃黏膜修复的能力。胃黏膜损伤可通过沿基底膜迁移未受损的上皮细胞来修复,以填补损伤细胞的松弛造成的缺陷。

最后一个保护因素是血流量,流向胃黏膜的血液清除了扩散到受损黏液层的酸。

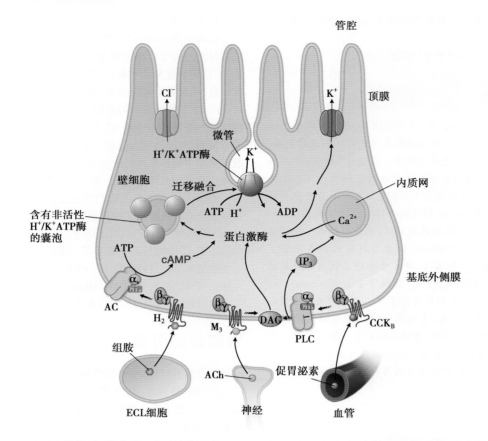

**图 47-1 壁细胞酸分泌的调控。** 刺激壁细胞酸分泌是由旁分泌(组胺)、神经内分泌[乙酰胆碱(Ach)]和内分泌(促胃泌素)通路调控,它们激活各自的受体($H_2$、$M_3$ 和 $CCK_B$)。$H_2$ 受体激活使 cAMP 增加,cAMP 再激活蛋白激酶 A。$M_3$,$CCK_B$ 受体激活通过 $G_q$ 介导的 IP 3/DAG 通路促使 $Ca^{2+}$ 的释放,这些信号也刺激蛋白激酶 C 活化。蛋白激酶活化引起含有非活性 $H^+/K^+$ ATP 酶的胞质囊泡移行到顶膜。囊泡与顶膜融合激活 $H^+/K^+$ ATP 酶,将 $H^+$ 泵入胃腔。顶膜 $Cl^-$ 通道将 $Cl^-$ 流与 $H^+$ 流耦合,顶膜 $K^+$ 通道使 $K^+$ 循环到细胞外。这个过程的最终结果是加速 HCl 释放到胃腔。除其对壁细胞 $CCK_B$ 受体的直接作用外,促胃泌素还刺激肠嗜铬样(ECL)细胞 $CCK_B$ 受体促进组胺释放(未显示)

# 消化性溃疡病的病理生理学

消化性溃疡是胃或十二指肠内壁的损伤。损伤可累及黏膜、肌层、黏膜下层,在某些情况下还可累及肌壁的深层。这种黏膜完整性的损害可导致疼痛、出血、阻塞、穿孔,甚至死亡。消化性溃疡是由胃肠黏膜保护因子和破坏因子之间的不平衡引起的。本节介绍溃疡形成的主要病理生理机制,其中最常见的两种是幽门螺杆菌感染和 NSAID 的使用。

## 幽门螺杆菌

幽门螺杆菌(*Helicobacter pylori*)是一种革兰氏阴性螺旋形细菌,是除了非甾体抗炎药引起的消化性溃疡病之外的重要致病因素。在十二指肠溃疡和胃溃疡患者的胃窦中发现了幽门螺杆菌,其中包括前述病例中的 Tom。根除幽门螺杆菌可降低溃疡患者的复发率。随后发现,许多溃疡患者同时感染了幽门螺杆菌,由此证明了幽门螺杆菌可引起消化性溃疡病。

幽门螺杆菌生活在胃的酸性环境中。最初的感染是通过口腔途径传播的。摄入后,微嗜酸性细菌利用其 4~6 个鞭毛以螺旋状方式穿过胃黏液层。幽门螺杆菌附着在胃上皮细胞表面的黏附分子上。在十二指肠,幽门螺杆菌只附着在含有胃上皮细胞的区域,这些细胞是由于十二指肠黏膜过度酸损伤(胃上皮化生)而产生的。幽门螺杆菌之所以能够生活在如此恶劣的环境中,部分原因是它产生了能将尿素转化为氨的尿素酶。氨缓冲 $H^+$ 形成氢氧化铵,在细菌周围形成碱性云,保护细菌免受胃部酸性环境的影响。

幽门螺杆菌的致病因子对宿主造成损害。尿素酶是这些破坏因素之一,因为它是一种抗原,引起强烈的免疫反应。此外,尿素酶产生的氢氧化铵也会引起胃上皮细胞损伤。其他致病因子包括脂多糖(内毒素),它是细菌外膜的组成部分,以及由细菌分泌并降解胃黏膜的脂肪酶和蛋白酶。幽门螺杆菌引起的细胞毒性也与两种主要蛋白质有关:细胞毒素相关基因 A(CagA)和空泡细胞毒素(VacA)。Cag 致病灶与 CagA 的表达有关。该致病灶存在于大多数幽门螺杆菌分离株中,包含约 32 个编码细菌Ⅳ型分泌系统的基因。分泌系统插入宿主的胃上皮细胞,并将 CagA(和其他致病因子)运输到上皮细胞。一旦进入宿主细胞,CagA 就通过宿主激酶进行酪氨酸磷酸化。非磷酸化和磷酸化 CagA 都影响宿主信号通路和宿主细胞功能,包括酸分泌、细胞因子释放、细胞增殖和凋亡、细胞极性和细胞运动。与不表达 CagA 的幽门螺杆菌菌株相比,

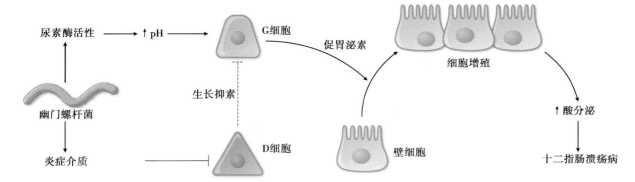

**图 47-2 幽门螺杆菌在十二指肠消化性溃疡病中的作用。** 图示幽门螺杆菌感染易患消化性溃疡病的两种机制。首先,幽门螺杆菌引起的炎症介质抑制胃窦 D 细胞分泌生长抑素。胃窦 D 细胞生长抑素分泌减少可解除 G 细胞释放促胃泌素的抑制,促胃泌素释放增加。其次,幽门螺杆菌源性尿素酶产生的氢氧化铵使胃液 pH 升高,刺激促胃泌素分泌。这两种机制激活促胃泌素释放,引起壁细胞增殖,胃黏膜分泌 $H^+$ 的功能增强,诱发十二指肠溃疡病

表达 CagA 的幽门螺杆菌菌株与十二指肠溃疡、胃溃疡和胃癌的高发病率有关。

幽门螺杆菌导致的不适宜的免疫反应,部分是可以追溯到的。其引起的 Th1 免疫反应代替了正常 Th2 黏膜免疫反应即分泌(IgA)抗体,控制管腔感染。与 Th1 反应相关的细胞因子诱导炎症和上皮细胞损伤。

一些幽门螺杆菌引起的消化性溃疡病机制的特征(图47-2)。幽门螺杆菌相关性十二指肠溃疡患者的酸分泌增加。这被认为是由于循环中促胃泌素水平的增加,导致壁细胞增殖和产酸量的增加。促胃泌素的分泌通过两种机制提高:①幽门螺杆菌产生的氨在 G 细胞附近产生碱性环境,从而刺激促胃泌素的释放;②幽门螺杆菌感染患者的胃窦 D 细胞数量低于正常值,导致生长抑素的产生减少和促胃泌素的释放增加。幽门螺杆菌也减少了十二指肠碳酸氢盐的分泌,从而削弱了十二指肠黏膜的保护机制。

基于有机体产生尿素酶的原理,幽门螺杆菌感染可以通过 $^{13}C$-尿素呼气试验来检测。在这个试验中,如果幽门螺杆菌存在于胃中,尿素酶将摄入的 $^{13}C$-尿素转化为 $^{13}CO_2$,并在呼吸中检测到 $^{13}CO_2$。$^{13}C$-尿素呼气试验是目前对幽门螺杆菌最好的诊断试验;其他检测方法包括粪便抗原试验、胃黏膜活检组织学检查(如 Tom 所做的),以及幽门螺杆菌抗体的血清学检测。血清学检测中,抗体持续存在的阳性者不能区分是曾经接触感染,还是主动感染,因此其检测的效用是有限的。

# 非甾体抗炎药

每年因非甾体抗炎药(non-steroidal antiinflammatory drugs,NSAID)相关胃肠道并发症住院的患者超过 100 000 人,其中胃肠出血死亡率为 5% ~ 10%。使用 NSAID 最常见的不良反应靶器官是胃肠道。

NSAID 相关的胃肠损伤可归因于**局部损伤**和 NSAID 的**全身效应**(图 47-3)。大多数 NSAID 是弱有机酸。在胃的酸性环境中,这些药物是中性化合物,可以穿过质膜进入胃上皮细胞。在中性的细胞内环境中,药物被重新解离并捕获。由此造成的细胞内损伤与 NSAID 的局部胃肠损伤有关。

NSAID 也会对胃肠内壁造成系统性损伤,主要是由于黏

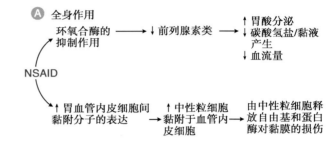

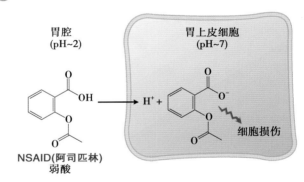

**图 47-3 NSAID 在消化性溃疡病中的作用。** NSAID 治疗消化性溃疡病具有全身效应和局部损伤。A. 全身效应:NSAID 抑制环氧化酶,而减少前列腺素的产生。因为前列腺素激活 $G_i$,因此胃壁细胞中 cAMP 的生成减少,前列腺素产生减少则胃酸分泌增加。前列腺素的减少也可减少胃中碳酸氢盐、黏液的产生和血流量。此外,全身效应还包括胃血管内皮细胞间黏附分子(ICAM)的表达增加,继而增加中性粒细胞黏附于血管内皮细胞。中性粒细胞释放自由基和蛋白酶可致黏膜损伤。B. 局部作用:NSAID 通过离子障引起局部损伤。药物从胃腔以质子化(不带电)形式进入胃上皮细胞。在细胞质的中性环境中,NSAID 被离子化并滞留在细胞内,造成细胞损伤

膜前列腺素合成减少所致。如第 43 章所述,两种环氧合酶催化花生四烯酸形成前列腺素。一般来说,环氧合酶-1(COX-1)持续表达并产生胃前列腺素,进而负责保护黏膜完整性,而环氧合酶-2(COX-2)是由炎症刺激诱导的。NSAID 对 COX-1 的抑制可导致黏膜溃疡,因为 $PGE_2$ 合成的抑制消除了维持胃黏膜完整性的保护机制之一。尽管 COX-2 选择性 NSAID

（昔布类）可能比非选择性 NSAID 具有更低的溃疡形成风险，但昔布类似乎与心肌梗死和卒中的增加有关。一些 COX-2 选择性 NSAID 已被自动撤回（罗非昔布和伐地昔布），第三种 NSAID 的使用已被自动限制（塞来昔布）。COX-2 选择性抑制剂的心血管副作用可能是由于其抑制血管内皮细胞（由 COX-1 和 COX-2 催化）产生的前列腺素，从而使血小板（由 COX-1 催化）产生的血栓素发挥非对抗性凝血酶原效应（参见第 43 章）。

NSAID 不仅可通过抑制前列腺素合成而诱发溃疡，还可通过其他全身机制诱发溃疡。例如，NSAID 增加了胃黏膜血管内皮细胞间黏附分子的表达，中性粒细胞对血管内皮的黏附力增加，导致自由基和蛋白酶释放，从而损伤黏膜。

## 酸过多分泌

胃酸分泌过多是某些消化性溃疡病患者的重要病因。佐林格-埃利森综合征（Zollinger-Ellison syndrome）和库欣溃疡（Cushing's ulcers）是两个因高酸导致消化性溃疡病的临床例子。在佐林格-埃利森综合征中，内分泌胰腺非 β 细胞的促胃泌素肿瘤导致胃酸分泌增加。在库欣溃疡中，严重头部损伤患者会出现迷走神经（胆碱能）张力增高，导致胃酸过多（图 47-1）。

## 其他因素

胃主要细胞分泌胃蛋白酶（一种消化酶），作为非活性前体胃蛋白酶原。研究表明，胃蛋白酶在溃疡形成中发挥作用。吸烟与消化性溃疡病有关，其机制被认为与黏膜血流、黏膜受损愈合、抑制胰腺碳酸氢盐生成有关。咖啡因摄入（增加酸分泌）、酒精性肝硬化、糖皮质激素使用和遗传性炎症也与消化性溃疡病有关。最后，慢性心理压力有时可能是消化性溃疡病的重要原因。在病例 1 中，Tom 抽烟，喝了很多咖啡，还承受着压力去完成他的计算机科学论文。这些因素可能是其溃疡形成的原因。

## 药理学分类和药物

几种病理生理机制可导致消化性溃疡病，临床治疗需要考虑多种药物选择。可用制剂可分为以下药物：①减少酸分泌药；②酸中和药；③黏膜保护药；④减缓危险因素药（图 47-4）。

## 减少酸分泌药

### H₂ 受体拮抗剂

布莱克和他的同事在 20 世纪 70 年代发现了 H₂ 受体拮抗剂，这标志着消化性溃疡病的治疗发生了巨大的变化。这些研究者确定了第二个组胺受体（H₁ 是第一个；见第 44 章），

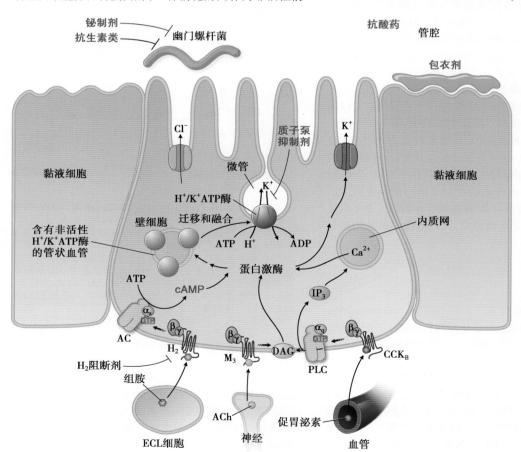

图 47-4　治疗消化性溃疡病药物的作用部位。H₂ 受体拮抗剂（H₂ 阻滞剂）通过内源性组胺抑制组胺 H₂ 受体的激活。质子泵抑制剂降低壁细胞微管膜 H⁺/K⁺ ATP 酶活性。抗酸剂可中和胃腔中的酸。包衣剂在胃黏膜上皮表面形成保护层。铋和抗生素可以从胃黏膜的黏液层中清除幽门螺杆菌。幽门螺杆菌感染是消化性溃疡病发病的重要因素

并阐明了其在胃酸分泌中的作用。$H_2$ 受体拮抗剂(又称 $H_2$ 阻滞剂)可逆且竞争性地抑制组胺与 $H_2$ 受体的结合,从而抑制胃酸分泌。$H_2$ 受体拮抗剂也间接降低促胃泌素和乙酰胆碱诱导的胃酸分泌。

四种 $H_2$ 受体拮抗剂:西咪替丁、雷尼替丁、法莫替丁和尼扎替丁(图 47-5)。$H_2$ 受体拮抗剂可被小肠迅速吸收,1~3 小时内达血浆浓度峰值。$H_2$ 受体拮抗剂的清除包括肾脏排泄和肝脏代谢。因此,在肝或肾衰竭患者中应减少这些药物的剂量。尼扎替丁是一个例外,主要由肾脏消除。

一般来说,这四种药物都有良好的耐受性。偶尔有轻微副作用包括腹泻、头痛、肌肉疼痛、便秘和乏力等。$H_2$ 受体拮抗剂可能引起一些患者的思维混乱和幻觉。然而,这些中枢神经系统的不良反应并不常见,通常在静脉注射 $H_2$ 受体拮抗剂后产生。下文讨论了西咪替丁(第一个 $H_2$ 受体拮抗剂)的其他副作用。

$H_2$ 受体拮抗剂在临床上可发生明显的药物-药物相互作

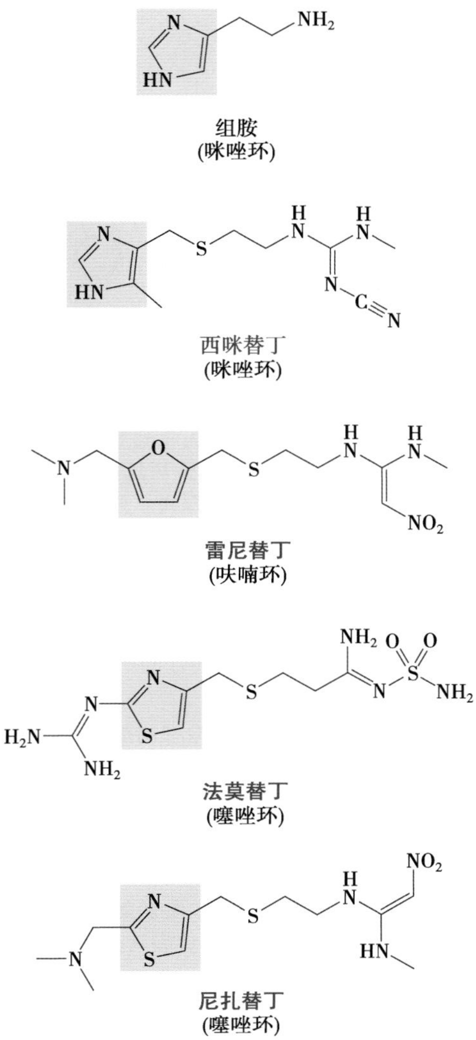

**图 47-5　组胺 $H_2$ 受体拮抗剂。**$H_2$ 受体拮抗剂部分结构与拮抗组胺相似,为阻断 $H_2$ 受体提供结构基础。这些药物结构详见图 45-5

用。例如,酮康唑,一种需要酸性环境来促进胃吸收的药物,在 $H_2$ 受体拮抗剂所产生的碱性环境中摄取降低。第二个例子,$H_2$ 受体拮抗剂竞争普鲁卡因胺和某些其他药物的肾小管分泌。

西咪替丁抑制许多细胞色素 P450 酶,因而干扰许多药物的肝脏代谢。例如,西咪替丁可以降低利多卡因、苯妥英钠、奎尼丁、茶碱和华法林的代谢,促进这些药物蓄积到毒性水平。西咪替丁似乎比其他 $H_2$ 受体拮抗剂抑制 P450 酶更强,当患者服用多种药物时,除西咪替丁以外的 $H_2$ 受体拮抗剂可能是首选的。

西咪替丁可通过胎盘和分泌到母乳中,因此在怀孕期间或哺乳间不建议应用。西咪替丁可以有抗雄激素的作用,因为它作为雄激素受体的拮抗剂,可导致男子女性型乳房(胸部增大)和阳痿,少见女性乳溢(排乳)。

## 质子泵抑制剂

质子泵抑制剂(proton pump inhibitors,PPI)阻断壁细胞 $H^+/K^+$ ATP 酶(质子泵)。与 $H_2$ 受体拮抗剂相比,质子泵抑制剂在抑制胃酸分泌和促进消化性溃疡愈合方面具有优势。奥美拉唑是经典的质子泵抑制剂。还开发了其他几种质子泵抑制剂,包括埃索美拉唑[奥美拉唑的(S)-对映体]、雷贝拉唑、兰索拉唑、地兰索拉唑[兰索拉唑的(R)-对映体]和泮托拉唑(图 47-6)。

所有质子泵抑制剂都是需在壁细胞小管酸性环境中活化的前体药。这些药物的口服制剂是肠溶的,以防止过早活化。前药在酸性小管环境中转化为其活性亚磺酰胺形式,亚磺酰胺与 $H^+/K^+$ ATP 酶上的半胱氨酸残基反应形成共价二硫键(图 47-7)。该药物的共价结合不可逆地抑制质子泵的活性,导致酸分泌的延迟和几乎完全抑制酸分泌。为了恢复酸分泌,壁细胞必须合成新的 $H^+/K^+$ ATP 酶分子,这一过程需要大约 18 小时。

六种质子泵抑制剂的吸收率和口服生物利用度相似。雷贝拉唑和兰索拉唑的起效明显快于奥美拉唑和泮托拉唑。疗效比较表明,在治疗剂量下埃索美拉唑比其他质子泵抑制剂更有效地抑制酸分泌。

## 临床适应证

质子泵抑制剂用于治疗幽门螺杆菌相关溃疡和出血性溃疡,并允许已知消化性溃疡患者继续使用 NSAID。

当幽门螺杆菌感染时,质子泵抑制剂是治疗消化性溃疡病的首选药物,因为它们有助于通过抑制幽门螺杆菌的生长根除感染。

质子泵抑制剂也能有效预防复发性出血性溃疡。血栓形成与酸性环境受损有关,质子泵抑制剂对胃酸分泌的深度抑制有助于维持溃疡病灶的血栓完整性。例如,静脉输注奥美拉唑能够维持胃内的 pH 在 6.0 以上,从而支持血小板聚集和血栓稳定性(见下文)。

当患者继续使用 NSAID 时,质子泵抑制剂优于 $H_2$ 拮抗剂(雷尼替丁)治疗 NSAID 相关的胃和十二指肠溃疡,最有可能的原因是质子泵抑制剂能够更好地维持胃内持续增加

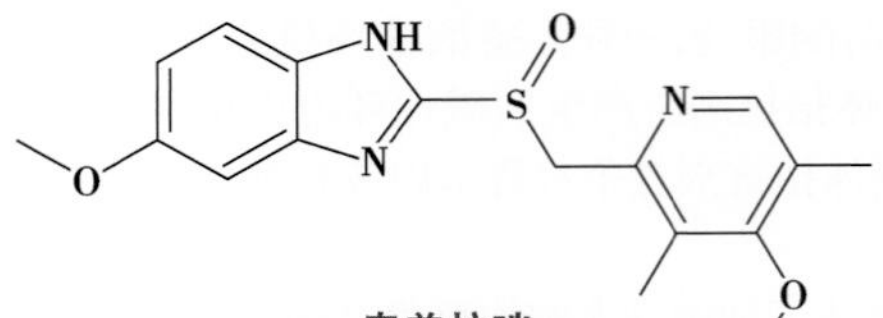

奥美拉唑

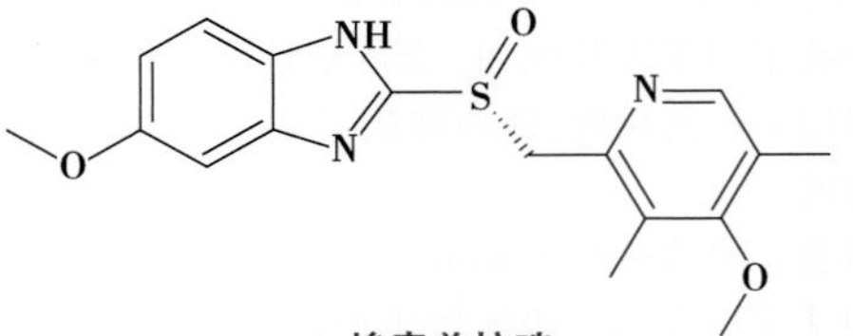

埃索美拉唑

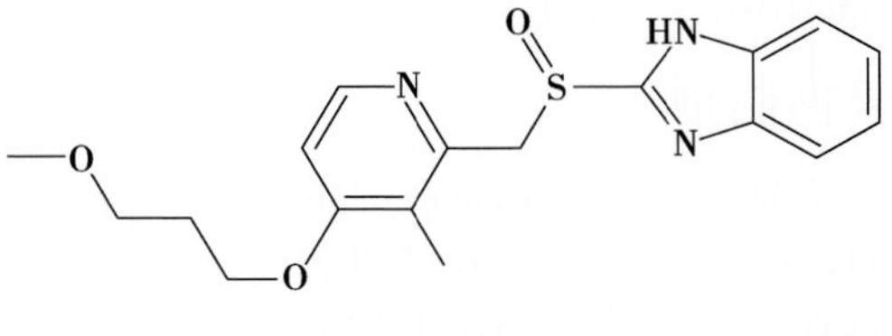

雷贝拉唑

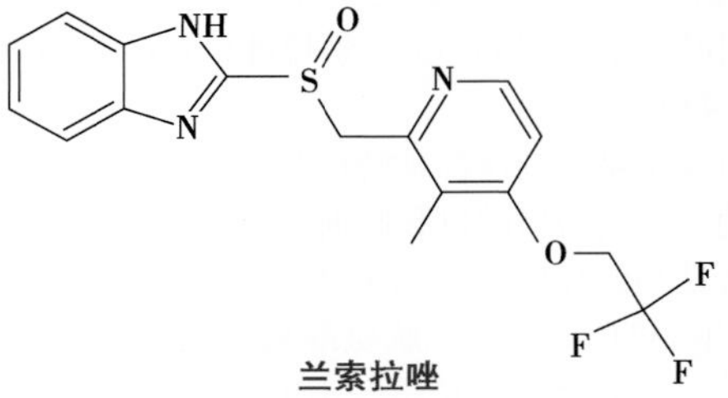

兰索拉唑

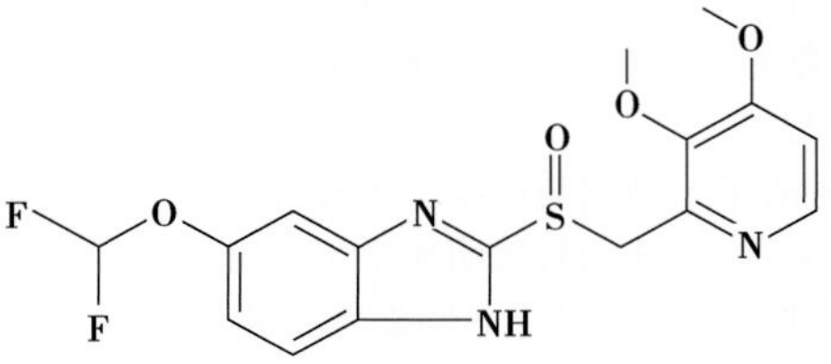

泮托拉唑

**图 47-6　质子泵抑制剂。**质子泵抑制剂是一类结构上相关的前体药物家族，它们都是通过图 47-7 所示的机制激活。注意，埃索美拉唑是奥美拉唑的(*S*)-对映体，其制剂是(*R*)-对映体和(*S*)-对映体的外消旋混合物。右兰索拉唑(未示例)是兰索拉唑的(*R*)-对映体

的 pH。

出于对如下几方面的考虑，应用 $H_2$ 受体拮抗剂可能优于质子泵抑制剂。与质子泵抑制剂相比，$H_2$ 受体拮抗剂的使用时间更长，其不良反应也得到了更好的研究。$H_2$ 受体拮抗剂(西咪替丁除外)已被证明在怀孕期间是安全的，而质子泵抑制剂在怀孕期间的安全性则不那么确定，这对于孕妇来说可能是一个特别需要关注的因素。此外，$H_2$ 受体拮抗剂通常比质子泵抑制剂更便宜。质子泵抑制剂引起胃癌样肿瘤的可能

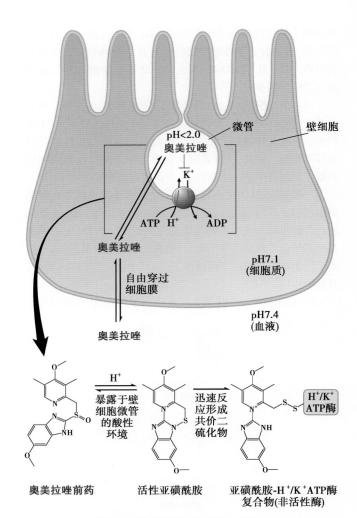

奥美拉唑前药　　活性亚磺酰胺　　亚磺酰胺-$H^+$/$K^+$ATP酶复合物(非活性酶)

**图 47-7　质子泵抑制剂奥美拉唑的作用机制。**奥美拉唑以不带电荷的形式自由进入壁细胞的细胞质(pH 7.1)。在壁细胞微管系统的酸性环境(pH2.0)中，奥美拉唑转化为其活性亚磺酰胺形式。亚磺酰胺与 $H^+$/$K^+$ATP 酶上的半胱氨酸残基反应形成共价二硫键。$H^+$/$K^+$ATP 酶的共价修饰抑制质子泵的活性，从而阻止酸的分泌

性常被认为是质子泵抑制剂长期治疗的一个关注点，即使人类还没有观察到这种相关性。

在病例 1 中，Tom 被给予质子泵抑制剂，因为医生发现他的感染幽门螺杆菌相关。在病例 2 中，胃肠病学家建议使用质子泵抑制剂，因为其可伴随 NSAID 使用。

**制剂**

六种质子泵抑制剂(奥美拉唑、埃索美拉唑、兰索拉唑和泮托拉唑)中有四种是静脉注射的。静脉注射质子泵抑制剂的制剂在临床上更有效，因为这种给药途径绕过了胃部和十二指肠上部的酸性环境。静脉给药可以使更多的药物到达壁细胞小管的作用部位而不会降解。例如，埃索美拉唑在静脉注射而非口服给药时，其峰值浓度增加了两倍，血浆浓度曲线(AUC)下面积增加了 66%~83%。美国食品药品监督管理局(FDA)已批准静脉注射兰索拉唑(限 7 天)、埃索美拉唑(限

10 天)和泮托拉唑(限 10 天)用于治疗不能口服药物的糜烂性食管炎。静脉注射泮托拉唑也被批准用于治疗促胃泌素诱导的与佐林格-埃利森综合征相关的高胃酸分泌状态。

静脉注射制剂可用于需要深度酸抑制或不能口服药物的患者。糜烂性食管炎患者和胃肠吸收不良患者也可静脉注射质子泵抑制剂作为备选方案。静脉注射质子泵抑制剂最适于治疗内镜下可见血管的上消化道出血,因为胃酸会影响凝血块形成(见上文)。一旦出血停止,应使用口服制剂代替静脉输液。

口服质子泵抑制剂的肠溶制剂有助于防止药物在胃中的代谢,但也导致药物作用缓慢。一种新的粉末或胶囊状的质子泵抑制剂口服制剂(奥美拉唑/碳酸氢钠),能更快地抑制胃酸且具有等效作用时间。但是,患者的钠负荷相当大(每包药物含 300mg 钠,每粒胶囊含 460mg 钠)。高钠负荷的潜在副作用可能使其成为心脏、肾脏或肝脏疾病患者不能接受的药物。然而,粉末制剂可用于不能吞咽药片或胶囊的患者。

## 代谢和排泄

六种可用的质子泵抑制剂具有相似的代谢率。其中五种药物通过肝脏中的细胞色素 P450 酶进行代谢(特别是通过 CYP2C19 和 CYP3A4)。雷贝拉唑主要通过非酶还原途径代谢。知识框 47-1 描述了药物遗传差异对 P450 介导的奥美拉唑、兰索拉唑、埃索美拉唑和泮托拉唑代谢的影响。

质子泵抑制剂经肝脏代谢后,代谢产物经肾脏排出。慢性肾病患者一般不需要调整常规剂量。然而,肝功能衰竭患者应使用较低剂量药物治疗。虽然老年患者血浆清除率降低,但此类药血浆半衰期短,通常不发生蓄积,因此通常不需要减少剂量。伴有肾和肝功能不全的老年患者应用较低剂量药物治疗,以避免增加不良反应。

质子泵抑制剂可通过人胎盘屏障。最近一项对人类研究的荟萃分析并未显示在怀孕的前三个月服用质子泵抑制剂的妇女所生孩子的畸形率增加。

## 不良反应

质子泵抑制剂通常耐受性良好。副作用可能包括头痛、恶心、肠功能紊乱和腹痛。其潜在的不良反应是与质子泵抑制剂使用相关的血浆促胃泌素大量增加。因为胃酸是胃窦 G 细胞分泌促胃泌素的生理调节因子,质子泵抑制剂治疗引起胃酸分泌减少,导致促胃泌素释放增加。促胃泌素的营养作用可诱导胃黏膜 ECL 细胞和壁细胞增生。虽然奥美拉唑长期治疗的大鼠出现胃类癌肿瘤,但这些肿瘤在人类中尚未被观察到。佐林格-埃利森综合征患者通常会出现 ECL 和壁细胞增生,一些会发展成类癌肿瘤,但服用质子泵抑制剂的佐林格-埃利森综合征患者的类癌肿瘤并没有增加。高促胃泌素血症也可导致停用质子泵抑制剂后酸高分泌反弹。

最近的一些研究表明,质子泵抑制剂可能降低抗血小板药物氯吡格雷的临床疗效。这种潜在药物-药物相互作用可能是由于质子泵抑制剂和氯吡格雷在肝脏中共享一个由细胞色素 P450 同工酶 CYP2C19 介导的共同代谢途径:大多数质子泵抑制剂由 CYP2C19 代谢(见上文),氯吡格雷通过同一种酶从前药转化为活性药物。然而,这种相互作用的临床重要性仍不确定,因为观察性研究发现了相互矛盾的结果,至少有一项大型临床试验发现,单独使用氯吡格雷和同时使用氯吡格雷和质子泵抑制剂的个体在不良临床结果(心血管死亡、心肌梗死或脑卒中)方面没有显著差异。

一些研究表明长期服用质子泵抑制剂的患者髋部骨折的风险增加。迄今为止,对这一课题的研究已经产生了矛盾的证据:一些研究表明,质子泵抑制剂治疗可以通过提高胃的酸碱度来降低不溶性钙的胃吸收,但其他研究表明奥美拉唑可以通过抑制破骨细胞空泡 $H^+/K^+$ ATP 酶来降低骨吸收。

---

**知识框 47-1 质子泵抑制剂的代谢**

不同个体对质子泵抑制剂(PPI)治疗的反应可能不同,有些酸分泌显著减少,有些酸分泌变化微小。药物代谢的遗传药理学是导致这种差异的主要因素。奥美拉唑、兰索拉唑、埃索美拉唑、右兰索拉唑和泮托拉唑在肝脏广泛代谢后生成活性很低或几无活性的代谢产物;这五种 PPI 中,奥美拉唑是代谢最广泛的,泮托拉唑是代谢最不广泛的。PPI 的代谢涉及两种细胞色素 P450 同工酶:CYP2C19 和 CYP3A4(分别称为 p450 2C19 和 p450 3A)。CYP2C19 是 PPI 的主要代谢酶,而当通过 CYP2C19 的主要途径饱和时,CYP3A4 作为辅助代谢途径发挥作用。研究表明,由于 CYP2C19 同工酶的遗传多态性,这些药物的个体代谢率和清除率不同。

两种 CYP2C19(CYP2C19m1 和 CYP2C19m2)的多态性与酶活性降低有关。两种多态性携带者是 PPI 的"乏代谢者"。一种多态性携带者是 PPI 的"中间到泛代谢者"——其 CYP2C19 介导的药物代谢率减少,但未达到两种多态性携带者的程度。这些多态性最常见于亚洲人群:20% 的亚洲

人群代谢不良,而只有 2%~6% 的高加索人群代谢不良。这些多态性的存在最常见于亚洲种群:有些亚洲种群有 20% 是乏代谢者,而高加索种群仅有 2%~6% 是乏代谢者。

与大多数应用相同剂量奥美拉唑、兰索拉唑、埃索美拉唑、地塞兰索拉唑或泮托拉唑的个体("泛代谢者")相比,"乏代谢者"显示 PPI 清除率降低,药物的血浆浓度更高,酸抑制程度更强。幸运的是,推荐的 PPI 标准剂量考虑到了这些差异,无论这些药物代谢的差异性如何,大多数患者都能达到足够程度的酸抑制。然而,PPI 代谢中的药物遗传学差异可能导致潜在的显著的药物-药物相互作用。迄今为止,仅发现奥美拉唑可与其他经 CYP2C19 代谢的药物有相互作用。尽管临床上一般不会发生相互作用,但如果患者应用奥美拉唑同时,联用华法林、苯妥英钠、地西泮或卡马西平,则需提高警惕。在将来,CYP2C19 多态性存在的筛查,可以让医生确定每个患者最适合 PPI 和最有效的抑酸剂量,而避免药物-药物间的相互作用。

在住院期间使用质子泵抑制剂可增加医院获得性肺炎、艰难梭菌感染和沙门菌和大肠杆菌肠道感染的风险。这种风险的增加可能与质子泵抑制剂破坏正常防御机制（即胃酸）有关，使摄入的生物体逃脱酸介导的破坏。

理论上，抗胆碱药可以用来对抗壁细胞上的 $M_3$ 毒蕈碱 Ach 受体，从而减少胃酸分泌。然而，抗胆碱能药物并不能用于治疗消化性溃疡病，因为它们不如 $H_2$ 受体拮抗剂或质子泵抑制剂有效，而且有许多抗胆碱能的不良反应。

## 酸中和药

抗酸剂根据需要用于缓解消化不良症状。这些药物通过与酸反应形成水和盐来中和盐酸。最广泛使用的抗酸剂是氢氧化铝和氢氧化镁的混合物。氢氧化物离子与胃中的氢离子反应生成水，而镁和铝在胰腺分泌物中与碳酸氢盐反应，在饮食中与磷酸盐反应生成盐。与这些抗酸剂相关的常见副作用包括腹泻（镁）和便秘（铝）。当含有铝和镁的抗酸剂同时服用时，可以避免便秘和腹泻。含有铝的抗酸剂能结合磷酸盐，因此发生低磷血症可导致虚弱、萎靡不振和厌食。据报道，在慢性肾病患者中，含铝抗酸剂可引起神经毒性。慢性肾病患者应避免使用含镁抗酸药，因其可导致高镁血症。

**碳酸氢钠**与盐酸迅速反应，形成水、二氧化碳和盐。含有碳酸氢钠的抗酸剂钠含量高；在高血压或液体负荷过重的患者中，含有钠的抗酸剂可导致显著的钠滞留。

**碳酸钙**的可溶性不如碳酸氢钠，它与胃酸反应生成氯化钙和二氧化碳。碳酸钙不仅用作抗酸剂，而且作为预防骨质疏松症的钙补充剂。这种含高钙的抗酸制剂可导致便秘。

## 黏膜保护药

促进黏膜防御的药物用于缓解消化性溃疡病的症状。这些药物包括包衣剂和前列腺素。

### 包衣剂

**硫糖铝**（sucralfate）是硫酸蔗糖和氢氧化铝的复合盐，是一种用于缓解消化性溃疡病症状的包衣剂。硫糖铝缺乏改变胃 pH 的能力。相反，在胃的酸性环境中，这种复合物形成黏稠的凝胶，结合到带正电荷的蛋白质，从而黏附到胃上皮细胞（包括溃疡区域）。凝胶保护胃腔表面不受胃酸和胃蛋白酶的降解。由于硫糖铝可溶性差，全身吸收少，无全身毒性，仅有便秘等少数副作用。此外，硫糖铝可与喹诺酮类抗生素、苯妥英和华法林等药物结合，从而妨碍这些吸收。

**胶体铋**（colloidal bismuth）是用于消化性溃疡病的第二种包衣剂。铋盐与黏液糖蛋白结合形成屏障，保护溃疡免受酸和胃蛋白酶的进一步损害。铋制剂可以刺激黏膜碳酸氢盐和前列腺素 $E_2$ 的分泌，从而保护黏膜免受酸和胃蛋白酶降解。胶体铋已被发现阻碍幽门螺杆菌的生长，并经常作为根除幽门螺杆菌相关消化性溃疡的多药方案的一部分使用（见下文）。

### 前列腺素类

前列腺素可用于治疗消化性溃疡病（见第 43 章），特别是用于治疗 NSAID 诱导的溃疡。因为 NSAID 抑制前列腺素的合成，进而阻碍 PGE2 的"胃保护"功能（包括减少胃酸分泌和增强碳酸氢盐分泌、黏液产生和增加血流），导致溃疡发生。

**米索前列醇**（misoprostol）是一种前列腺素类似物，用于预防 NSAID 引起的消化性溃疡。最常见的副作用是腹部不适和腹泻。在临床应用中，这些不良反应常常干扰患者的依从性。米索前列醇禁止用于怀孕（或可能怀孕）的妇女，因为子宫收缩可能导致流产（见第 30 章）。

## 减缓危险因素药

### 饮食、烟草和酒精

与病例 1 中描述的一样，饮食疗法通常包括建议避免含咖啡因的产品，因为它们能够增加酸的分泌。还建议避免饮酒和吸烟。过量饮酒对黏膜有直接毒性，与糜烂性胃炎和消化性溃疡发病率增加有关。吸烟被认为会减少十二指肠碳酸氢盐的产生，减少黏膜血流量，导致溃疡愈合延迟。

### 幽门螺杆菌感染的治疗

消除幽门螺杆菌可治愈幽门螺杆菌相关的消化性溃疡。幽门螺杆菌感染的治疗可应用广谱抗生素，如阿莫西林或四环素联合甲硝唑或克拉霉素，以及柠檬酸铋和质子泵抑制剂或雷尼替丁。常见的治疗方案包括阿莫西林、克拉霉素和质子泵抑制剂的三联疗法，或四环素、甲硝唑、质子泵抑制剂和铋的四联疗法。

幽门螺杆菌可能对抗生素治疗产生耐药性。据报道，美国幽门螺杆菌感染患者存在甲硝唑耐药性。对克拉霉素的耐药性并不常见。幽门螺杆菌 23S rRNA 上克拉霉素结合位点的三点突变（A2143G、A2142G 和 A2142C）似乎与克拉霉素耐药性有关，A2143G 突变与细菌清除率极低有关。左氧氟沙星最近被认为是克拉霉素耐药患者二线治疗方案中一种有用的替代药物（与阿莫西林合用）。在病例 1 中，Tom 被给予克拉霉素而不是甲硝唑，因为前者与耐药性的关系不大。

治疗幽门螺杆菌感染的副作用包括对青霉素类似物的过敏反应、恶心、头痛和因艰难梭菌感染引起的抗生素性腹泻。这些影响，加上与三联疗法和四联疗法相关的复杂给药计划，可导致依从性差。对幽门螺杆菌的耐药性是一个越来越令人担忧的问题，抗生素治疗方案将需要不断发展以应对挑战。

### 结论与展望

在美国，消化性溃疡病的发病率和死亡率高。由于该疾病通常涉及多个病理生理机制，因此预防和治疗可能需要多种药物（图 47-4）。抗消化性溃疡病的药物能减少酸分泌，促进黏膜防御，并减少危险因素。通过静脉注射质子泵抑制剂的应用和细胞色素 P450 多态性筛选，可优化和制定针对风险患者的药物治疗。改善幽门螺杆菌感染的治疗有可能降低消化性溃疡病的总发病率。由于心血管副作用，COX-2 抑制剂治疗已达不到预期效果。期待未来能开发出新的 NSAID，既不诱发消化性溃疡的形成，又对心血管影响不明显。

　　未来的发展方向将聚焦于阐明质子泵抑制剂所致的潜在不良反应。鉴于这类药物在当前临床应用中的突出地位，需要深入研究与噻吩吡啶抗血小板剂（氯吡格雷和普拉格雷）的相互作用、对骨形成和再吸收的影响、医院获得性感染的风险，以及肠道感染的风险。

（张丹参 译　孙建栋　杨海光 审）

## ■ 推荐读物

Barletta JF, Sclar DA. Proton pump inhibitors increase the risk for hospital-acquired *Clostridium difficile* infection in critically ill patients. *Crit Care* 2014;18:714–717. (*Case-control study showing that proton pump inhibitors are independent risk factors for the development of* Clostridium difficile *infection in ICU patients.*)

Cardoso RN, Benjo AM, DiNicolantonio JJ, et al. Incidence of cardiovascular events and gastrointestinal bleeding in patients receiving clopidogrel with and without proton pump inhibitors: an update meta-analysis. *Open Heart* 2015;2:e000248. (*Updated review of potential interaction of proton pump inhibitors and clopidogrel.*)

Chan FKL, Lau JYW. Treatment of peptic ulcer disease. In: Feldman M, Friedman LS, Brandt LJ, eds. *Sleisenger and Fordtran's gastrointestinal and liver disease.* 9th ed. Philadelphia: WB Saunders; 2010:869–886. (*Clinical overview of the management of peptic ulcer disease.*)

De Francesco V, Margiotta M, Zullo A, et al. Clarithromycin-resistant genotypes and eradication of *Helicobacter pylori*. *Ann Intern Med* 2006;144: 94–100. (*Discusses clarithromycin-resistant genotypes in H. pylori.*)

Forte JG, Zhu L. Apical recycling of the gastric parietal cell H,K-ATPase. *Annu Rev Physiol* 2010;72:273–296. (*Detailed review of the membrane recycling pathway responsible for translocation of cytoplasmic tubulovesicles and their fusion with the apical membrane of gastric parietal cells.*)

Herzig SJ, Howell MD, Ngo LH, Marcantonio ER. Acid-suppressive medication use and the risk for hospital-acquired pneumonia. *JAMA* 2009;301:2120–2128. (*Epidemiologic data suggesting an association between proton pump inhibitors and development of pneumonia.*)

Johnson DA, Oldfield EC. Reported side effects and complications of long-term proton pump inhibitor use: dissecting the evidence. *Clin Gastroenterol Hepatol* 2013;11:458–464. (*Recent evidence regarding possible adverse effects of proton pump inhibitors.*)

Kopic S, Murek M, Geibel JP. Revisiting the parietal cell. *Am J Physiol Cell Physiol* 2010;298:C1–C10. (*Detailed review of parietal cell physiology and ion transport, focusing on ion transporters in the apical and basolateral membranes.*)

McColl K. Effect of proton pump inhibitors on vitamins and iron. *Am J Gastroenterol* 2009;104:S5–S9. (*Physiology of proton pump inhibitors and absorption of nutrients.*)

Odenbreit S, Puls J, Sedlmaier B, Gerland E, Fischer W, Haas R. Translocation of *Helicobacter pylori* Cag A into gastric epithelial cells by type IV secretion. *Science* 2000;25:1487–1500. (*Study describing the mechanisms responsible for cagA virulence.*)

Targownik LE, Leslie WD, Davison KS, et al. The relationship between proton pump inhibitor use and longitudinal change in bone mineral density: a population-based study from the Canadian Multicentre Osteoporosis Study (CaMos). *Am J Gastroenterol* 2012;107:1361–1369. (*Clinical data on the possible association between proton pump inhibitors and osteoporosis.*)

**药物汇总表:第 47 章** 一般炎症药理学:消化性溃疡疾病

| 药物 | 临床应用 | 严重和常见的不良反应 | 禁忌证 | 注意事项 |
|---|---|---|---|---|
| **H₂ 受体拮抗剂** | | | | |
| 机制——通过抑制组胺与壁细胞 H₂ 受体结合减少酸分泌 | | | | |
| 西咪替丁 | 消化性溃疡病<br>胃食管反流病<br>腐蚀性食管炎<br>胃酸分泌过多<br>全身性肥大细胞病<br>佐林格-埃利森综合征 | 胃癌,胎儿或新生儿坏死性小肠结肠炎,胰腺炎,精神病,男性乳房发育症 | 对西咪替丁过敏 | 西咪替丁抑制某些药物(包括茶碱、华法林、苯妥英钠、利多卡因和奎尼丁)经细胞色素 P450 介导的代谢,延迟清除并增加这些药物及其他药物的血药浓度 |
| 雷尼替丁<br>法莫替丁<br>尼扎替丁 | 共同适应证:<br>消化性溃疡病<br>胃食管反流病<br>腐蚀性食管炎<br>胃酸分泌过多<br>仅限雷尼替丁:<br>幽门螺杆菌胃肠道感染<br>佐林格-埃利森综合征 | 史-约综合征,中毒性表皮坏死松解症,胎儿或新生儿坏死性小肠结肠炎(共有不良反应);粒细胞缺乏症、再生障碍性贫血、全血细胞减少症、血小板减少症(仅限雷尼替丁);医院性肺炎(仅限法莫替丁和尼扎替丁);血小板减少症(仅限尼扎替丁)<br>头痛,腹痛,腹泻 | 对雷尼替丁、法莫替丁或尼扎替丁过敏 | 雷尼替丁可用于静脉注射治疗高分泌性状态或不能耐受口服制剂的患者。<br>尼扎替丁的生物利用度高于其他 H₂ 受体拮抗剂 |
| **质子泵抑制剂** | | | | |
| 机制——通过不可逆地抑制壁细胞 H⁺/K⁺ ATP 酶减少酸分泌 | | | | |
| 奥美拉唑<br>埃索美拉唑<br>雷贝拉唑<br>兰索拉唑<br>右兰索拉唑<br>泮托拉唑 | 共同适应证:消化性溃疡病、胃食管反流病、腐蚀性食管炎、胃酸分泌过多、仅限奥美拉唑:应激性溃疡、仅限兰索拉唑和泮托拉唑:佐林格-埃利森综合征 | 史-约综合征,中毒性表皮坏死松解症,胰腺炎,肝毒性,间质性肾炎,肝功能衰竭,粒细胞缺乏症、溶血性贫血,可能干扰氯吡格雷的抗血小板作用,可能增加髋部、手腕和脊柱骨折的风险,横纹肌溶解症,医院获得性肺炎和肠道感染,包括艰难梭菌、沙门菌和大肠杆菌(共有不良反应);萎缩性胃炎(仅限泮托拉唑)<br>头痛,腹泻,胃肠不适,肠胀气 | 对奥美拉唑、埃索美拉唑、雷贝拉唑、兰索拉唑、右兰索拉唑、泮托拉唑过敏 | 质子泵抑制剂在肝脏中由 CYP2C19 和 CYP3A4 代谢。对于不能耐受口服泮托拉唑的患者,可以静脉注射泮托拉唑作为替代疗法。<br>与酮康唑或伊曲康唑有相互作用,因为这些唑类药物的吸收需要酸性环境 |

续表

| 药物 | 临床应用 | 严重和常见的不良反应 | 禁忌证 | 注意事项 |
|---|---|---|---|---|
| **抗酸药**<br>**机制——中和胃酸** | | | | |
| 氢氧化铝 | 缓解与消化性溃疡病、胃炎、胃食管反流病(GERD)或食管裂孔疝相关的消化不良症状 | 磷酸盐缺乏症(严重虚弱、萎靡不振、厌食)；胃软化症、肾衰竭患者便秘 | 对氢氧化铝过敏 | 所有抗酸剂都可通过改变给药时间或通过同时给予的口服药物的吸收率或程度来增加或减少口服药物的吸收率或程度 |
| 氢氧化镁 | 缓解与消化性溃疡病、胃炎、胃食管反流病(GERD)或食管裂孔疝相关的消化不良症状 | 腹泻、高镁血症(伴有肾衰竭的患者) | 对氢氧化镁过敏 | 同氢氧化铝 |
| 碳酸氢钠 | 腹泻<br>消化不良<br>慢性代谢性酸中毒<br>药物毒性 | 蜂窝织炎、皮肤溃疡、组织坏死、代谢性碱中毒 | 呼吸性碱中毒<br>低氯血症 | 同氢氧化铝<br>另外，高血压或液体负荷过重患者显著钠潴留 |
| 碳酸钙 | 钙缺乏 | 心肌梗死、尿路结石、前列腺癌、乳碱综合征(便秘、功能不全、腹部肿胀、高钙血症) | 严重肾功能不全 | 同氢氧化铝<br>此外，肾功能障碍的患者可发生高钙血症 |
| **包衣剂**<br>**机制——形成保护层覆盖胃黏膜** | | | | |
| 硫糖铝 | 消化性溃疡病 | 高血糖、胃结石、铝蓄积和毒性(尤其是伴有肾损害患者)<br>便秘 | 对硫糖铝过敏 | 由于螯合作用和吸收减少，可降低喹诺酮类(如环丙沙星)的疗效 |
| 胶体铋 | 消化性溃疡病<br>胃溃疡病<br>胃食管反流病<br>腹泻伴腹痛<br>幽门螺杆菌感染 | 舌和/或大便发暗、恶心、呕吐 | 已知对阿司匹林或其他非阿司匹林水杨酸类药物过敏 | 因为铋可阻碍微生物的生长，常用于根除幽门螺杆菌的多疗法中<br>减少四环素的吸收，可能是通过螯合作用或由于增加胃 pH 而降低其溶解度<br>急性铋中毒表现为胃肠功能紊乱，口腔炎、黏膜变色，可能有肾损伤。<br>因为铋阻碍有机体的生长，因此常作为多药疗法的成分之一用于清除幽门螺杆菌 |
| **前列腺素类**<br>**机制——减少基础和刺激性胃酸分泌；增加碳酸氢盐分泌、黏液生成量和血流量** | | | | |
| 米索前列醇 | 见药物汇总表：第 43 章　类花生酸药理学 | | | |

# 第48章

# 一般炎症药理学：哮喘

Joshua M. Galanter and Stephen Lazarus

## 概述

哮喘是一种慢性疾病，其特征是气道炎症和气道平滑肌过度收缩。哮喘的症状为呼吸困难、喘息同时伴有咳痰，特别容易在夜间发作。哮喘是一种同时具有阻塞性肺病和炎症的疾病，阻塞原因主要为支气管收缩，炎症主要表现为气道水肿、杯状细胞增生、痰液分泌和各种免疫性细胞浸润及细胞因子释放。尽管急性哮喘发作期间的气道阻塞一般是可逆的，但随着时间推移，可能导致气道重塑和肺功能永久受损。

用于治疗哮喘的药物一般有两种作用途径：舒张支气管平滑肌，或预防和减轻炎症。本章将哮喘视为支气管狭窄和炎症性疾病，在讨论支气管张力的生理调节和气道免疫功能后，探讨哮喘的病理生理学，最后讨论现有治疗方法包括支气管扩张剂和抗炎药物的药理作用。

## 气道平滑肌张力和免疫功能生理学

哮喘是一种涉及气道平滑肌张力和免疫功能调节的通路障碍性疾病，因此在讨论哮喘的病理生理之前，回顾气道系统的正常生理功能很重要。

### 气道平滑肌收缩的生理学

正如第9章，神经系统生理学和药理学原理所讨论的，平滑肌的非随意反应受自主神经系统的调节。在气道中，交感神经系统（sympathetic nervous system）（肾上腺素能）张力引起支气管扩张，副交感神经系统（parasympathetic nervous system）（胆碱能）张力引起支气管收缩。支配呼吸道的非肾上腺素能非胆碱能（nonadrenergic, noncholinergic, NANC）纤维也可以调节支气管平滑肌张力。

肺的交感神经主要集中在肺血管和黏膜下腺体，几乎没

**知识框 48-1　慢性阻塞性肺病药理学**

慢性阻塞性肺病(chronic obstructive pulmonary disease, COPD)为一系列导致阻塞性肺病的疾病。与哮喘不同,COPD 通常是不可逆的,其产生是由吸入环境中致病物导致的异常炎性反应,90%的病例为吸烟导致。临床上将 COPD 分为两种疾病,并互有交叉:肺气肿(emphysema)和慢性支气管炎(chronic bronchitis)。肺气肿是指因肺泡壁破坏和肺弹性回缩消失引起的肺泡肿大;而慢性支气管炎是一种临床诊断,其诊断依据是连续 2 年存在 3 个月或更长时间的慢性咳嗽症状,且不能归结为其他病因。

如上所述,COPD 是由吸入烟草烟雾或其他有毒物质所产生的异常反应而引起的。与哮喘相对比,哮喘的主要炎症细胞为 CD4⁺T 细胞、B 淋巴细胞、肥大细胞和嗜酸性粒细胞,而烟草类烟雾的炎症反应主要为中性粒细胞和单核细胞。烟草烟雾刺激肺泡内巨噬细胞产生吸引中性粒细胞的趋化因子,这些中性粒细胞和固有巨噬细胞释放蛋白酶,特别是基质金属蛋白酶(matrix metalloproteinase)。这些蛋白酶不仅降解可使肺泡弹性回缩的弹性蛋白,还降解其他支持肺实质的基质组成蛋白质。随后,由于肺泡细胞与降解基质的附着受损、炎症细胞的毒性作用和环境损害,细胞死亡,结果导致肺泡降解和结合,形成典型肺气肿的特征性气隙增大,同时也会增加肺组织黏液产生和纤维化。但这种病理现象的具体机制目前还不十分明确。

尽管有人认为吸入皮质类固醇类药物可以抑制 COPD 的炎症,但不幸的是,类固醇对该病的作用有限。类固醇缺乏疗效可能是由于 COPD 中的炎症细胞为巨噬细胞和中性粒细胞,它们对皮质类固醇作用的反应不如淋巴细胞和嗜酸性粒粒细胞,此外,组蛋白去乙酰转移酶活性在 COPD 中受损,所以对促炎症转录因子的抑制有限。许多研究已经考察了吸入性皮质类固醇对 COPD 患者肺功能的影响,但是没有一项研究发现具有统计学上的改善作用。然而,已经发现吸入性皮质类固醇可降低 COPD 急性加重的频率和严重程度,所以在 COPD 的治疗中,皮质类固醇类药物不做常规推荐使用,但它们可能适用于发生频繁、严重恶化的患者。

因为半胱氨酸白三烯、肥大细胞和 IgE 没有参与 COPD 的病理生理反应,针对这些途径的哮喘的特定治疗对 COPD 无效。有趣的是,尽管白三烯 B₄(leukotriene B₄, LTB₄)是一种强的中性粒细胞趋化因子,但迄今为止,LTB₄ 拮抗作用的临床研究未发现有益之处。

COPD 患者应用支气管扩张剂只能稍微改善气流,但尽管是很小的气流增加也可大大改善 COPD 患者的症状,特别是那些肺部过度膨胀的患者。哮喘一般为急性发作,而大部分 COPD 患者为慢性呼吸困难,运动时加重,因此,对于 COPD 患者长效药物优于短效"缓解"药物。在 COPD 疾病中,β-肾上腺能受体激动剂和吸入抗胆碱药均可导致支气管扩张,但是,许多 COPD 患者常伴随冠状动脉疾病,所以抗胆碱药物对这类患者来说更加适用。有证据表明 β-激动剂和抗胆碱药(和茶碱)的支气管扩张作用具有相加性,因此重度 COPD 患者可能在这种联合治疗中获益,如联合使用福莫特罗和噻托溴铵。

---

有直接的交感神经支配支气管平滑肌。然而,气道平滑肌细胞表达对循环儿茶酚胺有反应的 β₂-肾上腺素受体(β₂-adrenergic receptors)(以及较小程度地表达 β₁-肾上腺素受体)。β₂-肾上腺素受体被肾上腺髓质分泌的肾上腺素(epinephrine)激活并引起支气管扩张。外源性肾上腺素是最早治疗哮喘的药物之一,直到最近仍在一些非处方的药方中使用。新型 β₂-选择性肾上腺素激动剂,如 Y 先生使用的沙丁胺醇(albuterol),现在被是治疗急性哮喘症状的一线支气管扩张药。

迷走神经为肺部提供副交感神经支配。气道平滑肌细胞表达毒蕈碱受体(muscarinic receptor),尤其是兴奋性 M3 亚型毒蕈碱受体。副交感神经节后神经元释放乙酰胆碱刺激这些毒蕈碱受体,并诱导支气管收缩。副交感神经在维持平滑肌张力中居主导地位,抗胆碱药(anticholinergic agent)可引起支气管松弛。这些药物主要用于治疗慢性阻塞性肺疾病(知识框 48-1),但也可用于治疗哮喘急性发作(如 Y 先生的情况)或当禁忌使用 β-肾上腺素激动剂时。

气道非肾上腺素能非胆碱能(NANC)神经纤维主要受副交感神经支配,这些纤维既可以是刺激性的(引起支气管收缩),也可以是抑制性的(引起支气管扩张)。NANC 神经纤维既不释放去甲肾上腺素也不释放乙酰胆碱,而是释放神经肽。由 NANC 神经纤维释放的支气管收缩肽包括神经激肽 A(neurokinin A)、降钙素基因相关肽(calcitonin gene-related peptide)、P 物质(substance P)、缓激肽(bradykinin)、速激肽(tachykinin)和神经肽 Y(neuropeptide Y);支气管扩张肽血管活性肠肽(vasoactive intestinal polypeptide, VIP)也由 NANC 纤维释放,另外还包括支气管扩张气体递质一氧化氮(nitric oxide, NO)。尽管目前为止还没有开发出利用 NANC 系统优点的治疗药物,但一氧化氮是气道炎症强度的标志,NO 水平检测已经用于哮喘的严重程度评价和相应的滴定治疗。

## ■ 病　例

WY,男,51 岁,有长期哮喘及过敏病史,6 岁时确诊。多年来在出现气短喘息时采用氟替卡松(皮质类固醇吸入剂)一日两次吸入治疗,偶尔采用沙丁胺醇(β-肾上腺素受体激动剂),哮喘控制良好。但近年来,Y 先生发现哮喘症状开始恶化且发作频繁。在追赶公共汽车时,会出现气短、气喘和胸部发紧,另外出现咳嗽增多,特别是在夜间。使用沙丁胺醇的频率也增加到一日多次。

某个炎热潮湿的夏天,Y 先生在休息时出现咳嗽、气喘、气短。沙丁胺醇吸雾器吸了两次,但只有轻度缓解。打电话求助医生时甚至无法完整地说完一句话,医生建议他马上去急诊。

急诊医生立刻给 Y 先生沙丁胺醇喷雾吸入及大剂量静脉注入甲基泼尼松龙(一种皮质类固醇)。尽管感觉舒服一

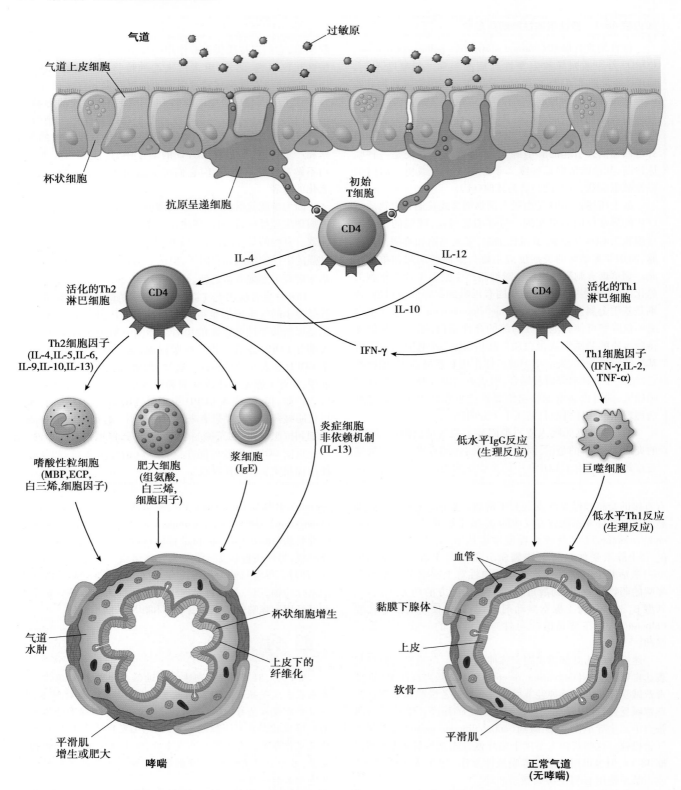

**图 48-1　哮喘免疫反应的起源。**在非过敏个体中,过敏原衍生的抗原被抗原呈递树突细胞呈现,产生低水平的生理 Th1 反应,这种反应不会引起气道炎症或支气管收缩(右侧)。由活化的 Th1 淋巴细胞产生的干扰素-γ 抑制 Th2 淋巴细胞的反应。对于哮喘易感个体,过敏原衍生的抗原呈递给未成熟 CD4⁺ T 细胞,导致这些细胞分化成活化 Th2 淋巴细胞。Th2 淋巴细胞释放细胞因子募集其他炎症细胞,包括嗜酸性粒细胞、肥大细胞和产生 IgE 的 B 细胞,这些细 89 胞共同导致气道中的炎症反应。活化的 Th2 细胞也直接引起哮喘反应,部分是通过释放 IL-13。最终结果是气道高反应、杯状细胞产生黏液、气道水肿、上皮下纤维化和支气管收缩构成哮喘反应(左侧)

些,但是他仍然"感觉发紧",安静状态可听见呼吸音。值得欣慰的是,持续使用沙丁胺醇吸入合并异丙托溴铵(支气管扩张药)治疗数小时后,Y 先生开始自觉好转,并于住院 2 天后出院,出院后仍使用并逐渐减少口服类固醇泼尼松剂量。

他的胸科医生进行复查时,担心 Y 先生的哮喘已经恶化。尽管急性发作已经过去,但仍旧有频繁的哮喘症状,而且体检和肺功能检查均提示他的肺功能明显降低。胸科医生指导了他有关药物依赖性和应用吸雾器的正确方法,包括应用氟替卡松时应用间隔器和在使用后需要将嘴抬高。Y 先生的胸科医生给他提高了药物治疗强度,增加了长效 β 激动剂沙美特罗和半胱氨酸白三烯受体拮抗剂盂鲁司特。

三个月后,Y 先生反映说他的基本症状有改善,但仍有间歇性哮喘发作,需要用泼尼松治疗。因为他的哮喘仍没有得到完全控制,而且其实验室检查显示 IgE 水平提高,Y 先生的胸科医生建议他使用奥马珠单抗,一种抗 IgE 单克隆抗体。现在 Y 先生注射奥马珠单抗每月两次,使用新疗法之后,6 个月内仅有一次哮喘轻度发作。

## 思 考 题

□ 1. 为什么 Y 先生会患哮喘?
□ 2. 为什么开始时 Y 先生使用吸入性类固醇类药物(氟替卡松)每日两次,而 β 肾上腺素激动剂(沙丁胺醇)只在需要时给药。
□ 3. 为什么 Y 先生维持给药时采用皮质类固醇吸入(氟替卡松)更合理?而非系统给药?为什么在哮喘发作治疗时需要系统给予皮质类固醇(静脉注射甲泼尼龙及口服泼尼松)?
□ 4. 奥马珠单抗,作为一种抗 IgE 的单克隆抗体,是怎样防止哮喘发作的?

## 气道的免疫功能

如第 42 章所述,T 淋巴细胞(T cells)在控制免疫反应中发挥着关键作用。T 淋巴细胞分为 CD8$^+$ T 细胞毒性细胞(cytotoxic T cells,Tc 细胞)和 CD4$^+$ T 辅助细胞(helper T cells,Th 细胞),前者是细胞适应性免疫的介质,后者调节适应性免疫反应。根据产生的细胞因子,Th 细胞还被分为 Th1 和 Th2 细胞。Th1 细胞主要产生干扰素-γ(interferon-γ,INF-γ)、白细胞介素 2(Interleukin-2,IL-2)和肿瘤坏死因子 α(Tumor necrosis factor α,TNF-α),有利于 T 淋巴细胞参与的细胞免疫反应。Th2 细胞产生白细胞介素 4(Interleukin-4,IL-4)、IL-5、IL-6、IL-9、IL-10 和 IL-13,和有利于抗体产生的 B 细胞参与的体液免疫反应。由于活化的 Th1 和 Th2 细胞产生的细胞因子相互抑制,任何给定的免疫刺激因素均可引起其中一方占优势的反应(图 48-1)。

环境中存在多种气源性过敏原,如猫皮屑、花粉、粉尘和其他很多抗原,所有人均会吸入。这些过敏原被分布在气道中的抗原呈递细胞吞噬,进而被 Th 细胞识别为外来者,产生低水平的 IgG 抗体和主要由干扰素 γ 介导的低水平 Th1 反应。然而在哮喘中,Th2 反应往往过度,导致气道炎症和支气管高反应性(图 48-1)。

## 哮喘的病理生理学

哮喘是一种以气道炎症、气道平滑肌高反应性和支气管收缩症状为特征的复杂疾病。因为哮喘最显著的临床特征是支气管收缩,所以理解这种疾病的简单方法在气道平滑肌收缩。然而在最基本层面上,哮喘是一种气道炎症性疾病,治疗潜在的炎症对于维持正常气道功能至关重要。因此,如下详述,哮喘的治疗同时使用支气管扩张剂和抗炎药。

## 哮喘——支气管收缩性疾病

哮喘患者的气道对很多刺激均易产生收缩反应,包括过敏原、环境刺激、运动、冷空气和感染,上述反应定义为高响应性(hyperresponsiveness)。气道高响应性的两个特性将哮喘患者对刺激物的反应区分为高敏性(hypersensitivity)和高反应性(hyperreactivity)。高敏性是指在异常低水平的刺激(即不会引起正常健康人反应的刺激却引起哮喘患者的气道收缩)下产生的正常反应。高反应性是指正常水平刺激下的过度反应(即哮喘患者的气道反应过于剧烈)。在图 48-2 中,高敏性为刺激-反应曲线左移,高反应性为上移。哮喘患者对刺激的总体反应是高敏性和高反应性的结合。

哮喘中气道的高响应性原因尚未完全阐明。气道的高反应性可能是由于炎症反应导致气道平滑肌量的改变,如肌细胞对炎症反应后体积增大(肥大)及数量增加(增生)(图 48-1)。高敏性反应是由平滑肌兴奋-收缩耦合的改变引起,哮喘中耦合改变的可能机制包括细胞内钙释放通道反应性增加、钙敏感性增加以及离子通道、受体和第二信使表达的改变。

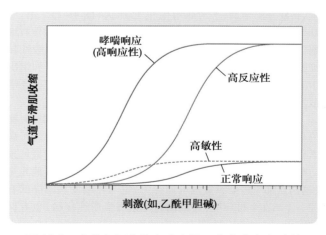

**图 48-2 哮喘中气道的高响应性。** 非哮喘患者对刺激响应水平低,在高暴露量的情况下只产生轻度的平滑肌收缩(正常响应)。哮喘患者气道存在高响应性,即在低剂量的刺激下即可出现过度的平滑肌收缩(支气管收缩)。高响应由两部分组成:高敏性(异常低剂量刺激下的正常响应)和高反应性(正常剂量刺激下的过度响应)

# 哮喘——炎症疾病

　　尽管大多数哮喘患者的主要症状（喘息和气短）是由支气管收缩导致，但哮喘的根本原因是气道的过敏性炎症。炎症的过程是组织可见的，表现为气道水肿、杯状细胞增生、上皮下纤维化、黏液分泌过多和各种炎症细胞浸润，炎症细胞包括 Th2 淋巴细胞、抗原呈递细胞、浆细胞、肥大细胞、中性粒细胞和嗜酸性粒细胞（图 48-1）。气道炎症可导致哮喘患者的慢性咳嗽，可出现在即使没有支气管收缩症状的患者，也称为咳嗽变异型哮喘（cough variant asthma）。许多炎症介质和细胞因子控制着各种免疫细胞之间的相互作用。抗炎药物，特别是皮质类固醇，是治疗哮喘的主要药物。随着对哮喘的复杂病理生理机制进一步阐明，将会开发出更多阻断特定炎症通路的治疗靶点。

## Th2 细胞和哮喘的发生

　　导致哮喘的确切原因尚未阐明，一种理论认为哮喘像其他过敏原疾病一样，是由于免疫失衡导致倾向 Th2 淋巴细胞反应超过 Th1 淋巴细胞的结果。Th2 淋巴细胞通过三种机制导致哮喘。第一，患者具有遗传性特应性（atopy）（来自希腊语，意为"不合适"）倾向的家族史，过敏原可以触发 Ⅰ 型超敏反应（type Ⅰ hypersensitivity）。在正常个体（非过敏者）中，过敏原被抗原呈递细胞吞噬，刺激低水平 Th1 反应，产生合适数量的 IgG 抗体直接对抗抗原。但在过敏患者中，相同的过敏原通过释放 IL-4 产生强烈的 Th2 反应，诱导 B 细胞产生过量的 IgE 抗体直接对抗抗原（图 48-1）。IgE 抗体与肥大细胞的高亲和力 IgE 受体结合，当再次暴露于过敏原时，与 IgE 受体的交联会导致肥大细胞脱粒并引发过敏反应（图 48-2，见下文）。第二，Th2 细胞可通过产生 IL-13（和稍低水平的 IL-4）直接诱导Ⅳ型超敏反应。在气道中，IL-13 可导致杯状细胞增生、黏液分泌增加、平滑肌增生和/或肥大（图 48-1）。第三，Th2 淋巴细胞通过产生 IL-5、GM-CSF 和 IL-4 募集嗜酸性粒细胞（eosinophils），这些细胞因子（尤其是 IL-5）诱导嗜酸性粒细胞增殖并从骨髓中释放，促进嗜酸性粒细胞在循环和组织中的存活。与许多哮喘患者一样，Y 先生有高水平的循环嗜酸性粒细胞，并且血清 IgE 水平上升。

　　目前还有待充分阐明哮喘患者 Th1 和 Th2 淋巴细胞失衡的具体原因，可能涉及对遗传易感个体的环境影响。流行病学研究表明，接触结核病菌以及麻疹和甲型肝炎等病毒可预防哮喘的发展。有哥哥姐姐和/或在日托机构接触其他儿童（这两点都与感染源接触增加有关）也与哮喘发病率降低有关。生活在乡村环境（与细菌内毒素有实质性接触）也有保护作用。一种前沿性理论认为，"西方生活方式"，包括在生命早期减少诱导产生 Th1 淋巴细胞的微生物的接触，会促进易感人群发生哮喘和其他过敏性疾病。尽管这种"卫生假说"可能过于简单，无法解释诸如哮喘等复杂疾病的起源，但它形成了一种思考该疾病的有用模型，并可能解释西半球哮喘发病率的急剧上升。虽然不可能知道导致 Y 先生哮喘的确切原因，但是他患有过敏性鼻炎及 IgE 水平升高的事实均提示他具有由环境过敏原触发的过敏症倾向。

## 浆细胞、IgE、肥大细胞和白三烯

　　如上所述，IgE 介导的 Ⅰ 型超敏反应是引起过敏原哮喘的病理和临床表现的一种机制（图 48-3）。树突状细胞吞噬吸入的过敏原时引发过敏反应，树突状细胞将处理后的过敏原呈递给 Th2 细胞并激活它们。被激活的 Th2 细胞通过 B 细胞表面的 CD40 结合并激活 B 淋巴细胞。激活的 Th2 细胞还产生 IL-4 和 IL-13，从而诱导 B 细胞转化为产生 IgE 的浆细胞。在与肥大细胞上的高亲和力 IgE 受体（high-affinity IgE receptor，FcεRⅠ）结合之前，IgE 在血流中短暂循环。再暴露后，过敏原结合并交联 IgE-FcεRⅠ 复合物，从而激活肥大细胞。激活的肥大细胞脱粒，释放已生成的炎症介质。这些分子包括组氨酸（histamine），蛋白水解酶和某些细胞因子，如血小板激活因子（platelet-activating factor）。激活的肥大细胞也从其质膜释放花生四烯酸（arachidonic acid），产生白三烯（leukotriene）和前列腺素 $D_2$（prostaglandin $D_2$）（图 48-4）。

　　肥大细胞急性脱粒产生支气管收缩和气道炎症。肥大细胞释放的组氨酸促进毛细血管渗漏，导致气道水肿。肥大细胞还释放白三烯 $C_4$（leukotriene $C_4$，$LTC_4$），随后被转化为白三烯 $D_4$（$LTD_4$）和白三烯 $E_4$（$LTE_4$）（第 43 章）。这三种白三烯，被称为半胱氨酸白三烯（cysteinyl leukotriene），是哮喘病理生理学的核心，因为它们可诱导产生明显的支气管收缩。白三烯 $D_4$ 产生支气管收缩的效力比组氨酸大 1 000 倍，白三烯还可导致黏膜高分泌、毛细血管渗漏和血管源性水肿，并增加炎症细胞。白三烯的作用虽然起效较慢，但较预先形成的介质的作用更加强大和持久。由于具有延迟但有效的炎症作用，在确定其实际结构之前，白三烯曾被称为过敏性慢反应物质（slow-reacting substance of anaphylaxis，SRS-A）。

　　肥大细胞通过释放细胞因子募集其他炎症细胞，这会产生一种延迟反应，在接触过敏原 4~6 小时后产生（图 48-3）。肥大细胞还释放类胰蛋白酶（tryptase），一种激活上皮细胞和内皮细胞受体的蛋白酶，诱导黏附分子的表达，吸引嗜酸性粒细胞和嗜碱性粒细胞。类胰蛋白酶还是平滑肌的有丝分裂原，引起气道平滑肌细胞的增生，参与促成气道的高响应性。肥大细胞产生的 IL-1、IL-2、IL-3、IL-4、IL-5、GM-CSF、干扰素-γ 和 TNF-α 参与慢性炎症反应和慢性哮喘反应。最后，肥大细胞释放蛋白酶和蛋白多糖作用于气道支持结构，从而在气道中产生慢性变化，也称为气道重塑（airway remodeling）。与急性哮喘反应的可逆性气道收缩成分不同，慢性炎症引起的气道重塑可能导致肺功能不可逆的损害。

## 嗜酸性粒细胞

　　嗜酸性粒细胞的主要生理作用是防御寄生虫感染。嗜酸性粒细胞起源于骨髓，由 Th2 淋巴细胞和肥大细胞产生的 IL-3、IL-5 和 GM-CSF 刺激。嗜酸性粒细胞通过与特定的黏附分子结合，特别是 VCAM-1，从血流中迁移到气道，并通过趋化因子梯度移动到炎症部位。一旦募集到气道，嗜酸性粒细胞将在哮喘中发挥复杂的多功能作用，激活的嗜酸性粒细胞分泌细胞毒性颗粒，引起局部组织损伤并诱导气道重塑；分泌脂

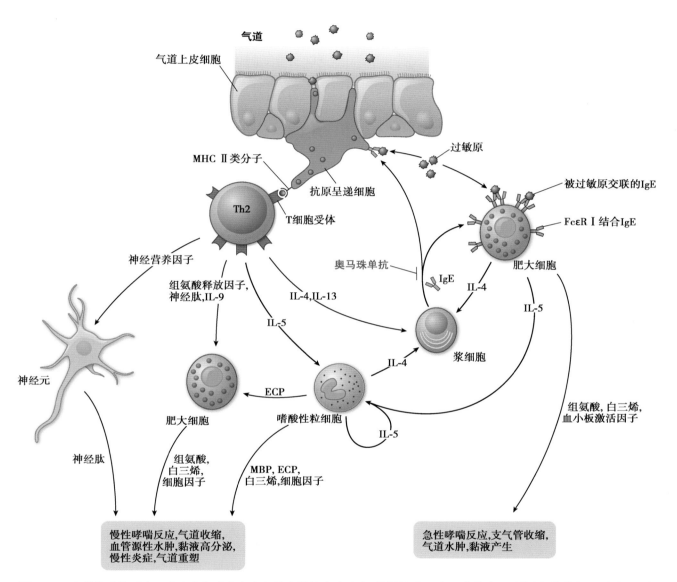

**图 48-3　哮喘的过敏反应。** 哮喘在气道中产生急性和慢性炎症反应,抗原呈递细胞吞噬并处理过敏原,将抗原呈递给 CD4$^+$ T 细胞。这些细胞分化为产生细胞因子的 Th2 淋巴细胞。激活的 Th2 淋巴细胞释放 IL-4、IL-13 和 IL-5,从而募集 B 细胞和嗜酸性粒细胞。B 细胞分化为产生 IgE 的浆细胞,IgE 结合到肥大细胞和抗原呈递细胞上的 FcεR I 受体。当再次接触过敏原时,结合了 IgE 的 FcεR I 交联,诱导肥大细胞脱粒并释放已存在和新产生炎症介质,包括组氨酸、半胱氨酸白三烯、血小板活化因子和其他细胞因子。这些细胞因子引起气道炎症并产生急性哮喘症状(哮喘"发作"或加重)。在长期情况下,激活的 Th2 细胞和肥大细胞产生循环的 IL-5,从而募集嗜酸性粒细胞,Th2 细胞释放的产物可刺激肥大细胞和神经细胞。由嗜酸性粒细胞、肥大细胞和神经细胞产生的炎症介质和降解酶共同引起慢性气道炎症并导致气道重塑。

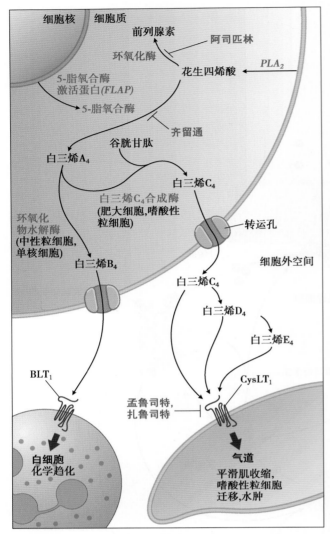

**图 48-4　哮喘的白三烯通路**　白三烯类是已知的最有效的支气管收缩剂之一,也是气道炎症的重要介质。抑制白三烯产生或白三烯受体结合的药物在哮喘治疗中有作用。在磷脂酶 $A_2$(PLA₂)的作用下,花生四烯酸从细胞质膜的内层释放时就会形成白三烯,在 5-脂氧合酶的作用下,花生四烯酸转化为白三烯 $A_4$。5-脂氧合酶由膜结合酶 5-脂氧合酶激活蛋白(flap)激活。白三烯 $A_4$ 在肥大细胞或嗜酸性粒细胞中通过白三烯 $C_4$ 合成酶的作用转化为白三烯 $C_4$,白三烯 $C_4$ 被运输出细胞。白三烯 $C_4$ 转化为白三烯 $D_4$,然后转化为白三烯 $E_4$;这三种半胱氨酸白三烯均可结合气道平滑肌细胞表达的 CysLT1 受体,导致支气管收缩和气道水肿。在中性粒细胞和单核细胞中,白三烯 $A_4$ 通过环氧化物水解酶转化为白三烯 $B_4$。白三烯 $B_4$ 被运输出细胞,并与白细胞上表达的 BLT1 受体结合,导致白细胞趋化和募集。白三烯通路可被 5-脂氧合酶抑制剂齐留通(zileuton)或 CysLT1 受体拮抗剂孟鲁司特和扎鲁司特抑制

类介质及神经调质影响气道张力;分泌细胞因子和趋化因子募集其他炎症细胞。

嗜酸性粒细胞的毒性颗粒含有许多阳离子蛋白,包括主要碱性蛋白(major basic protein,MBP)、嗜酸性粒细胞阳离子

蛋白(eosinophilic cationic protein,ECP)、嗜酸性粒细胞过氧化物酶(eosinophil peroxidase)和嗜酸性粒细胞衍生的神经毒素(eosinophil-derived neurotoxin),上述物质直接损害支气管上皮。例如 ECP 可通过形成离子选择性、电压不敏感的孔道破坏目标细胞膜的完整性,并且嗜酸性粒细胞过氧化物酶催化高活性氧物质的产生,氧化目标细胞蛋白并诱导凋亡。嗜酸性粒细胞也产生基质金属蛋白酶(matrix metalloproteinase),参与气道重塑。

嗜酸性粒细胞直接和间接参与气道高响应性。MBP 和 ECP 会增加细胞内钙浓度,抑制毒蕈碱受体的抑制性 M2 亚型,从而影响平滑肌张力并诱导高反应性,并由此增加迷走神经张力。嗜酸性粒细胞衍生的半胱氨酸白三烯和神经肽(如 P 物质)增加血管舒张、血管渗透性,黏膜高分泌和气道平滑肌收缩。

最后,嗜酸性粒细胞是免疫调节细胞,可以增强哮喘患者的免疫反应。嗜酸性粒细胞上调内皮黏附分子,从而募集其他炎症细胞。嗜酸性粒细胞也是能够进一步激活 T 淋巴细胞的抗原呈递细胞。

# 药理学分类和治疗药物

用于治疗哮喘的药物分为两大类:缓解剂(reliever)和控制剂(controller)[也称为预防剂(preventer)]。这种分类强调的是这些药物的临床应用,帮助患者理解和遵从医嘱。这种分类也与抗哮喘药物作用的机制相关。一般来说,支气管扩张剂可缓解支气管平滑肌细胞的收缩,被用作缓解剂;抗炎药物可减轻气道炎症,用作控制剂。也有证据表明,一些药物如甲基黄嘌呤(methylxanthine)同时具有支气管扩张和抗炎作用。在本章介绍性病例开始时,Y 先生使用氟替卡松(吸入性皮质类固醇)作为控制剂,同时将沙丁胺醇(一种短效 β₂-激动剂)作为缓解剂使用。

## 支气管扩张剂

支气管扩张剂通过作用于自主神经系统受体和信号通路影响气道平滑肌张力。交感神经激活(通过 β₂-肾上腺素受体介导)导致支气管扩张,而副交感神经刺激(毒蕈碱乙酰胆碱受体介导)导致支气管收缩。由于拟交感神经可导致气道平滑肌的快速松弛,β₂-肾上腺素受体激动剂对缓解急性哮喘症状尤其有效。

奥马珠单抗(omalizumab)是一种针对 IgE 的 FcεRⅠ结合域的人源性单克隆抗体。通过阻止 IgE 结合到肥大细胞的 IgE 受体(FcεRⅠ),奥马珠单抗抑制肥大细胞再暴露于过敏后的脱粒,从而调节急性哮喘反应。奥马珠单抗也下调抗原呈递细胞上的 FcεRⅠ,减少抗原加工和呈递到 CD4⁺ 淋巴细胞。因为少数未成熟 T 细胞可由过敏原诱导分化为 Th2 淋巴细胞,所以慢性哮喘反应也会减轻。

## β-肾上腺素受体激动剂

激动 β₂ 肾上腺素受体可松弛气道平滑肌并导致支气管

扩张。无论系统还是气道雾化给药均可激活 $\beta_2$-肾上腺素受体有效治疗哮喘。早期哮喘治疗包括皮下注射肾上腺素(epinephrine,EPI)。在 20 世纪中叶,肾上腺素被制成吸入式制剂,并沿用至今。非选择性肾上腺素激动剂麻黄碱(ephedrine)来自中药麻黄(Ma-Huang),被应用治疗哮喘已经有几个世纪的历史。

肾上腺素是一种非选择性肾上腺素激动剂,可结合到 $\alpha$-、$\beta_1$ 和 $\beta_2$-肾上腺素受体(见第 11 章)。虽然它是一种有效的支气管扩张剂,肾上腺素也可通过激动 $\beta_1$ 受体刺激心脏,导致心动过速、心悸和潜在的心律失常;还可通过激动 $\alpha$ 受体导致外周血管收缩,导致高血压。

异丙肾上腺素(isoproterenol)与肾上腺素结构类似,但肾上腺素可同时激动 $\alpha$-及 $\beta$-肾上腺素受体,而异丙肾上腺素只能激动 $\beta$-肾上腺素受体。异丙肾上腺素激动 $\beta_1$-和 $\beta_2$-受体从而导致支气管扩张和心脏刺激,但因不能激动 $\alpha$-受体,所以不会引起外周血管收缩。异丙肾上腺素在目前的实践中并不经常使用,因为有更多对 $\beta_2$-受体有选择性的药物可用,并且使用更高剂量的异丙肾上腺素会有潜在的心脏不良反应。事实上,20 世纪 60 年代中期在英国流行的与哮喘相关的死亡可归因于使用大剂量异丙肾上腺素吸入器,这可能是由于哮喘低氧血症和异丙肾上腺素心脏刺激的综合作用。

最先开发的 $\beta_2$ 选择性制剂为新异丙肾上腺素(isoetharine)和间羟异丙肾上腺素(metaproterenol),但此两种药物 $\beta_1$ 作用不强。较新的药物特布他林(terbutaline)、沙丁胺醇(albuterol)[也叫舒喘灵(salbutamol)]、吡布特罗(pirbuterol)和比托特罗(bitolterol)与 $\beta_2$-肾上腺素受体的结合力比 $\beta_1$-受体大 200~400 倍,与较低选择性的肾上腺素激动剂相比,可以显著减轻对心脏的副作用。沙丁胺醇是第一个吸入式强 $\beta_2$-选择性药物,进一步降低了全身副作用。现代吸入式 $\beta_2$-选择性激动剂是第一种副作用较小并用于哮喘常规治疗的药物。然而,在高剂量尤其是口服时,也会引起心脏刺激和心动过

速。此外,由于 $\beta_2$-肾上腺素受体在外周骨骼肌中表达,$\beta_2$-选择性药物激活可导致震颤。

沙丁胺醇是两种立体异构体的消旋混合物,包括 R-沙丁胺醇也叫左旋沙丁胺醇(levalbuterol 或 R-albuterol)和 S-沙丁胺醇。左旋沙丁胺醇作为纯对映异构体使用,与 $\beta_2$-受体结合更紧密,$\beta_2$-选择性更强。相反,虽然在临床研究中未见明显影响,但 S 异构体在动物模型中可诱导气道高响应性。尽管消旋沙丁胺醇和左旋沙丁胺醇对大多数患者的药效和副作用相似,但一部分患者可能对 S-沙丁胺醇的 $\beta_1$ 作用更加敏感,并且在服用左旋沙丁胺醇时可能会经历心动过速及心悸等症状的减轻。

$\beta$-肾上腺素受体同刺激型 G 蛋白 $G_s$ 相偶合(见第 11 章)。$G_s$ 的 $\alpha$ 亚单位激活腺苷酸环化酶,后者催化产生环腺苷酸(cAMP)。在肺中,cAMP 引起细胞内钙浓度降低,通过激活蛋白激酶 A,同时灭活肌球蛋白轻链激酶并激活肌球蛋白轻链磷酸化酶(图 48-5)。此外,$\beta_2$-激动剂开启大电导钙激活钾通道($K_{Ca}$),从而使气道平滑肌细胞超极化。通过细胞内钙减少、细胞膜钾电导率增加、肌球蛋白轻链激磷酸化降低等的共同作用,导致平滑肌松弛和支气管扩张。

临床患者对 $\beta_2$-激动剂的反应存在显著差异,其中可能为 $\beta_2$ 肾上腺素受体基因的差异介导。通过对基因内单核苷酸多态性(single nucleotide polymorphism,SNP)作用的研究发现了一种常见的基因变异,这种变异与夜间哮喘的易感性增加有关。该基因变异的纯合子受试者如定期接受常规剂量的沙丁胺醇,其呼气峰流速(一种测量支气管收缩的指标)下降,而无这种基因多态性的受试者,其呼气峰流速则随着定期沙丁胺醇的使用而增加。尽管 $\beta_2$-肾上腺素受体的药物遗传学比较复杂,并且在相关性上也没有得到较一致的结果,但仍表明一些药物反应性的差异源于遗传的影响。

大多数 $\beta_2$-肾上腺素激动剂起效快(15~30 分钟),达峰时间在 30~60 分钟,作用持续时间约为 4~6 小时。$\beta_2$-激动

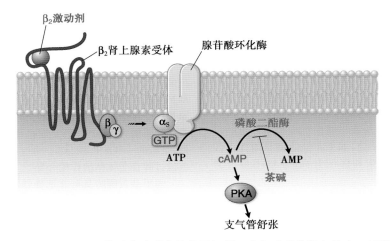

**图 48-5 $\beta_2$ 肾上腺受体激动剂和茶碱在哮喘中的作用机制。**在气道平滑肌细胞中,cAMP 激活蛋白激酶 A 引起多种细胞内蛋白的磷酸化,从而导致平滑肌松弛和支气管扩张。任何增加细胞内 cAMP 水平的治疗均有可能导致支气管扩张。实践中可以通过两种途径实现:增加 cAMP 的产生或抑制 cAMP 的降解。cAMP 的增加是通过激动 $\beta_2$ 激动剂介导的 G 蛋白偶联受体 $\beta_2$ 肾上腺受体活化。抑制 cAMP 降解是通过茶碱介导的磷酸二酯酶的抑制作用

剂的这种药物作用时效使其非常适合在哮喘急性发作时作为哮喘缓解剂应用（或急救吸入剂）。这种特点使得β₂-激动剂虽然可以用于像运动这样的已知触发因素之前的预防使用，但并不适合用于夜间哮喘的控制和预防发作。目前有几种新药福莫特罗（formoterol）及其只被批准用于COPD的光学异构体阿福莫特罗（arformoterol）、沙美特罗（salmeterol）、维兰特罗（vilanterol）、茚达特罗（indacaterol）和奥达特罗（olodaterol），是已知的长效β-激动剂（long-acting beta-agonist，LABA）。长效β-激动剂用抗降解的亲脂性侧链进行设计，所以这些药物的作用时间为12~24小时，是预防支气管收缩的理想候选药物。尽管福莫特罗和沙美特罗可作为哮喘的控制剂，但是这些药物不能治疗潜在的炎症。实际上，常规应用福莫特罗和沙美特罗可能与哮喘死亡率增加有关，这种观察结果的确切机制尚不清楚，可能的原因是长效β-激动剂可改善慢性哮喘的症状但是并不影响严重的哮喘发作的风险。因为患者在使用长效β激动剂时感觉良好，他们可能会使用低剂量甚至不使用吸入性皮质类固醇。由于吸入皮质类固醇可降低哮喘恶化的风险（见下文），降低或停用吸入性皮质类固醇可能会增加患者哮喘住院和致命哮喘发作的风险。因此，美国食品药品监督管理局（FDA）咨询委员会建议，福莫特罗和沙美特罗只能与吸入性皮质类固醇联合使用。

因沙美特罗起效时间较沙丁胺醇慢，因此不能用于急性哮喘患者。福莫特罗起效迅速，可以作为急救吸入剂使用，尽管在美国还未获批准。一种策略是联合福莫特罗和吸入性皮质类固醇（布地奈德）用于轻度哮喘患者。患者在使用这种联合药物的时候，福莫特罗可用于缓解急性症状，同时吸入皮质类固醇用于缓解炎症。

## 抗胆碱能药物

抗胆碱能药是最先用于治疗哮喘的西药。早在1896年，Stedman的《20世纪现代医学实践》中建议在哮喘发作中使用"哮喘雪茄"吸入治疗，其中含有从曼陀罗植物中提取的曼陀罗（stramonium）。曼陀罗中的活性成分是抗胆碱能颠茄生物碱。目前为止，当哮喘恶化对吸入β₂-肾上腺素拮抗剂无反应或吸入β拮抗剂禁忌（例如在心脏缺血或心律失常患者中）的情况下，也可用异丙托溴铵吸入治疗。

异丙托溴铵是从阿托品（atropine）衍生的季铵盐。由于吸入阿托品可被呼吸道上皮快速吸收，可导致很多系统抗胆碱能作用，包括心动过速、恶心、口干、便秘和尿潴留。与阿托品不同，异丙托溴铵吸收慢，从而减轻了上述不良反应。虽然如此，吸入异丙托溴铵还可因为在口腔中沉积和不经意的口腔吸收而导致口干和胃肠道不适，如果不经意将异丙托溴铵送入眼睛，则可产生瞳孔扩张和眼压升高，导致闭角型青光眼。

噻托溴铵（tiotropium）[以及较新的抗胆碱药芜地溴铵（umeclidinium）和阿地溴铵（aclidinium）]是长效抗胆碱药，用于治疗慢性阻塞性肺病（COPD）（知识框48-1）。与异丙托溴铵一样，这些长效抗胆碱药是季铵盐，因为在吸入时不能系统性全身吸收，所以不会产生系统性影响。此外，阿地溴铵在血浆中快速水解，进一步减少了系统性暴露。

抗毒蕈碱药物是毒蕈碱乙酰胆碱受体的竞争性拮抗剂。在肺中表达四种毒蕈碱受体亚型（M₁，M₂，M₃，M₄）中，兴奋性M₃受体是气道中最重要的介导平滑肌收缩和黏液腺体分泌的受体。异丙托溴铵和长效抗胆碱药拮抗内源性乙酰胆碱在M₃受体的作用下，导致支气管舒张和黏液分泌减少。噻托溴铵、芜地溴铵和阿地溴铵与M₃受体的解离缓慢，作用时间很长，使得每日一次给药成为可能。

异丙托溴铵和长效抗毒蕈碱药物主要用于治疗COPD，其主要逆转支气管收缩的组分被胆碱能神经张力介导。在慢性哮喘中，胆碱能刺激在引发支气管收缩中仅起次要作用，尽管在夜间增加迷走神经刺激是夜间症状的重要因素。没有抗胆碱能药物被FDA批准用于哮喘，但研究表明，异丙托溴铵在治疗哮喘急性发作中有治疗作用，对于一部分不能耐受β-肾上腺素激动剂的患者，以及因缺血性心脏病或快速性心律失常而禁止使用拟交感神经药物治疗的患者也有治疗作用。

## 甲基黄嘌呤与磷酸二酯酶抑制剂

两种甲基黄嘌呤类药物茶碱（theophylline）和氨茶碱（aminophylline）也偶尔用于哮喘的治疗。此类药物的作用机制比较复杂，但它们的支气管扩张作用似乎主要是通过非特异性抑制磷酸二酯酶同工酶发挥的。抑制Ⅲ和Ⅳ型磷酸二酯酶可防止气道平滑肌细胞中的cAMP降解，从而通过细胞和分子机制使平滑肌细胞松弛，详见前述（如降低细胞内钙、增加细胞膜钾离子电导率，降低肌球蛋白轻链磷酸化）。如图48-5所示，尽管甲基黄嘌呤在β₂-肾上腺素受体激动的下游发挥作用，但甲基黄嘌呤的支气管扩张作用是由于β₂-激动剂引起的相同通路的扰动引起的。

甲基黄嘌呤还抑制炎症细胞中的磷酸二酯酶（phosphodi-esterase，PDE）同工酶。在T淋巴细胞和嗜酸性粒细胞中抑制Ⅳ型磷酸二酯酶具有免疫调节和抗炎作用。通过这种机制，茶碱在控制慢性哮喘方面的作用比单纯基于支气管扩张作用的机理有更强的治疗效果。甲基黄嘌呤的一些副作用，包括心动过速、恶心和呕吐，也由磷酸二酯酶抑制介导，但具体作用的同工酶还有待阐明。

除含有一个甲基基团外，茶碱的结构与咖啡因（caffeine）相似，咖啡因和茶碱都是腺苷受体拮抗剂。腺苷受体在气道平滑肌细胞和肥大细胞上表达，其拮抗作用可预防支气管收缩和炎症。事实上，作为咖啡因主要来源的咖啡已经被用来治疗哮喘。然而，对不抑制磷酸二酯酶的特异性腺苷受体拮抗剂的实验显示其支气管舒张作用较弱，表明磷酸二酯酶抑制是甲基黄嘌呤治疗哮喘的主要机制。虽然如此，茶碱通过腺苷酸受体拮抗介导许多其他作用，包括在缺氧时增加通气，提高膈肌耐力，减少由肥大细胞释放的腺苷刺激的介质。此外，茶碱的一些副作用，如心动过速、躁动、胃酸分泌和多尿，也通过腺苷受体拮抗作用介导。

因甲基黄嘌呤具有非选择性和多种作用，使其存在多种副作用且治疗指数相对狭窄。此外，P450同工酶CYP3A的茶碱代谢存在显著差异，茶碱的使用易受与CYP3A抑制剂（如西咪替丁和唑类抗真菌药物）之间的药-药相互作用的影响。在高于治疗剂量水平，茶碱可产生恶心、腹泻、呕吐、头痛、易怒和失眠。在更高剂量下，会发生癫痫、中毒性脑病、高热、脑损伤、高血糖、低钾血症、低血压、心律失常和死亡。基于上述原因，在慢性哮喘的治疗中茶碱的应用正在减少。在β-肾上腺素激动剂和皮质类固醇无效或禁忌证时仍偶尔应用茶碱,但需要对血浆药物水平进行常规监测。

一种磷酸二酯酶Ⅳ型抑制剂罗氟司特(roflumilast)最近已被批准用于严重 COPD(知识框 48-1),其与肺功能的轻微改善和降低症状恶化有关。遗憾的是与茶碱一样,非靶向抑制脑内 PDE Ⅳ会导致恶心、呕吐和体重减轻。目前的研究重点是开发具有更好的吸入配方和更少副作用的 PDE-Ⅳ 抑制剂。

## 镁剂

镁离子抑制钙离子转运进平滑肌细胞,并能干扰诱导平滑肌收缩的细胞内磷酸化反应。因此硫酸镁(magnesium sulfate)常用作宫缩抑制剂,抑制子宫收缩,延缓早产。镁剂对气道平滑肌也有类似作用,并已经在哮喘急性发作中进行了实验使用。虽然临床研究的结果差异较大,但两项 meta 分析的结果提示,对严重哮喘发作的急诊患者硫酸镁具有改善作用。在本章介绍的病例中没有使用镁剂,但在 Y 先生去急诊就诊的时候,镁剂是一种合理的治疗选项。

# 抗炎药物

如前详述,气道过敏炎症是哮喘的病理生理学基础。为控制持续性哮喘并防止急性哮喘的恶化,除最温和的疾病外,所有疾病的治疗一般都应包括抗炎药。尽管在吸入制剂研发之前,全身应用皮质类固醇的严重副作用仍然存在问题,但长期以来,皮质类固醇一直是哮喘治疗的主要手段。另外三种具有抗炎作用机制的药物也被用于治疗哮喘:克洛莫林、白三烯途径调节剂和人源性单克隆抗-IgE 抗体。

## 皮质类固醇

吸入皮质类固醇是绝大多数哮喘患者的首要防治手段。由于吸入性皮质类固醇在气道中产生的局部药物浓度高于同等剂量的全身性皮质类固醇,因此可以降低总剂量,从而降低发生显著全身效应的可能性。

皮质类固醇与细胞内糖皮质激素受体结合。类固醇-受体复合物转移到细胞核,在那里它与 DNA 中的糖皮质激素反应元件(GRE)结合,改变数十个基因的转录。一般来说,皮质类固醇增加 $\beta_2$-肾上腺素受体和一些抗炎蛋白的基因转录,如 IL-10、IL-12、IL-1 受体拮抗剂(IL-1Ra);降低许多促炎(和其他)蛋白质的基因编码转录,如 IL-2、IL-3、IL-4、IL-5、IL-6、IL-11、IL-15、TNF-$\alpha$、GM-CSF、SCF、内皮细胞黏附分子、趋化因子、诱导型一氧化氮合酶(iNOS)、环氧合酶(COX)、磷脂酶 A2、内皮素-1 和 $NK_1$-2 受体。如上所述,IL-4 对诱导 B 细胞产生 IgE 起重要作用,而 IL-5 是嗜酸性粒细胞的重要募集者(图 48-3),因此,抑制 IL-4 和 IL-5 可显著降低哮喘患者的炎症反应。此外,皮质类固醇还诱导一些炎症细胞凋亡,特别是在嗜酸性粒细胞和 Th2 淋巴细胞。皮质类固醇不直接作用于肥大细胞,可能是因为大多数肥大细胞介质已经形成;然而随着时间延长,因整体炎症反应减弱肥大细胞也可被间接抑制。

皮质类固醇能减少气道炎症细胞的数量,降低对气道上皮的损害;降低血管通透性,缓解气道水肿。此外,尽管类固醇不直接影响气道平滑肌的收缩功能,但随着时间的推移,炎症的改善会降低气道的高响应性,最终结果是皮质类固醇逆

转了哮喘的许多特征。遗憾的是,类固醇只是单纯地抑制炎症级联反应,不能彻底治愈哮喘,因此需要长期用药。此外,类固醇不能逆转长期、控制不良的哮喘引起的气道重塑。尽管如此,由于该类药物作用强大,吸入皮质类固醇药物是大多数哮喘患者最重要一类药物。

皮质类固醇药物通过气道直接给药(即吸入),大多数能减轻甚至能消除全身系统反应。所有的皮质类固醇药物在系统性给药时均可对哮喘发挥作用,但是 $17\alpha$ 位置的替代可增加局部吸收,且能在吸入给药时发挥效用(图 29-7)。目前上市的吸入类固醇类药物包括氯地米松(beclomethasone)、曲安西龙(triamcinolone)、氟替卡松(fluticasone)、布地奈德(budesonide)、氟尼缩松(flunisolide)、莫米松(mometasone)和环索奈德(ciclesonide)。尽管在吸入给药中,只有 10%~20%给药剂量被运送到气道(其余沉积在口咽部并吞咽,除非在使用吸入器后漱口),但药物气道浓度远高于类似剂量的系统给药。与系统给药相比,在达到类似抗炎效果的前提下,吸入给药可使所需剂量减少 100 倍。此外,新型类固醇药物(除氯地米松和曲安西龙之外)在肝脏中会发生首过代谢,因此不经意吞咽的药物并不会进入系统循环。环索奈德是最近批准的吸入性皮质类固醇,为酯类前药,通过上下气道上皮中表达的羧基酯酶和胆碱酯酶转化为其活性化合物去乙酰基环索奈德,进一步减少了在局部口咽和全身的副作用。

低剂量和肝内首过代谢相结合减少了吸入性皮质类固醇不良反应的发生率。然而,在足够大的剂量下,药物经胃肠道和肺上皮吸收,仍会在长时间使用后产生全身反应,包括成人骨量减少或骨质疏松症以及儿童生长迟缓。此外,吸入类固醇可引起局部不良反应,如由沉积导致的口咽念珠菌病,沉积进入喉部导致的声音嘶哑。使用大体积间隔物来捕获将沉积在口咽中的类固醇液滴,并在用药后漱口来预防。

然而有时只吸入皮质类固醇不足以产生需要的治疗效果,必须应用如泼尼松这样的全身性皮质类固醇药物用于哮喘急性恶化的短期"突发"治疗或用于其他药物不能控制时的长期治疗。例如,Y 先生哮喘急性发作期间和之后,为控制他的急性症状,有必要给予全身性类固醇。与吸入性给药相比,全身给予皮质类固醇有更广泛的抗炎作用,然而,如第 29 章肾上腺皮质药理学所述,也有更为显著的副作用。因此全身性皮质类固醇的使用通常只限于其他手段无法控制的严重急性或慢性疾病的哮喘患者。

## 色甘酸

Roger Altounyan 是一名内科医师,对豚鼠皮屑有过敏性哮喘反应。20 世纪 60 年代,Altounyan 医生测试了一系列基于传统埃及民间方剂的合成化合物,观察能否减低他对豚鼠皮屑提取物的反应。通过试验他发现了一类抗哮喘的新型化合物,包括色甘酸(cromolyn)也称色甘酸钠(disodium cromoglycate),以及奈多罗米(nedocromil),都已进入临床实践。

研究表明,色甘酸钠能抑制抗原应激导致的过敏性反应发生,但不能缓解已经发生的过敏反应。进一步研究发现,色甘酸钠降低肥大细胞的活性,防止抗原刺激导致的炎症介质的释放。因此,色甘酸钠通常被视为"肥大细胞稳定剂"。另外,色甘酸还抑制了嗜酸性粒细胞、中性粒细胞、单核细胞、巨噬细胞以及淋巴细胞的介质释放。肥大细胞稳定的分子学机

制尚未完全阐明,可能涉及氯离子转运的抑制,进而影响钙通道,阻止细胞内颗粒释放介质。

因色甘酸钠可防治易感患者的急性过敏反应,可被用来预防特定启动因素导致的过敏性哮喘。色甘酸钠也用于预防运动诱发的哮喘,患者在运动之前立即给药。临床经验表明,色甘酸钠对儿童和青年的药效优于对老年患者的效果。

因全身其他组织吸收量低,色甘酸钠较其他哮喘治疗药物更安全。色甘酸钠吸入给药,到达下呼吸道的药物只有不到 10% 被吸收入血,到达胃肠道的药物不到 1% 的被吸收。遗憾的是,因比吸入性皮质类固醇药效差,色甘酸钠的临床应用受限,特别是对需要一日四次给药的中重度哮喘的患者。

## 白三烯通路调节剂

白三烯在哮喘发病机制中的中心地位表明,抑制白三烯通路的过程可作为治疗哮喘的手段。5-脂氧酶催化花生四烯酸转化为白三烯 $A_4$,齐留通(zileuton)对 5-脂氧酶的抑制降低了 $LTA_4$ 及其活性衍生物半胱氨酸基白三烯的生物合成(图 48-4)。在下游,孟鲁司特(montelukast)、扎鲁司特(zafirlukast)抑制 $LTC_4$、$LTD_4$ 以及 $LTE_4$ 与半胱氨酸白三烯受体(CysLT1)结合(图 48-4)。最终,对激活 5-脂氧酶相关蛋白[5-脂氧酶-激活蛋白(5-lipoxygenase activating protein,FLAP)]的抑制作用正在积极探索中,尽管目前还没有这种工作机制的药物被批准上市。

白三烯通路抑制剂有两大临床作用。对基础肺功能受损的中、重度哮喘患者,齐留通、孟鲁司特和扎鲁司特可产生即刻的治疗效应,虽然作用较弱但可改善肺功能。这种作用可能是由于拮抗半胱氨酸白三烯在基准水平刺激 CysLT1 受体而导致支气管异常收缩有关。长期应用白三烯调节剂可降低疾病恶化的频率,改善哮喘的控制(表现为症状减轻和吸入 β-激动剂的频率减少),甚至对轻度哮喘和偶发症状的患者有效。然而与吸入皮质类固醇相比,白三烯通路调节剂对肺功能和症状控制的作用仍有限,因为白三烯通路只是哮喘炎症反应中多个环节中的一条,而皮质类固醇通过影响多个炎症通路更广泛的抗炎作用。

白三烯调节剂对于治疗阿司匹林加重性呼吸系统疾病(aspirin-exacerbated respiratory disease)(或阿司匹林敏感性哮喘)特别有用。阿司匹林加重的呼吸道疾病被认为是由于刺激了白三烯通路,而导致下调 5 脂氧酶通路的前列腺素 $E_2$($PGE_2$)合成减少。阿司匹林和其他非甾体抗炎药抑制环氧合酶通路,降低前列腺素的合成,包括 $PGE_2$。阿司匹林敏感的哮喘患者对阿司匹林有过度的白三烯反应,采用白三烯调节剂亦是一种有效的治疗方法。

与多数哮喘治疗的药物不同,白三烯通路调节剂均为口服片剂而非吸入制剂。尽管吸入制剂通常通过直接将药物输送到靶器官来减少副作用,但口服白三烯有几个优点。第一,许多患者,特别是儿童,发现服用药片比使用吸入器更容易,所以坚持性往往更好。第二,因为吸入器经常会被错误使用,因此片剂更容易输送预期剂量。最后,口服制剂为全身吸收,药物可同时治疗其他共存的对白三烯通路抑制有效的过敏性疾病,如过敏性鼻炎。

三种白三烯调节剂均有良好的耐受性,并且肺外反应很少,特别是与口服皮质类固醇相比。齐留通的肝毒性发生率

为 4%,需要定期肝功能检查。通常认为白三烯受体拮抗剂是安全的,但极偶尔也会发生 Churg-Strauss 综合征(即变应性肉芽肿性血管炎)相关。Churg-Strauss 综合征是一种严重的肉芽肿性血管炎,影响肺部、心脏、肾脏、胰腺、脾脏和皮肤的小动脉和静脉。因为 Churg-Strauss 综合征与哮喘和嗜酸性粒细胞增多并不相关,因此尚不清楚报告的这种反应是否代表该药物的一种特殊反应,或由于在治疗方案中加入白三烯受体拮抗剂而减少皮质类固醇的应用,从而暴露出的一种已经存在的综合征。

## 抗 IgE 抗体

由 IgE 介导的过敏反应在哮喘中发挥重要作用,因而从循环中清除或灭活 IgE 抗体可减轻吸入过敏原导致急性反应。奥马珠单抗(omalizumab)是一种人源化的鼠单克隆抗体,与人 IgE 上的高亲和性 IgE 受体(FcεRI)结合域结合。奥马珠单抗可同时降低循环中 IgE 的含量并阻止剩余 IgE 与肥大细胞 FcεRI 相结合(图 48-3)。因为奥马珠单抗不交联 FcεRI 结合的 IgE,因而通常不引起过敏反应。此外,因循环 IgE 水平下调导致肥大细胞、嗜碱性细胞和树突状细胞减少 FcεRI 受体,因此奥马珠单抗同时影响早期和晚期吸入抗原诱导的哮喘反应。受体的下调降低了 Th2 淋巴细胞的刺激,也降低了晚期哮喘的反应,该作用超出了清除了循环 IgE 的预期。这些机制降低了奥玛珠单抗治疗患者哮喘恶化的频率。

作为抗体药物,奥马珠单抗必须每 2~4 周皮下注射一次。该药减少了哮喘治疗所需的皮质类固醇剂量,并降低了中度哮喘(如 Y 先生)的发作频率,尽管奥马珠单抗的高成本和注射不便限制了其在严重哮喘患者中的使用。奥马珠单抗为人源化抗体,尽管其 95% 的鼠源性氨基酸序列已被相应的人源序列替代,但在极少数情况下还是可能被识别为抗原并启动免疫反应,所以在给药后数小时内必须密切监测患者。

# 给药系统

许多哮喘治疗通过气道直接给药的方式实现副作用最小化,特别是皮质类固醇和 β-激动剂。目前主要有 3 种药物吸入给药系统:定量雾化吸入器(metered-dose inhalers)、干粉吸入器(dry powder inhalers),以及喷雾器(nebulizers)。在定量雾化吸入器中,当激发给药装置时,压缩气体推动固定剂量的药物喷出给药装置。在过去,由含氯氟烃(CFC)如氟利昂(Freon®)作为推进剂。但是由于氯氟烃对臭氧层的环境影响,这些气体已经被氢氟烷(HFA)推进剂所取代。尽管给药筒较容易使用,但是因需要吸气和驱动装置的良好配合,并且经常需要屏气 10 秒,使其增加了幼儿和老年人的使用不便。干粉吸入则不同,它是通过在装置中产生气流使干粉制剂雾化和分散。一些患者发现干粉吸入器比定量雾化吸入器容易操作,但另一些患者发现干粉具有刺激性或者不能产生足够的吸气力来激活装置。喷雾器是用压缩的气体(如压缩空气或氧气)雾化液态药物后吸入。尽管喷雾器不如其他导入装置轻便,但可在医院或家中用于治疗哮喘急性发作,并且吸入给药较容易,对于不能使用定量雾化吸入器的婴儿可以使用。

**表 48-1** 哮喘的临床治疗

| 哮喘严重程度 | 临床特点 | 短期缓解 | 长期控制 |
|---|---|---|---|
| 轻度间歇（1级） | 症状出现≤2次/周<br>夜间发作醒≤2次/月<br>发作症状短暂<br>两次发作之间肺功能正常<br>峰值流速差异有限 | 在症状出现时或预期暴露前按需给予短效β激动剂 | 不需要治疗 |
| 轻度持续（2级） | 症状出现>2次/周<br>夜间发作醒>2次/月<br>短暂发作，有可能影响活动<br>在无症状时肺功能正常<br>有症状时峰值流速减少20%~30% | 在有症状时按需应用短效β激动剂 | 首选：吸入低剂量糖皮质激素<br>备选：白三烯通路调节剂，肥大细胞稳定剂或茶碱 |
| 中度持续（3级） | 症状每日出现<br>夜间醒>1次/周<br>频繁发作持续数天，影响活动<br>肺功能为预期值的60%~80%<br>峰值流速变异>30% | 在有症状时按需应用短效β激动剂 | 首选：低剂量至中剂量吸入类固醇和吸入长效β受体激动剂<br>备选：<br>单独吸入中剂量皮质类固醇；或低到中剂量吸入皮质类固醇合并持续茶碱释放；<br>或低到中剂量吸入皮质类固醇合并白三烯通路调节剂 |
| 重度持续（4级） | 症状持续出现<br>活动受限<br>经常性夜醒<br>频繁严重发作<br>肺功能<预期值的60%<br>峰值流速变异>30% | 在有症状时按需应用短效β激动剂 | 首选：高剂量吸入糖皮质激素和长效吸入β受体激动剂<br>需要时口服皮质类固醇<br>加用其他控制药物还没有被充分研究 |

在急性发作的情况下，因为呼吸困难会限制患者长时间屏气的能力，喷雾器也很有优势。

## 哮喘的临床治疗

哮喘的治疗应基于疾病的严重程度。美国国立卫生研究院的现行指导方针规定，患者应使用足够控制症状所需的最小剂量的药物，即调整给药剂量使其既能足够控制病情同时给药剂量最低。为方便哮喘的门诊治疗提倡渐近的治疗方法，这种方法将哮喘分为2个部分：①病损，评价进行中的哮喘症状；②风险，评价哮喘的频率和发作的严重程度。基于其病损和风险，患者被划分到4类临床类别中（表48-1）。例如，轻度间歇性哮喘患者具有以下特征：肺功能未出现病损，每周症状发作不超过2次，每月哮喘性夜醒不超过2次，不经常使用急救药物，一年中没有或只有一次因哮喘恶化而需要全身性皮质类固醇治疗。这些患者通常在出现症状时或接触哮喘触发因素前通过吸入β-激动剂即可有效缓解症状，并且不需要或只需要少量的控制性药物。如果患者有较为频繁和严重的症状，或肺功能受损，应使用常规预防措施

进行预防，如基于症状的严重程度逐步提高皮质类固醇的吸入量。也可添加其他药物来改善控制效果，如长效β-激动剂或白三烯调节剂。通过联合用药减少吸入次数而提高依从性，如联合吸入的皮质类固醇和长效吸入性β-激动剂（如最终给Y先生使用的氟替卡松/沙美特罗制剂）。

在Y先生病例中，哮喘的治疗还包括让患者避免暴露于已知气道炎症刺激物的环境中。例如，对于儿童病例，其父母或看护人若为吸烟者，减少环境中烟草烟雾可降低哮喘发作的症状和频率，对父母进行教育以减少过敏原是控制哮喘症状的重要环节。

## 结论与展望

逐渐增加的哮喘发病率加重了残疾、经济损失和死亡负担，尽管如此，生物医学研究已经揭示了哮喘病理生理学的关键特征，将有利于采用药物控制疾病。哮喘的核心是异常炎症反应导致的气道高响应性和支气管收缩。目前仍不能根治哮喘，现有的治疗手段为使用抗炎药物和支气管扩张药物，同时避免接触已知的触发因素，即可对大部分患者实现长期有效的临床控制。

随着对哮喘病理生理了解的加深,发现了一些新的治疗靶点。药物研究主要集中在三个方面来改善现有的治疗:增加药效和减少副作用;设计新的靶向治疗方法;阻止或逆转长期哮喘永久性气道重构。第一种方法的一个例子是开发具有较低全身副作用的新型皮质类固醇吸入药物,例如选择性糖皮质激素受体调节剂:既可保留抗炎作用,又能将副作用降至最低。

对新靶向治疗的研究涉及在分子和表型基础上对哮喘进一步表征。利用基因表达数据和临床特征,研究人员发现该疾病存在大量的异质性,患者群体中存在具有不同免疫学特征的子群。例如,虽然许多哮喘患者表现出上述"哮喘病理生理学"中所述的Th2反应,但一些患者表现出的Th2反应活性要低得多,这为使用生物标志物识别个别患者的异常通路并针对性进行靶向治疗开辟了可能性。

目前正在开发炎性细胞因子抑制剂作为预防哮喘气道重塑的潜在治疗手段。例如抗IL-5单克隆抗体美泊珠单抗(mepolizumab)可以减少哮喘患者的循环和气道嗜酸性粒细胞数量,并且似乎可以降低一个罕见亚组(存在泼尼松依赖性哮喘和痰嗜酸性粒细胞增多症)患者群体的哮喘发作频率。然而,在普通哮喘患者中,美泊利单抗没有显示出任何有效性,这表明,仅减少嗜酸性粒细胞并不能显著影响大多数患者的病情。第二个例子是匹曲白滞素(pitrakinra),是一种阻止IL-4和IL-13与IL-4受体α结合的IL-4变体,这种药物在早期临床研究中显示出了前景。来瑞珠单抗(lebrikizumab)是一种抗IL-13抗体,在早期临床试验中也显示出了治疗前景,特别是在生物标志物骨膜蛋白水平升高的患者中,该标志物似乎预示异常的Th2通路(图48-6)。最后,TNF-α(见第46章)是一种在哮喘中上调的细胞因子,可募集中性和嗜酸性粒细胞到气道中。TNF通路抑制剂依那西普(etanercept,一种抑制TNF-α的重组融合蛋白)和英夫利昔单抗(infliximab,一种抗TNF-α的克隆抗体)在早期临床研究中显示了良好应用前景。

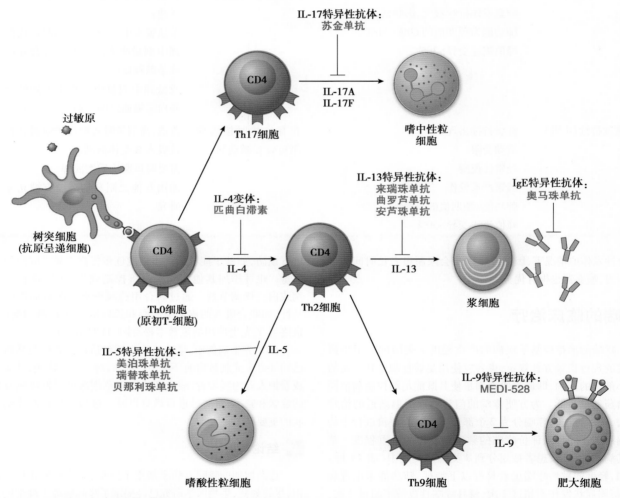

图48-6 哮喘细胞因子的靶向治疗。目前对哮喘的研究主要集中在开发抑制介导哮喘发病机制的细胞因子的药物。这些包括IL-4的变体,如匹曲白滞素(pitrakinra);抗IL-13抗体,如来瑞珠单抗(lebrikizumab)、曲罗芦单抗(tralokinumab)和安芦珠单抗(anrukinzumab);抗IL-5抗体,如美泊珠单抗(mepolizumab)、瑞替珠单抗(reslizumab)和贝那利珠单抗(benralizumab)。奥马珠单抗是一种已批准的靶向IgE的单克隆抗体,在它能在IgE交联肥大细胞上的Fcε受体之前与其结合

(杨秀颖 译 何国荣 杜冠华 审)

## 推荐读物

Barnes PJ. The cytokine network in asthma and chronic obstructive pulmonary disease. *J Clin Invest* 2008;118:3546–3556. (*Reviews the role of cytokines in the chronic asthmatic reaction and suggests targets for new drug development.*)

Fanta CH. Asthma. *N Engl J Med* 2009;360:1002–1014. (*Discusses the clinical management of asthma, focusing on commonly prescribed therapeutics.*)

Guidelines for the diagnosis and management of asthma (EPR-3). http://www.nhlbi.nih.gov/health-pro/guidelines/current/asthma-guidelines. (*This is the most recent set of practice guidelines for the diagnosis and treatment of asthma from the expert panel convened by the National Heart, Lung, and Blood Institute of the National Institutes of Health.*)

Locksley RM. Asthma and allergic inflammation. *Cell* 2010;140:777–783.

(*Reviews the dysregulated interactions between airway epithelia and innate immune cells that initiate and maintain asthma.*)

Pelaia G, Vatrella A, Maselli R. The potential of biologics for the treatment of asthma. *Nat Rev Drug Discov* 2012;11:958–972. (*Describes approaches to individualized therapy for asthma and efforts to develop drugs targeting specific inflammatory pathways.*)

Rhen T, Cidlowski JA. Antiinflammatory action of glucocorticoids—new mechanisms for old drugs. *N Engl J Med* 2005;353:1711–1723. (*Discusses the molecular mechanisms by which glucocorticoids act and efforts to develop novel glucocorticoids with improved adverse effect profiles.*)

Vestbo J, Hurd SS, Agustí AG, et al. Global strategy for the diagnosis, management, and prevention of chronic obstructive pulmonary disease: GOLD executive summary. *Am J Respir Crit Care Med* 2013;187:347–365. (*Describes approaches for the diagnosis and treatment of chronic obstructive pulmonary disease.*)

**药物汇总表:第48章 一般炎症药理学:哮喘**

## β肾上腺素激动剂

机制——气道平滑肌上β肾上腺素受体的激动剂,通过刺激性G蛋白(Gs)发挥作用,使平滑肌松弛和支气管扩张

| 药物 | 临床应用 | 严重和常见的不良反应 | 禁忌证 | 注意事项 |
|---|---|---|---|---|
| 肾上腺素 | 哮喘<br>过敏性反应<br>凝血障碍<br>心脏骤停<br>开角型青光眼<br>黏膜充血<br>过度子宫收缩<br>局部麻醉 | **心律失常,心绞痛,高血压危象,脑出血,肺水肿**<br>心动过速,心悸,出汗,恶心,呕吐,头痛,乏力,头晕,颤抖,紧张,呼吸困难 | 对交感神经胺过敏,心脏扩张与冠状动脉功能不全,与环丙烷同时使用,代偿性心律失常,窄角型青光眼(眼型),2周内使用MAOI(吸入式),休克,有机脑损伤 | 肾上腺素为非选择性肾上腺素受体激动剂,结合到α、β₁、β₂肾上腺素受体<br>通过激动β₁受体产生心脏刺激,通过α受体产生高血压 |
| 异丙肾上腺素 | 哮喘<br>心搏骤停<br>血流降低<br>心脏传导阻滞<br>心力衰竭<br>休克<br>斯托克斯-亚当斯综合征 | **冠状动脉粥样硬化**<br>快速性心律失常,晕厥,精神错乱,头痛,震颤,烦躁不安 | 对异丙肾上腺素过敏<br>快速性心律失常<br>心绞痛<br>洋地黄诱导的心脏过速或心脏传导阻滞 | 同时激动β₁和β₂受体从而可同时产生支气管扩张和心脏刺激。 |
| 乙基异丙肾上腺素<br>间羟异丙肾上腺素<br>特布他林<br>沙丁胺醇<br>左旋沙丁胺醇<br>吡布特罗<br>比托特罗 | 哮喘<br>COPD | **心律失常(共同的不良反应);反常的支气管痉挛(仅限异丙肾上腺素、特布他林(仅限特布他林)和沙丁胺醇);糖尿病酮症中毒(仅限沙丁胺醇)**<br>心悸,脸红,恶心,颤抖,紧张 | 共同禁忌证:药物过敏;<br>仅限同羟丙肾上腺素:心律不齐;<br>仅限特布他林:妊娠 | 这些药物是β₂受体的选择性激动剂<br>新的药物特布他林,沙丁胺醇,吡布特罗和比托特罗对β₂肾上腺素受体的结合能力是β₁受体的200~400倍,比选择性较低的肾上腺素激动剂的心脏效应小<br>左旋沙丁胺醇具有更强的β₂受体结合亲和力,较消旋沙丁胺醇具有更强的β₂选择性 |
| 福莫特罗<br>沙美特罗<br>阿福莫特罗<br>维拉特罗<br>茚达特罗<br>奥洛地醇 | 共同适应证:COPD;<br>仅限福莫特罗和沙美特罗:哮喘 | **心律失常,哮喘加重**<br>肌肉骨骼疼痛,头痛(仅限沙美特罗) | 药物过敏<br>无长期哮喘控制药物的哮喘 | 因具有亲脂侧链抵抗降解,这些药物是长效β₂激动剂(LABAs),作用持续12~24小时。<br>沙美特罗因作用起效较慢,不能用于哮喘急性发作。<br>这类药物不能用于哮喘的单独治疗,因其可增加哮喘死亡风险<br>维拉特罗与乌梅克莫铵(umecolidinium)(译者注:译者翻译名)联合使用已获得批准 |

续表

| 药物 | 临床应用 | 严重和常见的不良反应 | 禁忌证 | 注意事项 |
|---|---|---|---|---|
| **抗胆碱药**<br>**机制——气道平滑肌和腺体上毒蕈碱受体的拮抗剂,可减少支气管收缩和黏液分泌** | | | | |
| 异丙托溴铵<br>噻托溴铵<br>乌梅克溴铵<br>阿地溴铵 | 共同适应证:COPD<br>仅限异丙托溴铵:流鼻涕 | 过敏反应,脑卒中(仅异丙托溴铵、噻托溴铵和乌梅克溴铵);心肌梗死(仅异丙托溴铵和阿地溴铵);支气管痉挛(仅异丙托溴铵和乌梅克溴铵);肠梗阻或眼托溴铵);角巩膜青光眼(仅乌梅克溴铵)<br>口干,上呼吸道感染(共有副作用);味觉异常,鼻黏膜干燥(仅异丙托溴铵);尿潴留(仅乌梅克溴铵) | 共同禁忌证:药物过敏;<br>仅异丙托溴铵:对阿托品过敏;仅限乌梅克溴铵:对大豆卵磷脂或相关食品过敏(吸入气雾剂) | 噻托溴铵、乌梅克溴铵和阿地溴铵与 M1 和 M3 受体的分解过程较慢,因此作用时间较长。<br>乌梅克溴铵仅可与维兰特罗联合使用 |
| **甲基黄嘌呤和磷酸二酯酶 IV 受体抑制剂**<br>**机制——茶碱和氨茶碱的非选择性 cAMP 降解抑制剂;也作为腺苷受体拮抗剂;联合作用为平滑肌松弛和支气管扩张。罗氟司特:PDE IV 的选择性抑制剂** | | | | |
| 茶碱<br>氨茶碱 | 哮喘<br>COPD | 心房颤动,快速心律失常,颅内出血,癫痫发作(共有不良反应);史蒂文斯-约翰逊综合征(仅茶碱);胎儿或新生儿坏死性小肠结肠炎,免疫超敏反应(仅氨茶碱)<br>胃肠不适,头痛,头痛,失眠,震颤,烦躁,易怒 | 对茶碱、氨茶碱过敏者 | 非特异性磷酸二酯酶抑制剂,同时抑制气道平滑肌细胞和炎症细胞的磷酸二酯酶。在平滑肌细胞中抑制磷酸二酯酶 III 型和 IV 型会导致支气管扩张,而在 T 细胞中抑制磷酸二酯酶 IV 型会引起免疫调节和抗炎作用。需监测血药浓度以防止达到药物的毒性剂量水平。避免同时给予氟伏沙明,依诺沙星,美西律,普奈洛尔和三乙酰竹桃霉素,因有增加茶碱毒性的危险避免同时给予扎鲁司特,因茶碱可降低扎鲁司特的血药浓度 |
| 罗氟司特 | COPD | 自杀意念<br>体重减轻,胃肠不适,流感,背痛,头晕,头痛,失眠 | 肝损伤,有中度肝受损(B 级)或重度肝损害(C 级) | PDE IV 选择性抑制剂,批准用于严重慢性阻塞性肺病。<br>导致肺功能有小幅改善,降低发作风险 |
| **镁剂**<br>**机制——抑制钙向平滑肌细胞的转运,从而诱导平滑肌松弛** | | | | |
| 硫酸镁 | 心房阵发性心动过速<br>钡中毒<br>脑水肿<br>先兆子痫<br>低镁血症<br>癫痫 | 心脏传导阻滞,低血压,出血时间延长,反射减弱,中枢神经系统抑制,呼吸道麻痹 | 心脏传导阻滞或心肌损伤 | 抑制分娩药通常用于促进子宫松弛,防止早产可能对哮喘急性发作性的患者有效 |

续表

| 药物 | 临床应用 | 严重和常见的不良反应 | 禁忌证 | 注意事项 |
|---|---|---|---|---|
| **吸入性皮质类固醇** | | | | |
| 机制——通过诱导脂皮质素抑制 COX-2 作用和前列腺素生成；激活内源性抗炎通路；以及其他机制 | | | | |
| 倍氯米松<br>去炎松<br>氟替卡松<br>布地奈德<br>氟尼缩松<br>糠酸莫米松<br>环索奈德 | 见药物一览表：第 29 章　肾上腺皮质药理学 | | | |
| **色甘酸** | | | | |
| 机制——抑制氯离子转运，后者影响钾通道从而抑制颗粒释放，可能减少肥大细胞对炎性刺激的反应 | | | | |
| 色甘酸<br>奈多罗米 | 共同适应证：哮喘、结膜炎；(仅色甘酸)过敏性鼻炎、角膜炎、角膜结膜炎、肥大细胞失调 | 过敏反应、支气管痉挛(仅色甘酸)<br>味觉异常、眼睛灼热感、咳嗽、喉咙刺激(共同副作用)；胃肠不适、头晕、头痛(仅奈多罗米) | 对色甘酸和奈多罗米过敏 | 主要用于与特定诱因相关的过敏性哮喘患者的预防治疗。对运动哮喘患者有用；可在运动前立即服用。对儿童和年轻患者的疗效优于老年患者安全性很好，但效果不如其他哮喘药物。 |
| **白三烯通路调节剂** | | | | |
| 机制——齐留通抑制 5-脂氧合酶，从而减少白三烯的合成；孟鲁司特和扎鲁司特为半胱氨酰白三烯受体拮抗剂 | | | | |
| 齐留通<br>孟鲁司特<br>扎鲁司特 | 见药物汇总表：第 43 章　花生酸类药理学 | | | |
| **抗-免疫球蛋白 E 抗体** | | | | |
| 机制——人源化鼠单克隆抗体，捣捨高亲和性 IgE 受体(FεRI)-人 IgE 结合域，防止 IgE 结合到肥大细胞和抗原呈递细胞的 FεRI，并且降低循环中 IgE 的量。总体作用是降低哮喘的过敏反应 | | | | |
| 奥马珠单抗 | 哮喘<br>特发性荨麻疹 | 嗜酸性粒细胞增多症、血小板减少症、过敏反应<br>注射部位反应、恶心、关节痛、头痛、咳嗽、上呼吸道感染 | 对奥马珠单抗过敏 | 对吸入性过敏原刺激反应的早期和晚期均有治疗效应。每 2~4 周皮下注射一次。高价格限制了它在严重哮喘病例中的应用 |

# 第49章
# 一般炎症药理学：痛风

Ehrin J. Armstrong and Lloyd B. Klickstein

## 概述

**痛风**（gout）是人类独有的疾病。大多数哺乳动物具有尿酸酶，能够代谢嘌呤分解产物为水溶性物质——尿囊素，与此相反，人类大多数嘌呤的排泄形式是微溶的尿酸（uric acid）。尿酸血浆浓度过高会导致尿酸晶体在关节组织中的沉积，最常见的是第一跖趾关节（大脚趾）。急性痛风发作引起剧烈疼痛，但通常很少发生。

有许多合理的治疗痛风的方法。这些治疗方法大致分为两类：治疗急性痛风发作和预防痛风反复发作。虽然抑制晶体沉积免疫应答的药物和控制炎症范围的药物常用于治疗急性发作，但它们都可用于上述两种适应证。减少尿酸合成的药物或增加肾脏排泄尿酸的药物能够阻止形成尿酸单钠晶体，从而预防痛风反复发作。这些药物干预为大多数痛风病例提供了有效的治疗。

## 嘌呤代谢生理学

嘌呤代谢失调导致痛风。为了理解痛风的原因和治疗方法，有必要回顾核苷酸生物化学的原理。尽管胞嘧啶、胸腺嘧啶和尿嘧啶在体内直接代谢和排泄，但对嘌呤（最显著的鸟嘌呤和腺嘌呤）的代谢却是一个挑战。嘌呤代谢的中间体对一些细胞有毒性，需要严格调节嘌呤的合成和降解。此外，嘌呤代谢的最终产物是尿酸，其在血和尿中几乎不溶解。血浆尿酸水平升高是痛风的最大危险因素，虽然，由于未知的原因，并非所有血浆尿酸水平高的人都会患痛风。

嘌呤的合成一般有两个途径：从头合成和补救途径（图49-1）。从头合成的第一步是磷酸核糖焦磷酸（一个核糖与两个焦磷酸盐反应）（phosphoribosyl pyrophosphate，PRPP）与谷氨酰胺反应。PRPP提供核糖作为新的核苷酸前体。接下来焦磷酸盐的水解使得从头合成不可逆。谷氨酰胺是肌苷-磷酸（IMP）的前体，是生物合成腺嘌呤和鸟嘌呤的常见前体。谷氨酰胺与PRPP的反应由酰胺基磷酸核糖转移酶（amido phosphoribosyl transferase，amidoPRT）催化。amidoPRT由高浓度的PRPP活化，因此PRPP既是amidoPRT的底物又是其催化剂。大体上，细胞水平的PRPP是嘌呤从头合成的重要决定因素。高水平的PRPP导致嘌呤从头合成增强，而低水平的PRPP降低合成率。

补救途径是嘌呤合成的第二个重要路径。补救途径的第一步是由重要的调节酶——次黄嘌呤/鸟嘌呤磷酸核糖核糖转移酶（hypoxanthine-guanine phosphoribosyltransferase，HGPRT）催化的。HGPRT转移PRPP到次黄嘌呤或鸟嘌呤，分别生成次黄嘌呤核苷酸（IMP）或鸟嘌呤核苷酸（GMP）。核苷酸相互转化可以产生腺苷三磷酸（ATP）和鸟苷三磷酸（GTP）。

## 病 例

一天早晨,53 岁的 J 先生醒来时感觉大脚趾疼痛难忍。即使是床单的重量也足以让他尖叫,他无法穿上袜子或鞋。由于担心发生不测,他很快去看医生。根据病史和体检结果,医生诊断为急性痛风发作。医生开了高剂量布洛芬。第 1 天症状得到改善,3 天后疼痛缓解。在随后的 5 年中,一旦出现上述症状,J 先生就使用布洛芬成功地进行治疗。随后,J 先生学会了预测发作的先兆,在接下来的十年中,疼痛发作次数缓慢增加,直到一周发作一次。他可以在疼痛发作之前使用布洛芬进行治疗。

一次发作后的第二天早晨,J 先生又去看医生,因为布洛芬已不再能缓解疼痛。重点检查显示:其左膝、右足中足、右侧第一个跖趾关节红肿、发热。在肘突两侧有 0.5cm 的活动结节,另一个位于右侧髌骨下方。其他检测没有显著病理结果。医生抽取了 J 先生左膝内的物质,有浑浊的黄色液体,显微镜检查含大量白细胞。使用带有红色补偿器的偏振滤光片观察到大量蓝色和黄色针状微晶体,有些晶体存在于细胞内。除了存在积液外,左膝的 X 线检查正常;右足的影像显示远端第一跖骨有骨质侵蚀,关节液培养呈阴性。

J 先生在第一天接受大剂量泼尼松治疗,随后 10 天剂量逐渐减少,他的病情迅速好转。3 周后,他感觉良好,回到医生那里。医生开具了别嘌呤醇的长期服用处方,并且让他在采用别嘌呤醇治疗的前 6 个月同时服用秋水仙碱。

## 思 考 题

□ 1. 为什么布洛芬对 J 先生大多数的急性疼痛发作有效?
□ 2. 泼尼松如何减轻痛风急性发作期间的炎症反应?
□ 3. 别嘌呤醇如何发挥作用? 能否改变 J 先生疼痛发作的频率?
□ 4. 为什么 J 先生在别嘌呤醇治疗的前 6 个月需要同时服用秋水仙碱?

补救途径活性的提高将有两个重要的结果。首先,增加细胞中 PRPP 消耗的清除活性,以此降低嘌呤从头合成的速率。其次,补救途径导致更多 ATP 和 GTP 的产生。这些核苷酸的增加以反馈的方式抑制了 amidoPRT,并且导致嘌呤从头合成的减少。

尽管嘌呤可以通过以上两种相关途径合成,但其降解通过趋同机制发生(图 49-1)。环腺苷酸(AMP)通过去氨基、去磷酸化和去核糖基化,形成次黄嘌呤。GMP 也通过去氨基、去磷酸化和去核糖基化,形成次黄嘌呤。次黄嘌呤可适度溶解并被氧化成黄嘌呤。因此,黄嘌呤是嘌呤代谢的常见产物。进一步的氧化将黄嘌呤转化成尿酸。黄嘌呤氧化酶(xanthine oxidase)可同时催化次黄嘌呤氧化为黄嘌呤、黄嘌呤氧化为尿酸。

从头合成和补救途径的相互干扰,对于所有嘌呤代谢的调节非常重要。从头合成途径是产生嘌呤分解产物的主要途径。高活性的从头合成途径增加嘌呤转化,导致较高的血浆尿酸浓度。相反,高活性的补救途径导致从头合成减少,降低血浆尿酸水平。

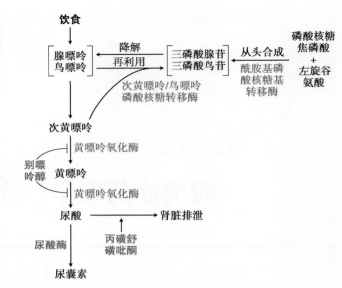

**图 49-1 嘌呤代谢。** 嘌呤是通过从头合成或通过补救途径合成的。从头合成的途径利用氨基酸谷氨酰胺和磷酸核糖焦磷酸(PRPP),由酰胺基磷酸核糖基转移酶(amido-PRT)催化反应。在补救途径中,次黄嘌呤/鸟嘌呤磷酸核糖转移酶(HGPRT)使膳食中的腺嘌呤和鸟嘌呤磷酸化及核糖基化,产生嘌呤核苷酸(ATP 和 GTP)用于 DNA 和 RNA 合成。嘌呤和嘌呤核苷酸降解转化成次黄嘌呤,黄嘌呤氧化酶将次黄嘌呤转化为黄嘌呤并最终降解成为尿酸,由肾脏或胃肠道排泄(未显示)。通过药物干预减少血浆尿酸盐包括减少尿酸盐的合成(别嘌呤醇和它的代谢产物别嘌呤二醇)、增加尿酸盐排泄(丙磺舒和磺吡酮)、或将尿酸盐转化为更易溶解的尿囊素(尿酸酶)

嘌呤代谢相互干扰的重要性被几种遗传酶紊乱所证实。特定的遗传多样性增加 PRPP 合酶的活性导致细胞内 PRPP 水平增加:由于 PRPP 激活 amidoPRT,高水平的 PRPP 引起嘌呤从头合成增加,导致嘌呤降解和转化的增加,并增加血浆尿酸水平。同样,HGPRT(补救途径的关键酶)的遗传缺陷导致补救途径活性降低,增加了嘌呤从头合成和降解,导致了尿酸水平的增加。HGPRT 遗传缺失导致莱施-奈恩综合征(Lesch-Nyhan syndrome),一种以自残、智力发育迟缓和高尿酸血症为特征的破坏性疾病。HGPRT 的部分缺陷(例如,HGPRT 基因多态性导致 HGPRT 合成或活性降低)被认为可以解释一些遗传性痛风的病例。

尿酸 65% 由肾脏排泄,35% 由胃肠道排泄。尿酸与其他有机阴离子以相同的机制和过程由肾脏过滤和分泌。约 90% 滤过的尿酸被重吸收。尿酸重吸收主要由尿酸转运体 1(URAT1)介导,其属于有机阴离子转运体家族(SLC22A12)成员,在近端肾小管中表达(参见第 5 章)。最近的遗传相关研究表明,URAT1 基因多态性可诱发痛风发展。肾脏排泄对于维护正常的血浆尿酸水平很重要;肾衰竭会导致高血浆尿酸水平。

## 痛风的病理生理学

痛风的产生很大程度与血浆的尿酸水平升高相关。尿酸是弱酸(pK$_a$=5.6);在生理 pH 下,99%的血浆尿酸以离子化、尿酸盐的形式存在。人体血浆中的正常尿酸盐浓度是 238~357μmol/L,反映了尿酸合成、降解和排泄的平衡。尿酸盐微溶:如果尿酸水平超过400μmol/L,血浆中达到饱和。在临床上,男性血浆尿酸水平高于416μmol/L 或者女性血浆尿酸水平高于357μmol/L,被认为是高尿酸血症。性别差异是由于女性和男性在尿酸排泄上不同。

任何降低尿酸盐溶解性的变化会加速尿酸盐晶体沉积。痛风在外周关节处很常见。尿酸盐在低温时溶解性低,这可能解释了为什么尿酸晶体在外周沉积。并且,关节滑液的酸性高于血液,有利于晶体形成。然而,痛风累及关节的模式仍然没有完整解释。

痛风的发病机制表明,在患高尿酸血症多年后,尿酸盐晶体在滑膜关节周围纤维组织沉积。然而,即使没有高尿酸血症也有可能得痛风(例如:由于对尿酸盐的免疫应答或尿酸盐优先沉积在滑膜液中)。

痛风病史有四个阶段(表 49-1)。首先,由于嘌呤降解增加,或者尿酸排泄减少,产生无症状高尿酸血症。但是大多数高尿酸血症不会发展成为痛风,未患痛风的高尿酸血症没有明确的治疗。然而,明确显著高尿酸血症的原因很重要:包括淋巴瘤(增加嘌呤转化)和肾衰竭(降低尿酸排泄)。

对于有痛风症状的患者,第二阶段涉及关节炎的急性发作,或由尿酸单钠结石引起的肾绞痛(不太常见)。关节炎有代表性的症状包括,单个关节急性疼痛的快速发作,如 J 先生的情况。50%以上的痛风患者第一次痛风发作在第一跖趾关节[该部位的疼痛被称为足痛风(podagra)],几乎所有患者在某种程度上有反复发作的足痛风症状。在未治疗的情况下,

急性痛风会持续数天到数周,但是通常症状会自行消退。目前,痛风周期发作的原因和自行消退的原因尚不清楚。

发作终止导致第三阶段,间歇性痛风发作阶段,以没有急性痛风症状的高尿酸血症为特点。一些患者只经历一次急性痛风的发作,然后长期甚至终生进入间歇痛风阶段。J 先生在他最初发作 5 年后,发展成慢性、反复发作的痛风,进入第四阶段。通常,这些发作波及多关节,并越发严重。长期高水平血浆尿酸也会导致尿酸盐晶体在滑膜关节或者组织损伤部位的周围沉积,称为痛风结节(tophi)。J 先生肘突流动的小瘤、髌骨结节属于痛风结节。近关节痛风结节最终破坏滑膜衬里和软骨。

近期的研究已经开始阐明由尿酸晶体沉积引起的炎症应答的细胞和分子机制(图 49-2)。有趣的是,这些机制可能代表了正常生理途径的病理表现,其中,从损伤、凋亡的细

**表 49-1** 痛风的自然病理过程

| 阶段 | 特征 | 药物干预 |
|---|---|---|
| 1. 无症状的高尿酸血症 | 血浆尿酸盐:女性 >357μmol/L,男性 >416μmol/L | 无 |
| 2. 急性痛风 | 急性关节炎 通常在第一节跖趾关节 极痛 | 非甾体抗炎病 秋水仙碱 糖皮质激素 |
| 3. 间歇性痛风发作 | 无症状性高尿酸血症 10% 不会产生其他急性发作 | 无 |
| 4. 慢性痛风 | 高尿酸血症 发展为痛风石 急性痛风反复发作 | 别嘌呤醇 丙磺舒 磺吡酮 |

　　高尿酸血症的程度与痛风发展的可能性相关,但是没有高尿酸血症也可能患痛风。无症状高尿酸血症不需要药物干预,但应研究其原因。

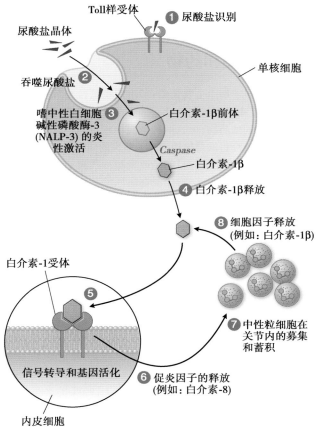

**图 49-2 尿酸盐晶体炎症应答机制。** 在急性痛风发作中,①尿酸单钠(MSU)与单核细胞上的 Toll 样受体(TLR)结合;②TLR 的激活启动 MSU 晶体的吞噬作用;③随后组装细胞内炎症反应酶,称为 NALP-3 炎性小体;④NALP-3 炎性小体组装激活了 caspase-1,caspase-1 能够将无活性的 IL-1β 前体裂解为有活性的细胞因子 IL-1β;⑤IL-1β 释放到细胞间隙,并与内皮细胞表达的受体结合。随后内皮细胞被激活;⑥导致趋化因子(如:IL-8)释放;⑦进而中性粒细胞募集;⑧由激活的内皮细胞和中性粒细胞释放促炎介质,进一步完成了 IL-1β 释放、内皮细胞激活和中性粒细胞募集的正反馈回路

胞释放的尿酸作为"危险信号"启动炎症反应,导致组织修复和宿主防御。在此模型中,病理性的尿酸盐晶体通过结合 toll 样受体(TLR)激活了单核细胞和滑膜细胞,TLR 是启动先天免疫反应的跨膜信号蛋白。在单核细胞中,尿酸盐晶体结合和吞噬作用启动了一种被称为 NALP-3 炎性小体的细胞内蛋白复合物的组装。炎性小体的组装激活了半胱氨酸天冬氨酸蛋白酶-1(caspase-1),caspase-1 是一种蛋白水解酶,可以将无活性的 IL-1β 前体裂解为有活性的 IL-1β。IL-1β 是一种重要的细胞因子,可以启动炎症级联反应,包括激活内皮细胞和增加中性粒细胞向炎症部位的迁移。更重要的是,IL-1β 上调自身的转录,并可能会提供正反馈以扩增初始的先天免疫反应。用于治疗急性痛风的 IL-1β 抑制剂和 IL-1 受体拮抗剂的临床试验已显示出一些临床益处,但这些药物均未被美国食品药品监督管理局(FDA)批准用于治疗痛风。

# 药理学分类和药物

治疗痛风有两个主要策略:①治疗痛风性关节炎的急性发作;②慢性痛风的长期治疗。尽管在急性和慢性痛风的治疗有一些相同的药物,但这两种情况治疗目的不同。急性痛风性关节炎治疗目的是使用治疗关节炎的药物控制疼痛。与此相反,治疗慢性痛风的目的是改变嘌呤代谢来获得正常的血浆尿酸盐浓度。因此,治疗慢性痛风的药物要么降低尿酸盐的产生,要么增加尿酸盐肾清除率。

## 急性痛风的治疗:白细胞募集和激活的抑制剂

### 非甾体抗炎药

花生四烯酸代谢产物在关节对尿酸盐晶体的免疫应答中起到重要作用。非甾体抗炎药(NSAID)抑制环氧合酶(COX),从而抑制前列腺素和血栓素的合成(参见第 43 章)。这些药物对大多数类似于 J 先生痛风急性发作有效;布洛芬对他的疼痛有良好的治疗作用。临床上,吲哚美辛(indomethacin)是治疗痛风急性发作最常用的非甾体抗炎药之一。用于治疗急性痛风的 NSAID 或秋水仙碱(见下文)的选择通常基于不良反应特征,因为这些药物具有相似的功效。非甾体抗炎药的严重副作用包括出血、盐和水分滞留及肾功能不全。COX-2 选择性抑制剂可能对治疗急性痛风发作有用,因为它们可能与较低的胃肠道出血风险相关,尽管对心血管副作用的担忧限制了其长期使用。

### 秋水仙碱

秋水仙碱(colchicine)结合微管蛋白,抑制其聚合并阻止微管形成。由于在有丝分裂过程中,微管对于染色体的排列和分离有至关重要的作用,因此秋水仙碱能够抑制细胞分裂(参见第 39 章)。微管在细胞内运输中也必不可少。在急性

关节炎中,秋水仙碱通过限制中性粒细胞活性来限制炎症应答。秋水仙碱抑制中性粒细胞的机制包括:①减少吞噬颗粒运送到溶酶体;②减少趋化性因子的释放;③降低中性粒细胞的活性和黏附力;④减少中性粒细胞蛋白的酪氨酸磷酸化,从而减少白三烯 B4 的合成。服用低剂量秋水仙碱可预防性治疗慢性痛风,抑制急性痛风发作的发生。改变尿酸盐自身稳定的药物最初与秋水仙碱同时使用,避免痛风性关节炎急性发作造成的沉积(见下文)。

秋水仙碱可引起几种严重的副作用。秋水仙碱抑制胃肠道中上皮细胞的转化,腹泻是中、高剂量药物的常见并发症。秋水仙碱是骨髓抑制剂,特别是高剂量或与其他骨髓抑制剂(如更昔洛韦或硫唑嘌呤)联合使用时。秋水仙碱有广泛的肝肠循环,由肝多药耐药(MDR)蛋白介导分泌入胆汁。秋水仙碱反复进入胃肠道(即,肝肠循环)解释了为什么腹泻是该药物的常见副作用。抑制肝 MDR 蛋白的药物,例如环孢菌素和维拉帕米能够显著增加同一剂量的秋水仙碱进入(并仍然存在的)体循环的比率(图 49-3)。由于此机制,这些药物能引起全身秋水仙碱毒性,其可能不伴随腹泻,因为胃肠道暴露于秋水仙碱浓度降低。与此相一致,当同时服用任何已知抑制 MDR 活性的药物时,秋水仙碱的剂量要减少。

## 糖皮质激素

糖皮质激素有强大的消炎和免疫抑制作用(参见第 29 章)。在急性痛风发作过程中,糖皮质激素抑制免疫应答的许多步骤。由于糖皮质激素在全身给药时有广泛的副作用,只有在急性多关节痛风(如上面描述的 J 先生最近一次发作)或当其他有效治疗有禁忌证时(如肾功能不全)才使用糖皮质激素。当急性痛风在单关节发作或非甾体抗炎药或秋水仙碱无效时,泼尼松龙或其他糖皮质激素被直接注射到关节中,在炎症部位产生局部高浓度的药物。

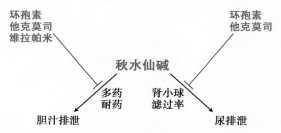

图 49-3 包含秋水仙碱的重要的药物相互作用。环孢菌素、他克莫司(器官移植后常用的免疫抑制剂)和维拉帕米(用于治疗高血压和一些心律失常的钙通道阻滞剂),抑制负责秋水仙碱肝代谢的多药耐药(MDR)蛋白的活性。环孢菌素和他克莫司也有肾毒性,减少肾小球滤过率(GFR);此不良反应损害秋水仙碱的肾脏代谢。因此,秋水仙碱与环孢菌素、他克莫司、维拉帕米或其他肝脏 MDR 蛋白抑制剂同时服用,在常规剂量即可导致秋水仙碱全身毒性;这种全身毒性不伴发腹泻的常规剂量限制性毒性,因为药物不会通过肝肠循环再次进入胃肠道

# 慢性痛风的治疗：降低血浆尿酸盐浓度的药物

## 减少尿酸合成的药物

别嘌呤醇(allopurinol)作为一个药物设计的例子，是用来抑制已知生物路径的药物。别嘌呤醇是黄嘌呤的结构类似物。通过抑制黄嘌呤氧化酶，别嘌呤醇降低血中尿酸浓度(图49-4)。由于其与黄嘌呤结构类似，别嘌呤醇也作为黄嘌呤氧化酶的底物。别嘌呤醇的氧化形式，称作别嘌呤二醇(xxypurinol)，通过阻止酶活位点的钼在+4和+6氧化状态之间转化来抑制黄嘌呤氧化酶，本质是将酶"冻结"。黄嘌呤氧化酶在次黄嘌呤降解成黄嘌呤和黄嘌呤氧化成尿酸的两个嘌呤降解的连续步骤中起着至关重要的作用。因此，抑制黄嘌呤氧化酶导致次黄嘌呤和黄嘌呤血浆浓度增加(图49-1)。与尿酸不同，次黄嘌呤和黄嘌呤在血中适当溶解，在肾脏中可以滤过而不造成晶体沉积。

别嘌呤醇用于治疗慢性痛风，尤其是在嘌呤降解增加的情况下。急性痛风发作的时候不服用别嘌呤醇，因为尿酸盐平衡破坏可能使急性痛风性关节炎恶化或形成沉积。因此NSAID或秋水仙碱通常在别嘌呤醇治疗的前4~6个月联合服用，以减少急性痛风发作造成的沉积形成。正是这种担心促使J先生的医生在他采用别嘌呤醇治疗的前6个月同时服用秋水仙碱。

因为别嘌呤醇抑制嘌呤降解，当患者使用其他嘌呤类似物时要谨慎。例如，硫唑嘌呤和它的激活型-6-巯基嘌呤(参

见第39章)是含有嘌呤骨架的抗癌和免疫抑制药物，6-巯基嘌呤被黄嘌呤氧化酶代谢(图49-5)。黄嘌呤氧化酶被别嘌呤醇抑制，会造成巯基嘌呤或硫唑嘌呤的降解减少导致同时服用二者达到毒性水平。因此，当与别嘌呤醇同时服用时，巯基嘌呤或硫唑嘌呤的剂量要降低约75%。有时，将硫唑嘌呤换成非嘌呤抑制剂，例如霉酚酸(参见第46章)，是另一种选择。

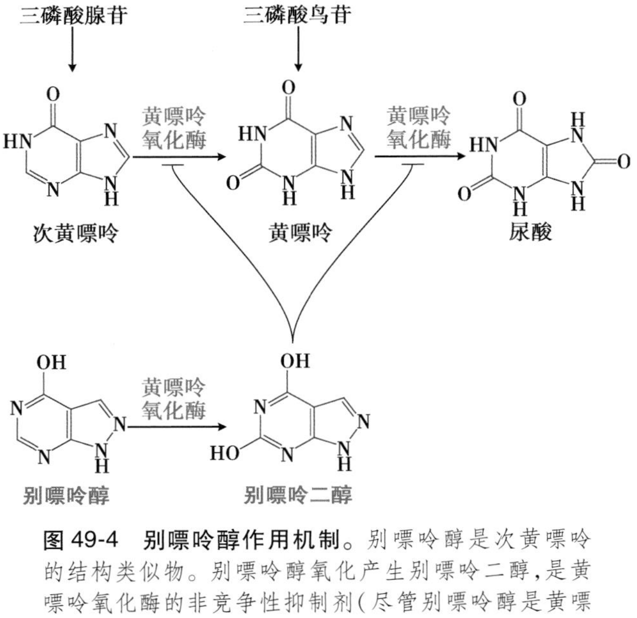

尽管别嘌呤醇有良好的耐受，但是在使用此药物时仍然要考虑其几个严重的副作用。少数患者使用别嘌呤醇后产生起疹等特征性的过敏反应，一些罕见的病例发展为史蒂文斯-约翰逊综合征。因此，服用别嘌呤醇有皮肤反应的患者要停药。极罕见的情况，别嘌呤醇也会引起白细胞减少、嗜酸性粒细胞增多和(或)肝坏死。

非布索坦(febuxostat)是一种非嘌呤小分子黄嘌呤氧化酶抑制剂，被批准用于治疗慢性痛风。在一项大规模临床实验中，非布索坦在预防痛风反复发作方面与别嘌呤醇一样有效。与别嘌呤醇不同的是，非布索坦具有广泛的肝脏代谢，在肾功能不全时不需要调整剂量。由于非布索坦的非嘌呤结构，它与皮肤反应的产生无关。与别嘌呤醇一样，非布索坦开始治疗时应伴随一种抑制性药物，如秋水仙碱，以减少开始降低尿酸盐治疗的最初几个月内痛风发作的风险。

## 增加尿酸排泄的药物

由于肾脏重吸收大量过滤后的尿酸，阻断肾小管重吸收的药物会增加尿酸排泄。这样的药物称作排尿酸药(uricosuric agents)。

丙磺舒(probenecid)属于首批被用于增加尿酸排泄的药物。缺乏URAT1阴离子转运蛋白的人血清尿酸水平很低，对包括丙磺舒在内的尿酸排泄促进药没有反应，表明URAT1

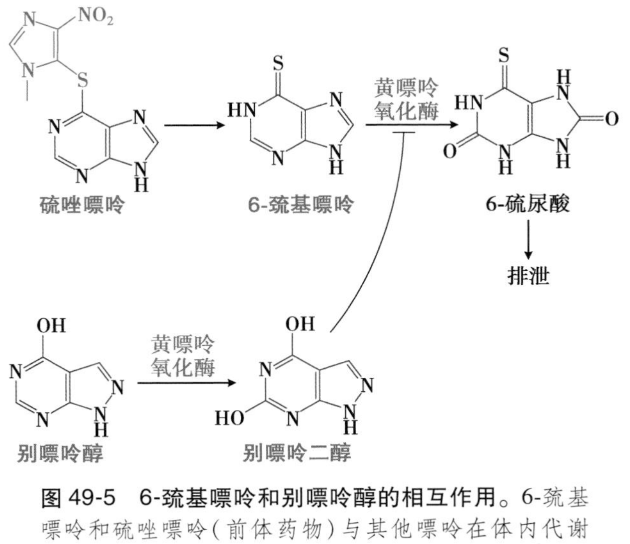

图49-4 别嘌呤醇作用机制。别嘌呤醇是次黄嘌呤的结构类似物。别嘌呤醇氧化产生别嘌呤二醇，是黄嘌呤氧化酶的非竞争性抑制剂(尽管别嘌呤醇是黄嘌呤氧化酶的竞争性抑制剂，别嘌呤二醇由于其消除半衰期更长是更重要的抑制剂)。黄嘌呤氧化酶通过抑制尿酸合成的两个步骤来减少尿酸生成。血浆中黄嘌呤和次黄嘌呤的水平升高是可耐受的，因为这些代谢产物比尿酸溶解性好

图49-5 6-巯基嘌呤和别嘌呤醇的相互作用。6-巯基嘌呤和硫唑嘌呤(前体药物)与其他嘌呤在体内代谢和消除的路径相同。别嘌呤醇和它的代谢产物，别嘌呤二醇，抑制黄嘌呤氧化酶，从而抑制6-巯基嘌呤分解。降解减少造成6-巯基嘌呤血药浓度增加。同时服用6-巯基嘌呤和别嘌呤醇时(例如肿瘤化疗)，6-巯基嘌呤的剂量应该大幅降低

是这类药物的分子靶点。丙磺舒对 URAT1 不具特异性,它也抑制其他转运蛋白,包括负责青霉素(penicillins)分泌的一些肾有机阴离子转运蛋白(OAT)。几十年前,青霉素限量供应时,与丙磺舒联合给药,以延长抗生素的半衰期并降低达到药物治疗水平所需的青霉素剂量。

在痛风患者中,丙磺舒可用于治疗慢性高尿酸血症。丙磺舒改变了尿酸在肾脏排泄和内源生成之间平衡,降低血浆尿酸盐水平。尿酸水平低于 357~387μmol/L,支持尿酸盐晶体溶解,从而逆转晶体在滑膜关节的沉积。然而,增加的肾脏尿酸排泄会诱发肾脏或输尿管尿酸盐结石的形成。减少这种并发症的可能性可以通过建议患者增加液体摄入量和减少尿液酸性,通常通过同时口服柠檬酸钙或碳酸氢钠来降低:尿酸的 $pK_a$ 是 5.6,如果尿的 pH 大于 6,尿酸主要以可溶的中性形式存在。由于丙磺舒抑制许多有机阴离子的分泌,当与丙磺舒同时服用时,通过此途径代谢的其他药物的剂量应减少。低剂量的阿司匹林(aspirin)对抗丙磺舒的作用,其对抗机理尚未明了。

磺吡酮(sulfinpyrazone)是与丙磺舒机制类似的排尿酸剂。其比丙磺舒更有效,对轻度-中度肾功能不全也有效。除了作为促尿酸排除剂,磺吡酮有抗血小板的作用,因此在服用其他抗血小板或抗凝血药的患者中应谨慎使用。

苯溴马隆(benzbromarone)作为一种排尿酸剂其作用机理与丙磺舒和磺吡酮类似。苯溴马隆排尿酸作用强于丙磺舒和磺吡酮,特别是对有肾功能损伤的患者。然而,频繁发生的肝毒性限制了该药的广泛使用,目前没有在美国上市。

氯沙坦(losartan)是血管紧张素Ⅱ受体拮抗剂(参见第 22 章)具有适度的排尿酸作用。尽管没有对照研究证明氯沙坦可以减少急性痛风的复发率,对于同时患有高血压和痛风的患者而言,氯沙坦是合理的治疗选择。

## 加强尿酸代谢作用的药物

除人类外,大多数哺乳动物表达尿酸酶。这种酶将尿酸氧化为尿囊素,尿囊素是一种易被肾脏排出的化合物(图 49-1)。在肿瘤化疗中,肿瘤细胞的快速溶解释放游离核苷酸,并增加血浆尿酸盐水平。由于此机制,肿瘤溶解综合征(tumor lysis syndrome)会导致严重的肾损伤。外源性尿酸酶(uricase)与化疗药物同时服用可快速降低血浆尿酸盐水平,防止肾损伤。别嘌呤醇也用来防止这种肿瘤溶解综合征。

目前,尿酸酶在欧洲作为一种来源于黄曲霉真菌的纯化蛋白使用。在美国使用的拉布立酶(rasburicase),是一种重组的曲霉尿酸酶,部分患者对外来的蛋白和抗药抗体有变态反应是常见的。聚乙二醇重组尿酸酶(pegloticase)是一种重组的猪尿酸酶,被批准用于传统治疗无效的痛风。

## 结论与展望

痛风被认为是嘌呤代谢和排泄紊乱症。尿酸合成和排泄之间的失调导致高尿酸血症,在一些个体中,高尿酸血症发展成为痛风。急性治疗是针对痛风发作的对症治疗,这些治疗通过抑制中性粒细胞和单核细胞的激活而阻断炎症途径。慢性痛风的治疗通过重建尿酸合成和排泄之间的平衡降低血浆尿酸水平。别嘌呤醇和非布索坦抑制尿酸合成;丙磺舒增加尿酸排泄。重组的尿酸酶可以通过将尿酸转化成尿囊素而快速降低血浆尿酸水平,从而预防肿瘤溶解综合征引起的肾损伤。急性和慢性痛风的新疗法正在研发中。例如,阿那白滞素(anakinra)、卡那单抗(canakinumab)和利纳西普(rilonacept)等白细胞介素-1 抑制剂,用于治疗常规疗法无效或禁用常规疗法的患者的急性痛风发作。来辛奴拉(lesinurad)是一种 URAT1 和 OAT4 的双重抑制剂,限制尿酸的吸收。

## 声明

Lloyd B. Klickstein 是诺华制药公司的雇员和股东,该公司生产或销售本章讨论的药品,包括卡那单抗。

(何国荣 译 张雯 杨海光 审)

## 推荐读物

Crittenden DB, Pillinger MH. New therapies for gout. *Annu Rev Med* 2013;64:325–337. (*Provides clinical and mechanistic details on febuxostat, URAT-1 inhibitors, and uricases.*)

Khanna PP, Gladue HS, Singh MK, et al. Treatment of acute gout: a systematic review. *Semin Arthritis Rheum* 2014;44:31–38. (*Clinical review suggesting similar efficacy of NSAIDs, corticosteroids, and colchicine in the treatment of acute gout.*)

Kingsbury SR, Conaghan PG, McDermott MF. The role of the NLRP3 inflammasome in gout. *J Inflamm Res* 2011;4:39–49. (*Detailed review of uric acid-induced inflammation and inflammasome biology.*)

Neogi T. Clinical practice. Gout. *N Engl J Med* 2011;364:443–452. (*Clinical practice review of gout.*)

Punzi L, Scanu A, Ramonda R, Oliviero F. Gout as an autoinflammatory disease: new mechanisms for more appropriate treatment targets. *Autoimmun Rev* 2012;12:66–71. (*Reviews advances in gout pathophysiology, including the role of IL-1 and development of IL-1 antagonists.*)

**药物汇总表:第 49 章　一般炎症药理学:痛风**

| 药物 | 临床应用 | 严重和常见的不良反应 | 禁忌证 | 注意事项 |
|---|---|---|---|---|
| **白细胞复原和激活的抑制** 机制——在痛风关节中引起的炎症通路阻断机制;参见特异性药物 | | | | |
| 秋水仙碱 | 急性痛风 预防痛风复发 家族性地中海热 | 骨髓抑制 腹泻,恶心,腹痛 | 肝脏或肾脏损伤 同时使用 P-糖蛋白抑制剂 或有效的 CYP3A4 抑制剂 | 秋水仙碱通过结合微管蛋白异二聚体抑制微管形成;微管组装的抑制阻断了细胞活力和中性粒细胞介导的炎性应答的其他过程 同时服用环孢菌素,他克莫司或维拉帕米可以增加秋水仙碱的血浆水平 |
| 布洛芬 吲哚美辛 | 见药物汇总表:第 43 章 | 类花生酸药理学 | | |
| 泼尼松 甲泼尼龙 | 见药物汇总表:第 29 章 | 肾上腺皮质药理学 | | 甲泼尼龙注射到发炎的关节部位来治疗急性痛风 |
| **尿酸合成抑制剂** 机制——抑制黄嘌呤氧化酶,该酶将次黄嘌呤转化为黄嘌呤,黄嘌呤转变为尿酸,尿酸水平降低导致尿酸盐晶体形成减少 | | | | |
| 别嘌醇 | 预防痛风复发 | 白细胞缺乏症、再生障碍性贫血 | 药物过敏 | 别嘌醇是黄嘌呤氧化酶的抑制剂和底物;别嘌醇氧化产物(别嘌呤二醇)也是黄嘌呤氧化酶的抑制剂 |
| 别嘌呤二醇 | 癌相关高尿酸血症 钙和尿酸肾结石 | 竭,肝坏死,史-约综合征,中毒性表皮死溶解 溃疡症、皮疹、胃肠道失常 | 与去羟肌苷同时使用 | 别嘌呤二醇在特许的前提下可以使用 两个药物均增加硫唑嘌呤和 6-巯基嘌呤的水平 阿莫西林,氨苄西林和噻嗪类利尿剂增加严重皮疹的风险 |
| 非布索坦 | 预防痛风复发 | 心肌梗死、史-约综合征、血栓栓塞症、肝毒性、横纹肌溶解症、肾毒性、血管性水肿 肝酶异常,皮疹,恶心,关节痛 | 正在使用硫唑嘌呤或巯嘌呤的患者忌用非布索坦 | 黄嘌呤氧化酶的非嘌呤小分子抑制剂 在使用非布索坦进行治疗的最初几个月中,应同时使用如秋水仙碱这样的抑制性药物来减少痛风发作的风险 |

续表

| 药物 | 临床应用 | 严重和常见的不良反应 | 禁忌证 | 注意事项 |
|---|---|---|---|---|
| **增加尿酸排泄的制剂** | | | | |
| **机制——见特异性药物** | | | | |
| 磺吡酮 丙磺舒 | 预防痛风复发 | 白细胞减少症、血小板减少症、哮喘患者支气管狭窄(共同的不良反应);再生障碍性贫血、肝坏死、过敏性反应、史-约综合征、肾病综合征(仅限丙磺舒);胃肠道失常 | 共同禁忌证:药物过敏、急性脑卒中发作、血压不调、2岁以下儿童、同时服用水杨酸、尿素肾结石;(仅限磺吡酮:恶性肿瘤的放射治疗、癌症化疗使用该药会引起细胞快速溶解) | 磺吡酮和丙磺舒抑制肾近端小管基底外侧尿酸转运体1阴离子交换,从而增加尿酸的排泄;磺吡酮和丙磺舒增加青霉素和其他有机阴离子的血清水平;可能也增加呋喃妥因的血浆浓度;丙磺舒增加叶酸的血浆水平 |
| 氯沙坦 | 高血压(FDA标记的适应证);预防复发性痛风发作(非FDA标记的适应证) | 血管性水肿、横纹肌溶解、肝毒性、急性肾衰竭;胸痛、低血压、高钾血症、低血糖、腹泻、贫血、虚弱、头晕、咳嗽、疲劳 | 药物过敏;与阿利吉仑同时用于糖尿病患者 | 氯沙坦是血管紧张素Ⅱ受体拮抗剂,具有适度的促尿酸排泄作用 |
| **加强尿酸代谢的制剂** | | | | |
| **机制——可以将微溶的尿酸盐转化成易溶的尿囊素的酶** | | | | |
| 拉布立酶 聚乙二醇重组尿酸酶 | 仅限拉布立酶:肿瘤溶解综合征;仅限聚乙二醇重组尿酸酶:用于传统治疗无效的痛风 | 溶血、高铁血红蛋白血症、嗜中性白细胞减少症、呼吸病(仅限拉布立酶);过敏反应(仅限聚乙二醇重组尿酸酶);胃肠道紊乱(共同的不良反应);皮疹、头痛、发热(仅限拉布立酶);胸痛、鼻咽炎(仅限聚乙二醇重组尿酸酶) | 药物过敏、葡萄糖-6-磷酸脱氢酶缺乏症 | 拉布立酶是曲霉尿酸酶的重组形式,可以将微溶的尿酸盐转化成易溶的尿囊素;聚乙二醇重组尿酸酶是具有较长的半衰期的聚乙二醇重组尿酸酶的配方 |

# 第Ⅶ篇
# 环境毒理学

# 第50章

# 环境毒理学

Laura C. Green, Sarah R. Armstrong, and Joshua M. Galanter

## 概述

环境毒理学是研究空气、水、食物或者其他介质中存在的物理、化学或微生物方面有害作用的学科。本文中因空气暴露而接触有毒有害物的群体包括烟民、各工厂不同工种的工人,也包括我们这些暴露在污染物中的人群。关于药物毒性的原理和机制也适用于非药物毒物,我们在第6章"药物毒性"进行讨论。例如,量效反应的概念解释了为什么低剂量接触下几乎不产生任何损害的普通化学品,随着接触剂量增加而增加产生伤害的风险。

在美国或其他国家,食品药品管理局、职业安全和健康管理部门和环境卫生保护局等管理部门已经出台的条例使得现在的食品、职业和环境卫生的安全性较20世纪中期或者更早期阶段有了很明显的提高。但是,意外中毒、食品中毒、吸烟、过量摄入酒精,以及石棉、硅和其他致癌物质的职业性过度接触仍然造成了相当部分的疾病负担。与此相似,尽管世界大部分地区,大规模儿童或成人接触过量有毒金属铅的事件已远不如从前频繁(主要由于汽油中四乙基铅的去除和铅涂料的使用减少),但来自环境中残留的铅或机体自身钙、铁缺

失,仍使部分儿童面临铅中毒所带来的神经行为疾病的威胁。尽管对各种毒物防护措施在全世界范围内广泛使用,但不同国家甚至同一国家不同地区,流行的毒物种类繁多,致使这些防护措施对儿童、劳动者和其他人群保护率大打折扣。尤其是,在一些特殊人群,如营养不良、慢性感染或其他身体不适的人群,如同时伴随毒物的接触,防护手段收效甚微、身体损伤更为明显。

## 急性和亚慢性毒理学

许多物质可以引起严重的急性疾病,甚至死亡。本节描述了一些常见的非药物因素所致急性和亚慢性中毒原因及其机制和相应的治疗方法。

## 一氧化碳

任何有机材料氧化(燃烧)都会产生一氧化碳(carbon monoxide, CO)气体和其他不完全燃烧的产物。一些家用加热装置、木材炉或其他燃烧装置因室内通风不足,会导致燃烧不

彻底,释放高浓度 CO 气体。如上所述,没有足量通风的情况下,丙烷发电机因燃烧不彻底,释放的一氧化碳甚至达到致死浓度。在美国,每年因过量吸入 CO 产生意外事件多达 15 000 起,其中 500 人死亡。除火灾本身之外,大部分死亡为吸入大量 CO 所致。

CO 与血红蛋白血红素铁的结合比氧强得多(比后者高 200 倍多),所以 CO 降低了血液的携氧能力(图 50-1)此外,**碳氧血红蛋白**(carboxyhemoglobin,COHb)使氧合血红蛋白的解离曲线左移而削弱了氧的释放能力。CO 还能结合于心脏和骨骼肌肌红蛋白的细胞色素上;当 COHb 的血液浓度下降时,这些结合型的 CO 能作为 COHb 的内源性 CO 供体,继续提供 CO。CO 与心肌的肌球蛋白结合,干扰心肌氧化磷酸化,

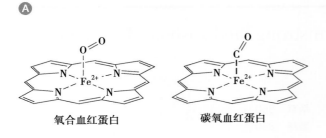

氧合血红蛋白　　　　　　碳氧血红蛋白

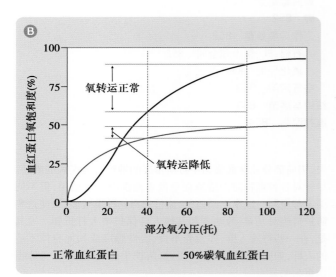

图 50-1 一氧化碳中毒机制。A. 血红蛋白的氧结合位点为含铁血红素,可逆性结合。一氧化碳与含铁血红素间形成强于血红素-氧(短粗线)的共价键,抑制氧的结合。B. 一氧化碳不仅仅通过抑制氧与血红素结合还能提高氧与血红素的结合力而抑制氧转运。在正常情况下(蓝色线条),肺泡血红蛋白的氧饱和度为 85%(氧分压为 90 托)。在组织中氧分压低(40 托),正常血红蛋白中 60% 被氧饱和。所以在正常情况下,25% 的血红蛋白将氧传递给组织。当 50% 的氧结合位点被一氧化碳(黑色线条)占领时,即使氧分压超过 90 托,血红蛋白的氧饱和度亦不能超过 50%。在组织氧分压条件下(40 托),血红蛋白氧饱和度仍然达到 35%,提示仍有 15% 的血红素结合位点将结合于其上的氧传递给组织。1 托 ≈ 1.33Pa

继而剥夺了心肌能量供应。因此,伴随心脏基础疾病的患者对 CO 中毒尤其敏感,当这类患者发生中度到重度 CO 中毒后,心源性死亡的风险剧增。

由于 CO 中毒的初始症状是非特异的,包括头疼,头晕,烦躁不安,这使精确的早期诊断容易被延误。一氧化碳是无色无味无刺激性的气体,因此 W 一家并未察觉 CO 的存在,同时由于 W 一家出现症状时间较为短暂,并且很快就进入睡眠状态,因而并未产生警觉。如果他们在家中安装了一氧化碳警报器,他们的死亡就可能避免。实际上,COHb 测量简单易行,当吸烟者体内 COHb 浓度上升 5%~10%,非吸烟者上升 3% 时就提示了慢性 CO 中毒(注意 pO₂ 在 CO 中毒患者体内是正常的)。急性中毒的体征和症状与 COHb 浓度有关,COHb 为 30%~40% 时出现严重头疼、呕吐、视觉障碍,50%~60% COHb 则出现虚脱、抽搐。COHb 达到 70% 时,患者很可能死亡,当然有时不到 70% 即可出现死亡。

CO 中毒的幸存者会伴随严重的脑缺氧,存在永久性脑损伤的危险;尽管 CO 中毒的机制与预后不同于简单的缺氧,但研究发现对氧需求更高的脑区往往更容易受到损伤。CO 所致神经病变,涉及脑血管舒张、线粒体功能障碍、细胞死亡和凋亡,以及缺氧复氧和再灌注损伤等病理生理变化。

室内空气中,COHb 的半衰期约 5 小时,但常压、100% 纯氧环境下半衰期下降到 90 分钟。高压氧疗法(3 个大气压,100% O₂)可以使其半衰期降到 20 分钟左右,并且通过改进能量代谢、减少脂质过氧化和降低中性粒细胞黏附等作用可预防颅脑长期损伤。当 COHb 浓度超过 25%(妊娠妇女超过 15%)时首选高压氧治疗,当 COHb 浓度接近危险值、并且在可以获得高压氧治疗情况下,一般倾向于使用高压氧治疗。

## 病　例

W 家陷入经济危机。W 先生失业了,W 太太的收入减少,为了节省开支,W 先生决定停止支付电费。他从一个朋友那里借来丙烷发电机,并安装到了家里的车库中。那天晚上,W 夫妇和他们十几岁的儿子在家里一起吃饭。W 太太感觉自己好像感冒了一样的虚弱,W 先生觉得自己头疼,他们的儿子感到很烦躁。因此,三个人都早早上床睡觉。

第二天早上,孩子没有上学,W 太太没有上班。朋友们给他们打电话,但是没有人接听。警察来了,破门而入,发现一家人已经死在床上。

## 思　考　题

☐ 1. 是何种毒物导致了全家人死亡?
☐ 2. 哪些常规实验室检查能确定死因?

## 氰化物

氰离子(C≡N⁻)为剧毒,常常致命。各种氰化物例如氰化氢气体、氰化盐、杏核、桃核、樱桃核、木薯、火灾烟雾和工业金属电镀操作产生的蒸汽可透过皮肤被人体吸入、消化、吸

收。氰化物是腈和硝普盐的代谢产物。氰化物与细胞色素 c 氧化酶中心的血红素 $a_3/Cu_B$ 的三价铁离子结合,进而阻断有氧呼吸,抑制细胞对氧的利用,引起无氧代谢最终导致代谢性酸中毒。和 CO 中毒相似,氰化物中毒易于损伤高氧需求的器官组织,如大脑和心脏。

氰化物中毒的症状和体征取决于接触的剂量和途径,有些常见症状:头疼、谵妄、精神状态改变、高血压(中毒早期)、低血压(中毒晚期)、恶心和一些其他症状,均可能出现的。若假定没有联合 CO 中毒,那么苍白或青紫是不会出现的。除非有人报告或目击证实患者曾接触了氰化物,或者患者的职业以及近期工作具有接触氰化物的可能性,否则医生难以对氰化物中毒作出诊断。有时苦杏仁气味很明显,因为氰化物可以在血液中迅速清除,由于技术困难,氰化物在血液中的检测既耗时,又容易出错。此外,在健康个体的体内也会生成一些内源性氰化物,吸烟者血液中的氰化物浓度会有所升高。关于在血液中氰化物浓度多少被认为是有毒的或者具有潜在致命性一直以来存有争议,但 1mg/ml(39μmol/L)是公认的潜在毒性水平。

急性氰化物中毒治疗方法包括脱离污染源、支持疗法和给予解毒剂。脱离污染源不仅仅是指脱去被污染的衣服,还特指发现氰化物中毒者小心避免氰化物污染一切物质的接触。支持疗法包括补充氧气,避免器官衰竭以及昏迷、乳酸性中毒、低血压和呼吸衰竭的出现。

在美国传统的氰化物解毒治疗为给予含有亚硝戊酯(amyl nitrite)、亚硝酸钠(sodium nitrite)和硫代硫酸钠(sodium thiosulfate)组成的氰化物解毒试剂盒(CAK)。试剂盒中的亚硝酸盐将把血红蛋白氧化成高铁血红蛋白,并与之形成底物,与细胞色素 c 氧化酶的 $α_3$ 亚铁血红素竞争性结合,置换出氰化物。亚硝戊酯通过吸入方式给药和发挥作用,同时迅速从血流中清除,然而亚硝酸钠通过静脉注射给药并且有较长的作用时间。高铁血红蛋白与氰化物的结合产物被硫氰酸生成酶(rhodanese)氧化成相对无毒性的硫氰酸,经尿液排出。硫代硫酸钠为解毒反应提供硫原子,加速氰化物代谢。

需注意,CAK 对患者可能存在安全隐患,因为一部分的血红素必须转换成高铁血红蛋白并且有效的去竞争氰离子。烟雾吸入受害者(接触较高含量的 CO)有时可能已经氰化氢气体中毒。这样的患者在进行 CAK 治疗之前已经开始缺氧。对于这种患者来说血红蛋白向高铁血红蛋白的转化会加剧患者缺氧症状。避免给孕妇和婴儿使用 CAK,因为他们自身带有胎儿血红蛋白,其体内高铁血红蛋白还原酶为非成熟型,酶活力不足。此外,CAK 可能会引起严重的低血压并且导致心血管虚脱。

考虑到恐怖分子可能使用氰化物,在 2006 年美国食品药品监督管理局批准了 CAK 替代解毒剂,羟钴胺(Cyanokit®)。羟钴胺属于维生素 $B_{12}$ 家族成员,是内源性化合物,低剂量时用于治疗维生素 $B_{12}$ 缺乏症。这个药物的作用机制不同于 CAK 中任何成分,羟钴胺分子中的钴对氰具有较高的亲和力,可以直接与细胞色素 C 酶上高价铁离子结合,与氰化物产生竞争,形成无毒性的氰钴胺并且在尿液中排出。人体对羟钴胺耐受性好,但过敏性反应也可能发生。给予羟钴胺后一周内,患者尿液持续呈现鲜红色,注射部位亦会出现皮肤褪色。羟钴胺的存在也会干扰氧合血红蛋白,碳氧血红蛋白和高铁血红蛋白的分光光度计法检测。

# 铅

自然界中铅普遍存在,这不光因为铅在自然界中广泛分布,还因其在生活中的大量应用,包括油漆,涂料,管道工程,焊接,以及汽油添加剂。铅会对神经系统产生毒性,因此胎儿和 7 岁左右儿童的铅暴露更需引起人们高度关注。少年儿童同样受到铅中毒的威胁,因为他们比成年人更易于摄入含铅的涂料粉尘和非食品材料。自 20 世纪中期开始,美国及其他地区的铅暴露水平下降了 5 倍,但据估计目前仍有儿童可能受到铅污染所致神经系统损伤的威胁。那些靠近疏于管控的铅开采区或冶炼厂居住的孩子,或者那些正在或曾经以铅为燃料的国家的孩子确实面临铅中毒的危险。铅釉厨具和焊料在一些地方仍然普遍存在,其中的铅会污染食物和水。刚接触铅时可能不会有明显的症状,所以检测儿童血液中的铅含量是很有必要的。尽管铅在软组织中的半衰期很短,但在骨骼中的半衰期长达 20 年;在儿童时期早期接触铅可以在几十年内导致骨骼中铅水平的升高。

铅会破坏血-脑脊液屏障,致使铅和其他潜在神经毒性物质进入中枢神经系统。在中枢系统,铅阻断电压依赖性钙离子通道、干扰神经递质的功能,而最重要的是铅干扰脑中细胞间相互作用,后者能永久性的改变神经元回路。显然,铅中毒性脑病在如今的美国很少见,其症状为嗜睡、呕吐、易怒、头晕并进展为精神状态改变、昏迷和死亡。对于少年儿童而言,低中度铅暴露被认为会引起智商降低,血铅浓度每上升 0.5μmol/L 则智商降低 2~4 分。某些血铅水平如此之低以至于是否会有引起神经行为缺陷的风险仍然是一个争议和需要进一步研究的课题。

铅在多种水平上干扰血红蛋白的合成,导致小细胞低色素性贫血。尤其是,铅抑制 δ-氨基-γ-戊酮酸脱水酶(delta-aminolevulinic acid dehydratase,ALA-D),后者能催化血红素的前体胆色素原合成。铅还能抑制铁进入卟啉环。

铅对肾脏具有可逆性和不可逆性毒性。铅能通过干扰线粒体的功能而可逆性的干扰近端肾小管能量生成,导致能量依赖性离子,葡萄糖和氨基酸重吸收减少。长期接触铅会引发间质性肾炎,并最终导致纤维化的形成和慢性肾病的发生。

临床上表明,可以使用电子供体如胺,氢氧化物,羧酸盐或硫醇形成金属配体复合物来减轻铅,汞,镉等金属的身体负荷。螯合剂(chelator)希腊语的意思为"爪",是一种带有多个结合位点的多齿状结构物质(图 50-2)。多位点上金属的结合有利于平衡常数向金属结合的方向移动。高亲和力金属配体结合是关键,因为螯合剂必须和组织竞争对重金属的结合。此外,螯合剂必须无毒,必须具有水溶性,螯合后的复合物必须易于清除。最后,理想的螯合剂与内源性离子如钙的结合能力必须很低,为了预防组织钙的流失,许多螯合剂必须以其钙复合物形式给药。目标金属被钙置换,体内钙因此得以保留不会流失。

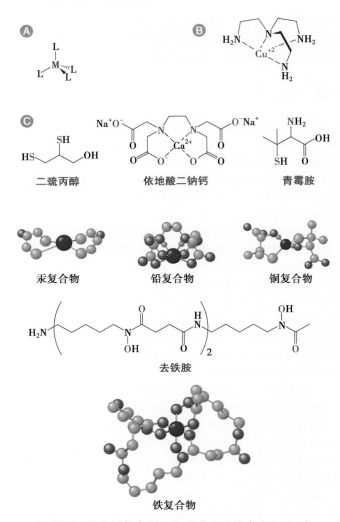

图 50-2　重金属螯合剂。A. 配体（L）是含有 lewis 碱基（如，胺，硫醇，羟基或羧基基团）的化合物能与金属（M）形成复合物。B. 螯合剂是种多齿配位体，也就是，一种通过多个原子与金属结合的配体，例如，四氨基配体通过其四个氨基基团与铜（$Cu^{2+}$）结合。C. 图中所示为二巯丙醇、依地酸钙钠、青霉胺、去铁胺的结构；与金属结合的基团以蓝色标识。图中还显示了汞的二巯丙醇结合物，铅的依地酸钙钠结合物，铜的青霉胺结合物以及铁的去铁胺复合物结构。图中重金属以红色突出。为了简化图示，氢原子没有显示

最重要的金属螯合剂是依地酸二钠（EDTA 的钙和钠复合物），可以和铅结合；二巯丙醇（也称为 BAL），可以结合金、砷、铅和汞于它的两个巯基基团上；二硫琥珀酸（succimer 2,3-二巯基琥珀酸）已经取代二巯丙醇在清除铅，镉，汞和砷中发挥作用。去铁胺（deferoxamine）可以清除毒性水平的铁，如可能出现于意外性含铁补充剂过量服用或输血相关性贫血患者。地拉罗司（deferasirox）是口服生物铁螯合剂，在与铁负荷相关的多种紧急情况下，该药能替代去铁胺产生解毒作用。铜的清除尤其是 Wilson 病患者或者是对青霉胺（penicillamine）不耐受的患者可以使用曲恩汀（trientine）。

## 食物污染

据估计在美国每年约每四个人中就有一个患过严重的食源性疾病。食物中毒的机制或涉及感染（即通常表现为毒素接触后 1 天到数天表现出症状）或涉及食物中微生物或海藻毒素的中毒（症状通常在接触后几个小时内就出现）。食物中毒常常由沙门菌、李斯特菌、隐孢子虫或弯曲杆菌感染引发。而肠道病原性大肠杆菌中毒虽然少见但却具有剧毒性，有时甚至能引起致命性的出血性肠炎以及溶血性尿毒综合征（hemolytic uremic syndrome，HUS），这可能是宿主细胞摄入了病原菌蛋白而引发的结果。

金黄色葡萄球菌和蜡样芽孢杆菌感染以及海产品中的海藻毒素也常常引发食物中毒。金黄色葡萄球菌产生多种毒素；葡萄球菌肠毒素（staphylococcal enterotoxins，SE）通过激活腹腔脏器上的受体而引起呕吐。烹饪后食物的不恰当处理或冷藏不当都容易导致高蛋白物质如肉类、冷切肉、鸡蛋和乳制品等的污染。

蜡样芽孢杆菌是煮熟大米中常见的污染物。它能产生多种毒素而引起呕吐和腹泻。尤其是呕吐毒素，这是一种小环型肽，刺激 $5-HT_3$ 受体，引起人体呕吐。这种肽具有热稳定性，在 126℃（259℉）90 分钟条件下仍然稳定，所以，对污染过的熟大米进行再加热并不能预防蜡样芽孢杆菌引起的呕吐毒性中毒。

多数海藻毒素具有神经毒性和热稳定性，所以加热还是不能破坏毒素。海藻毒素如石房蛤毒素是一类有着约 20 个杂环的胍衍生物，与电压依赖性钠离子通道高度亲和，并因此而抑制神经活性，引起刺痛感和麻木、运动失调、困倦、语无伦次，剂量达到一定量（超过约 1mg）时甚至引起呼吸麻痹。

许多食源性传染疾病的病原体至今尚未被识别出来，而且，随着生态的改变和技术的革新，或者因致病因子的移动而不断出现新型的病原体，如噬菌体。

## 毒性植物与真菌

误食非食物类物质亦会引起急性疾病，如毒蘑菇或其他有毒植物。高毒性的"死亡菌盖"蘑菇，例如**毒鹅膏**（amanita phalloides）能产生大量的环肽毒素，后者不能被加热或干燥破坏，亦无特殊味道，为肝细胞所摄取。毒伞肽与 RNA 聚合酶 Ⅱ 强力结合，显著减慢 RNA 和蛋白质的合成并导致肝细胞凋亡。毒性较小一点的鬼笔毒素和鳞柄毒蕈肽干扰细胞骨架中的 F- 和 G- 肌动蛋白。因此，食入伞形毒菌类或其亲缘物种，会导致严重肝功能异常甚至肝和肾衰竭甚而死亡。中毒的初始症状包括腹痛、恶心、严重呕吐和腹泻、发热和心动过速，症状可能于毒素误食 6~24 小时后出现。即使初始症状减弱肝、肾脏功能也可能恶化，从而导致黄疸、肝性脑病和暴发性肝衰竭；死亡则一般出现在毒素摄入后的 4~9 天。没有特异性解毒药。

误食或主观摄入曼陀罗属植物曼陀罗会引起抗胆碱能综合征。曼陀罗全身都有毒性，但种子和叶子特别，含阿托品、

东莨菪碱以及莨菪碱。这些化合物能被快速吸收,产生抗胆碱能综合征症状如瞳孔散大、黏膜干燥、皮肤潮红、兴奋、心动过速、极高热以及幻觉。"有眼无珠、干燥如骨、红如甜菜、行为如癫、体热如兔"这句口诀能很好地用于描述曼陀罗中毒后产生的抗胆碱能效应。

一些伞形科植物(如荷兰芹、欧洲防风草、莳萝、芹菜和巨型猪草),芸香科植物(如来檬和柠檬),桑科植物(如无花果)的叶子,茎或汁液中含有补骨脂素同分异构体(呋喃并香豆素)被皮肤接触后能迅速吸收。随后,波长>320nm的紫外线(UV)A(一般通过阳光)照射,会刺激呋喃并香豆素,损伤表皮组织。2天内,可以见到与植物接触以及光照的部位出现烧伤、发红、发疱;治疗后,色素沉着仍持续数月。这种反应随接触、湿度、光照持续时间以及强度的增加而增强。这种非变异性植物光毒素的作用机制是湿疹和其他皮肤疾病的PUVA治疗的基础。

## 酸和碱

强酸、强碱(苛性物质)、氧化剂和还原剂会通过改变蛋白质、脂质、糖类和核酸结构而严重损伤组织以至于破坏细胞的完整性。这些物质,通过使生物大分子水解、氧化或还原,或通过蛋白质变性而导致化学烧伤,如管道疏通剂中的氢氧化钾,汽车电池中的硫酸等。高浓度的洗涤剂,也会因破坏和溶解细胞膜而引起非特异组织的损伤。

虽然在这些物质中,有一些物质能特异性作用于某些大分子,但对组织的直接性损伤往往是相对非特异毒性作用的结果。所以,最容易受到损伤的组织是那些暴露于环境中的组织。皮肤和眼睛常常为溅出或溢出的化学物质所损伤。呼吸系统也易被吸入的毒性气体或蒸汽伤害,而消化系统会受到有意或无意间食入的毒物的损伤。

许多物质在穿过皮肤屏障后能引起深部组织的损伤。其他物质在穿过皮肤时仅产生局部损伤,但会破坏深部组织如肌肉或骨骼。例如,氢氟酸(HF;存在于其他化合物中,如灰浆清洁剂)导致的皮肤灼伤较等量的盐酸(HCl)轻。实际上,一旦HF到达深部组织,就会破坏骨骼钙化基质。除了酸导致的直接作用外,储存于骨骼中的钙大量释放会引起致命性的心律失常。基于这样的原因,HF比等量的HCL更加危险。

三个方面决定了组织损伤的程度:化合物的特性,浓度/强度,以及它的缓冲容量或这种物质抗pH或氧化还原电势改变的能力。考虑到上述几点,HF比等量的HCl引起的损伤更强。总的说来,更强的酸或碱(以pH来判断)或氧化剂或还原剂(根据氧化还原电势判断)与等量pH或氧化还原电势更接近于生理状态的物质相比往往导致更加严重的损伤发生。$10^{-2}$M氢氧化钠水溶液pH为12,但对组织损伤的能力较小,因为它的缓冲容量少,并且迅速被机体组织中和。相反,一个pH为12的缓冲溶液,如湿性预制混凝土[用缓冲$Ca(OH)_2$制成],却会引起更严重的碱烧伤因为其极端的pH无法被组织中和。

## 农药

农药包括杀虫剂,除草剂,灭鼠剂和其他旨在杀灭环境中有害生物的化合物。就其性质而言,农药(种类成百上千,其中天然的远多于合成的),具有生物活性,但它们对目标生物的特异性不同,并且其中许多化合物都会对人类和其他非目标生物有毒性。一些急性农药中毒常见于有机磷酸酯和拟除虫菊酯类杀虫剂以及灭鼠剂。

有机磷类杀虫剂,来自磷酸或硫代磷酸,包括对硫磷、马拉硫磷、二嗪农、倍硫磷、氯吡硫磷以及其他化合物。这些广泛应用的化合物是乙酰胆碱酯酶(AChE)抑制剂,能使AChE酯化活性位点磷酸化,而达到抑制AChE的作用(图50-3)。对AChE的抑制作用随即带来乙酰胆碱在神经组织及其效应肌肉的拟胆碱接头处聚集,从而产生急性毒蕈碱、烟碱样以及中枢神经系统效应如支气管收缩、气道分泌增多、流涎、流泪、流汗、恶心、呕吐、腹泻和瞳孔缩小(毒蕈碱样症状)以及抽搐、肌束震颤、肌无力、发绀、血压升高(烟碱样症状)。中枢神经系统效应包括焦虑、不安、意识错乱和头痛。症状通常在接触杀虫剂后数分钟到数小时内出现,非致死性中毒在几天内可自行消退。

毒性接触途径包括经呼吸道吸入,经消化道摄入或通过皮肤接触,这依赖于化合物的剂型以及农药使用或误用的方式。那些与直接接触农药的受害者密切接触的人群常常会出现毒物的间接接触;例如急救人员和急救部门其他人员通过接触——或仅仅是简单的靠近——污染的衣物、皮肤、分泌物或胃内容物而发生有机磷中毒。

由于一般的有机磷农药可以被快速代谢和清除,因此毒性作用不会在体内蓄积。然而,反复接触会增加毒性作用,因为胆碱酯酶活性是通过磷酸化AChE的解离作用恢复或者是通过该酶的从头合成得以恢复,并且若不给予治疗,这种自身恢复作用很慢。由于有机磷农药能优先使节肢动物乙酰胆碱酯酶中毒和/或优先使哺乳动物羧基酯酶解毒,因此,这些农药对节肢动物的毒性高于对人体的毒性,尽管对人类的毒性还是存在,但这也表现出了选择性毒性。

急性有机磷中毒的治疗涉及活性位点复活。虽然给予抗乙酰胆碱药物如阿托品,能阻断毒蕈碱型受体上过量乙酰胆碱产生的毒性效应,但它不能恢复AChE酶功能。正如第10章,类胆碱药物药理学,描述一样,如解磷定(pralidoxime,PAM)能促进有机磷和AChE之间丝氨酸-磷酸酯键的水解,但需要在胆碱酯酶"老化"之前给予这类药物,才能逆转有机磷对胆碱酯酶的抑制作用(图50-3)。

拟除虫菊酯类杀虫药,如氯菊酯、溴氰菊酯、氯氰菊酯和氟氯氰菊酯都是半合成化合物,结构上与菊花中天然存在的除虫菊酯接近。拟除虫菊酯(除虫菊酯)对细胞膜上的钠通道有高度的亲和力,在使膜去极化的同时,不改变钠离子通道活性,因而显著推迟去极化作用对钠离子通道的失活作用。拟除虫菊酯是常见的农业杀虫剂但也见于家用产品,包括除虱子药用洗发水。

根据拟除虫菊酯在实验研究中的活性大小,大致将其分为两种类型。Ⅰ型拟除虫菊酯不含氰基团,使钠离子尾电流的持续时间缩短并且重复放电,引起哺乳动物的震颤综合征,包括高频微颤,对刺激的反应性增强,以及极高热。Ⅱ型拟除虫菊酯携带氰基团,能延长钠离子尾电流持续时间,产生刺激

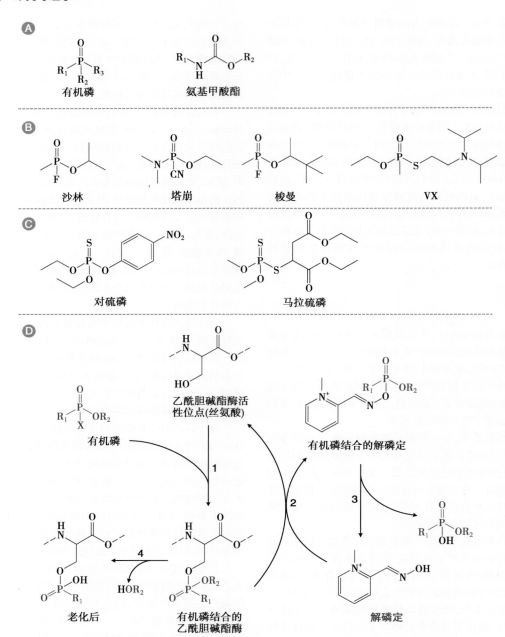

图 50-3　乙酰胆碱酯酶抑制剂结构与作用机制。A. 典型的乙酰胆碱酯酶抑制剂结构,左边为一有机磷盐,右侧为氨基甲酸酯。B. 主要的神经毒性气体、人类乙酰胆碱酯酶抑制剂:沙林、塔崩、梭曼和 VX 化学结构。C. 有机磷农药对硫磷和马拉硫磷的化学结构。与人类的氧化酯酶相比,硫和磷酸基团间的硫代磷酸酯键更易于节肢动物的氧化酯酶氧化,所以与结构相关的神经毒气相比对人类毒性较低。D. 有机磷基团攻击乙酰胆碱酯酶丝氨酸活性位点,形成稳定的磷-氧键(①);解磷定能吸引丝氨酸残基上的有机磷基团,恢复乙酰胆碱酯酶的活性(②);有机磷-结合的解磷定不稳定,会自发恢复为解磷定(③)。有机磷结合的乙酰胆碱酯酶丢失烷氧基团的过程称为"老化"。老化的终末产物较为稳定不易被解磷定解毒(未展示)

依赖的神经去极化和阻断作用,导致舞蹈-手足徐动伴流涎综合征(choreoathetosis-with-salivation syndrome, CS)包括痉挛扭体(舞蹈手足徐动症)和流涎、粗大震颤(coarse tremor)、阵挛发作以及体温过低。少数拟除虫菊酯引起中间综合征。和实验动物出现拟除虫菊酯中毒的接触条件一样,人群中 T 或 CS 症状亦发生于急性大量拟除虫菊酯接触的情况下,但这是由

于在农业上大量使用这类农药所致。拟除虫菊酯还常与增效剂配伍,如胡椒基丁醚,后者能抑制昆虫细胞色素 p450 酶(及其代谢作用)而提高拟除虫菊酯的毒性。

拟除虫菊酯对人体相对低毒,但也有报道称少数哮喘患者在接触了含拟除虫菊酯的犬用洗发香波后致死,提示这类农药具有加剧哮喘发作的可能。拟除虫菊酯的接触途径包括

吸入和皮肤接触,这是因为农药通常是通过喷洒给药,而工人在喷洒农药过程中很可能沾染或吸入农药。通过肺的吸收很快,而皮肤吸收很慢。常见的症状包括感觉异常(通常是面部皮肤)、嗜睡、头痛、视力模糊、鼻喉不适以及呼吸短促。农药配方中其他化合物如石油烃类对产生这些症状的作用程度尚不明了。

# 致癌性与慢性毒性

环境暴露是致癌的主要因素。一个重要的指征是,移民中的儿童因生活环境改变,所患的癌症类型,往往不同于其先祖所罹患的癌症。人类饮食习惯因风俗和文化而异,因此,对移民人群中的成年人而言,饮食习惯不同于他们的后代,对食物中的致癌物和抗癌物的接触水平亦不相同。这些食物中的致癌物与抗癌物可单独产生作用,亦可与环境中的致癌病毒及其他微生物发挥协同作用,致使癌症发病呈现区域流行的特点。因此,不同国家或同一国家的不同地区,癌症的流行往往不相同。

致癌物(表 50-1)包括烟草、酒精饮料、饮食、慢性感染、辐射(电离和非电离)、工作接触的特殊纤维、粉尘和化学试

**表 50-1　一些已知会致癌的环境暴露**

| 环境暴露 | 癌症种类 |
| --- | --- |
| 感染人体免疫缺陷病毒(HIV)导致的获得性免疫缺陷综合征(AIDS) | 卡波西肉瘤、非霍奇金淋巴瘤、霍奇金病、浸润性宫颈癌 |
| 黄曲霉毒素(饮食中) | 肝癌 |
| 酒精饮料 | 口、咽、喉、食道、肝、结肠和女性乳腺癌 |
| 砷(水和工作场所空气中) | 肺癌、皮肤癌和膀胱癌 |
| 石棉 | 肺癌、间皮瘤 |
| 幽门螺杆菌 | 胃癌 |
| 乙型和丙型肝炎病毒 | 肝癌 |
| 人 T 淋巴细胞病毒 I 型 | T 细胞白血病、T 细胞淋巴瘤 |
| 电离辐射 | 白血病、皮肤癌、内脏癌 |
| 无烟烟草 | 口腔癌 |
| 烟草烟雾 | 肺癌、口腔癌、鼻咽癌、鼻腔癌、鼻窦癌、喉癌、食道癌(腺癌和鳞状细胞癌)、胃癌、结直肠癌、肝癌、胰腺癌、子宫颈癌、卵巢癌(黏液癌)、膀胱癌、肾癌(肾盂癌)、输尿管癌、急性髓性白血病 |
| 紫外线辐射 | 皮肤癌 |

剂。由于氧化过程的副产物和其他内源性、或不可避免的因素(例如 DNA 复制和修复过程中的自发性错误)的毒性作用产生的致癌作用,可以解释人类和其他动物中癌症发病率大幅度上升的原因。所有需氧生物包括细菌,都有一套保护 DNA 氧化和损害的防御系统,至少在较低水平接触这些外源性诱变剂和致癌物时这个防御系统是有效的。

如图 50-4 所示,根据作用方式不同,致癌物分为很多种。许多有机化学致癌物自身不具有遗传毒性,但是通过一种或多个亲电性代谢产物和一个或更多 DNA 碱基结合,形成加成产物——加合物。这些加合物能够引起突变,最终诱发肿瘤。一些亲电子体半衰期很短,仅仅在形成亲电子体的器官中有诱变性,如肝脏和肾脏。其他稳定的致癌物,可以迁移到其他组织和器官中,增加远端位点致癌风险。致癌金属可能本身就具有毒性,或者通过代谢产生毒性,如甲基化,而且可以通过 DNA 超甲基化或者组胺脱乙酰化来改变染色体结构。致癌病毒和致癌细菌如幽门螺杆菌本身即是致癌因素,还能通过许多机制,如诱导炎症发挥致癌作用。据估计,全世界因慢

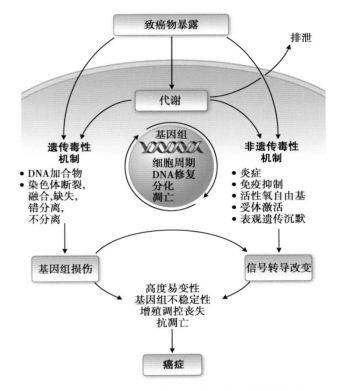

**图 50-4　致癌物的遗传毒性和非遗传毒性作用概述。**机体可将细胞内化的化学致癌物代谢,产生的代谢产物可被机体排泄或有残留。残留的致癌物或其代谢产物可以直接或间接影响细胞周期调控、DNA 修复、细胞分化和凋亡相关基因的调控和表达。一些致癌物质通过遗传毒性机制起作用,如形成 DNA 加合物或诱导染色体断裂、融合、缺失、错分离和不分离。其他的则通过非遗传毒性机制,如诱导炎症、免疫抑制、活性氧(ROS)的形成,受体如芳香烃受体(AhR)或雌激素受体(ER)的激活及表观遗传沉默。这些遗传毒性和非遗传毒性机制共同作用,可以出现改变信号转导途径,从而导致肿瘤细胞的高度易变性、基因组不稳定性、增殖调控丧失和抗凋亡等癌细胞的特征

性感染诱发的肿瘤,约占 15%。

癌症的产生,需要经历连续性改变。包括肿瘤启动、促进和演变(图 50-5)。这些过程包含了原癌-致癌基因与肿瘤抑制基因的随机突变和选择性突变的多次反复。也涉及其他基因和癌变通路中不常见的突变。最终驱动癌症的是何种突变,或哪些突变只是过客,这依然是癌症研究的热点问题。

从一个正常细胞到临床明显的典型肿瘤细胞的演变需要历经几十年,因此对于大多数癌症患者来说随着年龄的增长,罹患癌症的风险增加。例如,烟民从第一次接触烟到发展成肺癌大概需要 30 多年。这也解释了为什么一个已经成功戒烟的人(过程很艰难)能够降低患癌症的风险,但不能降低到与终生不吸烟人群患癌症的风险水平相当。老龄犬、猫和其他啮齿类模式动物在实验室中的癌症死亡率大大提高,尽管这些动物没有很大量接触这些外源性化学致癌物。包括儿童癌症在内,肿瘤具有较长的潜伏期,但急性骨髓性白血病常继发于烷化剂治疗其他癌症之后:这种白血病往往在治疗后的 2~5 年内即可出现。

## 烟草

很难去夸大烟草的毒性,全世界每年有 500 万人死于烟草。吸烟是最常见且重要的癌症诱因。吸烟引起的癌症占发达国家癌症死亡总数的 30%;在发展中国家随着烟草使用的增加,因吸烟导致的死亡负担也随之成比例上升。吸烟还增加患非恶性肺部疾病(慢性阻塞性肺病)和心血管疾病和死亡的风险,以至于所有沉迷于烟草的人中有一半死于与烟草相关的疾病。

吸烟者的致癌性很可能是由于至少 60 种致癌物和数不尽的自由基的联合作用导致。在 60 多种致癌物中有两种是烟草专有物质(即源自尼古丁),一种是亚硝胺:4-(甲基亚硝胺)-1-(3-吡啶基)-1-丁酮(NNK),另一种是 N′ 亚硝基去甲烟碱(NNN)。烟草中其他致癌成分包括多环芳烃(PAHs),芳香胺、苯、醛和其他挥发性有机化合物和多种金属材料。苯并[a]芘(图 50-6),是烟草致癌物多环芳烃中的一种,也是煤灰和焦油中的致癌物成分。烟草中的致癌物或其他毒性成分,不仅存在于固体"焦油"中,还以气体及颗粒物状态出现。因此"低焦油"香烟并不意味着比"常规"香烟致癌性低,也不提示心血管疾病的发生会减少。

无烟烟草,有很多种摄入方式,有嗅剂或者咀嚼剂(单独,或者加入槟榔块或者其他物质),其中包含重要的致癌亚硝胺(尼古丁)浓聚物,引发口腔癌或牙龈疾病。口腔癌发生的部分原因是无烟烟草,任何特定人群患口腔癌的风险都取决于当地的患病率,当地烟草产能(例如在槟榔块中和烟草-槟榔核混合物中的烟草)和其他导致口腔癌的因素。在美国无烟烟草占口腔癌发生率的 7%,然而在印度无论男人还是女人,超过 50% 的口腔癌归因于无烟烟草。

## 酒精

过量饮酒也是一个常见而复杂的问题。至少在一些文化

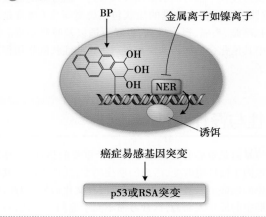

Ⓐ 肿瘤发生

癌症易感基因突变

p53或RSA突变

Ⓑ 肿瘤促进

**图 50-5　肿瘤的发生和促进**。遗传性毒性致癌物可通过多种方式介导抑癌基因或癌基因的损伤,其中一些会使正常细胞转化为肿瘤细胞:即所谓的肿瘤的发生。一些化学致癌物质也能促进转化细胞克隆的生长:即所谓的肿瘤的促进。A. 肿瘤的发生通常由突变引发。例如,苯并[a]芘(BP)-DNA 加合物可导致 p53 或 RAS 等癌症易感基因突变。由于镍(Ni²⁺)等金属对核苷酸切除修复(NER)的抑制,或由于在修复抗性 DNA 加合物(也称为诱饵加合物)位点固定 NER 因子,这些加合物的效价可以增加。B. 化合物如 2,3,7,8-四氯二苯并二噁英(TCDD)可通过芳香烃受体(AhR)介导的信号转导途径作为肿瘤的启动子。TDCC 与 AhR 的结合导致复合物活化并转运到细胞核。在与 AhR 核转运体(ARNT)异源二聚化后,该复合物与外源反应元件(XRE)结合,诱导多种与致癌物代谢有关的基因表达,包括细胞色素 p450(CYP)亚型 1A1、1B1 和 1A2。AhR-ARNT 复合物与 XRE 的结合也改变了细胞生长和分化相关因子的表达模式,如纤溶酶原激活物抑制剂 1 型(PAI1)、金属硫蛋白Ⅱ(MT-Ⅱ)、人丝状增强因子 1(HEF1)、鸟嘌呤核苷酸交换因子(GEF)、COT(丝氨酸/苏氨酸蛋白激酶)和 K-RAS(KRAS2)。促凋亡因子如肿瘤坏死因子(TNF)和热休克蛋白 40(HSP40)表达下调,细胞周期相关基因可上调(如细胞周期素 B2)或下调(如另一种丝氨酸/苏氨酸蛋白激酶 NEK2)。NER,核苷酸切除修复;AhR,芳香烃受体;ARNT,芳香烃受体核转运体;XRE,外源反应元件;PAI1,纤溶酶原激活物抑制剂 1 型;MT-Ⅱ,金属硫蛋白Ⅱ;HEF1,人丝状增强因子 1;GEF,鸟嘌呤核苷酸交换因子;COT,丝氨酸/苏氨酸蛋白激酶;TNF,肿瘤坏死因子;HSP40,热休克蛋白 40;cyclin B2,细胞周期素 B2

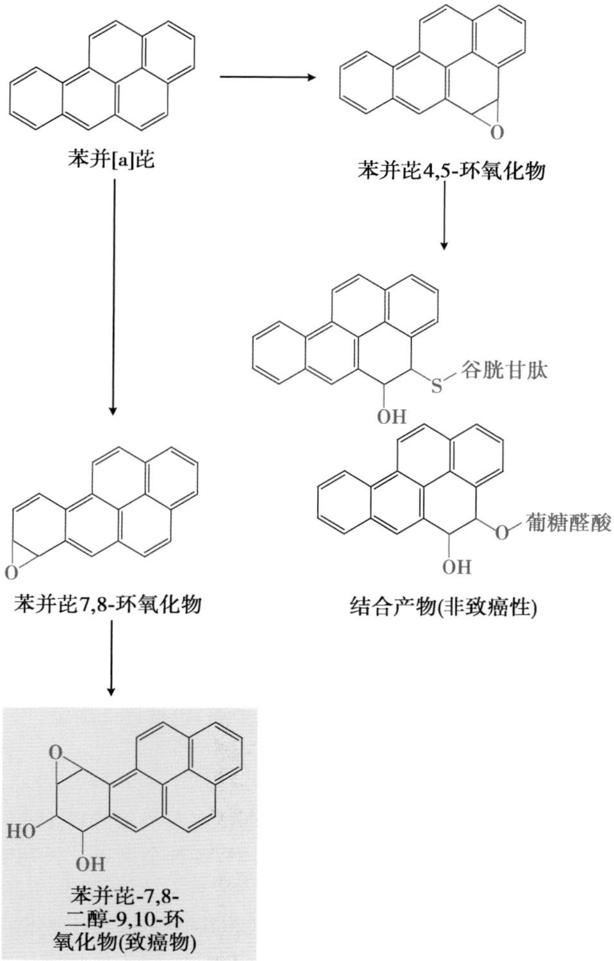

苯并[a]芘

苯并芘4,5-环氧化物

谷胱甘肽

苯并芘7,8-环氧化物

葡糖醛酸

结合产物(非致癌性)

苯并芘-7,8-
二醇-9,10-环
氧化物(致癌物)

图50-6 苯并[a]芘代谢。苯并[a]芘是种前致癌物,通过各种途径代谢。C4和C5氧化,随后通过谷胱甘肽或葡糖醛酸结合,产生无毒性的代谢产物,稳定排出机体。相反,如果氧化作用产生于苯并芘"湾区",则会生成终致癌物苯并芘-7,8-二醇-9,10-环氧化物,后者与鸟苷酸形成加合物。随着大量庞大的多环芳烃加合物产生,致使一些癌症相关基因如p53和RAS,在DNA修复过程中产生配对修复错误,出现鸟嘌呤G向胸腺嘧啶T置换

中,青少年和年轻人中存在着相当少的酗酒者。酗酒会导致患有冠状动脉疾病的成年人发生心肌缺血和心绞痛。严重的话,酒精作为一种镇静剂会导致精神反应迟缓。酒精中毒引起的发病率和死亡率中,最大一部分是来自酒精中毒合并外伤。

长期过量饮酒几乎引起100%的饮酒者发生脂肪肝。这些患者中30%进一步发展成为肝纤维化,10%~20%的患者演变成肝硬化,其中相当一部分患者肝硬化进一步恶化为或死于肝癌(肝细胞癌)。正如所料,肝病的风险随着酒精剂量的增加而增加:一般来说,长期饮酒者得肝癌的风险增加2倍;而每天饮酒5次或者更多的饮酒者患肝癌的风险甚至会增加到6倍。

酒精代谢会产生几种活性物质,包括乙醛、羟基自由基、超氧离子和过氧化氢。特别是乙醛,具有遗传毒性,被认为是与酒精有关癌症的最接近的致癌物。长期过度饮酒促进人体CYP2E1生成,它不仅仅将乙醇变成乙醛,也会将多种亚硝胺和多环芳烃转化成具遗传毒性的代谢物质。尽管乙醛可以进一步代谢成无毒的醋酸盐,但是对一些特殊人群(尤其是东亚人种)而言,必需的代谢酶如乙醛脱氢酶,先天受损或者失活,因此这部分人群会因酒精摄入而患癌的风险将大幅度提高。

酒精还是种致畸原:它能引起胎儿酒精综合征(fetal alcohol syndrome,FAS),最大特征是延缓颅面生长,包括产前和产后,同时神经认知受损。患有FAS的儿童的总体身体发育也受到阻碍,对男孩的影响要比女孩大。患有FAS的孩子往往伴随一系列残疾出现,可能是由于母体摄入酒精的量和时机造成的。妊娠早期过度饮酒,往往与母体尚未察觉妊娠有关。因此最简单的预防策略(消除接触因素)或许并不实际。通过实验方法,可以制备FAS大、小鼠,这促进了FAS的机制研究,产生几种有说服力的假说。例如,胎儿酒精综合征的面部异常,是源于在原肠胚形成或神经胚细胞形成时,酒精诱导神经嵴细胞的凋亡所致。胚胎接触酒精还会导致视黄酸生成减少,而视黄酸对胚胎正常形态形成至关重要。其他一些机制假说还包括,酒精引起自由基形成、改变基因表达、破坏细胞膜脂质双层或干扰生长因子的活性等。

过度饮酒会增加胰腺炎、出血性卒中和心力衰竭的发生风险。酒精性心肌病的病理生理学是复杂的,似乎涉及细胞死亡和心肌细胞功能的病理学改变。

相反,轻到中度饮酒,则表现出对心脏的保护作用。红葡萄酒在某种程度上具有保护作用,或许因为其不仅含有酒精也含有白藜芦醇和其他多酚;其保护作用机制有各种各样假说,包括改善内皮功能、促进止血等。然而,中度饮酒的益处的证据来自观察性研究,而非实验研究,我们应该注意中度饮酒者的遗传或其他降低心血管风险的生活习惯等因素,总的来说,中度饮酒与健康保护作用之间,并非明确的因果关系,相反其中混杂各种因素,以至于令人困惑。因此,鼓励非饮酒者开始饮酒对他们并没有好处。

## 黄曲霉毒素

1960年,在英格兰养殖场,一种神秘的疾病杀死了超过10万只的火鸡;其他鸟类和家畜也不能幸免。导致这场灾难与特定批次的花生饲料有关,这种物质经过黄曲霉的二次代谢产生了有毒化合物,这些化合物叫做黄曲霉毒素。其最重要的成分是黄曲霉毒素 $B_1$(AFB$_1$,其中"B"表示紫外蓝色荧光),其在无数的哺乳动物和其他物种中会引起急性的肝中毒及肝癌(肝细胞癌)。最直接的代谢产物是一种不稳定的环氧化物,能够与DNA-鸟嘌呤的N7位置形成一个强有力的诱变加合物。在饲料中加入极小浓度的AFB$_1$就能诱发实验室啮齿类动物肝肿瘤。若同时给予诱导谷胱甘肽S-转移酶的药物,如驱虫药奥替普拉[5-(2-吡嗪)4甲基1,2-二硫醇-3-硫酮],可以促使啮齿动物产生抗AFB$_1$-致肿瘤发生的作用。此药物化学防护作用相关的临床试验正在进行。

如上所述，各种黄曲霉素代谢产物是无毒的，包括谷胱甘肽结合产物、蛋白（如人血白蛋白）赖氨酸残基结合物的水解产物。黄曲霉毒素加合物和血、尿中生物标志物水平反映一个人近 2~3 个月饮食中接触黄曲霉毒素的情况。在热带地区，黄曲霉毒素污染发生呈现地方性，常年好发于农村或一些缺少食物的地方。流行病学研究证实黄曲霉毒素无论是直接作用，还是协同乙肝病毒感染间接作用，都会导致肝损伤，最终导致肝癌，这在世界范围内每年约占 500 000 例死亡。接种乙肝疫苗和降低黄曲霉毒素暴露可降低患肝癌的风险。

# 砷

在世界许多地方，如孟加拉国部分地区、中国台湾、印度西孟加拉邦，以及智利、阿根廷和美国的部分地区，地下水中含有高浓度的无机砷（每升水中达到几千微克）。其中有一部分水从地下井里抽出来未经适当的处理就作为饮用水。有时可以找到和利用更安全的供水，但因种种限制与约束，致使成千上万的人患上慢性砷盐中毒，即地方性砷中毒，数以百万人处在砷污染诱发的癌症风险中。

地方性砷中毒可能会引起皮肤损伤、外周血管疾病、脑血管疾病、心血管疾病和其他慢性病。砷引起的皮肤损伤和外周血管疾病已得到广泛认同，包括异常色素沉积、角化病、黑足病、脚趾和手指的雷诺综合征。在足底、手掌或躯干会有典型的色素沉积或色素不足症状。在足底和手掌也会出现过度角化症。流行病学研究表明砷对皮肤造成损害的浓度低于砷造成的其他毒性损伤时浓度（每升数十微克）。黑足病曾经肆虐中国台湾东南部，那里砷在自流井中含量较高，在安全的自来水引进之前，即 20 世纪 50 年代末，黑足病达到发病率高峰。黑足病有个典型的发展过程，第一个体征是临床前期的外周血管疾病，紧跟着就从脚趾到踝关节逐渐的变色。慢慢地腿部感觉到麻木和寒冷，随后间歇性跛行，最终出现坏疽、溃疡和外部的或自发性的截肢。人们至今仍不清楚为什么黑足病在其他高剂量、长期口服接触砷的区域并没有出现。

流行病学研究表明接触高浓度砷（每升数百微克）与多种心血管疾病如高血压、缺血性心脏病之间正相关，尿液中砷的浓度与循环中的炎症标记物水平及内皮损伤具有关联性，如可溶的细胞间黏附分子-1（sICAM-1）与可溶的血管黏附分子-1（sVCAM-1），两者都是心血管疾病危险因素。除此之外，将 ApoE-敲除小鼠（容易患动脉粥样硬化）暴露于高浓度无机砷，研究结果明确了环境砷污染和心血管疾病之间的关系。机制有待进一步阐述。当然，低浓度砷污染饮用水引发的心血管疾病风险程度也需要进一步研究。

无机砷是公认的人类致癌物，诱导皮肤癌、膀胱癌和肺癌发生。和其他癌症如肝癌、前列腺癌的关系尚不明确。与癌症的关联性，是基于对社区饮用水中过量的砷研究得来的，特别是对中国台湾和智利的社区调研，获得了明确的量效关系。皮肤癌并不总是来源于良性的角化病的恶变，并且倾向于发展为非黑素癌。有趣的是，目前尚未建立砷诱导癌症的动物模型。然而，砷的致癌机制实验研究已经展开（以及人群队列研究）：发现砷具有间接性的遗传毒性，影响细胞周期，引起氧化损伤，干扰 DNA 修复或甲基化。其他因素，例如营养状态、遗传多态性、与其他毒素的联合作用也可能是砷诱导癌症的机制。

# 工作环境暴露

各种职业性暴露，增加了工人患癌症或其他疾病的风险。一般来讲，在工厂的暴露水平要远远高于在其他环境的暴露。某种程度上，重要且有害的职业暴露已经被确定并降到最低，职业致癌的因素已经明显降低。但是，在某些工厂或国家，连基本的职业暴露限制或加强对职业暴露的限制，尚不能得到保证，致使工人持续暴露于一种或多种癌症风险中。

18 世纪的英国外科医生 Percivall Pott 是最先识别职业致癌的人物之一，他推测出"阴囊褶皱中的烟尘沉积"引发了从事烟囱清扫工作的男性的阴囊癌（烟囱清扫工人工作时裸身，避免弄脏衣服）。在 19~20 世纪，工厂工人过度暴露于：①苯导致骨髓疾病，包括再生障碍性贫血和急性骨髓性白血病发生；②2-萘胺导致患膀胱癌风险增加；③多种金属易导致肺癌；④石棉可引发肺癌和间皮瘤。此外，其他职业致癌物（包括特殊的化学试剂、工厂和厂房操作）也被逐一确定。

## 石棉、硅、粉尘和金属

职业性肺损伤患者大部分是因吸入各种类型的粉尘或纤维所导致，如石棉、石英、滑石粉、煤尘、各种金属等。长期吸入特定大小的石棉纤维，对肺和/或间皮具有致癌作用。石棉应用十分广泛，包括造船、建筑、纺织和其他行业，在工业化国家，石棉造成了 20 万人患癌症死亡；事实上，由于疾病潜伏期的存在，这些数目仍然上升。在印度部分地区和亚洲一些地方，目前职业性石棉暴露仍然是个问题。石棉和吸烟协同作用，石棉尘接触个体患肺癌（不是间皮瘤，因为吸烟不会导致间皮瘤）的风险会因吸烟而大大升高，比单独接触石棉或吸烟的个体患肺癌的风险之和要高出许多。石棉纤维的毒性和致癌潜伏期以及纤维类型与它们的大小、表面化学物质和生物持久性有关。石棉纤维对肺或胸膜的机制涉及巨噬细胞尝试纤维产生的活性氧和氮。石棉还会引起严重的非癌性呼吸道疾病，称之为石棉肺，表现为肺实质的纤维性损伤以及由此带来的换气困难。

黑肺，或称煤工尘肺（coal worker's pneumoconiosis，CWP），是另一种非癌性（但可能致命）由过量煤尘接触引起的纤维化肺病。轻度的煤工尘肺不会明显损伤呼吸系统，也仅影响到小面积的肺脏，而进行性 CWP 会继续发展甚至在脱离煤尘接触后继续恶化，导致严重的肺气肿。有趣的是，煤尘不会提高患肺癌的风险。尽管近几十年来，在美国已经对工人的煤尘接触量进行了规范而且地下采矿也比以前减少许多，但在其他国家，仍然有成千上万的煤矿工仍受到 CWP 及其相关疾病的威胁。

职业性金属暴露，如砷、镉、铬、镍会增加工人患肺癌，有时也会增加鼻腔癌和鼻窦癌的风险。许多机制已经明确，有遗传的也有后天的。

过度暴露某些金属也会引起一些非恶性的疾病。例如，长期暴露镉会引起肾病。20世纪50年代首次报道了镉致工人肾功能异常，包括蛋白尿和肾小球滤过率（GFR）异常，这在多个研究中得到了证实。蛋白尿中含低分子量蛋白如$β_2$-微球蛋白，视黄醇结合蛋白，溶菌酶和免疫球蛋白轻链；正常情况下这些蛋白在肾小球滤过，并被近端小管重吸收。接触镉的工人肾结石发病率更高，可能原因为肾脏损伤破坏了钙代谢从而引发结石。到达肾皮质的镉浓度只有到达阈值后才会引起肾小管功能异常。虽然该阈值存在着个体差异，但推测该阈值约为200μg/g湿重。在职业人群中进行蛋白尿发生率的研究结果提示吸入剂量超过0.03mg/m³且接触时间达30年以上时，会增加肾小管功能异常的风险。不幸的是，脱离接触并不意味着镉对肾脏损伤的终止，甚至还可能出现进行性GFR下降甚至发展为终末期肾病。进行性肾病不仅依赖于机体的镉负荷，也依赖接触后期蛋白尿的严重程度。如果肾脏没有严重损伤，尿镉浓度就无法反映出机体的金属负荷量。

虽然肾脏损伤很明显是因肾脏中镉堆积而起，但这种损伤的分子机制尚不明确。发病机制与金属硫蛋白有关，后者在肝肾合成，是镉结合蛋白，能促使镉向肾脏的转运以及提高镉在肾脏的滞留。

## 氯化烃类

低分子量的氯化烃在工业和其他装置中广泛应用。例如，氯乙烯是一种用来制作塑料聚氯乙烯（PVC）的气体。氯乙烯既没有刺激性又不具备急性毒性（除非在极高、麻醉浓度时），PVC工人起初接触很高浓度的氯乙烯。在20世纪70年代，氯乙烯的暴露导致了一种罕见的肝癌形式——血管肉瘤，在实验室大鼠和工人身上同时发现；在大多数装置中已经强加实施了严格的工作环境暴露限制。其致癌性由氯乙烯代谢的环氧化物产生。98%的DNA从氯乙烯环氧化物转化形式都是良性的，但另外2%的鸟嘌呤和胞嘧啶的亚乙烯基加合物具有高突变性。有趣的是，这些加合物和那些氧化应激和脂质过氧化的产物一样。通常这些亚乙烯基鸟嘌呤和亚乙烯基胞嘧啶加合物是通过碱基切除修复清除的（见第39章），但是高比例的DNA损伤，是无法修复的。因此，高浓度暴露氯乙烯和类似的遗传毒素是具有明确的致癌性，然而低浓度不一定具有致癌性。例如，暴露低浓度氯乙烯的实验室大鼠可能会发生癌变前的变化（改变肝病灶），这些变化无法与实验对照组进行区别。

三氯乙烯和四氯乙烯（全氯乙烯）是用于除油和干洗的溶剂。所有人类均暴露在周围空气中微量浓度的三氯乙烯和四氯乙烯下。接触较高浓度的三氯乙烯会引起肾肿瘤，但中到低浓度没有明显的病症。这是因为在低浓度时三氯乙烯转化成易清除的无毒性的代谢物，而在高浓度时，解毒性的清除通路变得饱和，而第二通路开始发挥作用。第二通路形成了一个对肾脏有害处的代谢物，S-(1,2-二氯乙烯)-L-半胱氨酸（DCVC），后继的肾损害似乎是三氯乙烯引发的肾肿瘤的一个必要前提。对三氯乙烯非毒性的暴露上调了和应激、DCVC代谢、细胞增殖和修复、凋亡相关的基因表达，提供对肾肿瘤

细胞损害的保护作用。四氯乙烯似乎不会引起人肿瘤，很可能是因为四氯乙烯在清除过程中没有代谢激活。

## 空气污染

环境空气污染的毒性，取决于污染物的种类和浓度。和其他环境危险因素暴露一样，空气污染致使对环境和环境资源保护不利的地区造成严重危害。燃料的燃烧是一个重要的污染来源；在大多数城市和郊区，汽油和柴油动力汽车的尾气排放是最大的污染源。新近生产的汽车燃烧产物虽然比20世纪70年代前的要洁净，但使用中的车辆数量持续增长，而且汽车尾气近地面排放，这些都限制了空气的稀释。

在某些环境中，室内劣质燃料的燃烧也很常见。例如，在非洲、亚洲和其他一些地区，一些通风不良的家庭用木头、烟煤、木炭、干牛粪做饭和取暖。测量显示，室内污染浓度等级超出室外两个数量级。在这些建筑中的妇女、儿童极易患慢性支气管炎、呼吸困难，并最终导致间质性肺疾病。软煤烟的致癌性是香烟烟雾的1 000倍（在小鼠皮肤肿瘤检测中）。在室内用软烟煤有非常高的苯丙[a]芘-鸟嘌呤加合物的身体负荷，相关地区的肺癌死亡率是全国平均水平的8倍多。

燃烧产生数千种化学物质，其中一些取决于燃料的成分，一些则是燃烧固有的。这些化学物质包括一氧化碳，有机的刺激物，如甲醛和丙烯醛、氮氧化物、二氧化硫、氨、氰化氢和氟化氢，夹杂在其他潜在的有毒物质。燃烧也产生丰富的半挥发性和非挥发性的化学物质，吸附在颗粒状的烟雾中。燃烧不会破坏材质中的金属成分，因此，吸入浓烟会加剧急性和慢性中毒。

在一定的气象和化学条件下，被污染的空气可能异常地酸化，而酸性气溶胶吸入可诱发支气管收缩以降低黏液纤毛清除功能的效率。紫外线对活性的碳氢化合物和氮氧化物的辐射，形成含有较高氧化活性化合物的烟雾，如臭氧、过氧化物和过氧乙酰硝酸盐。急性和亚慢性的暴露在这种毒性水平的氧化剂中会引发呼吸道炎症和刺激、上皮脱落、纤毛消失。慢性过度暴露会导致肺纤维化或慢性阻塞性肺疾病，这可能是通过胶原蛋白和弹性蛋白代谢改变所致。

空气污染物对肺部疾病的影响，部分取决于他们的水溶性。例如，二氧化硫，易溶于上呼吸道的黏膜上，所以通常不会到达肺部。然而气体的溶解不是瞬时的，因此，运动或其他方式的换气过量促使一些吸入的二氧化硫到达下呼吸道，在足够大的浓度条件下，可以诱导支气管收缩。哮喘患者对这种影响特别敏感。

### 结论与展望

对待毒物接触，人们将大部分精力集中于对急性中毒患者的治疗上。但是，与毒物接触有关的死亡大部分是因慢性接触所致，而这种患者的临床表现仅在初始接触的数年或数十年后才表现出来。实际上，因慢性接触导致的机体损伤一般也没有特异性处理方法，临床上所能提供的多数是对症治疗和支持性治疗。

　　理论上，由习惯如吸烟和过度饮酒导致的癌症和其他慢性疾病是完全可以避免的，尽管在这个领域已经取得一些进步，但需要做的还有很多，完全根除这些危险因素并不现实。职业性暴露在大多数发达国家已经得到很好的控制，但在发展中国家仍然存在问题。流行病学研究表明一些特殊食物——例如腌制肉类（含有高浓度致癌物二甲基亚硝胺）和被黄曲霉毒素污染的食物——均会增加人们癌症发病率，一般来说，水果和蔬菜的摄入会降低癌症发生率，特殊饮食组成和特征改变癌症发生率将会是一个热门研究领域。肥胖症（或许是久坐的生活方式）是越来越重要的癌症风险因子，这大概和环境暴露及其他因素有关。

　　环境暴露通常涉及复杂混合物，其中只有部分化合物被识别。对个别化学品或简单的混合物进行传统的毒理试验，可能产生不完整或不确定的相关性结果。通过将微阵列技术和其他的基因组学、蛋白质组学及代谢组学的工具应用于毒理学研究，可能会产生额外的信息。我们的"微生物群落"——即我们的微生物，很可能比我们自身的细胞多——大概会在许多方面影响我们对环境暴露的反应，这有待进一步研究。更加广泛而基础的、调理性、应用性的研究，有望继续解开遗传因素、环境因素和随机因素间参与致病的相互联系，希望更安全的环境引导我们更健康的生活。

（孙岚　译　王喆　王金华　审）

## 推荐读物

Busl KM, Greer DM. Hypoxic-ischemic brain injury: pathophysiology, neuropathology and mechanisms. *NeuroRehabilitation* 2010;26:5–13. (*Reviews the pathophysiologic and molecular basis of hypoxic and cytotoxic brain injury.*)

Clower JH, Hampson NB, Iqbal S, Yip FY. Recipients of hyperbaric oxygen treatment for carbon monoxide poisoning and exposure circumstances. *Am J Emerg Med* 2012;30:846–851. (*Reviews data regarding 864 carbon monoxide-poisoned patients and makes recommendations for prevention and treatment.*)

Gordon SB, Bruce NG, Grigg J, et al. Respiratory risks from household air pollution in low and middle income countries. *Lancet Respir Med* 2014;2:823–860. (*Reviews evidence for association between household air pollution and infections, cancers, and chronic diseases of the respiratory system.*)

Hall AH, Saiers J, Baud F. Which cyanide antidote? *Crit Rev Toxicol* 2009;39:541–552. (*Reviews mechanisms, clinical efficacy, safety and tolerability, and supporting toxicology for antidotes to cyanide poisoning in use in the United States and elsewhere.*)

Hecht SS. Progress and challenges in selected areas of tobacco carcinogenesis. *Chem Res Toxicol* 2008;21:160–171. (*Review by a major researcher in the field.*)

International Agency for Cancer Research (IARC). Continuing series of monographs. http://monographs.iarc.fr/. (*As part of ongoing efforts since 1971, IARC convenes panels of experts charged with evaluating published evidence relevant to the determination of the established, probable, or possible carcinogenic effects of various chemical, biological, and physical agents and exposures. To date, some 116 substances and exposures have been characterized by IARC as carcinogenic to humans.*)

Klaassen CD, ed. *Casarett & Doull's toxicology: the basic science of poisons.* 8th ed. New York: McGraw-Hill; 2013. (*A comprehensive textbook of toxicology, this resource provides a solid foundation for the understanding of toxicology. It includes sections on general principles, toxicokinetics, nonspecific toxicity, organ-specific toxicity, toxic agents, environmental toxicology, and applications of toxicology, including a chapter on clinical toxicology.*)

Lang CH, Frost RA, Summer AD, Vary TC. Molecular mechanisms responsible for alcohol-induced myopathy in skeletal muscle and heart. *Int J Biochem Cell Biol* 2005;37:2180–2195. (*Reviews cellular and molecular mechanisms by which alcohol impairs skeletal and cardiac muscle function, with special emphasis on alterations in signaling pathways that regulate protein synthesis.*)

Luch A. Nature and nurture—lessons from chemical carcinogenesis. *Nat Rev Cancer* 2005;5:113–125. (*Reviews mechanisms of chemical carcinogenesis.*)

Pogribny IP, Rusyn I. Environmental toxicants, epigenetics, and cancer. *Adv Exp Med Biol* 2013;754:215–232. (*Reviews epigenetic changes caused by environmental carcinogens.*)

Schuhmacher-Wolz U, Dieter HH, Klein D, Schneider K. Oral exposure to inorganic arsenic: evaluation of its carcinogenic and non-carcinogenic effects. *Crit Rev Toxicol* 2009;39:271–298. (*Emphasizes findings with respect to risk of disease following relatively low exposures to arsenic.*)

Seitz HK, Stickel F. Risk factors and mechanisms of hepatocarcinogenesis with special emphasis on alcohol and oxidative stress. *Biol Chem* 2006;387:349–360. (*Review by major researchers in the field.*)

States JC, Srivastava S, Chen Y, Barchowsky A. Arsenic and cardiovascular disease. *Toxicol Sci* 2009;107:312–323. (*Reviews epidemiologic and experimental data.*)

Tauxe RV. Emerging foodborne pathogens. *Int J Food Microbiol* 2002;78:31–41. (*Overview of common sources of food poisoning.*)

Toxnet. http://toxnet.nlm.nih.gov/. (*This government resource, sponsored by the National Library of Medicine, contains a vast database of both toxic substances and articles in the field of toxicology.*)

Tzipori S, Sheoran A, Akiyoshi D, Donohue-Rolfe A, Trachtman H. Antibody therapy in the management of shiga toxin-induced hemolytic uremic syndrome. *Clin Microbiol Rev* 2004;17:926–941. (*Reviews the structure and mechanism of action of shiga toxins produced by E. coli O157:H7 and other enteropathic bacteria, the manifestations and treatment of hemolytic uremic syndrome, and the potential utility of antibody therapy.*)

Wogan GN, Hecht SS, Felton JS, Conney AH, Loeb LA. Environmental and chemical carcinogenesis. *Semin Cancer Biol* 2004;14:473–486. (*Review by major researchers in the field.*)

# 第Ⅷ篇
# 药物开发与管理基础

# 第51章
# 药物发现与临床前开发

## 概述

　　在过去的十年里,美国食品药品监督管理局(FDA)批准了约 260 个新药,包括 220 个新分子实体(小分子)和 42 个生物制品(一般来讲为重组蛋白制品)。很多药物已使以前无法治疗的疾病得以治疗。其他药物则扩大了治疗的选择性,因为这些药物较以前可用的治疗更为有效和/或低毒。在抗传染病方面,药物和生物技术公司、大学实验室及其他机构继续开发新药治疗出现治疗耐受的疾病。随着二代测序、蛋白工程策略等新技术的出现,预计在未来几十年内,将继续发现和开发重要的新型治疗药物。

　　新药开发的过程艰难且耗资巨大。到达开发阶段的极少数分子最终才被批准成药物:从最初筛选分析结果中得到的 10 000 个先导化合物中,只有不到 10 个化合物可进入临床试验,且只有 2 个最终获得批准。此外,发现和开发一个新药的相关费用平均超过 12 亿美元,有些甚至高达 50 亿美元。尽管新药的开发存在风险,但是对于那些愿意承担此风险的人来说,成功的药物可获得相当大的利润。大多数商业上成功的药物,如阿立哌唑,每年销售超过 60 亿美元。

　　目前,生物医学研究中产生新的治疗技术方法引起高度关注。2004 年在美国食品药品管理局的关键路径计划报告中(见推荐读物部分),强调了药物发现和开发面临的挑战(以及可能的解决方法)。这篇报告表明美国国立卫生院(NIH)预算及药品公司研究和开发经费从 1993 年开始的十年间增加了的将近两倍。然而,增加的投资并没有增加新药的开发比率,反而向美国食品药品管理局申报的主要药物和生物制品的数量显示呈下降趋势。虽然,对于这个问题已提出了几个可能解决方案,还应注意到,在美国食品药品管理局和美国医学院协会的联合报告中,强调了医生-科学家在促进药物发现和开发方面的关键作用。

　　本章描述了药物发现和开发的阶段,以及此阶段涉及的科学学科。药物发现是指从确定潜在的治疗靶点到选择单一分子用于人体试验的阶段。药物开发通常定义为从临床前研究开始的阶段,并由职能部门批准药物用于初期临床试验。药物发现和开发的过程很复杂,需要许多其他不同科学学科的支持(图 51-1)。

## ■ 案 例

药物研发项目通常始于对我们感兴趣的疾病起调节作用的生物化学或分子靶点。随后，药物研发包括追求设计用于调节感兴趣的信号通路的化合物（小分子）或大分子（通常是蛋白质）。以下案例提供了一种替代方法，这个案例展示了应用基因组学和生物信息学鉴定出一个新的蛋白质（骨保护素），发现了一条在骨代谢中起重要作用的新的代谢通路。这些基础科学的发现随后引出了目前用于治疗与肿瘤转移相关的骨质疏松症和骨破坏疾病的新型蛋白质疗法的发展和商业化。

20世纪90年代初，Amgen 的研究人员参与了一项广泛的基因组学计划，旨在识别新的基因和蛋白质，以预测新的生物途径和鉴定潜在的治疗靶点。感兴趣的特定基因全长序列被合成并在小鼠肝脏中过表达。随后，将这些转基因小鼠进行表型筛选，以鉴定其与野生型对照小鼠在生物化学、血液学、放射学和组织学的差异。优先考虑编码分泌蛋白和编码蛋白家族新成员的已知在疾病的途径中具有重要作用的基因。通过这一过程，研究人员鉴定出了骨保护素（OPG），这是一种与肿瘤坏死因子受体（TNFR）家族成员具有序列同源性的新蛋白质。过表达 OPG 的小鼠具有显著的骨表型，髓腔充盈的骨显著增加。骨密度的增加归因于破骨细胞数量的显著减少。1995年，Amgen 专利将 OPG 确定为骨代谢的重要调节因子。从 OPG 的这一发现开始，Amgen 和其他实验室的研究人员阐明了破骨细胞生物学中一种新的重要途径，包括发现了 NF-κB 受体激活剂（RANK）及其配体（RANKL）。

初始策略将该生物学理解转化为与 OPG 有关的治疗，包括 OPG 与人免疫球蛋白 G1（IgG1）Fc 区的融合蛋白。在动物模型中，该融合蛋白的活性是全长 OPG 的 200 倍，并且在动物安全性测试后，它于 1998 年进入临床试验。最初的 1 期研究证明了骨转换标志物呈剂量相关性降低，并证实了调节 RANKL 信号通路可能对人体骨骼产生有益影响的概念。

进一步优化工作研发了类似的分子，其来源于哺乳动物细胞系，具有更强的靶点亲和力和更长的半衰期。该分子（AMGN-0007）已进入临床开发阶段；然而，由于诱导一种临床试验受试者对 OPG 的免疫应答，AMGN-0007 的研发被迫停止。由于担心 OPG 构建体可能诱导免疫应答和而中和内源性 OPG，基于 OPG 的药物研发未能继续。

Amgen 的研究计划不仅限于基于 OPG 的治疗，还利用其在单克隆抗体生成技术领域取得的显著进展，开发靶向 RANKL 的全人源单克隆抗体，这些努力最终得到了 AMG 162（后称为狄诺塞单抗）。由于狄诺塞单抗在啮齿类动物中无活性，因此证明狄诺塞单抗在非人类灵长类动物中的对骨骼有益作用的研究至关重要。在非人灵长类动物中进行的研究也被用于描述狄诺塞单抗的毒性特征，之后该药物在 2001 年进入了骨质疏松症适应证的临床试验。在 1 期临床研究中，狄诺塞单抗表现出骨转换标志物的持久降低。2 期研究显示骨矿物质密度增加和骨转换标记物减少，它被用于预防骨代谢综合征，并用于确定 3 期临床研究的剂量水平。3 期临床研究显示，狄诺塞单抗可显著降低骨折风险，并于 2010

年在美国获批用于治疗骨质疏松症（Prolia®）。

假设 RANKL 不仅在骨质疏松而且在转移性骨病中是破骨细胞活性的重要调节剂。许多啮齿类动物骨转移的动物模型显示 RANKL 在骨髓基质细胞中增加，在其他类型的肿瘤中也有所增加。Amgen 和其他研究机构的非临床研究证实，抑制 RANKL 可降低破骨细胞数量和活性，限制溶骨性病变的发展，并降低骨肿瘤负荷。基于临床前研究的这些积极发现，临床开发项目最终被启动其研究结果也使狄诺塞单抗（Xgeva®）在 2010 年被批准用于预防实体瘤患者的骨骼相关事件。

## 思 考 题

☐ 1. 该案例描述了一种首先寻求鉴定新蛋白质的方法，然后确定该蛋白质在特定途径中是否具有生物学意义，并且最终开发出治疗和调节作用的的新途径。与从已验证的生物靶点开始的研究项目相比较，这种方法的优点和缺点是什么？你认为采用哪种方法更有可能研发出批准的治疗药物？

☐ 2. 在阐明 OPG-RANK-RANKL 信号通路后，设计了哪些类型的蛋白质结构调节通路？这些不同蛋白质结构的优点和缺点是什么？

☐ 3. 动物实验在以基因组学和生物信息学为中心的研究方法中发挥了什么样的作用？

☐ 4. 什么是代表证据的关键数据操纵 OPG-RANK-RANKL 的概念途径可能对患者有益吗？
哪些是代表 OPG-RANK-RANKL 信号通路可能对患者产生有益影响的关键数据？

## 药物发现过程

药物发现是指通过药学、生物技术、科学和政府实验室鉴别或筛选化合物以发现潜在活性治疗药物的过程。药物筛选是用于疾病相关的测试方法来检测数量巨大的化合物：通过这种筛选的化合物叫作活性化合物。如果这个化合物或它的结构衍生物经进一步生物和化学修饰后仍表现出很好的前景，它则成为一个先导化合物。药物发现在理论上是符合成本效益原则的，产生的活性化合物很可能成为先导化合物，并最终成为成功的药物（图 51-1）。

有两种基本策略用于鉴定活性化合物。一是化合物中心策略，化合物通过下面介绍的多种方法中的一种加以鉴别，并探讨其生物学特征。如果该化合物表现出很好的药物活性，即可进一步开发。二是靶点中心策略，是目前应用更为普遍的模式，其第一步是确定假定的药物靶点。潜在的靶点可能是一个参与病程的受体，一种发挥关键作用的酶，或者疾病通路中的另一种重要的生物分子。一旦靶点确定，研究人员就开始寻找与靶点相互作用的化合物，如激动剂、拮抗剂、调节剂。研究可以是系统的，而靶点的结构信息仅作为研究的起点（基于结构生物学的方法或简单的基于结构的方法），或称为散弹法，即采用快速自动的检测方法对由组合化学合成的

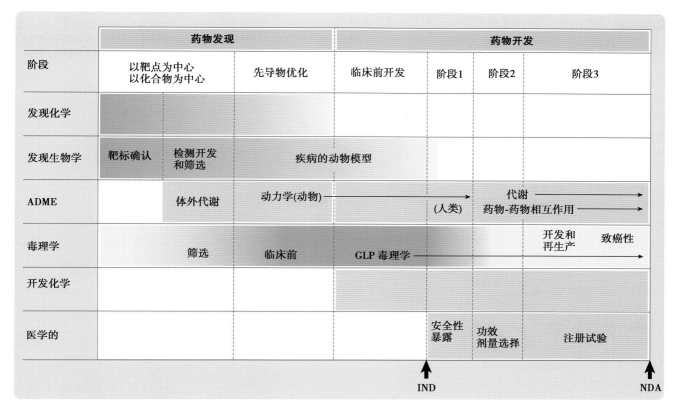

**图 51-1　药物发现和开发阶段的顺序。**需要注意的重点是进行研究的次序以及功能与时间良好的搭配。这个过程是多学科高度结合的结果,试图得到最好活性、最低不良作用和最好的安全性。临床试验和审批过程在第50章有描述。从候选化合物到药物批准的整个过程要用 8~12 年的时间和 10 多亿美元的费用。IND,考察新药物的应用;NDA,新药物的应用;ADME,吸收、分布、代谢、排泄;GLP,良好实验研究规范

巨大化合物库中的所有化合物进行检测。通过上述任意方法获得活性化合物,这个化合物常常在靶点的特殊信息帮助下进行优化。例如,这些知识可用于设计高通量筛选,用这种方法检测由活性化合物经化学修饰后得到的化合物的生物活性。

## 以化合物为中心的药物设计

### 天然及合成的化合物

传统上,通过以化合物为中心的策略来发现药物。最早的药物很多都是天然产物,它们是从植物、霉菌、或其他微生物中分离得到。通常这些都是偶然发现的。例如,青霉素(第35章)是亚历山大·弗莱明在观察培养皿中青霉菌芽孢抑制细菌生长时发现的。成功开发为药物的其他天然产物包括紫杉醇,一种源于太平洋红豆杉的化疗药物;吗啡是一种源于罂粟的吗啡类止痛剂,在少数几个合成步骤中也可以转化成羟考酮;软海绵素,来源于海绵软骨料黑色软海绵,是合成抗肿瘤药物艾瑞布林(新药 Halaven®)的先导化合物;链激酶是一种源于链球菌的血栓溶解剂;环孢素 A 是一种源于真菌的免疫抑制剂。近年来,人们对天然产物的利用也有所回升,细胞毒类天然产物可在抗体药物偶联物(antibody-drug conjugates,ADC)中充当"弹头"的作用。表 51-1 列出了多种源自天然产

物的药物。

天然产物作为潜在药物的来源具有很大优势。首先,天然产物具有生物活性合理的可能性。其次,从自然资源中分离一个化合物比直接合成一个化合物要容易些,特别是化合物的结构复杂或者需要复杂的合成条件时。例如,紫杉醇具有四个稠合环的复杂结构,其中一个环含有八个碳原子。紫杉醇的化学合成需要超过五十步才能完成,而且总产率不足1%。最后,可以把天然产物作为合成的起始物,如生成一个半合成产物。当然天然产物同样存在劣势:分离一个天然产物经常要付出很大努力,而且不一定成功。虽然天然产物比许多合成化合物更可能具有生物活性,但是很难预测什么样的测试系统适于测试这些分子的活性。即使发现一个天然产物有药理活性,但也会耗费很多用于分离和修饰。

合成化合物现在常用于寻找新的药源。研究人员可以建立一个专为某种特殊研究的化合物库,含有数以万计的具有不同结构特征的化合物。例如,一个库可能是由结构中含有苯丙氨酸-脯氨酸链的多种化合物组成,也可能是由某一类特殊受体的激动剂或者拮抗剂组成。

### 天然配体的类似物

以化合物为中心的策略选择使用受体的天然配体(通常是一个激动剂)作为药物开发的起点。例如,因为多巴胺的缺乏与帕金森病有关(见第14章),最有效的一种治疗方法

**表 51-1** 天然产物作为药物使用的实例,它们的来源和使用

| 天然产物 | 药物 | 临床使用来源和参考章节 |
|---|---|---|
| 青蒿素 | 青蒿琥酯 | 抗疟药<br>青蒿(甜艾)<br>第 37 章 |
| 地高辛 | | 抗心律失常药<br>生地黄,熟地黄<br>多种其他植物<br>第 23、24 章 |
| 美登素 | 曲妥珠单抗 | 抗癌抗体药物偶联物(ADC)<br>梅氏种(杆藤科)<br>第 40 章 |
| 吗啡 | 羟考酮 | 止痛剂<br>罂粟属植物<br>第 17 章 |
| 紫杉醇 | | 癌症化疗药<br>太平洋红豆杉<br>第 38 章 |

蓝色和粗体的部分结构表示对天然产物的半合成添加。

是进行左旋多巴胺(一种多巴胺的代谢前体)给药。胰岛素的开发方式与之类似。一经发现糖尿病的表现和症状是由低水平胰岛素引起的,外源性给予胰岛素就成为一种有效的治疗手段。

受体的天然激动剂也可以作为骨架进行结构修饰。这些变化可以改变化合物的亲和力、生理学作用(正如把一个激动剂转化为抑制剂;见第 1 章)、分布、代谢及药代动力学。这种方法被用于西咪替丁(一种 $H_2$ 受体抑制剂)的开发(见第 44 章)。以组胺为起始物,研究人员对这个结构骨架进行多次修饰,合成与受体具有高亲和力且低毒的抑制剂。类似地,根据不同的药代动力学性质而改良的胰岛素现在正被用于治疗糖尿病患者。

成功改良小分子激动剂的可能性相对较高,因为天然激动剂具有生物活性,它们的化学衍生物也可能如此。当然,也同样存在问题,由外源性 L-DOPA 形成的多巴胺能与大脑中不期望区域的受体结合而导致幻觉。而且,很多病的病程也不是由小分子激动剂与其受体间的相互作用所介导的。很多药物分子的靶点,例如电压门控离子通道或与其他蛋白作用的细胞内信号蛋白,因没有外源性的小分子激动剂,因此不适用于这种模拟方法。

## 基于靶点的药物设计

在以靶点为中心的药物发现过程中,研究人员使用某种已知对疾病起重要作用的生物化学或分子靶点来寻找候选化合物。这种方法有很多优点。第一,如果靶点与疾病病程有关,能够成功与该靶点相互作用的候选化合物,有相对高的可能性具有好的药理活性。第二,因为靶点已知,或许更容易设计出能够针对试剂与靶点作用的检测法。毋庸置疑,由于病程太复杂而很难从制备的细胞或组织中观察到病理变化。例如,虽然很难迅速测定某种药物对动脉粥样硬化病程的潜在作用,但测定这种药物是否抑制某种已知参与动脉粥样硬化发病机理的酶则相对容易,如 HMG-CoA 还原酶(见第 20 章)。随着对病程发病机理的不断了解,以靶点为中心的药物发现方法已经变得越来越成功,很多新药也是通过这种方法被发现的。HIV 蛋白酶抑制剂,如利托那韦,就是通过以靶点为中心的方法发现小分子药物的著名例子。在另一种方法中,分析潜在的生物学途径使得来阻断这些途径的大分子(包括抗体)的发展成为新型药物(知识框 51-1)。

### 高通量药物筛选

以靶点为中心的最简单方法是使用一种基于药物靶点的测试法快速筛选多种化合物分子。高通量筛选使用一种基于靶点的测试法和机器人自动化可在几天内测试成千上万的化合物。

这种方法中有两个重要方面。第一,必须有一个巨大的化合物库用于筛选。第二,必须建立一个强有力的测试法能够快速鉴定出真正有活性的化合物。这种测试法或许像检测候选药物与受体之间的结合力那样简单(见第 2 章),或许是非常复杂,涉及复杂的生物化学或以细胞为基础的操作。然后让化合物库"通过"某种测试方法,任何给出阳性信号的活性化合物就会马上被检测出来。采用 96 孔或者 384 孔板的测试方法可以让研究人员同时筛选很多化合物。而且,一旦建立了一个化合物库,那它同样可以用于许多不同的测试方法。结果的好坏取决于测试方法和化合物库,所以一个没有设计好的测试方法或者一个有限的化合物库可能得到错误的活性化合物或者错过有活性的化合物。实际上,因为高通量筛选采用快速测试法,所以假阳性和假阴性也并不少见。即使当发现一个真正的活性化合物时,也可能需要通过增强键的亲和力或改变药代动力学性质(特异性、溶解性、稳定性、动力学等)而得到改进;这个过程叫做"活性-先导化合物的开发"。

---

**知识框 51-1　大分子制剂与疗法**

越来越多的制药和生物技术公司正转向大分子,如多肽、肽类、蛋白质、反义寡核苷酸和单克隆抗体。这些疗法的药理学性质和临床应用在第 54 章蛋白质疗法中有描述。发现和开发这些分子的方法与小分子的研究方法有很大的不同。例如,考虑用于治疗内源性化合物不足或缺乏相关疾病的药物的开发,如治疗糖尿病的胰岛素、治疗贫血的促红细胞生成素或治疗遗传性凝血障碍的凝血因子(凝血因子Ⅷ或凝血因子Ⅸ)。在这些被称为替代治疗的情况下,不需要对大量分子进行广泛的筛选来确定是否需要对内源性分子进行修饰。因此,这些制剂可以迅速进入开发和人体试验阶段。天然或修饰的大分子越来越多地用于替代和调节生理过程,而工程大分子如抗体正在用于疾病的治疗(表 51-2)。对于抗体药物,药物的发现和开发过程可能包括修饰,以增加抗体对所需分子目标的亲和力或特异性,或"人性化"抗体,以最大限度地降低其潜在的免疫原性。由于这些类型的分子通常必须静脉给药,因此不需要筛选其药代动力学特性。此外,所需的发现生物学和动物毒性测试可能没那么广泛,因为生物疗法的毒性通常与"高药理学"有关,而且"脱靶"毒性的风险通常较小(见第 6 章)。制造生物产品比制造化学合成的分子要昂贵得多,在技术上也更具挑战性。生物产品开发的主要挑战是开发一个系统,能够在细菌、酵母或哺乳动物细胞中生产所需的大分子,然后从合成过程中产生的代谢产物的大量混合物中分离出纯的化合物。再现大分子合成和纯化所涉及的复杂程序,使仿制药生物药物的制备成为一项重大挑战。

---

**表 51-2　大分子疗法的实例**

| 名称 | 适应证 | 分子种类 | 来源 |
|---|---|---|---|
| 抗蛇毒素 | 蛇咬伤 | 抗体 | 马或者细胞培养 |
| 红细胞生成素 | 贫血 | 生长因子 | 细菌(人重组体) |
| 肝素 | 抗凝血 | 氨基葡聚糖 | 猪或牛 |
| 人体生长激素 | 生长迟缓 | 激素 | 细菌(重组体) |
| 胰岛素 | 糖尿病 | 激素 | 细菌(重组体) |
| 甲状腺激素 | 骨质疏松症 | 激素 | 细菌(重组体) |
| 链激酶 | 血栓溶解 | 蛋白质 | 链球菌 |
| 曲妥单抗 | 癌症 | 抗体 | 中国地鼠卵巢细胞培养(人源化单克隆抗体) |

## 组合化学

组合化学的介入是高通量筛选过程中的一个重要改进。类似于自然中的某种策略，由相对小数量的氨基酸（大约 20 个）可以构成各种各样的蛋白质一样，组合化学用相对小数量的前体分子得到很大数量的化合物。研究人员没有被自然物质所束缚。

取而代之，他们使用一组具有相同功能基团和不同侧链的前体化合物。例如，一位研究人员由 3 组，每组 30 个前体模块开始，可以通过两步合成反应创造出 30×30×30 = 27 000 种不同的化合物（图 51-2）。理论上每个反应井里都能合成出各自的化合物，但实际上，在固相聚苯乙烯反应珠上更易合成这些分子。在平行合成反应中，反应珠很薄所以能立刻发生反应，然后接连重组并分散进行连续反应。这一策略显著减少了合成中反应的数量（在前面的例子中，每次 30 个代替每次 27 000 个）。尽管如此，为反应珠排序以便知道每个反应珠上合成哪种化合物则成了挑战。研究人员已经解决了这一问题，通过在每个反应中用一种独特的化学密码来标记每个反应珠，如核苷酸序列。鉴别出一个能产生成功候选化合物的反应珠，用标准方法把标记剥离、放大、排序，密码显示反应珠发生了何种反应，并最终鉴定出成功候选物。可以用这种方法合成较大的化合物库，然后用高通量方法筛选活性化合物，有时还可以使用连有反应珠的化合物。

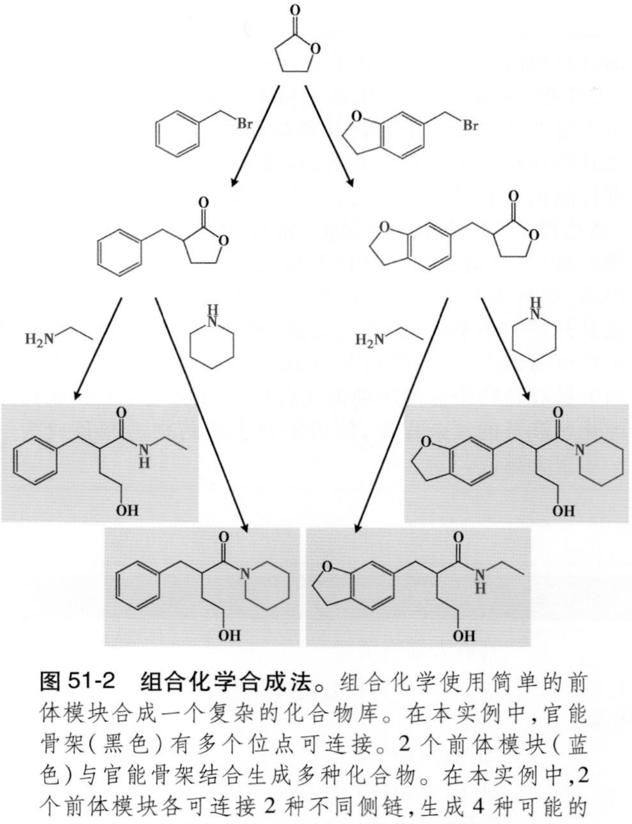

**图 51-2 组合化学合成法。** 组合化学使用简单的前体模块合成一个复杂的化合物库。在本实例中，官能骨架（黑色）有多个位点可连接。2 个前体模块（蓝色）与官能骨架结合生成多种化合物。在本实例中，2 个前体模块各可连接 2 种不同侧链，生成 4 种可能的产物（底色突出部分）。组合化学化合物库使用多个前体模块，每个前体模块可连接 20 种或者更多不同的侧链，采用相同的基础化学生成数以千计的复杂分子

组合化学和高通量筛选的应用，被称为散弹法，为研究人员任意针对某单一靶点筛选大量化合物。这种方法也可通过对不同类型的靶点使用"有倾向的化合物库"定结果。例如，研究人员合成巨大的化合物库，它们可能基于各类靶点的结构特征，与 G 蛋白偶联受体、蛋白水解酶、激酶或者离子通道发生反应。

## 基于结构的药物设计

另一种以靶点为中心的方法被称为基于结构的药物设计或者合理的药物设计。在这种方法中，通过磁共振技术和 X 线晶体学获得靶点的三维结构，从而发现候选药物。理论上，研究人员可以在靶点的结构中辨别出活性位点，使用模型运算法研究活性位点的形状，设计出一种与活性位点匹配的候选药物分子。为了鉴定出活性位点的结构，更普遍的是使靶点与底物类似物或受体配体（激动剂或抑制剂）共同结晶。可通过修饰类似物的结构来增强分子亲和力，如利托那韦（见本章举例）。此外，研究人员还可对某个在筛选测试法中与靶点结合的新化合物的结构进行优化。通过反复改善卟啉类分子与靶点活性位点的匹配性，增强键的亲和力（图 49-1）。

基于结构的药物设计方法有很多优势。改进的活性化合物（也称为先导化合物）常常具有纳摩尔级的亲和力，并且只需检测少量的候选化合物，因为单个或多个设计的化合物都很可能与靶点结合。而且，因为了解分子中哪个部分是与靶点活性位点结合的重要部分，所以对化合物的反复修饰也相对直接。因此，与结构盲筛的方法相比，利用以结构为基础的方法制备出少量的类似物中，每种类似物都很可能具有活性。这种方法的缺点在于改良的化合物往往更难合成，因为分子设计要求分子的特定位置上具有特定的功能性。而另一个缺点是很难获得靶点的晶体结构，特别是膜蛋白质。通常，在得到靶点晶体结构之前，使用药物设计的其他方法就可得到先导化合物。不管怎样，即使最初的候选化合物是通过另一种方法得到的，但还是可以通过以结构为基础的设计方法改良成先导化合物。

即便最初的活性化合物是通过其他方法发现的，但是随着以结构为基础的药物设计方法得到认可，使用靶点的结构信息将会发现更多的药物。合理的药物设计对 HIV 蛋白酶抑制剂（如利托那韦）的研发来说，是非常重要的；基于结构的设计方法也常被用来研制另一类抗病毒药——神经氨酸酶抑制剂（见第 38 章），以及被广泛用于抗癌药物治疗的酪氨酸激酶抑制剂（见第 40 章）。

# 先导物的优化

早期的药物发现过程具有代表性，即鉴定出一组有前景，并表现出按照所希望的路线与靶点相互作用的先导物分子。尽管如此，这些分子中很多的物理、化学、生物和药理学性质对药效的重要作用仍然不得而知。先导物的优化是药物发现阶段，在此阶段这些性质具有特征性并且可以改良，最终目标是选出一个分子进入临床试验和前期药物开发。

事实上，大多数先导化合物具有一个甚至更多的特性

（如低溶解度、低口服生物利用率、复杂的代谢、高毒性），使得它们不便于用于临床。利用先导物优化中得到的数据，常常可以通过改良分子的结构来克服这些缺点。正如引论中的举例一样，利托那韦的前体在成为最终化合物并用于临床前经过了多步修饰。

一系列因素可能导致分子在先导物优化过程中被终止。包括：

- 不能在精确的人类疾病动物模型上证明有效；
- 口服给药不能达到足够的全身性需要（低生物利用率）；
- 在体内的代谢广泛而复杂，导致产生具有潜在危险的不良代谢；
- 非常低的溶解度很难建立一个合适的公式来确定药量；
- 初步的动物毒理学研究表明有毒性；
- 体外实验表明药物分子可能损伤 DNA（基因毒性）；
- 药物合成非常困难，不能在有效成本的方法下"按比例放大"。

# 药物研发阶段

先导物优化过程的结果就是选择一个适合人体实验的药物分子。这样，药物分子就从药物发现阶段转为药物开发阶段。早期的药物开发包括用来设计支持临床试验的临床前研究和临床药物的开发。药物开发中最初的临床前阶段包括以下研究：

- 生产，制剂，为最终动物安全性试验和临床试验储存足够的高质量药物材料；
- 为初期给人用药的安全性进行动物毒理学和药代动力学研究；
- 准备相关材料并提交给有关部门（这些步骤在第 52 章有详细描述），获准进行临床药物评价。

临床药物开发的初期计划与临床前药物开发同时进行。主要的初期计划包括限定临床试验结果的目标，选择临床试验研究人员，以及临床试验计划的编制。初期的监管方案必须包括具体的试验计划，才能让监管人员评估所申请临床研究的安全性。近年来，国际上为使全球的药物开发和批准更为合理，一直致力于使这个过程标准化（知识框 51-2）。

候选药物的临床开发涉及很大范围对人类的研究。在第 52 章有更多细节的描述，这些研究通常被分为三个阶段，目标是为药物分子的安全性和有效性提供一项严格的检测。可以对各种患者群和疾病状况进行临床研究。临床试验的数量、持续时间、复杂程度取决于药物对疾病适应证的效果。例如，评价一个降低高血压患者血压的药物的能力或许只需要几个星期的剂量，然而评价一个药物降低骨质疏松患者发生骨折危险的能力则需要给药 2 年的时间。

尽管评价药物分子对人体的作用是药物开发阶段的主要焦点，但是为了支持临床试验和药物的最终上市，还必须利用多种学科技术完成更广泛的研究。这些研究在下一章有所叙述，而且为使药物开发尽可能高效，必须小心地进行协调。

---

**知识框 51-2　国际协调会议**

国际协调会议（the International Conference on Harmonization, ICH）将来自日本、欧洲和美国的调控机构和药品企业专家聚集在一起。会议的任务是为了在药物发展的科学和技术方面上达成意见一致。计划的既定目标是达到："人、动物和原材料资源的使用更加节约，消除在全球发展中不必要的延误，保障新药的质量、安全性和有效性，依照法规职责来保护公共健康。"

该计划可分为 4 个课题范围，包括：

1. 质量——关于确定产物的化学质量；
2. 安全性——关于在动物上的安全性测试；
3. 有效性——关于在患者上的临床研究；
4. 多学科——关于涉及药物开发多方面的课题。

每个课题范围均通过一组指导文件进行了解释。在 ICH 存在之前，不同的政治辖区（美国、欧洲、日本）对于非临床和临床药物的开发通常有不同和相互矛盾的法规要求。这样，某个药物开发的配套材料满足一个辖区的要求，但可能不满足另一辖区的要求。所以，一个药品公司可能耗费几年时间设计和完成配套资料以满足某个辖区的要求，却发现另一辖区要求新的、额外的或者其他的药物开发试验。ICH 想要统一并阐明不同辖区之间的药物开发的法规要求。

ICH 推荐在临床前进行一些课题，包括：

1. 致癌性——针对药物致癌的可能性；
2. 基因毒性——针对破坏基因物质的可能性；
3. 毒物代谢动力学和药代动力学——针对在动物上表现 ADME* 性质特征的必要性；
4. 毒性检测——针对在动物上的急性和慢性毒性；
5. 生殖毒性——针对分子损害生育能力或导致发育缺陷的可能性；
6. 生物技术产物——针对生物疗法临床前研究的特异因子；
7. 药理学——进行以了解对器官系统急性作用的研究；
8. 免疫毒理学——针对为阐明对免疫系统结构和功能产生影响所进行的研究；
9. 抗癌产物——针对抗癌药物临床前安全性评估的特殊考虑；
10. 光毒性——针对药物在吸收紫外线或可见光后是否会引起毒性的评估方法；

而且，一项重要的多学科指导文件中描述，当涉及临床试验和药品注册时应当进行上述研究。此文件还对诸如阐明对幼年动物的毒性提供指导。

*ADME，（药物分子的）分布、吸收、代谢、排泄。

# 药物发现和开发的重要学科

讨论过药物发现和开发的全过程之后，我们现在转向基本工具-从基础化学和生物学到生产和制剂-这些在新治疗制剂的发现和开发过程中极为重要。

## 药物发现化学

化学和生物学工作在药物发现的早期阶段紧密相关。在以化合物为中心的药物设计中，药物发现过程是由药物化学通过制备药物分子进行生物学和药理学检测开始的。在以靶点为中心的设计中，药物发现过程开始于潜在药物靶点的鉴定，然后化学家设计和制备药物分子用于检测。因此，在两种方法中都存在化学家和生物学家之间紧密的合作和相互制约。

最初，进行某个简单筛选试验所需候选药物的量很少——通常少于1mg。这很重要，因为合成或者分离很少量的化合物都会花费很大。一旦鉴定出某个先导物，就需要克重量级的量来进行生物学、毒理学、化学特征的研究。当某个药物进入了临床试验就需要千克重量级的量，如果某个药物被批准上市，则需要按一定比例生产出足够满足预期使用的原料。规范的质量和文件必须始终贯穿于按比例放大的生产过程中（见第52章）。

化学特征指的是候选药物的化学性质，包括物理特性如熔点、晶型、溶解度、纯度和稳定性。候选药物的物理和化学特性对于确定药物如何能够最佳给药和贮藏是至关重要的（表51-3）。通常采用一系列技术来解析化合物的结构，包括质谱，能给出化合物的分子量；元素分析，能确定原子组成；磁共振，能够阐明分子内原子的类型和连接方式；X线晶体学，能够确定三维结构。区分化合物的同分异构体也很重要，因为生物活性常常具有立体异构体选择性。例如，普萘洛尔（见第11章）是一种L-型和D-型立体异构体的混合物，但只有L-型表现为β-肾上腺素受体抑制剂。

化学家同样赋予了药物分子物理性质的各种特色，如酸性或碱性药物的$pK_a$值，用于促进成分的吸收（见下文）。而且，测试药物在各种溶剂中的溶解性，特别是水，为药物分子可能的口服生物利用度和肝代谢提供信息。分配系数描绘出分子如何在类似于血液的亲水溶剂和类似于质膜的疏水溶剂之间分配。最终，必须确定化合物的稳定性和杂质水平。

## 药物发现生物学：生物化学检测法、细胞检测法和动物模型

药物发现生物学的目标是确定是否某种分子可能在特定的病况下有效。可能在生物化学、细胞、组织、器官、有机体水平上评估其有效性。如果发现不良的生物学性质，可能会进行结构修饰从而提高药理学评测。一般而言，在药物发现过程中很早就使用生物化学和基于细胞的检测方法，而在先导物优化阶段使用更复杂的器官和整体动物研究，使药物分子的药理学性质具有特征性。

生物化学检测法评估候选药物在分子水平上的作用机制。受体结合检测法同时测量药物分子对目标受体的亲和力和选择性。酶活性检测法测量药物抑制目标酶活性的能力。在先导物分子的设计和检测方面，对预期目标的选择性是格外重要的。开发这些检测法通常花费很大，并且是药物开发过程中的限速步骤，因为需要重要试剂的鉴定和合成，多方面的优化以及检测法的验证。

在细胞或生物检测法中，研究人员旨在确定是否先导物分子能够在更接近于体内的环境中适当地发生作用。例如，如果设计药物在细胞质中发生作用，那么确定该药物能否透过细胞膜就很必要。早期对阳离子的安全性评估是把先导物分子与多种受体、离子通道、组织或细胞，包括诱导多能干细胞（induced pluripotent stem cell, iPS）或人类胚胎干细胞（human embryonic stem cells, hES）一起培养，其中任何一种都可通过心肌细胞或神经元样细胞的培养技术加以区分，以评估这些器官系统中潜在的安全问题。在基因表达的复杂模式中由药物诱发的改变可以使用基因组芯片进行评估，它能够同时测量成千上万基因的mRNA水平。

最后，也是最复杂的，确定候选药物对整个机体的作用。理论上，动物模型可反映出疾病中人体病理生理学的主要方面。例如，用已被接种人类肿瘤细胞的裸鼠（T细胞缺陷）来检测癌症化疗药物。类似地，用于治疗绝经后骨质疏松症的药物可用卵巢切除的大鼠来模拟绝经后的状态进行检测。表51-4描述了许多药理研究人员使用的动物模型。

**表51-3　在化学特征研究中得到的信息**

| 检测法类型 | 实验技术 | 临床相关 |
| --- | --- | --- |
| 特征,结构 | 磁共振,红外光谱,质谱<br>X线晶体学 | （同分）异构的纯度,活性化合物 |
| 杂质 | 高效液相,气相,质谱 | 杂质可能引起的不良反应,毒理学 |
| 分配系数 | 辛醇/水分配系数 | 药代动力学,包括吸收、分布、代谢和排泄;组织分布 |
| 溶解度 | 各种溶剂中的溶解度 | 药代动力学,包括吸收、分布、代谢和排泄;制剂 |
| 稳定性 | 不同条件（热、冷、潮湿、光）下的稳定性测量 | 储存期,降解产物 |

**表 51-4　药物发现过程中使用的有效模型的实例**

| 疾病 | 动物模型 | 药物实例 |
| --- | --- | --- |
| 癌症 | 移植肿瘤到裸鼠上 | 顺铂 |
| 糖尿病 | 遗传性易患病的啮齿鼠动物（肥胖 Zucker 大鼠） | 胰岛素<br>二甲双胍<br>噻唑烷二酮类 |
| 高胆固醇血症 | 遗传性血胆固醇过多的大鼠或小鼠<br>饮食诱发的高胆固醇血症 | 他汀类药物 |
| 肥胖症 | db/db 和 ob/ob 大鼠 | 奥利司他<br>利莫那班<br>西布曲明 |
| 绝经后骨质疏松症 | 去除卵巢的大鼠 | 二膦酸盐<br>SERM（雷洛昔芬）<br>特立帕肽 |
| 类风湿性关节炎 | 胶原诱导的关节炎 | 抗-TNF 抗体 |

SERM，选择性雌激素受体调节剂；TNF，肿瘤坏死因子。

# 分布、吸收、代谢、排泄

以药物分子给药后归宿为特征的研究对于理解其潜在药效和稳定性来说，是非常重要的。这些研究准确地描述了药物分子分布、吸收、代谢、排泄（absorption, distribution, metabolism, and excretion, ADME）的情况。这些研究最初是利用生物信息学和体外试验，以及动物进行，并在临床药物开发过程中补充信息。研究过程中所研究的基本原理在第 3 章和第 4 章中有所描述。

候选药物的全身性代偿取决于药代动力学研究，测量给药后各时间点的体循环的药物浓度。重要参数包括给药后血药浓度最高值（$C_{max}$），给药后血药浓度最高值出现时间（$T_{max}$），药物在体内的暴露特性（血药浓度曲线对时间轴所包围的面积，AUC），药物从体内的消除速度（末端消除半衰期，或 $t_{1/2}$）。这些参数可以在不同的给药剂量水平下测量，也能对急性（单次）和慢性（重复）的给药作出评价。药物分布的组织和药物代谢的途径是用放射性药物测得的，然后再测量其在不同器官和体液中放射性水平。

正如第 4 章所描述，代谢和生物转化是指体内发生生物化学反应使药物改变的过程。随着药物发现和开发的进步，不断有更多的信息让我们了解候选药物的这些过程。最初的研究常常是在体外进行的，使用动物和人的微粒体或肝细胞作为药物代谢酶的来源。测量的参数包括药物的代谢稳定性及其抑制或诱导重要药物代谢酶的能力。后者的研究能帮助评估药物分子导致代谢中药物与药物相互作用的可能性。在药物开发的后期，对候选药物在动物和人体内的代谢结果进行特征性研究。而且，前面对药物与药物相互作用的研究可以确定候选药物是否可能影响其他药物的代谢，这些药物已在临床上用于目标疾病的治疗。

# 毒理学

进行动物毒理学研究可确定候选药物在初期临床试验中是否安全和能否最终投向市场。通过对分子进行临床药物开发，完成延长持续时间和复杂性的研究。动物毒性检测项目是基于预期的治疗目标而制定的。例如，一个设计成在紧急情况下快速使用的药物只要求短期的动物研究，而一个需要长期使用的药物几乎是围绕动物一生进行研究。因为动物毒性研究非常重要，它能准确评估候选药物在临床试验项目中的潜在风险，并由一些复杂的规则所控制。为保证研究数据的质量，临床试验的毒理学研究必须按照良好实验研究规范进行。

很多药物研发机构会在先导物优化过程中对药物分子的毒性进行一个初步的评估。在此阶段，毒性检测可能涉及药物分子改变 DNA 的潜在性（基因毒性检测），影响心血管系统的潜在性（心血管药理学检测），以及在短期动物实验中的毒性。这些研究或许能解释药物分子潜在的毒性作用机制。明显的靶器官毒性（功能和/或组织病理学的）是药物分子在药物开发阶段终止的常见原因。

随着药物分子被批准进入临床试验检测，需要进行更广泛的毒性研究。一些最重要的安全性数据来自重复给药的毒性研究。一般而言，这些研究是在啮齿动物（如小鼠或大鼠）和非啮齿动物（如狗或猴）身上进行。对于小分子药物，在体外与人和动物的肝细胞作用生成代谢物，常根据代谢物的数量和种类与人的相似性来选择动物的种类。对于生物治疗中毒性研究的动物种类可根据物种对药物的药理学响应来选择。在这些研究中动物按时间周期（如两星期到一年）给予不同剂量水平的药物分子，时间周期由计划的临床试验持续时间决定。重复给药的毒性研究评价了体重、临床表现、临床试验参数（血液学、临床化学、尿液分析）。还要进行整个器官系统的组织学评价。安全性药理学研究用于评估药物对中枢神经、心血管、呼吸系统潜在的不良作用。彻底地评估基因毒性；进行动物实验使其对生育、繁殖、发育的影响特征化；测量药物在动物模型中诱发肿瘤的能力。总之，这些广泛的动物实验结果可识别人体给药后可能出现的潜在毒性，而且评估由全身性代偿和治疗持续时间可能产生的副作用。另一个期望的结果是确认临床上可转化的生物标记物，监测已在动物研究中证实的患者早期潜在毒性。

# 药物开发化学：化学合成、按比例扩大和生产

一个有效的化学合成必须满足很多要求。理论上，它要求很多合成步骤。合成中每增加一步就会增加引入杂质的可能性，降低产率（合成反应最后得到的量）和增加成本。如果合成的产物可能是一个化合物的多种同分异构体，那么一个合成反应只得到目标异构体是最理想的。最后，合成反应应该能够按比例放大。

反向合成分析和汇聚合成法这两项技术，有助于建立一

个良好的合成方案。在反向合成分析中,通过观察最终产物重要的结构要素来制定关键步骤,并计算出怎样的特异反应能生成目标产物(图51-3A)。反复执行这个步骤以便把一个复杂的产物分子还原为较简单的中间体,例如 ALK 通路抑制剂色瑞替尼的汇聚合成中所做的(图51-3B)。流动化学是一种新技术,它大大简化了工艺化学实践。每个流式反应器都包含试剂和催化剂,以实现单个化学反应。当原料流过第一个反应器时,它会转换为所需的最终产品,然后准备流入下一个反应器,为下一个化学转化做好准备。这项技术可以应用于线性合成或汇聚合成;在汇聚合成中,一个分子的两个或多个单独部分是分开合成的,而且这些部分只有在合成将要结

束时才会进行组装(图51-4、51-3B)。汇聚合成通过减少所需的线性步数来增加合成的总产量,并允许对最终产品的每个关键成分的合成进行单独优化。反向合成分析和汇聚合成是互补的,经常一起应用于一个化合物的化学合成设计中。

对于早期的药物开发,药物开发化学的目标是生成足够的化合物以满足化学和生物学特征性需求,特别是对动物毒理学和制剂的研究。随着需求量的扩大,合成策略必须改进。例如,一步化学合成常常使用即得的原材料,可能包括昂贵的化学药品。尽管如此,随着合成量的扩大,必须用便宜的和/或安全的替代物来取代这些试剂。而且,在早期的合成计划中,把每个中间体分离、纯化、特征化以保证每步合成都是有

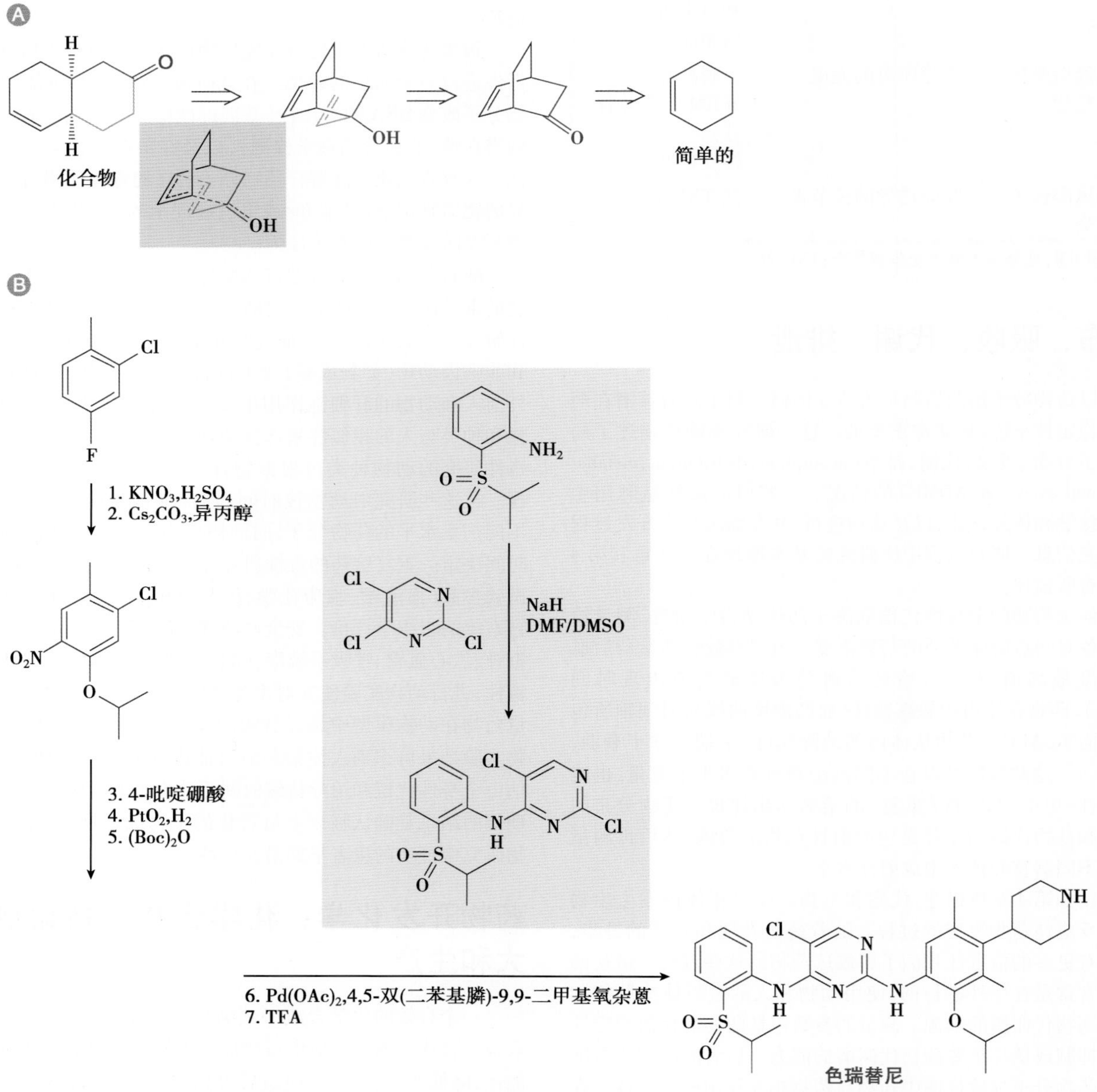

图51-3 复杂分子的反向合成分析。A. 一个复杂分子的反向合成分析,可考虑到简单起始原料(如环己二烯)的鉴定,如实例中的双环化合物。结构组成(蓝色)的分析证明了合成过程需要想象一个复杂的结构怎样才能拆分成各个部分。灰底框中的结构说明当拆分一个分子时需要的思考。这些简单起始原料能够通过一系列步骤组成复杂分子。B. 反合成分析和随后的汇聚合成被用于合成 ALK 通路抑制剂色瑞替尼(第40章)

线性的流动合成

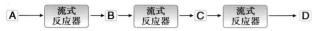

汇聚的流动合成

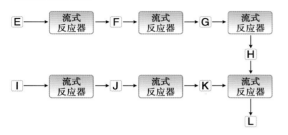

图 51-4　**流动化学**。每个流式反应器都包含试剂和催化剂,以实现单个化学反应。流动化学可用于所需化合物的线性合成或汇聚合成。在线性合成中,每个组件都是按顺序添加的。在汇聚合成中,每个组件分别组装,然后在最后一步进行组合。汇聚合成法通常能得到较高的产率。箭头表示连续的合成反应

效的。尽管如此,随着化学家积累更多的合成经验,或许无需分离中间体或纯化每个反应的产物就能组合多步反应,即所谓的一锅合成。

一旦某个候选药物的合成策略被应用,那么设计流程的化学家必须使合成适合于大量的商业生产。这个过程必须在药物被批准前进行,因为批准过程要求药物能够成功地批量生产,严格地检测制剂质量和稳定性(见下文)。制药公司也必须马上准备在药物批准后满足市场需求,也就是在药物商业运作前建立一个生产流程。

设计流程的化学家必须确保合成反应是安全的而且满足对水排放和处理的环境要求。这或许可以预先排除合成化学家在小量合成中常用的特定溶剂的使用。

## 制剂

必须将药物生产成某种剂型才能按适当的剂量对动物和人给药。制剂的类型取决于期望的给药途径(表 51-5)。肠内制剂包括口服、舌下、直肠给药形式,是设计成透过消化道吸收的。肠道外制剂包括静脉注射、肌内注射、皮下注射、吸入剂、外用制剂、透皮贴剂。通过多种多样的,包括药物的稳定性及其吸收、分布、代谢(包括首过代谢)和排泄的药代动力学性质来决定更合适的给药途径。口服给药形式的药物应在消化道里相对稳定,在肝里不会很快代谢掉,具有较高的生物利用度,而且不需要立刻起作用。肠道外给药形式的药物必须快速起效,而且比口服途径更易吸收。高分子药物,一般具有较低或没有口服生物利用度,常通过注射途径给药(见第 54 章)。

大多数药物是以片剂或胶囊的形式口服给药。除了药物的剂量外,大多数片剂含有粘合剂,把各种成分粘合在一起,还有稳定剂可以使药品储存更久。对酸敏感的药物,常常可能为药片包上一层耐酸但可在肠中溶解的肠衣。制剂化学家也可以控制片剂和胶囊剂的溶解度,制成缓释制剂,借此药物在数小时内被缓慢释放(见第 55 章)。作为控制药物在体内释放的机制,脂质体也被越来越多地用作药物制剂。阿霉素脂质体(Doxil®)是阿霉素的脂质体包裹制剂,被用于治疗卡波西肉瘤。

表 51-5　**普通制剂的优缺点**

| 制剂 | 优点 | 缺点 | 举例 |
|---|---|---|---|
| **肠内的** | | | |
| 口服 | 方便给药 | 缓慢吸收 | 对乙酰氨基酚 |
| | | 首过代谢 | 羟考酮 |
| | | 降低生物利用度 | 普伐他汀 |
| 舌下 | 快速作用 | 这种途径下很少药物能被吸收 | 硝酸甘油 |
| | 无首过代谢 | | |
| 直肠 | 快速作用 | 感觉不适 | 吗啡 |
| | 无首过代谢 | | |
| **非肠内的** | | | |
| 静脉注射 | 快速作用 | 注射的危险性 | 利多卡因 |
| | 高生物利用度 | 感觉不适 | 吗啡 |
| | 方便控制剂量 | 必须专业人员给药 | tPA |
| 肌肉注射 | 持久释放 | 感觉不适 | 哌替啶 |
| | | 可能有不良反应 | 生长因子 |
| 皮下 | 缓慢作用 | 较差的顺应性 | 胰岛素 |
| 皮外 | 持久释放 | 不易吸收 | 雌激素 |
| | 无首过代谢 | 缓慢作用 | 尼古丁(贴片) |
| 吸入 | 较大的吸收表面积 | 不方便(需装置) | 沙丁胺醇 |
| | 方便(无需注射) | | 糖皮质激素(哮喘) |

吸收水平和首过代谢对于药物在静脉中的递送来说不成问题。尽管如此,药物必须溶解在一种载体里,通常是水。溶液必须加入具有渗压活性的化合物,如盐水、葡萄糖或甘露醇,使之与血浆等渗,从而不会导致溶血。用于静脉注射的溶液也必须无菌。最后,在溶液状态下药物通常常不如在固态下稳定,所以制剂化学家必须测试溶液状态下药物的稳定性。如果药物不够稳定,或许可以把它制备成低压冻干粉末(ly-ophilized powder,),在给药前可以用水或缓冲液溶解。

## 结论与展望

新药的发现和开发是一个复杂的过程,常常需要 10 年或更多的时间以及数亿美元的投入。研究人员从寻找生物活性的化合物开始。这涉及一种以药物为中心的方法和一种以靶点为中心的方法。现在正通过基因测序、对易引起疾病的基因因素的分析、实验动物的基因敲除实验和其他技术来识别出新的药理学靶点。例如,可以把能够使基因表达的蛋白质作为目标而不是基因产物本身。而且,基因多态现象的信息或许能使特定或突变基因的产物成为新药物的靶点(见第 7 章)。评估潜在安全性的方法也在迅速发展,人们将重点放在开发比目前细胞分析更精确地模拟复杂生理系统(如芯片上的器官)的体外方法上。计算机系统已经被用来提供有关化学物质引起基因毒性的潜在信息,这一系统将会继续开发,并被用于预测各种毒理学结果。

# 致谢

感谢已故的 Armen H. Tashjian 在本书第 1 版、第 2 版和第 3 版中对本章的巨大贡献。

(李婉 唐琴 译 王金华 杜冠华 审)

## 推荐读物

Cook D, Brown D, Alexander R, et al. Lessons learned from the fate of AstraZeneca's drug pipeline: a five dimensional framework. *Nat Rev Drug Discov* 2014;13:419–431. (*One major pharmaceutical company's insightful analysis of their research and development productivity, including a discussion of key technical determinants of project success.*)

Drews J. Drug discovery: a historical perspective. *Science* 2000;287:1960–1964. (*Historical description of the major methods of drug discovery.*)

International Conference on Harmonization: guidance on nonclinical safety studies for the conduct of human clinical trials and marketing authorization for pharmaceuticals 2009. http://www.ich.org/fileadmin/Public _Web_Site/ICH_Products/Guidelines/Multidisciplinary/M3_R2/Step4 /M3_R2__Guideline.pdf. (*Describes the types of animal studies required by regulatory authorities to support clinical testing and registration of pharmaceuticals.*)

Lacey D, Boyle W, Simonet W, et al. Bench to bedside: elucidation of the OPG–RANK–RANKL pathway and the development of denosumab. *Nat Rev Drug Discov* 2012;11:401–419. (*Describes the drug discovery and development approach for denosumab.*)

Medina-Franco JL, Giulianotti MA, Welmaker GS, Houghten RA. Shifting from the single to the multitarget paradigm in drug discovery. *Drug Discov Today* 2013;18:495–501. (*Many drugs are effective because they interact with multiple targets. This article reviews alterations to the drug discovery process to allow identification of compounds that interact favorably with multiple targets.*)

Pritchard JF, Jurima-Romet M, Reimer ML, Mortimer E, Rolfe B, Cayen MN. Making better drugs: decision gates in nonclinical drug development. *Nat Rev Drug Discov* 2003;2:542–553. (*Explores the key scientific questions that are addressed during drug discovery and preclinical development.*)

Sams-Dodd F. Strategies to optimize the validity of disease models in the drug discovery process. *Drug Discov Today* 2006;11:355–363. (*Discusses how to optimize animal models of human disease to allow selection of better drug candidates.*)

U.S. Food and Drug Administration, U.S. Department of Health and Human Services. Innovation or stagnation: challenge and opportunity on the critical path to new medical products. March 2004. http://www.fda.gov/oc /initiatives/criticalpath/whitepaper.pdf. (*Discusses current challenges and opportunities in the development of new drugs, biologic products, and medical devices.*)

# 第52章
# 临床药物评价与审批

Mark A. Goldberg and Alexander E. Kuta

## 概述

采用对照方法完成的临床试验,为全球管理机构评估和批准新药上市提供了科学和法律基础。在美国,由食品药品监督管理局(US Food and drug Administration,FDA)负责药物和器械的审评。在过去的50年中,大规模临床研究方法的改进促进了循证医学的发展。在临床试验中加强对新药安全性和有效性评估,使得药物开发成本显著增加。根据美国药品制造商(PhRMA)的信息,从发现到批准新药的整个药物开发过程平均需要10~15年的时间,估计费用为10亿~20亿美元;而这项工作的临床开发阶段通常为6~7年。此外,进入临床试验的10个化合物中最终仅有1个能获得批准上市。由于药物临床开发的花费巨大、时间漫长,要求申请人尽最大努力慎重计划、有效实施。药物开发计划必须严格设计,既要充分展示安全性和临床有效性,又要能借助适当的生物标志物、药效标志物和安全性监测,使得将来会失败的药物能尽早终止开发。

当前是药物开发领域一个令人兴奋和富有挑战的时期,生物科学领域获得重大研究进展,使得对许多疾病的分子基础有了更好的理解,从而为缓解人类疾苦提供了空前的机遇。然而,将这些科学发现转化为对人类病的新型的、更有效的治疗措施,结果往往是令人沮丧的。在1994—2003年的10年中,FDA每年平均批准33.6种新药。在接下来的10年中,直至2013年,每年平均仅有略高于26项被批准,这意味着批准和提供给患者的新药使用率相对停滞。为了减小这种创新性基础科学发现与创新药物批准停滞之间的差距,需要开展审慎的药物临床开发项目,包括严格的、良好对照的临床试验,完整的临床开发计划,新型统计学方法,并在不同的药物开发阶段使用新型的药效标志物和其他标志物。在临床开发

869

项目中,需要整合药物发现、临床前开发、注册审批以及患者治疗相关过程的专家协作组。此外,诸如 FDA 之类的主要卫生部门已经实施了一些计划,以与制药行业更有效地合作,同时保留其职权以保护公众健康。

药物发现和开发仍然是一个长期的、高风险的、复杂的过程。据估计每筛选 5 000~10 000 个化学合成分子,仅有一个成为药物获准上市。前面的章节描述了从靶点鉴定到药物发现和药物临床前开发过程(参见第 51 章)。本章介绍在美国一个新候选药物分子的临床研究到批准上市销售的过程。

## ■ 案　　例

20 世纪后半部分的大部分时间中,恶性肿瘤的药理学治疗进展主要依赖于细胞毒类药物,这类药物作用于细胞存活和增殖的不同方面,杀死肿瘤细胞所需剂量与杀死正常细胞所需剂量之间的窗口狭窄(即治疗窗)。在 20 世纪 80 和 90 年代,Michael Bishop 与 Harold Varmus 等科学家的研究使得逆转录病毒致癌基因得以鉴定,这些基因是控制细胞存活、分化和增殖的正常细胞基因的突变形式。研究结果显示,其中很多致癌基因编码突变的蛋白激酶,参与人类恶性肿瘤的发病机制。慢性髓细胞性白血病(chronic myelogenous leukemia,CML)就是其中的一种恶性肿瘤,目前对其分子水平的认知已经十分深入。研究显示,CML 源于一种染色体易位,即所谓的费城染色体,以 9 号与 22 号染色体长臂互相易位为特征,导致一个特殊酪氨酸激酶 c-abl 的重排和失调。

这些发现为俄勒冈州健康科学大学(Oregon Health Sciences University)的肿瘤学家 Brian Druker 和诺华制药公司的药学研究人员 Nick Lydon 间的成功合作创造了条件。Druker 进行了一项针对酪氨酸激酶生物学的研究,致力于发现以 c-abl 酪氨酸激酶为靶点的 CML 有效治疗药物,Lydon 则进行了一项针对发现蛋白酪氨酸激酶特异性抑制剂的研究。Druker 与 Lydon 发现了一个小分子,代号 STI-571(伊马替尼),能有效抑制 c-abl 和至少其他两种酪氨酸激酶,c-kit 和血小板源生长因子受体 B。细胞培养试验显示,对于含有 c-abl 失调的细胞,STI-571 具有特异性毒性,临床前动物模型试验中确认了其活性。在大鼠、犬和猴中进行的临床前毒理学试验显示了伊马替尼的血液学、肾脏、肝胆毒性。一项 83 名 CML 患者参与的 Ⅰ 期临床试验显示,在 25~1 000mg/d 的剂量范围内口服给药,未引起剂量限制性毒性。此外,该试验还显示伊马替尼具有良好的口服生物利用度和药代动力学特征。例如,每天口服给药 1 次即可获得稳定的血药浓度,该浓度在动物模型中足以抑制 c-abl。在三项开放的、单臂 Ⅱ 期临床试验中,不同疾病进展阶段的 1 027 名 CML 患者均显示伊马替尼具有明显活性,表现为细胞遗传学响应率和血液学响应率高,同时毒性低于现有标准治疗(干扰素 α)。

基于伊马替尼对晚期患者和干扰素 α 一线治疗失败的患者具有显著疗效,FDA 的审评仅用时 3 个月,于 2001 年 5 月加速批准了伊马替尼上市。这是 FDA 进行快速审评的一个经典案例,也标志着第一个选择性靶向抗癌治疗药物的批准,其直接针对 CML 细胞不同于正常细胞的特异性失调的靶点。

采用快速审批而非完全审批的流程,原因是细胞遗传学反应和血液学反应是临床替代终点,即很可能能预测临床获益但并非根本临床终点(如存活时间)。在快速审批程序中,要求申请人(本案例中为诺华制药公司)进行上市后临床试验,以核实和确证伊马替尼的临床获益。诺华制药公司随后进行并提交了一项随机对照的 Ⅲ 期临床试验,在新诊断的 CML 患者中,比较伊马替尼与干扰素 α 联合阿糖胞苷治疗的优劣,主要终点为总生存期。诺华制药公司也在儿童中进行伊马替尼 Ⅰ 期和 Ⅱ 期临床试验。根据对参与早期 Ⅱ 期临床试验患者的长期随访,以及 Ⅲ 期临床试验和儿科试验的新数据,最终伊马替尼获得了治疗成人和儿童各期 CML 的完全批准。

## 思　考　题

- □ 1. 什么样的伦理标准调节了临床试验中医生和患者的关系?
- □ 2. 在制定临床试验方案时需要考虑的关键因素是什么?
- □ 3. FDA 在考虑批准一个新药上市时需要审评什么数据?

## 美国食品药品法发展史

药物开发、试验和审批是一个长期的过程,其中主要的里程碑见图 52-1。完成其中的每一个里程碑都需要研究者、临床医师、患者、化学药物或生物技术公司和政府管理者的通力合作。新化学药物或生物制品的开发过程被严格监管,从 20 世纪开始经历了巨大进展。几次公共卫生事件促进了当前法律法规的建立,包括:

1. 公众对肉类加工行业卫生和安全状况的抗议:1906 年建立了纯净食品和药品法案。

2. 1937 年 100 多人服用一种未经试验的药物抗链奇("Strep-Elixir")死亡,该药含有一种磺胺药物和一种防冻剂化学类似物:1938 年食品、药品和化妆品法案得以通过。

3. 沙利度胺用于治疗清晨呕吐,导致欧洲大量婴儿先天缺陷:建立了 Kefauver-Harris 修正案,要求药物上市前证明其安全性和有效性,强制要求报告不良事件(1962)。

4. 最近,为了应对被广泛公开的 COX-2 抑制剂以及其他几个药物的安全性问题,美国国会于 2007 通过了 FDA 修订法案(FDAAA)。FDAAA 的内容之一是加强 FDA 对上市药物安全性管理的权力。特别是 FDA 一直专注于新药和已上市药物的风险评估和缓解策略(Risk Evaluation and Mitigation Strategies,REMS)的执行。REMS 的目标在于,确保药品或生物制品的分配和使用获得的收益超过其风险,并确保这项措施能够落实到位。

5. 2012 年颁布的 FDA 安全与创新法案(FDA Safety and Innovation Act,FDASIA)通过多种方式进一步扩大了 FDA 的权威性。它重新授权处方药和医疗器械使用费,并实施仿制药和生物类似药用户费用。这部分费用是由法律规定的,并部分用于支持 FDA 对上市申请的审查。FDASIA 还引入了一种新的加速机制,旨在加速开发和审查有前景的治疗严重或

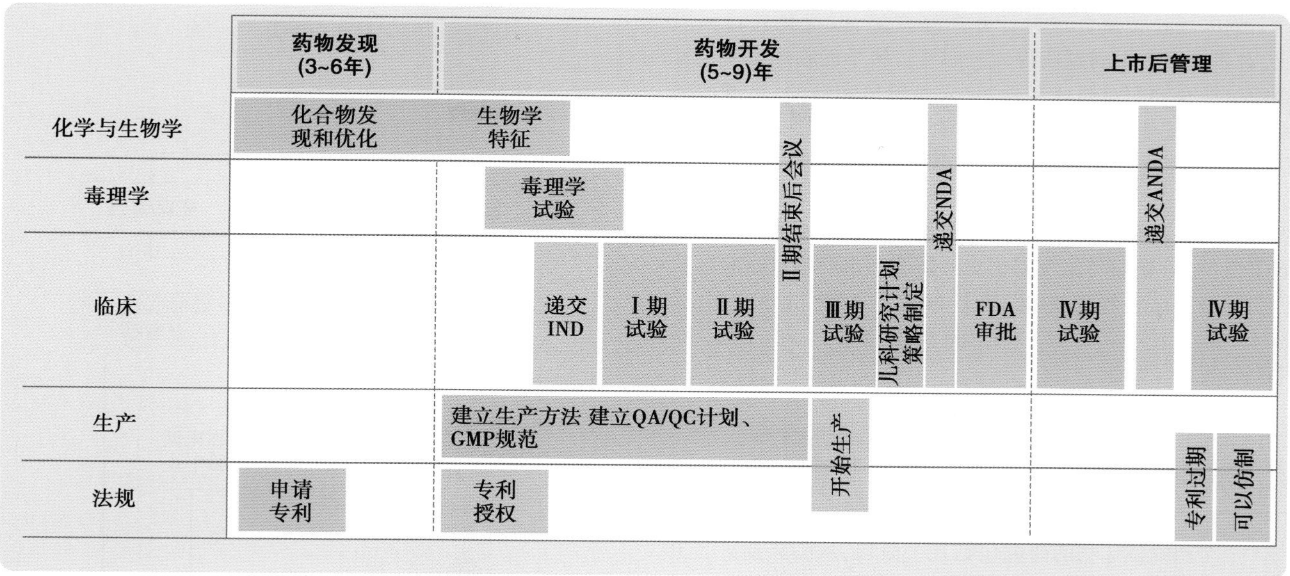

| | 药物发现<br>(3~6年) | 药物开发<br>(5~9)年 | | | 上市后管理 | |
|---|---|---|---|---|---|---|
| 化学与生物学 | 化合物发现和优化 | 生物学特征 | | | | |
| 毒理学 | | 毒理学试验 | | | | |
| 临床 | | 递交IND | I期试验　II期试验 | II期结束后会议　III期试验　儿科研究计划策略制定 | 递交NDA　FDA审批　IV期试验 | 递交ANDA　IV期试验 |
| 生产 | | 建立生产方法 建立QA/QC计划、<br>GMP规范 | 开始生产 | | | |
| 法规 | 申请专利 | 专利授权 | | | | 专利过期　可以仿制 |

**图 52-1　药物审批的生命周期。** 新药获审批的生命周期是复杂的，平均需要 8~15 年来完成。如第 51 章所讨论，药物发现过程提出一个新的药物分子；通常此时申请第一个专利，几年后获得授权。药物开发过程要求，在递交新药临床申请（IND）前完成生物学特征和动物毒理学试验。IND 是启动临床试验所必须的。临床试验结束后，制药公司提交新药上市申请（NDA），FDA 进行审评。一旦药物获得批准，须对整个药物生命周期的安全性进行监测（上市后监测）。首个药物专利将在申请后的 20 年过期。ANDA，简化申请（仿制药申请）；FDA，美国食品药品监督管理局；GMP，良好生产规范；QA/QC，质量保证与质量控制

威胁生命的新药。这些药物被授予突破性治疗。该机制是建立在过去 FDA 项目之上，以协助药物研发的申请人。此外，FDASIA 扩展了 FDA 其对药物研发过程中对患者纳入和审评流程的能力，并认识到药物供应和采购（对于终产品和活性成分）日益全球化，为能进一步扩大 FDA 在药品全球供应的安全性和可及性方面的权威奠定了基础。

在美国，FDA 的药物审评和研究中心（CDER）和生物制品审评和研究中心（CBER）负责管理新药的开发和审批。

# 药物临床试验的伦理学

开发治疗人类疾病的新药需要在人体受试者中进行研究，包括健康志愿者（某些 I 期临床试验中较为典型）或患有受试药物所治疗疾病的患者。任何时候在人体中进行研究，均应尽最大努力保护受试者安全。全世界的药品管理机构已将伦理学行为规范视为法定要求，这些伦理行为涉及临床试验的所有参与者，包括临床医师、制药公司和医疗机构。伦理关系由这样一种观念所支配：临床试验研究代表了研究者（医生）和受试者（健康志愿者/患者）之间是合作关系。由国际协调会议和赫尔辛基宣言制定的四个主要的伦理原则支持这一合作关系。这些原则如下：

- 临床试验必须使参与者的风险最小化；
- 必须提供患者的全部护理；
- 当临床试验风险与试验目标发生冲突时，研究者有责任终止试验；
- 不良事件必须立即向伦理或安全委员会报告。

研究者必须获得受试者的知情同意。知情同意不只是一份签名的文件，而是一个过程，包括的内容有：①使患者了解试验的潜在风险和获益；②患者必须书面决定自愿参加临床试验。对于预后不佳的患者和健康志愿者，知情同意应包括使其了解此项研究可能不会使他们受益，但可能会使以后的患者受益。

在研究机构层面，FDA 依靠**机构审查委员会**（Institutional Review Boards，IRB）或**独立伦理委员会**（Independent Ethics Committees，IEC），以确保参加临床试验者的权利和福利。FDA 法规要求临床试验方案必须经 IRB/IEC 审查其法律和伦理问题。这些法规赋予 IRB/IEC 批准、要求变更或不批准人体试验的权力。特别指出的是，IRB/IEC 必须确定拟进行的试验是否：

- 最大限度地降低了受试者的潜在风险；
- 引起的风险应与预期的获益和潜在的科研收获相关联；
- 平等选择受试者；
- 提供有效的知情同意过程；
- 为弱势群体如儿童和智障者提供保护。

在人体试验开始前，IRB/IEC 需对药物进行审查和批准，并在临床试验期间持续审查。IRB/IEC 由五名或更多有着不同背景的专家和非专业人士组成。联邦法规规定，IRB 成员必须包括：至少一人的主要专业是科学领域，一人的主要专业是非科学领域，一人不属于审查临床试验方案的单位。此外，其他成员需符合要求以使 IRB 具备以下能力：根据研究机构的要求、相应法律、专业实践标准和公认态度评估试验方案。因此，很多 IRB 包括了神职人员、社会工作者、律师，以及医师、科学家和其他医护人员。

临床试验必须合理设计并严格实施,以优化获益风险比,对研究的科学问题获得满意回答。科学的临床试验设计必须包括合理的对照或阳性组、满足随机和盲法、足够的样本量,以及其他要素(见下文)。有些研究机构设立科学评估委员会,所有涉及人体受试者的试验方案须经其批准,保证试验方案合理设计以解决需要回答的问题。为了进一步保证临床试验结果准确可靠,以及临床试验受试者的权益得到了保护,监管部门要求用于支持新药上市的临床试验应执行药品临床试验管理规范。ICH 制定了 GCP 指导原则,为临床试验设计与实施、结果记录、数据监察、分析、稽核、结果报告提供了标准。

# 药物评价和临床开发

一个药物候选物的研究包括几个阶段,从临床前评价开始,直至Ⅲ期临床试验。Ⅲ期临床试验结束后,FDA 可能将此分子批准为新药。

## 启动临床试验的授权

临床前研究与开发确定化合物用于人体试验的潜在的有效性和安全性。如第 51 章所描述的,化合物在临床前研究阶段确定了其生物学作用、化学性质、代谢,并建立合成和纯化过程。临床前试验的一个重要内容是在开始人体试验前,确定化合物在动物是否具有可以接受的安全性特征。ICH 已经确定了用于支持不同类型临床试验所需的动物试验。用于支持药物临床开发的主要研究包括毒理学试验和化合物的吸收、分布、代谢、排泄研究(ADME)。如第 51 章所描述的,动物试验的持续时间由临床试验时间长短决定。因此,在药物开发团队中,临床前和临床研究人员的紧密合作是十分重要的。由于在动物试验中发现的安全性问题,许多药物候选物不能进入临床试验,或者从临床试验中撤出。临床前研究也是探索重要药效标志物和其他生物标志物的重要阶段,这些标志物将有助于临床研究的顺利进行。

在美国,获得启动临床试验批准的机制是向 FDA 提出新药临床申请(investigational new drug,IND)申请。IND 包括临床前试验数据、早期临床研究数据(如果有的话)、拟定的临床试验方案和其他背景信息。IND 也包含了研究者手册(investigator's brochure,IB)。IB 提供给管理者、临床研究者、IRB/IEC;IB 描述了研究用药物当前所有的信息,可能有几百页之长。IND 中还必须包括药物组成和稳定性的信息,以及药物可批量生产用于临床试验的证据,商业化 IND 由申请人提交,最终目标是获得上市许可和销售新药。非商业化的 IND 申请用于不同目的,这些申请包括研究者发起的、紧急用途、治疗性 IND 等,将在后面介绍。

FDA 必须在 30 天内对 IND 进行审评,并确定是否可批准人体试验。图 52-2 描述了 FDA 审评 IND 过程的流程图。审评内容包括化学审评、药理学/毒理学审评和临床审评。如

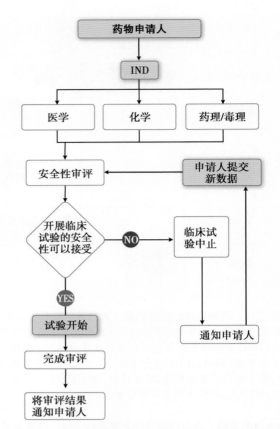

图 52-2 IND 审评过程。在申请人提交 IND 后,FDA 有 30 天时间审评其申请。本流程图显示了内部审评的过程。FDA 的不同学科分别审评申请人的申报数据。不同学科的审评归结到 FDA 的最终决定,确定拟定的临床方案是否可以实施。如果安全性不能被接受,申请人则被通知该 IND 被暂停(临床试验中止),临床试验不能进行。申请人可能需要进一步提交数据以支持拟定临床试验的安全性,启动后一轮的安全性审评过程。如果安全性能被接受,在 30 天审评时间结束后则可以开始临床试验。随后,FDA 完成其审评,可能向申请人提出一些意见,可能需要在药物开发的后续阶段予以解决。灰框表示申请人的行为;白框表示 FDA 的行为

果 IND 审评未发现任何安全问题,经过 30 天等待阶段后,即可认为该 IND 可以开始临床试验了。如果审评发现了受试者可能面临的不合理风险,FDA 将联系申请人,并发出临床试验暂停要求,阻止人体研究的启动。在撤销临床试验中止要求前,申请人必须解决所有提出问题。在药物临床开发过程的任何时候均可能签发临床试验中止要求;这可基于动物研究的新发现、表明不可接受的风险特征的临床数据,或是申请人未向研究者或受试者准确披露其研究风险。

## 临床开发

考虑到药物临床开发所需的时间、花费和风险,需要认真制定计划、谨慎实施。药物临床开发的目标包括:
- 评估剂量反应关系;

- 评估某一给药方案下的毒性特征；
- 评估 PK/PD 关系；
- 在严格限定的患者人群中进行良好对照的试验，获取安全性和有效性特征。

通过临床试验完成上述目标。每一项临床试验必须回答特定问题。每一项临床试验应该是整体开发计划的一部分，最终通过良好对照的试验阐明药物的安全性和有效性。

## 目标产品特性

目标产品特性与临床开发计划目标相关联。目标产品特性的主要内容包括主要适应证、目标患者人群、给药途径、剂型、给药方案、有效性评估、关键临床试验的预期主要终点、预期的安全性特征，目标产品与现有产品的主要差异。随着开发计划的开展以及从临床试验中获取的数据，目标产品特性的详细内容可能会有一定程度的改变。但是，了解最低可以接受的目标产品特征是什么是重要的，当确定不能获得最低可以接受的目标产品特征时，尽快负责任地终止药物开发也是重要的。

## 一项临床试验的开展

根据定义，临床试验涉及对人类受试者的研究。受试者可能是健康志愿者，也可能是患有特定疾病的患者；临床试验可能是干预性的（也就是说患者服用药物和/或进行测试或操作），也可能是观察性的。不管是哪种情况，临床研究者对受试者有伦理方面的责任，确保每一项试验的每一项内容均被最优化设计，以最大限度地从试验结果获取信息。任何临床试验需要考虑的关键因素见表 52-1。

试验方案必须具有良好结构，为特定问题提供可靠答案。试验的每一个测试和步骤应有明确规定的目标，与整体开发计划相适应。其中需要考虑的最重要的问题是：

- 确定入组与排除标准维持适当的平衡。为了更好地规划和分析试验结果，通常需要相对均一的患者人群。但是，患者和疾病通常是不均一的。如果试验入组的要求过于严格，可能会导致临床试验的患者招募困难，试验结果仅适用于能从试验药物获益的患有独特疾病的较窄的患者亚群。而且，最终的产品说明书中所针对的适用人群通常只是与开展的临床试验特征相符的患者，在这些临床试验中显示了对这些患者的安全性和有效性。

对于监管当局来说，在讨论和审查旨在支持上市批准的临床试验期间提出以下问题是很常见的：

- 哪些预先确定的结果变量对于检测方法是可行的，且是科学有效的。
- 对照组是否可行，如果可行，对照组受试者需要使用哪些药物。
- 哪些受试者和研究者可以不知情。
- 参加试验的地点和受试者的数量。

### 表 52-1 临床试验设计的要素

1. 试验题目
2. 试验假设，包括检验假设的方法
3. 试验目的
4. 试验设计
   - 说明所有拟定的试验及其设计
   - 说明是否计划进行中期分析，并说明其目的（如早期剂量探索、无效、停止试验）
5. 试验依据
   - 包括试验在整体产品开发计划中的作用
6. 试验人群
   - 详细说明所有入组与排除标准
   - 地理位置的考虑
   - 对区域性管理的特别考虑
   - 试验设计符合该地区常规的医疗实践吗？
7. 样本量
   - 计算样本量，所需的试验点数量，每个试验点的受试者数量
   - 用于样本量估计的参数，包括可检测的差异和把握度声明
8. 入组期
   - 计划入组的总时间，包括不同阶段的详细时间（如筛查期）
   - 对试验点入组率有要求吗？
9. 试验时间
   - 详细说明时间持续时间和给药的持续时间
10. 随机化
    - 详细说明随机化程序或比率
11. 剂量选择依据
12. 试验药物（或产品）
    - 详细说明拟使用的所有（试验和参比）药物及其获取方法
13. 试验药物使用方法
    - 详细说明如何服用药物及其时间（是否允许或同时使用滴定或其他剂量调整，并解释原因）
14. 药代动力学/药效动力学指标
    - 详细说明药代动力学/药效动力学指标，包括所有使用的特殊程序
15. 有效性指标
    - 详细说明所有主要和次要有效性指标，包括特殊程序
    - 如果有效性指标是一个量表或问卷，在附录中列出
16. 安全性指标
    - 详细说明所有安全性指标，包括特定的实验室检查
    - 确定其他所需的程序或检测
17. 统计分析计划
    - 详细说明检验提出的假设和/或试验目的的关键统计学方法；样本量计算和假设的统计学方法

研究者必须对偶然、偏倚、影响试验的复杂因素进行评估，建立方法解决这些问题。受试者偏倚常可通过给予安慰剂而修正，安慰剂是一种无活性的物质，与试验药物有着相同的外观。观察者偏倚）可通过盲法修正，常通过对试验药物和安慰剂编码以掩蔽其真实内容，研究者不清楚哪些受试者服用了哪些药物。当受试者和观察者都不知道受试物的真实情况时，这样的试验称为双盲试验。

很多疾病的自然波动与自行缓解也会影响临床试验。采用交叉试验设计能避免疾病过程的自然变异导致的试验结果误判，每一试验组交叉给予试验药物和安慰剂。其他已知或未知的风险因素或共患疾病及其治疗，是临床试验的另外一个主要影响因素。仔细询问受试者的病史以及受试者随机化，可以部分解决上述问题。试验组分层也能最大限度地降低这些不确定因素的可能影响，分层可根据已知的有临床意义的协变量进行，和/或前瞻性定义的统计分析，将对临床上重要的协变量的不平衡进行校正，这也有助于最大限度地减少混淆变量的影响。除以上提到采用安慰剂、双盲试验、交叉设计以及随机化等策略外，大样本量也可减少这些因素的影响。Ⅲ期临床试验是构成批准药物上市主要基础的关键研究。通常所说的关键试验，就是随机、对照、双盲试验。

最后，在进行试验的现实状况下，确认所需的测试是否可行是十分重要的，可通过与试验相关人员进行深入讨论后完成，包括医生、护理人员、试验协调员等。

一旦 IND 被激活，IRB 批准了试验方案，临床试验将按Ⅲ期推进。表 52-2 中总结了临床试验每个阶段的典型受试者数量、所需的时间和目的，但这些参数可能因多种因素而产生较大差异。

## Ⅰ期临床试验

Ⅰ期临床试验主要用于研究药物的安全性和耐受性。ⅠA 期进行的单次给药试验通常会过度至ⅠB 期的重复给药试验。为了保护患者的安全性，Ⅰ期临床试验通常是剂量递增试验。从给予受试者一个预期仅具有很小作用的剂量开始，后续给药剂量逐渐增加。Ⅰ期临床试验的观察内容包括药物的药代动力学和药效动力学特性，包括最大耐受剂量（maximum-tolerated dose，MTD）、剂量限制性毒性（dose-limiting toxicity，DLT）以及药物的吸收、分布、代谢与排泄（ADME）。Ⅰ期临床试验的病例数一般为 20~100，通常为健康志愿者。但是，如果预期药物毒性较高，比如许多抗肿瘤药物，受试者可能会采用患有目标适应证的患者而不是健康志愿者。

**表 52-2　药物的临床试验**

| 期别 | 受试者数量 | 持续时间 | 目的 |
| --- | --- | --- | --- |
| Ⅰ期 | 20~100 | 几个月 | 安全性，药代动力学，药效动力学 |
| Ⅱ期 | 高达几百人 | 几个月至 2 年 | 有效性，剂量范围 |
| Ⅲ期 | 几百至几千人 | 1~4 年 | 安全性，剂量，有效性 |

Ⅰ期临床试验的主要目标是确定药物的安全性、毒性、动力学和主要不良反应。Ⅰ期临床试验通常为非盲法试验，受试者和观察者均明确接受了什么药物。为了设计出科学有效的Ⅱ期临床试验，Ⅰ期临床试验必须获得充分的药代动力学信息。例如，了解药物的分布容积和清除率，可使试验设计者确定Ⅱ期或Ⅲ期临床试验的维持剂量及给药频率（参见第 3 章）。

## Ⅱ期临床试验

Ⅱ期临床试验可能涉及几百名具有相关医学状况的受试者。Ⅱ期临床试验的目标较多，包括采集特殊情况下药物有效性方面的初步数据。与Ⅰ期临床试验相似，Ⅱ期临床试验继续观察安全性。由于Ⅱ期临床试验入组了更多患者，可以发现不常见的不良反应。Ⅱ期临床试验同时评估量效关系和给药方案，这对于确定最佳剂量和给药频率至关重要。

典型的Ⅱ期试验设计可能为单盲或双盲试验，以安慰剂和/或现有药物为对照评估受试药物。试验中通常对比几种给药方案，从而得到最佳剂量范围和毒性信息。Ⅱ期试验的结果对于确定Ⅲ期临床试验方案至关重要。需要特别指出的是，Ⅱ期临床试验应进行良好的设计，以获得对试验药物治疗作用大小的合理估计。而该关键信息则可被用于Ⅲ期临床试验样本量的确定。Ⅱ期临床试验也可以获得提示Ⅲ期试验必须收集的一些附加数据，比如：如果Ⅱ期临床试验数据提示可能有肝毒性，便可在Ⅲ期进行肝功能检测。

在整个药物开发过程中，申请人有机会以正式会议的形式咨询监管机构。在Ⅱ期临床试验结束、Ⅲ期临床试验（关键性试验）开始前，申请人通常会要求 FDA 开展一次会议，讨论目前所获得的数据，并向 FDA 审评人员展示Ⅲ期试验计划。由于Ⅲ期临床试验时间长、花费高，在试验开始前 FDA 与申请人在试验设计方面达成一致十分关键。

## Ⅲ期临床试验

Ⅲ期临床试验包括数百到数千名患者参加，在多个试验点进行，试验状态与药物最终使用时相似。

Ⅲ期临床试验采用特定的临床终点作为试验的主要终点指标。举例来说，已被接受的临床终点包括存活时间、患者功能状态改善，或患者感觉上的改善（例如生活质量评估）。有些情况下，也可能采用有临床获益的替代终点。例如，替代终点包括降低疾病负担的标志物、生化标志物的血浆水平降低（如葡萄糖和 LDL 胆固醇）、心排出量的增加或肿瘤体积的缩小。Ⅲ期关键性临床试验可以接受临床试验前经过验证的替代终点作为主要终点（例如，血清 LDL 胆固醇水平降低作为心脏功能有临床意义改善的替代指标）。

对于那些危及生命的疾病，且尚无有效药物的，关键性试验中可采用可能预测临床获益的替代终点（尚未验证的替代终点除外）作为终点指标。这种情况下，FDA 可能会采用加速审批。加速审批方式可使药物更快上市，使真正需要的患者尽快获得这些药物。对于可采用加速审批的药物，通常会给予优先审评的机会，这时审评时间为 6 个月而不是 10 个月的标准审评时间。这种方式用于治疗获得性免疫缺陷综合征（AIDS）药物的审批以及其他适应证如一些肿瘤适应证。但是在加速审批方式中，要求申请人进行上市后Ⅳ期临床试验以验证和确证药物的临床获益。在前言提到的案例中，根据临床替代终点获得伊马替尼加速批准，然后根据上市后临床试验结果给予其完全批准。

## 临床药理学

许多化学药物和生物制品公司具有十分发达的研究团队，致力于药物开发进程中的临床药理学研究。这些研究团队可以称为试验药物研究团队、分子药物研究团队或临床药理学研究团队。这些研究团队的基本工作是研究药物临床药理学特征，包括：禁食和进食状态下单次给药或多次给药的药代动力学研究；药物-药物相互作用研究，特别强调细胞色素P450同工酶对药物代谢的作用、肾脏或肝脏损害对药物代谢的影响。这些研究团队进行全面的 QT 研究，评估药物对心脏电生理功能的影响。这些研究团队仔细评估免疫原性，特别是蛋白治疗药物尤其如此；评估在儿科患者中的临床药理学，以及特殊的种族人群，如亚洲人群。临床药理学研究团队同时也会与临床前研究人员密切合作，在药物临床开发早期阶段建立合适的生物标志物，以更好地评估药物的影响。生物标志物评估可能采用多种形式，包括探索最可能获益的患者人群或对毒性最敏感的人群，以及药物活性的药效学标志物。这些研究团队会尝试研究基因多态性或基因表达特征与药物响应的相关性。上述以及其他临床药理学研究，在整个临床开发过程中都可能会进行，整合入 Ⅰ、Ⅱ 或 Ⅲ 期临床试验中。

## 儿科研究

欧洲药品管理局（European Medicines Evaluation Agency，EMA）审和美国 FDA 都很重视在尽可能适当的人群中进行儿科药物安全性、药代动力学和有效性方面的研究。EMA 要求新药或生物制品在提交上市申请之前提供由其儿科委员会批准的儿科调查计划（PIP）。同样，根据 FDASIA，FDA 现在有权利和责任颁布有关儿科研究计划（PSP）的法规，以便在药物研发早期确定所需的儿科研究并开始进行相关的研究，通常这些研究都在提交 NDA/BLA 之前进行。

## 开发治疗罕见病药物的挑战

历史上，对于患者人群少的疾病，制药公司通常不愿意开发治疗药物，原因是开发市场小的药物的投入，与开发患者人群大但收入小的药物类似。为了鼓励开发罕见病药物，美国国会于 1983 年通过了孤儿药法案。该方案为开发孤儿病药物提供了经济上的激励措施。孤儿病定义为美国患者人数不足 200 000 的疾病。FDA 对于用于孤儿病药物的开发和审批有特别规定。此外，孤儿药在批准上市后对于孤儿病有 7 年的独占时间。现证实该法规在促进罕见病治疗药物开发上是成功的。从 1983 年开始，FDA 批准了 300 多种治疗孤儿病的药物。例如用于 1 型戈谢病的伊米苷酶，用于晚期肾病相关贫血的阿法依泊汀，用于毛细胞白血病的克拉屈滨。

即使有了孤儿药立法，开发罕见适应证的药物还是遇到了一些特别的挑战。FDA 规定，此类药物开发也要达到相同的严格程度，包括以严格对照的临床试验显示适当的安全性和有统计学意义的有效性。为全球仅有 5 000 名患者的人群设计临床试验是有挑战性的。其中许多试验所要求的检测需要严格限定，可能仅能在世界上少数优秀的试验点进行。因此，患者以及某些情况下的医护人员可能需要转移至遥远的临床试验地点，长时间远离他们的家庭和支持系统。此外，即使是十分有效的药物，如果所研究的疾病本身有很长的自然病程，则要求入组足够数量的患者、达到足够长的时间、并显示与安慰剂对照组有统计学显著性差异，在后勤保障上可能是一个巨大挑战。更有甚者，如果一种罕见疾病在其临床过程中是非均质的，则新药预期的治疗效果，可能被对该疾病自然病程缺乏充分的认知而复杂化。这样，反过来，为保障临床试验具有足够的把握度以观察到试验组间有统计学显著性差异所需的样本量确定就变得很困难。一些情况下，与传统的早期介入性试验一起，申请人会进行疾病自然病程的研究，以更好地理解疾病的自然病程，为后续关键试验设计提供信息。

基础科学的进步使得对疾病的认知进一步加强。现在分子水平研究不断深入，罕见疾病药物开发的困难将得到越来越多的关注。随着认知的不断深入，当前被认为是同一种疾病的一组同质疾病，将根据特异性分子标志物或基因突变情况被分成不同的亚组。

## 适应性临床试验设计

如前所述，需要花费大量的时间和金钱才能成功研发出一个新的药物。为了尽可能高效，适应性临床试验的发展已经越来越得到大众的关注。这一方法允许对某些变量进行修改，包括临床试验持续时间，队列分配，根据临床试验中一个或多个前瞻性要点累积数据的检查和分析而选择纳入患者的数量等。对于一个试验药来说（如果存在的情况下），适应性临床试验不仅可能更加高效，而且可能有更多的机会去展示其有效性。当然，适应性临床试验的设计必须与监管机构进行密切合作，以确保它们是可以被接受的，这一点也是非常重要的。

## 成功的药物开发：设计与实施

成功的药物开发不仅需要一个周密的、构思良好的、策略性的开发计划，而且也需要严格而负责任地实施。因此，仅强调成功的药物开发需要不同学科的许多人员的深而广的合作是不够的。需要一个有强大组织力、精干领导力和充足资源的，以及功能强大的、多学科的全球性团队来开展工作。表 52-3 列出了临床试验中需要仔细计划的许多重要活动。临床试验需要仔细计划，如果发生错误可能会导致试验方案修改，或危及试验结果的完整性，会造成时间和资金的浪费，损害获得的结果；最重要的是，可能会使患者处于不适当的风险之中。临床试验的运行包括试验点启动和试验开始，中期试验点监察和管理，试验结束时的试验点关闭。所有这些活动需要许多小活动的成功实施，详见表 52-3。

**表 52-3** 临床试验运行中需要考虑的要素：计划与实施

### 试验管理

- 病例报告表设计与打印(除非采用了电子数据采集系统)
- 计划的(或要求的)入组率
- 卫生经济学问题
- 独立数据监察委员会(DMC)的使用
- 特殊监察或裁定委员会(包括拟定的章程和/或拟定的程序)
- 是否需要特殊实验室?
- 对于试验的所有部分或主要部分是否采用合同研究组织(CRO)进行?
- 样品处理或运输是否有特殊要求?
- 研究者会议计划

- 数据库建立
- 数据管理
- 医学资料撰写
- 临床监察
- 医学监察
- 纸质/电子提交
- 出版物分析和撰写
- 药物警戒计划,包括风险评估和缓解策略(REMS)
- 随机化系统
- 临床中心实验室/临床诊断中心
- 临床试验材料标签与处理

### 试验点启动

- 获得保密协议
- 获得临床试验协议
- 分发试验文件
- 进行资格访视
- 协助伦理委员会或机构审查委员会(IRB)批准

- 收集试验文件
- 运送试验药物和病例报告表
- 举行研究者会议
- 试验点启动(访视)

### 中期试验点监察

- 评估入组情况
- 评估知情同意书签署情况
- 进行药物清点
- 自原始记录确认数据(CRF 与临床记录对比)
- 评估严重不良事件的报告

- 评估试验和 GCP/ICH 顺应性
- 评估人员和设施的充分性
- 将试验发现告知试验人员
- 通常每 4~6 周监察试验点 1 次

### 中期试验点管理

- 追踪患者入组情况
- 试验点支持情况
- 追踪和提供试验药物
- 评估监察报告/数据错误频率

- 评估试验方案偏离/违背
- 评估是否需要修改方案
- 支持 QA 稽核

### 试验点关闭

- 进行最终药物清点
- 运送试验药物销毁
- 自原始记录确认数据,如果需要的话
- 确认试验点结束的文件

- 获得试验点文件拷贝
- 通知申请人 FDA 试验点稽核联系人
- 评估记录保存和出版政策

## 针对严重情况加快开发的机制

FDA 支持四种基本审评程序加速药物研发,以满足未被满足的临床需要。这些程序包括:①快速通道;②突破性疗法通道;③加速批准;④优先审评。每个通过特殊审评程序申报的药物都是为了治疗严重疾病。不同审评程序的质量标准和特点区别如下:

快速通道审评需要证明以解决严重的、未被满足的临床需求的非临床或临床试验数据的支持。其优势包括享有与

FDA 更多的交流机会,滚动式审批(允许申请人可以提交部分可用的文件进行申请,而不是在同一时间提交上千页的文件)以及优先审批的资格。

突破性疗法的认定需要表明该药物的初步临床试验数据可能在临床有意义的终点显示出对现有疗法的实质性改善。其优势包括早期并密集的指导,FDA 管理者的参与、滚动式审评以及优先审批的资格。

加速审批,如"Ⅲ期临床试验"部分所述,要求产品提供有意义的优于现行疗法的优势并证明其在替代终点中的

效果。

优先审评标准规定如果药品获得优先审评批准,需要在有效性和安全性方面取得明显的提高。其优势在于从递交申请到 FDA 到最后的结论只需要 6 个月的审查期而不是标准的 10 个月审查期。

值得注意的是,一个药物的开发计划可能适合不止一种的加速审评程序。此外,即使有这样的加速审评的机会,也必须提供足够的试验数据来证明该药品的安全性和有效性用以满足 FDA 的法定要求。

# 药物批准过程

## FDA 审评

美国新药批准根据小分子药物的新药申请(NDA)或生物制品的生物药许可申请(BLA)进行。NDA/BLA 必须包括申请人在新药研究开发期间获得的所有相关数据,这样,IND 收集到的数据整合到 NDA/BLA 中。FDA 要求每份 NDA/BLA 必须包括以下部分:索引、概述、化学及生产与质量控制、样本、方法学验证、包装与标签、非临床药理和毒理学、人体药代动力学、代谢与生物利用度、微生物学、临床数据、安全更新报告(一般在 NDA/BLA 提交后 120 天内提交)、统计资料、病例报告列表、病理报告表、患者资料、专利证明及其他资料。一份典型的 NDA/BLA 申请内容巨大,可能包含几千页资料,分成数卷。为了使这些资料的提交适应多个国家的管理机构,资料要以通用技术文件呈现。根据 FDASIA 在 2012 年的要求,所有通用技术文件应以电子表格形式提交。

FDA 收到 NDA/BLA 后,根据药物拟定的适应证,申请资料将被分配至特定的审评部门。起初由一个审评团队确定该 NDA/BLA 应采用优先审评还是标准审评。对于未满足的临床需求且尚无类似治疗特性药物上市的情况,给予优先审评。FDA 努力在 6 个月内完成所有优先审评,在 10 个月内完成所有标准审评。NDA/BLA 也要进行预审查以评估提交资料的完整性。

FDA 将 NDA/BLA 审评分成几个类别,可能包括医学审评、生物药剂学审评、药理学审评、统计学审评、化学审评和微生物审评。上述每一个审评组中,FDA 专家对提交的数据进行审评,评估新药的安全性和有效性。图 52-3 是 FDA 评估 NDA/BLA 过程的流程图。

除了内部审评外,FDA 可能也会就 NDA/BLA 咨询外部咨询委员会。这些委员会提供了医学和科学意见并允许向特定领域的外部专家进行磋商。尽管 FDA 常常将咨询委员会的建议会纳入其决定,但这些外部意见并不具有约束力。FDA 还可以在审评过程中根据需要聘请外部专家对特定技术问题进行咨询。

FDA 与申请人之间会定期进行通信(包括必要时召开面对面会议),特别是需要额外数据支持的情况下。FDA 常常以书面的形式向申请人提出问题,申请人为了说明这些问题需要提交额外的数据或对先前获得的数据进行新的分析。如

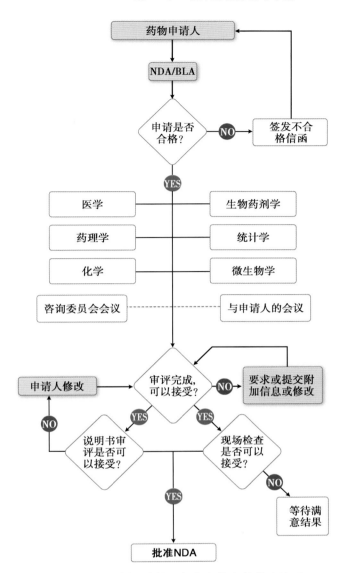

**图 52-3　NDA 审评过程。** 申请人提交新药申请时,提供涉及药物的医学、药理学、化学、生物药剂学、统计学及微生物学资料;FDA 独立的审评委员会对这些资料进行审评。FDA 或 FDA 咨询委员会(可选的)可能会与申请人会面。如果审评完成且是可以接受的,则审评药物的说明书(正式的使用说明)。生产场所和进行主要临床试验的场所也要进行检查和稽核。灰框表示申请人相关的活动;白框表示 FDA 相关的活动

果新资料的数量较大,则被认为是 NDA/BLA 的修正,可能会延长审批时间。

## FDA 批准

FDA 对 NDA/BLA 审评后,可采取以下两种行动之一:批准新药申请,或向申请人签发完全回应函(CRL)。当 FDA 认为新药申请的缺陷达到了不应给予批准的程度时,签发完全回应函。在完全回应函中,FDA 必须罗列新药申请中所有特定缺陷,这些缺陷必须被圆满解决后才能考虑批准新药

申请。FDA 通常会与申请人面对面讨论保证新药批准所必须采取的措施。在某些情况下,这些修订可能需要重新开展研究,因此申请人必须决定是重新开展研究还是放弃特定的开发计划。如果申请人在完全回应函发出年内未采取行动,那么 FDA 会认为这种缺乏回应代表申请人要求撤回 NDA/BLA。

## 其他国家的批准

药物可以在美国以外的其他国家出售前,必须首先经该国的管理机构评估和批准。在一些国家,这可能包括对所有资料全面审评,类似于 NDA/BLA 审评。在一些其他国家,如果药物已经被主要的国外市场(美国、欧洲、日本)的其中一个批准,那么就可以进行有限的审评。当局可能需要提供额外的数据或分析,但这些并不是美国批准上市所必需的。此外,不同的管理机构可能对产品说明书中需要的资料类型和数量有着不同的要求。在欧洲,很多药物首先由 EMA 进行审评,然后由欧盟批准。在加拿大,依据加拿大食品药品法,由加拿大卫生部进行管理。在日本,新药由厚生劳动省批准。值得注意的是,日本管理机构要求在日本患者人群中进行试验,以显示在日本人群的药代动力学和安全性特征与在西方人群中观察的相似。有时也需要提供在日本患者中显示有效性的证据。

## 扩大研究药物或已批准药品的可及性

FDA 已经为研究药物的“同情使用”建立多种机制,用于患有严重或直接危及生命的疾病且没有替代疗法的患者。同情用药的例子可能包括:患者未能满足正在进行研究药物临床试验的既定纳入标准;当患者在完成关键临床研究以支持上市申请后寻求获得研究药物时;出于安全性原因寻求其分销受到限制的已批准药物。在所有情况下,必须满足三个标准:①授受治疗的患者必须患有危及生命的疾病,且无替代治疗;②药物的潜在获益必须大于潜在风险;③提供药物绝不会干扰药物正在进行的临床开发。

## 药物标签

每个国家的监管机构都有既定的格式和药品标签组织。药物标签必须包括药物专有名称和化学名称、配方和成分、临床药理学、适应证和用法、禁忌证、警告、注意事项、不良反应、药物滥用/依赖潜能、药物过量、剂量、用药频率与给药途径,以及药物的供应方式。在美国,这些信息又称为药品说明书。当药物接近被批准时,FDA 会审评最终包装说明书,并与申请人讨论。说明书是基于 NDA/BLA 所提交的数据制定的。为了提供更易获取、更全面的药物信息,FDA 制定了结构性产品标签,它以标准化格式为处方者提供了关键信息。

管理机构可能会使用其他方法以确保清楚地传达药物的重要属性。比如,在美国,药物包装说明书中含有特定的安全性信息,其中包括“黑框”警告,醒目地显示关键性安全性信息。此外,FDA 强制申请人为患者提供用药指南;这些指南以易懂的语言传达了重要的安全资料。

## 药物命名

药物审批的另一项内容为药物名称。一个药物通常有两个主要名称:通用名和商品名。药物的通用名根据其化学名制定,不受商标保护,也称为国际专用名称(INN)。药物的商品名则是指公司根据商标法拥有的物质或药品的专有名称。例如,在章首案例中讨论的药物,甲磺酸伊马替尼是其通用名,而格列卫(Gleevec)则是其商品名。

## 其他适应证

一旦药物获得批准,医生和其他医护人员就获准以不同的剂量和给药方案开具处方,也可能用于其他临床适应证,即所谓的“标签外”用药。

如果医生获得了 IRB 批准并遵循知情同意规则,可允许其进行上市药物的研究性试验。但是在很多情况下,研究者需要提交 IND 资料,特别是临床试验中涉及给药途径、剂量、患者人群或其他尚未得到充分研究的因素,这些因素可能会显著增加使用该药物后产生相关的风险。

制药公司不允许销售药物用于被 FDA 批准适应证以外的任何适应证。当前的法规禁止制药公司主动提供上市药物任何关于标签外用药的资料,包括科学文章,除非医生索取这些材料。制药公司为了获准药物的一个新适应证,必须开展另外的开发计划,证明药物对于新适应证是安全有效的。然后将这些资料作为补充 NDA/BLA(SNDA/SBLA)提交至监管机构,经过另外的审评后获批新适应证。药物的说明书也要随之进行修订。

## 药物生产与质量控制的注册管理

除了证明药物的安全性与有效性外,生产商还必须按照 FDA 规定,根据药物审批的要求进行生产。药品生产质量管理规范(Good Manufacturing Practice,GMP)指导药物质量管理,并控制药物生产的所有方面,FDA 具有检查生产设施的权力,以确定是否遵从了 GMP。FDA 规定了杂质的限度、质控过程和批次检验。

制药公司在实施任何生产变更前,如果 FDA 确定鉴别、规格、质量、纯度或效能等方面的变更很可能影响到药物的安全或有效性,则必须重新获得 FDA 批准。其他变更的实施可以递交或不递交补充 NDA。不需要递交补充 NDA 的变更,可以在向 FDA 提交的年度报告中注明,也可在 FDA 确定的其他日期提交的报告中注明。

# 非专利药

美国 FDA 也监管仿制药的批准。FDA 将仿制药定义为与原研药在剂型、安全性、规格、给药途径、质量、性能特征和拟定用途相同的药物。根据 1984 年药价竞争和专利期限恢复法案，也称为 Hatch-Waxman 法案，在商品名药物专利失效前，其他制药公司可提交简化新药申请（Abbreviated New Drug Application，ANDA）。但是，制药公司必须等待原研药专利到期后才能将仿制药上市。首家申请 ANDA 的制药企业将享有仿制药 180 天的市场独占期。

仿制药的 ANDA 申请不需要提交安全性和有效性数据，原因是原研药 NDA 申请时已证实了其安全性和有效性。ANDA 申请要求确定药物的生物等效性，申请人可能需要提供处方对比、比较溶出度试验（在体外和体内效应存在已知相关性的情况下）、在体生物等效性试验（仿制药与参比制剂在吸收速率和吸收程度上的比较）的证据。对于非经典吸收产品，则需要以临床终点为基础进行头对头的有效性比较试验。此外，ANDA 的申请人必须提供证据，证明其生产过程与生产设施以及外部检验或包装设施符合联邦 GMP 规范。

生物制品，主要为蛋白类产品，其"仿制药"比小分子药物的仿制药具有更大的挑战。如上所述，小分子药物很容易显示与原研药的一致性，而对于重组蛋白却不那么容易，这是因为重组蛋白通常有大量的翻译后修饰。翻译的看似微小的变化也可能会导致安全性与有效性方面较原研药出现明显差异。生产蛋白所用的细胞系发生改变，生产过程的任何步骤发生改变，均可能导致翻译后修饰的改变。

因此，开发"生物类似物"的精确监管途径尚不明确。与针对生物制品的 Hatch-Waxman 法案相类似，2009 年颁布的生物制剂价格竞争与创新法案是对生物类似药的批准进行授权。2012 年 FDASIA 颁布生物仿制药用户费用法案，为 FDA 提供审评和批准生物类似药的资源和人员。FDA 关于生物类似药的发展已经颁布了几项指导原则，包括科学相关的指导原则、质量研究指导原则以及实施 BPCIA 相关的常见问题解答（Q&A）。2013 年，FDA 通过会议正式发布了生物类似物的相关指南。在 2014 年和 2015 年之间，FDA 还发布了关于临床药理学数据、科学相关的以及支持生物类似物作为参比产品的质量研究方面的相关指南，同时对 Q&A 文件进行了修订。

# 非处方药和食品添加剂

1951 年食品、药品、化妆品法案的 Durham-Humphrey 修正案将处方药定义为，在专业人员监督以外服用则不安全的药物。为了确定哪些药物不需要开处方，FDA 检测药物的毒性以及可以进行自我诊断病情的设备。因为非处方药（over-the-counter，OTC）的销售剂量较相应的处方药剂量低，主要是用来对症治疗，FDA 要求其说明书包括以下信息：

- 产品的拟定用途以及产品的效果；
- 充分的使用说明；
- 不安全使用的警告；
- 不良作用。

尽管 OTC 药物缺乏医师指导的情况下存在发生误用或误诊的潜在危险，但是这些产品的增加，为很多美国市民提供了有效而相对价廉的药物。

1994 年膳食添加剂健康与教育法案中将膳食补充剂定义为，拟作为饮食的补充物摄入的所有产品，包括维生素、矿物质、草药、植物、其他植物源物质、氨基酸、浓缩液、代谢物以及这些物质的组分或提取物。FDA 监督食品添加剂的安全、生产及卫生要求。但是，FDA 并不像评估药物一样评估食品添加物的有效性。FDA 可能会限制或停止不安全添加物的销售，但是，在采取行动前一定要证明此添加物是不安全的。2004 年 2 月，FDA 审查了与这些产品相关的大量不良事件（包括死亡）后宣布了一条禁令，即禁止使用含麻黄碱的补充剂。

## 结论与展望

现已制定了专门的法律法规，促进新药开发的同时保障参加临床试验的个体的隐私及安全。新药的监管是一项非临床和临床研究以及产品特性和生产工艺研发并行的过程。药物开发的每个阶段都提供了重要信息，这些信息用于指导后期临床试验方案的制定。工业界、学术界和卫生监管当局正在努力维持安全性与急需患者用药速度及临床获益之间的平衡。然而，再多的分析、动物和临床试验数据，无法完全准确地预测药物上市后的安全性。因此，在药物的整个生命周期中，FDA 和制药企业要持续监测药物的不良反应、生产过程和总体安全性（第 53 章）。

# 致谢

感谢 Armen H. Tashjian，Jr. 对在本书第 2 版中对本章的贡献。

（王庆利 周围 译 应剑 杜冠华 审）

## 推荐读物

Adams CP, Brantner VV. Estimating the cost of new drug development: is it really 802 million dollars? *Health Aff* 2006;25:420–428. (*Finds that developing a new drug costs between $500 million and $2 billion, depending on the indication.*)

Center for Drug Evaluation and Research, U.S. Food and Drug Administration, U.S. Department of Health and Human Services. The CDER handbook. Revised 03/16/98. http://www.fda.gov/downloads/AboutFDA/CentersOffices/CDER/UCM198415.pdf. (*Describes the processes by which the FDA evaluates and regulates drugs, including new drug evaluation and postmarketing monitoring of drug safety and effectiveness.*)

Cohen MH, Williams G, Johnson JR, et al. Approval summary for imatinib mesylate capsules in the treatment of chronic myelogenous leukemia. *Clin Cancer Res* 2002;8:935–942. (*Summarizes the approval of imatinib mesylate, the drug discussed in the introductory case.*)

DiMasi JA, Grabowski HG. The cost of biopharmaceutical R&D: is biotech different? *Manage Decis Econ* 2007;28:469–479. (*First paper to estimate costs of biopharmaceutical development compared to costs of traditional pharmaceutical development.*)

Dixon JR. The International Conference on Harmonization Good Clinical Practice guideline. *Qual Assur* 1999;6:65–74. (*Guidelines for standard de-*

*sign of drug development.*)

Food and Drug Administration Strategic Priorities 2014–2018. http://www.fda.gov/downloads/AboutFDA/ReportsManualsForms/Reports/UCM403191.pdf. (*A draft document for public comment that provides an overarching view of how the FDA is addressing and plans to address the public health challenges facing the United States in the next 5 years.*)

Kesselheim AS, Darrow JJ. Drug development and FDA approval, 1938–2013. *N Engl J Med* 2014;360:e39. (*Interactive presentation of the major legislative and regulatory events related to the approval of new drugs by the FDA, including drug approvals.*)

Long G, Works J. *Innovation in the biopharmaceutical pipeline: a multidimensional view.* Boston, MA: Analysis Group; 2013. www.analysisgroup.com/uploadedFiles/Publishing/Articles/2012_Innovation_in_the_Biopharmaceutical_Pipeline.pdf. (*Descriptive information about the development of innovative medicines in multiple therapeutic areas.*)

Pharmaceutical Research and Manufacturers of America. 2014 biopharmaceutical research industry profile. Washington, DC: Pharmaceutical Research and Manufacturers of America; 2014. http://www.phrma.org/sites/default/files/pdf/2014_PhRMA_PROFILE.pdf. (*Overview of the current status of the biopharmaceutical industry with respect to innovations in research and development and impact on patients and society, published by the Pharmaceutical Research and Manufacturers of America [PhRMA].*)

Swann JP. FDA's origin and functions. http://www.fda.gov/AboutFDA/WhatWeDo/History/Origin/ucm124403.htm. (*An excellent overview of the evolution of the FDA from its beginnings in 1848.*)

U.S. Food and Drug Administration, U.S. Department of Health and Human Services. Innovation or stagnation: challenge and opportunity on the critical path to new medical products. March 2004. http://www.fda.gov/ScienceResearch/SpecialTopics/CriticalPathInitiative/CriticalPathOpportunitiesReports/ucm077262.htm. (*An FDA report that addresses the slowdown in innovative drug development.*)

# 第53章
# 药物不良反应的系统检测

Jerry Avorn

## 概述

由于药物是通过影响分子和细胞功能的一方面或多方面来发挥作用的,因此药物在发挥药效的同时,由其引发的扰动或其他(可能是未预料的)作用不引起不良反应是很困难的。由于所有药物在应用时都有风险,所以药物治疗的目标并不是开具无风险的处方,相反,应当是确保药物治疗的风险尽可能降低。在保证药物临床疗效的情况下,使其风险可以接受。

药物的某些不良反应在其早期研发中就很明显,这些不良反应通常是由于与治疗效果相同的靶向机制引起的(例如细胞毒性的肿瘤化疗药物)。然而,即使在这种情况下,也很有必要去了解这些预期的副作用在药物常规使用中将如何表现——同时考虑其发生频率和严重程度。在药物通过临床应用批准后,目标就是尽可能迅速和严格地检测和定量这些风险。

严重的甚至威胁生命的不良反应,已经导致一些广泛应用的药物退市。这些药物的退市引起了临床医生和患者对日益发展的药物流行病学领域的关注。药物流行病学就是在大量"真实"的患者群体中对药物效果的测量。这个领域信息和分析技术的发展给人们带来希望,加强了我们对药物风险的理解,在更好地理解和处理这些风险的同时,根据结果指导临床用药决策和调整作用量,这样可以更好地认识和使用药物。

## 药物安全性确证的挑战

临床随机对照实验(randomized controlled trial, RCT)是确定药物疗效的金标准,也是药品管理部门使用的主要标准,例如美国食品药品监督管理局(Food and Drug Administration, FDA)用以确定是否批准一个新药通过临床应用。但是这一有效的工具也有其局限性,当评估一个给定的药物的利益和风险时,去了解这些局限是很重要的。

## 研究规模和普适性

相比于最终使用药物的患者人数来说，在支持批准该药物的临床研究中参与的受试者人数是较少的。通常基于受试者人数达到 2 000~4 000 的临床试验，药物才会被批准，只有特殊情况时，受试者人数才可以少一些。如果某一特定的不良反应在 1 000 名患者中只发生一次，那么在所有临床试验中可能根本不会出现，即便出现了，也很难或者根本不可能去判定这一不良反应在受试者中出现频率高于对照组是否有意义。1 000 个人中有一个人发生不良反应似乎是罕见的，但是如果每年有 1 000 万人服用该药时，就会有 10 000 人发生不良反应。如果是一种威胁生命的不良反应，例如暴发性肝毒性，就可能会导致严重的临床及公共健康后果。

新药临床试验中的受试者，几乎全部是志愿者，他们是自愿参加医学研究的，同时也了解并且同意加入这些研究。有大量证据表明，这些志愿者和常规使用药物的典型患者是有差别的，接受研究的受试者往往是更年轻、更健康、教育程度更高并且具有较高的社会经济地位的人。由于在预批准的研究方案中，有一个严格的排除标准，因此这些问题将会更加严重。一些排除条款禁止超过给定年龄界限（如 65 岁或 70 岁）的患者参与被试，即使这一药物将来可能会被更年老的患者使用。准入标准还可能排除了那些患有除了正在研究的疾病之外的其他疾病的患者（这样就排除了那些同时服用其他药物的患者）。虽然这可能是检测一个新药药效的最"干净"的方式，但是由此得来的数据会限制最终使用该药物治疗的人群的推广。还有一类患者是由于无可反驳的伦理道德原因被排除参与试验研究，例如不允许孕妇或者儿童参与大多数预批准的药物试验。然而当这些患者在常规治疗过程中使用这些药物时，就会缺乏药物使用指导信息。

根据定义，临床试验就是由医生和辅助医务人员来完成，他们具有临床研究的经验和与这些活动相关的背景。他们的行为通常由研究协议来指导。研究协议往往要求密切监测药物的不良反应和药效，确保患者服用的正是依据指导开出的处方。这和典型情况下的常规治疗同样有很大差别，因为常规治疗中，患者的依从性和早期发现不良事件的监测强度通常都较低。

## 替代指标和比较

如果对于每一种新的抗高血压药物而言，只有证明其可以降低卒中发生率才予以批准；或者每一种新的他汀类降脂药物，只有证明其预防心肌梗死的发生，才允许上市；那么这样的要求会造成有潜在疗效的新药治疗的延迟，也会进而增加其研究成本。因此，可以根据药物对"替代指标"的疗效，例如，抗高血压药物对血压水平影响、治疗糖尿病的药物对糖化血红蛋白水平的影响、他汀类药物对血清低密度脂蛋白（LDL）胆固醇水平影响、治疗青光眼的药物对眼压的影响或者抗肿瘤药物对肿瘤生长生物标记物的作用，来批准新药上市。虽然这样的指标可以使药物批准更快和更有效率，但其

效用取决于替代标记物和所关注的临床结果之间的联系。这种联系可以建立得很好，但并非总是如此。例如，抗心律不齐药物恩卡尼和氟卡尼减弱了检测指标——心肌梗死后心室异位的发生，但是更大规模的临床研究（CAST 试验）表明，尽管它们成功地"治疗"了心肌梗死，却事实上增加了患者的死亡率。相似的是，罗格列酮（文迪雅）在批准前试验中检测可以降低糖化血红蛋白水平，由此得以批准，然而一旦其被广泛使用，对这些实验数据的荟萃分析发现其增加了心肌梗死风险。

只要可行，安慰剂是药品生产商和 FDA 首选的用于批准药物的上市前试验的对比治疗方法。药物和安慰剂的对照试验提供了最清晰的对比和最直接的统计分析，同时也不会产生由对照组中的活性成分引起的治疗作用或者不良反应所造成的混淆。如果安慰剂对照试验可以证明新药物和已上市药物的药效是相似的，那么该新药物就可以获得批准；如果要证明新药物的疗效是"等效于"或"不低于"（已有的）有效治疗手段，则需要更多的研究患者和更高要求的统计学分析。如果伦理上或者实际情况下不能进行安慰剂对照实验（例如一个新的抗艾滋病药物或者一种针对严重细菌感染的抗生素），那么就需要使用有活性的试剂作为对照。

然而，尽管这些"优于安慰剂"的对照试验可以使药品生产商更充分地满足 FDA 关于新药批准的法律要求，但是这种实验得到的数据通常无法满足临床医生、患者或消费者对了解一个新药的安全性或相对有效性的需求。一个新的药物可能与安慰剂相比可以发挥更好的疗效，但是它是否比医生可能选择的现成治疗方法效果更好，还是两者一样好呢？这个新药可能会产生严重的副作用（例如，他汀类药物的横纹肌溶解），但是这个不良反应的发生率与现有治疗方法相比，高还是低呢？再者，即使该新药具有较高的产生特定不良反应的风险，它是否也同时具有更好的疗效呢（在这种情况下，预防缺血性心脏病发生）？如果是这样的话，权衡利弊可能是可以接受的；如果不是这样，那就无法接受了。当然，如果没有这样的比较数据存在，这些问题可能根本不会被考虑了。

### 病　　例

67 岁的 Keeley 先生患有严重的双髋关节退行性疾病。他给医生带来了一些杂志广告和报纸剪报，上面描述了非甾体抗炎药罗非昔布。这些广告声称，罗非昔布可以很好地缓解关节炎疼痛，同时降低胃肠道毒性的风险。罗非昔布选择性抑制环氧化酶-2 而不是环氧化酶-1，前者介导疼痛和炎症，后者维持胃肠黏膜完整，并且抑制环氧化酶-1 可引起胃肠出血。这种药物被广泛誉为"超级阿司匹林"，胃肠道毒性最小，并得到大力推广。Keeley 先生的医生决定给他开罗非昔布这种药，而 Keeley 先生也报告说这种药比他之前使用的对乙酰氨基酚更有效。

该患者的关节炎疼痛持续得到缓解。尽管他在接下来的几个月里患上了轻度高血压，不过可以很容易地用噻嗪药物治疗，同时其他方面表现良好。在 Keeley 先生开始服用罗非昔布九个月后，他的妻子打电话报告说，她的丈夫因心肌梗死住院。他经历了几次心律失常和心源性休克，最终出

院回家。他的医生却对这个报告并不感到惊讶,因为这个患者是一个主动吸烟者,血清胆固醇升高,并且最近被诊断为高血压。

Keeley 先生心肌梗死发生两年后,一项随机对照试验显示,罗非昔布几乎能使心肌梗死和脑卒中的风险增加一倍,罗非昔布因此撤市。

## 思　考　题

□ 1. 美国食品药品监督管理局(FDA)等监管机构在批准药品之前如何评估其安全性?

□ 2. 一旦药物广泛使用,医生、患者和 FDA 如何了解其副作用?

□ 3. 如何使用观察性研究来确定广泛使用的药物的副作用?

□ 4. 在解释和根据这些分析的结果采取行动时,必须考虑哪些问题?

## 药物审批期间和批准后研究

如果新药的比较对象是安慰剂,并且使用的替代终点满足规定的药效学定义,某些新药的药效学实验周期就可以短至 8~16 周。然而,如此短期的试验不能为新药提供超出这段时间范围之外的利益和风险的有用信息。FDA 要求对长期使用的慢性病新药进行至少 6 个月的安全性测试(慢性病的定义是时间超过 6 个月),然而对于可能多年长期服用的药物来说,这样的安全测试时间可能还是太短。

在批准一个即将被广泛使用的新药时,FDA 可能会要求药品生产商做一些上市后的药物研究(也称作Ⅳ期研究)去解释一些批准前递交的证据材料所不能解答的问题。有时,一些关于新药利益和风险的有用的新数据,正是通过这种方式获得的。但是到 2007 年为止,FDA 还没有权力强制药物开发商完成这些研究;因为一旦一个药物获得批准后,FDA 的主要监管权力就被限定在威胁该药物撤市的"核心选择"上,但是这种举措在缺乏补充数据的情况下往往是不可能的。FDA 每年都会通报生产商(在提交新药申报资料时)"上市后承诺"的履行实施情况。美国政府问责办公室的一份报告中指出,FDA 曾强制性要求进行的药物上市后安全性研究中,近半数甚至在药物广泛使用数年后仍未启动。公众对几个突出的药品安全性问题,特别是罗非昔布(Vioxx®)的关注,加深了对这类问题的关注程度。罗非昔布在被退市之前在市场上广泛应用了 5 年,直到有研究证明这个药物几乎加倍了心肌梗死和脑卒中的风险,才被退市。美国医学研究所 2006 年的一份报告建议全面改变 FDA 处理药物安全问题的方式(见下文)。

## 药物流行病学

药物流行病学是从接受常规治疗的大量典型患者的临床数据中观察记录药物效果的研究。为了理解这一方法,有必要从不同于传统药理学研究方法的角度来思考药物的作用效果(表 53-1)。这种方法把"群体"看作实验系统加以研究。药物可以被视为引入这个系统的变量,就像药物在单个患者、组织培养或者离体的单细胞样品中研究一样。其区别在于,在群体研究中,真正的随机化通常不会发生,医生和患者介入的决策和行为会改变药物的作用,药物的治疗结果是以事件的概率的形式来衡量的。药物流行病学分析中,用药经验的量级远远大于传统药理学,可以达到数百万患者和数百万的暴露人年。

近些年来,由于很多重要药物的退市,人们开始重视药物流行病学的重要性。退市的每一个药物都出现了严重的或致命的不良反应,而这些不良反应在上市批准时未被充分认识到或者被低估了(表 53-2)。利用药物流行病学的工具,就可能发现在随机化的试验中可能被忽视的不良反应,因为这些不良反应具有以下特点:不常见,代表着在已经很高的基线上又增加的风险(例如老年患者发生心肌梗死或脑卒中的风险增加),主要发生在临床试验中代表性不足的患者组(例如老年人、儿童或孕妇),需要数月或数年才会出现,主要发生于与其他特定药物的联合使用,和/或主要发生于具有特殊共病或基因型的患者。

**表 53-1　传统药理学和药物流行病学的比较**

| 传统药理学 | 药物流行病学 |
| --- | --- |
| 研究的患者数量适中 | 研究大量的患者人群 |
| 直接的剂量效应关系 | 明确利益和风险的概率 |
| 关注生物学 | 关注处方医生和患者的行为以及生物学 |
| 短期的结果 | 较长期的研究 |
| 难以研究罕见事件 | 能够确定罕见事件 |

**表 53-2　一些被广泛使用药物的重大召回事件**

| 商品名 | 通用名 | 退市理由 |
| --- | --- | --- |
| Duract | 溴芬酸 | 肝毒性 |
| Posicor | 米贝拉地尔 | 低血压,心动过缓 |
| Fen-phen | 芬氟拉明/芬特明 | 肺动脉高压,心瓣膜病 |
| Rezulin | 曲格列酮 | 肝毒性 |
| Baycol | 西立伐他汀 | 横纹肌溶解 |
| PPA | 苯丙醇胺 | 脑内出血 |
| Vioxx | 罗非昔布 | 心肌梗死,脑卒中 |
| Bextra | 伐地考昔 | 史-约综合征,心肌梗死 |

# 药物流行病学资料来源

一旦一个药物被常规使用,关于这个药物不良反应的信息可以从许多不同途径获得。这些途径包括:①医生、其他卫生专业人员或患者向FDA或生产商提交的自发报告;②对大型医疗保健系统、政府项目或私营保险公司在支付处方和临床服务费用过程中收集的大量数据进行分析;③对给予特定药物治疗或患有特定疾病的患者进行登记管理;④设计用来回答某一特定问题的个别专项进行研究。每一种来源都有其自身的优势和劣势,在评估某一特定来源的证据的质量时,必须加以考虑。

## 自发报告

通常状态下,自发报告已经是FDA最信赖的用以追踪上市药物不良反应的信息来源之一。这些报告由执业医师或患者提交给药物生产商或者FDA,描述出现在单个患者身上的可能与药物相关的不良反应事件。自发报告的优势在于,它们通常是以前未发现的非预期治疗效果的第一个信号(例如服用芬氟拉明类的减肥药引发的心脏瓣膜病)。

虽然这些自发报告对于产生新的假说可能是有用的,但是它们也具有很大的局限性。首先,大多数(90%~99%)由药物诱发的疾病从来没有报道过,即便对于那些以前未知的严重的不良反应也是如此。不良反应的报告率也会受到药物的新颖度、医学文献和非专业媒体中的报道,及其他因素的显著影响。因为这些报告来自不确定的用户群体,所以很难从它们的发生频率中获得更多信息,而这是比较一个药物和其他同类药物某一特定已知的不良反应发生率的重要问题。报告病例中临床数据的有限可用性,也会阻碍对混杂因子的评估(见下文),这可能歪曲药物和药物作用结果之间的相互关系。

## 自动化数据库

在确定药物治疗和药物不良反应之间的关系时,自动化的卫生保健应用数据库变得越来越重要。通常出于记账管理的目的,几乎所有患者的处方都被记录在计算机数据库中,使这些数据库成为医疗保健系统中最好的"联网"组件。同样的原因,许多患者会将个人临床就医(例如门诊、住院、临床处置和诊断化验)的信息——通常连同一个或多个相关的诊断,记录在不同的账目管理数据库中。即使这些服务是以不协同的方式提供的(对于大多数医疗保险和医疗补助的患者),其所产生的数据资料也能使得检测一个特定药物在特定患者人群中的使用频率成为可能,以及使特定治疗结果(期望的或不期望的)在药物使用者中的发生频率得以测定。

如果一个群体相对确定和稳定(在许多公共保险项目和一些非政府医疗保健系统中可能都是如此),就有可能系统地评价药物的暴露和作用结果。这类数据集(例如,诊断和由于特定原因住院的人数以及时间)中充足的临床信息越来越高的可用性,使得对特定药物和治疗结果的相互关系开展严谨的研究成为可能,如下所述。以前,关于数据库的一个重要关注点是诊断信息的有限性。这些信息常常未经证实,特别是在门诊情形中。在评估这种诊断信息时需要谨慎。一个30天开30mg辛伐他汀的处方在药学数据文件中是非常明确的,但抑郁、药物过敏或心力衰竭情况的有无可能代表更广泛的临床现实性。一些诊断可以从基于计算机的保险赔付数据中确定下来,例如手术修复的髋部骨折或因心肌梗死住院治疗。其他诊断则可能需要通过回顾原始病历来验证基于计算机的诊断。幸运的是,此类信息的数量和质量都在增长,每年都有更多的机会链接来自医学笔记(医话)文本、实验室检测结果和患者记录的其他内容的数据。

## 患者登记

对于一些药物,FDA责令药品生产商追踪所有使用该药物的患者(或者所有患者的一个样本)。这一要求可能是为了确定和预防特定的危险的不良反应,例如使用抗精神病药物氯氮平引起的粒细胞缺乏症。

## 专项研究

药物流行病学中的一些重要问题使用以上方法得不到解决,而必须通过重新收集一些患有某种疾病的特定患者群体或者服用某一类特定药物的患者的资料来解决。例如,在服用多巴胺激动剂治疗帕金森病的患者中发现突然无法控制的嗜睡(有时称为睡眠发作)。这样的不良反应事件在这些药物的大多数大型临床试验中,不会被系统地整理在案,也不可能在就诊时作为一种新的诊断记录下来。要确定某些药物是否比其他药物更容易导致这一问题,需要访问大样本的使用不同类别治疗药物的帕金森病患者,以确定风险的具体细节,并指出降低风险的方法(例如,减少剂量)。

# 研究策略

一旦确定了药物流行病学数据的来源,就可以利用统计学方法来评估这些数据,并就药物和可能的不良反应之间的关系得出结论。用来评价这些观察性数据的两种最常见的分析方法是群组研究和病例对照研究。每一种研究设计都是用来评价某一特定不良反应由使用某种药物所引起的可能性。

## 群组研究和病例对照研究

在群组研究中,一组患者服用一个给定的药物(例如使用某一特定非甾体抗炎药的关节炎患者);另一组患者与前一组尽可能相似,但是他们不使用这一种被研究的药物(比如,严重程度相当的关节炎患者使用另一种非甾体抗炎药)。然后随时间的推移追踪观察两组患者,以确定每组患者中分别有多少人出现所关注的药物不良反应(如心肌梗死;图53-1)。这一研究可以实时进行;但更常见的是,从既有的数据库中确定过去发生暴露(或非暴露)的患者,以便对后续不良反应事件进行回顾性分析。群组研究可以检测不良反应的实际发生率(例如,使用特定药物后出现特定不良反应的可能性),同时可以去追踪观察多种反应结果。群组研究还可以将分析限定在某一特定药物的新使用者中,因为"老司机"

（流行语）使用者更有可能包含了那些没有因药物接触而经历过副作用（甚至死亡）的人。这种新用户的设计也更类似临床试验的结构。

相比之下，在病例对照研究中，首先指定由病例来定义的不良反应结果（如心肌梗死），还要确定一组经历过这种不良反应的患者，这就是病例组。对照组就是尽可能与病例组相似的同一人群，但并没有出现该药物不良反应的患者（例如，年龄相近、性别相同，心脏病风险因素相似而未出现过心肌梗死的患者）。然后，回顾所关注的不良反应事件发生前（或者在对照组中不发生）的时间，复查病例组和对照组服用的所有药物，以判断某一特定药物在病例组中的使用率是否高于对照组中所预期的（图 53-1）。如果所关注的不良反应结果较罕见，并且不得不回查询问所有的研究参与者，那么病例对照设计会比群组设计更有效，因为它可以关注到一个选定的

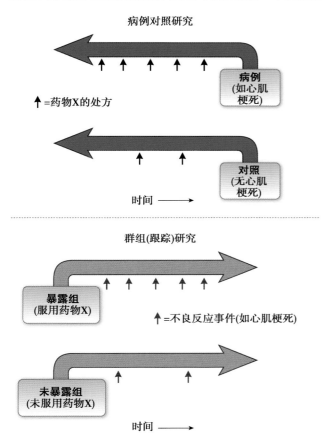

图 53-1　病例对照研究和群组研究设计示意图。上部分：在病例对照研究中，病例确定一个经历过所关注的不良反应事件（如心肌梗死，简写为 M. I.）结果的患者人群。对照就是同一人群中尽可能与病例相似但没有出现该不良反应的患者。然后对病例和对照者服用的所有药物进行回顾性分析，以判断某一特定药物在病例中的使用是否高于对照。下部分：在群组研究中，确定两组患者：一组患者暴露在一个给定的药物下，另一组患者与暴露组患者尽可能相似，但是不使用上述药物。随时间的推移，对所有患者进行跟踪观察，以确定每组患者中分别有多少人出现了所关注的不良反应事件（如心肌梗死）

已知出现过某不良反应的患者组。

## 风险评估

在最基本的层面，群组研究和病例对照研究产生的数据可被视为组成一个 2×2 表格，来描述所关注药物的暴露与否，以及不良反应出现与否。这些数据可以排列到四个单元格中。如图 53-2 所示：服用药物并出现不良反应的患者（A），服用药物但没有出现不良反应的患者（B），没有服用该药物但仍出现不良反应的患者（C），没有服用该药物也没有出现该不良反应的患者（D）。

单元格 A 和单元格 D 与药物和不良反应的关系是一致的，单元格 B 和单元格 C 与上述关系是不一致的。简言之，A×D 除以 B×C，可以反映这种关系的强度。对于群组研究，该结果被称为相对危险度（relative risk，HR）；对于病例对照研究（倘若病例的不良反应结果不常见），该结果被称为优势比（odds ratio，OR）。相对危险度（或优势比）为 2，说明使用该药物的患者发生不良反应结果的可能性，是不使用该药物患者的 2 倍；相对危险度或优势比为 0.5，意味着使用该药物的患者发生不良反应结果的可能性，是不使用该药物患者的一半（即该药物对这种不良反应结果的发生有预防作用）。

|  | 不良反应 | 无不良反应 |
|---|---|---|
| 药物暴露 | **A**<br>暴露+<br>**不良反应+** | **B**<br>**暴露+**<br>**不良反应−** |
| 无药物暴露 | **C**<br>**暴露−**<br>**不良反应+** | **D**<br>暴露−<br>**不良反应−** |

图 53-2　病例对照研究和群组研究数据的基础分析。根据所关注药物的暴露与否，以及所关注的不良反应结果出现与否，组成 2×2 表格。单元格 A 至 D 分别代表：服用药物并出现不良反应的患者（A），服用药物但没有出现不良反应的患者（B），没有服用该药物但出现该不良反应的患者（C），没有服用该药物也没有出现该不良反应的患者（D）。简言之，A×D 除以 B×C，可以反映药物和不良反应关系的强度。对于病例对照研究（倘若病例不良反应结果不常见），这个比率称为**优势比**；对于群组研究，这个比率称为**相对危险度**

## 研究设计和解释中的问题

尽管药物流行病学提供了在大量典型患者中评估药物作用结果的方法，但是在常规护理中选择一种药物而不是另一种，是由个人决定的，而不是像在设有对照的临床试验中那样是随机的。这种决策偏向性带来了一个潜在的问题，即给药

A 的患者与给药 B 的患者可能系统地存在差异,而这些药物之外的差异,可能导致某种特定结果的高发。这种混杂问题是观察性研究固有的,流行病学家和统计学家已经制定出几种策略来修正。目标是解决这样一种可能性,即该药物不会引起所关注的不良反应结果,但又似乎与之相关,因为两者都与第三个混杂因素有关联。例如,肺癌在喝咖啡的人群中更常见,这并不是因为咖啡导致肺癌,而是因为喝咖啡的人更有可能是吸烟者。为了解决混杂问题,研究人员尝试尽可能多地去了解研究中使用每种药物治疗方案的患者的特征。服用某种药的患者与服用对照药的患者相比,是否年龄更大,或病情更严重? 是否更有可能正在服用(或不服用)其他可能影响特定结果出现的可能性的药物? 例如,在一项比较服用罗非昔布(万络)与服用塞来昔布(西乐葆)、布洛芬(美林)或者非甾体抗炎药的患者心肌梗死发生率的研究中,需要尽可能多地去了解患者的心血管病史和心脏病风险因子。如果这些特征在不同药物的使用者中是均衡的,就不会产生问题。然而,如果没有均衡(例如,假设使用罗非昔布的患者比使用塞来昔布的患者更有可能吸烟,或者服用预防性剂量的阿司匹林的可能性更小),那么就不得不在分析中进行调整。这种调整可以通过统计学方法来完成,包括多元回归、倾向评分或者工具变量的方法。

## 指示性混杂

在一个随机化试验中,受试者被随机分配到不同的治疗方案中。如果这个试验研究规模足够大并且随机化做得足够充分,那么不同研究组别中的受试者结果的差异,就很可能是他们接受不同治疗的结果,因为他们(从定义上讲)在所有其他各方面都是非常相似的。相比之下,在观察性研究中,研究人员只能研究患者的不良反应,而医生已经给他们选好了开哪种处方,是服用药物 A 还是药物 B 或者是不用药。因此,有必要超越上述简单的 2×2 表格,调整观察到的各种关系,以便控制患者们在服用所研究的药物之前可能就已经存在的差异。

例如,服用抗高血压药物的患者,相比同一人群中年龄相仿、性别相同而没有服用抗高血压药物的一组,患有心血管疾病的可能性更大。当然这并不是因为抗高血压药物会引起心脏病;相反,抗高血压药物可以降低高血压患者心血管疾病(包括心力衰竭、心肌梗死和脑卒中)发生的风险。虽然这些药物可以降低心脏疾病的风险,但是并不能将这些风险降低为零。此外,许多高血压患者开始治疗的时间较晚,或者并没有完全遵照处方治疗。结果,服用抗高血压药物的人,相比于没有服用降压药的人口统计学意义上的相同个体,总体上具有“更高”的心脏病发生概率。这一问题被称为“**指示性混杂**”。

## 选择偏倚

常规治疗中产生的第二个问题是患者的药物使用是由医生而不是研究方案决定的。例如,在 20 世纪 80 年代末,当氟西汀(百忧解)作为第一个选择性 5-羟色胺再摄取抑制剂(selective serotonin reuptake inhibitor, SSRI)类抗抑郁药问世时,

有报道显示服用新型抗抑郁药的抑郁症患者,相比服用老一类抗抑郁药如三环类抗抑郁药(阿米替林、去甲替林和地昔帕明)的患者,更具有自杀倾向。事实上,(基于安慰剂对照随机试验)关于 SSRI 类药物可能会助长某些患者特别是青少年或者儿童的自杀想法或企图的忧虑持续存在。然而关于增加风险的早期报道也表明,选择偏倚可以为氟西汀使用者的自杀提供另一种解释。在这种新型抗抑郁药物刚上市时,服用老的抗抑郁药的患者有很好治疗效果的话,不太可能再转换用新型抗抑郁药;那些服用老的抗抑郁药疗效不佳的抑郁症患者,包括那些可能还在想自杀的患者,往往不成比例地更多地选择使用新型抗抑郁药。此外,由于存在心血管毒性,老的抗抑郁药物的半数致死剂量($LD_{50}$,见第 2 章)较低,然而摄入足够多的 SSRI 类抗抑郁药也很难达到半数致死剂量。因此,医生更愿意让有自杀倾向的患者在家服用氟西汀,而不是服用三环类抗抑郁药物。在观察性研究中,无论这两种药物引起自杀的潜在风险是什么,单是这些因素结合起来,就会造成在观察性的评估中,新药氟西汀的服用者自杀率高于三环类抗抑郁药服用者这一表象。

## 健康使用者效应

一些流行病学研究已确定了尚未在随机对照试验中得到证实的药物使用和药物作用的关系。这些包括,绝经后服用雌激素的妇女心脏病、失禁和抑郁症的发生率降低;服用他汀类药物的患者罹患癌症和阿尔兹海默病的概率降低。由于所谓的“健康使用者”效应,这些研究常常是有缺陷的。那些经常规律地使用预防性药物的患者,似乎不同于那些没有表现出此行为的患者:他们更有可能去看医生以主动寻求预防性治疗,或者至少愿意接受预防性治疗,而他们的医生也充分以预防为导向开出这样的处方。这类患者也更可能养成一些其他的促进健康的行为习惯,例如不吸烟、控制体重、运动和坚持他们其他的处方药治疗方案。在长时间严格遵守规定方案的患者中,这些特征的表现可能更为突出。

一些大型的随机试验已经证明了这样一个相似的观点:随机分配给予安慰剂的患者,如果他们很好地坚持其假药丸“方案”,与那些没有很好地坚持安慰剂“方案”的患者相比,有更好的结果(包括死亡率)。因为安慰剂中的成分并不会产生这样的治疗作用,这些研究发现清楚地表明,患者如果坚持以促进健康的方式行事,除了他们的治疗方案中特定药物的治疗效果之外,更有可能获得更好的临床治疗效果。为了在观察性研究中解决这一问题,一些研究组仅使用“有效对照”作为比较组——例如,将坚持服用他汀类药物治疗的患者和坚持服用其他预防性药物的患者做比较,而不是简单地将这些患者和不定期服用他汀类药物的患者做比较。

## 统计学显著性解释

在评价观察性研究和随机试验的结果时,通常使用 0.05 的 $p$ 值作为统计学显著性的一个阈值或基准。这一标准常常被错误地解释为:如果组间差异的 $p$ 值小于这一数值,则结果为真;如果大于这一数值,结果就是非真的。然而,更严谨的文献阅读者明白,这样一个分界点在很大程度上是武断的

（例如，相比于 0.03 或 0.07 的 $p$ 值），另外还必须关注差异的大小程度。例如，一个新药和安慰剂之间的差异 $p<0.05$，如果在疗效上只有 2% 的差异，那么这种显著性差异在临床上可能是没有意义的。

这种情况在评估有关不良反应事件数据的统计学意义时更为关键，无论数据源自随机试验还是观察性分析。$p$ 值是由样本大小和实际观察到的差异的大小共同决定的，牢记这一点是很有用的。大多数临床试验都尽可能以足够大的规模去检测一个所研究的药物与其比较对象在产生相对常见的临床结果（例如，降低血压或 LDL 胆固醇水平）方面的差异。然而，其结果是，这些研究不大可能有足够的能力发现罕见的结果（如肝毒性）在组间存在一个统计学上显著的差异。对于不常见的副作用，坚持"$p<0.05$"的标准，可能导致忽视研究中无法检测到的一些重要的风险。

解决办法不是把所有不良反应率的差异都考虑进去，而不管它们的统计学特性如何。相反，即使不良反应发生率的差异从 $p$ 值上看是没有显著性的，也应该慎重考虑这些差异，并且寻找其他的证据，以澄清存有隐忧的关系。例如，FDA 评估了安慰剂对照试验中服用 SSRI 类抗抑郁药的青少年和儿童的自杀倾向和行为的发生风险，发现这些相对罕见的不良结果在服用药物的患者中的发生率通常要高于随机分配到安慰剂组的患者。每个独立的试验研究都没有发现 $p<0.05$ 水平的显著性差异。然而，当将所有这些试验的数据进行汇总（有时是在研究完成数年以后），就会清楚地发现，所有研究中的风险都很清晰且一致（也符合传统的 $p<0.05$ 水平）。

在观察大规模人口基数流行病学研究来源的数据的统计学意义时，出现了相反的问题。在这里，样本量（power）并不是一个限制因素，特别是当研究利用的数据是通过自动化索赔数据库而得到的数十万名患者的资料时。仅仅由于所研究群体的巨大规模，某一特定的效应（治疗作用或者不良反应）发生率 4% 或 5% 的差异，也可能达到一个小于 0.001 的 $p$ 值。但是，即使这里的结果显示出了统计学意义，如此小的差异可能仍然少有或者没有临床意义。

## 药物不良反应和卫生保健体系

20 世纪 90 年代和 21 世纪初，一系列常用药物由于安全问题引起的退市，导致人们重新关注于发展新的方法以防止此类问题的发生，或者至少要通过尽早鉴别药物的不良反应以限制暴露在风险下的患者数量。由此，风险管理的概念成为了药物研发和监管的一个重要主题。

### 利益和风险的平衡

如上所述，在新药审批评估中，通常不会将其与现有的替代供选方案进行比较，而且通常也不会在药物获得批准后进行此类研究。因此，对于具有已知风险的药物，很难知道一个新的药物是否比另一个同类药物更容易出现不良反应（例如，非选择性非甾体抗炎药引起的胃肠道出血，他汀类药物引起的横纹肌溶解）。对于一个特殊的药物，如果其本质上具有更好的疗效，即使它的某一特定的不良反应具有较高的发生率，也可能是可以接受的。然而，在这种情况下，由于缺乏正面相比较的临床试验，很难做出这样的评估。因此，在大多数情况下，单个临床医生在缺乏可供其严格地做出选择所需数据的情况下，就做出了如何治疗的决定。近期发展出一种旨在解决这一问题的办法，就是转向比较有效性研究——一个系统地评价不同治疗方法的公费研究项目。该项目于 2009 年启动，联邦政府投资 11 亿美元，预期将成为几个联邦机构研究议程中的一个重要的持续组成部分。

药品的临床应用很大程度上受到制药业每年 300 亿美元的营销费用的影响。这项支出是沉重的"前端负荷"，在一种药物上市后不久即投入巨额资金，以便在该公司的专利有效期内，尽可能长久地实现销售额最大化。具有讽刺意味的是，这意味着一种药物的最大推广发生在整个人群的使用和效果经验最少的时期。在药物获得批准时，同行评审的文献中可能不会有太多（甚至没有任何）关于药物有效性和安全性的信息，因此推广源的信息通常是医生了解新产品的首要手段。行业评论家则认为，这些材料往往在强调治疗效益方面，相比于传达风险，更有说服力。作为一种替代方案，一些创新项目已经出现，为处方医生提供了非商业的、公共资助的循证数据"营销"，包括药物的收益、风险和成本，称为"学术细节"（例，见 www. NaRCAD. org 和 www. alosafoundation. org）。

## FDA 的职责任

20 世纪 60 年代初，沙利度胺的悲剧引发了一场药物监管改革的浪潮，这场改革赋予 FDA 新的权利，即在药物获得批准前，要求提供其有效性的证据。同样，2004 年罗非昔布（万络）的退市，也引起了药物管理改革的呼声，特别是在药物的不良反应检测和跟踪观察方面。激烈争论的一个方面就是 FDA 缺乏明确的权力来要求对药物风险进行上市后研究。虽然 FDA 在药物开始审批过程中对生产商有相当大的影响力，但是一旦药物上市，其几乎没有权力强制生产商完成进一步的研究。政府审查已经证明，即使在审批的时候要求生产商对药物进行上市后的安全性研究，这些研究也往往没有完成，甚至根本就没有启动（见上文）。这有助于解释对严重不良反应的监测和处理的迟滞性。使国家对这一问题的反应合理化已成为公共政策的一个关键目标。2007 年，FDA 修订法案赋予了该机构权力和责任，对已上市药物的不良反应事件执行系统性的监管，并更换药物的官方标签以警示安全风险（该权利以前由生产商掌握），以及强制制药公司对潜在的安全隐患开展跟踪研究。这项立法还授权并资助了全国范围的"哨兵（预警）系统"的创建，以利用来自多种医疗保健交付系统中大量现有的自动化数据库，持续不断的实施上市后药物安全监测。在几年内，这个系统就扩展到涵盖 1 亿多（匿名）患者用药情况和临床经历的数据，从而成为一种系统性检测药物不良反应的有效工具，可以大大提早检出时间。

## 法律和伦理问题

　　近年来的药物安全争议（表53-2），已经引起了医学界、政府和公众中的很多人对于发现和处理重要的不良反应数据应该如何分配责任的疑问。其中越来越多的一致观点是，除了 FDA 提高警觉之外，药物生产商也应该充当其产品的"分子管家"，负责对超出法律要求的最低限度的潜在危害进行前瞻性研究。陪审团和法院都同意这一观点。尽管没有刑事定罪，西立伐他汀（拜可）的诉讼和解金还是超过了 10 亿美元，右芬氟拉明（Redux®）超过 210 亿美元。

### 结论与展望

　　电子数据在描述大量人口的药物使用和临床事件等方面，具有越来越高的可用性和详细度，再加上流行病学的进步以及信息学和数据处理等领域的发展，使人们对常规用药的结果进行严谨而有效的精细监测成为可能。运用倾向评分和工具变量等先进的方法学工具，为观察性研究中的混杂提供改善对照，这些数据因而会变得更加有用。基于这些发展的药物流行病学分析可以为临床和政策层面的决策提供科学基础，而非预感、恐慌或炒作。这些数据库和流行病学工具也有可能通过使用同样的策略来衡量不同药物的预期临床结果，从而具有比较药物有效性的潜力。因此，观察性研究使头对头的药物比较成为可能，尽管这种比较在药物审批过程中不是必需的，但它是医生、患者和消费者信息需求的核心。

　　从生物学的角度来看，系统性地检测不良反应将进一步得益于开发研究工具，以更准确地预测新化合物的毒性，并在药物上市后对其进行严密监测。此外，药物基因组学（第 7 章）从药物代谢（药代动力学）和药物反应（药效学）的遗传差异的角度，解决了许多这样的问题。

（富炜琦　杜立达　译　李莉　应剑　审）

### 推荐读物

Avorn J. *Powerful medicines: the benefits, risks, and costs of prescription drugs.* New York: Knopf; 2005. (*An examination of the interrelationships among pharmacology, clinical practice, epidemiology, industry, and drug policy.*)

Avorn J. The promise of pharmacoepidemiology in helping clinicians assess drug risk. *Circulation* 2013;128:745–748. (*An assessment of how observational methods can be used to define medication safety problems, using anticoagulants as an example.*)

Eichler HG, Oye K, Baird LG, et al. Adaptive licensing: taking the next step in the evolution of drug approval. *Clin Pharmacol Ther* 2012;91:426–437. (*A proposal to integrate epidemiologic assessment into the evaluation of drug effectiveness and toxicity.*)

Gagne JJ, Wang SV, Rassen JA, Schneeweiss S. A modular, prospective, semi-automated drug safety monitoring system for use in a distributed data environment. *Pharmacoepidemiol Drug Saf* 2014;23:619–627. (*A new method for automating analysis of large clinical data sets to detect adverse effects more rapidly.*)

Psaty BM, Breckenridge AM. Mini-Sentinel and regulatory science—big data rendered fit and functional. *N Engl J Med* 2014;370:2165–2167. (*An overview of current programs to harness routine clinical data to monitor drug safety.*)

Schneeweiss S, Rassen JA, Glynn RJ, Avorn J, Mogun H, Brookhart MA. High-dimensional propensity score adjustment in studies of treatment effects using health care claims data. *Epidemiology* 2009;20:512–522. (*Description of an innovative approach to use large-scale electronic databases to study the outcomes of marketed drugs.*)

Strom BL, Kimmel SE, Hennessey S, eds. *Textbook of pharmacoepidemiology.* West Sussex, United Kingdom: Wiley-Blackwell; 2013. (*A comprehensive textbook of pharmacoepidemiology.*)

# 第IX篇
# 药理学前沿

# 第54章

# 蛋白质疗法

Quentin J. Baca, Benjamin Leader, and David E. Golan

## 概述

　　与体内其他的大分子相比，蛋白质发挥着动力和多样的作用，如蛋白质催化生化反应，形成膜受体和通道，提供细胞内外的骨架支撑作用，在细胞内或从一个器官到另一个器官转运分子。根据目前的推算，在人类基因组中大约有 19 000~20 000 种蛋白质编码基因，加上基因的选择性剪切和蛋白质的翻译后修饰（例如：剪切、磷酸化、酰基化和糖基化），功能各异的蛋白质数量可能超过 100 000。从疾病机制的观点看，这些推断给现代医学提出了巨大的挑战，因为当任何一种蛋白质包含突变或其他异常、或以高或低的异常浓度存在时，都将导致疾病。然而从治疗学的观点看，这些推断预示了利用蛋白质疗法缓解疾病的极大机会。目前，美国食品药品监督管理局（Food and Drug Administration，FDA）已批准超过 206 种不同蛋白质或肽类药物用于临床，还有更多的正在研发中。

　　蛋白质疗法较小分子药物有几个优点：首先，蛋白质通常发挥高度特异性和复杂的作用，是小分子化合物所不能模拟的；第二，因为蛋白质的作用具有高度特异性，所以蛋白质药物不太可能干扰正常的生物过程也不会因而引起副作用；第三，因为体内自然地产生很多有治疗作用的蛋白质，所以这样的蛋白质就会被耐受，不大可能引起免疫反应；第四，对于基因突变或缺失的疾病来说，蛋白质疗法能够提供有效的替代治疗，而不需要接受基因治疗，因为目前大多数遗传病还不能进行基因治疗；第五，蛋白质药物临床研发和 FDA 批准的时

间可能较小分子药物快。2003 年发表的一项研究指出，在 1980—2002 年期间，33 种用于治疗的蛋白质药物的平均临床研发和批准时间较同期批准的 294 种小分子药物要快 1 年多。第六，因为蛋白质的形态和功能是独一无二的，药企能获得对蛋白质治疗药物的长远专利保护。第七，许多蛋白质药物满足了对罕见病治疗药物短缺的需求，有资格划归为孤儿药，可以获得 FDA 的优先审查以及延长专利保护期限。第八，蛋白质药物的总销售额继续呈上升趋势。在 2000 年，美国销售额前 20 名的药品中没有蛋白质治疗药物。到 2013 年，蛋白质治疗药物占据了全美前十大销售额药品中的四席，以及全球十大销售额药品中的七席。后四个优点使蛋白质从财务角度来看较小分子药物更具有吸引力。

　　相关的小数量的蛋白质治疗药物可从它们本身的来源进行纯化，例如胰酶源于猪的胰腺，α1-蛋白酶抑制剂源于混合人血浆。然而，大多数用于治疗的蛋白质现在通过重组 DNA 技术的基因工程方法生产并且从众多的生物体中纯化。重组蛋白的表达系统包括细菌、酵母、昆虫细胞、哺乳动物细胞、转基因动物和植物。系统的选择由具有生物活性的蛋白质的生产或修饰成本来决定（例如：糖基化、磷酸化或蛋白水解）。例如，细菌不能进行糖基化反应，而前面列举的其他每个生物系统均可进行不同类型或方式的糖基化。蛋白质的糖基化方式在体内重组蛋白的活性、半衰期和免疫原性方面均具有极大的作用。举一个例子：天然的促红细胞生成素（erythropoietin，EPO）是一种对红细胞生成非常重要的生长因子，其半衰期可通过增加蛋白质的糖基化得以延长。阿法达贝泊汀是一

种促红细胞生成素的类似物，通过工程化方法获得另外两种作为 N-连接的糖基化反应底物的氨基酸。当在中国仓鼠卵巢（CHO）细胞中表达时，类似物由 5 条而不是 3 条 N-连接的糖链合成；这种修饰使阿法达贝泊汀的半衰期较促红细胞生成素延长了 3 倍。

## ■ 病　例

　　MR 是一名 55 岁的旅行推销员，因左胸痛和头晕到一所乡村小医院的急诊室就诊。1 小时前，当他提着一个大箱子时突感疼痛。一开始 MR 觉得好像快要晕倒，但休息后疼痛和头晕症状改善，并在 20 分钟后缓解。MR 否认有任何其他症状，也没有医学病史。他没有服药史，也不吸烟，他的父亲在 53 岁时死于意外车祸。MR 体检显示：无发热，心率 100 次/min，血压 150/90mmHg，呼吸 16 次/min。鼻导管吸氧流量 2L/min 时，脉搏血氧计显示为 96%。一般情况看上去也还不错，体检最显著的异常仅为第四心音。心电图显示：窦性心动过速，无 ST 段抬高。胸部 X 线片正常。STAT 化验仪显示：钠、钾、氯、$CO_2$、血尿素氮（BUN）和肌酐水平均正常。心脏生物标记物和凝血相化验还没出结果。MR 一到急诊室，医生就给他服用阿司匹林、美多洛尔和舌下含服硝酸甘油。

　　在急诊室候诊时，MR 的肌钙蛋白 T 水平回到 1.34μg/L（正常值 0~0.1μg/L），他的胸痛再次发作，重复的 EKG 显示 $V_1$~$V_3$ 导联的 ST 段下降 2mm。此时，医生给他应用肝素、阿昔单抗和氯吡格雷，胸痛得到缓解。他被收入院，临床病程一夜平稳。

　　然而第二天，MR 出现压榨性胸骨下疼痛和出汗，心电图显示：$V_2$~$V_4$ 导联的 ST 段抬高 4mm。因为在地区级心脏病中心，至少 4 小时之内没有心导管手术机会，所以医生就在心脏监护病房给他应用替奈普酶，并继续给予阿司匹林、美多洛尔、硝酸甘油、肝素和氯吡格雷。在这种方案治疗下，MR 的病情得以稳定。

　　又经过 5 天住院症状平稳后，MR 被转到地区级心脏病中心进行心导管手术，医生诊断为易进展为 ST 段抬高性心肌梗死的不稳定型心绞痛。门诊治疗方案包括：心脏功能康复，同时给予阿司匹林、美多洛尔、依那普利、螺内酯以及必需时应用硝酸甘油舌下含服。

## 思　考　题

□ 1. 替奈普酶以何种机制起作用？
□ 2. 替奈普酶与肝素所发挥的作用有何不同？
□ 3. 阿昔单抗以何种机制起作用？
□ 4. 在这个病例中，阿昔单抗如何增加氯吡格雷和阿司匹林的作用？

　　也许，蛋白质疗法的产生和治疗应用的最好例子是用于治疗 1 型糖尿病和 2 型糖尿病的胰岛素产生的历史。Ⅰ型糖尿病患者由于缺乏胰岛素，一种可发出信号使细胞执行与葡萄糖自身稳定和中间代谢有关的许多功能的蛋白质激素，若未经治疗，将造成严重的消耗和死亡。1922 年，胰岛素首先从牛和猪的胰腺中纯化出来，用于 1 型糖尿病患者每天的救生注射。至少有 3 个问题阻碍了这种蛋白质疗法的大范围应用：第一，用于提炼胰岛素的动物胰腺的可获得性；第二，从动物胰腺中提炼胰岛素的费用；第三，一些患者对动物胰岛素的免疫反应。这些问题可以通过下列方法得到解决：分离人胰岛素基因，利用重组 DNA 技术工程化大肠杆菌来表达人胰岛素。通过大量培养这些细菌，人胰岛素的大规模生产得以实现。这样生产的胰岛素产量丰富、价廉、免疫原性低，不含其他动物的胰腺物质。重组胰岛素在 1982 年经美国 FDA 批准，是第一个商业化的重组蛋白质疗法；至今已经是 1 型糖尿病（也是 2 型糖尿病）的主要治疗方法。

　　重组生产的蛋白质具有比非重组蛋白质更多的优势。首先，精确的人类基因转录和翻译可使蛋白质具有较高的特异活性，且使患者产生免疫排斥反应的机会减少。其次，重组蛋白的生产通常更高效、更便宜，而且数量可能无限。一个突出的例子是在应用蛋白质疗法治疗戈谢病中发现，一种由 β-葡萄糖脑苷脂酶（也被称作葡萄糖苷脂酰鞘氨醇酶）缺乏引起的慢性先天性脂代谢疾病。这类患者大多数有肝脾增大，皮肤色素沉着增加以及疼痛性骨损伤。首先，患者可以用从人的胎盘中纯化得到的 β-葡萄糖脑苷脂酶治疗，但每人每年所需的治疗量蛋白需从 50 000 个胎盘中纯化。这种需要明显受到患者可得到的纯化蛋白量的限制。目前重组形式的 β-葡萄糖脑苷脂酶相继被研发和报道。重组蛋白不仅可以获得足够数量治疗更多的患者，而且也消除了从人的胎盘中纯化引起传播性疾病（例如病毒或朊病毒）的危险。这也说明了重组蛋白优于非重组蛋白的第三个优点就是感染动物或人类疾病的机会减少。

　　第四个优点是，重组蛋白技术允许蛋白质修饰和特异基因变异的选择来改善其功能或特异性。再一次，重组 β-葡萄糖脑苷脂酶为我们提供了一个有趣的例子。当这种蛋白重组生产时，第 495 位精氨酸转变为组氨酸，使甘露糖残基附于蛋白质上；甘露糖被巨噬细胞和许多其他细胞的细胞内糖类受体识别，使得 β-葡萄糖脑苷脂酶更高效地进入这些细胞，分解以病理量堆积在细胞内的脂肪，从而使疗效得以改善。最后，正如以下将要讨论的，重组技术使能发挥新的功能和活性的蛋白质得以工程化和生产。

　　自重组胰岛素被 FDA 批准后的 30 年来，被用来治疗疾病的蛋白质在数量上取得了突飞猛进的发展。目前有超过 206 种不同的蛋白质（其中超过 160 种是重组生产的）被 FDA 批准用于临床，并且有更多蛋白质药物正在研发中。

## 蛋白质在医学中的应用

　　对于许多治疗用蛋白质的评价可按照其作用机制的分类来获得。在本章节中，我们得出结论，目前已经批准的蛋白质治疗方法都是基于它们的药理学作用进行分类的（知识框 54-1）。在每个分类中蛋白质治疗的例子和临床使用状况将在本文中讨论，FDA 批准的蛋白质治疗方法和他们的功能以及临床使用清单见表 54-1~54-5。基于蛋白质的疫苗和诊断学的例子也突显了蛋白质在医学应用中的重要性（表 54-6、54-7）。

**知识框 54-1　蛋白质疗法的功能分类**

表中的蛋白质疗法按功能和治疗应用归类。每组治疗药物的数量反映与药物开发相关的各类蛋白质疗法相关药物的研发相对困难程度。在这些表格中，我们已经竭尽全力收集了包括美国食品药品监督管理局（FDA）所批准的 I 组和 II 组蛋白质疗法。第 III 组和第 IV 组列出了选定的例子以突出在疫苗和诊断剂中使用蛋白质。

**第 I 类：酶和调节活性的蛋白质**

I a：替代缺乏或异常蛋白质（表 54-1）

I b：增强现有的途径（表 54-2）

I c：提供一种新功能或活性（表 54-3）

具有明确分子病因的内分泌和代谢紊乱的蛋白质主要在 I a 组。随着更多的疾病与相关特定蛋白质的缺乏相关联，这一类蛋白质的数量将持续增长。 I b 组主要是用于增加血液学和内分泌途径以及免疫反应治疗的蛋白质。许多 I b 组的干扰素和生长因子，其精确的药理机制未知，但被发现能有效治疗疾病。 I c 组展示了合理使用天然蛋白质可以改变人类疾病的病理生理学状态。这一类蛋白质的未来发展取决于对人体生理状态下以及在其他生物中蛋白质功能的理解。

**第 II 类：具有特定靶向性的蛋白质**

II a：通过与分子或生物体结合进行干扰（表 54-4）

II b：递送其他复合物或蛋白质（表 54-5）

II a 组疗法使用其特殊的靶向活性通过特异性结合，并阻断它们的功能，靶向以破坏它们，或激活信号通路来干扰

分子或生物体。这组蛋白质已经随着单克隆抗体技术的成熟而扩展，并进一步随着信号通路和疾病病因更清晰的阐明而增多。 II b 组疗法递送其他化合物或蛋白质到特定部位。正如特定靶向的 II a 组蛋白涉足的广度所展示的那样，这类蛋白质具有强大的增长潜力。

**第 III 类：蛋白质疫苗**

III a：保护机体抵御外来的有害物质（表 54-6）

III b：治疗自身免疫性疾病（表 54-6）

III c：治疗癌症（表 54-6）

虽然目前这是一小类的蛋白质疗法，但由于有针对传染性病原体提供广泛保护的重组疫苗的生产，因此仍具有巨大潜力。同样，个性化针对癌症的疫苗可能也有巨大需求。表 54-6 中选定的 80 多个 FDA 批准的疫苗例子，突出了重组蛋白技术在疫苗生产中的使用。许多 FDA 批准的疫苗可以预防多种传染因子，这些疫苗包括合成的、重组的和纯化的蛋白质成分。一套完整的 FDA 批准的疫苗清单可在以下网址中找到 http：//www. fda. gov/BiologicsBloodVaccines/Vaccines/ApprovedProducts.

**第 IV 类：蛋白质诊断学**

蛋白质诊断，其中选择的实例如下表 54-7 所示，这是对临床决策具有强大影响力的一类蛋白质。这些诊断使用在其他类别蛋白质研发中所使用的技术和治疗方法来回答临床问题。这张表主要展示体内蛋白质诊断，尽管体外蛋白质诊断对医疗决策也至关重要，但无法在这里进行全面阐述。

**表 54-1　蛋白质疗法替代缺乏或异常的蛋白质（ I a 类）**

| 蛋白质 | 商品名 | 功能 | 临床应用举例 |
|---|---|---|---|
| **内分泌紊乱（激素缺乏）** | | | |
| ‡胰岛素 | Humulin，Novolin | 调节血糖，促进钾进入细胞内 | 糖尿病，糖尿病酮症酸中毒，高钾血症 |
| ‡吸入式人胰岛素 | Exubera（2008 年撤市）Afrezza（2014 年 FDA 批准） | 胰岛素制备成较快发挥作用的吸入剂形式 | 糖尿病 |
| ‡门冬酰胺胰岛素<br>‡赖谷胰岛素<br>‡赖脯胰岛素 | NovoLog（阿司帕坦）Apidra（赖谷胰岛素）Humalog（赖脯胰岛素） | 发挥作用较快和持续时间较短的胰岛素类似物 | 糖尿病 |
| ‡低精蛋白胰岛素 | NPH | 发挥作用较慢和持续时间较长的胰岛素鱼精蛋白晶状体成分 | 糖尿病 |
| ‡地特胰岛素<br>‡甘精胰岛素 | Levemir（地特胰岛素）Basaglar（甘精胰岛素）Lantus（甘精胰岛素） | 发挥作用较慢和持续时间较长的胰岛素类似物 | 糖尿病 |
| ‡锌延长胰岛素 | Lente<br>Ultralente | 发挥作用较慢和持续时间较长的锌胰岛素 6 聚体复合物 | 糖尿病 |
| 普兰林肽 | Symlin | 机制未知；人普兰林肽重组合成肽类似物（一种自然产生的调节餐后血糖控制的内分泌激素） | 糖尿病，与胰岛素结合 |

| 蛋白质 | 商品名 | 功能 | 临床应用举例 |
|---|---|---|---|
| 美曲普汀 | Myalept | 瘦素激素的合成类似物,调节饱腹感和代谢速率 | 瘦素缺乏,除了饮食以外,先天或获得性全身性脂肪代谢障碍患者 |
| 生长激素(GH)<br>重组人体成长激素 | Genotropin, Humatrope, Norditropin, Norivitropin, Nutropin, Omnitrope, Protropin, Saizen, Serostim, Valtropin, Zorbtive | 合成代谢和抗分解代谢的效应物 | 由于 GH 缺乏或慢性肾功能不全、Prader-Willi 综合征和 Turner 综合征引起的生长衰竭 |
| ‡美卡舍明 | Increlex | 重组胰岛素样生长因子 1(IGF-1)诱导有丝分裂、软骨细胞生长和器官生长,它们结合起来以恢复适当的身材增长 | 儿童由于严重缺乏 IGF-1 或者 GH 基因缺失而造成成长障碍 |
| ‡美卡舍明-林菲培 | Iplex | 与美卡舍明相似;IGF-1 结合到 IGF 结合蛋白 3(IGFBP-3),在到达目标组织之前保持激素不活跃状态,从而减少低血糖样不良反应 | 儿童由于严重缺乏 IGF-1 或者 GH 基因缺失而造成成长障碍 |
| **止血和凝血** | | | |
| Ⅷ因子 | Bioclate, Helixate, Kogenate, Novoeight, Recombinate, ReFacto, XYNTHA | 凝血因子 | 血友病 A |
| Ⅷ因子-Fc 融合蛋白 | Eloctate | 与人 Fc 蛋白结合的凝血因子,延长循环时间,减少给药频率 | 血友病 A |
| Ⅸ因子 | BeneFix, Rixubis | 凝血因子 | 血友病 B |
| Ⅸ因子-Fc 融合蛋白 | Alprolix | 与人 Fc 蛋白结合的凝血因子,延长循环时间,减少给药频率 | 血友病 B |
| * Ⅷ因子 | Corifact | 从人血浆中纯化的凝血因子 | 凝血因子Ⅷ缺乏 |
| ⅧA 因子亚单位 | Tretten | 凝血因子 | 常规预防先天性Ⅷ A-因子亚单位缺乏患者的出血 |
| * VWF/Ⅷ因子复合物 | Wilate | 从人血浆中纯化的凝血因子 | 治疗严重的冯维勒布兰德疾病患者的出血 |
| * 纤维蛋白原 | RiasSTAP | 从人血浆中纯化的凝血因子 | 控制先天性纤维蛋白原缺乏患者的急性出血 |
| * 浓缩凝血酶原复合物 | Kcentra | 从混合的人血浆中纯化的维生素 K 依赖性凝血因子的复合物;包括因子Ⅱ、Ⅶ、Ⅸ和Ⅹ,以及抗血栓蛋白 C 和 S | 紧急逆转由于维生素 K 拮抗剂(VKA;例如华法林)诱导的获得性凝血因子缺乏 |
| 抗凝血酶Ⅲ<br>* 抗凝血酶Ⅲ | ATryn(重组人类抗凝血酶Ⅲ AT-Ⅲ)<br>ThrombateⅢ(从混合血浆中纯化的人类 AT-Ⅲ) | 通过内源性或外源性肝素催化的反应,AT-Ⅲ通过其活性位点精氨酸与凝血酶丝氨酸残基的共价结合使凝血酶失活;AT-Ⅲ替代疗法抑制了不恰当的血块形成 | 对遗传性抗凝血酶-Ⅲ缺乏的患者产前或产后血栓栓塞的预防以及血栓栓塞的治疗 |

| 蛋白质 | 商品名 | 功能 | 临床应用举例 |
| --- | --- | --- | --- |
| *蛋白质 C 浓聚物 | Ceprotin | 通过凝血酶-血栓调节蛋白复合物激活后蛋白 C 可以抑制凝血因子 Va 和 Ⅷa | 治疗和预防严重先天性蛋白质 C 缺乏症患者静脉血栓形成和紫癜患者的暴发 |
| *C1 酯酶抑制剂 | Berinert Cinryze | 纯化自人体血浆的丝氨酸蛋白酶抑制剂;恢复 C1 酯酶血清水平的抑制剂,并防止补体和凝血途径的不恰当激活而导致缓激肽的产生和血管穿透性的增加 | 预防遗传性血管性水肿(HAE)患者的血管性水肿 |
| C1 酯酶抑制剂 | Ruconest | C1 酯酶抑制剂的重组人源类似物;防止补体和凝血途径的不恰当激活而导致缓激肽的产生和血管穿透性的增加 | 治疗遗传性血管性水肿(HAE)患者的急性发作 |
| **代谢酶缺乏** | | | |
| β-葡萄糖脑苷脂酶 *β-葡萄糖脑苷脂酶 | Cerezyme Ceredase(纯化自混合的人类胎盘) | 水解葡萄糖脑苷脂为葡萄糖和神经酰胺 | 戈谢病 |
| 他利苷酶 α (葡糖脑苷脂酶的生物仿制药) | Elelyso | 采用植物的表达系统生成的重组葡糖脑苷脂酶 | 戈谢病 |
| 维拉苷酶 α (葡糖脑苷脂酶的生物仿制药) | Vpriv | 重组葡糖脑苷脂酶 | 戈谢病 |
| 阿葡糖苷酶 α | Lumizyme Myozyme | 通过催化水解溶酶体糖原 α-1,4 和 α-1,6 糖苷键来降解糖原 | 蓬佩病(Ⅱ型糖原贮积症) |
| 黏多糖-α-L-艾杜糖醛酸水解酶 | Aldurazyme | α-L-艾杜糖醛酸酶是一种消化溶酶体内的内源性糖胺聚糖的酶,从而防止了导致细胞、组织和器官功能失调的糖胺聚糖的堆积 | 赫尔勒综合征(Ⅰ型黏多糖贮积症) |
| 艾度硫酸酯 | Elaprase | 艾杜糖醛酸-2-硫酸酯酶切割糖胺聚糖皮肤素硫酸和肝素硫酸的 2-氧-硫酸末端,从而使其消化和预防糖胺聚糖的累积 | 亨特综合征(Ⅱ型黏多糖贮积症) |
| N-乙酰半乳糖胺-6-硫酸酯酶 | Vimizim | N-乙酰半乳糖胺-6-硫酸酯酶裂解来自糖胺聚糖硫酸角质素的硫酸盐,从而使其消化和预防糖胺聚糖在溶酶体中的积累 | Ⅳ型黏多糖贮积症 |
| 加硫酶 | Naglazyme | N-乙酰半乳糖-4-硫酸酯酶使糖胺聚糖皮肤素硫酸末端断裂,从而使其消化和预防糖胺聚糖的累积 | Ⅵ型黏多糖贮积症 |
| 人 α-半乳糖苷酶 A,重组阿糖苷酶 β | Fabrazyme | 水解球形三酰神经酰胺(GL-3)和其他鞘糖脂,减少这些脂质在肾脏毛细血管内皮和某些其他细胞的沉积 | Fabry 病,防止可导致肾和心血管并发症的脂肪堆积 |

续表

| 蛋白质 | 商品名 | 功能 | 临床应用举例 |
|---|---|---|---|
| **肺病和胃肠道疾病** | | | |
| * $\alpha_1$-蛋白酶抑制剂 | Aralast、Glassia、Prolastin | 抑制弹性蛋白酶介导的肺组织的破坏；从混合人血浆中纯化 | 先天性 $\alpha_1$-抗胰蛋白酶缺乏 |
| * 乳糖酶 | Lactaid | 消化乳糖，从米曲霉菌中纯化 | 胀气、腹胀、绞痛、乳糖消化不良引起的腹泻 |
| * 胰酶（脂肪酶、淀粉酶、蛋白酶） | Arco-Lase，Cotazym，Creon，Donnazyme Pancrease，Pertzye，Ultresa，Viokase，Zenpep，Zymase | 消化食物（蛋白质、脂肪和碳水化合物）；从猪中纯化 | 囊性纤维化、慢性胰腺炎、胰腺功能不全、Billroth II 式胃旁路手术后、胰管阻塞、脂肪痢、消化不良、胀气、腹胀 |
| **免疫缺陷病** | | | |
| * 腺苷脱氨酶 | Adagen（牛培加酶，聚乙二醇-腺苷脱氨酶） | 代谢腺苷，防止腺苷堆积；从奶牛中纯化 | 腺苷脱氨酶缺乏引起的重度免疫缺陷病（SCID） |
| * 混合免疫球蛋白 | Bivigam，Octagam，Privigen，Vivaglobin | 静脉注射免疫球蛋白制剂 | 原发性免疫缺陷病和慢性免疫血小板减少性紫癜（ITP） |
| **其他** | | | |
| * 人血清白蛋白 | Albumarc<br>Albumin（人）<br>Albuminar<br>AlbuRx<br>Albutein<br>Buminate Flexbumin<br>Plasbumin | 增加循环血浆渗透性，从而恢复和维持循环血液体积 | 白蛋白生成减少（低蛋白血症），增加白蛋白丢失（肾病综合征），低血容量，高胆红素血症 |

　　蛋白质治疗方法取决于特异性，其功能取决于结构。从大而复杂的酶到短肽链分子都有特殊生物活性，这些生物活性取决于氨基酸的二级和三级结构。例如，生长抑素14-或28-氨基酸链是有活性的，甚至它的更短的合成类似物都具有特征性的发夹环结构，该结构决定了它们的特异性和生物活性。对于一些非常短的肽链最好将其视为小分子药物，因为它们缺乏定义其生物活性的二级和三级结构。由于这个原因，治疗学内容如醋酸格拉替雷（一个由L-谷氨酸、L-丙氨酸、L-酪氨酸、L-赖氨酸组成的4-氨基酸肽）在本章中未涉及。治疗蛋白质都是重组的，除非另有说明。* 非重组蛋白。‡ 也归入 I b 组。

表 54-2　蛋白质治疗方法增强现有的途径（I b）

| 蛋白质 | 商品名 | 功能 | 临床应用举例 |
|---|---|---|---|
| **造血作用** | | | |
| 促红细胞生成素 | Epogen，Procrit | 刺激红细胞生成 | 慢性肾病或化疗引起的贫血、术前准备 |
| 阿法达贝泊汀 | Aranesp | 具有较长半衰期的修饰的促红细胞生成素；刺激骨髓中红细胞的生成 | 治疗慢性肾病（+/-透析）患者的贫血 |
| 甲氧基聚乙二醇 | Mircera | 促红细胞生成素结合甲氧基聚乙二醇（PEG）的丁酸刺激红细胞生成 | 伴有慢性肾病的贫血症 |
| 醋酸聚乙二醇肽 | Omontys | 促红细胞生成素的合成肽类似物，与聚乙二醇共轭结合 | 产品于 2013 年召回，制造商在 2014 年向美国 FDA 自愿撤回新药申请（NDA） |

| 蛋白质 | 商品名 | 功能 | 临床应用举例 |
|---|---|---|---|
| 单粒细胞刺激因子（G-CSF），非格司亭 | Neupogen | 刺激中性粒细胞的增殖、分化和迁移 | 艾滋病或者化疗后或骨髓移植后中性粒细胞减少症、严重的慢性中性粒细胞减少症 |
| Tbo-非格司亭 | Granix | 刺激中性粒细胞的增殖、分化和迁移（与非格司亭有小的结构差异） | 缩短化疗后中性粒细胞减少的持续时间 |
| Peg-G-CSF 聚乙二醇非格司亭 | Neulasta | 刺激中性粒细胞的增殖、分化和迁移 | 艾滋病或者化疗后或骨髓移植后中性粒细胞减少症、严重的慢性中性粒细胞减少症 |
| 粒细胞-巨噬细胞集落刺激因子（GM-CSF），沙格司亭 | Leukine | 刺激中性粒细胞、嗜酸性粒细胞和单核细胞的增殖和分化 | 白细胞减少症、骨髓移植后的骨髓再造、艾滋病 |
| 白介素-11（IL-11），奥普瑞白介素 | Neumega | 刺激巨噬细胞生成和血栓形成 | 预防严重血小板减少症，尤其在骨髓抑制性化疗后 |
| 罗米司亭 | Nplate | Fc 肽融合蛋白质（肽段）作为促血小板生成素受体拮抗剂刺激血小板生成 | 治疗慢性免疫性（特发性）血小板减少性紫癜（ITP）患者的血小板减少 |
| **生育** | | | |
| 人卵泡刺激素（FSH） | Gonal-F/Follistim | 增加排卵 | 不育症的辅助性生殖技术 |
| 人绒毛膜促性腺激素（hCG） | Ovidrel | 刺激卵泡破裂和排卵 | 不育症的辅助性生殖技术 |
| 促黄体素阿尔法 | Luveris | 重组人类黄体生成素（LH）增加雌二醇分泌，从而促使卵泡刺激素促使卵泡形成 | 黄体生成素缺乏的不孕症 |
| **免疫调节** | | | |
| *ACTH（存储型促肾上腺皮质激素 | H. P. Acthar | 机制不详，免疫调节剂 | 婴儿痉挛症（West 综合征），多发性硬化症复发，皮肌炎，系统性红斑狼疮（SLE） |
| Ⅰ型 α-干扰素、复合干扰素、复合 α 干扰素 | Infergen | 机制不详，免疫调节剂 | 慢性丙型肝炎 |
| α-2a 干扰素（IFNα-2a） | Roferon-A | 机制不详，免疫调节剂 | 毛细胞白血病、慢性骨髓性白血病、卡波西肉瘤、慢性丙型肝炎 |
| α-2a 聚乙二醇干扰素 | Pegasys | 机制不详，免疫调节剂 | 有代偿性肝病和以前未用过 α-干扰素的慢性丙型肝炎的成人，曾单独或联合应用利巴韦林 |
| α-2b 干扰素（IFNα-2b） | Intron A | 机制不详，免疫调节剂 | 乙型肝炎、黑色素瘤、卡波西肉瘤、滤泡性淋巴瘤、毛细胞白血病、尖锐湿疣、丙型肝炎 |
| α-2b 聚乙二醇干扰素 | PEG-Intron | 连接聚乙二醇的 α-2b 重组干扰素，以延长半衰期 | 有代偿性肝病和以前未用过 α-干扰素的慢性丙型肝炎的成人 |

续表

| 蛋白质 | 商品名 | 功能 | 临床应用举例 |
|---|---|---|---|
| *α-n3 干扰素（IFNα-n3） | Alferon N | 机制不详，纯化于人类白细胞的非重组人类干扰素 α-n3 | 锐利湿疣（由人乳头瘤病毒引起的器官疣） |
| β-1a 干扰素（rIFN-β） | Avonex，Rebif | 机制不详，抗病毒和免疫调节剂 | 多发性硬化症 |
| β-1b 干扰素（rIFN-β） | Betaseron | 机制不详，抗病毒和免疫调节剂 | 多发性硬化症 |
| β-1a 聚乙二醇干扰素 | Plegridy | 连接聚乙二醇的 β-1a 重组干扰素，以延长半衰期 | 多发性硬化症 |
| γ-1b 干扰素（IFN-γ） | Actimmune | 增加炎症和抗菌反应 | 慢性肉芽肿病，严重骨硬化症 |
| 白介素-2（IL-2）、表皮胸腺细胞活化因子（ETAF）、阿地白介素 | Proleukin | 刺激 T 和 B 细胞、自然杀伤细胞和淋巴因子激活的杀伤（LAK）细胞 | 转移性肾细胞癌、黑色素瘤 |
| **止血与血栓** | | | |
| 组织型纤溶酶原激活剂（tPA）、阿替普酶 | Activase | 通过与纤维蛋白结合，将纤溶酶原转变为纤溶酶，促进纤维蛋白溶解 | 肺栓塞、心肌梗死、急性缺血性脑卒中、中心静脉通路闭塞 |
| 瑞替普酶［纤溶酶原激活物缺失性突变体（rPA）］ | Retavase | 包含人 tPA 的非糖基化 Kringle-2 和蛋白酶区，功能类似于 tPA | 急性心肌梗死的处理、心室功能的改善 |
| ‡替奈普酶 | TNKase | 具有较大纤溶酶原转变特异性的组织型纤溶酶原激活剂；氨基酸置换：103 位苏氨酸→天冬氨酸、117 位天冬氨酸→谷氨酰胺、296-299 位为丙氨酸 | 急性心肌梗死 |
| *尿激酶 | Abbokinase | 来自人类新生肾细胞的非重组纤溶酶蛋白原激活因子 | 肺栓塞 |
| Ⅶa 因子 | NovoSeven | 趋血栓阻塞剂（活化因子Ⅶ；启动凝血级联） | 血友病 A 或 B 患者的出血，Ⅷ因子和Ⅸ因子的抑制剂 |
| 活化蛋白 C，Drotrecogin α | Xigris | 抗血栓形成（抑制凝血因子Ⅴa 和Ⅷa），抗炎 | 高危致死性的严重脓毒血症，由于缺乏疗效，2011 年自愿退出市场 |
| 凝血酶（人源重组）<br>*凝血酶（取自人血浆） | Recothrom<br>Evithrom | 分裂纤维蛋白原成纤维蛋白并且使凝结物散开 | 在外科手术时可以及时止血；也可加速凝固 |
| *纤维蛋白密封剂（纤维蛋白原和凝血酶混合物） | Artiss<br>Evarrest<br>TachoSil | 从人血浆中纯化的两种成分的纤维蛋白密封剂。在结合时，纤维蛋白原和凝血酶模仿血浆凝固的最终步骤 | 自体皮肤移植物与烧伤导致的创面黏附；用来控制手术中出血 |
| **内分泌失调** | | | |
| 降血钙素-鲑鱼 | Fortical（重组）<br>Miacalcin（合成） | 机制不详，抑制破骨细胞功能 | 绝经后的骨质疏松症 |
| 特立帕肽（人甲状旁腺激素 1-34） | Forteo | 显著增加骨形成；每天注射一次给药 | 严重骨质疏松症 |

| 蛋白质 | 商品名 | 功能 | 临床应用举例 |
|---|---|---|---|
| §‡依克那肽 | Byetta | 类似胰高血糖素样肽-1（GLP-1）作用的激素类似物；增加葡萄糖依赖性胰岛素分泌、抑制胰高血糖素分泌、减慢胃排空、降低食欲（在希拉毒蜥的唾液中首先发现） | 对二甲双胍和磺脲类抵抗的 2 型糖尿病 |
| §‡利拉鲁肽 | Victoza | 重组,乙酰化和修饰的人类胰高血糖素样肽-1（GLP-1）激动剂,氨基酸序列与 GLP-1 残基 7-37 同源；增加胰岛素分泌 | 2 型糖尿病 |
| §‡阿必鲁 | Tanzeum | GLP-1 激动剂,与人白蛋白结合增加半衰期,每周给药一次 | 2 型糖尿病 |
| **生长调节** | | | |
| §奥曲肽 | Sandostatin | 有效的生长激素抑制素类似物；抑制生长激素、胰高血糖素、胰岛素 | 肢端肥大症、减轻血管活性肠肽（VIP）分泌引起的腺瘤和转移性良性肿瘤的症状 |
| §兰乐肽 | Somatuline Depot | 周期性产生生长素抑制素类似物达到持续释放 | 肢端肥大症的长期治疗 |
| 重组成人骨髓蛋白 2（rhBMP-2）,地波特明 α | Infuse | 机制不详 | 脊柱融合手术、骨骼创伤恢复手术 |
| 重组成人骨髓蛋白 7（rhBMP-7） | Osteogenic protein-1 | 机制不详 | 胫骨破裂不愈、腰椎融合术 |
| †§促性腺激素释放激素（GnRH）：<br>戈舍瑞林<br>组氨瑞林<br>亮丙瑞林<br>那法瑞林<br>替莫瑞林 | Egrifta<br>Eligard<br>Lupaneta<br>Lupron<br>Supprelin LA<br>Synarel<br>Vantas<br>Viadur<br>Zoladex | 人促性腺激素释放激素合成类似物；当促性腺激素持续释放引起垂体中促性腺激素释放激素受体的可逆下调和垂体促性腺激素脱敏时,可以有效抑制促性腺激素释放 | 性早熟<br>子宫内膜异位症<br>乳腺癌<br>前列腺癌<br>艾滋病治疗相关的脂肪营养不良 |
| 角质细胞生长因子（KGF）,帕利夫明 | Kepivance | 重组的 KGF 类似物；刺激皮肤、口腔、胃和结肠角质细胞生长 | 化疗患者的多种口腔黏膜炎 |
| 血小板源生长因子（PDGF）,贝卡普明 | Regranex | 通过增加肉芽组织形成和纤维原细胞增殖和分化,促进伤口愈合 | 糖尿病溃疡的清创术 |
| **其他** | | | |
| *胰蛋白酶 | Granulex | 蛋白水解 | 褥疮溃疡、曲张性溃疡、焦痂清创术、伤口裂开、晒伤 |
| 奈西立肽 | Natrecor | 重组 B 型利钠肽 | 急性失代偿性充血性心力衰竭 |
| 利那洛肽 | Linzess | 鸟苷酸环化酶 2C 的肽激动剂；增加氯化物和碳酸氢盐分泌到肠腔内并减少便秘 | 肠易激综合征 |
| 奥克纤溶酶 | Jetrea | 截短形式的人丝氨酸蛋白酶纤溶酶；具有针对纤维连接蛋白和层粘连蛋白的水解活性,解除黄斑和玻璃体的粘连 | 有症状的玻璃体粘连的眼睛 |
| 替度鲁肽 | Gattex kit | 胰高血糖素样肽-2 的肽类似物（GLP-2）,有一个氨基酸取代从而增加半衰期；促进肠道黏膜生长 | 短肠综合征 |

治疗蛋白质均为重组,除非另有说明。*非重组蛋白。§合成。‡也被归为 I c 组。†也被归为 II a 组。

表 54-3 蛋白质治疗方法提供一种新功能或活性(Ⅰc组)

| 蛋白质 | 商品名 | 功能 | 临床应用举例 |
|---|---|---|---|
| **大分子的酶降解** | | | |
| *A 型肉毒杆菌毒素 | Botox<br>Dysport<br>Xeomin | 在神经肌肉接头处切断 SNAP-25 从而破坏 SNARE 复合物并防止乙酰胆碱释放,引起弛缓性麻痹 | 多种类型的肌张力障碍、特别是脖颈的;<br>化妆品中的应用 |
| *B 型肉毒杆菌毒素 | Myobloc | 在神经肌肉接头处切断小突触泡蛋白以破坏 SNARE 复合物并防止乙酰胆碱释放,引起弛缓性麻痹 | 多种类型的肌张力障碍、特别是脖颈的;<br>化妆品中的应用 |
| *胶原酶 | Collagenase Santyl | 胶原酶从**溶组织梭菌**中发酵获得,消化伤口坏死基底的胶原蛋白 | 慢性皮肤溃疡和严重烧伤区的清创术 |
| *胶原酶 | Xiaflex | 由**溶组织梭菌**发酵得到的两种胶原酶(AUX-Ⅰ和 AUX-Ⅱ)的混合物;消化皮下胶原蛋白 | 杜普特伦挛缩症的治疗 |
| 人脱氧核糖核酸酶Ⅰ、阿法链道酶 | Pulmozyme | 降解肺部脓性分泌物的 DNA | 囊性纤维化;用力肺活量(FVC)超过预计值 40% 的患者的呼吸道感染 |
| *透明质酸酶 | Amphadase(牛源的)<br>Hydase(牛源的)<br>Vitrase(羊源的)<br>Hylenex(重组人源的) | 催化透明质酸的水解以增加组织渗透性并允许更快的药物吸收 | 用作佐剂来增加注射药物的吸收和分布,特别是眼部手术的麻醉和某些成像试剂 |
| *木瓜酶 | Accuzyme,Panafil | 来自番木瓜果实的蛋白酶 | 急慢性损伤中坏疽组织或腐肉液化的清创术,如压力性溃疡、静脉曲张和糖尿病溃疡、烧伤、术后伤口、藏毛的囊肿伤口、痈和其他伤口 |
| **小分子代谢产物的酶降解** | | | |
| *L-天冬酰胺酶 | ELSPAR | 提供外源性天冬酰胺酶活性,清除血清中可得到的门冬酰胺;从大肠杆菌中纯化得到 | 急性淋巴细胞白血病(ALL),需要外源天冬酰胺用于增殖 |
| 天冬酰胺酶菊欧文菌 | Erwinaze | 提供外源性天冬酰胺酶活性,清除血清中可得到的门冬酰胺;从菊欧文氏杆菌中纯化得到 | 急性淋巴细胞白血病(ALL),需要外源天冬酰胺用于增殖 |
| *聚乙二醇天冬酰胺酶 | Oncaspar | 提供外源性天冬酰胺酶活性,清除血清中可得到的门冬酰胺;从大肠杆菌中纯化并与聚乙二醇(PEG)缀合以降低免疫原性并延长半衰期 | 急性淋巴细胞白血病(ALL),需要外源门冬酰胺用于增殖 |
| 羧肽酶 | Voraxaze | 重组羧肽酶 G2 将甲氨蝶呤降解为无活性代谢物 | 治疗超治疗水平的甲氨蝶呤 |
| 拉布立酶 | Elitek | 催化尿酸的酶促氧化成为无活性的可溶性代谢物(尿囊素);最初分离自黄曲霉菌 | 患有白血病、淋巴瘤和实体瘤并接受可能引起肿瘤溶解综合征的抗癌治疗的儿童患者 |
| 聚乙二醇化酶 | Krystexxa | 重组尿酸酶结合聚乙二醇(PEG)延长半衰期;将尿酸代谢为尿囊素 | 常规疗法难以治愈的慢性痛风 |

| 蛋白质 | 商品名 | 功能 | 临床应用举例 |
|---|---|---|---|
| **止血和血栓** | | | |
| 来匹卢定<br>地西卢定 | Refludan<br>Iprivask | 重组水蛭素,从药用水蛭欧洲医用水蛭的唾液腺中获得的凝血酶抑制剂 | 肝素诱导性血小板减少症(HIT),预防接受选择性髋关节置换手术的患者的深静脉血栓形成 |
| §比伐卢定 | Angiomax | 合成的水蛭素类似物;同时特异性结合催化位点和循环凝血酶的阴离子结合部位 | 降低冠状血管动脉成形术中的血液凝结风险和肝素诱导性血小板减少症 |
| *链激酶 | Streptase | 将纤溶酶原转化为纤溶酶,产自 C 族 β-溶血性链球菌 | 急性 ST 段抬高型心肌梗死、肺栓塞、深静脉血栓形成、动脉血栓形成或栓塞、动静脉插管闭塞 |
| *复合纤溶酶链激酶、茴香酸纤溶酶原链激酶激活剂复合物(AP-SAC) | Eminase | 将纤溶酶原转化为纤溶酶;p-甲氧苯酰基团保护了纤溶酶原-链激酶复合物的催化中心并防止过早失活,从而提供较链激酶更长的作用持续时间 | 具有不稳定心绞痛患者的血栓溶解 |
| 鱼精蛋白 | Protamine sulfate | 通过形成稳定的鱼精蛋白:肝素 1 : 1 的复合物使肝素钠失活 | 肝素过量 |

治疗蛋白质均为重组,除非另有说明;*非重组蛋白;§合成的蛋白。

**表 54-4**　蛋白质治疗方法通过与分子或生物体结合进行干扰(Ⅱa 组)

| 蛋白质 | 商品名 | 功能 | 临床应用举例 |
|---|---|---|---|
| **癌症** | | | |
| 贝伐单抗 | Avastin | 结合血管内皮生长因子 A(VEGF-A)的所有亚型的单克隆抗体(mAb) | 结直肠癌 |
| Ziv-阿柏西普(与阿柏西普的功能相同;见下文) | Zaltrap | 重组融合蛋白其人 VEGF 受体 1 和 2 的胞外结构域与人 IgG1 的 Fc 部分融合;抑制新血管形成 | 转移性结直肠癌 |
| 雷莫芦单抗 | Cyramza | 靶向血管内皮生长因子受体 2(VEGFR2)的全人源单克隆抗体(IgG1) | 晚期胃癌 |
| 西妥昔单抗 | Erbitux | 结合表皮生长因子受体(EGFR)的单克隆抗体 | 结直肠癌,头颈癌 |
| 帕尼单抗 | Vectibix | 竞争性抑制配体与表皮生长因子受体(EGFR)相互作用的单克隆抗体 | 转移性结直肠癌 |
| 地加瑞克(GnRH 受体拮抗剂) | Firmagon | 含有七个非天然氨基酸的合成线性十肽;GnRH 受体竞争性拮抗剂,可预防 GnRH 与垂体受体结合进而减少下游睾酮的产生 | 晚期前列腺癌 |
| 阿来组单抗 | Campath | 针对 T 和 B 细胞 CD52 抗原的人源化单克隆抗体 | 制药商在美国和欧洲自愿撤回该药物 |

| 蛋白质 | 商品名 | 功能 | 临床应用举例 |
| --- | --- | --- | --- |
| 利妥昔单抗 | Rituxan | 结合 CD20 的嵌合(人/鼠)单克隆抗体,CD20 是在 90% 以上 B 细胞非霍奇金淋巴瘤中发现的跨膜蛋白;与一些小分子化疗药物的协同作用在淋巴瘤细胞系中得到证实 | CD20 阳性的 B 细胞非霍奇金淋巴瘤,弥漫性大 B 细胞 CD20 阳性的非霍奇金淋巴瘤,类风湿关节炎,韦格纳肉芽肿病,显微镜下多血管炎 |
| 奥滨尤妥珠单抗 | Gazyva | 靶向 B 细胞上 CD20 的人源化单克隆抗体;通过多种机制介导细胞死亡,包括免疫效应细胞的参与,细胞内凋亡途径的激活和补体级联的激活 | 慢性淋巴细胞白血病 |
| 奥法木单抗 | Arzerra | 靶向 CD20 的人源单克隆抗体;抑制早期 B 淋巴细胞的活化 | 慢性淋巴细胞白血病 |
| 曲妥珠单抗 | Herceptin | 结合 Her2/Neu 细胞表面受体并控制癌细胞生长的单克隆抗体 | HER2-阳性的乳腺癌;HER2-阳性的转移性胃腺癌 |
| 帕妥珠单抗 | Perjeta | 单克隆抗体抑制 HER 二聚化从而阻止受体激活 | HER2-阳性的乳腺癌(与曲妥珠单抗联用) |
| 伊匹单抗 | Yervoy | 靶向并阻断 CTLA-4 的单克隆抗体,从而抑制 CTLA-4 与 CD80 和 CD86 的相互作用并增强 T 细胞的活化和增殖 | 转移性黑色素瘤 |
| 德尼单抗 | Xgeva(与 Prolia 功能相同;见下文) | 抑制 RANKL 的单克隆抗体;抑制破骨细胞成熟并减少骨转换 | 预防实体瘤转移到骨头患者的骨折,治疗骨巨细胞瘤 |
| **免疫调节** | | | |
| 阿达木单抗 | Humira | 与 TNF-α 结合并阻断其与 p55 和 p75 细胞表面 TNF 受体的相互作用,从而降低包括 CRP、ESR 和 IL-6 在内的炎症标志物的水平 | 类风湿性关节炎,银屑病,克罗恩病 |
| 赛妥珠单抗 | Cimzia | 与聚乙二醇结合的重组人源化 Fab 抗体片段;结合并中和 TNF-α | 克罗恩病 |
| 依那西普 | Enbrel | 重组的可溶性肿瘤坏死因子受体(TNFr)与人 IgG1 的 FC 部分连接而成的二聚体融合蛋白 | 其他疗法失败后的中度至重度活动性类风湿关节炎(RA),中度至重度活动性多关节青少年 RA |
| 高利单抗 | Simponi | 结合并中和 TNF-α 的人源 IgG/κ 的单克隆抗体 | 类风湿关节炎,银屑病关节炎,强直性脊柱炎 |
| 英夫利昔单抗 | Remicade | 结合并中和 TNF-α 的单克隆抗体,预防促炎因子的诱导 | 类风湿关节炎,克罗恩病 |
| 阿巴西普 | Orencia | 由人 CTLA-4 的细胞外结构域链接至人 IgG1 的 Fc 部分组成的选择性共刺激调节剂;通过结合 CD80 和 CD86 抑制 T 细胞激活,因此阻断与 CD28 的相互作用同时抑制自身免疫 T 细胞激活 | 类风湿性关节炎(特别是 TNF-α 抑制难治时) |

| 蛋白质 | 商品名 | 功能 | 临床应用举例 |
|---|---|---|---|
| 塔西单抗 | Actemra | 重组的人源化抗人白细胞介素-6(IL-6)受体单克隆抗体 | 一种或多种抗 TNF 治疗失败的成人患者的中重度活动性风湿性关节炎 |
| 阿那白滞素 | Antril<br>Kineret<br>Synergen | 重组白细胞介素-1 受体拮抗剂 | 一种或多种缓解病情的抗风湿药物无效的成人中重度活动性风湿性关节炎 |
| 卡那单抗 | Ilaris | 结合及隔离 IL-1β 的重组人 IgG1/κ 单克隆抗体 | 隐热蛋白相关周期综合征(CAPS),包括家族性寒冷性自身炎症综合征(FCAS),Muckle-Wells综合征(肾淀粉样变性) |
| 利纳西普 | Arcalyst | IL-1β 诱导受体;二聚融合蛋白由人白介素 1 受体补体(IL-1RI)和白介素 1 受体通道蛋白(IL-1RAcP)细胞外配给结合区域连接人 IgG1Fc 部分 | 隐热蛋白相关周期综合征,家族性寒冷性自身炎症综合征,Muckle-Wells 综合征 |
| 司妥昔单抗 | Sylvant | 靶向 IL-6 的重组嵌合单克隆抗体 | 卡斯尔曼病(一种淋巴组织增生性疾病) |
| 阿法西普 | Amevive | 结合淋巴细胞表面 CD2 并抑制与白细胞功能相关抗原 3(LFA-3)的相互作用的单克隆抗体 | 制造商在 2011 年自愿撤回该药物 |
| 依法珠单抗 | Raptiva | 针对 CD11a 的人源化单克隆抗体 | 需要进行全身治疗的慢性中重度斑块状银屑病的成人患者 |
| 优斯它单抗 | Stelara | 通过结合共有的 p40 亚基来干扰 IL-12 和 IL-23 信号通路的人 IgG1/κ 单克隆抗体 | 斑块状银屑病 |
| 那他珠单抗 | Tysabri | 机制不详;与 α4β1 和 α4β7 整合素的 α4 亚基结合,分别阻断它们与血管细胞黏附分子-1(VCAM-1)和黏膜地址素细胞黏附分子-1(MadCAM-1)的相互作用 | 复发性多发性硬化症 |
| 维多珠单抗 | Entyvio | 机制不详:与 T 细胞上的 α4β7 整合素结合,阻断它与 MadCAM-1 的相互作用,从而防止 T 细胞黏附到回肠内皮 | 溃疡性结肠炎;克罗恩病 |
| 贝利木单抗 | Benlysta | 抑制 B 细胞活化因子的人源单克隆抗体 | 系统性红斑狼疮 |
| 依库丽单抗 | Soliris | 人源化单克隆抗体,结合补体蛋白 C5 并抑制其裂解为 C5a 和 C5b,预防末端补体复合物 C5b-9 的形成 | 阵发性睡眠性血红蛋白尿症 |
| **移植** | | | |
| 抗胸腺细胞球蛋白(兔源) | Thymoglobulin | 选择性耗尽 T 细胞;确切机制未知 | 急性肾移植排异、再生障碍性贫血 |
| 巴利昔单抗 | Simulect | 嵌合(人/鼠)IgG1 单克隆抗体,通过结合 CD25(IL-2 受体)的 α 链,抑制 IL-2 介导的淋巴细胞活化,从而阻断移植排斥中的细胞免疫反应 | 预防接受包括环孢菌素和皮质类固醇的免疫抑制剂治疗的肾移植患者发生异体移植排斥反应 |
| 贝拉西普 | Nulojix | 由人 CTLA-4 的细胞外结构域链接至人 IgG1 的 Fc 部分组成的融合蛋白;抑制 T 细胞活化(与阿巴西普有 2 个氨基酸的不同) | 肾移植中器官排斥反应的预防 |

续表

| 蛋白质 | 商品名 | 功能 | 临床应用举例 |
|---|---|---|---|
| 达利珠单抗 | Zenapax | 人源化 IgG1 单克隆抗体,通过结合 CD25(IL-2 受体)的 α 链,抑制 IL-2 介导的淋巴细胞活化,从而阻断移植排斥中的细胞免疫反应 | 预防接受肾移植患者发生急性异体移植排斥反应 |
| 莫罗单抗-CD3 | Orthoclone OKT3 | 结合 CD3、阻断 T 细胞功能的单克隆抗体 | 制造商在 2010 年自愿撤回该药物 |
| 乙型肝炎免疫球蛋白 | HepaGam B | 由从人血浆纯化的 γ 球蛋白制备而成;与乙型肝炎病毒表面补体结合产生被动免疫反应;完全机制尚不清楚 | 乙肝感染患者进行肝移植后乙型肝炎复发的预防;暴露后预防乙型肝炎感染 |
| **肺病** | | | |
| 奥马佐单抗 | Xolair | 抑制 IgE 与肥大细胞和嗜碱性粒细胞上的高亲和力的 IgE 受体结合的 IgG 单克隆抗体,减少这些细胞的活化及炎性介质的释放 | 成人和青少年的中重度持续哮喘,其皮肤试验阳性或体外对常年性空气致敏原起反应,且用吸入性皮质类固醇不能完全控制其症状 |
| 帕利珠单抗 | Synagis | 与呼吸道合胞病毒 F 蛋白的 A 抗原部位进行结合的人源化 IgG1 单克隆抗体 | 预防高危儿科患者感染呼吸道合胞病毒 |
| **感染性疾病** | | | |
| 恩夫韦地 | Fuzeon | 通过与 HIV 包膜蛋白 gp120/gp41 结合,抑制 HIV 进入宿主细胞的 36 个氨基酸的肽 | 进展性人免疫缺陷病毒感染的成人和儿童 |
| 瑞西巴库 | Raxibacumab | 针对炭疽毒素保护性抗原的单克隆抗体,防止炭疽致死因子和水肿因子进入细胞内 | 吸入炭疽的预防和治疗 |
| **止血和血栓** | | | |
| 阿昔单抗 | ReoPro | 嵌合(人/鼠)单克隆抗体 7E3 的 Fab 片段,通过与糖蛋白 Ⅱb/Ⅲa 黏素受体结合抑制血小板聚集 | 与阿司匹林和肝素联合应用,在接受经皮冠状动脉介入或者药物治疗无效准备经皮冠状动脉介入的不稳定性心绞痛患者中预防发生心肌缺血 |
| 艾卡拉肽 | Kalbitor | 血浆和组织中的激肽释放酶的多肽抑制剂,激肽释放酶催化作为遗传性血管性水肿(HAE)中水肿形成的最终常见的一部分的缓激肽的产生 | 遗传性血管性水肿 |
| 艾替班特 | Firazyr | 缓激肽 B2 受体的拟肽拮抗剂;阻止 HAE 中的水肿形成的最后的共同途径 | 遗传性血管性水肿 |
| **内分泌失调** | | | |
| ‡促性腺激素释放激素(GnRH)受体拮抗剂:<br>西曲瑞克<br>加尼瑞克 | Antagon<br>Cetrotide<br>Orgalutran | 抑制未成熟的黄体生成素(LH)在月经周期的早中卵泡期的过早激增 | 不孕症的辅助生殖技术(控制卵巢过度刺激) |
| 培维索孟 | Somavert | 结合聚乙二醇的重组人生长激素;阻断生长激素受体 | 肢端肥大症 |
| 德尼单抗 | Prolia(与 Xgeva 功能相同;见上文) | 抑制 RANKL 的单克隆抗体;抑制破骨细胞成熟并减少骨转换 | 骨质疏松症 |

续表

| 蛋白质 | 商品名 | 功能 | 临床应用举例 |
|---|---|---|---|
| **其他**[§] | | | |
| 响尾蛇科的多价免疫片段（羊的） | Crofab | 结合及中和 10 个临床上重要的北美响尾蛇毒素的 IgG 抗体片段混合物 | 响尾蛇毒液中毒（西部的菱形斑纹、东部的菱形斑纹、莫哈维响尾蛇和美国水蛇） |
| 地高辛免疫血清、Fab 片段（羊的） | DigiFab | 从被地高辛衍生物免疫的绵羊中获得的单价片段抗原结合（Fab）免疫球蛋白片段 | 地高辛毒性 |
| 阿柏西普（与 ziv-阿柏西普功能相同；见上文） | Eylea | 重组融合蛋白其人 VEGF 受体 1 和 2 的胞外结构域与人 IgG1 的 Fc 部分融合；抑制新血管形成 | 湿性黄斑变性 |
| 兰尼单抗 | Lucentis | 结合血管内皮生长因子 A（VEGF-A）的亚型 | 新生血管的年龄相关性黄斑变性 |

蛋白质均为重组，除非另有说明。[*] 非重组的。[‡] 也归为 I b 组。[†] 纯化的免疫球蛋白也可用于减轻接触传染性病原体的急性效应。针对肉毒杆菌中毒、巨细胞病毒、乙型肝炎、狂犬病、破伤风、牛痘和水痘的人免疫球蛋白都已被 FDA 批准。[§] FDA 批准了另外三种抗蛇毒血清：抗蛇毒血清免疫球蛋白（马）-Latrodectus mactans（黑寡妇蜘蛛）、抗蛇毒血清免疫球蛋白（马）-Micrurus fulvius（北美珊瑚蛇）和抗蛇毒血清免疫球蛋白片段（马）-Centruroides sculpturatus（亚利桑那州树皮蝎子）。

CHOP，环磷酰胺、羟基柔红霉素（多柔比星）、Oncovin®（长春新碱）、泼尼松/泼尼松龙；CTLA4，细胞毒性 T 淋巴细胞相关抗原 4；CVP，环磷酰胺、长春新碱、泼尼松；EGFR，表皮生长因子受体；LFA-3，白细胞功能相关抗原 3；mAB，单克隆抗体；MadCAM1，黏膜地址素细胞黏附分子 1；TNF，肿瘤坏死因子；VCAM1，血管细胞黏附分子-1；VEGF-A，血管内皮生长因子 A。

**表 54-5　蛋白质治疗方法递送其他复合物或蛋白质（Ⅱb 组）**

| 蛋白质 | 商品名 | 功能 | 临床应用举例 |
|---|---|---|---|
| 本妥昔单抗 | Adcetris | 靶向 CD30 的嵌合单克隆抗体本妥昔单抗，偶联到小分子抗有丝分裂剂单甲基澳瑞他汀 E 上 | 霍奇金淋巴瘤和全身性增生性大细胞淋巴瘤 |
| 地尼白介素 | Ontak | 介导白喉毒素对表达 IL-2 受体的细胞的杀细胞作用 | 表达 IL-2 受体的 CD25 组分的持续性或复发性皮肤 T 细胞淋巴瘤 |
| 吉妥珠单抗奥唑米星 | Mylotarg | 人源化抗 CD33 IgG4 kappa 单克隆抗体，偶联到小分子化疗药卡奇霉素上 | 复发的表达 CD33 的急性髓性细胞白血病由于上市后研究发现的高致死率，该药于 2010 年自愿退出美国市场 |
| [‡]替伊莫单抗 | Zevalin | 单克隆抗体部分识别 CD20 表达的 B 细胞和诱导细胞凋亡，而螯合位点允许成像（In-111）或者由 β 发射（Y-90）引起的细胞损伤 | 复发性或难治性低级、滤泡或转化的 B 细胞非霍奇金淋巴瘤（NHL），包括利妥昔单抗-难治性滤泡性 NHL |
| [‡]托西莫单抗 | Bexxar | 结合 CD20 表面抗原并刺激凋亡的单克隆抗体 | 表达 CD20 的滤泡性非霍奇金淋巴瘤，有或没有转化，患者病情用利妥昔单抗难以控制，并在化疗后已经复发在 Bexxar 治疗方案中依次使用托西莫单抗和[131]I 托西莫单抗 |
| [131]I 托西莫单抗 | Bexxar I-131 | 偶联放射性碘-131 的单克隆抗体；结合 CD20 表面抗原和提供细胞毒性辐射（在不含[131]I 的托西莫单抗后使用） | |
| [‡]曲妥珠单抗美坦新 | Kadcyla | 曲妥珠单抗偶联到细胞毒性药物美登素上，既抑制 HER2 信号传导又将美登素递送到过度表达 HER2 受体的癌细胞 | HER2 阳性的转移性乳腺癌 |

所有蛋白质都是重组的。[‡] 也被归为 Ⅱa 组。Mab，单克隆抗体。

**表54-6 蛋白质疫苗(Ⅲ组)**

| 保护机体抵御外来的有害物质(Ⅲa) | | | |
| --- | --- | --- | --- |
| 乙型肝炎表面抗原 | Engerix，Recombivax HB | 乙肝病毒表面的非感染性蛋白 | 乙肝疫苗接种 |
| HPV疫苗 | Gardasil | 四价HPV重组疫苗(菌株6、11、16、18)；含有4种HPV菌株的主要的衣壳蛋白 | 预防HPV感染 |
| 外表面蛋白A | LYMErix | 伯氏疏螺旋体外表面的非感染性脂蛋白 | 莱姆病疫苗接种 |
| 治疗自身免疫性疾病(Ⅲb) | | | |
| 抗Rh IgG | Rhophylac | 中和Rh抗原，其可能使Rh阴性个体产生抗Rh抗体 | 常规的分娩前及分娩后预防Rh(D)阴性的女性发生Rh(D)免疫；在怀孕期间出现产科并发症或进行侵入性手术时的Rh预防；在输入Rh(D)阳性红细胞的Rh(D)阴性个体中的Rh免疫抑制 |
| 治疗癌症(Ⅲc) | | | |
| Sipuleucel-T | Provenge | 从患者体内提取抗原呈递细胞，然后与前列腺酸性磷酸酶(表达在前列腺癌细胞上的一种抗原)和GM-CSF离体孵育以刺激细胞。然后活化的细胞被输注到患者体内，激活针对前列腺癌细胞的体内免疫应答 | 转移性激素难治性前列腺癌 |

选定的疫苗突出了蛋白重组技术在疫苗生产中的应用。针对如下物质或疾病的疫苗已经获得FDA批准：炭疽，无细胞百日咳，BCG(用于儿童结核病保护)，白喉，甲型和乙型肝炎，人乳头瘤病毒6型、11型、16型和18型，A型、B型和H5N1型流感，日本脑炎，莱姆病，麻疹，脑膜炎球菌，腮腺炎，鼠疫，肺炎球菌，脊髓灰质炎，狂犬病，轮状病毒，风疹，天花，破伤风，伤寒，水痘带状疱疹，黄热病(见http://www.fda.gov/cber/vaccine/licvacc.htm)。

# 第Ⅰ类：酶和调节活性的蛋白质

这类蛋白质的治疗功能可通过特异性内源性蛋白质缺乏的典型范例来说明，这种缺乏在应用外源性蛋白质治疗后得以矫正。在蛋白质缺乏或异常蛋白质生成的情况下，蛋白质治疗方法分类中的Ⅰa类蛋白质被用以替代所需蛋白质的特殊活性。这些蛋白质用于一系列情况，从提供乳糖酶给缺乏这种胃肠道酶的患者，到替代必不可少的凝血因子，例如治疗血友病的Ⅷ因子和Ⅸ因子。正如上面提到的，一个典型的例子是胰岛素用于治疗糖尿病。另一个重要的例子是治疗囊性纤维化，最常见并通常致命的一种遗传病。这种患者由于CFTR基因编码的氯离子通道缺陷导致异常的黏性分泌，妨碍胰酶沿胰管向下进入十二指肠(在其他作用中)，这也妨碍了食物被正常消化，从而导致营养不良。囊性纤维化的患者经常接受从猪分离的胰酶的联合治疗-包括脂肪酶、淀粉酶和蛋白酶-用于消化脂肪、糖和蛋白质。胰腺被摘除或患慢性胰腺炎的患者也可通过这种治疗获益。其他显著的例子包括由于缺乏代谢酶而引起的疾病，例如上面提到的戈谢病、黏多糖病、法布里病以及其他疾病。更多的替代特殊活性的蛋白质

治疗方法见表54-1。

有时需要增加某种以正常量存在的特殊蛋白质的强度和持续时间的活性，蛋白质治疗方法分类中Ⅰb类蛋白质就具有这种功能。这类重组蛋白在治疗造血缺陷病方面已取得极大成功，最突出的例子就是重组促红细胞生成素(erythropoietin，EPO)，一种由肾脏分泌的蛋白质激素，刺激骨髓红细胞的生成。对于化疗引起贫血的患者，重组EPO用于增加红细胞生成，从而改善贫血。慢性肾病患者的内源性EPO低于正常水平，重组蛋白就用来纠正这种缺陷。另一个例子，化疗引起中性粒细胞减少症患者可应用粒细胞集落刺激因子(granulocyte colony-stimulating factor，G-CSF)或粒细胞-巨噬细胞集落刺激因子(granulocyte-macrophage colony-stimulating factor，GM-CSF)(分别为G-CSF或GM-CSF)进行治疗，刺激骨髓产生更多的中性粒细胞，使患者能更好地抵御微生物感染。同样地，慢性免疫性血小板减少患者可应用罗米司亭治疗，作为一种血小板生成素受体激动剂，罗米司亭可以使血小板生成增加，从而预防出血并发症的发生。

体外受精(in vitro fertilization，IVF)是Ⅰb类蛋白质应用的另一个领域。正常情况下，排卵前垂体前叶腺体分泌较高水平的卵泡刺激素(follicle-stimulating hormone，FSH)。用重

组 FSH 治疗可以增加这些 FSH,导致成熟卵泡数量增加,用于体外受精的卵母细胞数量增加。同样地,重组人绒毛膜促性腺激素(human chorionic gonadotropin,hCG)用于辅助生殖技术,促进卵泡破裂,这个过程在卵母细胞为受精被转运进输卵管之前必须发生。

Ⅰb 类蛋白质在血栓形成和止血过程中也有救命的作用。阿替普酶是重组组织型纤溶酶原激活剂(tissue plasminogen activator,tPA),用来治疗威胁生命的血栓,如冠状动脉阻塞、急性缺血性脑卒中和肺栓塞。内源性 tPA 由血管壁的内皮细胞分泌,分泌的 tPA 正常情况下将纤溶酶原裂解为纤溶酶,然后降解纤维蛋白,从而溶解纤维蛋白血栓。虽然内源性 tPA 在血栓周围以正常或较高的水平存在,但仍需应用相对大剂量的外源性 tPA 来破坏血栓。瑞替普酶是一种重组 tPA 的基因改造形式,也用于治疗急性心肌梗死。替奈普酶是 tPA 的另一种基因工程衍生物,具有比 tPA 更大的与纤溶酶原结合的特异性,因此能更有效地溶解血栓中的纤维蛋白。在前述病例中,当 MR 的不稳定心绞痛演变成 ST 段抬高的心肌梗死时,医生给他应用了替奈普酶。超生理水平的凝血Ⅶa 因子催化血栓形成,从而使威胁血友病 A 或血友病 B 患者生命的出血得以停止。研究表明,重组活化蛋白 C 可改善免疫调节,预防严重的威胁生命的脓毒症患者和器官功能紊乱的患者发生过度的血栓反应。许多其他的Ⅰb 类蛋白质治疗方法也用于免疫调节,如慢性乙型肝炎和丙型肝炎、卡波西肉瘤、黑素瘤和非白血性白血病以及淋巴瘤一些亚型已经使用各种干扰素得到了治疗(表 54-2)。用Ⅰb 类蛋白质治疗的其他类疾病的总结见表 54-2。

有时,需要某些在正常时并不表达活性的特殊蛋白质表达活性。蛋白质分类方法中的Ⅰc 类蛋白质就有这种范例,包括具有新功能的外源性蛋白质和在体内新时间和新地方起作用的内源性蛋白质。例如,木瓜酶是一种从番木瓜水果中纯化的蛋白酶,这种蛋白质在治疗学上用于降解伤口的蛋白质碎片。胶原酶是从溶组织梭菌中发酵获得,用于消化坏疽底部伤口中的胶原。蛋白酶介导的清创术或清除坏疽组织对于治疗烧伤、压力性溃疡、术后伤口、痈和其他类型的伤口都有帮助。胶原酶也能用于消化皮下胶原,用于治疗被称为 Dupuytren 挛缩(掌腱膜挛缩)的手部畸形。重组人脱氧核糖核酸酶Ⅰ(deoxyribonuclease Ⅰ,DNAse Ⅰ)也有一个有趣的新用途。这种重组酶正常存在于人体细胞内,可用于降解来自囊性纤维化患者呼吸道内将死的中性粒细胞留下的 DNA;否则,这样的 DNA 可形成黏液痰栓,阻塞呼吸道,导致肺纤维化、支气管扩张和复发性肺炎。因此,重组蛋白技术已经让现代医学可以在细胞外环境中应用正常细胞内的酶。

还有许多其他这种创新蛋白质疗法的成功例子。例如,某些类型的急性淋巴细胞白血病不能合成天冬酰胺,因此需要获取这种氨基酸以维持细胞生长。

从大肠杆菌中纯化得到的 L-门冬酰胺酶,可用于降低这种患者血清的天冬酰胺水平,从而抑制癌细胞生长。许多化疗方案的关键组成部分是叶酸类似物甲氨蝶呤(methotrexate,MTX)可以抑制二氢叶酸还原酶。肾衰竭患者或者无意过量服用这种药物的患者体内可以发现有致死浓度的甲氨蝶呤。

这可能致命的并发症可以用羧肽酶纠正,它是一种重组细菌羧肽酶 G2,能将甲氨蝶呤降解成为无活性代谢物。医用水蛭——欧洲医蛭的研究揭示其唾液腺产生水蛭素,一种强力的凝血酶抑制剂。随后这种蛋白质的基因被鉴定、克隆并重组用于提供一种新的蛋白质治疗,来匹卢定可以预防肝素诱导的血小板减少综合征患者的血栓形成。其他生物体生产蛋白质,可以分解已形成的血栓,例如链激酶是一种由丙组 β-溶血性链球菌生产的纤溶酶原活化蛋白。更多具有新功能和新活性治疗蛋白质见表 54-3。

## 第Ⅱ类:具有特定靶向性的蛋白质

单克隆抗体和免疫黏附素精确的结合特异性可通过重组 DNA 技术的多种途径进行开发。Ⅱa 类蛋白质里的许多蛋白质疗法是利用免疫球蛋白分子的抗原识别部位或天然蛋白质配体的受体结合域引导体内免疫系统特异性破坏靶分子或靶细胞。其他单克隆抗体和免疫黏附素通过简单的物理性阻碍分子的功能性重要区域来中和分子的作用。免疫黏附素将蛋白质配体的受体结合域与免疫球蛋白的 Fc 区结合。Fc 区可靶向破坏某种可溶性分子,因为免疫系统的细胞能识别 Fc 区,吞噬附着的分子,化学分解和酶解分子。当免疫黏附素与细胞表面的识别分子特异性结合时,Fc 区能通过免疫系统靶向并破坏细胞。巨噬细胞、其他免疫细胞或补体结合都能介导细胞杀伤。

一些Ⅱa 类蛋白质治疗方法已经被批准用于治疗炎症性疾病,如免疫黏附素依那西普是由两种人类蛋白构成的融合蛋白,即肿瘤坏死因子(TNF)受体和人抗体蛋白 IgG1 的 Fc 区。分子的 TNF 受体部分结合血浆中过多的 TNF,同时分子的 Fc 部分靶向破坏 TNF。通过这两种功能的联合,该药可抵消 TNF(一种刺激免疫系统活性增加的细胞因子)的有害作用,因此可有效治疗炎症性关节炎和银屑病。另一种靶向 TNF 的Ⅱa 类蛋白质,是阿达木单抗,这种重组生产的单克隆抗体与 TNF-α 相结合,用于抵消炎性状态下的 TNF-α 的作用,例如类风湿性关节炎、银屑病和炎性肠病。阿达木单抗是 2013 年全球最畅销的药物,在此之前,最畅销的一直是小分子药物。

有些Ⅱa 类蛋白用于治疗感染性疾病。严重呼吸道合胞病毒(respiratory syncytial virus,RSV)感染,小儿呼吸道疾病住院的最主要原因之一,高危患者给予重组的单克隆抗体,帕利珠单抗,它能与 RSV F 蛋白结合从而引导免疫介导的病毒清除,将病毒从体内清除。恩夫韦地是Ⅱa 类蛋白质疗法的另一个例子,它既不是单克隆抗体也不是免疫黏附素。通过与 gp120/gp41 结合,即负责病毒与宿主细胞融合的 HIV 包膜蛋白,这种 36 个氨基酸的多肽阻止了病毒融合所需的 gp41 的构象变化,从而抑制病毒进入细胞。

Ⅱa 类蛋白质抗体在肿瘤学中的重要性日益增加。利妥昔单抗是人/鼠嵌合单克隆抗体,结合 CD20 蛋白,一种表达于 90% 以上 B 细胞非霍奇金淋巴瘤的跨膜蛋白,通过人体免疫系统靶向破坏细胞。尽管利妥昔单抗经常与基于蒽环类药物的化疗联合使用,但却是很少见的作为单一治疗被批准的单克隆抗体抗癌的治疗药物。西妥昔单抗是一种单克隆抗体,用于治疗结肠直肠癌和头颈部癌症;这个单克隆抗体结合了表皮生长因子(EGFR)并且破坏癌细胞生长和增殖。近些年来研发的其他Ⅱa类蛋白质见表54-4,同时更多利用单克隆抗体精密特异性的蛋白质治疗方法正在研发,特别是对于癌症和炎症性疾病。

许多重要的步骤由细胞表面受体调节,在与同源配体结合后被激活。通过与这些受体结合,靶向蛋白疗法能够激活细胞信号途径,并明显影响细胞功能。结果可能包括细胞死亡(通过诱导凋亡)、细胞分化的下调节、细胞增殖增加。虽然证实一种特定的靶结合蛋白通过对特定信号途径的调节来介导体内作用是非常困难的,但体外的证据却表明某些治疗性蛋白质的作用机制涉及这类调节。例如,治疗某些恶性细胞表达HER2/Neu(也叫作ERBB2)细胞表面受体的乳腺癌的疗效,可通过在治疗方案外额外给予曲妥珠单抗(一种抗HER2/Neu单克隆抗体)得到增强。曲妥珠单抗虽然包含Fc区,促进产生由自然杀伤细胞介导的抗体依赖的细胞毒性,但这似乎不是曲妥珠单抗唯一的作用机制。许多其他具有相似Fc区域和能力靶向定位乳腺癌细胞的单克隆抗体在体内表现不出功效。然而曲妥珠单抗体外研究显示其介导了细胞内信号转导事件从而控制乳腺癌细胞的生长。因此一个联合机制可以解释曲妥珠单抗的治疗活性,包括磷脂酰肌醇3-激酶(phosphoinositide 3-kinase,PI3K)通路的抑制、血管生成的抑制、HER2受体切割的抑制。曲妥珠单抗联合作用强调了一个事实,通过简单受体结合调节细胞电生理学可能在一些靶向治疗活性中发挥作用,受体结合对整体治疗效果的贡献却难以详细分析。

药物治疗的巨大挑战之一是将小分子药物和蛋白质选择性地输送到预期的治疗目标。正常情况下,人体利用蛋白质完成分子的特定运输和递送。目前研究的一个活跃领域集中于理解基于蛋白质的靶向递送分子的原理,以使这些原理可应用于现代药理治疗学。Ⅱb类蛋白质治疗方法采用的是这个策略(表54-5),例如,吉妥珠单抗奥唑米星是将靶向CD33的单克隆抗体的结合区与卡奇霉素连接起来,后者是一种小分子化疗药。通过使用这种治疗,毒性复合物被选择性地递送到表达CD33的急性髓系白血病细胞中,从而选择性杀伤这些细胞。同样地,难治的表达CD20蛋白的非霍奇金淋巴瘤细胞能被替伊莫单抗选择性破坏,这是一种靶向CD20并连接上放射性碘同位素钇(Y-90)的单克隆抗体。另一个例子是地尼白介素,其使用单克隆抗体靶向白介素-2受体的CD25成分,将杀细胞的白喉毒素输送到表达该受体的T淋巴瘤细胞。

基于蛋白质靶向递送小的有毒分子的独特挑战是桥接蛋白质和小分子的化学接头的选择。连接子化学的很多方法是使用设计的官能团,它在胞内环境会分裂,胞内环境比胞外环境稍显酸性。但是在某些情况下,临床前试验证明在细胞摄取之前就存在细胞毒性轭合物的非特异性释放,导致动物模型中的全身毒性增加。最近批准的治疗剂,例如曲妥珠单抗-美坦新(trastuzumab emtansine,T-DM1)偶联物,证明使用更加成熟的连接子化学可以作为一种平台技术促进其他的靶向疗法的研发。曲妥珠单抗-美坦新偶联物使用异二聚体交联剂,简称SMCC(琥珀酰亚胺基反式-4-(马来酰亚胺基甲基)环己

烷-1-羧酸酯),将细胞毒性美登素分子连接到靶向抗体(见表51-1)。这种交联剂通过共价硫酯键与细胞毒性分子结合,化学上很稳定且在达到靶细胞之前的循环中不大可能降解。抗体-药物偶联物被目标细胞选择性内吞,抗体充分降解,美登素部分被暴露从而发挥其细胞毒作用。

除了目前这些例子,有趣的研发仍在进行之中,阐明了该领域的发展方向。一个活跃的研究领域涉及将蛋白质和其他大分子递送到中枢神经系统,这是很有挑战性的因为存在高度选择性的血-脑脊液屏障(blood-brain barrier,BBB)。然而动物实验已经证实,把治疗性蛋白质与天然的能特异通过血-脑脊液屏障的蛋白质结合起来的融合蛋白可将治疗性蛋白质成功地递送到中枢神经系统。例如,能自然地通过血-脑脊液屏障的破伤风毒素蛋白质片断可将超氧化物歧化酶(superoxide dismutase,SOD)递送到中枢神经系统。另外,靶向血-脑脊液屏障中内源蛋白受体的抗体,例如胰岛素受体或转铁蛋白受体,可以绕过BBB使用现有的运输机制。这些载体抗体可与其他蛋白质或小分子偶联,从而使它们通过血-脑脊液屏障。最后,小鼠实验显示靶向Mfsd2a蛋白的抑制剂可能通过允许跨CNS内皮细胞的含蛋白质囊泡的转胞吞作用而局部破坏血-脑脊液屏障。这类治疗药可能用于治疗神经系统疾病,例如肌萎缩侧索硬化(amyotrophic lateral sclerosis,ALS),据报道这类患者中枢神经系统的超氧化物歧化酶水平很低。令人兴奋的前景也存在于治疗某种蛋白质水平异常的其他中枢神经系统疾病中。

## 第Ⅲ类:蛋白质疫苗

在重组DNA技术发展的同时,人类在理解免疫系统保护机体应对感染性疾病和癌症的分子机制方面也取得了很大的进步。有了这个新的认知,Ⅲ类蛋白质已成功地作为预防性或治疗性疫苗而得到应用。表54-6提供了所选示例。

为了让人类能够有效地发挥抵御外来生物体和癌细胞的免疫性,免疫细胞例如辅助性T细胞必须被活化。免疫细胞活化由抗原呈递细胞介导,其表面带有特殊的寡肽,这些寡肽来源于在外来生物体或癌细胞中发现的蛋白质。预防某些生物体例如脊髓灰质炎或麻疹的接种,通常通过注射热灭活或减毒形式的病原体得以实现。不幸的是,这些方法包含了不可避免的引起某些感染或副反应的风险。通过特异性注射该微生物适宜的免疫原性的(而非致病性的)蛋白质成分,可提供给机体免疫性又不会让个体遭受感染或毒性反应危险的疫苗有希望被研制出来。

Ⅲa类蛋白质用于产生保护作用以抵抗感染性疾病或毒素。一个成功的例子就是乙型肝炎疫苗。这种疫苗通过生产重组乙型肝炎表面抗原得到(hepatitis B surface antigen,HBsAg),HbsAg是乙型肝炎病毒的一种非感染性蛋白质。当有免疫活性的人暴露于及再次暴露于这种蛋白质的时候,大多数个体产生了显著的免疫性。同样地,伯氏疏螺旋体菌外表面的非感染性脂蛋白(OspA)已被设计成疫苗,用于治疗莱姆病。最近批准的针对人乳头瘤病毒(human papillomavirus,HPV)的疫苗,结合了来自四种HPV的重要壳蛋白,这四个HPV链通常会引起生殖器疣(菌株6和11)和宫颈癌(菌株

16 和 18)。

除了产生抵御外来入侵者的保护作用,重组蛋白还能产生保护作用,避免过度活跃的免疫系统攻击自身机体或"自我"。一种理论是注入大量的这种自身蛋白,会消除或灭活对自身蛋白起反应的细胞,使机体的免疫系统对该蛋白质产生耐受性。Ⅲb 类蛋白应用于治疗源于这类自身免疫现象疾病的患者。妊娠期间胎儿的免疫耐受代表了关于疫苗使用的特殊情况。在孕妇偶然地被免疫了抗以前怀孕时胎儿携带的某些抗原之后,她可能会排斥胎儿。给予抗恒河猴 D 抗原免疫球蛋白可预防 Rh 阴性的母亲在分娩 Rh 阳性婴儿时的敏感性。因为母体不能产生针对胎儿 Rh 抗原的抗体,所以免疫反应和怀孕失败并没有在随后的怀孕中出现,即使在新胎儿携带 Rh 抗原时。

Ⅲc 类蛋白质包括治疗性抗癌疫苗。这类中的第一种蛋白质疗法 sipuleucel-T 于 2010 年获批;许多有希望的临床试验正在开展,采用多种方法开发额外的患者特异性癌症疫苗。sipuleucel-T 旨在训练免疫系统检测和攻击转移性前列腺癌细胞。这是通过以下步骤实现的:首先从患者的外周血分离出树突状细胞(抗原呈递细胞),用由前列腺酸性磷酸酶(PAP;大部分前列腺癌细胞上存在的抗原)组成的融合蛋白孵育细胞,再与粒细胞巨噬细胞集落刺激因子(GM-CSF,促进树突状细胞的成熟)结合。可以识别 PAP 抗原的激活的树突状细胞被输回到患者体内,在那里它们帮助指导免疫系统破坏前列腺癌细胞。在开发的另一个实例中,针对 B 细胞非霍奇金淋巴瘤的疫苗使用转基因烟草植物[本氏烟草(*Nicotiana benthamiana*)]。患有这类淋巴瘤的每个患者其产生抗体的 B 细胞都出现恶性增殖,而 B 细胞表面有一种独特的抗体。通过亚克隆这种肿瘤特异性抗体的个体基因区,并在烟草植物中重组表达,就可生产出用于接种患者的肿瘤特异性抗原。从淋巴瘤活检到准备好可用的患者特异性的疫苗,这个过程需要 6~8 周。随着传染性生物的基因组和自身免疫性疾病及癌症的病理生理学被更充分地阐明,毫无疑问将有更多的重组蛋白被用开发用作疫苗。

## 第Ⅳ类:蛋白质诊断学

虽然Ⅳ类蛋白质不用于治疗疾病,但用于医学诊断(体内和体外)的纯化和重组蛋白还要在这里提及,因为它们在很多疾病的治疗和管理的决策过程中意义重大。表 54-7 提供了所选示例。

**表 54-7　蛋白质诊断学(Ⅳ组)**

| 蛋白质 | 商品名 | 功能 | 临床应用举例 |
|---|---|---|---|
| **体内传染病诊断** | | | |
| 重组的纯化蛋白衍生物(DPPD) | 重组的纯化蛋白衍生物(DPPD) | 来自结核分枝杆菌的非感染性蛋白 | 结核菌暴露诊断 |
| **激素** | | | |
| § 促皮质素(ACTH1~24) | Cortrosyn | 刺激肾上腺皮质释放皮质醇的 ACTH 片段 | 原发性和继发性肾上腺功能不全的诊断 |
| * 胰高血糖素 | GlucaGen | 通过刺激肝脏将糖原转变为葡萄糖来增加血糖的胰腺激素 | 在影像学研究中用于减缓胃肠动力的诊断用辅助药;低血糖症的逆转 |
| ‡ 生长激素释放激素(GH-RH) | Geref | GHRH 的重组片段,其刺激垂体的生长激素细胞释放生长激素(GH) | 生长激素分泌缺陷的诊断 |
| § 促胰液素 | ChiRhoStim(合成的人多肽),SecreFlo(合成的猪多肽) | 刺激胰腺分泌物和促胃泌素 | 辅助性诊断胰腺外分泌功能紊乱或促胃泌素瘤;在内镜下逆行性胆胰管造影术时更容易鉴别法特壶腹和副乳头 |
| 促甲状腺激素(TSH) | Thyrogen | 刺激甲状腺上皮细胞或分化好的甲状腺癌组织摄取碘,产生和分泌甲状腺球蛋白、三碘甲状腺原氨酸和甲状腺素 | 在分化良好的甲状腺癌患者随访中进行血清甲状腺球蛋白检测的辅助诊断 |
| **显像剂,癌症** | | | |
| 卡罗单抗喷地肽 | ProstaScint | 显像剂;铟-111 标记的抗 PSA 抗体;识别细胞内 PSA | 前列腺癌检测 |

续表

| 蛋白质 | 商品名 | 功能 | 临床应用举例 |
|---|---|---|---|
| §铟-111 奥曲肽 | OctreoScan | 显像剂；铟-111 标记的奥曲肽 | 神经内分泌肿瘤和淋巴瘤的检测 |
| 沙妥莫单抗喷地肽 | OncoScint | 显像剂；铟-111 标记的针对肿瘤相关糖蛋白（TAG-72）的单克隆抗体 | 结肠癌和卵巢癌的检测 |
| 阿西莫单抗 | CEA-sacn | 显像剂；锝标记的抗 CEA 抗体 | 结肠癌和乳腺癌的检测 |
| 若莫单抗 | Verluma | 显像剂；锝标记的针对小细胞肺癌的抗体 | 小细胞肺癌的检测和分期 |
| **显像剂，其他** | | | |
| §阿西肽锝 | Acutect | 显像剂；锝标记的合成肽；结合活化的血小板上的 GPⅡb/Ⅲa 受体 | 急性下肢深静脉血栓的成像 |
| 英西单抗三胺五乙酸 | Myoscint | 显像剂；铟-111 标记的针对人心肌肌凝蛋白的抗体 | 疑似心肌梗死患者的心血管损伤存在和位置的诊断 |
| 锝法索单抗 | NeutroSpec | 显像剂；锝标记的抗 CD15 抗体；结合渗入感染部位的中性粒细胞 | 诊断试剂（用于疑似和阑尾炎症状的患者） |
| **体外诊断的例子** | | | |
| HIV 抗原 | 酶免疫测定（EIA），蛋白质免疫印迹，唾液快速检测,Uni-Gold | 检测人 HIV 抗体 | HIV 感染的诊断 |
| 丙型肝炎抗原 | 重组免疫印迹测定（RIBA） | 检测人丙型肝炎病毒的抗体 | 接触丙型肝炎的诊断 |

用于诊断的蛋白质均为重组，除非另有说明。* 也被归为Ⅰb组。‡ 也被归为Ⅰa组。§ 合成的蛋白。ACTH，促肾上腺皮质激素；PSA，前列腺特异性抗原。

典型的体外诊断例子是纯化蛋白衍生物试验（purified protein derivative test，PPD test），可确定个体是否接触过肺结核分枝杆菌的抗原。在这个例子中，微生物的非感染性蛋白成分被注射到免疫功能正常的个体的皮下。若患者以前感染过肺结核分枝杆菌或暴露于该生物体的抗原，则会有活跃的免疫反应。

几种刺激性蛋白质激素用于诊断内分泌失调。生长激素释放激素（growth hormone-releasing hormone，GHRH）刺激垂体前叶腺体的生长激素细胞分泌生长激素。GHRH 用作诊断剂，可有助于确定有生长激素缺乏临床症状的患者其垂体生长激素的分泌是否有缺陷。同样地，重组人蛋白分泌素用于刺激胰腺分泌和促胃泌素释放，因此可协助诊断胰腺外分泌功能障碍或促胃泌素瘤。对于有甲状腺癌病史的患者，重组促甲状腺激素（thyroid-stimulating hormone，TSH）是一种用于检测残留甲状腺癌细胞的监测方法的重要成分。在重组 TSH 出现之前，有甲状腺癌病史的患者需要停止服用甲状腺激素替代物，以便发展成甲状腺功能低下的状态，垂体前叶腺体才能做出反应释放内源性 TSH。然后，TSH 刺激的癌细胞可通过放射性碘摄取进行检测。不幸的是，这种方法将会让患者经受甲状腺功能低下的不利后果。使用重组 TSH 代替内源性 TSH，不仅允许患者继续应用甲状腺激素替代物，而且改良了残留甲状腺癌细胞的检测方法。

成像试剂是一组广泛使用的蛋白质诊断试剂，用来确定病理学状态的存在或定位。例如，阿西肽锝（apcitide）是一个锝标记的合成肽，其在激活的血小板上连接糖蛋白Ⅱb/Ⅲa 受体，用于急性静脉血栓的成像。卡罗单抗喷地肽是一个铟标记的抗前列腺特异抗原（PSA）抗体，用于检测前列腺癌。基于蛋白质的成像试剂通常用于检测其他隐藏的疾病，以至于可以得到及早治疗，这时候治疗成功的概率很大。目前成像试剂用于检测癌症、心肌损伤成像或者识别隐匿性感染的部位，这些试剂更详细的信息见表 54-7。

有许多体外蛋白质诊断，现列举两个较大类别的例子。天然的和重组的人类免疫缺陷病毒（HIV）抗原，是检测 HIV 感染的普通筛选（酶免分析）和确证（蛋白质印迹）检测的基本成分。在这些检测中，抗原充当针对在感染过程中产生的 HIV gag、pol 和 env 基因产物的特异性抗体的"诱饵"。丙型肝炎的感染可通过利用重组丙型肝炎抗原检测有潜在感染的患者血清中针对这种病毒的抗体进行诊断。

## 蛋白质疗法的挑战

目前已经有许多蛋白质成功应用于治疗的例子。尽管如此，目前为止失败的潜在蛋白质治疗要比成功的多很多，部分原因是在蛋白质的研发和使用中面临的诸多挑战。

首先，蛋白质的溶解性、给药途径、分布和稳定性都是阻碍蛋白质疗法成功应用的因素。蛋白质是具有亲水和疏水特性的大分子，可使进入体内细胞和其他间隙变得困难。蛋白酶、修饰蛋白的化学制剂或其他清除机制都可显著影响治疗性蛋白质的半衰期。有一个例子说明了如何解决这些挑战，即通过生产 PEG 化形式的治疗性蛋白质。例如，聚乙二醇干扰素是干扰素的一种修饰形式，添加聚乙二醇用以延长吸收、减少肾脏清除、延缓酶降解、增加消除半衰期并降低干扰素的免疫原性。

第二个挑战是机体可能会产生针对治疗性蛋白质的免疫反应。在一些病例中，这种免疫反应可能会中和蛋白质的作用，甚至引起患者的毒性反应。例如，可能针对用于替代自出生就缺失的因子的 I a 类治疗性蛋白质产生免疫反应，比如在严重的血友病 A 患者体内可产生抗Ⅷ因子抗体（抑制剂），这种患者用了重组人凝血因子Ⅷ进行治疗。然而更普遍的是针对非人源蛋白质产生的免疫反应。直到最近，单克隆抗体在临床上的广泛应用已经受到限制，主要是因为产生了针对这类治疗性蛋白质的快速诱导的免疫反应。避免免疫监管和免疫反应的抗体治疗的需求已经成为促进抗体生产技术成熟的动力。重组技术和其他先进技术已经促进了多种抗体产品的研发，其相比未修饰的鼠源抗体不大可能引发免疫应答。在人源化抗体中，对于抗原结合特异性不重要的抗体部分，用赋予蛋白质稳定性和生物活性、又不激发抗抗体反应的人免疫球蛋白序列取代。完全的人源抗体将使用转基因动物或噬菌体展示技术进行生产。

癌症治疗的领域说明了在单克隆抗体开发中进步的步伐。在 20 世纪 80 年代，大多数单克隆抗癌治疗均是鼠源的，尽管在临床研发中有很少的嵌合抗体和分离的人源化或人源抗体实例。但在 20 世纪 90 年代人源化或全人源抗体变成进入临床试验的最常见的抗体类型。自 21 世纪以来，全人源抗体的比例在逐渐增加，而引进临床试验的鼠源和嵌合抗体在逐渐减少。在近期 FDA 批准的蛋白质疗法中全人源抗体得以很好地展示。

在过去 10~20 年中，基于人抗体的更多的工程化蛋白质疗法已经被开发。一个例子是"微抗体"罗米司亭，已经获得批准用于免疫性血小板减少性紫癜的治疗。其结构包括一个人源抗体的 Fc 区域与两个拷贝的肽段序列各自连接它的 IgG1 重链。该肽段序列用来激活血小板生成素受体，但该序列与它的内源性同类血小板生成素并没有相似性。Fc 部分延长了罗米司亭在循环中的半衰期，与血小板生成素缺乏同源性序列在理论上阻碍了抗血小板生成素抗体的交叉反应的发生——曾在聚乙二醇化血小板生成素观察到此严重不良反应的发生。

第三个问题是为了使蛋白质具有生理活性，通常需要进行翻译后修饰如糖基化、磷酸化和蛋白水解。这些需要可能要求使用能适当表达和修饰重组蛋白的特定细胞类型。另外，重组蛋白必须在基因工程细胞中合成以便大规模生产。宿主系统不仅产生生物活性蛋白质，且这种蛋白质必须有充足的数量满足临床需要。而且，该系统必须允许蛋白质在一个长期有效的时间段以治疗活性形式纯化和储存。大规模生产和贮存系统与用于生产动物试验用和临床试验用的小规模

系统进行比较，蛋白质的稳定性、折叠和聚集倾向可能会差别很大。有人建议工程化的宿主系统共表达分子伴侣或折叠酶与感兴趣的治疗性蛋白质，但这些方法都不太成功。

可能的解决方法包括研发一个系统可将与蛋白质折叠有关的全部级联基因和治疗性蛋白质共同诱导表达；这项工作的动力是观察发现血浆细胞，一种天然蛋白质生产"装置"，利用这些基因级联产生大量单克隆抗体。与通常认为易于培养的细菌和酵母相比，某些哺乳动物细胞的培养更困难也更昂贵。其他生产方法，例如基因工程化的动植物具有生产优势。转基因牛、山羊和绵羊已被工程化可在乳汁中分泌蛋白质，可生产富含重组蛋白质鸡蛋的转基因小鸡有望在将来研发成功。转基因植物能廉价地生产大量蛋白质而不产生废物或使用生物反应器；基因工程化的马铃薯可表达重组蛋白，因此可制成可食用的疫苗。第一种在植物中生产的可用的蛋白质治疗剂是他利苷酶 α，一种用于治疗戈谢病的葡糖脑苷脂酶；此药于 2012 年获得 FDA 批准。最后，通过使用液体震动生物反应器，微升大小的培养系统可能能够预测大规模培养系统的成功，从而通过集中投资在更有可能成功的系统上来节省大量成本。第四个重要的挑战是用于研发蛋白质疗法的费用。尽管从耗费人力的胎盘来源的蛋白质纯化向重组方法学的转换使 β-葡萄糖脑苷脂酶的产量足够治疗许多戈谢病患者，每个患者每年花在重组蛋白的费用可能超过 10 万美元。

戈谢病的例子也说明了与蛋白质疗法相关的第五个问题：伦理学（虽然这些伦理问题不是蛋白质疗法专有的）。对于数量虽少但病情严重的患者人群，比如戈谢病患者，有效但昂贵的蛋白质治疗的可能性使医疗经费资源的分配陷于进退两难的境地。此外，病或疾的确切定义可能被蛋白质治疗可"改善"病情所挑战，而这在以前认为是正常变异。例如，矮小身材的定义可能随着使用生长激素以增加儿童身高的可能性而开始变化。

最后，蛋白质疗法的监管环境可能会继续对新的治疗和花费产生重要影响。随着蛋白质治疗领域的成熟和某些疗法失去专利保护，在医学中后续的或仿制的蛋白质治疗的角色将被确定。仅在 2010 年美国才建立了一条监管途径以解决蛋白质治疗药物的仿制药（所谓的生物类似药的研发问题），目前尚不清楚该途径在降低将生物类似药上市的成本和工作方面的效果如何。由于蛋白质生产的复杂性和蛋白质疗法研发与检测相关的花费和风险，监管环境中发生的相对较小的变化对蛋白质治疗的投入和研发也将产生很大的影响。

## 结论与展望

现代医学正在进入一个新的时代，在这个时代，管理疾病的方法处于揭示所有生物学的基因和蛋白质信息的水平，蛋白质疗法正在发挥着越来越重要的作用。目前重组人蛋白质在 FDA 批准的生物技术药物中已占大多数，其中包括单克隆抗体、天然干扰素、疫苗、激素、修饰的天然酶和各种细胞治疗。鉴于人体和其他生物产生的数以万计的蛋白质，这种疗法的未来潜力巨大。

此外,重组蛋白不仅可以为特殊疾病提供替代(或唯一)治疗,而且也能与小分子药物联用提供附加或协同效益。EGFR 阳性结肠癌的治疗说明了这一点:与小分子药物伊立替康联合治疗,伊立替康通过抑制 DNA 拓扑异构酶阻止 DNA 修复;而重组的单克隆抗体西妥昔单抗结合并抑制 EGFR 胞外区域;联合治疗使结直肠癌患者的生存率增加。伊立替康和西妥昔单抗联合治疗的协同作用可能由于两种药物都抑制同一 EGFR 信号通路,一种药物(西妥昔单抗)抑制通路的启动,而另一种药物(伊立替康)抑制通路下游的靶标。

最近批准用于治疗囊性纤维化的小分子药物可能为蛋白质治疗的新概念方法指明了方向。依伐卡托是囊性纤维化跨膜传导调节因子(CFTR)蛋白的增效剂。该药用于治疗 CFTR 基因中有 G551D 突变的囊性纤维化患者。因此,并非用其正常(具有转导功能的)对应物替换异常(不具转导功能的)G551D-CFTR 蛋白,而是该药物恢复了异常蛋白质的正常功能。这种范例可能在未来几年中越来越多用于治疗与异常蛋白质表达相关的疾病。

蛋白质治疗学的第二个新概念以米泊美生为例,该药是 FDA 批准的第一个反义寡核苷酸。该药靶向载脂蛋白 B100(apoB)的信使 RNA(mRNA);通过与 apoB mRNA 结合,米泊美生抑制了 apoB 基因的翻译,从而减少 apoB 蛋白的产生和极低密度脂蛋白(VLDL)颗粒的分泌。米泊美生用于治疗纯合子家族性高胆固醇血症患者(见第 20 章)。其他的反义寡核苷酸治疗药物正在开发中。

20 世纪 70 年代,重组胰岛素生产的早期成功创造了充满热情和希望的气氛,但紧随其后的是一个令人失望的时代,20 世纪 80 年代的疫苗尝试、非人源化单克隆抗体和癌症试验基本上都没有成功。尽管经历这些挫折,近年来还是取得了显著的进步。本章描述了蛋白质疗法的一些主要成功,新的生产方法正在改变重组蛋白疗法的规模、成本甚至是给药途径。随着大量的蛋白质治疗药物对于一系列疾病的临床应用和临床试验,人们可以自信地预测蛋白质疗法将在未来几年内在医学中发挥越来越大的作用。

(李莉  雷甜甜 译  赵明  张雯 审)

## 推荐读物

Ben-Zvi A, Lacoste B, Kur E, et al. Mfsd2a is critical for the formation and function of the blood–brain barrier. *Nature* 2014;509:507–511. (*Identifies Mfsd2a as a key regulator of blood–brain barrier function.*)

Keen H, Glynne A, Pickup JC, et al. Human insulin produced by recombinant DNA technology: safety and hypoglycaemic potency in healthy men. *Lancet* 1980;2:398–401. (*A milestone in the use of a recombinantly produced protein therapeutic.*)

Mascelli MA, Zhou H, Sweet R, et al. Molecular, biologic, and pharmacokinetic properties of monoclonal antibodies: impact of these parameters on early clinical development. *J Clin Pharmacol* 2007;47:553–565. (*Discusses trends in antibody formulation and how specific properties of candidate drugs guide early drug development.*)

Nelson AL, Dhimolea E, Reichert JM. Development trends for human monoclonal antibody therapeutics. *Nat Rev Drug Discov* 2010;9:767–774. (*Describes the development of human monoclonal antibodies and their increasing role as protein therapeutics.*)

Walsh CT. *Posttranslational modification of proteins: expanding nature's inventory.* Greenwood Village, CO: Roberts & Company; 2005. (*Reviews mechanisms and biological roles of covalent modifications of proteins.*)

Woodcock J, Griffin J, Behrman R, et al. The FDA's assessment of follow-on protein products: a historical perspective. *Nat Rev Drug Discov* 2007;6:437–442. (*Discusses challenges of developing protein therapeutics, including difficulties in demonstrating bioequivalence in follow-on protein therapeutics.*)

Joshua D. Moss and Robert Langer

## 概述

　　药丸和注射剂是经典给药形式,但它们对药物释放速度和定位的控制非常有限,近年来已经开发出更为先进的给药系统。这些新兴技术的目标是改变四个药物代谢动力学性质:①药物的吸收,包括药物进入体循环或到达最终作用部位所需的时间;②药物的分布,即最终到达全身还是特定组织或器官;③药物的代谢,使药物彻底失效还是将前药转化为活性形式;④药物的消除。

　　本章将描述现存或新兴的药物传递形式,并讨论这些形式如何影响以上4种药代动力学性质。药物传递是一个广泛的领域,包含多学科的知识。本章重点讨论那些能阐明以上性质的途径,而不是罗列所有正在开展的研究和试验。重点讨论的传递形式包括现有传递方式的新运用、基于聚合物的药物传递系统及基于脂质体的药物传递系统。

### ■ 病　例

　　1988 年 3 月,男孩 F 目前 13 岁。他的父母注意到,虽然他睡眠充足,但大多数时候仍然很疲倦。由于他总是在赛跑中途体力不支,因此不得不退出学校的田径队——而在不到

一年前,他总能在这样的比赛中胜出。另外,他经常觉得口渴,要喝大量的水。于是,F 就诊于他的家庭医生,测得血糖含量为 36mmol/L(约 6 倍于正常水平),被初步诊断为 1 型糖尿病。医院证实了这一结论,并用胰岛素疗法稳定他的血糖水平。于是,F 学会了如何从自己的手指取血测量血糖浓度,如何为自己皮下注射胰岛素。每天早晚饭前,他都要注射重组人胰岛素。

　　1997 年 1 月:整个中学阶段以及大学的绝大多数时候,F 很少监测自己的血糖浓度,故意使血糖浓度高于医生建议的水平。他希望尽量过“正常”的生活,不至于因为血糖浓度下降太多,而要在上课或者其他非普通时段进食。但是,随着年岁增加,他意识到:为了能够避免糖尿病控制不力所导致的并发症——动脉硬化症、视网膜病变、肾病、外周神经病变等——即使再不方便,也应该尽量控制血糖。于是,他开始换用一种每日 4 次注射的方式,每天测血糖浓度 4~5 次。再后来,他放弃了多次皮下注射疗法,改用胰岛素泵连续皮下输注疗法。胰岛素泵持续输注基础水平的胰岛素,而在进食前释放大剂量的餐前胰岛素,因而接近人体对血糖水平的生理调控。

　　2024 年 9 月:追溯到 1997 年,F 在使用胰岛素泵 3 个月后,认为这种需要长期与人体固定的小型仪器不符合他的运动型生活方式和自身形象。因此,他重新使用 MSI 疗法好几

年,直至开始参与一种新型非植入型胰岛素传递系统的人体实验。现在,两年用量的胰岛素与聚合体基质结合,被埋入他的腹部皮下脂肪。F先生佩戴可持续透皮监测血糖浓度的腕表,该装置将指令传至聚合体传递系统附近的刺激振荡器。这样,F先生感觉不到胰岛素泵引起的局限感和疲劳感,却同样能享受到定量控制的好处。他只需要在两年后重新植入新的聚合体系统,同时每天对腕表的传递参数作一些轻微调整即可。F先生希望能通过移植从自身干细胞分化而来的胰岛β细胞,从而根治他的糖尿病。

## 思 考 题

□ 1. 为什么口服胰岛素不能实现?
□ 2. 胰岛素还有什么其他的给药途径?
□ 3. 哪些技术可以通过皮肤监测血糖水平?
□ 4. 如何让多聚体用于优化及简化某些药物的给药途径?
□ 5. 聚合体系统如何优化及简化一些药物的给药方式?

# 现有传递途径的新应用

## 口服给药

小分子口服给药是目前最普遍的药物传递方法。口服的最大优点是使用方便、价格相对低廉,从而增加患者的依从性。然而,吸收不完全、吸收时代谢、以及肝脏首过效应等因素均会降低药物的生物利用度。这些因素的影响,以及给药频率的限制,都不利于将血药浓度稳定在治疗范围。另外,只有相对较小的分子才能制备成传统药丸:因为小肠无法吸收完整的大分子。而完整的多肽和蛋白类药物,如胰岛素等,由于在消化道中被降解,因而口服吸收差。最近在药物口服传递方面的进展,以及正在开展的研究,正是为了解决这些问题。

持续释放剂或延迟释放剂(extended-release formulations),能在给药频率较低的情况下,较长时间维持血药浓度。在持续释放剂的早期研究中,将一种或多种惰性的赋形剂(excipients)加入药丸或胶囊中,制备成不易被消化的乳浊液或悬浊液,从而延长药物崩解和吸收所需的时间。用纤维素衍生物或蜡包裹药物也可以达到类似的效果。这些方法广泛用于处方药和非处方药。最近,一种叫作渗透泵片(见下文)的口服缓释技术也获得成功。

目前,正在研发大分子的口服传递技术如:蛋白质和DNA。其中不少设计应用了脂质体或微团等药物运载囊泡。脂质体(liposomes)是一种具有脂双层膜的小泡,亲脂性强,通过适当的配体定位于M细胞(特殊的肠上皮细胞)吸收时,可被小肠潘氏结摄取。在口服疫苗的实验中,一些脂质体获得了一定的成功,它们在静脉给药中的应用将在下文进行讨论。芳香族聚酸酐微团(microspheres)对小肠黏膜表面吸附力强,并能穿透小肠上皮。微球被吸收后,由于它们可以长时间与肠道上皮接触,所以其中携带的复杂分子可以释放到血液中。

另一种有潜力的蛋白质经口传递技术是以结肠为靶向的药物传递,这是因为结肠的蛋白酶活性比上消化道低。例如,微团传递载体由可被酶解的偶氮苯交联聚合体合成,由于结肠的偶氮还原酶类活性较高,因此,微团主要在结肠降解并释放蛋白药物。微团中还含有可暂时增加结肠上皮通透性的物质,能促进蛋白药物的吸收。此外,还有一种载体分子能协助大分子跨小肠上皮转运。

## 肺部给药

长期以来,哮喘及其他呼吸疾病患者通过吸入气雾剂进行治疗:β₂-肾上腺能激动剂,如沙丁胺醇(albuterol)和糖皮质激素类似物等都普遍使用这种局部给药的方式。在早期的定量吸入器设计中,常用氟氯烷烃(chlorofluorocarbonr, CFC)作为液体药物的抛射剂,这些吸入器大多数现在仍在使用。这一技术的问题在于,由于药物微粒易在口腔和咽喉沉积,大部分被立即呼出,只有不到10%的药物能够再次递送到肺。免疫系统和肺部巨噬细胞也可能在部分药物发挥作用前就将其清除。此外,某些患者不能正确使用吸入装置,最常见的错误是使用前未将吸入器充分摇匀,或者吸入时按下喷头的时间太早或太晚,或者使用空吸入器。这些错误的使用方法进一步降低了药物的递送效率。

吸入器的设计一直在改进。最新进展包括:更为恒定的剂量,更方便的电子呼吸调节器的使用及非CFC抛射剂等。气雾剂也通过调整一些颗粒本身的性质得以改善。例如,通过颗粒化学性质和表面形态的优化可抑制颗粒聚集。类似的,也可以通过调整颗粒溶解度来影响药物递送后治疗释放的速率。干粉型气雾剂能到达肺部深处,其原理是将压缩气体打入药物粉末,在吸入装置内将药物粉末粉碎成$1\sim5\mu m$的微粒。这些新技术在吸入器中的运用,不但能降低给药频率,还可以减少哮喘和囊肿性纤维化患者肺部给药的开销。

肺部给药同样有利于那些需要通过全身系统传递的非侵入性的、不易扩散的药物分子。肺泡的表面积大,组织衬里薄,蛋白酶少,是蛋白质和多肽进入血流的理想组织。最近,一种干粉吸入器被批准用于胰岛素给药,然而,由于患者与医生对其接受度均较低,还未大规模生产及上市。胰岛素目前仍然是吸入治疗的重要研究对象,此外,其他一些通过皮下方式给药的生物药剂,如生长激素、胰高血糖素、α1-抗胰蛋白酶等也是如此。

一种更高效率的传递方式是极低密度、高度多孔的大型气溶胶颗粒的设计。这种颗粒的聚集性低于那些较小或密度较大的颗粒,因此能够更好地被雾化。此外,这些颗粒有一个"空气动力学直径",这一参数由密度和颗粒的实际直径共同决定,类似传统气溶胶颗粒;因此,尽管它们相对较大($5\sim20\mu m$),却能随气流到达肺部深处。给药后,这些颗粒能逃避肺泡巨噬细胞的清除,这是因为对于$2\sim3\mu m$以上尺寸的颗粒,巨噬细胞的吞噬作用随着颗粒增大而削弱。因此,药物能在更长时间内更为有效地传递。一项研究将胰岛素用可生物降解的聚合体微球包裹,一些微球小而无孔,另一些大而多孔(低密度),但两类微球都具有类似的空气动力学直径。将微球送入肺部后,与传统颗粒相比,大而多孔的胰岛素颗粒的相对生物利用度高出 7 倍,胰岛素进入体循环的总时长延长约 24 倍。

# 经皮给药系统

角质层由脂质和角化细胞组成,是皮肤最外层,也是经皮给药最主要的障碍。小型、脂溶性的药物可通过低通量的被动扩散成功透皮递送,进入全身循环,从而避免肝脏的首过效应。目前,被动透皮给药的药膏已用于激素替代疗法,以及晕动病、咽病、戒烟、高血压、疼痛以及其他疾病的治疗。

与传统口服方式相比,经皮给药能在保证无侵害性的同时实现更高的生物利用度,而且不良反应更少。药物经皮肤途径传递时,可避免首过效应造成的潜在肝脏损伤。更为复杂的经皮给药系统正在研究当中,以适用于那些常规情况下无法穿透皮肤的药物。离子导入法(iontophoresis)是利用长时间的低压电脉冲促进低分子量带电分子经皮传递的方法之一,目前,已经在临床上用于局部给药,如多汗症的治疗。小分子止痛药经皮全身给药、短时间的高压脉冲(接近千分之一秒)等课题目前也在研究中。人类尸体皮肤常被用于皮肤转运的模型,在这一模型中,高压脉冲能够诱导皮肤出现暂时性的孔洞,这种现象称为电穿孔(electroporation),可能有助于较大带电分子,如肝素和寡核苷酸的全身传递。显微操作针(microneedles)也正在研究中。

超声波能促进药物的透皮传递,称为超声波导入法(sonophoresis),这种方法在传递胰岛素、干扰素、促红细胞生成素等药物分子方面的应用也在研究之中。皮肤超声可产生气穴,在角质层的脂双层形成微小的充气空间。形成气穴的最终结果是脂双层处于无序状态,使药物穿越皮肤的扩散速度增加 1 000 倍。气穴不损伤皮肤,2 小时后皮肤就能恢复正常,早期临床试验中未观察到不良反应。

气穴也可用于角质层下胞外空间的诊断抽样。有人设计这样的实验,将一个储液器放置在超声传导器和大鼠皮肤之间,吸取间质流体,可测得样品中茶碱、葡萄糖、胆固醇、尿素、钙等物质的含量;其中血糖测量的准确性足以作为糖尿患者血糖监测的替代方式。借助便携式超声换能器,该技术可以结合到未来的设备中,就像 F 先生在 2024 年使用的那样。

# 聚合体药物传递系统

## 一般原理

基于聚合体的药物传递系统可将药物缓慢释放到周边。聚合体传递系统被广泛用于计划生育、化疗及抗心律失常治疗中。由于这些系统有利于药物的控释和靶向传递,从而成为许多研究的焦点。基于聚合体的药物传递机制有三种:①扩散;②化学反应;③溶剂活化(图 55-1)。

## 扩散

从储库或基质的扩散(diffusion)是最普遍的药物释放机制。在储库型给药系统中,药物被聚合体膜包裹,并随时间推移扩散(图 55-1A)。诺普兰(Norplant®)就是基于这一原理制备的一种长期避孕药物(已经撤出美国市场)。左炔诺孕酮(levonorgestrel),它是将人工合成的孕酮用小硅胶管包裹,植入手臂。在长达 5 年的时间内,药物缓慢地扩散出聚合体胶囊,起到长期避孕的效果(有关月经周期中孕激素作用的进一步讨论见第 30 章)。然而,储库型给药系统受限于药物分子大小。大于约 300 道尔顿(Da)的分子就不能扩散出聚合体外壳。

常见的骨架型给药系统是将药物嵌入交联的聚合体微孔,而不是一个大的储库(图 55-1B)。这种给药系统较少受药物分子大小限制,每个微孔均能容纳分子量为几百万道尔顿的药物分子。药物在微孔间的扩散速度——即逸出骨架和给药系统的速度——可被人为控制。由于压缩紧凑,微孔间交联错综复杂,可避免储存的药物快速逸出。促性腺激素释放激素类似物[gonadotropin-releasing hormone(GnRH)analogues]在临床上即采用这种给药系统。GnRH 类似物是肽类激素,持续给药可抑制垂体前叶腺体分泌促性腺激素(LH 和 FSH),用于治疗性激素依赖的疾病,如前列腺癌。由于 GnRH 类似物肌内注射后体内半衰期短,使这种激素疗法受到限制。现在,将药物用聚合体微囊包裹,再进行肌内注射,可显著延长 GnRH 的半衰期,治疗浓度可维持超过 1~4 个月。采用微胶囊系统的药物传递方式利用了两种机制:其一,药物扩散出微胶囊;其二,聚合体基质自身降解缓慢。后者的药物传递过程涉及一个聚合物和水之间的化学反应(见下文)。

## 化学反应

在基于化学反应的系统(chemical reaction-based systems)中,部分系统被设定为超时降解。降解反应可能是化学反应,也可能是酶反应。在一些设计中,连接药物与聚合体的共价键可被人体内的酶切断(图 55-1C)。这种聚合体-药物复合物通常采用静脉注射的方式给药。水溶性聚合体,如聚乙二醇(PEG)的使用可延长药物的半衰期。如以聚乙二醇为辅料制备的干扰素-α2b(interferon-α2b)PEG-Intron®,已通过美国食品药品监督管理局(FDA)批准为每周给药一次;此前,这种治疗 C 型肝炎的方法需要每周注射三次。上文提到的肌注型 GnRH 微胶囊,其聚合体本身是在与水反应后降解的(图 55-1D)。

大多数应用于这种给药系统的不溶性聚合体以整体溶蚀的方式(即整体骨架以相同的速度溶解),形成更大的孔,以及海绵样的不稳定结构。这种降解模式难以实现恒定的释放速率并增加药物"突释"的潜在风险。新型的聚合体通过优化降解模式(即采用表面溶蚀的方式)控制药物传递解决了这一问题。如,通过使用酸酐键连接的疏水性单体来制备的聚合体具有表面溶蚀的性质。疏水性单体阻止水进入聚合体基质内部,从而消除了整体溶蚀;反之,酸酐键具有很高的水

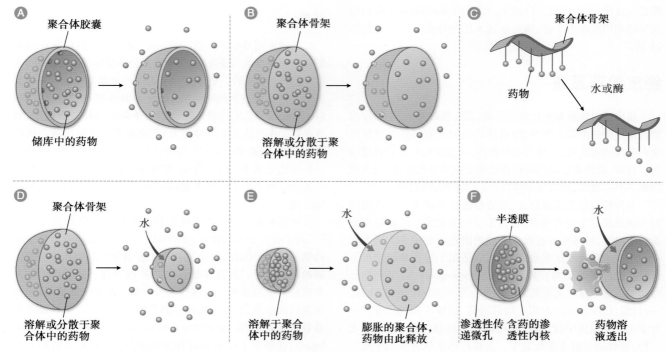

**图 55-1 聚合体释放机制。** 除 C 图外，其他简图中的聚合体系统都用横截面展示。最普遍的释放机制是扩散，即药物从聚合体给药内部转移到外表面，再进入人体。A、B 药物从储库或基质扩散，其中，储库型给药系统中心的药物被聚合体薄膜包裹，基质型给药系统则由药物均一分布于聚合体系统。C、D. 药物也可通过化学反应释放，如从聚合体主链上裂解，或者聚合体被水解。E. 暴露于溶剂中也能激活药物释放。如药物被多聚链固定在合适的位置，当暴露于周围的溶剂时，聚合体外部膨胀，药物得以释放。F. 片剂形式的渗透系统在聚合物表面具有激光钻孔，可以提供恒定的药物释放速率。水沿着其渗透梯度通过半透膜扩散到片剂中，使片剂内部的渗透核心溶胀，并迫使药液通过孔流出。将以上方法组合也是可行的策略。药物释放速度可通过改变聚合体材料或系统设计进行控制

反应性，可以在人体内的水环境中发生表面溶蚀。这一设计使得聚合体只能在外表面降解（图 55-2），且降解速度可通过联合使用不同的疏水性单体来进行控制。聚合物持续存在的时间由所用单体的比例确定，并且在这种聚合物基质中均匀分布的药物会随着时间不断释放。基于这些原理，Gliadel 成为第一个获得 FDA 批准的抗癌药物局部控释系统：手术切除脑恶性胶质母细胞瘤后，在肿瘤部位放置 8 个小的聚合体药物晶片。随着聚合体表面溶蚀超过 1 个月，药物卡莫司汀（carmustine）（一种烷化剂，见第 39 章）逐渐释放。卡莫司汀在肿瘤部位的浓度维持在足以杀死大多数残留肿瘤细胞的高水平，而避免了全身递送的不良反应。这种疗法显著延长了癌症患者的生命。

## 溶剂激活

基于聚合体的药物传递系统的第三种机制是溶剂活化（solvent activation）。溶剂不与聚合体发生化学反应，而是通过膨胀（图 55-1E）或系统渗透压（osmosis）使药物释放（图 55-1F）。这一递送系统的一个典型例子是尼莫地平（nifedipine）缓释口服制剂，尼莫地平是一种钙离子通道阻滞剂口服制剂（见第 22 章），它与一种具有渗透活性的物质（如一种盐类）混合，并用透水而不透药的膜包裹。随后，用激光在囊壳上钻出小孔。服药后，水持续渗透入膜，迫使药物出孔，从而实现

控释的目的。这种给药系统与常规（速释）口服制剂相比，可更好地减轻患者的缺血性事件，同时减少不良反应。Concerta 是哌醋甲酯（methylohenidate）的一种缓释制剂，采用类似原理制成，用于治疗儿童注意缺陷多动障碍（ADHD）。

## 智能型传递

有时，需要采用脉冲传递方式模拟人体内源性化合物合成及释放的模式（如激素）。在 F 先生的例子中，他携带的胰岛素泵持续释放基础水平的胰岛素，维持两餐之间血糖浓度的恒定。吃饭时，他通过调节胰岛素泵获得加大剂量的胰岛素，防止血糖突然上升。目前，已经采取一些创新方法将这种多功能性纳入基于聚合物的药物输送系统中，而传统的基于聚合体的药物传递系统是以恒定或逐渐减小的速度传递药物。

早期设计中，将磁珠与两年用量的胰岛素一起嵌入聚合体基质。这一系统随后植入大鼠皮下，如上文所述，胰岛素将缓慢扩散出基质。当外部加上振荡磁场时，基质中磁珠的运动会引起载药孔的交替膨胀和收缩。因此，只要振荡磁场存在，就可以有效地将胰岛素从基质中挤出，从而产生更高的剂量输送。与对照大鼠相比，这一系统显著降低了给药大鼠的血糖水平，因而可能成为胰岛素传递的可行策略。在 F 先生设想的未来，植入型磁场振动器使他仅仅通过选择腕表控制

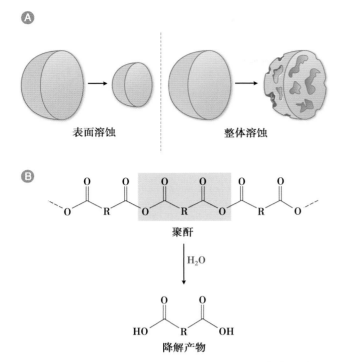

**图 55-2　聚酐聚合物的表面溶蚀。A.** 聚合体传递装置的表面溶蚀技术能更精确地控制药物释放速度，因而比整体溶蚀更为优越。**B.** 聚酐用于促进表面溶蚀。聚酐含疏水性单体，可将水从聚合物基质内部排出，并防止整体腐蚀；而单体间则以水溶性的酐键连接，可在暴露的表面降解

装置的适当程序，就可以通过射频信号将指令传递给植入的给药装置，迅速注射胰岛素。

其他加快药物扩散出聚合物基质的方式包括超声波或者电流的应用。特定频率的超声波能起到与磁珠系统同样的作用。超声波在聚合体中形成气穴，破坏多孔结构以促进药物更快的释放。而将电流应用于特定聚合体则引起聚合体表面的水电解，降低局部 pH 并破坏聚合物中的氢键。聚合物随后以比正常速度更快的速度降解，从而允许较大剂量药物的瞬时释放。响应局部环境刺激，也可以实现脉冲递送。例如，水凝胶（由聚合物和水组成的材料）可以设计成通过其结构来感应温度、pH 甚至特定分子的变化。

最近开发出释放速度控制能力更强的硅微芯片传递系统。这种微芯片含一千多个微小的药物储库，每个储库均用薄金膜覆盖。对植入的单个储库施加一个小的外部电压，即可以通过电化学反应溶解金膜，释放储库中的药物。由于储库可独立加载及开放，因此不仅适用于单种药物，还适用于多种药物联合给药。

# 靶向给药

精确的靶向给药使药物能以更大更有效的剂量达到目标组织，而避免全身给药发生毒性反应的风险。第一个可控参数是聚合体给药系统在解剖学意义上的定位，上文提到的卡莫司汀晶片传递系统即考虑了这一因素。其他典型例子包括：Estring®，一种传递雌二醇用于阴道干燥的阴道环；Vitrasert®，一种传递更昔洛韦（ganciclovir）治疗艾滋患者巨细胞病毒性视网膜炎的眼内植入装置（第 38 章）；以及传递西罗莫司（sirolimus）、依维莫司（everolimus）、佐他莫司（zotarolimus）或紫杉醇（paclitaxel）的药物洗脱支架，用于预防冠状动脉成形术中的支架内再狭窄（见第 46 章）。许多人体组织只能从血流中获得药物，然而这一性质但却使靶向给药更加困难。应用被动靶向和主动靶向技术，均可使基于聚合物的药物传递系统在静脉注射后到达特定组织。

被动靶向（passive targeting）利用目标组织与其他组织间血管的差异，选择性传递药物。如，高分子量的聚合物-药物复合物能在渗透性更高的肿瘤组织毛细血管床中大量蓄积。因此，比起低剂量小分子量的抗肿瘤药物，高剂量高效的大分子量聚合物药物复合物靶向性更好，因为前者能快速穿越所有细胞的细胞膜，在全身分布；而后者则靶向目标肿瘤。此外，特殊设计的聚合物药物复合物离开血流，被肿瘤细胞摄取后，还可通过酶促反应，实现药物从聚合物上释放（图 55-1C）。这种系统的一个例子是，抗肿瘤药多柔比星（doxorubicin）（见第 39 章）与水溶性、无免疫原性的聚合物通过肽键连接。由于小鼠黑色素瘤的微脉管系统渗漏性较强，聚合物药物复合物在小鼠黑色素瘤中蓄积的浓度比正常组织高出 70 倍。一旦复合物进入肿瘤细胞，肽键即被溶酶体蛋白酶水解，释放出细胞毒性药物。聚合物或被降解，或由肾排出。

在主动靶向（active targeting）中，是将聚合物药物复合物与一种能被目标组织细胞膜受体特异性识别的分子连接。例如，识别肿瘤相关抗原的人 IgM 抗体可用于将聚合物-多柔比星靶向癌变组织。多柔比星与聚合物以酸不稳定的化学键连接，因此药物选择性地在酸性条件下释放入组织。在另一种药物系统中，半乳糖识别肝细胞表面的唾液酸糖蛋白受体，将聚合物药物复合物靶向肝脏。

# 脂质体药物传递系统

与聚合物单链结合的药物是一种能在循环系统中长期存在的稳定结构；上文在论述组织靶向给药时提及的聚合物药物复合物即是如此。然而，聚合物链只能容纳少量药物，因此限制了每次给药的剂量。脂质体（liposomes）是一种含脂双层膜的运输小泡，由于能大量运载药物，因此成为循环药物传递系统设计中引人瞩目的技术。

在设计脂质体药物系统时，需要克服靶向性差及易被免疫系统清除等缺陷。与聚合物药物复合物靶向给药类似，高度特异性的抗体可用于增加脂质体药物系统的靶向性。例如，HER2 原癌基因与乳腺癌及其他肿瘤有关，识别 HER2 原癌基因的抗体可用于肿瘤靶向给药。同样，识别内皮细胞表面特异分子 E-选择素的抗体，可靶向血管内皮细胞。为避免脂质体被免疫系统清除，可在脂质体表面覆盖水溶性聚合体。如上文所述，PEG 涂层可增加所修饰的结构的亲水性，因此，PEG 涂层修饰的脂质体在血液中的亲水性增强，减少了网状

内皮细胞系统的吞噬吸收。由于涂有 PEG 的脂质体（"隐形脂质体"）循环时间长（数天），大剂量给药发生药物毒性反应的风险降低。这些原理已应用于脂质体运载柔红霉素（daunorubicin）和多柔比星（doxorubicin），治疗多种肿瘤，包括 HIV 相关的卡波济肉瘤。用于治疗真菌感染的脂质体两性霉素 B（amphotericin B），临床上已证明对肿瘤患者有效（见第 36 章）。在研的还有脂质体环孢素（cyclosporine），用于移植手术后的靶向免疫抑制（见第 46 章）。

## 结论与展望

这一章节描述的药物传递形式介绍了优化药物吸收、分布、代谢和消除的新方法。经过改进的药物传递有许多优点：

将药物水平长期维持在治疗范围内。持续释放型口服药剂、吸入型大颗粒、以及很多基于聚合体的设计均具有这种特质。通过阻止一过性血药高峰，可以减少有害的不良反应。可达到这一目标的设计包括：改变吸收动力学；改进靶向传递系统（如：抗体标记的聚合体-药物复合物）；采用可避免肝脏首过效应代谢的系统（如：常规口服的药剂改为经皮给药）等。

吸入器的改进，可减少所需药物的总剂量。药物剂量的减少，以及较少伤害的给药途径都能增加患者的依从性。F 先生的病例表明，生活方式也影响患者的依从性。

半衰期短的药物，（如肽和蛋白质），可以通过基于控释聚合体的传递体系成功传递。

新型药物传递技术在设计中也要考虑一些新的问题。例如：每种被置于体内的材料及其代谢产物，都必须评价其毒性作用，尤其是聚合体等合成化合物。其他潜在的危险也必须要避免，如：延迟释放系统可能意外地突然释放药物；或由于传递系统的嵌入或因其本身引起不适，例如病例中 F 先生的

胰岛素泵虽然能更好地控制糖尿病，却令他不舒服。最后，由于新型技术通常成本很高，对于患者、保险公司和医院而言都是个问题。

尽管有以上困难，新型药物传递技术仍然越来越重要。它们使药物治疗更加安全、有效，也令患者更愿意接受。

（应剑　王霖 译　孔令雷　张雯 审）

## 推荐读物

Edwards DA, Ben-Jebria A, Langer R. Recent advances in pulmonary drug delivery using large, porous inhaled particles. *J Appl Physiol* 1998;85:379–385. (*Review of aerodynamic diameter principles and the potential advantages and applications of large, porous inhaled particles.*)

Farra R, Sheppard N, McCabe L, et al. First in-human testing of a wirelessly controlled drug delivery microchip. *Sci Transl Med* 2012;4:122ra21. (*First report of an implantable microchip-based device used to deliver parathyroid hormone.*)

Hrkach J, Von Hoff D, Mukkaram Ali M, et al. Preclinical development and clinical translation of a PSMA-targeted docetaxel nanoparticle with a differentiated pharmacological profile. *Sci Transl Med* 2012;4:128ra39. (*Development of a polymeric nanoparticle for delivery of docetaxel.*)

Langer R. Drug delivery and targeting. *Nature* 1998;392:5–10. (*Review of drug delivery techniques, with emphasis on polymer and liposome-based systems as well as novel use of delivery routes.*)

Langer R. Where a pill won't reach. *Sci Am* 2003;288:50–57. (*Broad overview of concepts in drug delivery.*)

Langer R, Weissleder R. Nanotechnology. *JAMA* 2015;313:135–136. (*Reviews use of nanotechnology for therapeutics, diagnostics, and imaging.*)

Leong KW, Brott BC, Langer R. Bioerodible polyanhydrides as drug-carrier matrices. I: characterization, degradation, and release characteristics. *J Biomed Mater Res* 1985;19:941–955. (*Good starting point for learning more about polymer matrix design.*)

Prausnitz M, Langer R. Transdermal drug delivery. *Nat Biotechnol* 2008;26:1261–1268. (*Reviews advances in transdermal drug delivery.*)

Santini JT Jr, Cima MJ, Langer R. A controlled-release microchip. *Nature* 1999;397:335–338. (*More detailed information about intelligent drug delivery using silicon microchips with arrays of drug reservoirs.*)

# 索　引

06根